中华影像医学

儿科卷

第 2 版

主　编 李　欣　邵剑波

副主编 彭　芸　宁　刚　袁新宇

编　者（以姓氏笔画为序）

于　彤　首都医科大学附属北京儿童医院	张　静　兰州大学第二医院
王　健　厦门市儿童医院	张小安　郑州大学第三附属医院
王立英　天津市儿童医院	陈　静　天津市儿童医院
宁　刚　四川大学华西第二医院	邵剑波　华中科技大学同济医学院附属武汉儿童医院
刘俊刚　厦门市儿童医院	范　淼　中山大学附属第一医院
闫　喆　天津市儿童医院	金　科　湖南省儿童医院
严志汉　温州医科大学附属第二医院	钟玉敏　上海交通大学医学院附属上海儿童医学中心
李　欣　天津市儿童医院	袁新宇　首都儿科研究所附属儿童医院
杨　明　南京医科大学附属儿童医院	唐文伟　南京市妇幼保健院
杨　洋　首都儿科研究所附属儿童医院	彭　芸　首都医科大学附属北京儿童医院
肖江喜　北京大学第一医院	彭雪华　华中科技大学同济医学院附属武汉儿童医院
何　玲　重庆医科大学附属儿童医院	曾洪武　深圳市儿童医院
张　靖　广州市妇女儿童医疗中心	

人民卫生出版社

图书在版编目（CIP）数据

中华影像医学. 儿科卷 / 李欣，邵剑波主编. —2
版. —北京：人民卫生出版社，2019
ISBN 978-7-117-29038-8

Ⅰ. ①中… Ⅱ. ①李…②邵… Ⅲ. ①影象诊断②小
儿疾病－影像诊断 Ⅳ. ①R445②R720.4

中国版本图书馆 CIP 数据核字（2019）第 221901 号

人卫智网	www.ipmph.com	医学教育、学术、考试、健康， 购书智慧智能综合服务平台
人卫官网	www.pmph.com	人卫官方资讯发布平台

中华影像医学·儿科卷
第 2 版

主　　编：李　欣　邵剑波
出版发行：人民卫生出版社（中继线 010-59780011）
地　　址：北京市朝阳区潘家园南里 19 号
邮　　编：100021
E - mail：pmph @ pmph.com
购书热线：010-59787592　010-59787584　010-65264830
印　　刷：人卫印务（北京）有限公司
经　　销：新华书店
开　　本：889×1194　1/16　印张：58
字　　数：1797 千字
版　　次：2010 年 5 月第 1 版　　2019 年 11 月第 2 版
　　　　　2019 年 11 月第 2 版第 1 次印刷（总第 2 次印刷）
标准书号：ISBN 978-7-117-29038-8
定　　价：338.00 元

打击盗版举报电话：010-59787491　E-mail：WQ @ pmph.com
（凡属印装质量问题请与本社市场营销中心联系退换）

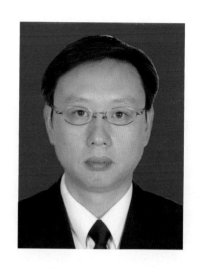

李欣

天津市儿童医院副院长，影像科主任医师，天津医科大学兼职教授。中华医学会放射学分会委员，中华医学会放射学分会儿科放射学专业委员会主任委员，中国医师协会放射医师分会常务委员，中国医师协会放射医师分会儿科影像专业委员会主任委员，天津市放射学会名誉主任委员。《中华放射学杂志》编委，《临床放射学杂志》常务编委，《放射学实践杂志》编委，《国际医学放射学杂志》编委，《中国医学影像技术》杂志编委。

从事儿科医学影像诊断工作 30 余年，历年来在国内外专业学术期刊发表第一作者论文近 40 篇，主编、主译《儿科影像诊断必读》《中华影像医学·儿科影像卷》《影像专家鉴别诊断儿科分册》等儿科影像专业学术著作 10 余部，参编专业学术著作和规划教材 15 部。

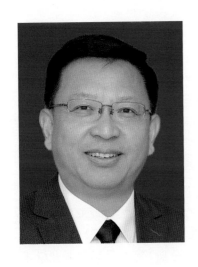

邵剑波

医学博士，主任医师，教授，博士生导师，国务院政府特殊津贴专家，湖北省政府专项津贴专家，湖北省有突出贡献中青年专家，武汉市"黄鹤英才（医学）计划"人才。现任华中科技大学同济医学院附属武汉儿童医院（第六临床学院）院长，江汉大学儿科临床学院院长，医学影像中心主任，湖北省儿童放射影像临床重点专科学科带头人。中华医学会放射学分会儿科学组副组长，中国医师协会放射医师分会儿科影像专业委员会副主任委员，中国抗癌协会小儿肿瘤专业委员会影像学组组长，中国医师协会儿科医师分会儿科影像专业委员会副主任委员，中国医院协会儿童医院管理分会常务委员，湖北省放射学会副主任委员，武汉放射学会副主任委员。《放射学实践》副主编，《临床放射学杂志》常务编委，《中华放射学杂志》审稿人。

从事小儿临床放射诊断工作 30 余年，美国俄亥俄州州立大学 Nationwide 儿童医院访问学者。主编《小儿颅脑疾病 CT 诊断》《小儿腹部 CT 诊断图鉴》《儿科影像病例点评 200 例》等 6 部专著，参编专著 11 部。荣获省部级科学技术进步奖二等奖 2 项，三等奖 4 项，国家实用新型专利 1 项，发表 SCI 及核心期刊论文百余篇。

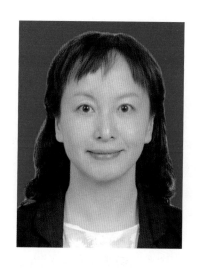

彭芸

　　医学博士，主任医师，教授，博士生导师，国家儿童医学中心、首都医科大学附属北京儿童医院影像科主任。首都医科大学影像医学与核医学系副主任。主要从事儿科影像学及相关研究。主要学术职务有中华医学会放射学分会儿科专业委员会副主任委员，中华医学会儿科学分会儿科放射学组组长，北京医学会放射学分会副主任委员等。

　　曾在法国巴黎第五大学进行博士后培训，任职于法国巴黎特鲁索儿童医院放射科。获北京市优秀人才、北京市科技新星、北京市卫生系统高层次人才等称号。以第一或通讯作者发表专业论文百余篇。SCI影响因子累计40以上。承担国家自然科学基金、北京市科委"首都临床特色应用研究"等多项科研课题。主编、参编《实用儿科放射诊断学》等多部著作。

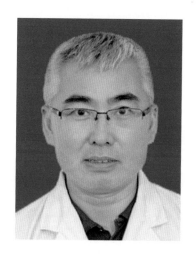

宁刚

　　主任医师，教授，硕士研究生导师，现任四川大学华西第二医院放射科主任，四川省学术和技术带头人，四川省卫生健康委员会学术技术带头人。中华医学会放射学分会儿科学组副组长，中华医学会儿科学分会放射学组副组长，中国医师协会放射医师分会儿科影像专业委员会副主任委员，成都医学会放射专科分会主任委员，四川省医师协会放射医师分会副会长，四川省医学会放射学专业委员会副主任委员兼妇儿学组组长。国内多个杂志编委及审稿专家。

　　长期从事医学相关专业本科生《医学影像学》教学，培养研究生15名。研究领域为妇儿影像学，发表专业论文120余篇，参编教材和医学著作10余部。承担国家级、省部级及市校级纵向科研基金资助项目12项。

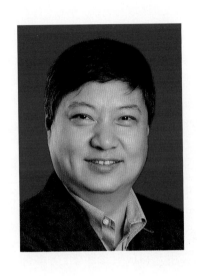

袁新宇

　　医学博士，主任医师，教授，硕士研究生导师。首都儿科研究所附属儿童医院放射科主任。中华医学会儿科学分会放射学组委员，中国医师协会儿科医师分会儿科影像专业委员会常务委员，中国医学影像技术研究会理事，北京医师协会理事，北京医学会放射学分会常务委员。《中华儿科杂志》《中华放射学杂志》《临床放射学杂志》《中国医学影像技术》、*Radiology of Infectious Diseases* 等专业期刊编委。

　　多年工作在临床一线，积累了较为丰富的临床经验。在中外期刊共发表论文130余篇，参加10余部学术专著的编写工作，其中主编1部，副主编2部，主持翻译出版了《儿科体部CT》《儿科神经影像学》《Caffey 儿科影像诊断学》（第12版）。承担并完成9项国家及省部级研究课题。

第 3 版修订说明

中华影像医学丛书是人民卫生出版社萃集国内影像医学一流专家和学科领袖倾心打造的学术经典代表作，其第 1 版和第 2 版分别代表了我国影像学界当时最高的学术水平，为国内医学影像学的学科发展、人才培养和临床诊疗水平的提升发挥了巨大的推动作用。作为医学的"眼睛"，影像学的发展除了需要专家经验的积累外，还有赖于科学技术的不断进步和影像设备的不断更新。该套丛书第 2 版出版以来，医学影像学又取得了更多的进展，人工智能也越来越多地应用于医学影像学，书中的有些内容已经落后于时代需要。此外，近几年来，书籍的出版形式也在从传统的纸质出版向纸数融合的融媒体图书出版转变。

正是基于上述分析，本次修订在第 2 版的基础上与时俱进、吐陈纳新，并以"互联网 +"为指引，充分发挥创新融合的出版优势，努力突出如下特色：

第一，权威性。本次修订的总主编由中华医学会放射学分会主任委员金征宇教授担任，各分卷主编由中华医学会放射学分会和中国医师协会放射医师分会的主要专家担任，充分保障内容的权威性。

第二，科学性。本次修订将在前一版的基础上，充分借鉴国内外疾病诊疗的最新指南，全面吸纳相应学科领域的最新进展，最大限度地体现内容的科学性。

第三，系统性。修订后的第 3 版以人体系统为基础，设立 12 个分卷，详细介绍各系统的临床实践和最新研究成果，在学科体系上做到了纵向贯通、横向交叉。

第四，全面性。修订后的第 3 版进一步发挥我国患者基数大、临床可见病种多的优势，全面覆盖与医学影像学诊疗相关的病种，更加突出其医学影像学"大百科全书"的特色。

第五，创新性。在常规纸质图书图文结合的基础上，本轮修订过程中将不宜放入纸质图书的图片、视频等素材通过二维码关联的形式呈现，实现创新融合的出版形式。同时，为了充分发挥网络平台的载体作用，本次修订将在出版纸数融合图书的基础上，同步构建中华临床影像库。

第六，实用性。相对于国外的大型丛书，该套丛书的内容以国内的临床资料为主，跟踪国际上本专业的新发展，突出中国专家的临床思路和丰富经验，关注专科医师和住院医师培养的核心需求，具有更强的临床实用性。

登录中华临床影像库步骤

▎公众号登录 >>

扫描图书封底二维码
关注"临床影像库"公众号

点击"影像库"菜单
进入中华临床影像库首页

临床影像库
中华临床影像库内容涵盖国内近百家大型三甲医院临床影像诊断中所能见… ∨

7位朋友关注

<u>关注公众号</u>

影像库

▎网站登录 >>

输入网址 medbooks.ipmph.com/yx
进入中华临床影像库首页

进入中华临床影像库首页

注册或登录

PC端点击首页"兑换"按钮
移动端在首页菜单中选择"兑换"按钮

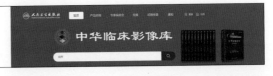

输入兑换码,点击"激活"按钮
开通中华临床影像库的使用权限

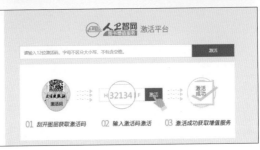

中华影像医学丛书（第3版）
编写委员会

顾　　问
　　刘玉清　戴建平　郭启勇　冯晓源　徐　克

主 任 委 员（总主编）
　　金征宇

副主任委员（按姓氏笔画排序）
　　王振常　卢光明　刘士远　龚启勇

委　　员（按姓氏笔画排序）
　　王振常　王培军　王霄英　卢光明　吕　滨　刘士远
　　严福华　李　欣　宋　彬　陈　敏　邵剑波　金征宇
　　周纯武　郑传胜　胡道予　袁慧书　徐文坚　郭佑民
　　龚启勇　梁长虹　程英升　程敬亮　鲜军舫

分卷	主编			副主编				
头颈部卷	王振常	鲜军舫		陶晓峰	李松柏	胡春洪		
乳腺卷	周纯武			罗娅红	彭卫军	刘佩芳	汪登斌	
中枢神经系统卷	龚启勇	卢光明	程敬亮	马 林	洪 楠	张 辉		
心血管系统卷	金征宇	吕 滨		王锡明	王怡宁	于 薇	夏黎明	
呼吸系统卷	刘士远	郭佑民		伍建林	宋 伟	陈起航	萧 毅	王秋萍
消化道卷	梁长虹	胡道予		张惠茅	李子平	孙应实		
肝胆胰脾卷	宋 彬	严福华		赵心明	龙莉玲			
骨肌系统卷	徐文坚	袁慧书		程晓光	王绍武			
泌尿生殖系统卷	陈 敏	王霄英		薛华丹	沈 文	刘爱连	李 震	
儿科卷	李 欣	邵剑波		彭 芸	宁 刚	袁新宇		
介入放射学卷	郑传胜	程英升		孙 钢	李天晓	李晓光	肖恩华	
分子影像学卷	王培军			王 滨	徐海波	王 悍		

前　言

　　儿科影像学是将影像学应用于小儿疾病的发现、诊断、治疗和随访的一门学科。儿科影像学发展迅速，已成为医学影像学的一个亚专业。儿童不是成人的缩影，正处于全身组织和器官发育时期，生理、心理和精神状态尚未成熟，与成人期相比存在诸多不同之处，且年龄越小差异越大。儿童期以遗传性、先天性疾病最多见，感染性疾病发病率和死亡率亦高于成人期。儿童病情变化快，可迅速痊愈，超出一般预测，如骨折之后易于矫正及恢复；脑炎恢复期较短，后遗症一般比成人少，但也可迅速进展而猝死，如急性败血症、新生儿先天畸形等。

　　本书为了既指出儿科影像学与成人不同之处，又不与其他各个分册内容过多重复，故在每个系统的疾病诊断中，重点介绍儿科常见疾病的影像学诊断内容，成年人常见疾病不作叙述或一带而过。本书邀请华中科技大学同济医学院附属武汉儿童医院、四川大学华西第二医院、首都医科大学附属北京儿童医院、首都儿科研究所附属儿童医院、上海交通大学医学院附属上海儿童医学中心、温州医科大学附属第二医院、郑州大学第三附属医院、广州市妇女儿童医疗中心和天津市儿童医院等近30位长期从事儿科影像诊断工作的资深专家共同参与，并参考了一些近年来国内外的权威文献资料编写而成。其内容符合国情及儿童专科医院的特色。

　　全书共分为9篇，与第1版不同之处，增加了4篇，其中胎儿疾病、多系统疾病、头颈部疾病和心血管系统疾病单列成篇。全书共计1400余幅图片，图文并茂，将科学性和实用性互相结合，以实用为主，网络增值和鉴别诊断部分涵盖多种儿科常见病、多发病及少见病。力求使本书能成为儿科医学影像诊断工作者及儿科临床医生必备参考书之一。编写之初，在确定本书目录和写作重点上，编者集思广益，反复推敲，本书的完成与之辛勤劳动是分不开的，在此表示诚挚的感谢。陈静、刘俊刚两位医师利用业余时间为本书系统整理做了大量工作，在此一并表示谢意。由于编者水平有限，本书在编写内容和编写特点上缺点和错误在所难免，希望广大读者给予批评和指正，对此我们深表谢意。

　　在《中华影像医学·儿科卷》（第2版）书稿完成之际，我们倍感怀念吴恩惠教授生前悉心指导前版《中华影像医学·儿科影像卷》的出版工作，在此，我们全体作者对吴恩惠教授深表敬意和怀念。

李　欣　邵剑波

2019年5月28日

目 录

第一篇　中枢神经系统

第二篇　头　颈　部

第三篇　呼吸系统、横膈、纵隔、胸壁及胸腔

第四篇　心血管系统

第五篇　消化系统和腹膜腔

第六篇 泌尿生殖系统和腹膜后间隙

第七篇　骨关节与软组织

第八篇　多系统疾病

第九篇　胎　儿　疾　病

第一篇

中枢神经系统

第一章 组织学与解剖学

第一节 胚胎发育与生理

神经系统（nerve system）起源于胚胎的外胚层，由神经管和神经嵴分化而成。包括中枢神经系统（脊髓、脑）和周围神经系统两部分，其功能主要是直接或间接调控机体各系统、器官的活动，对体内、外各种刺激做出迅速而完善的适应性反应。

（一）脑的发生

颅脑从胚胎的第3周开始发育，最初由背侧和腹侧诱导胚胎神经管的形成。在脊索的诱导下出现神经外胚层，构成神经板，随着脊索的延长，神经板逐渐长大并形成神经沟，愈合为神经管，愈合过程中向头尾两端两个方向进展，最终各留一神经孔，称之为前、后神经孔，于胚胎25～27天前、后神经孔闭合形成完整的神经管，神经管管壁增厚折叠进而发育成脑和脊髓，神经管中央存留的管腔将来发育成脑室系统及脊髓的中央管。

脑起源于神经管的头段，约在第4周末，神经管的头段形成三个膨大的脑泡：前脑泡、中脑泡、菱脑泡，中脑泡与菱脑泡之间的缩窄区域称为菱脑峡，约在胚胎第5周，前脑泡的头端向两侧膨大，形成左右两个端脑，尾端形成间脑，端脑继续发育成两侧的大脑半球、纹状体及侧脑室等结构，间脑继续发育成上丘脑、丘脑、下丘脑、第三脑室等结构；中脑泡形成中脑，菱脑泡发育成头侧的后脑及尾侧的末脑，后脑经菱脑峡与头端的中脑相连，后脑继续发育形成脑桥和小脑，末脑形成延髓，与脊髓相连。菱脑的泡腔形成第四脑室。最终，随着脑泡的发育与演化，前脑泡腔演变为两侧的侧脑室及间脑的第三脑室，中脑泡腔演变为中脑导水管，菱脑泡腔演变为第四脑室。

1. 大脑的发生 大脑皮质由套层的成神经细胞迁移和分化而成，其种系发生经历了三个阶段：原皮质、旧皮质、新皮质。其中海马和齿状回是最早出现的皮质结构，相当于种系发生的原皮质。胚胎第7周，大量的成神经细胞在纹状体外侧聚集并分化、形成梨状皮质，相当于种系发生中的旧皮质。旧皮质出现不久，随其神经上皮细胞分裂增殖，分批分期的迁移至表层并分化为神经细胞，形成新皮质。胚胎第8～10周时，室管膜层产生的成神经细胞向外迁移、穿过套层，在套层和边缘层之间形成较浅的细胞层，称之为皮质板（cortical plate），至10～11周时，皮质板内分化出锥体细胞。最初的皮质板较薄，位于边缘层的下方，位于未来大脑皮质的最深层。然后，室管膜层由内向外迁移，后继迁出的细胞抵达已形成细胞层的浅部，所以皮质最浅层形成最晚，而且迁移的路程也较长，人的新皮质在胚胎第6个月时基本完成细胞的增生。

2. 小脑的发生 小脑是后脑两侧的翼板背侧部分的菱唇对称性增厚发育分化而成。左右菱唇在中线融合形成小脑板。在胚胎12周时，小脑板的两外侧部膨大，形成小脑半球，中部变细形成小脑蚓部，之后，由一条横裂从小脑蚓分出了小结，从小脑半球分出了绒球。早期小脑板具有室管膜层、套层、边缘层三层结构。胚胎10～11周，小脑板增厚，室管膜层的神经上皮细胞增殖并通过套层迁移至边缘层表面，形成一薄的细胞层，称为颗粒层，其在小脑表面增殖，使之迅速扩大并产生皱褶，形成小脑叶片，部分成神经细胞从室管膜层迁移至外颗粒层下方，形成浦肯野细胞层，胚胎16周前后，外颗粒层细胞迅速增殖，分化出不同的细胞类型，部分向内迁移，分化为颗粒细胞，位于浦肯野细胞层深部，构成内颗粒层。胚胎21周后，随着外颗粒层细胞的内迁，内颗粒层逐渐增厚，这种行为一直持续到出生后。内迁的过程中，边缘层的细胞逐渐稀少，使原来的边缘层形成了小脑表面的分子层，原来的内颗粒层则成为颗粒层。内层的成神经细胞则聚集成团，分化为小脑白质中的核团，如齿状核。

3. 胼胝体的发生 胚胎发生中胼胝体膝部后份

首先出现，随后形成胼胝体的体部、压部，此后胼胝体膝部前份出现，最后形成胼胝体嘴部。胚胎20周时，完整的胼胝体基本形成，但胼胝体的发育远未完成。从胚胎20周到足月，胼胝体长度增长25%，体部厚度增长30%，膝部厚度增长270%。

（二）脊髓的发生

神经管的头段发育为脑时，其尾段发育为脊髓。早期的神经管脊髓部横断面的管腔呈菱形，随着神经管壁的增厚，管腔逐渐缩小。后期，由于神经管背侧部左右侧壁的合并，该部管腔逐渐消失，腹侧部管腔则变圆并演化为脊髓中央管，尾端的管腔形成终室。胚胎第3个月前，脊髓与脊柱等长，其下端可达脊柱的尾骨。第3个月后，由于脊柱增长比脊髓快，并逐渐超越脊髓向尾端延伸，而脊髓位置相对上移。至第4个月时，脊髓形成明显的颈膨大、腰膨大。出生前，脊髓下端与第3腰椎平齐。成人脊髓尾端则平第1腰椎下缘，由于脊柱与脊髓的长度不同，骶尾神经丛脊髓尾部发出后，与脊髓长轴平行下行。由于脊髓末端与尾椎相连，因此随着脊柱的迅速生长，脊髓末端的终丝被拉得更长。而脊髓的发育基本保持了室管膜层、套层、边缘层三层结构。

脊髓灰质是由套层分化而来，中央管腹侧的底板停止发育，而基板内细胞继续增多，并向腹侧突出，致使在脊髓腹侧正中、左右两基板之间形成一纵沟，称前正中裂。当中央管背侧部闭合时，左右翼板增大并向内侧推移，在中线合并形成一隔膜，称后正中隔。而位于中央管腹、背侧的套层，形成脊髓灰质的前联合和后联合。脊髓中央管的室管膜由室管膜层分化而来。

脊髓的白质由边缘层分化而来。由于后根神经纤维在脊髓背外侧穿入，前根神经纤维由腹外侧穿出，从而把边缘层分为后索、侧索、前索，左右侧的神经纤维在灰质前联合的腹侧交叉，形成白质前联合。

神经管发育过程中，如果后神经孔闭合失败，则出现临床上常见的脊柱裂畸形，以其闭合失败的早晚，脊柱裂发生的部位亦不相同，闭合失败越早，脊柱裂发生的部位越高，合并的相应畸形越严重。如果前神经孔未闭，则可发生无脑畸形，常伴有颅顶骨发育不全等。

第二节 解 剖 学

（一）脑实质

1. 大脑皮质 大脑皮质为大脑表层的灰质，是神经系统的高级中枢，厚为1.5～4.5mm，不同回区的大脑皮质厚度不一。大脑皮质由大量神经元及神经胶质细胞构成，其内神经元多为多极神经元，可分为数种，主要是锥体细胞、颗粒细胞、梭形细胞，新皮质一般分为六层，由浅至深依次为分子层、外颗粒层、外锥体细胞层、内颗粒层、内锥体细胞层和多形细胞层。大脑皮质内神经元分为两大类，即传出神经元和联络神经元。大脑皮质内神经元是呈纵向柱状排列的，称为垂直柱，其贯穿皮质全层，大小不等，包括传入纤维、传出纤维和联络神经元。

2. 小脑皮质 小脑表面由许多平行的横沟，将小脑分隔成许多叶片。叶片表面为小脑皮质，皮质下为髓质。小脑皮质分为三层，由外到内依次分为分子层、浦肯野细胞层和颗粒层。分子层较厚，细胞少，主要由无髓神经纤维及少量星形细胞和蓝状细胞组成；浦肯野细胞层由一层浦肯野细胞胞体平行排列而成；颗粒层由大量的颗粒细胞和高尔基细胞组成。小脑皮质内有五种神经元，分别位于这层内。

3. 脑白质 脑髓鞘形成开始于胚胎第5个月，持续至出生后。髓鞘形成由尾侧向头侧，由背侧向腹侧。脑干髓鞘形成早于小脑和基底节，小脑和基底节早于大脑。大脑半球髓鞘形成是由后向前，枕叶早于额叶。脑干背侧的内侧丘系、内侧纵行纤维束的髓鞘形成早于腹侧。脑早期功能区的发育和髓鞘形成早于其他区域，如脑干内侧纵行纤维束、内外丘系、上下小脑脚，这些部位传导前庭、听觉、触觉和本体感觉，在出生时髓鞘已经形成。膝状体、距状回、中央后回、中央前回区域髓鞘发育相对较早，而顶叶后份、颞叶和额叶感觉整合功能区髓鞘发育相对晚。2岁前髓鞘发育比较快，2岁以后相对缓慢。

新生儿及婴幼儿MRI信号与脑含水量及髓鞘发育密切相关，出生时因脑白质含水量高，灰、白质含水量相近，随髓鞘发育，脑白质含水量减少，灰质含水量高于白质。新生儿脑T_1WI表现与成年人脑T_2WI表现大体相似，其脑白质信号比脑灰质信号低。随脑白质发育成熟，信号逐渐增高超过灰质。出生时T_1WI显示丘脑腹外侧、苍白球、内囊后肢后份为高信号。新生儿脑T_2WI表现与成年人脑T_1WI表现大体相似，其脑白质信号较脑灰质信号高。脑白质的成熟在T_2WI上表现为信号减低。早产儿和足月新生儿侧脑室前角顶可见小灰质信号灶，为生发基质。

MRI平扫，根据脑白质含水量及髓鞘发育不同，将脑灰、白质在 T₂WI 上表现分为五期：第一期（新生儿期脑表现）小脑蚓部、大脑脚、脑干、基底节及背侧丘脑呈低信号，大脑深部白质、皮质及皮质下白质呈高信号，灰、白质界限清楚（图 1-1-1）。第二期（生后 1～6 个月）大脑深部白质及皮质下白质呈高信号，额叶及枕叶白质区见树枝状高信号，皮质增厚呈低信号（图 1-1-2）。第三期（生后 6～7 个月）枕叶深部白质与皮质下白质髓鞘化，呈稍低信号，额顶叶白质仍呈高信号，皮质呈低信号（图 1-1-3）。第四期（生后 7～12 个月）也称等信号期，大脑深部白质、皮质及皮质下白质呈等信号，界限不清，小脑蚓部、大脑脚、脑干、基底节及背侧丘脑呈稍低信号（图 1-1-4）。第五期（生后 > 12 个月）大脑深部白质呈低信号，皮质呈稍高信号，基底节、背侧丘脑等中

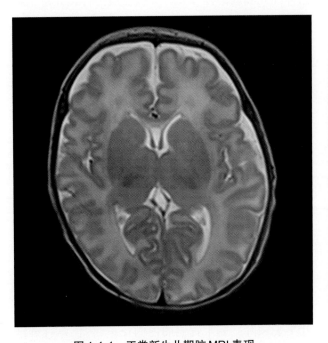

图 1-1-1　正常新生儿期脑 MRI 表现
生后 1 天，轴位 T₂WI 显示内囊后肢、背侧丘脑呈低信号，外围部分（皮质及皮质下白质）及中间部分呈高信号（大脑深部白质）

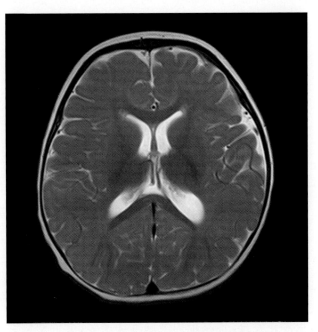

图 1-1-3　正常生后 7 个月脑 MRI 表现
生后 7 个月，轴位 T₂WI 显示内囊前、后肢及胼胝体膝部及压部呈低信号，额叶、枕叶中心呈"树枝"状低信号，额叶及枕叶周围脑白质呈等信号

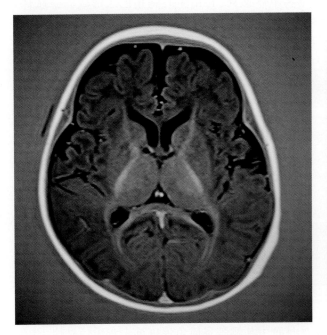

图 1-1-2　正常生后 4 个月脑 MRI 表现
生后 4 个月，轴位 T₁WI 显示内囊后肢呈前肢及后肢及胼胝体压部呈高信号

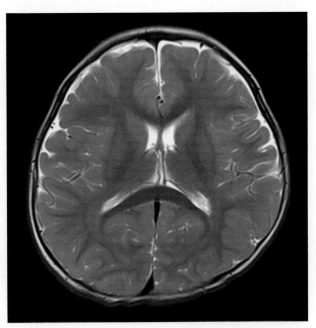

图 1-1-4　正常生后 12 个月脑 MRI 表现
生后 12 个月，轴位 T₂WI 显示中间部分与外围部分呈等信号，灰白质界限不清

央部位与外围皮质呈等信号（图1-1-5）。2岁以后脑实质信号接近成人，大脑皮质 T_1WI 信号低于脑白质，T_2WI 信号高于脑白质。自出生至6个月 T_1WI 观察脑发育比较好，6个月至18个月 T_2WI 观察脑发育比较好。

另外，脑实质MRI信号还与脑内生理性铁沉积有关，不同部位铁沉积时间不同，以苍白球最早，始于第6个月，其次是黑质（9～12个月）、红核（18～24个月）及小脑齿状核（3岁以后），10岁以后苍白球、黑质、红核等部位 T_2WI 信号低于脑白质，15岁苍白球、小脑齿状核 T_2WI 信号呈低信号。

4. 胼胝体 胼胝体从胚胎至成年发生一系列变化。在MRI上了解正常胼胝体出生后的变化非常有意义，生后胼胝体的发育可以反映髓鞘成熟的情况。足月前胼胝体呈低信号，比皮质信号低，且形态非常薄，部分病例在常规矢状位图像上不能看到。接近足月或足月新生儿，胼胝体通常可以在矢状位图像上见到，其信号与皮质信号接近，此时胼胝体形态扁而薄，膝部和压部无增厚。生后2～3个月胼胝体膝部增厚。胼胝体压部4～5个月以前生长缓慢，此后迅速增大，至第7个月时，压部与膝部大小一致，此后1年内膝部与压部还会有适度的增长。9～10个月时，胼胝体发育接近成年人。婴幼儿期胼胝体体部生长稳定，体部与压部连接处可以局限变薄，称为峡部，见于约22%的病例，直到成年人仍然可以见到。

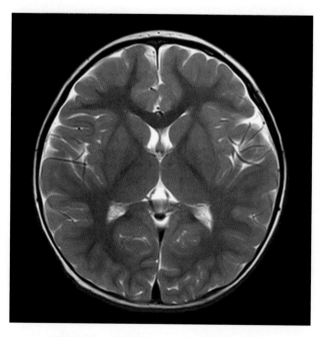

图1-1-5 正常生后 >12个月脑MRI表现
生后24个月，轴位 T_2WI 显示中间部分呈低信号，外围部分呈高信号

5. 垂体 胎儿和新生儿垂体上缘微突，与脑组织相比，T_1WI 呈高信号，此后信号强度逐渐减低，体积逐渐减小，直至出生后2个月。2个月时垂体上缘变平，T_1WI 上垂体信号与脑皮质相同。神经垂体 T_1WI 上呈高信号。2个月以内新生儿或婴幼儿腺垂体因分泌功能活跃致结合水增多，T_1WI 呈高信号，2个月后逐渐降低与脑桥信号相等。儿童期垂体各个径线缓慢生长，垂体上缘平直或轻微上突，矢状位图像观察垂体高径在2～6mm。青春期时，垂体大小变化差异较大，女性尤为显著，女性垂体上缘可以突起，垂体高度可以达10mm。此后5～8年垂体缓慢生长接近成年人。

（二）脑脊膜、脉络丛和脑脊液

1. 脑脊膜 脑脊膜由外到内分为硬膜、蛛网膜和软膜三层。

硬膜包括硬脑膜和硬脊膜，是较厚而坚韧的致密结缔组织，硬脑膜可分为两层，部分硬脑膜的两层之间留有腔隙，腔表面衬有内皮，形成硬膜窦，如矢状窦、横窦等，脑的静脉血汇入其内。硬脊膜与椎管的骨内膜之间的间隙为硬膜外间隙，内有脊神经根、脂肪、椎内静脉丛、淋巴管等。硬膜与蛛网膜之间有一狭窄的间隙，称硬膜下间隙，内含少量液体。

蛛网膜由薄层纤细的结缔组织构成，结缔组织形成许多小梁与软膜相连，小梁之间的腔隙称蛛网膜下隙，内含脑脊液。上矢状窦两侧的蛛网膜形成许多绒毛状的突起，突入窦内，称蛛网膜粒，脑脊液由此渗入窦内，回流入静脉。

软膜紧贴在脑和脊髓表面的薄层结缔组织，含丰富的血管，可供应脑及脊髓的营养，在软膜的表面和蛛网膜的内外表面以及小梁的表面均覆盖有单层扁平上皮。

正常硬脑膜在CT图像上不能显示，在MRI平扫时，偶可在 T_1WI 表现为非连续性、薄的短线状中等偏低信号，以双侧颞部明显。正常沟回显示清晰，而软脑膜和蛛网膜难以显示。因此，脑膜病变通常需要行MRI增强检查才能准确显示。

2. 脉络丛和脑脊液 脉络丛是富含血管的软膜与室管膜共同向脑室内突出而形成的皱襞状结构，其中的脉络丛上皮细胞分泌的无色透明液体为脑脊液。

（三）脑室与脑外间隙

脑室大小与月龄有关，出生时呈条带状及裂隙状，以后逐渐增大，6个月后逐渐缩小，到2岁左右停止缩小。衡量脑室大小的指标包括尾状核指数

（尾状核头部的侧脑室最外端间距离与同层面同水平大脑最大横径之比值）、侧脑室前角指数（侧脑室前角间距离与同层面同水平大脑最大横径之比值）、侧脑室体部指数（侧脑室体外缘最小径与同层面同水平大脑最大横径之比值）等，以尾状核指数常用、可靠，一般认为尾状核指数大于 0.23 为脑室扩大。新生儿常可见透明隔间腔，为脑发育正常表现，宽度不大于 10mm。婴幼儿期脑外间隙较宽，尤其是 3~6 个月最明显，额部脑外间隙可达 6mm，颞部可达 8mm，1 岁后达平衡。目前认为 1 岁以内脑外间隙宽度大于 8mm，1 岁后大于 4mm 提示增宽。

脑室与脑外间隙在 CT 上呈低密度，MRI 上 T_1WI 上呈低信号，T_2WI 上呈高信号。

（四）脊髓

脊髓位于椎管内，呈圆柱形，前后稍扁，由灰质、白质和网状结构三部分构成。灰质位于脊髓中央，呈"蝴蝶"形或 H 形，中央管位居其中。灰质向前突出的部分称为前角，主要是躯体的运动神经元；向后突出的为后角，有多种神经元。胸腰节段的前角和后角之间还有侧角，主要是内脏运动神经元，灰质内有大量的神经元胞体神经胶质细胞以及细胞的突起和神经纤维。白质位居灰质的四周，借脊髓表面的纵沟，由前向后分前索、侧索和后索三部分，各索内均由上下行的神经纤维束构成，在中央管的腹侧、左右前索间的横行纤维，称白质前联合。脊髓的主要功能是传导上、下行神经冲动和进行反射活动。

脊髓位于硬膜囊内，CT 平扫不易区别脊髓与周围蛛网膜、蛛网膜下隙及硬脊膜。常用 MRI 平扫矢状位 T_1WI、T_2WI 显示，脊髓信号与脑干信号相似，呈带状中等信号，周围为脑脊液信号环绕。

（张小安）

第二章 检查方法及正常影像学表现

第一节 检 查 方 法

对于儿童期中枢神经系统疾病,要把握不同影像学检查方法的适应证和优点。超声检查广泛应用于胎儿和新生儿,尤其对先天性颅内畸形和出血有重要价值。儿童期CT检查要注意X线辐射对患儿的影响,特别是晶状体,必须严格掌握适应证、采用低剂量扫描,因此,CT检查仅宜用于外伤等急症。在无MRI检查禁忌证的情况下,儿童期中枢神经系统疾病,尤其是新生儿脑部病变,应尽量选择磁共振检查。

不同的影像学检查方法对疾病显示的敏感性和特异性均不同,如血管畸形需选择计算机体层血管成像(CT angiography,CTA)与磁共振血管成像(magnetic resonance angiography,MRA)检查,而数字减影血管造影(digital substraction angiography,DSA)虽然具有创伤性,但却是血管畸形诊断的"金标准";如脊柱疾病,CT显示椎体最佳,而椎管内结构则需行MRI检查。另外,MRI检查中,不同的疾病可能需要扫描常规序列以外的特殊序列来提高疾病诊断的准确性。

(一)超声检查

由于其操作方便、经济快速、可行床旁检查、不需麻醉、无放射性损伤等优势,广泛用于新生儿、胎儿检查,对先天性畸形、新生儿颅内出血等的诊断具有重要临床价值,适用于新生儿及2岁以内婴幼儿。婴幼儿通过颞骨和囟门可观察颅脑病变,但是不常用,超声可观察颈动脉颅外段状态,应用经颅多普勒(transcranial doppler,TCD)可观察脑内血管的血流动力学改变。但因超声检查受操作者经验影响,且存在颅骨及椎骨干扰,存在一定的局限性及盲区。

(二)头颅平片

由于高密度的颅骨遮盖了颅内组织,现在主要用于外伤后颅骨骨折和颅骨本身疾病的观察。除骨折、骨本身的疾病,其他均为间接表现,例如蝶鞍的扩大提示垂体肿瘤,脑回压迹加深提示颅内压增高,松果体钙化移位提示颅内占位等。

(三)脊髓(椎管)造影

造影适用的造影剂从碘油进展到碘水制剂,根据造影剂的不同表现,鉴别病灶来自髓内、硬膜内还是硬膜外、是肿瘤梗阻还是粘连所致,但无法直接观察髓内改变,随着近年来CT和MRI的广泛应用,椎管造影基本退出舞台。

(四)数字减影血管造影

数字减影血管造影(digital substraction angiography,DSA)的方法包括时间减影、能量减影、混合减影等方式,目前临床常用的是时间减影,即利用计算机对含有造影剂与不含造影剂的图像进行相减,以削除骨骼与周围软组织影像,从而显示脑血管的方法,可用于脑血管疾病的诊断与介入治疗,除脑血管本身的病变(狭窄、闭塞、畸形、瘘、扩张)以外,其他均为间接表现,如血管的移位,可能造成的原因有脑出血、肿瘤或炎症等,需要结合临床或进一步检查明确诊断。目前认为,DSA是诊断脑血管畸形的"金标准",但近年来,由于CTA与MRA的广泛应用,DSA单纯用于诊断有减少趋势,现主要用于脑血管本身改变疾病的诊断,其他作用已基本不用。

(五)CT检查

CT是颅脑疾病常用的检查方法,适用范围广,可用于大部分颅脑疾病的诊断(如脑外伤、脑肿瘤、脑血管病等)。扫描方法包括CT平扫、增强扫描、CTA、CT灌注成像,图像后处理包括多平面重组(multi planner reconstruction,MPR)、表面遮盖显示(surface shaded display,SSD)、最大/小密度投影(maximum/minimum intensity projection,MIP/MinIP)、仿真内镜(virtual endoscopy,VE)、容积再现（volume rendering，VR）。因 CT 检查存在辐射，且较普通 X 线剂量高，软组织分辨率不高（与 MRI 相比）等缺点，儿童期颅脑 CT 检查必须严格掌握适应证，仅宜用于外伤等急症，并建议采用低剂量扫描。儿童期颅脑 CT 增强扫描、CTA 应用率不高，CT 灌注成像不适用于儿童。颅脑扫描时患者取仰卧位，以听眦线为基线，层厚及间距 5～10mm，连续轴位扫描。

（六）MRI 检查

MRI 因其软组织分辨率高、无辐射、可多参数、多序列成像等优点，已成为神经系统疾病最常用的检查方法。常规采用患者仰卧位，颅脑扫描用头颅线圈，扫描轴位、矢状位、冠状位，垂体 MRI 扫描采用矢状位与冠状位，脊髓 MRI 扫描以矢状位、轴位为主，可根据需要加扫冠状位，以了解病变与周围组织的关系。

对于儿童期神经系统病变，尤其是新生儿脑部病变，目前主张用 MRI 检查，扫描序列包括平扫 T_1WI、T_2WI、T_2 FLAIR、DWI，根据临床和诊断需要可进行增强扫描、磁共振功能成像等，对儿童癫痫患者加作 3D-T_2 FLAIR 以便更好地显示癫痫病灶。

1. **常规平扫序列**　常用，适用于颅脑疾病及椎管内疾病检查。常用序列为 T_1WI、T_2WI 及 T_2 液体衰减反转恢复序列（fluid attenuated inversion recovery，FLAIR），T_2 FLAIR 也称抑水像，主要用于抑制蛛网膜下隙、脑室系统内脑脊液信号，有助于更好显示大脑皮质、脑室旁等脑部小病变，避免因脑脊液 T_2WI 高信号而影响脑部小病灶显示。

2. **增强扫描**　MRI 增强扫描包括常规增强扫描和动态增强扫描，前者用于显示平扫未能显示的小病灶、明确诊断与鉴别诊断。动态增强扫描主要用于垂体病变。增强扫描所用造影剂为含钆（Gd）造影剂，其原理是利用含 Gd 造影剂的顺磁性或超顺磁性在组织内分布不同，通过其缩短组织的 T_1 值，使病变组织与周围正常组织的信号对比更明显。脑部病变强化与否取决于病变血供与病变区血脑屏障破坏情况。

3. **磁共振血管成像**　利用血管内血液流动效应进行血管成像的 MRI 检查技术，与 DSA 相比，具有无创、便捷、费用低、一般不需造影剂、安全等优点。磁共振血管成像（magnetic resonance angiography，MRA）包括时间飞跃法（time of flight，TOF）、相位对比法（phase contrast，PC）和对比增强 MRA（contrast enhanced MRA，CE-MRA），以前两种常用。

4. **磁敏感加权成像**　磁敏感加权成像（susceptibility weighted imaging，SWI）是一种对顺磁性物质极其敏感的 MRI 技术，以 T_2^* 加权梯度回波序列为基础，采用三维梯度回波扫描、完全速度补偿、射频脉冲扰相等技术进行成像，强调根据不同组织间（如铁、出血等）的磁敏感性差异提供对比增强机制的技术。对脑微出血、脑静脉血管畸形、含铁血黄素沉着等病变敏感。

5. **功能磁共振成像**　功能磁共振成像（functional magnetic resonance imaging，fMRI）是近来影像学研究热点，利用 MRI 成像技术从分子、代谢等水平反映脑的病理生理及功能变化。包括：

（1）弥散加权成像：弥散加权成像（diffusion-weighted imaging，DWI）通过反映水分子的运动来了解组织生理及病理状态，对早期缺血性脑损伤敏感，可用于鉴别脑脓肿与肿瘤坏死囊变、蛛网膜囊肿与表皮样囊肿等，并用表观扩散系数（apparent diffusion coefficient，ADC）值定量评价水分子运动能力。

（2）弥散张量成像：弥散张量成像（diffusion tensor imaging，DTI）是在 DWI 基础上发展起来的 MRI 技术，是弥散成像的高级形式，通过多个方向施加扩散梯度分别采集数据实现 MRI 成像，不仅可反映水分子的运动能力，还能提供水分子运动方向信息，并可通过后处理软件进行纤维束示踪显示脑白质纤维束分布与排列，了解病变与白质纤维束的关系，其测量指标包括平均扩散率（mean diffusivity，MD）、分数各向异性（fractional anisotropy，FA）等，已广泛用于脑部疾病及新生儿脑髓鞘化发育研究（图 1-2-1，图 1-2-2）。

（3）灌注加权成像：灌注加权成像（perfusion weighted imaging，PWI）可提供常规 MRI 和 MRA 所不能提供的血流动力学方面的信息，利用 MRI 方法测量局部组织脑血流量（cerebral blood flow，CBF）、脑血容量（cerebral blood volume，CBV）、平均通过时间（mean transit time，MTT），从而反映血流动力学状况，可用于脑肿瘤术前分级、术后复发鉴别及脑梗死早期诊断。

（4）磁共振波谱成像：磁共振波谱（magnetic resonance spectroscopy，MRS）成像是最典型的分子成像技术之一，是目前唯一能无创性活体检测组织生物化学、代谢物的成像方法，其原理是利用化学位移进行成像，即在既定的外磁场中，不同化学物质的同一种原子核由于所处的化学环境不同，会存在共振频率上的微小差异；利用这种差异测定人体某一区域各种化学物质的含量，或不同区域某种化学物质的分布情况。临床常用的 MRS 是质子核磁共振波谱法（proton magnetic resonance spectroscopy，¹H-MRS），其频率的标度在 MRS 图像横坐标上以百万分率（parts per million，ppm）表示（图 1-2-3）。正常脑 ¹H-MRS 常见代谢物峰有：N- 乙酰天冬氨

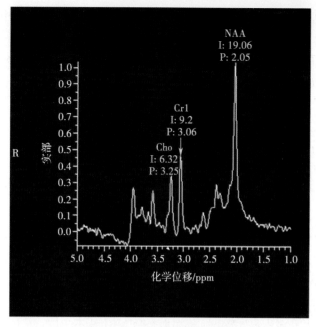

图 1-2-3　正常颅脑磁共波谱图

NAA 为 N- 乙酰天冬氨酸，为谱线中最高峰，是神经元的标志物，降低代表神经元受损；Cho 为胆碱，是细胞膜的重要组成部分，升高可能代表细胞分裂增殖活跃及细胞膜代谢异常增高；Cr 为肌酸，是细胞内能量的储存形式，因其浓度在各种生理病理状态下都相对稳定，通常将其作为参照物，即化学位移的相对值。I：整数（integral）；P：位置（position）

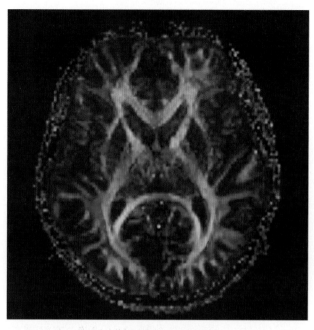

图 1-2-1　正常颅脑弥散张量成像（FA 图）

图中彩色强度代表异向性的程度，颜色代表方向性，其中红色代表左右走行方向，绿色代表前后走行方向，蓝色代表上下走行方向

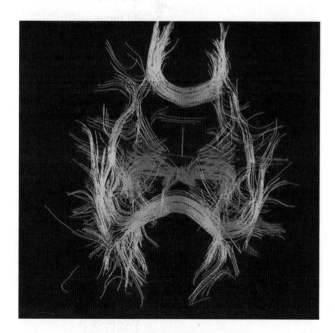

图 1-2-2　弥散张量纤维束示踪图

大脑白质纤维束成像，即弥散张量纤维束成像（diffusion tensor tractography，DTT），是 DTI 技术的进一步发展，可以辨认大脑内的特殊纤维通道及其相互之间的连接

酸（N-acetyl-aspartate，NAA；2.02ppm），存在于神经元及轴突中，可作为神经元的标志物，其变化可反映神经元的数量和功能；肌酸（creatine，Cr）代谢峰（3.0ppm），能量代谢产物，其含量相对稳定，常作为脑组织代谢的内参照物；胆碱（choline，Cho）峰，位于 3.2ppm 处，存在于细胞膜，其变化可反映细胞膜增殖或代谢状况。不同化学成分含量的高低可以鉴别颅脑肿瘤的性质，对肿瘤分级、肿瘤术后复发与放化疗后改变的评估具有一定的价值。

（5）血氧水平依赖功能磁共振成像：血氧水平依赖功能磁共振成像（blood oxygenation level dependent functional magnetic resonance imaging，BOLD-fMRI）是利用局部脑组织活动时血液中氧合血红蛋白与去氧血红蛋白比例的变化而进行成像的方法。当脑组织兴奋时，局部血流量增加，含氧血红蛋白增加，去氧血红蛋白减少，导致局部磁场均匀度改变，这样在 T_2 和 T_2^* 图像上相应区域信号增强。适用于功能皮层中枢的定位，包括视觉、运动、听觉、感觉、语言等皮层中枢的定位研究。由于可无创性显示脑功能区，与 DTI 相结合可全面了解脑功能区、神经纤维束与脑部病变的毗邻关系，对手术方案选择、预后判断具有重要临床价值。

第二节 新生儿脑发育的正常影像学表现

随着神经影像学技术的发展，观察活体脑组织的发育和成熟程度已经成为可能。神经影像学观察包括脑沟形成、髓鞘发育、脑化学成分变化、脑自由水运动变化、脑血流速率变化以及脑局部的功能活动。MRI 对髓鞘的发育成熟特别敏感，髓鞘成熟可使脑组织的 T_1 和 T_2 弛豫时间发生变化，髓鞘成熟还可以通过弥散加权成像中水分子运动来评估。磁共振波谱可用于评价脑化学成分的变化。血氧水平依赖成像可以反映脑组织血氧成分的变化。本节将描述正常脑发育过程中影像学的表现。尽管 US 和 CT 对于显示脑回、脑沟形态与 MRI 基本一致，但对于显示髓鞘成熟的能力和脑组织化学成分变化远不如 MRI 敏感。同时，MRI 也是显示胎儿脑发育和成熟的比较理想的影像学方法。

（一）正常胎儿和早产儿脑发育的影像学表现

正常胚胎脑的发育，脑泡于胚胎 35 天时形成双侧大脑半球，双侧脑泡壁在中线由终板连接，终板不随胎龄而发育，双侧脑泡逐渐向背侧、喙侧、腹侧和尾侧呈膨胀性生长，脑泡壁上的细胞层形成生发基质，这些细胞最终形成脑组织。两侧脑泡背侧中部形成血管，是侧脑室脉络丛的原基。枕极约在胚胎 43 天开始发育，颞极约在胚胎 50 天开始发育。胚胎早期脑表面光滑，此后脑裂有序的出现，足月新生儿已具备主要的脑沟和脑池。外侧裂是胎儿脑最早出现的脑裂，MRI 见于胚胎第 4 个月。距状裂、顶枕裂、中央沟、顶间裂和颞上沟出现在胚胎第 6 个月。中央前沟、中央后沟、额上沟和颞中沟于胚胎第 7 个月出现。脑沟形成于胚胎晚期，因此，MRI 显示早产儿脑沟少而浅。皮质发育最快的区域是感觉运动和视觉通路区域，影像学检查显示皮层厚度增加、脑沟加深，这些区域同样也是髓鞘发育成熟最早的部位，这些区域葡萄糖摄取量增加最早，脑灌注增加最早，脑化学成熟最快。脑发育最慢的部位是额叶基底、额极、颞前区，该区域髓鞘成熟和代谢也最慢。

胚胎 24 周以前仅能显示宽大垂直走行的外侧裂。皮质很薄，CT 很难区别皮质与髓质。MRI 检查 T_1WI 显示皮质为稍高信号，T_2WI 为稍低信号。生发基质在尾状核头的区域较厚，CT 显示为侧脑室周围的高密度区，T_1WI 和 T_2WI 显示与皮质呈等信

号。此阶段 MRI 可以在白质内见到移行细胞层，侧脑室显示比较清晰，而三脑室和四脑室往往很少能显示。

胚胎 24～28 周时，脑皮层进一步发育，中央沟、距状裂、顶间沟和颞上沟形成，同时也可见中央前沟、中央后沟、额上沟和颞中沟形成。基底节和丘脑在 MRI 上显示清晰，其信号与皮质一致。侧脑室枕角和三角区较 24 周前减小。

胚胎 31～32 周时，脑回和脑沟数量明显增加。随岛盖发育，外侧裂形态趋于成熟。脑干和小脑周围脑池比较大，后纵裂池比较宽，可见透明隔间腔和 Vergae 腔。MRI 仍可以显示侧脑室壁呈灰质信号的生发基质，主要在尾状核头区域，另外也可见于侧脑室额角顶处。各叶大脑皮质信号强度一致。此时，大脑半球髓鞘尚未发育。脑干背侧相对腹侧而言，T_1WI 呈高信号，T_2WI 呈低信号。小脑上、下脚于 T_1WI 呈高信号，小脑中脚由于尚未形成髓鞘，信号强度与小脑白质一致。T_2WI 显示脑干背侧，小脑上、下脚，壳核，丘脑腹外侧呈低信号。

胚胎 34～36 周时，脑皮质进一步增厚，脑沟增加。CT 显示基底节和丘脑密度增高，大脑半球白质密度减低，特别在额叶和顶枕叶（图 1-2-4）。胚胎 32～36 周后白质信号变化较少。T_1WI 显示内囊后肢信号比豆状核低（图 1-2-5a），T_2WI 显示内囊后肢信号比周围高（图 1-2-5b）。

胚胎 38～40 周时，脑沟形态接近成年人。CT 显示基底节和丘脑密度接近成年人，脑白质低密度区范围明显缩小。T_1WI 显示脑干背侧、内囊后肢的后份、放射冠中央区域呈高信号。T_2WI 显示脑干背侧呈低信号，内囊后肢呈斑点状低信号，丘脑外侧呈低信号。

（二）新生儿正常脑发育的影像学表现

脑髓鞘形成开始于胚胎第 5 个月，持续至出生后。髓鞘形成由尾侧向头侧，由背侧向腹侧进行。脑干髓鞘形成早于小脑和基底节，小脑和基底节早于大脑。大脑半球髓鞘形成是由后向前，枕叶早于额叶。脑干背侧的内侧丘系、内侧纵行纤维束的髓鞘形成早于腹侧。脑早期功能区的发育和髓鞘形成早于其他区域，如脑干内侧纵行纤维束、内外丘系、上下小脑脚，这些部位传导前庭、听觉、触觉和本体感觉，在出生时髓鞘已经形成。膝状体、距状回、中央后回、中央前回区域髓鞘发育相对较早，而顶叶后份、颞叶和额叶感觉整合功能区髓鞘发育相对晚。2 岁前髓鞘发育比较快，2 岁以后相对缓慢。出生至

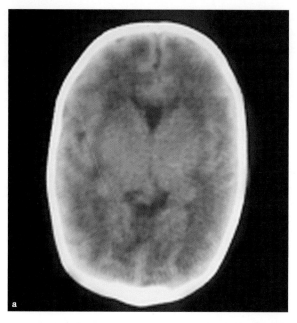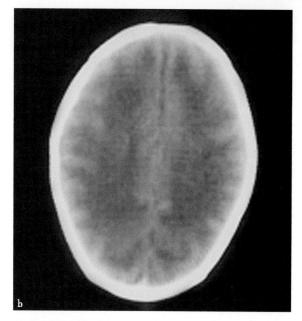

图 1-2-4　胎龄 36 周新生儿头 CT
CT 平扫显示基底节和丘脑密度增高，大脑半球白质密度减低，特别在额叶和顶枕叶

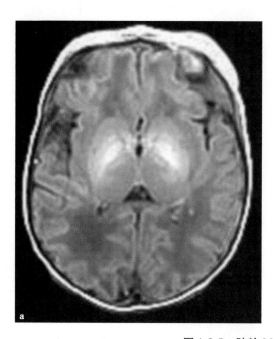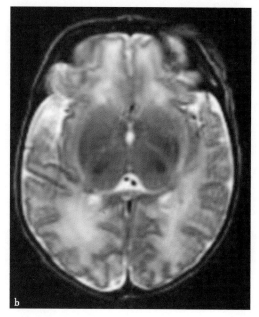

图 1-2-5　胎龄 36 周新生儿头 MRI
a. T₁WI 显示内囊后肢信号比豆状核低；b. T₂WI 显示内囊后肢信号比周围高

6～8 个月时 T₁WI 观察脑发育比较好，6～18 个月时 T₂WI 观察脑发育比较好。T₂WI 显示脑干和小脑发育情况比较理想。FSE T₂WI 较 SE T₂WI 显示髓鞘成熟范围稍大一些。

1. T₁WI 显示脑发育表现　新生儿 T₁WI 表现与成年人 T₂WI 大体相似，其白质信号比灰质低，随白质发育成熟，其信号逐渐增高超过灰质。

幕下结构：新生儿期内侧丘系、外侧丘系、内侧纵行纤维束、下丘、上下小脑脚呈高信号表现。出生后第 1 个月末开始小脑深部白质信号增高，3 个月时在轴位和矢状位 T₁WI 小脑信号与成年人基本一致。

幕上结构：小脑上脚、丘脑腹外侧、苍白球、内囊后肢后份在出生时即呈高信号。足月新生儿和早产儿侧脑室前角顶部可见小灰质信号区，为持续存在的生发基质。T₁WI 显示高信号从脑桥边缘的皮质脊髓束逐渐向大脑脚、内囊后肢、半卵圆中心延伸。出生后 1 个月时，中央前、后回白质信号较皮质高。3 个月时运动传导束白质形成高信号。1 个月以内的婴儿视交叉和视束呈高信号，3 个月时枕叶距状裂周围白质呈现高信号。内囊后肢出生时即显示高信号，2～3 个月时高信号发展到内囊前肢。4 个月时胼胝体压部呈高信号，此后信号持续增高，至 6 个月时胼胝体膝部出现高信号。皮层下白质的成熟开始于生后 3 个月的视觉和运动功能区。大脑深部白质成熟以枕叶在先，额、颞叶在后。7 个月时 T_1WI 显示枕叶白质信号增高并向周围延伸，8～11 个月时额、颞叶信号增高并向周围延伸。8 个月以后 T_1WI 显示各脑叶白质信号的差别很小。

2. **T_2WI 显示脑发育表现**　新生儿脑 T_2WI 表现与成年人 T_1WI 相似，其白质信号较灰质信号高。白质的成熟在 T_2WI 表现为信号减低，T_2WI 对评价小脑和脑干的成熟优于 T_1WI。出生时小脑上下脚及Ⅵ、Ⅶ、Ⅷ对脑神经核呈显低信号。早产儿和足月新生儿侧脑室前角顶可见小灰质信号灶，为生发基质。

幕下结构：出生时小脑蚓显示低信号。出生 5 个月时脑干腹侧呈现低信号。2 个月时小脑中脚信号减低，3 个月时呈均匀低信号。4 个月时大脑脚呈低信号，5 个月时红核呈现低信号。18 个月时小脑信号与成年人基本一致。

幕上结构：出生时小脑上脚、内外侧膝状体、下丘、丘脑腹外侧、内囊后肢的后份、豆状核外侧的线状区显示低信号（图 1-2-6）。1 个月内中央前、后回皮质信号较周围皮质信号低。2 个月时半卵圆中心出现小片状低信号，低信号的旁中央脑回可以明显区别于周围结构，4 个月时旁中央脑回与周围脑回信号趋于一致。出生时部分新生儿视束呈低信号，1 个月时均显示视束呈低信号，2 个月后低信号的视放射向后延伸，4 个月时距状裂显示低信号。

6～12 个月大部分小脑深部白质呈低信号，内囊发育成熟由后向前，7 个月时内囊后肢前份大部呈薄薄的带状低信号影，此低信号逐渐增厚持续至 10 个月，11 个月时内囊前肢完全呈低信号。内囊前肢出现低信号晚于后肢。胼胝体成熟由后向前，胼胝体压部 6 个月时呈低信号，膝部至 8 个月时呈低信号。7 个月时基底节信号开始减低，10 个月时基底节与白质信号相等。

皮层下白质的成熟从枕叶前部区域向额叶和颞叶伸展，9～12 个月自枕叶开始，于 11～14 个月完成，颞叶白质成熟最后完成。12 个月时低信号开始延至皮层下区，于 22～24 个月完成。终末带除外。正常儿童不同年龄 T_1WI 和 T_2WI 脑髓鞘发育的 MRI 表现见表 1-2-1。

3. **终末带**　在半卵圆中心成熟过程中，T_2WI 显示侧脑室体部外侧白质区持续高信号表现，特别是侧脑室三角区背侧和上侧区域，这些区域信号常是均匀的，部分可以呈片状。质子密度加权像上该区域信号均匀。一般认为这种高信号与顶叶后下部和颞叶后部纤维束髓鞘形成延迟有关。部分患者该区

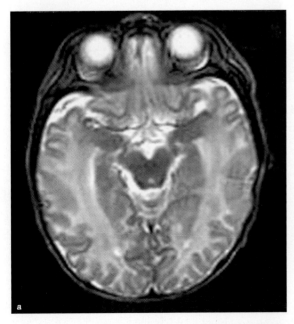
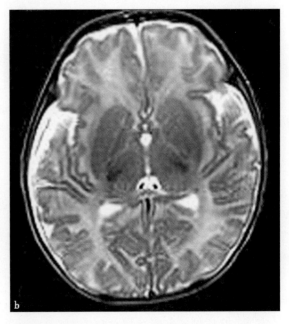

图 1-2-6　胎龄 40 周新生儿头 MRI

T_2WI 示小脑上脚、内外侧膝状体、下丘、丘脑腹外侧、内囊后肢的后份、豆状核外侧的线状区呈低信号

表1-2-1　MRI显示不同年龄髓鞘发育情况

解剖部位	T₁WI	T₂WI
中小脑脚	出生	出生至2个月
大脑白质	出生至4个月	3～5个月
内囊后肢前部	1个月	4～7个月
内囊后肢后部	出生	出生至2个月
内囊前肢	2～3个月	7～11个月
胼胝体膝部	4～6个月	5～8个月
胼胝体压部	3～4个月	4～6个月
枕叶白质中心	3～5个月	9～14个月
枕叶白质周围	4～7个月	11～15个月
额叶白质中心	3～6个月	11～16个月
额叶白质周围	7～11个月	14～18个月
半卵圆中心	2～4个月	7～11个月

域可以见到增宽的血管旁间隙（图1-2-7）。因为该区域一些轴突直到40岁仍不能被染色而显示髓鞘存在，因此被称为终末带。T₂WI可以在10岁时仍显示高信号，部分可以直至20岁。

4. 髓鞘发育与短T₁、短T₂信号的成因　脑成熟过程中，T₁WI和T₂WI发生信号变化的原因还不十分清楚。一般认为MRI髓质信号由两部分构成，一是髓磷脂内的结合水，与短T₁和短T₂弛豫时间有关，二是轴突和细胞外水，与长T₁、长T₂弛豫时间有关。短T₁信号随脑白质发育而增加，与胆固醇、

糖脂增多以及少突胶质细胞形成髓鞘有关。胆固醇、糖脂和部分髓鞘蛋白具亲水性，与水分子紧密黏附在一起使自由水减少，造成MRI信号改变。此外，髓鞘内的半乳糖脑苷脂和大量的糖脂增加也是缩短T₁弛豫时间的原因。T₂WI高信号由轴突和细胞外水形成，随脑白质发育成熟T₂WI信号逐渐减低，T₂弛豫时间缩短与髓鞘沿轴索螺旋状紧密缠绕、髓鞘蛋白形成和髓鞘膜内多元不饱和脂肪酸的饱和化等变化相关。髓鞘的产生和神经胶质发育使细胞外水减少也缩短T₂弛豫时间。

5. 胼胝体的正常发育　胚胎发生中胼胝体膝部后份首先出现，随后形成胼胝体的体部、压部，此后胼胝体膝部前份出现，最后形成胼胝体喙部。胚胎20周时，完整的胼胝体基本形成，但胼胝体的发育远未完成。从胚胎20周到足月，胼胝体长度增长25%，体部厚度增长30%，膝部厚度增长27%。生后胼胝体的发育可以直接反映髓鞘成熟的情况。在MRI上了解正常胼胝体出生后的变化非常重要。

胼胝体从胚胎至成年发生一系列变化。出生8～10个月后变化趋于缓慢，接近成年人。足月前胼胝体呈低信号，比皮质信号低，且形态非常薄，部分病例在常规矢状位图像上不能看到。接近足月或足月新生儿，胼胝体通常可以在矢状影像上见到，其信号与皮质信号接近，此时胼胝体形态扁而薄（图1-2-8），膝部和压部无增厚。生后2～3个月胼胝体膝部增厚。胼胝体压部4～5个月以前生长

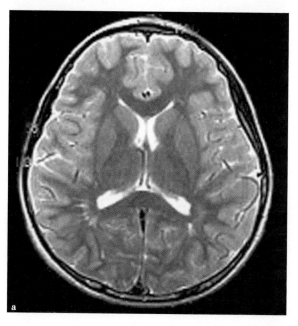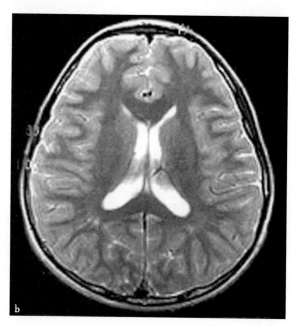

图1-2-7　终末带
T₂WI显示双侧侧脑室后角旁可见斑片状高信号，期内可见增宽的血管旁间隙

缓慢，此后迅速增大，至第7个月时，压部与膝部大小一致，此后一年内膝部与压部还会有适度的增长。9～10个月时，胼胝体发育接近成年人。婴幼儿期胼胝体体部生长稳定，体部与压部连接处可以局限变薄，称为峡部，见于22%病例，直到成年人仍然可以见到。

6. 脑铁的正常分布 成人在T₂WI见一些特定区域呈低信号，特别是在高场强设备，低信号程度

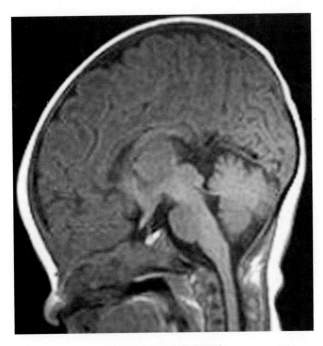

图1-2-8 新生儿胼胝体
T₁WI矢状位示胼胝体形态扁而薄信号与皮质信号接近

与铁含量有关。主要见于苍白球，红核，黑质以及小脑的齿状核。新生儿出生时T₂WI不显示任何低信号区，约6个月时基底节在T₂WI出现低信号并延伸到皮质，苍白球和壳核在这个时期呈等信号。早期的信号减低是豆状核轴突髓鞘发育，9～10岁时苍白球、黑质、红核呈短T₂表现，15岁时90%病例苍白球信号较周围脑组织低，此后，苍白球信号继续减低至终身。小脑齿状核信号出生后轻度减低，15岁MRI显示较清晰，此后信号继续减低至终生，齿状核铁的蓄积不像脑其他部位那样明显，25岁时30%患者小脑齿状核呈低信号。

第三节 正常垂体发育的影像学表现

正常垂体的发育：胎儿和新生儿垂体上缘微突，与脑组织相比呈短T₁信号（图1-2-9a），此后信号强度逐渐减低，体积逐渐减小。至生后2个月时，垂体上缘变平直，T₁WI信号与灰质相同。儿童期垂体各径线缓慢增长，垂体上缘平直或轻微上突，矢状位观察垂体高径在2～6mm，正常大小的垂体柄一般不能清晰显示，垂体柄在横断面较基底动脉细。青春期时，垂体大小可明显增加，女性垂体上缘可以突起（图1-2-9b），女性垂体高度可以达10mm，男性垂体高度7～8mm。此后5～8年垂体缓慢生长接近成年人。

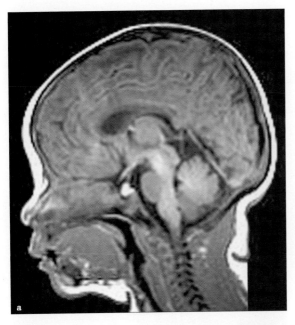
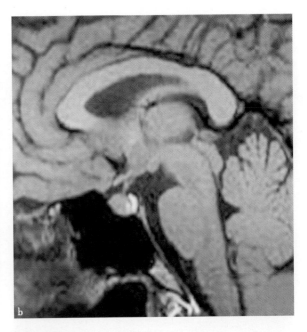

图1-2-9 正常垂体发育
a. 新生儿垂体与脑组织相比呈短T₁信号；b. 青春期女性垂体增大，上缘突起

（张小安）

参 考 文 献

[1] Abraham T. Feng J. Evolution of brain imaging instrumenta-tion[J]. Seminars in nuclear medicine, 2011, 41 (3): 202-219

[2] 马晓亮, 张国福. 磁共振成像在胎儿中枢神经系统中的应用进展 [J]. 临床放射学杂志, 2018, 37 (6): 1056-1060

[3] 索学玲, 龚启勇. DWI 技术在中枢神经系统中的应用及研究进展 [J]. 放射学实践, 2018, 33 (2): 210-214

[4] 王钰凯, 李铁, 莽靖, 等. 功能性磁共振在中枢神经系统相关疾病的临床应用 [J]. 中国实验诊断学, 2018, 22 (1): 139-141

第三章　新生儿脑疾病

第一节　新生儿缺氧缺血性脑损伤

【概述】

新生儿缺氧缺血性脑损伤（neonatal hypoxic-ischemic injury）是指围产期窒息导致脑缺氧缺血性损伤，临床出现一系列脑病的表现。发达国家新生儿窒息发病率为1%～2%，胎龄越小发生率越高。我国报道不一，发生率为3.5%～9.5%，而死亡率为0.3%～6.8%。窒息包括低氧血症和高碳酸血症。是否造成脑损伤关键在于缺氧缺血的严重程度和损伤持续的时间以及脑组织的成熟程度。不同胎龄脑损伤的病理机制、损伤部位、神经影像学表现以及临床预后均有所不同，因此将足月新生儿缺氧缺血性脑病与早产儿缺氧缺血性脑损伤分开描述。超声、CT、MRI等神经影像学检查已成为判断新生儿缺氧缺血性脑损伤的重要手段之一。正确应用各种影像检查方法，可为临床治疗和评估预后提供比较客观的参考依据。

一、早产儿缺氧缺血性脑损伤

【概述】

除窒息外，早产儿脑发育不成熟，脑血管扩容有限是早产儿缺氧缺血性脑损伤（preterm hypoxic-ischemic injury）的重要影响因素。

早产儿缺氧缺血性脑损伤的机制比较复杂，主要与以下几方面因素有关：①神经元和胶质细胞的起源部位——生发基质是早产儿缺氧缺血性脑损伤的特殊易损区。生发基质自胚胎32周开始退化，至妊娠末期前基本消失。生发基质中未成熟的血管壁由内皮细胞排列形成毛细血管网，血管脆性较高。早产儿脑血管自动调节机制不健全，缺氧进一步减弱了该机制，造成脑循环受体循环波动而被动变化，任何原因引起的体循环压力变化都可以直接影响脑循环，进而造成脑缺血或出血；②未成熟的突触特别容易受"兴奋性中毒"损伤。兴奋性氨基酸

进一步增加缺氧后脑的损伤；③缺氧状态下ATP合成不足。ATP减少引起的能量短缺，使线粒体功能减退，进而导致神经元死亡。缺氧状态下生物膜功能损害，Ca^{2+}内流有重要的神经毒作用。缺氧可激活一氧化氮合成酶，产生自由基，形成过氧亚硝酸盐直接侵袭神经细胞膜。

【临床特点】

早产儿缺氧缺血性脑损伤与低体重、胎龄小明显相关，诱发因素包括呼吸系统疾病、持续辅助通气、气胸、脓胸、动脉导管未闭、窒息、心动过速等，特别多见于依赖呼吸机存活的早产儿。早产儿颅内出血临床表现缺乏特异性，可表现为反应减低、肌张力减低、深反射增强、颤抖等。重度患儿表现为心率、血压、呼吸改变，反应迟钝，前囟隆起，癫痫等。重度患儿常同时伴随血PaO_2、$PaCO_2$和pH变化。脑积水是颅内出血的并发症，积水程度与脑室内出血量有关。

早产儿缺氧缺血性脑损伤的主要病理改变包括生发基质及脑室内出血、脑室旁出血性脑梗死或称出血性静脉梗死、脑梗死以及不成熟脑白质损伤。另外，严重的早产儿缺氧缺血主要累及丘脑、基底节和脑干。

【影像检查技术与优选】

早产儿血流动力学处于一种不稳定状态，抱出新生儿重症监护治疗病房（neonatal intensive care unit，NICU）会增加风险因素，因此床旁超声检查应为首选。CT可准确显示出血的部位、范围以及脑室扩张情况，但对于非出血性脑损伤敏感性不高。MRI敏感性较超声和CT高。MRS、DWI以及DTI等功能成像在新生儿缺氧缺血性脑病的诊断、判断预后方面提供更多信息。

【影像学表现】

1. 颅内出血（生发基质出血及脑室内出血）和脑室旁出血性脑梗死

（1）超声：急性颅内出血首选检查方法。最常见

部位是额角下壁的尾状核丘脑切迹（神经节隆起）。超声显示出血区为强回声影图，随血肿吸收在室管膜下形成小囊，超声显示小囊可持续数月，以后消失。脑室内积血显示脑室扩张，脑室内回声增强。出现脑室内积血应每周进行一次超声检查，动态检测脑积水变化。约10%脑室内积血需要手术引流治疗。

（2）CT：按照严重程度，将早产儿脑室旁和脑室内出血分为四个等级。Ⅰ级出血平扫CT显示Monro孔后方或侧脑室体部室管膜下区域局灶性高密度区，脑室内无积血。Ⅱ级出血显示脑室周围高密度血肿的同时，侧脑室内少量积血，不伴随脑室扩张。Ⅲ级出血显示脑室周围高密度血肿的同时，伴随脑室内大量积血和明显的脑室扩张（图1-3-1）。这种脑室扩张可能是脑实质受损的结果，与神经系统后遗症具有很好的短期和长期预测结果。Ⅳ级出血显示脑室周围高密度血肿，脑室内扩张积血，脑实质内血肿周围脑白质密度明显减低，境界模糊。晚期显示出血灶区域形成低密度软化灶。最近认为Ⅳ级是静脉栓塞的结果，因此命名为脑室周围出血性脑梗死，其与严重永久性脑损伤明显相关。

（3）MRI：出血和脑室系统改变均可在相当长的时期内被MRI发现。评估出血的时间、部位以及扩展的范围一般采用常规的SE序列。尽管新生儿存在胎儿血红蛋白，其有很强的氧亲和力，但在常规SE序列脑实质出血的信号和随血肿吸收发生

的一系列改变与成年人是一致的。当临床高度怀疑颅内出血，而在常规SE序列未能显示出血灶时，梯度回波T_2^* GRE可以增加发现出血的敏感性。MRI不适于急性期检查，1年后可观察到室管膜下区含铁血黄素沉着。Ⅰ～Ⅱ级脑出血一年后MRI检查多表现正常，Ⅲ～Ⅳ级脑出血可显示局灶性脑白质减少、软化灶、软脑膜含铁血黄素沉着和脑积水表现。

2. 不成熟脑白质损伤 不同程度的不成熟脑白质损伤影像表现不同。重度损伤表现为脑室旁脑白质的囊状坏死，即脑室旁白质软化（periventricular leukomalacia，PVL）；而轻度损伤仅表现为脑室周围和深部白质的细微点状病灶。

（1）超声：超声对未囊变的白质损伤并不敏感，会低估这类损伤的发生率。最容易发生不成熟脑白质损伤的两个部位是侧脑室后角旁白质以及邻近Monro孔的额叶白质。急性期超声显示侧脑室外上方白质回声增强，通常是对称性的，很难与正常脑室周围的"晕"鉴别。亚急性期的不成熟脑白质损伤超声容易被遗漏，约70%以上的不成熟脑白质损伤因星形细胞增生而不能被超声发现。PVL的囊腔形成约在2～3周，多个囊可形成"瑞士奶酪"表现，小囊可在1～3个月融合或吸收，脑室旁深部白质的减少可造成脑室扩大。

（2）CT：适用于出血引起不成熟白质损伤患者的动态观察。早期CT显示侧脑室周围局灶性或广

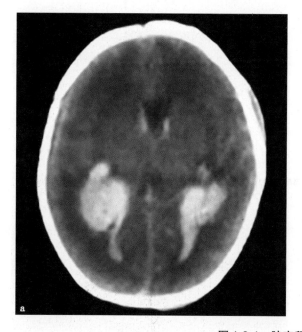
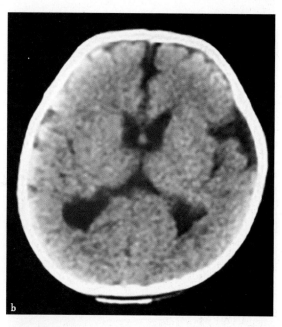

图1-3-1 脑室积血并脑室扩张
a. CT平扫 双侧Monro孔后方、丘脑纹状体沟处见小点状高密度出血灶，双侧脑室三角区明显扩张，脑室内见大量积血；b. 同一患儿，6个月后随访，CT平扫双侧脑室三角区不规则增宽，左外侧裂池增宽

泛的高密度出血灶，连续复查显示出血灶密度逐渐减低，液化形成囊腔，与侧脑室融合，侧脑室呈明显的不规则扩张。不成熟白质损伤晚期 CT 表现包括脑室扩大，侧脑室体部三角区形态不规则，脑室旁白质减少，相邻脑沟加深，严重病例可以显示脑室周围小囊状软化灶。

（3）MRI：早期病变表现为平行于侧脑室边缘脑室旁的出血灶，随着出血的吸收，这些区域发生囊变，连续 MRI 观察可以发现病灶与侧脑室融合，随后脑室扩大，脑室壁形成典型的"破碎"边缘。急性期不成熟白质损伤在 MRI 上显示侧脑室周围局灶性异常信号，特别多见于三角区和额角周围白质，可伴随弥漫性水肿。亚急性期，不成熟白质损伤从小灶性的凝固性坏死到小囊形成，最后融合形成胶质瘢痕。大部分的囊与脑室融合，脑室扩张常是双侧性的。慢性期不成熟白质损伤的 MRI 表现包括：①脑室旁白质内的病灶在 T_2WI 上呈高信号（胶质增生），胶质增生沿室管膜表面分布。延迟生成或被破坏的髓鞘、脑室旁水肿、神经元坏死后的胶质增生都可以形成脑室旁的 T_2WI 高信号（图 1-3-2）；②脑室旁白质体积减少，脑室向外侧不规则扩张；③胼胝体萎缩轻度者仅限于后 1/3，重度可造成广泛性萎缩；④严重的不成熟白质损伤伴皮质萎缩；⑤丘脑萎缩常为对称性，萎缩丘脑常没有异常信号出现；⑥脑干体积减小；⑦空洞脑囊肿（图 1-3-3）。弥漫性脑白质发育不良在影像学上表现为无压力性脑室扩张，轻者可不伴随 PVL 发生。

3. 脑梗死

（1）超声：脑动脉梗死超声表现为边缘模糊的扇形强回声区，通常在发病几天以后才能显示，梗死早期容易与出血混淆。脑梗死部位在 2～4 周内出现进行性囊性变合并同侧脑室扩张。

（2）CT：显示脑动脉梗死为扇形低密度区，同时累及白质。CT 表现较临床晚，常在 12～24 小时后出现异常密度。脑梗死与正常不成熟白质的低密度相鉴别比较困难，皮质受累是提示诊断的依据。一般梗死区的水肿比较轻微。梗死发生 5 日后，增强扫描脑皮层梗死区域可出现强化，4～6 周后消失。后遗症期在相应的区域出现钙化或软化灶。

（3）MRI：诊断超急性脑梗死最好的方法是使用弥散成像。由于发育不成熟的脑含水量多，常规 SE 序列判断脑梗死有一定困难，轻度的水肿和低灌注区易被疏漏。大脑皮质的某一节段"消失"（皮层低信号带不连续），可能提示有局限性脑梗死的可能。MRI 与 CT 一样，在发病 5～10 日增强检查可见皮质强化。在梗死的亚急性期，可能由于斑点状出血、髓磷脂的释放和钙化，T_1WI 表现为高信号而 T_2WI 表现为低信号。

4. 基底节区及脑干损伤　早产儿重度缺氧缺血时，最容易损伤外侧丘脑、基底节和脑干这些出生时大脑代谢最为旺盛的部位。超声表现为相应部分高回声，经颅多普勒检查提示患儿血管阻力系数下降。CT 表现为丘脑和基底节密度减低。在 MRI 上表现为 T_2WI、DWI 信号增高（图 1-3-4）。

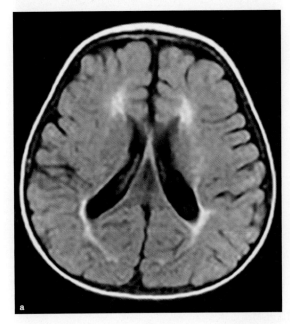
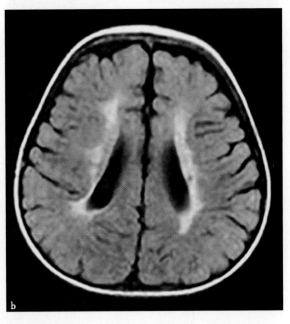

图 1-3-2　脑室旁白质软化

a～b. FLAIR 序列双侧侧脑室周围白质信号明显增高，并见小囊状低信号影，双侧脑室不规则扩张

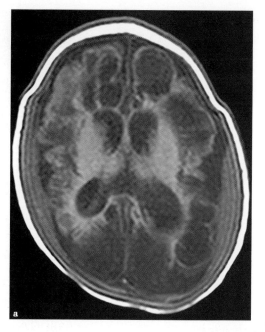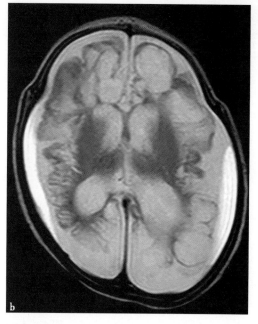

图 1-3-3　空洞脑囊肿

a. T₁WI：双侧大脑半球白质内弥漫性多囊肿，T₁WI 呈低信号；b. T₂WI 呈高信号

【诊断要点】

早产儿缺氧缺血性脑损伤临床表现不明显，多表现为下肢肌力紧张和运动下降。早产儿缺氧缺血性脑损伤表现为生发基质及脑室内出血、出血性栓塞性脑梗死（静脉栓塞）以及不成熟脑白质损伤。重度患儿表现为基底节区和脑干损伤。

【鉴别诊断】

多为胎龄 <32 周的早产儿，根据发生部位和病理变化，影像学表现不尽相同，诊断需要密切结合生产史、新生儿神经症状以及相关实验室检查。正

确应用各种影像检查方法，可为临床治疗和评估预后提供比较客观的参考依据。

脑室周围白质损伤需要和侧脑室三角区后上方正常脉络纤维区（髓鞘形成延迟区）相鉴别，两者均表现为 T₂WI 高信号。但后者范围小，境界模糊，信号中等，与正常脑室间有正常低信号带存在，且无脑白质减少，脑沟回加深及脑室扩大。其次，脑室周围高信号还要与脑室炎、代谢异常、脑积水、宫内意外以及血管周围间隙相鉴别。

本病需要与产伤以及先天性 TORCH 感染相鉴

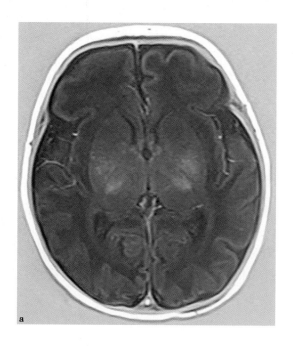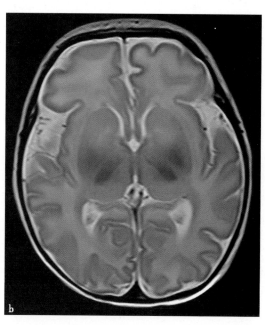

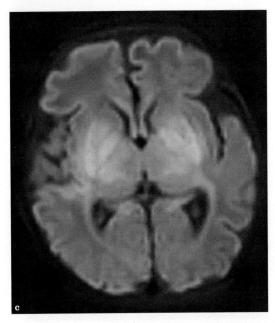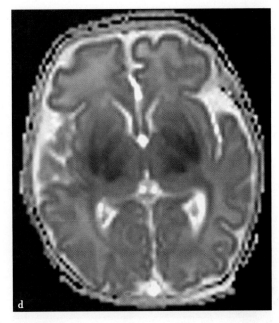

图 1-3-4　基底节区脑损伤

a. T₁WI 双侧基底节 T₁WI 信号改变不明显；b. T₂WI 双侧基底节 T₂WI 信号改变不明显；c. DWI 双侧基底节呈高信号；d. ADC 呈低信号

别。产伤引起的颅内出血，多为产钳、胎吸、加腹压等助产措施所致，常与颅内出血同时存在，需结合病史进行鉴别。先天性 TORCH 感染常见室管膜下钙化，血清学检查有确诊意义。

二、足月新生儿缺氧缺血性脑病

【概述】

足月儿缺氧缺血性脑病（term infant hypoxic ischemic encephalopathy）的主要原因为窒息、反复呼吸暂停，胎粪吸收，高碳酸血症。足月儿脑损伤的机制：①缺氧引起能量代谢障碍，血氧含量减低，导致脑血管自动调节障碍和血压下降，致脑血流量降低，引起脑损伤；②缺血再灌注损伤，使神经细胞膜发生瀑布式的生化改变，导致神经元死亡；③神经元是足月儿 HIE 主要累及目标，既有神经元的急性水肿、坏死，又存在神经元迟发性死亡——细胞凋亡。选择性神经元受累部位与脑血管发育特点、代谢及兴奋毒性氨基酸突触的分布密切相关。

病理表现：①矢状旁区脑损伤主要因足月儿部分性、长时间窒息所致，脑血管分水岭区缺血，主要发生在矢状旁区皮质及皮质下白质，呈双侧对称或不对称，发生皮质层状坏死、液化坏死和囊变；②基底节/丘脑大理石纹状改变，主要见于足月儿 HIE，早产儿发生率不足 5%。病理改变通常在出生 1 年后完全表现，大体病理呈大理石样纹状体，镜下见局部神经元丢失、胶质细胞增生、髓鞘化过度；③足

月儿颅内出血主要是创伤所致，包括硬脑膜下血肿、原发性蛛网膜下隙出血、小脑内出血、脑室内出血。

足月儿 HIE 最终可能会发生运动障碍、发育延迟、智力发育迟缓或视觉障碍。为此，了解足月儿 HIE 的发病部位、病理生理改变、病理过程以及影像表现都是十分重要的。

【临床特点】

足月儿 HIE 的临床表现随病情的严重程度不同而异。轻症者表现为嗜睡，瞳孔扩大但有反应，肌张力轻度减低继而增高，24 小时内恢复。重症者瞳孔光反射差，惊厥或去大脑强直，肌张力迟缓，病程大于 72 小时。

【影像检查技术与优选】

超声可以显示疾病的范围，但是通常在发病几天后才有表现。CT 可以显示病变的部位、范围和程度，对于急性期颅内出血较为敏感。MRI 可以全面显示本病受累范围以及损伤的程度，且无创伤，应作为本病的首选影像学检查方法。

【影像学表现】

1. **矢状旁区脑损伤**　多为轻～中度足月儿缺氧缺血性脑病。

（1）超声：这种缺血改变在大脑额叶和顶枕叶最为明显。由于受累脑组织靠近中线旁的颅骨内板，探头很难显示这些病变区域，为此，超声很难评估这些病变。

（2）CT：早期可呈阴性。一般 3～7 天，CT 可显

示大脑镰旁脑皮质密度减低，常对称，病变区域皮髓质境界模糊不清，多见于顶枕叶，病变附近脑室、脑沟变窄（图1-3-5）。

（3）MRI：在发生局灶性或弥漫性水肿时MRI可以显示出相应的占位效应，如脑沟、脑池、脑室变窄。SE T$_1$WI序列显示皮质深层呈脑回样或线状高信号，主要位于基底脑沟区域，该区域随后在FSE T$_2$WI序列显示低信号。有时轻微的含水量增加很难在FSE T$_2$WI发现。病变主要分布在基底脑沟的原因与该区域皮质血液供应相对不稳定有关，造成该

区域是缺氧缺血的易损部位（图1-3-6）。后遗症期，MRI检查显示矢状旁区皮质及皮质下区域长T$_1$、长T$_2$信号软化灶，局部皮质变薄、萎缩、变性，局部脑沟不规则增宽。可同时伴随局部脑白质髓鞘发育延迟和胼胝体发育不良。如果在出生最初24小时内进行MRS，可以显示旁矢状区乳酸增高，部分病例可出现NAA下降，这是最为敏感的识别脑损伤的MRI技术。脑损伤最终导致矢状旁区脑皮质变薄以及皮下白质容积减少。当患儿深层脑回损伤程度重于浅层时，萎缩的皮层表现为一种特殊形态，称瘢痕脑回。

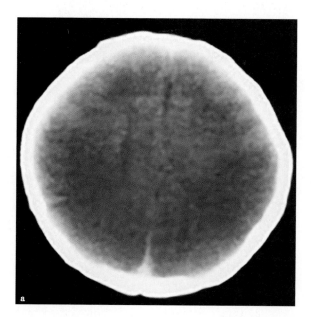
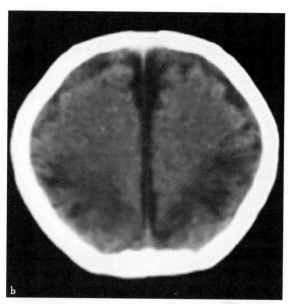

图1-3-5 足月儿矢状旁区脑损伤
CT平扫示双侧顶叶大脑镰旁脑皮质密度对称性减低，病变区域皮髓质境界模糊不清

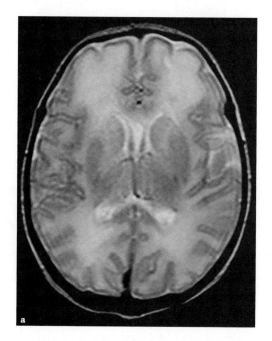
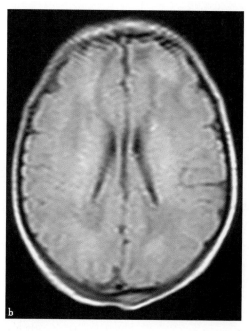

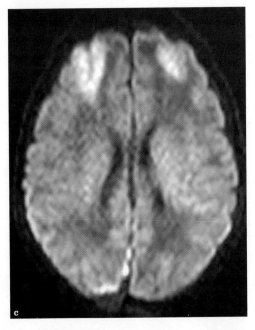
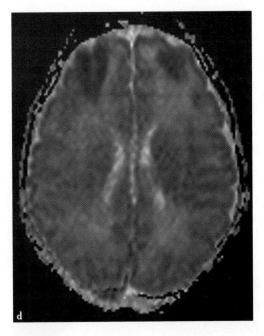

图 1-3-6　分水岭损伤
a. T_2WI 示双侧额叶旁矢状区信号略增高；b. FLAIR 信号略增高；c. DWI 呈高信号；d. ADC 呈低信号

2. 基底节 / 丘脑损伤　多为严重的足月儿缺氧缺血性脑病。

（1）超声：在严重缺氧缺血发生后最初 2～3 天内，超声检查可见丘脑、苍白球、壳核的高回声区。丘脑的高回声提示严重的神经系统后遗症。

（2）CT：足月新生儿严重窒息持续一定时间后即造成特征性的基底节损伤，CT 可显示严重的基底节、丘脑损伤，平扫可以显示为双侧基底节、丘脑对称低密度区，这些密度减低的灰质与周围白质呈等密度，要仔细分辨；也可以显示双侧基底节、丘脑区密度增高。大脑皮质（特别是中央沟旁区）和小脑蚓也可以出现低密度。

（3）MRI：敏感性较 CT 高，急性期最早的发现是在生后的第 1～3 天，SE T_1WI 显示基底节、丘脑、脑干弥漫性高信号，这一改变可以显著或轻微，FSE T_2WI 序列基底节早期可以显示正常。在正常新生儿 SE T_1WI 序列内囊后肢信号比邻近丘脑和豆状核高，可以作为判断基底节信号异常的参照。目前尚不知道基底节 SE T_1WI 高信号的病理机制，推测可能的原因包括出血、钙化、髓鞘破坏、游离脂肪酸增加、自由基增加等。亚急性期损伤发生 7～10 天左右，SE T_1WI 可见到基底节、丘脑、脑干呈不均匀高信号改变（图 1-3-7），此后，基底节呈等信号，其间可见斑片状或局灶性高信号区。FSE T_2WI 序列显示局灶性低信号区。17 天左右，SE T_1WI 显示基底节信号正常，基底节、丘脑、脑干的神经胶质增生和

囊性坏死在 FSE T_2WI 显示高信号区。这些囊变坏死同样也可以在 CT 上表现。但 CT 对于非囊性变的神经胶质增生的敏感性很低，常呈阴性表现。

3. 足月儿颅内出血

（1）超声：急性期超声显示脑实质内强回声病灶，形态不规则，有占位效应，常不对称。随诊复查显示病变回声逐渐减弱，相邻脑室、脑沟增宽。

（2）CT：急性期出血 CT 显示最敏感，硬脑膜下

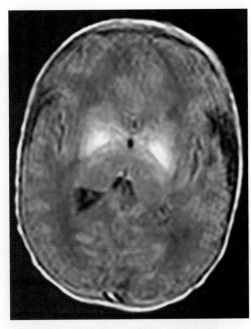

图 1-3-7　足月儿基底节 / 丘脑损伤
T_1WI 可见到基底节、丘脑、脑干呈不均匀高信号改变

血肿 CT 显示为颅板下方新月形高密度影，可以跨越颅缝，占位效应依据血肿大小而不同。原发性蛛网膜下隙出血多位于纵裂池、大脑凸面和颅后窝，出血来源多为发育中软脑膜动脉间的复杂吻合支所衍生的小血管通道，也可以为蛛网膜下隙内的桥静脉。小脑内出血可以是原发性出血，也可以继发于静脉梗死和创伤性撕裂伤。25% 足月儿脑室内出血缺少肯定的发病因素。其出血来源多为脉络丛。55% 预后良好，约 50% 可造成脑积水。

（3）MRI：脑出血和脑室系统改变均可在相当长的时期内被 MRI 发现。评估出血的时间、部位以及扩展的范围一般采用常规的 SE 序列。尽管新生儿存在胎儿血红蛋白，其有很强的氧亲和力，但在常规 SE 序列脑实质出血的信号和随血肿吸收发生的一系列改变与成年人是一致的。当临床高度怀疑颅内出血，而在常规 SE 序列未能显示出血灶时，梯度回波 T_2^*GRE 可以增加发现出血的敏感性。

4. 脑梗死

（1）超声：脑动脉梗死超声表现为扇形的边缘模糊的强回声区，通常在发病几天以后才能显示。若高回声中心区出现更高回声提示病灶内出血。梗死部位在 2～4 周内出现进行性囊性变合并侧脑室扩大。使用彩色多普勒和能量多普勒超声检查能显示梗死后局灶性脑血流改变，可提高超声诊断敏感性。

（2）CT：新生儿脑梗死 CT 表现与成长儿和成年人相似。显示脑动脉梗死为扇形低密度区。CT 表现较临床晚，常在 12～24 小时后出现异常密度。

脑梗死与正常不成熟白质的低密度相鉴别比较困难，皮质受累是提示诊断的依据。后遗症期在相应的区域出现钙化或软化灶。在低氧状态下造成的动脉末梢区域梗死见于矢状旁分水岭区，早期平扫 CT 显示分水岭区域对称性密度减低，皮髓质界限模糊。梗死发生 5 天后增强扫描可见脑皮层梗死区域出现强化，并在梗死发生 4～6 周逐渐消失。晚期出现低密度软化灶。

（3）MRI：早期在 SE T_1WI 显示局限低信号或脑回状高信号，FLAIR 序列显示病变范围大于 SE 序列，在 FSE T_2WI 显示高信号。MRI 最敏感的征象是在 FSE T_2WI 正常的灰白质的信号差别消失。正常新生儿脑皮质信号在 FSE T_2WI 序列较其下方的白质低，发生水肿时皮质信号明显增高，接近或等于白质信号。在早期细胞毒性水肿阶段，DWI 较 FSE T_2WI 更加敏感（图 1-3-8）。

【诊断要点】

典型病史合并典型影像学表现诊断不难。轻～中度 HIE 累及旁矢状区，重度 HIE 常常累及丘脑、基底节区。影像学检查可以确定 HIE 病变部位、范围、性质，确定有无颅内出血和类型以及了解 HIE 的后遗改变、脑发育情况，为早期干预提供依据。

【鉴别诊断】

本病应与核黄疸鉴别，核黄疸深部病变在 T_1WI 类似本病，病变位于苍白球，但是实验室检查显示高胆红素血症可帮助鉴别。其他同早产儿缺氧缺血性脑病。

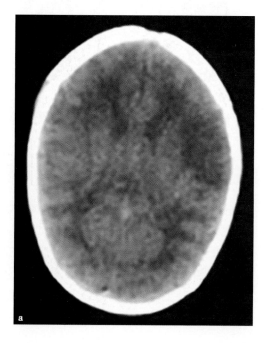

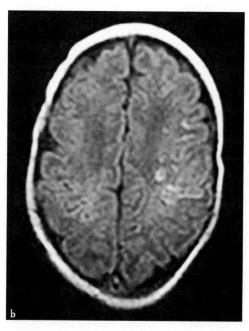

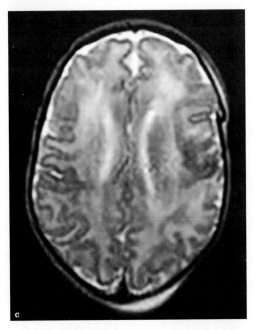
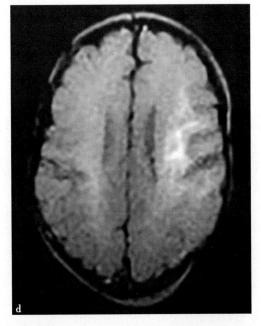

图 1-3-8 足月儿脑梗死

a. CT 平扫 左侧额顶叶密度局限减低,病变境界清晰,呈扇形,皮髓质界模糊不清;b. MRI T₁WI 左侧额顶叶皮质及皮质下区沿脑回走行的线状高信号影;c. MRI T₂WI 上述病变区域呈低信号;d. MRI FLAIR 序列 左侧额、顶叶脑组织大片高信号病灶

第二节 新生儿低血糖脑病

【概述】

新生儿低血糖脑病(hypoglycemic encephalopathy,HE)是新生儿常见代谢紊乱之一,严重低血糖可导致新生儿脑病和永久脑损伤。葡萄糖是新生儿期大脑供应能量的重要物质,低血糖导致 ATP 缺乏,影响脑细胞内钠和钙正常跨膜浓度梯度转运,过度的钙内流激活细胞的磷脂酶和蛋白酶,改变线粒体的新陈代谢,自由基形成,突触传递模式改变,最终引起神经细胞的坏死,并出现点片状出血等。

【临床特点】

新生儿低血糖脑病临床表现多样,主要为面色苍白、反应低下、震颤、惊厥、呼吸暂停、嗜睡、拒乳等,部分患儿可无明显症状。

【影像检查技术与优选】

常规 MRI 是监测与诊断新生儿低血糖脑病的首选手段,但其所显示的病变范围和病变程度与临床不完全相符,DWI 技术对早期新生儿低血糖脑病诊断具有一定优越性,较为准确地反映病变的内部及周围异常。CT 较 MRI 诊断敏感度低,一般仅能显示较严重患儿的颅脑情况(图 1-3-9)。

【影像学表现】

MRI 受累部位主要为双侧顶、枕叶。急性期表现为受累皮质及皮质下白质 T₁、T₂ 弛豫时间延长,灰白质分界不清(图 1-3-10)。发生细胞毒性水肿时,细胞内水分增加,导致水分子弥散受限,DWI 上呈高信号(图 1-3-11)。亚急性期呈短 T₁、短 T₂ 出血表现。慢性期受累皮质及皮质下白质呈囊性脑软化、脑萎缩及脑室扩张等表现。

【诊断要点】

典型临床表现为反应差、喂养困难、面色苍白等全身症状,呼吸暂停、阵发性发绀,严重者出现嗜睡、肌张力低下、惊厥及昏迷等神经系统功能障碍。实验室检查血糖降低。典型影像学表现为双侧顶、枕叶皮质及皮质下白质对称性信号异常。根据典型临床表现、实验室检查和影像学所见诊断并不困难。

【鉴别诊断】

本病应与新生儿缺氧缺血性脑病、脑部感染性疾病鉴别。前者围产期有窒息史,足月儿多为分水岭区和双侧脑室旁白质受损,而早产儿主要为双侧脑室旁白质及室管膜下,可合并蛛网膜下隙出血或硬膜下出血,重者可同时累及灰白质区、基底节区,并可引起脑实质出血。后者常有发热、呕吐等前驱症状,病变多以额、颞叶白质为主,可累及脑干、丘脑及基底节区,严重者表现为双侧大脑半球灰白质 广泛信号异常,对称性顶、枕叶发病者少见。两者在 MRI 上鉴别并不困难。

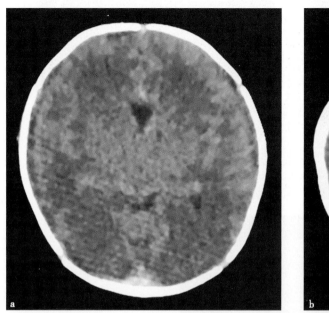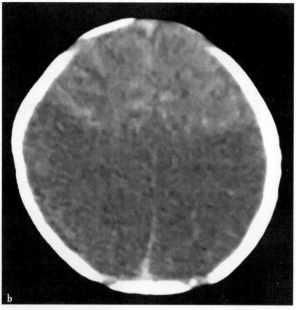

图 1-3-9　新生儿低血糖脑病(急性期)
a、b. CT 平扫显示双侧顶枕叶对称性密度减低,灰白质分界不清

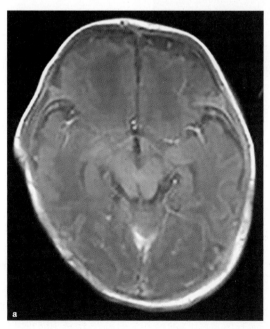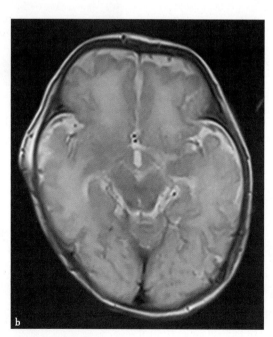

图 1-3-10　新生儿低血糖脑病(急性期)
a. 双侧枕叶皮层及皮层下白质 T_1WI 呈稍低信号;b. T_2WI 呈稍高信号

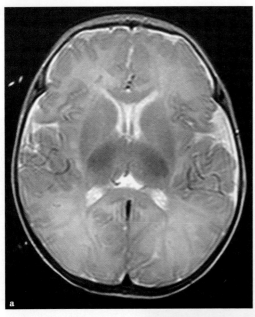
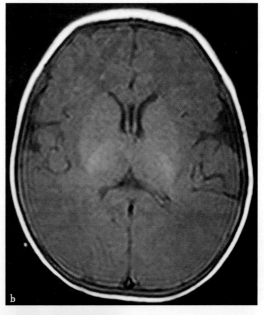
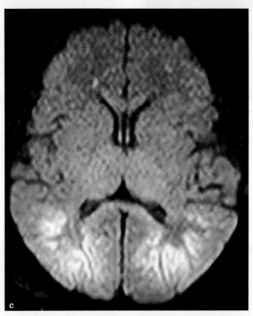

图 1-3-11　新生儿低血糖脑病

a～c. MRI 平扫示双侧顶、枕叶对称性长 T_1 长 T_2 信号，DWI 呈高信号

第三节　胆红素脑病

【概述】

胆红素脑病（bilirubin encephalopathy，BE）也称核黄疸（kernicterus），是非结合胆红素在脑内沉积所致的神经综合征。BE 由 Schmorl 于 1904 年首次提出，病因包括胎儿溶血症和其他溶血性贫血。胆红素具有毒性，通常与血浆白蛋白结合而转变为无毒性的结合胆红素。胆红素水平超过正常血浆白蛋白的结合能力时，可直接进入脑组织产生神经毒素。胆红素进入大脑的机制还不清楚，可能为未成熟血

脑屏障通透性增高；或者高渗透压血症、高碳酸血症、缺氧缺血或者酸中毒时血脑屏障破坏，使胆红素进入脑组织。BE 的治疗采用光疗、白蛋白注射、换血疗法。

胆红素对脑组织的影响具有高选择性和对称性特点。胆红素首先沉积在基底节区，且皮质和白质不受累。BE 好发于苍白球、下丘脑和 Ammon 角，脑干顶盖的脑神经核、小脑齿状核和小脑绒球也可受累，丘脑和纹状体较少发生。

【临床特点】

目前尚未有一个明确、直观、简单的指标确诊 BE。临床主要应用检测血清总胆红素水平、胆红

素／白蛋白（B/A）比值、脑干听觉诱发电位以及新生儿神经行为评分等辅助手段来预测 BE 的发生及危险程度。有学者认为血清未结合胆红素水平大于 20μmol/L 是发生胆红素脑病的危险临界值，但未结合胆红素不能直接在血浆中检测。国内外普遍认为新生儿总胆红素＞342μmol/L 可能会发生 BE。BE 的神经系统症状和体征通常出现在足月儿出生后的 2～5 天，早产儿可延迟至 7 天，最迟可以在出生第 3 周发生。

临床上 BE 可分为急性和慢性两种。急性 BE 指生后 1 周内的新生儿由于胆红素毒素作用所致的急性脑损伤。急性 BE 主要表现为嗜睡、轻度肌张力降低、活动减少、轻微高调哭声；进而表现为易激惹、高调哭声、拒乳、呼吸困难、肌张力增高；最后转为肌张力降低。慢性 BE 多为不可逆性肌张力增高，智力发育和运动发育落后、手足徐动、牙釉质发育不良、咀嚼和吞咽困难、听力异常。

【影像检查技术与优选】

急性期除 MRS 及常规 MRI T_1WI 有阳性发现外，超声及 CT 检查均为阴性。慢性期超声、CT、MRI、三种检查方法均可发现双侧苍白球对称性异常改变，且 MRI 较 CT 及超声敏感。

【影像学表现】

1. 超声 急性期不敏感。慢性期双侧苍白球可见对称性高回声。

2. CT 急性期不敏感。慢性期双侧苍白球可见对称性低信号。

3. MRI 为本病最佳的影像检查方法，可反映胆红素脑病的病理改变。急性期 MRI 表现为双侧苍白球、下丘脑轻度肿胀，T_1WI 信号增高（图 1-3-12）。基底节区高信号改变提示胆红素血症对中枢神经系统的毒性作用是不可逆的。亚急性期和慢性期表现为苍白球、下丘脑核和海马对称性 T_2WI 高信号改变，可能与病理中的胶质增生相一致（图 1-3-13）。

胆红素神经毒素还可表现为星形细胞谷氨酸摄取抑制作用。MRS 表现为牛磺酸、谷氨酸（glutamic

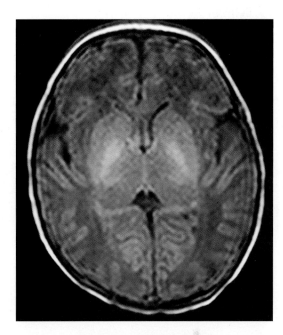

图 1-3-12 急性胆红素脑病
T_1WI 双侧苍白球对称性高信号

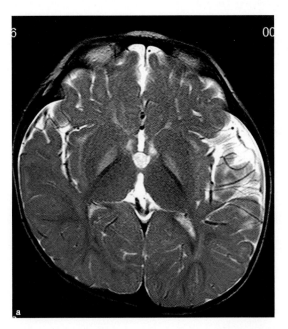
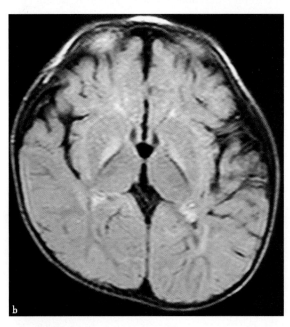

图 1-3-13 慢性胆红素脑病
a. T_2WI：双侧苍白球对称性高信号；b. FLAIR：双侧苍白球对称性高信号

acid, Glu) 和谷氨酰胺 (glutamine, Gln)、肌醇 (myoinositol, mI) 与肌酸 (creatine, Cr) 比率升高, Cho/Cr 降低。乳酸 (lactic acid, Lac) 水平与肝性脑病所致的谷氨酸 (Glu) 和谷氨酰胺 (Gln) 升高, Cho 比率下降可能有一定的相关性。

【诊断要点】

新生儿总胆红素水平大于 342μmol/L 可能发生胆红素脑病。急性期 MRI 表现为双侧苍白球和丘脑对称性 T_1WI 高信号。慢性期表现为双侧苍白球出现对称性异常改变, 在 T_2WI 表现为高信号, CT 表现为低密度, 超声表现为高回声。

【鉴别诊断】

正常新生儿以及部分 HIE 患儿中双侧苍白球也可出现对称性 T_1WI 高信号, 急性期胆红素脑病需要与上述疾病相鉴别。临床病史及实验室检查在鉴别诊断中显得格外重要。

慢性期基底节区 T_2WI 高信号非胆红素脑病的特异性改变, 缺氧、低血糖、一氧化碳中毒、肺炎以及先天性代谢缺陷、髓鞘化不良和神经退行性变等慢性疾病均可引起儿童双侧基底节区信号异常。需要结合临床病史、症状和实验室检查以资鉴别。

第四节 获得性凝血酶原复合体减少症

【概述】

获得性凝血酶原复合体减少症 (acquired prothrombin complex deficiency), 又称维生素 K 依赖因子缺乏症。多见于新生儿及 1~2 个月的婴儿, 于生后 4~5 天发生者称早发性维生素 K 依赖因子缺乏症, 于生后 1~2 个月发生者称晚发性维生素 K 依赖因子缺乏症。本病是婴幼儿最严重的疾病之一, 常导致高死亡率和幸存者的永久性神经后遗症。本病是由于维生素 K 摄入不足、吸收不良或利用障碍所致体内凝血酶原复合体显著减少而引起的出血性疾病, 多见于以下情况: ①新生儿自然出血, 由于母乳中维生素 K 含量极低, 新生儿肝功能尚不健全, 造成凝血酶原和第Ⅶ因子缺乏; ②完全性胆道梗阻或长期消化紊乱, 肠道内缺乏胆酸, 影响维生素 K 吸收; ③严重肝脏疾病导致利用维生素 K 合成凝血因子障碍; ④药物影响, 如长期口服磺胺药物或抗生素。

【临床特点】

凝血酶原减低至 30% 可有出血倾向, 减低至 20% 以下即有临床自发性出血现象, 多合并严重的

颅内出血。临床表现有嗜睡、拒乳、烦躁不安、抽搐、意识障碍、呼吸不规整、呕吐、出血、贫血、前囟饱满、两眼凝视、瞳孔不等大、光反射迟钝或消失、肌张力增强或降低等。

【影像检查技术与优选】

CT 检查能够早期确定出血部位与范围, 了解有无脑梗死、脑疝等严重并发症。MRI 对急性期以外的出血能提供更多的信息, 对鉴别诊断有帮助。

【影像学表现】

1. CT 出血可以为硬脑膜下血肿、硬脑膜外血肿、蛛网膜下隙出血、脑实质血肿、脑室内出血。多脑叶、多部位同时出血, 血肿内可以见到液 - 液平面具有特征性 (图 1-3-14), 血肿上部为液体密度血清成分, 下部为高密度的血细胞成分。蛛网膜下隙出血刺激血管痉挛狭窄或较大血肿压迫均可造成脑梗死, 出现于血肿同侧或对侧。25% 病例可以出现脑疝。横断面 CT 显示中线明显偏移至对侧, 患侧脑室狭窄、移位或闭塞, 患侧脑池闭塞。后遗症表现包括脑软化灶、脑皮质萎缩、脑白质稀疏、脑实质内形成穿通畸形囊肿、空洞、脑积水。

2. MRI 急性期 (<3 天) 血肿, 主要为去氧血红蛋白。血肿在 T_1WI 上呈等信号, T_2WI 上呈低信号。亚急性期 (3~14 天) 血肿, T_1WI 逐渐出现高信号, 从周边开始, 逐渐向内发展。T_2WI 仍为低信号。这是由于去氧血红蛋白逐渐变为高铁血红蛋白, 使 T_1 时间缩短, 而不影响 T_2 时间造成的。血肿 6~8 天, T_2WI 也呈高信号, 从周边向内扩散, 这是由于红细胞溶解, 其内外磁化率差异不复存在, 缩短 T_2 时间的因素消失, 而红细胞外高铁血红蛋白使 T_2 延长、T_1 缩短, 故血肿在 T_1WI 和 T_2WI 上均呈高信号。慢性期 (>14 天) 血肿, T_1WI 和 T_2WI 上均呈高信号。在 T_2WI 上, 血肿和水肿之间出现条状低信号环, 提示血肿进入慢性期。低信号环是由于含铁血黄素沉着, 引起磁化率差异缩短 T_2 造成的。

【诊断要点】

生后 1~2 个月为本病发病高峰期, 纯母乳喂养, 出现急性颅内压增高、全身性出血、明显贫血, 即应考虑本病, 应及时行头颅 CT。多部位、多种类型的颅内出血同时发生为本病特征性表现。

【鉴别诊断】

本病需要与血友病、脑血管畸形出血及肿瘤卒中相鉴别。影像学表现与血友病鉴别有困难, 需结合实验室检查确诊。与脑血管畸形出血及肿瘤卒中鉴别, 可通过 DSA 或 CT、MRI 增强扫描鉴别。

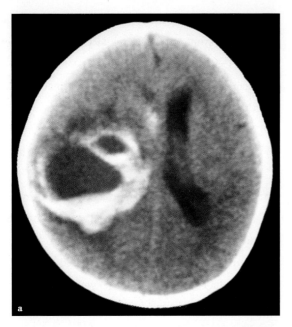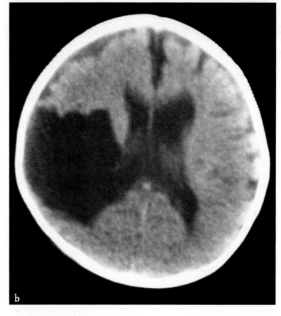

图 1-3-14 获得性凝血酶原复合体减少症

a. CT 平扫示右顶叶混杂密度血肿,血肿内见液 - 液平面,右侧脑室变窄,右侧脑室内积血,左侧脑室扩张,中线结构向左移位;b. 同一患儿,3 个月后复查 CT 示右顶叶大片软化灶,与右侧脑室穿通

(张 靖)

参 考 文 献

[1] 徐赛英. 实用儿科放射诊断学 [M]. 北京:北京出版社,1999

[2] 胡亚美,江载芳,诸福棠. 实用儿科学 [M]. 7 版. 北京:人民卫生出版社,2005

[3] 潘恩源,陈丽英. 儿科影像诊断学 [M]. 北京:人民卫生出版社,2007

[4] 李欣,邵剑波. 儿科影像诊断必读 [M]. 北京:人民军医出版社,2007

[5] Barkovieh AJ. Pediatric neuroimaging[M]. 3rd Edition. 2000

[6] Jerald PK,Thomas LS. Jack OH. Caffey's pediatric diagnostic imaging[M]. 10th edition. 2004

[7] Girard N,Confort-Gouny S,Schneider J. Neuroimaging of neonatal encephalopathies[J]. J Neuroradiol,2007,34(3):167-182

[8] Khong PL,Lam BC,Tung HK. MRI of neonatal encephalopathy[J]. Clin Radiol,2003,58(11):833-844

[9] Triulzi F,Parazzini C,Righini A. Patterns of damage in the mature neonatal brain[J]. Pediatr Radiol,2006,36(7):608-620

[10] Deng W,Pleasure J,Pleasure D. Progress in periventricular leukomalacia[J]. Arch Neurol,2008,65(10):1291-1295

[11] Arora A,Neema M,Stankiewicz J. Neuroimaging of toxic and metabolic disorders[J]. Semin Neurol,2008,28(4):495-510

[12] Barkhof F,Scheltens P. Imaging of white matter lesions[J]. Cerebrovasc Dis,2002,13(suppl. 2):21-30

[13] Ni Q,Johns GS,Manepalli A. Infantile Alexander's disease:serial neuroradiologic findings[J]. J Child Neurol,2002,17(6):463-466

[14] Sener RN. Metachromatic leukodystrophy. Diffusion MR imaging and proton MR spectroscopy[J]. Acta Radiol,2003,44(4):440-443

[15] Gasparetto EL,Rosa JM,Davaus T,et al. Cerebral X-linked adrenoleukodystrophy:follow-up with magnetic resonance imaging[J]. Arq Neuropsiquiatr,2006,64(4):1033-1035

[16] Sener RN. Maple syrup urine disease:diffusion MRI,and proton MR spectroscopy findings[J]. Comput Med Imaging Graph,2007,31(2):106-110

[17] Patay Z. Diffusion-weighted MR imaging in leukodystrophies[J]. Eur Radiol,2005,15(11):2284-2303

[18] Seewann A,Enzinger C,Filippi M J. MRI characteristics of atypical idiopathic inflammatory demyelinating lesions of the brain:A review of reported findings[J]. Neurol,2008,255(1):1-10

[19] Vedolin L,Schwartz IV,Komlos M. Brain MRI in mucopolysaccharidosis:effect of aging and correlation with biochemical findings[J]. Neurology,2007,69(9):917-924

[20] Kim TJ，Kim IO，Kim WS. MR imaging of the brain in Wilson disease of childhood: findings before and after treatment with clinical correlation[J]. AJNR Am J Neuroradiol，2006，27（6）: 1373-1378

[21] Sinha S，Taly AB，Ravishankar S. Wilson's disease: cranial MRI observations and clinical correlation[J]. Neuroradiology，2006，48（9）: 613-621

[22] Blitstein MK，Tung GA. MRI of cerebral microhemorrhages[J]. AJR Am J Roentgenol，2007，189（3）: 720-725

[23] Gallagher CN，Hutchinson PJ，Pickard JD. Neuroimaging in trauma[J]. Curr Opin Neurol，2007，20（4）: 403-409

[24] Provenzale J. CT and MR imaging of acute cranial trauma[J]. Emerg Radiol，2007，14（1）: 1-12

[25] Sztriha L. Spectrum of corpus callosum agenesis[J]. Pediatr Neurol，2005，32（2）: 94-101

[26] Steven W. Hetts，Elliott H. Sherr，Stephanie Chao，et al. Anomalies of the Corpus Callosum: An MR Analysis of the Phenotypic Spectrum of Associated Malformations[J]. Am. J. Roentgenol，2006，187（5）: 1343-1348

[27] Agrawal D，Mahapatra AK. Giant occipital encephalocele with microcephaly and micrognathia[J]. Pediatr Neurosurg，2004，40（4）: 205-206

[28] Hedlund G. Congenital frontonasal masses: developmental anatomy，malformations，and MR imaging[J]. Pediatr Radiol，2006，36（7）: 647-662

[29] Köhrmann M，Schellinger PD，Wetter A，et al. Nasal meningoencephalocele，an unusual cause for recurrent meningitis. Case report and review of the literature[J]. J Neurol，2007，254（2）: 259-260

[30] Barozzino T，Sgro M. Transillumination of the neonatal skull: seeing the light[J]. CMAJ，2002，167（11）: 1271-1272

[31] Jordan L，Raymond G，Lin D，et al. CT angiography in a newborn child with hydranencephaly[J]. J Perinatol，2004，24（9）: 565-567

[32] Stevenson DA，Hart BL，Clericuzio CL. Hydranencephaly in an infant with vascular malformations[J]. Am J Med Genet，2001，104（4）: 295-298

[33] LinksMori F，Nishie M，Tanno K，et al. Hydranencephaly with extensive periventricular necrosis and numerous ectopic glioneuronal nests[J]. Neuropathology，2004，24（4）: 315-319

[34] Kato M，Dobyns WB. Lissencephaly and the molecular basis of neuronal migration[J]. Hum Mol Genet，2003，12: R89-96

[35] Allanson JE，Ledbetter DH，Dobyns WB. Classical lissencephaly syndromes: does the face reflect the brain[J]. J Med Genet，1998，35（11）: 920-923

[36] Lian G，Sheen V. Cerebral developmental disorders[J]. Curr Opin Pediatr，2006，18（6）: 614-620

[37] Montenegro MA，Li LM，Guerreiro MM，et al. Neuroimaging characteristics of pseudosubcortical laminar heterotopia[J]. J Neuroimaging，2002，12（1）: 52-54

[38] Barkovich AJ. Morphologic characteristics of subcortical heterotopia: MR imaging study[J]. AJNR Am J Neuroradiol，2000，21（2）: 290-295

[39] Sztriha L，Guerrini R，Harding B，et al. Clinical，MRI，and pathological features of polymicrogyria in chromosome 22q11 deletion syndrome[J]. Am J Med Genet A，2004，127A（3）: 313-317

[40] Hayashi N，Tsutsumi Y，Barkovich AJ. Morphological features and associated anomalies of schizencephaly in the clinical population: detailed analysis of MR images[J]. Neuroradiology. 2002，44（5）: 418-427

[41] Malagón-Valdez J. Congenital hydrocephalus Rev Neurol，2006，42（suppl 3）: S39-44

[42] Hayashi N，Tsutsumi Y，Barkovich AJ. Polymicrogyria without porencephaly/schizencephaly. MRI analysis of the spectrum and the prevalence of macroscopic findings in the clinical population[J]. Neuroradiology，2002，44（8）: 647-655

[43] Awaji M，Okamoto K，Nishiyama K. Magnetic resonance cisternography for preoperative evaluation of arachnoid cysts[J]. Neuroradiology，2007，49（9）: 721-726

[44] Rollins N. Semilobar holoprosencephaly seen with diffusion tensor imaging and fiber tracking[J]. AJNR Am J Neuroradiol，2005，26（8）: 2148-2152

[45] Bhadelia RA，Wolpert SM. CSF flow dynamics in Chiari I malformation[J]. AJNR Am J Neuroradiol，2000，21（8）: 1564

[46] Snyder P. Chiari malformation and syringomyelia[J]. Radiol Technol，2008，79（6）: 555-558

[47] Ando K，Ishikura R，Ogawa M，et al. MRI tight posterior fossa sign for prenatal diagnosis of Chiari type II malformation[J]. Neuroradiology，2007，49（12）: 1033-1039

[48] Utsunomiya H，Yamashita S，Takano K，et al. Midline cystic malformations of the brain: imaging diagnosis and classification based on embryologic analysis[J]. Radiat Med，2006，24（6）: 471-481

[49] Schmidt MJ，Jawinski S，Wigger A，et al. Imaging diagnosis--Dandy Walker malformation[J]. Vet Radiol Ultrasound，2008，49（3）：264-266

[50] Zamboni SL，Loenneker T，Boltshauser E，et al. Contribution of diffusion tensor MR imaging in detecting cerebral microstructural changes in adults with neurofibromatosis type 1[J]. AJNR Am J Neuroradiol，2007，28（4）：773-776

[51] Gill DS，Hyman SL，Steinberg A，et al. Age-related findings on MRI in neurofibromatosis type 1[J].Pediatr Radiol，2006，36（10）：1048-1056

[52] Armstrong GT，Localio AR，Feygin T，et al. Defining optic nerve tortuosity[J]. AJNR Am J Neuroradiol，2007，28（4）：666-671

[53] Nass R，Crino PB. Tuberous sclerosis complex：a tale of two genes[J]. Neurology，2008，70（12）：904-905

[54] Makki MI，Chugani DC，Janisse J，et al. Characteristics of abnormal diffusivity in normal-appearing white matter investigated with diffusion tensor MR imaging in tuberous sclerosis complex[J]. AJNR Am J Neuroradiol，2007，28（9）：1662-1667

[55] Kalantari BN，Salamon N. Neuroimaging of tuberous sclerosis: spectrum of pathologic findings and frontiers in imaging[J]. AJR Am J Roentgenol，2008，190（5）：W304-309

[56] Baskin HJ. The pathogenesis and imaging of the tuberous sclerosis complex[J]. Pediatr Radiol，2008，38（9）：936-952

[57] Juhász C，Haacke EM，Hu J，et al. Multimodality imaging of cortical and white matter abnormalities in Sturge-Weber syndrome[J]. AJNR Am J Neuroradiol，2007，28（5）：900-906

[58] Lin DD，Barker PB，Kraut MA，et al. Early characteristics of Sturge-Weber syndrome shown by perfusion MR imaging and proton MR spectroscopic imaging[J]. AJNR Am J Neuroradiol，2003，24（9）：1912-1915

[59] Griffiths PD，Coley SC，Romanowski CA，et al. Contrast-enhanced fluid-attenuated inversion recovery imaging for leptomeningeal disease in children[J]. AJNR Am J Neuroradiol，2003，24（4）：719-723

[60] Schneider JF，Viola A，Confort-Gouny S Infratentorial pediatric brain tumors: the value of new imaging modalities[J]. J Neuroradiol，2007，34（1）：49-58

[61] Lena G，Paz Paredes A，Scavarda D. Craniopharyngioma in children: Marseille experience[J]. Childs Nerv Syst，2005，21（8-9）：778-84

[62] Harris C，Lee K. Acute disseminated encephalomyelitis[J]. J Neurosci Nurs，2007，39（4）：208-212

[63] Banwell B，Shroff M，Ness JM. MRI features of pediatric multiple sclerosis[J]. Neurology，2007，68（suppl 12）：S46-53

[64] Gerber P，Coffman K. Nonaccidental head trauma in infants[J]. Childs Nerv Syst，2007，23（5）：499-507

[65] Gandolfo C，Krings T，Alvarez H. Sinus pericranii: diagnostic and therapeutic considerations in 15 patients[J]. Neuroradiology，2007，49（6）：505-514

[66] Schwedt TJ，Guo Y，Rothner AD. "Benign" imaging abnormalities in children and adolescents with headache[J]. Headache，2006，46（3）：387-398

[67] Warren DJ，Hoggard N，Walton L. Cerebral arteriovenous malformations: comparison of novel magnetic resonance angiographic techniques and conventional catheter angiography[J]. Neurosurgery，2007，61（suppl 1）：187-196

[68] Anzalone N. Contrast-enhanced MRA of intracranial vessels[J]. Eur Radiol，2005，15（suppl 5）：E3-10

[69] Reinacher PC，Stracke P，Reinges MH. Contrast-enhanced time-resolved 3-D MRA: applications in neurosurgery and interventional neuroradiology[J]. Neuroradiology，2007，49（Suppl 1）：S3-13

[70] Alvarez H，Garcia Monaco R，Rodesch G. Vein of galen aneurysmal malformations[J]. Neuroimaging Clin N Am，2007，17（2）：189-206

[71] Widjaja E，Griffiths PD. Intracranial MR venography in children: normal anatomy and variations[J]. AJNR Am J Neuroradiol，2004，25（9）：1557-1562

[72] Wong DS，Poskitt KJ，Chau V，et al. Brain Injury Patterns in Hypoglycemia in Neonatal Encephalopathy[J]. MNR Am J Neuroradiol，2013，34（7）：1456-1461

第四章 脑中毒与代谢性疾病

第一节 有机酸及氨基酸病

一、苯丙酮尿症

【概述】

苯丙酮尿症(phenylketonuria, PKU)指血苯丙氨酸浓度≥1 200μmol/L(或 20mg/dl)的一种较为常见的氨基酸代谢病,是一种先天性常染色体隐性遗传病,男女发病率无明显差异。我国 PKU 的发病率约为 1/11 000。由于先天性苯丙氨酸羟化酶的缺失或功能低下致苯丙氨酸不能代谢为酪氨酸,过多的苯丙氨酸积聚于体内,导致血液及脑内苯丙氨酸升高;同时旁路代谢途径增强,产生异常代谢产物如苯丙酮酸、苯乙酸和苯乙酸谷酰胺等,这些代谢产物对于脑发育有影响。另一方面,酪氨酸的减少影响了脑内神经递质(如多巴胺、5-羟色胺)的合成,也会影响脑功能发育,随之出现一系列的神经系统症状。

【临床特点】

临床上典型 PKU 最多见的症状为智力障碍、癫痫发作、行为异常、湿疹、皮肤及毛发色浅,患者尿液及汗液有鼠臭味或霉味等特征。其中智力发育低下尤为明显,大约 90% 以上的患儿有中度至重度智力低下,语言障碍最为突出。有些病例亦可出现锥体及锥体外系的改变,如震颤、腱反射亢进、运动过多或过少。

【影像检查技术与优选】

头 MRI 平扫优于 CT。

【影像学表现】

MRI 检查脑白质信号异常为 PKU 最常见的表现,主要分布于侧脑室后角,病变范围可向前延伸顺次累及双侧侧脑室体旁及侧脑室前角旁白质,范围大小同患者病情严重程度相关(图 1-4-1a)。DWI 可呈高信号(图 1-4-1b)。胼胝体、小脑等也可受累。可伴脑萎缩、髓鞘化落后。部分病例可以有皮层发育畸形及胼胝体发育不良。

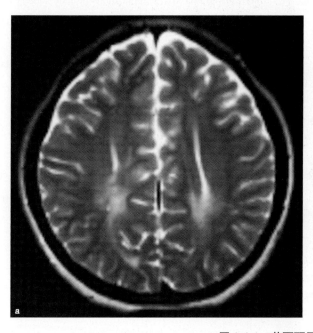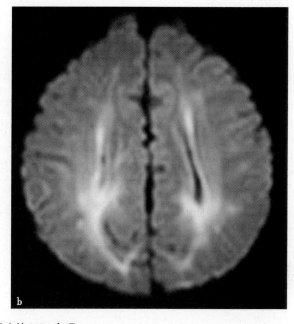

图 1-4-1 苯丙酮尿症的 MRI 表现

女,19 岁,苯丙酮尿症患者。a. T₂WI 显示双侧侧脑室周围白质高信号,双侧侧脑室后角为著;b. DWI 为显著高信号

【诊断要点】

典型的神经系统症状、皮肤毛发色浅、鼠尿味等临床特征及血苯丙氨酸浓度升高可诊断本病。MRI双侧脑室后角周围白质异常信号支持本病诊断。

【鉴别诊断】

需要与侧脑室后角周围白质异常信号的常见儿童疾病鉴别：

1. **缺氧缺血性脑病** 典型表现为 T_2WI 上双侧侧脑室后角及侧脑室体旁白质内斑片状的异常高信号伴双侧侧脑室的扩大，以及侧脑室周围白质减少，尤其在侧脑室三角区、侧脑室体旁和半卵圆中心；外侧裂和周围脑沟明显加深增宽，脑灰质逼近侧脑室等，结合患儿窒息缺氧史，可以与 PKU 相鉴别。

2. **肾上腺脑白质营养不良** 双侧顶枕区白质的异常信号，通过受累的胼胝体压部相连，形成蝴蝶征，这在 PKU 患者 MRI 表现中未见。

3. **异染性脑白质营养不良** 以深部白质低髓鞘化为主要表现，可见"虎纹"或"豹斑"征，结合临床表现及相关检查易于与 PKU 相鉴别。

二、戊二酸血症Ⅰ型

【概述】

戊二酸血症Ⅰ型（glutaric acidemia type Ⅰ）为常染色体隐性遗传病，由于戊二酰辅酶 A 脱氢酶基因缺陷，导致戊二酸和 3- 羟基戊二酸堆积产生神经毒性。

【临床特点】

本病临床症状个体差异很大，可表现为巨头，可因发热、手术等诱发急性脑病危象，表现为肌张力低下、舞蹈症、惊厥，造成永久的运动和精神障碍。

【影像检查技术与优选】

MRI 平扫为首选检查方法。

【影像学表现】

MRI 检查以纹状体改变、硬膜下积液、外侧裂增宽为特征。

（1）尾状核头、壳核信号改变：急性期弥散受限，提示为细胞毒水肿。慢性期，可以因神经元丢失和星形胶质细胞增生导致尾状核和壳核萎缩，T_2WI 高信号可以持续存在（图 1-4-2a～c）。齿状核及其他深方灰质核团受累有散发报道。纹状体异常可以单独出现，也可以伴随大脑半球脑白质的 T_2WI 高信号。脑白质异常常发生在额叶和枕叶的脑室周围和半卵圆中心，弓形纤维和胼胝体通常不受累。

（2）对称性双侧外侧裂增宽：随着疾病的进展，脑萎缩、脑室扩张、基底节萎缩变明显（图 1-4-2a～c），也有治疗后脑萎缩好转的报道。

（3）硬膜下积液：出现于额顶或额颞部（图 1-4-2d），额顶可以硬膜下出血，部分患者可以仅表现为脑脊液间隙增宽，部分患者影像学可为阴性。

【诊断要点】

尿有机酸分析可诊断，确诊需基因和酶活性分析。急性脑病危象的婴儿，影像学以纹状体改变、硬膜下积液、外侧裂增宽为特征，提示本病。

【鉴别诊断】

壳核和尾状核异常信号，需同 Leigh 病鉴别。外侧裂增宽，提示为戊二酸血症Ⅰ型。

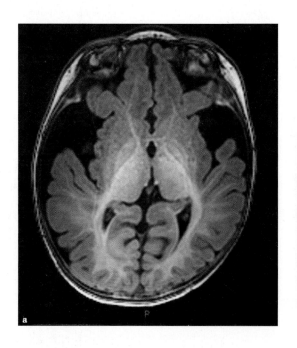

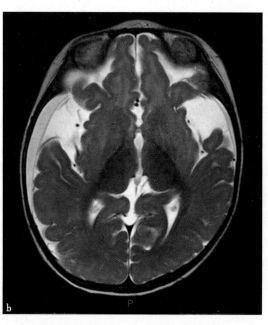

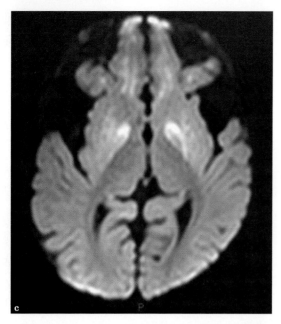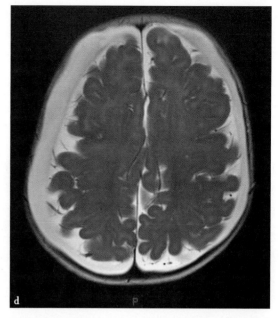

图 1-4-2 戊二酸血症 I 型的 MRI 表现

女，7 个月，临床诊断戊二酸血症。a～c. 双侧壳核及苍白球 T_1WI 稍低信号、T_2WI 稍高信号，DWI 为高信号，双侧外侧裂明显增宽；d. 双侧额、顶部硬膜下积液

三、尿素循环障碍

【概述】

尿素循环是肝细胞中存在的一个专门合成尿素的循环过程，是人体清除氨的主要途径。全过程有 N- 乙酰谷氨酸合成酶（N-acetylglutamate synthetase，NAGS）、氨基甲酰磷酸合成酶 I（carbamoyl phosphate synthetase 1，CPS1）、鸟氨酸氨基甲酰转移酶（ornithine carbamyl transferase，OTC）、精氨酸代琥珀酸合成酶（argininosuccinate synthetase，ASS）、精氨酸代琥珀酸裂解酶（argininosuccinate lyase，ASL）和精氨酸酶（arginase，ARG）共 6 个酶参与。以上 6 种酶中任何一种出现结构或功能缺陷，都会影响尿素合成，导致尿素循环障碍，其中鸟氨酸氨基甲酰转移酶缺陷（ornithine transcarbamylase deficiency，OTCD）最常见，为 X 连锁显性遗传疾病，致病基因位于 Xp21.1，男性病情较女性重。尿素循环障碍发生后，导致氨在肝和神经系统内聚集，引起一系列临床症状。

【临床特点】

儿童早期发病最为常见，部分酶缺陷患者可以儿童晚期或成人发病。呕吐、食欲减低、拒食、厌食蛋白为最常见的表现。高氨血症首次发作通常在 1 个月到 2 岁之间。神经系统常见症状为意识障碍、精神异常、运动功能异常。消化系统症状表现为呕吐、喂养困难、恶心、腹泻、便秘。严重患者生后 24～48 小时就可以暴发高氨血症，表现为嗜睡、低体温、喂养困难、呕吐等。迟发型常为部分酶缺陷患者（部分 OTC 缺陷患者，如女性携带者），主要表现为慢性呕吐、发育迟缓、睡眠障碍、惊厥、精神异常等。在摄入过量蛋白或感染应激时血氨升高而出现症状。血、尿代谢物可帮助诊断。

【影像检查技术与优选】

头 MRI 较 CT 有优势。

【影像学表现】

影像表现同临床症状严重程度和高氨血症病程相关。

1. CT 在新生儿患者，表现为严重的脑肿胀，在 CT 上呈大脑弥漫性低密度，脑皮质和白质对比消失。

2. MRI 显示弥漫性脑水肿，可累及基底神经节，在尾状核、壳核和 / 或苍白球上呈 T_2WI 高信号，苍白球 T_1WI 上呈高信号，但较少累及壳核；MRS 显示谷氨酰胺水平增高，存活患者表现为弥漫性脑萎缩。

急性期为脑水肿，可以皮质为主，DWI 高信号，侧脑室可变窄。慢性期，因持续性高氨血症可导致皮质萎缩、异常信号，白质软化和囊变、低髓鞘化。较轻的患者脑白质病变在治疗后可以恢复。OTCD 患者 MRS 表现为 Gln 升高，mI 下降（图 1-4-3）。

【诊断要点】

实验室检查证实为高氨血症，血尿代谢检查可区分尿素循环障碍的亚型。

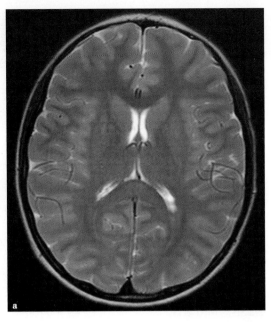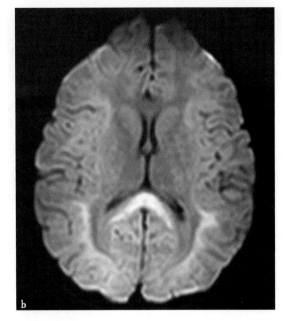

图 1-4-3　尿素循环障碍的 MRI 表现

男，12 岁，OTCD，间断呕吐 2 天伴意识障碍半天，血氨 247μmol/L。a. T$_2$WI 示胼胝体压部及皮层下白质轻度高信号，边界模糊；b. DWI 示胼胝体压部及皮层下白质显著高信号

【鉴别诊断】

婴儿型持续性高氨血症表现同缺血缺氧性脑损伤（hypoxic-ischemic injury, HII）和肝性脑病相似，需结合实验室检查进行鉴别。

四、甲基丙二酸血症

【概述】

甲基丙二酸血症（methylmalonic acidemia, MMA）为常染色体隐性遗传性有机酸血症，存活婴儿中发病率 1/250 000～1/48 000。甲基丙二酰辅酶 A 变位酶缺陷或辅酶腺苷维生素 B$_{12}$ 代谢障碍均可以引起甲基丙二酸血症，引起神经、肝脏、肾脏等多系统损伤。至今已发现了 7 种亚型，其中 CblC 亚型是常见的一种。神经系统损伤以脑损伤最为显著，病理改变主要包括大脑和小脑的弥漫萎缩，反应性神经胶质增生，髓鞘化延迟，基底节特别是苍白球异常。近期病灶主要是出血和坏死。

【临床特点】

新生儿期常以非特异性症状起病，临床诊断较为困难。主要表现为喂养困难、呕吐、惊厥、意识障碍等。可两系或三系减低。如新生儿期没有发现，可出现代谢性酸中毒，常在发热等诱因后出现。临床分为单纯型和合并型。

【影像检查技术与优选】

头 MRI 平扫为首选检查。其中 DWI 对早期检出脑白质及基底节病变有帮助，建议作为常规序列。

【影像学表现】

1. MRI　在新生儿患者中，MRI 表现为不明显或非特异性，在未髓鞘化的白质可能会看到轻微的水肿胀，T$_2$WI 为高信号，这与血管性水肿有关；急性期过后，出现大脑萎缩。脑萎缩是最常见征象，大脑和小脑均萎缩（图 1-4-4）。额、颞叶明显，脑外间隙增宽，后期演变为弥漫性脑萎缩。

幕上脑白质肿胀是另一重要征象（图 1-4-5）。以额、枕叶为主，皮层下分布或侧脑室周围分布。原因可能是髓鞘化延迟/异常，也可能是血管性损伤。DWI 可以为高信号。胼胝体萎缩。

基底节的主要受累部位为苍白球，可以出现出血及坏死（图 1-4-4a）。但此征象出现概率并不高。CT 可以看到出血或钙化。少数病例可以出现颅内脑实质出血或硬膜下出血。疾病早期，DWI 对于检出脑白质与基底节病变有帮助。

2. MRA　可显示血管僵直、分支减少。

单纯型 MMA 更倾向累及苍白球。合并型则更常出现胼胝体变细、白质异常信号，脑桥短小等表现。

【诊断要点】

影像学表现不具特异性。脑萎缩，皮层下和侧脑室旁脑白质异常，胼胝体萎缩，MRA 血管僵直、分支减少，苍白球受累，需要考虑到本病可能。新生儿期通过串联质谱分析方法可以诊断。

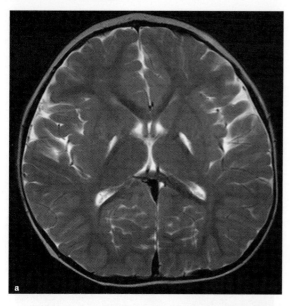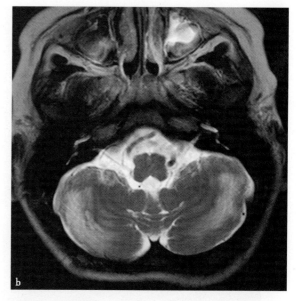

图 1-4-4　甲基丙二酸血症的 MRI 表现

a. 轴位 T_2WI 显示双侧苍白球对称性高信号；b. 轴位 T_2WI 显示双侧小脑半球白质异常高信号；大脑小脑均萎缩

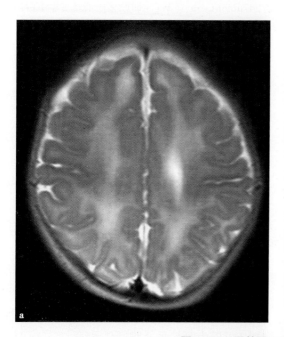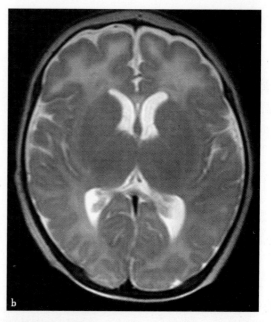

图 1-4-5　甲基丙二酸血症的 MRI 表现

男，2 个月，临床诊断甲基丙二酸血症。a、b. T_2WI 示脑白质弥漫高信号，考虑脑水肿

【鉴别诊断】

苍白球受累时，MMA 需要鉴别核黄疸、一氧化碳中毒等。

五、丙酸血症

【概述】

丙酸血症（propionic acidemia）为常染色体隐性遗传病。本病为丙酰辅酶 A 羧化酶（propionyl coenzyme A carboxylase，PCC）缺陷所致丙酸代谢通路异常，导致体内丙酸及其代谢产物前体异常堆积，造成神经系统及其他器官损害。

【临床特点】

丙酸血症分为新生儿型和迟发型。新生儿型常见，生后几天出现喂养困难等症状，之后发生进行性脑病，如不能及时诊断和治疗会发生昏睡、惊厥、昏迷、死亡，常伴代谢性酸中毒。迟发型常无症状，在发热、手术、禁食等应激时出现代谢性危象，甚至多器官衰竭，包括呕吐、蛋白质不耐受、肌张力低下、发育落后或倒退、运动障碍、心肌病。另有患者表现为孤立性心肌病。随着时间推移，新生儿和迟发型均表现为生长障碍、智力障碍、惊厥、基底节病变、胰腺炎、心肌病等。

【影像检查技术与优选】

头 MRI 平扫及 MRS 为首选检查方法。

【影像学表现】

1. MRI 新生儿出现丙酸血症和严重脑病时，出现类似于枫糖尿症的 MRI 改变，已髓鞘化白质结构（脑桥背部、中脑、小脑、内囊后肢、苍白球、丘脑和放射冠中心部）会出现信号异常和肿胀，弥漫性轻度脑白质信号异常可以看到：①较大患儿出现丙酸血症和急性失代偿，MRI 可显示基底节区、黑质、齿状核的信号异常和肿胀。大脑、小脑皮质和皮质下白质也可表现为异常信号和轻度肿胀；②在慢性期，MRI 表现包括脑萎缩、不同程度髓鞘发育迟缓、尾状核、苍白球、壳核和小脑齿状核异常信号，基底节病变倾向于出现在壳核和尾状核（图 1-4-6）。

2. MRS NAA 和 MI 减低，乳酸增高，Glu 增高。

【诊断要点】

PCC 缺陷、尿有机酸分析、血有机酸分析。确诊依据基因和酶活性分析。MRI 表现为髓鞘化延迟、白质改变、基底节异常、小脑出血、脑萎缩。

【鉴别诊断】

需同其他代谢性疾病鉴别。

六、枫糖尿症

【概述】

枫糖尿症（maple syrup urine disease，MSUD）属常染色体隐性遗传病。由于患儿体内支链酮酸脱羧酶的先天性缺陷，支链氨基酸（缬氨酸、亮氨酸、异亮氨酸）转氨基后形成的支链酮酸不能脱羧而滞留体内，随尿排出，产生特殊的气味。蓄积体内的支链氨基酸及其酮酸衍生物对脑组织产生毒性作用，抑制髓鞘生成，干扰脑内蛋白合成，抑制神经递质功能，使发育中的脑组织受到严重损害。本病主要病理改变为髓鞘形成不良，脑发育不良，胶质细胞增生，脑白质内囊性变。

【临床特点】

临床一般分为经典型、间歇型、轻型、维生素 B_1 有效型。经典型，生后 1 周出现临床症状，表现为呕吐、肌张力减低、角弓反张和癫痫。如果疾病没有被发现和进行治疗，患儿将表现为颅内压增高、昏迷，甚于几周内死亡。轻型通常见于年长儿，表现为昏睡、易怒、恶心、呕吐，最终导致目光呆滞和昏迷。

【影像检查技术与优选】

CT 能够显示病变区域的异常表现，但是 MRI 较 CT 敏感性高，MRS 能够显示特征性波峰，有助于疾病的诊断。DWI 是新生儿 MSUD 脑病最佳的检出方法。

【影像学表现】

1. 超声 出现临床症状后，颅内超声表现为脑室周围白质、基底节和丘脑区回声增强。

2. CT 表现为大脑深部白质、脑干背侧、大脑脚和内囊后肢水肿，呈低密度影（图 1-4-7）。

3. MRI 新生儿 MSUD 脑病主要表现为白质显著水肿，以髓鞘化白质水肿为主，呈弥漫或局灶

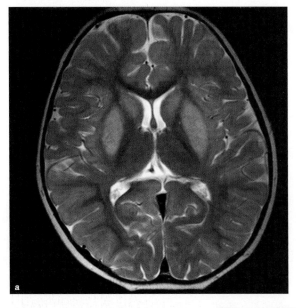
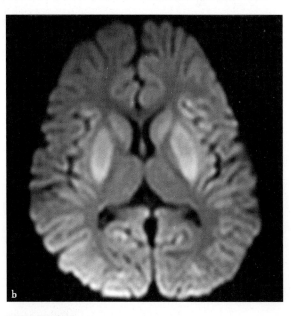

图 1-4-6 丙酸血症的 MRI 表现

女，23 个月，丙酸血症。a. 双侧壳核、尾状核头对称性 T_2WI 高信号；b. DWI 亦呈高信号

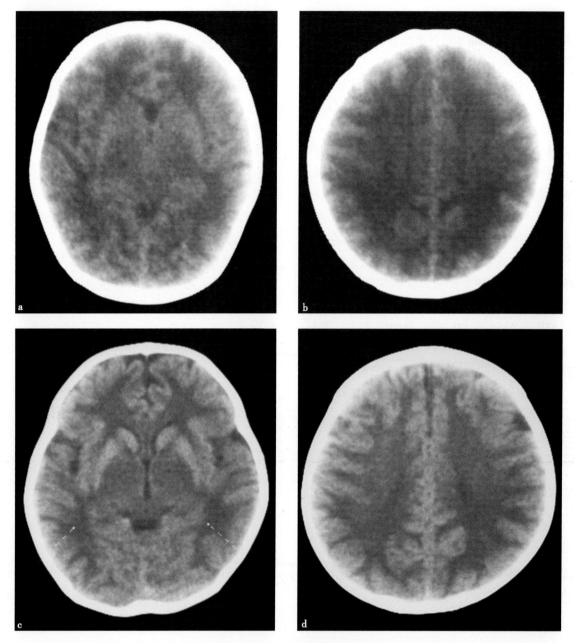

图 1-4-7 枫糖尿症 CT 表现

a、b. 生后第 3 天 CT 平扫示双额、顶、枕叶脑实质内广泛对称性低密度病变，双侧丘脑密度对称性减低；c、d. 同一患儿，生后 5 个月 CT 平扫示双侧大脑半球广泛对称性脑白质密度减低，无占位效应，双侧丘脑、苍白球及内囊后肢对称性低密度影

性，特别是小脑深部白质、脑干背侧、大脑脚、内囊后肢、旁运动区白质出现明显水肿。苍白球（偶尔）异常，DWI 呈显著高信号，ADC 较正常下降 20%～30%（图 1-4-8）。未及时治疗的病例会出现广泛髓鞘形成不良与脑白质稀疏，皮质萎缩。严重者可出现双侧基底节区对称性变性、坏死及囊变。本病轻型，在婴儿晚期或幼儿早期发病，主要表现为髓鞘缺乏造成的脑干背侧、大脑白质、内囊损伤，合并丘脑、苍白球及中脑异常。MRS 表现为在 0.9ppm 处出现一个明显的波峰，可能与支链氨基酸如亮氨酸、异亮氨酸和缬氨酸异常氧化脱羧累积的支链氨基酸中的甲基有关。

【诊断要点】

本病的临床诊断标准为特殊尿味及汗味，三氯化铁试验呈绿色，血氨基酸分析亮氨酸、异亮氨酸、缬氨酸增高。智力低下、脑瘫及汗、尿液的特殊气味，结合实验室检查，特别是血、尿氨基酸分析具有诊断意义。虽然影像学检查的敏感性较高，但缺乏特异性，故结合临床表现和实验室检查诊断本病并不困难。

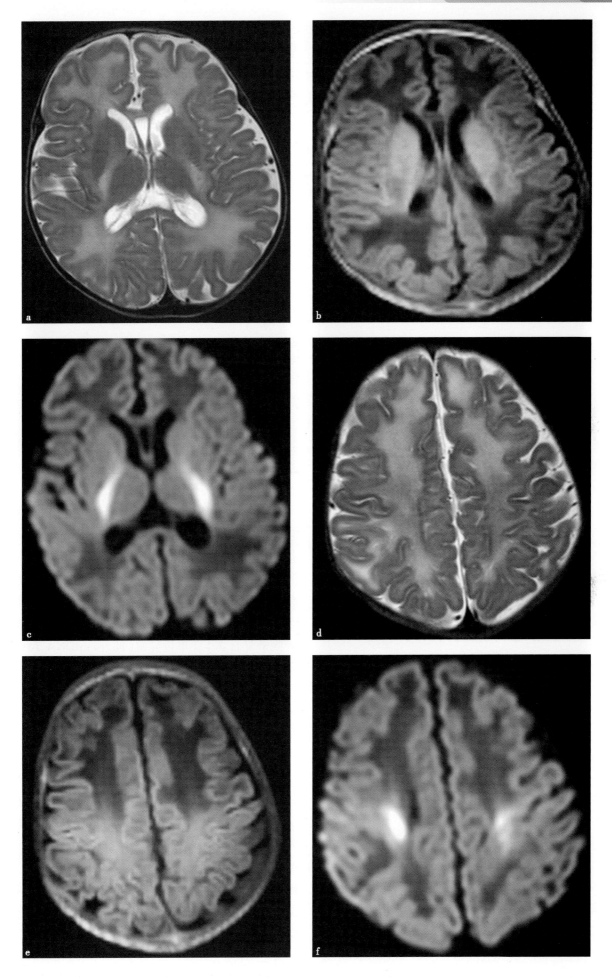

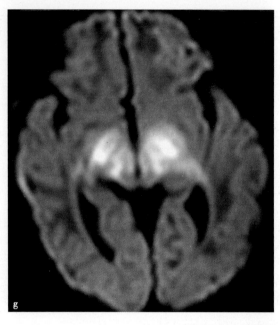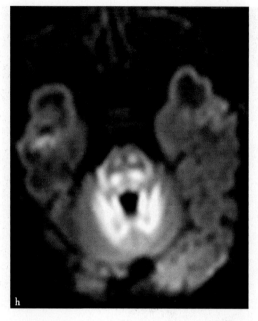

图 1-4-8　枫糖尿症的 MRI 表现

男，1 个月。a～c. 双侧大脑半球白质、内囊后肢可见对称性片状 T_1WI 低信号、T_2WI 高信号，内囊后肢可见对称 DWI 高信号；d～f. 双侧额、顶叶白质可见对称性片状 T_1WI 低信号、T_2WI 高信号，部分为 DWI 高信号；g、h. 大脑脚、脑干及小脑深部白质可见对称 DWI 高信号

【鉴别诊断】

本病患儿常出现神经系统症状，应注意与其他中枢神经系统疾病相鉴别。患儿尿及汗液有特殊气味，结合相关实验室检查有助鉴别。

（朱　颖　肖江喜）

第二节　线 粒 体 病

一、亚急性坏死性脑脊髓病

【概述】

亚急性坏死性脑脊髓病（subacute necrotizing encephalomyelopathy）是一种少见的线粒体脑肌病，由 Leigh 于 1951 年首先报道，故又称利氏综合征（Leigh syndrome）或利氏病（Leigh disease）。该病是由不同线粒体酶缺陷导致 ATP 生成减少，造成中枢神经系统进行性退行性损害的致死性遗传性疾病，属于神经变性疾病的范畴。

【临床特点】

本病最常见于婴儿和儿童，偶尔也有青少年和成年人患病。其发病率相对较低，国内外报道较少。本病可分为婴幼儿型和成人型，前者占绝大多数。临床症状依其病变部位不同表现为：运动和智力低下、异常呼吸节律、眼球震颤、斜视、吞咽困难、共济失调、视神经萎缩和肌张力障碍等。肌肉及脑组织

活检、血清及脑脊液检查，以及 MRI、MRS 等影像学检查方法有助于本病的诊断并与其他类型线粒体脑肌病相鉴别。

本病有 3 种遗传方式，分别是母系遗传、常染色体隐性遗传和性连锁遗传。目前经证实的线粒体酶缺陷至少有以下几种：丙酮酸脱氢酶复合物、呼吸链复合物 I、呼吸链复合物 IV（细胞色素 C 氧化酶、环加氧酶）及 ATP 合成酶。其中核基因缺陷是本病的主要原因，常见为 *NDUFS7* 基因突变导致呼吸链复合物 I 亚单位异常；此外，mtDNA *T8993G* 基因突变导致 ATP 合成酶缺陷为最常见的母系遗传类型；*SURF-1* 基因突变会造成环加氧酶（cyclo-oxygenase，COX）缺陷，是常染色体隐性遗传较为常见的病因之一。

【影像检查技术与优选】

X 线片检查意义不大。CT 和 MRI 是本病最常用的影像学检查手段。MRI 更能反映出本病的病变分布特点。多种 MRI 成像技术可以从分子水平对本病进行全面的评估，具有更高的诊断价值。

【影像学表现】

1. CT　多数病例 CT 表现为双侧基底节区及丘脑对称性低密度灶（图 1-4-9）。由于骨质伪影干扰，CT 对脑干观察效果较差，具有一定的局限性。

2. MRI　基底节区病灶常见于壳核后部、尾状核头、苍白球等，脑干病灶多位于导水管周围灰质、

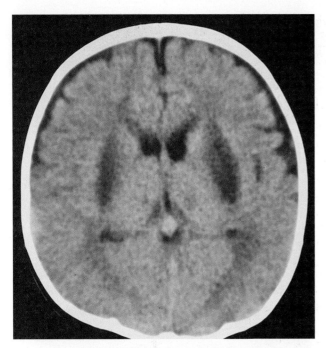

图 1-4-9　亚急性坏死性脑脊髓病的 CT 表现
CT 平扫示双侧基底节区及丘脑对称性低密度灶

脑桥、延髓等。此外，病变还可见于丘脑及小脑，脑白质病变相对罕见，乳头体则通常不受累。MRI 表现为多发对称性 T_1WI 低信号、T_2WI 高信号，病变边界较清，随着病程进展，软化灶形成，T_2 FLAIR 序列病灶可呈低信号改变，增强扫描通常不强化（图 1-4-10a～c）。

由于病变早期或急性期水分子扩散受限，造成细胞毒性水肿，DWI 通常呈高信号，随病程延长可演变成等信号或低信号（图 1-4-10d、e）。

MRS 上通常表现为 Cho 峰升高和 NAA 峰减低。病变区 Lac 含量明显增高，提示能量代谢缺陷（图 1-4-10f）。Lac 峰升高出现在线粒体功能急性受损和影像学表现上受累严重的区域。

PWI 可以通过脑血流灌注反映早期脑组织受损情况，在本病的诊断中有重要意义。通常 PWI 提示双侧壳核及尾状核病变区呈高灌注，但对于其他区域如双侧丘脑背内侧核并没有显示高灌注，这可能与病变的不同期相有关。

不同酶缺陷导致影像改变有所不同，具体如下：

（1）丙酮酸脱氢酶复合物缺陷：影像学的典型表现为纹状体（尾状核和豆状核）T_1WI 低信号、T_2WI 高信号，同时有脑白质髓鞘化延迟。

（2）细胞色素氧化酶缺乏：由染色体 9q34 上的 *SURF1* 基因突变引起，是本型疾病的最常见原因，影像表现包括下丘脑核、延髓、小脑的下脚、延髓的下

橄榄核和孤束核、脑桥背侧的中央顶盖束和网状部及中脑导水管周围的灰质，为 T_1WI 低信号和 T_2WI 高信号，较少累及基底节，特征性表现为下丘脑核受累，部分病例可以累及双侧脑室周围白质，呈 T_1WI 低信号和 T_2WI 高信号，甚至可以出现囊变。

（3）三磷酸腺苷酶基因 6（*ATPase 6*）（复合体 V）突变：MRI 显示病变累及壳核前部、中脑背侧和脑桥背侧。

（4）复合体 I 缺乏：少量病例报道大脑白质内广泛的空腔形成，以侧脑室旁为著。

【诊断要点】

本病是一种少见的线粒体脑肌病。患者发病年龄较小，通常 2 岁时起病，没有明显的性别及种族倾向。诊断中通常需要综合影像学检查、肌肉或脑组织活检、生化、基因检测等确诊。

本病的诊断要点如下：①同时累及双侧壳核、尾状核、丘脑及脑干等；②病灶特点呈多发性、对称性；③ CT 表现为双侧基底节区及丘脑对称性低密度灶；④ MRI 相对于 CT 的优势在于它能较好地发现脑干病变。病灶表现为 T_1WI 低信号、T_2WI 高信号，FLAIR 序列随病程变化可呈高 / 低信号改变；⑤增强扫描通常不强化；⑥ DWI 上病变早期通常呈高信号，逐渐演变呈等信号；⑦ MRS 检查病变区 Cho 峰升高、NAA 峰减低及显著的 Lac 峰。

【鉴别诊断】

亚急性坏死性脑脊髓病需要与韦尼克脑病相鉴别。韦尼克脑病多发生于妊娠期妇女、慢性胃肠疾患或手术后患者，因维生素 B_1 缺乏所致，精神症状明显，下丘脑及乳头体受累较多见，一般不累及双侧豆状核。基底节区、视神经、脑干等部位是亚急性坏死性脑脊髓病的常见发病区域，而韦尼克脑病通常不累及这些区域。

亚急性坏死性脑脊髓病还应与代谢障碍性疾病相鉴别，常见如肝豆状核变性，发病年龄一般较亚急性坏死性脑脊髓病晚，MRI 主要表现为双侧壳核及苍白球的 T_1WI 低信号、T_2WI 高信号，伴有体积萎缩、软化灶及空腔形成，也可累及丘脑、脑干等部位。角膜 K-F 环是其与亚急性坏死性脑脊髓病最重要的鉴别点。

此外，还应与儿童急性坏死性脑病相鉴别，该病常急性发病，临床症状较重、预后差，可表现为对称性累及丘脑、脑干及壳核的 T_2WI 高信号病灶，形成出血灶及病灶明显的强化是本病较为特征性的表现。

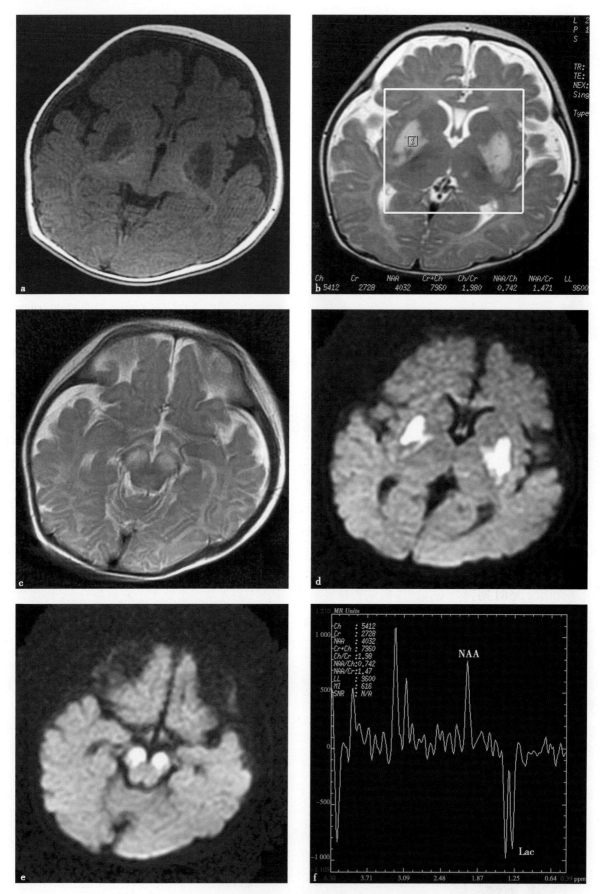

图 1-4-10 亚急性坏死性脑脊髓病的 MRI 表现

a. T$_1$WI 示双侧基底节低信号；b. T$_2$WI 示双侧基底节高信号；c. T$_2$WI 示双侧大脑脚对称高信号；d、e. DWI 示双侧基底节及大脑脚高信号；f. MRS（TE = 144ms）可见 NAA 峰下降，并出现倒置的增高乳酸峰（Lac）

一氧化碳中毒也可以表现为双侧豆状核、尾状核头部对称性 T_1WI 低信号、T_2WI 高信号，缺氧严重者双侧大脑皮层可受累，急性期 DWI 可呈高信号，结合病史一般不难诊断。

二、线粒体脑肌病伴乳酸中毒和卒中样发作

【概述】

线粒体脑肌病伴高乳酸血症和卒中样发作（mitochondrial encephalomyopathy with lactic acidosis and stroke-like episode，MELAS）是一组导致发作性恶心、呕吐、永久或可复性卒中样发作（偏盲症和轻偏瘫）以及一些全身性线粒体病症状和体征的疾病。MELAS 呈母系遗传，80% 病例在 *tRNALEU*$^{(UUR)}$ 基因 3242 核苷酸位点上存在点突变。

【临床特点】

患者常于 40 岁以前发病，儿童期和青少年期发病最多。发病时血清和脑脊液内乳酸水平常升高。临床表现有癫痫发作、卒中样发作及其造成的亚急性脑功能障碍，可致精神衰退和痴呆、呕吐、乳酸酸中毒及近端肌无力性肌病等其他异常。

【影像检查技术与优选】

MELAS 患者往往有较明显的神经精神症状，部分患者有卒中样表现，所以影像学检查往往成为首诊时的检查重点。X 线片检查意义不大。首诊最常用的 CT 对早期颅内病灶显示欠佳，仅能显示一些间接征象。MRI 则为更重要的影像学检查方法，常规序列能有效地显示病灶，DWI 对早期病变有较好的敏感性，而 MRS、MRA 能显示病灶的代谢及血供情况，为诊断及鉴别诊断提供重要信息。

【影像学表现】

1. CT　对于早期颅内病变的显示欠佳，随着病程的进展，仅能显示一些间接征象，如皮质的灶状坏死呈低密度病灶，双侧基底节区钙化时病灶呈不规则的高密度影，脑萎缩时脑沟、脑裂深宽、脑室扩大及蛛网膜下隙增宽等。

2. MRI　急性期表现为受累脑区肿胀，呈 T_1WI 低信号、T_2WI 高信号（图 1-4-11a～c），主要在顶叶、枕叶偏后部脑实质，以皮层受累为主。DWI 显示为沿皮层分布的线样高信号（图 1-4-11d），与急性期脑梗死 DWI 高信号略有不同。MRS 表现为受累脑区出现高的乳酸峰（图 1-4-11e）。然而，由于任何原因的脑梗死似乎均会造成局部乳酸峰升高，因此在急性皮层病变区出现乳酸峰对 MELAS 来说并非特异性改变。MRA 显示脑血管正常，无狭窄或中断（图 1-4-11f）。系列随诊复查可显示异常区域的消退和再发生（图 1-4-12）。随后，受累的皮层发生萎缩。急性期检查显示受累脑组织局部血流增加，动脉自旋标记序列（arterial spin labeling，ASL）显示急性病变区呈高灌注。

【诊断要点】

MELAS 为罕见病，以青壮年、儿童患者常见，临床症状以多种综合征表现为主，常有卒中样表现，影像学诊断要点如下：①多发生于后部大脑皮层；②皮层病变呈层状或灶状，表现为 T_1WI 低信号、T_2WI 高信号及 FLAIR 序列高信号；③急性期 DWI 显示为高信号；④多累及灰质，不按血管供血区域分布，血管造影基本正常；⑤新发病变区呈高灌注。

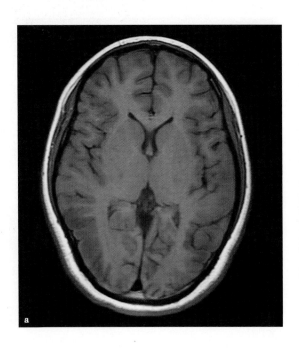
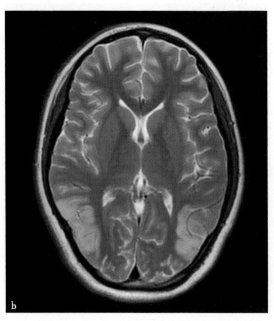

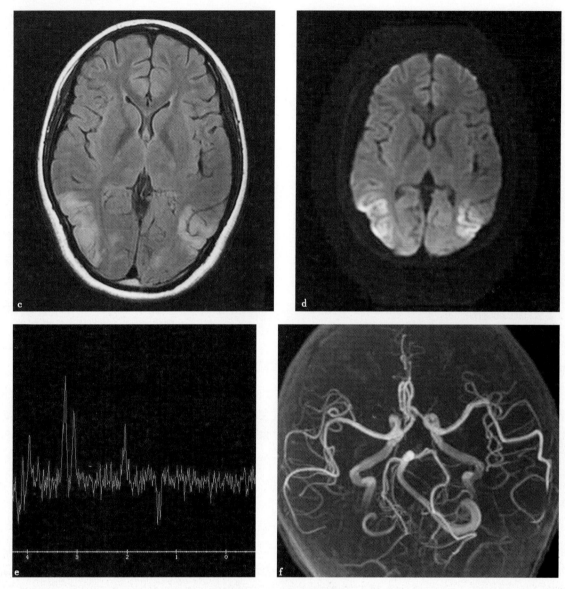

图 1-4-11 MELAS 综合征

a. T₁WI 示双侧枕叶皮层低信号；b. T₂WI 示双侧枕叶皮层高信号；c. T₂ FLAIR 示双侧枕叶皮层高信号；d. DWI 示双侧枕叶皮层高信号；e. 单体素 MRS（PRESS 序列，TE = 144ms）示右侧枕叶病灶区波谱 NAA 峰下降，出现倒置乳酸峰；f. MRA 示颅内未见血管狭窄

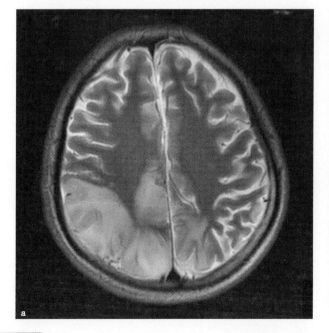

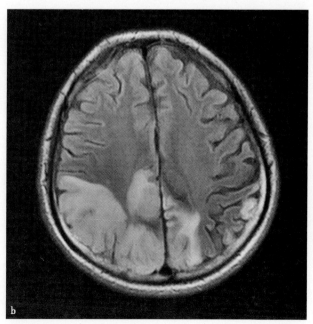

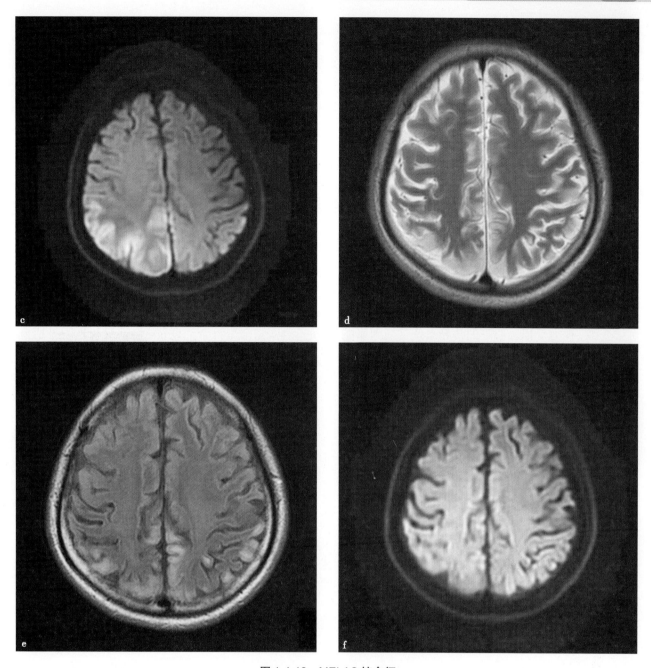

图 1-4-12　MELAS 综合征

a、b. T_2WI 及 T_2 FLAIR 示双侧顶叶皮层肿胀，呈高信号；c. DWI 示沿脑回分布高信号。1 年后复查，d、e. T_2WI 及 T_2 FLAIR 示皮层肿胀消失，遗留沿皮层分布高信号，局部脑萎缩；f. DWI 示皮层高信号消失

【鉴别诊断】

MELAS 需与脑梗死鉴别。MELAS 病变不限定于某一特定的血管分布区，而且 CTA 或 MRA 显示局部脑血管正常。此外，MELAS 的随诊复查可显示异常区域的消退。这种病变的进展方式和血管交界区分布的特点有助于 MELAS 与脑梗死或血栓形成的鉴别。

本病临床特点复杂多样而缺乏特异性，临床常误诊为原发性癫痫、脑炎、脑卒中等疾病。MELAS 病灶分布多位于颞、顶、枕叶的脑回处，常多发，不限定于某一特定的血管分布区，与脑卒中病灶按脑血管分布不同，而且 CTA 或 MRA 显示局部脑血管正常，且前后多次复查可见 MELAS 病灶的游走性及多变性。ASL 灌注扫描急性发作期病变呈相对高灌注，而不是脑梗死低灌注。

三、卡恩斯 - 塞尔综合征

【概述】

卡恩斯 - 塞尔综合征（Kearns-Sayre syndrome，KSS）是一种以慢性进行性眼外肌麻痹、视网膜色素变性和心脏传导功能障碍三联征为主要特征的线粒体脑肌病。由 Kearns 和 Sayre 于 1958 年首先报道。KSS 多为散发，个别为线粒体遗传、常染色体显性或隐性遗传。20 世纪 80 年代发现其与线粒体 DNA（mitochondrial DNA，mtDNA）大片段缺失有关，个别为 mtDNA 点突变致病。

【临床特点】

临床上 20 岁前发病，可伴有小脑共济失调和 / 或脑脊液蛋白增高，其他可见肌无力、感音性神经耳聋、视力障碍、进行性痴呆及内分泌系统受累等表现。

慢性进行性眼外肌麻痹表现为双眼睑下垂、眼外肌全部瘫痪，但未累及瞳孔。部分病例还可有咽部肌肉和四肢肌肉无力。视网膜色素变性表现为视网膜上皮细胞脱失、色素斑形成、视神经萎缩、眼底血管变细、视力受损。心脏的传导系统常受到影响表现为心室间传导时间延长、房室传导阻滞和束支传导阻滞。

肌肉病理改变，光镜下 Gomori 三色染色可见大量的破碎红纤维（ragged red fibers，RRF）。细胞色素 C 氧化酶（cytochrome c oxidase）染色可见散在分布的 COX 缺失纤维；SDH 染色见有 RRF 肌纤维肌膜下氧化酶染色加深；电镜下可见异常线粒体数目增多，线粒体嵴排列紊乱，有时线粒体内可见晶状格包涵体。

【影像检查技术与优选】

CT 为本病的筛选影像学检查方法，但对白质病变显示欠清，可显示基底节区钙化。而 MRI 是本病最敏感、最有效的影像学检查方法。

【影像学表现】

1. CT 可见基底节区钙化。

2. MRI 表现为双侧对称性白质 T_1WI 低信号、T_2WI 高信号，T_2 FLAIR 高信号，以皮层下脑白质受累为主要表现，双侧呈对称性，皮层下 U 形纤维早期受累，脑室旁白质早期正常，以额、顶叶皮质下白质及小脑白质为主（图 1-4-13a～d），后期累及深部核团，特别是中脑背部、丘脑和苍白球。胼胝体压部与内囊后肢可受累（图 1-4-13e）。DWI 急性期呈高信号（图 1-4-13f）。

【诊断要点】

KSS 诊断主要依靠临床表现、实验室检查，最终确诊则依赖于肌肉活检和基因检测。根据 KSS 患者的临床表现是否满足三联征，分为完全型和不完全型，完全型符合三联征（慢性进行性眼外肌麻痹、视网膜色素变性和心脏传导功能障碍），不完全型仅为慢性进行性眼外肌麻痹或伴有其他一项。本病的诊断要点如下：①以额、顶叶皮层下白质及小脑白质为主，胼胝体压部与内囊后肢可受累；其次为脑干受累；②苍白球、丘脑和中脑背部受累。

【鉴别诊断】

与其他弥漫脑白质鉴别困难，需要结合临床症状，当皮层下白质受累并累及一个或以上脑干、丘脑和苍白球时，应首先考虑 KSS。MRI 改变需与 L-2- 羟基戊二酸尿症（L-2-hydroxyglutaric aciduria，L-2-HGA）鉴别，两种疾病在白质及基底节区异常改变相似，但 KSS 不累及小脑齿状核，而后者受累有利于鉴别。

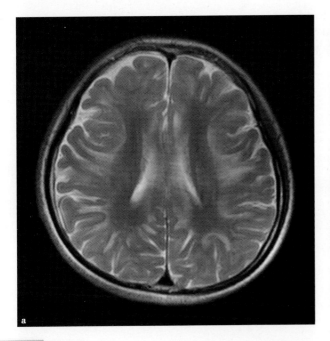

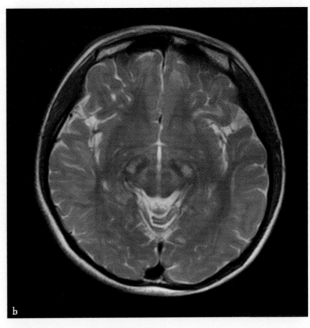

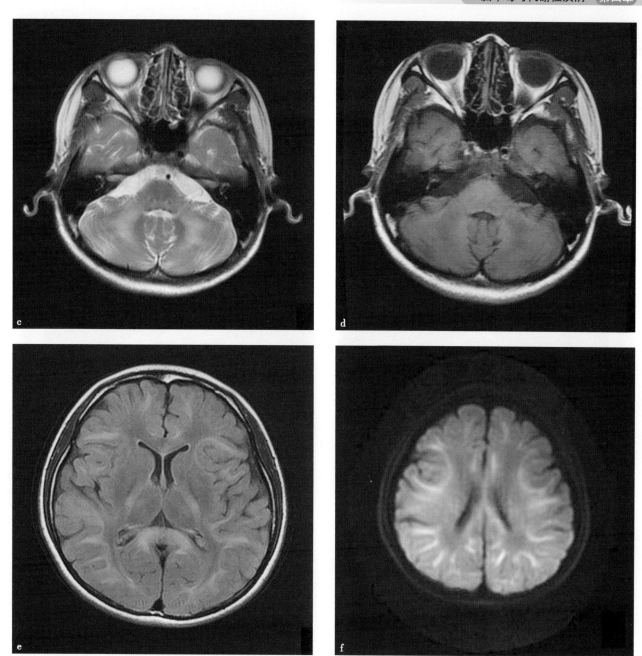

图 1-4-13　卡恩斯 - 塞尔综合征的 MRI 表现

a～c. T_2WI 示双侧大脑半球皮层下白质、双侧大脑脚、脑桥背侧及双侧小脑半球白质对称性高信号；d. T_1WI 示病灶呈低信号；e. T_2 FLAIR 示除皮层下白质，双侧内囊后肢及胼胝体压部呈高信号；f. DWI 示皮层下白质呈高信号

（于　磊　肖江喜）

第三节　铜代谢异常疾病

一、肝豆状核变性

【概述】

肝豆状核变性（hepatolenticular degeneration，HLD），亦称威尔逊氏症（Wilson disease），是一种遗传性铜代谢障碍所导致的肝硬化和以基底节变性为主要脑部表现的疾病，其基本代谢缺陷为肝不能正常合成铜蓝蛋白和胆汁排出铜量减少，导致铜盐在体内异常蓄积，造成相关的病理变化。本病发病率 1/40 000～1/30 000，无明显性别倾向，致病基因携带者为 1/150～1/90。病理表现为铜在多种组织中异常沉积，最常见的是肝和脑。过量的铜在全脑内沉积，常呈双侧对称，壳核最明显，其次为苍白球及尾状核，部分病例也可出现丘脑基底核、红核、齿状核受累。镜检可见壳核内大小细胞体和髓鞘纤维显著减少或完全消失，广泛胶质增生，整个基底节、脑皮髓质均可见相同的病理改变。

【临床特点】

本病可在任何年龄起病，大多数在 5～35 岁之间。过量的铜蓄积在肝、脑、肾、角膜等处，引起各器官形态结构变化与功能改变，包括进行性加重的肝硬化、锥体外系症状、精神症状、肾损害及角膜色素环（Kayser-Fleischer ring，K-F 环）等，血清铜蓝蛋白水平下降，24 小时尿铜及肝脏铜含量上升。肝病症状多发生于 20 岁前，而神经系统症状多发生于 20～30 岁，约 3% 患者在 40 岁之后出现症状，6 岁以前罕见。本病为至今少数几种可治的神经遗传病之一，关键是早发现、早诊断及早治疗。

【影像检查技术与优选】

MRI 较 CT 更敏感，利于早期病变的检出，是本病最佳影像学检查方法。

【影像学表现】

1. CT 表现为双侧基底节及丘脑区低密度灶，呈对称分布，以壳核裂隙状低密度灶最多见，另外还可见大脑半球片状低密度灶，以及脑萎缩等改变。增强 CT 病变无强化。

2. MRI 表现为基底节区对称性 T_1WI 低信号、T_2WI 高信号病灶，最常见于壳核，亦可见于中脑水管周围灰质、脑桥背侧、延髓、小脑齿状核、大脑（尤其额叶）和小脑白质，增强后病灶无强化，无占位效应（图 1-4-14）。基底节病变常呈不均匀裂隙状受累，可以囊变。脑干出现特征性的"熊猫脸"征，中脑层面轴位 T_2WI 表现为中脑被盖部高信号的背景

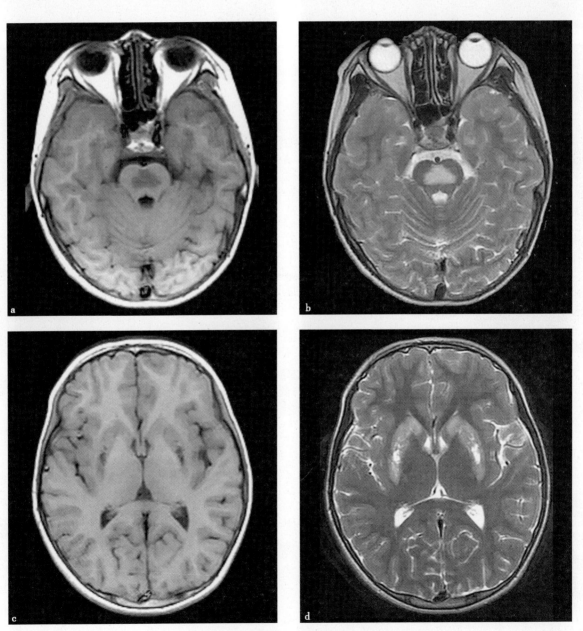

图 1-4-14 肝豆状核变性的 MRI 表现

a、b. MRI 平扫，脑桥病变于 T_1WI 呈低信号，T_2WI 呈高信号；c、d. MRI 平扫，双侧基底节豆状核、尾状核呈对称性改变，于 T_1WI 呈低信号，T_2WI 呈高信号，其内可见小囊变区，无占位效应

下，红核信号正常；轴位 T_2WI 于脑桥层面可见"小熊猫脸"征；两者合称为"双熊猫脸"征。DWI 图像上，在神经系统症状起病后，ADC 值随即下降，随后可能因为坏死、海绵状变性等增高。病灶的信号特征与患者年龄、病程等有关，在出现症状前，患者 MRI 通常正常。铜螯合治疗后随着临床症状改善，病灶信号也可有变化（图 1-4-15）。

【诊断要点】

本病多为青年起病，常有家族史，肝和脑最常受累，查体可见角膜 K-F 环及血浆铜蓝蛋白升高具有诊断意义。病灶最常见于壳核，其次为尾状核、丘脑和苍白球，两侧对称，呈不均匀裂隙状病灶，T_1WI 为低信号，T_2WI 为高信号。

【鉴别诊断】

本病应与脑炎、基底节区脑梗死、一氧化碳中毒及韦尼克脑病等鉴别。脑炎多有发热病史，常出现意识障碍及抽搐，且脑脊液蛋白质或细胞数增多。一氧化碳中毒均有明确的病史支持，在一氧化碳中毒急性期可表现为广泛脑水肿，迟发性脑病的患者 MRI 表现为 T_2WI 脑室周围和半卵圆中心对称性片状高信号。典型影像学表现结合实验室检查常不难鉴别。

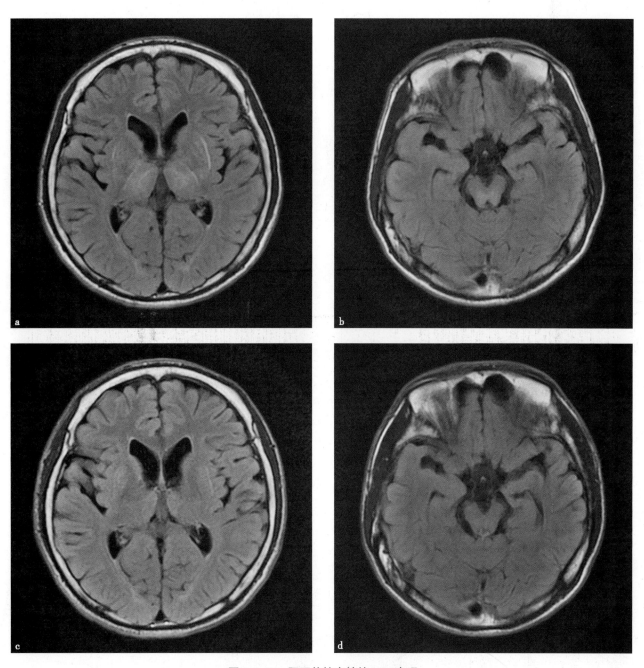

图 1-4-15 肝豆状核变性的 MRI 表现
男，21 岁，HLD 患者。a、b. T_2 FLAIR 示双侧豆状核、丘脑、中脑背侧对称性高信号；c、d. 铜螯合治疗 2 年后复查，T_2 FLAIR 示以上异常信号大部分消失

二、门克斯病

【概述】

门克斯病（Menkes disease，MD）是由于 *ATP7A* 基因突变、铜代谢紊乱引起的多系统性遗传性神经变性病，呈 X- 连锁隐性遗传。欧洲 MD 发病率约为 1/30 万活产婴儿，国内仅有个例报道，绝大部分患儿为男性。

【临床特点】

MD 根据临床表现分为经典型、轻型以及枕角综合征，其中经典型患者占 90%～95%。经典型 MD 患儿表现为出生时正常，2～4 个月后才开始出现临床症状，以特征性卷发、进行性加重的神经系统退行性变、结缔组织异常为主要临床表现，多于 3 岁内死亡。MD 患儿均有血浆铜蓝蛋白及血清铜减低。

【影像检查技术与优选】

MRI 为首选影像学检查方法。

【影像学表现】

MRI 检查经典型 MD 早期可表现为正常。随病变进展，MRI 会有一系列特征性改变，如血管迂曲、白质发育落后、白质异常信号、脑萎缩等（图 1-4-16）。颅内血管迂曲是 MD 最为突出的表现之一。MRA

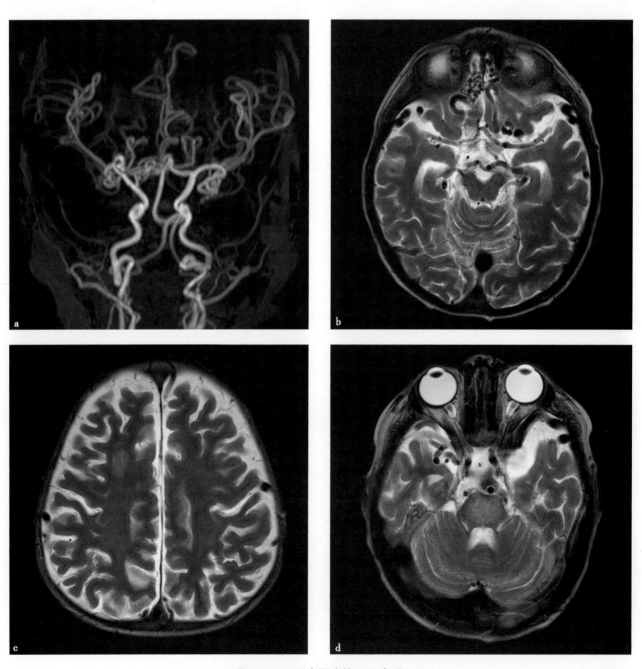

图 1-4-16　门克斯病的 MRI 表现

男，3 岁，Menkes 病患者。a. MRA 示颅内动脉迂曲、扩张、扭曲；b. T₂WI 示双侧大脑前动脉、大脑中动脉及大脑后动脉走行区迂曲流空信号；c、d. T₂WI 示右侧额叶白质、脑桥异常高信号

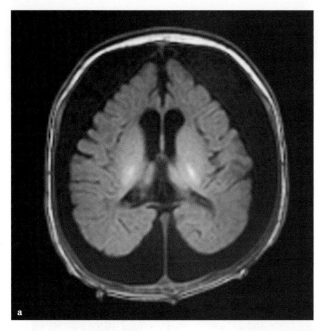 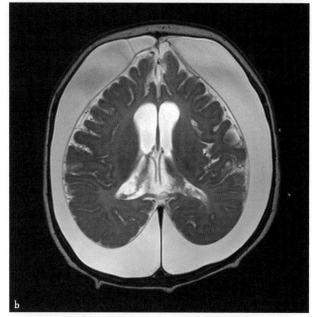

图1-4-17　门克斯病的MRI表现

男，8个月，Menkes病患者。a、b. T$_1$WI及T$_2$WI示脑萎缩，双侧大脑半球大量硬膜下积液

可清晰显示颈内动脉和颅内血管迂曲、扩张、扭曲等改变，主要位于基底动脉环区，是诊断本病的重要征象（图1-4-16a）。白质发育落后是MD的常见影像学表现，多为落后1～2个月龄。脑萎缩可见于大脑和/或小脑，可随年龄增加而有进展，硬膜下可见积液或积血（图1-4-17）。基底节区可见异常信号，表现为T$_2$WI高信号，DWI高信号，ADC值减低，MRS示乳酸峰增高。

【诊断要点】

临床上患儿出生时正常，2～3个月龄时出现典型临床表现，头发稀少、粗糙和扭曲，实验室检查血清铜蓝蛋白值减低，MRI表现为颅内血管迂曲、脑白质发育落后、脑白质异常、脑萎缩、硬脑膜下积液或积血及基底节区异常等表现，可诊断MD。必要时行基因检查可确诊。

【鉴别诊断】

MD表现为双侧大量硬膜下积液时，需要与摇晃婴儿综合征（shaken baby syndrome）鉴别，仔细检查头发、皮肤有助于正确诊断。

MD表现为广泛性脑白质病变时，需要与其他脑白质疾病鉴别，如疱疹脑炎、利氏病、肾上腺脑白质营养不良等，详尽询问病史，发现毛发的异常，实验室检查血清铜及铜蓝蛋白，行MRI及MRA检查，必要时行基因检查不难做出正确诊断。

（侯　超　肖江喜）

第四节　遗传性脑白质病

一、肾上腺脑白质营养不良

【概述】

肾上腺脑白质营养不良（adrenoleukodystrophy，ALD）为一组较少见的遗传代谢疾病，病变以累及中枢神经系统和肾上腺为主要特征，分为新生儿肾上腺脑白质营养不良、X-连锁肾上腺脑白质营养不良和肾上腺脊髓神经根病。X-连锁肾上腺脑白质营养不良目前认为是由于溶酶体过氧化物酶的缺乏，导致极长链脂肪酸在细胞内异常堆积，特别是在脑白质和肾上腺皮质内沉积，使该部位组织破坏，从而产生特征性的脑白质和肾上腺皮质损害的临床症状，确切机制目前尚不清楚。

病理上可见脑皮质厚度正常或稍薄；脑白质内出现对称性髓鞘脱失改变，可有显著胶质增生。病变常侵犯胼胝体，主要在压部，一般不会侵犯皮质下弓形纤维，小脑、脑干也可有髓鞘脱失，内囊、外囊、锥体束等可有连续性髓鞘脱失改变，有时病变还侵及豆状核、丘脑、脑干等灰质区域。额叶的髓鞘脱失发生晚。

【临床特点】

X-连锁肾上腺脑白质营养不良常见于男性，早期临床表现为学习困难、注意力不集中、视力下降、平衡障碍和轻微的智力落后。还会出现肌张力减低、癫痫、视力障碍和吞咽困难。

【影像检查技术与优选】

CT 能够显示典型病变的特征性表现，有助于发现脑部的一些异常钙化，但是 MRI 在检查脑部微小异常时敏感性较 CT 高，能对本病作出全面的评价。MRS 可以为一些疾病提供诊断信息，有利于家族性病例早期诊断及治疗。

【影像学表现】

1. CT　典型表现为双侧脑室三角区周围白质片状对称性低密度区，呈蝶翼状，可累及胼胝体压部。病变区的境界清晰，无占位表现，随病程进展病变区域可逐渐扩大，病灶区域可见钙化。晚期病例可出现脑萎缩。

2. MRI　顶枕部白质病变由内向外分为三个区，即中央区、中间区及外周区。中央区为完全性脱髓鞘的白质纤维和少量星形细胞，无炎症反应，T_1WI 呈更低信号，T_2WI 呈更高信号区，增强扫描无强化；中间区为白质脱髓鞘和炎症反应最活跃的区域，T_1WI 呈稍低信号，T_2WI 呈高信号，增强扫描呈环状强化；外周区为急性脱髓鞘区，无炎症反应，T_1WI 信号改变不明显，T_2WI 呈高信号，增强扫描不强化。

3. 受累部位有几种常见类型　顶枕叶、胼胝体压部深部白质受累，约占 66%，主要见于儿童脑型（图 1-4-18）；额叶、胼胝体膝部，约占 15%，主要见

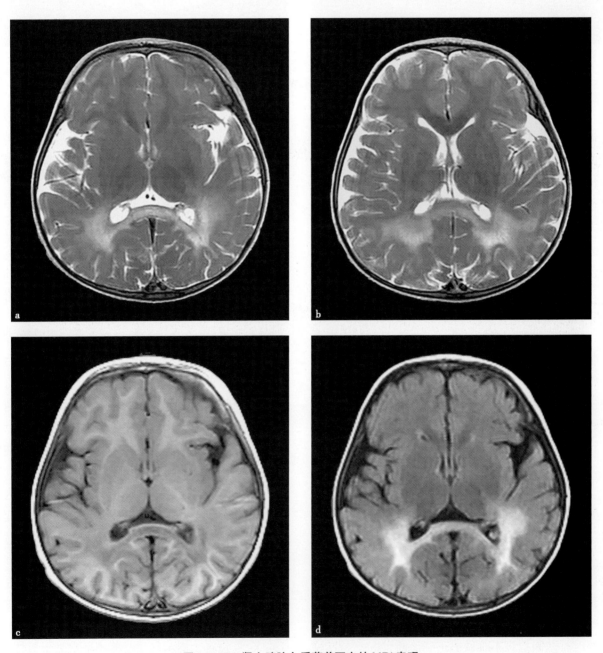

图 1-4-18　肾上腺脑白质营养不良的 MRI 表现

a、b. T_2WI 示双侧侧脑室三角区周围白质对称性分布不规则高信号，病灶边界清晰，无占位效应；c. T_1WI 上述病灶呈不均匀低信号；d. T_2 FLAIR 示双侧侧脑室三角区周围白质对称性分布高信号，病变呈蝴蝶形

于成人型；额叶或皮质脊髓束受累；原发小脑白质受累；顶枕叶和额叶同时受累。另外，病变可以累及视通路和听觉通路。ALD 最典型的 MRI 为双枕叶对称蝶翼状病灶，累及顶叶、颞叶及胼胝体压部，使病变双侧相连（图 1-4-19a～d），脑干皮质脊髓束均对称受累（图 1-4-19g、h）。MRI 增强检查可见双枕叶病变周边及脑干病变强化。

【诊断要点】

本病的诊断依赖于红细胞培养中超长链脂肪酸（very long chain fatty acid，VLCFA）明显增高，基因检测 *ABCD1* 确诊。但是典型的临床表现结合 CT 或 MRI 可提示本病。

【鉴别诊断】

本病应与播散性坏死性脑白质病和亚历山大病

鉴别。播散性坏死性脑白质病也表现为局限性对称性髓鞘破坏，但低密度病变始于侧脑室前角周围白质，并由前向后蔓延，两者影像学表现有所不同。亚历山大病起病早，均在 1 岁以内，病程短，患者多死于婴儿期或儿童期。影像学表现结合临床和实验室检查可鉴别。

二、异染性脑白质营养不良

【概述】

异染性脑白质营养不良（metachromatic leukody-strophy，MLD）是由于硫酸酯酶 -A 缺乏和硫酸酯酶 -A 的辅酶活性降低引起的弥漫性脱髓鞘病变。

【临床特点】

按照症状出现的时间，分为婴儿型、少年型和

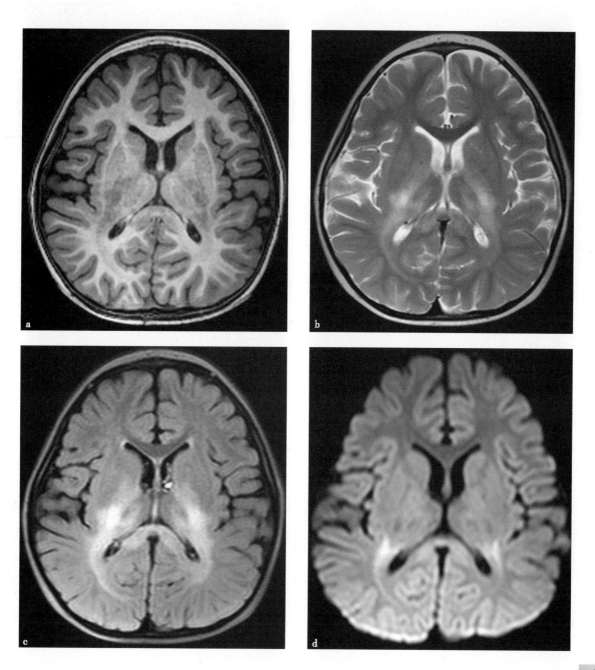

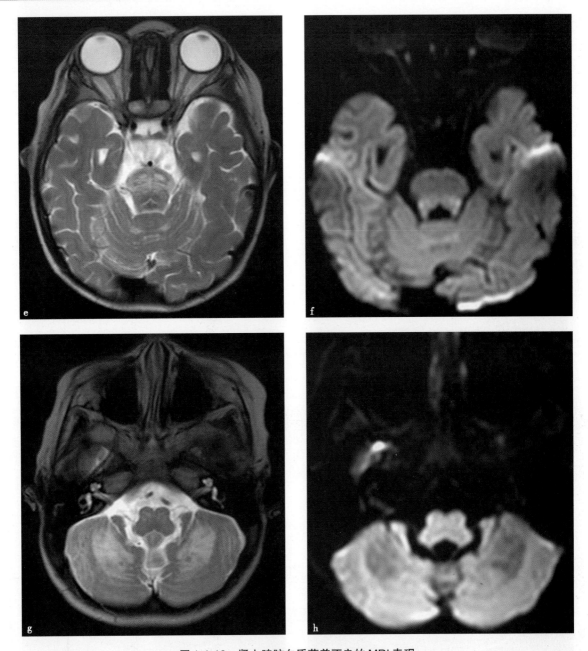

图 1-4-19　肾上腺脑白质营养不良的 MRI 表现

a～d. 双侧丘脑、内囊后支、侧脑室三角区周围白质对称性分布 T₁WI 低信号、T₂WI 高信号，T₂ FLAIR 为高信号，双侧侧脑室三角区周围白质可见对称 DWI 高信号；e～h. T₂WI 示中脑、双侧小脑半球高信号，DWI 未见高信号

成人型。婴儿型患者早期临床表现为步态异常和斜视，随年龄增长而出现语言障碍、痉挛以及智力落后，患者通常在 4 岁以内死亡。少年型比较少见，在 5～7 岁出现神经系统症状，病情进展缓慢，通常表现为学习落后。成人型少见，临床表现为精神症状以及进展性皮质脊髓束、皮质延髓束和锥体外系症状。

【影像检查技术与优选】

CT 可以显示病变的程度和范围，而 MRI 敏感性较 CT 高，可以对疾病累及的范围及脑损伤的程度做出全面的评价。

【影像学表现】

1. CT　表现为进行性脑萎缩和大脑白质中心弥漫性低密度影，增强后无强化。

2. MRI　表现为大脑深部白质区对称性 T₁WI 低信号、T₂WI 高信号，疾病后期会蔓延到周围白质（图 1-4-20a～c）。疾病首先累及侧脑室后角和三角区周围白质，也可以见到早期小脑白质受累。晚期累及皮层下白质、小脑白质，并出现萎缩。半卵圆中心出现"虎纹"或"豹斑"征。"虎纹"或"豹斑"征是指病变区内受累和未受累的髓鞘交错呈条纹状，从侧脑室表面到外周（图 1-4-20a～c）。一半以上

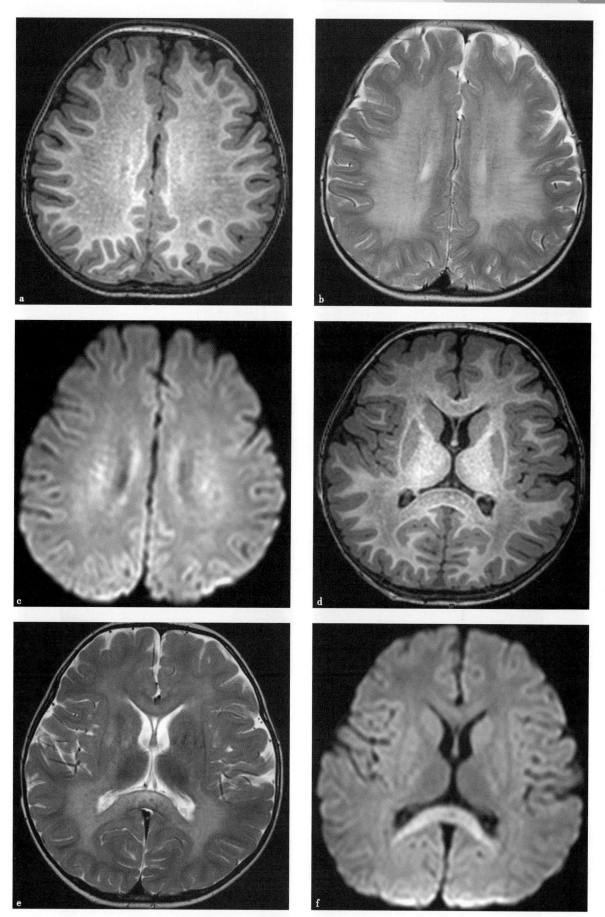

图 1-4-20　异染性脑白质营养不良的 MRI 表现

男，2 岁。a～c. 双侧大脑半球白质可见弥漫大片状 T_1WI 低信号、T_2WI 高信号，呈"虎纹样"改变，DWI 可见散在斑点状高信号；d～f. 双侧大脑半球白质及胼胝体可见大片 T_1WI 低信号、T_2WI 高信号，胼胝体病变呈 DWI 高信号

的患儿会累及胼胝体（膝部和压部）和内囊后肢（图1-4-20d～f），部分累及脑干锥体束。

【诊断要点】

异染性脑白质营养不良的影像学表现有特异性，侧脑室周围白质受累为主，"虎纹"或"豹斑"征，累及胼胝体，高度提示本病，单纯影像学检查仅能显示病变累及范围和疾病损伤的程度，确诊主要依靠实验室检查。

【鉴别诊断】

本病应与球形细胞脑白质营养不良鉴别，球形细胞脑白质营养不良起病急，患者多于1岁以内死亡，病变早期可见基底节区、丘脑、放射冠、内囊后肢、大脑皮质、脑干及小脑齿状核斑片状或点状病灶，两者早期影像学表现有所不同。病变晚期影像学表现相似，可通过实验室检查鉴别。

三、白质消融性白质脑病

【概述】

白质消融性白质脑病（leukoencephalopathy with vanishing white matter，VWM）又称儿童共济失调伴中枢神经系统髓鞘化不良（childhood ataxia with central nervous system hypomyelination，CACH），是儿童时期较为常见的遗传性脑白质病之一，为常染色体隐性遗传。儿童发病为主，但各年龄段均可发病；白种人发病率高于非白种人。本病1993年首次报道，2002年发现致病基因 *EIF 2B1-5*，可导致真核细胞蛋白质翻译启动异常。国内在2006年由北京大学第一医院报道首例确诊病例。

【临床特点】

临床表现差异大，按起病年龄可以分为先天型、

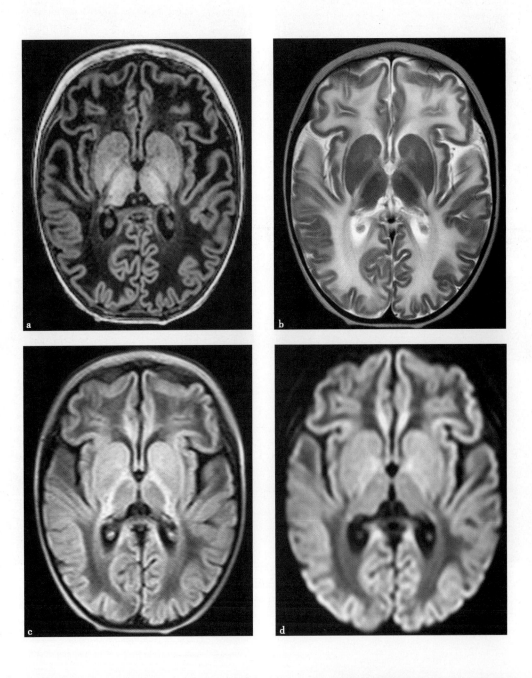

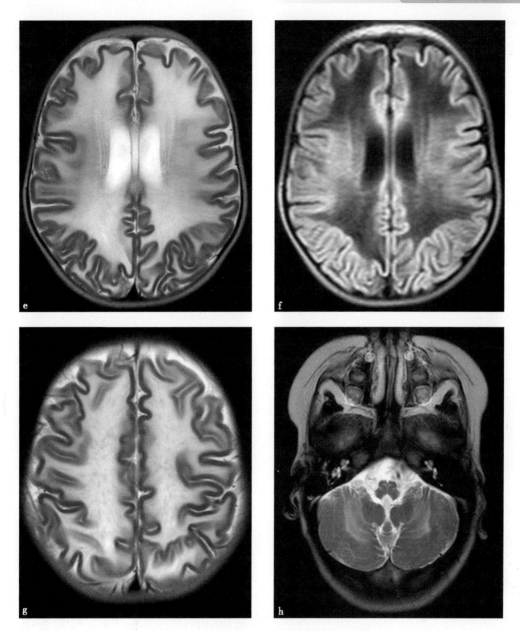

图 1-4-21 白质消融性白质脑病的 MRI 表现

男，18 个月，临床诊断白质消融性白质脑病。a～d. 双侧大脑半球白质弥漫对称性 T_1WI 低信号、T_2WI 高信号，T_2 FLAIR 为低信号，DWI 为低信号（提示囊变），双侧外囊、内囊后肢、胼胝体可见受累，胼胝体膝部及压部可见 DWI 高信号；e、f. 双侧侧脑室旁白质弥漫对称性 T_1WI 低信号、T_2WI 高信号；g. 双侧半卵圆中心白质弥漫性 T_2WI 高信号；h. 脑干、双侧小脑半球白质 T_2WI 高信号

婴儿型、早期儿童型、青少年型、成年型。发病年龄同病情程度呈负相关。早期儿童型多见，患儿在儿童早期发育正常，之后出现反复的进行性共济失调和痉挛性瘫痪。van der Knaap 等提出了 VWM 的临床诊断标准：早期精神运动发育基本正常或轻度落后；儿童期出现进行性神经系统功能倒退，发热或轻微头部外伤均可引起病情加重；神经系统症状主要包括小脑共济失调及肢体痉挛。

【影像检查技术与优选】

从临床诊断标准可以看出，MRI 平扫对诊断具有重要意义。

【影像学表现】

MRI 以弥漫对称性脑白质病变伴囊性变为特点。

大脑半球脑白质病变以中央白质为主，而皮层下白质、胼胝体外层、内囊和前联合相对不受累。早期可表现为扩散受限，DWI 呈高信号，之后可以出现白质疏松、白质囊性变。囊变位于侧脑室周围和放射冠，信号接近于脑脊液信号，T_2 FLAIR 呈低信号，DWI 为低信号，囊变灶多呈"融化样"，同周围白质分界不清为其特点（图 1-4-21a～g）。

小脑白质及脑桥中央被盖束也可以出现异常信号（图 1-4-21h）。小脑可以萎缩。灰质不受累，少数患者丘脑和苍白球可出现一过性改变。

儿童型影像表现典型。成人型通常无明显囊变，脑萎缩。新生儿型以白质水肿为主要表现，尚未发生白质疏松和囊变。

MRS 代谢物显著减低，可出现 Lac 和 Glu 的升高。

【诊断要点】

本病临床、病理、分子、影像特点均较为独特。儿童早期精神运动发育正常或轻度落后，之后出现神经系统功能倒退，小脑共济失调及肢体痉挛；MRI 表现为弥漫性对称性大脑白质受累，白质异常在 T_1WI、T_2WI 及 T_2 FLAIR 上逐渐演变为脑脊液相同的信号，要考虑本病，基因可确诊。

【鉴别诊断】

临床和影像需同急性播散性脑脊髓炎、线粒体脑病及 MLD、伴皮质下囊肿的巨脑性脑白质病（megalencephalic leukoencephalopathy with subcortical cysts，MLC）等脑白质病鉴别。急性播散性脑脊髓炎同样可以由发热起病，但颅内病灶为不对称性分布、多灶性，灰白质同时受累，而 VWM 则融合片状、对称分布、累及白质、灰质不受累。线粒体脑病白质病变范围没有 VWM 广泛，且囊变边界清晰。MLD 同样为中央白质对称性高信号，但无囊变。MLC 患儿存在巨头，囊肿多位于颞极和额顶叶交界部的皮层下白质。

四、佩-梅病

【概述】

佩-梅病（Pelizaeus-Merzbacher disease，PMD）是一种少见的脑白质营养不良性疾病，特征性病理改变为神经髓鞘不能正常形成，而非其他遗传性脑白质营养不良的脱髓鞘改变。

【临床特点】

PMD 可分为经典型和先天性，两者临床表现和解剖异常相似，但发病年龄和致病基因不同。

经典型为 X- 连锁隐性遗传性，致病基因 PLP1 位于 Xq22.2，常见于婴儿期，髓鞘可以部分形成；患者早期出现眼球震颤，随后出现不自主运动和痉挛。病变过程进展缓慢，易误诊为脑瘫，通常在青少年晚期和成人早期死亡。

先天性为常染色体或 X- 连锁隐性遗传，是由于蛋白脂质蛋白（PLP）和其异构产物（DM20）的基因编码异常造成，于出生后或婴儿期发病，髓鞘受到的影响较经典型更严重。除了眼球震颤和锥体外系运动功能亢奋外，患者还可出现痉挛、视神经萎缩。病变进展迅速，常于儿童期死亡。

【影像检查技术与优选】

CT 能够显示白质异常，但是没有特异性，MRI 较 CT 敏感性高，MRI 波谱有助于疾病的诊断。

【影像学表现】

1. CT 表现为白质区低密度影，进行性白质萎缩。

2. MRI 表现为弥漫性脑白质髓鞘化落后甚至未髓鞘化，造成灰白质信号对比逆转，似新生儿样（图 1-4-22）。在髓鞘化落后的半卵圆中心高信号白质内，可以存在髓鞘化相对正常的髓鞘岛，表现为斑片状相对低信号区，形成"豹斑"样改变，即"豹斑征"。随着病情进展，可以出现大脑半球萎缩、胼胝

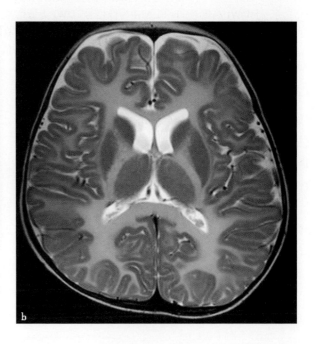

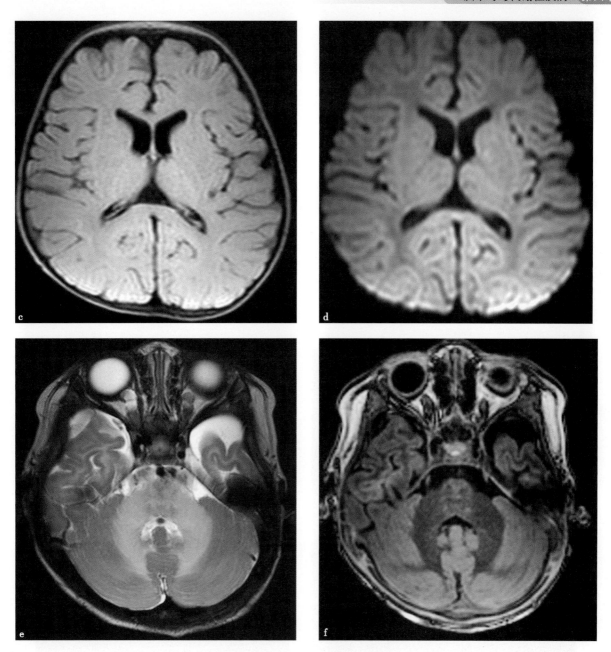

图 1-4-22　佩 - 梅病的 MRI 表现

男，9 个月。a、b. 全脑白质呈弥漫性 T_1WI 低信号、T_2WI 高信号，脑白质髓鞘化程度明显落后；c、d. T_2 FLAIR、DWI 未见明显异常信号；e、f. 双侧小脑半球白质呈 T_1WI 低信号、T_2WI 高信号，但脑桥中央白质呈 T_1WI 高信号、T_2WI 低信号

体变细。MRS 显示病变晚期 NAA 下降，胆碱升高，部分文献报道早期 NAA 轻度升高。

【诊断要点】

本病为一种少见的遗传病，患者通常有家族史，结合实验室检查，特别是染色体检查可确诊本病，MRI 上有助于评价疾病的累及范围及髓鞘缺失的程度。

【鉴别诊断】

影像学表现为髓鞘化低下，需与佩梅样病（Pelizaeus-Merzbacher-like disease，PMLD）鉴别，PMD 为 X- 连锁遗传，发生于男性，而 PMLD 为常染色体隐性遗传，可发生于男性或女性；MRI 上，PMD 脑桥在 T_2WI 为低信号，而 PMLD 脑桥为高信号有助于鉴别。

五、亚历山大病

【概述】

亚历山大病（Alexander disease，AxD），又称纤维蛋白样脑白质营养不良（fibrinoid leukodystrophy），病因不明。

【临床特点】

本病常于 1 岁以内发病，有时甚至在生后几周内发病，通常在婴幼儿期死亡。最常见的临床表现是头大、进行性精神运动发育迟滞。

【影像检查技术与优选】

CT 能够显示病变累及的范围,而 MRI 检查较 CT 敏感,有助于疾病的诊断。

【影像学表现】

1. CT 表现为额叶白质区低密度影,逐渐向后延伸至顶叶和内囊,同时累及基底节结构(尾状核头及壳核),疾病早期可见侧脑室旁带状高密度影,增强后可见强化。常可见透明隔间腔。

2. MRI 表现为额叶白质内 T_1WI 低信号,T_2WI 高信号影,逐渐向后延伸至顶叶白质、内囊和外囊。早期病变累及白质,后期大脑受累区域会发生囊变。同时累及基底节结构(尾状核头及壳核),疾病早期可见侧脑室旁带状异常信号影,呈 T_1WI 稍高信号,

T_2WI 稍低信号,DWI 稍高信号,增强后可见强化(图 1-4-23)。

2001 年,verder Knapp 等提出了 MRI 的诊断标准:①广泛脑白质异常,包括肿胀、信号改变、白质萎缩及囊性变,以额叶为著;②脑室周围存在 T_1 高信号、T_2 低信号带;③基底节及丘脑异常,包括信号增高、肿胀、萎缩、T_2WI 信号改变;④脑干异常,以中脑和延髓为著;⑤增强扫描存在以下部位强化,室管膜、脑室周围环、额叶白质、视交叉、穹窿、基底节、丘脑、齿状核和脑干。5 条满足 4 条即可诊断本病。2011 年 Yoshida 提出了基于综合征和 MRI 受累部位的新分类,分为脑型、延髓型、中间型。

【诊断要点】

本病通过临床表现和影像学表现相结合诊断。

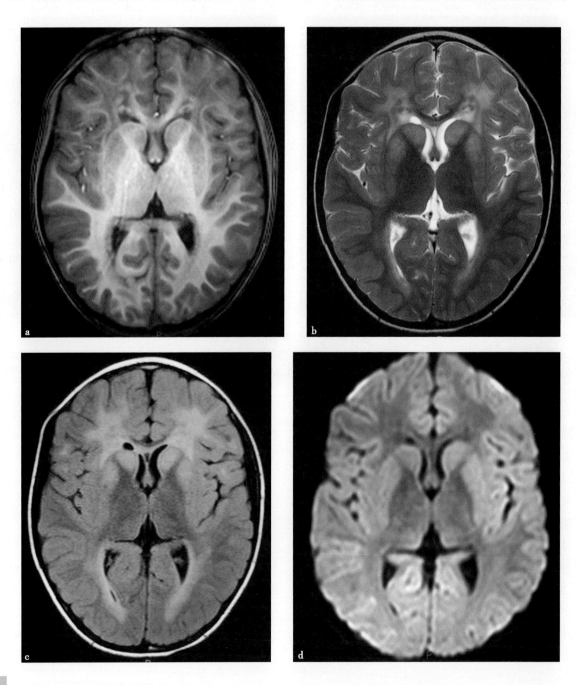

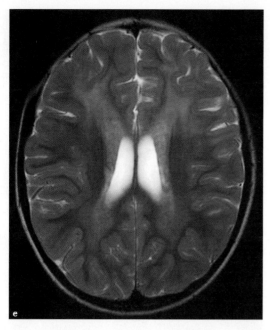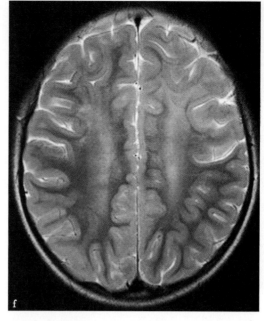

图 1-4-23 亚历山大病的 MRI 表现

男，8 岁，抽搐。a～d. 双侧尾状核头、壳核前部、额叶白质、侧脑室后角旁可见对称片状 T_1WI 低、T_2WI 高信号，T_2 FLAIR 为高信号，DWI 未见异常高信号；e、f. 双侧侧脑室旁、半卵圆中心白质可见片状对称 T_2WI 高信号

【鉴别诊断】

本病需要其他脑白质病如 ALD 及 Canavan 病鉴别。额叶受累为主的 ALD 累及胼胝体压部，不累及基底节，且增强扫描有白质病变边缘强化及脑干锥体束强化有利鉴别。而 Canavan 病累及全脑白质，而不是以额叶为主，累及苍白球和丘脑有利鉴别。

六、伴皮质下囊肿的巨脑性脑白质病

【概述】

伴皮质下囊肿的巨脑性脑白质病（megalencephalic leukoencephalopathy with subcortical cysts，MLC）是婴儿期发病的遗传性脑白质病。1995 年 Van der Knaap 等首先报道该病，故又称为 Van der Knaap 病。该病致病基因为 *MLC1* 和 *GlialCAM* 基因。

【临床特点】

MLC 的临床表型同基因型有着高度的相关性。*MLC1* 和 *MLC2A* 突变型临床表现为经典型，经典型于婴儿期发病，1 岁之内出现巨脑，头围增大；运动功能缓慢恶化，可以出现构音障碍，部分患儿可出现锥体外系症状。认知功能障碍发生晚、进展慢。*MLC2B* 突变型临床表现为缓解型，患儿 1 岁之内临床表现同经典型，1 岁之后症状逐渐改善，有些患儿临床症状甚至可以消失。

【影像检查技术与优选】

MRI 平扫、MRS 有特征性表现。

【影像学表现】

1. CT 脑白质弥漫低密度，颞极区白质囊肿。

2. MRI 表现为弥漫性脑白质病，伴有颞极和 / 或前额部皮质下囊肿。MRI 显示脑白质弥漫肿胀，伴异常信号，脑室及蛛网膜下隙受压（图 1-4-24a、b）。由于含水量极高，T_2 FLAIR 序列部分脑白质信号可以低于皮层信号，DWI 显示为高信号。皮质下囊肿总是出现在颞叶前部（图 1-4-24c），也可见于额顶区。胼胝体及内囊通常不受累，皮层及深部灰质不受累（图 1-4-24a、b）。对比增强在疾病的任何时期均不强化。

缓解型患者，早期 MRI 异常表现较经典型表现轻，典型表现为颞叶前部囊肿，但并不一定存在；首诊时 MRI 异常表现随访时可以显著改善甚至恢复正常。小脑白质正常。

经典型 MRS 显示单位体积所有物质含量减低，提示含水量增加。较重患者甚至无法检出代谢产物。

本病临床及影像学表现同基因型均有显著相关性，但 *MLC1* 和隐性 *GlialCAM* 基因突变从临床表现和 MRI 表现上均无法区分。

【诊断要点】

1 岁之内头围增大，临床表现较轻，MRI 表现为弥漫性脑白质病伴颞极皮质下囊肿，提示本病诊断，确诊需要基因检测。

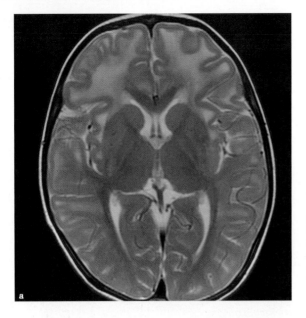

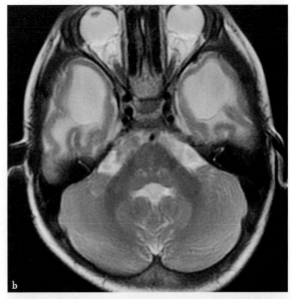

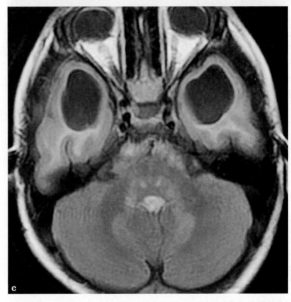

图 1-4-24 伴皮质下囊肿的巨脑性脑白质病的 MRI 表现
女，3 岁，巨脑、癫痫，诊断为 MLC。a. 双侧大脑半球脑白质弥漫的 T₂WI 高信号，枕叶受累相对轻，中央白质相对不受累（内囊前肢、胼胝体）；b、c. T₂WI 脑干亦见对称性受累，双侧颞极可见皮质下囊肿，T₂ FLAIR 呈边界清楚的低信号

【鉴别诊断】

巨脑伴弥漫性脑白质异常的疾病，除了 MLC，还有亚历山大病、Canavan 病、L-2- 羟基戊二酸尿症（L-2-HGA）、GM1 和 GM2 神经节苷脂贮积症等。应结合临床、MRI 表现及实验室检查进行鉴别。其中，Canavan 病可出现苍白球和丘脑受累，无皮层下囊肿，MRS 显示高大 NAA 峰。亚历山大病早期以额叶为主，累及基底节；L-2- 羟基戊二酸尿症（L-2-HGA）仅皮层下白质累及，可累及基底节及小脑齿状核；GM1 和 GM2 神经节苷脂贮积症表现为脑白质髓鞘化迟缓，丘脑钙化。

七、Aicardi-Goutières 综合征

【概述】

Aicardi-Goutières 综合征（Aicardi-Goutières syndrome，AGS），由 Jean Aicardi 和 Françoise Goutières 两人在 1984 年首次提出，是一组罕见的遗传性疾病，以神经系统和皮肤受累为主。目前有 7 种基因型，*TREX1*、*RNASEH2B*、*RNASEH2C*、*RNASEH2A*、*SAMHD1*、*ADAR1* 和 *IFIH1*，分别对应 AGS1～7 型，具有遗传和临床异质性。

【临床特点】

患儿可以出现神经系统、皮肤、血液系统等多种表现，按起病年龄分为新生儿型和晚发型。新生儿型多与 *TREX1* 基因缺陷相关，多于生后 4 个月内发病，主要表现为易激惹、喂养困难、惊厥、肝脾肿大、血小板减少等，容易同感染混淆。晚发型同 *RNASEH2B* 基因缺陷有一定相关性，多于生后 4～12 个月发病，常以严重的脑病起病，呈亚急性病程，发热、易怒、功能丧失、头围成长缓慢。病程持续数月，之后无明显进展。冻疮样皮损、脑脊液淋巴细胞增多、IFN-α 水平增高对 AGS 诊断均有重要意义。

【影像检查技术与优选】

CT 可以检出钙化，仅 MRI 检查容易忽略钙化，造成误诊。

【影像学表现】

神经影像学主要表现为脑白质病、钙化、脑萎缩。

1. **钙化** 主要累及基底节和深部脑白质（图 1-4-25a～c），病程 1 个月之后钙化才会变显著，颅内钙化不是诊断 AGS 的先决条件。MRI 常规序列不易发现颅内钙化，建议怀疑本病时增加 GRE 序列或 SWI 序列帮助检出钙化。当临床和 MRI 提示 AGS，但 MRI 未检出钙化时，需要行 CT 检查。

2. **脑白质病** 脑白质异常可为弥漫性，或前部重于后部（图 1-4-25d），少见脑室周围为主，伴侧脑室枕角和额角扩大。白质稀疏常出现在额极和颞极，伴随水肿。额颞叶深部白质可以存在囊肿，边界清晰。

3. **脑萎缩** 大部分患者早期出现萎缩。大脑萎缩以白质减少为主，皮质相对不受累，基底节萎缩可以伴双侧纹状体坏死。脑干亦显著萎缩，小脑同样可以出现萎缩。

4. **其他表现** 脑血管病变（动脉狭窄及动脉瘤）可见于 *SAMHD1* 基因型患者。1/3 患者存在髓鞘化延迟，主要出现在生后 1 年内，随访患儿髓鞘化进步。

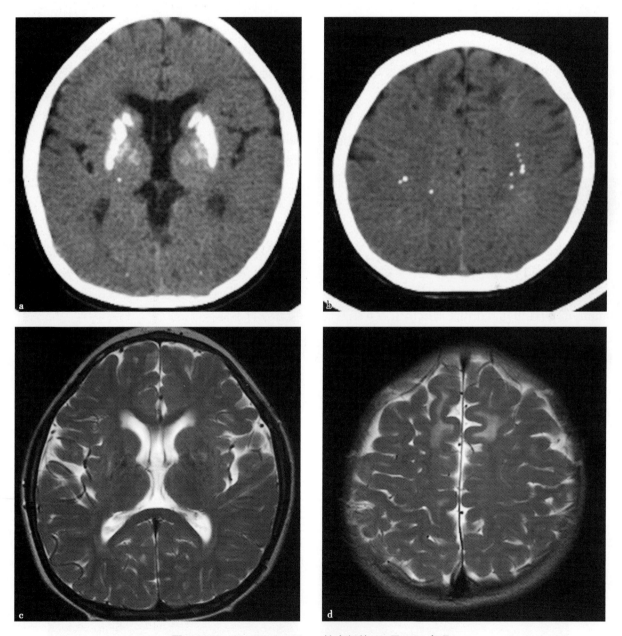

图 1-4-25 Aicardi-Goutières 综合征的 CT 及 MRI 表现

男，6 岁，基因确诊 AGS。a、b. 头颅 CT 显示双侧基底节区、丘脑、后头部深部白质对称性钙化，双侧额极白质可见对称性低密度灶；c. T_2WI 显示双侧基底节信号高 - 低混杂，丘脑腹外侧信号稍低，对钙化显示不及 CT；d. T_2WI 示双侧额极皮层下白质对称性显著高信号

影像表型同基因型存在一定关联：额颞叶白质疏松、囊变、严重钙化与 *TREX1* 显著相关，髓鞘化延迟与 *RNASEH2B* 相关，脑血管病变与 *SAMHD1* 相关。

【诊断要点】

神经系统异常、冻疮样皮损、血浆和脑脊液 IFN-α 水平增高的临床表现，以及颅内钙化、脑白质病、脑萎缩的典型影像表现可以帮助诊断 AGS。基因检测阳性。

【鉴别诊断】

AGS 表现为早发颅内钙化、脑萎缩、白质异常伴囊肿，需要鉴别先天性 TORCH 感染和一系列遗传性脑白质病。先天性 TORCH 感染的钙化常为"带状"，并可见多微小脑回等脑回异常。MLC 存在颞极囊肿，患儿头大，无皮损，无颅内钙化。线粒体病可出现颅内钙化及脑白质病变，生长发育多正常，可伴有 Lac 升高。

八、先天性肌营养不良

【概述】

先天性肌营养不良（congenital muscular dystrophy, CMD）是指出生时或出生后数月内出现的原发性、进行性肌肉病，肌肉病理以肌营养不良为特征性改变。不同亚型临床表现差异较大。

【临床特点】

CMD 可以分为 laminin-α2 阴性和阳性两类。laminin-α2 阴性患儿多在出生时或出生后 6 个月内发病，表现为肌力、肌张力低下，关节挛缩，面肌和呼吸肌受累，无眼部症状，无或轻度神经精神发育迟滞。laminin-α2 阳性又分为 α-DG 病和非 α-DG 病，α-DG 病包括福山型、肌-眼-脑病（muscle-eye-brain disease，MEB）、Walker-Warburg 综合征（Walker-Warburg syndrome，WWS）等亚型，各亚型致病基因不同。Walker-Warburg 综合征较重，生后即可出现面肌和四肢肌张力低下，神经系统症状突出，伴有多种眼部症状，患儿伴"鹅卵石样"无脑回畸形、小脑脑干发育不良、广泛白质异常；肌-眼-脑病伴严重近视、视网膜变性、巨脑回、多小脑回、脑积水、中线结构异常。福山型日本人最常见，以肌肉受累症状突出，伴广泛先天性神经系统畸形，眼部症状。

【影像检查技术与优选】

MRI 能更好地观察白质异常及神经元移行异常。

【影像学表现】

神经元过度移行，形成"鹅卵石样"无脑回畸形，MRI 表现为大脑皮层增厚呈结节样，灰白质交界不规则，灰质岛不规则伸入皮层下白质，皮层下白质髓鞘化延迟（图 1-4-26a～d）。3 种 CMD 亚型严重程度不同，影像学表现也不尽相同。

WWS 较重，皮质表现典型，伴脑积水、胼胝体发育不良和重度髓鞘化延迟，可以伴脑干 Z 形扭曲，偶见枕叶脑膨出。

MEB 为弥漫性皮层增厚、脑沟减少变浅，额叶最明显；另可见中脑水管狭窄，伴脑积水、小脑蚓发育不良、小脑无-多小脑回、片状白质异常信号和胼胝体发育不良。

福山型，"鹅卵石样"无脑回畸形多见于颞-枕叶，皮层增厚，外表面光滑，内表面不规则；白质异

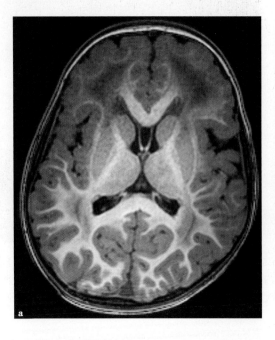

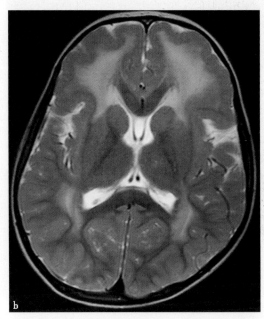

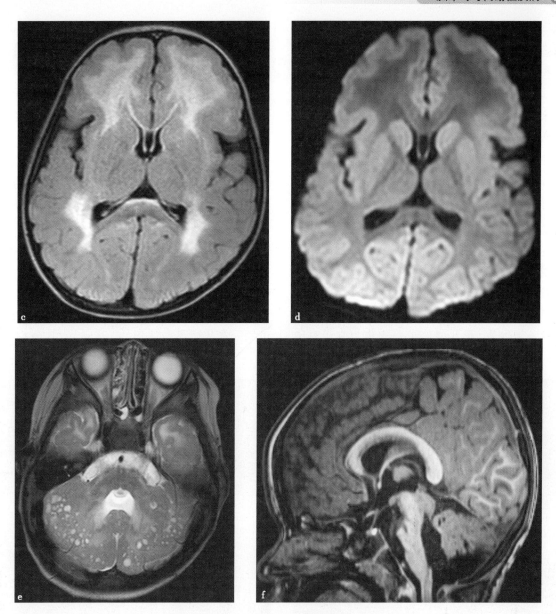

图 1-4-26　先天性肌营养不良的 MRI 表现

男,2 岁,CMD 患儿。a～d. 双侧额叶脑回增大,额、枕叶白质可见大片 T_1WI 低信号、T_2WI 高信号,T_2 FLAIR 为高信号,DWI 为低信号;e. 双侧小脑半球白质可见片状 T_2WI 高信号,并可见多发多囊状高信号;f. 矢状位 T_1WI 示脑干及小脑细小

常被认为是髓鞘化延迟所致,多位于侧脑室旁,髓鞘化过程不同于正常进程,而是由皮层下白质向中心进展,随着年龄增长,白质异常减轻。另见额叶多小脑回、小脑发育不良和微囊(图 1-4-26e、f)。

【诊断要点】

诊断应结合患者肌肉、眼部等症状,最终由基因检测确诊。

【鉴别诊断】

需同神经元移行异常疾病进行鉴别。各亚型表现亦有相似之处,影像可以初步鉴别,特别是小脑发育不良伴微囊,有利于本病的诊断,确诊需基因检测。

九、Canavan 病

【概述】

Canavan 病(Canavan disease,CD)又称海绵状脑白质营养不良(spongiform leukodystrophy)或 van Bogaert-Bertrand 病,是一种罕见的常染色体隐性遗传脑白质病,以脑白质海绵样变性为病理特征。本病多见于男性,德裔犹太人发病较其他种族多。致病基因为天冬氨酸酰基转移酶(ASPA)基因,定位于 17pter-p13。正常情况下,NAA 在脑组织中合成,由天冬氨酸酰基转移酶水解;ASPA 基因突变导致该酶功能缺陷,不能正常水解 NAA,NAA 在脑组织中异常堆积，并进入脑脊液、血液，由尿排出。因此患者脑脊液、血液、尿中 NAA 均升高，从而影响中枢神经系统和骨骼肌，产生临床症状。

【临床特点】

临床表型与基因型相关性较强。依据发病时间可分为新生儿型、婴儿型、少年型。新生儿／婴儿型（重型）生后不久即出现肌张力低下、巨脑和竖头困难三联征，随着年龄增长，发育落后愈发明显。患儿运动发育落后，不能独坐、站立、行走、说话，之后肌张力低下转变为痉挛，并出现视神经萎缩、喂养困难。少年型（轻型）患者发育迟缓可能是唯一的表现。

【影像检查技术与优选】

MRI 平扫及 MRS 为首选检查方法。

【影像学表现】

MRI 新生儿／婴儿型（重型）表现为弥漫对称性脑白质和基底节 T_1WI 低信号、T_2WI 高信号（图 1-4-27a～c）。早期累及皮层下脑白质，即弓形纤维受累，可表现为白质肿胀，继而向大脑半球深部白质扩展。枕叶病变常较颞叶、额叶重。由于髓鞘丢失不涉及胼胝体及内囊，在幕上白质广泛受累时，胼胝体和内囊区一般不受累为特征性表现。基底节可早期受累，苍白球几乎均受累，而壳核不受累，丘脑受累较常见。小脑及脑干较少受累，小脑齿状核可以受累。增强检查无异常强化。DWI 可为高信号，ADC 值可减低（图 1-4-27d、e）。随着病变的进展，可出现弥漫性脑白质和大脑皮层萎缩。MRS 显示 NAA 显著升高具有重要的诊断价值，伴 Cho 和 Cr 下降，常出现异常 Lac 峰（图 1-4-27f）。

少年型（轻型）脑白质受累无弥漫性表现，病变可局限在皮层下白质和／或基底节，甚至 MRI 可正

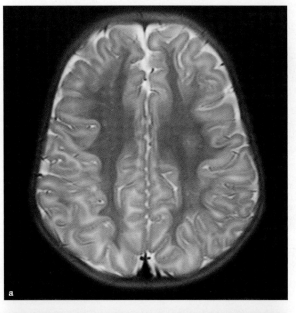

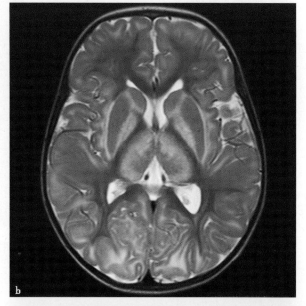

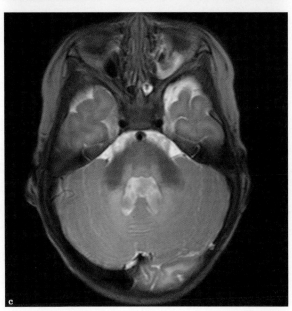

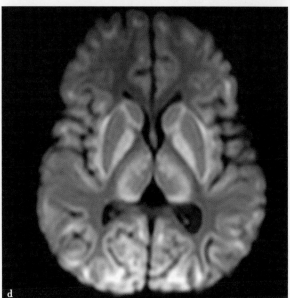

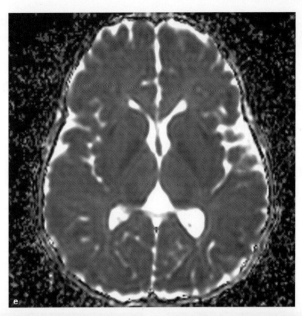

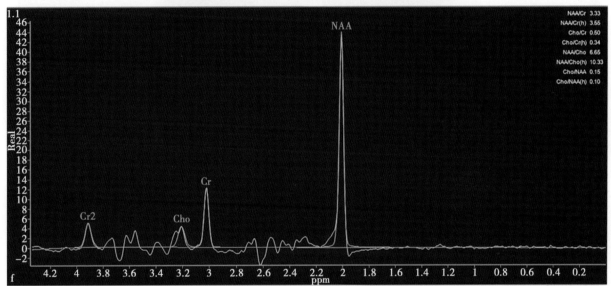

图 1-4-27　Canavan 病的 MRI 表现

女，23 个月，巨头。a～c. T₂WI 示双侧弥漫对称性皮层下白质高信号，枕叶较前部重，中央白质及胼胝体、内囊后肢未见受累。苍白球、丘脑、内囊前肢、外囊、脑干、桥臂、小脑齿状核可见受累。壳核未见受累；d、e. 上述病变 DWI 信号增高，ADC 值减低；f. MRS（TE = 144）示 NAA 显著升高

常。基底节信号增高，使其影像表现同线粒体疾病相似。

【诊断要点】

3～5 个月龄出现肌张力低下、巨脑、竖头困难三联征，影像学检查为脑白质病，需考虑新生儿/婴儿型（重型）Canavan 病，诊断依赖尿 NAA 浓度测量，分子基因检测可以用于确诊。青少年型（轻型）Canavan 病影像表现同线粒体病相似，对诊断帮助不大；尿 NAA 为轻度升高，诊断需依赖 *ASPA* 基因检测。

【鉴别诊断】

本病影像表现为巨脑加脑白质营养不良，需同亚历山大病（AxD）和 MLC 等相鉴别。① AxD：主要依据白质病变分布和扩展范围不同，CD 主要为皮层下白质向中心扩展，增强无强化；而 AxD 为额叶分布，由前向后扩展，存在特殊部位的异常强化；② MLC：CD 通常生后 1 年内发病，而 MLC 常于生后第 2 年发病；CD 苍白球受累而壳核正常，而 MLC 无此表现；且 CD 不存在颞或额顶皮层下囊肿。另外，皮层下白质早期受累有利于与 Krabbe 病和异染性脑白质营养不良的鉴别。MRS 表现为 NAA 明显增高为 Canavan 病特有，是本病同其他脑白质病鉴别的重要影像特征。

十、球形细胞脑白质营养不良

【概述】

球形细胞脑白质营养不良（globoid cell leukodystrophy），又称克拉伯病（Krabbe disease），是一种罕见的常染色体隐性遗传病，是β-半乳糖苷酶缺陷所致的溶酶体病。主要病理改变为脑室旁和半卵圆中心脑白质脱髓鞘。镜下可见病灶区白质内血管周围簇状分布的异常巨细胞，胞质丰富，内含大量的半乳糖脑苷脂。

【临床特点】

常于3～6个月急性起病，临床表现为焦躁、易激惹、间断发热、喂养困难、肌张力增高和发育延迟，病情进展可表现为视神经萎缩和听觉过敏，患者常于1年内死亡。

【影像检查技术与优选】

MRI为首选检查方法。

【影像学表现】

1. CT　病变早期，在发现脑白质密度减低之前，或发现脑白质密度减低的同时，可见基底节区、丘脑、放射冠、内囊后肢、大脑皮质、脑干及小脑齿状核斑片状或点状高密度影，脑室及脑沟形态可正常。中、晚期表现为弥漫性脑白质密度减低区，脑室、脑沟、脑池明显增宽（图1-4-28）。

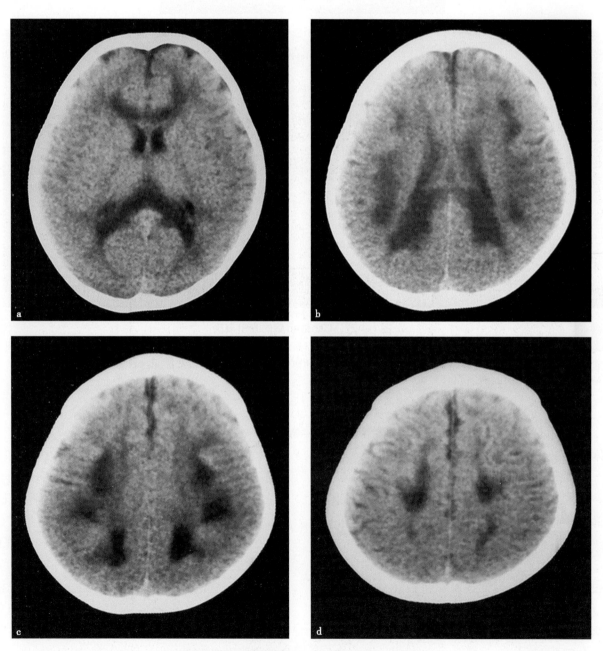

图1-4-28　球形细胞脑白质营养不良的CT表现

a～d. CT平扫示双侧大脑半球皮层下区及侧脑室旁白质区广泛对称性低密度病变，边界清晰，脑室呈不规则扩张

2. MRI 表现为脑白质多发受累，中枢神经系统和周围神经均可受累。影像学表现同年龄存在相关性。早发型患儿早期即出现小脑白质、深部灰质核团（齿状核、基底节、丘脑）、锥体束（皮质脊髓束）受累，晚期可出现脑萎缩、胼胝体受累（体后部、膝）、幕上顶枕叶白质受累。晚发型患者以锥体束受累最为明显，其次为胼胝体、顶枕叶白质病变，无小脑及深部核团受累（图 1-4-29），晚发型约 20% 合并周围神经病变。

【诊断要点】

MRI 虽具有较高的敏感性，但特异性不高，本病主要依靠白细胞或成纤维细胞酶学检查，再结合影像学改变，可确诊本病。单纯影像学检查仅对病变累及范围及损伤程度进行评价，缺乏特异性，实验室检查是主要诊断依据。

【鉴别诊断】

需要与 MLD 及 GM1 神经节苷脂贮积症鉴别，MLD 侧脑室旁白质病变广泛，有"虎纹征"或"豹斑征"，不累及基底节有利于鉴别。GM1 神经节苷脂贮积症也有丘脑钙化及白质病变，但白质病变为髓鞘化迟缓，眼底有樱桃红斑有利于鉴别。

十一、科凯恩综合征

【概述】

科凯恩综合征（Cockayne syndrome，CS）又称侏儒 - 视网膜萎缩 - 耳聋综合征，或小头、纹状体小脑钙化和白质营养不良综合征，为常染色体隐性遗传病，主要致病基因为 *ERCC6* 和 *ERCC8*。于 1936 年由 Cockayne 首次报道。以小头、身材矮小、早老面容、耳聋、光敏性皮炎，视网膜变性等为特征。

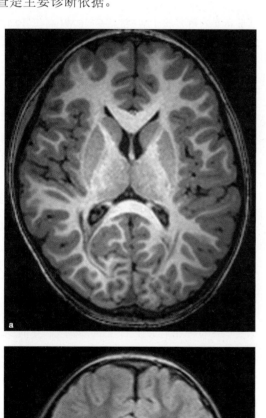

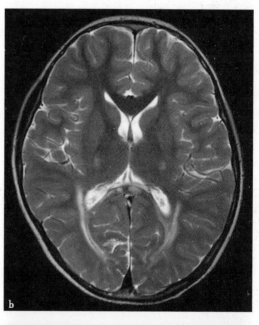

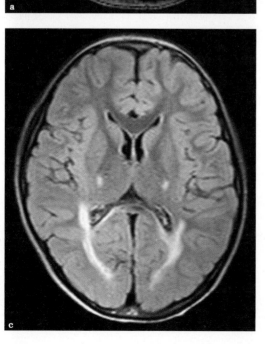

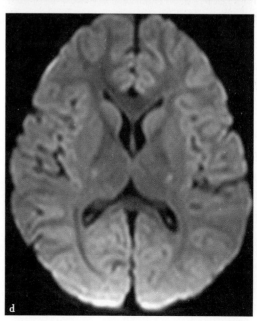

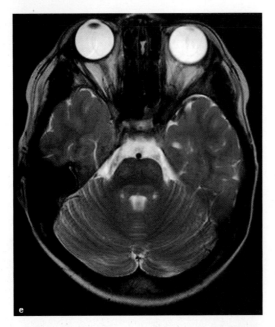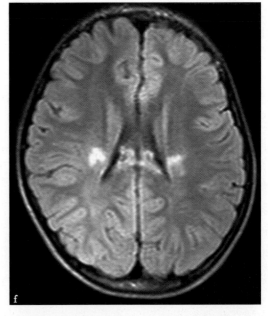

图 1-4-29 球形细胞脑白质营养不良的 MRI 表现

男，8 岁，抽搐。a～d. 双侧脑室后旁白质、双侧内囊后肢可见对称片状 T_1WI 低信号、T_2WI 高信号，T_2 FLAIR 为高信号，双侧内囊后肢可见小片 DWI 高信号；e. 脑干皮质脊髓束可见 T_2WI 高信号；f. 双侧放射冠、胼胝体可见对称片状 T_2 FLAIR 高信号

【临床特点】

CS 分为 CS Ⅰ、CS Ⅱ、CS Ⅲ、XP-CS 四个亚型。CS Ⅰ 型为经典型，最常见，表现为出生时正常，生后 2 年内出现生长、发育落后，表现为小头、早老面容、身材矮小。多系统受累，神经系统表现包括智力障碍、共济失调、痉挛、反射异常、步态异常等；皮肤表现为光敏性皮炎等；眼部表现为视网膜变性等；口腔牙齿发育不全等；感音神经性耳聋等。CS Ⅱ 型较重，出生即发病，7 岁左右死亡；CS Ⅲ 型较轻；XP-CS 兼具着色性干皮病（xeroderma pigmentosum，XP）和 CS 的症状，但无骨骼肌受累以及中枢神经系统脱髓鞘和钙化。

【影像检查技术与优选】

临床怀疑 CS 时，CT 可检出钙化，MRI 平扫可以评价白质髓鞘化和萎缩情况。

【影像学表现】

影像学以颅内钙化、随时间进展的脑萎缩、脑白质髓鞘化低下为特点。

1. **颅内钙化** 表现为双侧对称性程度不一的钙化，以壳核及脑沟深部的弥漫性皮层钙化最为常见（图 1-4-30a、b），也可以发生齿状核、尾状核、苍白球钙化，少见丘脑和白质钙化。壳核钙化可单独发生，也可伴随其他部位的钙化。

2. **脑白质异常** 幕上白质髓鞘化低下，可以累及胼胝体和内、外囊（图 1-4-30c），可以出现类似 PMD 和 MLD 的"虎纹征"和"豹斑征"。钙化可以导致纹状体 T_1WI 高信号，SWI 可以帮助检出钙化。

3. **脑萎缩** 幕上脑萎缩与逐渐进展的白质减少相关，继发脑室增宽，早期即可出现。脑干和小脑通常存在中 - 重度脑萎缩（图 1-4-30d），导致大枕大池。萎缩程度可逐渐加重。

MRS 表现为白质和灰质区 NAA/Cr 减低，白质 Cho/Cr 减低，灰质 Cho/Cr 正常或减低，Lac 峰升高。

【诊断要点】

CS Ⅰ 型临床诊断标准：

主要标准：①生后生长障碍（2 岁时身高、体重均落后 5 个百分位）；②进行性小头和神经功能异常，表现为发育迟缓，继而进行性行为和智力退化，脑 MRI 显示为脑白质病，部分存在颅内钙化。

次要标准：①光敏性皮炎，伴或不伴皮肤或毛发干燥；②脱髓鞘性周围神经病（肌电图诊断、神经传导检查、神经活检诊断）；③色素性视网膜病和 / 或白内障；④感音神经性耳聋；⑤牙齿异常包括龋齿、牙釉质发育不全、牙齿数量大小形状异常等；⑥侏儒、恶病质体质，伴皮肤变薄、凹眼、驼背；⑦特征性影像学改变包括颅骨增厚、骨髓硬化、骨盆和脊柱异常。

年长儿满足 2 条主要标准的同时，满足 3 条次要标准；婴幼儿满足 2 条主要标准，尤其皮肤光敏性增加时，均应怀疑 CS Ⅰ 型。

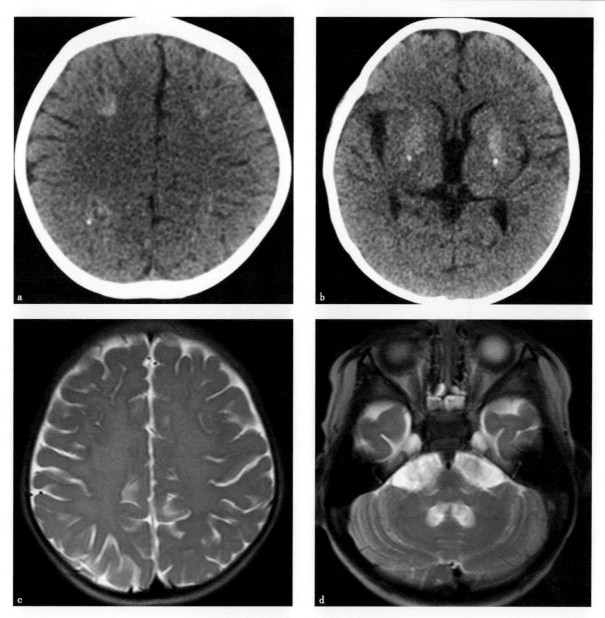

图 1-4-30　科凯恩综合征的 CT 及 MRI 表现

男，22 个月，发育落后，日光性皮炎，特殊面容，诊断科凯恩综合征。a. CT 平扫示大脑半球脑沟深方皮质对称性钙化；b. 双侧壳核对称性钙化；c. T_2WI 示双侧半卵圆中心高信号，符合髓鞘化低下；d. 小脑及脑干萎缩

影像诊断以颅内钙化、幕上白质减少、脑白质髓鞘化低下随时间进展的脑干小脑萎缩为特征，结合患者典型临床表现，可协助诊断及鉴别诊断。

建立诊断需要进行基因检测。

【鉴别诊断】

影像学表现主要从颅内钙化和髓鞘化异常两方面进行鉴别。结合患儿典型临床表现，影像学诊断不难做出。

颅内钙化需同先天性 TORCH 感染、钙磷代谢性疾病鉴别。以巨细胞病毒感染为例，脑钙化分布为室管膜下脑室周围，常伴脑回异常。AGS 的钙化分布在基底节、深部和脑室周围白质，为小的、斑片状钙化。

CS 需与 PMD 等其他髓鞘化低下疾病鉴别。PMD 早期 MRI 表现可以相似，但无颅内钙化。且大部分脑白质病不会伴有生长障碍。

十二、伴脑干与脊髓受累以及脑白质乳酸升高的脑白质病

【概述】

伴脑干与脊髓受累以及脑白质乳酸升高的脑白质病（leukoencephalopathy with brainstem and spinal cord involvement and lactate elevation，LBSL），为一种罕见的常染色体隐性遗传性脑白质病，临床表现及 MRI 表现不同于其他脑白质病，于 2003 年由 van der Knaap 首次报道该病，2007 年确定致病基因为

DARS2 基因，该基因编码线粒体门冬氨酸 -tRNA 合成酶，可以解释 MRS 持续存在的乳酸峰。

【临床特点】

本病临床表现具有特征性，不同于其他脑白质病，表现为儿童期或青春期（偶为成年期）起病，缓慢进展的小脑共济失调及肢体痉挛、脊髓后索功能障碍（位置觉和振动觉下降），神经功能障碍下肢重于上肢，可以出现构音障碍。少数可以出现癫痫、学习困难、认知衰退、意识减低、神经退化、微小头外伤后发热等。大多数患儿在青春期前后就需要依靠轮椅移动。

【影像检查技术与优选】

头 MRI 平扫、头 MRS、脊髓 MRI 平扫。

【影像学表现】

MRI 表现具有特征性，MRI 诊断标准为异常信号（T$_1$WI 低信号，T$_2$WI 高信号，DWI 高信号）出现在如下部位（图 1-4-31）：

主要标准：脑白质为不均匀斑点状或均匀融合异常信号，皮层下白质（弓形纤维）相对不受累；脊髓背索或皮质脊髓侧束；锥体束和 / 或延髓内侧丘系交叉。

支持标准：胼胝体压部、内囊后肢、小脑上脚、

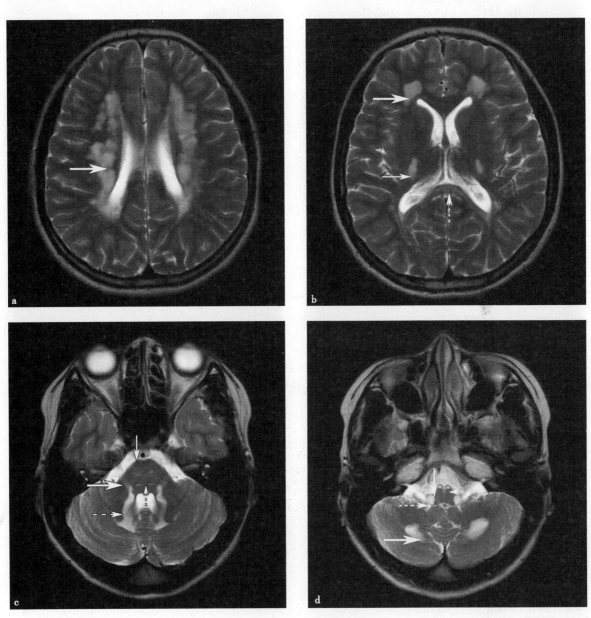

图 1-4-31 LBSL 的 MRI 表现

女，16 岁，诊断 LBSL。a～d. T$_2$WI 示双侧侧脑室周围白质（a 图中白箭、b 图中白箭）、胼胝体压部（b 图中白色虚箭）、锥体束（b 图中白色细箭、c 图中白色细箭）、脑内三叉神经走行区（c 图中白箭）、小脑上脚（d 图中白色虚箭）、内侧丘系（c 图中白色细虚箭、d 图中白色细虚箭）、锥体（d 图中白色细箭）、小脑下脚（d 图中白色虚箭）、小脑白质（d 图中白箭）对称性受累

小脑下脚、三叉神经脑实质部分、间脑三叉神经束、延髓脊髓小脑前束、小脑白质。

MRI 诊断的建立需符合所有主要标准和至少一条支持标准。

脑白质 MRS 可以出现乳酸升高，但不是所有患者都一定伴有乳酸升高。

【诊断要点】

本病临床表现及 MRI 表现均具特征性，先证者的诊断需基因检测确诊。

【鉴别诊断】

脊髓小脑共济失调起病，MRI 脊髓背索、皮质脊髓侧束、脑白质信号异常，需考虑维生素 B_{12} 缺乏。但维生素 B_{12} 缺乏不出现脑干异常，脊髓以颈段脊髓受累为主，而 LBSL 为全脊髓受累。

MRS 乳酸峰升高，伴脊髓小脑共济失调或脑白质异常信号，还需要考虑线粒体病，但 LBSL 对于脑干及脊髓的选择性受累的特点可以鉴别。

（朱　颖　肖江喜）

第五节　其他代谢病

一、Fahr's 病

【概述】

Fahr's 病（Fahr's disease），又称家族性特发性脑血管亚铁钙沉着症，为罕见病。病因不明，多数具有家族倾向，少数为散发病例。Fahr's 病主要病理改变为双侧基底节、丘脑、小脑齿状核和皮质下白质广泛对称的终末小动脉和静脉周围钙盐、铁、铝、钾、磷及亚铅沉着，钙化部位伴有神经元缺失和神经胶质增生，少数伴有神经脱髓鞘病变，晚期部分脑实质被钙化灶和神经胶质细胞替代。

【临床特点】

Fahr's 病可以发病于任何年龄，以青春期或成人多见，无明显性别差异。临床主要表现为进行性加重的头晕、头痛、精神障碍等因神经元慢性损害而产生的综合征。

【影像检查技术与优选】

CT 在显示本病的钙化方面优于 MRI，而 MRI 能够更全面反映病变部位脑组织的病理改变和疾病发展过程，且有助于除外其他神经系统疾病。

【影像学表现】

1. CT　表现为脑内广泛分布、对称性钙化灶，随病程进展逐渐增多、范围增大。发生部位依次为基底节、丘脑、小脑齿状核、大脑灰白质交界处、小脑白质区（图 1-4-32）。

2. MRI　脑实质可发生脱髓鞘改变，为脑血管壁亚铁钙沉积、管腔变窄，相应脑实质慢性缺血缺氧所致。可见脑萎缩，主要累及白质区，脑室系统扩张，脑沟及脑池一般无增宽、加深。可合并脑出血及囊变。增强扫描可见囊性灶及钙化周围不连续条状轻度强化，与周围脑实质胶质增生有关。

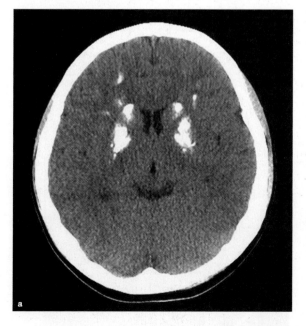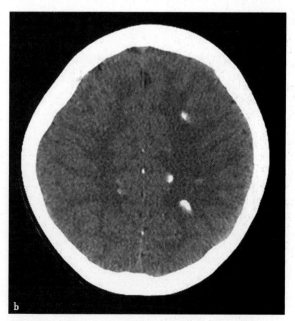

图 1-4-32　Fahr's 病的 CT 表现
女，10 岁。a、b. 头颅 CT 可见双侧基底节区、大脑灰白质交界处多发对称钙化

【诊断要点】

Fahr's 病为罕见病，具有特征性影像学表现，即脑内广泛分布、对称的钙化灶，结合实验室检查，除外其他中枢神经系统疾病，可考虑该病的诊断。

【鉴别诊断】

基底节钙化性改变，见于多种疾病，主要鉴别如下：

1. 基底节区生理性钙化 大部分出现在 40 岁以上，无神经系统症状，钙化范围小。

2. 甲状旁腺功能减退 也可表现为颅内多发对称钙化，但该病患者多有甲状旁腺病史，血磷升高、血钙降低。

3. 结节性硬化 钙化常位于侧脑室旁，呈结节样钙化，以室间孔对侧室管膜下常见，临床上癫痫、痴呆常见。

4. 其他 此外还应与碳酸酐酶缺乏症、弓形虫病、自身免疫性脑病、线粒体脑疾病、中毒、铅中毒等鉴别。

二、亨廷顿病

【概述】

亨廷顿病（Huntington disease，HD），又称亨廷顿舞蹈症（Huntington chorea），是一种遗传性进行性神经退行性疾病。HD 在白种人较多见，发病率为（10.6～13.7）/100 000，亚洲和非洲发病率低，无明显性别差异。HD 为常染色体显性遗传病，致病基因 *HTT* 位于 4p16.3。HD 病理改变表现为特异性选择性脑部神经元变性、死亡，导致合成脑啡肽和 γ- 氨基丁酸的神经元严重脱失，胶质细胞明显增生，

以尾状核和壳核改变最显著，其次为大脑、丘脑、下丘脑、苍白球等。

【临床特点】

HD 通常于 30～50 岁起病，平均年龄 45 岁，但 5%～10% 于 20 岁前起病，称为青少年型亨廷顿病。青少年型主要临床表现为运动功能减退、肌肉强直、癫痫发作（约 50% 患者出现）和智力减退。患者很少在疾病初期表现为舞蹈样症状，多呈进行性加重。如致病基因遗传自父系，一般起病较早。成年人发病后一般存活 15～18 年，青少年型 5～10 年。

【影像检查技术与优选】

MRI 为首选影像学检查方法。

【影像学表现】

1. CT 可见纹状体萎缩。

2. MRI 疾病早期 MRI 表现正常。随着病程进展，出现典型的纹状体萎缩（图 1-4-33）。纹状体萎缩导致特征性侧脑室前角扩大，向两侧突出呈"凸透镜样"改变。苍白球、丘脑、海马也可以萎缩，但不如纹状体显著。皮层萎缩较纹状体晚，且不如纹状体显著。白质萎缩以纹状体周围和胼胝体、后部白质为主。

青少年型可表现为壳核及尾状核头萎缩，T_2WI 信号增高，部分病例可见基底节区 T_2WI 信号减低。双侧侧脑室扩张，以前角为著。

MRS 可于 HD 早期发现壳核肌醇水平升高。高场强 MRS 可见 NAA 及谷氨酸盐峰水平的改变。

铁沉积可导致 SWI 出现双侧苍白球对称低信号。

【诊断要点】

HD 多在中年起病，少数于青少年起病。青少

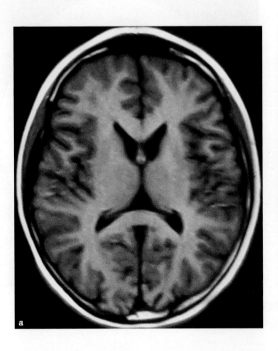

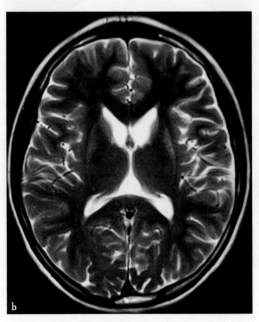

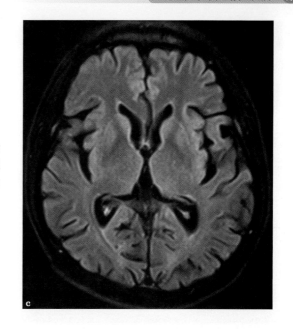

图 1-4-33 亨廷顿病的 MRI 表现
女，13 岁，言语不清，饮水呛咳，不自主运动，基因诊断亨廷顿病，其父亲亦诊断亨廷顿病。a～c. 双侧尾状核、苍白球、壳核体积缩小，T_2WI 及 T_2 FLAIR 为稍高信号，双侧侧脑室前角增宽

年型主要表现为运动功能减退、肌肉强直、癫痫发作和智力减退，多有阳性家族史，确诊依赖于基因检查。MRI 以对称性纹状体萎缩最具特征性。

【鉴别诊断】

HD 的鉴别诊断较为广泛，如亨廷顿病样疾病 -2（Huntington's disease-like 2，HLD2）、齿状核红核苍白球下部萎缩症、脊髓小脑共济失调（2 型、3 型、12 型和 17 型）、神经棘红细胞增多症以及脑 - 甲状腺 - 肺综合征。HLD2 病理改变和临床表现均与 HD 相似，但所有患者均为非洲裔祖先，而无高加索裔祖先；帕金森症状较多见；无 *HTT* 基因突变。

三、哈勒沃登 - 施帕茨病

【概述】

哈勒沃登 - 施帕茨病（Hallervorden-Spatz disease，HSD），又称苍白球黑质红核色素变性，于 1922 年由 Hallervorden 和 Spatz 报告。HSD 是一种罕见常染色体隐性遗传病，为位于 20p12.3-p13 的泛酸激酶 2（*PANK2*）基因突变所致，该基因突变可干扰 PANK2 蛋白的表达水平、催化活性，以及线粒体靶蛋白的成熟与稳定，引起神经元线粒体脂类代谢异常，过量的铁沉积于苍白球、黑质及其相邻部位，导致神经变性病变。本病多见于青少年时期，发病率为 1/1 000 000～3/1 000 000。

【临床特点】

HSD 临床特征为锥体外系功能障碍，表现为肌张力不全、肌强直、舞蹈手足徐动症和构音障碍。根据发病年龄，HSD 可分为早发经典型和晚发不典型。经典型在 10 岁以前发病，90% 在 3～6 岁发病，

95% 以上出现锥体外系症状如肌张力障碍、构音障碍、舞蹈症、手足徐动症，25% 出现锥体束症状如痉挛、反射亢进、病理征阳性，29% 出现认知减退及视网膜病，病情进展迅速，一般在发病后 10～15 年即失去独立行走能力。不典型 HSD 发病年龄稍晚，平均 13～14 岁，病情进展缓慢，运动功能受累相对较轻，常见症状为认知功能障碍和精神异常，多于发病后 15～40 年失去独立行走能力。

【影像检查技术与优选】

对于本病，CT 的诊断价值不大，MRI 是该病最重要的影像学检查方法。

【影像学表现】

1. CT 平扫多表现为双侧苍白球区对称性低密度影，偶尔呈高密度影，类似钙化。

2. MRI T_1WI 苍白球可呈高信号，前内侧为低信号（图 1-4-34a）；T_2WI 双侧苍白球呈低信号，低信号的前内侧见点状高信号，双侧对称，称为"虎眼征"，为胶质增生和神经轴索肿胀，是本病特征性表现（图 1-4-34b）。SWI 双侧苍白球对称性低信号，比 T_2WI 显示更敏感（图 1-4-34c）。有研究显示 ^{1}H-MRS 苍白球 NAA 峰比健康人明显下降。DTI 双侧苍白球区 FA 值和平均扩散率（mean diffusivity，MD）升高，其原因是铁沉积干扰局部磁场，但该病不同于其他累及基底节区及丘脑的变性疾病，如亨廷顿病或进行性核上行麻痹，DTI 显示 HSD 患者白质纤维仍正常。

【诊断要点】

对于影像上显示脑组织铁沉积的以锥体外系症状为主要表现的患者，应考虑到 HSD 的可能。HSD

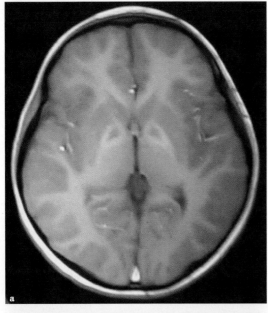
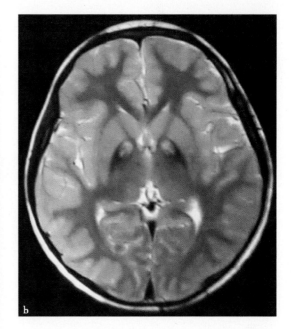
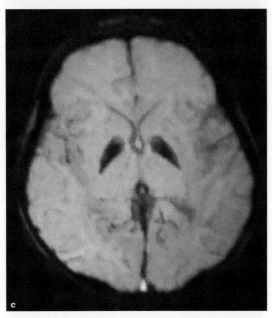

图 1-4-34　哈勒沃登 - 施帕茨病的 MRI 表现

男，7 岁。a. T_1WI 示双侧苍白球信号增高，前内侧为低信号；b. T_2WI 示双侧苍白球为明显低信号，前内侧可见高信号，呈"虎眼征"；c. SWI 示双侧苍白球信号明显减低

患者存在 *PANK2* 基因突变，基因序列分析能明确该病诊断。MRI 上"虎眼征"是其特异性征象，SWI 能更清晰显示苍白球的病变区域。

【鉴别诊断】

1. **一氧化碳中毒性脑病、甲醇中毒性脑病等代谢性中毒性疾病**　均可表现为双侧苍白球对称性病变，但双侧苍白球 T_2WI 信号增高，无 T_2WI 低信号改变，结合相关病史即可明确诊断。

2. **进行性核上性麻痹**　有特征性的核上性凝视麻痹的临床表现，伴有智力障碍和步态异常，多为中老年发病，MRI 显示中脑萎缩。

3. **肝豆状核变性**　为遗传性铜代谢障碍引起的肝硬化和脑变性疾病，患者有肝硬化病史，血清铜蓝蛋白显著降低，可见角膜色素环 K-F 环，双侧豆状核 T_2WI 呈高信号改变。

4. **青少年型亨廷顿病**　以弥漫性脑萎缩为主，头颅 MRI 常可见尾状核头部和壳核萎缩。

四、黏多糖贮积症

【概述】

黏多糖贮积症（mucopolysaccharidosis，MPS）是一组遗传性疾病，由于溶酶体内水解酶缺乏，使酸性黏多糖（acid mucopolysaccharide，AMPS）不能完全降解，而在体内堆积，导致全身结缔组织病变。根据酶缺陷的不同共分 7 型，除 Ⅱ 型外，其余均为常染色体隐性遗传。本病发病率约为 1/25 000，颅内病理改变为黏多糖广泛沉积在神经系统内，干扰脑细胞代谢，引起神经元细胞肿胀、变性。

【临床特点】

MPS 各型均可出现面容丑陋、关节活动受限、骨骼畸形、肝脾增大、心脏瓣膜病、耳鼻喉病变、角膜混浊及视网膜和视神经损害，主要是由于 AMPS 在组织内过度堆积造成。此外，Ⅲ型主要为类肝素 -N- 硫酸酯酶缺乏，使类肝素堆积，故可产生严重的智力低下并伴精神运动异常，但其骨骼改变较轻微。Ⅳ型主要为角质素堆积，其骨骼畸形较为严重，发现年龄较晚，智力可有轻度异常。

【影像检查技术与优选】

X 线可以很好地显示本病特征性的骨骼改变，CT 表现无特异性，而 MRI 敏感性高于 CT，可以显示颅内受累范围以及程度。

【影像学表现】

1. X 线　表现具有特征性，各型共同改变为普遍骨质疏松及骨化中心出现迟缓。Ⅰ型头颅增大呈舟状头，蝶鞍增大呈"小提琴"状，肋骨为"飘带样"改变，腰椎椎体前下缘变尖、前突，呈"鸟嘴状"改变（图 1-4-35），髋臼的外上缘呈斜坡状，可伴有髋脱位及髋外翻。Ⅲ型 X 线表现大致与Ⅰ型类似，仅程度轻。Ⅳ型以胸腰椎改变为主，表现为椎体变扁，其前缘正中呈舌样突出，椎间隙增宽。

2. CT　脑部表现无特征性，可见脑室周围及半卵圆中心区、胼胝体、基底节区小斑片状低密度灶，增强扫描无强化，病理上为血管周围间隙增宽，尤其在Ⅰ型和Ⅱ型中相对多见。

黏多糖广泛沉积于软脑膜，使软脑膜变厚混浊，影响脑脊液循环，可有不同程度脑室扩张。黏多糖沉积于软骨、骨膜内，异常的基质加速钙盐的沉积，形成粗糙无序的骨小梁。颅底骨与穹窿骨致密增厚，乳突气化不良。黏多糖沉积于血管壁，致使血管壁增厚，弹性降低，影响脑供血。沉积于脑神经元，使细胞肿胀、变性，膨胀成透亮气球样，颅穹窿骨增大使桥静脉被拉长，轻度外伤易致硬脑膜下血肿，是该病较常见并发症（图 1-4-36）。

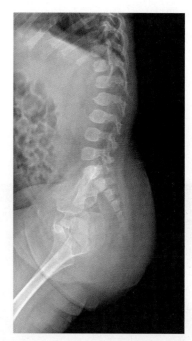

图 1-4-35　黏多糖贮积症的腰椎 X 线表现

女，10 个月，临床诊断黏多糖贮积症。腰椎侧位 X 线片显示腰$_{1\sim3}$椎体前下缘变尖，呈鸟嘴状突出

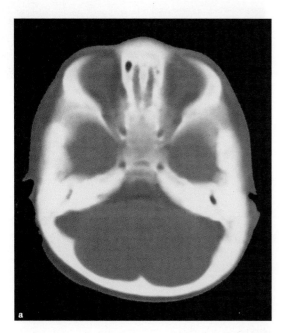 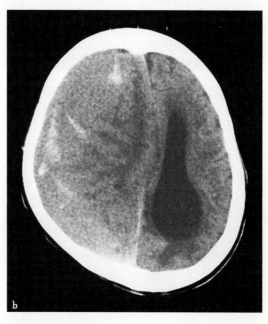

图 1-4-36　黏多糖贮积症的头颅 CT 表现

a. 头颅 CT 平扫示颅骨致密增厚，乳突未气化；b. 脑室旁白质区密度减低，中线左移位，右额、颞、顶区硬脑膜下血肿，右侧脑室闭塞，左侧脑室扩张

3. MRI 脑部表现为脑室周围及半卵圆中心区、胼胝体、基底节区多发小点状病灶，T_1WI呈低信号，T_2WI呈高信号，与血管周围间隙分布一致（图1-4-37）。脑白质可见异常信号，T_1WI为低信号，T_2WI为高信号，以脑后部为著（图1-4-38）。随病情进展可见脑积水、蛛网膜下隙增宽或囊肿、与年龄不一致的脑皮质萎缩。

【诊断要点】

本病具有特殊面容、体形和智力低下等症状，结合腰椎和四肢长骨的X线典型表现可提示本病，实验室检查尿黏多糖定性、定量实验是确诊本病的可靠依据。

【鉴别诊断】

1. **正常血管周围间隙** 表现为基底节、侧脑室旁、半卵圆中心小圆形或现状脑脊液信号，一般直径小于2mm，双侧较对称。

2. **Sener综合征（多囊脑）** 为外胚层发育不良或变性导致血管周围间隙扩张形成小囊肿，大小不等，圆形或椭圆形垂直于侧脑室呈层状排列，常伴胼胝体发育不良或灰质异位，有面部畸形，不伴脑脊液吸收障碍，实验室检查尿黏多糖定性、定量阴性。

3. **人类免疫缺陷病毒（human immunodeficiency virus，HIV）感染** 可在脑干、基底节区发现囊状扩大的血管周围间隙，是艾滋病并发隐球菌性脑膜炎的特征性表现。

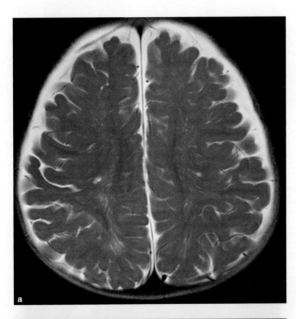

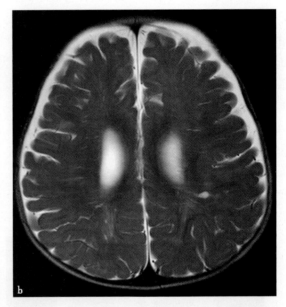

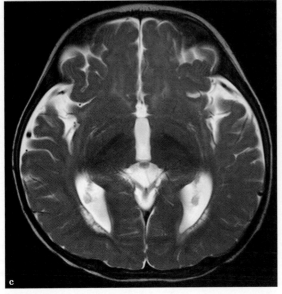

图1-4-37 黏多糖贮积症的头颅MRI表现
女，10个月，临床诊断黏多糖贮积症。a～c. T_2WI示双侧半卵圆中心、侧脑室后角旁多发小囊状高信号

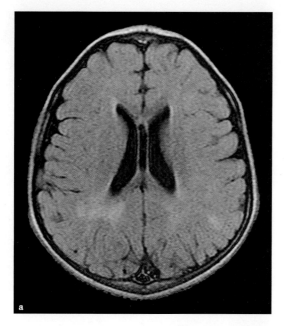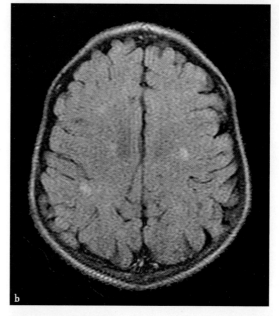

图 1-4-38 黏多糖贮积症的头颅 MRI 表现

a、b. T₂ FLAIR 序列示双侧脑室周围及半卵圆中心区多发片状高信号

五、GM1 神经节苷脂贮积症

【概述】

GM1 神经节苷脂贮积症（GM1 gangliosidosis）是一种罕见的常染色体隐性遗传病，发病率为 1/20 000～1/10 000。其致病基因为位于 3 号染色体的 β- 半乳糖苷酶 -1（*GLB1*）基因，*GLB1* 突变导致 β- 半乳糖苷酶活性明显降低。GM1 的降解必须在溶酶体中经酸性 β- 半乳糖苷酶的作用下进行，β- 半乳糖苷酶活性降低导致 GM1 神经节苷脂降解障碍，神经节苷脂及相关糖复合物过量沉积于全身组织尤其是神经系统，导致细胞和脏器损害。

【临床特点】

临床症状无特异性表现，少数患者可见面部畸形、眼底樱桃红斑及骨骼异常。本病分三型：婴儿型（1 型）最为常见，多在出生后～6 个月起病，表现为面容异常、骨结构不良、肝脾增大、肌张力低下、精神发育迟缓和癫痫，多在 2 岁以内死亡；晚婴型或青少年型（2 型）多在 7 个月～3 岁起病，表现为进行性精神运动迟滞，继而出现癫痫样发作、痉挛状态和运动失调，发病后几年内死亡；成人型或慢性型（3 型）多在 3～30 岁发作，表现为慢性进行性肌张力障碍、构音障碍、共济失调、肌阵挛和锥体外束征，其存活期因人而异。

【影像检查技术与优选】

X 线可以发现相应骨骼改变，MRI 相比 CT 在显示基底节区、白质异常信号方面更有优势。

【影像学表现】

1. X 线　骨骼常见多发性骨发育不良，骨质疏松，脊柱后凸畸形，椎体前缘呈"鸟嘴样"突出。

2. CT　脑部病变早期显示丘脑对称性高密度，有时双侧壳核、尾状核和苍白球也可呈高密度，脑白质内病变呈低密度。病程晚期出现大脑、小脑萎缩。

3. MRI　婴儿型多表现为丘脑 T₁WI 高信号、T₂WI 低信号，部分可见双侧苍白球 T₂WI 高信号（图 1-4-39a、b）；髓鞘化延迟，白质多为弥漫性 T₂WI 高信号（图 1-4-39c）。青少年型可表现为丘脑 T₁WI 高信号、T₂WI 低信号，也可表现为丘脑信号正常、双侧苍白球 T₂WI 异常信号（高信号或低信号）；髓鞘化延迟，白质可见多发异常 T₂WI 高信号。MRS 表现为白质、基底节和丘脑内的 NAA 峰下降和肌醇峰（mI）明显增高，在 2.07ppm 处出现 N- 乙酰己糖胺峰（N-acetylhexosamine，NAHeX）。

【诊断要点】

本病临床症状无特异性表现，诊断困难。少数患者可有面部畸形、眼底樱桃红斑，X 线片常见骨发育异常。MRI 可见基底节区及白质异常信号。确诊依赖于血白细胞、皮肤培养成纤维细胞或肝脏等组织的 β- 半乳糖苷酶活性测定。

【鉴别诊断】

本病主要需与黏多糖贮积症鉴别，黏多糖贮积症患者一般病程较长。MRI 可提供额外诊断信息，β- 半乳糖苷酶活性测定可确诊。

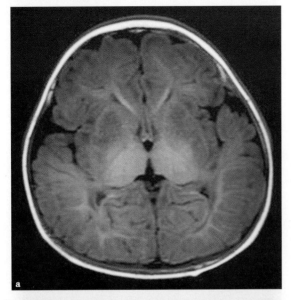

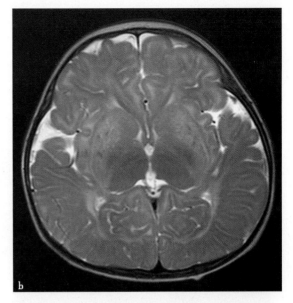

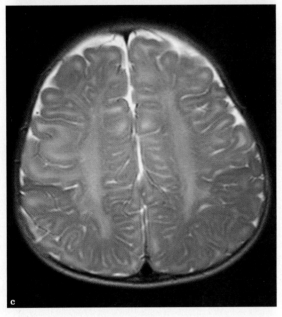

图 1-4-39　GM1 神经节苷脂贮积症的 MRI 表现
男，17 个月，临床诊断 GM1 神经节苷脂贮积症。
a. T₁WI 示双侧丘脑高信号；b. T₂WI 示双侧丘脑
低信号；c. T₂WI 示双侧大脑半球白质弥漫性信
号增高

六、GM2 神经节苷脂贮积症

【概述】

GM2 神经节苷脂贮积症（GM2 gangliosidosis）是一种常染色体隐性遗传病，由于 β- 氨基己糖胺酶（β-hexosaminidase，β-Hex）或 GM2 激活蛋白缺陷所致。β-Hex 酶缺乏时，GM2 分子所结合的 N- 乙酰半乳糖不能被水解，造成 GM2 降解障碍，沉积在体内。β-Hex 有两种同工酶，即己糖胺酶 A（Hex A）和己糖胺酶 B（Hex B），两者均由两条多态链组成：*Hex A* 为 α 和 β 两条肽链，*Hex B* 则为两条 β 肽链，α 和 β 的编码基因分别位于 15q23-24 和 5q13。α 肽链基因突变即导致 *Hex A* 活性降低，发生泰 - 萨克斯病（Tay-Sachs disease）；β 肽链基因突变时，*Hex A* 和 *Hex B* 的活性均降低，导致 Sandhoff 病（Sandhoff disease）。泰 - 萨克斯病和 Sandhoff 病均罕见，前者发病率约 1/222 000，后者发病率 1/422 000～1/384 000。

【临床特点】

泰 - 萨克斯病和 Sandhoff 病临床表现类似，根据发病年龄及临床症状可分为经典婴儿型和少年 / 亚急性型。

经典婴儿型常见，表现为出生时正常，4 个月左右可出现对声音刺激特别敏感，表现为声音诱发的突发惊跳和四肢伸展性痉挛。4～6 个月时出现精神运动发育倒退，对外界反应淡漠，肌张力减退，锥体束征阳性，此后肢体逐渐痉挛。8～9 个月时可有眼震、失明、眼底可见樱桃红斑。2 岁常有癫痫发作和脑电图异常表现，但无外周神经受累征象，无骨骼、面容的改变。随病情进展，逐渐痴呆，3～5 岁死于恶病质。

少年/亚急性型少见，平均发病年龄 5.3 岁，发病初期最主要临床表现为步态、语言障碍、共济失调，其他常见临床表现包括行为和精神症状、肌无力、智力障碍、锥体外系征，多数患者在发病 10 年内死亡。

【影像检查技术与优选】

MRI 相比 CT 在显示丘脑异常信号方面更有优势。

【影像学表现】

1. CT 病变早期显示丘脑呈对称性高密度，有时双侧壳核、尾状核和苍白球也出现高密度，脑白质内呈低密度。病程晚期出现大脑和小脑萎缩。

2. MRI 丘脑呈 T_1WI 高信号，T_2WI 呈高信号或混合信号（图 1-4-40a、b）。泰 - 萨克斯病在双侧壳核、尾状核和苍白球出现 T_2WI 高信号，T_1WI 低信号或高低混杂信号改变，在丘脑腹侧核出现 T_2WI 低信号和 DWI 高信号可作为一个与其他疾病的鉴别特征。脑白质在早期出现发育落后，而后出现弥漫性、缓慢进展的白质 T_2WI 高信号，以侧脑室周围白质为主，也可以累及锥体束和小脑白质，但胼胝体不受累（图 1-4-40c）。白质病变在泰 - 萨克斯和 Sandhoff 病均可出现。Sandhoff 病年长患者可见丘脑 T_2WI 低信号和萎缩。两种疾病晚期，出现大脑和小脑萎缩，白质异常、基底节和丘脑 T_2WI 低信号。

MRS 在本病有特征性，表现为白质、基底节和丘脑内的 NAA 峰下降和肌醇（mI）峰明显增高，在 2.07ppm 处出现 N- 乙酰己糖胺峰（N-acetylhexosamine, NAHeX）。

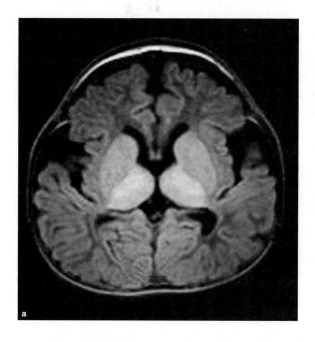
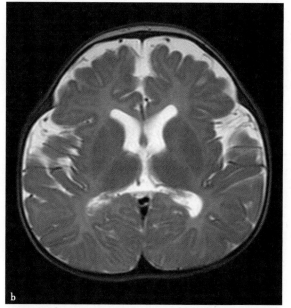
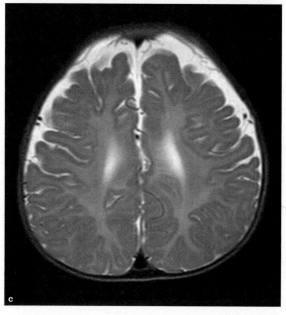

图 1-4-40 GM2 神经节苷脂贮积症的 MRI 表现
男，11 个月，临床诊断 GM2 神经节苷脂贮积症。a. T_1WI 示双侧丘脑高信号；b. T_2WI 示双侧丘脑信号略减低；c. T_2WI 示双侧大脑半球白质弥漫性信号增高，白质髓鞘化严重落后

【诊断要点】

典型临床症状,患儿出生时正常,4 个月左右可出现对声音刺激特别敏感,八九个月时可出现眼震、失明,有眼底樱桃红斑;CT 表现丘脑高密度,MRI 可见丘脑 T_2WI 高信号;白细胞 Hex 活性测定可确诊。

【鉴别诊断】

丘脑 CT 高密度、MRI T_2WI 高信号表现,需要与球形细胞脑白质营养不良相鉴别,但后者无基底节核团异常信号,且同时累及胼胝体;另外基底节钙化需要与先天性 TORCH 感染或钙磷代谢异常等相鉴别,通常此类疾病钙化范围较大,可累及皮层和白质。基底节 MRI T_2WI 高信号需与有机酸血(尿)症和线粒体病等鉴别,但这类疾病无钙化或钙化以基底节为主,丘脑少见,另外线粒体脑病表现为血或尿乳酸增高。

七、神经元蜡样脂褐质沉积症

【概述】

神经元蜡样质脂褐质沉积症(neuronal ceroid lipofuscinoses,NCL),是一组具有遗传异质性的神经元变性病。本病为常染色体隐性遗传病,主要病因为溶酶体蛋白酶的基因缺陷及结构蛋白的功能失调,导致脂褐质沉积全身多脏器。NCL 罕见,不同国家发病率为 0.1/100 000~7.0/100 000,多数在儿童期发病,偶尔在成年发病。

【临床特点】

NCL 的主要临床表现为进行性智力倒退、肌阵挛、癫痫发作和视力恶化,视觉丧失为大多数亚型的临床特征之一。依据起病年龄和临床表现,NCL 可分为先天型、婴儿型、晚婴型、青少年型、成人型,每种类型患者有不同临床表现。NCL 新的分类系统同时考虑基因型和起病年龄,共分 14 型。NCL 预后差,死亡率高,目前无特效治疗方法,主要为对症治疗。

【影像检查技术与优选】

MRI 为首选影像学检查方法。

【影像学表现】

1. CT 可见脑萎缩。

2. MRI 不同类型的 NCL 表现如下:①婴儿型,可见大脑皮质弥漫性萎缩,丘脑 T_2WI 低信号,脑室周围白质 T_2WI 高信号,硬膜下积液;②晚婴型,可见进行性大脑和小脑萎缩,以小脑为主且早发,而基底节和丘脑基本正常;③青少年型:大脑、小脑萎缩,脑室扩大,内囊后肢及脑室周围白质 T_2WI 高信号。MRS 可见受累部位 NAA 峰减低,mI 峰升高(图 1-4-41)。

【诊断要点】

NCL 临床表现复杂多样,诊断需要结合临床表现、头颅 MRI、脑电图、眼底、视觉诱发电位检查,其他检查如特异性酶学及基因检测、皮肤肌肉活检有助于确诊。MRI 显示大脑皮质和小脑萎缩为其影像学特点。

【鉴别诊断】

1. **肌阵挛性癫痫伴破碎红纤维病**(myoclonus epilepsy associated with ragged-red fibers,MERRF) 多为小儿期发病,小脑性共济失调、肌阵挛、癫痫为本病主要临床表现,其血液、脑脊液中乳酸升高,头颅 CT、MRI 可见脑萎缩及脑干、基底节区异常信号。肌肉活检见典型的破碎红纤维可确诊。

2. **拉福拉病**(Lafora disease) 常 10~20 岁起

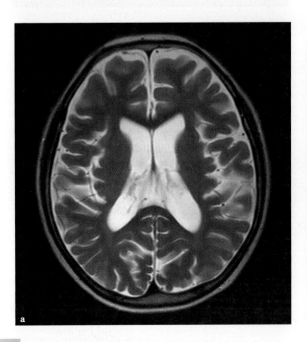

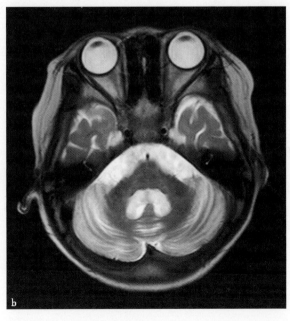

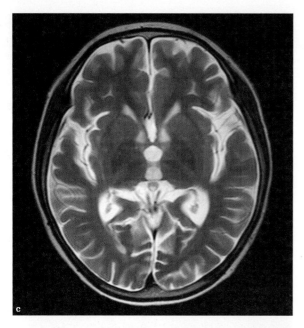
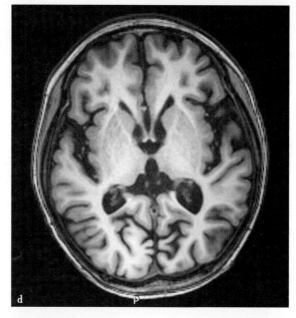

图 1-4-41　神经元蜡样脂褐质沉积病的 MRI 表现

女，7 岁，诊断神经元蜡样脂褐质沉积病。a. T_2WI 示双侧大脑半球萎缩，侧脑室增宽；b. T_2WI 示双侧小脑半球萎缩；c、d. T_2WI 及 T_1WI 示双侧丘脑萎缩，T_2WI 信号下降

病，临床表现为肌阵挛型癫痫发作、肌强直、智力及运动功能减退，进行性加重，多于 20～30 岁死亡。头颅 CT、MRI 可见轻度大脑、小脑萎缩。骨骼肌活检见 Lafora 小体可确诊。

八、急性坏死性脑病

【概述】

急性坏死性脑病（acute necrotizing encephalopathy, ANE）是一种急性、快速进展性脑病，1995 年由日本的 Mizuguchi 等提出。该病罕见，为一组病因不明的临床影像综合征，大部分患者有病毒前驱感染史。早期报道主要发生于日本和我国台湾，近年欧美亦有报道，无明显种族倾向，男女发病率无明显差异。其主要病理改变为局灶性血管损伤所致血脑屏障破坏，血浆渗出，引起脑水肿、点状出血、神经元及胶质细胞坏死。

【临床特点】

本病婴儿至成人均可发病，但常见于婴幼儿，目前分为两型：①散发性 ANE：又称孤立性急性坏死性脑病，其发病机制不明，临床主要表现为高热、抽搐、意识障碍（迅速进展至昏迷）和多器官功能衰竭；②家族性 ANE：即复发性急性坏死性脑病，*RANBP2* 基因为该型易感基因。ANE 呈现暴发性且多样化病程，临床主要有以下 3 期：前驱感染期、急性脑病期、恢复期。家族性 ANE 与散发性 ANE 相比，除有家族倾向和易复发外，其临床症状一般较

轻。该病预后差，死亡率高达 30%，幸存者多遗留严重神经后遗症。

【影像检查技术与优选】

MRI 与 CT 均可发现对称性多灶性脑损害，但 MRI 更加敏感。

【影像学表现】

1. CT　可见多灶性、对称性脑损害，以累及双侧丘脑为特征，病变区呈低密度（图 1-4-42）。

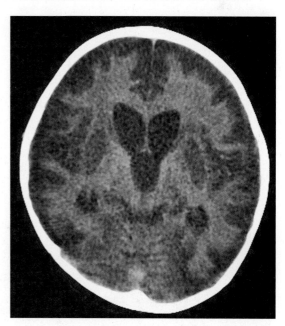

图 1-4-42　急性坏死性脑白质病的 CT 表现

男，4 岁，发热后意识障碍。发病后第 64 天头颅 CT 示双侧大脑半球皮层密度明显减低。双侧大脑半球白质密度轻度减低。双侧豆状核、尾状核、丘脑密度减低。脑萎缩

2. MRI 初期主要表现为脑水肿，T_1WI 为低信号、T_2WI 为高信号，T_2 FLAIR 及 DWI 为高信号，灰质病灶可为同心圆样混杂信号。中期可见点状出血、坏死，灰质病灶以丘脑为主，T_1WI 为中心低信号、周围环状高信号（亚急性出血）；T_2WI 信号较前有所减低，周围环绕高信号或等信号；T_2 FLAIR 高信号更明显，中心及外周可见混杂低信号；DWI 为混杂信号，高信号较前减少；脑白质仍为 T_1WI 低信号、T_2WI 高信号，T_2 FLAIR 为高信号（图 1-4-43）。恢复期少数轻型病例病灶可完全消失，大部分病例病灶表现为萎缩、含铁血黄素沉积、囊腔形成等，可

遗留脑萎缩。DTI 可观察 ANE 患者白质纤维束的受损程度，判断临床预后，同时可鉴别 ANE 与其他类似疾病。

【诊断要点】

ANE 主要发生于儿童，诊断主要根据临床和神经影像学特征并排除其他疾病。本病影像学特征为对称性、多灶性脑损害，白质与灰质均可受累，主要累及丘脑。

【鉴别诊断】

1. 韦尼克脑病 ANE 与韦尼克脑病均可同时累及双侧丘脑，但韦尼克脑病主要累及脑室周围灰

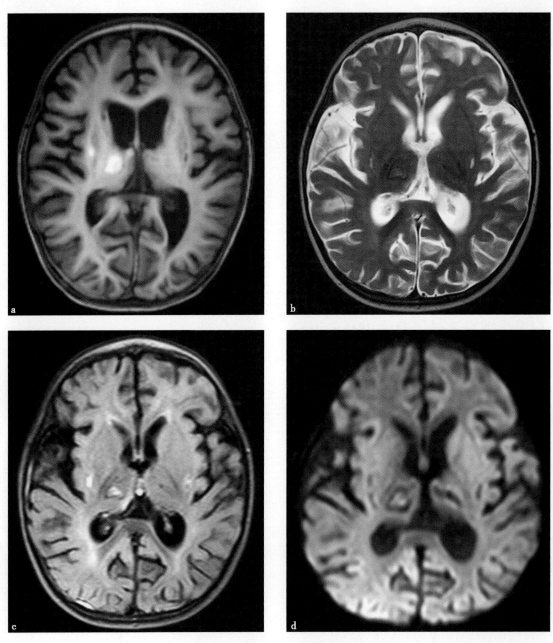

图 1-4-43 急性坏死性脑病的 MRI 表现

男，15 个月，发热、惊厥后昏迷。发病后第 24 天头颅 MRI 示双侧侧脑室增宽，轻度脑萎缩：a. 右侧丘脑、壳核片状 T_1WI 高信号；b. T_2WI 为中央高信号，周围环绕低信号；c. T_2 FLAIR 为高信号；d. DWI 为中央稍高信号，周围环绕低信号

质，如乳头体、下丘脑、中脑水管周围灰质和第四脑室底部，在病灶分布上与 ANE 存在很大不同。此外，韦尼克脑病为各种原因引起维生素 B₁ 缺乏所致，而 ANE 常有病毒前驱感染史。

2. **急性播散性脑脊髓炎** 多发生于青少年，症状轻，预后好。其病变主要在白质，可累及灰质，但丘脑区无 T_1WI 高信号表现。

（侯　超　肖江喜）

第六节　获得性脑白质病

一、急性播散性脑脊髓炎

【概述】

急性播散性脑脊髓炎（acute disseminated encephalomyelitis，ADEM）是一种特发性中枢神经系统脱髓鞘疾病。ADEM 为少见病，年发病率为（0.2～0.8）/100 000，80% 发生在 10 岁以下的儿童，发生于成人少见。70%～93% 的患者发病数周前有感染或疫苗接种史。典型 ADEM 是单相病程，预后良好，复发型和多相型要注意与多发性硬化鉴别。

【临床特点】

2013 年国际儿童多发性硬化研究组（International Pediatric Multiple Sclerosis Study Group，IPMSSG）提出了儿童 ADEM 诊断标准（必须满足以下所有条件）：①第 1 次多灶性中枢神经系统事件（很可能为炎症性脱髓鞘所致）；②脑病症状（行为异常或意识障碍），且不能用发热解释；③起病 3 个月以后无新的临床或 MRI 病灶出现；④急性期（3 个月内）头颅

MRI 异常；⑤典型头颅 MRI 表现，包括弥漫性、边界不清、病灶较大（>1～2cm），累及大脑白质为主；侧脑室旁白质区 T_1WI 低信号（相对于灰质）病灶罕见；可伴有深部灰质核团（即丘脑或基底核）病灶。

【影像检查技术与优选】

MRI 为首选检查方法。

【影像学表现】

1. **CT** 无特征性表现。

2. **MRI** 典型表现为双侧多发不对称分布病灶，多数范围较大（>1～2cm），边界不清，T_1WI 呈等或低信号，T_2WI、T_2 FLAIR 呈均匀或不均匀高信号（图 1-4-44a～h）。14%～30% 病例中可见一个或多个病灶强化，形态无特异性，可呈斑点、结节样、散在结节样、不成形、脑回样、规则或不规则环形强化。脑室旁病变相对多发性硬化少见，但病变数量、部位及大小多变。ADEM 累及皮层时，常可见皮层坏死、肿胀。急性期患儿在 1 周左右有病变增多表现，1 个月后复查常可见脑萎缩。丘脑和基底节的病变，ADEM 相对于多发性硬化更常见。随访 MRI，ADEM 一般无新发病灶（图 1-4-44i～l）。

【诊断要点】

儿童 ADEM 表现多样，以中央白质病灶为主，部分表现为多发小病灶，分布不对称，边缘模糊；可出现脑室旁白质病灶，可伴或不伴皮层肿胀、坏死及白质坏死，可累及深部灰质核团。急性期患儿在 1 周左右有病变增多，复查常可见脑萎缩。

【鉴别诊断】

ADEM 主要与多发性硬化鉴别：①白质区病变 T_1WI 无低信号改变，脑室旁未见 2 个或 2 个以上病

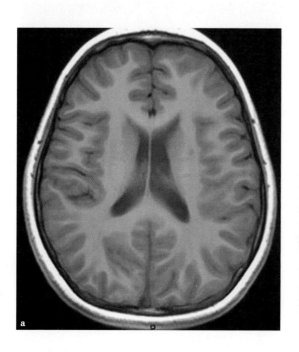

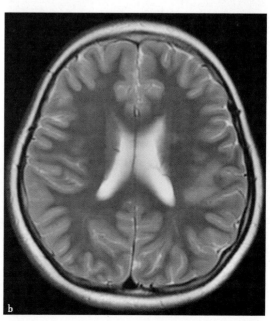

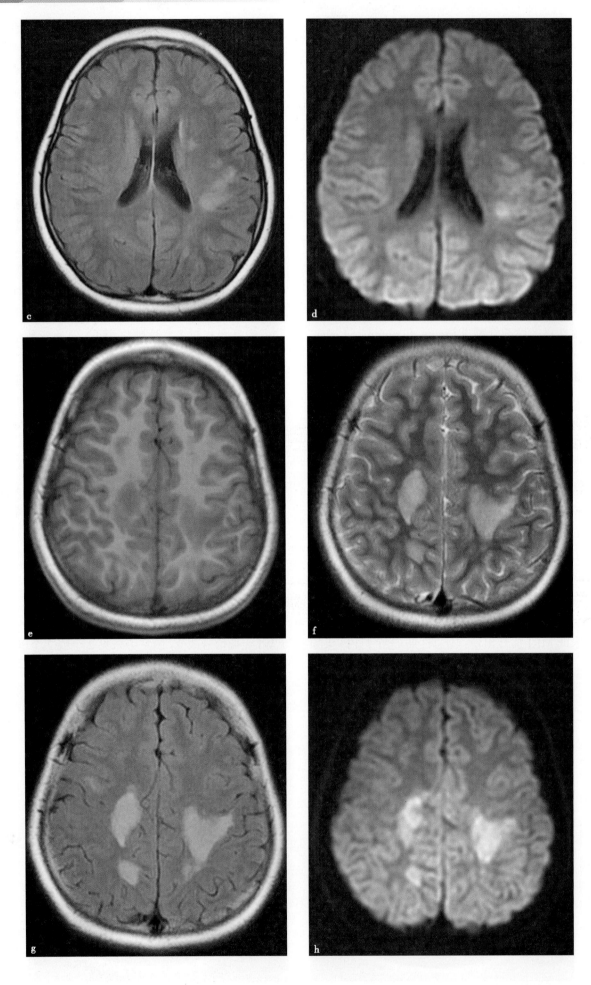

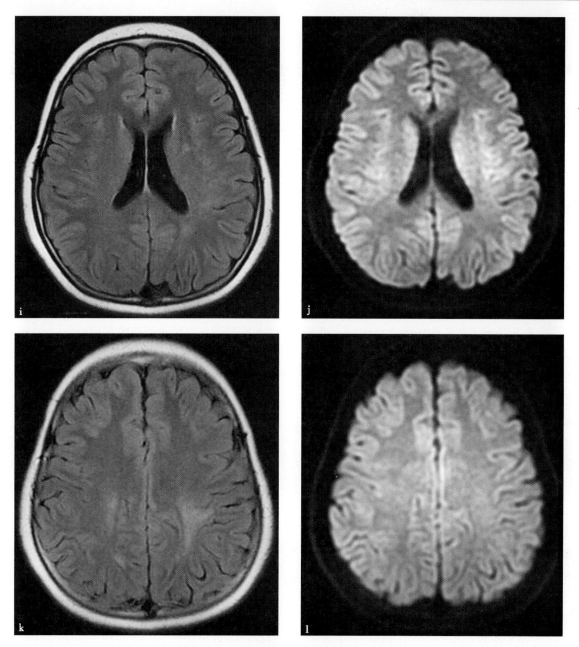

图 1-4-44 急性播散性脑脊髓炎的 MRI 表现

男，10 岁，步态异常。a~h. 双侧额顶叶皮层下白质、双侧半卵圆中心、左侧放射冠可见多发片状 T_1WI 低信号、T_2WI 高信号病灶，部分范围较大，T_2 FLAIR 为高信号，DWI 为高信号；i~l. 3 个月后复查，无新发病灶，病变范围明显减小，DWI 未见高信号

变，则更倾向于 ADEM；②尽管 ADEM 白质受累为主，但灰质亦可受累，尤其是基底神经节、丘脑以及脑干。ADEM 近皮层及深部灰质受累较脑室旁白质多见，而多发性硬化则相反；③ADEM 病灶较大且相互融合，但也可出现类似于多发性硬化（multiple sclerosis，MS）的小病灶。ADEM 病灶常可见广泛病灶周围水肿，胼胝体受累较少；④ADEM 脊髓病变范围大。

二、多发性硬化

【概述】

多发性硬化（multiple sclerosis，MS）为最常见的中枢神经系统脱髓鞘疾病，持续的炎症反应导致脑白质脱髓鞘、轴索损伤及代偿能力丧失，临床易复发，致残率高。MS 在北美及欧洲发病率较高（大于 1/100），东亚及非洲发病率低（约 2/100 000），好发于中青年女性。儿童 MS（定义为 18 岁前发病）少见，其发病率为（0.13~0.66）/100 000。

【临床特点】

儿童 MS 患者多急性起病，首发症状包括单眼或双眼视力减退、复视或眼外肌麻痹，单肢或多肢麻痹，感觉异常，共济失调，尿、便障碍，智力或情感改变等。MS 显著临床特点为时间多发性和空间多发性。时间多发性表现为多次发作，且相对前期检查出现新发病灶；另外，任何时间内可同时出现无症状的增强和无增强病灶。空间多发性表现为脑室旁、皮层下、幕下（脑干和小脑）、脊髓 4 个部位中，至少 2 个部位出现 1 处以上的病灶。

成人 MS 诊断标准为 McDonald 诊断标准。儿童 MS 诊断有特殊性，不能完全套用成人诊断标准。参照 2010 年新修订 McDonald 诊断标准，IPMSSG 对儿童 MS 诊断标准于 2013 年进行修订，诊断标准如下（需要满足以下任一条件）：① 2 种或以上非脑病性（即非 ADEM）的中枢神经系统事件，病因可能为炎性，距离 30 天以上，中枢神经系统受累区域不止 1 处；② 1 次非脑病发作事件，MRI 表现符合空间多发性，MRI 随访发现至少 1 处新增强化或非强化病灶，符合时间多发性；③第 1 次 ADEM 发作后 3 个月或更长时间后出现非脑病性临床事件，新发 MRI 病灶符合空间多发性；④首次、单一急性事件，不满足 ADEM 诊断标准，MRI 表现符合空间多发性和时间多发性（适用于≥12 岁儿童）。

激素及免疫调节剂是治疗 MS 的主要手段。多数 MS 患者预后较好，约 50% 患者发病后遗留轻 - 中度功能障碍，少数患者可于数年内死亡。

【影像检查技术与优选】

MRI 为首选检查方法。

【影像学表现】

1. CT　无特征性表现。

2. MRI　MS 白质病灶除时间、空间多发性以外（图 1-4-45，图 1-4-46），有以下特征性表现：

（1）煎蛋征：病灶多呈卵圆形或圆形，有膨胀感，呈 T_1WI 低信号、T_2WI 高信号，信号多不均匀，病灶周边常见等信号成分，周围可见血浆蛋白渗出的水肿带。

（2）开环征：病灶可呈结节状或环形强化，或呈不完全环形强化。

（3）晕环征：急性期病灶周边在 DWI 上可呈环形高信号，ADC 值相对减低。

（4）条纹征：T_2 FLAIR 显示胼胝体下出现垂直于室管膜的条纹状高信号。

（5）点线征：T_2 FLAIR 显示胼胝体下室管膜出现不规则圆点与细线相连的高信号。

（6）Dawson 手指征：MS 病灶围绕脑室周围的髓静脉分布，与其病理上表现的围绕小静脉的炎症细胞浸润相吻合，呈垂直于侧脑室发散分布的表现，类似于手掌五指张开的表现。

（7）中央静脉征：即在高场强 T_2^* 序列上发现病灶中央小静脉的存在。特点如下：①细小线状低信号或小点状低信号；②可在至少两个垂直的 MRI 平面中发现，并且在至少一个平面中为细线状；③直径小（<2mm）；④部分或完全穿过病灶；⑤位于病灶中心。

DTI 显示脑白质及胼胝体病灶各向异性分数降低，磁化传递率（magnetization transfer ratio，MTR）成像可见脱髓鞘区域磁化传递率减低，髓鞘再生时磁化传递率增高。

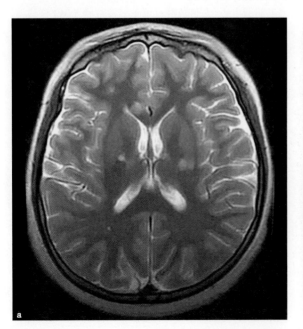
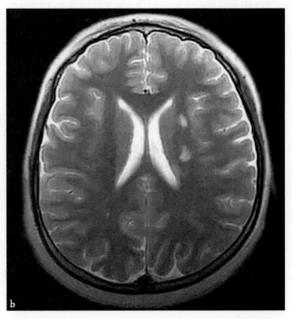

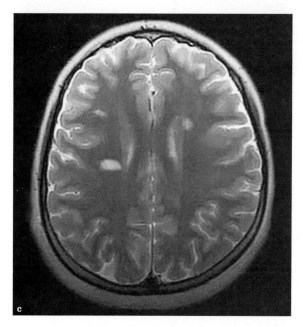
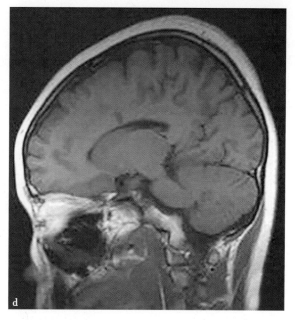

图 1-4-45　多发性硬化的头颅 MRI 表现

a～d. 头颅 MRI 示双侧脑室旁、内囊后支区、胼胝体多发 T_1WI 低信号、T_2WI 高信号病灶，边界清晰，病变无占位效应，周围组织无水肿

儿童与成人 MS 在 MRI 上的相同点为空间、时间多发性，不同之处在于儿童 MS 多表现为额、顶叶皮层下白质病灶融合成大片，累及中央区白质，水肿明显。儿童 MS 复发时可见皮层下白质及脑室旁病灶增多，有时可见"轨道征"，即 T_2WI 上内囊后肢中心部分为相对正常的低信号，内囊内垂直内囊方向可见数条短小线状高信号，内囊周边部分呈线样高信号。

有助于诊断儿童 MS 的 MRI 表现见表 1-4-1。

表 1-4-1　有助于诊断儿童 MS 的 MRI 表现

Callen MS 与 ADEN 鉴别	Callen MS 诊断标准	Verhey 鉴别诊断	2010 版 McDonald 标准
3 项中满足 2 项：	3 项中满足 2 项：	2 项中满足 2 项：	4 项中满足 2 项：
无双侧弥漫性病变	T_2WI 上≥5 个病变	≥1 个脑室周围病变	≥1 个脑室周围病变
出现黑洞征	2 个脑室周围病变	≥1 个 T_1WI 低信号区	≥1 个皮层或近皮层病变
≥2 个脑室周围病变	≥1 个脑干病变		≥1 个幕下病变
			≥1 个脊髓病变

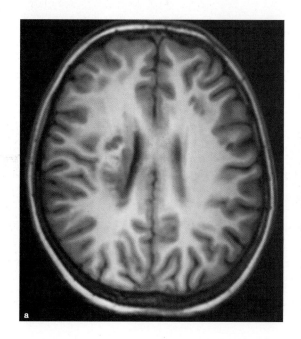
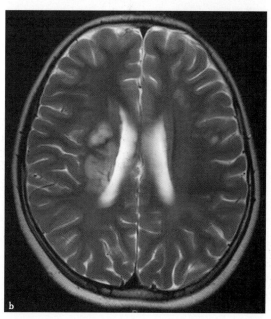

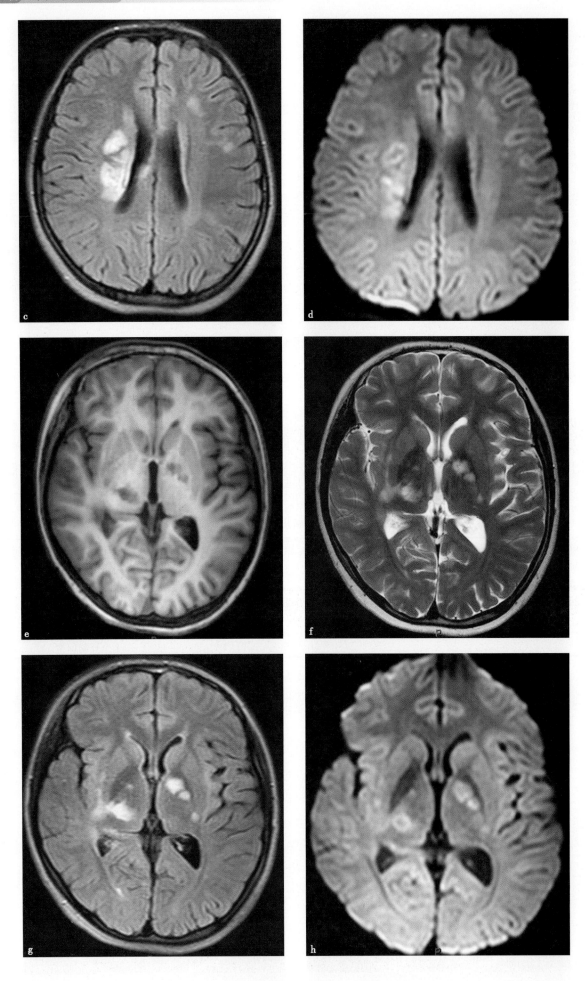

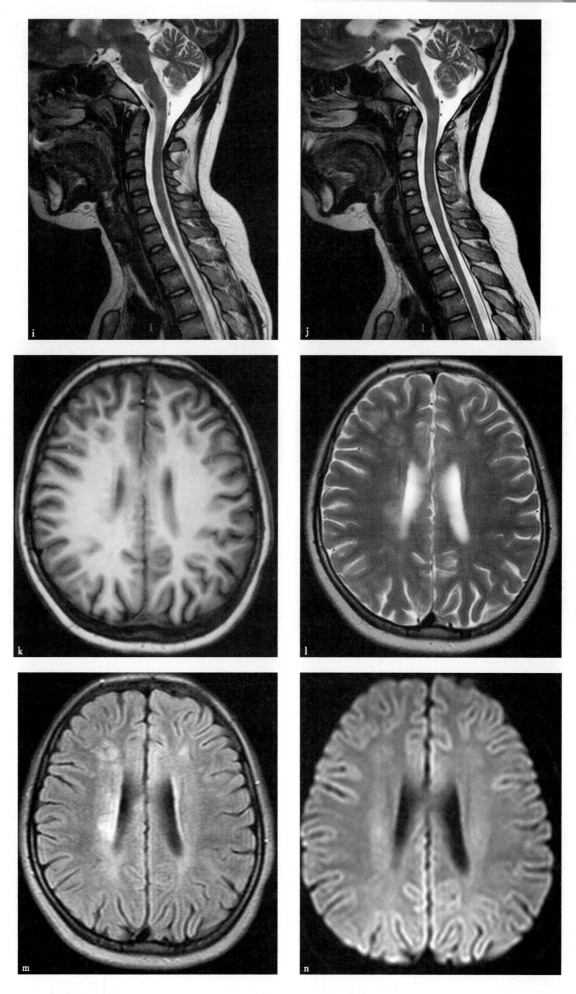

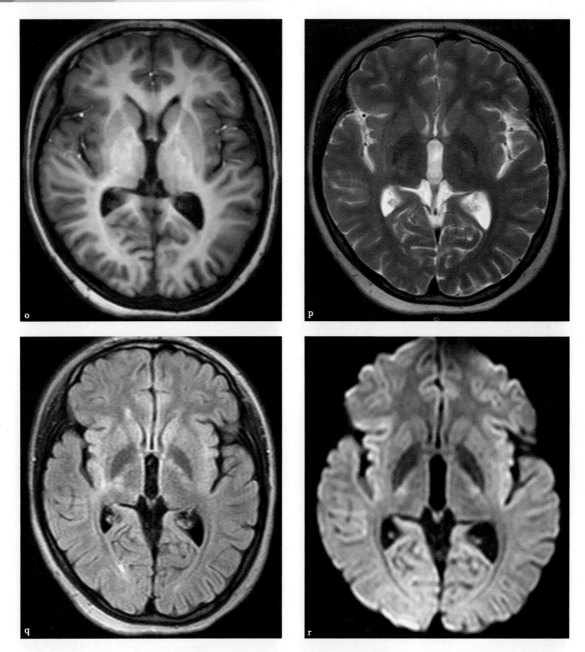

图 1-4-46 多发性硬化的头颅 MRI 表现

女，11 岁，间断肢体无力，视物不清，精神反应差 3 个月。a～h. 双侧放射冠、内囊后支、右侧丘脑可见多发点片状 T_1WI 低信号、T_2WI 高信号，DWI 为稍高信号；i、j. 延髓及颈 $_{4\sim6}$ 水平脊髓可见多发斑片 T_2WI 高信号，边缘模糊，颈 $_5$ 水平脊髓轻度肿胀；k～r. 激素冲击治疗后复查，颅内大部病变范围减小、消失，未见 DWI 高信号，可见少许新发病灶

【诊断要点】

儿童 MS 较少见，当儿童出现急性神经系统症状反复发作且 MRI 显示有白质病变时，应考虑 MS 的可能性。MS 具有如下 3 个特点：①时间多发性；②空间多发性；③排除其他可能。MRI 能够发现 MS 病灶的时间、空间多发性，能支持和补充临床信息、评价治疗效果，在 MS 的临床早期准确诊断和治疗中居于核心地位。中央静脉征等征象为 MS 特征性 MRI 表现，DTI、MTR 等检查可为 MS 的早期诊断提供线索。

【鉴别诊断】

儿童 MS 临床上应与 ADEM 进行鉴别。ADEM 发病年龄较小，无性别差异，多有前驱感染史或疫苗接种史；可有癫痫发作，以单相病程为主；MRI 可见灰白质大片病灶，病情好转后病灶可消失或明显缩小。多发性硬化多成年发病，女性多于男性；可无前驱症状；极少出现癫痫发作，MRI 可见病灶的空间多发性与时间多发性。

三、视神经脊髓炎谱系疾病

【概述】

视神经脊髓炎谱系疾病（neuromyelitis optica spectrum disorders，NMOSD）是一种以严重的视神经炎和纵向延伸的长节段横贯性脊髓炎为特征性的原发性中枢神经系统炎性脱髓鞘病。

NMOSD 包括以下几种疾病：单次或复发性长节段横贯性脊髓炎（longitudinally extensive transverse myelitis，LETM）；复发性或双侧同时发生的视神经炎（optic neuritis，ON）；亚洲视神经脊髓型多发性硬化；伴有系统性免疫病的 LETM/ON；伴有典型视神经脊髓炎（optic neuromyelitis，ONM）颅内表现（意识障碍、嗜睡、头痛、恶心、呕吐）的 LETM/ON；伴有脑部病灶（下丘脑、胼胝体、脑室旁或脑干）的 LETM/ON。

NMOSD 的病因主要与水通道蛋白 4 抗体（AQP4-IgG）相关，而 AQP4 主要位于室管膜周围，因此 NMOSD 病变多分布于室管膜周围 AQP4 高表达区域。

【临床特点】

儿童 NMOSD 的临床、影像学及实验室特征与成人起病的 NMOSD 相似。儿童 NMOSD 女：男发病比例约为 3:1。儿童患者单相病程较多，脑脊液异常与儿童 MS 急性期较难区分。由于约 15%MS 和单相型 ADEM 患儿可出现 LETM，因此 LETM 在儿童 NMOSD 中特异性较低。单相型 LETM 患儿也很少检出 AQP4-IgG。儿童 NMOSD 诊断不宜参照成人的诊断标准，长期随访和必要时复查血清 AQP4-IgG 有助于诊断。

儿童 NMOSD 采用 2013 年 IPMSSG 修订的诊断标准（满足以下全部）：①视神经炎；②急性脊髓炎；③满足以下至少 2 条：脊髓 MRI 病灶连续超过 3 个椎体节段，头颅 MRI 不符合 MS 诊断标准，AQP4-IgG 阳性。

NMOSD 为高复发、高致残性疾病，90% 以上为多相病程。约 60% 患者在 1 年内复发，90% 患者在 3 年内复发，多数患者遗留有严重视力障碍和 / 或肢体功能障碍及尿便障碍。

【影像检查技术与优选】

MRI 为首选检查方法。

【影像学表现】

MRI　成人 NMOSD 典型 MRI 表现如下，儿童可供参考：

1. **急性期脊髓表现**　与急性脊髓炎相关的 LETM（图 1-4-46f、g）：①矢状位 T_2WI 高信号病灶延伸≥3 个椎体节段；②脊髓中央受累为主，>70% 病变位于灰质；③ T_1WI 增强扫描可见病灶强化。其他特征性表现为：①颈髓病变向上侵入脑干；②脊髓肿胀；③ T_2WI 高信号病灶于 T_1WI 上呈低信号。

2. **慢性期脊髓表现**　长节段脊髓萎缩（边界清晰，延伸≥3 个椎体节段），可伴或不伴局灶性或弥漫性 T_2WI 高信号。

3. **视神经表现**（图 1-4-47a～c）　单侧或双侧视神经或视交叉显示 T_2WI 高信号或 T_1WI 强化病灶；病灶相对较长（>1/2 视神经长度），累及视神经偏后部或视交叉。

4. **脑部表现**　典型 NMOSD 病变（T_2WI 高信

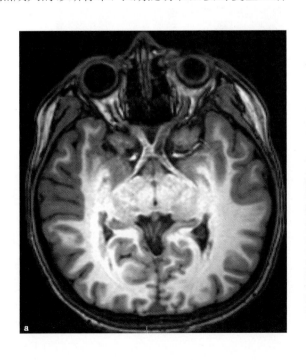

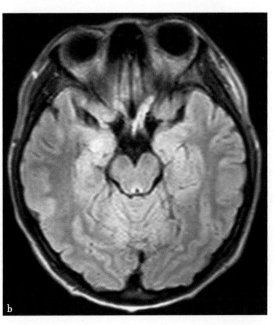

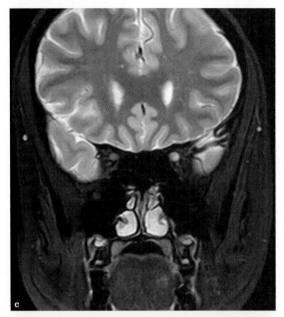

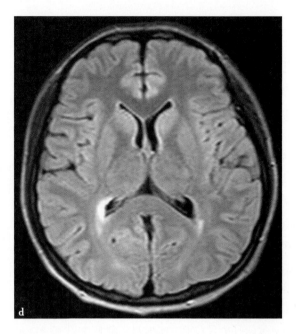

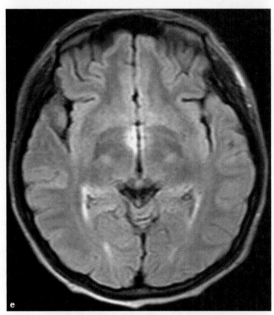

图 1-4-47 视神经脊髓炎谱系疾病的 MRI 表现

女，14岁，运动障碍3个月，左眼视力下降8天。a～c. 左侧视神经长节段增粗，T_1WI 为低信号，T_2WI 及 T_2 FLAIR 为高信号。d、e. 双侧侧脑室后角旁及下丘脑可见片状 T_2 FLAIR 高信号；f、g. 颈髓胸髓内可见条片状 T_1WI 低信号、T_2WI 高信号（大于3个椎体节段）

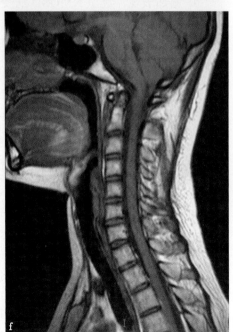

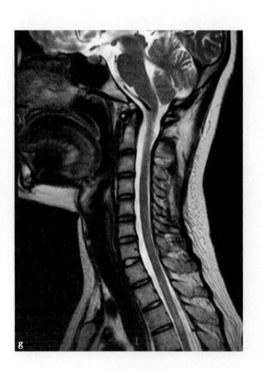

号）（图 1-4-47d、e）：①病变累及背侧延髓（特别是最后区），可为小或局灶性病灶，常为双侧，也可以自上颈段病灶延续而来；②脑干/小脑可见四脑室室管膜周围病灶；③下丘脑、丘脑、三脑室室管膜周围病灶；④单侧或双侧皮层下或深部白质大而融合的病灶；⑤胼胝体病变：病灶长（＞1/2 长度）、弥漫、信号不均、可伴水肿；⑥长段皮质脊髓束病灶，单侧或双侧，自内囊延续至大脑脚；⑦广泛室管膜周围病灶，可强化。

【诊断要点】

NMOSD 临床少见，女性多于男性，包括一系列疾病谱，多数患者 AQP4-IgG 阳性。NMOSD 病变以室管膜周围分布为主，也可见皮层下或深部白质病灶。NMOSD 累及脊髓、视神经、胼胝体、皮质脊髓束时，病变均较长，具有一定特征性。

【鉴别诊断】

NMOSD 临床上应与 MS 鉴别。MS 特征性临床与影像表现为时间多发性和空间多发性，脊髓病变较短，病变主要位于白质，脑 MRI 可见 Dawson 手指征；颞叶下部病变与侧脑室相连；存在皮层病变。

四、后部可逆性脑病综合征

【概述】

可逆性后部脑病综合征（posterior reversible encephalopathy syndrome，RPES）是由多种病因引起的以中枢神经系统受损为主要表现的临床影像综合征，成人和儿童均可发病，无性别倾向。血管源性水肿被认为是 PRES 发病最根本的病理生理改变，确切的发病机制仍有争议。

【临床特点】

儿童 PRES 少见，但具体发病率不明。儿童 PRES 的临床症状与成人类似。患血液系统疾病、肾病、因器官移植服用细胞毒性药物的儿童，发生 PRES 风险增加。PRES 患儿中常见肾小球肾炎、急性白血病、过敏性紫癜、溶血性尿毒综合征。儿童 PRES 患者中高血压常见，发病时其平均血压较成人低。与成人类似，儿童 PRES 最常见症状为癫痫（大于90%），脑病为其次症状，视觉障碍、头痛、局灶性神经功能缺陷亦常见。PRES 经积极治疗后大多数患者的临床症状能完全恢复。如延误诊断及治疗，可遗留不同程度的神经功能障碍甚至死亡。

【影像检查技术与优选】

MRI 诊断 PRES 敏感性较高，是诊断本病的最佳检查方法。

【影像学表现】

1. CT 无特征性表现。

2. MRI 典型表现为双侧大脑半球后部可逆性病灶，呈 T_1WI 低信号、T_2WI 及 T_2 FLAIR 高信号（图 1-4-48a～c）。血管源性水肿在 DWI 通常显示为低信号或等信号，而 ADC 图上呈高信号。如病变区 DWI 示高信号，则意味着血管源性水肿已发展为细胞毒性水肿。非典型 PRES 病灶可位于顶、枕部以外，包括脑干、小脑、基底核区、丘脑、额叶和颞叶白质、灰质，随后可发展为细胞毒性水肿。与成人相比，儿童 PRES 病变区域出现扩散受限的比例更高，表现为 DWI 高信号，ADC 图呈低信号（图 1-4-48d）。多数 PRES 病例经积极治疗后，影像学异常能够明显好转继而完全恢复（图 1-4-48e～h）。

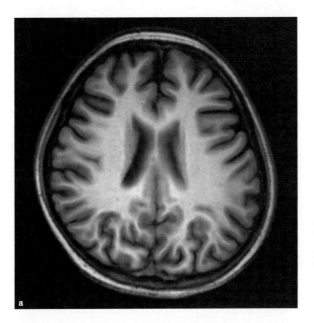

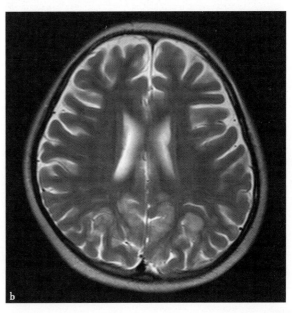

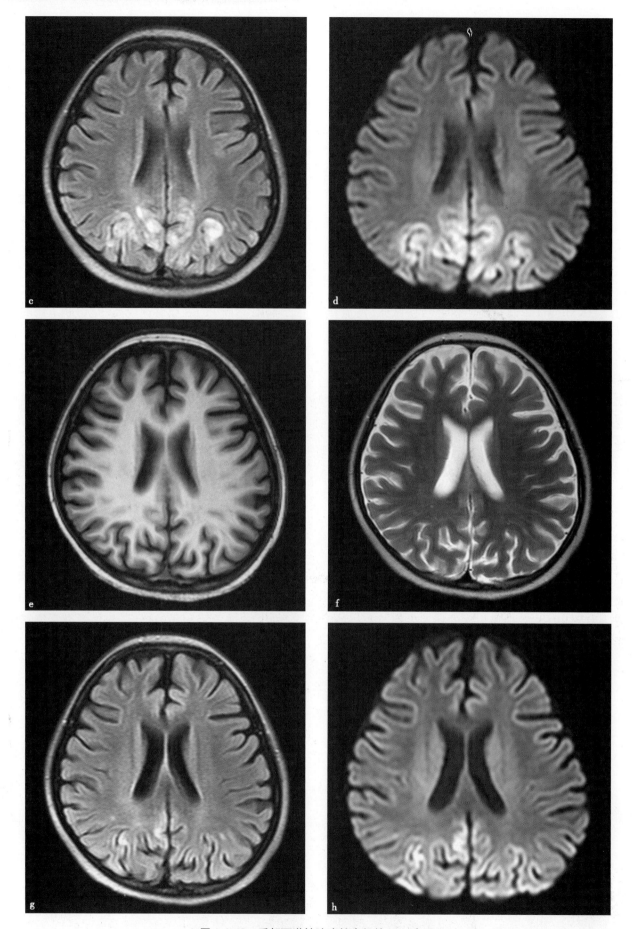

图 1-4-48 后部可逆性脑病综合征的 MRI 表现

女，8 岁，肾病综合征 4 年，甲泼尼龙冲击治疗后血压升高、抽搐。a～d. 双侧顶、枕叶可见沿脑回分布片状 T_1WI 低信号、T_2WI 稍高信号、T_2 FLAIR 为高信号、DWI 为高信号；e～h. 20 天后复查，异常信号范围明显缩小

【诊断要点】

儿童 PRES 是由多种病因导致的一种临床神经影像学综合征。其临床表现并不特异，多表现为癫痫发作、脑病、视觉障碍、头痛等。头颅 MRI 是首选的检查方法，典型影像学表现为广泛的大脑半球后部脑白质异常，积极治疗后大多数患者的临床症状、影像学异常能够完全恢复。

【鉴别诊断】

PRES 应与病毒性脑炎、脑梗死、脱髓鞘性疾病、中枢神经系统白血病等进行鉴别。PRES 的特点为双侧大脑半球后部可逆性病灶，以血管源性水肿为主，DWI 为低信号，ADC 值减低。

五、脑桥中央髓鞘溶解

【概述】

脑桥中央髓鞘溶解（central pontine myelinolysis，CPM）是一种罕见的中枢神经系统脱髓鞘疾病，病变位于脑桥中央，常呈对称性分布。CPM 确切发病率不明，各年龄段均可发病，发病高峰年龄为 30～50 岁。CPM 的病因和发病机制目前尚不明确，可能与电解质紊乱特别是低钠血症有关，也可见于酗酒者、肝移植受体、高渗状态。其主要病理改变为脑桥基底部中央对称性脱髓鞘和少突胶质细胞减少，很少累及神经元、轴突或血管，周围无炎症反应。

【临床特点】

CPM 临床表现多样，多起病急、病情重，儿童患者绝大多数出现中度神经功能缺陷，如共济失调、步态改变、构音障碍、癫痫全身发作等；四肢麻痹、昏迷、闭锁综合征等。既往认为 CPM 为致死性疾病，但随着诊断及治疗水平的不断提高，目前死亡率已大幅下降，多数患者可完全恢复，少数残留神经系统后遗症或死亡。

【影像检查技术与优选】

MRI 为首选影像学检查方法。

【影像学表现】

MRI 检查 CPM 病变 T_1WI 为均匀低信号，T_2WI 为高信号，T_2 FLAIR 为均匀或不均匀高信号（图 1-4-49a～c）。DWI 病变呈高信号，ADC 值减低，可早期发现 CPM 病变（图 1-4-49d）。增强扫描表现多样，可病变周边强化、中央强化或不强化。

CPM 病变位于脑桥基底部中央，向后可延伸至被盖腹侧，其前方及侧方仅存一薄层脑组织不受累。病变可从脑桥基底部向周围延伸，累及整个脑桥，典型病变不累及脑桥被盖。纵向上病灶可从中脑低位区域延伸至展神经核、展神经水平的脑桥下部，脑桥最下部与延髓交界处常不受累。轴位病变呈对称性环形、凸字形或片状，矢状位上呈椭圆形，冠状位呈蝙蝠形。病变边界清楚，也可呈弥漫性改变，但周围无水肿或占位效应。部分病例还伴有脑桥以外病灶，主要累及基底节区，常见于尾状核头及壳核，此外，也可累及苍白球、丘脑、膝状体、乳突体、内外囊、胼胝体、小脑白质及大脑皮层。

【诊断要点】

本病诊断主要依赖临床表现及 MRI 表现。MRI 表现为脑桥中央病变，无占位效应，DWI 有助于发现早期病变。需要注意的是，CPM 的 MRI 表现常落后于临床表现，因此 MRI 无异常表现不应排除 CPM 诊断。如临床怀疑 CPM，但 MRI 表现为阴性，

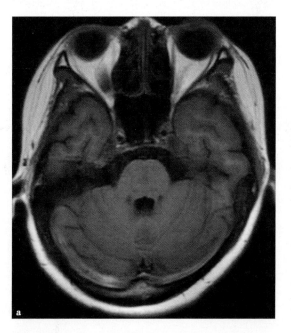
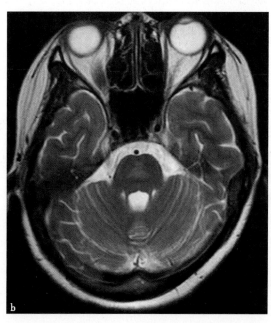

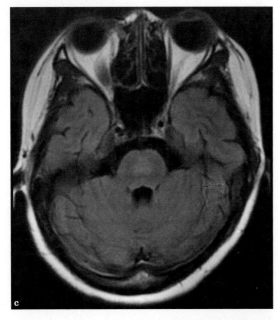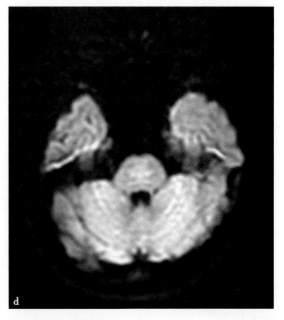

图 1-4-49　脑桥中央髓鞘溶解症的 MRI 表现

女，电解质紊乱。a～d. 脑桥中心可见片状异常信号，T_1WI 为低信号，T_2WI 为高信号，T_2 FLAIR 为高信号，DWI 为稍高信号

建议 1～2 周后复查 MRI。CPM 临床严重程度、病情好转也可与 MRI 表现不一致。此外，CPM 病灶大小常与神经症状严重程度不一致。

【鉴别诊断】

CPM 应与脑干肿瘤、脑干梗死鉴别：

1. **脑干肿瘤**　常位于脑桥中部，可见脑桥变形增粗，向周围可侵犯中脑或延髓，同时有占位效应，增强扫描可见强化。

2. **脑干梗死**　中老年人多见，常伴动脉粥样硬化；起病急，多发生于脑桥、延髓，多偏向一侧，呈斑点或斑片状，占位效应轻，增强扫描可见不规则强化；慢性期软化灶形成，周围胶质增生。

六、可逆性胼胝体压部病变综合征

【概述】

可逆性胼胝体压部病变综合征（reversible splenial lesion syndrome，RESLES）是近年来提出的一种由各种病因引起的累及胼胝体压部的临床影像综合征。疾病特点为 MRI 上可见胼胝体压部（splenium of corpus callosum，SCC）的卵圆形、非强化病灶，一段时间后可完全消失。

RESLES 的病因包括：癫痫发作和抗癫痫药使用、感染、代谢紊乱、药物等。本病发病过程尚不明确，SCC 细胞毒性水肿（特别是兴奋性神经毒性细胞水肿）可能是重要病理生理学机制。

2004 年，Tada 等提出了"伴胼胝体压部可逆性

病变的轻度脑炎 / 脑病（mild encephalitis/encephalopathy with a reversible splenial lesion，MERS）"这一概念。但随后的研究表明，MERS 虽然可以很好地解释儿童中发生的可逆性胼胝体压部病变，但对成人并不完全适用，因为后者需要鉴别的病因谱更广。2011 年，Garcia-Monco 等基于先前的研究，详细描述了这一临床影像综合征，并提出了 RESLES 这一新术语。

【临床特点】

RESLES 临床表现无特异性，主要与病因有关，多呈脑炎或脑病表现，最常见症状包括发热、头痛、精神异常、意识状态改变（轻重不等）和癫痫发作；此外，局灶性神经功能缺陷以及视觉症状（主要包括视幻觉、间歇性视觉模糊、无痛性视力减退、视野缺损、部分视野失认和视记忆障碍等）。但由于许多患者存在不同程度的意识状态改变，这一表现常被掩盖。本病患儿治疗后大多预后良好，一般不遗留神经系统功能障碍。

【影像检查技术与优选】

MRI 为首选影像学检查方法。

【影像学表现】

MRI 检查特征性表现为 SCC 局限性椭圆形或条状病变，多位于中心区域，如出现整个胼胝体压部受累的条状病变，称为"回旋镖征"。病灶于 T_1WI 上呈等或低信号，T_2WI/T_2 FLAIR 和 DWI 上均为高信号，ADC 值降低，增强扫描无明显强化（图 1-4-50）。病

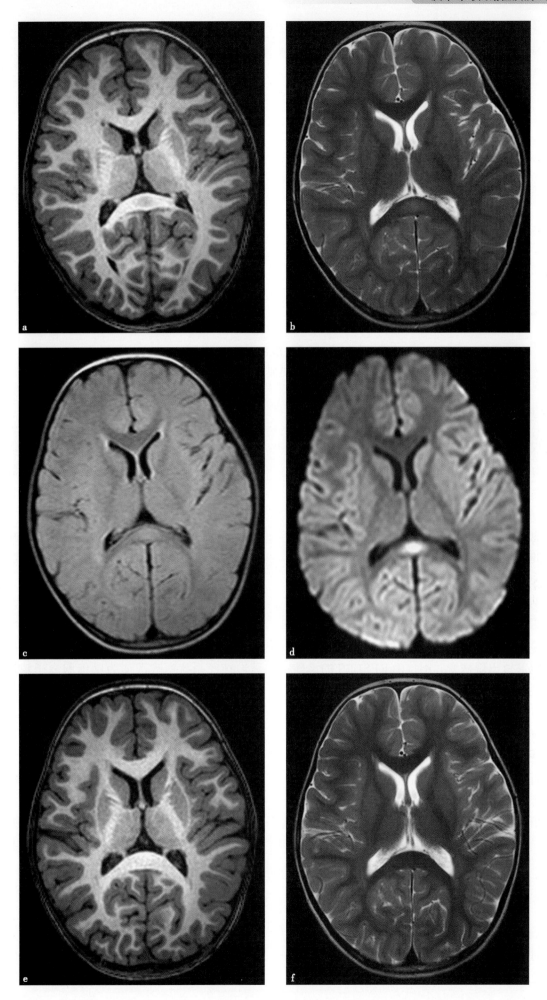

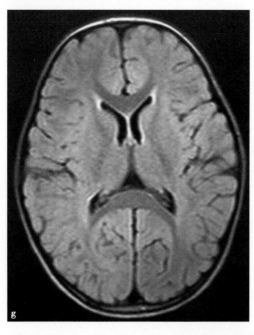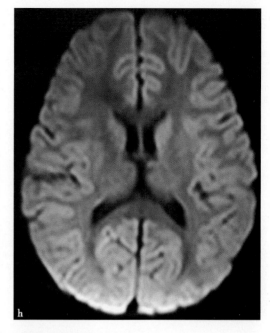

图 1-4-50　RESLES 的 MRI 表现

女，3 岁，胃肠炎，代谢性酸中毒。a～d. 胼胝体压部可见片状异常信号，T_1WI 为低信号，T_2WI 为高信号，T_2 FLAIR 为高信号，DWI 为高信号；e～h. 1 个半月后复查，胼胝体压部异常信号消失

变可不仅局限于胼胝体压部，也可以同时出现于膝部、体部，甚至胼胝体外，如脑室旁白质、皮质下白质和基底节区，而这些病灶基本上也是可逆的。最近研究表明，胼胝体外病变的出现常提示预后不良，而胼胝体其他部位是否出现病灶与预后并无明显关联。

【诊断要点】

Garcia-Monco 等于 2011 年提出了 RESLES 的诊断标准：①神经系统功能缺陷；②头颅 MRI 可见胼胝体压部病变，且在随访过程中可完全消失或者显著改善；③伴或不伴胼胝体以外的病变。SCC 以外的其他部位出现病变并不排除 RESLES 的诊断，只要其主要病变位于 SCC 就需考虑到本病可能。但累及 SCC 的急性弥漫性脑病和其他常见的脱髓鞘或肿瘤性疾病并不能诊断为 RESLES。

【鉴别诊断】

诊断 RESLES 时应注意各种病因之间的鉴别，可参考前述病因部分。同时应注意与其他累及 SCC 的疾病相鉴别。

（郭雪梅　肖江喜）

第七节　铅中毒性脑病

【概述】

铅对全身各系统和器官均有毒性作用，尤其对儿童的危害性更大。铅很容易通过血脑屏障，因而铅对发育中的中枢神经系统的损害尤其显著。

食入消化道的铅 5%～15% 被吸收，其中 95% 贮存于骨组织，当感染、创伤等原因破坏体内酸碱平衡时，骨内不可溶性三盐基磷酸铅转化为可溶性二盐基磷酸铅移至血液，儿童血铅超过 2.898μmol/L 时可出现明显的神经系统损害症状和体征，引起铅中毒性脑病（lead encephalopathy）。

铅主要抑制细胞内含硫基酶，引起小动脉痉挛、毛细血管内皮损伤、干扰细胞能量代谢，其中以神经系统、肾脏、造血系统和血管等部位的改变最显著。神经系统病理改变为脑细胞离子转运发生障碍，细胞内、外钙离子增多，导致脑细胞广泛病理性钙化。

【临床特点】

铅中毒性脑病典型临床表现为腹痛、恶心、呕吐，神经系统症状多样，包括轻微动作改变、麻木以及共济失调、失语和精神障碍。

铅中毒的诊断依据：①铅及其化合物接触史；②典型临床症状和体征；③尿或血铅浓度明显升高。

【影像检查技术与优选】

CT 检查对钙化的显示比较敏感，MRI 检查对显示脑实质损害较 CT 敏感。

【影像学表现】

急性铅中毒以脑水肿为主，表现为脑实质广泛性密度减低，皮髓质分界不清，脑沟消失，脑室、脑

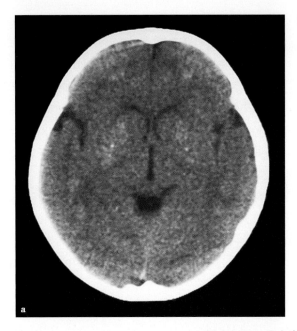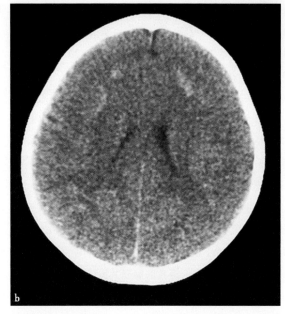

图 1-4-51 铅中毒性脑病的 CT 表现

a、b. 头颅 CT 示双侧基底节区、双侧额、顶叶皮层下区斑片状致密钙化影,边界清晰,形态不规则

池缩小,严重者可形成脑疝。治疗后,脑水肿逐渐消失,继而出现脑组织坏死、脱髓鞘、胶质细胞增生和脑萎缩。

慢性铅中毒表现为双侧基底节、丘脑及大脑皮层多发钙化斑(图 1-4-51),重者可累及小脑皮层、中脑及脑桥。

【诊断要点】

根据铅接触史、神经中毒症状、血铅(正常 <2.415μmol/L)、尿铅(正常 <0.003 8μmol/L)浓度升高,结合影像学表现,可诊断。

【鉴别诊断】

急性铅中毒要与感染性中毒性脑病、缺氧缺血性脑病、外伤等引起的弥漫性脑水肿相鉴别。慢性铅中毒要与多种引起颅内钙化性疾病相鉴别,如Fahr's 病、结节性硬化症、弓形虫病、风疹病毒感染、甲状旁腺功能减退等。

(郭雪梅 肖江喜)

参 考 文 献

[1] 何庭艳,杨军. Aicardi-Goutières 综合征 [J]. 中国实用儿科杂志,2018,33(01):29-33

[2] 张静,张月华. 神经元蜡样质脂褐质沉积症分型和诊断 [J]. 中国实用儿科杂志,2018,33(4):257-261

[3] 卜姗姗,朱颖,肖江喜,等. 苯丙酮尿症颅脑 MRI 表现 [J]. 中国医学影像技术,2017,33(12):1802-1805

[4] 郭妍,吴晓燕,熊伟,等. 儿童铅中毒及防治的回顾与新进展 [J]. 中国儿童保健杂志,2017,25(4):378-381

[5] 朱红敏,刘智胜. 急性坏死性脑病临床影像表现 [J]. 中华儿科杂志,2017,55(11):865-868

[6] 胡丽,吴德红,余刚,等. CT 和 MRI 对脑桥中央髓鞘溶解症的诊断价值 [J]. CT 理论与应用研究,2016,25(2):227-233

[7] 刘京,秦炯. 儿童可逆性后部脑病综合征研究进展 [J]. 中国当代儿科杂志,2016,18(8):787-790

[8] 王爽,李典. Menkes 病临床及实验室特点与基因诊断 [J]. 中华实用儿科临床杂志,2016,31(10):787-791

[9] 徐雁,王维治. 视神经脊髓炎谱系疾病 2015 新诊断标准解读 [J]. 中华神经科杂志,2016,49(6):499-501

[10] 杨坤芳,陈育才. 儿童多发性硬化和其他中枢神经系统脱髓鞘疾病诊断标准共识(2012 版)解读 [J]. 中国当代儿科杂志,2016,18(12):1199-1204

[11] 张全利,冀浩然,肖江喜,等. 佩梅病的头颅 MRI 随访改变及与临床分型的关系 [J]. 中国医学影像技术,2016,32(05):697-700

[12] 中国免疫学会神经免疫学分会. 中国视神经脊髓炎谱系疾病诊断与治疗指南 [J]. 中国神经免疫学和神经病学杂志,2016,23(3):155-166

[13] 中华医学会神经病学分会帕金森病及运动障碍学组. 脑组织铁沉积神经变性病诊治专家共识 [J]. 中华医学杂志,2016,96(27):2126-2133

[14] 程双娟,杨海坡,肖江喜,等. 中国人福山型先天性肌营养不良的 MRI 特征 [J]. 中华放射学杂志,2015,49(4):310-312

[15] Burgunder Jean-Marc,冯璐扬. 亨廷顿舞蹈病:教学性综

述 [J]. 中国神经精神疾病杂志, 2015, 41(10): 577-591

[16] 黄永兰, 谢婷, 郑纪鹏, 等. 青少年型 Sandhoff 病一例临床特点及基因分析 [J]. 中华儿科杂志, 2014, 52(4): 313-316

[17] 季涛云, 王静敏, 李慧娟, 等. Aicardi-Goutières 综合征一家系并文献复习 [J]. 中华儿科杂志, 2014, 52(11): 822-827

[18] 吴晔. 儿童获得性白质脑病的诊断 [J]. 中华实用儿科临床杂志, 2014, 29(18): 1361-1362

[19] 于磊, 肖江喜, 谢晟, 等. MELAS 患者 MRI 脑氧代谢成像初步研究 [J]. 临床放射学杂志, 2014, 33(5): 652-656

[20] 赵丹华, 王朝霞, 于磊, 等. 线粒体脑肌病伴高乳酸血症和卒中样发作综合征患者的脑磁共振成像改变动态演变规律 [J]. 中华神经科杂志, 2014, 47(4): 229-231

[21] 程晓悦, 肖江喜, 袁新宇, 等. Menkes 病的 MRI 影像表现 [J]. 中华放射学杂志, 2013, 47(7): 599-602

[22] 胡建敏, 张海华, 肖江喜, 等. 儿童白质消融性脑白质病的 MRI 表现 [J]. 中华放射学杂志, 2013, 47(10): 908-911

[23] 李冠慧, 肖江喜, 季涛云, 等. 儿童大脑后部可逆性脑病综合征的临床及头颅影像学特点 [J]. 中华实用儿科临床杂志, 2013, 28(12): 546-547

[24] 刘玥, 阴捷, 彭芸, 等. 56 例儿童甲基丙二酸血症的脑改变影像学特点 [J]. 医学影像学杂志, 2013, 23(2): 165-169

[25] 陈翠云, 徐俊玲, 张继良, 等. Fahr's 病 CT 和 MRI 诊断与鉴别诊断 [J]. 实用放射学杂志, 2012, 28(11): 1797-1799

[26] 黄琼辉, 肖江喜, 王静敏, 等. 一个伴脊髓与脑干受累以及脑白质乳酸升高的脑白质病家系临床及 DARS2 基因突变分析 [J]. 中华儿科杂志, 2012, 50(1): 50-55

[27] 刘茜玮, 黄勇, 肖江喜, 等. 线粒体脑肌病伴高乳酸血症和卒中样发作氧摄取分数和脑血流的 MRI 随访研究 [J]. 中华放射学杂志, 2012, 46(10): 943-946

[28] 刘岳峰, 谢晟, 赵彩蕾. 儿童急性播散性脑脊髓炎的临床与影像学表现 [J]. 中国医学影像技术, 2012, 28(8): 1479-1482

[29] 任晓暾, 封志纯. 神经元蜡样质脂褐质沉积症诊断策略和治疗进展 [J]. 中国实用儿科杂志, 2012, 27(2): 153-156

[30] 文宝红, 程敬亮, 张会霞. 脑桥中央髓鞘溶解症 MRI 诊断(附 8 例报告)[J]. 实用放射学杂志, 2012, 28(1): 151-153

[31] 肖江喜, 赵彩蕾, 谢晟, 等. 儿童急性播散性脑脊髓炎与临床孤立综合征的临床及影像学比较研究 [J]. 临床放射学杂志, 2012, 31(3): 412-416

[32] 臧莉莉, 吴晔, 王静敏, 等. 亚历山大病 12 例中国患儿临床及遗传学研究 [J]. 中华儿科杂志, 2012, 50(5): 371-375

[33] 方方, 丁昌红, 肖静, 等. 儿童 Kearns-Sayre 综合征 8 例临床分析 [J]. 中国循证儿科杂志, 2011, 6(6): 431-438

[34] 杨嵘, 谢晟, 肖江喜, 等. 佩梅病的头颅 MRI 表现及其与临床、基因分型的关系 [J]. 中华放射学杂志, 2011, 45(12): 1171-1174

[35] 赵彩蕾, 谢晟, 肖江喜, 等. 儿童多发性硬化的临床特点及 MRI 特征 [J]. 中华放射学杂志, 2011, 45(10): 942-946

[36] 曾洪武, 干芸根, 黄文献, 等. 儿童急性坏死性脑病临床及影像分析 [J]. 中华放射学杂志, 2010, 44(11): 1209-1211

[37] 郭雪梅, 谢晟, 肖江喜. 伴皮层下囊肿的巨脑型脑白质病的 MRI 特点 [J]. 中国医学影像技术, 2010, 26(5): 822-824

[38] 刘茜玮, 肖江喜, 谢晟, 等. MRI 对先天性肌营养不良的诊断价值 [J]. 临床放射学杂志, 2010, 29(4): 506-509

[39] 杨洋, 袁新宇, 白凤森, 等. 伴有皮层下囊肿的巨脑性脑白质病二例 [J]. 中华放射学杂志, 2010, 44(4): 447-448

[40] 虞雄鹰, 钟建民, 吴华平. Cockayne 综合征 1 例 [J]. 实用儿科临床杂志, 2010, 25(02): 153-154

[41] 王静敏, 姜玉武. 伴皮质下囊肿的巨脑性白质脑病 [J]. 中国实用儿科杂志, 2009, 24(7): 514-516

[42] 吴晔. 白质消融性白质脑病 [J]. 中国实用儿科杂志, 2009, 24(7): 510-513

[43] 许蕾, 刘瑞春, 朱一飞, 等. Kearns—Sayre 综合征一例临床病理分析 [J]. 脑与神经疾病杂志, 2009, 17(5): 379-382

[44] 郭丽, 谢晟, 肖江喜, 等. SURF-1 基因 604G→C 突变所致 Leigh 综合征的 MRI 表现 [J]. 中华放射学杂志, 2008, 42(12): 1246-1248

[45] 罗昭阳, 朱文珍, 夏黎明. 黏多糖贮积症的颅脑 CT 及 MRI 表现 [J]. 放射学实践, 2008, 23(1): 13-16

[46] 马秀伟, 蒲利华, 张月华, 等. GM2 神经节苷脂沉积症的临床特征及诊断 [J]. 中华实用儿科临床杂志, 2008, 23(7): 539-541

[47] 肖江喜, 齐朝月, 杨艳玲, 等. Leigh 综合征的氢质子磁共振波谱研究 [J]. 临床放射学杂志, 2008, 27(12): 1632-1635

[48] 谢晟, 齐朝月, 肖江喜, 等. MELAS 综合征患者脑灌注异常的 MRI 特征 [J]. 中华放射学杂志, 2008, 42(5): 471-473

[49] 杨学东, 郭雪梅, 谢晟, 等. MRI 诊断 Canavan 病一例 [J].

中华放射学杂志, 2008, 42 (10): 1116

[50] 谢晟, 齐朝月, 肖江喜, 等. MRI 评价亚急性硬化性脑脊髓病患儿的脑灌注特点 [J]. 中华放射学杂志, 2007, 41 (6): 629-632

[51] 张尧, 孙芳, 杨艳玲, 等. 丙酮酸脱氢酶 E1α 亚单位缺陷导致 Leigh 综合征 [J]. 中国当代儿科杂志, 2007, 9 (3): 216-219

[52] 李素荣, 袁新宇, 朱彦丽, 等. 儿童甲基丙二酸血症颅脑常规 MRI 影像分析 [J]. 临床放射学杂志, 2006, 25 (12): 1143-1146

[53] 刘红光, 卢明花, 王其军, 等. Fahr 病影像学诊断及病理学分析 [J]. 中华放射学杂志, 2006, 40 (5): 474-478

[54] 齐朝月, 张尧, 张为民, 等. 婴儿型 GM1 神经节苷脂沉积病 5 例临床及影像学分析 [J]. 临床儿科杂志, 2006, 24 (12): 966-969

[55] 肖江喜, 范晓颖, 郭雪梅, 等. 儿童型肾上腺脑白质营养不良的 2D-～1HMRSI 和 DTI 初步应用 [J]. 实用放射学杂志, 2005, 21 (05): 454-458

[56] 熊晖, 袁云, 吴希如. 先天性肌营养不良的研究进展 [J]. 中华儿科杂志, 2005, 43 (12): 958-961

[57] 吴晔, 赵晖, 姜玉武, 等. 儿童 MELAS 综合征临床及分子遗传学特点分析 [J]. 中国实用儿科杂志, 2004, 19 (7): 403-405

[58] 肖江喜, 高莉, 周元春, 等. 儿童神经元蜡样质脂褐素增多病的 MRI 诊断 [J]. 中华放射学杂志, 2003, 37 (9): 802-804

[59] 王朝霞, 袁云, 高枫, 等. 慢性进行性眼外肌瘫痪和 Kearns-Sayre 综合征的线粒体 DNA 突变分析 [J]. 中华医学遗传学杂志, 2003, 20 (4): 273-278

[60] 肖江喜, 杨开颜, 王霄英, 等. 儿童异染性脑白质营养不良的 MRI 表现 [J]. 中华放射学杂志, 2001, 35 (10): 747-750

[61] 张月华, 胡家胜, 熊晖. CANAVAN 病一例 [J]. 中华儿科杂志, 2000, 38 (8): 518.

[62] Razmeh S, Habibi A H, Orooji M, et al. Pantothenate kinase-associated neurodegeneration: Clinical aspects, diagnosis and treatments[J]. Neurol Int, 2018, 10 (1): 7516

[63] Stapleton M, Arunkumar N, Kubaski F, et al. Clinical presentation and diagnosis of mucopolysaccharidoses[J]. Mol Genet Metab, 2018, 125 (1-2): 4-17

[64] Kitzing Y X, Whitley S A, Upponi S S, et al. Association between progressive hepatic morphology changes on serial MRI imaging and clinical outcome in primary sclerosing cholangitis[J]. J Med Imaging Radiat Oncol, 2017, 61 (5): 636-642

[65] Manara R, D'Agata L, Rocco M C, et al. Neuroimaging Changes in Menkes Disease, Part 1[J]. AJNR Am J Neuroradiol, 2017, 38 (10): 1850-1857

[66] Manara R, Rocco M C, D'Agata L, et al. Neuroimaging Changes in Menkes Disease, Part 2[J]. AJNR Am J Neuroradiol, 2017, 38 (10): 1858-1865

[67] Thompson A J, Banwell B L, Barkhof F, et al. Diagnosis of multiple sclerosis: 2017 revisions of the McDonald criteria[J]. Lancet Neurology, 2017, 17 (2): 162-173

[68] Habetz K, Ramakrishnaiah R, Raina S K, et al. Posterior Reversible Encephalopathy Syndrome: A Comparative Study of Pediatric Versus Adult Patients[J]. Pediatric Neurology, 2016, 65: 45-51

[69] La Piana R, Uggetti C, Roncarolo F, et al. Neuroradiologic patterns and novel imaging findings in Aicardi-Goutieres syndrome[J]. Neurology, 2016, 86 (1): 28-35

[70] Nita D A, Mole S E, Minassian B A. Neuronal ceroid lipofuscinoses[J]. Epileptic Disord, 2016, 18 (S2): 73-88

[71] Rolle A M, Hasenberg M, Thornton C R, et al. ImmunoPET/MRI imaging allows specific detection of Aspergillus fumigatus lung infection in vivo[J]. Proc Natl Acad Sci U S A, 2016, 113 (8): E1026-E1033

[72] Sumida K, Inoue K, Takanashi J, et al. The magnetic resonance imaging spectrum of Pelizaeus-Merzbacher disease: A multicenter study of 19 patients[J]. Brain Dev, 2016, 38 (6): 571-580

[73] Bates G P, Dorsey R, Gusella J F, et al. Huntington disease[J]. Nat Rev Dis Primers, 2015, 1: 15005

[74] Fugate J E, Rabinstein A A. Posterior reversible encephalopathy syndrome: clinical and radiological manifestations, pathophysiology, and outstanding questions[J]. Lancet Neurology, 2015, 14 (9): 914-925

[75] Ralovich K, Itu L, Vitanovski D, et al. Noninvasive hemodynamic assessment, treatment outcome prediction and follow-up of aortic coarctation from MRI imaging[J]. Med Phys, 2015, 42 (5): 2143-2156

[76] Simon B, Oommen S P, Shah K, et al. Cockayne syndrome: characteristic neuroimaging features[J]. Acta Neurol Belg, 2015, 115 (3): 427-428

[77] Singh T D, Fugate J E, Rabinstein A A. Central pontine and extrapontine myelinolysis: a systematic review[J]. European Journal of Neurology, 2015, 21 (12): 1443-1450

[78] Wingerchuk D M，Banwell B，Bennett J L，et al. International consensus diagnostic criteria for neuromyelitis optica spectrum disorders[J]. Neurology，2015，85（2）：177-189

[79] Wu X，Wu W，Pan W，et al. Acute necrotizing encephalopathy：an underrecognized clinicoradiologic disorder[J]. Mediators Inflamm，2015，2015：792578.

[80] Bosemani T，Meoded A，Poretti A. Susceptibility-weighted imaging in pantothenate kinase-associated neurodegeneration[J]. J Pediatr，2014，164（1）：212

[81] Cimaz R，La Torre F. Mucopolysaccharidoses[J]. Curr Rheumatol Rep，2014，16（1）：389

[82] Drzezga A，Barthel H，Minoshima S，et al. Potential Clinical Applications of PET/MRI Imaging in Neurodegenerative Diseases[J]. J Nucl Med，2014，55（Suppl. 2）：47S-55S

[83] Khambatta S，Nguyen D L，Beckman T J，et al. Kearns-Sayre syndrome：a case series of 35 adults and children[J]. International Journal of General Medicine，2014，7（default）：325-332

[84] Rao J V，Vengamma B，Naveen T，et al. Lead encephalopathy in adults[J]. J Neurosci Rural Pract，2014，5（2）：161-163

[85] Ross C A，Aylward E H，Wild E J，et al. Huntington disease：natural history，biomarkers and prospects for therapeutics[J]. Nat Rev Neurol，2014，10（4）：204-216

[86] Waldman A，Ghezzi A，Baror A，et al. Multiple sclerosis in children：an update on clinical diagnosis，therapeutic strategies，and research[J]. Lancet Neurology，2014，13（9）：936-948

[87] Bekiesinska-Figatowska M，Mierzewska H，Jurkiewicz E. Basal ganglia lesions in children and adults[J]. Eur J Radiol，2013，82（5）：837-849

[88] Jain P，Sharma S，Sankhyan N，et al. Imaging in neonatal maple syrup urine disease[J]. Indian J Pediatr，2013，80（1）：87-88

[89] Krupp L B，Tardieu M，Amato M P，et al. International Pediatric Multiple Sclerosis Study Group criteria for pediatric multiple sclerosis and immune-mediated central nervous system demyelinating disorders：revisions to the 2007 definitions[J]. Mult Scler，2013，19（10）：1261-1267

[90] Nozaki F，Kumada T，Miyajima T，et al. Reversible splenic lesion in a patient with febrile infection-related epilepsy syndrome（FIRES）[J]. Neuropediatrics，2013，44（5）：291-294

[91] Patil M，Sheth K A，Krishnamurthy A C，et al. A review and current perspective on Wilson disease[J]. J Clin Exp Hepatol，2013，3（4）：321-336

[92] Vieira J P，Conceicao C，Scortenschi E. GM1 gangliosidosis，late infantile onset dystonia，and T_2 Hypointensity in the globus pallidus and substantia Nigra[J]. Pediatr Neurol，2013，49（3）：195-197

[93] Yu L，Xie S，Xiao J，et al. Quantitative measurement of cerebral oxygen extraction fraction using MRI in patients with MELAS[J]. PLoS One，2013，8（11）：e79859

[94] Liver E A F S. EASL Clinical Practice Guidelines：Wilson's disease[J]. J Hepatol，2012，56（3）：671-685

[95] Ranger A M，Chaudhary N，Avery M，et al. Central Pontine and Extrapontine Myelinolysis in Children：A Review of 76 Patients[J]. Journal of Child Neurology，2012，27（8）：1027-1037

[96] Samsonov A，Alexander A L，Mossahebi P，et al. Quantitative MRI imaging of two-pool magnetization transfer model parameters in myelin mutant shaking pup[J]. Neuroimage，2012，62（3）：1390-1398

[97] Schreiber J，Chapman K A，Summar M L，et al. Neurologic considerations in propionic acidemia[J]. Molecular Genetics & Metabolism，2012，105（1）：10-15

[98] Steenweg M E，van Berge L，van Berkel C G，et al. Early-onset LBSL：how severe does it get?[J]. Neuropediatrics，2012，43（6）：332-338

[99] Wang Z，Xiao J，Xie S，et al. MRI evaluation of cerebral oxygen metabolism and blood flow in stroke-like episodes of MELAS[J]. J Neurol Sci，2012，323（1-2）：173-177

[100] Wang Z，Xiao J，Xie S，et al. MRI evaluation of cerebral oxygen metabolism and blood flow in stroke-like episodes of MELAS[J]. J Neurol Sci，2012，323（1-2）：173-177

[101] Bley A E，Giannikopoulos O A，Hayden D，et al. Natural history of infantile G（M2）gangliosidosis[J]. Pediatrics，2011，128（5）：e1233-e1241

[102] Mcevoy L K，Holland D，Hagler D J，et al. Mild cognitive impairment：baseline and longitudinal structural MRI imaging measures improve predictive prognosis[J]. Radiology，2011，259（3）：834-843

[103] Singh P，Ahluwalia A，Saggar K，et al. Wilson's disease：MRI features[J]. J Pediatr Neurosci，2011，6（1）：27-28

[104] Bugiani M，Boor I，Powers J M，et al. Leukoencephalopathy with vanishing white matter：a review[J]. J Neuropathol Exp Neurol，2010，69（10）：987-996

[105] Koob M，Laugel V，Durand M，et al. Neuroimaging in

Cockayne syndrome[J]. AJNR Am J Neuroradiol, 2010, 31 (9): 1623-1630

[106] Piao Y S, Tang G C, Yang H, et al. Clinico-neuropathological study of a Chinese case of familial adult Leigh syndrome[J]. Neuropathology, 2010, 26 (3): 218-221

[107] Piao Y S, Tang G C, Yang H, et al. Clinico-neuropathological study of a Chinese case of familial adult Leigh syndrome[J]. Neuropathology, 2010, 26 (3): 218-221

[108] De Grandis E, Di Rocco M, Pessagno A, et al. MRI imaging findings in 2 cases of late infantile GM1 gangliosidosis[J]. AJNR Am J Neuroradiol, 2009, 30 (7): 1325-1327

[109] Pastores G M. Krabbe disease: an overview[J]. Int J Clin Pharmacol Ther, 2009, 47 (Suppl 1): S75-S81

[110] van der Voorn J P, Pouwels P J, Salomons G S, et al. Unraveling pathology in juvenile Alexander disease: serial quantitative MRI imaging and spectroscopy of white matter[J]. Neuroradiology, 2009, 51 (10): 669-675

[111] Farina L, Pareyson D, Minati L, et al. Can MRI imaging diagnose adult-onset Alexander disease?[J]. AJNR Am J Neuroradiol, 2008, 29 (6): 1190-1196

[112] Vazquez E, Macaya A, Mayolas N, et al. Neonatal Alexander disease: MRI imaging prenatal diagnosis[J]. AJNR Am J Neuroradiol, 2008, 29 (10): 1973-1975

[113] Ala A, Walker A P, Ashkan K, et al. Wilson's disease[J]. Lancet, 2007, 369 (9559): 397-408

[114] Scheper G C, van der Klok T, van Andel R J, et al. Mitochondrial aspartyl-tRNA synthetase deficiency causes leukoencephalopathy with brain stem and spinal cord involvement and lactate elevation[J]. Nat Genet, 2007, 39 (4): 534-539

[115] Erol I, Alehan F, Pourbagher M A, et al. Neuroimaging findings in infantile GM1 gangliosidosis[J]. Eur J Paediatr Neurol, 2006, 10 (5-6): 245-248

[116] Maegawa G H, Stockley T, Tropak M, et al. The natural history of juvenile or subacute GM2 gangliosidosis: 21 new cases and literature review of 134 previously reported[J]. Pediatrics, 2006, 118 (5): e1550-e1562

[117] Knaap M S, Pronk J C, Scheper G C. Vanishing white matter disease[J]. Lancet Neurol, 2006, 5 (5): 413-423

[118] Kim J H, Kim H J. Childhood X-linked adrenoleukodystrophy: clinical-pathologic overview and MRI imaging manifestations at initial evaluation and follow-up[J]. Radiographics, 2005, 25 (3): 619-631

[119] Kurihara A, Takanashi J I, Tomita M, et al. Magnetic resonance imaging in late-onset ornithine transcarbamylase deficiency[J]. Brain & Development, 2003, 25 (1): 40-44

[120] Sener R N. Pantothenate kinase-associated neurodegeneration: MRI imaging, proton MRI spectroscopy, and diffusion MRI imaging findings[J]. AJNR Am J Neuroradiol, 2003, 24 (8): 1690-1693

[121] van der Knaap M S, van der Voorn P, Barkhof F, et al. A new leukoencephalopathy with brainstem and spinal cord involvement and high lactate[J]. Ann Neurol, 2003, 53 (2): 252-258

[122] Marcos H B, Libutti S K, Alexander H R, et al. Neuroendocrine tumors of the pancreas in von Hippel-Lindau disease: spectrum of appearances at CT and MRI imaging with histopathologic comparison[J]. Radiology, 2002, 225 (3): 751-758

[123] Tuzun M, Tuzun D, Salan A, et al. Lead encephalopathy: CT and MRI findings[J]. J Comput Assist Tomogr, 2002, 26 (3): 479-481

[124] Knaap M S, Naidu S, Breiter S N, et al. Alexander disease: diagnosis with MRI imaging[J]. AJNR Am J Neuroradiol, 2001, 22 (3): 541-552

[125] Loes D J, Peters C, Krivit W. Globoid cell leukodystrophy: distinguishing early-onset from late-onset disease using a brain MRI imaging scoring method[J]. AJNR Am J Neuroradiol, 1999, 20 (2): 316-323

[126] Brismar J, Ozand P. CT and MRI of the brain in glutaric acidemia type I: a review of 59 published cases and a report of 5 new patients[J]. Ajnr American Journal of Neuroradiology, 1995, 16 (4): 675-683

第五章　颅脑损伤及脊髓损伤

第一节　脑实质血肿

【概述】

脑实质血肿（brain parenchymal hematoma）多因脑深部小血管破裂所致。外伤性脑实质血肿最常见于颞叶，其次为额叶，顶枕叶较少见，小脑更少见。10%脑实质血肿可破入脑室内。

【临床特点】

早期常表现为头痛、呕吐，其他表现因出血部位及出血量不同而异，基底节、丘脑与内囊出血可引起轻偏瘫；小脑出血可表现为眩晕、行动不稳、共济失调和眼球震颤；伴脑室内积血时，可出现脑膜刺激征及血性脑脊液。晚期可出现意识模糊、昏迷、四肢弛缓性瘫痪。

【影像检查技术与优选】

急性颅脑损伤，CT 为首选检查方法。脑实质血肿 MRI 信号变化虽然较复杂，但仍有规律可循，可由血肿 MRI 信号变化推断出血时间。由于病情和检查条件限制，超急性期血肿 MRI 应用较少，但脑实质血肿随访中，得益 MRI 无辐射和特殊成像序列（T_2^*WI、SWI 等），应用将越来越广泛，最新临床研究推荐使用定量磁敏感图用于脑血肿随访。

【影像学表现】

1. CT　急性脑实质血肿表现为脑实质内边缘清晰之圆形、不规则团块样高密度影（图 1-5-1），CT 值 50～90Hu 之间，周边可伴发低密度水肿带。脑实质深部血肿可破入脑室系统，形成脑室内积血。血肿相邻的脑室、脑沟及脑池呈不同程度受压，中线结构向对侧移位。血肿吸收可变成低密度，边缘逐渐清晰，体积缩小。预后不良者可发生脑萎缩、脑软化。如发生昏迷且进行性加重、进行性神经症状、局限性癫痫时应及时复查 CT，以排除迟发性外伤性脑内血肿。

2. MRI　脑实质血肿在 MRI 中的信号变化较复杂，可分为五期。①超急性期：（出血＜24 小时），T_1WI 呈低信号或等信号，T_2WI 呈高信号或等信号；②急性期：出血后 2～4 天，T_1WI 呈等信号或稍低信号，T_2WI 呈低信号；③亚急性期：出血后 5～30 天，信号随时间变化规律，T_1WI 上由等信号（等为主的混杂信号）变为高信号，由外圈向中心逐步信号增高，直至为均匀高信号；T_2WI 呈低信号逐步增至高信号，亦由外圈向中心逐步信号增高，但信号增高较 T_1WI 慢 3～5 天（图 1-5-2）。亚急性晚期周围可见含铁血黄素沉着环，T_2WI 为低信号；④慢性期：出血后 1～2 个月，周围可见含铁血黄素沉着环，T_1WI 和 T_2WI 由高信号变为低信号，从外圈向中心演变；⑤残腔期：出血后＞2 个月，T_1WI 呈低信号，T_2WI 呈明显低信号。

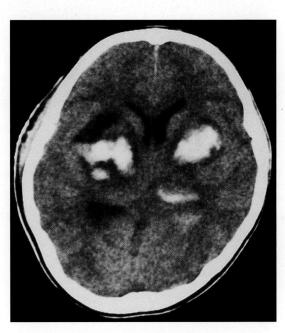

图 1-5-1　脑实质血肿（爆炸伤）
头颅 CT 平扫　双侧基底节区及左侧丘脑内多发不规则致密团块，边界清晰，周围见低密度水肿带，前纵裂池见蛛网膜下隙出血

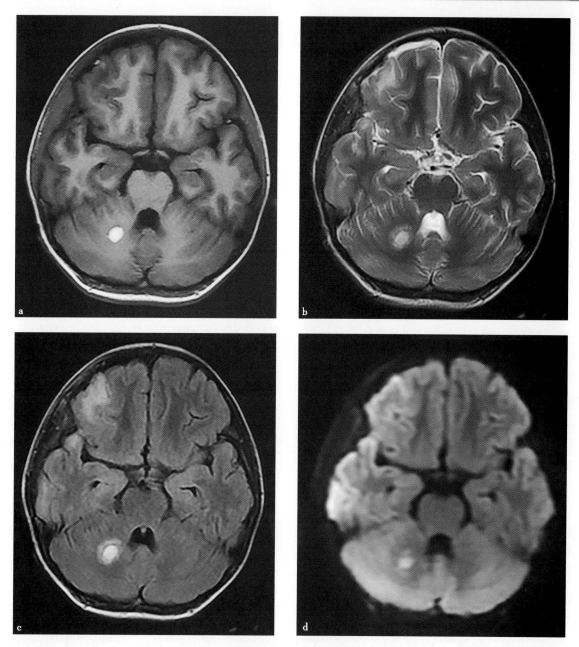

图 1-5-2 脑实质血肿

a. 轴面 T_1WI 示右侧小脑半球可见小片状高信号影；b、c. 轴面 T_2WI、FLAIR 示右侧小脑半球病变呈高信号，周围可见稍高信号水肿区；右侧额颞叶可见片状高信号，边界模糊，符合脑挫裂伤表现；右侧额部颅板下方细带状高信号，边缘清楚，为少量硬膜下积液；d. DWI 序列右侧小脑半球血肿和右侧额颞叶脑挫裂伤均呈高信号

【诊断要点】

外伤史明确伴有典型的 CT、MRI 表现可明确诊断，不典型病变影像学随访其密度与信号变化对诊断有帮助。有明确的外伤史，首次 CT 检查无阳性发现者，但临床表现高度怀疑颅内损伤时，需要注意迟发性血肿可能，应在 6 小时后复查，避免漏诊。

【鉴别诊断】

明确外伤史，结合影像学表现，一般不需与其他病变鉴别。极少数肿瘤合并出血或血管畸形合并出血时，在诊断脑实质血肿时，需要对原发病明确诊断。

第二节　硬脑膜外血肿

【概述】

硬脑膜外血肿（epidural hematoma）是儿童颅内血肿的主要类型，但总体发生率低于成人。儿童静脉出血较成人多见，除脑膜中动脉及分支损伤外，还可因脑膜静脉、板障静脉或静脉窦破裂而导致，血肿多位于颞、额、顶区。

【临床特点】

儿童临床表现较不典型，婴幼儿静脉出血较常见，出现症状较晚，生命体征变化不明显。因血肿压迫，可导致颅内压增高，出现恶心、呕吐；严重者表现为昏迷、清醒、再昏迷的过程，可有中线移位、脑室变形，或诱发脑疝，出现持续昏迷。小的硬脑膜外血肿可无明显症状。

【影像检查技术与优选】

CT 为急性颅脑损伤的首选检查方法，MRI 对显示硬脑膜外血肿更敏感。

【影像学表现】

1. CT 表现为颅骨内板下方呈双凸形、梭形或半月形边缘清楚的高密度病变，内缘光滑锐利，多位于颞区和额顶区（图 1-5-3a）。血肿范围较局限，不跨越颅缝，不超越中线区。血肿有占位效应，病变侧脑室受压、变形和移位，可造成中线结构移位，可伴随颅骨骨折。静脉性硬脑膜外血肿因静脉压力低，血肿形成晚，CT 扫描表现为略高密度或低密度区，增强扫描可显示血肿内缘包膜强化，有助于等密度硬脑膜外血肿的诊断。

2. MRI 血肿呈双凸形或梭形，边界锐利，位于颅骨内板和脑表面之间。血肿信号强度变化与时间有关。急性期，T_1WI 血肿信号与脑实质相仿（图 1-5-3b），T_2WI 血肿呈低信号；亚急性期，T_1WI 和 T_2WI 均呈高信号，高信号随时间由边缘向中心演变，直至呈均匀高信号；慢性期，T_1WI 和 T_2WI 均呈高信号，T_1WI 低信号随时间由边缘向中心演变。由于血肿占位效应，患侧脑皮质受压扭曲，即形成"脑回移位征"。血肿与颅骨内板距离增大，脑表面血管

内移等提示脑外占位病变征象，可提示诊断。

【诊断要点】

创伤后，颅骨内板下方呈双凸形、梭形或半月形边缘清楚的病变，内缘光滑锐利，不跨越颅缝，不超越中线区。

【鉴别诊断】

当硬脑膜外血肿呈半月形表现时，应与硬脑膜下血肿鉴别，后者血肿范围较大，可跨越颅缝，据此可鉴别。

第三节 硬脑膜下血肿

【概述】

硬脑膜下血肿（subdural hematoma）发生于硬脑膜与蛛网膜间的硬膜下隙内。根据血肿的时间可分为急性、亚急性和慢性三种。急性血肿（< 3 天），多为剪切性损伤，常损伤额极、颞极、额叶眶回及额顶叶交界区。血肿范围广，相对出血量较多。血肿可引起血管受压痉挛导致脑梗死、脑水肿，继而发生脑软化。随着血肿内蛋白质的分解渗透压增高，液体不断渗入，体积可逐渐增大。亚急性血肿（4 天～2 周），症状出现相对较晚，3～9 天体积达到高峰，血块逐渐液化，呈新月形或半月形。慢性血肿（> 2 周），肉芽组织逐渐形成，于硬膜附着面、蛛网膜附着面形成血肿外、内膜，包裹血肿，可发生机化。

【临床特点】

临床表现因出血速度、血肿部位及年龄的差异

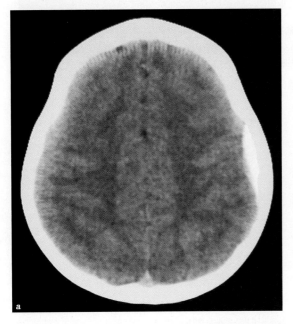
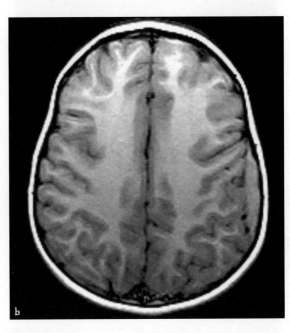

图 1-5-3 左顶区硬脑膜外血肿

a. 头颅 CT 平扫 左顶部颅骨内板下方梭形高密度影，边界清晰；b. 头颅 MRI 平扫 T_1WI 左顶骨内板下等 T_1 信号影

而有所不同，严重者可表现为昏迷 - 清醒 - 再昏迷，或持续性昏迷。

【影像检查技术与优选】

CT 检查为初次检查的首选诊断方法，随访复查首选 MRI 检查。

【影像学表现】

1. CT　急性期表现为颅骨内板下方新月形或半月形高密度影，边界清晰，可跨越颅缝，周围脑组织无水肿带，可导致脑室及中线结构移位。合并脑挫裂伤时可见病变区域小片状高密度病变，有明显占位效应。亚急性期表现为新月形或半月形混杂密度影或等密度影，可出现液 - 液平面。有占位效应，可见皮髓质交界面内移。慢性期表现为新月形或半月形低密度影、等密度或混杂密度影。血肿吸收较慢，可出现粘连、分隔、包膜钙化等改变。长期压迫脑组织可导致脑萎缩。

2. MRI　不同时期的硬脑膜下血肿在 MRI 的信号变化规律，与脑实质内血肿和硬脑膜外血肿相似（详见本章第一节和第二节），比较而言，因硬脑膜下血肿更易合并隐匿持续出血或硬膜下积液，表现更复杂。

急性期典型表现为 T_1WI 等信号（图 1-5-4），T_2WI 呈低信号或混杂信号改变。亚急性期 T_1WI 和 T_2WI 均呈高信号，高信号随时间由边缘开始向中心演变，直至呈均匀高信号。慢性期 T_1WI 和 T_2WI 均呈高信号，早期改变与亚急性血肿后期接近，随时间推移在 T_1WI 高信号逐渐减低，低信号随时间由边缘开始向中心扩大，直至全部为低信号。

【诊断要点】

根据外伤史，结合典型影像学表现诊断不难。

【鉴别诊断】

CT 上表现为低密度的硬脑膜下血肿应和蛛网膜下隙扩大和硬膜下积液相鉴别，此时 MRI 检查对鉴别诊断非常重要，MRI 信号特征有助于鉴别。

第四节　外伤性脑梗死

【概述】

外伤性脑梗死（traumatic cerebral infarction），多见于婴幼儿期，常在轻度外伤后出现，梗死区多位于基底节区。儿童期，基底节区脑组织需氧量大，而供血动脉——豆纹动脉、穿支动脉及脉络膜动脉行程长而迂曲，侧支循环少，脉络膜动脉深穿支从主干动脉呈直角发出而易发生损伤，是儿童基底节区梗死的主要原因。基底节钙化患者为本病高危因素。

【临床特点】

外伤程度通常较轻，意识障碍持续时间短暂，肢体偏瘫及中枢性面瘫发生迅速，2～3 天内症状可明显改善。

【影像检查技术与优选】

外伤后 12 小时内头颅 CT 检查少有阳性发现，多在 24 小时后 CT 显示阳性发现。MRI 对本病的敏感性较高，DWI 有助于早期显示病灶。

【影像学表现】

1. CT　表现为基底节区卵圆形、肾形、斑片状、三角形、扇形低密度区（图 1-5-5a）。

2. MRI　表现为基底节区 T_1WI 低信号、T_2WI 高信号病变（图 1-5-5b），早期可有占位效应。DWI 在脑梗死发生早期能清晰显示病灶、呈明显弥散受限（图 1-5-6）；MRA 常不能直接显示血管异常表现。

【诊断要点】

头颅外伤后一段时间内出现局灶神经功能损伤症状，如肢体偏瘫及中枢性面瘫等，应考虑到外伤性脑梗死可能。CT 发现基底节区钙化，为外伤性脑梗死的重要提示性征象，有临床症状者应及时 MRI 检查。

【鉴别诊断】

与其他原因所致的脑梗死鉴别，单纯影像表现可无差异，询问有无外伤史是诊断外伤性脑梗死的关键。

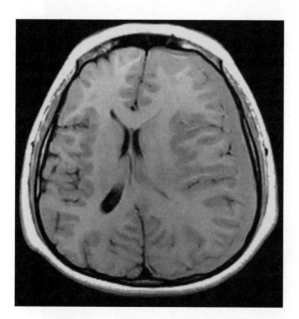

图 1-5-4　左额、颞、顶区硬脑膜下血肿
MRI 平扫 T_1WI 轴位　左侧额、颞、顶、枕部颅板下方新月形等信号带，同侧脑室受压变形，中线结构向右偏移

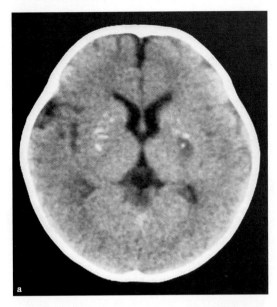
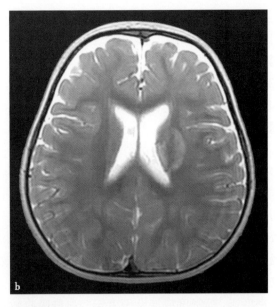

图 1-5-5 外伤性脑梗死
a. 轴位 CT 双侧基底节区钙化点，左侧基底节区低密度病变，边界模糊；b. 轴位 T_2WI 左侧基底节区病变呈高信号

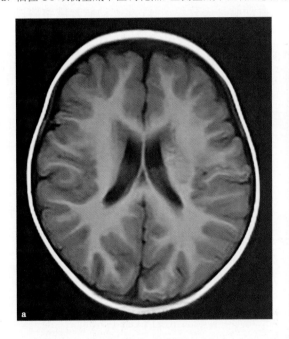
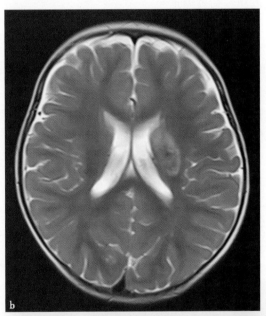
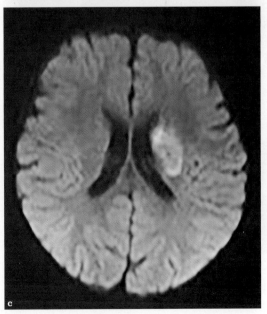

图 1-5-6 外伤性脑梗死
a. 轴面 T_1WI 示左侧基底节区可见小片状稍低信号，边界模糊；b. 轴面 T_2WI 示左侧基底节区小片状不均匀稍高信号，边界模糊；c. DWI 序列显示左侧基底节区病变呈不均匀高信号

第五节 脑挫裂伤

【概述】

脑挫裂伤（contusion and laceration of brain）为暴力打击头部造成的脑组织器质性损伤，是脑挫伤和脑裂伤的统称。单纯脑实质损伤而软脑膜仍保持完整者称为脑挫伤，如脑实质破损伴软脑膜撕裂称为脑裂伤。病变可发生在外伤着力部位，也可发生在对冲部位，常合并不同程度的颅内血肿和脑水肿。

脑挫裂伤早期的主要病理变化是表层或深层脑组织碎裂、坏死，以及小出血灶和脑水肿。轻者仅皮质出现多灶点片状出血，重者可导致软脑膜撕裂、脑实质破损，并可损伤神经核团及脑室等结构。脑挫裂伤周围常有脑水肿，数日后受损伤组织出现液化、坏死及小胶质细胞增生。

【临床特点】

因暴力打击的部位和力度差异，脑损伤轻重不一，而临床表现差别较大，可有五个方面症状：①意识障碍；②局灶症状；③颅内高压；④生命体征改变；⑤脑膜刺激征。

【影像检查技术与优选】

CT 为脑挫裂伤初次检查的首选方法，不仅显示脑组织的损伤，还能显示颅骨的各种外伤改变。MRI敏感性更高，特别是损伤位于颅底和颅骨表面时，优于 CT，且无电离辐射，为随访检查的首选方法。

【影像学表现】

1. CT 小出血灶表现为低密度区内散在斑点状或斑片状高密度影。脑水肿表现为局限性低密度影，边界欠清，大小不一，从数厘米至整个大脑。广泛的脑挫裂伤可使患侧脑室受压、移位，可同时出现蛛网膜下隙出血。随病程发展，轻度脑挫裂伤、水肿和出血灶逐渐吸收消散。严重者，脑组织坏死、液化，形成软化灶，表现为边缘光滑的低密度灶，CT 值近脑脊液。

2. MRI 可表现为出血性和非出血性。出血性于 T_1WI 为高信号，非出血性于 T_1WI 表现为等或低信号，T_2WI 均表现为高信号（图 1-5-7）。SWI 有助于发现病变内出血。后期当软化灶形成时，T_1WI 呈低信号，T_2WI 呈高信号，远期软化灶周围可见胶质增生 T_2 FLAIR 呈稍高信号。

【诊断要点】

明确的外伤史，结合影像学表现一般诊断不难。

【鉴别诊断】

脑挫裂伤应与单纯局限性脑水肿相鉴别，后者脑组织肿胀但结构未破坏。当两者鉴别较困难时，要经过动态随访观察来鉴别。还应与脑肿瘤鉴别，根据明确的外伤史，结合 CT 或 MRI 增强检查可以鉴别。

第六节 弥散性轴索损伤

【概述】

弥散性轴索损伤（diffuse axonal injury，DAI）是一种以脑白质轴索弥散性损伤为主要特征的脑组织损伤。当头部受到钝性暴力作用时，由于头部运动

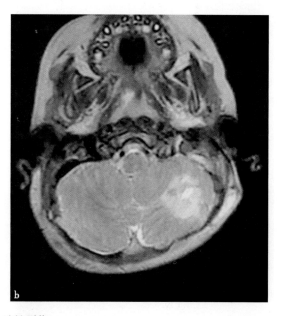

图 1-5-7 脑挫裂伤
a. MRI 轴位 T_1WI 左小脑病变呈低信号，边界模糊；b. MRI 轴位 T_2WI 左小脑病变呈高信号，其内可见更高信号区

所产生的剪切力、牵张力和旋转力的综合作用,即由于外伤使颅脑产生旋转加速度和/或角加速度,使脑组织内部易发生剪力作用,导致神经轴索和小血管损伤。早期表现为广泛的脑挫裂伤、出血、脑水肿,可有脱髓鞘改变,继而出现脑软化,最终囊性变。

大体病理显示急性期 DAI 的灰白质交界处及白质区弥漫或成簇的小针尖样出血灶。恢复期脑白质萎缩,脑室扩大,髓鞘变性。镜下见弥散性轴索断裂,轴浆外溢而形成轴索回缩球,伴有小胶质细胞簇形成。毛细血管的损伤造成脑实质和蛛网膜下隙出血。脑实质常有不同程度的胶质细胞肿胀、变形,血管周围间隙扩大,弥漫性脑肿胀。

【临床特点】

受伤时头部处于运动状态,伤后立即发生昏迷或躁动不安,持续时间长,恢复缓慢。轻症者可有逆行性健忘、头晕、头痛等自主神经功能紊乱症状,重者可呈持续性植物状态。

【影像检查技术与优选】

MRI 对 DAI 的诊断明显优于 CT,特别是 DWI 和 SWI 序列,对较小病变及微出血灶的敏感性较高。

【影像学表现】

1. CT 急性期表现为弥漫性脑肿胀,灰白质界限模糊、消失。脑实质内见单发或多发的小出血灶、蛛网膜下隙出血、脑室内积血,可合并脑挫裂伤、硬脑膜外血肿或硬脑膜下血肿等其他类型颅脑损伤。脑实质内单发或多发出血灶直径多 <2cm,主要见于灰白质交界部、胼胝体周围、脑干上端、基底节及内囊区,占位效应不明显。蛛网膜下隙出血多见于脑干周围,特别是四叠体池、环池以及幕切迹周围。根据受创伤程度的不同,脑实质出血、脑室及蛛网膜下隙出血、弥漫性脑肿胀可单独发生,也可合并出现。

2. MRI 非出血性脑病灶,T_2WI、T_2 FLAIR 序列较 T_1WI 更为敏感,表现为高信号。出血性病灶,T_2WI 呈低信号,周围可见高信号水肿区,T_1WI 呈等信号或高信号。轻度 DAI 表现为皮质或皮质下区局限性病灶。中度 DAI 表现为双侧大脑半球白质内点片状出血、蛛网膜下隙出血、脑水肿等。重度 DAI,还可有基底节、胼胝体、脑干和小脑等部位的损伤(图 1-5-8)。

【诊断要点】

询问病史,受伤时患者头部处于运动状态,伤后立即发生昏迷或躁动不安。查体无明确的神经系统局灶性损害的定位体征。CT 与 MRI 显示双侧脑白质弥散性肿胀、水肿、脑灰白质界限不清,无中线移位,重症表现为严重的意识障碍、去大脑僵直状态、抽搐。

【鉴别诊断】

DAI 应注意与脑挫裂伤鉴别,DAI 的出血部位与外力作用部位无关,发生于胼胝体、灰白质交界区、脑干及小脑,直径多 <2cm、呈椭圆形及斑点状。脑挫裂伤的出血多见于着力或对冲部位,呈斑点状或不规则形,可 >2cm,常累及皮质。凭借典型影像学表现可资鉴别。

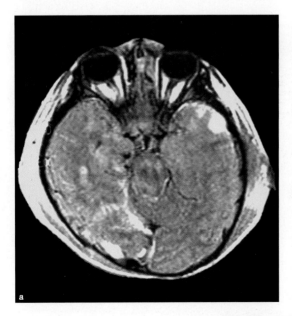
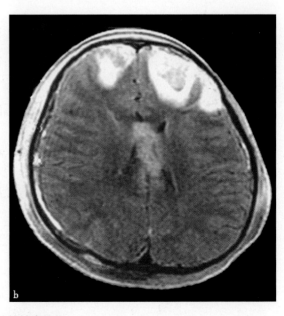

图 1-5-8 弥散性轴索损伤

a、b. MRI 平扫 FLAIR 序列 双侧额叶、右侧枕叶、脑干、胼胝体区多发高信号

第七节 脊髓损伤

【概述】

脊髓损伤（spinal cord injury）是创伤性外力导致脊髓、圆锥及马尾的暂时性或永久性损伤，常由外界暴力直接或间接作用于脊柱所致，常伴有脊椎骨折和/或脱位；此外，部分脊髓损伤可不伴有脊柱骨折、脱位等异常的放射学证据，被称之为无放射学异常的脊髓损伤（spinal cord injury without radiographic abnormality，SCIWORA）。

导致儿童脊髓损伤的原因中，交通事故占30.4%，非外伤脊髓功能障碍占26.1%，体育运动占20.7%，其中下腰动作是发生的重要原因。脊髓损伤水平，最常见的是颈髓（57%），其次是腰段（16.5%），胸段脊髓受肋骨和骨性胸廓的保护支持，受伤的机会较少。脊髓损伤的主要病理变化为脊髓水肿、坏死和出血。

【临床特点】

临床表现取决于脊髓损伤平面和程度，可有两种表现：①脊髓震荡，外伤后立即发生的损伤平面以下肢体软瘫、肌张力松弛、深浅反射消失、皮肤苍白干燥、尿潴留，一般数小时后开始恢复，如无其他实质损害，在2～4周内可恢复正常；②脊髓损伤，在度过脊髓休克期后，损伤平面以下失去运动功能，热和冷和触觉等感觉丧失或改变，肌张力增高，腱反射亢进，出现病理反射。部分性损伤时，损伤平面以下肢体仍可有部分感觉和运动功能；完全性损伤后，损伤平面以下肢体感觉及运动功能完全丧失。

【影像检查技术与优选】

CT能更好显示脊柱骨折情况，为初次影像学检查的首选方法；可疑脊髓损伤时必须行MRI检查，能更好地显示脊髓受累范围和病变性质（是否合并出血），随访检查首选MRI。

【影像学表现】

1. CT　多平面重建及3D重建能较好显示脊柱椎体及附件骨折、脱位，周围软组织肿胀，能显示椎管形态及脊髓受压情况。脊髓水肿在CT表现为脊髓肿大，坏死为斑片状低密度，出血为高密度。

2. MRI　多方位成像能显示椎体及附近形态变化，如压缩骨折楔形变或碎裂。对椎体及周围软组织水肿更为敏感，在T_2WI脂肪抑制及STIR序列呈高信号。

急性期（1～3天）脊髓损伤表现为脊髓弥漫性水肿，出血信号变化如脑出血信号变化，T_2WI表现为脊髓水肿高信号背景基础出现斑点状、点状低信号（图1-5-9）。有学者建议在4～6天进行MRI随访，此时脊髓仍水肿，在T_1WI呈低信号；而红细胞内去氧血红蛋白转化为正铁血红蛋白，此时出血在T_1WI呈高信号。远期随访（如1～6个月后），脊髓可萎缩、或伴脊髓中央管扩大。

【诊断要点】

明确脊柱外伤史，同时损伤平面以下失去运动，感觉丧失或改变，同时CT和MRI显示脊髓损伤和/或脊柱创伤的征象，即可诊断。

【鉴别诊断】

无放射学异常的脊髓损伤，由于影像学无法获

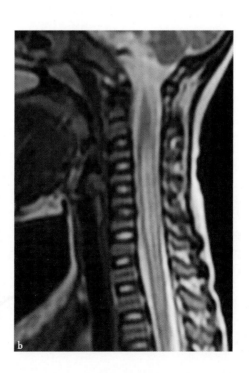

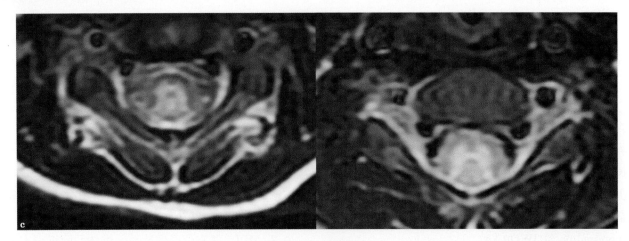

图 1-5-9　脊髓损伤

a. MRI 平扫矢状位 T₁WI, 颈段脊髓肿胀信号减低, 中央见纵行条带状稍低信号影, b. MRI 矢状位 T₂WI 颈段脊髓肿胀信号增高, 中央见纵行条带状高信号影, c. MRI 轴位 T₂WI 颈段脊髓肿胀、中央灰质呈明显 H 形高信号

得确切骨折、脱位证据, 需与脊髓炎相鉴别, 详细、全面的询问病史和查体是做出正确诊断的关键。

（曾洪武）

参 考 文 献

[1] Cohrs G, Huhndorf M, Niemczyk N, et al. MRI in mild pediatric traumatic brain injury: diagnostic overkill or useful tool[J]. Childs Nerv Syst, 2018, 34(7): 1345-1352

[2] Heit JJ, Iv M, Wintermark M. Imaging of Intracranial Hemorrhage[J]. J Stroke, 2017, 19(1): 11-27

[3] Liu LX, Yi HL, Han HB, et al. Application of T₂ measurement on gradient echo T₂-weighted imaging in differential diagnosis of intracranial hemorrhage and calcification[J]. Chin Med J(Engl), 2012, 125(12): 2104-2108

[4] Salmela MB, Krishna SH, Martin DJ, et al. All that bleeds is not black: susceptibility weighted imaging of intracranial hemorrhage and the effect of T₁ signal[J]. Clin Imaging, 2017, 41: 69-72

[5] van Eijck MM, Schoonman GG, van der Naalt J, et al. Diffuse axonal injury after traumatic brain injury is a prognostic factor for functional outcome: a systematic review and meta-analysis[J]. Brain Inj, 2018, 32(4): 395-402

[6] Vieira RC, Paiva WS, de Oliveira DV, et al. Diffuse Axonal Injury: Epidemiology, Outcome and Associated Risk Factors[J]. Front Neurol, 2016, 7(2): 178

[7] 赵大聪, 鲁广华, 郭江, 等. 弥散性轴索损伤患者胼胝体 DTI 纵向评估[J]. 实用放射学杂志, 2017, 33(4): 503-506, 529

[8] 韩成坤, 史浩, 刘桂芳, 等. 磁敏感加权成像对弥散性轴索损伤的诊断价值[J]. 中华放射学杂志, 2011, 45(7): 632-636

[9] 张培元, 张玉琴, 于晓莉, 等. 儿童无骨折脱位型脊髓损伤的临床特点及与急性脊髓炎的比较研究[J]. 临床儿科杂志, 2010, 28(8): 764-767

[10] 王一吉, 周红俊, 卫波, 等. 儿童无骨折脱位型脊髓损伤 120 例临床特征分析[J]. 中华医学杂志, 2016, 96(2): 122-125

[11] 程华, 刘宁瑶, 伍妘, 等. 儿童无骨折脱位型脊髓损伤的 MRI 特征[J]. 放射学实践, 2015, 30(8): 865-868

[12] 苏安华, 李淼. MRI 及 MRS 诊断颅脑外伤性脑梗死[J]. 中国实验诊断学, 2012, 16(11): 2140-2141

[13] Zhang S, Wang S, Wan X, et al. Clinical evaluation of post-operative cerebral infarction in traumatic epidural haematoma[J]. Brain Inj, 2017, 31(2): 215-220

[14] 陈新军, 袁先厚, 江普查, 等. CT 观察脑挫裂伤时第三脑室及基底池形态改变的临床意义[J]. 中华神经医学杂志, 2006, 5(12): 1235-1237

[15] 肖艳（综述）, 吕发金（审校）. 脑动静脉畸形影像诊断新技术进展[J]. 放射学实践, 2016, 31(5): 456-459

第六章　颅脑、脊髓先天性疾病

第一节　脑裂、脑沟和脑回发育畸形

一、无脑回 - 巨脑回畸形

【概述】

无脑回畸形（lissencephaly）是一种以神经元移行障碍、4 层皮质结构、脑表面光滑为特征的先天性发育畸形，又称平滑脑。

本病可能是由于基因突变导致一个或多个基因位点的分子反应发生变化，导致神经元移行障碍。本病临床显型与基因缺陷的类型，皮质、异位灰质的位置、厚度、数量有关，包括：无脑回畸形 I 型、X-连锁无脑回畸形（双层皮质）、巨脑回 - 无脑回畸形、带状灰质异位症，其中无脑回合并额颞叶巨脑回畸形最常见。

无脑回畸形是近亲婚配最常见的神经元移行障碍之一；其他致病原因还包括感染（巨细胞病毒）或毒素（乙醇、射线），导致反应性神经胶质增生、巨噬细胞浸润，干扰神经元移行和皮质形成。

【临床特点】

本病发生率为出生活婴（1～4）:100 000，严重畸形于婴儿期发现，轻度畸形可于年长儿或成人期发现。无脑回畸形临床表现为发育延迟、癫痫。带状灰质异位症皮质发育良好时，癫痫症状出现晚，认知功能可正常。可合并心脏或面部畸形。

大体病理可见皮质厚度、脑回数量、成熟度不同，皮质下白质厚度不同。镜下可见 4 层皮质结构，包括表浅分子或边缘层、外侧神经元皮质、细胞稀疏层和深部神经元皮质；脑白质稀疏以及皮质脊髓束发育不良，橄榄核异位等。

【影像检查技术及优选】

CT 可显示病变部位，MRI 是最佳检查方法，MRI 薄层 3D SPGR 序列对本病的敏感性高，MRS 有助于疾病的诊断。

【影像学表现】

1. CT

（1）无脑回畸形：表现为深部皮质与细胞稀疏层较厚，而外侧皮质薄，外侧裂变浅，大脑呈"漏钟"状或"8 字形"，其中以顶叶、枕叶最明显。

（2）巨脑回 - 无脑回畸形：即不完全无脑回畸形，最常见，可见正常皮质形成，病变区域表现为宽大的脑回和较浅的脑沟。

（3）带状灰质异位症：表现为皮质下不对称分布的较薄灰质带，平行于皮质分布，深部灰质带厚，外侧皮质薄或正常，或深部灰质带薄或分布较局限，外侧皮质正常。

（4）继发于巨细胞病毒感染：表现为皮质变薄，皮质下可见钙化斑。

（5）X- 连锁无脑回畸形：以额叶下部和颞叶最常见。

2. MRI　脑室轻至中度扩大。T_1WI 可清晰显示灰白质界限，细胞稀疏层信号减低，厚的深部灰质带信号可类似髓鞘化白质。T_2WI 可显示各层结构，尤其是新生儿期，细胞稀疏层信号升高（图 1-6-1，图 1-6-2）。继发于巨细胞病毒感染者，外侧皮质变薄，GRE-T_2^* 可见皮质下白质内钙化。MRS 显示受累皮质 NAA 峰降低。

3. PET　内侧皮质葡萄糖摄取率高于外侧皮质（胎儿模式）。

【诊断要点】

影像学特征典型，表现与基因缺陷的类型、致病原因以及病变的严重程度有关。

【鉴别诊断】

主要与 II 型无脑回畸形（"鹅卵石"样无脑回畸形）相鉴别，后者大脑表面呈"鹅卵石"样，合并小脑、眼部异常及先天性肌营养不良，典型临床症状结合影像学表现可确诊本病。

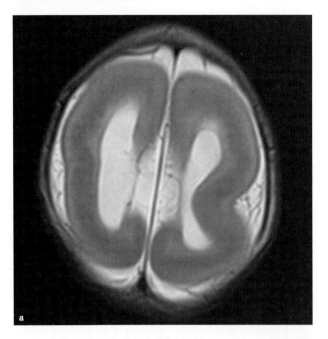
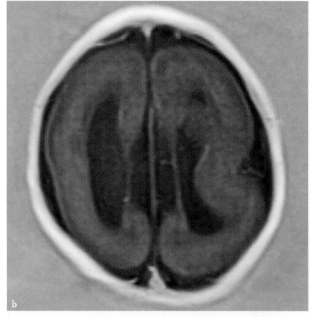

图 1-6-1 无脑回畸形
a、b. MRI 平扫示深部皮质与白质细胞稀疏层较厚,而外侧皮质薄,外侧裂变浅,大脑呈"漏钟"状或"8字形"

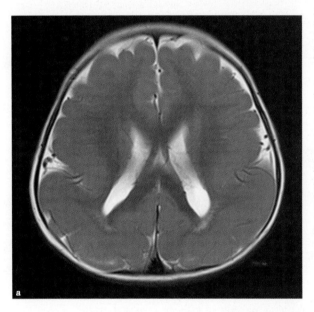
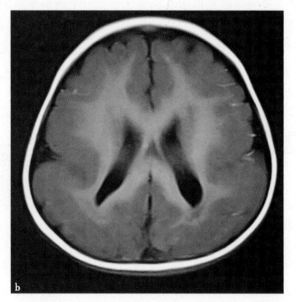

图 1-6-2 无脑回 - 巨脑回畸形
a、b. MRI 平扫示额叶可见正常皮质形成,颞枕叶表现为宽大的脑回和较浅的脑沟

二、多小脑回畸形

【概述】

多小脑回畸形(polymicrogyria)是指脑回迂曲增多伴有灰质增厚。本病为神经元移行晚期、皮质组织形成时期的发育异常,神经元抵达皮质,但分布紊乱,形成许多小的波纹状脑回,皮质未分层或呈4层细胞结构。

【临床特点】

本病由多种原因引起,包括宫内感染、缺氧、中毒、与双胎或基因突变相关的血管异常等。大体病理可见病变区域多发的小脑回,形态紊乱。镜下可见多小脑回畸形,最常累及4~5层皮质结构,畸形脑回表面呈胚胎期柔脑膜血管结构,皮质下髓鞘形成或皮质内纤维异常,癫痫病灶位于邻近多小脑回畸形的周围区域,而不是发育不良的皮质内。

常见于 40% 难治性癫痫患儿,发病年龄与基因变异的严重程度及其临床显型有关,X-连锁遗传畸形常见于男性患儿。双侧发生者占 60%,70% 发生于额叶。常见临床表现包括双侧面咽舌咀嚼肌瘫、发育延迟、癫痫、轻偏瘫,癫痫严重程度与病变严重程度有关。本病常合并脑裂畸形、巨脑畸形及 Chiari Ⅱ型畸形等。

【影像检查技术与优选】

多小脑回畸形的影像学表现受脑成熟度、断层扫描层厚影响。CT 可显示病变的范围和特点,对合并钙化敏感性高。MRI 使用 3D-SPGR 序列具有多平面成像、软组织分辨率高的优势,因此是诊断本病的最佳影像学方法。

【影像学表现】

1. CT 病变常见于外侧裂周围区域,平扫可见病变区域有较多数量的小脑回,或为皮质明显增厚,脑沟变浅或变平;当合并巨细胞病毒感染时,可见脑室旁钙化或皮质钙化。

2. MRI T$_1$WI 显示病变区域皮质表面不规则,灰白质界限不清,脑沟变浅、消失,可表现为增厚(5~7mm)的弧形皮质,伴灰白质交界不规则。由于受髓鞘形成的影响,T$_2$WI 有 2 种影像学表现:年龄 <12 个月的患儿显示病变区域皮质呈波纹状,但厚度正常(2~3mm);年龄 >18 个月的患儿显示病变区域皮质增厚(5~8mm),表面凹凸不平,并可见髓鞘发育延迟、皮质内翻等(图 1-6-3)。T$_2$ FLAIR

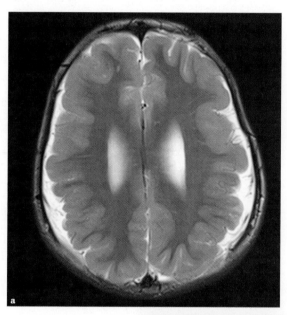
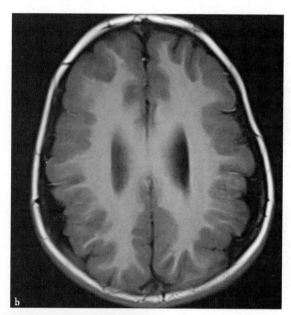
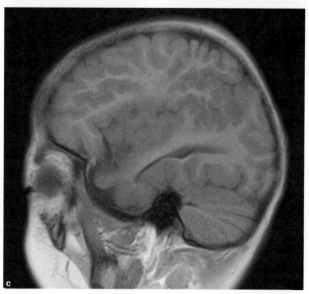

图 1-6-3 多小脑回畸形
a、b. MRI 平扫示双侧额顶叶皮质增厚(5~8mm),表面凹凸不平,脑沟变浅,皮质白质交界不规则。c. 矢状位示病变区域皮质呈波纹状

显示发育不良的白质呈高信号,并可见增宽血管周围间隙。增强后可见病变区域发育不良的柔脑膜强化。MRV 显示病变区域永存胚胎性血管。MRS 显示癫痫灶 NAA 下降,但也可正常。

【鉴别诊断】

本病需要与巨脑回畸形相鉴别,巨脑回畸形表现为皮质中重度增厚,脑沟浅,脑回宽大,皮质表面光滑,而多小脑回畸形皮质深部皱褶显著是影像学鉴别的主要依据。

三、前脑无裂畸形

【概述】

前脑无裂畸形(holoprosencephaly,HPE)是一组以大脑半球分裂和憩室化障碍以及面部中线区分裂障碍为特征的发育畸形。

本病是致畸因子和基因共同作用的结果,常见致畸因素包括母体糖尿病、孕早期出血、异卵双胎、射线暴露史和染色体异常,如 13 三体综合征、18 三体综合征;基因研究表明至少 4 个不同位点的基因变异与本病发生有关。

【临床特点】

本病发病率约占存活新生儿的 1/16 000,男女发病比例相等。严重病例合并中线面裂,眼距窄,最严重者呈独眼、喙鼻畸形。面部表现多提示存在脑部畸形,严重的面部畸形常伴有严重的脑部畸形,临床表现与畸形的严重程度有关,多出现强直、手足徐动和精神发育迟缓。鼻梁呈扁平状,可伴有梨状孔狭窄,偶尔可以伴有单个中央上门牙。

【影像检查技术与优选】

CT 对颅骨、合并面部畸形的显示优于 MRI,扫描范围应包括整个头颅,以发现可能合并的面部畸形。而 MRI 多平面扫描能清晰地显示中线结构的发育情况,为本病首选检查方法。

【影像学表现】

1. CT

(1)无脑叶型:小头畸形,透明隔缺如,侧脑室融合呈"新月"形的单脑室,松果体上隐窝扩大,形成背囊,占据大部分颅腔,与单脑室相沟通,脑组织前部呈扁平"薄饼"状,丘脑融合,第三脑室缺如,大脑半球间裂、外侧裂消失,大脑镰、胼胝体缺如。

(2)半脑叶型:透明隔缺如,单脑室,可合并背囊。海马结构发育不全,侧脑室颞角形成,但发育不完全,大脑前部脑组织融合,丘脑可部分分离,可见

较小的第三脑室,大脑半球间裂、大脑镰部分形成,位于大脑后部,胼胝体后部形成,体部、膝部缺如。

(3)脑叶型:透明隔缺如,侧脑室形态几乎正常,侧脑室额角发育不良,海马结构发育完全或近似完全,侧脑室颞角较半脑叶型发育好,大脑额部半球间裂、大脑镰形成,但额部大脑镰可发育不良,丘脑分离,第三脑室完全形成,胼胝体体部后 1/2 形成。骨窗图像显示额缝早闭,形成单一额板,眼距窄,不同程度的视神经管发育不良,筛窦、鸡冠缺如或发育不良以及腭裂畸形。

(4)半球中央变异型:又称端脑融合畸形(syntelencephaly),双侧大脑半球于额叶后部和/或顶叶融合,而额叶前部、枕叶半球间裂多发育正常,融合部位半球间裂、大脑镰缺如。双侧外侧裂池畸形成角并加深,跨越大脑顶部,并于中线区相沟通。胼胝体体部畸形程度最严重,而膝部和压部受累相对较轻,前脑底部结构如下丘脑、双侧基底节区结构发育正常。

2. MRI 显示各型前脑无裂畸形表现与 CT 相似(图 1-6-4),T_1WI 可行高分辨率扫描评估严重程度。外侧裂角(sylvian,SA)可反映额叶的发育情况,用于评估前脑无裂畸形的严重程度,SA 增大提示额叶发育较少。T_2WI 显示髓鞘发育延迟,大脑半球间裂前部皮质下灰质异位,冠状位可见不同程度的嗅神经发育不良或缺如。DTI 有助于辨认白质束。MRA 可显示单一大脑前动脉,或大脑前动脉缺如。MRV 显示上矢状窦、下矢状窦、直窦缺如以及大脑皮质静脉、深部静脉直接引流入窦汇。

【诊断要点】

前脑无裂畸形为一组表现不同的前脑发育畸形,各种类型之间没有明显的界限,胼胝体的发育大致呈自前向后的过程,胼胝体后部形成而前部缺如仅见于前脑无裂畸形,可视为本病的特征之一,同时胼胝体的发育情况可作为本病的指征之一。

【鉴别诊断】

本病应与严重脑积水、胼胝体发育不良、透明隔缺失鉴别,严重脑积水表现为头围增大,脑室扩张,颅骨下方可见薄层皮质残留,但大脑镰存在。而胼胝体发育不良可表现为双侧脑室体部呈平行状且形态扩张,双侧脑室额角形态狭小且明显分离,半球间裂加深,可与第三脑室相连,故与本病不同。透明隔缺失时呈假性单脑室,但大脑前动脉无异常。

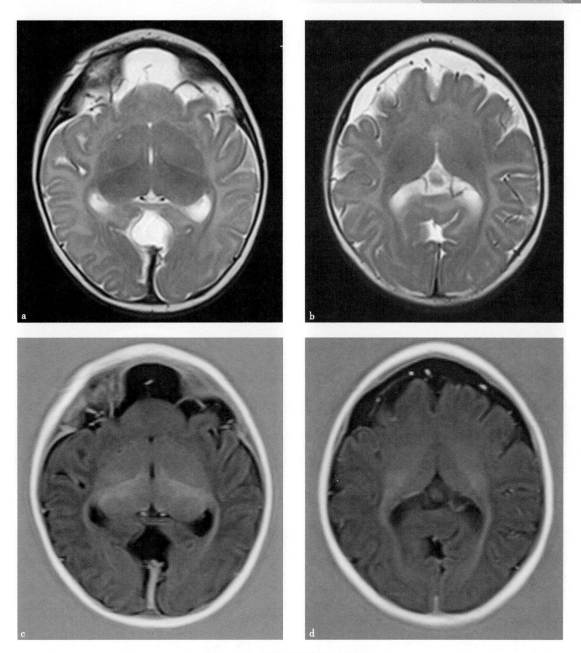

图 1-6-4 半脑叶型前脑无裂畸形
a～d. MRI 平扫示透明隔缺如，大脑前部脑组织融合，第三脑室前部被没有分裂的丘脑填塞，额叶小，外侧裂浅，胼胝体压部形成，体部、膝部缺如

四、脑裂畸形

【概述】

脑裂畸形（schizencephaly）为神经元移行早期阶段生发基质形成障碍所致，形成脑实质内自皮质表面向脑室（软脑膜 - 室管膜）延伸的裂隙，裂隙周围覆盖发育不良的灰质结构。根据裂隙形态分为开唇型和闭唇型。50% 以上的脑裂畸形为双侧发生，其中 60% 为双侧开唇型，单侧发生者 2/3 为开唇型。可伴有小头畸形、斜头畸形、海马畸形、胼胝体畸形、视 - 隔发育不良以及中枢神经系统以外的发育畸形。

本病可为获得性或遗传因素所致，获得性可为宫内巨细胞病毒感染、同种免疫性血小板减少症及腮腺炎病毒导致，位于 10q26.1 的调节基因 *EMX2* 异常为本病的遗传因素。病理表现为大脑皮质沿裂隙折入，裂隙表面衬以异位灰质，裂隙起自脑室室管膜，贯穿脑白质后到达软脑膜，软脑膜与室管膜相连，裂隙内由脑脊液充填。裂隙多位于额顶叶的中央前回及中央后回附近。镜下可见神经胶质瘢痕，但较小，正常皮质分层结构消失，可见多小脑回畸形或灰质异位。

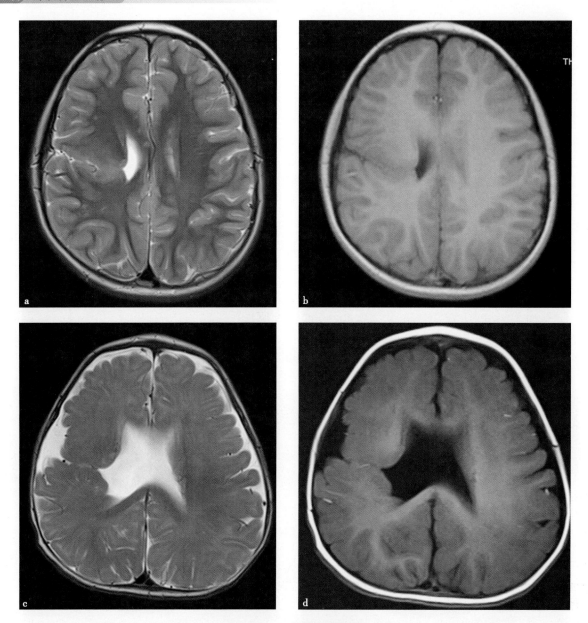

图 1-6-5　开唇型脑裂畸形

a~d. MRI 平扫示右侧大脑半球内异常裂隙，裂隙呈脑脊液密度，裂隙周围可见不规则灰质

【临床特点】

临床表现包括癫痫、轻度运动障碍，严重发育延迟、轻瘫、强直。

【影像检查技术与优选】

CT 可以显示病变的范围和特点，MRI 可多平面成像，可以较好显示裂隙的形态以及灰白质结构，为本病最佳的影像学方法。

【影像学表现】

1. CT　病变常见于大脑中央沟周围的额叶、顶叶，平扫显示大脑半球内异常裂隙，裂隙呈脑脊液密度，裂隙周围灰质可呈稍高密度，侧脑室外侧壁呈幕状突起。闭唇型裂隙窄，两侧灰质并行排列，相互靠近。开唇型裂隙宽大，大小不一，有时可类

似脑积水表现。开唇型可合并颅骨膨胀、变薄，为脑脊液搏动所致。增强后裂隙周围可见原始静脉显影（发育性静脉异常）。

2. MRI　髓鞘形成以前，T_1WI 发现裂隙周围灰质有一定困难。闭唇型于 T_1WI 显示裂隙周围灰质不规则，似"卵石"样，灰白质界限不清或不规则。开唇型裂隙宽大，呈楔形或双凹透镜样（图 1-6-5），裂隙周围灰质有时难以识别。T_2WI 显示裂隙周围灰质覆盖，呈低信号，髓鞘形成以后，灰白质界限显示更清晰。增强后可显示伴随的发育性静脉异常。MRA 可显示大脑中动脉呈"烛台"样，靠近裂隙壁。

【诊断要点】

典型影像学表现为皮质表面向脑室延伸的裂

隙，裂隙周围覆盖发育不良的灰质结构，进行 MRI 多平面扫描有助于观察裂隙形态及其周围覆盖的发育不良的灰质结构。

【鉴别诊断】

闭唇型脑裂畸形需与灰质异位症鉴别，MRI 多平面成像可较好显示裂隙的形态，对应裂隙侧脑室壁呈幕状突起。开唇型脑裂畸形应与脑穿通畸形鉴别，最关键的鉴别点为开唇型脑裂畸形的裂隙周围覆盖灰质结构，且与大脑皮质相延续。脑穿通畸形囊肿壁为结缔组织，形态多不规则。

五、脑穿通畸形

【概述】

脑穿通畸形（porencephaly）为胎儿晚期、围产期损伤导致的脑实质内空洞形成，病变可与侧脑室、蛛网膜下隙相沟通。脑穿通畸形分为先天性和后天性，先天性与胚胎期发育异常、母体孕期营养障碍和遗传因素有关，后天性多为颅脑外伤、产伤、各种血管性或感染性病变、颅脑手术所致。大体病理显示病灶为充满脑脊液的囊腔，囊壁光滑，表面衬以白质，或部分紧贴颅骨，囊内有时可见血管束穿过，皮质、脑室周围白质有一定程度的缺失，颅骨可呈进行性膨胀。镜下可见脑组织完全液化坏死，血管退化成纤维束。

【临床特点】

本病大多数为散发病例，少部分为家族性发病，呈常染色体显性遗传；常在儿童期被发现，男女发病比率一致，在早产儿、难产儿中发病率最高。临床症状取决于囊肿的大小和部位，早期表现为头围增大，晚期可出现手部症状、轻偏瘫或肌张力障碍、

发育延迟、癫痫等，合并畸形包括海马硬化和遗传性血小板减少症。

【影像检查技术与优选】

CT 或 MRI 均能显示病变的囊腔及其与邻近组织关系，是诊断该病的主要方法。MRI 组织对比分辨率高，容易区分灰白质，是诊断本病的首选影像学检查方法。

【影像学表现】

1. CT 病变可发生于脑实质内任何位置，可累及任一动脉供血区（皮髓质同时受累），或累及室管膜下静脉引流区（白质受累），或仅累及深部白质。平扫显示脑实质内囊腔，常与一侧侧脑室相通，呈脑脊液密度，表面衬以白质，大小不等，相邻脑室、脑沟增宽，增强后囊内无强化。CTA 显示囊内可有小血管穿行。

2. MRI T_1WI 显示脑实质内囊腔，呈脑脊液信号，表面衬以白质（图 1-6-6）。T_2 FLAIR 显示囊腔周围少量神经胶质增生。

【诊断要点】

本病常继发于胎儿晚期、围产期损伤，影像学检查显示囊腔位于脑实质内，周围衬以白质，占位效应不明显。

【鉴别诊断】

本病应与巨大蛛网膜囊肿和脑裂畸形相鉴别。巨大蛛网膜囊肿多位于脑沟、脑裂及脑池周围，不与脑室沟通，有明显占位效应，相邻脑实质可有受压改变。脑裂畸形与本病最主要的鉴别点为脑裂畸形的裂隙周围衬以异位灰质，而脑穿通畸形壁为结缔组织，一般不难鉴别。

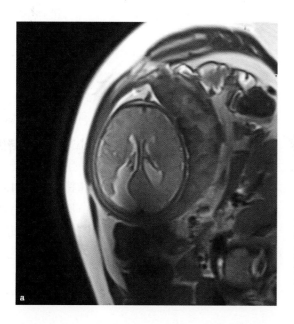

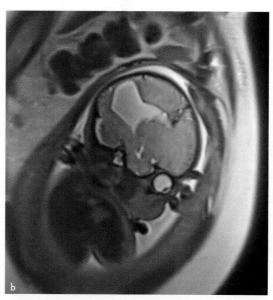

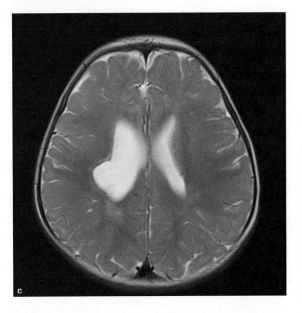

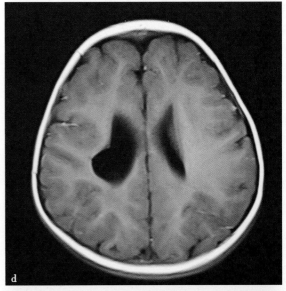

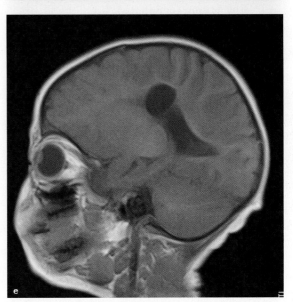

图 1-6-6　脑穿通畸形

a、b. 胎儿 MRI 平扫示大脑半球内异常脑脊液信号影，与侧脑室枕角相通，周围衬以白质；c～e. MRI 平扫示右侧大脑半球内异常囊性脑脊液信号影，与右侧侧脑室相连，周围衬以白质

六、灰质异位症

【概述】

灰质异位症（gray matter heterotopia）是指神经元自室管膜下生发基质向皮层移行过程中断或终止，灰质团块停留于异常位置所致。异位的灰质结节在室管膜下到皮质下均可发生，可孤立存在，也可与其他畸形并存。

灰质异位症可由多种原因引起，包括基因异常、血管性、感染性和环境因素。根据发生时期不同，病理上可表现为无脑回 - 单灶结节性灰质异位的多种表现，严重病例表现为永存胎儿期柔脑膜血供。镜下可见发育不成熟或发育不良的多种神经元细胞，兴奋性神经元回路多于抑制性神经元回路以及相邻区域的白质显微结构异常。

【临床特点】

新生儿尸检中，本病发病率占中枢神经系统畸形的 17%。严重病例，婴儿期即出现癫痫，程度较轻的病例或单发皮层下结节可无症状，仅在影像学检查或尸检中偶然发现，男性患儿合并 X- 连锁畸形时，可有严重的脑部畸形，预后较差。临床表现为认知障碍、癫痫发作，发生时间、严重程度与异位灰质的位置、数量有关。

【影像检查技术与优选】

CT 可显示病灶发生的部位和特点，但 MRI 组织对比分辨率较高，容易区分灰白质，特别在 T₁WI 上异位灰质显示更加明显，故 MRI 是诊断本病的首选影像学检查方法。

【影像学表现】

1. CT　平扫显示病灶与正常灰质呈等密度。异位灰质可发生于室管膜下至软脑膜下任何区域，呈局灶性或弥漫性。室管膜下灰质异位症最常见，表现为灰质结节邻近脑室或突入脑室内（图1-6-7）。皮层下灰质异位症表现为局灶性异位灰质结节，较大的病灶可类似肿瘤，病灶上方常见皮层变薄、发育不良，线样的灰质团块可与皮层、脑室表面相延续。

2. MRI　无论在T_1WI或T_2WI，均显示病灶与灰质呈等信号（图1-6-8），边缘清晰或模糊。于T_2WI显示皮层下病变与皮层、脑室表面相延续，DTI纤维

束成像显示白质纤维穿过带状异位灰质。MRS显示胆碱、NAA有变化。

3. PET　灰质异位症病灶葡萄糖摄取与正常皮层相同或高于正常皮层。

【诊断要点】

灰质异位症是常见的先天畸形，常合并其他畸形发生，病变呈灰质密度或信号，增强扫描无强化为其特征，影像学表现与基因缺陷的类型、致病原因以及病变的严重程度有关，各种类型之间有时难以区分，基因诊断有帮助。

【鉴别诊断】

灰质异位需要与结节性硬化症、脑内或室管膜下转移性病变相区别。结节性硬化症的室管膜下结节常伴有钙化，呈高密度，少数结节呈等密度。室管膜下转移瘤常有原发肿瘤病史，种植灶明显强化伴水肿可资鉴别。

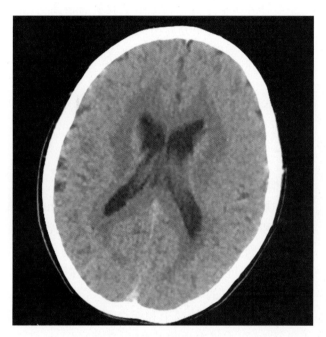

图1-6-7　灰质异位症
CT平扫示带状灰质结节突入侧脑室内

七、局灶性皮质发育不良

【概述】

局灶性脑皮质发育不良（focal cortical dysplasia, FCD）是皮层发育畸形的一种，基本表现是大脑皮层局灶性结构异常。

目前局灶性皮质发育不良发病机制不清，可能与哺乳动物西罗莫司靶蛋白及相关通路及人乳头状病毒感染有关。病理改变包括分层结构异常、细胞结构异常，分层结构异常如层状结构紊乱、柱状结构紊乱、白质内和/或分子层内神经元数目增多等，

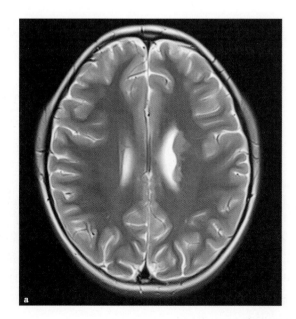
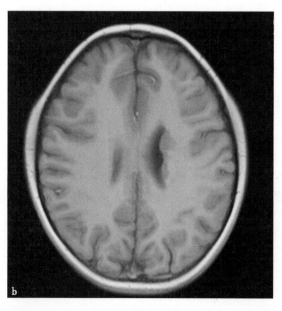

图1-6-8　灰质异位症
a、b. MRI平扫示左侧侧脑室室管膜下可见多发结节状灰质信号影凸向侧脑室内

细胞结构异常包括出现巨大神经元、不成熟神经元、异形神经元和气球细胞等。

根据神经病理学特征及 MRI 的特点,本病主要分为三种类型:Ⅰ型存在分层异常但无异形神经元,Ⅱ型表现为同时存在分层异常和异形神经元,Ⅲ型为在Ⅰ型基础上伴随其他疾病,Ⅲa 伴发海马硬化为癫痫责任病灶,Ⅲb 伴发癫痫相关肿瘤,Ⅲc 伴发病灶附近血管畸形,Ⅲd 伴有早年获得性致痫灶为责任病灶(如外伤、缺血性损伤、脑炎等),ⅢNOS 型为伴有临床或影像学表现可疑责任病灶,但不能获得或不能进行神经病理学检查者。

【临床特点】

本病是儿童难治性癫痫的最常见病因,可表现为神经功能障碍,认知损害及癫痫,其中早发癫痫的患者智力缺损程度相对较高。

【影像检查技术与优选】

CT 可显示病灶发生的部位和部分特点,但 MRI 组织对比分辨率较高,容易区分灰白质,同时可以观察白质内异常信号,特别在 T_2WI 中白质内的异常信号显示更加明显,故 MRI 是诊断本病的首选影像学检查方法。高场强 MRI(如 3.0T)及多平面扫描或重建可以帮助提高该病的检出率。

【影像学表现】

1. CT 表现为病变处皮层增厚、灰白质分界不清及异常沟回结构等。

2. MRI Ⅰ型由于病变微小,常规 MRI 扫描难以发现明确异常,Ⅱ型 MRI 表现较为典型,主要表现包括灰白质分界不清、皮层增厚、异常的沟回结构、位于皮层下或白质的异常信号,异常信号可表现为皮层下或白质内 T_2WI、T_2 FLAIR 高信号从皮质向侧脑室延伸,并逐渐变细,为 FCD 的特征性表现(图 1-6-9),也可表现为皮层下或白质的高信号影,或皮层轻微高信号。绝大多数病灶无强化。

【诊断要点】

根据典型临床及影像表现,诊断并不困难,最终确诊有赖于术后病理。

【鉴别诊断】

本病需和累及皮质的低级别胶质瘤相鉴别,根据皮质增厚、灰白质分界模糊及脑沟回形态,以及无占位效应、周围水肿等表现,可做出 FCD 的诊断。

第二节 大脑中线结构发育不良

一、胼胝体畸形

【概述】

胼胝体畸形(corpus callosum abnormalities)是胼胝体和海马联合纤维部分或完全缺如,约占中枢神经系统畸形的 4%,发生率为出生活婴的(0.5～70)/10 000,可见于任何年龄,多于幼儿时期发现,是胎儿期最常见的畸形。

本病常合并其他畸形和综合征,如脂肪瘤、半球间裂囊肿、大脑皮质发育不良、灰质异位、脑裂畸形、穿通脑畸形、巨脑回畸形、丹迪 - 沃克畸形、小

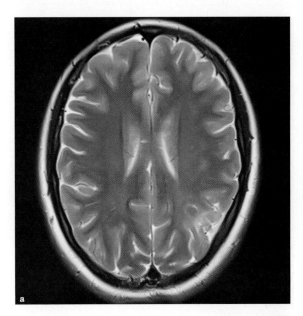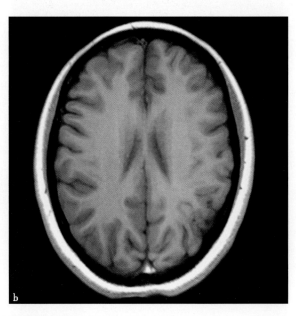

图 1-6-9 局灶性脑皮质发育不良

a、b. MRI 平扫示左顶叶局限性脑沟增宽加深,脑回细小,内见条片状稍长 T_1、长 T_2 信号

头畸形等，其他致病原因还包括胎儿乙醇暴露、宫内巨细胞病毒感染、先天代谢性疾病，如非酮性高甘氨酸血症、丙酮酸脱氢酶缺乏症、母体苯丙酮尿症、泽尔韦格综合征等。

【临床特点】

胼胝体畸形临床表现多样，常见表现包括癫痫发作、发育迟滞、颅骨畸形或器官间距过远等。孤立性胼胝体发育不全的患儿，在 3 岁时智力多正常或接近正常，但随着学习难度的增加，轻度认知功能障碍会表现出来。伴发其他畸形时可表现为视觉障碍、下丘功能不全等，预后较差。

【影像检查技术与优选】

CT 较难直观、清晰地显示胼胝体异常的全貌。MRI 能多参数、多方位成像，软组织分辨率高，准确发现胼胝体畸形的程度和范围，对伴发畸形可以进行全面评估。MRI 在显示 Probst 束、放射状排列的脑沟、脑回和脑血管异常等方面，均明显优于 CT，是目前诊断胼胝体畸形的最理想的影像学检查方法。另外，DTI 技术在影像学上观察神经纤维结构和脑白质结构的改变，可提供大量脑内结构和功能改变的信息，可以作为常规 MRI 检查的一种新型补充诊断。

【影像学表现】

1. CT 轴位图像上侧脑室形态是诊断胼胝体畸形的关键，表现为双侧脑室平行分离 / 后角扩大，体部明显分离呈平直或抱球状，额角窄小，枕角不对称性扩大，第三脑室扩大、上移至侧脑室体部间，半球间裂扩大，以前部扩大为著，轴位难以显示轻度的胼胝体畸形，冠状位能更好地显示上述表现，尤其是第三脑室扩大不明显时（图 1-6-10）。

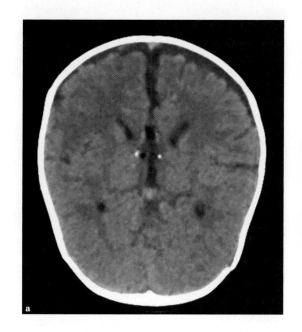
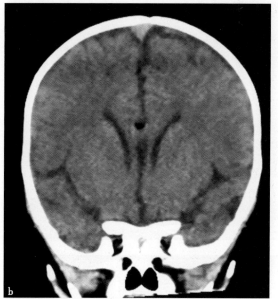
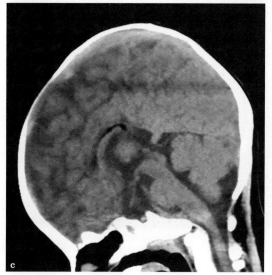

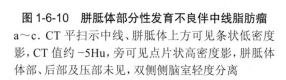

图 1-6-10　胼胝体部分性发育不良伴中线脂肪瘤
a～c. CT 平扫示中线、胼胝体上方可见条状低密度影，CT 值约 −5Hu，旁可见点片状高密度影，胼胝体体部、后部及压部未见，双侧侧脑室轻度分离

2. **MRI** 正中矢状位 T_1WI 能直接显示胼胝体畸形的严重程度。部分缺如时，表现为胼胝体体部、压部、膝部后侧和喙部缺如（图1-6-11）。少见情况下，可合并前连合的缺失、变小。正常胼胝体形成，伴随扣带回内翻，形成扣带沟，位于脑回上方。当胼胝体畸形时，扣带回保持外翻状态，不形成扣带沟。扣带回永存外翻导致内侧半球沟扩大，脑沟放射状指向第三脑室，这是胼胝体缺如的一个征象，这一发现在新生儿特别有价值，因为此时胼胝体很薄，通常难于识别。

胼胝体缺如时，正常应该进入对侧半球的轴突，转而在半球间裂的两侧，与半球间裂呈平行走行，形成垂直的 Probst 束。Probst 束位于扣带回的外侧，侧脑室内侧壁的内侧；其内下缘与穹窿残基融合。冠状位观察 Probst 束内陷进入侧脑室内壁，导致侧脑室在冠状位呈"新月形"或"牛角状"，以侧脑室额角最显著。第三脑室位置较正常高，位于侧脑室之间，Monro 孔扩大。当胼胝体体部缺如时，侧脑室体变直、平行排列。DTI 可显示脑白质的结构改变，尤其是白质纤维束在脑区间联系。DTI 显示胼胝体畸形的胼胝体纤维束较正常人明显减少，形成 Probst 束而不交叉，扣带纤维束左右侧存在明显差异。

胼胝体畸形常合并半球间裂囊肿和脂肪瘤。半球间裂囊肿表现为位于中线或中线旁的扩大脑脊液间隙，可单房或多房，多房囊肿于中线两侧不对称

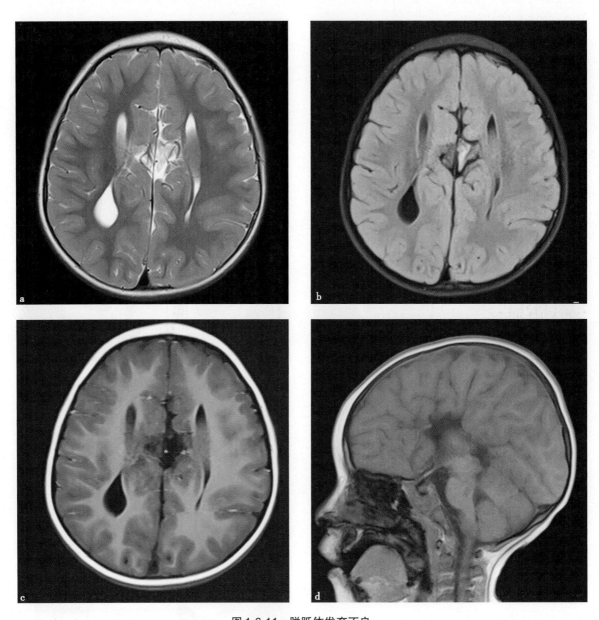

图1-6-11 胼胝体发育不良

a～d. MRI 平扫双侧侧脑室平行分离，形态失常，右侧侧脑室扩张，三脑室上移，胼胝体缺如

分布，囊内信号可不相等，部分可在 T_1WI 高于脑脊液信号，囊肿可与第三脑室相通。颅内脂肪瘤为原始脑膜异常分化所致的畸形，最常见的发生部位是半球间裂深部，半球间裂脂肪瘤称胼胝体脂肪瘤，几乎总是伴随胼胝体畸形。胼胝体脂肪瘤可向下延伸，进入侧脑室之间或胼胝体膝部前方。MRI 表现为 T_1WI 高信号，脂肪抑制序列显示高信号受抑制。有时可见胼周动脉的分支穿过脂肪瘤，表现为脂肪瘤内的线样流空信号。

【诊断要点】

胼胝体畸形经影像学检查一般可明确诊断，同时要对伴发畸形进行全面评估。轴位 CT 上，侧脑室形态是诊断的关键。新生儿期诊断本病需要慎重，因为新生儿胼胝体形态扁而薄，其信号比皮质信号低，有时难以辨认，此时应注意观察扣带回的形态，胼胝体发育畸形时，扣带回永存外翻，脑回放射状指向第三脑室，此为新生儿期诊断本病的重要征象。

【鉴别诊断】

本病影像学表现需要与胼胝体破坏性病变相鉴别，如脑室周围白质软化症、外伤、手术等，外伤、手术一般有明确外伤、手术史，脑室周围白质软化症有明确的早产儿围产期损伤病史，所致的胼胝体异常常表现为胼胝体不均匀变薄、变细，严重者虽可发生部分缺如，但其发生部位与胼胝体形成的顺序不一致。严重的脑积水也可导致胼胝体受牵拉变细，但胼胝体结构完整。

二、视 - 隔发育不良

【概述】

视 - 隔发育不良（septo-optic dysplasia，SOD），是一种少见的以视神经发育不良、透明隔缺如、下丘脑 - 垂体功能不全为特征的大脑前部中线结构发育畸形，由 De Morsie 于 1956 年首次命名，又称 De Morsie 综合征。

本病发生率约为 1 : 50 000，女性 : 男性为 3 : 1。大多数 SOD 为散发，病因尚不明确，可能是多种病因共同导致，普遍认为该病发生于妊娠 4～6 周，是脊索前中胚层诱导异常所致，也有文献报道一些病例是由于 HESX 基因突变失活或妊娠期间滥用药物、饮酒或病毒感染等所致。

Barkovich 等根据胚胎学和神经病理学表现，将 SOD 分为 2 种亚型。Ⅰ型伴发脑裂性孔洞脑畸形，约占 1/2；Ⅱ型不伴脑裂性孔洞脑畸形。Miller 等发现伴发皮质发育不良的视 - 隔发育不良患儿，可同时具备Ⅰ型和Ⅱ型的部分表现，但又有别于前 2 种亚型，将其定义为 SOD-PLUS 型。

【临床特点】

临床表现多样，首诊于眼科的患者主要表现为严重视力损伤、眼球震颤、斜视，少数患者也可以表现为眼发育缺陷，如无眼畸形或小眼畸形。部分患者因垂体功能障碍引起内分泌功能失调，如生长激素和促甲状腺素分泌不足可导致生长发育弛缓、低血糖、尿崩症等表现。患者还可以表现为癫痫、黄疸、身材矮小、智力发育延迟等。

【影像检查技术与优选】

CT 和 MRI 均可见透明隔缺如，双侧脑室前角及体部融合为单一脑室，MRI 显示透明隔缺如以及视神经、视交叉的发育情况优于 CT。脂肪抑制技术有利于视神经的显示，MRI 还可显示本病伴随的其他颅内异常，如胼胝发育不良、灰质异位等。

【影像学表现】

1. CT　表现为透明隔发育不良或完全缺如，双侧脑室前角及体部融合为单一脑室，侧脑室前角呈"方盒"状；侧脑室及第三脑室轻度扩大，在轴位和冠状位影像上显示视神经孔狭小。

2. MRI　透明隔缺如，双侧脑室前角及体部融合为单一脑室，侧脑室及第三脑室轻度扩大，视神经管狭窄、视神经及视交叉发育不良，视神经信号可正常，视神经受累 80% 为单侧，少部分可双侧受累，视交叉和下丘脑发育不良有时可导致第三脑室前隐窝的球状扩张和鞍上池增大。其他伴发脑部畸形，包括灰质异位、脑裂畸形、垂体后叶异位、胼胝体发育不全以及 Chairi Ⅱ型畸形（图 1-6-12）。

【诊断要点】

视 - 隔发育不良诊断标准包括：①视神经发育不良；②脑中线结构缺陷（包括透明隔发育不良或缺如、胼胝体发育不良等）；③垂体相关激素异常，满足以上两条即可做出诊断，仅 30% 患儿同时有上述 3 种异常改变，视神经发育不良仅 50% 在神经影像学有阳性发现，诊断应该由眼科检查和神经影像学检查结合进行。

【鉴别诊断】

视 - 隔发育不良应与单纯透明隔缺如、脑叶型前脑无裂畸形相鉴别。单纯透明隔缺如无神经系统症状，眼科检查可帮助诊断。脑叶型前脑无裂畸形影像学表现与本病有重叠，鉴别诊断有一定困难。

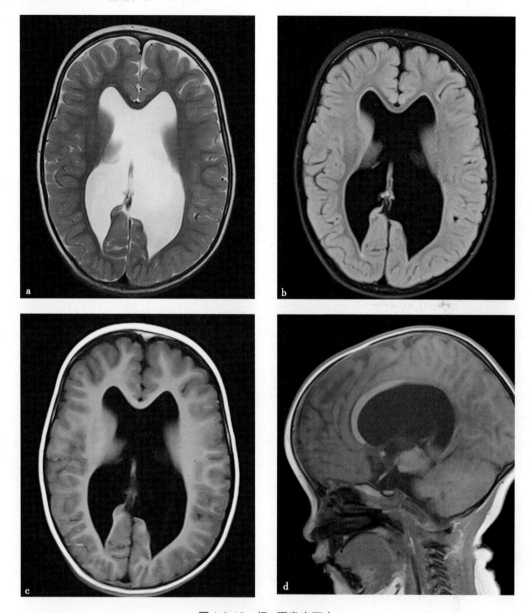

图 1-6-12　视 - 隔发育不良

a～d. MRI 平扫两侧侧脑室融合，侧脑室前角变方，鞍上池及第三脑室扩大，胼胝体形态尚可，矢状位上视交叉细小

第三节　颅后窝发育畸形

一、Chiari 畸形

（一）Chiari Ⅰ畸形

【概述】

Chiari Ⅰ畸形（Chiari Ⅰ malformation）是一种以小脑扁桃体下疝为特征的先天畸形。Chiari Ⅰ畸形呈常染色体显性遗传，外显率较低。儿童发病率为0.9%，最早可于生后被发现，男：女约为2:3。

本病可能的致病机制为枕骨软骨骨化不全，颅后窝狭小，小脑向下疝出，阻塞枕大孔区，导致颅

内、椎管内脑脊液循环受阻。手术可见小脑扁桃体疝出、硬化，可见枕骨压迹，枕大孔区蛛网膜瘢痕、粘连。镜下病理表现为小脑扁桃体软化或硬化，伴有浦肯野细胞、颗粒细胞减少。

Chiari Ⅰ畸形可伴随多种畸形，包括骨性颅底或椎体畸形（25%～50%），如克利佩尔 - 费尔综合征；脊髓空洞症（30%～60%），其中60%～90%无症状，以 C_4～C_6 最常见，全脊髓空洞积水症、颈髓、上胸髓脊髓空洞症、延髓空洞症少见。

【临床特点】

临床症状与小脑扁桃体下疝的程度及合并的畸形有关，50% 以上患者无症状，出现症状者表现为枕部头痛、脑神经麻痹、视觉障碍、耳神经功能障

碍、脊髓运动或感觉神经异常、步态紊乱、神经性关节病。当合并脊髓空洞和先天性颅颈连接部畸形，症状可提前出现。

【影像检查技术与优选】

利用 CT 三维重组图像能很好地观察寰枕部骨质结构畸形。MRI 矢状位和冠状位 T_1WI 可以清晰显示小脑扁桃体、蚓部下疝及并发的其他畸形。在矢状位 T_1WI 上，枕骨大孔后下缘至枕骨斜坡下端之间作一连线，可测量小脑扁桃体下疝的程度。MRI 可观察第四脑室、延髓位置的改变，并发的脑积水，脊髓形态等。

【影像学表现】

1. CT 颅后窝狭小，窦汇低位，枕大孔区小脑扁桃体异位、脊髓扁平，小脑延髓池变窄或消失。骨窗图像可无异常，或表现为寰枕联合畸形、扁平颅底、齿状突高位、颅底凹陷、斜坡短小等。

2. MRI T_1WI 表现为小脑扁桃体"尖钉"样改变，下疝超过枕大孔 5mm（图 1-6-13）。枕大孔区"拥挤"，伴有枕大池变小或消失，可伴有第四脑室伸长，后脑畸形。T_2WI 表现为小脑扁桃体呈斜形，斜坡短小，延髓位置低，14%～75% 患者可伴有脊髓空洞积水症。

【诊断要点】

本病诊断标准为一侧小脑扁桃体下疝超过枕骨大孔前缘中点与后缘中点连线 5mm，或双侧小脑扁桃体下疝在枕大孔下 3～5mm 之间，合并脊髓空洞、颈髓延髓屈曲成角、第四脑室伸长、小脑扁桃体呈"尖钉"样改变。可无明显的临床症状且不伴有脊髓脊膜膨出。

【鉴别诊断】

本病应与正常的小脑扁桃体低位、Chiari Ⅱ畸形和寰枕交界区肿瘤鉴别。正常情况下，小脑扁桃体也可低于枕大孔 5mm 以内，但小脑扁桃体形态无异常，无临床症状。Chiari Ⅱ畸形合并脊髓脊膜膨出，有小脑蚓异位、第四脑室受累、颈髓延髓屈曲成角等表现。寰枕交界部肿瘤如脊膜瘤、神经鞘瘤，常表现为脊髓或脑组织受压，局部蛛网膜下隙扩大，增强扫描可有不同程度的病理性强化。

（二）Chiari Ⅱ畸形

【概述】

Chiari Ⅱ畸形（Chiari Ⅱ malformation）又称 Arnold-Chiari 畸形，是一种复杂的后脑畸形，100% 合并神经管闭合障碍，常为腰椎脊髓脊膜膨出。本病发生无性别差异，发病率为出生婴儿的 0.44∶1 000。

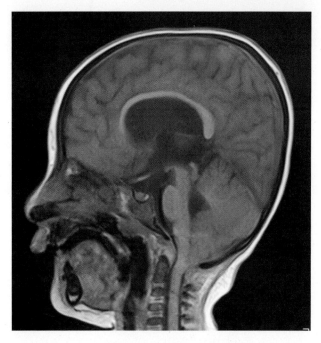

图 1-6-13　Chiari Ⅰ畸形

MRI 平扫 T_1WI 矢状位示小脑扁桃体下缘变尖，超出枕骨大孔水平，疝入椎管内，呈"尖钉"样改变，第四脑室略变窄

基因学研究表明本病是由于亚甲基四氢叶酸还原酶（*MTHFR*）基因变异，合并叶酸代谢异常，导致的神经管闭合障碍，脑脊液自神经管缺陷漏出，第四脑室正常扩张失败，颅后窝软骨发育不全，导致颅后窝内容物移位、变形。近年来发病率随叶酸替代治疗而下降。

本病可合并多种脊柱及颅脑畸形，包括开放型脊柱闭合不全（100%）、寰椎后弓畸形（66%）、脊髓空洞积水症（20%～90%）、脊髓纵裂畸形（5%）、Klippel-Feil 综合征、胼胝体发育不全（90%）、中脑水管狭窄、灰质畸形、透明隔缺如等。

【临床特点】

新生儿临床表现为脊髓脊膜膨出，头围增大，可伴有脑积水症状，年长儿、成人表现为脑积水、脊髓栓系症状，所有患者均可出现不同程度的下肢麻痹、括约肌功能障碍、延髓症状。

【影像检查技术与优选】

CT 三维重组图像能很好地显示颅底及脊柱畸形。MRI 检查是诊断本病最可靠的检查方法，MRI 可显示小脑扁桃体下降程度，脑干及第四脑室形态的变化。

【影像学表现】

1. 超声 胎儿超声可提供早期诊断，脊髓脊膜膨出最早可见于胚胎 10 周，胚胎 12 周可表现为典型的"柠檬"和"香蕉"征。

2. CT 平扫表现为颅后窝"拥挤"，小脑幕切迹增宽，顶盖呈"鸟嘴状"，小脑蚓向下移位。CT骨窗表现为颅后窝狭小，小脑幕、窦汇低位，枕大孔扩大，呈"漏斗"状，岩锥后缘、斜坡呈扇形，寰椎后弓畸形，颈椎椎管增宽。

3. MRI T₁WI 表现为小脑、脑干向下移位，似"瀑布"状（图1-6-14），颈髓延髓屈曲成角，顶盖呈"鸟嘴状"，第四脑室伸长，第四脑室尖顶消失，脊髓脊膜膨出，绝大多数发生于腰椎。T₂WI表现为疝出物组织变性，呈高信号。

【诊断要点】

本病100%合并脊髓脊膜膨出，绝大多数发生于腰椎，极少数为闭合型脊柱闭合不全，最易误诊为Chiari Ⅰ畸形。小脑幕、窦汇低位可提示诊断，影像学检查需包括脑部和脊柱，以确诊Chiari Ⅱ畸形，评价严重程度，观察合并畸形。

【鉴别诊断】

Chiari Ⅱ型需要与Chiari Ⅰ畸形、丹迪-沃克畸形鉴别。Chiari Ⅰ畸形仅为小脑扁桃体下疝，不合并脊髓脊膜膨出，且第四脑室位置正常。丹迪-沃克畸形表现为第四脑室扩张呈囊状，小脑蚓部发育不良，颅后窝形态增大。Chiair畸形Ⅱ型表现为第四脑室的变形移位，一般颅后窝形态无增大，小脑蚓部结构完整。凭借以上影像学表现多能准确鉴别。

二、丹迪-沃克畸形

【概述】

丹迪-沃克畸形（Dandy-Walker malformation）为一组先天性颅后窝囊性畸形，又称丹迪-沃克综合征、丹迪-沃克囊肿。发病率为出生婴儿1:(25 000～100 000)，80%于1岁时被发现，女性发病率略高。

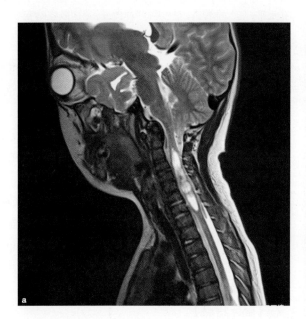
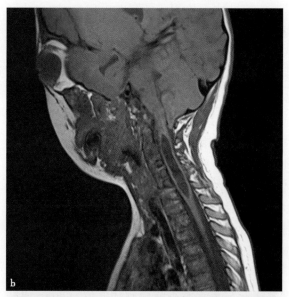
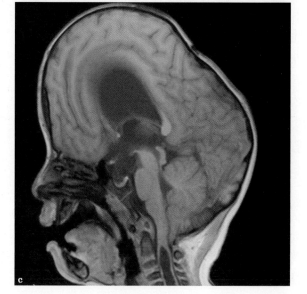

图1-6-14 Chiari Ⅱ畸形

a～c. MRI平扫示小脑扁桃体下缘变尖，超出枕骨大孔水平，疝入椎管内，呈"尖钉"样改变，第四脑室变窄；颈段脊髓内增粗，可见条片状长T₁长T₂信号影；头颅形态失常

丹迪-沃克畸形通常合并面部、心血管畸形，提示本病发生于胚胎3～4周神经嵴细胞形成、分化时期。本病大多数为散发，少数可呈X-连锁性遗传，部分病例为包含 ZIC1＋ZIC4 基因的3q2染色体中间缺失。许多综合征可伴有丹迪-沃克畸形，如染色体异常或中线区畸形、PHACE综合征（81%）等。

本病为菱脑顶板的发育不良所致，根据第四脑室扩张的严重程度，残存小脑蚓的大小和第四脑室顶隐窝、小脑原裂出现与否，由重到轻分为：经典型丹迪-沃克畸形、小脑蚓发育不良并旋转移位（过去称丹迪-沃克变异）、Blake囊肿、大枕大池。

【临床特点】

临床表现以发育迟缓为主；头颅增大以前后径扩大为主，枕区尤为突出；颅内高压表现为头痛、呕吐或感染；较大儿童表现为走路不稳、共济失调、眼球震颤。

【影像检查技术与优选】

CT检查可以明确显示颅后窝巨大囊肿与扩张的第四脑室相连，幕上脑室扩张，小脑蚓部发育不良等。MRI可多平面成像，故对丹迪-沃克畸形的诊断优于CT，是本病的最佳检查方法，同时可显示丹迪-沃克畸形伴发的其他颅内畸形。T_2 FLAIR序列有助于区分囊肿与受压基底池的界限。增强检查可观察第四脑室脉络丛的位置。MRV可提示窦汇抬高。矢状位3D FIESTA序列可显示囊壁。

【影像学表现】

1. CT 平扫表现为颅后窝扩大，第四脑室囊性扩张，充满整个颅后窝，窦汇-人字缝倒位（窦汇位于人字缝上方），枕骨向外膨隆。

2. MRI

（1）经典型丹迪-沃克畸形：表现为第四脑室背侧扩张，形成大小不同的囊肿，囊肿壁显示不清，小脑蚓发育不良，向上移位，位于囊肿上方，第四脑室顶隐窝、小脑原裂不同程度消失，残存小脑蚓可与小脑幕融合，窦汇抬高，小脑幕升高，陡直向下走行。第四脑室脉络丛缺如（图1-6-15）。

（2）小脑蚓发育不良并旋转移位：表现为颅后窝扩大，但程度小，第四脑室轻度扩张，第四脑室开放，小脑蚓部分旋转，第四脑室顶隐窝、小脑原裂不同程度消失。常合并 Walker-Warburg 综合征、Joubert 综合征等其他畸形。

（3）Blake囊肿：表现为小脑蚓旋转但形态正常，第四脑室顶隐窝、小脑原裂正常，第四脑室扩张进入小脑蚓下方，基底池受压或消失。第四脑室脉络丛沿小脑蚓下表面囊壁上缘延伸。

（4）大枕大池：表现为小脑蚓正常，第四脑室闭合。MRI还可很好的显示伴发畸形，如胼胝体畸形、皮质发育不良、灰质异位、髓鞘发育延迟等。

【诊断要点】

根据第四脑室扩张严重程度，残存小脑蚓的大小和第四脑室顶隐窝、小脑原裂是否出现，本病表现各有不同，但观察窦汇与人字缝的位置关系、小脑幕走行，可帮助诊断。

【鉴别诊断】

本病应与颅后窝蛛网膜囊肿及Joubert综合征相鉴别。颅后窝蛛网膜囊肿可压迫第四脑室，但并不存在小脑发育不良及小脑幕抬高征象。Joubert综合征偶发呼吸深快、眼球运动不能、视网膜营养

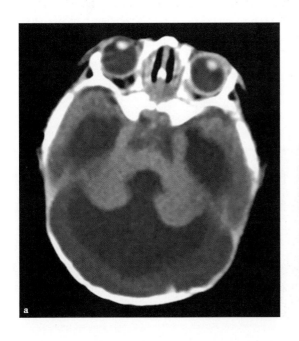

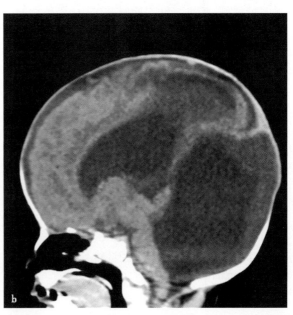

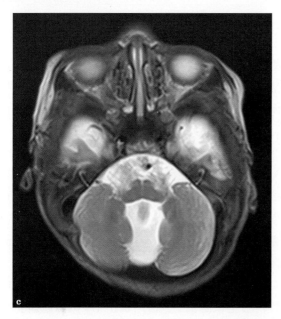
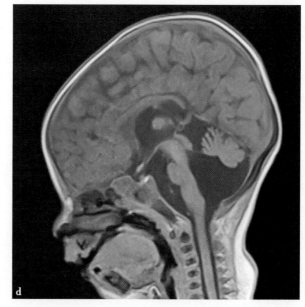

图 1-6-15 丹迪 - 沃克畸形

a～d. CT 平扫及 MRI 平扫示第四脑室囊性扩张,颅后窝扩大,小脑蚓发育不良,向上旋转移位,小脑幕位置抬高

不良,可伴有肾囊肿、肝纤维化,影像学表现为第四脑室呈"蝙蝠翼"状,中脑呈"白齿"状。

三、Joubert 综合征

【概述】

Joubert 综合征(Joubert syndrome)是一种少见的先天性中后脑畸形,以小脑蚓发育不良、小脑上脚增粗并延长、小脑上脚交叉缺如为特征。本病多于婴儿或儿童期发病,无性别差异。本病为基因异常所致,受累基因包括 AHI1、NPHP1、JBST1、JBST2、JBST3,不同的基因导致不同的临床表型,其中 JBST1 仅导致中脑 - 后脑畸形,JBST2 可导致多器官畸形,包括中枢神经系统、肾、视网膜、肝。本病合并畸形包括视网膜畸形,如先天性视网膜萎缩、色素性视网膜病、脉络膜视网膜缺损等,青年性肾消耗病或多囊性肾发育不良、肝纤维化、囊肿、多指(趾)畸形。

【临床特点】

本病临床表现包括严重肌张力减退、共济失调、眼球运动不能、发育延迟、眼球震颤、新生儿呼吸暂停等,患儿可有典型的面部特征,包括前额突出、眉毛高位、朝天鼻、突舌、节律性舌运动等。

【影像检查技术与优选】

CT 和 MRI 均能较好显示 Joubert 综合征的影像学表现,MRI 对该病显示优于 CT,是首选的影像检查方法,DTI 纤维成像可观察神经纤维异常表现。

【影像学表现】

1. CT 轴位图像显示中脑呈"白齿"状(图

1-6-16a、b),中脑中线前后径减小,小脑上脚增大。小脑蚓细小,第四脑室呈三角形,上部呈"蝙蝠翼"状。小脑蚓以下小脑半球并行排列。

2. MRI T_1WI 矢状位图像显示小脑蚓发育不良、细小,小脑叶畸形,脑桥中脑连接部狭窄。第四脑室高位,顶隐窝位于脑桥上部或脑桥中脑连接部。部分患者可见中脑延长、胼胝体变薄。冠状位图像显示小脑蚓中线裂、小脑上脚增粗呈圆形,小脑蚓以下小脑半球并行排列。可见透明隔缺如、穿窿融合、脑室扩张。轴位图像显示中脑呈"磨牙"状(图1-6-16c、d),中线前后径减小,小脑上脚增大。小脑蚓细小,第四脑室呈三角形,上部呈"蝙蝠翼"状。小脑蚓以下小脑半球并行排列。合并幕上畸形包括透明隔缺如、穿窿融合、脑室扩张。T_2WI 能很好地显示合并的大脑多小脑回畸形,小脑蚓信号正常。

3. 超声 产前超声显示小脑蚓细小,大枕大池,透明隔缺如。

【诊断要点】

临床出现严重肌张力减退和眼畸形时,应注意本病发生的可能,影像学检查发现中脑"白齿"征,小脑蚓发育不良、细小,中线矢状裂,第四脑室高位,上部呈"蝙蝠翼"状等表现,可诊断本病。

【鉴别诊断】

本病需要与小脑蚓发育不全、菱脑融合畸形、脑桥小脑发育不良、小脑蚓萎缩相鉴别。小脑蚓发育不全时,小脑蚓细小,但形态正常,小脑脚、中脑正常;菱脑融合畸形表现为小脑蚓缺如,小脑半球

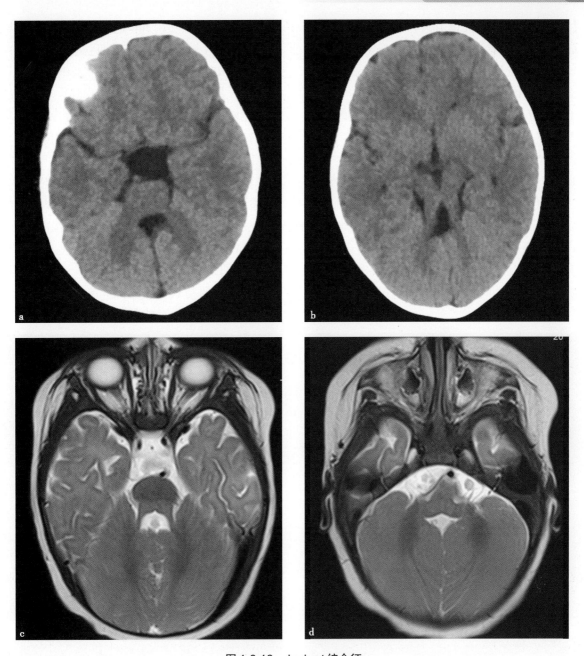

图 1-6-16　Joubert 综合征

a～d. CT 平扫及 MRI 平扫示小脑蚓发育不良、细小。脑桥中脑连接部狭窄。第四脑室高位,顶隐窝位于脑桥上部或脑桥中脑连接部,中脑中线前后径减小,呈"磨牙"状,小脑上脚增大,双侧小脑半球并行排列,呈"中线"征

融合、脑室显著扩张、丘脑融合;脑桥小脑发育不良患者出现前角细胞功能障碍或椎体外系症状、体征,脑桥发育不良,小脑蚓接近正常,无小脑蚓中线裂,小脑脚正常;小脑蚓萎缩时中脑、小脑脚正常,小脑裂增宽。

四、蛛网膜囊肿

【概述】

蛛网膜囊肿(arachnoid cyst)被覆蛛网膜,内含脑脊液,与脑室及蛛网膜下隙无自由沟通。本病约占所有颅内占位性病变的 1%,可见于任何年龄,75% 于儿童期被发现,男女发病比率为(3～5)∶1,绝大多数病例为散发。蛛网膜囊肿好发于颅中窝,其次为颅后窝、脑桥小脑角区、鞍上区。病理表现为蛛网膜包裹脑脊液形成囊肿,囊壁菲薄,镜下可见囊壁由正常的蛛网膜细胞构成,细胞扁平,无炎症或新生物样改变。

【临床特点】

临床表现取决于囊肿的大小、部位和相关的并发症。通常无症状,多为偶然发现,也可伴随头痛、头晕、感音神经性听力丧失、半侧面部痉挛症状。囊肿位于鞍上者,可导致阻塞性脑积水、青春期性早熟等。

【影像检查技术与优选】

CT 和 MRI 是诊断本病的主要影像学方法。CT能显示病变部位及特点，骨窗像还能显示相邻颅板改变，有助于诊断。MRI 可以显示囊肿的信号特点，MRI 电影序列可帮助鉴别蛛网膜囊肿与增宽的蛛网膜下隙。

【影像学表现】

1. CT　囊肿呈均匀脑脊液密度，边界清晰（图1-6-17a），伴有不同程度的占位效应，邻近颅骨变薄、向外膨隆。颅中窝蛛网膜囊肿，根据囊肿的大小及占位效应可分为三型：Ⅰ型：囊肿较小，局限于颅中窝前部，呈梭形；Ⅱ型：沿外侧裂向外延伸，同侧颞叶受压移位；Ⅲ型：囊肿巨大，占据整个颅中窝，同侧额叶、颞叶、顶叶受压移位。颅后窝蛛网膜囊肿常导致小脑受压前移，第四脑室变窄。

2. MRI　T_1WI 显示囊肿边界清晰，囊内呈脑脊液信号。T_2WI 显示囊内呈脑脊液信号，囊肿周围脑组织无水肿（图 1-6-17b～d）。颅后窝蛛网膜囊肿，增强扫描可见脉络丛正常强化，向前移位。

【诊断要点】

位于脑外的脑脊液聚集合并占位效应为本病主要的影像特征，表现为边界清楚的脑外与脑脊液呈等密度或等信号影，同时可见周围脑组织及颅板受压改变。

【鉴别诊断】

本病需要与表皮样囊肿、慢性硬脑膜下血肿、

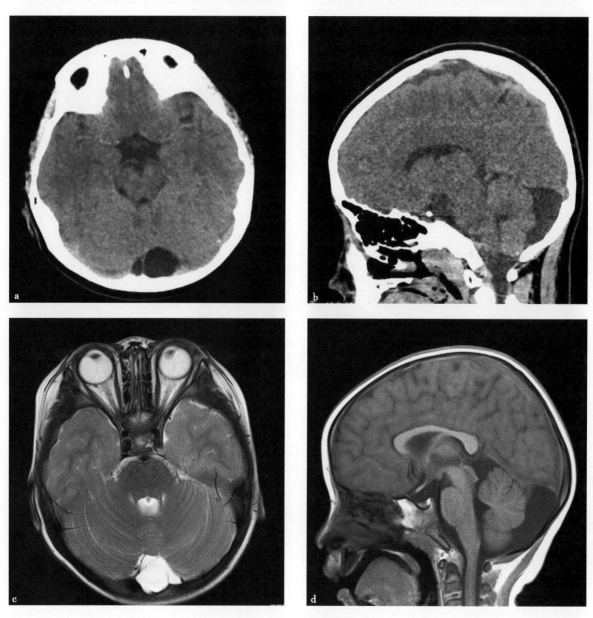

图 1-6-17　蛛网膜囊肿

a～d. CT 平扫及 MRI 平扫示枕大池内可见囊状长 T_1、长 T_2 信号影，边界清楚，第四脑室变窄，枕骨局部可见压迹，小脑幕轻度上抬

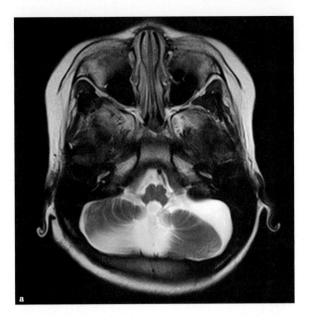

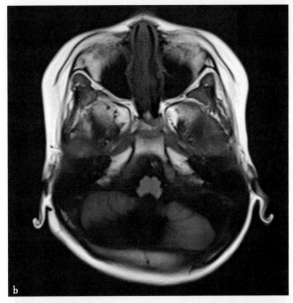

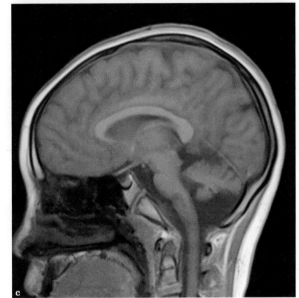

图 1-6-18 小脑发育不良
a、b. 轴位 T_1WI 及 T_2WI 示小脑半球不规则缩小,邻近脑沟增宽;c. 矢状位 T_1WI 示后颅窝扩大

脑穿通畸形、大枕大池和小脑发育不良相鉴别。表皮样囊肿于 CT 及 T_1WI 显示病变较蛛网膜囊肿密度或信号高,T_2 FLAIR 序列病变信号不受抑制,邻近血管、神经进入病变内而无移位。慢性硬脑膜下血肿在 T_1WI、FLAIR 序列病变呈高信号。脑穿通畸形周围脑组织破坏性改变。大枕大池内可见小脑镰、小血管穿过。小脑发育不良通常可见颅后窝的扩大和小脑体积的缩小(图 1-6-18)。

第四节　神经垂体异位

【概述】

神经垂体异位(ectopic posterior pituitary)为先天性垂体柄发育畸形,临床上常由于下丘脑分泌的激素不能经过垂体柄转运至神经垂体,继而无法作用于腺垂体而导致垂体柄阻断综合征(pituitary stalk interruption syndrome)。

【临床特点】

本病为胚胎发育时期基因变异所致,受累基因包括 *HESX1*、*PIT1*、*PITX2*、*LHX3* 等,常合并中枢神经系统中线区结构如前脑、嗅球、颅后窝、眼等的发育畸形,发生率为 1∶(4 000～20 000),男性发病多于女性,常导致包括生长激素在内的多种腺垂体分泌激素的缺乏,激素缺陷的严重程度和数量与垂体柄发育不良的程度有关。最常见的临床表现为生长激素缺乏所致的身材矮小,其他表现包括嗅觉缺失症、视力差、癫痫、新生儿低血糖、黄疸、小阴茎等。

【影像检查技术与优选】

CT 对观察本病的直接征象有困难,但对发现间接征象如蝶鞍狭窄及合并颅内畸形方面有一定价值。本病最佳检查方法为 MRI，MRI 扫描应采取多平面扫描的方法，在观察本病直接征象的同时，需要注意视神经和嗅神经、额叶皮质等情况。当患者合并多发内分泌异常或尿崩症时，神经垂体高信号消失，此时应进行增强 MRI 扫描以发现神经垂体的位置。

【影像学表现】

1. CT　平扫可显示垂体窝狭窄，或颅底、斜坡窄，近蝶鞍、鞍上颈动脉向内侧移位、相互靠近。

2. MRI　T_1WI 平扫正中矢状位显示垂体柄缺如、不同程度的缩短或呈细线样，腺垂体明显减小，异位神经垂体位于缩短的垂体柄远端或灰结节正中隆起。异位神经垂体通常呈 T_1WI 高信号，随着患者激素水平丧失，神经垂体高信号逐渐消失。T_2WI 显示神经垂体信号有变化（图 1-6-19）。增强扫描可显示神经垂体、垂体柄残留部强化。MRI 同时可显示合并的畸形，包括 Chiari I 畸形，嗅脑发育不良、额叶发育不良 / 移行障碍。可合并透明隔缺如、眼发育不良或视神经 / 视交叉发育不良。

【诊断要点】

本病常由于儿童早期生长障碍就诊，文献报道当生长激素峰值 <3g/L，MRI 常有阳性发现。垂体柄缺如、缩短，神经垂体高信号异位，腺垂体发育不良为本病典型的影像学表现。

【鉴别诊断】

本病鉴别诊断包括中枢性尿崩症、手术或外伤性垂体柄横断、脂肪瘤，中枢性尿崩症表现为神经垂体高信号消失，但垂体柄、神经垂体位置正常。

手术或外伤导致垂体柄横断时，神经分泌颗粒可沿残端重新建立，鉴别诊断需要结合临床病史。中线区脂肪瘤常见，此时 MRI 脂肪抑制序列对鉴别诊断非常重要。

第五节　先天性脊髓病变

一、脊髓纵裂

【概述】

脊髓纵裂（diastematomyelia）的原因目前尚不完全清楚，关于其胚胎学的研究有多种假设和理论。神经胚形成理论认为神经板融合时边缘过度聚集，导致形成两个神经管。脊索分裂理论认为在分裂的脊索之间，部分卵黄囊疝出，并与背侧外胚层粘连，导致形成双神经板，然后经过神经胚形成期发育成双脊髓，每个半脊髓诱导神经弓和骨节的发育。

脊髓纵裂畸形是指脊髓中间矢状的裂隙，不论是否存在软骨性的、纤维性的或骨性的隔刺。本病分两型：A 型脊髓纵裂畸形是指一个硬膜囊和蛛网膜下隙包绕两个半脊髓，没有隔刺存在；B 型脊髓纵裂畸形是指隔刺存在，每个半脊髓有自己独立的硬膜囊和蛛网膜下隙。在 B 型中，如果在矢状裂隙下方脊髓再次融合，那么两个独立的硬膜囊可以有单一硬膜管道相连。在 B 型脊髓纵裂中，两个半脊髓常有软骨性的、纤维性的或骨性的隔刺将其分离。由于胚胎时神经索头侧相对于脊柱来说是逐渐上升的，因此隔刺一般位于矢状裂隙的末端，90% 的脊

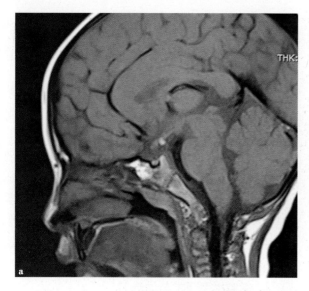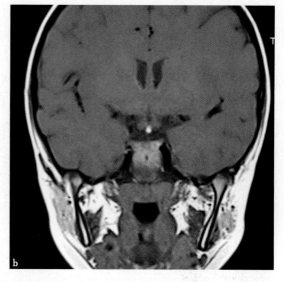

图 1-6-19　垂体柄阻断综合征

a、b. MRI 平扫示腺垂体发育不良，垂体柄缺如，垂体窝后部正常，神经垂体高信号消失，第三脑室漏斗隐窝处可见点状高信号

髓栓系是由隔刺引起的。脊髓纵裂可在同一个患者的多个椎体层面发生,但典型的是发生在一个椎体层面。A、B两型发生概率大致相等。

【临床特点】

受累儿童有步态异常、腿不等长、背侧中线皮肤异常,单侧或两侧腿无力、肌肉萎缩、尿便失禁。个别患者到儿童或成年才发病。成年人往往有脊柱关节僵硬、血管疾病等。15%的先天性脊柱侧弯可合并有脊髓纵裂。

【影像检查技术与优选】

CT能很好地显示脊柱发育畸形及隔刺的特征。MRI检查可全面评估脊髓纵裂畸形的范围、形态和类型以及是否合并其他脊髓方面的畸形等,为临床制订治疗方案提供有价值的信息。

【影像学表现】

1. CT 发现骨化隔是诊断脊髓纵裂的直接征象,代表脊髓分裂的确切位置。可合并椎体及附件异常,包括隐性脊柱裂、椎弓间距增宽、脊椎分节不良、椎体融合。脊髓纵裂处神经弓完全骨化,棘突增大。邻近脊髓纵裂处的椎体前后径减少。

2. MRI 轴位像上可清楚显示两个对称或不对称的半脊髓(图1-6-20)。MRI上隔刺的显示不如CT清晰。隔刺一般位于下胸段或腰段,走行呈矢状位或斜矢状位。早期隔刺可以是纤维性的,随着发育隔刺逐渐骨化,最终形成骨性隔刺。纤维性的隔刺在T_1WI上很难和周围的脑脊液和硬膜结构鉴别,T_2WI和梯度回波序列在轴位图像上区别高信号脑脊液和低信号隔刺有帮助。隔刺常位于脊髓裂隙的

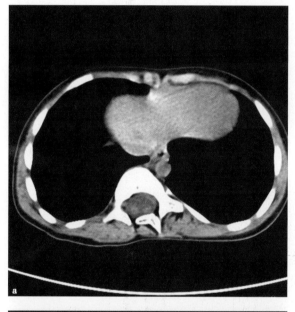

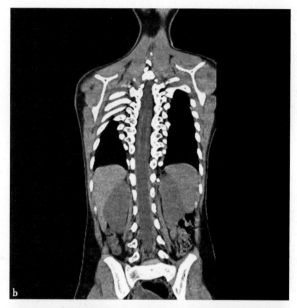

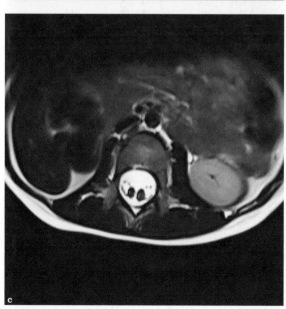

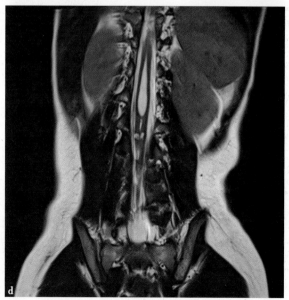

图1-6-20 脊髓纵裂

a、b. CT平扫示脊髓一分为二,中间可见条形低密度影分隔;c、d. MRI平扫示脊髓纵裂畸形伴中央管扩张

末端,可贯穿整个脊髓。

脊髓纵裂约 91% 两个半脊髓都在尾侧重新汇合成一个终丝。少数病例每个半脊髓不重新汇合,而各自单独形成一个终丝。50% 合并脊髓空洞积水症,累及一条或两条半脊髓。脊髓空洞常位于脊髓纵裂水平以上,也可以是多灶性的累及整个脊髓,在脊髓纵裂水平以下出现脊髓空洞者罕见。约 76% 脊髓栓系位于 L_2 椎体以下,40%~90% 的患者终丝明显增粗。

【诊断要点】

脊髓纵裂表现具有特征性,在 MRI 上诊断并不困难。MRI 可显示每个半脊髓的大小及矢状裂隙的水平,有无纤维性或骨性隔刺及其具体位置,根据上述表现即可明确诊断,同时还可观察椎体畸形是否存在,椎管的大小,两个半脊髓远端是否融合,脊髓圆锥的位置,是否合并脊髓积水等。

【鉴别诊断】

脊髓纵裂需与双脊髓相鉴别。前者仅有从纵裂脊髓外侧发出的 2 对神经根。每对神经根含有运动和感觉神经,相反,双脊髓有 4 对神经根,每条脊髓的内外侧各有 1 对,且真正的双脊髓非常少见。

二、脊髓栓系综合征

【概述】

脊髓栓系综合征(tethered cord syndrome,TCS)是由于终丝变短、增粗使得作用于脊髓的拉力异常所导致。终丝增粗常伴有脊髓栓系,导致脊髓圆锥位置较低。脊髓栓系导致动脉、静脉、毛细血管和神经纤维延伸、扭曲或折叠,代谢失衡的结果使脊髓神经细胞功能减退。

【临床特点】

脊髓栓系引起圆锥严重牵拉时,婴儿期即出现神经系统症状。若牵拉程度轻,神经障碍出现较晚。本病症状是由于脊髓受牵拉或压迫引起缺血的缘故。儿童有关节、神经、泌尿、皮肤异常,常见的初发症状有足畸形、腿不等长、下肢萎缩及弯曲、步态异常、尿路感染、下背部胎记或发斑。儿童几乎均有神经管闭合不全的皮肤特征,成人约有 50% 的患者有不同程度的脊柱裂。临床症状可因外伤、过度伸展运动等加重。

【影像检查技术与优选】

MRI 为脊髓栓系的首选影像学检查方法,对于大部分病例均能明确诊断。应注意脊髓栓系的同时是否合并其他先天性畸形,或者通过影像学检查发现脊髓栓系的病因,为临床治疗提供帮助。

【影像学表现】

1. CT　CT 平扫可无异常发现,CT 脊髓造影有时可表现终丝增粗,提示诊断。

2. MRI　终丝增粗,即 L_5~S_1 水平终丝直径大于 2mm,大约 1/3 的终丝合并脂肪瘤,在 T_1WI 上呈高信号。脊髓圆锥低位,典型的表现是圆锥部逐渐变细,与终丝结构很难区分,并且经常在胎儿时期就已经被拉长,大约 90% 患者圆锥的尖端位于 L_2 或更低,10% 的病例显示脊髓一直延伸到远端的硬膜囊,并且栓系在小脂肪瘤上(图 1-6-21)。

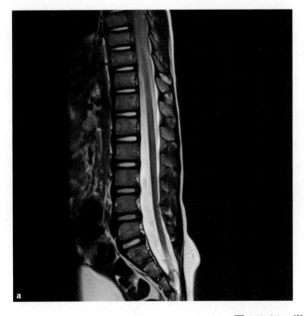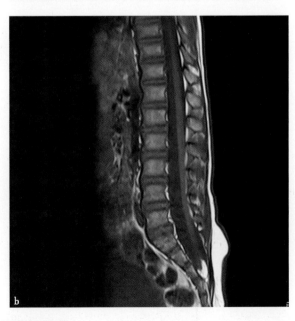

图 1-6-21　脊髓栓系综合征
a、b. MRI 平扫示脊髓末端位于骶 3 椎体水平,脊髓圆锥消失,并栓系在小脂肪瘤上

由于脊髓栓系,终丝和脊髓圆锥位于椎管的后部。矢状位对于显示脊髓低位和终丝形态很重要。脑脊液电影技术对部分脊髓栓系病例有帮助,特别是当脊髓位置正常时。在正常脑脊液电影中,脊髓圆锥尖端可以随着心收缩期和舒张期自由地向前、后、上、下运动,而在脊髓栓系患者无此征象。

【诊断要点】

MRI 检查可以清楚地判定脊髓圆锥的位置以及是否合并其他脊髓的先天性畸形,例如脊髓纵裂畸形、终丝脂肪瘤等。X 线和 CT 可以发现同时合并的脊柱的畸形,但对观察脊髓圆锥的位置不够理想。

【鉴别诊断】

MRI 上根据脊髓圆锥及终丝的特征性形态改变很容易诊断,一般不存在鉴别诊断,但在正常新生儿期,由于脊髓圆锥部分形态不大显著,需要与本病相鉴别。

三、脊髓脊膜膨出

【概述】

脊髓脊膜膨出(meningomyelocele)是神经管闭合不全的一种类型,为一段神经胚形成不良且与脊膜一起从背部中线骨缺损处膨出于体外。绝大多数脊髓脊膜膨出位于骶或腰骶部。常伴有脊柱裂,神经组织可暴露在体外,局部皮肤闭合不全。

【临床特点】

因严重程度不同,临床症状轻重不一。主要表现为下腰痛及背部软组织肿块,严重者可出现不同程度的下肢弛缓性瘫痪,以及膀胱、直肠功能障碍。

【影像检查技术与优选】

传统的平片和螺旋 CT 检查可以帮助发现脊柱裂或椎体的先天发育异常,但不能显示膨出部分的性质以及与脊髓脊膜的关系。MRI 检查可全面评估膨出内容物与椎管内结构的关系、脊髓圆锥的位置等,为临床制订治疗方案提供有价值的信息。

【影像学表现】

1. CT 可清晰显示椎骨异常和膨出的脊膜,表现为在发育不全的椎管后方可见边界清楚的圆形或椭圆形结构,与硬膜囊相交通,密度与脑脊液相同,周围有一层硬脊膜包绕,后者呈一薄层高于脑脊液密度的环形影。在膨出的结构内可见到无强化的较低密度的类圆形异位脊髓组织。并发脂肪瘤时,可在膨出部位见到低密度的脂肪结构。

2. MRI 可显示脊柱裂,常伴有脊髓外翻,可累及多个椎体。如果脊髓外翻到椎体外侧,在矢状位观察最佳(图 1-6-22)。椎体畸形包括半椎、三叶椎,常见于呈锐角的脊柱后凸的患者。20%～70% 的患者合并脊髓空洞积水症。MRI 检查可以明确膨出的内容物成分,膨出组织与椎管内结构的关系,以及是否合并其他先天性畸形,是进行手术前必要的影像学检查。

【诊断要点】

MRI 检查可以清楚地判定脊髓圆锥的位置以及是否合并其他脊髓的先天性畸形,例如脊髓纵裂畸形、终丝脂肪瘤等。X 线和 CT 可以发现同时合并的脊柱的畸形,但对观察脊髓圆锥的位置不够理想。

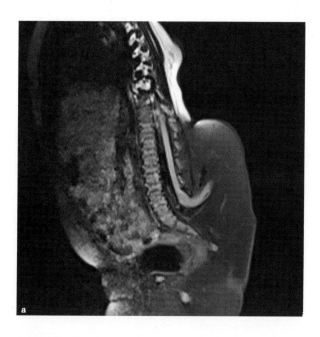

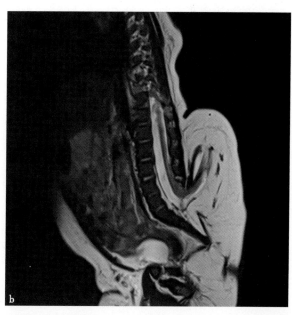

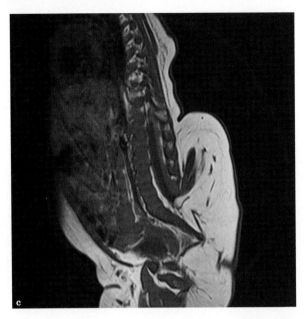
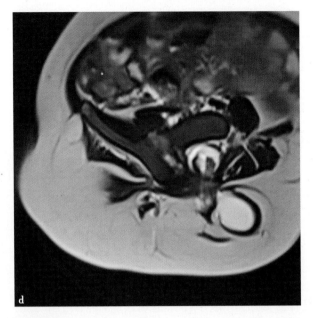

图 1-6-22 脊髓脊膜膨出

a～d. MRI 平扫示腰骶部脊柱闭合不全伴脊髓脊膜膨出、脊髓栓系

【鉴别诊断】

应注意与骶尾部的畸胎瘤进行鉴别。骶尾部畸胎瘤一般包含多种组织成分，其中以含有脂肪成分为其特征。另外，畸胎瘤一般不与椎管内结构相沟通，也较少合并椎体或其他畸形。

四、脊髓空洞积水症

【概述】

脊髓积水是指脊髓中央管内脑脊液过多的积聚。脊髓空洞是指中央管呈憩室样扩张，使得脑脊液进入脊髓实质内形成神经胶质囊肿，可以和中央管交通或不交通。脊髓空洞积水症（syringohydromyelia）可与多发的先天畸形有关，包括 Chiari I 畸形、脂肪脊髓脊膜膨出、脊髓脊膜膨出、脊髓纵裂、丹迪-沃克综合征、克利佩尔-费尔综合征、椎体发育异常、头颈部联合畸形；或继发于髓内或髓外肿瘤、缺血、炎症或外伤。

【临床特点】

临床主要表现包括节段型分离性感觉障碍，即痛温觉消失，触觉存在，相关肌群的下运动神经元性瘫痪，肌肉萎缩。若锥体束受累，则可出现上运动神经元损害的症状。此外，还可伴有小脑扁桃体延髓联合畸形等相应症状。

【影像检查技术与优选】

传统的平片和螺旋 CT 检查对诊断该病帮助不

大。MRI 检查可全面评估脊髓空洞症的范围和程度，为临床制订治疗方案提供有价值的信息。

【影像学表现】

1. CT 平扫表现为髓内边界清楚的低密度囊腔，CT 值同脑脊液，相应脊髓外形膨大。当空洞较小或空洞内压力低而呈萎缩状态时，脊髓外形变化不大，或空洞内蛋白含量较高密度降低不明显时，CT 平时可能漏诊。伴发脊髓肿瘤时，脊髓不规则膨大，密度不均，空洞壁可较厚。外伤后脊髓空洞症常呈偏心性，其内常可见分隔。

2. MRI MRI 显示脊髓直径增粗，空洞信号强度与脑脊液类似，矢状位可以看到空洞的多个分隔影像，代表了脊髓内神经胶质带。先天性脊髓空洞最常累及颈段和胸段（图 1-6-23），很少累及腰段。非先天性脊髓空洞，根据病因可有相应的表现。

【诊断要点】

对于典型病例，MRI 能明确诊断。影像学检查需要对病因进行分析。

【鉴别诊断】

脊髓空洞积水症应注意与脊髓肿瘤、炎症鉴别。矢状位 T_2WI 对鉴别由于脊髓软化、肿瘤、炎症、神经胶质增生引起的脊髓内信号变化有帮助。必要时可对患者进行增强矢状位和轴位 T_1WI 扫描，与肿瘤或炎症鉴别。

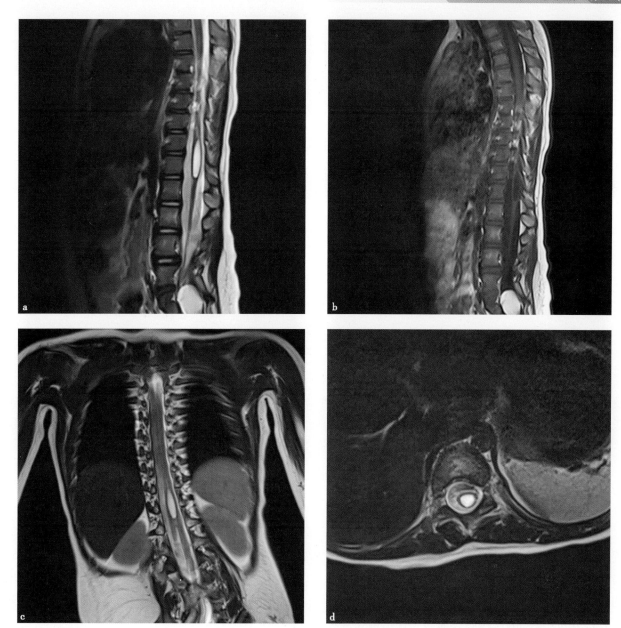

图 1-6-23 脊髓空洞积水症
a～d. MRI 平扫示 T$_{12}$～L$_1$ 水平脊髓空洞

五、终丝脂肪瘤

【概述】

正常终丝自 L$_1$～L$_2$ 水平延续于脊髓圆锥，末端连接于尾骨，为硬膜囊内偏后方的结缔组织，内无神经结构及脂肪成分。终丝内出现异常的条状脂肪组织，不超出终丝范围内，即为终丝脂肪瘤（filum terminale lipoma）。

【临床特点】

终丝脂肪瘤为良性过程，不经临床干预、长期观察无明显变化，且终丝部脂肪组织多出现于无症状人群，故可认为终丝脂肪瘤是腰骶椎 MRI 检查上常见的正常变异，可不作任何处理。有学者认为，

如果终丝脂肪瘤发生于儿童，则需要排除马尾神经栓系的可能，并选择手术治疗。

【影像检查技术与优选】

由于 X 线检查无法直接观察椎管内软组织异常，一般不使用 X 线进行终丝脂肪瘤的诊断。CT 上可见终丝脂肪瘤呈特征性的低密度影，但由于椎管内骨性伪影的存在，对细长的脂肪组织显示欠佳，故容易漏诊终丝脂肪瘤。MRI 检查是椎管内病变的最佳影像学检查手段，可根据信号改变判断组织结构成分。

【影像学表现】

MRI 在矢状位上观察，终丝脂肪瘤多呈条状走行，在各序列上均与皮下脂肪呈类似信号：在 T$_2$WI

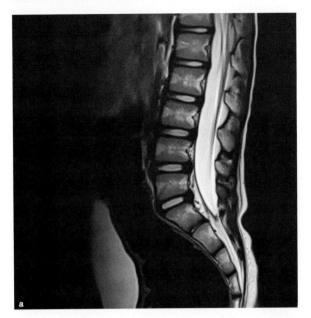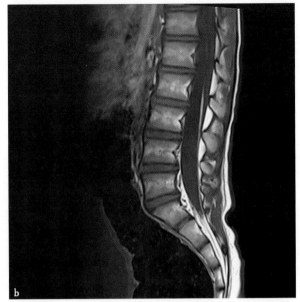

图 1-6-24 终丝脂肪瘤

a、b. MRI 平扫示 L_2～L_4 水平终丝增粗并呈条形脂肪信号

及 T_1WI 均呈高信号，脂肪抑制序列上信号明显降低（图 1-6-24）。

【诊断要点】

终丝增粗、脂肪变性是终丝脂肪瘤在影像学上的典型征象。

【鉴别诊断】

终丝脂肪瘤具有典型的影像学特征，根据其位置、形态、MRI 的信号特点即可作出正确的诊断，容易与其他病灶鉴别。值得注意的是，患者多因腰痛的原因就诊而偶然发现病灶，如无合并其他先天或发育性异常，单纯的终丝脂肪瘤为一种正常变异现象，切不可认为此组织为引起腰痛或其他症状的潜在因素，而应积极寻找引起症状的真正原因。

（张小安）

参 考 文 献

[1] 叶滨宾. 儿科影像诊断与临床（头颈与神经系统卷）[M]. 北京：人民军医出版社，2009

[2] 李广威，陈志安，王宏伟，等. 狭颅症的影像学表现 [J]. 医学影像学杂志，2012，22（6）：886-888

[3] 文同龙，徐兆万，孙丽媛. 颅底凹陷症分型的再研究及临床意义 [J]. 潍坊医学院学报，2016，38（03）：166-169

[4] Goel A, Bhatjiwale M, Desai K. Basilar invagination: a study based on 190 surgically treated patients[J]. J Neurosurg, 1998, 88（6）：962-968

[5] 邹略，张军. MRI 诊断胎儿双侧脑穿通畸形 1 例 [J]. 中国临床医学影像杂志，2015，26（12）：910-911

[6] 路涛，陈加源，吴筱芸，等. 儿童皮质发育畸形的 MRI 诊断 [J]. 中华妇幼临床医学杂志（电子版），2015，11（03）：318-322

[7] 任月勤，刘新爱，王同明，等. 脑灰质异位症的临床表现及 CT、MRI 平扫、增强扫描的影像特征研究 [J]. 中国 CT 和 MRI 杂志，2018，16（05）：28-30

[8] 张宗建，陶客言，李小涛，等. 儿童脑裂畸形及伴发畸形的 MRI 诊断 [J]. 实用医院临床杂志，2014，11（05）：73-75

[9] 张冉，肖新兰. 局灶性皮质发育不良的 MRI 解剖与功能成像研究进展 [J]. 临床放射学杂志，2018，37（07）：1229-1232

[10] 金搏. 局灶性皮质发育不良的临床影像特点及手术预后的临床研究 [D]. 浙江大学，2018

[11] 左赞江，赖秋荣，程广，等. 视隔发育不良的 CT 和 MRI 表现 [J]. 放射学实践，2013，28（9）：951-954

[12] 谢洪彬，程钢炜，睢瑞芳. 视隔发育不良的临床特征 [J]. 协和医学杂志 2013，4（02）：118-122

[13] 肖家和，王大有，邓开鸿，等. 胼胝体发育不良的 CT、MRI 诊断（附 11 例报告）[J]. 临床放射学杂志，1996，15（S1）：23-25

[14] 吕京光，周存升，柳澄，等. 胼胝体发育不良的 CT 诊断 [J]. 中国医学影像技术，1993，9（1）：17-18

[15] 徐学翠，张冰，王景美，等. 胼胝体发育不良胎儿产前超声、磁共振与病理解剖间的对照研究 [J]. 现代医学，2017，45（12）：1752-1756

[16] Bolduc ME, Limperopoulos C. Neurodevelopmental outcomes in childrenwith cerebellar malformations: a systematic

review[J]. Dev Med Child Neurol，2009，51（4）：256-267

[17] Poretti A，Leventer RJ，Cowan FM，et al. Cerebellar cleft：a form of prenatal cerebellar disruption[J]. Neuropediatrics，2008，39（2）：106-112

[18] Demaerel P. Abnormalities of cerebellar foliation and fissuration：classification，neurogenetics and clinicoradiological corretations[J]. Neuroradiology，2002，44（8）：639-646

[19] T Bosemani，Orman G，Boltshauser E，et al. Congenital abnormalities of the posterior fossa[J]. Radiographics，2015，35（1）：200-220

[20] 周汝明，张璟，陈英敏. 垂体柄阻断综合征的临床及 MRI 表现 [J]. 实用医学杂志，2012，28（19）：3250-3252

[21] 刘梦雨，冯逢，有慧. 垂体柄阻断综合征的 MRI 表现 [J]. 中国医学影像学杂志，2011，19（5）：383-385

[22] 李剑峰. 脊髓栓系综合征患儿终丝扫描电镜研究 [D]. 郑州大学，2011

[23] 崔运能，张晓东，李绍林，等. 终丝脂肪瘤的临床及 MRI 表现 [J]. 实用放射学杂志，2017，33（12）：1969-1971

第七章　颅内感染

第一节　先天性感染

神经系统先天性感染的病原体通常用其英文首字母的缩写"TORCH"来表示，每个字母分别代表弓形虫（toxoplasma），已知的其他感染因素（other agents），如梅毒、乙型肝炎病毒、人类免疫缺陷病毒、呼吸道合胞病毒、水痘病毒等，风疹病毒（rubella virus）、巨细胞病毒（cytomegalovirus）和单纯疱疹病毒（herpes simplex virus）。此类病毒通常在孕期通过母亲血液或分娩时接触阴道分泌物致病。这些病原体只引起孕产妇轻微症状，但却容易导致患儿严重的后果。大量的研究已经证实先天性感染是胎儿及新生儿致病或致死的重要原因，约占全球胎儿及围产儿死亡总数的一半，且经济卫生发展越落后的地区，其发病率和致死率越高。

先天性感染的临床症状及严重程度往往与发生感染时的胎龄密切相关。早孕期感染常常导致胎儿死亡；中孕期是胎儿大脑重要结构发育的关键时期，因此这期间的感染主要导致胎儿神经系统发育畸形，如小头畸形、多微小脑回畸形、无脑畸形、前脑无裂畸形等；而晚孕期胎儿大脑结构发育基本成形，这期间的感染则主要导致破坏性改变，如脑积水、脑软化、脑实质钙化、脑萎缩等改变。

颅内钙化和小头畸形是先天性颅内感染相对特征性的改变。然而除了 TORCH 感染以外，还有其他一些疾病也表现出相似的影像学特征，被称为假性 TORCH 综合征，主要包括一些基因遗传性疾病，如 Aicardi-Goutières 综合征，某些线粒体脑病等。如果患儿影像学提示 TORCH 感染，但是 TORCH 相关实验室检查为阴性，应考虑到假性 TORCH 综合征的可能。

一、弓形虫病

【概述】

1908 年法国学者 Nicolle 及 Manceaux 在北非刚地梳趾鼠的肝脾单核细胞内发现了一种虫体呈弓形的寄生虫，故命名为刚地弓形虫（toxoplasma gondii）。刚地弓形虫是一种细胞内寄生虫，在环境中广泛存在，其唯一的最终宿主是猫科动物，而人只作为中间宿主。它以卵囊的形式寄生于骨骼肌、心肌、脑、视网膜以及淋巴结等组织中。目前已经分离出弓形虫的三种基因型（Ⅰ、Ⅱ、Ⅲ），其中 80% 的先天性弓形虫感染是Ⅱ型导致的。

【临床特点】

免疫功能健全的成年人初次感染后，仅 10%～20% 出现临床症状，且症状多较轻微，以局部淋巴结肿大为主，预后良好。弓形虫感染后可获得终身免疫，但是女性在孕期首次被弓形虫感染，或者孕期处于免疫功能低下状态（如 AIDS 患者），虫体可穿过胎盘屏障感染胎儿。弓形虫可引起胎儿多个系统病变，尤其是神经系统，是孕期宫内感染导致胚胎畸形的重要病原体之一。

胎儿症状的严重程度与感染的时期极度相关。早孕期感染对胎儿危害最严重，常导致胎儿死亡。而孕中期感染可造成小头畸形、神经元移行障碍、脉络膜视网膜炎等。晚孕期感染症状则相对较轻，可无症状或表现为肝脾大、颅内钙化、髓鞘形成延迟等。对于有寄生虫感染症状或者母体在孕期有弓形虫感染史的新生儿，在出生后 2 周内检测到血清弓形虫 IgM 抗体可确诊为先天性弓形虫感染。

【影像检查技术与优选】

胎儿期和新生儿期颅脑超声可见脑室系统扩张积水、脑部发育畸形等征象，但对脑实质钙化的显示不如 CT，且超声对操作者依赖性较大。CT 能够很好地显示脑内钙化及较明显的脑发育畸形，但辐射剂量较大，尤其被检查者主要是儿童。而 MRI 对于脑白质损伤较敏感，对于伴发的脑发育不良或畸形也能很好地显示，有助于全面评价病变，估计预后情况。

【影像学表现】

1. **钙化** 是先天性弓形虫神经系统感染的主要特征之一,出现率约70%。其钙化主要具备以下两个特点:首先,钙化主要分布于基底节区、双侧大脑半球皮层及脑室旁白质。其钙化分布较分散,这与先天性巨细胞病毒感染所致的钙化主要集中于侧脑室旁不同(图1-7-1);其次,对经过正规治疗的弓形虫感染,其颅内钙化的大部分(约75%)会随着时间而逐渐缩小或消失。

2. **脑积水** 先天性弓形虫感染引起的弥漫性室管膜炎是导致脑室系统出现梗阻性脑积水的主要原因之一,发病率为4%～40%,以中脑水管梗阻多见,也可以是双侧Monro孔或单侧Monro孔梗阻。

3. **不同感染时期对脑部的影响** 与其他TORCH感染相似,孕中期以前发生的感染还可以并发神经系统发育畸形,如神经元移行障碍,胼胝体发育不全等。感染发生越早,畸形常常越严重。严重感染的患者还可以出现脑萎缩、脑软化。小头畸形少见,因脑积水后出现头围增大反而更常见。孕晚期感染的患儿多表现为脑白质髓鞘形成障碍。

4. **胎儿期** 以上描述的均为生后患儿的影像学改变,目前也有少量文献报道胎儿期弓形虫感染的影像学改变。超声主要表现为脑室扩张及脑实质多发的强回声后伴声影(钙化)的结节灶,结节多分布于双侧大脑半球深部脑实质及基底节区。另外,还

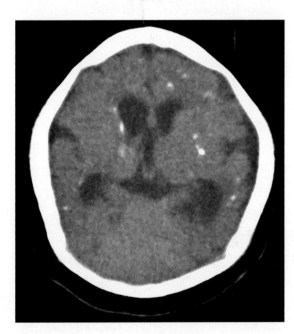

图 1-7-1 弓形虫病
CT扫描示基底节区、双侧大脑皮层及脑实质旁白质多发小圆形、条状钙化灶,分布较分散;双侧侧脑室及第三脑室扩张积水,并有小头畸形

可以并发肝脾大、羊水少等征象。MRI则能够提示胎儿脑部更轻微病变,如显示微小脑回畸形、胼胝体发育不良、脑软化灶等。

【诊断要点】

本病典型影像表现为脑实质不对称点状钙化灶、脑室系统扩张以及脑发育畸形。典型表现可提示诊断,从而尽早做相应血清学检查确诊,以及时治疗、减轻后遗症、降低死亡率。

【鉴别诊断】

本病应与结节性硬化症鉴别,后者钙化常呈结节状或斑块状,边缘清楚,多突入侧脑室内,可见到未钙化的胶质结节;另外,结节性硬化患者有典型的面部皮脂腺瘤、癫痫发作和智能减退的临床表现,与本病不难鉴别。

此外,还需与伴有钙化的遗传代谢性脑病鉴别,遗传代谢性脑病患者脑部钙化多较对称,而宫内弓形虫感染的病灶分布较随机。

二、巨细胞病毒感染

【概述】

先天性巨细胞病毒(cytomegalovirus,CMV)感染是我国最常见的先天性病毒感染之一,发病率为0.6%～0.7%,占所有先天性感染的32%～40%。

【临床特点】

感染者中10%～13%患儿有症状,主要表现为小头畸形、肝脾肿大、血小板减少性紫癜、感音神经性耳聋等,其他少见症状还包括低出生体重、肝炎、肺炎和其他神经和血液系统异常。预后与发生感染时的胎龄密切相关,感染发生的时间越早则预后越差,孕早期感染常常导致胎儿死亡,生后发生的感染则程度较轻。

如临床怀疑有CMV感染,则需要在患儿生后3周内,通过对其尿液、唾液或血液的聚合酶链式反应(polymerase chain reaction,PCR)分析来确诊。对于年龄较大且存在神经功能缺损或发育迟缓的患儿,如果在出生时未接受先天性CMV感染的实验室检查,则影像学检查可能有助于CMV诊断。

【影像检查技术与优选】

X线片可显示较粗大的脑部钙化和颅骨改变,但轻微钙化和其他病理改变难以显示,且无特异性。胎儿期和新生儿期颅脑超声可见脑室系统扩张积水、脑部发育畸形等征象,但对脑部钙化的显示不如CT,且超声对操作者依赖性较大,可作为常规筛查手段。CT能够很好得显示脑内钙化及较明显的

脑部发育畸形,但辐射剂量较大。MRI 无辐射且适用于胎儿期和生后的患者,它对于脑白质损伤较敏感,对于伴发的脑部畸形也能更好地显示细节,有助于全面评价病变,估计预后情况。

【影像学表现】

1. **钙化** 为本病最常见表现,发生率高达 70%,多见于脑室周围,呈粗颗粒状(图 1-7-2),双侧常不对称;还可见于基底节或其他深部脑实质内,常为细点状,这一特征有助于区分其他原因导致的脑实质钙化。另外,CMV 感染发生越早,在颅内表现出的钙化则越显著,此时应注意观察是否伴有脑发育畸形。

2. **脑发育畸形** 发生率约 10%,多表现为脑裂畸形、无脑回畸形、巨脑回畸形、多小脑回畸形等。一般感染发生越早,畸形越严重。

3. **脑白质病变** 主要表现为双侧大脑半球脑白质不对称的局灶性、斑片状异常信号,是先天性 CMV 感染导致脑白质髓鞘化受损所致。病灶主要分布于顶枕叶深部白质,也可见于皮层下白质及脑室周围白质。脑白质病变可为先天性 CMV 感染唯一的影像学改变,尤其是孕晚期 CMV 感染。如生后患儿顶叶白质出现上述改变且随时间无变化时,应怀疑 CMV 感染可能。

4. **脑室扩张** 脑室扩张是继颅内钙化后 CMV 感染的第二大常见征象,这通常与脑容量减少有关。这种脑室扩张多无特异性。

5. **其他** 脑萎缩和小头畸形,与 CMV 感染后脑容量减少有关。另外,少部分患者还可见脑室周围囊肿,多位于颞叶。

与其他 TORCH 感染相似,CMV 引起的上述影像学表现与感染发生的时期密切相关,详见本节开篇概述。影像学特征可反映患者预后。颅内钙化多提示神经系统发育迟缓,而脑发育畸形、脑萎缩、小头畸形常提示预后不良。

【诊断要点】

临床表现为感觉神经性耳聋、精神运动发育迟缓或癫痫发作,同时影像学表现为颅内钙化、脑发育畸形、髓鞘形成延迟,则强烈提示先天性 CMV 感染。

【鉴别诊断】

CMV 感染的特征之一是脑室旁白质的钙化,这应与结节性硬化症相鉴别。结节性硬化症的钙化常呈结节状或斑块状突入侧脑室内,同时还可见未钙化结节,Monro 孔为经典发病部位;在临床上,结节

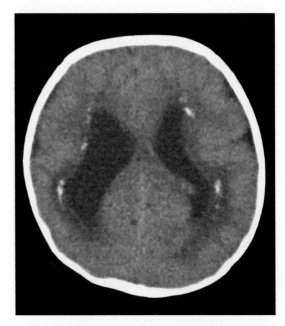

图 1-7-2 巨细胞病毒感染
CT 扫描示双侧脑室室管膜下多发粗颗粒状钙化;双侧脑室扩张积水,脑室周围白质水肿;双侧额叶及顶叶巨脑回畸形

性硬化患者有典型的面部皮脂腺瘤、癫痫发作和智能减退的表现,与本病不难鉴别。

此外,还需与伴有钙化的遗传代谢性脑病。遗传代谢性脑病钙化多较对称,而先天性巨细胞病毒感染的病灶分布较随机。

三、Ⅱ型单纯疱疹病毒感染

【概述】

Ⅱ型单纯疱疹病毒(herpes simplex virus-2,HSV-2)感染主要发生于经阴道分娩的新生儿,少部分发生于孕晚期胎儿,发病率约 1/10 000。

【临床特点】

新生儿感染 HSV-2 的临床表现出现在生后第 2～4 周,由轻到重分为以下 3 型:①以皮肤病变为主型,没有任何内脏或中枢神经系统受累;②以中枢神经系统表现为主型,可伴或不伴皮肤病变,但无内脏器官受累。通常出现意识水平下降、癫痫发作、嗜睡和发热;③全身播散型,表现为多器官衰竭的败血症。预后较差,可出现听力丧失、视力丧失、脑瘫和癫痫发作等后遗症。如未治疗,死亡率高达 50%。本病可通过脑脊液检测 HSV-2 的 DNA 确诊。

【影像检查技术与优选】

MRI 为本病的首选检查方法。CT 对病变显示的敏感性低于 MRI。

【影像学表现】

1. **早期** CT 早期多表现为正常或稍低密度影。MRI 表现为脑内广泛或多灶性病变，常同时累及大脑皮层、深部白质和基底节区，脑干亦为常见受累部位。DWI 序列显示弥散受限。

2. **中期** 随脑实质破坏加重，CT 表现为脑实质密度进一步减低，密度减低区以脑白质为主；MRI 表现为弥漫性脑肿胀，增强扫描可见脑回状强化；可出现脑皮层出血坏死，CT 表现为皮层脑回状高密度，MRI 表现为短 T_1、短 T_2 改变。SWI 序列能更清晰的显示皮层出血。

3. **晚期** 弥漫性大脑和 / 或小脑萎缩、多囊状脑软化和脑回状钙化。

【诊断要点】

典型 HSV-2 感染，早期病灶通常广泛累及大脑皮层、深部白质和基底节区，DWI 显示弥散受限；晚期表现为广泛多囊状脑软化、脑实质点状或脑回状钙化。

【鉴别诊断】

典型 HSV-2 感染脑内病灶多较广泛，需要与新生儿缺氧缺血性脑损伤鉴别。新生儿缺氧缺血性脑损伤多有窒息史，生后 1 周内即出现神经症状，而 HSV-2 感染症状多出现于出生后 1～4 周，且伴有发热。新生儿缺氧缺血性脑损伤 DWI 序列显示弥散受限一般只限于生后 1 周内，而 HSV-2 感染则不受时间限制。另外，还需与 HSV-1 感染鉴别，但 HSV-1 感染多发生于年长儿和成人，且脑内病灶多较局限，有助于鉴别。

四、风疹病毒感染

自我国引入风疹病毒免疫接种以来，先天性风疹病毒感染已非常少见。先天性感染的可能结果与妊娠期感染的时间有关。在孕 11 周之前发生的风疹病毒宫内感染所致胎儿出生缺陷率达到 90%，以后则逐渐下降，在孕 20 周以后感染很少导致先天性畸形，但可引起胎儿发育阻滞。

与其他 TORCH 感染相似，先天性风疹病毒感染引起的影像学表现与感染发生的时期密切相关，感染发生的越早则脑部破坏和 / 或畸形越严重，详见本节开篇概述。除此之外，文献报道先天性风疹病毒感染患者生后可出现脑白质髓鞘形成障碍、神经胶质增生、脑室周围钙化和双侧颞叶萎缩等表现。

第二节 获得性感染

一、化脓性感染

（一）化脓性脑膜炎

【概述】

化脓性脑膜炎（purulent meningitis）是各种化脓性细菌引起的急性颅内感染性病变，随着脑膜炎球菌、流感嗜血杆菌、肺炎球菌疫苗的接种及诊断治疗水平不断提高，本病预后已有明显改善，但病死率仍在 5%～15% 之间，约 1/3 患者遗留各种神经系统后遗症，6 个月以下幼婴患儿预后更差。

【临床特点】

本病的病菌类型与患者年龄有关。新生儿期发病者最常见的原体为大肠埃希菌，感染途径多为产道；3 岁以下婴幼儿发病者以流感杆菌最多见；青少年发病者以脑膜炎双球菌感染为主。

化脓性脑炎的大体病理表现为脑膜血管高度扩张充血，蛛网膜下隙充满灰黄色脓性渗出物，覆盖脑沟、脑回，脓性渗出物沿血管分布，软脑膜略带混浊。脓性渗出物可累及大脑表面、矢状窦附近、脑底部视神经交叉及相邻脑池。由于在上述部位中存在炎性渗出物，导致脑脊液循环发生障碍，可引起不同程度脑室扩张。镜下见大量中性粒细胞及纤维蛋白渗出和少量单核细胞、淋巴细胞浸润，蛛网膜血管高度扩张充血。可伴发脉管炎或血栓。

【影像检查技术与优选】

MRI 敏感性高于 CT，特别是显示脑膜下脑组织的炎性水肿、缺血性脑梗死和硬膜下积液。不同病原菌感染所致的化脓性脑膜炎在 MRI 上不同的表现特点可以更好地帮助临床医生及时诊断及治疗，同时动态检查对其转归及脑发育的评估有着重要意义；也有研究表明能谱 CT 可为诊断不同类型的脑膜炎提供不同的参数，为脑膜炎的诊断提供了良好的诊断依据，具有较高的诊断价值，可在临床上推广使用。

【影像学表现】

1. **CT** 部分病例可见硬膜下积液，邻近的脑组织受压。病变蔓延至脑组织形成脑膜脑炎，显示脑实质内局限性低密度灶，多见于额叶。炎症导致脑血管闭塞时出现相应区域脑梗死。炎症阻塞第四脑室中、侧孔或中脑水管时可出现梗阻性脑积水。炎症致大脑表面蛛网膜粘连影响脑脊液吸收时，出现交通性脑积水。

2. **MRI**　硬膜下积液在 T_1WI 上与脑脊液信号相同，在 T_2WI 上较脑脊液信号稍高，常见于额颞区。硬膜下积脓在 T_1WI 上较脑脊液信号高，T_2WI 上较脑脊液信号低。MRI 还可以显示脑梗死灶，在 T_1WI 上呈低信号，在 T_2WI 上呈高信号。增强检查可见脑实质炎性病灶呈脑回样增强，软脑膜及蛛网膜呈线样强化（图 1-7-3）。

【诊断要点】

感染早期影像学检查常为阴性，影像学表现依赖于患者年龄、致病菌毒力、机体反应状态等多种因素。早期诊断是保证患儿获得早期治疗的前提，本病确诊主要依据是脑脊液检查，凡急性发热起病，并伴有反复惊厥、意识障碍或颅压增高表现的婴幼儿，均应注意本病可能性，应进一步依靠脑脊液检测确立诊断，影像学检查的目的是发现并发症和观察治疗效果。

【鉴别诊断】

本病伴随的硬膜下积液应与脑外间隙增宽鉴别。硬膜下积液发生于蛛网膜外，积液与脑池、脑沟不相通，MRI 于 T_2WI 可见到增厚的蛛网膜位于积液下方，是影像学鉴别两者的可靠依据。

（二）脑脓肿

【概述】

脑脓肿（brain abscess）致病菌较多，包括常见的葡萄球菌、链球菌、肺炎球菌等需氧菌，还包括部分厌氧菌。致病菌主要通过直接蔓延和血源性感染两

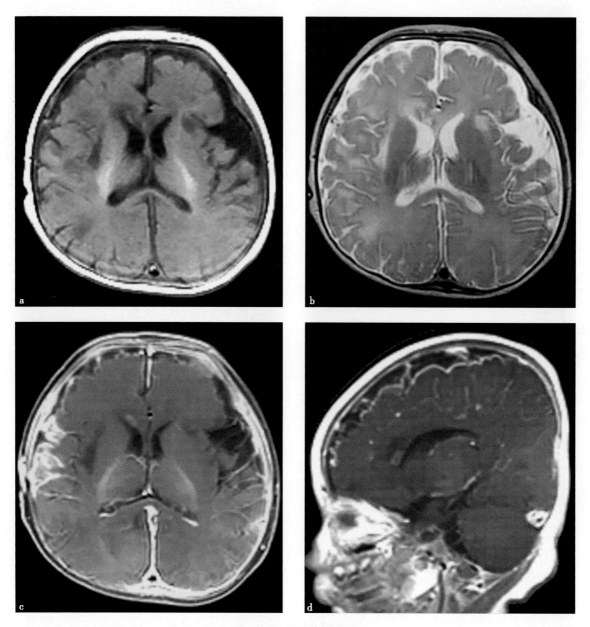

图 1-7-3　化脓性脑膜炎
a. MRI 平扫 T_1WI 轴位　双颞叶、右枕叶及基底节区多发小片状低信号病灶，脑池、脑沟形态增宽；b. T_2WI 轴位平扫　上述病变呈高信号，边界欠清；c、d. T_1WI 轴位及矢状位增强检查　双额、颞及右顶部脑膜不规则线样强化

种途径感染脑组织。脑脓肿的发生部位与数目因不同的感染途径而异,直接蔓延所致的脑脓肿常为单发,且脓肿发生于原发病灶周围,如耳源性脑脓肿多见于颞叶或小脑,额窦炎引起的脑脓肿多见于额叶;血源性感染所致脑脓肿可多发,常分布于顶叶的皮质下区。

【临床特点】

脑脓肿的临床表现可因脓肿形成的部位、快慢、大小与发展时期而不同,主要表现为发热、畏寒、颅内压增高及脑局灶性症状和体征。临床上可分为脑炎早期、脑炎晚期、包膜形成早期和包膜形成晚期。前2期合称为脑炎期,后2期合称为包膜期。

脑炎早期病变发展迅速,无包膜,边界不清,可破入蛛网膜下隙或脑室引起脑室炎。脑炎晚期及包膜形成早期炎症可继续扩大,液化坏死区融合形成脓腔。包膜壁形成晚期镜下见脑脓肿边缘有毛细血管和成纤维细胞增生,伴淋巴细胞和巨噬细胞浸润,炎性肉芽组织和纤维包膜形成,境界清晰,脓肿周围脑组织有明显脑水肿及胶质细胞增生。

【影像检查技术与优选】

脑脓肿不同时期的影像学表现有多样性,病变早期 CT 可以显示病灶的形态及特点,但是缺乏特异性,晚期 CT 可以显示部分病灶的脓肿壁,增强后可见明显环状强化而周围的水肿不强化。MRI 较 CT 敏感,脓肿坏死区周围“暗带”是脑脓肿 MRI 特征性表现。

【影像学表现】

1. CT 脑炎早期 CT 平扫显示边缘模糊的低密度病灶,增强检查病灶无强化;脑炎晚期 CT 平扫为等或稍低密度病灶,增强后病灶呈不规则浅淡强化;包膜形成期 CT 平扫部分病灶可见脓肿壁,增强后呈明显环状强化。

2. MRI 脑炎期表现为边界不清的长 T_1、长 T_2 信号区,与周围脑水肿区融为一体。包膜期表现为脓腔中心液化坏死区呈更低的长 T_1 信号,更高的长 T_2 信号,脓肿包膜呈等 T_1 信号,在常规 FSE 序列 T_2WI 显示脑脓肿坏死区周围有一菲薄的低信号“暗带”是包膜期脑脓肿诊断的关键,“暗带”是由于脓肿壁上大量巨噬细胞吞噬活动产生的顺磁性物质缩短该区域 T_1 和 T_2 弛豫时间造成。DWI 上脓肿呈明显高信号,ADC 值减低。增强后可见脓肿壁明显环状强化(图1-7-4)。

【诊断要点】

脑脓肿早期临床症状不典型,仅凭临床表现和实验室检查难以诊断,CT 及 MRI 检查是确诊的重要方法。

【鉴别诊断】

主要与胶质瘤及脑囊虫鉴别。前者囊壁厚度不均、囊壁不光滑,常伴壁结节,囊腔张力不高,周围水肿较明显,凭影像学表现结合临床表现一般可鉴别。脑囊虫影像学表现为囊腔内见 T_1WI 等信号头节,增强后见环状强化伴环内头节的结节状影,结合血液和脑脊液补体结合试验阳性多可加以鉴别。

此外脑脓肿也可有不典型影像学表现,如脓肿壁不规则、脓腔较小,加之患者临床症状不典型,造成脑脓肿误诊误治。在鉴别脑脓肿和坏死、囊变脑肿瘤方面,DWI 的敏感性和特异性均明显高于常规 MRI 诊断,能够帮助提高诊断的正确性。

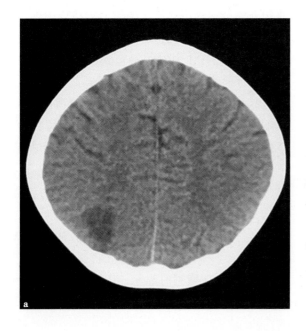

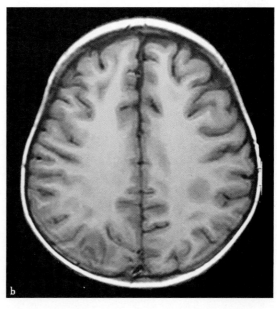

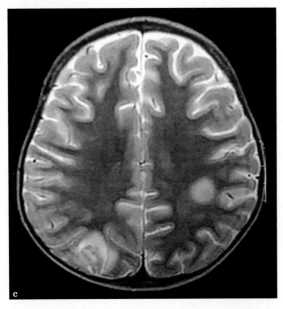
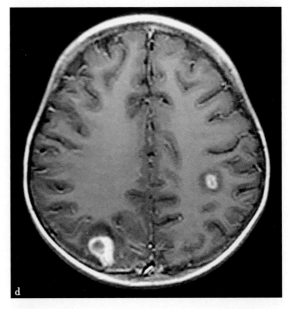

图 1-7-4 脑脓肿

a. CT 平扫　右顶叶片状低密度病变，边界模糊；b. MRI T₁WI 轴位　双顶叶皮髓质交界区不规则病灶，呈低信号；c. T₂WI 轴位　上述病变呈高信号；d. MRI 轴位增强　病变边缘呈均匀环状强化，中心坏死区无强化，右顶部软脑膜异常线样强化

二、结核性感染

（一）结核性脑膜炎

【概述】

结核性脑膜炎（tuberculous meningitis，TBM）是儿童结核病中最严重的一型，常继发于肺、淋巴、肠、骨、肾等体内其他部位的结核感染，经过血液播散进入颅内而导致。近年来，因结核分枝杆菌的基因突变、抗结核药物研制相对滞后和 AIDS 病患者增多，国内外结核病的发病率及病死率逐渐增高。

【临床特点】

本病多起病隐匿，呈慢性病程；也可急性或亚急性起病，可无明确结核接触史，症状往往轻重不一。结核分枝杆菌经血液循环侵入颅内，首先沉积于脑底软脑膜或室管膜上，原发结核时机体处于高度过敏状态，可通过免疫反应引起脑膜弥漫性充血、水肿、渗出，在脑底池如鞍上池、脚间池、侧裂池积聚大量胶样渗出物。病变可向下延续到脑桥池、延髓池，向上波及大脑凸面，渗出物可包埋脑膜、脑池内的血管及神经。病变早期血管损害为急性动脉炎，随病程进展可闭塞动脉，造成脑梗死。炎症刺激造成脑脊液生成增多，致轻度脑积水，渗出物增多可阻塞导水管，填塞脑池或脑膜粘连引起梗阻性脑积水。

【影像检查技术与优选】

MRI 在显示脑基底池和脑实质受累情况时明显优于 CT。

【影像学表现】

1. CT　90% 以上出现脑积水，以颞角为主，其次为额角和体部。由于大量结核性炎性渗出物的填充可导致脑基底池、外侧裂池变窄，密度增高。约 1/3 患者出现脑梗死，常见于大脑中动脉供血区，呈片状低密度影，边界不清，早期有轻度占位表现，晚期可伴有钙化，最终形成软化灶。增强检查病变脑膜呈线状、毛刺状或串珠样强化，分布于基底池、环池和外侧裂池周围（图 1-7-5）。约 25% 中晚期患者出现脑萎缩。脑膜肉芽肿相互融合可形成明显强化的结核瘤。TBM 引发的室管膜炎表现为沿室管膜边缘走行的线状强化。

2. MRI　平扫显示脑膜增厚、脑池闭塞，蛛网膜下隙信号升高，T₁WI 呈等或偏低信号。增强检查病变脑膜呈线状或串珠样强化，分布于基底池、环池和外侧裂池周围。脑神经受累以 Ⅲ、Ⅳ 及 Ⅶ 对脑神经最常见，表现为脑神经被渗出物包绕，增强扫描示脑神经鞘条状强化。结核瘤 T₁WI 呈低信号或等信号，T₂WI 为高信号，部分病例 T₂WI 表现为低信号，病灶呈明显结节状强化。粟粒性结核瘤仅在 MRI 增强时显示，为直径小于 2mm 的强化灶。

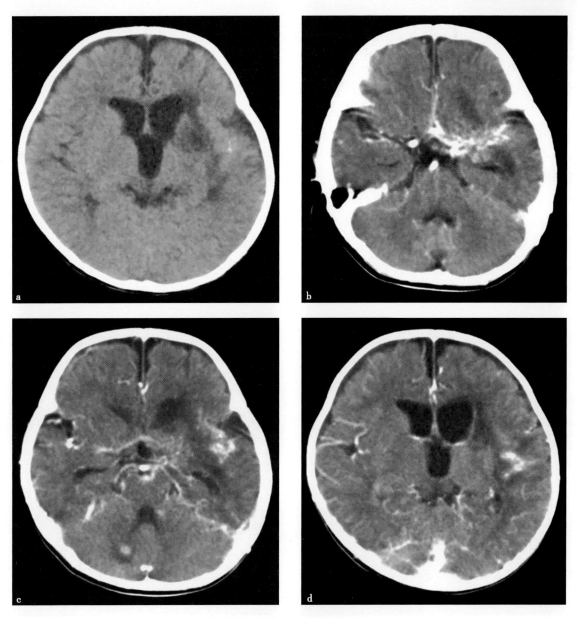

图 1-7-5　结核性脑膜炎

a. CT 平扫示左额、颞叶、左侧基底节区低密度病变，边界模糊，脑室增宽，左颞叶小点状高密度影；b～d. 增强 CT 示左额叶、左侧基底节区病变无强化，左外侧裂区、基底池周围软脑膜异常强化

【诊断要点】

头颅 CT 或 MRI 主要表现为脑膜强化，也可发现梗阻性脑积水、脑梗死、结核球等，TBM 患儿发生脑积水高于成人。此外，需要注意基底脑膜增强在 HIV 感染患者中常不显著，特别是 CD4+ 细胞数显著减低患者。

【鉴别诊断】

本病应与非结核感染性脑膜炎相鉴别。细菌性脑膜炎主要累及大脑半球凸面，大脑凸面脑膜强化及硬膜下积液为后者典型影像学表现，结合实验室检查可资鉴别；隐球菌性脑膜炎患者脑脊液中氯化物含量降低不及结核性脑膜炎明显，但葡萄糖含量降低较显著，根据患者的临床表现及脑脊液检查结果，可帮助鉴别。

（二）结核瘤

【概述】

结核瘤（tuberculoma）好发于儿童，8～12 岁为高发期，可发生于脑内任何部位，是结核分枝杆菌感染颅内后在脑内形成的肉芽肿性病变，无性别差异。

【临床特点】

本病临床表现包括癫痫发作、颅内压增高症状；伴有其他部位结核时，可以出现相应表现。

病理学上，结核瘤大小不一，呈粟粒样，其中心可见干酪样坏死，边缘肉芽组织增生，结核瘤周围可有纤维组织包裹。病灶周围可见毛细血管及神经胶质组织增生。

【影像检查技术与优选】

CT 可以显示结节样病灶以及特征性"靶征"，MRI 检查可更好的发现实质内病灶，增强检查为最佳影像学检查方法，对病变部位、范围和程度提供准确的诊断。

【影像学表现】

1. CT　平扫可见脑实质内等密度或稍高密度的类圆形结节影，边界清晰，灶周不同程度的脑水肿。因结核瘤内存在干酪样坏死及钙化，故其密度不均。小的结核瘤可相互融合呈分叶状。增强检查结核瘤呈边界清晰的结节状强化，如其内为坏死的干酪样组织，则呈不均一厚壁环状强化。如结核瘤内存在高密度钙化点，则称为"靶征"，是结核瘤的特征性影像表现。婴幼儿结核瘤多表现为粟粒状，增强检查表现为 2mm 左右大小的结节状强化。

2. MRI　平扫 T_1WI 呈等或低信号，T_2WI 呈均匀、不均匀的低信号，结核瘤中心坏死区为液性成分时，T_2 呈高信号，病灶周围常见水肿。增强扫描表现为结节样强化，结核瘤 <2mm 时呈均匀强化，而 >2mm 时可呈不均匀强化（图 1-7-6）。

【诊断要点】

婴幼儿患者肺内常伴发的粟粒性肺结核，结合临床和实验室检查确诊并不困难。脑室系统结核的发病率低，诊断困难。其部位、颅脑 MRI 表现、增

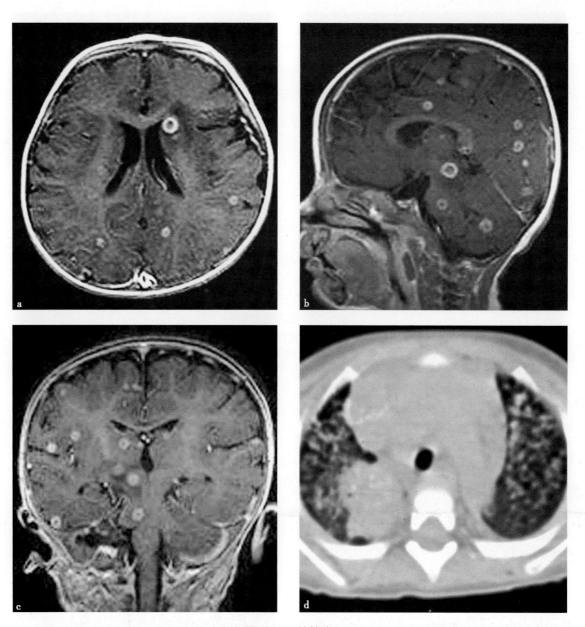

图 1-7-6　结核瘤

a～c. MRI 增强扫描　显示脑实质内散在多发的结节状病灶，周围呈低信号水肿，病灶环形强化；d. 胸部 CT 扫描　显示两肺弥漫分布粟粒样结节，右肺上叶大片状实变伴钙化，纵隔淋巴结钙化

强方式及并发症有一定特异性,对脑室系统结核的诊断有一定价值。

【鉴别诊断】

根据典型的影像学表现,病灶呈单发或多发结节,伴有坏死区或钙化点。

三、风疹病毒脑炎

【概述】

风疹病毒属于单股正链 RNA 病毒,人类是其唯一的自然宿主。风疹病毒感染分为先天和后天两种。小儿后天感染风疹病毒往往症状轻微甚至无症状,并发脑炎者少见,一般预后良好。

【临床特点】

风疹病毒性脑炎(rubella virus encephalitis)好发于冬春两季,多见于学龄前及学龄期儿童。病毒通过呼吸侵入患儿呼吸道黏膜、颈淋巴结,在此繁殖后导致病毒血症,引起全身浅淋巴结肿大及皮疹。除中枢神经系统症状外,临床可见麻疹样皮疹,颈、耳后、枕部淋巴结肿大。

【影像检查技术与优选】

CT 及 MRI 可以显示病变的范围及特点,但缺乏特异性。

【影像学表现】

1. CT 显示病变区脑实质广泛性密度减低(图1-7-7),累及大脑中动脉引发血管炎可导致相应供血区缺血性改变。

2. MRI 病变区域的脑组织可见长 T_1、长 T_2 信号,双侧基底节区呈长 T_1、长 T_2 信号病灶;合并血管炎时相应供血区域出现脑梗死表现,梗死区出现短 T_1 信号时,则提示出血性脑梗死。恢复期可出现脑萎缩。

【诊断要点】

风疹病毒性脑炎影像学检查缺乏特异性,主要依赖于血清学检查诊断。血清学方法检测 RV 特异性抗体(RV IgM 和 RV IgG)。血清 RV IgM 抗体产生早,持续3～6个月逐渐消失,其阳性是风疹病毒急性感染的重要指标,对早期诊断有意义。RV IgG 是既往感染的指标,可持续终生。

四、寄生虫感染

(一)脑囊虫病

【概述】

脑囊虫病(neurocysticercosis,NCC)是脑部最常见的寄生虫感染。人食入猪肉绦虫的虫卵经胃液消化、孵化出幼虫后经血行感染脑内,引起脑囊虫病,占全身囊虫病的80%。

脑囊虫病在我国各地均有发生,与居住地区及卫生饮食习惯有明显关系,东北、华北及内蒙古为高发区,南方少见,可发生在任何年龄,而且随年龄增长,发病率逐步升高。脑囊虫病影响儿童的生长发育,如不及时治疗,可引起脑疝、痴呆、甚至危及生命。

【临床特点】

儿童脑囊虫病的临床表现多样,主要表现为癫

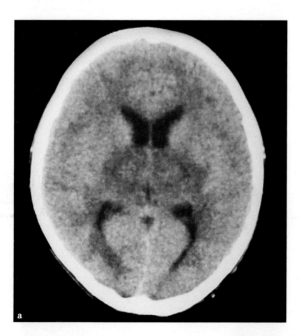
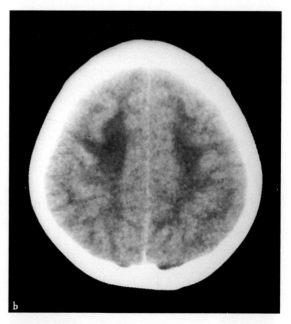

图 1-7-7 风疹病毒脑炎
a、b. CT 平扫显示病变区脑实质广泛性密度减低

痫发作、颅内压增高表现、精神症状,其中癫痫发作是最突出的症状。通常按囊尾蚴寄生的部位可分为脑实质型、脑室型、脑膜型和混合型,其中以脑实质型最常见,其次是脑室型。脑实质型的囊虫结节散布脑实质内,灰质较白质为多。一般在活虫周围的组织反应较小,囊虫变性接近死亡时,宿主对囊虫的异体蛋白产生反应,造成其周围炎症反应、水肿、坏死,引起脑肿胀,并有程度不等的纤维组织增生。邻近脑组织有水肿和反应性星形细胞增生,从而引起神经系统功能障碍。脑室型的囊虫结节寄生于脑室系统内,以第四脑室最多见。结节游离于脑室内或黏附于脑室壁,引起脑脊液循环梗阻而致脑积水和颅内压增高。囊虫死亡后可见钙化、囊变及胶质增生。

【影像检查技术与优选】

脑囊虫病根据病期的不同 CT 表现不同,CT 对钙化结节的发现优于 MRI,而 MRI 在检出率、病变数目及头节显示方面明显优于 CT。本病最佳的检查方法为 MRI 常规及增强扫描,<3mm 的薄层扫描能提高病变的发现率。

【影像学表现】

1. CT 脑实质型脑囊虫病 CT 表现分为急性期和慢性期,急性期又分为脑炎型、囊泡型、结节和环形强化型。脑炎型 CT 检查显示脑组织肿胀,呈弥漫性或多发片状低密度影,皮髓质界限不清,皮质内可见小点状低密度影,早期无强化,脑室变小。囊泡型 CT 表现为单发或多发直径约 2～8mm 囊性低密度影,有时可见小囊的中央高密度头节影。增强扫描病灶显示更清楚,可伴灶周水肿。结节强化

型或环形强化型 CT 表现为单发或多发病灶,平扫显示为结节状低密度灶,增强后低密度灶内有结节状(图 1-7-8)或环形强化。慢性期 CT 表现为脑内散在分布圆形钙化灶,灶周无水肿,增强后无变化。

2. MRI 活动期囊虫结节为圆形,内含囊液,呈长 T_1、长 T_2 信号,头节及囊壁呈等 T_1 信号。增强 MRI 可见头节及囊壁不均一强化,囊虫接近死亡,其强化程度也明显增强(图 1-7-9)。灶周水肿带也随囊虫接近死亡而变得明显,呈长 T_1、长 T_2 信号改变,当囊虫死亡后水肿带逐渐消失。

【诊断要点】

影像学检查有一定特征性,但最后的确诊必须结合病史、临床表现、流行病学资料和其他辅助检查的结果。本病诊断需要符合以下标准中任何两项:①癫痫样发作、头痛、呕吐等颅内压增高表现及神经系统症状;②头部 CT、MRI 检查有脑囊虫病灶或炎性肉芽肿及脑水肿表现;③血清抗囊虫抗体阳性。

【鉴别诊断】

脑囊虫脑炎型应与脑炎和急性脱髓鞘疾病鉴别,结合病史及实验室检查和影像学随诊多可鉴别。

单发囊泡型脑囊虫病与脑脓肿表现相似,脑脓肿呈厚壁环形强化,病灶多位于皮质下区且结节明显大于囊泡型脑囊虫病。单发大囊型囊虫病灶应与蛛网膜囊肿、表皮样囊肿、囊性胶质瘤相鉴别。蛛网膜囊肿多位于中颅凹底及外侧裂池内,边缘平直,形态不规则,相邻骨板受压变薄,无强化。表皮样囊肿的密度较低,CT 值通常为负值,无灶周水肿及强化。而囊性胶质瘤的囊壁不规则,部分可见壁结

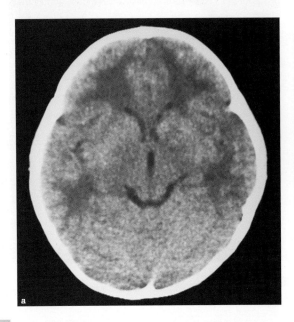

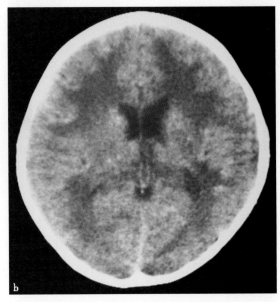

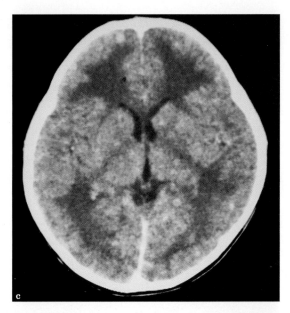
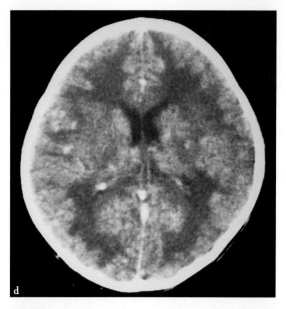

图 1-7-8 脑囊虫病

a~d. CT 平扫显示为结节状低密度灶,增强后低密度灶内有结节状或环形强化

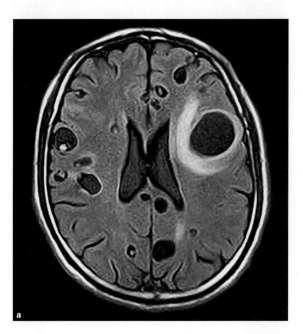
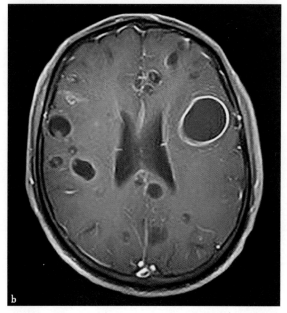

图 1-7-9 脑囊虫病

a. MRI 平扫 FLAIR 序列示病变内囊液呈低信号,头节及周围水肿区呈高信号;b. 增强扫描部分病灶呈环形强化

节。以上影像学表现有助于鉴别诊断,不典型表现者需要密切结合临床和实验室检查。

(二)弓形虫病

【概述】

弓形虫病(toxoplasmosis)是由于弓形属原虫引起的一种人畜共患传染病,通过先天性和获得性两种途径传播给人,主因食入含弓形虫包囊的肉、蛋、乳或猫粪便中囊合子污染的水和食物而患病,此病临床表现复杂多样,缺乏特异性临床表现,且部分医生对此病认识不足,易误诊和漏诊,延误治疗。

【临床特点】

弓形虫入侵人体后,大部分人不产生症状,属隐性感染,发病者仅少数。一旦机体免疫力下降(或接受免疫抑制剂治疗),包囊内的缓殖子逸出,大量繁殖,常侵犯肌肉、淋巴及神经组织,若侵犯脑组织则引起弓形虫脑炎或脑膜炎。女性多于男性。病理表现为弓形虫从侵入部位入血遍布全身,在网状内皮细胞及实质细胞内分裂增殖,导致细胞死亡,从而弓形虫及其可溶性抗原从细胞内释放。脑部感染弓形虫可引起急性脑水肿、炎性细胞浸润、坏死、钙化。可伴有脑膜炎、脑积水和血栓形成及广泛粟粒性肉芽肿。

【影像检查技术与优选】

CT 可以显示病变的范围及特点，MRI 敏感性明显较 CT 高。

【影像学表现】

1. CT 皮髓质交界区或基底节区低密度病变，增强检查无强化或呈轻度的结节状强化。

2. MRI 表现为大脑半球皮髓质交界区、侧脑室周围、半卵圆中心内长 T_1、长 T_2 信号病灶（图 1-7-10），T_2 FLAIR 序列呈高信号，可为多发、不对称性分布。病变也见于基底节、脑干、胼胝体及丘脑区，呈片状、斑片状表现。病灶范围可随抗弓形虫治疗而变化，且常合并病灶出血。弓形虫肉芽肿 MRI 表现为脑实质内结节样病灶，伴占位效应和水肿。增强 MRI 呈结节状强化影，为轻度或中度强化。弓形虫脑炎的 MRI 强化形式多样，可表现为片状、斑片状、环形、条索状或结节状。

【诊断要点】

本病影像学检查缺乏特异性，血清学检查弓形虫抗体阳性反应是诊断依据。依据脑脊液检查找到病原体或血清、脑脊液弓形虫 IgM 抗体阳性可确诊。正规抗弓形虫实验性治疗后，MRI 观察颅内病变范围的变化、水肿是否改善及病灶内出血等辅助诊断。

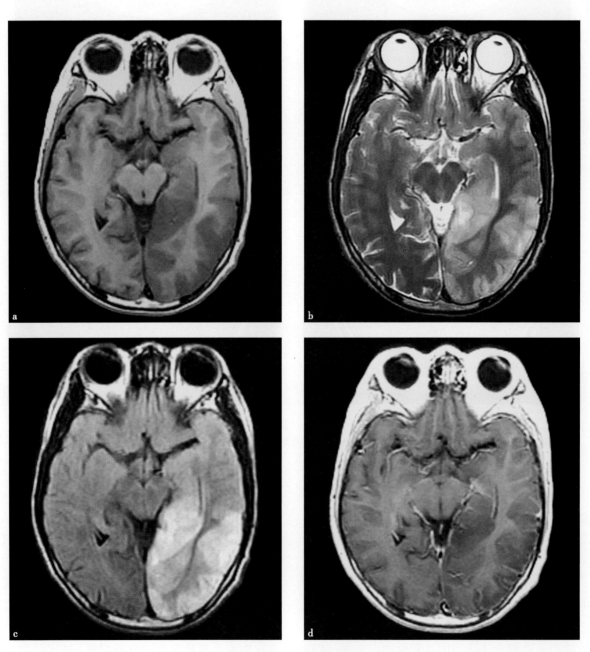

图 1-7-10 弓形虫脑炎

a、b. MRI 平扫轴位 T_1WI、T_2WI 左侧颞叶、枕叶大脑皮质及皮质下区肿胀，呈长 T_1、长 T_2 信号，边界不清；c. 轴位 FLAIR 序列左侧颞叶、枕叶病变呈高信号；d. T_1WI 轴位增强左侧颞叶、枕叶病变无明显强化

【鉴别诊断】

本病应与原发于中枢神经系统的淋巴瘤、结核瘤、巨细胞病毒感染及脑念珠菌病相鉴别。

（张 靖 艾 斌）

参 考 文 献

[1] 胡伟，王秉圆，李继安，等. 儿童化脓性脑膜炎病原菌分布及其耐药性分析 [J]. 临床儿科杂志，2017，35（5）：366-368

[2] 张静，毛健，李娟，等. 新生儿不同病原菌化脓性脑膜炎在磁共振影像学上的特点 [J]. 中国当代儿科杂志，2012，14（7）：489-495

[3] 张文斌，沈国炜，马显力. 能谱 CT 在不同类型脑膜炎诊断价值的初步探索 [J]. 现代医用影像学，2017，26（5）：1194-1196

[4] 朱敏丽，胡钱红，麦菁芸，等. 新生儿化脓性脑膜炎病原菌分布特点及耐药性分析 [J]. 中华儿科杂志，2015，53（1）：51-56

[5] 饶德利，邱晓明，卢玢等，磁共振弥散加权成像鉴别诊断脑脓肿与脑肿瘤坏死的临床研究 [J]. 中国实用神经疾病杂志 2016.19（10）17-18

[6] 王仲元，安慧茹，苏锐，等. 隐球菌性脑膜炎与结核性脑膜炎的临床对比分析 [J]. 传染病信息，2008，21（4）：238-239

[7] 马云祥，薛晓玲，于庆林. 关于脑囊虫病诊断，临床分型与疗效判定标准的建议 [J] 中国寄生虫学与寄生虫病杂志，1996，7（2）：134-135

[8] 崔丽英，CT 和 MRI 在中枢神经系统感染性疾病诊断中的应用 [J] 中国现代神经疾病杂志，2004，4（4）：217-219

[9] 欧阳颖. 弓形虫脑炎研究近况 [J]. 临床内科杂志，2001，18（4）：255-256

[10] Dekker G，Andronikou S，van Toom R，et al. MRIl findings in children with tuberculous meningtis：a comparison of HIV-infected and non- infected patients[J]. childs Nerv Syst，2011，27（11）：1943-1949

[11] Mao HX，Zhu HY，Wang YL，et al. [MRI features of ventricular system tuberculosis][J]. Zhonghua jie he he hu xi za zhi = Zhonghua jiehe he huxi zazhi = Chinese journal of tuberculosis and respiratory diseases，2016，39（9）：719

[12] Yang M，Zhang JT，Yao Y，et al. A Clinical Study of Miliary Brain Tuberculomas in China[J]. Japanese Journal of Infectious Diseases，2016，69（3）：231

[13] Lian ZY，Li HH，Zhang B，et al. Neuro-Magnetic Resonance Imaging in Hand，Foot，and Mouth Disease：Finding in 412 Patients and Prognostic Features[J]. Journal of computer assisted tomography，2017，41（6）：861-867

[14] OliveiraRS，Viana DC et al. Pediatric neurocysticercosis[J]. Childs Nervous System 2018，34（10）：1957-1965

[15] Vossough A，Zimmerman R A，Bilaniuk L T，et al. Imaging findings of neonatal herpes simplex virus type 2 encephalitis[J]. Neuroradiology，2008，50（4）：355-366

[16] Sawlani V，Shankar JJS，White C. Magnetic resonance imaging findings in a case of congenital rubella encephalitis[J]. The Canadian journal of infectious diseases & medical microbiology = Journal canadien des maladies infectieuses et de la microbiologie medicale，2013，24（4）：e122-e123

[17] Fink KR，Thapa MM，Ishak GE，et al. Neuroimaging of Pediatric Central Nervous System Cytomegalovirus Infection[J]. RadioGraphics，2010，30（7）：1779-1796

[18] Hutson SL，Wheeler KM，Mclone D，et al. Patterns of Hydrocephalus Caused by CongenitalToxoplasma gondii Infection Associate With Parasite Genetics[J]. Clinical Infectious Diseases，2015，61（12）：1831-1834

[19] Malinger G，Werner H，Rodriguez Leonel JC，et al. Prenatal brain imaging in congenital toxoplasmosis[J]. Prenatal Diagnosis，2011，31（9）：881-886

[20] Vivarelli R，Grosso S，Cioni M，et al. Pseudo-TORCH syndrome or Baraitser-Reardon syndrome：diagnostic criteria[J]. Brain and Development，2001，23（1）：18-23

[21] Patel D V，Holfels E M，Vogel N P，et al. Resolution of intracranial calcifications in infants with treated congenital toxoplasmosis[J]. Radiology，1996，199（2）：433-440

[22] Neu N，Duchon J，Zachariah P. TORCH Infections[J]. Clinics in Perinatology，2015，42（1）：77-103

第八章　脑、脊髓血管疾病

第一节　脑血管畸形

一、动静脉畸形

【概述】

动静脉畸形（arteriovenous malformation，AVM）是指扩张迂曲的动脉与静脉间缺乏毛细血管网，导致动静脉直接沟通，产生一系列脑血流动力学上的紊乱。可见于颅内任何部位，包括脉络丛，单发者为散发病例，多发者见于综合征型。本病多为散发，综合征型 AVM 约占 2%。20% 于儿童期确诊，是儿童期（除新生儿外）颅内出血最常见的原因，男女发病比例相近，无种族差异。

散发或综合征型 AVM 均可为多个调节血管生成的基因异常，如 *Hox D3*、*B3*。综合征型 AVM 可为家族性，常为多发，如遗传性出血性毛细血管扩张症、颅面部动静脉畸形综合征，其易感基因为 *ENG* 和 *ALK1*；或无家族性，如 Wyburn-Mason 综合征。

本病发生于胚胎第 4 周的体节形成晚期，在动静脉之间存在来源于窦状血管网的永存原始连接，病变区由供血动脉及其分支、动静脉血管巢以及粗大的引流静脉组成。供血动脉扩张，发育成熟伴部分壁增厚。引流静脉扩张、曲张，常扭曲变形，有时可见血栓形成。血管巢由大量的动静脉分流聚集成团，其内无脑组织和毛细血管床。

【临床特点】

AVM 患者常出现反复头痛、癫痫、进行性神经功能缺陷、脑积水或出血。反复头痛可能是本病首诊症状，表现为单侧局部或者全头痛，间断发作或持续发作，有些患者出现迁移性头痛。出血见于 80% 儿童期 AVM，多为引流静脉破裂所致。70% AVM 出现癫痫症状，可能是出血后胶质增生或血管"盗血"现象导致缺血造成。

【影像检查技术与优选】

CT 是实质内血肿、脑室内出血和蛛网膜下腔出血急性期首选检查方法，CT 脑灌注能提供病灶及其周围的灌注信息。MRI 多平面扫描能显示畸形的位置，与皮层解剖结构的关系。实质内血肿演变具有一定特征性的信号变化。在血肿亚急性期或慢性期，MRI 在敏感性和特异性方面优于 CT，SWI 序列为该病检查必选序列。AVM 必须进行快速序列血管造影扫描，以显示血管结构，区分供血动脉和引流静脉，发现合并的动脉瘤或静脉受阻。由于 DSA 有创，拟行治疗时需要超选血管 DSA。DSA 能定位、定量的评价 AVM，包括 AVM 结构、分布位置、血管巢大小、相关血管大小和流速。

【影像学表现】

1. CT　平扫显示脑实质内异常高密度影，表浅出血可以破入蛛网膜下腔，深部出血可破入脑室。出血后的 1～2 周内，血肿密度进行性减低，至与脑组织呈等密度。增强后血管畸形表现为血肿旁的强化区域。CTA 能显示扩张动脉、血管巢、引流静脉的结构（图 1-8-1）。

"盗血"在 CT 脑灌注表现为两种类型。功能性"盗血"是病灶周围脑组织内的血液逆流入畸形血管团内，CT 灌注表现为局部脑血流、血流容积、平均通过时间均有所降低，此类患者常有癫痫发作；其次为缺血性"盗血"，特征为脑血流降低，血流容积和平均通过时间增加，是因为与邻近血管发生了分流的原因，此类患者常表现为局部神经功能缺失。

2. MRI　常规序列能显示不同时期的出血信号，能显示迂曲的血管巢，以及邻近血管巢的供血动脉、引流静脉血管流空影，但难于区分病灶内或周围引流静脉与动脉。血管巢内无或少见脑组织，有时可见局灶性神经胶质增生高信号。T_1WI 增强可见显著强化的血管巢、扩张供血动脉和引流静脉。

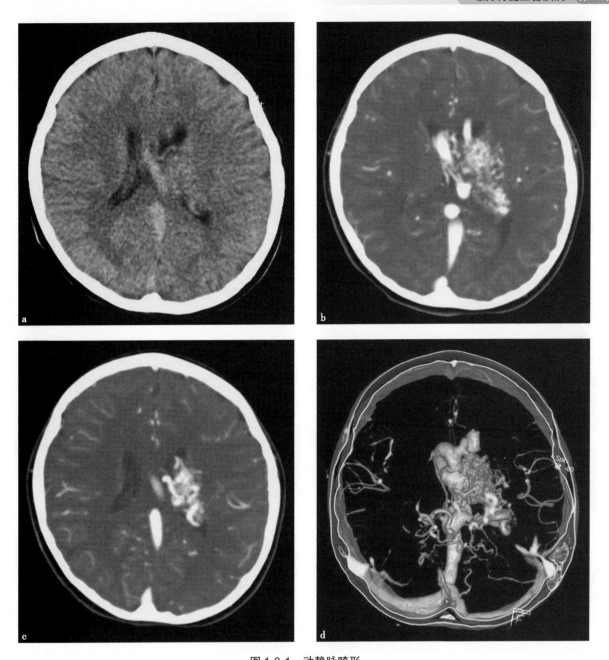

图 1-8-1 动静脉畸形
a. CT 平扫中线区、左侧脑室内稍高密度病变影；b～d. CT 增强扫描左侧脑室内可见异常迂曲血管团，引流进入大脑大静脉，大脑大静脉扩张、增粗

MRA 能粗略显示供血动脉、血管巢、引流静脉。SWI 较常规 MRI 序列及 MRA 更敏感显示扩张引流静脉。

3. DSA 通常需要进行双侧颈内、外动脉和椎基底动脉造影，以全面观察供血动脉，特别是多重供血时。DSA 能清晰显示 AVM 的三种结构，扩张供血动脉的数量、起源，及其可能并发的高流量动脉瘤。包含密实血管的血管巢，常易被血肿掩盖。引流静脉位于皮层和室管膜下，早期充盈，扩张管径超过动脉，可见部分血栓形成，此时可见侧支血管形成。

【诊断要点】

AVM 是 15 岁以下的儿童最常见的引起自发性颅内出血的原因，因此 CT 或 MRI 发现颅内出血时，应高度怀疑本病的可能性。

【鉴别诊断】

本病鉴别诊断包括脑肿瘤、海绵状血管瘤、Galen 静脉畸形、硬膜动静脉瘘及动脉瘤。脑肿瘤一般有占位效应，有强化、无血管扩张，有时可能需要影像学随访复查。海绵状血管瘤典型表现为 T_2^*GRE 低信号，位于血肿周围或邻近区域，无血管巢，无扩张血管。Galen 静脉畸形，位于脑实质外，血管囊状扩张，由大脑前动脉、脉络膜动脉等供血。硬膜动静脉瘘，伴有或不伴有大脑静脉引流；由扩张颈外动脉或硬膜动脉分支供血。动脉瘤无扩张静脉，血肿向皮质延伸，蛛网膜下隙出血常见。

二、Galen 静脉畸形

【概述】

Galen 静脉畸形（vein of Galen malformation）也称为 Galen 静脉瘤，发生于胚胎时期，是动脉和静脉直接交通所致的大脑大静脉瘤样扩张。本病散发、少见，于大脑血管畸形中比例＜1%，约占所有儿童期血管畸形的 30%。

本病原因尚不明确，发生于胚胎 6～11 周时，病变血管发生于大脑中帆池和四叠体池内，保留胚胎期血管结构，其主要的供血动脉为正常供应脉络膜组织和四叠体的动脉，包括前脑组（大脑前动脉、前脉络膜动脉、大脑中动脉、后外侧脉络膜动脉）和中脑组（后内侧脉络膜动脉、后丘脑穿支动脉、四叠体动脉和小脑上动脉）。病变血管为前脑中央静脉，由于管壁缺乏纤维结构支撑，于大脑中帆池内游离生长，导致其显著扩张呈球形或囊状。

【临床特点】

本病多于新生儿期诊断，3 岁以后诊断少见，偶尔见于年长儿或成人。男女比例 2:1。Galen 静脉畸形临床表现可分为 3 组：①动静脉分流量大，新生儿期出现难治性充血性心力衰竭、颅内杂音；②婴儿期出现脑积水、癫痫、发育延迟；③年长儿或青壮年出血。

本病可伴随其他颅内动、静脉畸形和心血管异常。脑边缘系统环为大脑前动脉与前脉络膜动脉之间的永存动脉桥。直窦缺如或中断为本病常见的合并畸形，另外还可见永存静脉窦，如镰状窦、枕窦和缘窦。有时可合并横窦、乙状窦闭锁。另外可合并静脉窦房间隔缺损和主动脉缩窄。

【影像检查技术与优选】

孕后期超声可帮助本病的诊断，同时能帮助与其他非血管性肿瘤相鉴别，另外还能够评价胎儿心血管系统，对生后及时治疗非常重要。CT 扫描于治疗前有一定的价值，但由于弹簧圈等栓塞材料的线束伪影，一般不采用 CT 复查。本病最佳影像学检查为 MRI，包括常规序列、MRA、CE-MRA 及 MRV 及增强扫描。新生儿髓鞘化以前 T_2WI 序列可能难以显示脑损伤区，薄层 T_1WI 序列更有价值。MRA 应进行大范围扫描，仔细检查可发现大部分供血动脉，MRA 增强可同时显示动脉、静脉的解剖形态。考虑进行栓塞治疗时可进行诊断性血管造影。

【影像学表现】

1. 头颅

（1）超声：随着产前超声的应用和改进，许多 Galen 静脉畸形在产前被诊断。产前超声显示巨大的低回声至轻度回声的中线区肿块，多普勒扫描显示病变内血流快，超声显示心脏增大、胎儿水肿时预示其预后差。

（2）CT：平扫显示扩张静脉呈稍高密度球形或管状，位于大脑中帆池和四叠体池内。病变大小不等，较大病变反映下游静脉狭窄。由于脑脊液吸收减少或顶盖受压导致脑积水。由于慢性静脉缺血导致软化灶形成和皮层下白质钙化。增强扫描可见供血动脉及扩张静脉显著强化。多平面重建及 3D- 血管重建能更直观整体显示。

（3）MRI：T_1WI 及 T_2WI 显示扩张静脉，内部呈低信号，或由于湍流导致信号不均匀 T_1WI 呈等信号、T_2WI 呈略高信号，附壁血栓 T_1WI 及 T_2WI 均呈中等高信号。顶盖受压，脑室系统扩张积水，有时可见小脑扁桃体下疝，周围见流空供血动脉（图 1-8-2）。MRA 是治疗前后观察供血动脉的关键序列，能正确显示主要供血动脉的位置、静脉引流的形态和合并的其他静脉畸形。MRV 为早期诊断及复查的基本序列。随着胎儿 MRI 的发展和应用，当胎儿时期超声提示 Galen 静脉畸形，MRI 能进一步确认有无其他脑组织或其他终末器官损伤。

（4）DSA：能直观显示病变累及的各血管结构，常见供血动脉包括内侧和外侧脉络膜后动脉、胼周动脉等，50% 可见永存镰状窦引流前脑中央静脉，直窦缺如，常见乙状窦与颈静脉连接部狭窄。

2. 胸部

（1）平片：动静脉分流量大，新生儿期出现难治性充血性心力衰竭，胸部平片显示由于心力衰竭导致心脏增大、水肿。

（2）超声心动图：右心、上腔静脉、升主动脉及大血管扩张。发生降主动脉舒张期反流、肺动脉高压、动脉导管未闭合并显著的右 - 左分流时预后差。

【诊断要点】

本病为胚胎期血管畸形，是前脑中央静脉畸形，而不是真正的 Galen 静脉。观察血管畸形的同时，应注意脑组织损伤的范围和严重程度。另外，新生儿期还需要评价心脏及大血管的情况，以及时了解疾病的严重程度和合并畸形。

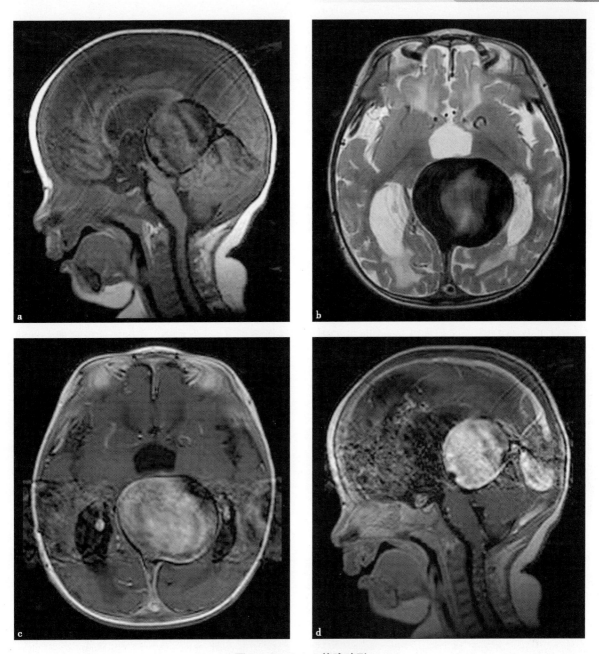

图 1-8-2　Galen 静脉畸形
a、b. MRI 平扫大脑大静脉池内不均匀低信号影，顶盖明显受压，双侧脑室扩张。双侧基底节区可见扩张、迂曲血管流空影；c、d. 增强 MRI 病变呈血管样强化，双侧基底节区可见扩张供血动脉强化

【鉴别诊断】

鉴别诊断包括 Galen 静脉动脉瘤样扩张、儿童硬膜动静脉瘘、大动脉瘤、复杂发育性静脉异常、软脑膜动静脉畸形。Galen 静脉动脉瘤样扩张为正常形态的 Galen 静脉由于流出梗阻导致的扩张，此时扩张的 Galen 静脉引流脑实质内的动静脉畸形或正常脑实质静脉，常于儿童期或成人早期发病，出现出血、癫痫和局灶神经功能缺陷。大动脉瘤一般不合并静脉畸形，壁内见"洋葱皮"层。复杂发育性静脉异常为正常脑组织内静脉引流系统扩张，伴有蓝橡皮疱痣综合征。软脑膜动静脉畸形可见真正的血管巢，3 岁以前发病少见。

三、海绵状血管畸形

【概述】

海绵状血管畸形（cavernous malformation）也称海绵状血管瘤（cavernous hemangioma），是一种良性海绵状血管的球形聚集，病变血管内张力较低，有出血倾向。本病可见于任何年龄，儿童期发病高峰年龄呈双峰型，分别为 6 个月～3 岁和 11～16 岁，为儿童期导致颅内出血的第二位原因。胎儿及新生儿期发病非常少见，男女发病比例相等。

海绵状血管畸形 80% 发生于幕上，额叶最常见，依次为颞叶、顶叶，皮质发生者多于深部脑实质。20% 发生于幕下结构，其中 14.7% 发生于脑桥。儿童期发生者病变较大，直径 6～7cm。病变外观呈蓝紫色分叶状结节，周围脑组织见神经胶质假包膜、含铁血黄素沉着。病变内可见不同时期的出血并存，常与其他血管畸形并存，儿童期发病者合并发育性静脉异常少见，病变周围常见毛细血管扩张或异形血管，尤其是 3 岁以前患儿。

【临床特点】

主要临床表现包括癫痫、出血及神经功能缺陷，儿童期癫痫发生率低于成人，出血发生率约 3%，高于成人，其中幕下发生者多于幕上。儿童期无症状者较成人少见，家族性病例发病较散发病例早。

【影像检查技术与优选】

本病诊断需要正确选择影像学检查方法，较小的病变于 CT 及 MRI 常规序列难以显示，而 T_2^* GRE 序列较敏感，SWI 最为敏感。T_2WI 可观察"爆米花"样形态及呈低信号的薄壁含铁血黄素沉着，T_1WI 增强延迟扫描可提高病变的正确诊断，同时可发现合并的发育性静脉异常。

【影像学表现】

1. CT 瘤体多为等、高混杂密度灶，也可以为不均质高密度灶，甚至仅表现为不均质钙化灶，或等密度圆形病灶。瘤周一般无水肿及占位效应，如果出血量较大，可以有轻度占位效应。仍有 30%～50% CT 平扫无阳性发现。增强后一般无强化，或

呈轻度强化，合并毛细血管扩张症或发育性静脉异常时可有显著强化。

2. MRI 病变呈分叶状或"爆米花"样，海绵状血管畸形由于病变内有不同时期的出血，因此信号混杂，有时病变内部可见液 - 液平面。边缘可见完整的含铁血黄素沉着，于 T_2WI 呈低信号，一般无周围水肿（图 1-8-3）。T_2^*GRE 序列对病变的显示最敏感，较小的病变仅表现为点状的 T_2^* 低信号。SWI 较 T_2^* 能更敏感显示扩张血管和钙化（图 1-8-4）。T_1WI 增强扫描早期一般无强化，或轻度强化。若近期有出血瘤周可见水肿信号环绕。

【诊断要点】

病变呈分叶状或"爆米花"样，CT 呈高密度肿块，MRI 病变信号复杂，T_2WI 显示病变边缘低信号（含铁血黄素沉着）为本病主要的影像学表现。近期出血可导致病变表现不典型，需要反复影像学检查予以确诊。需要继续进行影像学随访，以监测病情变化。

【鉴别诊断】

本病需要与其他出血性病变相鉴别，包括动静脉畸形、出血性肿瘤、外伤导致的陈旧血肿等相鉴别。动静脉畸形导致的出血无多期血肿信号特征，病变内可见血管流空。出血性肿瘤边缘无完整的含铁血黄素沉着，有明显占位效应，肿瘤通常有增强。陈旧血肿多为弥散性轴索损伤、脑挫伤导致，一般有明确的外伤史。

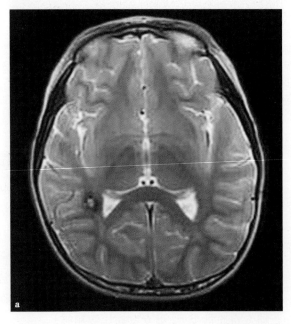
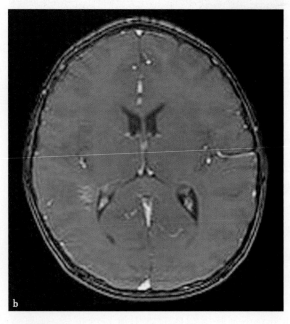

图 1-8-3　海绵状血管畸形

a. MRI 平扫 T_2WI 右侧脑室三角区旁白质内可见斑片状高信号病变，边缘可见环状低信号包绕，无明显占位效应；

b. MRI 增强扫描 T_1WI 示病变区可见条状中等度强化

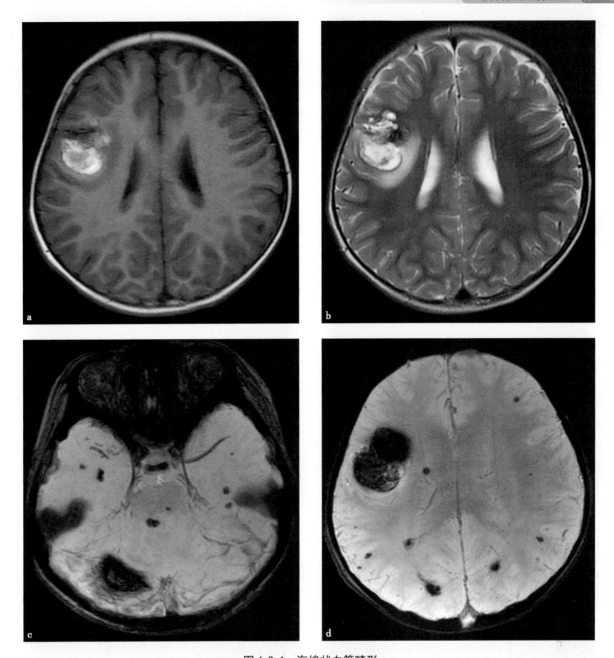

图 1-8-4　海绵状血管畸形

a、b. T₁WI、T₂WI 头颅 MRI 平扫见右侧额叶混杂信号影，病变信号不均匀，占位效应不明显，周围有片状水肿信号；c、d. SWI 序列见双侧额、颞、顶、枕叶及脑桥多发低信号病灶

四、发育性静脉异常

【概述】

发育性静脉异常（developmental venous anomaly）又称脑静脉血管瘤、脑静脉瘤，分布于正常脑组织内，扩张髓静脉或皮层下静脉呈放射状走行，引流进入一个扩张的静脉，无动静脉分流。虽然存在形态异常，但仍为相应的组织提供功能性的静脉引流。

本病可见于任何年龄，男女发病比例一致，无种族差异，为尸解中最常见的大脑血管畸形，约占

大脑血管畸形的 60%。胚胎发生尚不清楚，一般被认为是静脉发育障碍，胚胎期髓静脉永存，或周围血管闭塞后侧支静脉形成。约 50% 病例为常染色体显性遗传，与染色体 9p 的基因变异相关。

发育性静脉异常可发生于软脑膜与室管膜之间任何位置，放射状走行的血管呈"水母头"样，汇合成为一个较大的静脉引流进入静脉窦。最常见的发生部位是额叶（40%），其次为颅后窝（20%）、顶叶（15%），颞叶和枕叶相对少见。

【临床特点】

发育性静脉异常很少引起临床症状，大多数为

偶然发现。少见情况下，可出现头痛、癫痫，局灶神经功能缺陷常发生于合并海绵状血管瘤或血栓形成、出血。

【影像检查技术与优选】

本病最佳的影像学检查方法为 T_1WI 增强、MRV，另外 T_2^*GRE 可提高海绵状血管畸形的发现，SWI 为最便捷最敏感的检查方法。

【影像学表现】

1. CT　平扫一般无阳性发现，偶尔合并海绵状畸形时可见钙化，少见实质内出血。增强扫描可见多发线样或点状强化血管影，引流进入一个扩张的静脉，边界清晰，无水肿及占位效应。

2. MRI　病变较小时，T_1WI 序列可无阳性发现，信号强度与病变血管大小、血流有关，可见血管流空或其他血流伪影。静脉血栓或合并海绵状血管瘤时可见出血。T_2WI 序列可见血管流空，血流走行异常。合并神经胶质增生、静脉缺血或出血时，于 FLAIR 序列可见局灶高信号。T_1WI 增强可见穿过脑实质的显著增强的血管信号，呈放射状向引流静脉汇聚（图 1-8-5），血液引流进入表浅或室管膜下静脉。MRV 能清晰显示"水母头"样形态和引流方向。SWI 能更敏感地显示扩张髓静脉及引流静脉，呈"水母头"低信号。

3. DSA　95% 病例动脉期表现正常，毛细血管期常正常，静脉期可见典型"水母头"样畸形血管。5% 表现不典型，如伴有扩张供血动脉的动静脉畸形的变异类型。

【诊断要点】

本病影像学表现有特征性，典型的"水母头"样畸形血管形态可帮助确定诊断。合并出血时，需要仔细观察，是否合并海绵状血管畸形。

【鉴别诊断】

本病鉴别诊断包括小动静脉畸形、富含血管肿瘤、静脉窦闭塞合并侧支引流及脱髓鞘疾病。小动静脉畸形合并单一引流静脉时静脉显影早，于动脉期显影。富含血管肿瘤可经扩张的髓静脉引流，但病变可见占位效应，常有增强。静脉窦闭塞合并髓静脉作为侧支引流静脉时，髓静脉可扩张，病变多发、散在分布，静脉窦腔内可见血凝块。脱髓鞘疾病少见，活动性、进行性脱髓鞘可见髓静脉扩张，但无"水母头"样形态。

第二节　烟　雾　病

【概述】

烟雾病（moyamoya disease）可为遗传性或获得性，可见于任何进行性血管闭塞性疾病，为颈内动脉远端或基底动脉环近端进行性狭窄，伴有侧支动脉形成。最早报道见于日本儿童，但各种族间无差异，累及 0.07% 无症状的日本人，本病为亚洲儿童最常见的脑卒中原因。发病年龄呈双峰性，6～35 岁，男女发病比例为 1：1.8。

遗传性烟雾病，即原发烟雾病，受累基因分别为位于染色体 3p26-p24.2 的 *MYMY1*、位于 17q25 的

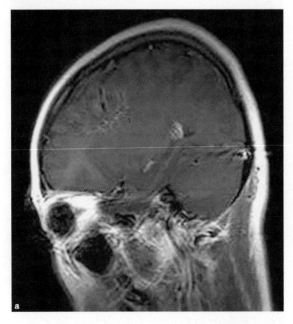
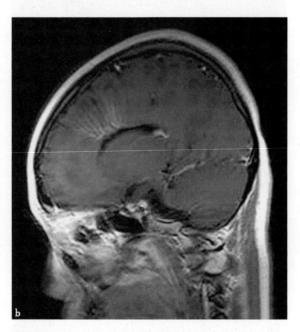

图 1-8-5　发育性静脉异常

a、b. MRI 增强扫描 T_1WI 左侧额叶多发异常静脉穿过脑实质，经扩张静脉向上矢状窦引流，呈"水母头"样

MYMY2 和位于 8q24 的 *MYMY3*，10% 为家族性。继发性烟雾病病因多样，包括唐氏综合征、结节性硬化症、镰状细胞贫血、结缔组织病、早老症、中枢神经系统脉管炎、脑底脑膜炎（结核）、钩端螺旋体病、局灶感染（扁桃体炎、耳炎）、川崎病等。

病理学上，病变区域早期血管通透性增加，以后逐渐进展，晚期形成颈外动脉 - 颈内动脉吻合支。成人期囊性动脉瘤发生率较儿童期升高，特别是基底动脉，可导致颅内出血。

【临床特点】

儿童期本病主要症状为短暂性缺血发作，交叉性肢体瘫痪，哭闹后加重，头痛，有时可仅表现为发育延迟和喂养差。成人期可发生蛛网膜下隙出血或脑室内出血。

【影像检查技术与优选】

MRI 为本病最佳诊断方法，DWI、PWI 能早期发现缺血区域，T_2 FLAIR、T_1WI 增强扫描可显示柔脑膜"常春藤"征，MRA 及其增强检查能直接显示 Willis 环及侧支动脉的情况，SWI 显示梗死区缺乏小静脉显影，代偿区柔脑膜周围有多发增粗的小静脉。各种序列的综合应用，能全面显示本病的各种直接、间接征象，对本病的诊断、随访复查等均能作出准确的评价。DSA 能直观显示受累血管的解剖异常，对帮助鉴别原发性或继发性病变有一定的帮助。

【影像学表现】

1. CT 平扫见病变区域脑萎缩，50%~60% 大脑前部萎缩程度较后部严重。增强扫描可见基底节区斑点状增强血管影，为扩张的豆状核纹状体动脉，同时可见脑底部异常网状血管。CTA 可见基底动脉环形态异常，网状侧支动脉形成。还可以合并多发性脑梗死，脑室扩大，颅内出血等。

2. MRI 双侧大脑前、中动脉流空信号消失，T_1WI 序列显示基底节区多发点状或线样血管流空信号，T_2WI 序列显示灰白质内梗死区小血管信号升高，侧支动脉表现为脑池内网状充盈缺损。T_2 FLAIR 序列显示脑沟内信号升高，系由于软脑膜血管流速慢，蛛网膜增厚导致，形成柔脑膜"常春藤"征。DWI 序列于急性缺血发作期可显示病变区域的高信号病灶。T_1WI 增强扫描显示基底节区豆状核纹状体侧支动脉点状或线样强化，脑池内网状薄壁血管，柔脑膜增强呈"常春藤"征。MRA 显示颈内动脉远端或基底动脉环近端狭窄（图 1-8-6）。PWI 显示深部半球白质灌注减低，后部循环供血区灌注相对升高，早期 MRI 阴性时 PWI 可有阳性发现。大脑前、中动脉供血区脑血流量减低；SWI 显示梗死区缺乏小静脉显影，代偿区柔脑膜周围有多发增粗的小静脉。

3. 血管造影 包括增强 MRA 或 DSA，可清晰的显示脑内的循环情况，早期可见颈内动脉远端或基底动脉环近端狭窄，中期见云雾状豆状核纹状体、丘脑纹状体侧支动脉、丘脑穿支动脉，晚期可见穿硬膜、颅骨的颈内动脉、颈外动脉吻合支。

【诊断要点】

本病儿童期临床特征与成人期有所不同，儿童更常见短暂性缺血发作，且呈进行性加重。儿童期头 CT/MRI 显示不对称性脑萎缩时，应注意脑血管情况，对可疑本病者诊断的同时需要积极寻找病因。

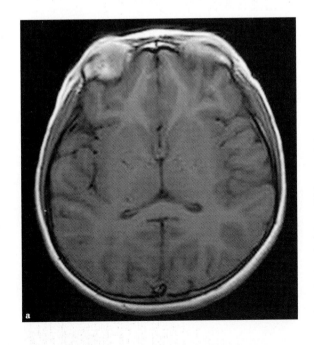

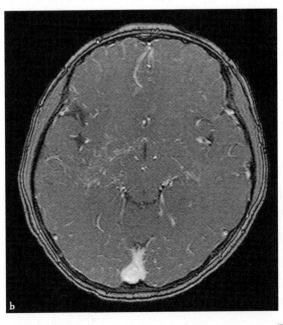

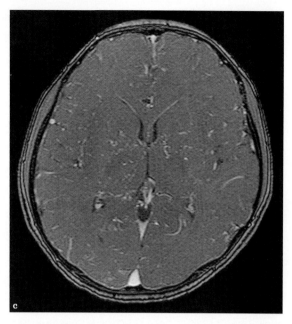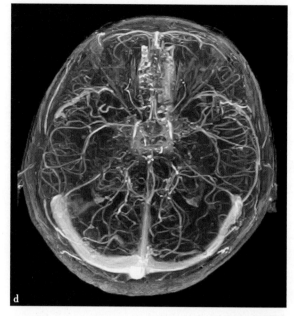

图 1-8-6 烟雾病

a. MRI 平扫 T_1WI 双侧基底节区可见多发细小流空血管影；b～d. 增强 MRA 正常基底动脉环消失，双侧基底节区代偿动脉呈点状或线样强化影

【鉴别诊断】

本病影像学鉴别诊断包括其他导致"常春藤"征及 Willis 环循环减低的疾病，包括柔脑膜转移瘤、出血、脑膜炎，动脉高含氧状态，及蛛网膜下隙出血、脑膜炎、肿瘤包绕等。

第三节 脊髓动静脉畸形

【概述】

脊髓动静脉畸形（arteriovenous malformation，AVM）是指脊髓血管先天发育异常，供血动脉和引流静脉之间存在病理性血管结节。

【临床特点】

脊髓 AVM 可分为四种类型：I 型又称硬膜动静脉瘘，临床最为常见，多发生在 40～80 岁，40% 以上为外伤引起，60% 为隐性发病。绝大多数含有单一的跨硬膜的供血动脉，引流至硬膜下动脉化的静脉，引流静脉通常延伸到多个节段。II 型又称球形畸形，是一种髓内的血管畸形。由多支脊髓前动脉或脊髓后动脉形成局部血管丛供血，引流进入迂曲的动脉化血管丛，这些血管包绕在脊髓表面，常见于年轻人。颈髓背侧为好发部位。III 型也称青春型。是一种大的复杂的血管畸形，累及脊髓，通常延伸至髓外，甚至椎管外，由多个不同节段的动脉供血。IV 型为髓外硬膜下动静脉瘘，无血管间小的血管网

形成，绝大多数发生在脊髓前部，由脊髓前动脉供血。30～60 岁为好发年龄，多见于脊髓圆锥部。

【影像检查技术与优选】

MRI 检查能明确脊髓受累的范围和严重程度，特别是 CE-MRA 或增强检查可明确显示病变的数量、大小和形状。DSA 检查为有创性检查，儿童患者不易接受，虽为诊断脊髓血管畸形的"金标准"，只有当需要介入治疗时才进行。X 线和 CT 平扫对诊断此病无帮助。增强 CT 能显示椎管内迂曲扩张血管团、后重建处理能显示供血动脉及引流静脉。

【影像学表现】

1. MRI 依据不同的类型，其 MRI 表现有所不同。椎管内的局限性、迂曲线形的流空血管信号是其特征性表现（图 1-8-7）。此外，还可合并脊髓萎缩、出血等继发性改变。脊髓出血信号演变规律与颅内出血大致相同。脊髓软化在 T_2WI 上为点状或条状高信号，条状异常信号与脊髓长轴一致。增强 MRI，$3D-T_1WI$ 成像及后重建处理，能更好地显示病变。

2. DSA 能清晰地显示脊髓血管畸形的解剖结构，供血动脉及引流静脉的位置、起源和数量。除可以明确类型外，尚可以根据造影情况实施适当的介入治疗。

【诊断要点】

在 MRI 上多发的不规则流空血管信号较具特征性，有助于该病的诊断。

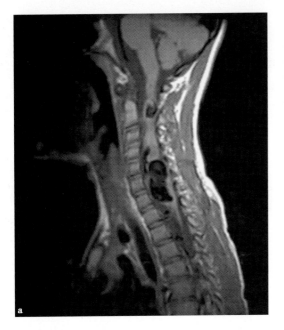
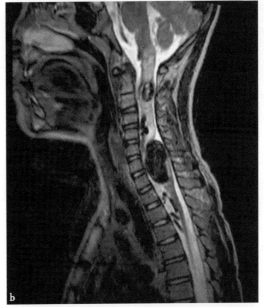
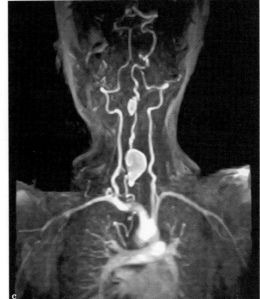

图 1-8-7 脊髓动静脉畸形
a、b. MRI 矢状位 T_1WI 及 T_2WI 颈段及上胸段椎管
内多发不规则形流空信号影，呈蚯蚓状或囊袋状，
边界清晰；c. 增强 3D-T_1WI 三维血管重建 上述
流空信号明显强化

【鉴别诊断】

因不规则流空的血管信号，脊髓血管畸形较易
与椎管内实性、囊性占位以及炎症鉴别，且 MRA 及
增强 3D-T_1WI 成像，再后重建处理也可明确诊断。
脑脊液流动产生的伪影有时类似血管流空信号，尤
其在胸段脊髓容易出现，应注意鉴别。

（曾洪武）

参 考 文 献

[1] 董文涛,杨新宇,杨树源,等.脑动静脉畸形的治疗进展[J].中华外科杂志,2014,52（12）：945-949

[2] 张屹辉,梁喜,祝海颖,等.胎儿 Galen 静脉畸形的彩色多普勒超声表现[J].中华超声影像学杂志,2013,22（11）：1005-1006

[3] Blauwblomme T, Naggara O, Brunelle F, et al. Arterial spin labeling magnetic resonance imaging: toward noninvasive diagnosis and follow-up of pediatric brain arteriovenous malformations[J]. J Neurosurg Pediatr, 2015, 15（4）：451-458

[4] Yu SL, Wang R, Wang R, et al. Accuracy of vessel-encoded pseudocontinuous arterial spin-labeling in identification of feeding arteries in patients with intracranial arteriovenous malformations[J]. AJNR Am J Neuroradiol, 2014, 35（1）：65-71

[5] Mokin M, Dumont TM, Levy EI. Novel multimodality imaging techniques for diagnosis and evaluation of arteriovenous malformations[J]. Neurol Clin, 2014, 32（1）：225-236

[6] Brinjikji W, Krings T, Murad MH, et al. Endovascular

Treatment of Vein of Galen Malformations: A Systematic Review and Meta-Analysis[J]. AJNR Am J Neuroradiol，2017，38（12）：2308-2314

[7] Chow ML，Cooke DL，Fullerton HJ，et al. Radiological and clinical features of vein of Galen malformations[J]. J Neurointerv Surg，2015，7（6）：443-448

[8] Tang MY，Cheng G，Wei YJ. [Vein of Galen malformations in two neonates][J]. Zhonghua Er Ke Za Zhi，2016，54（8）：623-624

[9] 乔珊，韩涛，位坤坤，等. 脑海绵状血管畸形发病机制及治疗的研究进展 [J]. 中华神经科杂志，2013，46（10）：709-712

[10] Sarbu N，Pujol T，Oleaga L. Hyperintense perilesional edema in the brain on T_1-weighted images：Cavernous malformation or metastatic melanoma? Three case reports and literature review[J]. Neuroradiol J，2016，29（1）：52-56

[11] 王斌，姚振威，李征宇，等. MRA 和 MRI 灌注加权成像在不同类型烟雾病脑血流动力学中的研究 [J]. 临床放射学杂志，2015，34（4）：521-526

[12] 王斌，周茜，姚振威，等. CT 灌注与 MRI 灌注加权成像对烟雾病血管重建术疗效的评价 [J]. 中国医学计算机成像杂志，2015，21（1）：64-68

[13] 程道宾，张皆德，吕芳，等. 烟雾病的遗传学和病理生理学机制 [J]. 国际脑血管病杂志，2014，22（6）：458-463

[14] Zou X，Hart BL，Mabray M，et al. Automated algorithm for counting microbleeds in patients with familial cerebral cavernous malformations[J]. Neuroradiology，2017，59（7）：685-690

[15] Obusez EC，Lowe M，Oh SH，et al. 7T MRI of intracranial pathology：Preliminary observations and comparisons to 3T and 1.5T[J]. Neuroimage，2018，168：459-476

[16] 洪韬，张鸿祺，李桂林，等. 多种造影方式在脑脊髓动静脉畸形复合手术中的应用初探 [J]. 中国脑血管病杂志，2017，14（8）：399-404

[17] 吴永峻，陈武标，黄泽光. MRI 血管成像诊断脊髓动静脉畸形的价值 [J]. 实用放射学杂志，2009，25（5）：717-719，743

[18] Park JE，Koo HW，Liu H，et al. Clinical Characteristics and Treatment Outcomes of Spinal Arteriovenous Malformations[J]. Clin Neuroradiol，2018，28（1）：39-46

第九章　颅脑肿瘤与肿瘤样病变

第一节　星形细胞肿瘤

一、毛细胞型星形细胞瘤

【概述】

毛细胞型星形细胞瘤（pilocytic astrocytoma）为Ⅰ级星形细胞瘤，属于良性肿瘤，约占原发性中枢神经系统肿瘤的1.5%，占颅内胶质瘤的4%～5%，好发于幕下，以小脑蚓部多见，其次为小脑半球，还可发生于视交叉、下丘脑。

毛细胞型星形细胞瘤是Penfield于1937年根据肿瘤细胞两端细胞突起为细长的毛发样胶质纤维丝而命名。该肿瘤生长缓慢，可全部切除，预后良好。肿瘤呈灰红色或灰黄色，无包膜，边界清晰，常伴有囊变，质地较硬。电镜下见瘤细胞细长，核卵圆或梭形。细胞两端见发丝样胶质纤维呈波浪状交错排列。

【临床特点】

本病男女发病比例均等，任何年龄均可发生，高发于3～7岁。肿瘤生长速度慢，患者可出现局灶性神经功能障碍或巨颅症、头痛、内分泌紊乱、颅内压增高等非特异性体征，这是由于肿瘤的占位效应和脑室梗阻引起的。肿瘤很少累及大脑皮质，故癫痫发作少。

【影像检查技术与优选】

MRI为首选检查方法，对于肿瘤的发生部位、成分以及与周围结构的关系的显示明显优于CT。

【影像学表现】

1. CT　大多数肿瘤为囊性病变伴壁结节，边界清晰。病变与第四脑室相邻，第四脑室受压变形。增强检查壁结节强化，囊壁可强化。实性肿瘤可表现为等密度实性肿块，呈明显强化。

2. MRI　实性肿瘤于T_1WI及T_2WI均呈等信号，增强后呈较均匀强化。囊性肿瘤伴壁结节者可见囊性部分呈长T_1、长T_2信号，壁结节呈等信号。增强后囊壁无强化，壁结节明显强化（图1-9-1）。如囊性部分由肿瘤坏死而来，则囊壁呈环状强化。毛细胞型星形细胞瘤的强化程度与肿瘤的恶性程度无关，

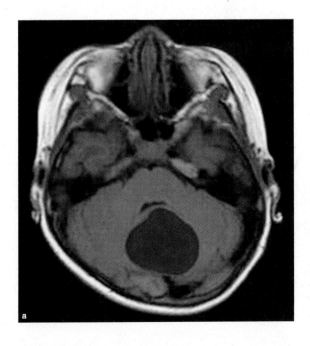

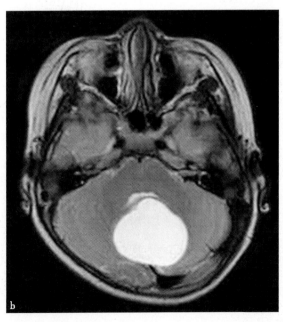

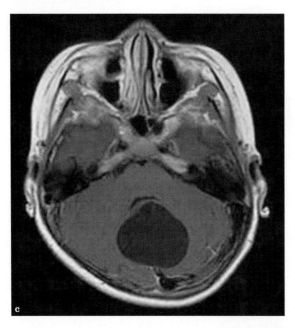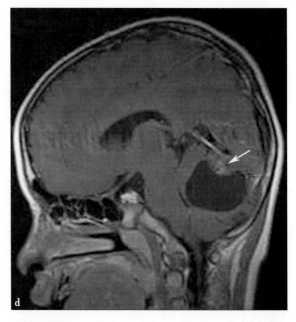

图 1-9-1 毛细胞型星形细胞瘤

a、b. MRI 平扫，颅后窝中线区囊性肿物，边界清晰，呈长 T_1、长 T_2 信号，第四脑室受压变窄；c、d. MRI 增强扫描，肿物囊性成分无强化，后上方可见壁结节强化影（白箭）

而与肿瘤血管的自身特点有关。因造影剂可通过肿瘤血管的内皮间隙，到达肿瘤组织，引起 T_1 弛豫时间缩短。

【诊断要点】

儿童患者，发生于小脑半球，囊性为主，伴壁结节或囊实性肿块，增强扫描实性部分明显强化，瘤周水肿较轻，诊断不难。

【鉴别诊断】

典型病例根据发病年龄、发病部位、病变形态特征及增强特点可准确诊断，最终需组织病理学检查确诊。主要与小脑血管母细胞瘤、幕下室管膜瘤和脑脓肿鉴别。

大部分小脑血管母细胞瘤有瘤内壁结节，CT 为囊性低密度区，MRI 呈长 T_1、长 T_2 信号，瘤内壁结节强化较毛细胞型星形细胞瘤显著，且血管母细胞瘤多位于小脑中线旁区，以成年女性多见。

幕下室管膜瘤 CT 表现为混杂密度病变，形态不规则，可伴有钙化灶。MRI 于 T_1WI 呈混杂信号或等信号，T_2WI 呈不均匀高信号或混杂信号，肿瘤不均匀强化，边缘不整，周围常伴脑水肿。

脑脓肿增强后，脓肿壁呈环状强化，环外可见脑组织水肿，不同于星形细胞瘤。

二、室管膜下巨细胞型星形细胞瘤

【概述】

室管膜下巨细胞星形细胞瘤（subependymal giant-

cell astrocytoma，SGCA），SGCA 起源于脑室以外，但由于邻近脑室，并突向侧脑室内生长，被归为脑室内肿瘤。SGCA 的组织学来源尚有争论，通常认为肿瘤起源于一些发育异常的细胞，这些细胞有向星形细胞和更低级神经分化的可能。镜下，肿瘤细胞非常大，呈梭形或锥形，其内含大量的均一细胞质。

【临床特点】

与结节性硬化症伴发，偶尔可以单独发病。肿瘤多发生在 20 岁以前，男女发病比率相当。大多数患者表现为进行性癫痫发作或颅内压增高的症状。肿瘤可发生钙化、自发出血及早期出血倾向。

【影像检查技术与优选】

CT 检查可以显示病变钙化程度，对结节性硬化症的室管膜下钙化结节显示较好。MRI 有较高的分辨率，能够较好地显示肿瘤内部的成分，对于结节性硬化症未钙化结节及皮质下结节更敏感。

【影像学表现】

1. CT　表现为 Monro 孔区的较大结节样病灶，直径 >2cm，伴有钙化及占位效应。随肿瘤进行性增长，可阻塞双侧 Monro 孔，增强扫描呈明显强化。同时可见多发室管膜下钙化结节或皮质下结节。

2. MRI　T_1WI 呈低或等信号，T_2WI 呈高信号，肿瘤钙化 T_2WI 呈低信号，增强扫描呈明显强化。同时可见多发室管膜下及皮质下结节（图 1-9-2）。

【诊断要点】

儿童癫痫发病，发现 Monro 孔区肿块，增强扫

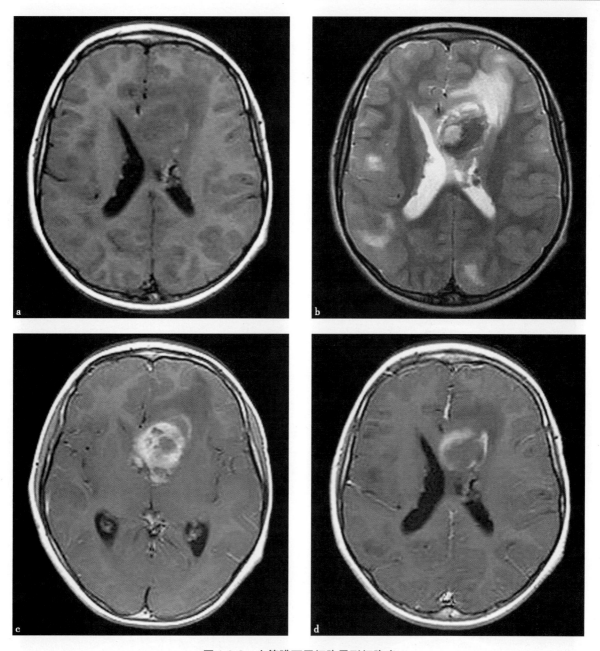

图 1-9-2 室管膜下巨细胞星形细胞瘤

a、b. MRI 平扫示左侧 Monro 孔区肿瘤，T_1WI 呈低或等信号，T_2WI 呈高信号，短 T_2 信号为肿瘤钙化，肿瘤周围脑实质明显水肿，同时可见双侧室管膜下及皮质下多发结节影；c、d. 增强扫描显示肿瘤呈明显不均匀强化，同时可见室管膜下结节强化

描明显强化，CT 上可有钙化，并伴发室管膜下或皮层下多发钙化或未钙化的结节，诊断一般不难。

【鉴别诊断】

Monro 孔区明显增强的肿块，伴有多发室管膜下钙化结节或皮质下结节，即结节性硬化症的特征性表现，则可以推断出其组织学类型。有时，需要与脉络丛乳头状瘤和脉络丛乳头状癌、室管膜瘤等脑室内实性肿瘤鉴别，肿瘤具有特定的好发部位、伴有结节性硬化症等特点，诊断一般不难。

第二节 室管膜瘤

【概述】

室管膜瘤（ependymocytoma）起自脑室系统内和脊髓中央管的室管膜细胞，部分起自脑白质内，尤其是侧脑室三角区旁和第四脑室外侧孔处的残余室管膜细胞。组织学上室管膜瘤分为细胞型、上皮型、乳头型和透明细胞型。室管膜瘤细胞排列密集，肿瘤细胞大小一致，瘤细胞与血管树距离相等是特征性改变。室管膜细胞可围绕中心排列,形成玫瑰花结。肿瘤常包含黏蛋白、软骨、矿化物、坏死和遍布肿瘤的大小不一的囊。肿瘤内 50%～60% 可见点状或片状的钙化。瘤内出血较常见。

【临床特点】

儿童和成人均可发病。发病年龄 6 个月～18 岁,3～5 岁为发病高峰。幕上室管膜瘤多发生于年长儿或成人,男女发病率相等。绝大多数起病时症状体征与阻塞性脑积水和占位效应有关。

【影像检查技术与优选】

CT 检查可以显示病变的部位及特点,但 MRI 具有多平面成像的能力,对于脑室内肿瘤的定位很有帮助,大多数室管膜瘤的脑室内占位表现在 T_1WI

矢状位成像显示比较明显,有助于肿瘤的早期诊断。

【影像学表现】

1. CT 平扫显示肿瘤多位于脑室内,密度不均一,肿瘤可为低密度、等密度或高密度。60% 以上的肿瘤有钙化,约 80% 的病例伴有坏死或较大囊变区。肿瘤的边界不清且不规则。增强后,肿瘤实体部分呈轻到中度强化。

2. MRI 大多数室管膜瘤的脑室内占位在 T_1WI 上呈不均匀的高、等或低信号。低信号区为肿瘤的囊变或坏死区,高信号提示瘤内出血。T_2WI 囊变区表现为高信号。肿瘤实体部分在 T_2WI 上呈等或稍高信号,肿瘤内可见钙化或流空血管。增强检查显示为不均匀强化(图 1-9-3)。

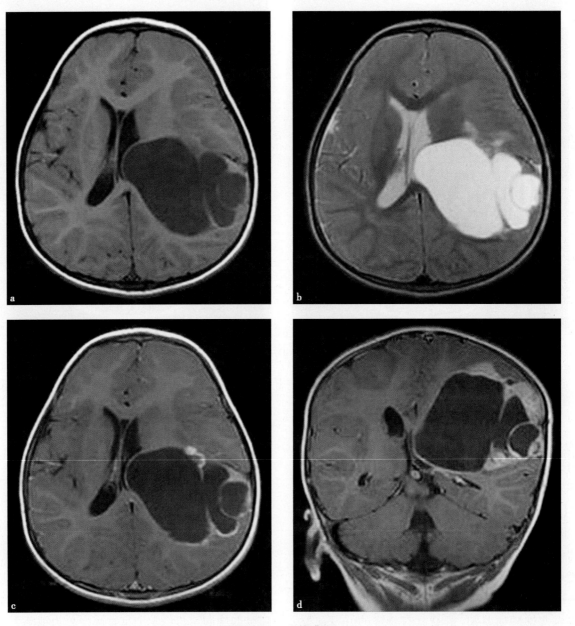

图 1-9-3 室管膜瘤

a、b. MRI 平扫示左侧脑室内肿瘤,突向脑室外生长,界限不清,以囊性成分为主,实性成分呈等 T_1、等 T_2 信号影,周围脑实质轻度水肿;c、d. 增强扫描示肿物实性成分明显强化,与周围组织界限较清晰

【诊断要点】

儿童发病,脑室内不均质的肿块,常伴有坏死或较大囊变,钙化常见,四脑室内肿瘤可沿流出孔向外生长,侧脑室内者常向脑室外生长。增强扫描不均匀强化。

【鉴别诊断】

肿瘤影像学表现与组织学类型相关。脑室内室管膜瘤需与脑室内脑膜瘤、脉络丛乳头状瘤及室管膜下巨细胞星形细胞瘤相鉴别。脑膜瘤好发于成年女性,儿童发病较少,呈均匀显著强化,好发于侧脑室三角区,轮廓光整。脉络丛乳头状瘤常因脑脊液分泌过多而产生交通性脑积水。室管膜下巨细胞型星形细胞瘤常见于结节性硬化症患者,肿瘤多呈均匀明显强化,室管膜下或脑实质内可见多发钙化或未钙化的结节,伴面部皮肤血管纤维瘤。典型的影像学表现可资鉴别,最终需组织病理学确诊。

第三节 脉络丛肿瘤

一、脉络丛乳头状瘤

【概述】

脉络丛乳头状瘤(papillomas of choroid plexus)起源于脑室内的脉络丛上皮,并且具有分泌和吸收功能。占儿童颅内肿瘤的 1.5%～4.0%,大部分肿瘤为良性。侧脑室是儿童期肿瘤的好发部位,尤其是三角区,发生于左侧脑室者多于右侧脑室,原因不明。肿瘤为粉红色或红灰色的球形实性肿块,表面呈菜花状突起,镜下乳头状瘤内含许多正常的脉络

膜。经脑室壁直接向周围组织浸润者提示为乳头状癌,乳头状癌除了侵犯周围组织以外,镜下特征还包括规则的乳头状结构消失,细胞大小、形态不等,有丝分裂活跃等。

【临床特点】

脉络丛乳头状瘤好发于 10 岁前,1 岁以内占 10%～20%,男性好发。常发生于侧脑室,主要位于侧脑室三角区,也可见于体部。部分也发生于第四脑室内,偶发生于第三脑室。脉络丛肿瘤易阻塞脑脊液循环,引起巨颅征和颅内压增高的症状,如呕吐、斜视和疼痛。

【影像检查技术与优选】

CT、MRI 对本病均有诊断价值,CT 能发现病变内钙化,MRI 能确定肿瘤累及的范围,两者互为补充,增强检查为诊断的关键。

【影像学表现】

1. CT 肿瘤呈分叶状等或稍高密度肿块,边界清晰,50% 的病变可见点状钙化,很少发生囊变。增强检查呈显著均匀强化,不均匀强化在儿童多提示恶变可能。

2. MRI 表现为脑室内分叶状或菜花样肿物,肿瘤在 T_1WI 呈低信号,T_2WI 呈高信号,增强检查呈明显强化(图 1-9-4)。伴有瘤内出血、钙化时,肿瘤出现相应的信号变化。肿瘤内有时可见供血动脉或引流静脉的流空信号,肿瘤阻塞第三脑室可引起脑积水。

【诊断要点】

儿童发病,典型者为侧脑室三角区特征性的颗粒状或菜花状肿块,常伴脑积水,可有散在钙化,增强扫描明显强化。

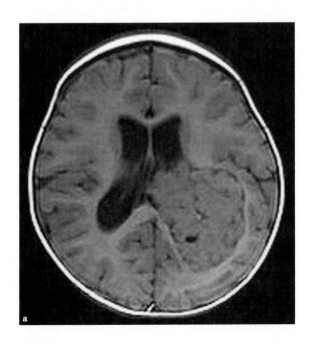

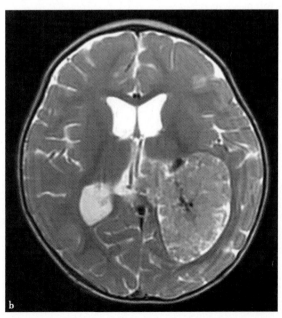

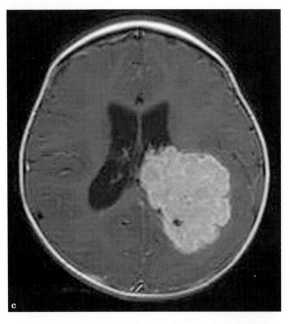
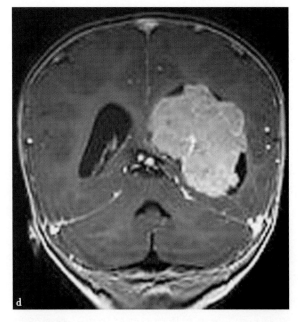

图 1-9-4　脉络丛乳头状瘤

a、b. MRI 平扫，左侧脑室内"菜花样"肿物，界限清晰，呈等 T_1、稍长 T_2 信号影；c、d. 增强扫描，肿物明显均匀强化

【鉴别诊断】

脉络丛乳头状瘤具有特征性分叶状形态及特定的发生部位，诊断相对容易。需要与室管膜瘤、室管膜下巨细胞星形细胞瘤等脑室内实性肿瘤鉴别，典型影像学表现可提示诊断，而最终需要病理确诊。

二、脉络丛乳头状癌

【概述】

脉络丛乳头状癌（choroid plexus carcinoma，CPC）是一种少见的颅内肿瘤，占颅内肿瘤的 0.05%～0.1%，可发生于任何年龄，但儿童较成人多见，无明显性别差异。其发生部位与年龄有一定的相互关系：幼儿好发于侧脑室体部，儿童、青少年好发于侧脑室三角区，成人多发生于第三、第四脑室。

由于脉络丛乳头状癌呈浸润性生长，多数会向脑室外脑实质侵犯，少数还可以通过脑脊液种植于其他部位的室管膜或者蛛网膜下隙。1992 年，Perches 切除脉络丛乳头状瘤研究发现有癌变。大多数学者认为脉络丛乳头状癌为乳头状瘤恶变而来。瘤体呈花状或细颗粒绒毛状。镜下肿瘤显示恶性特种，包括核多形性、核分裂象多见、核浆比例明显增大、核密度增高、乳头状结构不明显伴片状瘤细胞灶性坏死并常弥漫浸润脑组织。

【临床特点】

主要表现为颅内压增高和局限性神经系统损害两大类。婴幼儿颅内压增高表现为头颅增大和前囟张力增高，精神淡漠，嗜睡或易激惹。脉络丛乳头状瘤局限性神经系统损害的表现因肿瘤所在部位而异。肿瘤生长在侧脑室者，半数有对侧轻度锥体束征；位于第三脑室后部者表现为双眼上视困难；位于后颅凹者表现为走路不稳、眼球震颤及共济运动障碍等。

【影像检查技术与优选】

CT、MRI 对本病均有诊断价值，CT 发现病变内钙化和新鲜出血较敏感，MRI 能更好显示能确定肿瘤累及的范围，尤其是累及脑室外脑组织范围，MRI 对于发现较小的颅内播散灶也有优势，两者互为补充，增强检查为诊断的关键。

【影像学表现】

1. CT　脑室内呈不规则的等或稍高密度肿块，肿块内部易发生坏死、囊变，所以密度多不均匀。可有点状或斑块状钙化。增强后常呈不均质强化。

2. MRI　瘤体呈分叶状或菜花状，往往位于脑室内或贴紧脑室壁，并超出脑室边缘向脑实质内生长，在 T_1WI 上呈低信号，T_2WI 上呈高信号，肿瘤内坏死、囊变常见，出血、钙化也是脉络丛乳头状癌的特点，在 MRI 表现为相应的信号变化。瘤周水肿程度不一，严重者呈指套状。中线结构常受压移位，往往伴不同程度的脑积水。增强扫描呈不均质的明显强化（图 1-9-5）。

【诊断要点】

典型表现者为婴幼儿或儿童，脑室内分叶状或菜花状肿块，常伴有坏死、囊变，有时可见到出血、钙化，增强扫描不均质的明显强化，结合脑室外脑

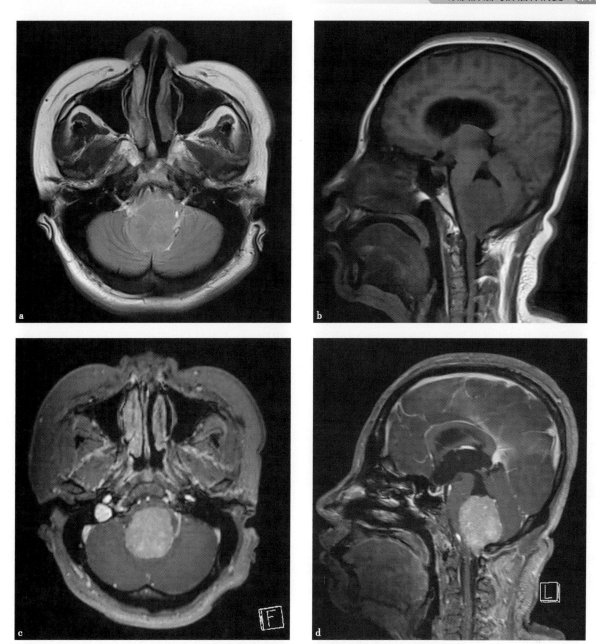

图 1-9-5 脉络丛乳头状癌

a、b. MRI 平扫，第四脑室内轻度分叶状肿物，呈稍长 T_1、稍长 T_2 信号影，失去典型脉络丛乳头状瘤的菜花状形态，局部与周围脑组织结构不清；c、d. 增强扫描，肿物呈明显强化

实质侵犯，中线结构明显移位，明显瘤周水肿等征象，则提示脉络丛乳头状癌。

【鉴别诊断】

脉络丛乳头状癌主要应未成熟畸胎瘤、室管膜瘤、脉络丛乳头状瘤等鉴别。未成熟畸胎瘤以松果体区多见，有钙化，部分可见脂肪成分，易侵及丘脑和顶盖，并有脑脊液转移；室管膜瘤好发于第四脑室，可有钙化，瘤周水肿轻，发生于侧脑室的室管膜瘤有向脑室外生长的趋势，但增强扫描后其强化程度往往低于脉络丛乳头状癌；脉络丛乳头状瘤主要局限于脑室内，边界清楚，脑积水重，与瘤体小不成比例，瘤体没有突出到脑室外，无中线结构移位。

以上病变有时仅凭影像学检查难以区分，必须结合其他临床资料以明确诊断。本病的最终诊断依靠病理和免疫组织化学检查。

第四节　蝶鞍及鞍旁肿瘤

一、颅咽管瘤

【概述】

颅咽管瘤（craniopharyngioma）是儿童最常见的幕上肿瘤之一，为起源于神经上皮组织的良性肿瘤，大约占儿童颅内肿瘤的 10%。颅咽管瘤可以是完全囊性或完全实性,但大多数为囊实性成分并存。组织学分为三个亚型:①牙釉质型,肿瘤细胞来源于与造釉细胞肿瘤相似的上皮;②乳头状型,肿瘤细胞来源于胚胎性残存的乳头状复层鳞状上皮;③混合型,由以上两种上皮构成。牙釉质型颅咽管瘤虽然可以发生于任何年龄,但以 10~12 岁高发。乳头状型颅咽管瘤几乎均发生于成年人。颅咽管瘤囊性部分被覆复层鳞状上皮组织。

【临床特点】

颅咽管瘤在各年龄期都可发病,甚至在宫内,发病年龄上呈双峰状分布,分别为 8~12 岁和 60 岁左右。儿童期,男性发病率比女性略高。颅咽管瘤患儿最常见的症状是头痛、恶心、呕吐。50% 以上的患儿出现视觉异常,包括视野丧失,以双颞侧偏盲最常见,视力减低以及复视。50% 以上的患儿出现视神经乳头水肿及脑积水。颅咽管瘤虽然不是内分泌肿瘤,但因其对邻近垂体、下丘脑的压迫,1/3 患儿可出现激素水平异常,生长发育迟缓、青春期延迟、肥胖及甲状腺功能减退等,性早熟相对少见。

【影像检查技术与优选】

CT 可以显示肿瘤的部位及组成成分,尤其对于钙化敏感,对确定钙化的存在很有必要。MRI 具有多平面成像的能力,可以使肿瘤的范围更易于显示,但是不同类型的颅咽管瘤在 MRI 的表现仍会发生混淆。MRI 在区分肿瘤与正常的垂体方面具有极高的价值。但 MRI 对钙化的显示不如 CT。

【影像学表现】

1. CT 鞍上区类圆形或分叶状囊性或囊实性肿块,可以累及鞍内,肿瘤囊性部分的密度可略高于脑脊液,周边可见等密度的囊壁和实性部分,实体部分表现为略高密度或等密度。颅咽管瘤多伴有钙化,囊壁钙化呈弧线状或蛋壳样,实体部分钙化则呈斑片状、结节状或点状。CT 显示钙化的敏感性高,儿童颅咽管瘤的钙化率可达 90%。增强 CT 检查显示颅咽管瘤的囊壁呈环状强化,实体部分呈较均匀强化。

2. MRI 常呈混杂信号,囊壁和实体部分在 T_1WI 上呈低、等或高信号,T_2WI 呈高信号(图 1-9-6)。而囊内部分的信号强度因成分不同而变化较大,含液态胆固醇结晶呈短 T_1 信号和长 T_2 信号。含角化蛋白脱屑呈等 T_1 信号和长 T_2 信号。含正铁血红蛋白呈短 T_1 信号和长 T_2 信号。因囊内容物所含各种成分比例不同,可致信号强度多变。肿瘤的钙化部分 MRI 信号较为复杂,完全的钙化在各序列上均呈低信号,肿瘤的 MRI 增强表现与 CT 相同。

【诊断要点】

青少年常见,鞍上囊性为主或囊实性肿块,囊性部分在 MRI 上多种表现,实性部分及囊壁强化,多数伴有钙化,影像表现多数较典型。

【鉴别诊断】

鞍内实性颅咽管瘤应与垂体瘤鉴别,颅咽管瘤多位于鞍上或向上生长突入第三脑室内,很少向鞍内或蝶窦生长,肿瘤边缘或瘤内常伴钙化,可见正常垂体组织受压改变。垂体瘤很少钙化,儿童期鞍区肿瘤中颅咽管瘤明显多于垂体瘤。

此外,颅咽管瘤还应与鞍区脑膜瘤、鞍区畸胎瘤相鉴别。侵袭性颅咽管瘤和鞍区脑膜瘤的 CT 和 MRI 表现均可呈不规则形混杂密度/信号肿块,邻

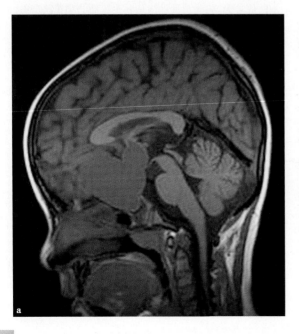
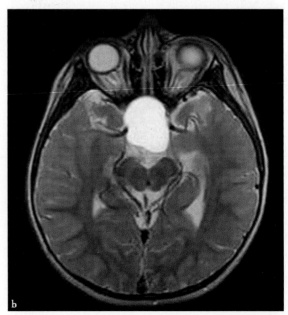

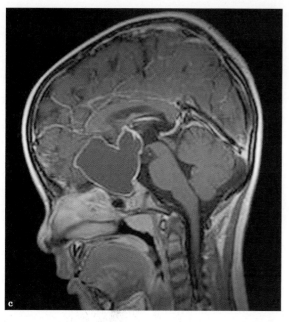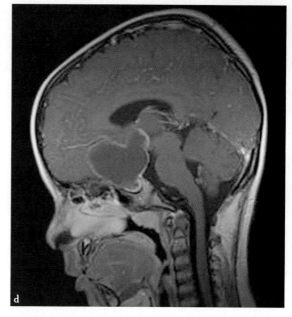

图 1-9-6　颅咽管瘤

a、b. MRI 平扫示鞍上区不规则囊性肿块，边界清晰，囊壁呈等 T_1、等 T_2 信号，囊内呈均匀稍长 T_1、长 T_2 信号；
c、d. 增强扫描示囊壁均匀环形强化，边界清晰，囊内容物无强化

近骨质可吸收破坏，增强扫描肿瘤呈不均匀增强，脑膜瘤在 MRI 增强的冠状位或矢状位上常见受累硬脑膜的"硬膜尾征"，利于鉴别。鞍区畸胎瘤 CT 显示特征性的脂肪密度、斑状钙化及中等密度软组织混杂影，MRI 表现为以 T_1 和 T_2 高信号为主的混杂信号肿块，境界清楚，凭 CT 和 MRI 表现可与颅咽管瘤鉴别。最终需组织病理学诊断。

二、Rathke 裂囊肿

【概述】

Rathke 裂囊肿（Rathke cleft cyst，RCC）是发生于 Rathke 囊袋残余组织的少见的良性肿瘤。Rathke 裂隙位于 Rathke 囊袋的顶部，残留于垂体的远侧部与神经部之间。Rathke 裂囊肿被覆立方上皮或柱状上皮，也可以是纤毛柱状上皮，PAS 染色阳性。囊液中主要含有蛋白质、黏多糖，可见陈旧出血、胆固醇结晶或脱落的皮屑。在胚胎早期其内充满凝胶状物质，以后逐渐消失。由于杯状细胞分泌物及脱落的上皮细胞形成黏液性或浆液性囊肿。囊液呈清亮、黏液样或黏稠胶冻状，可为乳白色、淡黄色、黄绿色、灰褐色等多种颜色。

【临床特点】

Rathke 裂囊肿常无明显症状，可以因压迫周围组织而出现头痛、垂体功能减退、视觉异常和 / 或下丘脑功能障碍。与颅咽管瘤不同，Rathke 裂囊肿在手术切除以后很少复发。

【影像检查技术与优选】

MRI 为检查的首选，可显示囊肿发生部位、信号变化特征，脂肪抑制序列可帮助判断短 T_1 信号的成分。CT 对较小的病变显示不理想。

【影像学表现】

1. CT　Rathke 裂囊肿通常与脑脊液呈等密度，或略高于脑脊液密度，囊肿一般无钙化，增强后囊壁无强化。大的囊肿可向上延伸进入鞍上区，少部分囊肿可以完全起自鞍上区。

2. MRI　多数囊肿在所有的扫描序列上均显示与脑脊液呈等信号。当囊内黏液或浆液成分发生变化时，囊内容物于 T_1WI 可表现为等或高信号（图 1-9-7）。增强后囊壁无强化。

【诊断要点】

鞍内或鞍内及鞍上的囊性病灶，MRI 信号表现多样，边界光滑锐利，一般无钙化，增强扫描囊壁无强化。

【鉴别诊断】

需要与鞍区囊性颅咽管瘤、皮样囊肿等多种囊性肿块鉴别。Rathke 裂囊肿位置比较固定，CT 和 MRI 显示 Rathke 裂囊肿密度 / 信号通常与脑脊液相等，囊肿一般无钙化，增强后囊壁无强化。影像学表现有助于与其他鞍区囊性肿瘤鉴别，但最终需要病理确诊。

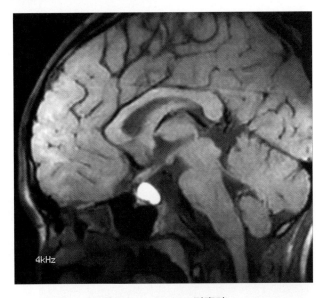

图 1-9-7　Rathke 裂囊肿

MRI 平扫 T_1WI 脂肪抑制序列示蝶鞍内类圆形肿物，边界清晰，呈均匀短 T_1 信号

三、下丘脑错构瘤

【概述】

下丘脑错构瘤（hypothalamic hamartoma）组织学上由成熟的神经元和神经胶质组织构成，呈非肿瘤性异常生长。错构瘤在临床上被认为是肿瘤，但其镜下没有细胞增殖的特征。起源于灰结节的错构瘤可从脑基底部向乳头体区延伸。肿瘤大小不一，较小的肿瘤无蒂，位于第三脑室的底部。较大的肿瘤可有蒂，垂入大脑脚间池。

【临床特点】

错构瘤好发于年轻男性，最主要的症状是性早熟，无症状的肿瘤多于尸检时发现。少见的更具特征性的症状是痴笑样癫痫。随年龄增长，患儿可以出现普通癫痫，也可出现行为异常及感知能力下降。

【影像检查技术与优选】

CT 轴位扫描可以显示肿瘤的范围，冠状位扫描可以更好地显示肿瘤与第三脑室及下丘脑的关系。MRI 检查在显示肿瘤的同时，可以观察垂体的形态改变情况。

【影像学表现】

1. CT　肿瘤在 CT 上与脑组织密度相等，无钙化，增强扫描强化程度不明显。肿瘤可以使蝶鞍扩大，直接冠状位扫描可以更好地显示肿瘤与第三脑室及下丘脑的关系。

2. MRI　T_1WI 与灰质呈等信号，其内可见高信号的区域。T_2WI 与灰质呈等信号或轻微高信号，肿瘤一般无强化（图 1-9-8）。由于慢性的激素刺激使垂体增大是下丘脑错构瘤的特征之一。

【诊断要点】

特殊临床表现（性早熟、痴笑样癫痫）和特定发病部位（第三脑室底部），MRI 上肿块信号与灰质类似，增强扫描无明显强化，典型者易于诊断。

【鉴别诊断】

下丘脑错构瘤需要与垂体肿瘤、生殖细胞瘤、鞍区颅咽管瘤等多种鞍区实性肿块鉴别。下丘脑

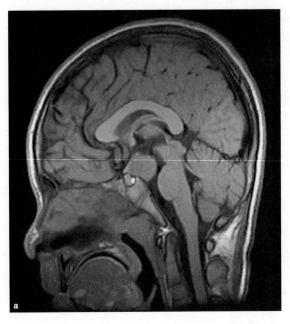
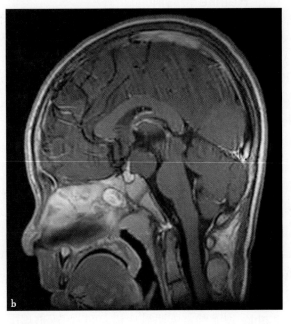

图 1-9-8　下丘脑错构瘤

a. MRI 平扫示下丘脑区实性肿块，与灰质呈均匀等 T_1 信号，边缘清晰；b. 增强扫描示肿块无明显强化，与显著增强的垂体界限清晰

错构瘤位置比较固定，位于第三脑室的底部，肿瘤在 CT 上与脑组织密度相等，无钙化，无明显强化。MRI 与灰质等信号，这些影像学特征有助于与其他肿瘤鉴别。增强检查下丘脑的胶质瘤和生殖细胞瘤多呈明显强化，诊断一般不难。

四、鞍上生殖细胞瘤

【概述】

鞍上生殖细胞瘤（suprasellar germinoma）是鞍上区最常见的生殖细胞起源的肿瘤，起源于第三脑室底部和垂体柄。肿瘤为灰红色，质软而脆，可见出血、囊变和坏死区。肿瘤呈浸润性生长，不仅邻近部位受累而且还可向全脑、脊髓转移。在组织学上，生殖细胞瘤的性质不一，可以是良性病变，也可以是具有高度恶性的肿瘤，以后者为主。目前的影像技术尚不能提供足够证据来判断肿瘤的分化程度。

【临床特点】

鞍上生殖细胞瘤无明显性别差异，最常见的症状是尿崩症，其次是视野丧失及多种下丘脑-垂体功能失调综合征，如生长缓慢、性早熟等，常提示视丘、视交叉及下丘脑受累。较大的肿瘤因堵塞第三脑室或鞍上池引起脑积水。

【影像检查技术与优选】

CT 对较小的肿瘤价值不大。MRI 能清晰地显示肿瘤的形态、累及范围，增强扫描有助于与其他肿瘤相鉴别。

【影像学表现】

1. CT 平扫显示鞍上区边界清晰的类圆形肿块，呈等或高密度，大多数肿瘤呈明显的均匀强化，较大肿瘤内部可见坏死液化区。

2. MRI 冠状位和矢状位可清晰显示肿块的确切位置，肿瘤可位于鞍上或鞍内，以鞍上者多见，部分肿瘤位于第三脑室底部并向第三脑室内生长。肿瘤因部位和大小不同表现各异，位于鞍上或鞍内的肿瘤常较小，可沿垂体柄生长，垂体柄呈局限性增粗。位于第三脑室底部的生殖细胞瘤通常体积较大。T_1WI 肿瘤呈等信号，T_2WI 呈等或稍高信号，肿瘤囊变、出血少见。增强检查呈明显均匀强化（图 1-9-9）。

【诊断要点】

青少年多见。较小肿瘤仅表现为漏斗及垂体柄局限性增粗，需短期内复查。较大肿瘤表现为，鞍上类圆形或不规则不均匀肿块，可见坏死，钙化少见，实性部分明显强化，影像学表现缺乏特异性。

【鉴别诊断】

鞍上区生殖细胞瘤需要与下丘脑错构瘤、垂体肿瘤、鞍区颅咽管瘤等多种鞍区实性肿块鉴别。鞍上区生殖细胞瘤位置比较固定，肿瘤通常无钙化。较小肿瘤首先浸润漏斗部和正中隆起，少数情况下，可以侵犯整个蝶鞍。颅咽管瘤容易与本病混淆，但颅咽管瘤常造成室间孔梗阻而表现为明显颅高压症状，钙化多见。鞍上区生殖细胞瘤可向下生长，晚期会出现蝶鞍改变。垂体肿瘤常于早期出现蝶鞍扩

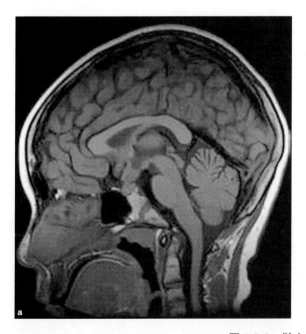
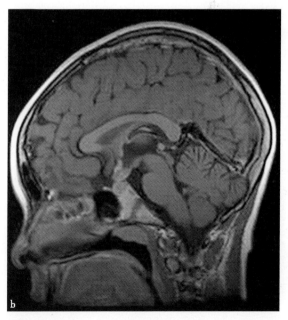

图 1-9-9 鞍上区生殖细胞瘤
a. MRI 平扫示鞍内及鞍上区实性肿块，与灰质呈均匀等 T_1 信号，形态不规则；b. 增强扫描示肿块明显均匀强化，垂体结构显示不清

大，鞍背骨质吸收等改变。典型影像学表现有助于肿瘤的鉴别，但最终需要组织学检查确诊。

第五节　松果体生殖细胞瘤

【概述】

原始的生殖细胞存在于孕期第四周早期卵黄囊壁的内胚层细胞中。随着胚胎的折叠，部分卵黄囊被卷入胚胎内，孕期第六周原始的生殖细胞在胚胎内的移行与早期间脑结构的成熟一致。异位的生殖细胞通常不能存活，而被一种免疫机制杀灭。如果被卷入松果体区的生殖细胞侥幸存活，它们将生成五种相关的新生物，按恶性程度由轻至重分别是生殖细胞瘤、畸胎瘤（成熟和不成熟型）、胚胎性癌、内胚窦瘤及绒毛膜癌。生殖细胞瘤是颅内最常见的生殖细胞起源肿瘤，松果体生殖细胞瘤（germinoma of pineal body）是所有年龄段儿童松果体区最常见的肿瘤，占全部松果体区肿瘤的40%。5岁以下的儿童畸胎瘤相对常见。青春期发育前生殖细胞瘤的发生呈单峰曲线，男性发病率为女性的2～3倍。

【临床特点】

35%的生殖细胞瘤于诊断前6个月或更早出现临床症状，50%以上患者临床症状早于确诊24个月。主要症状和体征包括颅内压升高，如头痛、恶心、嗜睡，以及中脑背侧受压症状（Pronaud征、Argyll-Robertson瞳孔）。部分患者出现尿崩症和青春期性早熟。生殖细胞瘤可较大，边缘不清，可广泛浸润第三脑室的后部或前部、四叠体、后联合及中脑水管。镜下肿瘤由两种不同的细胞构成，一种是大的多形性的原始生殖细胞，部分细胞有丝分裂非常活跃，另一种是淋巴细胞，可能与肿瘤的宿主应答有关。肿瘤无明显的血管增生，而富含微血管的基质可能是其在增强的CT或MRI影像上呈明显强化的原因。

【影像检查技术与优选】

CT对肿瘤钙化敏感，MRI较CT能更清晰地显示肿瘤发生的确切部位、对周围组织的侵犯的情况，能更清晰地发现转移灶。

【影像学表现】

1. CT　均匀的稍高密度肿块，均匀明显强化是肿瘤的特征性表现。约50%的肿瘤可见松果体区钙化斑，周围为强化的软组织肿物所包绕。

2. MRI　于T_1WI呈等信号或轻微的低信号，T_2WI呈等信号或轻微高信号。个别情况下，肿瘤在T_1WI呈高信号。肿瘤实性部分内可见局灶的坏死区，增强后肿瘤呈明显均匀强化（图1-9-10）。20%～50%瘤内可能发现单个或多个小囊。部分松果体生殖细胞瘤可合并鞍上生殖细胞瘤，具有一定特征性。在下丘脑、脑室系统室管膜下及脊髓的蛛网膜下隙可出现强化的转移病灶。

【诊断要点】

青少年发病，男性多见，松果体区均匀明显强化肿块提示松果体生殖细胞瘤，可有小囊变，可有钙化，但缺乏特征性影像表现，当同时出现鞍上类似肿块时，应考虑生殖细胞瘤。

【鉴别诊断】

松果体生殖细胞瘤需要与松果体实质肿瘤、畸胎瘤等松果体区实性肿瘤鉴别。仅凭影像学表现鉴别有一定困难，生殖细胞瘤对放疗敏感，对可疑肿瘤可进行诊断性治疗以确诊，最终需要病理确诊。

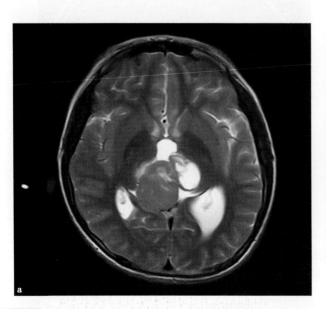

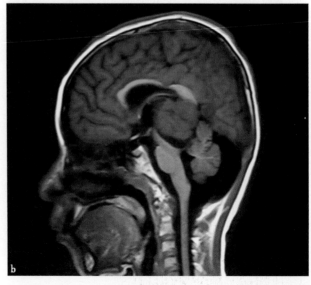

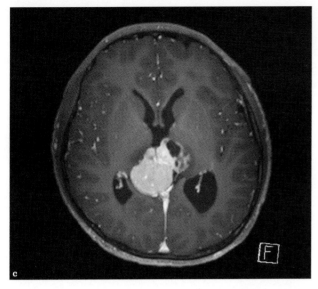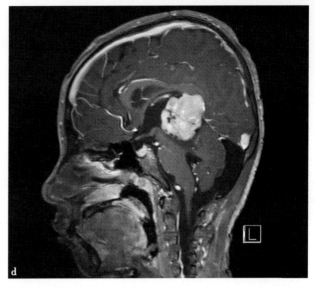

图 1-9-10 松果体生殖细胞瘤

a、b. MRI 平扫示松果体区不规则肿块，边界清晰，边缘看见囊变，等 T_1、稍长 T_2 信号，囊内呈均匀稍长 T_1、长 T_2 信号；c、d. 增强扫描示实性部分明显强化

第六节 胚胎性肿瘤

一、中枢神经系统原始神经外胚层肿瘤

【概述】

中枢神经系统原始神经外胚层肿瘤（primitive neuroectodermal tumor，PNET）是指发生于大脑或幕上的胚胎性肿瘤，由未分化的或分化差的神经上皮细胞构成。这些细胞具有向神经元、星形细胞、室管膜细胞、肌肉或黑色素细胞方向分化的能力。

有关 PNET 的组织起源很多年来一直存在争议，已达成共识的是这些胚胎性肿瘤起源于中枢神经系统原始神经上皮肿瘤。2007 版世界卫生组织（World Health Organization，WHO）分类中将 PNET 与小脑髓母细胞瘤并列，同归于胚胎性肿瘤，并进一步统一观点，认为髓母细胞瘤只见于小脑，出现在幕上大脑半球的这类肿瘤称为 PNET。2016 年 WHO 中枢神经系统肿瘤分类剔除了幕上 PNET 这一概念，但由于目前分子病理诊断并不普及，加之这种按部位分类有助于影像学诊断，故本书仍沿用旧版分类予以介绍。

中枢神经系统 PNET 主要位于幕上大脑和鞍上，儿童及青少年常见，成人少见，发病年龄多＜5 岁，85%＜10 岁，男女比例 2∶1。PNET 属高度恶性肿瘤，WHO 分级为Ⅳ级，呈浸润性生长，容易沿脑脊液播散转移。光镜下大脑-鞍上 PNET 组织学特点基本类似于髓母细胞瘤，肿瘤细胞呈圆形，排列紧密，核大、浆少，可见有较为特征的 Homer-wright 菊形团结构。免疫组织化学标记物：NSE、Syn、GFAP 等的存在，表明肿瘤细胞具有多分化潜能。

【临床特点】

因患者肿瘤的部位和起源不同而各异。源于大脑的肿瘤可引起癫痫发作、意识不清，颅内压增高或肢体运动障碍。鞍上肿瘤常引起视力、视野或内分泌障碍。婴幼儿可出现巨颅。

【影像检查技术与优选】

CT 能发现肿瘤的钙化成分，MRI 能更好地显示肿瘤发生部位和成分，DWI 及 MRS 等功能成像也有助于肿瘤的诊断与定性。此外，确定有无脑脊液播散转移 MRI 优于 CT。

【影像学表现】

1. CT 平扫肿瘤实性部分高于脑白质密度，可能是由于肿瘤核质比高导致其密度增加所致。常见囊变和颗粒状钙化，少数可见出血。由于合并坏死和囊变区的大小和数量不同，增强后可表现为显著均匀、不均匀或环形强化。

2. MRI 典型的 MRI 表现为位于脑实质和侧脑室的边缘非常清楚的较大肿块。肿瘤表现多样，可从实性到囊性，从均匀到极度不均匀，还可为实性环状结构包绕中心坏死区。肿瘤不均边界往往比较清楚，周围水肿相对较轻。实性部分在 T_2WI 和 T_2 FLAIR 上与灰质信号相等，DWI 上为高信号，反映了肿瘤细胞核质比高。ADC 图肿瘤实性部分呈低信号，ADC 值减低。MRS 示 Cho 含量升高，丙氨酸、

NAA、肌酸及脂质下降。出血常见，在 T_1WI 和 T_2 FLAIR 上为高信号（图 1-9-11）。增强后显示多种强化方式，可有边缘强化或壁结节强化等（图 1-9-12）。

【诊断要点】

儿童或青少年患者，病程短，边界清晰，以额颞顶叶及侧脑室旁多见，瘤体可大可小，瘤周水肿无或轻。CT 表现为高或等密度肿块，可见钙化、囊变、坏死及出血。MRI 表现为实性或囊实性肿块，T_2 上病变实性部分为稍高或高信号。增强扫描肿瘤实质部分常呈中度强化，均质或不均质。DWI 肿瘤实质部分呈高信号，MRS 典型表现为 Cho 升高，NAA 峰下降。总之，儿童的 PNET 具有一定的特征性，但最终诊断还需要病理确诊。

【鉴别诊断】

本病影像学上主要应与高级别的胶质瘤、幕上室管膜瘤及非典型畸胎瘤样横纹肌肉瘤等相鉴别。

1. **间变型星形细胞瘤和胶质母细胞瘤** 肿瘤囊变坏死多见，囊变区通常较大、不规则，胶质母细胞瘤出血较多见；胶质瘤的边界模糊，瘤周水肿较重，占位效应显著，增强扫描胶质母细胞瘤为"花环"样强化，这些都与 PNET 有区别。

2. **幕上室管膜瘤** 好发于侧脑室三角区附近，即颞顶枕叶交界区较大肿块，瘤内钙化很常见，可顺脑脊液种植并转移，CT 呈等、稍高或混杂密度，钙化常见，瘤内常有较大片囊变灶。增强扫描中 - 重度不均一强化。

3. **非典型畸胎瘤样 / 横纹肌肉瘤** 体积大，伴有中重度水肿，多 <3 岁，因为细胞密度不均匀、可见坏死、出血及钙化，出现曲带状环形强化，肿块信号或密度不均匀，肿瘤的实性成分与灰质相比常表现为

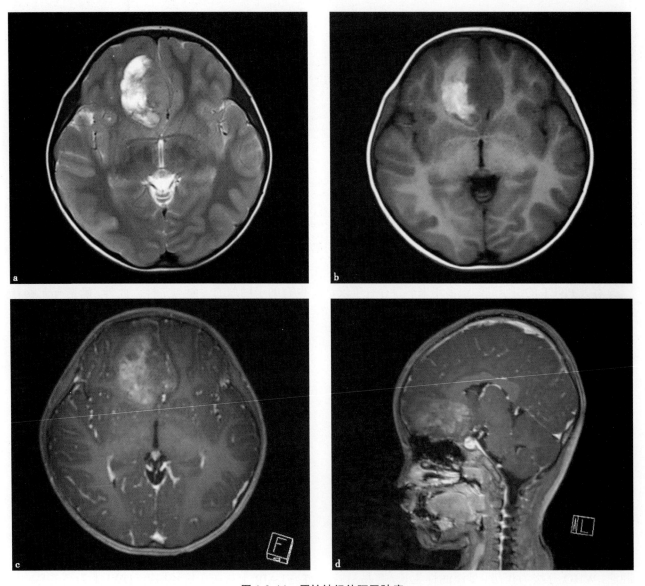

图 1-9-11 原始神经外胚层肿瘤

a、b. MRI 平扫，右额叶跨中线肿物，呈稍长 T_1、稍长 T_2 信号，其内片状出血呈短 T_1、长 T_2 信号，瘤周水肿较轻；c、d. MRI 增强扫描，肿物呈不均匀轻、中度强化

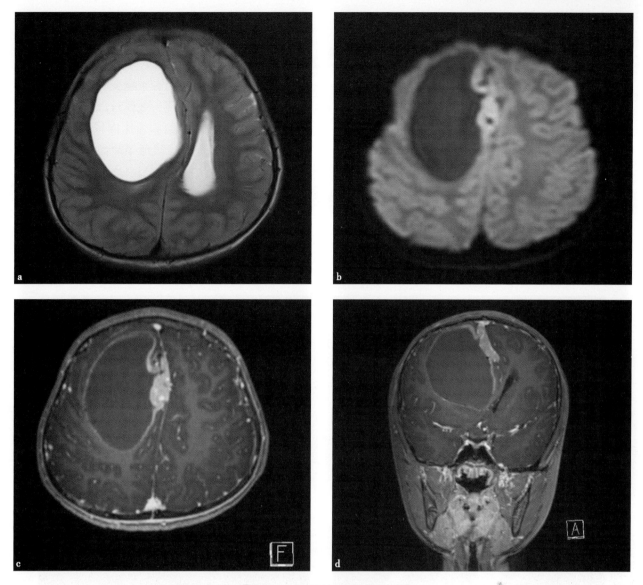

图 1-9-12 原始神经外胚层肿瘤

a、b. MRI 平扫，右额叶囊实性肿物，实性部分呈稍长 T_2 信号，DWI 序列上为高信号，占位效应明显，瘤周水肿轻；c、d. MRI 增强扫描，肿物囊壁及壁结节明显强化

等或略高信号，提示肿瘤组织内含水量不丰富，DWI 呈高信号，与体积大、混杂信号的 PNET 鉴别困难。

二、髓母细胞瘤

【概述】

髓母细胞瘤（medulloblastoma）是儿童幕下常见的恶性胚胎性肿瘤，是儿童颅后窝第二常见的肿瘤，仅次于星形细胞瘤。主要见于 15 岁以前，尤其是 4～8 岁间最常见，男性明显多于女性。

约 2/3 的儿童髓母细胞瘤位于小脑蚓部。而青壮年和成人髓母细胞瘤最常见于小脑半球。肿瘤常经脑脊液通路传播而侵犯软脑膜，文献报道可达 100%。在颅内，蛛网膜下隙肿瘤播散最多见于大脑侧裂池和颅后窝池。某些病变可经导水管进入侧脑室和第三脑室的逆向播散。部分患儿可见脊髓蛛网膜下隙和马尾种植转移，多发生于胸段和腰骶段。大体病理标本可见肿瘤呈灰红色或粉红色，边界清楚，但无包膜，柔软易碎，出血、钙化及坏死少见。显微镜下肿瘤细胞密集，胞质少，核大且浓染，肿瘤细胞可排列成菊形团状。

【临床特点】

髓母细胞瘤患儿症状出现时间短，约半数患儿仅在诊断前一个月内出现症状。最常见的症状为恶心、呕吐和头痛。小于 1 岁儿童则以头围增大为常见症状；共济失调是年长儿童和成人最早引起医生注意的症状。

【影像检查技术与优选】

CT 对于髓母细胞瘤的诊断和鉴别诊断非常重

要,同时薄层 CT 也能发现一些微小的钙化。MRI 能更好地观察肿瘤部位和成分,T$_1$WI 矢状成像对确定肿瘤起源很重要,能清晰显示肿瘤与脑干和小脑的关系,肿瘤侵入第四脑室的情况更容易在矢状位显示。MRS 有助于肿瘤的诊断,DWI 序列有助于肿瘤的鉴别诊断。增强扫描非常关键,同时有助于发现微小的脑脊液播散灶。

【影像学表现】

1. CT 典型的髓母细胞瘤表现为小脑蚓部或蚓部和半球的边界清楚的高密度肿块。髓母细胞瘤的实性部分为等 - 高密度,这一点可以和星形细胞瘤的实性部分呈低密度鉴别。肿瘤内钙化少见,部分肿瘤出现囊变,常为小点状或小斑片状,明显的囊变少见。

2. MRI T$_1$WI 上肿瘤呈等至低信号,T$_2$WI 呈稍高或高信号;部分病例看见囊变、坏死。DWI 表现为高信号,ADC 图表现为低信号,肿瘤级别越高,细胞越密集,细胞核与细胞质比率越高,基质越稀少,水分子扩散越受限。氢质子波谱髓母细胞瘤的 NAA 峰明显减低,Cho 峰明显升高。增强扫描表现缺乏特异性,肿瘤实质部分可呈轻度至明显强化,既可表现为均质的明显强化,又可表现为不均质片状强化(图 1-9-13)。

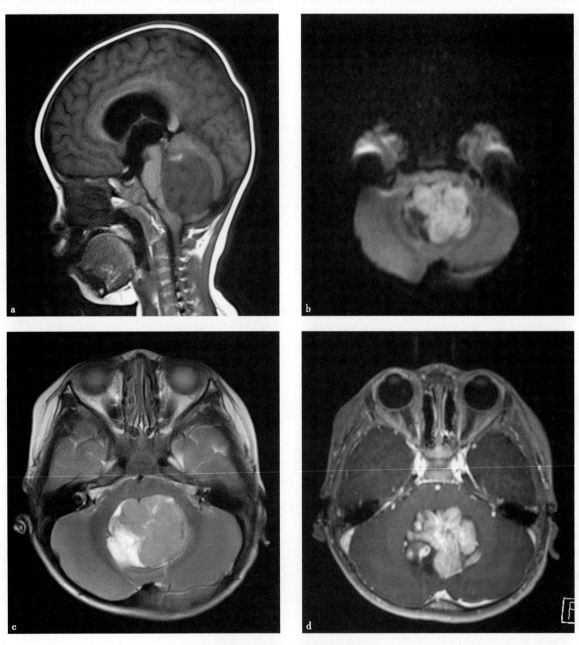

图 1-9-13 小脑髓母细胞瘤
a~c. MRI 平扫,四脑室内分叶状肿物,边缘见囊变,实性部分呈稍长 T$_1$ 稍长 T$_2$ 信号,肿块内局部见少量出血,DWI 序列上为高信号,占位效应明显;d. MRI 增强扫描,肿物呈明显强化,坏死囊变区无强化

【诊断要点】

发生于儿童，位于小脑上蚓部，突入或充满四脑室内的实性或实性为主的肿块，CT上实性部分为高密度，DWI为高信号，钙化少且小，囊变不明显，结合上述典型年龄、发病部位及信号特点，髓母细胞瘤诊断并不难。

【鉴别诊断】

对于儿童颅后窝肿瘤，髓母细胞瘤主要与室管膜瘤和毛细胞星形细胞瘤鉴别。

室管膜瘤：起源于第四脑室底部，通常沿第四脑室侧孔向两侧脑桥小脑角池生长，矢状位或轴位图像上其后方可见线样脑脊液信号影将瘤体与小脑蚓部分开。室管膜瘤钙化更常见，实性成分多呈DWI等或低信号。

星形细胞瘤：儿童多见，多数发生于小脑半球，少数位于小脑蚓部，见于皮层下，多为囊性或浸润性，形态不规整，边界不清，平扫可显示囊性或实质性部分，占位效应较明显。增强后坏死囊变区无增强，其中壁常显示环状增强，实质部分多呈不均匀强化。总之，星形细胞瘤的发病部位、平扫及增强特点均与髓母细胞瘤有一定的差别，鉴别不难。此外，CT平扫时的肿瘤密度也是鉴别两者的重要方法。

三、非典型畸胎样/横纹肌样瘤

【概述】

非典型畸胎样/横纹肌样瘤（atypical teratoid/rhabdoid tumor, AT/RT）的组织学特点和生物学行为类似婴儿的肾脏恶性横纹肌样瘤，肿瘤除含有横纹肌样细胞外，尚含有PNET样区域、肿瘤性上皮或间质等多种异源性构成，类似于生殖细胞来源的畸胎瘤样组织发生，但其组织学形态、生物学行为及免疫组化标记等与后者相差甚远，故Rorke等将其命名为非典型畸胎样/横纹肌样瘤。

2016年WHO中枢神经系统肿瘤分类将其归为胚性肿瘤的一种单独的亚型，WHO分级为Ⅳ级。其高发年龄在婴幼儿阶段，好发于5岁以下儿童，尤以3岁以下多见。男性患儿发病率高于女性患儿。儿童多位于幕下，发生于幕上的多见于年龄稍大的儿童或成人。病理上，肿瘤为伴坏死区的实性包块。组织学特征表现为横纹肌细胞和具有明显核仁的偏心核、大量嗜酸性胞质以及胞质内透明内容物的圆形或卵圆形细胞。

【临床特点】

AT/RT的临床表现取决于病灶部位与发病年龄。小于3岁的孩子通常表现为非特异性的症状和体征，例如呕吐、嗜睡、激惹、体重减轻、头围增大及生长受限。年长儿童常表现为增加的颅内压或局部体征、脑神经麻痹、头痛和偏瘫。预后较差，多数患者在诊断后1年内死亡。

【影像检查技术与优选】

CT能发现肿瘤的钙化成分，MRI能更好地显示肿瘤发生部位和成分以及与周围脑组织的关系，增强扫描非常关键，DWI序列对于肿块的定性也具有重要价值。

【影像学表现】

1. CT 显示肿瘤为不均匀密度灶，可伴有坏死、出血及钙化，钙化的出现并非特异性。

2. MRI 表现并非特异，肿块常常比较大，瘤周伴有水肿。该肿瘤成分复杂，边缘囊变、出血、坏死常见。囊性部分呈T_1WI低、T_2WI高信号，若瘤体内出血，可见T_1WI高信号，实性部分在T_1WI上呈混杂等、低信号，在T_2WI上呈混杂等信号。增强扫描肿瘤显示不同的强化模式，其中曲带状环形强化具有一定的特异性（图1-9-14）。肿瘤实性成分在DWI上呈明显高信号，说明肿瘤细胞核密集，水分子扩散明显受限，提示该肿瘤恶性程度高。部分病例可见脑脊液播散。

【诊断要点】

脑内混杂信号，体积较大的肿瘤，肿瘤周边见囊性变，其内可见出血、坏死，增强扫描时呈曲带状环形强化，尤其是年龄较小的婴幼儿时，应考虑到AT/RT的可能性，但最终诊断需依赖病理学检查。

【鉴别诊断】

髓母细胞瘤/PNET与AT/RT均为恶性胚胎性肿瘤，影像学表现也相似，鉴别比较困难，但髓母细胞瘤是儿童颅后窝最常见的肿瘤，平均发病年龄为5~7岁，而AT/RT多见于3岁以下婴幼儿，PNET多发生在幕上，幕上肿瘤发病年龄常大于幕下。髓母细胞瘤/PNET与AT/RT的准确诊断主要依赖于病理组织学。

AT/RT还应与小脑的毛细胞星形细胞瘤鉴别，后者多发生在5~15岁儿童，瘤体内多见囊变，囊壁上常见瘤结节，增强扫描明显强化，DWI序列上其信号往往不高，也有助于与AT/RT鉴别。室管膜瘤常见于年龄较大的儿童，多发生于幕下，多起源于第四脑室底部，增强扫描可呈斑片状强化，可由第四脑室呈熔蜡状向椎管内、桥小脑角池、小脑及脑桥扩展。

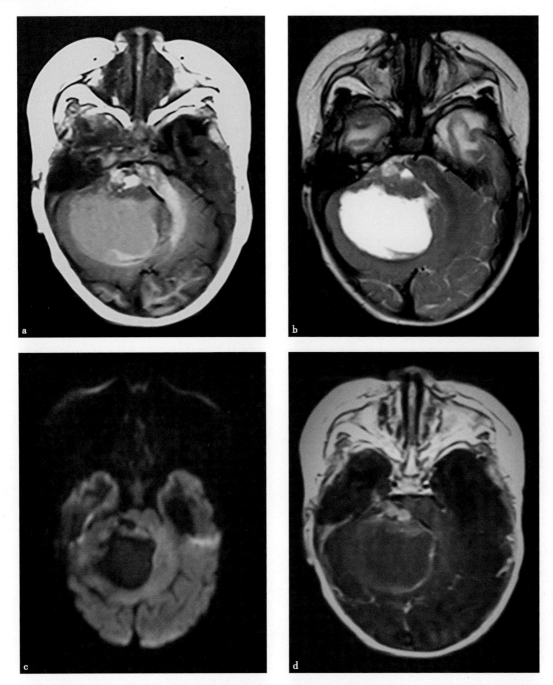

图 1-9-14 非典型畸胎瘤样 / 横纹肌样瘤

a～c. MRI 平扫，右侧小脑半球可见不均匀稍短 T_1 长 T_2 信号肿物，于 DWI 序列上中心呈低信号，周边呈等信号，邻近第四脑室及脑干受压；d. MRI 增强扫描，肿物边缘可见带状强化

（张　静）

参 考 文 献

[1] 李青，徐庆中. 神经系统肿瘤病理学和遗传学 [M]. 北京：人民卫生出版社，2006

[2] 巴科维奇. 儿科神经影像学 [M]. 肖江喜，袁新宇，译. 4 版. 北京：中国科学技术出版社，2009

[3] 鱼博浪. 中枢神经系统 CT 和 MR 鉴别诊断 [M]. 西安：陕西科学技术出版社，2005

[4] 潘恩源，陈丽英. 儿科影像诊断学 [M]. 北京：人民卫生出版社，2007

[5] 李欣，邵剑波. 儿科影像诊断必读 [M]. 北京：人民军医出版社，2007

[6] 杜柏林，邵剑波，等. 儿童脉络丛乳头状癌的影像诊断 [J]. 临床放射学杂志，2005，24（7）：634-636

[7] Taylor MB, Jackson RW, Hughes DG, et al. Magnetic resonance imaging in the diagnosis and management of choroids plexus carcinoma in children[J]. Pediatr Radiol, 2001, 31（9）：624-630

[8] 桂秋萍. WHO（2016）中枢神经系统肿瘤分类新增病理类型解读 [J]. 诊断病理学杂志. 2016, 23（12）: 897-901

[9] 杨凤, 朱文珍, 等. 幕上中枢神经系统胚胎源性肿瘤 NOS 型的 MRI 分析 [J]. 影像诊断与介入放射学. 2016, 25（6）: 476-479

[10] Massimino M, Gandola L, Spreafico F, et al. Supratentorial primitive neuroectodermal tumors（S-PNET）in children: a prospective experience with adjuvant intensive chemotherapy and hyperfractionated accelerated radiotherapy[J]. Int J Radiat Oncol Biol Phys, 2006, 64（4）: 1031-1037

[11] 马丁, 侯欣怡, 高培毅, 等. 磁共振弥散加权成像在诊断儿童髓母细胞瘤中的作用 [J]. 医学影像学杂志. 2016, 26（10）: 1762-1764

[12] Koeller KK, Rushing EJ. From the archives of the AFIP: medulloblastoma a comprehensive review with radiologicpathologic correlation[J]. Radiographics, 2003, 23（6）: 1613-1637

[13] 姚蓉, 金彪, 等. 儿童幕下非典型畸胎样 / 横纹肌样瘤与髓母细胞瘤的 MRI 对比研究 [J]. 影像诊断与介入放射学. 2017, 26（2）: 116-120

[14] Lee IH, Yoo SY, Kim JH, et al. Atypical teratoid/rhabdoid tumors of central nervous system: imaging and clinical findings in 16 children[J]. Clin Radiol, 2009, 64（3）: 256-264

第十章 脊 髓 肿 瘤

第一节 髓 内 肿 瘤

【概述】

儿童原发的髓内肿瘤少见，仅占儿童中枢神经系统肿瘤的4%。最常见的髓内肿瘤为星形细胞瘤和室管膜瘤。其他少见的类型包括血管母细胞瘤、胆脂瘤、其他类型的胶质瘤，例如混合型胶质瘤、神经节胶质瘤、原发的神经外胚层肿瘤。转移性肿瘤常由血行播散或者是脑脊液播散而来，比较罕见。

【临床特点】

患儿最常见的临床表现为无力和疼痛，典型疼痛为脊柱痛，局限于肿瘤邻近的节段。其次为神经根痛，与髓外肿物压迫神经根引起的疼痛无法鉴别。不同年龄组患儿表现不同，年幼患儿常出现剧痛、运动减退、乏力或经常跌倒，但年长患儿则表现为动作笨拙、进行性脊柱侧凸或步态不稳。四肢无力是所有患儿的常见症状。部分患儿可出现颅内压增高，可能与脑脊液蛋白含量明显增高阻塞正常通路和影响脑脊液再吸收有关。

【影像检查技术与优选】

MRI为髓内肿瘤的首选影像学检查方法，对于典型病变能够明确诊断。MRI多方位（矢状位、冠状位、轴位）成像能够准确地定位病灶，清楚地发现脊髓内肿瘤的数目、大小、形态和信号特点，进一步增强扫描，有助于判断病变的起源和性质。而X线和CT对诊断此病帮助不大。

【影像学表现】

MRI：髓内肿瘤通常起自脊髓组织，肿瘤生长时可使脊髓明显增粗，导致脊髓呈纺锤形增宽，由于肿瘤的浸润，使得病变两端呈逐渐变细的表现（图1-10-1），边缘可清楚锐利（皮样囊肿或表皮样囊肿等），也可模糊。弥漫性浸润的肿瘤MRI表现为混杂信号，很少合并出血。肿瘤以下或以上部位可形成脊髓中央管扩张，也可合并肿瘤旁囊肿，一般位于肿瘤的头侧或尾侧，或两者都有。髓内肿瘤的强化模式多样，强化可表现为线性、环形、片状。

【诊断要点】

髓内肿瘤与髓外肿瘤的影像区别十分重要，髓

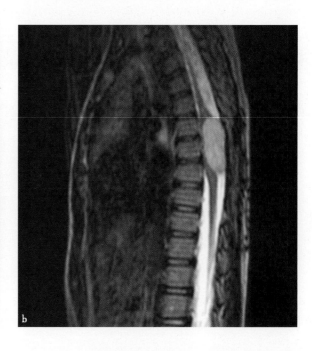

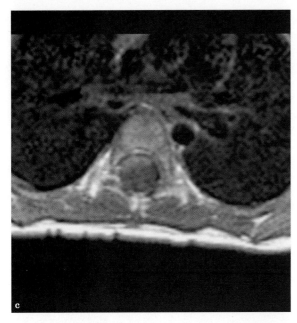 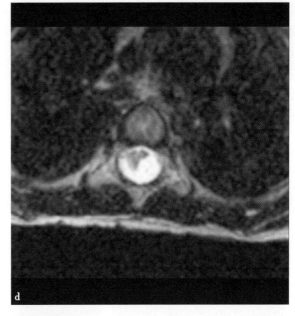

图 1-10-1　髓内胆脂瘤

a、b. MRI 矢状位 T₁WI 及 T₂WI 序列，胸椎生理曲度正常，椎间盘信号强度无异常，胸 5～7 椎体水平脊髓内见一椭圆形长 T₁、长 T₂ 信号肿物影，边界较清晰，脊髓肿瘤界面呈杯口样改变，肿物信号强度较均匀，邻近蛛网膜下隙明显变窄；c、d. 轴位 T₁WI 及 T₂WI 序列，病变呈长 T₁、长 T₂ 信号，占位效应显著

内肿瘤引起脊髓膨大，具有明显占位效应，但脊髓未见移位。与室管膜瘤相比，星形细胞瘤通常在脊髓内分布更广泛，强化程度低，强化部分与未强化部分边界不清。脊髓近段中央管扩张，肿瘤上、下缘出现短 T₂ 信号代表既往出血灶，则提示为室管膜瘤。脂肪瘤、畸胎瘤、皮样囊肿和表皮样囊肿在MRI 能显示其特有成分及特点，诊断相对容易。

【鉴别诊断】

应该注意的是，脊髓纺锤形的增宽和信号变化并不是肿瘤的特有征象，各种原因引起的脊髓炎、脓肿、囊肿、脊髓空洞症、肉芽肿都可有类似的表现。脊髓异常增宽可提示髓内肿瘤，特别是肿块有明显外生迹象时。

第二节　髓外肿瘤

一、髓外硬膜内肿瘤

【概述】

儿童髓外硬膜内肿瘤主要包括肠源性囊肿、神经纤维瘤 / 施万细胞瘤、转移瘤、皮样囊肿 / 表皮样囊肿等。

肠源性囊肿是一种髓外硬膜内的先天性病变，此囊肿好发于颈、胸段椎管内，多位于脊髓腹侧面的中线部位，并常伴椎体畸形，其发生与消化道形

成时脊索与前肠未分离有关。

施万细胞瘤以颈胸段多见，多呈孤立性结节，有完整包膜，与脊髓无粘连。

神经纤维瘤起源于神经成纤维细胞，组织学上可见施万细胞、成纤维细胞、神经纤维等多种成分。

转移瘤常为颅内原发恶性肿瘤经脑脊液向椎管内转移所致，以髓母细胞瘤、小脑胶质瘤和室管膜瘤比较常见。

皮样囊肿 / 表皮样囊肿常合并脊柱畸形，占儿童椎管内肿瘤的 10%～20%，其中 20% 合并皮毛窦或潜毛窦，一般生长在脊髓背侧面。

【临床特点】

约 2/3 的儿童脊髓肿瘤为髓外肿瘤，其中 50%位于硬膜外，10%～15% 位于硬膜内。临床上，髓外肿瘤表现为进行性脊髓病症状，与髓内肿瘤类似，最常见表现为下肢和躯干乏力，也常出现弥漫性后背痛和放射痛。斜颈、上肢乏力、脊柱侧弯及尿失禁也是常见的症状和体征。

【影像检查技术与优选】

MRI 为髓外硬膜内肿瘤的首选影像学检查方法，其多方位成像能更好地定位。髓外硬膜内肿瘤可压迫脊髓，如脊髓受到侧方压迫，矢状位显示该处脊髓增粗，难以区分髓内外病灶，而冠状位和轴位可以更好地显示肿瘤位置；如脊髓受到前、后方肿瘤压迫，冠状位显示该处脊髓增粗，而矢状位和

轴位成为显示肿瘤的最佳平面。囊性或含脂肪成分的髓外硬膜内肿瘤在 CT 上表现为低密度肿块，通过测量 CT 值可判断肿瘤的性质，但不能准确地显示病变侵犯的范围以及病变与脊髓的关系。X 线片和 CT 可以反映椎间孔骨质破坏情况，这一点对于鉴别诊断有帮助。

【影像学表现】

1. 肠源性囊肿

（1）CT：平扫表现为椎管内的囊性肿块，位于腹侧，呈水样密度且密度均匀，边界光滑，壁薄。增强后肿块无强化。可伴椎体畸形。

（2）MRI：位于脊髓腹侧的囊性病灶，T_1WI、T_2WI 表现为类似脑脊液信号强度，且信号均匀一致，边界光滑清晰，同层面脊髓明显受压（图 1-10-2），在 MRI 轴位或矢状位上囊肿部分或大部分镶嵌在脊髓中呈"脊髓嵌入征"。增强扫描无明显强化。

2. 神经纤维瘤/施万细胞瘤

（1）CT：神经纤维瘤 CT 表现为软组织密度肿块，边界清楚，罕见钙化，依肿瘤成分差异增强模式表现多样。施万细胞瘤在 CT 上表现为圆形实性肿块，沿椎间孔方向生长，脊髓受压。增强后呈中等均匀强化。

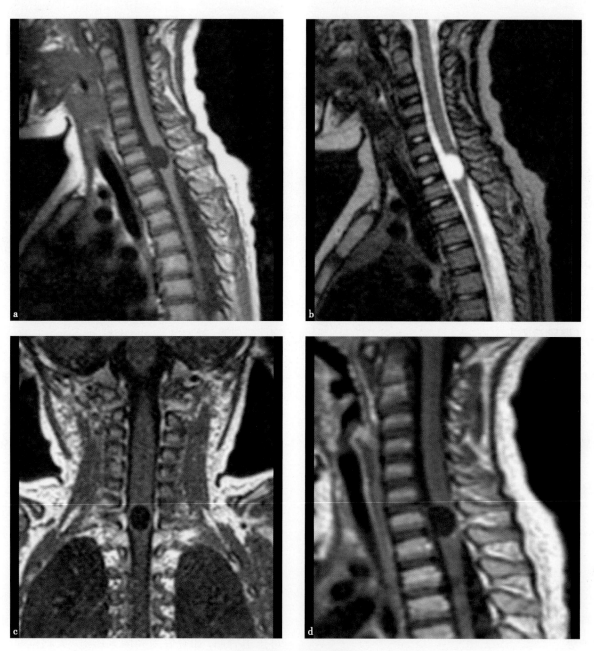

图 1-10-2 肠源性囊肿

a、b. MRI 矢状位 T_1WI 及 T_2WI 序列，颈$_7$～胸$_1$椎体水平椎管内颈髓前方类圆形囊性肿物，呈长 T_1、长 T_2 信号，边界清晰，邻近脊髓受压变形；c. 冠状位 T_1WI 序列，病变呈均匀低信号，边界清晰；d. 矢状位增强 T_1WI 序列，病变内部无强化，边界更加清晰

（2）MRI：神经纤维瘤 MRI 平扫 T_1WI 和 T_2WI 上为低信号或等信号，因瘤体成分差异增强模式表现多样。施万细胞瘤在 T_1WI 上为略低或等信号，在 T_2WI 上为高信号，增强后呈明显均匀强化。

3. 转移瘤

（1）CT：平扫肿块形态不规则，可呈弥漫性浸润，邻近骨质结构可呈溶骨性破坏，脊髓受压移位。如浸润脊髓，则与正常脊髓分界不清。增强后部分肿瘤可强化。

（2）MRI：转移瘤在增强前于 T_1WI 为等信号，T_2WI 上为高信号，因而在增强前这些病变和邻近的脑脊液信号无法区分。也可见到硬膜囊弥漫性强化。转移性肿瘤不强化者罕见，例如髓母细胞瘤，T_2 加权像可能有帮助。

4. 皮样囊肿/表皮样囊肿

（1）CT：平扫均为低密度肿块，皮样囊肿 CT 值多为负值，表皮样囊肿密度类似于脑脊液。增强后肿块无强化。

（2）MRI：皮样囊肿由于含有脂肪成分在 T_1WI、T_2WI 上均为高信号，囊壁多较厚，增强后囊壁可强化。表皮样囊肿具有典型脑脊液信号特点，囊壁薄，增强后多无强化。

【诊断要点】

青少年患者，病灶位于下颈段及上胸段髓外硬膜内、脊髓腹侧的囊性占位，尤其显示"脊髓嵌入征"者，伴或不伴脊椎畸形，高度提示肠源性囊肿。神经纤维瘤/施万细胞瘤可发生于椎管的任何节段，常位于外侧，沿椎间孔生长，呈哑铃状改变，增强扫描明显强化，囊变坏死常见。皮样囊肿和表皮样囊肿根据囊内容物成分不同，信号表现多样，但均不强化，皮样囊肿在 CT 上可见脂肪密度具有特征性。表皮样囊肿与颅内胆脂瘤类似，DWI 序列有助于确诊。

【鉴别诊断】

肠源性囊肿与蛛网膜囊肿很难鉴别，但其发生部位、病灶与脊髓的关系及约半数病例合并脊柱先天畸形等有助于鉴别。肠源性囊肿常发生于颈、胸段脊髓腹侧面的硬膜下隙，病灶均位于正中心部位，脊髓受压变形明显。轴位显示囊肿大部分嵌入脊髓中，这是由于肠源性囊肿为先天性病变，并随着脊髓的发育而逐渐包埋在脊髓内所致，这点不同于蛛网膜囊肿。

施万细胞瘤常伴有相应椎间孔的扩大，椎弓根吸收破坏等骨质结构改变。MRI 上可清晰观察肿瘤

的形态和大小，单从信号强度上难与其他髓外硬膜内肿瘤鉴别。脊膜瘤密度或信号改变与施万细胞瘤类似，但易出现钙化，向椎间孔侵犯者少，很少出现哑铃状改变，两者可以区别。

单发神经纤维瘤往往难与施万细胞瘤鉴别，早期仅见相应脊神经增粗，但本病有多发倾向，有时可恶变。

表皮样囊肿和肠源性囊肿信号特点类似，但表皮样囊肿一般位于脊髓背侧，而肠源性囊肿位于脊髓腹侧，这点可帮助鉴别。皮样囊肿由于含有脂肪成分在 T_1WI、T_2WI 上均为高信号，容易与肠源性囊肿鉴别。

二、硬膜外肿瘤

【概述】

儿童硬膜外肿瘤最常见的是椎旁神经母细胞瘤向椎管内侵犯、淋巴瘤、白血病，其次还有转移瘤和原始神经外胚层肿瘤等。神经母细胞瘤起源于肾上腺的成神经细胞、椎旁交感神经链或者其他原始神经细胞。神经母细胞瘤常合并钙化和出血。

【临床特点】

大约 1/3 的神经母细胞瘤起自椎旁交感神经链，且通过椎间孔向椎管内延伸，典型的肿瘤经椎间孔进入硬膜外间隙，偶尔可穿过硬膜，进入硬膜内间隙。其中，40% 的病例在影像上可有脊髓的压迫，但无临床压迫症状。

白血病可以浸润至硬脊膜、脊髓和神经根，白血病细胞呈结节状增殖常易发生严重的脊髓受压，同时浸润脊髓血管壁，引起血栓、栓塞或出血，甚至脊髓软化。

淋巴瘤累及椎管以硬膜外和硬膜囊受侵最为常见，常围绕硬膜囊及神经根生长，硬膜囊呈多节段的环形狭窄。有时肿瘤可经血管周围间隙侵犯脊髓实质，椎体骨质也可受累。

【影像检查技术与优选】

MRI 为椎管内硬膜外肿瘤的首选影像学检查方法，X 线片和 CT 可以反映脊椎骨质结构和椎间孔骨质破坏情况，有助于鉴别诊断。

【影像学表现】

1. 神经母细胞瘤

（1）CT：平扫为等密度不规则肿块，肿块内可见钙化。肿块位于脊柱旁，而后向椎管内侵犯，形成横跨椎管内外的肿瘤，肿瘤累及层面椎体和椎板可见骨质破坏，椎间孔增大，增强后肿物呈不均匀强化。

（2）MRI：椎旁神经母细胞瘤在 MRI 上显示为软组织肿块，可表现为相对均匀的强化。在 T_1WI 上肿瘤为等或低信号影，在 T_2WI 上为轻至中度的高信号影（图 1-10-3）。肿瘤可以合并出血和坏死，同样可引起骨质破坏和椎间孔增大，这些在 MRI 都可以显示。MRI 对于寻找椎管内肿瘤的范围是有帮助的。在薄层 T_1WI 上可以显示侵袭性肿块呈哑铃形延伸，且椎间孔扩大。神经母细胞瘤伴骨髓转移者椎体骨髓信号可异常。

2. 白血病

（1）CT：平扫显示椎体、椎弓根的溶骨性骨破坏，硬膜外肿块形态不规则，可呈弥漫性浸润，硬膜外脂肪消失，脊髓明显受压。

（2）MRI：白血病浸润表现为椎管内硬膜外肿块，呈稍长 T_1、长 T_2 信号，增强后肿块可轻度强化。白血病都可引起椎体骨髓信号的异常，表现为多发不规则长 T_1、长 T_2 信号影，脂肪抑制 SE 增强序列可见病变呈明显不均匀强化。

3. 淋巴瘤

（1）CT：平扫显示脊柱溶骨性骨破坏，可见椎旁软组织肿块，沿椎间孔侵入硬膜外间隙，正常硬膜外轮廓消失，肿瘤呈实性且密度均匀，脊髓明显受压。增强后肿瘤边缘不规则强化。

（2）MRI：平扫表现为等 T_1、等或稍短 T_2 信号肿块，有的可呈稍短 T_1 信号，肿块可轻度强化（图 1-10-4）。肿块邻近椎体信号可减低。

【诊断要点】

婴幼儿发病，椎旁并向椎间孔生长的软组织肿块，CT 可见钙化，早期淋巴结转移及邻近骨髓侵犯应首先考虑神经母细胞瘤；椎管内硬膜外肿块，邻近椎体及椎弓根明显破坏时，应考虑到白血病和淋巴瘤的可能性，两者鉴别困难，白血病多见于儿童，临床常有全身性骨痛及出血倾向，淋巴瘤多见于成人，相比白血病，硬膜外肿块占比较大。

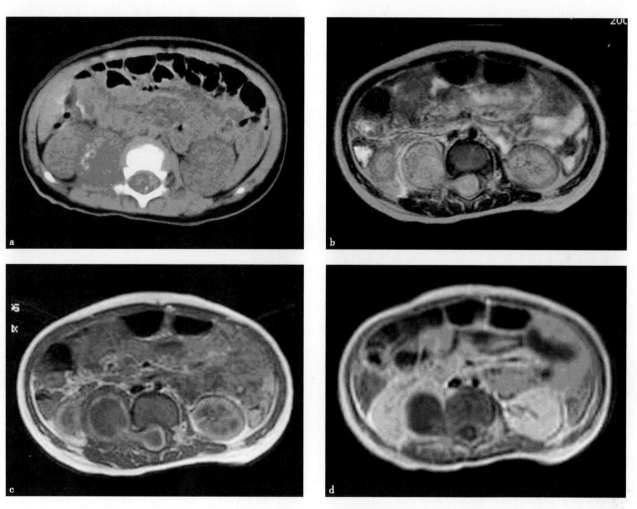

图 1-10-3 神经母细胞瘤侵犯硬膜外

a. CT 平扫轴位显示右侧腹膜后区及椎管内软组织密度肿块伴散在点状钙化；b. MRI 平扫轴位 T_2WI 显示肿瘤通过椎间孔延伸至硬膜外间隙，肿瘤呈不均匀高信号；c. MRI 平扫轴位 T_1WI 显示肿瘤呈稍低信号，边缘呈环形高信号；d. MRI 增强扫描轴位 T_2WI 显示肿瘤边缘环形厚壁强化

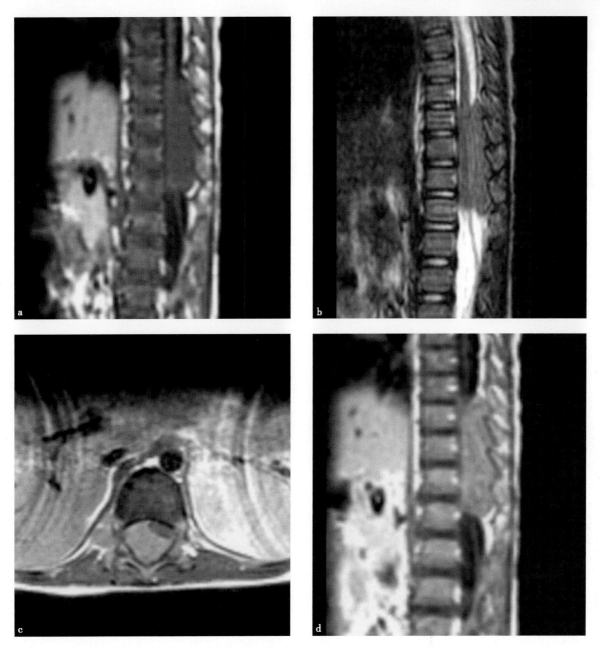

图 1-10-4　非霍奇金淋巴瘤

a、b. MRI 矢状位 T_1WI 及 T_2WI 示胸 $_{10}$～腰 $_1$ 椎体水平硬膜外肿块,呈等 T_1、稍短 T_2 信号,信号强度均匀,占位效应明显,硬脊膜被肿物掀起;c、d. 轴位、矢状位增强 T_1WI 示肿块轻度均匀强化,边界更加清晰

【鉴别诊断】

　　神经节细胞瘤和神经节母细胞瘤与神经母细胞瘤影像学表现类似,但神经节细胞瘤和神经节母细胞瘤边界比较清晰,很少发生转移。白血病和淋巴瘤的诊断往往需要结合临床和实验室检查进行综合判断。CT 和 MRI 检查只能明确肿瘤的部位、范围等,有时可有椎体骨质破坏。转移瘤常伴有邻近骨质的破坏,在硬膜外出现软组织肿块,增强后肿块可有强化,但临床上常有原发肿瘤的病史,病程进展快,有助于明确诊断。

（张　静）

参 考 文 献

[1] 巴科维奇. 儿科神经影像学 [M]. 肖江喜,袁新宇,译. 4 版. 北京:中国科学技术出版社,2009

[2] 潘恩源,陈丽英. 儿科影像诊断学 [M]. 北京:人民卫生出版社,2207

[3] 李欣,邵剑波. 儿科影像诊断必读 [M]. 北京:人民军医出版社,2007

[4] 洪国良,钟跃,等. 儿童脊髓髓内肿瘤的特点 [J]. 国外医学神经病学神经外科分册. 2005,32(3):204-206

[5] 魏新华,戴建平,等. 椎管内肠源性囊肿的 MRI 表现 [J].

中国医学影像技术杂志. 2006，22（3）：395-397

[6] Guan LM，Qi XX，et al. CT and MRI features of intraspinal enterogenous cysts[J]. Chin J Med imaging Technol，2005，21（2）：327-328

[7] 孙吉林，吴育锦，等. 椎管内表皮样囊肿的 MRI 诊断 [J]. 中国临床医学影像杂志. 2001，12（4）：278-280

[8] Roux A，Mercier C，et al. Intramedualary epidermoid cysts of the spinal cord[J]. 1992，76（2）：528-533

[9] 田锦林，杨宝凯，等. 椎管内神经鞘瘤：MRI 与病理对照 [J]. 实用放射学杂志. 2005，21（11）：1142-1145

[10] 李欣，刘佩芳，等. 增强扫描对小儿成神经细胞瘤分期的应用价值 [J]. 中华放射学杂志. 2002，36（11）：1032-1034

第二篇

头 颈 部

第一章　组织学与解剖学

第一节　胚胎发育

（一）鳃器和颈部的发生

胚胎4～5周，胚体头部两侧的间充质增生，逐渐形成左右对称的6对鳃弓，第5对出现不久即消失，相邻鳃弓间为5对鳃沟。与之相对应的原始咽侧壁向外膨出形成5对咽囊。鳃弓、鳃沟与咽囊统称鳃器（ER-2-1-1），鳃弓参与颜面和颈部的形成，咽囊则是咽鼓管、中耳鼓室、腭扁桃体、甲状旁腺和胸腺等多种器官发生的原基。

第5周时，第二鳃弓生长迅速，向尾侧延伸，越过第三、第四、第六鳃弓，和下方的心上嵴融合。心上嵴是心突上缘的间充质增生，向头端长出的嵴状突起。当两者融合后，第二鳃弓与深部三个较小鳃弓之间构成一封闭的腔隙，称颈窦。颈窦很快闭锁消失。随着鳃弓的分化、食管和气管的伸长及心脏位置的下降，颈部逐渐形成。

（二）咽囊演化及甲状腺的发生

随着胚胎的发育，咽囊演化出一些重要的器官（ER-2-1-1）。第1对咽囊伸长演化为咽鼓管，末端膨大演化为中耳鼓室。第2对咽囊形成腭扁桃体和扁桃体窝。第3对咽囊形成下甲状旁腺、胸腺和梨状窝。胸腺为第3咽囊腹侧细胞增生，形成左右两条细胞索，向胚体尾侧延伸，在未来的胸骨柄后方，左右细胞索汇拢，形成胸腺原基，细胞索根部退化而与咽脱离。第4对咽囊形成上甲状旁腺和梨状窝顶。第5对咽囊形成后鳃体，随后部分细胞迁入甲状腺内，分化为滤泡旁细胞。

ER-2-1-1　胚胎发育

甲状腺发育始于胚胎4周初，在原始咽底壁正中线处（相当于第1对咽囊平面），内胚层细胞增生，向间充质内下陷形成甲状舌管，即甲状腺原基。它沿颈部正中向尾端方向生长、延伸，末端向两侧膨大，形成甲状腺的侧叶。第7周时，甲状舌管的上段退化，仅残留舌盲孔，下段形成甲状腺锥形叶。

（三）耳的发生

耳由内耳、中耳和外耳三部分构成。内耳与中耳、外耳起源于不同组织，故中耳、外耳畸形多同时发生，而内耳畸形常单独发生。

胚胎22天时，菱脑两侧表面外胚层形成听板，随后内陷、闭合，并与表面外胚层分离而形成听泡，听泡进而演化形成包括膜半规管、椭圆囊、球囊和膜蜗管的内耳膜迷路。约胚胎5个月时，膜迷路周围间充质骨化形成骨迷路（ER-2-1-1）。

胚胎7周时，第一、第二鳃弓间充质形成3个听小骨原基，其中锤骨和砧骨来源于第一鳃弓，镫骨来源于第二鳃弓。胚胎9周时，第1咽囊近段形成咽鼓管，远段扩大形成原始鼓室。听小骨周围的结缔组织吸收而形成腔隙，与原始鼓室共同形成鼓室，听小骨位于其内。外耳道由第一鳃沟演变形成，周围间充质增生形成6个耳丘，并围绕外耳道口演变成耳郭（ER-2-1-1）。

（四）颜面的形成

颜面的演化自两侧向中线发展，其形成与鼻的发生密切相关（ER-2-1-1）。第4周时胚体头部形成额鼻突，其两侧形成一对鼻板，鼻板中央凹陷为鼻窝，鼻窝周缘突起形成内侧鼻突和外侧鼻突。继而两侧的鼻窝靠拢，左、右内侧鼻突渐融合形成鼻梁和鼻尖，外侧鼻突发育为鼻侧壁和鼻翼。鼻窝向深部扩大，形成原始鼻腔。

与此同时，第一鳃弓腹侧分为成对上颌突、下颌突。左、右下颌突很快融合发育为下颌与下唇。额鼻突、左右上颌突、融合的左右下颌突围成口凹，即原始口腔，早期经口鼻膜与原始鼻腔相隔，经口咽膜与原始咽相隔。左、右上颌突也向中线生长，先后与同侧的外侧鼻突及内侧鼻突融合，形成上唇与上颌。

第二节　解剖学与生理

一、颅骨发育及变异

新生儿脑颅相对较大，面颅及颅底相对较小，脑颅与面颅比例在新生儿期约为(3～4):1，6岁时下降为(2～2.5):1。生后颅骨生长大部分发生于2岁以内，2岁以后开始出现成人颅骨特征，颅骨的内板、外板及板障逐渐发育增厚，板障静脉及其他血管压迹、硬膜窦沟逐渐形成。

新生儿颅骨各骨间由颅囟、颅缝和软骨联合分隔。前囟在生后1岁半时仅有手指尖大小，后囟在出生前2个月或生后2个月会完全闭合，前外侧囟在生后3个月闭合，后外侧囟在2岁时闭合。人字缝、冠状缝、矢状缝持续存在于儿童期，直至25岁时才开始闭合。蝶枕联合在青春期时开始闭合，可持续存在至20岁。新生儿前颅底大部分为软骨结构，至4岁时才完全骨化。

出生时，额骨通常由额缝分为左右两部分，额缝在2岁时开始闭合，3岁时完全消失，少数可终生存在。出生时，枕骨由鳞部、斜坡和成对髁部构成，相互间以软骨连结，2～3岁时闭合。枕骨鳞部常见假缝，自枕鳞部两外侧角向中央延伸，左右各一，互不沟通，多在2岁以内消失(图2-1-1)。

颅骨变异在儿童期非常常见，表现多样。缝间骨，最常见于人字缝区，多见于正常人群，也可见于克汀病、颅骨锁骨发育不良、成骨不全等疾病。顶间骨，为枕骨鳞部两侧假缝连线以上部分，常见一条或多条额外颅缝将其分割为多个部分。枕骨鳞部与髁部之间有时可见副骨，偶尔在枕骨鳞部下缘中线区可见 Kerkring 骨。少见情况下，可见与矢状缝平行的顶骨缝，将顶骨分为上、下两部分(图2-1-2)。

二、颞骨发育

婴儿期外耳道短而直，且几乎全为软骨，7岁时才完成骨化。鼓室居颞骨内，经咽鼓管与咽相通，咽鼓管相对短而宽、平，上呼吸道感染时常并发中耳鼓室乳突炎。鼓室经鼓室盖与中颅窝分隔，2岁以前由于骨化不全，鼓室黏膜与硬脑膜可直接相贴，鼓室内炎症可经此入颅导致耳源性颅内感染。乳突出生时尚未发育，2岁时仅具雏形，至6岁乳突发育完成。乳突气化程度个体差异很大，但同一个体两侧乳突气化趋于对称。

三、鼻窦气化

鼻窦为鼻腔周围的颅面骨内含气空腔。上颌窦发育最早，出生时即可见眼眶内下方裂隙，此后逐年增长发育持续到青春期末，通常双侧对称，窦腔内壁可见不完全间隔或嵴突。筛窦在生后即可见2～3个气房，出生时前组筛窦较后组筛窦气化好，6岁以前后组筛窦缺乏气房属正常表现。筛窦气化常有变异，可伴随中鼻甲、钩突、筛骨垂直板气化，并可向周围骨内发展形成异位气房或壁外气房。蝶

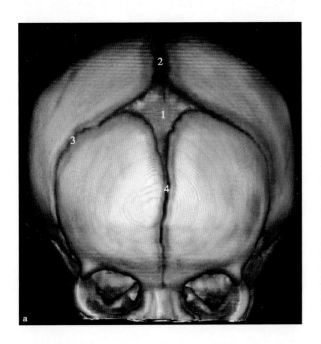

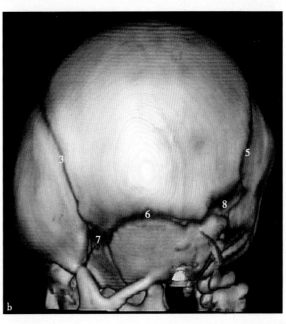

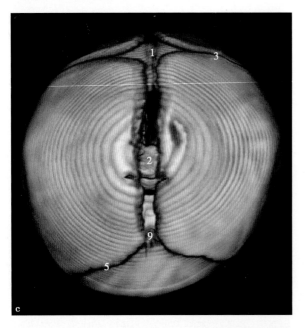

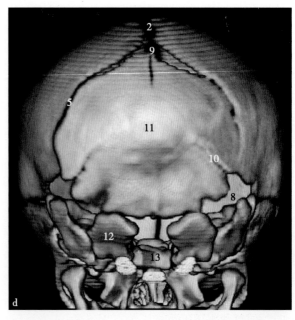

图 2-1-1 新生儿期颅骨解剖特征

CT VR 像，1. 前囟；2. 矢状缝；3. 冠状缝；4. 额缝；5. 人字缝；6. 鳞缝；7. 前外侧囟；8. 后外侧囟；9. 后囟；10. 假缝；11. 枕骨鳞部；12. 枕骨髁部；13. 枕骨斜坡

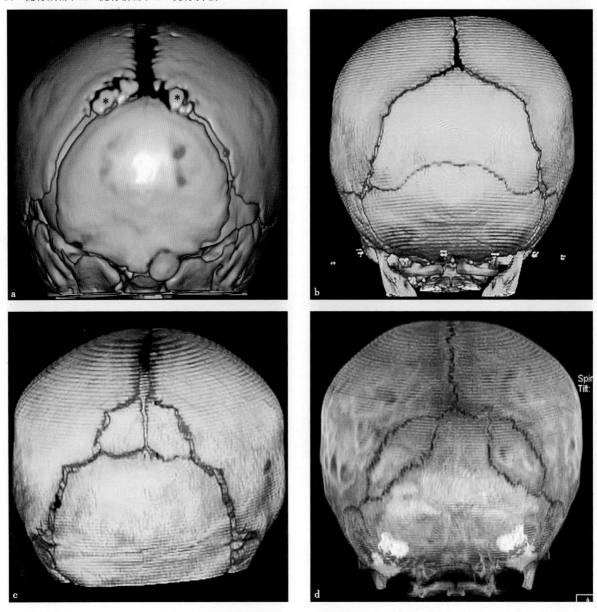

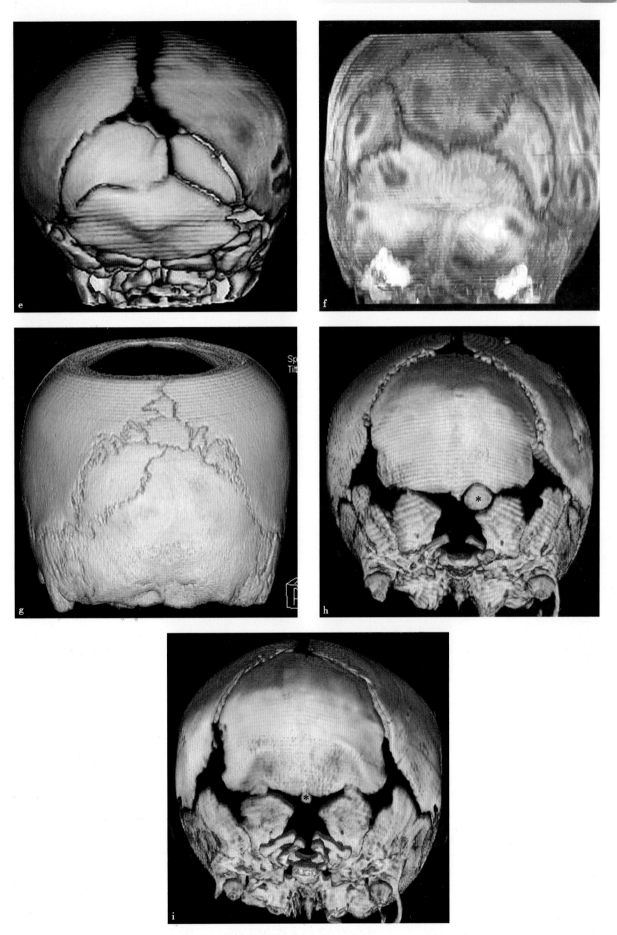

图 2-1-2　颅骨解剖变异特征
CT VR 像，a. 缝间骨（＊），多发，位于双侧人字缝区；b～g. 多种顶间骨变异；h. 副骨（＊）；i. Kerkring 骨（＊）

窦生后不久开始气化,自蝶骨前份开始向周围扩展,窦腔多位于蝶鞍前、下方,少数可扩展至鞍背,甚至蝶骨基底、蝶骨大翼、翼突,极少数可终生无气化。额窦最晚发育,起源于前筛窦小房,额窦发育个体差异较大,有时可单侧或双侧发育小或不发育,有的则可过度气化形成多房腔或广泛向外周扩展。

(刘俊刚 王 健)

参 考 文 献

[1] 邹仲之,李继承. 组织学与胚胎学 [M]. 3 版. 北京:人民卫生出版社,2013

[2] 梁长虹,李欣. 儿科放射诊断学 [M]. 北京:人民卫生出版社,2018

[3] 李欣,邵剑波. 儿科影像诊断必读 [M]. 北京:人民军医出版社,2007

[4] 白人驹,张雪林. 医学影像诊断学 [M]. 3 版. 北京:人民卫生出版社,2010

[5] 中华人民共和国卫生部. 中国出生缺陷防治报告(2012)[R/OL](2012-09-12). http://www.gov.cn/gzdt/2012-09/12/content_2223371.htm

第二章　检查方法

头颈部影像学检查需要严格掌握适应证，CT宜仅针对急症，如严重创伤、新生儿鼻腔阻塞性疾病等需要积极干预者，以及需要观察骨性结构异常者，其他疾病尽量选择超声、MRI或辐射剂量相对较小的X线片检查。必须进行CT检查时，需要尽量避免对晶状体、甲状腺的直接辐射，扫描时必须遵守剂量最优化原则。

此外，需要了解不同疾病可能累及的解剖结构异常，如先天性外耳、中耳畸形可能伴随其他颌面部结构异常，而内耳畸形可能合并颅内结构的异常，CT扫描范围、MRI序列的选择需要依具体疾病而决定。

一、耳部

（一）X线

人工耳蜗植入术后，常用岩骨斜位观察人工耳蜗的位置。

（二）CT

观察外耳道、鼓室、听小骨、乳突、鼓窦及内耳等骨性结构异常。患者取仰卧横断扫描位，扫描基线为听眦上线。采用小视野，骨算法重建，采集层厚≤1mm，层间距1～2mm。根据临床需要可对重点观察结构进行冠状位、斜矢状位及三维图像重组，重组图像层厚≤1mm。

（三）MRI

观察膜迷路、神经、血管及颅内结构异常。采用头颅多通道线圈，横断面扫描基线为听眦上线，冠状位扫描基线为听眦下线的垂线，面神经扫描时增加斜矢状位，扫描基线平行于面神经水平段，常规扫描序列包括 T_1WI 和 T_2WI，扫描层厚为3～5mm，层间距0～0.5mm，矩阵≥256×256。可疑内耳畸形或内听道病变时行内耳水成像检查，层厚为0.8mm，内耳畸形采用MIP重组，内听道神经异常行垂直于内听道的MPR重组。必要时行增强扫描。

二、眼部

（一）CT

观察眼球、视神经、眼肌、眶壁及眶周等结构异常。患者取仰卧位横断面扫描，必要时加以冠状位扫描，横断面扫描基线为听眦下线，冠状位扫描基线为听眦下线的垂线。采用小视野，骨算法和软组织算法重建。采集层厚2mm，层间距2mm。根据临床需要行三维图像重组，重组图像层厚≤2mm。

增强扫描：采用非离子型造影剂，注射剂量一般为1～2ml/kg，采用静脉团注的方法。延迟扫描时间依具体情况而定，用于观察软组织或血管性病变。

（二）MRI

观察眼眶、眼球、视神经及颅内等结构异常。采用头颅多通道线圈，横断面基线为听眦下线，冠状位基线为听眦下线的垂线，斜矢状位基线平行于视神经。扫描序列包括横断面 T_1WI 和 T_2WI，冠状位、斜矢状位 T_1WI 及脂肪抑制技术。扫描层厚为3～5mm，层间距0～0.5mm，矩阵≥256×256。

增强扫描：采用动态增强扫描，梯度回波 T_1WI，每20～30秒扫描1个序列，共扫描10次，间隔20～30秒。脂肪抑制后行横断面、冠状位、斜矢状位 T_1WI。可进一步准确地显示病变范围，为病变的定性提供更多信息。

三、鼻部

（一）X线

鼻腔异物及鼻窦炎症可采用瓦式位观察，鼻骨骨折可采用切线位观察，腺样体肥大可采用侧位片观察。

（二）CT

观察鼻腔、鼻窦、鼻骨、鼻咽及周围结构异常。多采用横断及冠状位扫描，横断面基线为听眦下线，冠状位基线为听眦下线的垂线，骨算法和软组织算法重建，采集层厚 2mm，层间距 2～5mm。

（三）MRI

观察鼻腔、鼻窦、鼻咽及周围结构异常。采用头颅多通道线圈，横断面基线为听眶下线，冠状位基线为听眶下线的垂线，矢状位基线平行于正中矢状位。扫描序列主要为 T_1WI 和 T_2WI，扫描层厚为 3～5mm，层间距 0.5～1mm，矩阵≥256×256。必要时行脂肪抑制 T_1WI 及增强扫描。

四、喉部及颈部

（一）CT

采用横断面扫描，并辅以冠状及矢状位重组。横断面扫描基线为听眶下线。软组织算法重建，外伤及其他怀疑有骨质改变时，采用骨算法重建。采集层厚 2～5mm，层间距 2～5mm，较小病变层间距≤层厚。根据临床需要行三维图像重组，重组图像层厚≤3mm。

（二）MRI

采用颅多通道线圈、头颈联合线圈，横断面扫描基线为听眶下线，冠状位、矢状位根据扫描的器官、部位或需显示的结构确定。扫描序列主要为 T_1WI 和 T_2Wl。增强扫描采用轴位、冠状位、矢状位 T_1WI 序列，同时使用脂肪抑制技术。

（刘俊刚　王　健）

参 考 文 献

[1] 邵剑波，李欣. 小儿腹部 CT 诊断图鉴 [M]. 辽宁：辽宁科学技术出版社，2004

[2] 李欣，邵剑波. 中华影像医学儿科影像卷 [M]. 北京：人民卫生出版社，2010

[3] 孙国强. 实用儿科放射诊断学 [M]. 第 2 版. 北京：人民军医出版社，2011

[4] 潘恩源，陈丽英. 儿科影像诊断学 [M]. 北京：人民卫生出版社，2007

第三章　颅骨疾病

第一节　颅骨骨折

第一节　颅骨骨折

【概述】

颅骨骨折（fracture of skull）为颅骨受暴力作用所致骨结构改变，在儿童期可为意外伤、虐待伤或产伤所导致。

【临床特点】

儿童期最常见骨折类型为线样骨折，约占所有类型骨折的 70%，多发生于顶骨。由于儿童期颅缝尚未闭合，颅骨骨质薄、弹性大，可发生凹陷骨折、颅缝分离、生长性骨折等特殊类型损伤。生长性骨折指婴幼儿期发生颅骨骨折后，骨折线不随时间愈合，反而逐渐增宽或出现骨质缺损，系由于骨折断端分离并合并硬膜撕裂时，软脑膜-蛛网膜疝入骨折断端形成柔脑膜囊肿，骨折断端处骨质随囊肿内脑脊液搏动而发生压力性萎缩所致。合并颅内结构损伤时，可出现颅内压增高及神经系统体征。

【影像检查技术与优选】

CT 骨窗和薄层重建图像是显示骨折的最佳方法，除此以外，CT 还能显示骨折相邻脑组织受损情况。MRI 检查通常不用于急性颅脑损伤，当怀疑有 CT 无法明确的脑损伤时可以行 MRI 检查。

【影像学表现】

1. CT　线样骨折表现为颅板连续性中断，可伴有断端错位，骨折线僵直、锐利、长短和走行不一，可跨越颅缝累及多骨（图 2-3-1a）。凹陷骨折在婴幼儿期又称乒乓球样骨折，颅板呈圆锥形内凹，常无骨折线（图 2-3-1b）。颅缝分离表现为颅缝增宽、错离，可单独发生或与骨折并发，好发于人字缝，也见于矢状缝及冠状缝（图 2-3-1c）。生长性骨折表现为颅骨缺损，边缘硬化，骨缺损区可见含脑脊液的柔脑膜囊肿形成（图 2-3-1d）。

2. MRI　可显示颅内损伤情况。

【诊断要点】

CT 是诊断颅骨骨折的最佳影像学检查方法，暴力直接作用区域的颅骨形态异常是最直接的证据。婴儿期线样骨折有时非常纤细，且可能与扫描平面平行，很容易漏诊，三维重组技术能更好地观察骨

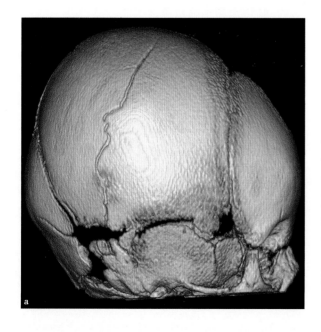

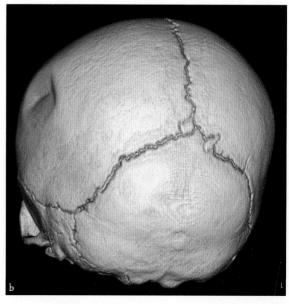

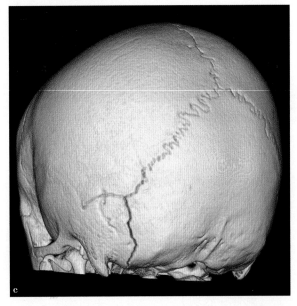
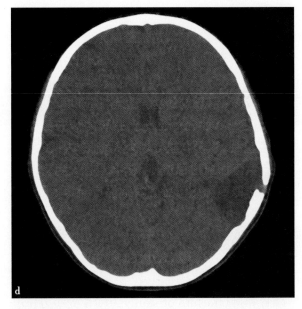

图 2-3-1 颅骨骨折

CT，a. 线样骨折，右侧顶骨骨折线自后外侧向上延伸；b. 凹陷骨折，左侧顶骨颅板呈圆锥形内凹，无骨折线；c. 颅缝分离，左侧枕乳突缝、顶乳突缝及部分人字缝增宽；d. 生长性骨折，左侧顶骨骨折断端增宽，脑损伤后脑脊液间隙进入其中

折的形态。婴儿期颅缝较宽，颅缝分离的诊断可通过与对侧或其他颅缝对比以明确。凹陷骨折需要测量骨质陷入深度，对手术复位很有帮助。

骨折发生时，尚需注意观察是否合并颅内出血、脑挫伤等颅内损伤情况，必要时行 MRI 检查以进一步明确。另外，多发新旧骨折同时存在时，可能提示为虐待伤所致。

【鉴别诊断】

儿童期颅骨线样骨折的诊断，首先需要与颅缝、软骨联合变异相鉴别，熟悉这些变异的表现对诊断非常重要。颅缝、软骨联合变异边缘光滑，因与颅骨骨化发生有关而有其特定的发生部位和走行，据此可帮助鉴别。此外，颅缝分离也可以发生于尚未闭合的正常颅缝、软骨联合及变异中，应避免误诊为骨折。

第二节 颅缝早闭

【概述】

颅缝早闭（craniosynostosis）为一个或多个颅缝过早闭合所致的颅骨发育异常。可分为原发性和继发性，原发性较继发性更常见。原发性颅缝早闭确切发病原因不明，由于颅缝区硬膜为颅缝发育提供骨生长诱导因子，如转化生长因子 -β 或成纤维细胞生长因子 -2 等，因此本病可能与颅缝区硬膜有关。继发性可发生于严重的脑发育不良、脑积水脑室 - 腹膜分流术后以及黏多糖贮积症、镰状细胞贫血等多种全身性疾病。

【临床特点】

颅缝早闭可单独发病，或与其他畸形合并发生。85% 颅缝早闭为非综合征性，其中 75%～80% 仅累及一个颅缝，根据发生率由高至低为矢状缝、冠状缝、额缝及人字缝等，20%～25% 可累及多个颅缝。15% 为综合征性，多呈常染色体显性遗传，表现为多发颅缝早闭，最常见为阿佩尔综合征、克鲁宗综合征，前者以尖头畸形和对称性并指（趾）畸形为特征，可合并后鼻孔闭锁、心脏及肾脏畸形。后者表现为短头、眼距宽、眼球突出、上颌骨发育不良、钩形鼻、脑积水和小脑扁桃体下疝。

【影像检查技术与优选】

CT 为本病首选的检查方法，特别是多发颅缝早闭，CT 三维重组图像能直接观察头颅形态和颅缝消失情况。CT 可同时观察合并的颅内畸形以及其他病变。当需要了解更多的颅内情况时，则需要进行 MRI 检查。

【影像学表现】

1. CT 轴位骨窗图像显示受累颅缝消失，颅骨形态不规则，脑回压迹增多，有时可见异常增多的血管沟，头颅形态根据累及颅缝的不同而各异。

矢状缝早闭导致长头畸形，头颅前后径增大，而横径减小（图 2-3-2a），通常颞区变窄而额区、枕区膨隆，部分患儿闭合矢状缝区骨嵴，似船龙骨，称舟状头畸形。少数患者可合并皮质发育不良、胼胝体缺如或发育不全、透明隔缺如或发育不全等畸形。

单侧冠状缝早闭导致前斜头畸形，患侧前额扁平，蝶骨增厚向颅缝闭合处靠近（图 2-3-2b），眶顶向内、后、上移位，形成"小丑眼"，同侧颞骨、面颊突出，对侧前额膨隆，鼻部向远离颅缝闭合处偏移。双侧冠状缝早闭导致短头畸形，头颅宽而短，眶上缘、前额凹向颅缝闭合处，双侧颞部和前额上部突出（图 2-3-2c）。

额缝早闭导致三角头畸形，前额变尖，眼距变窄，颅前窝狭窄，筛窦发育不良，眼眶内侧缘向上移位，眶上嵴变平，前囟未闭合时其前缘变长。少数程度轻者，可仅表现为闭合额缝区骨嵴。可合并前脑无裂畸形、梨状孔狭窄及单一上颌切牙等畸形。

单侧人字缝早闭，导致后斜头畸形，同侧顶枕部扁平而对侧顶枕部及额部膨隆，自顶部观察颅骨

形态似梯形，后颅底向融合的人字缝区倾斜，与前颅底形成夹角（图 2-3-2d）。双侧人字缝早闭，导致塔头畸形，枕部扁平，颅后窝发育不良，而前囟区颅骨生长不受限，导致颅顶变高（图 2-3-2e）。

多缝早闭时，头颅畸形的表现取决于受累的颅缝、发病时间及受累颅缝闭合的顺序（图 2-3-2f、g）。双侧冠状缝和人字缝早闭，导致尖头畸形。除了鳞缝以外的所有颅缝发生早闭，呈三叶颅畸形，双侧颞部和顶部显著膨隆（图 2-3-2h）。当所有颅缝发生早闭时，导致小头畸形。

2. MRI 颅缝早闭常合并静脉窦异常，MRV 能很好地显示异常静脉窦的形态；此外，MRI 能更好地观察患儿脑形态和脑白质微结构的改变。

【诊断要点】

了解颅囟、颅缝的正常发育对诊断本病非常重要，前囟至少在 7 个月以前可见到。额缝多在生后

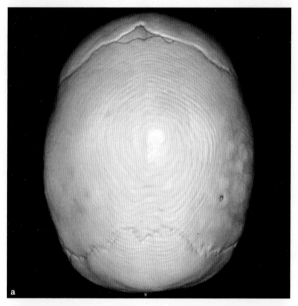

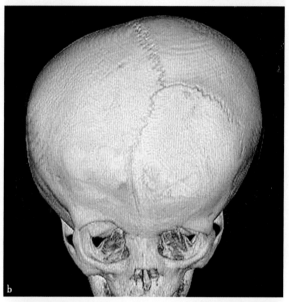

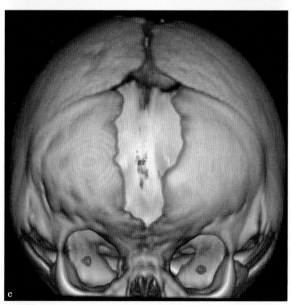

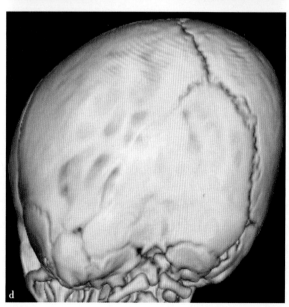

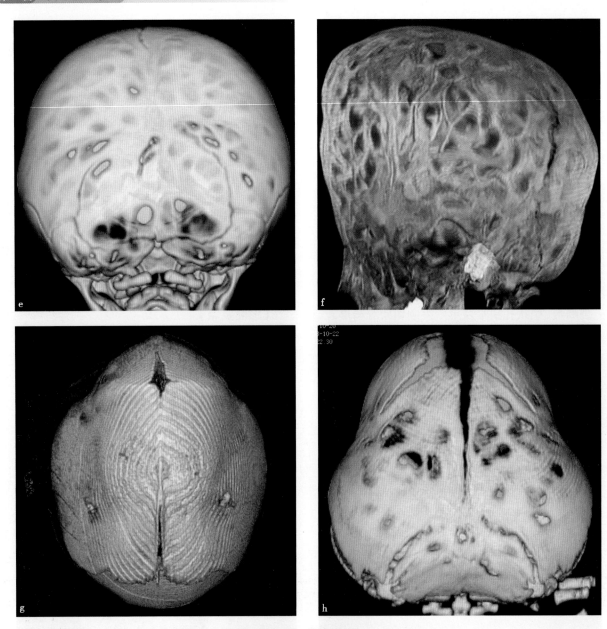

图 2-3-2　颅缝早闭

CT VR 像，a. 矢状缝早闭；b. 右侧冠状缝早闭；c. 双侧冠状缝早闭；d. 左侧人字缝早闭；e. 双侧人字缝早闭；f. 矢状缝、双侧冠状缝早闭；g. 额缝、矢状缝、双侧冠状缝早闭；h. 矢状缝、双侧冠状缝、双侧人字缝早闭

3 个月闭合，正常矢状缝、冠状缝和人字缝消失最早在 10～20 岁以后才真正开始。对多发颅缝早闭者，应注意是否合并面部、指（趾）畸形，避免漏诊综合征性颅缝早闭。此外，对可疑继发性颅缝早闭者，需要结合临床表现、实验室检查及其他系统的表现方能确诊。

【鉴别诊断】

胎儿或婴儿由于颅骨顺应性较高，受宫内拥挤或生后长期卧位影响，可导致体位性头颅形态变化。假性舟状头畸形可发生于长期侧卧位早产儿，虽然头颅长而窄，但矢状缝未闭合，头颅最宽部分位于双顶区，可与矢状缝早闭相鉴别。体位性斜头可见于长期一侧仰卧或俯卧位睡眠的婴儿中，可分别导致后斜头和前斜头，自顶部观察头颅呈平行四边形，颅缝仍开放，颅底无偏移，可与一侧矢状缝早闭或冠状缝早闭相鉴别。因体位因素导致的头颅形态异常通过矫正头盔即可改善而无需手术治疗，因此术前鉴别诊断非常重要。

第三节　颅裂及脑膨出

【概述】

颅裂（cranioschisis）发生率为新生儿的 1/6 500～1/2 500，系胚胎 3～4 周时神经管闭合障碍引起，好发于中线部位。本病男性多于女性,男女比例约为2:1。显性颅裂可合并脑膨出(encephalocele),系颅内结构经颅骨及硬膜缺陷向颅外膨出的一种先天性发育畸形。根据膨出物的内容不同,可分为:①脑膜脑膨出,内容物为脑脊液、脑组织和脑膜;②脑膜膨出,内容物为脑膜和脑脊液。

【临床特点】

隐性颅裂一般没有临床症状和体征。显性颅裂常因膨出物部位及大小不同出现相应的临床表现,80%的脑膨出发生于枕部,其他部位可见于顶部、额筛部、鼻咽部等。临床表现为头部包块,哭闹时包块增大或包块内压力增大,还可伴有颅脑其他发育异常,如小脑畸形、丹迪-沃克畸形、胼胝体发育不全等。鼻咽部脑膨出,80%合并胼胝体发育不全。

【影像检查技术与优选】

CT分辨率高,对颅骨结构可清晰显示,CT冠状位重组、横断扫描可准确、清楚的显示颅骨裂,尤其对颅底组颅裂的骨缺损情况的显示具有明显优越性;MRI对膨出内容物软组织分辨率较高,可更好的判断颅外疝出物与脑膜脑组织的关系,并可发现脑积水、脑室扩大及蛛网膜囊肿等畸形,对诊断极有益处。MRA可准确提供膨出物与正常组织存在的血管关系,发现血管移位及异常分布,为手术提供重要指示依据。

【影像学表现】

1. **X线** 颅骨的X线片检查可以确定颅骨缺损的部位、大小。隐性颅裂多为边缘光滑的圆形或类圆形骨缺损区,一般不大。而脑膜膨出的缺损区多为卵圆形、圆形或梭形,大小不定,边缘规则,骨缘可翘起。

2. **CT** 典型表现为颅骨缺损、经颅骨缺陷向外膨出的肿块以及周围脑实质结构的紊乱,几乎均位于中线区(图2-3-3,图2-3-4a～c)。闭合型脑膨出包块扁平,另有部分患者膨出物体积可超过整个颅腔。

3. **MRI** 典型脑膨出在T$_1$WI上表现为脑组织、血管、脑室进入膨出物内(图2-3-4),但是骨性边缘显示欠佳。T$_2$WI是诊断胎儿期脑膨出的重要序列,能够很好地鉴别脑组织、血管和脑脊液,优于T$_1$WI。增强检查,囊内实质性结构与颅内脑实质强化程度一致,且与颅内相连。

【诊断要点】

CT检查能发现骨质缺损,但对膨出内容物性质的判定价值有限。MRI为首选检查方法,对于典型病变能够明确诊断。婴儿期诊断鼻额部脑膨出需要注意前颅窝底骨化情况,出生时前颅窝底多为软骨,仅部分骨化,2岁时达84%骨化,不能视为脑膨出。

【鉴别诊断】

本病主要与实性婴儿型肌纤维瘤病、颅骨膜血窦、脑疝鉴别。实性婴儿型肌纤维瘤病表现为颅骨的实性、溶骨性病变,CT平扫显示起源于颅骨或硬膜的边缘锐利肿块,呈软组织密度,增强扫描明显强化,MRI呈长T$_1$、长T$_2$信号。颅骨膜血窦表现为扩张的头皮静脉经导静脉与硬膜窦相沟通,临床查体呈质软、凸出的头皮肿块,常位于前额区接近中线位置。脑疝为颅内高压或外伤引起的继发性颅脑

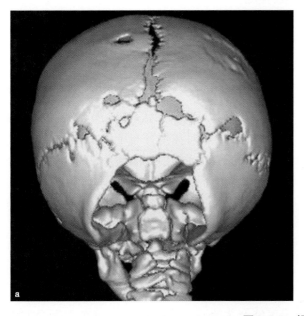
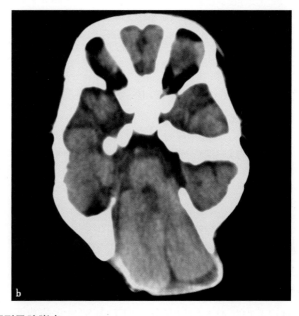

图2-3-3 颅裂及脑膨出
a. CT平扫三维重组图像显示枕骨巨大骨缺损;b. CT平扫轴位图像示小脑经骨缺损向外膨出

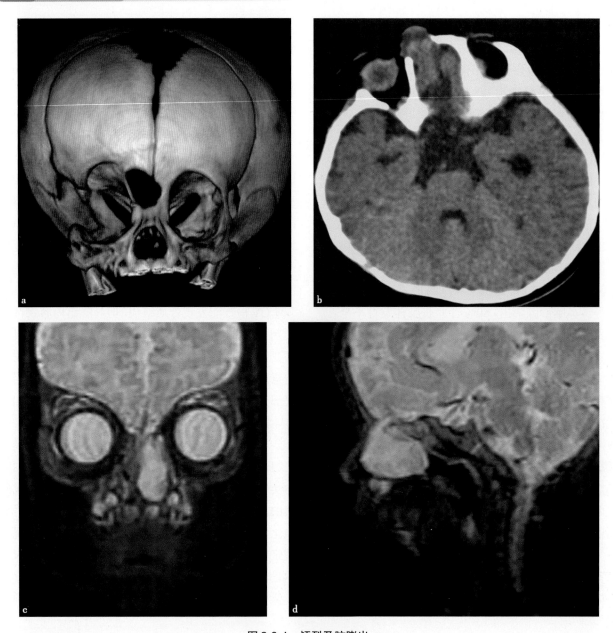

图 2-3-4 颅裂及脑膨出

a、b. 同一患儿，CT 平扫显示额骨骨缺损，右侧额叶、脑脊液经骨缺损向外膨出；c、d. 另一患儿，MRI 平扫 T$_2$WI 显示颅内脑脊液经盲孔膨出于左侧鼻腔内

病变，小儿少见，病程较短，临床症状较重，常位于外伤部位或枕骨大孔。

第四节　巨大顶骨孔

【概述】

巨大顶骨孔（giant parietal foramina）为发生于矢状缝两侧的顶骨缺损，发生率约占出生活婴 1∶15 000，可见于任何年龄。本病可呈常染色体显性遗传，为位于染色体 5q34-35 的 *MSX2* 基因突变和位于染色体 11p11.2 的 *ALX4* 基因突变，两种基因均在膜化骨骨化过程中起作用。

【临床特点】

一般无明显临床症状，多为偶然发现。病变呈圆形或卵圆形，对称性分布于矢状缝两侧，有时可两侧融合形成位于中线区的颅骨缺损。本病可合并颅缝早闭、颅面骨发育不全、颅骨锁骨发育不良、脑皮质发育畸形、硬膜静脉窦畸形等多种畸形。

【影像检查技术与优选】

平片能显示顶骨孔的形态、大小，但不能发现合并的颅内病变。CT 为本病最佳检查方法，CT 平扫三维重组图像能显示病变的形态、大小，CTA 可显示可能合并的硬膜静脉窦畸形。CT 可疑合并顶叶发育异常时，可行 MRI 扫描以提高病变的发现率。

【影像学表现】

1. **X线** 对称分布于矢状缝两侧的圆形或类圆形的顶骨缺损。

2. **CT** 平扫显示双侧对称性顶骨缺损(图2-3-5),CTA能发现可能合并的硬膜静脉窦畸形。

3. **MRI** 有时可见病变区域顶叶脑回内陷,向小脑幕切迹延伸,相应区域脑沟增宽。T_2WI序列有时可见邻近缺损区的脑组织内局灶性信号增高。MRV能发现可能合并硬膜静脉窦畸形。

【诊断要点】

本病影像学检查有特征性,表现为对称分布于矢状缝两侧的圆形或类圆形的顶骨缺损。

【鉴别诊断】

本病需要鉴别的疾病包括先天性颅骨缺损、朗格汉斯细胞组织细胞增生症、柔脑膜囊肿等。先天性颅骨缺损80%位于前囟与后囟之间的中线区附近,呈不规则卵圆形,通常与颅缝或前囟相通,平均直径1~2cm,伴随覆盖皮肤的真皮发育不良。朗格汉斯细胞组织细胞增生症,骨缺损界限清晰,缺损区可见软组织包块,可合并脑实质内病变。柔脑膜囊肿,为婴儿期颅骨骨折所致,脑膜进入骨折线内,阻止颅骨愈合,相应区域可见脑软化灶。

第五节 颅骨膜血窦

【概述】

颅骨膜血窦(sinus pericranii)为颅内与颅外静脉系统之间的异常沟通,其中以硬膜静脉窦通过穿颅骨的板障静脉或导静脉,与头皮静脉相互沟通最常见。根据静脉引流的方式,本病可分为闭合型或流出型,前者血流来自静脉窦,并引流回静脉窦;后者血流来自静脉窦,引流入头皮静脉。

本病少见,病因包括先天性或获得性,先天性颅骨膜血窦系由于胎儿期静脉窦血栓或静脉窦、颈内静脉发育不良或闭锁等原因,导致经板障静脉或导静脉向头皮静脉的代偿分流。先天性病变可合并蓝橡皮疱痣综合征、全身性静脉畸形、综合征性颅缝早闭等先天畸形综合征。获得性多为外伤引起,也可见于颅面部血管畸形治疗后。本病男女发病比例相等,外伤后发生者男多于女。

【临床特点】

临床表现为儿童或青少年期头皮肿物,相应区域可见单个或多个颅骨缺陷,最常见于中线或矢状旁区,其中额区40%、顶区34%、枕区23%、颞区

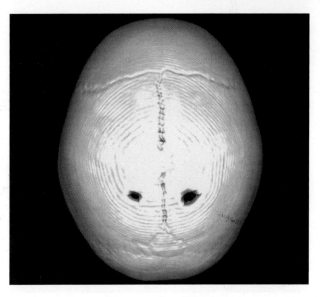

图2-3-5 巨大顶骨孔
CT扫描示矢状缝两侧可见对称性顶骨缺损

4%。病变与上矢状窦沟通最常见,其次为横窦和窦汇。头皮肿物多为2~6cm大小,有波动性、无压痛,直立位时减小,卧位或瓦尔萨尔瓦动作时增大。少见情况下出现压痛、头痛、恶心、头晕等症状。

【影像检查技术与优选】

X线片对本病的诊断价值有限。CT增强扫描结合CTV能清晰显示病变的细节,CT三维重组图像对骨缺损显示最有优势。本病最佳影像学检查方法为MRI增强结合MRV扫描,MRV能很好地区分头皮静脉与皮质静脉,显示颅骨膜血窦的所有血管细节。血管造影在手术前能正确显示血管形态,静脉引流类型。US能显示头皮静脉、穿颅静脉的血流方向。

【影像学表现】

1. **X线** 局灶性骨缺损或变薄。

2. **超声** 低回声头皮肿块,彩色多普勒扫描能确定头皮静脉、穿颅静脉的血流方向。

3. **CT** 平扫显示头皮软组织肿块,密度均匀或不均匀,有时可见分隔或静脉石。骨窗图像显示一个或多个骨缺损,边界清晰。增强扫描显示头皮血管显著强化,走行迂曲,与硬膜静脉窦相沟通。

4. **MRI** T_1WI显示肿物信号不均匀,常为低信号、等信号或不均匀信号,流速较快时可见血管流空。T_2WI显示肿物常为高信号,湍流时信号不均匀,流速较快时可见血管流空。增强扫描显示头皮血管显著强化,走行迂曲,与硬膜静脉窦相沟通。MRV序列能显示颅骨膜血窦的所有血管细节(图2-3-6)。

5. **DSA** 静脉期可见病变,能清晰显示静脉引

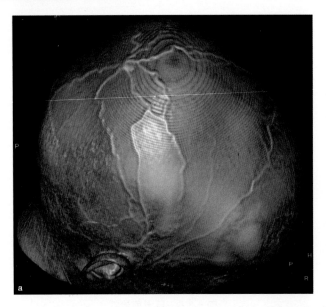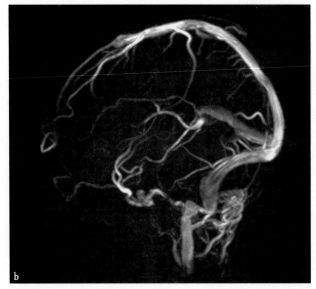

图 2-3-6　颅骨膜血窦

a. 增强 CT 三维重组图像显示头皮血管呈车辐状排列向顶部正中汇集；b. MRV 示病变与上矢状窦相沟通

流类型，闭合型为血流来自静脉窦，并引流回静脉窦；流出型为血流来自静脉窦，引流入头皮静脉。

【诊断要点】

发现经颅骨缺损与硬膜静脉窦相沟通的头皮血管为本病诊断的关键。合并颅内发育性静脉畸形时，应注意蓝橡皮疱痣综合征的可能。治疗前全面观察硬膜静脉窦非常重要，特别是合并颅缝早闭时。

【鉴别诊断】

本病需要与脑膨出、皮样囊肿或表皮样囊肿、婴儿型血管瘤、横纹肌肉瘤、朗格汉斯细胞组织细胞增生症、神经母细胞瘤骨转移等疾病相鉴别。顶部隐匿型脑膨出骨缺损小，易与本病相混淆，膨出物内不含血管或静脉窦时一般无增强，典型者常合并永存镰状窦。典型皮样囊肿或表皮样囊肿位于前囟区，边界清晰，呈液体或脂肪信号，无强化或呈边缘强化，邻近骨质呈压迫性骨破坏。婴儿型血管瘤呈实性强化，与颅内静脉间无可见沟通。横纹肌肉瘤、朗格汉斯细胞组织细胞增生症、神经母细胞瘤

骨转移为颅骨破坏性病变，可见相应区域硬膜侵犯。

（刘俊刚　王　健）

参 考 文 献

[1] 巴科维奇. 儿科神经影像学 [M]. 肖江喜，袁新宇，译. 4 版. 北京：中国科学技术出版社，2009

[2] Bushong SC. Radiologic science of technologists: Physics, biology and protection[M]. 9th ed. St. Louis: Mosby, 2007

[3] 沈平，李洪江，黄理华. 颅骨生长性骨折的影像诊断（附 8 例报告）[J]. 医学影像学杂志，2008，18（2）：214-215

[4] 赵萌，唐文伟，田忠甫，等. 多排螺旋 CT 对儿童颅骨膜血窦的诊断价值 [J]. 中国医学计算机成像杂志，2017，23（2）：166-172

[5] 林丽琴，韦敏. 影像学技术在颅缝早闭诊疗中的应用进展 [J]. 组织工程与重建外科杂志，2018，14（1）：53-56

[6] 赵萌，杨小庆，唐文伟，等. 多层螺旋 CT 诊断儿童颅骨膜血窦 [J]. 中国医学影像技术，2010，26（10）：1856-1858

第四章　眼与眼眶疾病

第一节　无眼畸形与小眼畸形

【概述】

无眼畸形（anophthalmia）可分为原发性、继发性和退行性变，原发性是由于视泡未发育所致，继发性为完全性前脑发育畸形，或先天性感染所致，退行性变发生于视泡形成以后。

小眼畸形（microphthalmia）可分为原发性与继发性，原发性常见于染色体疾病，如眼脑肾综合征，继发性可由结核性感染等原因造成。小眼畸形可以是双侧性，也可以是单侧性，骨性眼眶常常变小。视神经与神经鞘常伴随有发育不良。

【临床特点】

临床与影像学很难鉴别小眼畸形与无眼畸形，需要组织学检查观察是否存在神经外胚层结构。大部分无眼畸形为双侧性，单侧发生者罕见。

小眼畸形者眼球小，但结构基本正常，可伴睑裂小、眼眶浅小，视网膜发育不全，虹膜缺损，视神经缺如等畸形，并常合并其他脏器的先天性畸形。

可以单侧或双侧发生。

【影像检查技术与优选】

MRI 显示本病优于 CT，MRI 检查应以轴位和斜矢状位为主，MRI 对观察玻璃体病变更敏感，可以观察到玻璃体信号改变，MRI 多平面成像可以更准确评价视神经和眼眶的发育情况，并且可以显示合并的脑部畸形。

【影像学表现】

1. **X 线**　严重的小眼畸形或无眼畸形患者，颌面骨发育常失去正常比例，X 线片可以观察到发育不良或发育不对称的骨性眼眶。

2. **CT 和 MRI**　无眼畸形表现为眼眶内无眼球结构。小眼畸形表现为单侧或双侧眼球小于正常，患眼玻璃体密度/信号变化（图 2-4-1），眼球结构基本正常，深陷于眼眶内，视神经和眼外肌较正常细。CT 和 MRI 可显示视神经缺如，但不能明确显示伴发的视网膜发育不全、虹膜缺损等。小眼畸形常合并囊肿，位于眼球后方，在横断面上呈"葫芦状"。常合并脑发育异常。

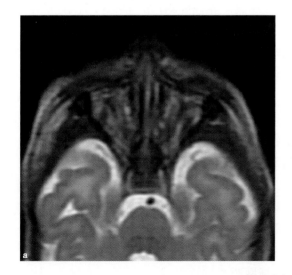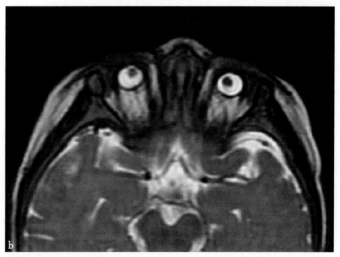

图 2-4-1　无眼畸形与小眼畸形

眼眶 MRI 平扫，a. 无眼畸形，双侧眼眶浅，眼眶内未见眼球结构；b. 小眼畸形，双侧眼球小，晶状体形态异常

【诊断要点】

依据典型影像学表现诊断并不困难，个别小眼球病例 CT 和 MRI 仅可见绿豆大小的眼球，甚至仅可显示囊肿而不能显示附着在其壁上的眼球痕迹。

【鉴别诊断】

先天性小眼球伴囊肿需要和先天性囊性眼、眼球后极部巩膜葡萄肿、皮样囊肿、视神经胶质瘤的囊样变性等进行鉴别诊断。先天性囊性眼是由于视泡未发生凹陷而导致的先天异常，无眼内结构，个别病例可有晶体发育。眼球后极部巩膜葡萄肿眼球体积一般不减小。皮样囊肿、视神经胶质瘤的囊样变性眼球大小正常。

第二节 巨眼畸形

【概述】

巨眼畸形（macrophthalmia）是由于胎儿期前房角组织发育异常引起房水回流不畅，导致眼压增高，引起眼球增大。

【临床特点】

80% 巨眼畸形可引起先天性青光眼，多于 1 岁内出现症状。常双侧发病，因婴儿眼球壁软弱易受压力作用而扩张，使整个眼球不断增大，又名水眼。早期表现为畏光、流泪和眼睑痉挛，临床症状早于眼球增大数周出现。前房加深，前房角发育异常，眼压增高，视神经乳头凹陷及萎缩，这种增大的眼球易受损伤致前房积血甚至破裂。

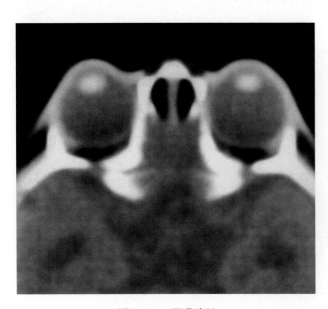

图 2-4-2 巨眼畸形
CT 平扫显示双侧眼球明显增大，突出于眼眶

【影像检查技术与优选】

超声为首选检查方法，CT 和 MRI 仅作为观察球后病变的补充。

【影像学表现】

CT 和 MRI 检查轴位图像显示比较清晰，病变早期眼球表现正常，随眼压增高眼环逐渐增大（图 2-4-2），眼球前后径增大，呈鸡蛋形，后壁变薄。玻璃体密度 / 信号均匀，损伤后出血时密度 / 信号可有变化，可伴有晶状体脱位。疾病后期表现为眼球萎缩。

【诊断要点】

本病诊断主要依据临床，影像学检查仅作为辅助。

第三节 眼球后部缺损

【概述】

眼球后部缺损（posterior coloboma）是胚胎期眼球后部视神经裂闭合受损所致，常伴随脑膜膨出、嗅脑发育不良、胼胝体发育不良。

【临床特点】

眼球常较正常小，眼球后部近视神经处局限膨出，较大的视网膜囊肿通过裂隙突出可导致临床上眼球突出。视网膜囊肿有时可比眼球本身还大。患眼无视力，患侧眼裂可大、可小，取决于囊肿大小。

【影像检查技术与优选】

超声为首选检查方法，CT 和 MRI 仅作为观察球后病变的补充。

【影像学表现】

1. CT 表现为眼球视神经附着处，眼环局限向后膨出，形成一囊性肿物，多为单房，大小不一，与眼球形成葫芦状。CT 显示囊内为均匀液体密度，边界清晰光整（图 2-4-3）。根据囊肿大小，眼眶骨质常有相应改变。

2. MRI 显示囊肿呈均匀长 T_1、长 T_2 信号，壁薄，矢状位或轴位可更好显示囊肿与眼球壁缺损处的通路，可伴有视神经及眼外肌发育不良。

【诊断要点】

依据典型影像学表现诊断并不困难。本病可合并脑膜膨出、嗅脑发育不良、胼胝体发育不全，注意观察颅内异常。

【鉴别诊断】

当视网膜囊肿比眼球大时，需要与脑膜膨出鉴别，发现颅骨的缺陷或裂隙是鉴别诊断的依据。

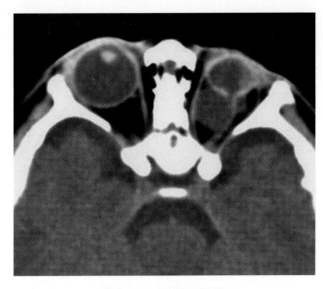

图 2-4-3 眼球后部缺损

CT 平扫显示左侧眼球小，眼球后部膨出形成囊肿，左侧视神经变细

第四节 永存原始玻璃体增生症

【概述】

永存原始玻璃体增生症（persistent hyperplasia of primary vitreous，PHPV）为一种先天性眼球发育成熟障碍性疾病，系由于胚胎发育过程中原始玻璃体未完全被次级玻璃体取代，残留于晶状体后方至视神经乳头之间部分——玻璃体管，其内原始间充质组织增殖形成纤维血管团块，常伴随永存玻璃体动脉。

【临床特点】

本病多见于足月儿，于生后几周内被发现。绝大多数为单眼发病，少数双眼发病者见于 Norrie 病、Warburg 综合征等疾病。最常见的临床表现为白瞳症、小眼畸形及视网膜脱离，患者视力部分或全部缺失。少数可出现白内障、青光眼等症状，合并青光眼者眼球可增大。

【影像检查技术与优选】

超声为首选检查方法，CT 和 MRI 仅作为观察球后病变的补充。MRI 对病灶内的钙化斑显示不如 CT 敏感。

【影像学表现】

1. CT 患眼不同程度的缩小。晶状体后方可见大小不等的锥形团块，团块顶部呈条索状延伸至眼球后极。病变钙化少见，可反复出血导致整个玻璃体密度增高。晶状体可失去典型"凸透镜样"表现，密度增高，前房可变浅。

2. MRI 患眼不同程度缩小，玻璃体信号可能高于健侧眼球，T$_2$WI 能清楚显示晶状体后大小不等的低信号为主的团块，以及向视神经方向延伸的条索状低信号，后部视网膜可呈幕状与之相连，常可见睫状突延长至晶状体后团块周围，增强后病变呈不同程度强化（图 2-4-4）。晶状体失去正常形态，T$_2$WI 呈低信号或略高信号。视网膜脱离时，表现为"V"形 T$_1$WI 等或低信号、T$_2$WI 高信号，或 T$_1$WI 及 T$_2$WI 均呈高信号。

【诊断要点】

足月儿，出生不久以单侧小眼球和白瞳症就诊者，需要考虑本病可能。眼科超声和检眼镜检查对疾病诊断有一定帮助，但合并视网膜脱离或玻璃体浑浊时，诊断有一定困难。CT 或 MRI 对本病的诊断都有帮助，MRI 较 CT 更敏感，能发现较小的病变以及更多的细节，宜作为检查首选。

【鉴别诊断】

本病需要与视网膜母细胞瘤、早产儿视网膜病变等其他白瞳症相鉴别。视网膜母细胞瘤影像表现为突向玻璃体的不规则软组织肿块，约 90% 伴钙化，增强后中度强化。一般起病时眼球大小无异常，青光眼期则表现眼球增大，晶状体通常无异常，据此通常鉴别不难。但部分视网膜母细胞瘤经化疗后，可出现眼球缩小伴视网膜脱离的表现，鉴别诊断需要结合临床病史和前期影像学检查。早产儿视网膜病变也可以发生晶体后纤维增生、视网膜脱离，但多发生于早产儿，一般有吸高浓度氧病史，且双侧发病多见，据此可鉴别。

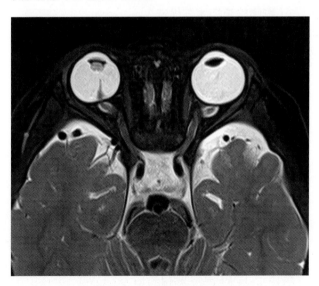

图 2-4-4 永存原始玻璃体增生症

眼眶 MRI 平扫轴位 T$_2$WI 显示右侧眼球较左侧略小。右侧晶状体变扁，晶状体后可见异常团块影，并可见向视神经方向延伸的条索状低信号

第五节 早产儿视网膜病变

【概述】

早产儿视网膜病变（retinopathy of prematurity，ROP）是一种未成熟或低体质量出生婴儿的增殖性视网膜病变。特别好发于出生胎龄<32周，体质量<1500g，并由于新生儿呼吸窘迫综合征而接受长时间高浓度氧治疗者，多双眼同时发生。

胎儿视网膜血管的发育始于视神经乳头，逐渐朝向周边生长，鼻侧在胎龄36周时达锯齿缘，而颞侧在胎龄40周时才达锯齿缘。早产儿视网膜周边特别是颞侧锯齿缘仍为无血管区，发育中的血管前端组织尚未分化成熟，这些组织对氧非常敏感。疾病早期未分化成熟血管组织发生异常增殖，与周边无血管区之间出现明显分界线。随后，分界线进行性隆起呈嵴样改变，常伴有纤维组织增殖，并进入玻璃体内。异常增殖的血管纤维组织可导致部分或完全性视网膜脱离，病变晚期前房变浅或消失，可继发青光眼、角膜变性、眼球萎缩等。

【临床特点】

临床上，根据视网膜血管到达的最远部位，将视网膜分为三个区：Ⅰ区：以视神经乳头为中心，视神经乳头至黄斑中心凹距离的2倍为半径的圆形区域；Ⅱ区：以视神经乳头为中心，视神经乳头至鼻侧锯齿缘的距离为半径，Ⅰ区以外的环形区域；Ⅲ区：Ⅱ区以外的颞侧半月形区域。Ⅲ区病变一般预后较好。病变越接近后极部，预后越差。

【影像检查技术与优选】

超声为首选检查方法，CT和MRI仅作为观察球后病变的补充。MRI对病灶内钙化斑显示不如CT敏感。

【影像学表现】

1. CT 典型表现为双眼发病，但双侧病变可不对称。病变轻者眼球大小正常，严重时眼球变小。晶状体形态、密度正常，前房变浅，玻璃体密度略增高，钙化少见。视网膜脱离时，眼球内可见低密度液体渗出影或高密度出血影，以颞侧多见。

2. MRI 晶状体形态、信号正常，晶状体后有时可见软组织影，T_2WI呈低信号，增强后无明显强化。玻璃体于T_1WI呈等或稍高信号，T_2WI呈高信号。视网膜脱离、出血时，T_1WI显示出血常呈均匀高信号，T_2WI依据时间不同可呈高或低信号，玻璃体可受压变形（图2-4-5）。

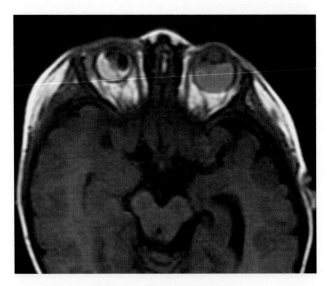

图2-4-5 早产儿视网膜病变

MRI平扫T_1WI显示右侧眼球减小，右侧眼球颞侧可见高信号团块影，双侧视网膜脱离呈高信号

【诊断要点】

2004年卫生部组织制定发布《早产儿治疗用氧和视网膜病变防治指南》，对国内早产儿氧疗和本病防治起到了很好的规范和指导作用，本病发生率有逐年下降的趋势，但仍未完全杜绝。对早产儿、体质量低，并进行高浓度氧治疗者，影像学检查发现双侧小眼球伴或不伴视网膜脱离时需要考虑本病可能。早期病变经检眼镜、B超一般能明确诊断，CT和MRI主要用于疾病晚期需要与其他疾病进行鉴别者。

【鉴别诊断】

本病需与永存原始玻璃体增生症、外层渗出性视网膜病变、视网膜母细胞瘤等相鉴别。永存原始玻璃体增生症多见于足月儿，且常为单眼发病。外层渗出性视网膜病变发病高峰年龄6~8岁，最早报道为5个月婴儿，绝大多数为单眼发病，系由于视网膜毛细血管扩张，产生脂蛋白渗出到视网膜下间隙，可导致视网膜脱离。视网膜母细胞瘤眼球正常或增大，钙化非常常见。结合检眼镜表现和临床病史可帮助鉴别诊断。

第六节 外层渗出性视网膜病变

【概述】

外层渗出性视网膜病变（external exudative retinopathy）又称Coats病，于1908年首先由Coat报道，好发于青少年男性，6~8岁为发病高峰。80%病例为单眼发病。病因不明，荧光血管造影显示病变区小动脉和小静脉扩张迂曲，以小动脉为著，管壁呈囊状扩张或串珠样，可有微动脉瘤形成，毛细血管高度迂曲扩张。

【临床特点】

视网膜渗出为本病典型改变。渗出可位于眼底任何象限，渗出物呈白色或黄白色，融合成块状。渗出位于视网膜深层血管下面，视网膜组织增厚，并有坏死变性及血清纤维蛋白性渗出物，含红细胞、白细胞、胆固醇结晶及吞噬细胞。以后机化形成瘢痕组织，成为增殖性视网膜炎。早期病变不影响视力，故无症状，又多为单眼，易被忽视；在视力显著下降或瞳孔出现黄白色反光时才引起注意而就诊。

【影像检查技术与优选】

超声为首选检查方法，CT 和 MRI 仅作为观察球后病变的补充。MRI 对病灶内钙化斑的显示不如 CT 敏感。

【影像学表现】

1. CT　平扫 CT 显示患眼大小无变化，仰卧位时，玻璃体后方见新月形略高密度区，密度取决于所含蛋白成分的多少。上缘向下凹陷或平直（图 2-4-6），不伴有钙化斑。由于渗出物以液体为主，当变换体位时，新月形高密度影随体位变化而改变。增强检查渗出物无强化。球后脂肪、视神经及眼外肌形态、密度均正常。

2. MRI　Coats 病与其他原因引起的视网膜脱离在 MRI 的表现一样，玻璃体后部的渗出可以伴随或不伴随出血，MRI 显示出血为短 T_1 信号。

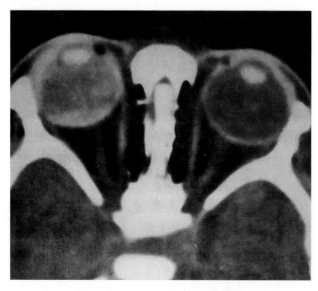

图 2-4-6　外层渗出性视网膜病变
CT 平扫显示右侧眼球大小正常，玻璃体密度增高，玻璃体后方见新月形略高密度区，形成液-液平面，上缘平直，无钙化斑

【诊断要点】

本病影像学表现缺乏特异性，影像学诊断必须密切结合临床和实验室检查。

【鉴别诊断】

Coats 病需要与儿科多种眼疾病相鉴别，如创伤性视网膜脱离、早产儿视网膜病变、硬化性眼内炎以及其他感染性疾病等，影像学检查需要结合临床病史等资料。

第七节　视网膜母细胞瘤

【概述】

视网膜母细胞瘤（retinoblastoma，RB）起源于未成熟的神经上皮细胞，是儿童期最常见的眼内肿瘤，发生率约为 1/20 000，无性别及种族倾向。

视网膜母细胞瘤可分为遗传性和非遗传性。遗传性肿瘤为染色体 13q14 上的肿瘤抑制基因 *RB1* 的缺失或功能缺失所导致，呈常染色体显性遗传，可为双眼或多灶性，中位发病年龄 7～16 个月。双眼发病者，可合并松果体区或者鞍旁区原发成神经细胞肿瘤，称三侧性视网膜母细胞瘤，多于眼内肿瘤诊断 2 年后被发现。此外，遗传性肿瘤有继发第二恶性肿瘤的倾向，多发生于放疗后，常见为骨肉瘤或其他类型肉瘤、黑色素瘤等，好发于头部软组织、皮肤、骨骼及脑。非遗传性为基因突变所致，多为单眼单灶性，中位发病年龄 23～29 个月。

【临床特点】

本病最常见的临床表现为白瞳征，其他表现包括斜视、视力障碍、虹膜异色症、青光眼等。肿瘤可呈内生性、外生性或混合性生长，以混合性生长更常见。内生性肿瘤向玻璃体生长，肿瘤细胞脱落种植于玻璃体，形成小的、棉絮样肿瘤结节。外生性肿瘤向脉络膜生长，首先侵及视网膜下间隙导致视网膜脱离，随后可侵犯脉络膜、眼眶和结膜，并可能发生眼外转移。眼外转移最常见为沿视神经直接侵犯，少数可以发生肝、肺、骨骼等血行转移，或局部淋巴结转移。少数肿瘤可沿视网膜呈弥漫性、浸润性生长，导致视网膜斑块状增厚。极少数肿瘤可完全自然消退，导致眼球痨，眼球萎缩，失去功能。

【影像检查技术与优选】

CT 诊断视网膜母细胞瘤的敏感性和特异性较超声高，MRI 检查的限度在于不能显示视网膜母细胞瘤特征性的钙化，但 MRI 对于发现视网膜母细胞瘤沿视神经鞘的蛛网膜扩散，敏感性较 CT 高。

【影像学表现】

1. CT 表现为眼球后部较高密度肿块，形态不规则，90%以上可见团块状、片状或斑点状钙化（图2-4-7a）。肿块可侵犯玻璃体或视网膜下间隙，导致视网膜脱离。增强后呈中度强化。

2. MRI 与同侧玻璃体相比，肿瘤平扫时于 T_1WI 呈稍高信号，于 T_2WI 呈低信号，于 DWI 序列呈明显高信号。肿瘤内钙化、出血可导致信号不均匀。增强后呈中度强化，信号接近眼外肌（图2-4-7b～d）。视网膜脱离时，因成分不同 T_1WI 信号多样，T_2WI 以高信号为主。肿瘤侵犯视神经时，表现为视神经增粗伴异常强化。玻璃体种植病灶 1～2mm，有时很难显示。弥漫性、浸润性生长肿瘤，表现为视网膜弥漫性增厚，表面可见微小结节，无较大肿块形成，无钙化，增强后均匀强化。合并鞍旁区或松果体区肿瘤时，DWI 呈显著高信号，增强后显著强化。

影像学检查可对肿瘤进行分期。病变局限在眼球内为眼球内期；病变局限在眼球内，伴有眼球增大为青光眼期；病变局限于眶内为眶内期；病变同时累及颅内或远处转移为眶外期。

【诊断要点】

3 岁以内儿童，以白瞳症或斜视等症状就诊，影像学检查显示眼内肿瘤伴钙化时，应首先考虑本病。虽然 CT 对本病特征性钙化非常敏感，但由于电离辐射对晶状体潜在的辐射损伤，不宜作为首选检查方法。目前对本病的诊断更推荐检眼镜、超声和 MRI 联合应用的方法，超声对钙化同样敏感，MRI 扫描应包括眼眶和颅内，能更好地观察肿瘤沿视神

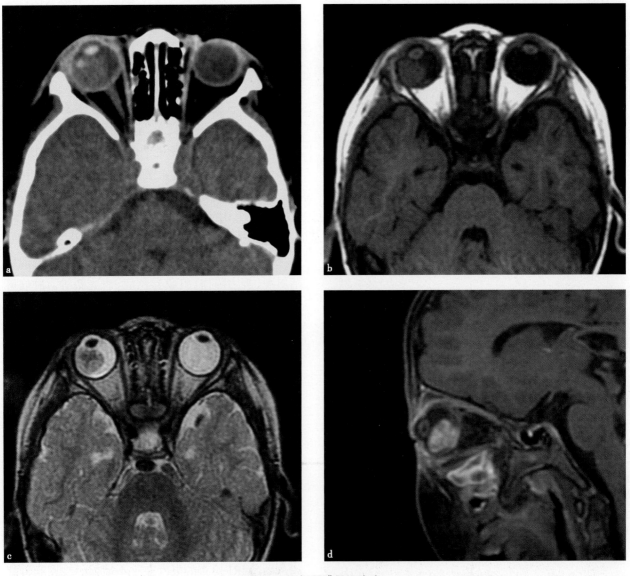

图 2-4-7 视网膜母细胞瘤

a. CT 平扫显示右侧眼球颞侧可见软组织密度团块影，并可见斑片状钙化；b～c. MRI 平扫显示肿块 T_1WI 信号高于玻璃体，T_2WI 信号低于玻璃体；d. 增强 MRI T_1WI 显示肿块明显强化

经侵犯、玻璃体种植及脑膜转移，对弥漫性浸润性生长的肿瘤、鞍旁区或松果体区肿瘤亦更敏感。

【鉴别诊断】

本病需与永存原始玻璃体增生症、早产儿视网膜病变、外层渗出性视网膜病等其他白瞳症相鉴别。永存原始玻璃体增生症单眼发病，眼球小，钙化非常少见。早产儿视网膜病变多见于早产儿或低体质量儿，双眼发病，眼球小，钙化极为少见，临床有高浓度氧治疗史。外层渗出性视网膜病发病年龄高于视网膜母细胞瘤，多单眼发病，视网膜下渗出液呈高信号。

第八节 眼眶皮样囊肿／表皮样囊肿

【概述】

眼眶先天性囊肿又称发育性眼眶囊肿，由先天性上皮包埋导致，病变由上皮成分、真皮及其附器构成时称为皮样囊肿（dermoid cyst），病变仅由上皮成分构成时称为表皮样囊肿（epidermoid cyst）。

【临床特点】

临床查体眶周可扪及扁平囊性肿物，边界清晰，表面光滑，一般不影响视力。

【影像检查技术与优选】

CT 和 MRI 均能清晰显示病变与颅骨的关系，MRI 显示病变内成分具有优势。

【影像学表现】

1. CT　眉弓及内、外眦可见圆形或类圆形囊性结节，囊壁光整（图2-4-8），皮样囊肿内呈脂肪密度，表皮样囊肿多为均匀液体密度，15% 病变可见点状、弧形钙化影。相邻骨质可以表现正常，或压迫性骨吸收，病变也可经颅骨缺损与眶内沟通形成哑铃形。病变边缘不规则时，提示囊肿破裂或合并感染。增强扫描病变呈轻度边缘强化，病变破裂后可表现为炎性强化。

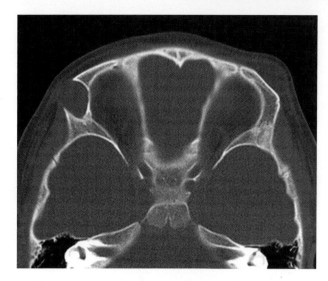

图2-4-8　皮样囊肿

CT 平扫显示双侧眼眶外侧皮样囊肿，边界清晰，病变邻近骨质可见骨吸收，右侧尤著

2. MRI　依据表皮样囊肿或皮样囊肿内容物的成分 MRI 信号各异。与玻璃体相比，皮样囊肿表现为 T_1WI 高或等信号、T_2WI 稍高信号；表皮样囊肿表现为 T_1WI 低信号、T_2WI 高信号，DWI 可呈高信号（图2-4-9）。增强扫描病变呈轻度边缘强化，病变破裂后可表现为炎性强化。

【诊断要点】

好发部位结合典型影像学表现一般可明确诊断，最终需组织学确诊。

【鉴别诊断】

眼眶表皮样囊肿／皮样囊肿需要注意与其他引起眶骨凹陷或骨孔、骨缺损改变的疾病相鉴别，如泪腺混合瘤、脑膜脑膨出、眼眶嗜酸性肉芽肿以及其他眶颅、眶鼻旁窦沟通性肿瘤等，这些病变内密度较均匀一致，缺乏脂肪密度／信号影。

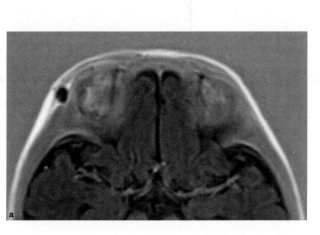

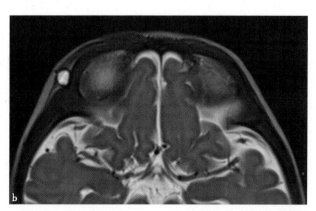

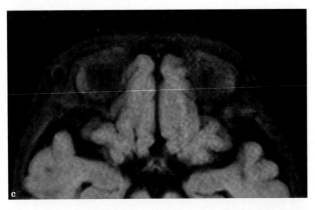

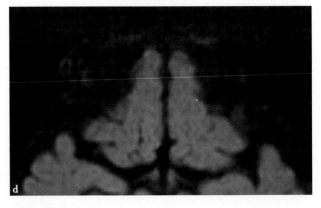

图 2-4-9　表皮样囊肿

a~d. MRI 平扫显示右眼眶外侧缘类圆形结节影，呈长 T_1、长 T_2 信号，T_2 FLAIR 呈低信号，DWI 显示病变边缘信号增高，中心呈低信号

第九节　泪囊突出症

【概述】

泪囊突出症（dacryocystocele）是由于鼻泪管两侧开口同时阻塞，引起鼻泪管、泪囊内分泌物聚集，泪囊、膜性鼻泪管扩张，突出于内眦、鼻道内，形成内眦区囊肿和鼻腔黏膜下囊肿。本病少见，是仅次于后鼻孔闭锁的第二位的导致新生儿鼻部梗阻的原因。

【临床特点】

本病可单侧或双侧发病，无性别差异。临床表现为内眦区或鼻腔内蓝灰色的肿块，出现鼻塞、溢泪等症状，继发感染形成泪囊炎。

【影像检查技术与优选】

CT 是本病首选检查方法，MSCT 三维后处理技术可以显示鼻道的全貌，从而评估鼻道狭窄程度，并可帮助与其他鼻腔内肿块相鉴别。MRI 检查对显示病变性质有帮助。

【影像学表现】

1. CT　典型表现为单侧或双侧不同程度的鼻泪管扩张，以及与之相延续的内眦区囊肿和鼻腔内囊肿的三联征（图 2-4-10）。单纯泪囊突出 CT 平扫显示病变境界清晰，壁菲薄，内部呈均匀水样密度。合并感染时，病变密度增高，与周围组织界限欠清晰，内眦区、眶周软组织肿胀、模糊，密度增高。增强扫描显示病变边缘轻度强化，内容物无强化。内眦区囊肿大小不等，固定发生于眼眶内下象限。鼻腔黏膜下囊肿突出于下鼻道内，病变较小时位于下鼻甲外侧，引起下鼻甲移位、变形。

2. MRI　典型病变于 MRI 呈长 T_1、长 T_2 信号，其形态、增强形式与 CT 基本一致（图 2-4-11）。

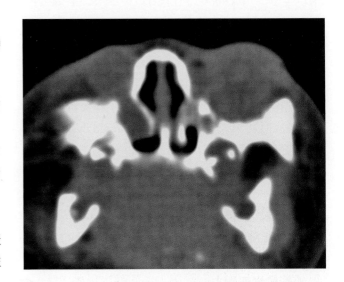

图 2-4-10　泪囊突出症

CT 显示双侧内眦区肿物，经增宽鼻泪管突向鼻腔内，阻塞鼻道

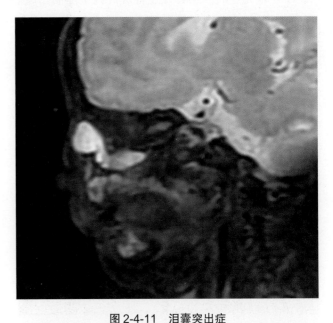

图 2-4-11　泪囊突出症

MRI 矢状位 T_2WI 显示内眦区肿物，经增宽鼻泪管突向鼻腔内，呈长 T_2 信号

【诊断要点】

典型的影像学表现结合临床症状可明确诊断。

【鉴别诊断】

在临床上需要与先天性泪囊突出症相鉴别的主要为发生在内眦部位的其他肿物及鼻部肿物，影像学表现典型，易于鉴别。

第十节　眶蜂窝织炎

【概述】

眶蜂窝织炎（orbital cellulitis）是发生于眶内软组织或骨膜下的急性化脓性炎症，常见于儿童，多继发于鼻窦炎，也可以为面部感染、眼眶外伤及医源性原因导致，金黄色葡萄球菌、表皮葡萄球菌及化脓性链球菌为常见致病菌。

【临床特点】

本病常见局部症状为患侧眼睑红、肿、热、痛，球结膜水肿，眼球突出，眼球运动受限，视力下降等。可伴有发热、头痛、白细胞增多，甚至谵妄、昏迷等全身症状。严重者可引起暴露性角膜炎或角膜溃疡，视神经炎、视神经萎缩、视网膜动静脉阻塞，

以及脑膜炎、硬膜下脓肿及海绵窦血栓形成等颅内并发症。

【影像检查技术与优选】

CT 和 MRI 可以准确显示眶内炎症侵及范围，增强检查可以完整显示脓肿壁、脓肿侵及范围，以及对眶内结构的压迫情况。MRI 对颅内并发症的显示优于 CT。

【影像学表现】

影像学表现可分为眶隔前蜂窝织炎、眶蜂窝织炎、骨膜下脓肿、眼眶脓肿、颅内并发症形成。

1. CT　蜂窝织炎表现为眶内结构正常界面消失，眼眶脂肪间隙密度局限或弥漫性增高，眼球不同程度突出（图2-4-12）。根据炎症累及的部位可分为肌锥内、肌锥外、骨膜下、巩膜下及弥漫性感染。脓肿形成可出现占位效应，平扫呈低密度，边界清楚，增强后呈周边强化。

2. MRI　显示患侧眼眶脂肪间隙模糊，可见长 T_1、长 T_2 信号病变，范围局限或弥漫。增强脂肪抑制序列显示眶内炎性病变弥漫性强化。骨膜下脓肿表现为眶壁下宽基底、未跨越骨缝病变，边界清楚或模糊。增强后，病变周边均匀强化（图2-4-13）。

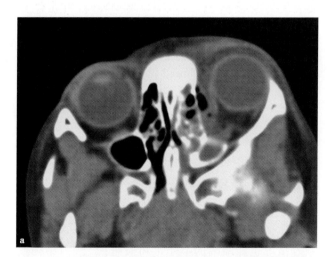
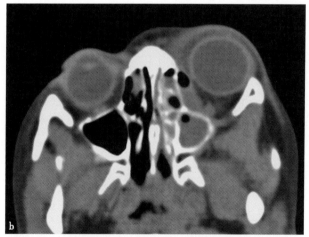
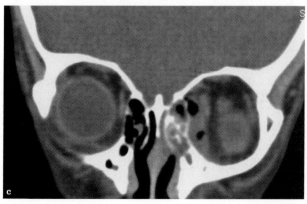
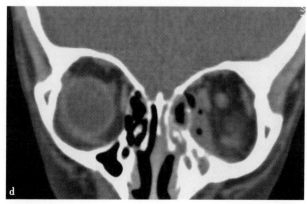

图 2-4-12　眶蜂窝织炎

a～d. CT平扫显示左侧眼眶周围软组织肿胀，眶内内直肌外侧见低密度病变，其内可见气体影。内直肌增粗、上移

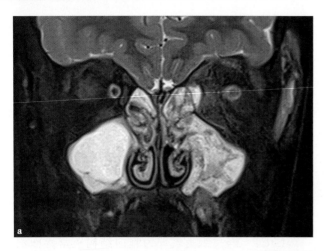 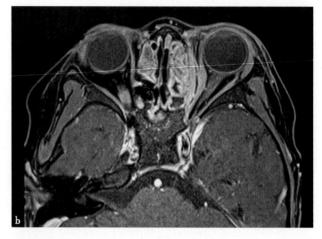

图 2-4-13 眶蜂窝织炎
a. MRI 平扫冠状位 T_2WI 显示左侧眶周软组织肿胀，左侧内直肌肿胀，界限不清，其外侧椭圆形高信号为骨膜下脓肿；b. MRI 增强轴位 T_1WI 显示左侧内直肌肿胀移位，其内侧病变周边均匀强化

炎症蔓延至颅内时，增强扫描可见病变脑膜异常强化、硬膜下脓肿等表现。

【诊断要点】

根据患儿临床病史、症状、体征及 CT 或 MRI 增强显示蜂窝织炎及脓腔，多能明确诊断。CT 和 MRI 检查能明确感染范围及与周围重要结构的关系。

【鉴别诊断】

眶蜂窝织炎需要与朗格汉斯细胞组织细胞增生症、横纹肌肉瘤、粒细胞肉瘤等眼眶肿瘤相鉴别。朗格汉斯细胞组织细胞增生症表现为眶周软组织肿块，可多发，常伴有穿凿样骨破坏。横纹肌肉瘤、粒细胞肉瘤呈实性，边界清晰，周围软组织结构无炎性表现。

第十一节　眼眶骨折

【概述】

眼眶骨折（orbital fracture）在儿童期有两个发病年龄高峰，分别为 6～7 岁、12～14 岁，男性患儿的发生率明显高于女性。眼眶骨折的原因多样，最常见为机动车车祸伤，运动相关损伤和跌落伤。

【临床特点】

儿童与成人面部骨骼存在解剖和生理方面的差异，因此眼眶骨折的部位和表现与成人不尽相同。低龄儿前额突出，鼻窦气化程度低，因此额骨、眼眶顶壁骨折发生率高；随着年龄的增长，面部的生长和上颌窦气化，面部逐渐突出，眼眶内外侧壁及眶底的骨折逐渐增多。

儿童期，由于骨质更具弹性，可以发生一种特殊类型的爆裂性骨折——trapdoor 骨折，主要原因是由于外力作用于眼球或眼眶时，冲击力向后传递至眶壁薄弱处发生骨折，骨折发生后骨折断端回弹至原位，而疝出的眶内容物未及时回位，被骨折片箍闭于骨折处。箍闭的眶内容物可为下直肌、内直肌、眶内脂肪组织以及动眼神经下斜肌支。临床主要表现为眼球垂直位或水平位转动障碍，并常伴复视、头晕、恶心、呕吐及眼痛，尤以眼球转动时显著。

鼻眶筛骨折、勒福骨折等复杂性骨折在儿童相对成人少见，此类骨折可以累及眼眶及周围的颧骨、上颌骨、鼻骨、筛骨和额骨等，导致严重的骨质碎裂和移位，主要见于年长儿中。严重骨折可引起复视、斜视、眼球内陷、脑脊液漏、脑膨出、眶内甚至颅内感染等眼部和神经系统损伤的并发症。

【影像检查技术与优选】

CT 是诊断眼眶骨折的最佳方法，多平面重组的方法能很容易发现细微的骨折线，对合并眼外肌嵌顿等情况也能清晰的显示。可疑眶内、颅内结构损伤，以及合并感染时，可行 MRI 检查。

【影像学表现】

1. CT 表现与年龄、创伤机制有关。

（1）额骨、眼眶顶壁骨折：眼眶顶壁骨折多见于低龄儿，多由于额骨骨折线向后延伸所致，表现为眶顶壁内低密度影，骨折很少发生移位（图 2-4-14a）。随着年龄增长，额窦发育以后，更常见额窦窦壁骨折；当额窦后壁骨折且移位宽度超过额骨厚度，额窦内发现积液并颅内积气时，高度提示硬脑膜损伤、脑脊液漏。严重的骨折常伴有上直肌和上斜肌的损伤，甚至外伤性脑膨出。

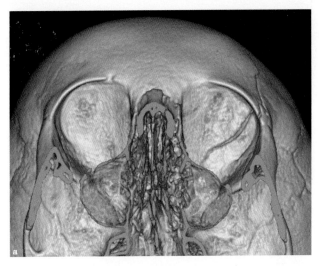
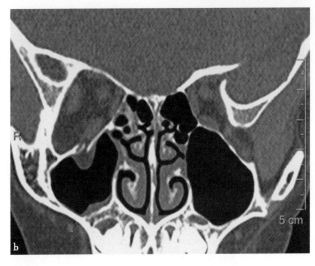

图 2-4-14　眼眶骨折

a. CT 平扫三维重组图像显示额骨左侧线样骨折，并延伸至眶顶壁；b. CT 平扫冠状位图像显示右眼眶下壁裂隙样骨折线，断端有轻微移位，眶内脂肪于骨折线处疝入右侧上颌窦内

（2）眼眶内外侧壁及眶底的骨折：多见于年长儿，表现可类似成人骨折表现。trapdoor 骨折较具特征性，多见于眶下壁（图 2-4-14b），少数发生于内侧壁，CT 上骨折线呈线状或裂隙样，断端无或有轻微移位，移位的骨折片仍与眶壁相连，于骨折线处可见疝出并嵌顿的眶内容物。

（3）复杂性骨折：多见于年长儿，根据作用力的部位和大小，表现各不相同。

1）鼻眶筛骨折：发生于颜面中央的上部，导致眼眶内侧壁、筛骨、内眦后部和鼻骨骨折，可以分为 3 型：I 型表现为中央骨段整块骨折，无移位或轻度移位，内眦韧带未剥离；II 型表现为中央骨段部分粉碎、移位，但内眦韧带未从骨片上剥离；III 型表现为中央骨段粉碎性骨折，内眦韧带剥离。

2）勒福骨折：II、III 型可累及眼眶，其中 II 型骨折线自鼻额缝向两侧横过鼻部，沿眶内侧壁向下至眶底，再经颧颌缝至蝶骨翼突，三维重组图像可见以鼻根或鼻额缝为起点呈人或八字形的骨折线。III型骨折表现为从鼻额缝向两侧横过鼻部、眼眶，再经过颧额缝向后至蝶骨翼突，导致颅面分离，常合并不同程度的颅底骨折和额叶挫裂伤或颅内血肿。

2. MRI　眼球挫伤，眼外肌挫伤、嵌顿、球后软组织损伤，视神经损伤，颅内损伤在 MRI 平扫上能很好地显示（图 2-4-15），可疑继发感染时可行增强检查。

【诊断要点】

儿童期眼眶骨折的影像学表现与年龄、颅面骨的发育及鼻窦的气化存在一定的关系。骨折发生时需要仔细了解创伤机制和临床表现，对全面评价骨折及其并发症有很好的提示意义。CT 多平面重组

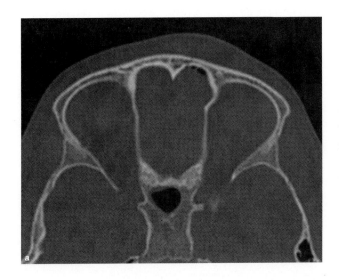
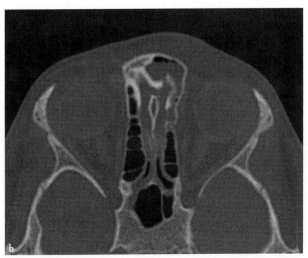

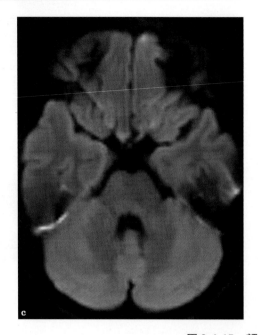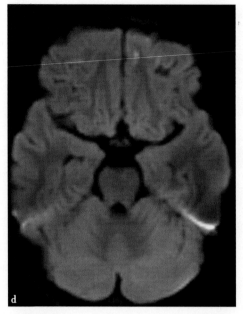

图 2-4-15　额骨、眼眶骨折

a、b. CT 平扫显示额骨、左眼眶内侧壁骨折，累及额窦，额窦内积液，颅内积气；c、d. MRI 平扫
DWI 序列显示左侧额叶局限性高信号，提示左侧额叶损伤

的方法对观察细微骨折很有帮助，三维重组图像能
很好显示复杂骨折的表现，可帮助制订手术计划。
MRI 能更好地发现眶内及颅内并发症。

【鉴别诊断】

明确的外伤史，眼眶骨折的直接征象可以帮助
与其他疾病相鉴别。

（刘俊刚　王　健）

参 考 文 献

[1] 刘东，韩雪立，刘迪. CT 和 MRI 对永存原始玻璃体增生
　　症的诊断及鉴别诊断 [J]. 吉林大学学报（医学版），2010，
　　36（6）：1161-1163

[2] 王芳，邵剑波，徐祖高. 小儿玻璃体病变的 CT 诊断（附 95
　　例分析）[J]. 实用放射学杂志，2006，22（9）：1127-1129

[3] Berkowitz BA，Roberts R，Penn JS，et al. High-resolution
　　manganese-enhanced MRI of experimental retinopathy of
　　prematurity[J]. Invest Ophthalmol Vis Sci，2007，48（10）：
　　4733-4740

[4] 刘强，胡世民，刘秀军，等. CT 与 MRI 诊断视网膜母细
　　胞瘤的临床价值分析 [J]. 医学影像学杂志，2018，28（11）：
　　1812-1814

[5] Tateishi U，Hasegawa T，Miyakawa K，et al. CT and MRI

features of recurrent tumors and second primary neoplasms
in pediatric patients with retinoblastoma[J]. AJR Am J
Roentgenol，2003，181（3）：879-884

[6] 肖亦爽，许江涛，金顺祥，等. MRI 在晚期 [Y1] 视网膜母
　　细胞瘤的分期价值 [J]. 中国斜视与小儿眼科杂志，2017，
　　25（1）：25-27

[7] 王进华，俞瑶涵，陈中雨，等. 104 例儿童眶周皮样囊肿及
　　表皮样囊肿分布与 CT 影像表现 [J]. 临床放射学杂志，
　　2018，9（23）：1561-1565

[8] 伍丽娟，韦德湛，邓翼业，等. 胎儿泪囊囊肿的超声诊断 [J].
　　中国医药指南，2011，9（23）：316-317

[9] 王飞，王振常，鲜军舫. 眼眶蜂窝织炎的 CT、MR 表现 [J].
　　临床放射学杂志，2009，28（5）：618-620

[10] 王英，张明，麻少辉. MR 在眼眶蜂窝织炎诊断中的应用
　　　价值 [J]. 现代医用影像学，2015，24（3）：313-316

[11] 郑家伟，张凌，陈正岗. 脉管异常的 ISSVA 新分类 [J].
　　　中国口腔颌面外科杂志，2015，13（5）：385-388

[12] 李润涛，杨靖. 磁共振在眼眶外伤中诊断价值的研究 [J].
　　　医药论坛杂志，2015，36（3）：166-168

[13] 刘强. 眼眶外伤的 CT 诊断及其临床价值 [J]. 黑龙江医
　　　学，2013，37（7）：569-570

第五章　耳部疾病

第一节　小耳畸形

【概述】

先天性小耳畸形（congenital microtia）是一种常见颜面部畸形，为胚胎时期第一、第二鳃弓以及第一鳃沟、第一咽囊衍生结构的发育障碍。本病常累及耳郭、外耳道和中耳结构，少数可合并内耳畸形。

本病多为单侧发生，少数为双侧发生，后者多见于戈尔登哈尔综合征、特雷彻·柯林斯综合征、皮埃尔·罗班综合征和CHARGE联合征（眼组织缺损、先心病、后鼻孔闭锁、生长发育迟缓、泌尿生殖系统畸形、耳畸形和听力损伤）等多种综合征中，畸形程度更严重，且合并内耳畸形的概率更高。

【临床特点】

本病最常见的临床表现为耳郭畸形和传导性听力损失。耳郭畸形严重程度不等，轻者仅表现为耳前皮赘或窦道，重者耳郭完全不发育。传导性听力损失由外耳道、中耳畸形导致，外耳道、中耳畸形的严重程度与耳郭畸形严重程度呈正相关。外耳道畸形表现为狭窄或闭锁，闭锁又可分为骨性闭锁和膜性闭锁。中耳畸形可以累及鼓室、听小骨、前庭窗或蜗窗、面神经管、咽鼓管及血管等结构。

【影像检查技术与优选】

CT为本病首选检查方法，多平面重组图像能很好地观察本病涵盖的各种骨性结构畸形，并可评价其严重程度。合并血管畸形或内耳畸形时，可行MRI检查。

【影像学表现】

CT表现：

1. **外耳道畸形**　外耳道狭窄表现为骨性外耳道直径<4mm，狭窄的外耳道多向外下倾斜。骨性闭锁表现为颞骨鼓部缺如，无骨性外耳道，相应区域由颞骨鳞部形成闭锁板，闭锁板厚薄不一，可发生气化（图2-5-1a）；膜性闭锁表现为已发育的骨性外耳道内软组织充填，外耳道软骨部正常或狭窄。

2. **中耳畸形**　主要包括鼓室狭小、乳突气化不良、听小骨畸形，可伴有前庭窗闭锁、面神经管移位及血管异常。

（1）听小骨畸形：表现为不同程度的发育不良，可与周围结构融合，甚至完全缺如（图2-5-1b）。锤骨可与闭锁板、砧骨、上鼓室、面神经管嵴融合；砧骨可与外半规管或鼓室盾板融合，或表现为长脚畸形、缺如，砧镫关节分离或融合；镫骨可呈柱状畸形，与耳蜗岬融合，足板固定。镫骨畸形可合并外淋巴瘘，外淋巴通过前庭窗漏出至鼓室内。

（2）前庭窗闭锁：多见于综合征性疾病，可合并面神经移位或听小骨畸形。面神经鼓室段移位至闭锁前庭窗处或其下方。多伴有镫骨畸形或发育不良，镫骨朝向面神经，而不是前庭窗。也可以合并砧骨长脚和豆状突畸形。

（3）面神经移位：表现为面神经降段前移至颞下颌关节的后方（图2-5-1c、d），或鼓室段移位至前庭窗龛或耳蜗岬上方。迷路段畸形少见。

（4）血管异常：表现为颈内动脉缺如、迷走，永存镫骨动脉，颈静脉球高位、颈静脉憩室，乙状窦前移等。迷走颈内动脉于鼓室内走行较正常位置更偏外，常伴有永存镫骨动脉。永存镫骨动脉起源于颈内动脉膝部，CT显示面神经管迷路段扩大，在接近膝状神经节处管顶内见镫骨孔，棘孔缺如。颈静脉球高位表现为颈静脉球顶部升至下鼓室底以上或超过内耳道底平面。颈静脉球憩室表现为颈静脉经内听道旁处向上突出，可侵蚀内听道后壁或阻塞内淋巴管。

【诊断要点】

影像检查除了观察鼓室及听小骨外，尚需要了解乳突气化程度、面神经位置、血管走行，以及是否合并内耳、同侧面部其他结构异常等情况，这些表现可能影响治疗方案的制订。

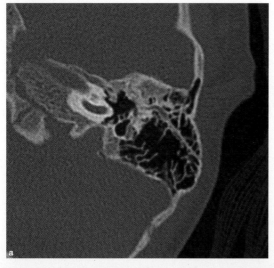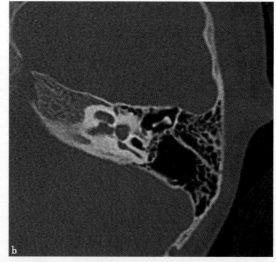

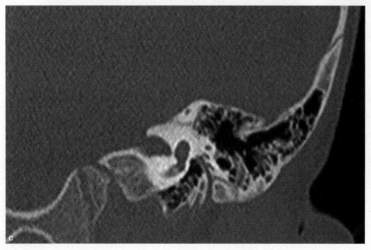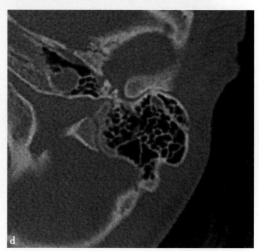

图 2-5-1 先天性外耳道、中耳畸形

CT 平扫，a. 左侧外耳道闭锁，闭锁板明显气化；b. 左侧鼓室畸形，锤骨、砧骨严重发育不良，且向外、上移位，提示同时存在砧镫关节分离；c、d. 面神经管向内、前移位至颞下颌关节的后方

【鉴别诊断】

外耳道骨性闭锁、狭窄在 CT 上容易诊断，膜性闭锁应与外耳道的肿物、炎症进行鉴别。外耳道炎症有流脓、流液症状，外耳道肿物 CT 或 MRI 增强检查可有强化，能帮助与膜性闭锁鉴别。

第二节 内 耳 畸 形

【概述】

内耳畸形（inner ear malformation）为胚胎第 3～第 7 周时，听囊在不同阶段发育停滞所致，发生越早，畸形程度越重，可分为骨迷路畸形和膜迷路畸形。

【临床特点】

典型临床表现为感音神经性听力损失，先天性巨细胞病毒感染、缺氧、耳毒性药物、核黄疸等围产期损伤为散发病例中主要的致病原因。另外，也可以为遗传因素导致，可分为非综合征性和综合征性，非综合征性占 70%，一般不合并其他畸形，其中约 50% 隐性遗传性患者由此导致；综合征性占 30%，常合并其他畸形，如彭德莱综合征、鳃裂-耳-肾综合征、克利佩尔-费尔综合征、CHARGE 联合征等。

【影像检查技术与优选】

内耳畸形常需要 CT 和／或 MRI 检查，CT 能很好地显示骨迷路等骨性结构畸形的特征，MRI 可直接观察膜迷路、内淋巴囊、蜗神经和颅内结构异常。

【影像学表现】

1. CT 耳蜗畸形由重至轻表现为：

（1）迷路完全不发育：即 Michel 畸形，岩骨小、内耳结构完全缺如、内听道常发育不良甚至缺如（图 2-5-2a）；

（2）耳蜗不发育：耳蜗完全缺如，前庭、半规管可正常或发育不良（图 2-5-2b、c）；

（3）共腔畸形：耳蜗、前庭未分化，形成一个囊状结构，有时可见成形的半规管（图 2-5-2d）；

（4）耳蜗不完全分隔 I 型：耳蜗与前庭分开，耳蜗呈囊状，蜗轴、螺旋板缺如，前庭亦呈囊状扩张（图 2-5-2e、f）。

（5）耳蜗发育不良：耳蜗形态小，周数少于 2½ 周。严重程度不等，可为小耳蜗芽，也可为底周形态相对正常，而顶周和中间周小，轻度耳蜗畸形表现为蜗轴缺陷，蜗轴呈扁平状，骨螺旋板分隔不完全，前庭阶增大。

（6）耳蜗不完全分隔 II 型：即 Mondini 畸形，耳蜗底周正常，中间周和顶周融合呈囊状结构（图 2-5-2g），前庭阶和鼓阶间分隔不完全或缺如，前庭阶扩大，前庭阶、鼓阶不对称，常合并前庭扩张，前庭水管 / 内淋巴管扩张。

前庭畸形常合并其他内耳畸形，很少单独发生。半规管可以部分或完全与前庭融合。正常前庭的大小与前庭和外半规管之间的骨岛相当（≥3mm），骨岛变小时提示前庭或外半规管扩张。前庭畸形常见为扩张，但也可缩小，此时前庭窗常狭窄或闭锁，面神经常移位，可伴有半规管缺如。

前庭水管扩张表现为前庭水管自总脚至外口中点直径 >1.5mm（图 2-5-2h），常合并耳蜗发育不良、Mondini 畸形，并常见上半规管和后半规管裂开。

内听道畸形表现为狭窄、重复畸形或扩大，狭窄常为蜗神经管发育不良或缺如；重复畸形中，其中一个为面神经管，另一个为发育不良内听道，常

提示蜗神经的发育不良或缺如。扩大可为严重内耳畸形经迷路瘘所致。

2. MRI　能直接显示 CT 所见骨迷路畸形相应的膜迷路、内淋巴管和内淋巴囊、蜗神经和颅内情况（图 2-5-2i、j）。

前庭水管扩张时，表现为内淋巴管、内淋巴囊扩张，可单独发生，但更常见为合并膜迷路畸形，包括蜗轴缺陷、前庭阶 / 鼓阶不对称、前庭扩张和外半规管扩张。内淋巴管和内淋巴囊内液体信号可不均匀，通常内淋巴管及近侧内淋巴囊信号高于远侧信号，可能提示彭德莱综合征。

严重内听道狭窄或重复内听道时，蜗神经常发育不良或缺如。严重内耳畸形时，可合并脑干等颅内结构畸形。

【诊断要点】

CT 能直接显示骨迷路畸形，并能间接提示蜗神经发育的情况；可疑膜迷路及颅内畸形时，需要进行 MRI 检查，MRI 能提高轻度耳蜗畸形的诊断。垂直于内听道的 MRI 扫描能直接显示蜗神经的发育情况，正常蜗神经直径大于伴行面神经直径。当内听道狭窄时，蜗神经常不能很好地显示，但脑桥小脑池内前庭蜗神经直径为面神经的 2 倍时提示正常。CT 和 MRI 检查相互结合，是人工耳蜗植入术前评价的必要手段。

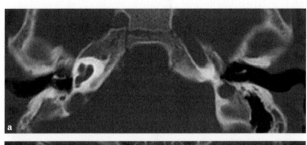
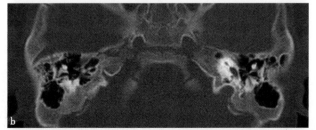
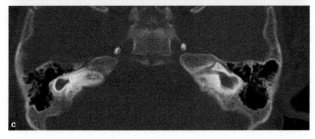
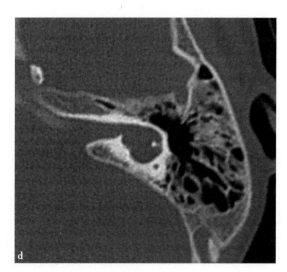

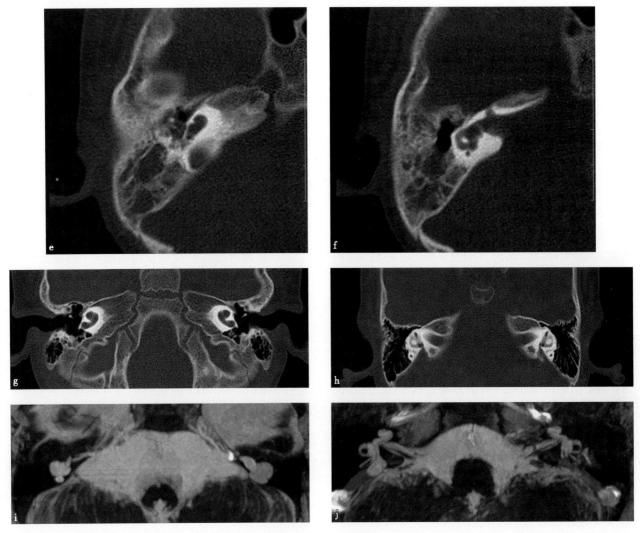

图 2-5-2 内耳畸形

CT 平扫（a～i），a. Michel 畸形，岩骨小，内耳结构完全缺如；b、c. 耳蜗不发育，双侧耳蜗完全缺如，前庭、半规管融合；d. 共腔畸形，左侧耳蜗、前庭融合呈囊状结构；e、f. 耳蜗不完全分隔 Ⅰ 型，耳蜗与前庭分开，耳蜗呈囊状，蜗轴、螺旋板缺如，前庭扩张，半规管发育不良；g. Mondini 畸形，双侧耳蜗底周正常，中间周和顶周融合呈囊状结构；h. 双侧前庭水管扩张；i. 双侧耳蜗缺如，前庭、半规管畸形；j. MRI 平扫示双侧内淋巴管、内淋巴囊明显扩张，液体信号不均匀，合并双侧 Mondini 畸形

【鉴别诊断】

颞骨高分辨 CT 结合高分辨 MRI 能清晰显示各种内耳骨迷路畸形，一般无需鉴别。对于单纯膜迷路畸形，影像学检查尚有一定的限度。

第三节 中耳乳突炎和胆脂瘤

一、化脓性中耳乳突炎

【概述】

化脓性中耳乳突炎（suppurative otomastoiditis）是儿童最常见的中耳感染性疾病，常因上呼吸道感染，致病菌经咽鼓管进入鼓室、乳突所导致，主要致病菌为肺炎链球菌、流感嗜血杆菌和葡萄球菌等。

【临床特点】

本病多呈急性起病，临床表现为耳痛、听力减退、耳鸣、耳溢液等。治疗不及时者，可转为慢性过程，可导致听小骨、乳突窦、乳突小房及鼓室壁破坏，可伴有炎性肉芽肿或胆脂瘤形成。部分患者可继发颅内感染。

【影像检查技术与优选】

了解听小骨及其他中耳结构的骨质破坏情况首选 CT 检查，可疑颅内并发症时，需要进行 MRI 检查。

【影像学表现】

1. CT 急性期表现为鼓室、乳突窦内积脓，乳突小房密度增高，房间分隔骨质吸收、密度减低（图 2-5-3）。慢性期表现可分为单纯型、肉芽肿型、胆脂瘤型。单纯型表现为鼓室、乳突窦、乳突小房内软

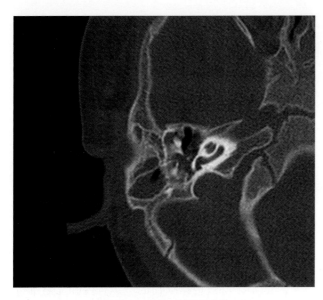

图 2-5-3 急性中耳乳突炎
CT 平扫示右侧乳突及中耳鼓室密度增高，听小骨形态正常

组织密度影，鼓膜增厚，鼓室、乳突窦黏膜增厚，乳突小房间隔及周围骨质硬化，密度增高，无明显骨破坏。肉芽肿型可见听小骨不同程度的破坏，鼓室、乳突窦壁破坏。胆脂瘤型表现见下一疾病。

2. MRI 急性期表现为鼓室、乳突窦内积液，乳突小房信号增高，呈点片状等 T_1、长 T_2 信号。慢性期，炎性肉芽肿与灰质信号相比，T_1WI 呈等或稍高信号、T_2WI 呈高信号，增强扫描可见强化。合并颅内感染时，可表现为脑膜炎、硬膜下积脓、硬膜外积脓及脑脓肿（图 2-5-4）。

【诊断要点】

结合典型的临床表现，影像学表现多能明确诊断。对慢性期患者，CT 检查能明确听小骨及其他中耳结构的骨质破坏情况，可疑颅内并发症时，需要进行 MRI 检查。

【鉴别诊断】

肉芽肿型中耳乳突炎需要与胆脂瘤型中耳乳突炎、胆固醇肉芽肿相鉴别。相比肉芽肿型中耳乳突炎，胆脂瘤型中耳乳突炎骨破坏更严重，增强扫描病变本身无强化；胆固醇肉芽肿骨破坏程度相对较轻，T_1WI、T_2WI 均呈高信号。

二、胆脂瘤

【概述】

胆脂瘤（cholesteatoma）可分为先天性和获得性。先天性胆脂瘤可能源于胚胎期中鼓室前方未退化的表皮样结构，患者鼓膜完整，可伴有轻度听小骨破坏。获得性胆脂瘤具体病因不明，属慢性中耳乳突炎，为中耳鼓室、乳突内的角化复层鳞状上皮团块。病变多开始于鼓膜松弛部，首先进入上鼓室内，随后经乳突窦入口进入乳突窦，继而累及乳突。

【临床特点】

先天性胆脂瘤常见于婴儿及幼童，无前期感染史，无明显临床症状。获得性胆脂瘤临床表现为长期持续性耳流脓，脓量多少不等，有特殊恶臭，常伴有严重的听力减退。

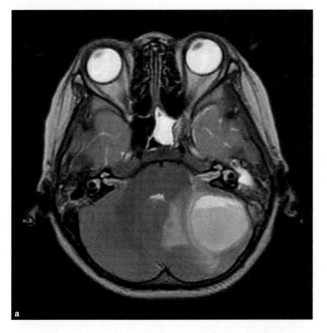

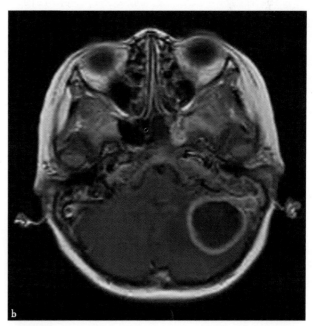

图 2-5-4 耳源性脑脓肿
颅脑 MRI，a. T_2WI 平扫显示左侧中耳鼓室、双侧乳突小房内液体渗出影，左侧小脑半球内类圆形占位影，信号不均，周围组织明显水肿；b. T_1WI 增强扫描显示小脑病变呈环形强化

【影像检查技术与优选】

CT检查了解听小骨及其他中耳结构的骨质破坏情况，增强扫描可以了解强化程度。MRI可提供更佳软组织分辨力。

【影像学表现】

1. CT 先天性胆脂瘤表现为边缘光滑、界限清晰的软组织团块，多位于鼓室前上部毗邻咽鼓管或镫骨附近，骨质破坏少见，鼓膜完整，乳突气化正常，无中耳鼓室乳突炎表现。

获得性胆脂瘤表现为鼓室、乳突窦入口及乳突窦内软组织密度肿块影，乳突窦入口、鼓室腔扩大，鼓室盾板、乳突小房间隔、听骨链破坏（图2-5-5），严重者可破坏乙状窦壁、鼓室盖、半规管及面神经管等结构。

2. MRI 胆脂瘤在T_1WI上信号低于脑组织，多不均匀，T_2WI上信号高。增强后胆脂瘤本身不强化，其周围的炎性肉芽组织可强化。

【诊断要点】

幼儿中耳鼓室前内侧软组织肿块，增强后无强化，骨膜完整，提示先天性胆脂瘤可能。长期中耳炎病史，鼓膜松弛部穿孔，鼓室、乳突窦内软组织肿块伴有广泛骨破坏时，提示获得性胆脂瘤。

【鉴别诊断】

胆脂瘤需要与肉芽肿型中耳乳突炎、胆固醇性肉芽肿、颞骨朗格汉斯细胞组织细胞增生症及中耳横纹肌肉瘤相鉴别。肉芽肿型中耳炎，炎性肉芽肿有强化，骨破坏程度轻，无窦腔膨大；胆固醇性肉芽

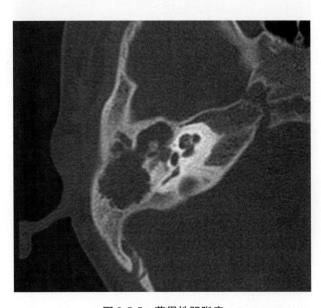

图2-5-5 获得性胆脂瘤

CT平扫示右侧中耳鼓室、乳突小房及鼓窦内软组织团块充填，破坏鼓室壁、乳突小房壁及听小骨

肿T_1WI及T_2WI均为高信号，增强扫描无强化；朗格汉斯细胞组织细胞增生症多首先累及乳突，可合并颅骨或全身其他部位的病变；中耳横纹肌肉瘤以中耳为中心向周围生长，进展迅速，骨破坏更显著。

第四节 颞骨骨折

【概述】

颞骨骨折（temporal bone fracture）为儿童期常见的颅面部损伤表现之一，其中车祸伤、暴力伤和坠落伤是最常见的创伤原因。

【临床特点】

本病临床特点根据损伤的严重程度和受累部位而表现不同，严重的颞骨骨折可累及鼓膜、听小骨、面神经、骨迷路、鼓室盖和血管等结构。可出现耳溢液出血、传导性听力损失、感音神经性听力损失、面神经麻痹、脑脊液漏、眩晕、脑膜炎和颅内出血等症状。

【影像检查技术与优选】

CT为观察颞骨骨折的最佳方法，采用亚毫米级重建层厚，以及<10mm的小视野，结合多平面重组的方法，能很好地观察骨折线的形态及累及的结构。可疑迷路、面神经、血管、脑干及合并的颅内损伤时，可进行MRI检查。

【影像学表现】

1. CT 根据骨折线的方向与颞骨岩部长轴的关系，颞骨骨折可分为纵行骨折、横行骨折和混合性骨折。纵行骨折，即骨折线平行于岩锥；横行骨折，即骨折线与岩锥垂直；当骨折线存在两个方向上的特征时称混合性骨折。当骨折线纤细，CT不能显示时，间接征象包括乳突气房密度增高、外耳道密度增高、邻近颞骨的颅内积气、颞下颌关节积气、迷路积气等可能提示诊断。

（1）听小骨损伤：更常见于纵行骨折，可为直接损伤，或由于镫骨肌和鼓膜张肌同时强直收缩间接导致，包括锤砧关节脱位、砧镫关节脱位、砧骨脱落、听小骨骨折、镫骨前庭关节损伤，通常为多种损伤并存。其中，砧骨损伤最常见，镫骨前庭关节的损伤比较少见。

听骨链损伤时，CT表现为听小骨关节间隙增宽，锤砧关节脱位于轴位图像上可见锤骨头与砧骨体失去正常"冰激凌"样形态（图2-5-6a）。砧镫关节脱位CT显示有一定困难，需要通过一系列轴位图像仔细观察砧骨长突、豆状突与镫骨头、脚和足板

的位置关系来判断。当锤砧关节和砧镫关节均脱位时，砧骨可完全脱落（图 2-5-6b、c）。当砧镫关节离断时，锤骨和砧骨可以同时脱落。听小骨骨折 CT 表现为听小骨内透亮线以及小骨片移位，镫骨足板骨折需要注意外淋巴瘘。

（2）迷路骨折、内听道骨折：迷路、内听道骨折时，CT 表现为骨折线累及耳蜗、前庭、半规管或内听道，可伴有迷路内积气（图 2-5-6d）。骨折线通过镫骨足板 - 卵圆窗或圆窗时，可导致外淋巴与中耳鼓室之间直接沟通而形成外淋巴瘘，使外淋巴液漏入鼓室而表现为鼓室内积液。当骨折线纤细而 CT 不能显示时，迷路积气和不能独立解释的鼓室内积液可能为外淋巴瘘的间接征象。

（3）脑脊液漏：CT 检查时，需要仔细观察鼓室盖位置和完整性，以发现创伤性脑脊液漏的位置。CT 可发现骨折线的位置、大小以及是否存在骨折片移位、是否合并脑膨出。

（4）面神经损伤：面神经损伤更常见于横行骨折，CT 表现为面神经管断裂、移位。

（5）血管损伤：颞骨骨折可以合并颈内动脉和静脉损伤。当 CT 检查发现颈内动脉管骨折时，CTA 可以发现颈内动脉破裂、离断、假性动脉瘤形成、闭塞和动静脉瘘等并发症。当骨折线累及静脉窦或颈静脉孔时，需要同时采用软组织窗来观察后颅窝，以发现是否合并高密度的静脉窦血栓、静脉性硬膜外血肿以及小脑出血。当骨折线累及静脉窦时，CTV 能更好地观察静脉窦的完整性。

2. MRI 能很好地显示迷路内出血，特别是在不合并迷路骨折的情况下。高分辨率 T_2WI 可以发现脑脊液漏、脑膨出的部位和大小。增强检查发现硬膜强化，可能提示硬膜撕裂和局部脑膜炎。面神经损伤时，MRI 可直接显示神经周围的血肿，最常见部位是膝状神经节。MRI 同样可以很好地显示颈内动脉和静脉损伤。

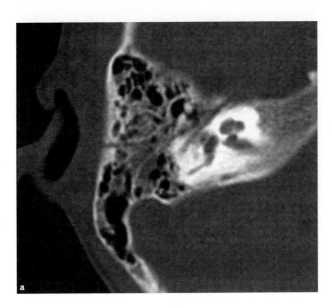
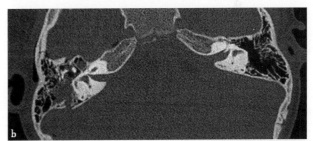
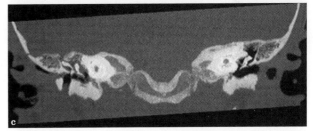
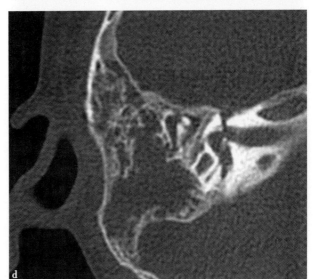

图 2-5-6　颞骨骨折
CT 平扫，a. 右侧颞骨横行骨折，锤砧关节分离，乳突小房内积液；b、c. 枕骨右侧粉碎性骨折合并右侧颞骨纵行骨折，乳突小房内积液，砧骨脱落、向外侧移位；d. 右侧颞骨纵行骨折，骨折线通过内听道、前庭、半规管，鼓室、乳突小房内大量积液

【诊断要点】

当患者出现颞骨骨折的临床表现时，以及在头部、颈椎以及下颌面部检查中发现可疑颞骨骨折征象时，需要进一步行颞骨 CT 检查。颞骨骨折的临床表现可提示损伤的部位，临床表现与影像学表现的关系见表 2-5-1。当骨折线纤细而 CT 不能直接显示时，间接征象对诊断有很好的帮助。

表 2-5-1 颞骨骨折的临床表现及影像学表现的关系

症状	影像学表现
传导性听力损失	鼓膜穿孔
	鼓室积血
	听小骨损伤（空气传导和骨传导之间的差异大于 30 分贝，并持续 6 周以上）
感音神经性听力损失	骨迷路损伤
	内听道损伤
	脑干 / 神经根进入区损伤
	迷路积气
眩晕	骨迷路损伤
	内听道损伤
	脑干 / 神经根进入区损伤
	迷路积气
外淋巴瘘（合并眩晕、传导性听力损失、感音神经性听力损失，可能伴有耳溢液）	镫骨足板 - 卵圆窗骨折 / 脱位
	经圆窗的骨折
	不能解释的中耳积液
	迷路积气
耳溢液	鼓室盖骨折相关的脑脊液漏
	镫骨足板 - 卵圆窗损伤
	圆窗损伤
面神经损伤	面神经管骨折、骨碎片，或出血

【鉴别诊断】

明确的外伤史，颞骨骨折的直接征象和间接征象可以帮助与其他疾病相鉴别。

（刘俊刚 王 健）

参 考 文 献

[1] 谢毓芝，林涛，李开成. 先天性小耳畸形颞骨 HRCT 诊断 [J]. 实用临床医学，2007，8（2）：96-99

[2] 赵鑫，张小安，赵俊锋，等. 颞骨 HRCT 对儿童先天性耳聋的诊断价值 [J]. 中国妇幼保健，2010，25（15）：2148-2150

[3] 张可，僧东杰，孙秉奎，等. 先天性内耳畸形的 CT、MRI 表现 [J]. 中国中西医结合影像学杂志，2017，15（6）：731-733

[4] 申玲，王知祥. CT 在内耳畸形儿童术前诊治中的应用 [J]. 中国 CT 和 MRI 杂志，2018，16（6）：62-64

[5] 田兆荣，郭玉林，龚瑞，等. 3.0TMRI 在内耳成像及内耳畸形中的应用研究 [J]. 中西医结合心血管病电子杂志，2018，6（25）：5-6

[6] Morita Y，Yamamoto Y，Oshima S，et al. Pediatric middle ear cholesteatoma: the comparative study of congenital cholesteatoma and acquired cholesteatoma[J]. Eur Arch Otorhinolaryngol, 2016, 273（5）：1155-1160

[7] Lingam RK，Connor SEJ，Casselman JW，et al. MRI in otology: applications in cholesteatoma and Ménière's disease[J]. Clin Radiol, 2018, 73（1）：35-44

[8] 罗家滨，梁远仲. MSCT 薄层重建及 MPR 技术在锤砧关节脱位的诊断价值 [J]. 现代医用影像学，2017，26（2）：396-398

[9] 蒋国强，杨来华. 高分辨率 CT 在颞骨骨折及其并发症诊治中的临床价值 [J]. 影像研究与医学应用，2018，2（19）：248-250

第六章　鼻、鼻窦、咽、喉部疾病

第一节　后鼻孔闭锁 / 狭窄

【概述】

后鼻孔闭锁 / 狭窄（choanal atresia/stenosis）是新生儿先天性鼻部梗阻的常见原因之一，可分为骨性闭锁和膜性闭锁，前者是由于胚胎时期后鼻孔区管腔化不全所致，后者为胚胎时期鼻腔内上皮栓吸收不全所致，后者常合并骨性狭窄。

【临床特点】

本病可单侧或双侧发病，以单侧发生多见，右侧多于左侧。单侧闭锁症状较轻，可至年长儿或成人期才被发现，表现为患侧鼻塞、张口呼吸等；双侧闭锁者出生后即出现呼吸困难，由于生后数月内的婴儿为被动鼻式呼吸，不采取紧急措施改善通气功能，可因窒息致死。本病可单发，也可以合并其他畸形，以先天性心脏病最常见。

【影像检查技术与优选】

MSCT 为首选检查方法。可明确后鼻孔狭窄或闭锁的部位、性质以及程度。

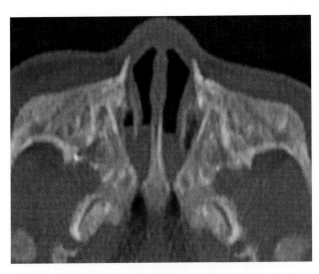

图 2-6-1　后鼻孔骨性狭窄伴膜性闭锁
CT 平扫示双侧上颌骨后部、蝶骨翼内板向中线移位，犁骨增厚，鼻道后窄前宽，后鼻孔区软组织影填充

【影像学表现】

CT 骨性闭锁表现为后鼻孔区骨质增厚，上颌骨后部、蝶骨翼内板向中线移位，与犁骨融合。膜性闭锁者，可见横过后鼻孔区的软组织隔膜，上颌骨后部、蝶骨翼内板向中线移位程度轻，相应鼻道后窄前宽，前鼻孔区鼻道宽度可无异常（图 2-6-1）。

【诊断要点】

儿童，特别是新生儿生后即出现鼻塞、呼吸困难表现者，需要考虑到本病可能。CT 为首选检查方法，能快速、准确地判断闭锁板的性质和厚度，为积极治疗提供可靠的依据。检查前，需要洗鼻以避免鼻腔内分泌物对膜性闭锁诊断的影响。

【鉴别诊断】

本病需要与泪囊突出、梨状孔狭窄、鼻筛部脑膨出等其他导致鼻腔阻塞的疾病相鉴别。泪囊突出是由于鼻泪管远端开口阻塞所致，CT 典型表现为单侧或双侧鼻泪管不同程度的扩张，并突出于内眦区和下鼻道内形成囊肿。梨状孔狭窄，表现为上颌骨额突凹向中线区，前鼻孔变窄，硬腭前尖后宽呈三角形，可合并单一上颌切牙及前脑无裂畸形。鼻筛部脑膨出，MRI 可见膨出于鼻腔内的病变与颅内相沟通。

第二节　梨状孔狭窄

【概述】

梨状孔狭窄（stenosis of piriform aperture）是由于胚胎期内侧鼻突过早融合和肥大所致。

【临床特点】

梨状孔狭窄是一种少见的导致气道梗阻的原因，可伴随许多畸形，包括无脑叶型和半脑叶型前脑无裂畸形、面部血管瘤、指（趾）弯曲畸形、垂体功能低下，75% 患者可见较大的位于中央的切牙。

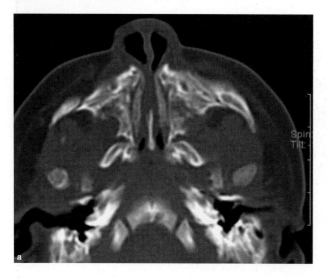

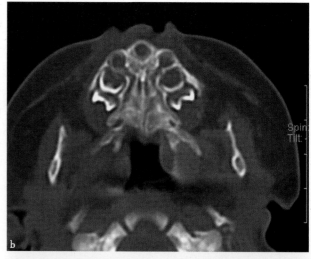

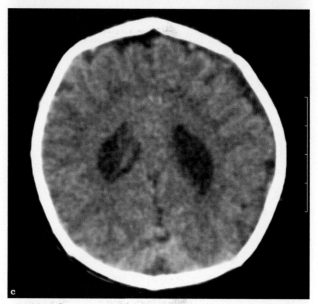

图 2-6-2　梨状孔狭窄

CT 平扫，a. 双侧上颌骨额突内凹，双侧梨状孔、骨性鼻道狭窄，鼻道前窄后宽；b. 硬腭前尖后宽呈三角形，单个上颌切牙；c. 前脑无裂畸形，双侧额叶融合

【影像检查技术与优选】

CT 为首选检查方法，MSCT 三维后处理技术可以显示梨状孔全貌，从而评估狭窄程度。可疑前脑无裂畸形时，可进行 MRI 检查。

【影像学表现】

CT 表现为上颌骨额突凹向中线区，前鼻孔变窄，硬腭前尖后宽呈三角形，可合并单一上颌切牙及前脑无裂畸形（图 2-6-2）。

【诊断要点】

典型的影像学表现结合临床症状可明确诊断。

【鉴别诊断】

本病需要与其他先天性鼻腔阻塞性疾病相鉴别，如后鼻孔闭锁/狭窄、泪囊突出症、鼻腔婴儿性血管瘤等。影像学表现典型，易于鉴别。

第三节　腺样体肥大

【概述】

腺样体又称咽扁桃体或增殖体，为鼻咽部淋巴组织。出生后 6～12 个月开始发育，2～10 岁为增殖旺盛期，10 岁以后萎缩，至成年期大部分消失。腺样体因多次炎症刺激发生病理性增生，称腺样体肥大（adenoid hypertrophy）。多见于儿童，常与慢性扁桃体炎合并存在。

【临床特点】

腺样体位于鼻咽顶、后壁，儿童因鼻咽腔狭小，腺样体肥大常堵塞后鼻孔和咽鼓管咽口，常并发鼻炎和鼻窦炎，可诱发分泌性中耳炎，临床表现为闭塞性鼻音，睡时有鼾声，常张口呼吸，听力减退和耳鸣。

【影像检查技术与优选】

平片为首选检查方法，能基本满足诊断；合并鼻窦炎或中耳炎时，或不能排除其他疾病时，可进行 CT 或 MRI 检查。

【影像学表现】

1. X线　鼻咽顶壁与后壁软组织局限增厚，表面柔软光滑，鼻咽腔变窄（图 2-6-3）。

2. CT　表现为鼻咽顶壁与后壁软组织弥漫性对称性增厚，密度均匀，前缘光滑或呈波浪状，向气腔突入，咽隐窝及咽鼓管咽口隐约可见或显示不清，邻近解剖结构清晰，颅底骨质无破坏。当合并感染时，增厚的鼻咽部表面有较多的低密度分泌物，增强扫描均匀强化。

3. MRI　矢状位可清楚显示鼻咽顶后壁腺样体的肥大程度及鼻咽腔狭窄的程度，腺样体肥大 T_1WI 呈等或略高信号，与黏膜信号等同，T_2WI 呈较高信号。

【诊断要点】

综合影像所见及临床症状和鼻镜检查，诊断不难。

【鉴别诊断】

本病需与咽后间隙脓肿及鼻咽血管纤维瘤鉴别。咽后间隙脓肿与周围组织界限不清，CT 或 MRI 平扫见病灶密度/信号不均匀，增强扫描呈不规则环形强化。鼻咽血管纤维瘤多见于 10 岁以上儿童，瘤体明显强化，常侵犯邻近组织结构，MRI 检查可予以鉴别。

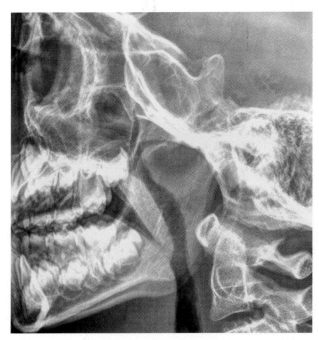

图 2-6-3　腺样体肥大
X 线侧位片示鼻咽顶、后壁软组织增厚，表面柔软光滑，鼻咽腔变窄

第四节　先天性喉蹼

【概述】

先天性喉蹼（congenital laryngeal web）是由喉气管沟的胚胎发育不良引起的一种少见疾病。喉蹼可单独发生，或合并染色体畸形和心血管异常等其他畸形，最常见为染色体 22q11 缺失（腭 - 心 - 面综合征和迪格奥尔格综合征）。

【临床特点】

本病临床表现根据声门狭窄程度而轻重不一，轻者表现为哭闹或发声无力，重者可表现为喘鸣、呼吸窘迫，喘鸣于吸气和呼气时均可闻及，且在活动后加重，可以合并反复性喉气管支气管炎。先天性喉蹼常于生后 1 个月内被发现，也可以至生后数年，这主要取决于临床表现，症状越严重，诊断越早。

【影像检查技术与优选】

喉蹼通常需要直接喉镜确诊，但 CT 扫描 MIP 及 3D 重建技术同样可提供喉蹼位置、厚度及范围等信息。另外，CT 可发现梗阻区以外的结构异常，这些是喉镜无法观察的。

【影像学表现】

本病最常见的表现为喉部厚薄不一的膜性物（图 2-6-4），好发于声门水平的前部，偶尔可发生于声门下或声门上。Cohen 根据声门的狭窄程度，将本病分为 4 型：Ⅰ型喉蹼为厚度均匀的薄膜，累及声门范围 <35%，无声门下受累；Ⅱ型喉蹼较薄或中等厚度，累及声门的 35%～50%；Ⅲ型喉蹼通常前厚后薄，累及声门的 50%～75%；Ⅳ型喉蹼为厚度均匀的厚膜，累及声门的 75%～90%，声带不可辨。Ⅱ～Ⅳ型喉蹼可延伸到声门下，常伴有声门下狭窄。

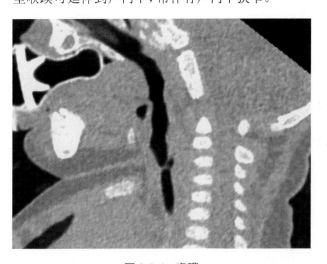

图 2-6-4　喉蹼
CT 矢状位重建图像显示喉部前后走行的膜性物

【诊断要点】

CT 检查需要确定喉蹼累及范围、厚度，观察是否合并声门上、下区及喉部以外结构的异常，以全面观察疾病。

【鉴别诊断】

先天性喉蹼需要与继发性喉蹼相鉴别，后者可见于感染、插管、创伤、反流、喉部手术（特别是激光手术），明确的病史是鉴别诊断的关键。

此外，本病需要与以下引起喉部梗阻的其他原因相鉴别：

1. **喉软化症** 是由于喉软骨和肌肉发育不成熟，而导致喉和咽上结构塌陷，是婴儿期能引起症状的部分上气道阻塞最常见的原因，X 线透视检查可见会厌向下、后弯曲，杓状会厌蹼向前弯曲，导致气道变窄，甚至完全闭塞。

2. **喉闭锁** 为一种少见的先天性致命性畸形，产前超声表现为先天性高位气道阻塞综合征的征象，如双肺体积增大伴回声增强、膈肌低平或倒置、腹腔积液、胎儿水肿和羊水过多。可合并气管食管瘘、食管闭锁、尿路异常、肢体畸形和低位耳等畸形。

3. **声门下狭窄** 可为先天性或继发性，后者常见于长期气管插管患者，X 线透视可见声门下区气道狭窄，不随呼吸运动而变化。

4. **会厌炎** 常由流感嗜血杆菌引起，常见于3～6 岁的学龄前儿童，X 线侧位平片显示会厌显著肿胀、增大，呈"拇指"状，可合并杓状会厌蹼增厚。炎症可累及声门及声门下区，导致气道于正位片呈尖顶或漏斗状表现。

5. **喉气管支气管炎** 多由流感病毒和副流感病毒引起，常见于6 个月～3 岁儿童，临床表现为低热、吸气性喘鸣等，X 线正位平片显示声门下气道侧壁水肿，导致气道变窄呈尖塔状；侧位平片显示咽下气道过度扩张，声门下气道模糊不清。

第五节 喉 气 囊 肿

【概述】

喉气囊肿（laryngocele）又称喉膨出，是喉小囊的异常扩张所致。喉小囊为喉室前庭襞与甲状软骨之间向前上方突入喉壁的囊状隐窝，喉室内压力增大时可导致喉小囊异常扩张充气，进入喉室壁，甚至通过甲状舌骨膜延伸至颈部。

【临床特点】

本病多见于男性，可为先天性或继发性，先天性多见于婴幼儿，继发性多见于年长儿，可能的诱发因素包括吹管乐者、慢性咳嗽等。病变多一侧发生，少数可两侧同时发生。儿童期，常见临床表现包括发音不清、声嘶或无声；气囊肿较大时可有喉鸣音，严重时出现呼吸困难；病变突出于颈部时，表现为胸锁乳突肌前缘可压缩性包块，咳嗽、屏气或做瓦尔萨尔瓦动作时肿块变大，吸气或手压之缩小。

【影像检查技术与优选】

CT 和 MRI 均可以用于本病的检查中，能很好地显示病变的大小、范围、内容物的性质，以及病变对周围结构的影响，对诊断和鉴别诊断非常重要。

【影像学表现】

影像学上，喉气囊肿表现为与喉室相通的含气囊肿，囊壁表面光滑（图 2-6-5）。较大囊肿内可含有液体，形成气液平面。根据位置不同，本病可分为喉内型、喉外型和混合型，以混合型最常见。喉内型喉气囊肿位于喉内；喉外型喉气囊肿位于颈部，病变多自甲状舌骨膜穿出，位于舌骨下胸锁乳突肌前缘；亦可自环甲膜穿出，位于甲状软骨下方。混合型喉气囊肿同时发生于喉内和颈部，二者间可见峡部相连。

【诊断要点】

发生于喉部或颈部，与喉室相通的含气囊肿，为本病最重要的影像学诊断依据，据此可帮助与其他疾病相鉴别。

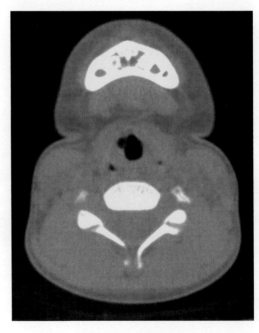

图 2-6-5 喉气囊肿

CT 平扫轴位图像显示喉内右侧与喉室相通的含气囊肿，囊壁表面光滑

【鉴别诊断】

喉内型需要与喉小囊囊肿、会厌谷囊肿相鉴别，这两种疾病分别为喉小囊内、舌底黏液腺阻塞而引起黏液潴留所导致，影像学显示囊内为液体成分可资鉴别。喉外型需要与梨状窝瘘、食管重复畸形囊肿、鳃裂囊肿相鉴别，梨状窝瘘、食管重复畸形囊肿内也可以含有气体成分，鉴别诊断时需要仔细观察病变与喉室、梨状窝及食管的关系；鳃裂囊肿内多为液体成分，且与喉室无直接沟通。

（刘俊刚　王　健）

参 考 文 献

[1] 李丽,满凤媛,王振常,等.先天性后鼻孔闭锁的螺旋CT诊断[J].中外医疗,2013,32(30):36-37

[2] Rajan R, Tunkel DE. Choanal Atresia and Other Neonatal Nasal Anomalies[J]. Clin Perinatol, 2018, 45: 751-767

[3] 国婉华,刘俊刚.新生儿先天性鼻腔阻塞性疾病的影像学表现[J].放射学实践,2013,28(9):906-908

[4] 史雪溶.分析X线影像学检查对儿童腺样体肥大的诊断[J].影像技术,2018,144(3):37-38

[5] 陈俊,彭琲,谭毅.儿童腺样体肥大影像学诊断进展[J].中国临床新医学,2012,5(12):1190-1194

[6] 刘大波,罗仁忠,钟建文,等.婴幼儿喉蹼的诊断与治疗[J].中华耳鼻咽喉头颈外科杂志,2006,41(2):120-122

[7] 陈忠,林云雁,梁长松,等.喉气囊肿的MRI诊断[J].临床放射学杂志,2004,23(12):1037-1039

第七章　下颌骨疾病

第一节　特雷彻·柯林斯综合征

【概述】

特雷彻·柯林斯综合征（Treacher Collins syndrome，TCS）也称下颌颜面发育不全（mandibulofacial dysostosis），在新生儿中的发病率约为 1∶50 000。发生于胚胎期 5～8 周，为第一、第二鳃弓起源结构发育不全所导致，主要累及颅面下 2/3 结构。本病致病基因为 *TCOF1*、*POLR1C*、*POLR1D*，常呈常染色体显性遗传，少数为常染色体隐性遗传。60% 以上患者无家族史，由新生突变引起。

【临床特点】

TCS 临床表现严重程度不等，轻者只有轻微畸形，重者可因气道阻塞而致死，典型特征为眼睑下斜、颧骨下颌骨发育不全和小耳畸形等，其他畸形可表现为上颌骨畸形、腭裂、气道功能障碍、后鼻孔闭锁、舌后坠及牙畸形等。根据临床表现发生率由高到低，可分为：①非常常见特征，睑裂下斜、颧骨发育不全、传导性听力下降和下颌骨发育不全；②常见特征，外耳道闭锁、小耳畸形、下眼睑缺损、面部不对称和发迹过低；③少见特征，呼吸困难、喂食困难、腭裂、后鼻孔狭窄、心脏畸形；④罕见特征，脊柱畸形、肾畸形、小头畸形、智力低下和四肢畸形。

【影像检查技术与优选】

CT 是本病的主要影像学检查方法，能发现颧骨、下颌骨发育不全、外耳道闭锁、小耳畸形、腭裂、后鼻孔狭窄 / 闭锁等畸形，并评估其严重程度，有助于指导临床治疗计划的制订。

【影像学表现】

本病最重要特征为颧骨发育不良或不发育（图 2-7-1a），根据严重程度可分为：Ⅰ级，颧骨形态大致正常，但体积减小，颧弓存在裂缝；Ⅱ级，颧骨发育不良，形态失常，颞骨颧突未发育；Ⅲ级，颧骨严重发育不良，仅见不连续骨片。严重颧骨发育不良可合并颞骨鳞部、上颌骨颧突发育不良，常导致向外下方倾斜，呈卵形。

本病另一较具特征性表现为下颌骨发育不良，下颌体、下颌支短小，下颌体后缩，导致口腔容积减小，舌向后坠，引起后方气道受压变窄。下颌髁突和冠突发育不良甚至不发育，常合并颞下颌关节失常（图 2-7-1b～d）。下颌骨发育不良的严重程度可通过下颌髁突形态、下颌平面角和下颌后缩角来评估，具体见表 2-7-1，其中下颌平面角为下颌髁突最后上点至下颌角最后下点之间的连线与下颌联合最下点至下颌角最后下点之间的连线的夹角，下颌后缩角为垂体窝中心点至额鼻缝最前点之间的连线与下颌联合前缘最凹点至额鼻缝最前点之间的连线的夹角（图 2-7-2）。

颞骨畸形在本病中亦较为常见，表现为耳郭小，或者正常结构完全消失；外耳道狭窄、膜性闭锁或骨性闭锁；中耳鼓室发育不良或缺如，听小骨可有严重畸形（图 2-7-1e、f）。

【诊断要点】

除颧骨、下颌骨及颞骨畸形外，CT 检查时尚需要注意是否合并上颌骨畸形、后鼻孔狭窄 / 闭锁、腭裂及上气道狭窄情况；可疑颅面部以外畸形时，可行相应的影像学检查以明确。

【鉴别诊断】

本病需要与 Nager 综合征、Miller 综合征、半侧颜面短小症相鉴别。Nager 综合征下颌骨发育不良

表 2-7-1　下颌骨发育不良的严重程度分级

	下颌髁突形态	下颌平面角	下颌后缩角
Ⅰ级	正常	<135°	>67°
Ⅱ级	形态正常，体积小	135°～145°	62°～67°
Ⅲ级	明显减小，不位于关节窝内	146°～155°	56°～61°
Ⅳ级	缺如	>155°	<56°

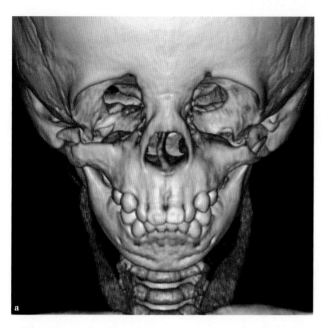

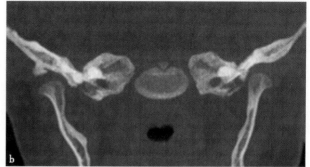

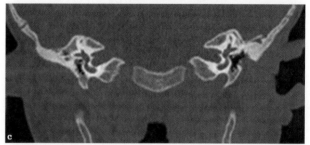

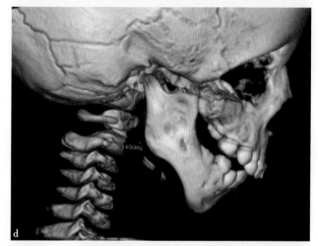

图 2-7-1 特雷彻·柯林斯综合征

a～e. CT 平扫显示双侧颧骨体积小，颧弓部分缺如，双侧下颌支短小，下颌髁突、冠突发育不良，下颌后缩，下颌平面角149°，下颌后缩角67.5°；双侧颞下颌关节窝平浅，关节间隙增宽；f. 右侧外耳道骨性闭锁，左侧外耳道膜性闭锁，双侧中耳鼓室狭小，听小骨畸形

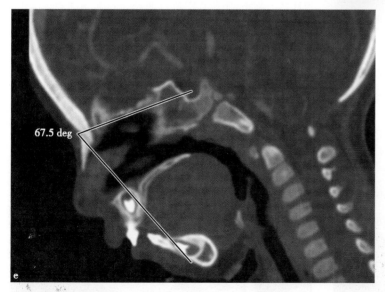

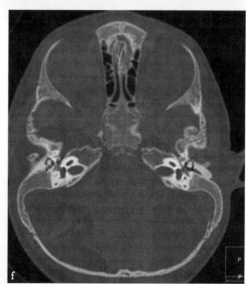

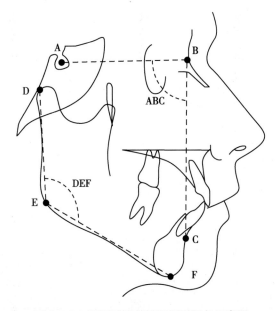

图 2-7-2 下颌后缩角及下颌平面角示意图
∠ABC：下颌后缩角，A. 垂体窝中心点；B. 额鼻缝最前点；
C. 颏联合前缘最凹点；
∠DEF：下颌平面角，D. 下颌髁突最后上点；E. 下颌角
最后下点；F. 下颌联合最下点

通常更重，而下眼睑缺损罕见，且同时合并轴前性肢体畸形，包括桡骨发育不全或缺如、桡尺关节脱位，拇指发育不全或缺如、三指节畸形，短肢畸形（上肢多于下肢）。Miller 综合征可见下眼睑外翻，常合并轴后性肢体畸形，可见四肢 4、5 指（趾）发育不全，伴或不伴尺 / 腓骨发育不全。半侧颜面短小症双侧发生者，特别是合并脊柱畸形者，需要与本病相鉴别，但该病通常两侧畸形严重程度不等。

第二节 半侧颜面短小症

【概述】

半侧颜面短小症（hemifacial microsomia，HFM）是一组面部骨骼、肌肉及神经组织发育不良的总称。

本病多累及起源于第一、第二鳃弓的组织结构，发生率仅次于唇腭裂畸形。

【临床特点】

本病临床表现多样，以下颌骨发育不良和外耳、中耳畸形最常见，其他表现还包括颧 - 眶区发育不良、咀嚼肌、腮腺畸形、颊横裂等，常见的功能缺陷包括听力丧失、面部麻痹和咀嚼肌功能障碍。本病多为单侧发病，少数可双侧发生，双侧发生者两侧发育常不对称。大部分为散发病例，但也有家族性发病的报道。HFM 常合并颅面部以外的畸形，包括中枢神经系统、心血管系统、泌尿生殖系统、肺、胃肠道和骨骼。其中，戈尔登哈尔综合征，又称眼 - 耳 - 椎骨畸形综合征，表现为半侧面部短小、眼球皮样囊肿、脊椎畸形。

【影像检查技术与优选】

CT 为本病的首选检查方法，能显示本病涵盖的面部骨骼、肌肉等多种畸形的特征，并对严重程度进行分级评价，为临床治疗提供客观依据。

【影像学表现】

下颌骨发育不良为本病最具特征性表现之一，轻者表现为下颌髁突轻度扁平，严重者下颌髁突、冠突、下颌支和下颌窝完全不发育（图 2-7-3）。根据下颌支和下颌髁的大致形态，按其发育不良由轻到重的程度，将本病下颌骨畸形分为三级：Ⅰ级，下颌支和下颌髁保留正常的形态特征，仅体积减小；Ⅱ级，下颌支、下颌髁能显示主要构型，体积减小。根据颞下颌关节的结构和功能可分为两个亚级，ⅡA 级，为相对未受累一侧，关节窝的解剖和位置可接受，ⅡB 级，颞下颌关节错位。Ⅲ级，下颌支严重畸形或完全不发育。

耳郭和 / 或耳前畸形为本病的另一基本表现之一。当耳部畸形单独发生时，耳郭畸形如小耳畸形或耳前畸形如皮赘或窦道，可能为本病最轻型的表

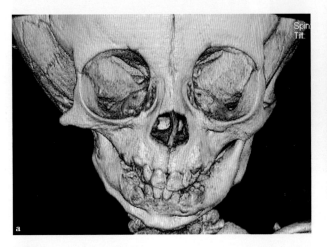

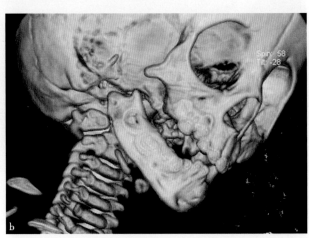

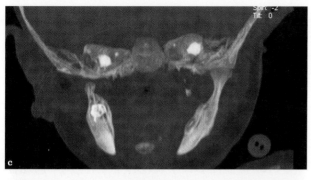
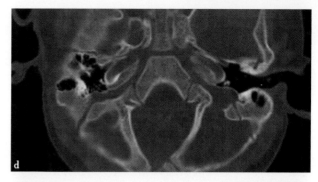
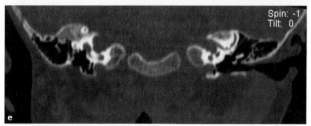
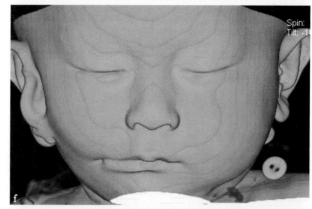
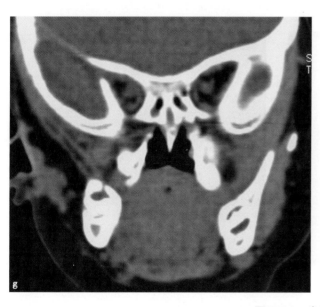
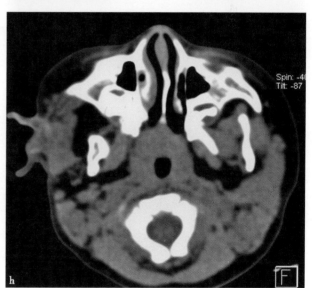

图 2-7-3 半侧颜面短小症

CT 平扫，a～c. 右侧下颌支、髁突、冠突严重发育不良，颧弓部分缺如，颞下颌关节窝平浅；d、e. 右侧外耳道膜性闭锁，鼓室形态异常，听小骨严重发育不良；f. 右侧耳郭畸形，颊横裂；g. 右侧颞肌、咬肌发育不良；h. 翼外肌发育不良，腮腺发育不良，腮腺、耳郭向前移位

现。外耳发育不良包括耳郭结构轻度缺如至完全的耳郭不发育和外耳道闭锁。严重病例，仅见耳郭前下方原始残迹甚至完全缺如。CT 三维重组图像可显示畸形耳郭的形态和位置，同时显示外耳道骨性或膜性闭锁，鼓室、听小骨、乳突发育畸形，面神经颞骨段走行情况。

本病其他表现还包括眼眶移位、减小，颧弓缺如，咀嚼肌、面部表情肌发育不良甚至缺如，腮腺发育不良或异位等。

【诊断要点】

由于本病涵盖面部多种结构畸形，影像学检查时需要仔细观察各部位表现，特别是眼眶、颧弓、面部肌肉及腮腺等结构情况，避免漏诊。

【鉴别诊断】

本病主要与特雷彻•柯林斯综合征相鉴别，后者也可以发生下颌骨及颧骨畸形，但其下颌骨畸形常双侧对称发生，且其最重要特征为颧骨发育不良或不发育。

第三节 皮埃尔·罗班序列征

【概述】

皮埃尔·罗班序列征（Pierre Robin sequence，PRS）又称罗班序列征（Robin sequence），是一组病因复杂、临床表现多样的先天性畸形，其特征为下颌骨发育不全（小颌畸形或颌后缩）、舌后坠及其所致的上气道梗阻，常伴发腭裂。本病可单独发生，但常为许多复杂先天性畸形的一部分，最常见为斯蒂克勒综合征、腭-心-面综合征及特雷彻·柯林斯综合征。

【临床特点】

PRS 多于生后即可被发现，典型表现为小下颌、舌后坠及腭裂等口面部畸形三联征，小下颌以颏部最显著，呈双侧对称性后缩，侧面观呈特殊面容。同时可伴有呼吸困难、喂养困难、胃食管反流、吸入性肺炎等临床症状，部分患儿还出现颅面部、肌肉骨骼、心血管等系统的畸形。

【影像检查技术与优选】

CT 是本病的主要影像学检查方法，可同时观察下颌骨等骨性结构，及气道梗阻和吸入性肺炎等情况，可用于本病的诊断、治疗计划制订及术后评估。

【影像学表现】

PRS 特征性影像学表现为下颌骨短小、后缩伴有内旋、腭裂、舌后坠伴气道狭窄（图2-7-4）。CT 检查可观察下颌支长度、牙胚位置、下牙槽神经孔位置、气道狭窄程度等信息，为手术治疗提供准确的信息。

【诊断要点】

CT 检查时，需要注意是否合并其他颅面部畸形，心血管畸形、脊柱等其他部位畸形，以及需要排除是否存在其他可能引起气道梗阻的原因。

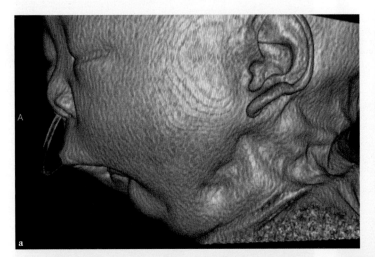
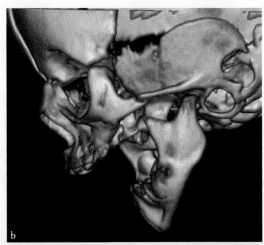
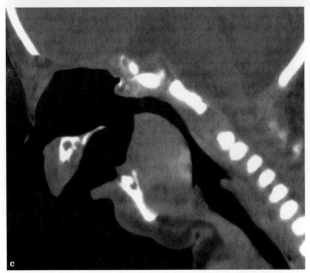
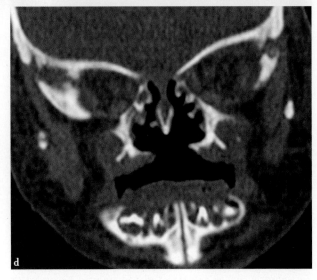

图2-7-4 皮埃尔·罗班序列征
CT平扫。a、b. 双侧下颌短小，下颌后缩；c. 舌后坠，气道变窄；d. 腭裂

【鉴别诊断】

单独发生的皮埃尔·罗班序列征，需要与斯蒂克勒综合征、腭 - 心 - 面综合征及特雷彻·柯林斯综合征等疾病相鉴别，全面影像学检查以发现其他畸形对诊断有帮助，必要时可进行基因检测以确诊。此外，本病需要与其他引起上气道梗阻的疾病相鉴别，包括后鼻孔闭锁、喉蹼等。

第四节　下颌骨骨髓炎

【概述】

下颌骨骨髓炎（osteomyelitis of mandible）在儿童期与成人期不同，多为非牙源性骨髓炎，系由于儿童期下颌骨仅由下牙槽动脉供血，无侧支吻合，细菌易积聚于此，因此儿童期发病者多继发于血源性感染。病变多发生于下颌支及下颌角，部分可呈弥漫性蔓延至下颌体。

【临床特点】

临床查体病变界限不清，局部质硬，表面皮肤色泽正常或稍红肿，有压痛，触诊质硬，合并蜂窝织炎者可及波动感，张口受限。

【影像检查技术与优选】

X 线检查前后组织结构重叠，一般仅能粗略了解骨质破坏程度，难以显示骨膜新生骨范围、软组织受累程度。CT 和 MRI 均能清晰显示下颌骨骨质破坏，骨质硬化及骨膜反应 CT 更具优势，CT 对骨密质的骨质破坏显示较 MRI 理想，而 MRI 可显示脓腔形成及病变周围软组织肿胀情况。

【影像学表现】

1. CT　根据表现可分为骨质溶解破坏型和骨质增生硬化型两种。当儿童抵抗力弱、致病的病原菌毒力强时，容易导致以骨质溶解破坏型为主的儿童下颌骨骨髓炎，CT 可显示低密度骨质破坏区的范围，破坏区是脓液，边界不清，增强扫描不强化；脓肿容易穿通内外层骨密质后在周围软组织内形成脓肿。当儿童的抵抗力强、致病的病原菌毒力弱时，可导致骨质破坏不明显，而以骨质增生硬化为主的儿童颌骨骨髓炎，CT 表现为局部骨质密度增高，CT 检查可以发现很多 X 线片不能发现的散在分布的细小骨质破坏区。儿童下颌骨骨髓炎死骨不常见，常见明显的层状骨膜新生骨。

2. MRI　溶骨性骨质破坏呈 T_1WI 稍低信号，T_2WI 高信号，硬化性骨质破坏 T_1WI 及 T_2WI 均呈低信号（图 2-7-5）。MRI 可清楚显示下颌骨及周围软组织内脓肿，尤其是 DWI 序列可显示脓液扩散受限，脓肿壁环状强化。

【诊断要点】

儿童下颌骨骨髓炎在临床上易被误诊，影像学检查尤为重要。CT 能显示溶骨性或硬化性骨质破坏及骨膜反应，CT 增强及 MRI 可显示脓肿形成，有助于临床鉴别。

【鉴别诊断】

儿童下颌骨骨髓炎注意与下颌骨恶性肿瘤相鉴别，常见的如白血病、神经母细胞瘤骨转移等，CT 增强及 MRI 检查显示无强化脓腔有助鉴别，尤其是 DWI 序列可显示脓液扩散受限。

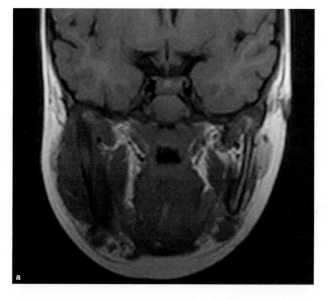

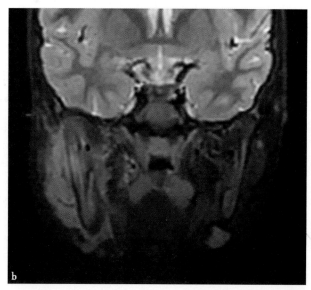

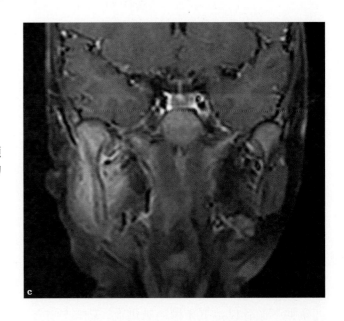

图 2-7-5 下颌骨骨髓炎

下颌骨 MRI，a～c. 冠状位 T_1WI、T_2WI 及增强扫描显示下颌骨右支增粗，髓腔内呈 T_1WI 稍低信号，T_2WI 高信号，不均匀强化，周围软组织肿胀

（刘俊刚 王 健）

参 考 文 献

[1] 柏梅，武兵，谢梓建，等. 临床结合影像学指标对儿童颈前区甲状舌管囊肿诊断准确性研究 [J]. 中国循证儿科杂志，2016，11（2）：104-108

[2] 马洪元，孙雪峰，袁新宇. 儿童甲状舌管囊肿并发感染的 CT 影像特点研究 [J]. 临床放射学杂志，2013，32（8）：1142-1145

[3] 贺宇凡，肖祎炜，尚宁. 鳃裂囊肿的产前超声诊断 [J]. 中国医学影像学杂志，2018，26（11）：879-880

[4] 李玮，石惠. 鳃裂囊肿的 CT 与 MRI 诊断价值探讨 [J]. 疾病监测与控制，2016，10（4）：335-336

[5] Adams A，Mankad K，Offiah C，et al. Branchial cleft anom- alies: a pictorial review of embryological development and spectrum of imaging findings[J]. Insights Imaging, 2016, 7（1）：69-76

[6] 严永青，张玉珍，尹秋凤，等. 儿童颈部异位腺体影像学诊断 [J]. 医学影像学杂志，2018，28（10）：1634-1637

[7] 祁定坤，董永兴. 头颈部毛母质瘤的影像学表现及病理特征 [J]. 中国医学计算机成像杂志，2015，21（5）：510-513

[8] 吴海威，郑家伟. 头颈部脉管畸形循证医学治疗进展 [J]. 中华口腔医学研究杂志（电子版），2016，10（4）：231-237

[9] Huang CM，Huang FL，Chien YL，et al. Deep neck infec- tions in children[J]. J Microbiol Immunol Infect, 2017, 50（5）：627-633

第八章 颈部疾病

第一节 甲状舌管囊肿

【概述】

甲状舌管囊肿（thyroglossal cyst）为儿童期最常见的先天性颈部肿块，系胚胎期甲状舌管残留伴随内衬上皮细胞分泌而形成。囊肿内衬假复层纤毛柱状上皮、复层鳞状上皮等，囊壁内可见黏液腺，可有甲状腺组织，囊内容物多为黏液样或胶冻样物质。

【临床特点】

典型临床表现为逐渐增大的无痛性肿块，多位于颈部中线区，较大时可偏向一侧。囊肿内容物为上皮细胞脱落、液化和炎症反应性产物，并非真正由囊壁分泌。囊肿可随伸舌、吞咽而上下移动。感染后可出现明显疼痛、压痛，破溃后可形成甲状舌管瘘。

【影像检查技术与优选】

超声为首选检查方法，CT 和 MRI 对判断囊肿性质有帮助。

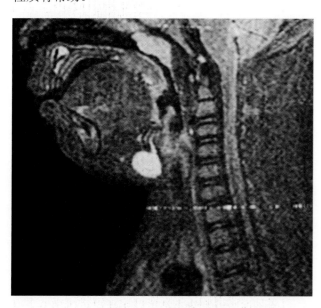

图 2-8-1　甲状舌管囊肿
MRI 矢状位 T_2WI 显示颈前正中区域类圆形高信号病变，并见残存甲状腺舌管与舌根部相连

【影像学表现】

1. CT　囊肿边界清楚，囊壁较薄，囊内容物呈均匀水样密度，舌骨体前缘常可见压迹；囊内容物蛋白成分含量较高时，密度可稍高，增强后囊壁轻度强化。合并感染时，囊壁可毛糙增厚，囊内容物密度增高，增强后囊壁明显强化，常伴有周围皮下组织的炎症反应。

2. MRI　典型表现为均匀长 T_1、长 T_2 信号的囊肿，囊内物蛋白成分含量较高时，T_1WI 呈等信号或稍高信号，T_2WI 为高信号，增强后囊壁轻度强化。有时可见未扩张的残存甲状腺舌管与囊肿相通（图 2-8-1）。合并感染时，囊壁可增厚并明显强化。

【诊断要点】

儿童期颈前中线区肿块，随伸舌、吞咽而上下移动，需要考虑本病可能，影像学表现多能明确诊断。超声可作为首选检查方法；MRI 能更清楚地观察病变范围，为手术彻底切除，避免复发，提供更可靠的依据。

【鉴别诊断】

甲状舌管囊肿需要与鳃裂囊肿、颈前区皮样囊肿、表皮样囊肿鉴别，前者囊肿常偏于一侧，多发生在颈部外侧胸锁乳突肌深部中上 1/3 与颈内外动脉之间，不随吞咽运动。后者以口底和舌下区多见，不随吞咽运动。

第二节 鳃器畸形

【概述】

鳃器畸形（branchial apparatus anomalies）为胚胎发育过程中部分鳃器结构的退化障碍所致，可累及第一至第四鳃弓、鳃沟及其相对应的咽囊。第一鳃器畸形约占 8%，第二鳃器畸形最常见，约占所有鳃器畸形的 90%。第三、第四鳃器畸形则非常少见。根据病变表现可分为囊肿、窦道和瘘，囊肿为边界清晰的充满液体的囊肿,窦道有1个皮肤或深部开口,鳃瘘同时伴有皮肤和深部开口。

【临床特点】

囊肿可发生于任何年龄,以儿童或青少年多见。临床表现为无痛性肿物,质韧,活动性差,常合并反复感染;窦道和瘘有皮肤开口时,可见脓性分泌物溢出。第一鳃器畸形开口于外耳道时,可出现耳溢脓。第四鳃器畸形可合并反复化脓性甲状腺炎。

【影像检查技术与优选】

超声为首选检查方法,MRI对显示囊肿性质有帮助。

【影像学表现】

第一鳃器畸形:根据发生部位,可分为两型,Ⅰ型表现为耳旁囊性肿块或窦道,位于耳郭的前、下或后侧,病变内缘邻近外耳道骨软骨连接部,与外耳道平行走行;Ⅱ型自外耳道向下颌角延伸,主要位于腮腺内或腮腺旁,可向咽旁间隙生长,深部开口位于外耳道骨软骨连接部(图2-8-2)。病变边界清晰,CT呈低密度,MRI呈长T_1、长T_2信号,合并感染时密度、信号多有变化,边缘模糊,增强扫描可见强化,常见周围软组织水肿。

第二鳃器畸形:囊肿最常见,根据发生部位可分为4型:Ⅰ型位置最表浅,沿胸锁乳突肌前缘分布,仅位于颈阔肌深部(图2-8-3);Ⅱ型最常见,位置最典型,位于胸锁乳突肌前缘,颈动脉间隙外侧,下颌角后方;Ⅲ型位于颈内动脉和颈外动脉之间,内

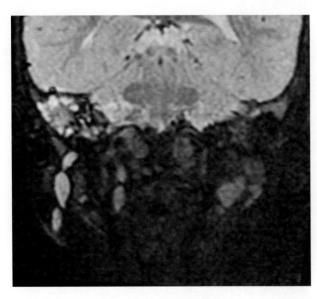

图2-8-2　第一鳃裂囊肿

MRI平扫冠状位脂肪抑制T_2WI显示自右侧外耳道骨软骨连接部向下颌角走行的瘘管,内部呈高信号,壁厚呈低信号,右侧乳突内炎症呈高信号

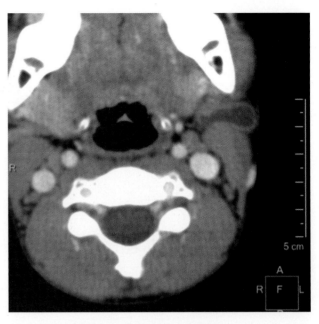

图2-8-3　第二鳃裂囊肿

CT增强扫描显示左侧胸锁乳突肌前缘囊性病变,囊内密度均匀,囊壁轻度强化

侧为咽侧壁;Ⅳ型邻近咽壁。囊肿壁薄,界限清晰,CT呈均匀低密度,MRI呈长T_1、长T_2信号,感染后囊壁可增厚,可见强化。Ⅲ型可见特征性"鸟嘴征",为囊肿进入颈内动脉和颈外动脉之间所致。存在窦道或瘘时,表浅开口位于胸锁乳突肌前缘皮肤,深部开口位于扁桃体窝。

第三、第四鳃器畸形:第三鳃器囊肿多见于上颈部,位于颈后间隙内,颈总动脉或颈内动脉后方,胸锁乳突肌后缘,少数发生于下颈部,位于胸锁乳突肌前缘。存在窦道或瘘时,表浅开口位于颈动脉前部锁骨上皮肤,深部开口位于梨状窝。第四鳃器畸形位于梨状窝至甲状腺之间,绝大多数发生于左侧,常与梨状窝沟通。CT呈均匀低密度,MRI呈长T_1、长T_2信号,感染后囊壁可增厚,可见强化,伴周围软组织肿胀。第四鳃器畸形常伴有甲状腺左叶脓肿,与梨状窝沟通时,X线吞钡造影显示窦道自梨状窝延伸至前下颈部,位于或邻近甲状腺左叶(图2-8-4)。

【诊断要点】

颈部一侧无痛性肿块,或异常皮肤瘘口,合并反复感染时需要考虑到本病可能。起源鳃器不同,发生位置不同,深入理解鳃器结构的胚胎发育,对确定诊断非常重要。

【鉴别诊断】

本病需要与甲状舌管囊肿、淋巴管畸形等相鉴别。甲状舌管囊肿多发生在从口底至甲状腺的颈前

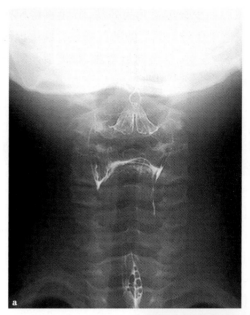
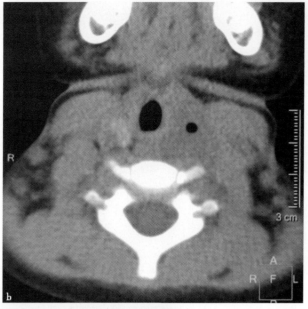
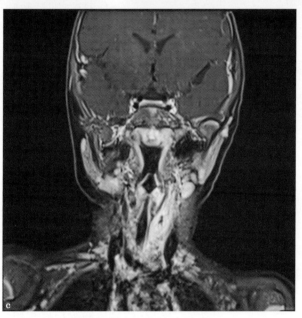

图2-8-4 第四鳃裂囊肿
a. 口服造影剂后，X线片示左侧梨状窝变细、变尖，向下延伸；b. CT平扫显示甲状腺左叶肿胀、密度减低，其内可见含气空腔影；c. MRI增强T_1WI显示自左侧梨状窝向甲状腺左叶延伸的强化病灶，内见含气空腔，气道受压移位

中线区。淋巴管畸形多位于颈后三角区，多房为主，形态不规则，有向周围结构间隙生长的特点。

第三节 异位胸腺

【概述】

异位胸腺（ectopic thymus）为胚胎发育过程中，胸腺自第三咽囊腹侧形成后，向纵隔迁移不完全所致。异位胸腺可以发生在咽部至纵隔的任何部位，多见于甲状腺周围以及颌下腺后方，也可以位于头臂血管之间。由于甲状旁腺与胸腺起源位置相近，胸腺异位常伴随甲状旁腺异位。

【临床特点】

本病临床比较少见，常在婴幼儿期被发现，表现为颈部包块，位置固定，偏于颈前区一侧，左侧更常见，肿块质地较软、无触痛，一般无生长或生长缓慢。

【影像检查技术与优选】

超声为首选检查方法，CT及MRI对判断肿块性质有帮助。

【影像学表现】

1. CT 表现为偏于颈部一侧的肿块，边界清晰，密度均匀，周围血管等正常结构可以受压移位。增强检查肿块均匀强化。前纵隔内可见正常胸腺结构，少数异位胸腺可与纵隔胸腺相延续，呈相等密度。

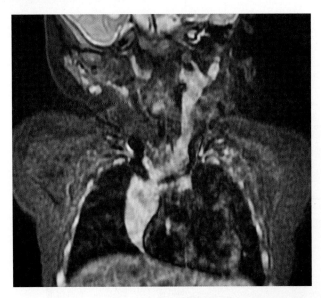

图 2-8-5 左侧颈部异位胸腺

MRI 冠状位 T_2WI 显示左颈部肿物下缘与胸腺相延续,且与胸腺呈相等信号

2. MRI 各序列与正常胸腺信号一致,T_1WI 呈等信号、T_2WI 稍高信号,增强后显示肿物轻度到中度均匀强化(图 2-8-5)。

【诊断要点】

婴幼儿颈部一侧无痛性肿块,特别是位于甲状腺周围以及颌下腺后方,密度或信号特征同纵隔胸腺一致时,要考虑异位胸腺可能,确诊往往依赖病理。

【鉴别诊断】

异位胸腺需要与血管瘤、良恶性淋巴结肿大等疾病相鉴别,血管瘤 CT 或 MRI 增强后呈显著持续性强化,并可见供血动脉和引流静脉;淋巴结肿大常为多发,必要时需要活检证实。

第四节 颈部间隙急性感染性病变

【概述】

颈部间隙急性感染性病变,主要包括急性咽后脓肿(acute retropharyngeal abscess)及急性咽旁脓肿(acute parapharyngeal abscess),典型临床表现为发热、拒食、吞咽困难、咽痛、颈部活动受限、呼吸不畅等症状,可导致喉梗阻、纵隔脓肿、败血症等严重并发症。

【临床特点】

急性咽后脓肿,常见于 3 个月至 3 岁婴幼儿,半数为 1 周岁以内婴儿。绝大多数由于急性上呼吸道感染、颈部及颌下淋巴结炎,循淋巴途径累及咽后间隙淋巴结,产生淋巴结炎,最后破溃入咽后间隙

形成脓肿。少数年长儿为外伤、异物直接损伤咽后壁继发感染所致。咽后脓肿可导致脊柱生理性前凸弧度消失、变直,甚至向后弯曲,极度后凸时导致颈椎半脱位。

急性咽旁间隙感染常继发于鼻咽和口咽部的急性炎症,尤其是扁桃体周围脓肿扩散到咽旁间隙,早期为蜂窝织炎,进而形成脓肿。咽后或咽旁脓肿可向内脏间隙、颈动脉间隙等周围间隙扩散,严重者可蔓延至后纵隔。

【影像检查技术与优选】

CT 和 MRI 可以准确显示咽后、咽旁脓肿的侵及范围,增强检查可以完整显示脓肿壁,脓肿侵及范围,以及对气道和大血管的压迫情况。

【影像学表现】

1. CT 咽后脓肿早期表现为咽后间隙淋巴结肿大,周围脂肪间隙消失;脓肿形成后,表现为水样低密度区,边缘模糊,增强后脓肿壁及周围软组织强化。常伴有占位效应,咽腔变窄,有时脓肿内可见到少量气体。咽旁脓肿早期蜂窝织炎表现为咽旁间隙内脂肪组织密度增高,界限模糊;脓肿形成后,病变内出现低密度区,增强后脓肿壁强化。常伴有明显占位效应,可压迫或侵犯周围结构。

2. MRI 咽后脓肿早期表现为咽后间隙淋巴结肿大,T_1WI 呈等或稍低信号,T_2WI 为稍高信号,周围脂肪水肿;咽旁脓肿早期蜂窝织炎时 T_1WI 呈低信号,T_2WI 为高信号;咽后或咽旁脓肿形成后,T_1WI 呈中等信号,T_2WI 呈等或稍高信号,DWI 呈高信号。脓腔壁在 T_1WI 表现为中等信号,T_2WI 呈略低信号。增强后蜂窝织炎可略有强化,而脓肿壁明显强化(图 2-8-6)。

【诊断要点】

根据患儿临床病史、症状、体征及 CT 或 MRI 增强显示咽后间隙或咽旁脓腔,多能明确诊断。CT 和 MRI 检查能明确感染范围及与周围重要结构的关系。

【鉴别诊断】

急性咽后脓肿需要与腺样体肥大、淋巴瘤、慢性咽后脓肿等相鉴别,腺样体肥大表现为均匀软组织密度或信号,增强后均匀强化;淋巴瘤表现为无痛性淋巴结肿大,常多发;慢性咽后脓肿为结核感染导致,脓肿多位于椎前间隙,可伴有钙化,还可引起相邻椎间隙椎间盘炎和邻近椎体的侵蚀破坏。咽旁脓肿有时需要与鳃裂囊肿、淋巴管畸形合并感染相鉴别,单纯影像学检查鉴别诊断有限,需要结合临床病史及实验室检查。

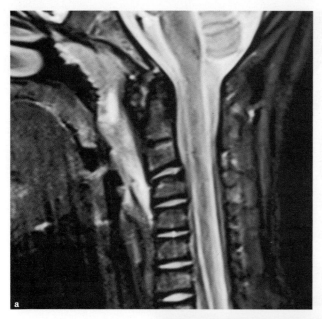
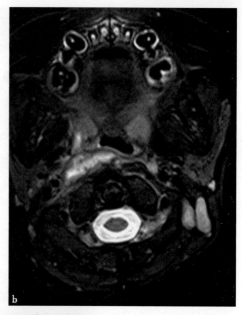
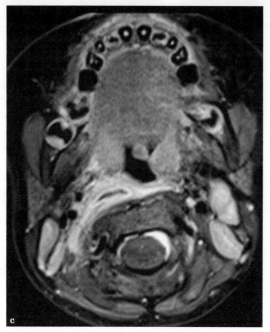

图 2-8-6 急性咽后脓肿

a、b. MRI 平扫 T₂WI 序列显示咽后间隙软组织增厚，信号不均匀增高；c. 轴位增强 T₁WI 显示咽后间隙软组织
明显肿胀，中度强化，其内可见无强化坏死区

第五节 急性腮腺炎

【概述】

急性腮腺炎（acute parotitis）在儿童期常见，金黄色葡萄球菌是最常见病原体，腮腺内淋巴结坏死时可导致脓肿形成，多见于早产儿和免疫缺陷儿童，其中脱水是主要的诱发因素。

【临床特点】

急性腮腺炎临床表现为面部肿胀、疼痛、下颌角区压痛，可以出现发热和白细胞增多。

【影像检查技术与优选】

超声为本病检查的首选方法，其表现可以作为急性腮腺炎的诊断标准。CT 和 MRI 主要用于观察腮腺内脓肿的特征和范围。

【影像学表现】

1. 超声　腮腺弥漫性和不均匀性增大，其内可见局灶性病灶和淋巴结影。这些局灶性病灶内为阻塞腺泡内炎性渗出物和唾液混合物。多普勒超声上可见血管成分增多。

2. CT　腮腺弥漫性密度增高，增强扫描可见无强化的液化坏死成分，脓肿形成时可见环形强化

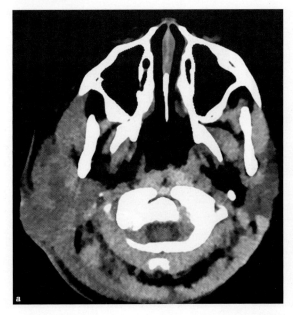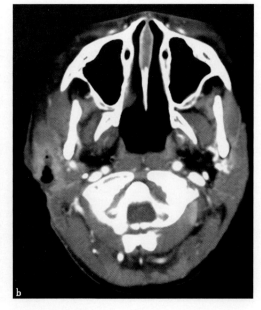

图 2-8-7 急性腮腺炎

a. 术前 CT 平扫显示右侧腮腺肿大,腮腺弥漫性密度不均匀增高,内似见较低密度脓腔形成;b. 脓肿引流术后增强 CT 显示右侧腮腺不均匀强化,脓腔区见气体密度影

(图 2-8-7)。腮腺导管可以由于结石狭窄或淋巴结增大而导致扩张。

3. MRI 腮腺不同程度的增大,且信号不均匀。间质和导管成分相对正常的腮腺而显示不清。病变在 T_1WI 序列呈低信号,在 T_2WI 高于或低于正常的腮腺信号,这主要取决于是水肿还是细胞浸润占优势。可疑脓肿形成时,可以行增强检查。

【诊断要点】

临床表现、病原学检查和影像学表现是诊断的关键。

【鉴别诊断】

本病需要与其他类型的腮腺炎相鉴别。

慢性腮腺炎影像学上表现为腺体萎缩,超声上可见多发细小钙化灶以及低回声灶。MRI 上腮腺呈萎缩样改变,伴有多发小灶性 T_2WI 高信号。

慢性硬化性涎腺炎,也称为 Küttner 瘤或慢性滤泡性涎腺炎,呈自身免疫性疾病特征。影像学上病变边缘清晰,超声上病变呈内部有分隔的囊性表现,增强 CT 上病变相对周围软组织呈轻度强化。MRI 上,病变表现为界限清晰的结节样实性肿块,T_1WI 呈轻度低信号,T_2WI 呈高信号,增强以后呈显著强化。

腮腺结核,常见于肺结核的全身播散。影像学表现类似其他细菌性腮腺炎,结核病灶可以表现为淋巴结坏死,形成腮腺内局灶性脓肿。大多数病例合并双侧多发淋巴结肿大伴钙化。

第六节 头颈部肿瘤

一、婴儿型血管瘤

【概述】

婴儿型血管瘤(infantile hemangioma, IH)为儿童最常见的以血管内皮细胞异常增殖为特征的良性肿瘤,在新生儿中的发病率是 2%~3%。

【临床特点】

本病多在出生后 1~2 周出现,至生后 3 个月时为快速增生期,瘤体迅速增大,颜色鲜红,常伴皮肤隆起,皮温增高。生后 3~8 个月为慢速增生期,瘤体增大速度较前缓慢,多数病变在生后 8~12 个月进入稳定期,停止生长。绝大多数在 1 岁后逐渐消退,消退期约为 3~5 年,甚至更长。婴儿型血管瘤的自然消退率可达 90% 以上。虽然大多可自行消退,但部分瘤体发展迅速,可出现感染、溃疡、坏死、出血,继发畸形、功能障碍等。

【影像检查技术与优选】

CT 和 MRI 对显示肿物与颈部重要大血管关系比较有优势。

【影像学表现】

1. CT 头颈部软组织包块,密度比较均匀,肿物与邻近血管、肌肉界限不清,以压迫周围结构移位为主。增强后肿块呈均匀明显强化，或表现为小叶状强化，小叶间为无强化的纤维分隔。

2. MRI T₁WI 显示与肌肉呈等信号，其内可见高信号的脂肪成分，海绵状血管瘤信号常不均匀。T₂WI 显示肿块信号较肌肉高。增强后可在早期见到明显强化（图 2-8-8）。

【诊断要点】

好发部位结合典型的影像学表现，尤其是强化特征，有助诊断。

【鉴别诊断】

需与淋巴管畸形、畸胎瘤等相鉴别。淋巴管畸形为多房囊性或囊实性肿块，内部以液体成分为主，可合并少量出血，可有轻度强化，而血管瘤为明显强化，这一点有助于鉴别诊断。畸胎瘤内部含有脂肪、钙化成分，容易与血管瘤鉴别。

二、淋巴管畸形

【概述】

淋巴管畸形（lymphatic malformation，LM）是儿童最常见的脉管畸形，是由于淋巴管扩张而形成的先天性畸形，不伴有管腔内皮细胞增生，因此不属于肿瘤。本病形成原因可能是由于淋巴管系统流出管相对或绝对阻塞，导致近端淋巴管积液扩张，继而形成肿块样表现，可分为微囊型、大囊型和混合型。病变内可含有血管成分。

【临床特点】

临床上主要表现为无痛性肿物，质软，生长缓慢。上呼吸道感染或病灶内出血时可短期迅速增大，质地变硬。颈部的病灶可压迫气道引起呼吸窘迫。肿瘤常沿血管肌肉间隙生长，可以广泛累及颈部、胸壁、腋下，甚至可延伸至纵隔。

【影像检查技术与优选】

MRI 显示淋巴管畸形内部的结构、范围以及肿瘤与颈部大血管、甲状腺、纵隔的关系方面较 CT 更具优势。

【影像学表现】

1. CT 一侧颈部血管肌肉间隙内多房囊性肿块，边界清晰，占位效应显著，肿物形状多不规则，上自颅底下至纵隔都可受累。平扫检查肿物呈均匀低密度，如果合并囊内感染或出血，肿物可呈中等密度或高密度。增强后囊壁和囊内分隔呈均匀线状强化，囊肿感染后，囊壁呈不均匀厚壁强化。

2. MRI 依据囊内成分不同，MRI 信号差异较大。囊内液体不合并感染和出血时，囊肿呈均匀长 T₁ 和长 T₂ 信号（图 2-8-9），边界光滑清晰，囊壁菲薄，囊内可见多个分隔影像。囊肿感染后，平扫 MRI 呈等 T₁ 和长 T₂ 信号表现，增强后囊壁呈不均匀厚壁强化。当囊肿出血时，T₁WI 囊内可见短 T₁ 信号，并可见液液平面。

【诊断要点】

好发部位结合典型的影像学表现有助诊断。

【鉴别诊断】

本病应注意与颈部的血管瘤、畸胎瘤鉴别。颈部血管瘤在增强 CT 和 MRI 检查呈明显强化，而淋

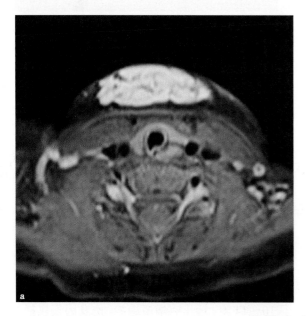
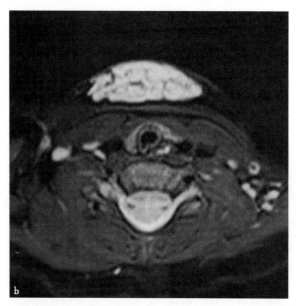

图 2-8-8 颈部血管瘤

a. MRI 平扫轴位 T₂WI 脂肪抑制示颈前部皮下高信号软组织肿块，信号均匀，边界较清晰；b. MRI 增强示病变均匀显著强化

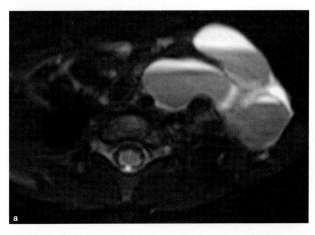
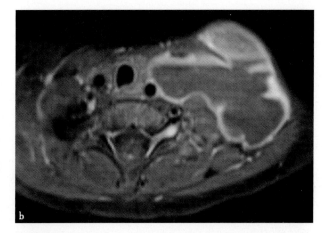

图 2-8-9 淋巴管畸形

a. MRI 平扫 T₂WI 显示左颈根部囊性肿物,向肩部及纵隔内生长,病变界限清晰,其内可见多发液液平面;b. MRI 增强扫描,病变边缘强化,内部成分无强化

巴管畸形一般不强化,感染时囊壁轻度强化。畸胎瘤内部成分混杂,含有脂肪和骨骼成分为其特点,可与淋巴管畸形鉴别。典型影像学表现可资鉴别。

三、钙化上皮瘤

【概述】

钙化上皮瘤(calcifying epithelioma)又称毛母质瘤(pilomatricoma,PM),起源于毛囊的毛基质细胞,常发生于头颈部、躯干和四肢。PM 可发生于任何年龄,但有两个高峰年龄,60% 发生在 20 岁以前。

【临床特点】

临床表现复杂多样,多表现为无痛性皮下肿块或结节,可活动,质硬或韧,表面皮肤正常或呈红色、青紫色,偶见穿破表面皮肤的黄色或白色钙化斑点,继发感染可破溃化脓。

【影像检查技术与优选】

首选 CT 检查,尤其是对钙化显示有助于肿块定性诊断。

【影像学表现】

CT 和 MRI:肿块位于皮肤或皮下脂肪间隙内,与邻近皮肤关系密切;常见钙化或骨化,钙化为砂粒样、结节样、散在的不定形钙化或周边环形钙化;坏死或囊变少见;增强后病灶多为轻至中度强化,强化多均匀(图 2-8-10);瘤周皮下脂肪内可见条纹状影或邻近皮肤水肿增厚,为瘤周慢性炎性反应引起。

【诊断要点】

PM 临床表现多样,误诊率高,若发现位于头颈部皮下边界清楚的肿块,与邻近皮肤关系密切,尤其 CT 检查发现瘤内沙砾样钙化,应考虑到 PM 的诊断。

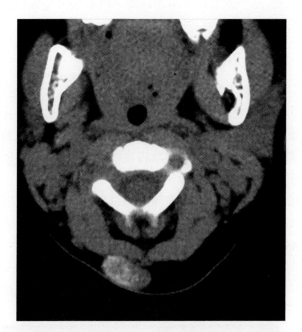

图 2-8-10 钙化上皮瘤

CT 平扫示颈后部皮下脂肪内肿物,贴近皮肤生长,内见沙砾样钙化

【鉴别诊断】

PM 需与皮质腺囊肿、表皮样囊肿或皮样囊肿相鉴别,这些病变多为囊性,内含脂肪密度,增强无或环状强化。

四、甲状腺癌

【概述】

甲状腺癌(thyroid carcinoma)在儿童期多发生于 10~14 岁,近年有增多趋势,诱发因素包括接触放射性物质、长期过量促甲状腺素刺激、内分泌紊乱、遗传因素以及碘的异常摄入等。

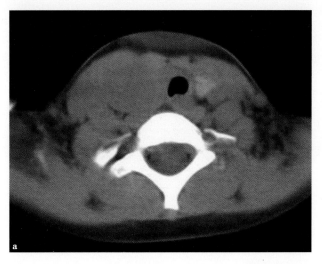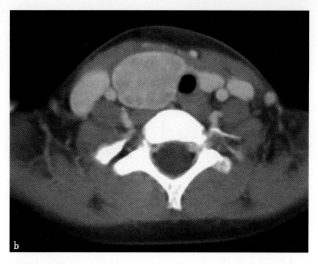

图 2-8-11　甲状腺乳头状癌

a. CT 平扫显示右侧甲状腺区见一等密度类圆形病灶；b. CT 增强扫描显示肿块位于右侧甲状腺，呈不均匀强化

【临床特点】

儿童期，本病最常见的病理类型是乳头状癌，起病较隐匿，发展相对缓慢，临床多以颈前结节或甲状腺肿就诊，可随吞咽而上下移动。发生淋巴结转移时，则在颈部一侧或双侧触及质地较硬的淋巴结。

【影像检查技术与优选】

甲状腺癌首选检查方法为超声，CT、MRI 观察病变内成分对诊断和鉴别诊断有很高的价值。

【影像学表现】

1. CT　甲状腺内低密度结节，单发为主，少数双侧或多发。边界清楚或欠清，密度较均匀，少数可见沙砾样钙化。较大肿瘤可见更低密度的坏死区（图 2-8-11）。也可表现为整个甲状腺弥漫性增大，密度低且不均匀。增强后，病灶强化程度低于正常甲状腺。晚期表现为邻近组织受侵犯，淋巴结转移多见于颈动脉间隙。

2. MRI　肿瘤在 T_1WI 为等或稍低信号，T_2WI 呈稍高信号，信号欠均匀。增强后，病灶强化程度低于正常甲状腺。

【诊断要点】

儿童甲状腺内出现质硬结节，CT 提示结节内含沙砾样钙化或结节中坏死，应考虑有甲状腺癌的可能，如同时伴颈淋巴结肿大者可以明确。

【鉴别诊断】

本病需要与结节性甲状腺肿、甲状腺腺瘤鉴别。结节性甲状腺肿病史长，肿块大，增大的甲状腺可以延伸到胸骨后，甲状腺质地相对较软，随吞咽运动，影像学检查甲状腺密度均匀或见大小不一多个结节，伴形态各异的钙化。甲状腺腺瘤通常表面光滑、质韧、有一定活动度，单从 CT 和 MRI 鉴别有时会有一定困难，必要时需进一步行其他影像学检查。

（刘俊刚　王　健）

参 考 文 献

[1] Esenlik E，Plana NM，Grayson BH，et al. Cephalometric Predictors of Clinical Severity in Treacher Collins Syndrome[J]. Plast Reconstr Surg，2017，140（6）：1240-1249

[2] 张卓，王川，陈军宝，等. 半侧颜面短小畸形的病因学研究进展 [J]. 组织工程与重建外科杂志，2017，13（1）：51-53

[3] 查定军. Goldenhar 综合征 [J]. 临床耳鼻咽喉头颈外科杂志，2018，32（16）：1244-1246

[4] 张晓芸，许天民. 应用锥束计算机体层摄影术评价颅颌面的不对称 [J]. 北京大学学报（医学版），2013，45（1）：156-161

[5] 毛喆，王洪涛，崔颖秋. 皮罗氏序列征的研究进展 [J]. 中华口腔医学研究杂志（电子版），2015，9（2）：166-170

[6] 李光荣，郭斌，张新荣. Pierre-Robin 综合征的 CT 表现及分型 [J]. 中国医学计算机成像杂志，2014，20（6）：544-547

[7] 尚敏，时佳音，李福军. 21 例颌骨骨髓炎 MSCT Dental 技术影像特点分析 [J]. 航空航天医学杂志，2018，29（11）：1299-1302

[8] 孙建宇，王金凤，董振明. 不典型骨髓炎的 X 线、CT 和 MRI 影像对比分析 [J]. 影像研究与医学应用，2018，22：57-58

第三篇

呼吸系统、横膈、纵隔、胸壁及胸腔

第一章　组织学与解剖学

第一节　胚胎发育与生理

一、胚胎发育

肺支气管的生长发育需经历四个阶段：胚胎发生、器官形态生成、分化与生长。按照组织学形态，可分为出生前的胚芽期、假腺管期、小管期、囊形期及生后的肺泡期（表3-1-1）。

胚胎第4周时，原始咽尾端底壁正中出现一纵行沟，称喉气管沟，逐渐加深形成一长形盲囊，称喉气管憩室。喉气管憩室位于食管的腹侧，其上端发育为喉，中段发育为气管，末端膨大形成两个分支，称肺芽，是主支气管和肺的原基。第5周时，肺芽按遗传预定模式迅速生长成树枝状分支，左侧分为两支，右侧分为3支，第24周时达17级左右，分别形成肺叶支气管、段支气管，直至呼吸性细支气管、肺泡管和肺泡囊。第25周时，由毛细支气管盲端扩张形成原始气体交换单位——肺泡。第28周时，肺泡数量增多，肺泡上皮中除Ⅰ型肺泡细胞外，还分化出Ⅱ型肺泡细胞，并开始分泌表面活性物质。此

表3-1-1　肺的胚胎及生后发育

发育阶段	胎龄	主要变化
胚芽期	3～6周	孕21～26天，肺芽生成
假腺管期	6～16周	最初的20级支气管不断发育分支，淋巴管和毛细血管与气道一起生长
小管期	16～26周	呼吸性细支气管开始发育，气道上皮细胞分化，肺泡型上皮细胞开始产生表面活性物质
囊形期	26～36周	原始未成熟肺泡的容积和表面积增加，为气体交换提供了解剖学基础
肺泡期	36周～生后3岁	呼吸道增大，肺泡数量和体积继续增加

时，肺内血液循环系统发育完善，早产的胎儿可进行正常呼吸，能够存活。第37周时，胎儿肺基本发育成熟。

从出生到儿童期的整个阶段，支气管和肺仍在不断发育成熟，呼吸道增大，肺泡体积增加、数量增多，至8～10岁达成人水平。肺腺泡的直径在出生时为1.5～2.0mm，1岁时约2.5mm，2岁时约3.0mm，4岁时2.5～3.5mm，14岁时约6.0mm。次级小叶3个月以下为2～3mm，4岁时5～9mm，14岁时1～2cm。

二、生理

机体与外界环境间的气体交换过程，称为呼吸。通过呼吸，机体从外界环境摄取新陈代谢所需的O_2，排出体内产生的CO_2。因此，呼吸是维持机体新陈代谢和其他功能活动所必需的基本生理过程之一。

在高等动物和人体，呼吸过程由相互衔接并且同时进行的三个环节来完成：肺呼吸或外呼吸，包括肺通气和肺换气；气体在血液中运输；组织呼吸或内呼吸，即组织换气。肺通气是肺与外界环境之间的气体交换过程。实现肺通气的器官组织包括呼吸道、肺泡和胸廓等。呼吸道是连通肺泡与外界环境的气体通道，同时还具有加温、加湿、过滤、清洁吸入气体的作用和引起防御反射等保护功能；而胸廓的节律性呼吸运动则是实现肺通气的动力。肺换气是肺泡与肺毛细血管间的气体交换过程；肺泡、呼吸性细支气管是肺内气体与血液气体进行交换的场所。

胎儿期，肺内充满肺液，防止组织粘连，此时肺无通气及换气功能，O_2的运送和CO_2的排出由胎盘完成；而出生后，随着呼吸的建立，肺立即成为呼吸器官，开始承担通气及换气功能。娩出的胎儿，从宫内至宫外生活，肺由充满肺液"静止"的器官，转变为有节律呼吸运动的充气器官，且接受全部右心

每搏输出量（出生前仅含每搏输出量的 10%），肺血管明显充盈，有利于气体的交换。小儿代谢旺盛，单位体积需氧量高，由于肺、胸廓尚未完全发育，限制每次呼吸量，通过增加呼吸频率来满足代谢需要。年龄愈小，呼吸频率愈快，新生儿可达 40～50 次/min。新生儿及婴儿由于肺泡发育尚未完全成熟、呼吸肌发育不全、胸廓活动范围小，故呼吸功能的储备能力差，患呼吸系统疾病时难以代偿，易发生呼吸功能不全，甚至发生呼吸衰竭。

第二节　解　剖　学

胸部以胸廓骨质及软骨为支架，胸廓外面覆以肌肉、乳腺、筋膜等软组织，内面衬以胸内筋膜构成胸壁。胸壁和下方的横膈共同围成胸腔，横膈为胸腹腔的分界。胸腔的两侧容纳肺和胸膜囊，中部为纵隔，内含心脏和大血管、气管、食管等。

一、气管与支气管

气管（trachea）位于喉与左、右主支气管分叉处的气管杈之间，起自环状软骨下缘（平 C_6 下缘），向下至胸骨角平面，新生儿在 T_3～T_4 胸椎水平，到 10 岁降至 T_5 水平。气管在新生儿长约 2～3cm，至成人时已增加 3 倍以上。

支气管（bronchi）是由气管分出的各级分支，其中一级分支为左、右主支气管。右主支气管与左主支气管的区别：前者短而粗，嵴下角小，走行较陡直，故儿童的支气管异物多见于右侧支气管。有时肺上叶支气管可以由气管直接发出，称气管性支气管，为气道的发育变异。

在肺门处，左、右主支气管分为次级支气管，进入各肺叶，称为肺叶支气管。左肺分上下两叶，故左侧有上叶和下叶支气管；右肺分上、中、下三叶，故右侧有上叶、中叶和下叶支气管。肺叶支气管进入肺叶后，再继续分出第三级支气管，称肺段支气管，其亦是肺段划分的依据。全部各级支气管分支形成树状，称为支气管树。肺段以下支气管分支，依次排列是肺亚段支气管及各级分支，肺小叶细支气管，终末细支气管，呼吸性细支气管，肺泡管（肺囊泡、肺泡）。

儿童气管、支气管的软骨柔软、缺乏弹性组织支撑作用，故其管腔相对狭窄，其内黏膜血管丰富，纤毛运动差，清除力薄弱，故易被感染。婴幼儿气管软骨软弱，可以因为气道插管后出现局部发育障碍，导致气管软骨软化症，形成狭窄；毛细支气管无软骨、平滑肌少，平滑肌在 3 岁以后才发育。

二、肺

儿童肺的基本结构和组成单位与成人相同。肺呈圆锥形，但两肺的外形有差异，右肺宽而短，左肺狭而长。左侧斜裂由后上斜向前下，将左肺分为上、下 2 叶；右肺由斜裂和水平裂将右肺分为上、中、下 3 叶；也有双肺均为 4 个肺叶的报道。肺门是肺与纵隔之间的通道，即支气管、血管、淋巴和神经进出之处。支气管肺段是每一肺段支气管及其分支分布区的全部肺组织的总称。左、右肺分别有 10 个肺段。但有时左肺出现共干肺段支气管，故往往左肺为 8 个肺段（表 3-1-2）。

肺小叶是肺的基本功能单位，也是大体解剖能观察到的最小单位。在 2 岁前仍保留为原始的单房囊形态，6 岁时发育接近成人，7～12 岁发育完善。肺小叶主要分布在肺表面，呈尖端指向肺门，底部朝肺表面的锥体形，大小不一。小叶支气管及伴随的小叶动脉从小叶中心进入。小叶之间有小叶间隔，主要是疏松的结缔组织，其内有小叶静脉和淋巴管分布。小叶支气管又可分出 3～5 支终末细支气管，其支配的范围为初级肺小叶，又称腺泡，由呼吸细支气管、肺泡管、肺泡等组成，均有换气功能。新生儿时直径为 1.5mm，7 岁时为 4mm，成人为 7.5mm。肺泡之间的肺泡孔 2 岁以后才能出现，所以婴儿无侧支通气。

儿童特别是婴幼儿肺的结缔组织丰富，弹性组织发育差，血管丰富，间质发育良好而肺泡数量少，故肺的含血量多而含气量少，因此，易发生感染、肺不张、间质性肺炎及肺气肿。

表 3-1-2　两肺各肺段名称

右肺		左肺	
上叶	尖段（SI）	上叶	上部
	后段（SII）		尖后段（SI+II）
	前段（SIII）		前段（SIII）
中叶	外侧段（SIV）		舌部
	内侧段（SV）		上舌段（SIV）
下叶	背段（SVI）		下舌段（SV）
	内侧底段（SVII）	下叶	背段（SVI）
	前底段（SVIII）		内侧前底段（SVII+VIII）
	外侧底段（SIX）		外侧底段（SIX）
	后底段（SX）		后底段（SX）

三、肺血管

肺动脉（pulmonary artery）为功能性血管，其分支在肺门先位于支气管前方，后转向后方。其在肺内的分支多与支气管分支伴行，直至分支进入肺泡隔，包绕肺泡壁形成肺泡毛细血管网。而肺静脉与支气管的关系不太密切，收集富含氧气的血液后，于两侧各汇成 2 支肺静脉，在两侧气管和肺动脉的前后出肺门汇入左心房。引流相邻两肺段静脉血的段间肺静脉属支可作为肺分段的标志。

左、右侧支气管动脉为营养性血管，通常有 1～4 支，左侧主要起自胸主动脉或主动脉弓，右侧主要来自第 3～5 肋间后动脉。在肺门处支气管动脉分支相互吻合，广泛交通成网。进入肺内后紧密伴随支气管走行，经肺段门进入肺段内，形成 1～3 支肺段支气管动脉，最终在支气管壁的外膜和黏膜下层分别形成滋养支气管的毛细血管网。

四、胸膜

胸膜（pleura）是衬覆于胸壁内面、膈上面及肺表面的一层浆膜。被覆于胸腔各壁内面的称壁胸膜，覆盖于肺表面的称脏胸膜，两层胸膜之间密闭、呈负压的腔隙称胸膜腔。壁、脏胸膜在肺根处互相移行，移行处两层胸膜重叠形成的三角形皱襞称肺韧带。新生儿及婴儿期胸膜腔相对宽大。壁胸膜固定不够坚密，易于伸展，胸膜薄且较易移动。

五、纵隔

纵隔（mediastinum）是两侧纵隔胸膜间全部器官、结构和组织的总称。正常纵隔略偏左，为上窄下宽、前短后长的矢状位。其前界为胸骨、后界为胸段脊柱，两侧为纵隔胸膜，上起于胸廓上口，下止于横膈。纵隔分类方法较多，解剖学常用四分法。

该方法是在胸骨角水平面将纵隔分为上纵隔和下纵隔。下纵隔分为三部分，心包前壁前方与胸骨体之间为前纵隔；心包前、后壁之间称为中纵隔；心包后壁后方与胸段脊柱之间称后纵隔。在儿童，胸腺是纵隔内重要组织结构，位于上纵隔，其质地柔软，不推移压迫邻近结构。正常小儿胸腺大小及形态变异较大，且与年龄及营养状况相关。胸腺厚度随年龄增加而减小，0～10 岁平均厚度约 1.5cm，10～20 岁约 1.0cm，正常不超过 2.0cm。

儿童纵隔相对于成人，在胸腔内占据较大空间，因此肺的扩张易受到纵隔的限制；又因纵隔组织柔软而疏松，故当胸腔大量积液、积气时常易发生纵隔器官的移位而引起心血管功能障碍。

六、胸廓

胸廓形态与肺充气状态、胸壁软组织和骨骼的发育以及呼吸功能有关。新生儿胸廓前后径与横径相仿，肋骨呈水平状，使其呈桶状，随年龄的增长，横径发育快于前后径，1 岁以后胸廓逐渐形成圆锥形。膈位置较高，并且 6 个月龄内左膈高于右膈，随年龄的增长，膈肌逐渐下降，6 个月龄至 1 岁双膈同高，随后，大多数左膈低于右膈。

（何　玲　冯　川）

参 考 文 献

[1] 柳国胜，聂川. 新生儿的呼吸生理特点 [J]. 中华实用儿科临床杂志, 2011, 26（14）: 1067-1072

[2] 孙国强. 实用儿科放射诊断学 [M]. 2 版. 北京: 人民军医出版社, 2011

[3] 叶滨宾. 儿科影像诊断与临床（胸腹卷）[M]. 北京: 人民军医出版社, 2011, 9

[4] 李欣，李明林，杨志勇. 儿童正常胸腺 CT 测量 [J]. 临床放射学杂志, 1995, 14（1）: 50-52

第二章　检查方法及正常影像学表现

第一节　检查方法

一、X线检查及透视

在儿童胸部影像检查中，X线检查简单方便，为儿童胸部疾病的首选检查方法。常规摄正位片，新生儿及婴幼儿摄片多采用仰卧前后位，3岁及以上儿童则采用站立后前位，视病情需要加摄侧位或其他特殊体位。X线检查主要用于健康普查、疾病初诊及病例随访。X线检查多能发现病变的部位，作出初步诊断，部分病例能作出较明确诊断，但由于前后、左右结构的互相重叠，一些软组织重叠较多的部位的病变易漏诊，同时X线的密度分辨率低，难以直接显示纵隔内病变。

透视由于其射线剂量大，且无记录，在儿科检查中不常用。主要用于观察肺、心脏、膈的运动状态，如通过吸气、呼气动态变化观察有无纵隔摆动及吸气心影反常增大，提示气道异物等梗阻性病变。

二、CT检查

CT检查是胸部疾病的主要检查方法，其密度分辨率高，且没有组织重叠，对疾病的检出和诊断要明显优于X线胸片。目前的多层螺旋CT（MSCT）扫描速度快，低剂量CT技术也使辐射剂量大幅降低，使CT检查技术更适用于儿童的胸部检查。CT检查可用于显示肺部病变的分布与数目，鉴别软组织肿块是实性、液性、脂肪性还是血管性，鉴别间质、实质病变及显示肺大疱、肺气肿等细微病变，显示纵隔及肺门淋巴结肿大及钙化，鉴别纵隔内外病变。

（一）常规平扫

一般取仰卧位，两臂自然上举，置于头两侧，以减少肩部及两上肢的伪影。扫描范围应包含肺尖到肋膈角。对年龄较小或不能配合的患儿，扫描前需以药物镇静或熟睡时检查；对于较大的合作患儿，扫描前应进行呼吸训练，可减少运动伪影，提高图像质量。

（二）增强扫描

胸部增强能分辨肺门与纵隔的结构，了解有无淋巴结肿大、纵隔及肺门血管情况，肺部病变的强化形式和血供情况，有利于感染性疾病、先天性疾病、占位性病变等的诊断及鉴别诊断。在儿童，CT血管造影（CTA）通过后处理重建技术还可用于心脏大血管疾病（如先天性心脏病）的诊断。造影剂常选用经肾脏排泄的非离子型造影剂，采用团注法注射，剂量为2.0ml/kg。但肾功能不全的患儿应谨慎使用造影剂或禁用，儿童使用造影剂后的不良反应多与渗透压相关，因此对于小年龄患儿，肝肾功能欠佳的患儿，推荐使用等渗造影剂并合理降低造影剂用量。

（三）高分辨率CT

高分辨率CT（high resolution CT，HRCT）具有良好的空间分辨率，能清楚显示肺部的细微结构如肺小叶、小叶间隔等，主要用于间质性肺疾病、囊性纤维化、支气管扩张、支气管发育异常的观察。主要包括两个内容：即薄的扫描层厚（1.5~2mm）和高空间分辨率算法（骨算法）重建。由于其突出了空间分辨率，密度分辨率较低，故选择的观察窗主要为肺窗，一般不用纵隔窗。多层螺旋CT可以通过一次胸部平扫后，重建出薄层图像观察，能够接近高分辨率CT的空间分辨率，较好的显示肺部的细微结构，而辐射剂量相对较低。

胸部CT检查需要注意X线辐射剂量对患儿的影响，应严格掌握适应证，采用低剂量扫描，减少扫描次数等。近年来，儿童CT低剂量扫描成为国内外关注的焦点，其主要方法是在不影响疾病诊断的前提下，降低管电压、管电流，从而减少辐射剂量，同时也通过迭代算法等新的重建算法保证图像质量。但由于设备的参数不同、采用的重建算法不同、各部位病变及个体的差异,目前儿童低剂量 CT 扫描尚无相关的临床指南和标准,仍处于探索阶段。

三、MRI 检查

MRI 是由不同组织的不同信号强度组成的灰阶图像。在纵隔内流动的血液不发生信号,而脂肪组织信号最强,形成鲜明对比。而肺内主要含气体,信号弱,且有呼吸运动所致的伪影干扰,不易获得清晰且对比度高的图像。因此,纵隔内占位性病变较肺部病变更适合于 MRI 检查。MRI 可多方位成像,对于鉴别纵隔内外病变、肺内外病变、膈上下病变及诊断先天性心脏大血管病变有很大帮助。对纵隔神经源性肿瘤的诊断起着重要作用,能显示肿瘤与周围组织、邻近椎管的关系及肿瘤侵犯范围。

四、超声检查

超声检查主要用于胸膜病变、胸壁肿物、纵隔囊性及实性肿物的鉴别等,协助针刺活检和超声引导下穿刺。有研究表明肺部超声因无辐射、动态检查、操作简单而适于新生儿或儿科重症监护室等重症患者的床旁检查,可用于儿童呼吸窘迫综合征、肺实变、肺间质综合征等肺部疾病的诊断,具有一定的准确性和敏感度,但做出定性诊断比较困难。

五、核素扫描

核素扫描在肺部的应用主要包括肺通气与肺灌注显像,二者常联合用于对肺栓塞的诊断;肺通气显像还可用于评价局部肺通气功能;肺灌注显像还可用于肺血管和血流状况的评价,定量评价肺动脉狭窄手术效果。PET/CT 还可鉴别肺部肿瘤的良恶性。

第二节 正常影像学表现

一、气管、支气管

气管上端起自 $C_6 \sim C_7$ 平面的喉部环状软骨,婴幼儿气管较短,气管分叉大致位于 T_3 水平,随年龄增长气管发育而逐渐下移,至 10 岁大致位于 T_5 水平。新生儿气管软骨发育不完全致气管柔软,易活动,平静呼吸时气管轻微向右侧扭曲为正常生理现象。在 CT 上,婴幼儿气管亦因气管软骨发育不完全呈圆形,10 岁后气管软骨发育较好,气管呈椭圆形或马鞍形。

二、肺门及肺纹理

肺门由肺动静脉、支气管、淋巴组织、神经及其周围结缔组织所构成,X 线胸片上肺门阴影主要为肺动静脉的大分支投影,尤以肺动脉投影为主。儿童期尤其是学龄前期,肺门大小、肺门血管直径与年龄和个体差异有关,目前尚没有统一标准;以儿童自身结构比较能客观判断肺门大小,即右下肺动脉主干直径应大致等于主动脉弓水平气管横径;肺门区血管断面与毗邻气管断面直径相等。肺纹理主要由肺血管投影构成,是从肺门向肺野呈放射状分布的条状致密影,形态类似枯树枝,由内向外逐渐变细,一般不超越肺野中带,外带肺纹理细小见不到。

三、肺野

一般足月新生儿生后 4 小时肺泡充气扩张,X 线胸片上双肺透亮区域为肺野。为了便于描述肺部病变的位置,人为将一侧肺野以第 2、第 4 肋骨前端下缘水平线为界分为上、中、下三野,自肺门向外将肺野纵行平均三等分为内、中、外三带。

四、纵隔

主要由心脏及大血管构成。新生儿右心占优势,心影丰满,心胸比率多大于 50%,其形态受呼吸影响较大而多变,可呈球形。小儿由于胸腺尚未退化,2 岁以内上纵隔多可见到胸腺的投影,其大小个体差异大,年龄越小越明显,透视下其大小可随呼吸改变。胸腺可以呈多种形态,较常见的有帆形或三角形、波浪形及假肿瘤形。

五、横膈

在后前位胸片上左右"横膈"呈内高外低且向上突起的弧形影,轮廓光滑,最高点位于肺中线偏内,其外侧与侧胸壁形成肋膈角,内侧与心脏影形成心膈角。成人在心膈角处常有心包脂肪垫影,在儿童不明显。小婴儿的膈穹隆较平坦,6 个月龄内婴儿由于膈肌菲薄,胃肠道积气显著致腹腔容量相对大于胸腔,两侧横膈位置较高(约平第 8 后肋),且左膈可略高于右膈,随年龄的增长,膈肌逐渐下降,6 个月龄至 1 岁,双膈同高,随后,大多数左膈低于右膈,一般不超过 1 个肋间隙。

六、胸廓

胸廓由骨骼和软组织构成,正常胸廓两侧对称。

骨性结构由 12 对肋骨、1 胸骨、12 个胸椎、双锁骨和双肩胛骨组成。儿童期肋软骨尚未钙化，新生儿肋骨密质呈两条平行白线，中间为较透亮纤细的骨松质结构。婴幼儿期胸廓形态主要与肺充气程度有关，婴幼儿期圆柱形胸廓前后径与横径大致相仿，显示后肋与前肋两者走向近乎水平，前肋位置略低于后肋。年龄增长到 2~3 岁时，后肋从脊柱由水平向外下倾斜，前肋从肋弓由外向内下方倾斜走行，前肋位置明显低于后肋，胸廓由圆柱形逐渐变为卵圆形，横径大于前后径。学龄期后，胸廓与成人相仿。胸骨位于前胸壁上中部，正位胸片上胸骨与脊柱影重叠往往不能显示，斜位及侧位可见。

婴儿由于胸壁软组织较薄，正位胸片上可显示全部胸椎。6 个月后锁骨弯曲逐渐明显，常见中段骨质扭曲系骨干弯曲所致，易误诊为骨折。在仰卧位片上两侧肩胛骨常重叠于上肺野易误认为肺部病变或包裹性积液。胸片显示胸壁软组织内皮下脂肪丰富、组织松软。新生儿及消瘦婴儿有时可见重叠于肺野呈斜直或直线状致密影，是皮肤皱褶重叠于肺野形成的，其特点是延伸至胸廓外，应与气胸等鉴别。学龄期后儿童胸壁软组织则以锁骨上皮肤皱褶、肺尖部胸膜反折伴随阴影为主。女孩乳房发育于两下肺野形成密度稍增高阴影，下缘轮廓不清楚。

(何 玲 冯 川)

参 考 文 献

[1] 孙国强. 实用儿科放射诊断学 [M]. 2 版. 北京：人民军医出版社，2011

[2] 叶滨宾. 儿科影像诊断与临床（胸腹卷）[M]. 北京：人民军医出版社，2011

[3] 张廷熹，吕婕，殷勇，等. 儿童胸部疾病影像诊断 [M]. 北京：科学技术文献出版社，2009

[4] Sun J, Peng Y, Duan X, et al. Image Quality in Children with Low- Radiation Chest CT: Using Adaptive Statistical Iterative Reconstruction and Model-Based Iterative Reconstruction[J]. Plos One, 2014, 9 (5): e96045

[5] 刘芳，岳瑾琢，刘百灵，等. 肺部超声诊断新生儿肺炎的临床应用 [J]. 中华医学超声杂志（电子版），2016，13（12）：898-903

[6] 陈跃，杨吉刚，邵付强，等. 儿科核医学诊疗技术操作规范和临床应用指南 [J]. 中国医学影像技术，2017，33（10）：1591-1595

第一节　气管和支气管发育异常

一、气管支气管软化症

【概述】

气管支气管软化症（tracheobronchomalacia，TBM）是由于气管缺乏应有的软骨硬度和支撑力造成管腔不同程度塌陷的一种病理现象，可以是支气管管腔纵行弹性纤维萎缩或软骨结构破坏所致，吸气相时不明显，呼气相时管腔可塌陷。本病可分为先天性和继发性。先天性 TBM 见于累及软骨的各种综合征或全身性疾病（如 Larsen 综合征、复发性多软骨炎）。先天性 TBM 常与食管闭锁并气管食管瘘（esophageal atresia-tracheoesophageal fistula，EA-TEF）合并发生。继发性 TBM 由于血管环、纵隔肿物持续压迫损伤气道引起，其中气管插管引起最为常见，原因主要是气道压力过高、氧中毒和反复感染等。

【临床特点】

患儿年龄不同，临床表现也不尽相同，轻者无症状，重者可窒息，活动越多强度越大，症状越明显越重，伴发感染时，症状明显加重。小婴儿多有吼喘、发绀、自发性头颈部伸展等，而大龄患儿以慢性咳嗽多见。本病患儿常伴有其他疾病，如先天性心脏病、胃食管反流、气管食管瘘、支气管肺发育不良、神经功能损害、发育迟缓等。

【影像检查技术与优选】

MSCT 的电影（cine）采集可以动态观察在整个呼吸周期中气管管腔的形态变化，是无创性诊断气管支气管软化症的首选影像学检查方法，结合常规胸部增强 CT 扫描序列，可同时观察气道周围是否存在异常血管走行（如血管环、无名动脉压迫、异常起源的血管）、增大的淋巴结或其他纵隔占位性病变。纤维支气管内镜为诊断本病的"金标准"，但其属于有创性检查，尤其对于伴有呼吸窘迫的婴儿损伤较大，而且不能同时观察气道管腔外在的压迫。

【影像学表现】

1. X 线　X 线胸片对于诊断气管软化价值不大。

2. CT　MSCT 的电影（cine）动态图像吸气相可见气管管径扩张，呼气相气管管腔塌陷。同时行胸部 CT 增强扫描，可显示气管周围大血管的起源、走行及与气道的关系，还可显示周围是否存在其他占位性病变（图 3-3-1）。

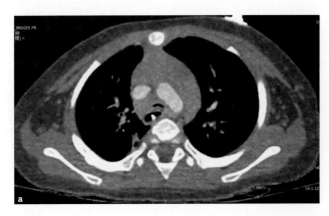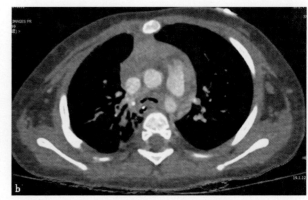

图 3-3-1　气管支气管软化症

女，12 个月，食管闭锁术后，咳嗽，喘憋。a、b. CT 增强轴位像显示胸廓内段气管明显变扁，以隆嵴及双主支气管起始段变扁明显，最扁处前后径线约 1.5mm。食管略不规则扩张，狭窄区纵隔大血管走行未见异常

【诊断要点】

MSCT 的电影（cine）动态图像可以直观显示支气管管腔在整个呼吸周期中的变化，吸气相可见气管管径扩张，呼气相气管管腔塌陷，结合患儿的临床病史和其他影像学资料，如异常血管、占位、心脏增大等，可以进行提示性诊断。

【鉴别诊断】

气管支气管软化症的患儿缺乏特异性临床征象，在纵隔有占位或心脏大血管畸形时，需注意继发性气道软化症。本病的鉴别诊断需考虑气管狭窄及气管内占位。气管狭窄时呼吸周期中气管管径为恒定不变的管径变细，不会出现呼气相的更窄表现。气管占位所致局部气道狭窄为气道局限性病变，无周围异常组织结构，无其他先天性疾病或全身性疾病。需要鉴别的还包括难治性肺炎、原因不明的肺不张、婴幼儿哮喘、毛细支气管炎、反复呼吸道感染、支气管异物等，结合临床病史及实验室相关检查均能鉴别，对于发生在叶及段以下的支气管软化症，CT 影像学很难进行鉴别。

二、气管支气管憩室

【概述】

气管支气管憩室（tracheobronchial diverticula, TBD）是气管或支气管黏膜经薄弱处向腔外类囊样的膨出结构，为良性病变，是一种比较罕见的疾病。多由于胚胎期支气管不完全发育的残余性突起或局部气管软骨环及软骨膜的异常发育和薄弱导致的气管支气管黏膜及黏膜下层透过肌层等向外突出形成憩室。憩室壁结构可与气管壁相仿，含软骨成分，也可缺乏软骨成分，仅为黏膜和黏膜下层组织。气管支气管憩室可为先天性、后天挤压或后天牵引所致，气管憩室合并巨大气管支气管提示为先天性气管支气管憩室。后天挤压型的形成因素包括气道发育薄弱和气腔内压力升高，如肺气肿及慢性剧烈咳嗽等。后天牵引型则是由于局部淋巴腺炎等的粘连和牵拉所致。

气管憩室好发于气管后壁、侧壁、气管软骨与膜部连接处。这些常见位置可能与气管支气管后外侧软骨膜部交界处解剖结构薄弱和声门下方气管上段于开闭气和咳嗽时局部气腔内压较高并瞬间变化剧烈有关，可单发或多发。

【临床特点】

临床可无症状或表现为咳嗽、咳痰等呼吸道感染表现，当憩室自身感染或者继发支气管肺感染时也可出现咯血。

【影像检查技术与优选】

X 线胸片因重叠因素的干扰，对气管支气管憩室的检出率较低。不作为气管支气管憩室的检查方法。CT 因具有较高的空间分辨率，大大提高了气管支气管憩室诊断的准确性，CT 通过后处理重建技术，如最小密度投影（MinIP）、容积再现（VR）、多平面重组（MPR）和 CT 仿真内镜（CTVE）等多种方法对气管支气管憩室进行重建，可以显示憩室的位置、大小及其与周围结构的关系等，尤其对于无临床症状、微小憩室的显示，具有很高的准确性和灵敏性，是目前诊断气管支气管憩室的首选影像学检查方法。

【影像学表现】

气管憩室多为单发，支气管憩室多为多发，典型的影像学表现为纵隔内与气管和支气管紧密毗邻的含气囊性结构，并与气管支气管相互沟通，憩室多以广口与气道相连，小部分气管与囊腔间的通道较为细小（图 3-3-2）。囊腔内可有分房样或蜂窝状分隔或皱褶样结构。若合并感染时可有液体或出现液平面。

【诊断要点】

纵隔内的含气囊袋影，与气管及支气管关系密切，可见憩室与气管或支气管有交通，可见含气通道。如果通道内的气体太少或被分泌物堵塞，可以通过局部气管与含气囊腔形态的特征进行判断，表现为憩室与气管之间含气的蒂状凸起指向对方，可以间接提示憩室来源。

【鉴别诊断】

气管支气管憩室的鉴别诊断需考虑纵隔内含气型支气管重复畸形（支气管囊肿）、局限性纵隔气肿和食管憩室等疾病。支气管囊肿一般比较大、比较圆，呈光整的球形，与气管支气管沟通的开口较细小，而憩室相对较小，多呈不规则形态，与气管支气管壁紧密毗邻，广口相通。纵隔气肿虽然位于纵隔内的气管支气管周围，但其分布在软组织间隙，呈条片状，而非囊状。当气管憩室紧贴食管壁且其内有少许分泌物时与食管憩室鉴别较困难，此时可以通过食管吞钡检查帮助鉴别。气管憩室也要和气管憩室病鉴别，后者是指气管支气管的显著扩张伴反复发作的下呼吸道感染。另外，局限性扩张的食管，特别是与气管支气管较近时容易与气管憩室混淆，这时可以利用三维重建技术对食管进行上下追踪，连续进行观察可以明确是扩张的食管。

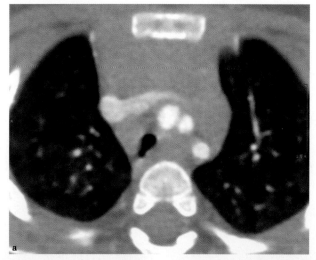

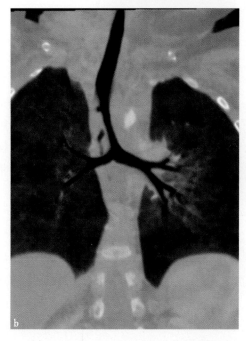
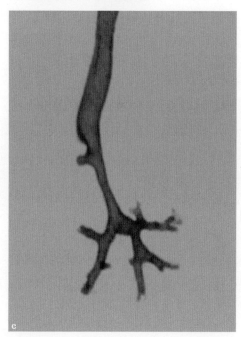

图 3-3-2 气管憩室

女，12 个月。a. CT 增强轴位像示气管于 T_3 水平右后壁局限性盲囊样凸出，纵隔血管未见异常；b、c. 气道 MinIP 图像及气道三维重建图示 $T_2 \sim T_5$ 段气管狭窄，隆嵴位置低，平 T_5 水平，隆嵴角度增大

三、先天性气管瘘

【概述】

先天性气管瘘（congenital tracheal fistula）为气道与体内其他管腔之间存在瘘口，通过瘘口与其他管腔相通，主要包括气管食管瘘（tracheoesophageal fistula，TEF）和支气管胆管瘘（bronchobiliary fistula，BBF）。

（一）TEF

主要与食管闭锁合并发生，系胚胎 3～6 周食管发育空泡期发生障碍，因气管食管间分隔不全而形成。Gross 分型法将其分为 5 种病理类型：Ⅰ 型，食管闭锁无气管食管瘘，通常闭锁两盲端相距较远（＞2 个椎体）；Ⅱ 型，食管闭锁伴近端气管食管瘘；Ⅲ 型，食管闭锁伴远端气管食管瘘；Ⅳ 型，食管闭锁同时伴近端和远端气管食管瘘；Ⅴ 型，无食管闭锁但伴气管食管瘘，又称 H 型。其中 Ⅲ 型最多见，占 90% 以上，按照闭锁两盲端的间距大于或小于 2cm 又可分为 Ⅲa 型和 Ⅲb 型。除 Ⅰ 型食管闭锁，余类型食管闭锁均伴有气管食管瘘。瘘口多位于主气管、气管隆嵴以及左右主支气管近段。

（二）BBF

少见，是由于胚胎时期发育异常的支气管芽与发育异常的胆管之间沟通而形成，瘘口常位于右主支气管近段，大多瘘向左肝管。常在生后 6 个月之内发现，也可在成人发现。

【临床特点】

气管食管瘘临床表现有流涎过多、吞咽困难、喂养时出现窒息、呛咳、发绀、进行性呼吸困难。支气管胆管瘘特征性的临床表现为患儿咳出绿色黏液样物质，可伴有反复吸入性肺炎。

【影像检查技术与优选】

X 线胸片、食管造影及胸部 CT 对食管闭锁并气管食管瘘的诊断和并发及继发病变的评估均有价值，不可或缺。气管造影及腹部 CT 对支气管胆管瘘的诊断具有重要价值。

【影像学表现】

1. **气管食管瘘**

（1）X 线片及食管造影：TEF 各种类型有不同的 X 线表现。胸腹联合位片可以观察含气盲袋影及肠道充气影两项影像学表现，含气盲袋影见于 I～IV 型食管闭锁，肠道充气影见于 III～V 型，食管鼻饲管反折影可以判断近侧闭锁段位置。同时胸片可以显示是否存在肺炎。术前仅凭 X 线片诊断难以满足临床需要，故需要碘造影剂进行食管造影，观察病变

食管是否存在气管食管瘘及瘘口位置。食管造影结合 X 线胸腹联合位片可对各型食管闭锁进行显示及鉴别（图 3-3-3）。

（2）CT：CT MIP 图像能清晰显示食管形态、气管形态、闭锁位置，还有利于闭锁两端距离的测量，瘘口周围的气管及食管会失去正常的轮廓和形态，但如果食管气体充盈不饱满，则瘘口的位置显示不明确。但 CT 对患儿伴发的其他畸形和肺内病变显示良好，部分病例合并一侧或叶、段的支气管缺如或肺发育不全。

2. **支气管胆管瘘** 虽然胆囊内可出现气体，但婴儿通常小肠淤张含气，因此常规腹部平片不能清晰显示，腹部 CT 可看到胆囊内气体密度。对于支气管 - 胆管系统异常窦道的显示，支气管造影术或胆管造影术具有较高灵敏度。

【诊断要点】

气管食管瘘 I 型、II 型可见盲袋影，肠管无含气，食管造影可进行鉴别。III、IV 型可见盲袋影，肠管含气，食管造影 III 型无气管食管瘘；食管造影 IV 型可见气管食管瘘。V 型无盲袋影，肠管含气，食管造影可见气管食管瘘。

支气管胆管瘘腹部 CT 可见胆囊内气体密度。支气管造影术或胆管造影术可显示支气管 - 胆管系统异常窦道。

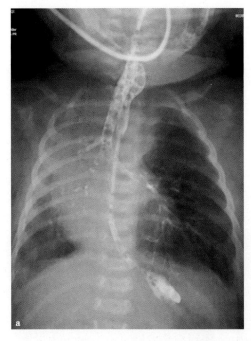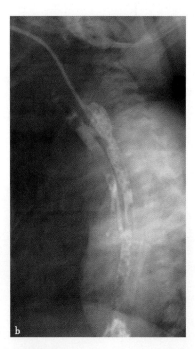

图 3-3-3 V 型食管闭锁 气管食管瘘

男，15 天，生后吐沫，发热。a、b. 食管造影显示造影剂经瘘口进入前方气管管腔内，瘘口位于 C_6～C_7 水平，侧位观瘘管上下径约 5mm。右肺上叶实变

四、先天性气管狭窄

【概述】

先天性气管狭窄（congenital tracheal stenosis，CTS）为胚胎发育过程中气管软骨环或纤维组织发育异常引起。依据受累组织结构不同，分为两类，一类为气管软骨环发育过度，形成完全性气管软骨环引起气管狭窄，另一类是气管纤维性狭窄或闭锁，可伴有气管内隔膜（气管蹼）。CTS几乎均合并其他畸形或见于各种综合征。依据受累气管范围，分为局限性和弥漫性，气管狭窄长度占气管全长50%以下者可为局限性或节段性，狭窄长度占气管全长50%以上者称为弥漫性。局限性狭窄也可由邻近气管支气管的心脏大血管畸形如血管环压迫引起。狭窄段可呈均匀性、漏斗形、沙漏形或不规则形。

【临床特点】

常于1岁内出现症状。表现为生后呼吸困难、呼气性哮鸣、持续喘憋、呼吸窘迫等。先天性气管狭窄常与其他先天性异常并存，如气管性支气管、气管软化、肺发育不良、气管食管瘘、骨骼异常、左肺动脉吊带等心血管异常及唐氏综合征等。迷走血管、左肺动脉悬吊征（pulmonary sling）等心脏大血管畸形常伴随环形气管软骨或气管狭窄软化，因此纠正畸形血管后通气障碍征象仍持续不消失。骨发育异常伴随的气管狭窄，表现为气管扁平（黏多糖病可波及会厌、喉及声门上区以及支气管）、短气管、气管支气管分支异常和软骨环异常。

【影像检查技术与优选】

X线胸片受纵隔组织重叠的影响，不能清晰显示气管支气管形态。MSCT检查结合图像后处理技术包括MPR、VR、MinIP对本病具有准确价值。

【影像学表现】

胸部CT轴位图像可观察到病变段气管内径变小，MPR及三维重建图像可清晰显示气管、1～3级支气管形态，并测量狭窄段的长度及管腔径线，气管内隔膜存在时，也可以明确显示。主支气管狭窄可引起患侧肺充气过度、肺透过度增高，肺叶支气管狭窄可引起患侧肺叶反复性肺炎，CT均可以准确诊断。同时观察狭窄段的形态及与邻近组织结构的关系，怀疑心脏大血管畸形的患儿应行增强CT检查，用多种三维重建方法显示气道狭窄与大血管畸形的关系（图3-3-4）。

【诊断要点】

气管局限性和弥漫性狭窄，狭窄段管壁僵直，可呈均匀性、漏斗形、沙漏形或不规则形狭窄。有时可见气管隔膜。

【鉴别诊断】

本病需与获得性气管狭窄相鉴别，后者包括先天性心脏病术后、长期气管插管引起内膜瘢痕增生及气道异物，应仔细询问病史加以鉴别。

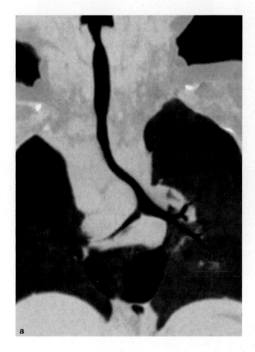
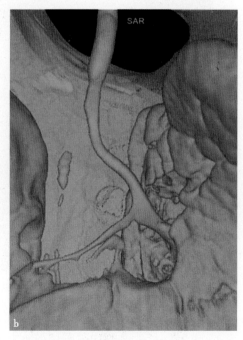

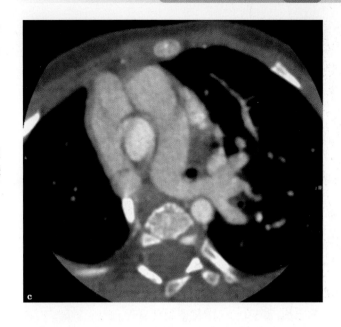

图 3-3-4　先天性气管狭窄
a、b. CT 冠状位 MinIP 像及气道重建可见胸内段气管明显细，并向左偏曲；c. 增强轴位像可见肺动脉吊带推移及环绕气管，局部气管向左移位并变窄

五、巨气管支气管症

【概述】

巨气管支气管症（tracheobroncho-megaly）又称 Mounier-Kuhn 综合征，本病少见，有学者认为本病是一种常染色体隐性遗传疾病。构成气管支气管管壁的纵形弹性纤维和平滑肌的缺失或萎陷，进而导致气管和主支气管管腔显著扩张，表现为气管软骨环间气管壁憩室样外凸，扩张的气管横径可超过 3cm，左、右主支气管横径可分别超过 2.3cm 和 2.4cm。本病男性好发，男女发病比例为 9∶1，大多在 40～50 岁发现，儿童期较少见。

【临床特点】

气管支气管管腔持续扩张、管壁纤薄，加之同时存在咳嗽反射和黏液纤毛防御机制的损害，可导致黏液积聚、继发肺炎，反复感染可导致肺纤维化的发生。临床表现为反复肺部感染、过量痰液咳出、咯血或呼吸困难。

【影像检查技术与优选】

由于巨气管支气管主要发生于大气道，受纵隔组织充填显影的遮挡，X 线胸片诊断的灵敏性不高，目前使用胸部 CT 进行巨气管支气管症的诊断。

【影像学表现】

CT 轴位图像可观察到气管及左右主支气管横径明显增宽，管壁变薄，多平面重建及气道三维重组可观察到气管软骨环之间气管壁形成多发小憩室外凸，易发生于气管后侧壁。气管横径超过 3cm，左、右主支气管横径分别超过 2.3cm 和 2.4cm 可诊断本病。CT 可同时观察到伴发的肺炎、支气管扩张和纤维化等病变。如果使用 CT cine 序列进行扫描，可观察整个呼吸周期气管管腔随呼吸运动的改变，吸气时管径增宽，呼气时管壁塌陷。

【诊断要点】

气管及左右主支气管横径明显增宽、管壁变薄，气管软骨环之间气管壁形成多发小憩室外凸，气管横径超过 3cm，左、右主支气管横径分别超过 2.3cm 和 2.4cm，CT cine 序列可见吸气时管径增宽，呼气时管壁塌陷。

【鉴别诊断】

本病的鉴别诊断需考虑支气管扩张类疾病。支气管扩张常发生在 3～6 级支气管，本病的支气管扩张发生在气管及左右主支气管，易于鉴别。

六、气管性支气管

【概述】

气管性支气管（tracheal bronchus，TB）是指叶、段支气管起源位置异常，直接起源于隆凸上 2cm 以内的主气管管壁。通常为单侧性，多为右肺上叶的叶支气管，段支气管或额外段支气管起自气管右侧壁。左侧气管性支气管及双侧气管性支气管罕见。气管性支气管分为异位型和额外型两种，正常的右肺上叶支气管及段支气管起源异常，称为异位型；右上叶支气管尖、前、后段支气管均存在的情况下，此时起源于气管壁的气管性支气管为额外型。异位型较额外型多。TB 发生机制尚不明确。气管性支气管通常伴有其他畸形，如气管食管瘘、各种先心病、脊柱畸形、肋骨畸形等。

【临床特点】

患者通常无症状，或反复肺炎。部分患儿因气管插管后引起肺不张而偶然发现。

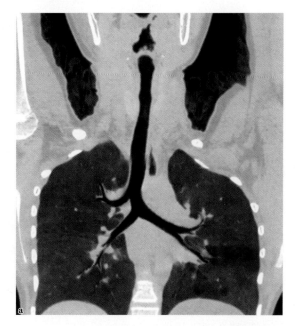
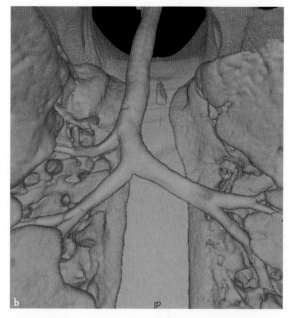

图 3-3-5 气管性支气管

女,10 岁。a、b. CT 冠状位最小密度投影(Min IP)及大气道重建显示右肺上叶支气管起始于气管右侧壁

【影像检查技术与优选】

因气管性支气管管径太细且包绕在肺组织中,X 线胸片诊断价值不大。胸部 CT 扫描是诊断此病的"金标准",通过气道三维重建,包括 MinIP、VR、SSD 技术可清晰显示先天性气管发育异常的具体位置、形态及并发症。同时可观察到扫描范围内存在的其他畸形及双肺内病变。

【影像学表现】

胸部 CT 轴位像表现为气管隆嵴上方气管侧壁发出支气管影,因管径细小,需在薄层图像进行观察,以免遗漏。CT 三维重建包括 MinIP、VR、SSD 及 VB 可见气管隆嵴上方或气管隆嵴旁主气管壁上发出的向外走行的支气管影伸入肺上叶内,通常气管性支气管发生在右肺上叶(图 3-3-5)。

【诊断要点】

隆嵴水平以上主气管侧壁可见异常起源的叶支气管、段支气管或额外段支气管。

【鉴别诊断】

鉴别诊断主要考虑支气管桥。关键点是观察气管分叉及位置,支气管桥具有两个"气管分叉",上方气管分叉位于 T_4 水平,是真正的隆嵴,下方"气管分叉"位于 $T_5 \sim T_6$ 水平,是支气管桥起始处,分叉处位于左侧胸腔,分叉夹角比较大。支气管桥细,管壁僵直,分支进入右肺中叶及下叶,气管性支气管管壁光滑,走行自然。

七、支气管桥

【概述】

支气管桥(bridging bronchus)是一种罕见的气管分支异常,为叶支气管起源异常,以右侧多见。起自于隆嵴的右主支气管仅供右肺上叶通气,右肺中下叶气管起自于左主支气管,其位置一般位于 $T_5 \sim T_6$ 水平,起自于左主支气管右肺中下叶支气管分支前的支气管称为支气管桥。

【临床特点】

患儿常有支气管狭窄,可引起喘息,80% 伴有肺动脉吊带,也有部分患儿无临床症状。支气管桥可伴发左肺动脉吊带、肛门闭锁、胆道缺如。

【影像检查技术与优选】

X 线胸片的诊断价值不大,确诊需要胸部 CT 检查。

【影像学表现】

CT 多平面重建及气道重建可见右主支气管起自于隆嵴,右主支气管仅有右肺上叶支气管分支,供右肺上叶通气。支气管桥于约 $T_5 \sim T_6$ 水平起自左主支气管右壁,向右肺方向走行,分支形成右肺中叶及下叶支气管。支气管桥易伴完全性气管软骨环,致气道狭窄(图 3-3-6)。

【诊断要点】

本病的典型影像学表现为右主支气管仅有右肺上叶支气管分支,仅供应右肺上叶通气,而支气管

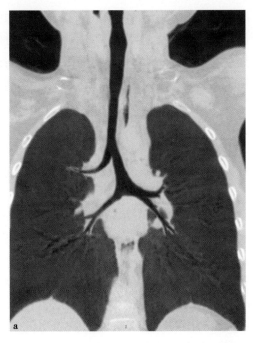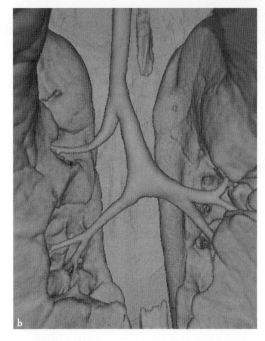

图 3-3-6　支气管桥

男，6 岁。a、b. CT 冠状位最小密度投影（Min IP）及大气道重建显示右上叶支气管略细，隆嵴夹角变小，左主支气管粗大，左主支气管中段发出一支支气管（支气管桥）跨过纵隔向右侧延伸，分布到右肺中叶和下叶

桥在隆嵴下 T_5～T_6 水平，起自于左主支气管右壁，并且形成右肺中、下叶支气管。

【鉴别诊断】

支气管桥需与气管性支气管鉴别，鉴别关键点在于观察异常支气管与隆嵴的位置关系，异常支气管起源于隆嵴水平以上的主气管者为气管性支气管，起源于隆嵴以下左主支气管者为支气管桥，另外还可通过异常支气管分布肺段进行鉴别，气管性支气管的异常支气管供应右肺上叶或某一肺段通气，支气管桥分支形成右肺中叶及下叶支气管，供右肺中叶及下叶肺通气。

第二节　获得性气管支气管异常

一、气管支气管异物

【概述】

气管支气管异物（airway foreign body）可发生在任何年龄，特别好发于 6 个月至 3 岁的儿童。最常见的异物是食物颗粒，多见为花生、瓜子、糖果、蔬菜等，此类异物由于蛋白含量高或糖含量高，可吸收呼吸道分泌物而使自身体积变大，并且刺激呼吸道黏膜引起水肿或形成肉芽组织，使呼吸道管腔进一步狭窄。另一类常见的异物为生活中常使用和玩耍的非有机材料，如硬币、玩具零件、笔帽等，此类异物无活性，对呼吸道黏膜刺激较小，除非体积较大引起呼吸道梗阻被发现，否则可长时间内不被发现。少见的异物还包括恒牙乳牙替换期儿童的牙齿、车祸或意外事故中误吸的泥沙等。误吸的异物按照 X 线透视可视性分为 X 线阳性异物（radio-opaque foreign bodies），如金属、石块、玻璃球、牙齿等，和 X 线阴性异物（radio-parent foreign bodies），如食物颗粒和有机物，如花生、瓜子、糖果、蔬菜等以及木质制品、塑料制品等，一般不容易发现。

气管支气管内异物的存在会对气道产生不同程度、不同方式的梗阻，当异物体积小时，仅造成气道局部狭窄，吸气和呼气气流均可通过，异物体积较大时，可造成局部气道的完全性梗阻。部分异物在气道内形成类活瓣作用，其中呼气性阻塞是呼气时气流不能排出，导致阻塞性肺气肿，吸气性阻塞是吸气时气流不可进入，呼气时气流可呼出，导致阻塞性肺不张。

【临床特点】

气管异物占 4%～13%，67%～80% 异物位于主支气管内。突然发作的窒息是气管异物较为特异的临床表现，也是诊断最为重要的线索。窒息发作、咳嗽、喘息是临床常见的三联症。根据异物吸入的位置和梗阻程度，临床表现多样。中央气道如喉部及声门下异物可引起呼吸困难，位于邻近声带处可导致声嘶、失声、吸气性喘鸣或喉痉挛后继发发绀。体检发现梗阻侧的肺部呼吸音减低，偶尔可听见比较松弛的异物的拍击音。部分患儿以反复发作的肺炎或咯血就诊，对于不能解释的慢性肺部疾病患儿，需警惕是否存在异物吸入。异物的吸入会继发窒息、肺炎、肺不张及支气管扩张等，及时诊断治疗很重要。

【影像检查技术与优选】

常规 X 线胸片及透视检查是急诊筛查的基本方法，但其敏感性及特异性相对较低。CT 特别是后处理重建技术对异物的直接显示、异物所致间接征象及继发肺内病变的显示均具有极高的灵敏性及特异性，并对纤维支气管镜检取异物具有重要的指导意义。

【影像学表现】

1. X 线 X 线胸片及透视是广泛应用的筛检方法，对于 X 线阳性异物可以直接显示异物的形态及位置，对于 X 线阴性的异物，通常通过间接征象进行判断，典型的支气管异物的 X 线胸片间接征象包括单侧肺或单个肺叶的气肿性或含气不良性表现，但阳性率不尽人意。对于临床高度怀疑气道异物者，需行胸部透视检查。

（1）气管内异物：多无异常发现，或表现为双肺对称性呼气性肺气肿、双侧横膈活动幅度变小、心影动态反常（吸气时较呼气时心影变大）。

（2）支气管内异物：以单侧为多，也可发生在双侧，可见支气管阻塞肺段肺气肿或肺不张，吸气时纵隔均向患侧移位，患侧横膈运动度减小，是支气管异物透视的三个重要征象。气管异物存留时间长时，可继发肺部感染、支气管扩张等（图3-3-7）。

2. CT 胸部 CT 扫描 MPR 及 Min IP 重建等多种后处理方法结合运用，可以更准确直观地显示异

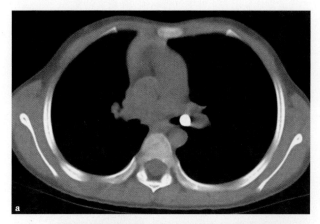
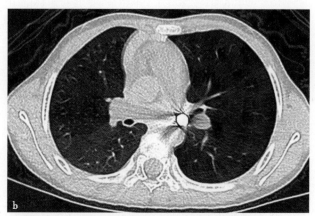
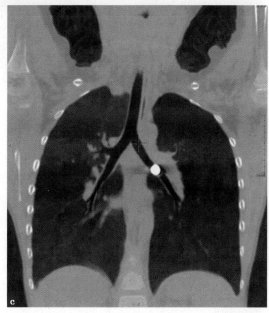
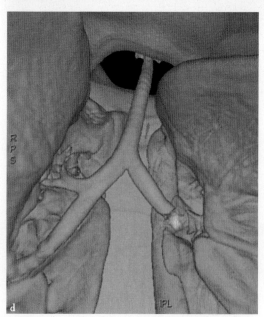

图 3-3-7 支气管异物

男，7 岁，呛咳、异物为钢珠。a、b. CT 平扫轴位像纵隔窗及肺窗，显示左侧胸腔饱满，左肺过度充气，肺野透亮度增高，纵隔心影受推右移，左主支气管内可见圆形金属密度影，径约 10mm；c、d. CT 冠状位最小密度投影（Min IP）及大气道重建像，显示左主支气管内圆形金属密度影

物的位置、形态、密度，异物在气道低密度空腔的衬托下呈高密度影，可为柱状、不规则状、扁片状等，多附于气道管腔的一侧壁，较大者可完全堵塞管腔。这些对纤维支气管镜取异物具有导向性，避免手术的盲目性。同时，CT还可以清晰显示肺野内继发征象如肺气肿、阻塞性肺不张、阻塞性肺炎、支气管扩张等（图3-3-8）。

【诊断要点】

X线胸片诊断的准确性较低，典型病例可表现为单侧肺及单个肺叶的气肿或含气不良，征象缺乏特异性。X线胸透示支气管阻塞肺段肺气肿或肺不张，吸气时纵隔均向患侧移位，患侧横膈运动度减小，是支气管异物透视的三个重要征象。CT直接显示异物，还可以同时显示气管异物的诸多间接征象，如肺气肿、阻塞性肺不张、阻塞性肺炎、支气管扩张等。

【鉴别诊断】

鉴别诊断需与分泌物或痰栓堵塞气道、气道外在压迫（如血管环、肺动脉吊带或纵隔肿物等）鉴别。前者在普通X线检查及CT上均不能与气道异物区分，需要支气管镜检确认；后者行CT检查可鉴别，为明确压迫的原因，可行CT增强检查。另外还需与感染性疾病，如毛细支气管炎及喘息性支气管炎，肺发育不良相鉴别，毛细支气管炎及喘息性支气管炎存在感染病史，透视下肺容积可随呼吸时相的变化而变化。肺发育不良肺叶或肺段容积小，透亮度较正常肺高，透视下其透光度和容积随呼吸时相的变化而变化，无纵隔摆动。

二、支气管扩张

【概述】

支气管扩张（bronchiectasis）是由于支气管壁弹性纤维、肌肉组织或软骨发育障碍或持续性炎症遭受破坏，导致的局部支气管树的不可逆性扩张。支气管扩张主要发生在肺段及以下支气管，一般发生在3～6级支气管，下叶多于上叶。先天性支气管扩

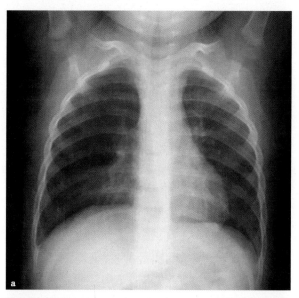

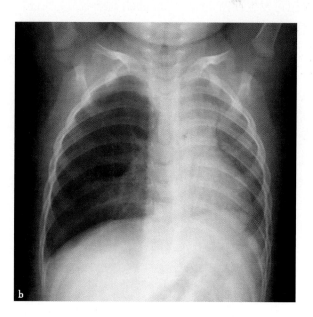

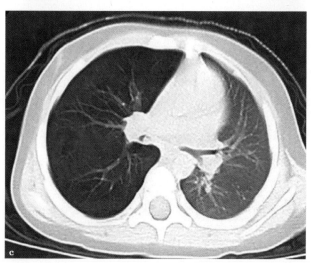

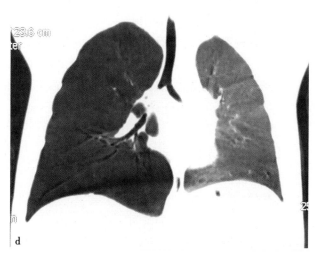

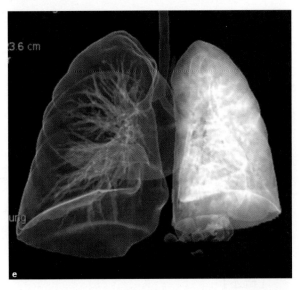 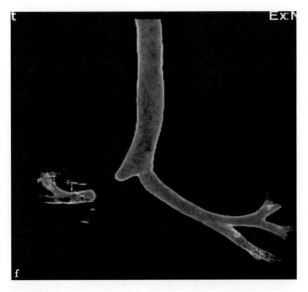

图 3-3-8 支气管异物

男,11 个月,呛咳、呼吸困难 3 小时。患儿晚餐喂食坚果,突然剧烈咳嗽,呼吸困难伴颜面青紫。查体右肺呼吸音减低。
a. 胸部 X 线片吸气相,见右肺透亮度增高,肺纹理稀疏;b. 呼气相,见心影纵隔移向左侧,右肺过度充气,肺纹理稀疏,右侧膈面低平;c. CT 轴位见右肺透亮度增高,肺纹理稀疏。右主支气管内高密度影;d. 冠状位 Min IP 重建可见右肺饱满,过度充气,右主支气管内异物堵塞气道;e. VR 重建见右肺过度充气;f. 气道重建可见右主支气管中断

张也可发生在 Williams-Campbell 综合征(支气管软骨缺失 - 支气管扩张综合征)、纤毛不动综合征(内脏反位、鼻窦炎、支气管扩张)、低丙种球蛋白血症等患儿,部分伴局部肺不发育或发育不全,镜下支气管黏膜完整。后天性者常继发于病毒和 / 或细菌性肺炎,如麻疹肺炎、百日咳、腺病毒性肺炎、结核或各种支气管阻塞病变(异物、肉芽肿)等,感染和阻塞、肺不张使支气管壁破坏,管腔扩张,管壁增厚。支气管扩张也可发生在慢性梗阻性支气管病变的患儿。随着对抗麻疹、百日咳有效的抗生素和疫苗的广泛应用,本病在儿童中的发生率大大降低。支气管扩张症不包含肺炎或肺不张导致的一过性支气管管腔扩张。

【临床特点】

临床表现包括慢性咳嗽、反复呼吸道感染、喘息、咯血及咳大量脓痰、杵状指。

【影像检查技术与优选】

MSCT 是诊断支气管扩张症的最佳无创性检查方法,可以多平面重建图像,多角度直接显示支气管扩张的形态、分布和位置。胸部平片对支气管扩张症的诊断无特异性,仅作为门诊初筛使用。

【影像学表现】

普通感染性病变所致支气管扩张以两肺下叶多见,结核感染性支气管扩张与肺结核好发部位一致,多见于上叶后段。支气管扩张按扩张形态分为柱状、静脉曲张状、囊状三种类型,可混合存在。

1. X 线　无特异性。依据病变严重程度不同,X 线胸片可表现为正常、肺纹理增粗紊乱,支气管壁增厚可表现为环状或轨道样阴影,重者可见沿支气管分布的条柱状、卷毛状或蜂窝状、囊状透亮影,继发感染时可见气 - 液平面。如并发黏液有时可见圆形或卵圆形致密结节影,或呈 V 形、Y 形、分支状或带状软组织密度阴影。

2. CT　在肺动脉血管束正常情况下,支气管管径比伴行的同级肺动脉影稍细,当支气管管径增粗,大于或等于伴行的同级肺动脉管径 1.5 倍时,可诊断支气管扩张。对于肺动脉系统异常者,如长期居住在高原地区的人群,其肺动脉较细小,也可表现为伴行支气管管腔的相对扩张,此时不能作出支气管扩张的诊断。因此,不能单纯按照支气管及伴行肺动脉的比例关系判断支气管扩张,需结合心肺大血管病变综合考虑。

典型支气管扩张 CT 表现为病变支气管失去由粗变细的正常移行过程,远端支气管较近端轻度扩张,支气管与之伴随的肺动脉分支于轴向之投影构成所谓"印戒(signet ring)"征(图 3-3-9)。炎症继发性支气管扩张,往往伴有支气管管壁增厚。重度支气管扩张症可见柱状扩张、串珠样扩张,甚至成簇状集中分布,最严重的呈囊状扩张。支气管扩张症患儿易合并气道及肺部感染,囊腔内可见分泌液或脓液,部分充填时可见气 - 液平面。合并肺部感染时,支气管周围见斑片状影或不均匀的大片实变。

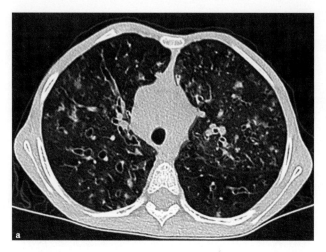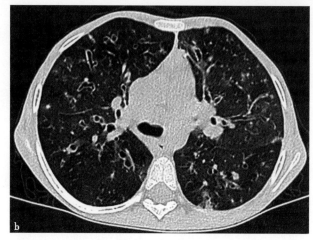

图 3-3-9 支气管扩张

女,7岁,反复发热、咳嗽。a、b. CT 平扫轴位显示双肺弥漫性支气管管腔增粗,管壁增厚,形态不规则。扩张支气管直径明显大于伴行支气管动脉

支气管扩张多为慢性炎症引起,并可继发慢性炎症改变,因此,病程长时,肺组织内可以观察到慢性纤维化改变。支气管扩张合并肺不张时,常为叶或节段性不张,左下叶最常见,实变不张肺野内可见扩张而聚拢的支气管充气影。

【诊断要点】

在肺动脉血管束正常情况下,支气管管径比伴行的同级肺动脉影增粗 1.5 倍,呈"印戒"征,并同时排除肺炎或肺不张导致的一过性支气管腔扩张时即可诊断。通过 CT 的多平面重建图像,可见柱状、串珠样或囊状扩张的支气管,可含气含液。

【鉴别诊断】

支气管扩张症的鉴别诊断需考虑炎症所致的一过性支气管管腔扩张,囊状扩张者需与肺大疱、肺部其他囊性病变等鉴别。一过性支气管管腔扩张可以通过患儿病史及随诊复查进行鉴别,囊性支气管扩张与其他肺囊性病变的鉴别点为是否与近端的支气管相延续,是否有肺血管伴行。

(彭 芸 于 彤)

参 考 文 献

[1] 孙国强. 实用儿科放射诊断学 [M]. 2 版. 北京:人民军医出版社,2011

[2] 孙兵,代华平. 巨气管支气管症三例并文献复习 [J]. 中华结核和呼吸杂志,2011,34(8):600-603

[3] 曹永丽,段晓岷,彭芸,等. 螺旋 CT 扫描在小儿气道异物诊治中的应用价值及适用范围 [J]. 放射学实践,2011,26(02):186-189

第四章 肺 疾 病

第一节 新生儿肺部疾病

一、特发性呼吸窘迫综合征

【概述】

特发性呼吸窘迫综合征（idiopathic respiratory distress syndrome，IRDS）又称为肺透明膜病（hyaline membrane disease，HMD），是一种急危病症。多见于早产儿、剖宫产儿、双胎儿或围产期窒息儿，32周以下、出生体重<1 500g者尤为多见，偶见于足月产儿。由于肺泡Ⅱ型上皮细胞发育不成熟，肺泡表面活性物质合成不足或受抑制，肺泡张力下降，导致进行性呼气性肺泡萎陷和各级支气管过度充气扩张，肺毛细血管内皮细胞和肺毛细支气管黏膜因缺氧和酸中毒受损，黏膜脱落，血浆蛋白渗出，在肺泡终末气道表面形成纤维素性透明膜，影响肺内气体交换，从而导致肺泡Ⅱ型上皮细胞分泌表面活性物质进一步下降，依次恶性循环。

【临床特点】

患儿表现为进行性加重性呼吸困难、青紫、呼气性呻吟、吸气时三凹征及胸廓塌陷等，听诊肺部可闻及湿啰音。通常症状出现于生后2～3小时，也可延迟至8～12小时，症状于18～24小时内加剧。轻者症状于第3天逐渐减轻，重症病例于3天内死亡。常并发各系统疾患，死亡原因与其严重的并发症有关，如动脉导管开放、肺出血、吸入性肺炎或继发感染、支气管肺发育不良等。缺氧缺血性脑病及颅内出血是本病致残的主要原因。肺泡表面活性物质的使用，使IRDS的存活率有了明显提高。

【影像检查技术与优选】

目前X线片检查是该病首选检查方法。首先，特发性呼吸窘迫综合征的X线片表现具有特征性，结合患儿胎龄、生产史、临床表现即可明确诊断。

并且X线片具有简单、方便、快捷、辐射剂量小等特点，可连续摄片观察病情变化。当临床怀疑有严重并发症时，建议CT检查。

【影像学表现】

两肺含气量减少，双肺容积小，胸廓塌陷，早期呈磨玻璃状，由于肺泡性萎陷不张，两肺呈广泛性纤细的网状颗粒影，其密度较淡，边缘清晰，并逐渐融合，肺野透过度降低。因为各级支气管充气正常或过度，因此在萎陷实变的肺泡衬托下显示为自肺门向外围呈放射状充气的支气管影。随病情进展，颗粒斑点融合成大片实变，双肺野呈"白肺"，伴或不伴支气管充气相，心缘、膈面、膈角边界消失（图3-4-1）。

特发性呼吸窘迫综合征的X线表现可分为四期：Ⅰ期：双肺少许肺泡萎陷，X线缺乏特征性，表现为双肺轻度磨玻璃样透亮度减低，双肺散在肺泡萎陷形成的细颗粒影。Ⅱ期：随着萎陷肺泡数量增加，细

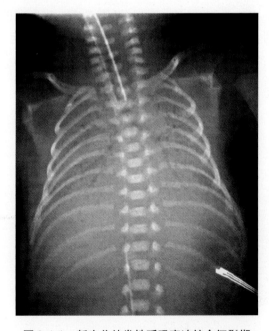

图3-4-1 新生儿特发性呼吸窘迫综合征Ⅳ期

男孩，35周＋早产，胸片正位。双侧胸廓略塌陷，双肺野致密，呈"白肺"，内见支气管充气征，心影、膈面、膈角消失

颗粒影融合呈小斑片状模糊影，表现为双肺容积小，双肺野透光度中度降低，双肺弥漫分布小斑片影，支气管充气征明显。Ⅲ期：双肺大部分肺泡萎陷，表现为双肺容积进一步减小，肺野透过度明显降低，肺内呈大片状实变及不张，实变影内明显支气管充气征。Ⅳ期：肺泡广泛萎陷，血浆渗出，纤维蛋白沉积，同时合并肺水肿、肺出血，双肺透过度普遍减低，双肺野致密，呈"白肺"，段或叶以上支气管充气，心影、膈面、膈角消失。此期是病变发展晚期，患儿病死率高。

【诊断要点】

早产儿伴早期呼吸困难，双肺容积小，肺野透过度降低，两肺呈广泛性纤细的网状颗粒影，弥漫分布斑片影或"白肺"，有明显的支气管充气征，无胸腔积液。

【鉴别诊断】

特发性呼吸窘迫综合征、湿肺综合征、新生儿吸入综合征是新生儿发生呼吸窘迫的常见病因，患儿均为新生儿，肺内影像学表现均有斑片影。因此需要进行鉴别诊断。

1. **湿肺综合征** 可见于任何新生儿，影像学表现的特点是双肺絮片影，为非对称性分布，叶间胸膜影明显和/或胸腔积液，心影大，无颗粒结节影。

2. **新生儿吸入综合征** 常发生于围产期窒息儿，影像学表现为肺容积大，肺气肿明显，小片影及颗粒影密度高，颗粒影大，重者可伴发泡性气肿、间质积气、纵隔积气或气胸。胸膜渗出不多见。

二、早产儿肺

【概述】

早产儿肺（premature lung）也称早产儿未成熟肺，是指胎龄 28～36 周的早产儿，尤其是出生体重 ≤1 500g 者。这类早产儿由于肺组织未发育成熟，处于肺泡囊和早期肺泡形成期，毛细血管和淋巴管发育不良易致肺膨胀不全、肺透明膜病和吸入性肺炎。早产儿肺具有生化和结构两方面不成熟，生化不成熟导致肺泡表面活性物质缺乏，形成肺透明膜病，结构不成熟是肺泡数量和终末细支气管发育不良，肺泡表面与毛细血管网接触不充分，从而影响气体交换。

【临床特点】

患儿无明显呼吸困难，为出生后呼吸音低、呼吸浅快、呼吸暂停、心率缓慢或呼吸节律不整等。肺部听诊有粗、湿啰音。

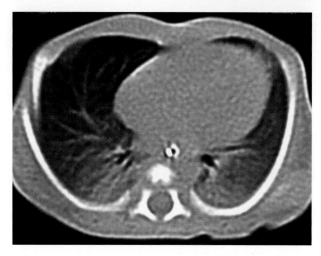

图 3-4-2 早产儿肺

超早产、超低出生体重儿。CT 轴位像可见双肺肺纹理模糊，呈毛玻璃样改变，肺野内可见弥漫性细颗粒影，浅淡片影

【影像检查技术与优选】

胸部 X 线片为诊断本病的首选检查，在评估有无遗留疾患时可行胸部 CT 检查。

【影像学表现】

双肺容积减小，双肺透光度不同程度减低；肺纹理结构不清，呈毛玻璃样改变，无明显支气管充气征；有时双肺野内可见弥漫性细颗粒影，浅淡片影，或肺野内带自肺门向外散射的条索状影，边缘清晰，一般于随访 48 小时内迅速消失（图3-4-2）。

【诊断要点】

双肺容积减小；肺纹理结构不清，无明显支气管充气征；肺内颗粒结节影及条片影，治疗后随访好转明显。

【鉴别诊断】

早产儿肺主要应与Ⅰ期特发性呼吸窘迫综合征相鉴别，早产儿肺无支气管充气征，经间歇给氧等临床干预后肺内 X 线征象可在短期内迅速吸收好转。

三、湿肺综合征

【概述】

湿肺综合征（wet lung syndrome）是新生儿早期呼吸窘迫常见病因之一，多见于足月儿或足月剖宫产儿，也可见于早产儿。为一过性生理功能紊乱。是肺内液体潴留、清除延迟或转运困难引起，与产科因素、孕母状态、特别是分娩方式密切相关，剖宫产儿发病率较高。本病预后好，具有自限性。

正常胎儿出生前肺泡内液体含量 80～110ml，约 30ml/kg，分布于肺泡内和肺间质，经毛细血管及淋巴管转移至肺血管内。分娩时由于产道的挤压，有 20～40ml 肺泡液经支气管、气管由口鼻排出，另外产妇宫缩时，胎儿在分娩过程中受到产道的挤压，致胎儿血液中儿茶酚胺含量增加，儿茶酚胺可抑制肺泡氯离子的活性，使肺液吸收并停止分泌，剖宫产儿既缺乏产道的挤压，又缺乏应激反应，因此易发生湿肺综合征。正常情况下肺液的吸收和转运在出生后数分钟或数小时内即可完成。如剖宫产或分娩异常，经呼吸道肺泡液排出不畅或吸入羊水，致肺泡内液体过多潴留，或肺毛细血管及淋巴管吸收转运障碍，肺泡液不能及时吸收转运，使肺的顺应性下降，造成气体交换受阻，引起呼吸窘迫表现。

【临床特点】

临床表现为出生后短期内出现呼吸急促和发绀，症状出现于生后数小时内，通常为 6 小时内，10 小时左右为高峰，经治疗后 2～3 天后，症状消失。严重者可发展为呼吸窘迫综合征，重症者多见于早产儿。

【影像检查技术与优选】

胸部 X 线片为诊断本病的首选检查，一般无需行 CT 或 MRI 检查。

【影像学表现】

依据肺内病变演变过程，病理学分别表现为肺泡积液、间质积液和肺血管充血三个阶段。胸部 X 线片亦有相应表现。

1. 肺泡积液期　X 线表现为双肺透过度降低，双肺野内可见斑片影，边缘模糊，广泛或局限分布于双肺，大小不等、密度不均匀，病变多分布于下肺野及右肺，常伴有叶间胸膜增厚，心影饱满。

2. 间质积液期　肺液积聚于肺间质和淋巴管内，X 线表现为双肺野内广泛均匀分布的线状、网状密度增高影，边缘模糊，有时可见叶间胸膜增厚、积液和胸腔积液。叶间胸膜增厚以右侧水平裂显示率最高，胸腔积液则于肺野外沿侧胸壁呈带状密度增高影，肋膈角变钝，心影饱满或增大（图 3-4-3）。

3. 肺血管充血期　表现为两肺纹理增粗，边缘锐利，自肺门向周围肺野呈放射状伸展，常为对称性，心影增大。由于部分肺泡代偿性充气过度可造成肺气肿，表现为肺野局限性透亮度增加，膈顶变平。

【诊断要点】

X 线征象早期以肺泡积液为主，随肺液吸收及转运，以间质积液、肺充血为主要表现，肺内表现可为磨玻璃状影至斑片影，边界模糊，双肺分布可不对称，受体位和重力影响较大，多分布在下肺野或右侧肺野，支气管充气征不常见，疾病各阶段均存在不同程度胸膜增厚、积液征象，并心影饱满或增大。

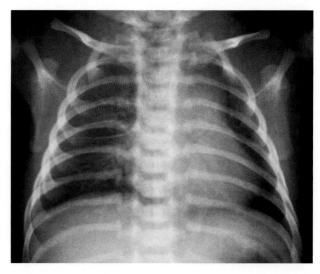

图 3-4-3　湿肺综合征

足月儿，生后 20 小时，出现呼吸困难。胸片正位显示双肺野中内带支气管血管束增粗，右侧水平叶间裂增厚

【鉴别诊断】

虽然理论上影像学分为肺泡积液，间质积液及肺血管充血三个阶段，但患儿多表现为不同阶段病变征象同时叠加出现，鉴别诊断需考虑特发性呼吸窘迫综合征、新生儿吸入综合征。

1. 特发性呼吸窘迫综合征　多发生于早产、剖宫产，双胎和围产窒息儿，影像表现为双肺体积小，肺内病变为弥漫对称性分布，具有细小结节影及斑片影，支气管充气征明显，无胸膜渗出，心影不大。

2. 新生儿吸入综合征　常发生于围产期窒息儿，影像学表现为肺容积大，肺气肿明显，小片影及颗粒影密度高，颗粒影大，重者可伴发泡性气肿、间质积气、纵隔积气或气胸。胸膜渗出不多见。

四、新生儿吸入综合征

【概述】

新生儿吸入综合征（aspiration syndrome of the newborn）是新生儿呼吸困难最常见的原因之一，常发生于围产期宫内窒迫的患儿，由于在分娩过程中产程过长、胎盘早剥或脐带原因影响胎儿血液循环，导致胎儿宫内缺氧，刺激胎儿呼吸中枢，出现喘息样呼吸，致羊水或胎粪吸入，从而产生一系列症状。

根据吸入物不同，新生儿吸入综合征分为单纯的羊水吸入和混有胎粪的羊水吸入两种，以羊水吸入最多见。羊水吸入（amniotic fluid aspiration）多见于剖宫产，吸入的羊水进入肺泡，如羊水滞留于支气管，可造成细支气管阻塞。羊水内水分被肺泡毛细血管吸收，而羊水中的角化细胞、胎脂颗粒则在肺泡腔内形成化学性机械性刺激，但这种细胞和颗粒可以溶解吸收，不留痕迹。胎粪吸入（meconium aspiration）好发于足月儿或过期产儿，由于胎儿发生宫内窘迫或产时窒息排除胎粪、污染羊水，同时宫内缺氧的胎儿出现喘息样呼吸，致使混有胎粪的羊水吸入肺内致病。胎粪所含化学物质可以破坏肺泡表面毛细血管屏障，引起炎症；可以抑制肺表面活性物质活性，使病变肺野不张；胎粪可以滞留在细支气管内造成完全性或不完全性气道阻塞。

【临床特点】

新生儿吸入综合征的临床表现以呼吸道症状为主，包括气促、呼吸困难、发绀、呼气性呻吟、吸气性三凹征、肺部干湿啰音等，同时合并有神经系统症状如意识改变、尖叫、惊厥、凝视、前囟饱满等。单纯的羊水吸入4～5天后，随皮脂和角化细胞溶解吸收，肺内病变好转。有胎粪吸入时，需要1～2周或更长的时间才能好转。

【影像检查技术与优选】

胸部平片为最佳诊断方法，随访复查有助于评估疗效。一般无需行CT和MRI检查，在评估有无后遗症时可行胸部高分辨率CT检查。

【影像学表现】

1. **羊水吸入性肺炎** 轻者表现为双肺纹理增粗，重者表现为程度不等的肺气肿，边界模糊、分布不均匀斑片影，以肺门区或两下肺内侧为重。可伴有肺不张、气胸等。

2. **胎粪吸入性肺炎** 轻者表现为双肺野局灶性肺气肿，重者表现为双肺容积增大，透光度不均匀增高，肋间胸膜膨出，膈影低斜。双肺纹理增粗、毛糙，双肺野散在密度较高、大小不一（直径2～5mm）的结节影和斑片影，边缘清楚或模糊。重者伴弥散或簇状分布的灶性或小泡性气肿。支气管阻塞时，有节段性肺不张。纵隔积气或气胸发生率较高。胸膜反应不多见（图3-4-4）。

【诊断要点】

临床常有围产期宫内窘迫，X线表现为程度不等的肺气肿，轻者局限性分布，重者弥漫气肿改变，以胎粪吸入肺气肿明显。灶性或泡性气肿，间质积气，纵隔积气或气胸亦多见于胎粪吸入性肺炎；单纯羊水吸入表现为斑片影，胎粪吸入为高密度结节影和斑片影；胸膜渗出征象不多见。

【鉴别诊断】

新生儿吸入综合征需要与新生儿感染性肺炎、特发性呼吸窘迫综合征、湿肺综合征及特发性呼吸

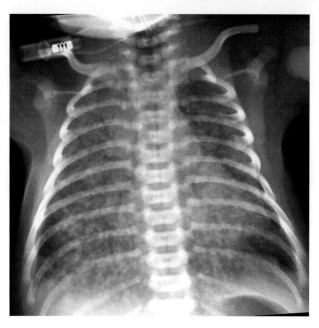

图3-4-4 胎粪吸入综合征
女，足月儿，羊水胎粪污染。胸片正位显示双肺弥漫气肿改变，多发泡性气肿影，可见少许间质积气

窘迫症的肺泡积液期相鉴别。需密切结合患儿生产史及临床表现。肺内气肿样改变及间质积气、纵隔积气或气胸是较为特异的X线征象，可资鉴别。

五、新生儿肺炎

【概述】

新生儿肺炎（neonatal pneumonia）是指生后28天内的新生儿由感染引起的肺炎。早产儿、免疫力低下患儿和先天性心脏病患儿为高发人群。感染可发生在宫内、生产过程或者生后30天内，分为先天性和后天获得性。病原体多为细菌、病毒或原虫等。常见的新生儿肺炎包括衣原体肺炎、宫内TORCH（包括弓形虫、风疹、巨细胞病毒和单纯疱疹病毒）肺炎、先天性肺结核、B族溶血性链球菌肺炎、金黄色葡萄球菌肺炎。医源性肺炎通常由铜绿假单胞菌引起。

【临床特点】

宫内感染往往于出生不久即发病，生后感染多发生于产后3天内，临床表现为非特征性，如拒乳、发热、咳嗽，气促、鼻煽、三凹征、嗜睡或激惹、面色差、体重不增等，也可出现呼吸窘迫。先天性肺结核及宫内B族溶血性链球菌肺炎，还要结合生产史及产妇病史。衣原体肺炎可伴随结膜炎。

【影像检查技术与优选】

X线胸片可作为临床早期诊断和治疗随访的首选检查方法。胸部CT检查可以更详尽了解病变特征，有利于鉴别诊断，并观察治疗疗效。

【影像学表现】

1. **B族溶血性链球菌肺炎** B族溶血性链球菌肺炎表现为双肺透亮度减低，两肺广泛分布磨玻璃影或细颗粒影，影像学表现类似特发性呼吸窘迫综合征，但常见胸腔积液。

2. **金黄色葡萄球菌肺炎** 呼吸道源性金黄色葡萄球菌肺炎以右肺多发，多位于肺野中内带，沿支气管血管束分布；血源性金黄色葡萄球菌肺炎病灶多位于周围肺野，呈结节状。金黄色葡萄球菌肺炎病变进展迅速，易出现脓肿、空洞、肺气囊、包裹性脓气胸等病变。

3. **衣原体肺炎** 表现为两侧胸廓饱满，双肺过度充气，双肺广泛大小不等的结节影、粟粒影、网格影、斑片影，少见磨玻璃影。肺内病变呈对称性分布多见，少部分为非对称性分布，亦非肺叶或肺段分布，病变以中外带肺野分布为主，胸膜下为著，肺内带及肺门区病变少、病变轻，背侧肺野病变多于腹侧肺野，考虑与新生儿体位有关。结节病变可融合，呈较大结节、实变片状，但无支气管充气征。本病无胸膜渗出，无纵隔淋巴结肿大。其中，胸膜下结节影并肺气肿改变较为特异（图3-4-5）。

4. **宫内TORCH肺炎** 仅表现为纹理稍多或轻度间质病变，常并发小头畸形及脑室周围钙化。

5. **先天性肺结核** 先天性肺结核发病部位右肺多于左肺，下肺多于上肺，右肺多于左肺可能与右主支气管粗短，走行较陡直，与吸入的结核分枝杆菌多有关。背侧肺野及下肺野病变多可能与下肺及仰卧位时背侧肺野血流丰富，利于结核分枝杆菌的增殖有关，影像学表现为粟粒影、结节影、团片影，病灶可发生融合，融合病灶多分布于双肺背侧。除肺内病变，先天性肺结核同时还有纵隔和肺门淋巴结肿大，较大儿童更容易形成干酪坏死、液化，因为发病时间短，钙化不明显，增强后强化不均匀或环形强化。粟粒影和多发肺结节、淋巴结增大伴有液化坏死是先天性肺结核较为特异的影像学征象。随着疾病的进展，也可有空洞形成或出现干酪性肺炎。另外，垂直传播时，肝脏可伴有结核病灶或肉芽肿（图3-4-6）。

6. **呼吸道源性病毒性肺炎** 以间质病变为主，表现为网条影，自肺门向外伸展，支气管管壁增厚，周围小结节影等。

【诊断要点】

呼吸道源性肺炎病变多位于肺野中内带，沿支气管血管束分布，右肺较左肺多发。血源性肺炎为随机分布结节影；金黄色葡萄球菌肺炎以化脓性病变为主，出现脓肿、空洞、包裹性脓气胸等病变，并且进展迅速；病毒性肺炎、宫内TORCH肺炎及衣原体肺炎均表现为纹理稍多或轻度间质病变；宫内B族溶血性链球菌肺炎表现为双肺透亮度低，两肺广泛分布磨玻璃影或细颗粒影，可有胸腔积液，无支气管充气征；先天性肺结核表现为双肺散在粟粒影和多发肺结节，淋巴结增大伴有液化坏死，增强后环形强化。

【鉴别诊断】

新生儿肺炎的鉴别诊断除了与新生儿特发性呼

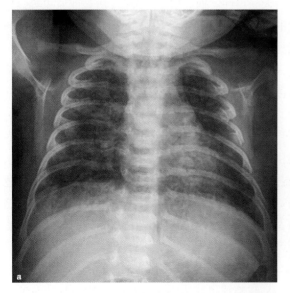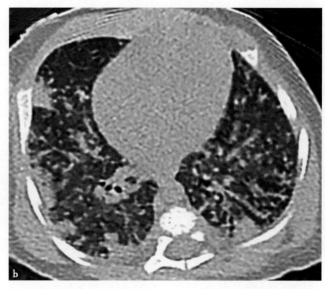

图3-4-5 新生儿衣原体肺炎

女，1个月，呼吸困难，胸片正位。a. X线胸片双肺野透光度略增高，可见多发小结节影；b. CT表现为双肺散在大小不等的结节影、粟粒影、网格影。病变以中外带肺野分布为主，肺内带及肺门区病变少

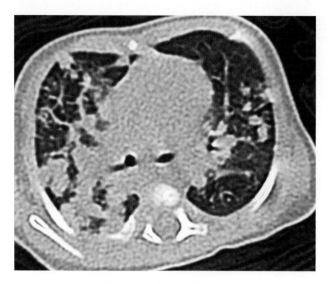

图 3-4-6 先天性肺结核

女，1 个月，其母孕 6 个月时诊断为结核性胸膜炎，分娩前未予治疗。CT 轴位像显示肺支气管血管束增多，两肺肺野内多发散在结节状影，肺门周围软组织增厚

吸窘迫综合征、湿肺综合征及吸入综合征鉴别，更重要的是给临床提供尽可能详细的影像学信息，便于临床医生结合临床信息，对患儿病情进行诊断和评估，如新生儿特发性病变或感染性病变，包括血源性感染或呼吸道源性感染，实质病变为主还是以间质病变为主，是否存在胸膜渗出等。衣原体肺炎有双肺过度充气的征象，粟粒影通常大小、分布不均匀，双肺野中外带分布为著，无淋巴结增大。衣原体肺炎临床发热不明显，炎症指标增高不明显。新生儿 B 族溶血性链球菌肺炎常见于早产儿，并多见于 B 型血母亲，影像学表现为双肺透亮度减低，两肺广泛分布磨玻璃影或细颗粒影，类似 IRDS，可伴胸腔积液。呼吸道源性金黄色葡萄球菌肺炎多位于肺野中内带，沿支气管血管束分布；血源性金黄色葡萄球菌肺炎病灶多位于周围肺野，呈结节状，金黄色葡萄球菌肺炎最大特点是临床症状重，实验室炎症指标明显，病变进展迅速，易出现脓肿、空洞、包裹性脓气胸等病变，而新生儿性病毒肺炎可以表现为双肺过度充气及双肺散在网织颗粒及结节影，病变分布和影像特征与衣原体肺炎相似，有时单纯依靠影像表现鉴别较为困难。先天性肺结核主要需与慢性肉芽肿病鉴别，慢性肉芽肿病男性好发，两者影像学均可表现为结节影、团片影，同时也有纵隔、肺门淋巴结增大，尤其当卡介苗接种后，腋窝淋巴结发生钙化概率较大，此时与先天性肺结核鉴别较为困难。此时增强 CT 淋巴结环形强化可为鉴别诊断提供一定信息。

六、慢性支气管肺损害或发育不良

【概述】

慢性支气管肺损害或发育不良（bronchopulmonary damage or dysplasia，BPD）又称为慢性肺疾病，与早产、低体重、持续高浓度氧疗、机械正压通气高度相关。近年来，随着出生前糖皮质激素和出生后肺泡表面活性物质的使用，辅助通气策略的提高，极低出生体重儿存活率明显提高，使支气管肺发育不良的发病率随之增加。

目前认为本病发生是在遗传易感性的基础上，氧中毒、气压伤、炎症反应等引起发育不成熟的肺损伤及损伤后的异常修复。其中，肺发育不成熟、肺损伤及损伤后异常修复是引起 BPD 的三个重要环节。BPD 的病理特点为肺泡和肺微血管发育不良，表现为肺泡数目减少、体积增大，肺泡结构简单化及伴行血管变形。

【临床特点】

临床表现为新生儿肺透明膜病后迁延不愈或好转后又出现呼吸窘迫及缺氧，临床上反复或持续喘息，轻度肋间隙凹陷，肺部有湿啰音和哮鸣音，有呼吸暂停发作，依赖吸氧及呼吸机生存，病程迁延数周及数月，可有肺气肿、肺动脉高压。可见患儿生长迟缓或停滞。于 1～2 岁内常有反复呼吸道感染，如出现呼吸道合胞病毒感染，可使病情加重出现呼吸衰竭。BPD 还可伴有认知障碍和脑瘫。

【影像检查技术与优选】

BPD 的 X 线检查与 CT 表现虽然缺乏特征性，但影像学表现并结合临床病史，常可以提示诊断。尤其是高分辨率 CT 能反映病变的病理变化、了解病灶形态及分布，为临床提供有价值的诊断依据。

【影像学表现】

BPD 的肺部影像学表现分为 6 级。Ⅰ级：两肺野可见散在淡薄磨玻璃影，边界不清楚。Ⅱ级：两肺可见马赛克灌注，散在淡薄磨玻璃影、网条影、小索条影，可见支气管和 / 或细支气管管壁增厚、狭窄。Ⅲ级：双肺马赛克灌注，磨玻璃影，支气管和 / 或细支气管管壁增厚、狭窄、粗大的网条影，索条影延伸至外带与胸膜融合，出现肺实质带，胸膜增厚（图 3-4-7）。Ⅳ级：除Ⅲ级影像表现外，还伴有多发含气囊腔。Ⅴ级：双肺野透亮区扩大呈囊泡状，伴两肺结构紊乱、有散在条状或斑片影，囊泡区占整个肺野的一半。Ⅵ级：囊泡样病变区范围占整个肺野容积的一半以上，呈多发全小叶性肺气肿。

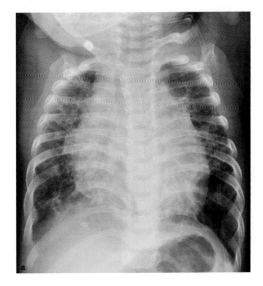
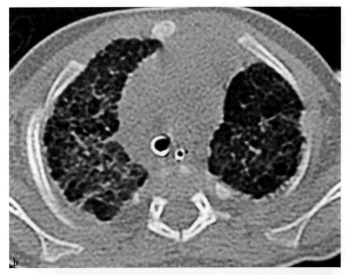
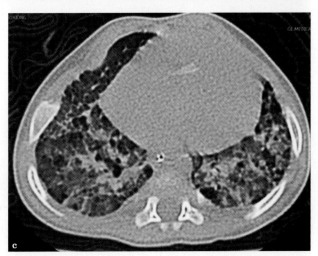

图 3-4-7　慢性支气管肺损害或发育不良
男，6 个月，早产儿，持续正压通气 10 余天。a. 胸片正位显示双肺透光度不均匀减低，左膈面透亮度略高，散在分布斑片状、条索状阴影及网格状影，心影大；b、c. CT 轴位像显示双肺透光度不均匀减低，相间分布磨玻璃影及透亮度增高灶、网格影、索条影

【诊断要点】

　　BPD 的 CT 影像学具有较为特异的征象，马赛克灌注、磨玻璃影、网条影、索条影，网条、索条影与胸膜融合，胸膜增厚，肺实质带，支气管和 / 或细支气管管壁增厚、狭窄。

【鉴别诊断】

　　本病需与 B 族溶血性链球菌肺炎及呼吸机相关性肺炎相鉴别，B 族溶血性链球菌肺炎双肺实质病变为著，间质病变轻微。呼吸机相关性肺炎外周血象高，脓性分泌物多。

第二节　肺发育异常

一、肺不发育 - 发育不良综合征

【概述】

　　肺不发育 - 发育不良综合征（pulmonary agenesis-hypoplasia complex）是一种肺组织、支气管、肺血管发育异常的先天畸形。本病发生通常为单侧发生，无明显左右侧及性别差异。可分为肺未发生（pulmonary agenesis）、肺不发育（pulmonary aplasia）及肺发育不全（pulmonary hypoplasia）三型。肺未发生是肺实质、支气管和肺血管完全缺失。肺不发育是存在盲囊样残余主支气管，无肺实质和肺血管。肺发育不全是指肺的形态变化不大，支气管、肺及肺血管均存在，但气道、血管和肺泡的大小和数量均减少。

　　肺未发生和肺不发育的胚胎学、临床表现及病理特征类似，故常将两种疾病联称。其病因学虽目前尚不清楚，但已有很多关于遗传因素、致畸因素以及机械因素的假说提出与本病的形成有关，本病常合并骨骼、胸壁畸形和同侧面部畸形，常伴有主动脉弓的发育异常。肺发育不全的发生机制与前两者不同，原发性肺发育不全少见，继发性肺发育不全常继发于限制肺体积发育的疾病，如先天性膈疝、胸廓畸形（成骨不全、脊柱侧弯等）。

【临床特点】

　　双侧肺未发生及未发育常是致死性的，通常为死胎。一侧肺未发生或肺不发育以及肺发育不全可

有或无临床症状,体检偶然发现。最常见的表现为生后早期即发生呼吸窘迫和反复肺部感染等,可并发气胸和肺气肿等。

【影像检查技术与优选】

X线胸片为初步筛查方法,但对本病的诊断有一定限度。临床怀疑肺不发育-发育不良综合征,首选胸部CT增强检查,可以通过三维重建技术,全面评估支气管、肺血管及肺实质情况。支气管造影及血管造影为有创性检查,现已少用。

【影像学表现】

1. X线 肺未发生及肺不发育在胸片上难以区别,均表现为患侧胸廓塌陷、胸腔致密、无肺纹理影,健侧肺组织代偿性气肿,纵隔心影向患侧移位并同侧膈肌升高。肺发育不全患侧胸廓塌陷,肺体积小,可见含气肺组织,纵隔心影向患侧不同程度移位并同侧膈肌不同程度升高。如并发膈疝,可见膈面上升,患侧胸腔内可见含气胃肠道影。

2. CT 可观察气管支气管、肺实质发育情况及伴发的其他畸形。肺未发生表现为患侧气管及分支、肺血管、肺组织均完全缺如(图3-4-8)。肺未发

育可见患侧主支气管盲端显示,但肺血管及肺组织缺如(图3-4-9)。肺发育不全可见患侧支气管及肺组织结构均存在,但患肺体积减小,支气管血管束稀疏,支气管分支变少或管径变细,患侧肺血管及分支纤细狭窄(图3-4-10)。CT还可显示伴发的其他畸形,如胸廓畸形、膈疝、先天性肺气道畸形、肺隔离症、心脏大血管畸形(如动脉导管未闭、肺静脉异位引流、房间隔缺损)等。

【诊断要点】

肺未发生时患侧支气管、肺血管、肺组织完全缺失;肺不发育时,患侧可见盲囊样主支气管影,患侧肺及肺血管完全缺如;肺发育不全时,患侧支气管血管束及肺组织结构均存在,但患肺体积小,支气管血管束纤细、稀疏。

【鉴别诊断】

本病需与单侧透明肺(Swyer-James综合征)相鉴别。单侧透明肺也表现为单侧肺体积小,支气管血管束稀疏,肺野透亮度增高。不同点为单侧透明肺继发于下呼吸道病毒感染,而肺发育不全为先天性疾病,常伴发其他畸形存在。

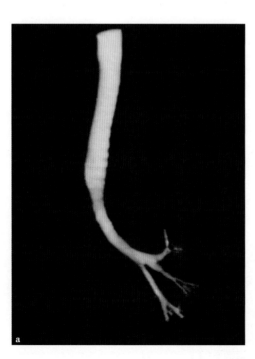
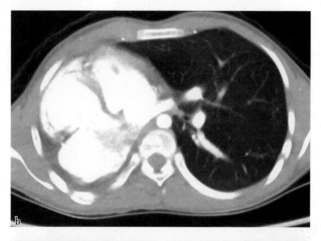
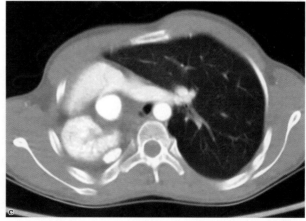

图3-4-8 右肺未发生

男,15岁,胸壁畸形。a. 气道重建显示主气管向左延伸形成左主支气管及分支,未见右主支气管及分支显示;b、c. CT增强轴位像显示右肺未见显示,右肺动、静脉未见显示;纵隔心影大血管位于右侧胸腔内。左肺容积增大,左肺动静脉显示

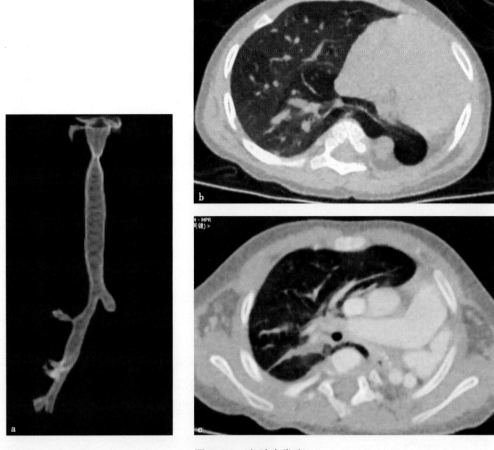

图 3-4-9 左肺未发育

男，7 个月，发热、咳嗽。a. 左主支气仅近端含气，并呈盲囊状；b. CT 轴位像显示右肺体积增大，部分肺组织经后纵隔达左侧胸腔，右肺野透光度不均匀，左肺未见显示；c. CT 增强后轴位像左肺动脉未见显示

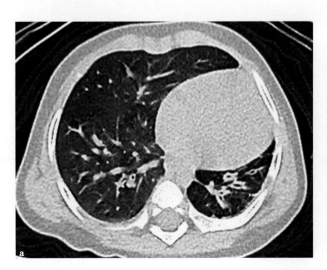
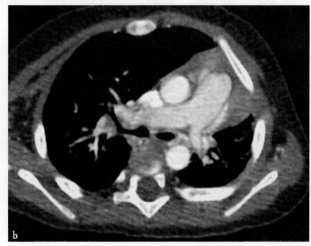

图 3-4-10 左肺发育不全

男，8 个月，呼吸音粗，左肺湿啰音。a. CT 轴位像显示左肺容积小，左肺野内散在网条影，并支气管管腔稍扩张，管壁略增厚，纵隔心影左移；b. 增强 CT 轴位像显示肺动脉主干形态可，左肺动脉细

二、支气管源性囊肿

【概述】

支气管源性囊肿（bronchogenic cyst）为肺芽分支发育异常，属支气管前肠畸形。本病各年龄组均可发病。囊肿的囊壁具有支气管结构，内衬呼吸道上皮细胞，囊内含黏液。囊壁可继发横纹肌肉瘤、肺胚瘤等肿瘤，近40%合并肺发育不良。

支气管源性囊肿可发生于气管支气管树的任何部位，分为纵隔型和肺内型。纵隔型多见，可发生在纵隔任何部位，尤其是中纵隔，纵隔型生长在气管、支气管旁、隆嵴下或肺门区，有蒂与支气管相连或与之共壁，通常不与支气管相通。肺内型经常位于肺中部三分之一处，又称为先天性肺囊肿（congenital pulmonary cyst），以单发薄壁多房者多见，通常不与支气管交通；发生感染时可相通，此时囊内可含气或脓液。

【临床特点】

临床表现多与囊肿的大小和位置有关，约2/3患者出现症状。纵隔型支气管源性囊肿压迫气道时，表现为咳嗽、喘鸣、呼吸困难、发绀等。肺内型支气管源性囊肿因与支气管相通，常继发感染，少数为偶然发现。

【影像检查技术与优选】

胸部CT是诊断支气管源性囊肿的首选影像学方法，CT平扫可明确病变范围，囊肿形态、密度，与气道关系，周围肺组织结构，有助于诊断及鉴别诊断。当病变以感染为首发症状时，需在疗程前后CT成像动态观察肺内病灶形态改变，以资鉴别。

【影像学表现】

1. X线 肺内型支气管源性囊肿表现为孤立的、边缘锐利的、圆形或椭圆形含液囊腔，偶见分叶状，囊肿密度均匀，囊肿壁薄而光滑，周围一般无浸润。当病变与支气管相通时，表现为含气囊腔，囊腔内可见细条状分隔，多数病例含单个或多个气-液平面。当病变继发感染时，囊壁增厚、边缘毛糙不光滑，周围肺野可见炎性浸润的条片影。囊腔内含液增多或出现气-液平面。部分病例以肺部感染为首发症状就诊，因周围炎症的存在，囊肿边界不清晰，与炎症肺组织融合呈肿块样阴影，邻近胸膜粘连增厚。感染治愈后，肺内炎症浸润灶吸收，囊壁结构恢复光滑，但囊腔持续存在，位置形态不变。囊肿压迫邻近气管、支气管，致使管腔变窄时，可见肺气肿或不张。纵隔型支气管源性囊肿发生在纵隔及肺门区，表现为软组织占位，边缘光滑，增强后囊内容物无强化，囊壁轻度强化。

2. CT 肺内型支气管源性囊肿表现为肺野内圆形或椭圆形含气囊性或软组织密度肿物，大多数单发单房，少数多发分房，囊壁光滑，可见钙化。CT值可因蛋白含量不同而不同，黏液浓稠、蛋白含量高时CT值可达50Hu。病灶较小时其长轴与支气管走行方向较一致。增强时囊壁无强化或轻度强化，内容物无强化（图3-4-11）。囊内积气或囊壁强化时提示合并感染可能。纵隔型支气管源性囊肿位置靠近纵隔或气管及隆嵴旁区域，边缘光滑，含液囊性病变，与支气管无交通，继发感染不常见，但容易压迫局部大气道，形成部分肺野的肺气肿或肺不张。支气管源性囊肿可由体循环或肺循环供血。部分病例可伴有肋骨畸形，并可与食管交通。

3. MRI 肺内型支气管源性囊肿一般不选择MRI检查。纵隔型支气管源性囊肿MRI可见病变与气管关系密切，但无沟通，病变边界清晰。继发感染少

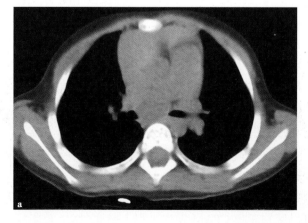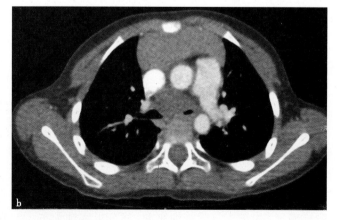

图3-4-11 纵隔型支气管源性囊肿

女，3岁。a. CT轴位纵隔窗图像可见气管隆嵴前下方椭圆形低密度肿物，边界较清晰，密度均匀；b. 增强轴位图像可见低密度囊性病变无强化

见。T_1WI 上信号取决于囊内容物成分，可为低或等信号，蛋白含量高或囊肿出血时 T_1 为高信号。T_2WI 上囊肿为高信号。增强扫描囊肿薄壁轻度强化，囊肿内部无强化。

【诊断要点】

纵隔型支气管源性囊肿常位于纵隔气管隆嵴旁，肺内型常位于肺中部三分之一处。囊肿形态特点为边缘光滑，囊壁及囊内分隔光滑纤薄，可有钙化。肺内型支气管源性囊肿与支气管可有交通，纵隔型支气管源性囊肿与支气管无交通。

【鉴别诊断】

本病需要与肠源性囊肿、先天性肺气肿、肺脓肿相鉴别。肠源性囊肿与纵隔型支气管源性囊肿的发病位置相似，囊肿均可为单囊单房，但肠源性囊肿一般体积稍大，形态多样，并常伴椎体畸形，占位效应明显，食管前移，这些征象可协助诊断。纵隔型支气管源性囊肿压迫大气道时，也会造成相应肺叶气肿改变，与先天性肺气肿在胸片上均表现为肺叶容积增大，透亮度增高。CT 有助于鉴别诊断，可显示平片不易发现的纵隔内囊性占位，支气管源性囊肿的气道三维重建显示支气管局部受腔外肿物压迫变细，而先天性肺气肿气道三维重建正常。肺脓肿壁一般较厚，周围浸润明显，腔内壁不规则，消长较快，脓肿一般于 2～6 个月内吸收消失。当肺囊肿感染严重时与肺脓肿较难鉴别。

三、先天性肺气道畸形

【概述】

先天性肺气道畸形（congenital pulmonary airway malformation，CPAM）曾称为先天性囊性腺瘤样畸形（congenital cystic adenomatoid malformation，CCAM），通常发生在胚胎 7～10 周，由于细支气管的过度增生，形成错构瘤样畸形，并与支气管树相交通。通常只累及一个肺叶，也可多叶受累，罕见病变可累及一侧全肺。男女发病率无差异。

根据 CPAM 病灶内囊肿大小和胚胎起源水平，Stocker 在影像学上将 CPAM 分为 5 型。0 型：邻近中心支气管树起源的多叶腺泡发育异常，常致命；Ⅰ型：最多见，为支气管细支气管起源的囊肿，直径 >2cm；Ⅱ型：较常见，亦为支气管细支气管起源的囊肿，但囊肿的直径为 0.5～2.0cm；Ⅲ型：是唯一的腺瘤样畸形，为细支气管肺泡来源，病变以实性为主，其内小囊肿直径 <0.5cm；Ⅳ型：少见，为远端肺泡来源的囊肿，通常累及单个肺叶，囊肿内含气或含液。

【临床特点】

围产期临床三大表现为羊水过多、胎儿水肿和肺部囊性或囊实性肿块。多数患儿于生后 6 个月内出现呼吸窘迫和呼吸道感染症状，部分无明显临床症状，常偶然发现，少数至成人才出现症状，可表现为咳嗽或咯血。CPAM 可能产生占位效应。一般采取手术治疗。CPAM 的预后更多依赖于病变的范围而不是分型。有文献认为 CPAM Ⅳ型与胸膜肺母细胞瘤关系密切。

【影像检查技术与优选】

CT 检查是 CPAM 首选的检查方法，不仅可以准确地描述病变位置及范围，还可显示囊肿大小、病变与支气管间的交通，以及病变区的供血动脉和引流静脉，为鉴别诊断提供依据。

【影像学表现】

CT Ⅰ型和Ⅱ型 CPAM 表现为多发大小不等薄壁囊腔或蜂窝状囊腔（Ⅰ型位于中内带，囊泡直径 >2cm，Ⅱ型位于肺野外带，囊泡直径通常 0.5～2.0cm），含气和 / 或含液，邻近肺野略有受压改变，支气管血管束走行略紊乱，病变区胸膜不均匀增厚（图 3-4-12）。当合并继发感染时，囊内常有气 - 液平面，且病灶旁肺实质内出现炎性渗出改变，增强 CT 显示囊壁及病变的实性部分轻度强化，可见肺动脉分支血管影供血、肺静脉引流。囊壁增厚且明显强化提示病灶内感染。Ⅲ型 CPAM 可表现为较致密实性肿块，病变区亦可见微小囊泡影，囊肿直径 <0.5cm，增强后病变区可见肺动脉分支供血和肺静脉引流，实性病变轻度强化。Ⅳ型 CPAM 少见，表现为肺野外带较大含气或含液囊肿，影像学上与囊性胸膜肺母细胞瘤难以鉴别。

【诊断要点】

根据分型的不同，表现为肺内病变多发含气囊性成分为主病变，或实性成分为主伴微小囊肿，或胸膜下巨大囊性病变。CPAM 病变区胸膜不均匀增厚，病变区可见条片状、索条状软组织影。病变与支气管树间有交通。病变区肺动脉分支供血和肺静脉引流。

【鉴别诊断】

本病需要与肺隔离症、膈疝、先天性肺囊肿、囊性胸膜肺母细胞瘤相鉴别。肺隔离症肺内表现为多囊状或实性病变，但根据病变供血动脉来自体循环可以鉴别。当 CPAM 发生于膈上基底段时，与膈疝在影像学上均可见局部多发不规则含气囊影，但膈疝多数看不到完整的壁，囊腔形态混杂呈圆形或半

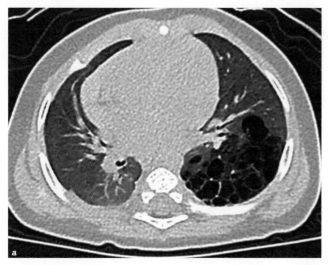
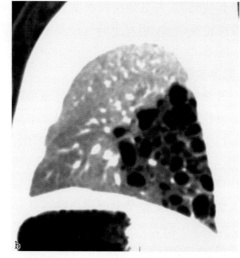
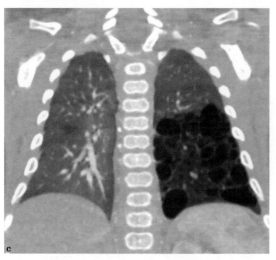
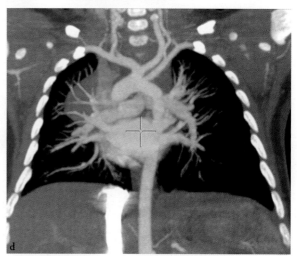

图 3-4-12　先天性肺气道畸形

男，5 个月。a～c. 分别为 CT 平扫轴位像、矢状位像及冠状位像：左下肺背侧肺结构紊乱，可见不规则薄壁含气囊影，其周围可见少许线状影及透亮度增高区；d. 增强 CT 冠状位 MIP 像：左下肺未见异常体循环供血血管

圆形，患侧膈影消失，消化道造影检查可进行鉴别。另外，单房性或多房肺囊肿一般不易与Ⅳ型 CPAM 区别。CPAM 边缘不规则并周围肺野结构紊乱，先天性肺囊肿经常位于肺中部 1/3 处，边缘清晰，周围肺野结构正常。Ⅳ型 CPAM 与囊性胸膜肺母细胞瘤在影像学上难以鉴别，只能通过术后病理明确诊断。

四、先天性支气管闭锁

【概述】

先天性支气管闭锁（congenital bronchial atresia，CBA）是一种以段或亚段支气管闭锁为主的畸形，为胚胎第 5 周时肺段支气管发育异常或胚胎晚期支气管动脉血供阻断致使支气管局部狭窄或闭塞，受累的支气管近段管腔闭塞，远段发育正常的支气管常扩张且被黏液充填，形成肺门区或外周的结节影。最常见的发病部位为左肺上叶尖后段支气管，其他

肺段亦可发生。在患儿出生时，由于闭锁支气管所在的肺段液体清除延缓，其典型表现为受累支气管所在的肺段密度增高。随着经由肺泡间孔（Kohn 孔）及呼吸细支气管间的侧支通气形成，液体被吸收排出，局部肺野开始呈现过度充气，闭锁远端支气管扩张、充满黏液。

【临床特点】

大多数 CBA 患儿无明显主诉，多在青年时期偶然发现。大部分有症状者仅表现为轻微咳嗽、咳痰、呼吸困难或咯血等，少数患儿表现为出生后进行性呼吸困难。支气管闭锁常与支气管源性囊肿、叶内型肺隔离症等、先天性肺气道发育不良并发。

【影像检查技术与优选】

胸片能显示肺门区肿块影及肺气肿改变，可作为筛选方法。增强 CT 扫描是诊断支气管闭锁最有价值的影像学方法，并有利于清晰显示伴随的肺部

病变及其他畸形，与其他疾病相鉴别。MRI可显示黏液栓的特征信号，但对于肺气肿及感染等其他表现显示较差。

【影像学表现】

1. **X线** 正位胸片可显示肺门区或肺野外带支气管黏液栓影，呈结节状、条状、分支状，其内可有气-液平面，周边肺组织透过度增高，为"空气潴留"征象。

2. **CT** 病变多发生在段支气管，叶支气管或亚段支气管少见。CT多平面重建图像可见分支样或指状软组织影，沿支气管树方向走行，增强后病变边缘强化，为增强的支气管壁，与肺动脉分支血管紧密伴行，支气管管腔内黏液栓的CT值多在10~35Hu，少数也可超过35Hu，但增强后均无强化，病

灶呈套袖样强化，CT还可以观察病变支气管与支气管、血管的关系。闭锁支气管远端肺组织由于侧支通气，肺透过度增高、密度减低，出现局部肺气肿现象（图3-4-13）。

3. **MRI** 可以显示黏液栓的特征性信号，在T_2WI上呈高信号，表明其内容物为液体，T_1WI上呈高信号，提示黏液含有较高的蛋白质成分，有利于支气管闭锁的定性诊断。MRI对气体显示较差，故对本病的肺气肿、感染和伴随的支气管扩张等改变显示较差。

【诊断要点】

闭锁段支气管表现为指状、多分支样条柱影或类圆形囊状结节影，大囊状改变时可有液平面，增强后仅边缘稍强化；闭锁段支气管所属肺野肺气肿样改变。

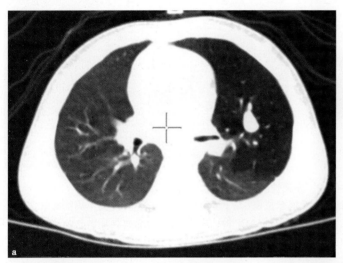
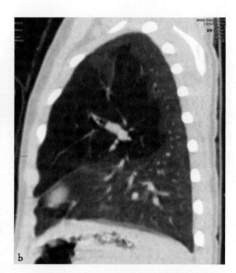
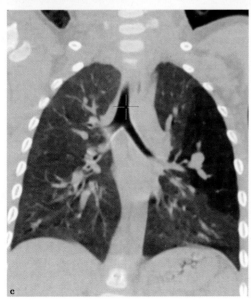
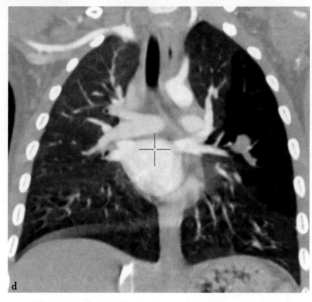

图3-4-13 先天性支气管闭锁

男，2岁。a~c. 平扫CT轴位、矢状位及冠状位图像：左肺上叶节段性肺气肿改变，内可见软组织密度条柱影；
d. 增强CT冠状位图像：左肺上叶气肿区软组织密度条柱影无强化

【鉴别诊断】

支气管闭锁的典型影像特征为支气管内无强化的黏液栓和周围肺气肿。鉴别诊断需考虑先天性肺气肿、肺隔离症、先天性支气管肺发育不良、先天性肺囊肿，过敏性支气管肺曲菌病等。先天性肺气肿病变肺体积增大，其内肺纹理稀疏完整，其内未见指状（多分支样条柱状）软组织密度黏液栓为鉴别要点。肺隔离症诊断的必要条件是病变区可见体动脉分支供血。先天性支气管肺发育不良病变肺野多发囊泡影，病变区无条状或树枝状套袖样强化的软组织影。先天性肺囊肿可伴有气-液平面，但其周围缺乏肺气肿征象可鉴别。过敏性支气管肺曲菌病为一种肺内真菌感染性疾病，空腔内的球形阴影由曲菌等物质堆砌形成，并非囊肿，且变换体位时曲菌球可以在空腔内移动，而支气管闭锁在位置和形态上不会随体位改变。

五、肺隔离症

【概述】

肺隔离症（pulmonary sequestration）是最常见的先天性肺发育畸形之一，为发育不全无呼吸功能的肺组织，与支气管及其分支间无正常交通，接受体循环异常动脉供血，经体或肺静脉引流。病理学上，隔离肺由近端支气管芽、异常的动静脉、淋巴管和淋巴结组成。最常见于左肺下叶后基底段。根据与正常肺有无共同脏胸膜覆盖分为叶内型和叶外型。叶内型者多见，出现症状较早。叶外型亦称副肺叶，偶见叶外型位于腹腔，叶外型隔离肺多无症状，偶然发现。偶见双肺同时存在隔离肺病灶，也有报道同一患儿同时罹患叶内型及叶外型隔离肺。

【临床特点】

叶内型表现为自幼反复呼吸道感染，少数咳脓痰，咯血者少见。叶外型常偶然发现。隔离肺易合并其他系统畸形，如肠源性囊肿、支气管囊肿、短弯刀综合征、膈发育异常等，以叶外型病变合并畸形常见。

【影像检查技术与优选】

胸部 CT 增强检查是诊断隔离肺的首选影像学检查方法，不仅可以观察肺内病灶的形态、囊实性、范围、与邻近大气道是否相通，也可以很好地观察病变周围肺组织是否存在炎症性改变或气肿性改变，通过增强检查可以观察到肺隔离症最重要的诊断信息——供血血管，体循环供血可以明确肺隔离症的诊断，并与其他肺囊性病变进行鉴别诊断。

【影像学表现】

1. X 线　①肺叶内型：60% 发生在左下叶后基底段，常位于下叶内脊柱旁沟水平。其 X 线表现为多房囊性病变，单个囊腔病灶少见。囊腔较小时似蜂窝状。囊壁薄且不规则，不具张力。继发感染时病灶内含有多个气-液平面，也可表现为实性肿块样，为囊腔完全充满液体所致，囊腔容积可增大。同时病变周围肺有感染征象，表现为肺间质炎症、支气管扩张等；②肺叶外型：病变位于膈肌附近，可紧贴膈的上下面或位于膈肌内，少见报道位于纵隔内或腹膜后。X 线所见病变形态似肿块样。病变位于脊柱旁沟或下肺野，呈肿物样阴影，可为圆形、椭圆形或分叶状，也可呈不规则形或三角形。有时仅见膈外形有所改变。

2. CT　肺叶内型可表现为多发含气囊腔与实变相混杂，也可是实性肿块伴周围肺组织低密度区，或仅表现为局部肺血管增多、增粗。肺叶外型因有单独胸膜包裹多表现为边缘清晰的实性肿块。增强 CT 可见异常体循环供血动脉供血，多起自降主动脉及其分支，也有起自肋间动脉，同时可显示回流静脉（图 3-4-14）。

3. MRI　本病 MRI 表现与 CT 基本相似，但对肺内病变的显示不如 CT 清晰，可在不使用造影剂的情况下显示病变的异常供血动脉。

【诊断要点】

多发生于肺下叶，以左肺下叶后基底段最常见。叶内型病灶表现为以多发含气囊腔为主，合并少许实变肺组织，周围肺组织透光度增高。叶外型表现为肿块影；肺隔离症诊断的最重要依据是体循环供血；隔离肺组织与支气管树无正常交通，可通过肺泡间孔（Kohn 孔）及呼吸细支气管间的侧支与支气管树相通，如隔离肺组织内可见气管支气管树伸入，常为 CPAM 与隔离肺混合型。

【鉴别诊断】

肺隔离症的鉴别诊断需考虑肺囊肿、肺脓肿、支气管扩张、横膈疝及肠源性囊肿。隔离肺单房囊腔少见，且大多见于左下肺基底段，此外隔离肺伴发肋骨和横膈畸形较多见。小儿慢性肺脓肿少见，早期脓腔周围有大量肺实质炎变，病期较长者一般边缘光滑，可有单腔多房改变，但短期内随访变化较大，一般 2～3 月吸收，最迟不超过半年，病变位于上叶较下叶多见，上叶尖后段较前段多见。肺隔离症和支气管扩张症均好发于左下肺，需与本病鉴别，尤其囊状支气管扩张。支气管扩张以囊柱状或

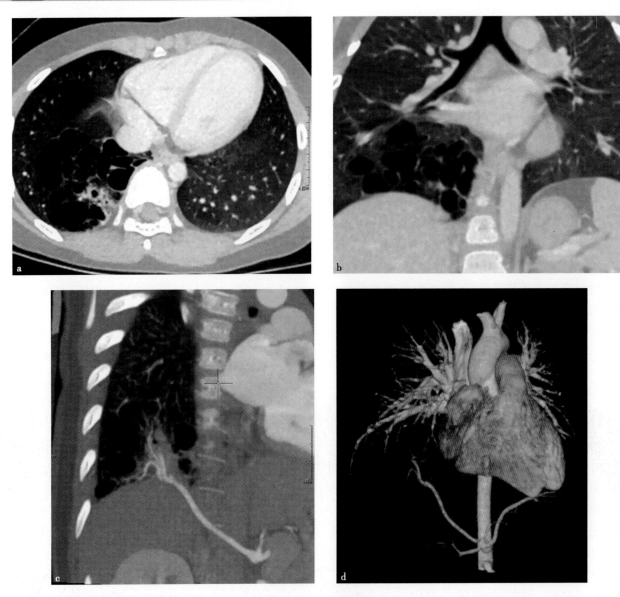

图 3-4-14　肺隔离症

男，7.5岁。a、b. CT增强轴位及冠状位像：右下肺可见多发囊性病变；c、d. CT增强斜冠状位MIP图及VR图像：腹腔干及其分支血管穿膈肌伸入病变内

蔓状者多见，且常合并肺不张，依据影像学表现结合临床症状与隔离肺鉴别无困难。本病还需与横膈疝鉴别，横膈疝时疝入胸部的胃及肠管呈囊泡样改变，有时可见黏膜样皱襞，或向腹部延伸较易区别，消化道造影检查即可明确诊断，右侧膈疝如为实性器官需与肿块样肺隔离症鉴别。右下肺肿块样隔离肺需与肠源性囊肿鉴别，两者均位于脊柱旁，有占位效应并使食管移位，肠源性囊肿常伴脊柱畸形，可资鉴别。

六、大叶性肺气肿

【概述】

以前被称为先天性肺叶性肺气肿（congenital lobar emphysema）是指肺叶的过度充气和过度膨胀。男

孩多见。诸多因素导致支气管形成活瓣样结构，吸气顺利、呼气受限、气肿形成，如支气管软骨发育不良或缺如、支气管管腔阻塞及异常血管和肿瘤压迫，还有部分病例病因不明。本病多累及肺的一叶，以左肺上叶最多见，其次右肺中叶及右肺上叶，下叶受累罕见，少数情况下可多个肺叶同时受累或双肺同时受累。病理分肺泡增多型、过度充气型、发育不全型、肺泡结构不良型。

【临床特点】

大多数患儿于生后6个月以内发病，最常见于4～8周婴儿。轻者无症状，偶然发现。重者生后不久呈现进行性呼吸困难和发绀，或为反复的呼吸道感染。常合并的畸形为先心病。

【影像检查技术与优选】

CT 可以更清晰全面显示病变区域，可以很好地观察肺纹理形态，有助于诊断和鉴别诊断。此外还可以显示气管支气管及管腔形态，并对周围组织结构进行详细观察，如有无异常血管或肿瘤压迫、腔内梗阻、管壁狭窄等因素。

【影像学表现】

1. X 线　表现为病变肺叶容积增大，透光度增高，重者可引起纵隔移位、纵隔肺疝，患侧膈面受压，相邻肺叶含气不良或肺不张。新生儿早期，病变肺叶由于肺液的清除障碍，患侧肺组织呈现一过性的软组织密度影。

2. CT　病变肺叶容积增大，透光度增高，见纤细、拉长、稀疏分布的支气管血管束，重者伴邻近肺叶受压不张、纵隔移位或纵隔肺疝（图 3-4-15）。大气道重建可无异常，也可有病变肺叶支气管局限性管腔狭窄。CT 检查还可以显示气管周围血管走行、管腔径线及是否存在异常腔内腔外占位。

【诊断要点】

根据临床病史和典型的影像学表现，一般诊断不难。大叶性肺气肿典型的影像学表现为以肺叶为单位的肺容积增大、透光度增高、支气管血管束稀疏。

【鉴别诊断】

本病需要与继发性肺气肿、支气管闭锁相鉴别。大多先天性肺气肿患儿于生后 4～8 周发病，临床压迫或阻塞解除后大叶性肺气肿无法缓解。支气管内异物、占位或支气管外异常结构压迫支气管，使支气管管腔狭窄引起继发肺气肿，发病年龄较大，而且当临床压迫或阻塞解除后大叶性肺气肿征象可缓解消失。支气管闭锁可有局部的肺过度通气和空气滞留，但在阻塞支气管段的远端可见黏液栓，此为主要鉴别点。

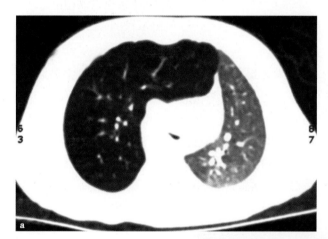
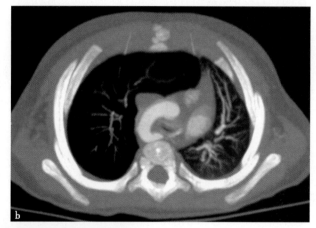
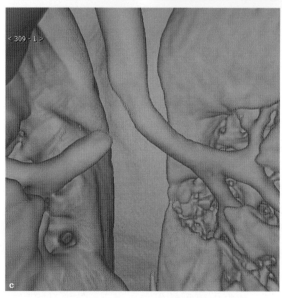

图 3-4-15　大叶性肺气肿

女，6 个月。a. CT 轴位图像，右肺体积明显增大，透亮度增高，其内支气管血管束稀疏；b. CT 增强轴位图像：右位主动脉弓，局部气道细；c. 气管重建，气管下段、隆凸部及右主支气管受压变扁，管腔明显细

七、支气管肺前肠畸形

【概述】

交通性支气管肺前肠畸形（bronchopulmonary foregut malformation），是小儿罕见的先天异常，是指隔离肺病灶或正常肺组织与胃或食管之间存在异常交通。其发生机制至今无统一观点。与胃或食管之间存在异常交通的肺组织可为一侧肺、单个肺叶或某个肺段，隔离肺可为叶内型或叶外型，多见于下叶。Srikanth 将其分为 4 种类型：Ⅰ型为食管闭锁，闭锁远段有瘘管与支气管肺组织或隔离肺相通；Ⅱ型为一侧肺未发生，同侧胸腔内见起源于食管下段肿块；Ⅲ型为隔离肺与食管或胃交通；Ⅳ型为一部分正常支气管系统与食管胃相通。文献报道以Ⅲ型最多见，其次为Ⅱ型。

【临床特点】

Srikanth 分型不同，临床表现各异。Ⅰ型因为食管闭锁，大多数患者伴有吸入性肺炎，虽食管闭锁，但患儿腹腔肠管含气。Ⅱ型为单侧肺未发生，可无临床症状，偶然发现。也有患儿生后不久出现呼吸窘迫。Ⅲ型和Ⅳ型通常以呼吸道感染就诊。

【影像检查技术与优选】

上消化道造影可直接显示此异常交通，但不能进一步观察肺内病变性质及供血动脉。CT 可全面显示与食管胃相通的肺病变的位置、供血动脉及回流静脉、病变肺内炎症、气管支气管形态、有无其他并发畸形等，但当交通口纤细或受压时，CT 难以确定异常肺组织是否与消化道相通。使用碘造影剂的上消化道造影结合 CT 增强重建检查可以对该病进行准确的诊断。

【影像学表现】

1. X 线　①Ⅰ型病变，可于上胸椎水平见到食管闭锁近侧扩张的盲端，但胃泡肠管含气，有时在脊柱旁可见致密软组织肿块影；②Ⅱ型病变，因为单侧肺未发生，表现为患侧胸廓塌陷，胸腔致密，心影纵隔向患侧移位，健侧纵隔肺疝。上消化道造影见碘造影剂自食管或胃经异常通道进入胸腔内，局限性分布；③Ⅲ型和Ⅳ型影像学多以迁延不愈的炎症为重要征象，上消化道造影见碘造影剂自食管或胃经异常通道进入肺野或胸腔内，局限性分布（图3-4-16）。

2. CT　①Ⅰ型病变，纵隔内可见上纵隔盲囊样扩张的食管，膈下胃泡肠管含气。肺野内可见软组织肿块影，或囊性病变，或与食管异常交通的肺组织，病变肺组织可有炎症表现；②Ⅱ型病变，表现为

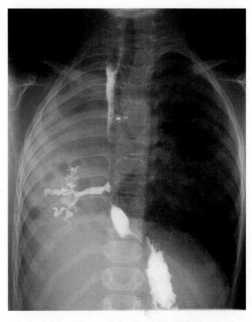

图 3-4-16　支气管肺前肠畸形

女，6岁。食管造影显示右侧胸廓塌陷，右肺容积小，纵隔心影右移，右下肺野密度不均匀增高，右下肺多发囊状透亮影，口服造影剂后食管下段右缘可见条状造影剂溢出，其向外延伸至右下肺野，并可见不规则支气管树样结构显影

患侧胸廓塌陷，支气管、肺血管、肺组织完全缺失，胸腔内可见与食管关系明确的软组织肿块，或可见与食管间有异常通道；③Ⅲ型和Ⅳ型影像学以病变肺野囊性病变并伴随囊腔积液、囊周条片影等炎症征像。增强后观察病变的肺组织的供血血管及回流静脉，供血血管如为体循环分支，可诊断隔离肺，如为肺动脉分支，即为与食管胃异常交通的正常肺组织或发育不良的肺组织。

【诊断要点】

隔离肺组织、正常肺组织或发育不良的肺组织与食管胃的异常沟通是明确本病诊断的依据。上消化道造影与 CT 增强重建联合应用是诊断该病不可或缺的方法。

【鉴别诊断】

本病为先天性病变，需与外伤性、化学性、食管闭锁术后的气管食管瘘进行鉴别，结合患儿发病年龄、病史及发病部位可资鉴别。

第三节　肺部感染性病变

一、腺病毒性肺炎

【概述】

腺病毒性肺炎（adenviral pneumonia）占小儿肺

炎的5%～9%，多见于4个月～2岁小儿，4岁以上小儿少见。病理表现为两肺支气管、细支气管黏膜广泛充血水肿，管壁增厚，形成支气管炎和支气管周围炎，支气管管腔内坏死脱落的上皮细胞及单核-巨噬细胞浸润，巨噬细胞炎症介质释放直接作用于支气管平滑肌，引起支气管痉挛、管腔狭窄，甚至阻塞，形成肺实质的炎性实变及合并出血。凝固性坏死为本病特点。

【临床特点】

冬春季发病，起病急骤，40℃以上高热、呼吸困难、喘憋重，重者可致心衰。半数患者伴腹泻。肺内有啰音。2周后进入恢复期。

【影像检查技术与优选】

胸部X线和CT检查是肺炎诊断的首选影像学方法，CT能更好显示病变部位及病变范围，X线胸片用于病程中疗效监测。

【影像学表现】

本病影像学表现缺乏特异性，但影像学表现与临床表现相一致。一般2～3天为支气管炎及支气管周围炎表现，3～5天出现片状阴影，并随病程发展逐渐增大、融合，大部分患儿退热后转入吸收期，轻症患儿7天病灶开始吸收，10～20天大部分或全部吸收。

1. X线 病变分布广泛，以两肺内中带及下肺野为著。病变早期由于支气管炎及支气管周围炎表现为两肺纹理增粗、模糊。当累及细支气管时，伴有弥漫性肺气肿。腺病毒累及肺泡早期表现为肺野内不均匀分布的小结节影，边界模糊，为气腔结节。病变进一步发展为小叶融合病灶，表现为散在小斑片状阴影，病变可迅速融合成大片状阴影及假大叶性肺实变。由于短时间内肺泡内广泛出血及坏死，病变密度较高，边界模糊，占据一个或几个肺段甚至一叶。

2. CT 病变早期可见支气管血管束增粗、模糊，双肺野内见大小不等、密度不均的小叶病灶及小叶融合病灶，具有沿支气管血管束分布特点，随后病变融合成团簇状影，密度较高、边缘模糊、强化均匀，向心性分布，两肺中内带为主，多数病灶内可见支气管充气征，增强后强化较均匀。肺外表现以胸膜增厚和少量胸腔积液为主，少数患者出现纵隔气肿或气胸（图3-4-17）。

【诊断要点】

本病特点是肺气肿明显，双肺纹理粗重，支气管管壁明显增厚，肺野内散在斑片影，并有大片融

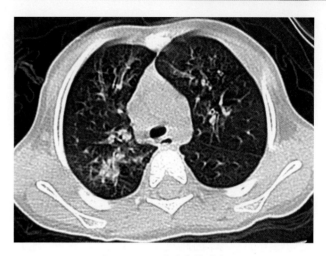

图3-4-17 腺病毒性肺炎

男，19个月。CT轴位像：双侧胸廓饱满，两肺透光度不均匀增高，肺内多发斑片状实变影，部分融合，内见支气管充气征，无胸膜病变

合趋势及融合大片实变，密度较高，以两肺中内带为主，呈向心性分布，病变呈多发散在分布为特点。胸膜病变轻或无。

【鉴别诊断】

本病应与肺炎链球菌肺炎、金黄色葡萄球菌肺炎和支原体肺炎相鉴别。肺炎链球菌肺炎无特定的好发年龄，而腺病毒性肺炎患儿年龄较小，并以两肺中内带为主，病灶分布于多个肺叶，肺气肿明显。链球菌肺炎以大叶肺炎多见，肺内实变起始处往往贴近胸膜及叶间裂处，常伴胸膜病变。金黄色葡萄球菌肺炎也表现为双肺散在斑片影，但金黄色葡萄球菌肺炎病变早期即可出现坏死、空洞形成，并胸膜病变重，易出现包裹性胸腔积液，而腺病毒性肺炎肺气肿较重，无坏死、液化及空洞形成，胸膜病变轻。支原体肺炎患儿的发病年龄较大，多在3～5岁以上，支原体肺炎病灶呈大叶性实变或节段性分布斑片影，可有坏死，胸膜病变较腺病毒性肺炎重。

二、金黄色葡萄球菌肺炎

【概述】

金黄色葡萄球菌肺炎（staphylococcal pneumonia）是由革兰氏染色阳性、凝固酶阳性的金黄色葡萄球菌引起，分为原发支气管源性金黄色葡萄球菌肺炎及继发性血源性金黄色葡萄球菌肺炎，支气管源性金黄色葡萄球菌肺炎常以小叶性肺炎为主要表现。病变早期细支气管充血水肿，表面附着黏液性渗出物，病变进展，病变支气管细支气管周围肺泡腔出现中性粒细胞、红细胞、脱落上皮细胞，周围肺组织充

血,浆液渗出。继而白细胞浸润及组织坏死,呈现化脓性炎症改变。支气管源性金黄色葡萄球菌肺炎,主要见于1岁以下的婴儿和新生儿。血源性金黄色葡萄球菌肺炎继发于脓毒败血症,可见于各年龄组。

【临床特点】

金黄色葡萄球菌肺炎进展迅速,临床多表现为突然发病,多有不规则高热、咳嗽、喘憋、猩红热样皮疹。中毒症状重,甚至出现休克或其他败血症症状。

【影像检查技术与优选】

由于金黄色葡萄球菌肺炎的胸部CT影像具有较为特异的征象,因此对疾病的诊断有帮助,尤其对发现肺内较小脓肿及胸膜病变有帮助,对疾病鉴别诊断具有很高价值。X线胸片是治疗过程中监测病情进展的首选检查方法。

【影像学表现】

1. **X线**　支气管源性金黄色葡萄球菌肺炎:早期病理为出血性肺炎,表现为沿支气管分布的片状阴影,密度浅淡如絮状。病灶迅速发展,甚至于几个小时内融合成高密度的大片或节段性实变影,占据一个或多个肺叶。发病3～4天左右,原实变区出现圆形病灶,病灶大小不等,为境界清楚的脓肿,多见于右上叶,囊腔壁较厚,内壁常凹凸不平,可出现气液面。病程5～10天,病程晚期由于支气管阻塞,40%～60%病例出现单或多个肺大疱,可发展为气胸。儿童病变早期即出现胸膜病变为金黄色葡萄球菌肺炎特点之一。胸腔积液发展迅速,早期有粘连、包裹或发展为脓气胸的倾向。

血源性金黄色葡萄球菌肺炎:早期表现为两肺纹理增多,增粗,肺野内稀疏分布的小斑片影或小结节,主要位于肺外围,大小不一、边界模糊,部分

病灶可融合。如病情进展,可见多发圆形的脓肿形成,可形成空洞或含小液平面。治疗后可遗留少量纤维条索。本病可合并其他部位化脓性感染。

2. **CT**　①支气管源性金黄色葡萄球菌肺炎,病变早期以细支气管周围炎为主,并支气管血管束周围可见边缘模糊的气腔结节,HRCT表现为小叶中心结节及树芽征,随后病变迅速进展为小叶、亚段或段的实变,可为斑片状或融合,可为双侧肺炎,肺内实变进展可出现液化坏死,增强可见实变片影强化不均匀,散在片状无强化区,随着病程进展,坏死区与支气管相通排出后,形成厚壁空洞(图3-4-18),后期约为50%的患者出现肺大疱。胸膜病变出现较早并较重,常有胸膜增厚、脓胸、脓气胸,易包裹,增强检查对于胸膜病变显示较为灵敏。另外增强扫描可显示病变肺组织内血管分布及动静脉分支管腔是否有栓子形成,还有利于显示胸膜病变及心包病变;②血源性金黄色葡萄球菌肺炎:两肺多发结节或楔形密度影,以双肺基底部及胸膜下为主,结节边缘模糊并可相互融合,24～48小时迅速形成空洞,空洞壁厚薄不一,其内可见气-液平面,70%患儿合并胸腔积液。

【诊断要点】

金黄色葡萄球菌肺炎以肺实质病变为主,病变早期即可出现液化坏死和空洞形成。支气管源性金黄色葡萄球菌肺炎趋于肺段或肺叶分布,血源性金黄色葡萄球菌肺炎病变分布与支气管走行无关,呈两肺多发结节,肺外周为主。胸膜病变出现较早并较重,常有胸膜增厚、脓胸、脓气胸,易于包裹。

【鉴别诊断】

本病需要与病毒性肺炎、支原体肺炎、肺结核、

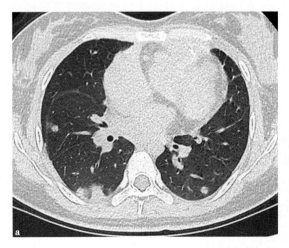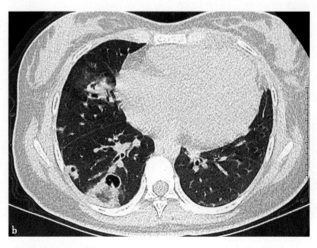

图3-4-18　血源性金黄色葡萄球菌肺炎

女,16岁。a、b. CT肺窗轴位像:肺内多发结节,外带及胸膜下分布为主,部分结节影内见含气囊腔影

肺囊性病变及转移瘤相鉴别。呼吸道源性肺炎病变均沿支气管分布，但金黄色葡萄球菌肺炎病变进展快，病程早期即出现脓肿及空洞，胸膜病变重，易包裹。而病毒性肺炎两肺过度充气，间质病变为主，胸膜病变少见，支原体肺炎虽也可以出现坏死液化灶，但通常出现于病程中晚期，胸膜反应轻，很少出现包裹性积液。肺结核通常病情变化缓慢，影像学特异性征象为纵隔淋巴结增大、钙化、环状强化。肺内转移瘤表现为双肺野多发圆形结节影，但边界光滑清晰，周围肺野无炎症征象。肺囊肿合并感染时与金黄色葡萄球菌肺炎脓肿空洞形成在影像学表现上具有相似性，不同点在于随访观察时肺囊肿周围肺实质病变征象发生改变，但囊腔形态保持不变，而金黄色葡萄球菌脓肿及空洞形态变化明显。

三、支原体肺炎

【概述】

支原体肺炎（mycoplasma pneumonia）由肺炎支原体引起，肺炎支原体终端吸附于呼吸道表面，影响其纤毛运动，支气管管壁水肿、上皮细胞坏死、溃疡形成，支气管血管束周围炎性改变，肺泡腔内可见脱落的肺泡上皮及炎性渗出液。

【临床特点】

3～5 岁以上儿童发病率最高。常年发病，以秋冬之交最多。临床表现为发热、干咳。冷凝试验、支原体抗体阳性有助诊断。

【影像检查技术与优选】

胸部 X 线和 CT 检查是支原体肺炎诊断的首选影像学方法，CT 能更好显示病变部位及病变范围，X 线胸片用于病程中疗效监测。

【影像学表现】

1. X 线 右肺发病较左肺多见。肺实质炎症表现为局限或弥漫分布的斑片影，可为大叶性，或节段性，病灶内常可见支气管充气征。肺间质炎症表现为肺门阴影粗重，由肺门向外伸展的条片影，伴行的支气管管壁增厚，呈轨道征和袖口征，肺野外带亦可见网条影。胸膜病变表现为肋胸膜或叶间胸膜轻度增厚，并伴胸腔积液。

2. CT 病变早期表现为两肺纹理增粗、模糊，可见磨玻璃影、斑片影、结节影，树芽征以及实变条片影。病变进展可出现节段性或大叶性实变，内常可见支气管充气征，并周围网条状间质病变。年龄大的儿童以实变病灶为主，小年龄患儿以间质病变为主。间质病变为主者合并肺门及纵隔淋巴结轻度肿大多见，可伴有胸膜增厚及少量胸腔积液，胸腔积液无包裹，重者可伴有少量心包腔积液。当实变病灶内出现片状坏死灶时，增强扫描可见实变内低灌注区，增强可对实变病灶内是否存在坏死进行判断，并可观察病变区肺血管分支内是否存在栓子（图 3-4-19）。

【诊断要点】

支原体肺炎患儿年龄偏大，影像学表现为沿支气管血管束分布的斑片影，支气管管壁增厚；重者出现节段性或大叶性实变，并支气管充气征，肺门及纵隔淋巴结可轻度肿大。病变进展，实变病灶内可出现坏死，可有肺血管栓子形成。部分伴有胸膜渗出，单纯支原体肺炎所致胸腔积液通常不发生包裹。

【鉴别诊断】

本病需要与原发性肺结核、金黄色葡萄球菌肺炎和过敏性肺炎相鉴别。原发性肺结核可表现为节

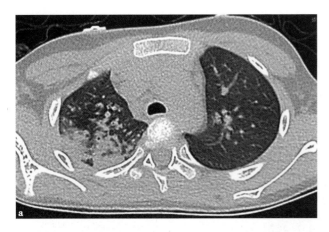
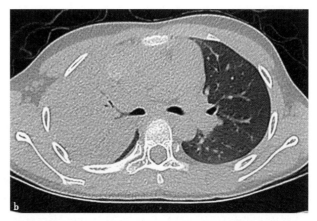

图 3-4-19 支原体肺炎

男，8 岁，发热、咳嗽。a、b. CT 轴位像右肺上叶及中叶肺野可见大片实变，少许支气管充气征，实变周围肺野可见条絮影，并支气管管壁略增厚

段性或大叶实变影，但原发性肺结核的纵隔、肺门或双腋下淋巴结明显增大，可有钙化，增强后淋巴结环形强化，气道重建可见增大的淋巴结压迫或侵犯邻近气道，而支原体肺炎的淋巴结病变较轻，无钙化。金黄色葡萄球菌肺炎表现为斑片状、节段性或结节影，但坏死液化和胸膜病变出现早，并且胸膜病变较重。过敏性肺炎主要表现为较为弥漫的磨玻璃状影及小叶中央结节，与本病不同，过敏性肺炎临床喘憋重，血中嗜酸细胞增高，胸膜渗出及胸膜增厚少见，脱离过敏源后临床喘憋和影像学异常均较快恢复。

四、原发肺结核

【概述】

肺结核（pulmonary tuberculosis）是指发生在肺组织、气管、胸内淋巴结和胸膜的结核病变。人类结核病的病原菌为结核分枝杆菌。肺结核分为原发性肺结核、血行播散性肺结核、继发性肺结核、结核性胸膜炎等几大类。先天性肺结核是新生儿所特有类型。小儿原发性肺结核（primary pulmonary tuberculosis）为结核分枝杆菌初次侵入肺部后发生的原发感染，以3岁以下婴幼儿多见，是小儿肺结核的主要类型，占儿童各型肺结核总数的85%～90%。原发性肺结核主要包括胸内淋巴结结核、原发综合征。

胸内淋巴结结核，曾称为支气管淋巴结结核，是儿童原发性肺结核的最特征性表现，约占儿童肺结核的80%以上，好发于右肺门、右气管旁、左肺门、左气管旁、气管隆凸周围。通常为多淋巴结受累，淋巴结增大、粘连。增大的淋巴结极易推压或侵及气管、支气管造成气道狭窄或引起气管支气管结核，当淋巴结干酪坏死侵犯气管，可导致支气管结核、结核性肺炎，甚至干酪性肺炎，干酪坏死的淋巴结尚可侵犯附近器官如心包、血管、食管等引起相应症状，并可引起淋巴及血行播散。气管支气管结核的感染途径可以为呼吸道吸入，也可以为淋巴结结核侵蚀支气管管壁，发生淋巴结支气管瘘所致，少许甚至通过血行播散在支气管黏膜下引起。小于5岁的儿童，由于其气管、支气管发育尚不完善，结构软弱，易被毗邻的肿大干酪淋巴结压迫、侵蚀，最后造成穿孔，形成结核性支气管淋巴结瘘，因此小于5岁儿童气管支气管结核主要源自淋巴结支气管瘘。原发综合征由肺原发病灶、同侧肺门淋巴结肿大和两者相连的结核性淋巴管炎组成。如病情得不

到有效控制或免疫力低下，肺原发灶可发展成干酪性肺炎。干酪性肺炎初期的病理学特征为病变内组织坏死发生溶解。婴幼儿以大叶性病变多见，较大儿童病变多呈小叶性。先天性肺结核详见新生儿肺病章节。儿童原发性肺结核的几个病变类型通常不是独立存在，可以相互重叠混合发生。

【临床特点】

多无明显症状和异常体征，婴幼儿及症状较重者可急性起病、高热，大部分患儿病初可有短时发热，通常被误认为一般上呼吸道感染而被忽略。年龄较大患儿可有乏力、食欲不振、体重不增、盗汗等结核中毒症状。部分高度过敏状态小儿可出现眼疱疹性结膜炎，皮肤结节性红斑及（或）多发性一过性关节炎。病情重时可出现持续高热，严重者可出现咳嗽、咳痰、体重下降和盗汗。胸内淋巴结明显肿大时，易压迫侵蚀胸内其他器官和组织，如气管、喉返神经和上腔静脉等，大血管受侵及可引起大出血而危及生命。

【影像检查技术与优选】

胸部CT检查在显示淋巴结肿大、支气管播散病灶、干酪性坏死、液化、空洞形成方面具有很强的特异性和灵敏性，可以清晰显示支气管束、管壁形态及管腔粗细的变化，增强CT淋巴结的环形强化对淋巴结结核的诊断具有很高特异性。因此CT是诊断结核首选的影像学方法。胸部X线片对于随访评价疾病进展具有一定价值。

【影像学表现】

1. 气管支气管结核　表现为支气管管壁增厚、管腔狭窄、走行扭曲，有时可见支气管内壁的不规则结节、点状或线状钙化灶，远端可见成簇状分布的"树芽"征，"玫瑰花瓣"征及小叶中心性结节，大部分患儿伴有肺门及纵隔淋巴结肿大，也可伴有沿支气管分布的小叶、亚段、肺段或大叶性实变影，可见支气管充气征。少部分患儿仅表现为单纯的气管支气管结核（图3-4-20）。

2. 胸内淋巴结结核　淋巴结结核多侵犯中纵隔气管支气管旁、肺门区和隆嵴下淋巴结，偶尔侵犯后纵隔或其他组淋巴结。通常为多发淋巴结受累增大，相邻肿大淋巴结融合可呈分叶状，内可伴或不伴有钙化。淋巴结内出现坏死液化时，表现为环形强化，中心区低密度无强化，较为典型，同时淋巴结也可表现为轻度强化或不强化。邻近气管支气管可受压移位、局限性狭窄。淋巴结钙化和环形强化为结核性淋巴结炎较为特异的征象（图3-4-21）。

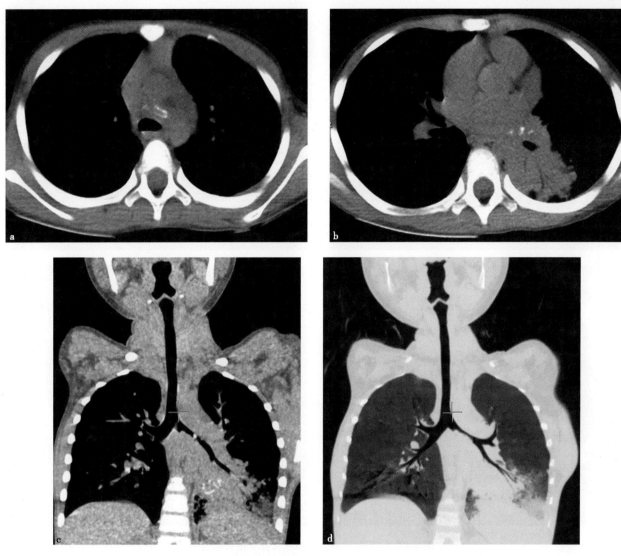

图 3-4-20 支气管淋巴结结核并气管支气管结核及干酪性肺炎

a、b. CT 轴位纵隔窗：纵隔及左侧肺门淋巴结增大，其内可见片状高密度钙化影。左下肺背侧肺野可见实变片影，内见左主支气管影，远端少许支气管充气征；c、d. CT 冠状位及 MIP 图像：左主支气管受压管腔变窄，并管壁结节状钙化影

3. 原发综合征 原发综合征由肺原发灶、同侧肺门淋巴结肿大和结核性淋巴管炎组成，外形似哑铃状。部分患儿伴有原发灶邻近胸膜炎。原发灶可发生在肺的任何部位，右侧多于左侧，上叶多于下叶，好发于胸膜下，可单发或多发，形态各异，可呈小叶状、云絮状、团片状、结节状。原发灶周围可有炎性渗出。感染早期病变即经过淋巴管向肺门淋巴结蔓延，引起淋巴管炎，表现为原发灶与淋巴结之间的一条或数条粗糙且模糊的条索阴影。气管旁淋巴结结核可进一步累及对侧肺门淋巴结，淋巴结结核表现见胸内淋巴结结核影像学表现。原发灶紧邻胸膜易出现胸膜炎改变，表现为局限性胸膜增厚、强化明显。原发综合征发生血行播散性肺结核发生率较高（图 3-4-22）。

4. 干酪性肺炎 病变初期表现为肺野内边界模糊的实变阴影，因为该炎性阴影属于干酪坏死性改变，故平扫时较一般肺炎的单纯炎性渗出性阴影密度略高，仔细观察阴影密度欠均匀，在大块的炎性阴影中，常隐约可见密度更高的干酪性病灶，增强后干酪坏死区无强化，病变进展，可出现单发或多发大小不等的空洞，可伴有同侧或对侧支气管播散征象。

【诊断要点】

儿童原发性肺结核通常以胸内淋巴结结核多见，原发综合征相对少见，纵隔及肺门淋巴结钙化及环形强化多为特异性，肺内原发灶在免疫力低下或结核菌毒力较强的情况下会发生干酪性肺炎，纵隔肺门淋巴结干酪坏死破溃累及气管时可发生支气管结核、支气管播散及小叶干酪性肺炎。结核分枝杆菌经淋巴管循环可进入肺静脉并引起血行播散性

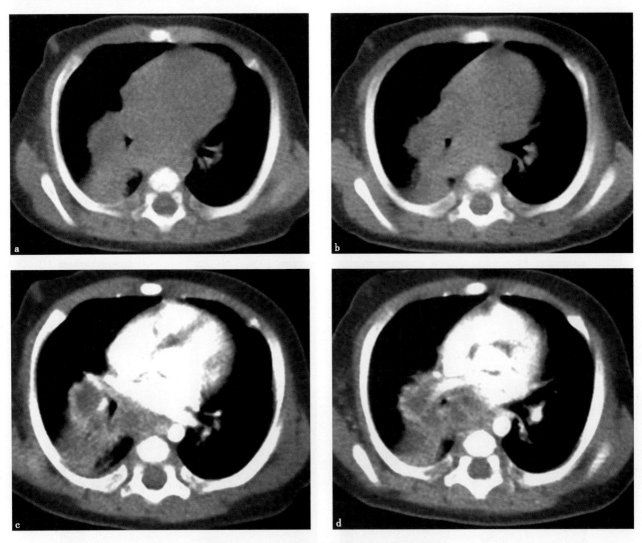

图 3-4-21　支气管淋巴结结核合并干酪性肺炎

男，2.5 个月。a、b. CT 轴位纵隔窗：纵隔及右侧肺门淋巴结增大，右下肺背侧肺野可见实变片影；c、d. CT 增强轴位图像，增大的淋巴结环形强化，中心区呈无强化坏死区，右肺实变病变区强化欠均匀，右主支气管受压管腔变窄

肺结核。如果伴发结核性胸膜炎，通常提示病变较重，胸腔积液趋于包裹。

【鉴别诊断】

根据临床和影像学表现以及 PPD、T-Spot 等检查阳性、结核患者密切接触史等可作出临床诊断。痰液和胃液中找到结核分枝杆菌有确诊意义。

1. **病毒性及支原体肺炎**　当原发肺结核淋巴肿大不明显时，肺内原发灶无特定好发位置，与肺炎同样表现为沿支气管分布的实质浸润病变，鉴别困难。不同点为肺炎的节段性病变周围肺野常同时有散在炎变，胸膜渗出无粘连包裹征象，短期抗炎治疗后随访，病灶吸收恢复明显。结核性胸膜炎通常较重，有粘连包裹趋势，结核病变内多有钙化灶。

2. **金黄色葡萄球菌肺炎**　肺结核实变灶干酪坏死形成厚壁空洞时与肺脓肿影像学征象相似，均表现为不规则空洞伴周围浸润，另外，如果有胸腔积

液，均有包裹趋势。不同点为肺结核常同时伴有肺门、纵隔淋巴结肿大和结核病变内钙化。

3. **结节病**　结节病与血源性或支气管播散性肺结核影像学表现相似点为双肺弥漫结节影或斑片影，伴纵隔肺门气管旁淋巴结增大。不同点是结核病变内容易合并钙化，急性血源播散性肺结核结节影分布均匀。如临床有眼、腮腺、皮肤损害，抗痨无效时应考虑结节病。

4. **恶性淋巴瘤和白血病**　相似点为纵隔及肺门、腋下多发淋巴结增大。不同点为恶性淋巴瘤和白血病最常侵犯前纵隔淋巴结和胸腺，增强后可均匀轻度强化或不均匀强化。淋巴结结核增强 CT 淋巴结可有环形强化，另结核病变常伴有钙化。

5. **支气管内肿瘤**　气管支气管结核需与支气管内肿瘤及占位性病变、气道异物相鉴别。慢性气道异物时，支气管局部由于受异物刺激而产生化脓感

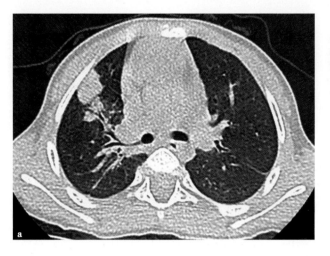

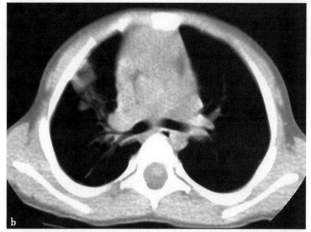

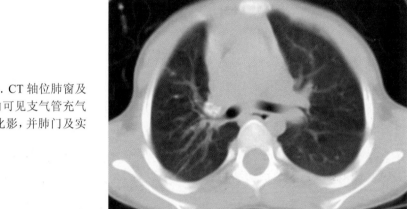

图 3-4-22 原发综合征

男，2 岁，间断发热 45 天，咳嗽 7 天。a～c. CT 轴位肺窗及纵隔窗，右肺上叶可见高密度病灶，病变内可见支气管充气征，右肺门呈结节样增大，内见结节样钙化影，并肺门及实变病灶间可见索条影

染并形成肉芽，支气管壁也表现出不规则扭曲、管壁增厚。其形态特征与支气管结核的肉芽型、干酪型及混合型有相似之处，但气管支气管结核常伴有支气管播散，结合临床及实验室检查可鉴别。

五、肺曲霉病

【概述】

肺曲霉病（pulmonary aspergillosis）是由曲霉菌引起的一组肺部病变，对人致病的曲霉菌主要是烟曲霉菌、土霉菌和黑曲霉菌。虽然吸入曲霉菌孢子很常见，但是只有很少一部分人会进展为肺曲霉病。肺曲霉病的发生与机体免疫状态和基础肺部疾病有关。免疫功能低下者易罹患曲霉菌病，但免疫功能正常，无基础肺部疾病者也有曲霉菌感染的报道。病理表现为肺组织坏死、炎症细胞浸润、血管受累、肺组织和血管有菌丝存在、肉芽肿形成。曲霉菌感染的临床特点、病程和预后很大程度上由感染者的免疫抑制或免疫缺陷程度所决定，越来越多的研究显示基因在其中发挥了重要的作用。

肺曲霉病会导致不同的临床综合征，往往最早

且最常累及气管和支气管，目前认为肺曲霉病可分为侵袭性和非侵袭性两种，侵袭性肺曲霉病包括气道侵袭性肺曲霉病、血管侵袭性肺曲霉病和半侵袭性肺曲霉病，非侵袭性肺曲霉病包括慢性肺曲霉病、过敏性支气管肺曲霉病。免疫功能低下或受抑制患儿易罹患血管侵袭性肺曲霉病、气道侵袭性肺曲霉病、半侵袭性肺曲霉病。慢性肺曲霉病、过敏性支气管肺曲霉病可发生于免疫功能正常的患儿，但慢性肺曲霉病及过敏性支气管肺曲霉病通常发生在有慢性肺部疾病的患者中。

【临床特点】

1. **气道侵袭性肺曲霉病** 又称曲霉菌支气管炎，较血管侵袭肺曲霉病少见，可见于免疫功能正常者，也见于肺移植和 ICU 患者中。临床表现为反复的支气管炎症状，使用抗生素治疗无效，反复痰找曲霉菌或 PCR 阳性。支气管镜显示存在局部菌丝侵袭、气管及中央支气管溃疡。抗真菌治疗有效。

2. **血管侵袭性肺曲霉病** 主要发生在有严重免疫缺陷的患者中，包括中性粒细胞减少患儿、移植患儿、危重症患儿、接受化疗和使用激素的患儿。另外，

多种抗生素治疗、肾功能衰竭、肝功能衰竭和糖尿病等也是曲霉菌感染的高危人群。在组织学上表现为肺组织中有曲霉菌丝的浸润，曲霉菌不仅会侵及肺组织，还会累及血管，导致其他器官（如皮肤、大脑或眼睛等）发生播散感染的可能性增大。临床表现依据患者整体免疫缺陷/抑制情况表现不同，常表现为发热、咳嗽和喘息，病变广泛或严重时可出现呼吸困难，听诊肺部出现湿啰音。轻者病情进展相对缓慢，重者症状重，进展相对较快，从数天到数周不等。

3. 半侵袭性肺曲霉病　通常发生在健康者，健康者大量接触曲霉菌孢子时（如发霉的干草、树皮碎片、溺水或吸入蘑菇种植厂的粉尘），也会导致肺曲霉病的发生，较血管侵袭性肺曲霉病病情轻、进展稍缓慢。

4. 慢性肺曲霉病　通常发生在有慢性肺部疾病的患者中，但不伴随或只有轻度的免疫缺陷。如结核感染治疗后是最常见的危险因素，其他高危因素包括非典型分枝杆菌感染、支气管扩张症、结节病、过敏性支气管肺曲霉病和气胸。通常病情进展较缓慢，但存在呼吸系统结构的病理性破坏，有空洞和支气管扩张形成，空洞内可有曲霉菌球，通常由真菌菌丝、纤维蛋白、黏液和细胞碎片凝集而成，称肺寄生性曲霉菌球。如空洞内不伴随曲霉菌球，加之如果之前有结核病史，部分慢性肺曲霉病会被误诊为结核并发症或结核复发。慢性肺曲霉病具有高复发率和高死亡率的特点，治疗通常是长期甚至是终身。临床表现为慢性疾病的症状，如疲劳、乏力、盗汗、食欲下降、咳嗽、胸痛和呼吸困难，肺寄生性曲霉菌球患儿偶尔会出现致命性大咯血。

5. 过敏性支气管肺曲霉病　最常见的过敏性真菌病，是机体对曲霉菌的高敏感性引起。通常致病菌为烟曲霉菌。哮喘、囊性纤维化（cystic fibrosis，CF）、支气管扩张、肺移植患者和在重症监护室接受呼吸机治疗的患者为高危人群。各种因素使患儿气道内孢子菌丝生长，导致促炎细胞因子产生，从而使呼吸系统症状加重。如果不及时治疗，就会进展为支气管扩张及管壁结构破坏，从而造成肺部永久性、不可逆性的损害。临床表现为急性或慢性过程，急性期常反复咳嗽、咳痰、喘息，常伴有棕褐色胶冻样痰栓，慢性期合并肺纤维化者可导致呼吸困难、发绀，支气管扩张严重者可伴有咯血。

【影像检查技术与优选】

肺曲霉病的胸部 CT 征象具有较高的特异性，尤其对"晕轮征"和"空气新月征"的显示，是任何其他检查方法无法替代的，因此胸部 CT 是诊断肺曲霉病的首选影像学检查方法，胸部平片可作为常规随访观察的方法。

【影像学表现】

1. 气道侵袭性肺曲霉病　表现为支气管腔增粗、管腔狭窄及管壁不光滑，肺内可出现小叶中央结节及树芽征，肺内实变多以气道为中心分布，可伴发肺不张。

2. 血管侵袭性肺曲霉病　表现为单发及多发结节影，50% 的结节内部密度减低，系由梗死所致，结节周边可见晕征，晚期梗死的肺组织与邻近的肺组织脱离，形成空气新月征。肺内实变多为以胸膜为基底的楔形改变，类似梗死（图 3-4-23）。

3. 半侵袭性肺曲霉病　表现不一，可表现为缓慢生长的结节或肺尖部实变，并可发展为上叶空洞性病变。

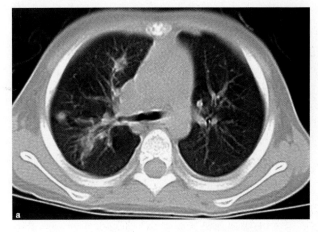
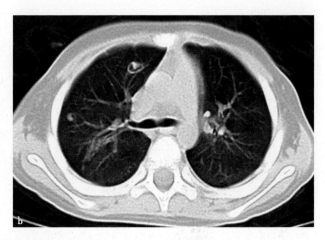

图 3-4-23　侵袭性曲霉菌肺炎

男，2 岁 5 个月，急性淋巴细胞白血病化疗后，发热。CT 轴位肺窗：a. 可见右肺沿支气管走行多发结节影，边缘晕征；b. 半月后复查，右肺结节内出现空洞影

4. 慢性肺曲霉病 表现为有单个或多个厚壁空洞、伴或不伴其内曲霉球,有不同程度的肺纤维化或胸膜纤维化。肺内还可伴有间质浸润、结节影。有时仅表现为单个孤立实变病变,数月随访无变化。肺寄生性曲霉球可表现为空腔内含球形软组织密度影,即曲霉球,及与之相伴随的空气新月征,周围可伴或不伴有慢性间质增厚征象。

5. 过敏性支气管肺曲霉病 早期常见游走性浸润影、结节影、实变影、肺不张,两肺过度充气及部分可见马赛克征象,后期多为中心性支气管扩张及黏液栓的形成,以上叶为主。远侧肺组织内可见小叶中央结节及"树芽"征(图3-4-24)。

【诊断要点】

早期侵袭性肺曲霉病表现为实质结节周围的磨玻璃样晕征,"晕轮征"及"空气新月征"对于侵袭性肺曲霉病有一定的诊断意义。空洞内曲霉菌球形成并可伴随体位改变位置及周围肺组织间质增厚及胸膜纤维化是慢性曲霉菌肺炎的典型征象。中心型支气管扩张及黏液栓形成是过敏性支气管肺曲霉病的典型征象。

【鉴别诊断】

侵袭性肺曲霉病的鉴别诊断:急性期及早期大片实变影及斑片影需考虑支原体肺炎,伴有坏死灶形成时需要与金黄色葡萄球菌坏死性肺炎鉴别。慢性曲霉菌肺炎时需要与结核空洞、金黄色葡萄球菌坏死性肺炎空洞、转移瘤空洞进行鉴别。过敏性支气管肺曲霉病需要与支气管扩张、肺囊性纤维化相鉴别。鉴别的要点是患儿免疫状态、病史、是否存在晕征、纵隔气管肺门周围淋巴结形态、密度,随诊空洞变化情况,空洞内是否存在曲霉球等征象。

六、肺隐球菌病

【概述】

肺隐球菌病(pulmonary cryptococcosis,PC)是一种较少见的肺部真菌病,病原菌为新型隐球菌,新型隐球菌是一种带厚荚膜的酵母菌,存在于土壤、鸽子粪中,吸入致病。最容易受累部位为中枢神经系统,其次是肺,单独侵犯肺的较少。还可累及皮肤、骨骼、泌尿系统以及淋巴结、肝脾等。隐球菌肺炎是一种亚急性或慢性的肺部真菌病,好发于免疫功能低下人群,尤其应用皮质类固醇治疗者,也可以发生于免疫功能发育不完善的正常儿,少数免疫功能正常的儿童也可罹患隐球菌肺炎。

【临床特点】

肺隐球菌病的临床表现取决于患者的免疫状况,免疫功能完善者临床过程相对缓和、临床症状不明显。部分病例也可表现为亚急性肺感染,低热、胸痛、咳嗽、咳痰、白细胞计数及中性粒细胞轻、中度升高甚至不升高,有自愈倾向。免疫力低下患儿全身症状明显。并发脑膜炎时有头痛、视力障碍、精神症状,并出现脑膜刺激征,随感染进展而出现昏迷等。

【影像检查技术与优选】

多层螺旋CT检查及X线检查均可用于新型隐球菌肺炎的早期诊断,CT对疾病征象的检出准确度更高。但对于新型隐球菌肺炎患者而言,因其临床症状多变及疾病的复杂性,通过单纯依靠CT及X线等影像学检查无法确诊,需要结合实验室及病理穿刺活检等检查进行判断。

【影像学表现】

隐球菌肺炎的CT表现因免疫状态不同而呈多

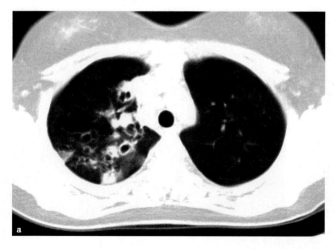
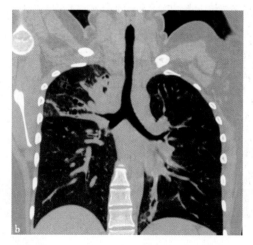

图3-4-24 过敏性支气管肺曲霉病
女,14岁。a、b. CT轴位及冠状位肺窗:右肺上野支气管管腔明显扩张,管壁增厚,内膜不光滑,含气欠均匀

形性和多变性，可表现为孤立结节型、多发结节型、实变片影型、弥漫播散型及间质肺炎型。

1. 孤立结节型　多见于免疫功能正常儿，表现为边缘清晰的孤立结节影，以下肺叶多见，位于肺周边部贴近胸膜，可有浅分叶。

2. 多发结节型　表现为肺野内散在结节影，可局限在一个肺叶内，呈簇状分布，结节病灶以肺外周分布为主，部分病灶与胸膜相连，结节周围可有晕征表现，免疫低下患儿常于结节内出现空洞病变。

3. 实变片影型　病变可呈节段性或非节段性分布，可以累及整个肺叶，实变病变周围肺叶有磨玻璃或云絮影，实变影内可见支气管充气征，可有空洞形成，少数有胸腔积液。

4. 弥漫播散型　多见于免疫功能不全患儿，极少自愈。CT 表现为双肺广泛分布径线约 1～2mm 大小的粟粒或多发弥漫而境界不清的斑片阴影，可伴有肺门纵隔淋巴结肿大，胸腔积液和钙化较少见（图 3-4-25）。

5. 间质肺炎型　多发于 AIDS 病儿，表现为双肺透光度略低、纹理粗重、网格影重，无肉芽肿形成，暴发性者可导致 ARDS。

【诊断要点】

隐球菌肺炎影像学表现多样化，可伴有以下影像学征象：肺内肿块影、结节影、粟粒影、节段性及非节段性分布的实变片影并空气支气管征、晕征、磨玻璃影、网格影、纵隔肺门淋巴结肿大。诊断需要结合患儿临床病史、实验室及病理检查。

【鉴别诊断】

本病的鉴别诊断需考虑支原体肺炎、病毒性肺炎、原发性肺结核、慢性肉芽肿病等，对于有慢性消耗性疾病、长期应用激素、免疫抑制剂、有花草、鸽粪、泥土接触史的患者，肺内病灶表现为多发结节或实变患儿，常规抗生素治疗不理想者，在病变的鉴别诊断方面应考虑到肺隐球菌感染的可能。

七、肺孢子菌肺炎

【概述】

肺孢子虫菌炎（Pneumocystis carinii pneumonia, PCP）过去曾称为卡氏肺囊虫肺炎，目前认为病原菌为 Pneumocystis jirovecii，属真菌类。该病是肺的真菌感染。肺孢子虫分布广泛，可寄生于健康人体和多种动物，患者和孢子虫携带者为本病的传染源，主要通过空气和人与人接触传播。肺孢子菌肺炎可为内源性感染，也可能是外源性感染，是一种严重的呼吸系统机会性感染。其病理改变为浆液性、渗出性肺泡炎，在肺泡腔浆液中和肺泡壁内可见浆细胞、单核细胞及淋巴细胞浸润。肺孢子虫病高危人群包括以下五类：①早产婴儿和新生儿；②先天免疫缺损或继发性免疫低下的患儿；③恶性肿瘤如白血病、淋巴瘤病患儿；④器官移植接受免疫抑制剂治疗的患儿；⑤ AIDS 患儿。

【临床特点】

临床可分为两个类型：①婴儿型：主要发生在 1～6 个月小婴儿，属间质性浆细胞肺炎，起病缓慢，主要症状为拒乳、烦躁不安、咳嗽、呼吸频率加快及发绀，而发热不显著。听诊时肺啰音不多，1～2 周内呼吸困难逐渐加重。肺部体征少，与呼吸窘迫症的严重程度不成比例，为本病特点之一。病程 4～6 周，如不治疗，25%～50% 患儿死亡；②儿童型：主要发生于各种原因致免疫功能低下的患儿，起病急

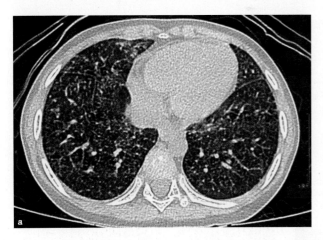
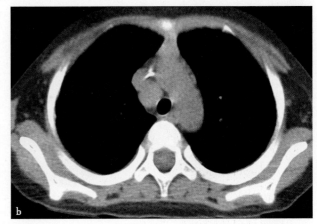

图 3-4-25　肺隐球菌病

男，5 岁。a、b. 双肺透光度略减低，双肺肺野可见弥漫小结节影。纵隔窗显示腔静脉后纵隔淋巴结增大，主动脉弓旁淋巴结轻度增大

骤，与婴儿型不同处为几乎所有患者均有发热。此外，常见症状为呼吸加速、咳嗽、发绀、三凹、鼻煽及腹泻。病程发展很快，不治疗时多死亡。如诊断及时，应用复方磺胺甲噁唑等特效药治疗，于 10 天～2 个月可吸收好转。

【影像检查技术与优选】

CT 是诊断肺内感染的首选影像学检查方法，可以准确观察到病变部分位、范围、各种肺部感染的征象，结合临床病史和表现，对于病初疾病诊断和鉴别诊断具有重要价值，鉴于 CT 的辐射损害，建议 CT 诊断后，治疗效果随访采用肺部 X 线片，观察炎症病变的范围和大体征象的变化。

【影像学表现】

1. X 线　早期表现为肺纹理粗重、模糊毛糙，双侧对称性的肺门周围及基底部淡薄斑片及模糊网条、小结节阴影，似肺水肿。2～5 天内病灶迅速进展、融合成弥漫性肺泡性实变或大面积磨玻璃影，重者可累及全肺。实变影及磨玻璃影内可见支气管充气征，随病变加重而增多。病灶呈中心性分布，肺尖与肋膈窦常不受累，可有胸膜受累。X 线吸收好转往往落后于临床，可反复感染，但很少发展为慢性间质纤维性变。

2. CT　显示弥漫性磨玻璃样阴影或斑片影，呈马赛克改变，部分患儿磨玻璃影基础上伴有肺间质增厚，呈碎路石征。病变对称分布并中心性分布，上叶易受累。部分患儿磨玻璃影内可有含气囊泡形成或有肺气肿，囊泡形态不规则，囊壁较薄，囊壁破裂可致气胸，不伴纵隔淋巴结增大。治疗后，这些病变会消退、不留痕迹或残留索条影或结节影(图 3-4-26)。

【诊断要点】

双肺受累、基本对称分布，肺尖与肋膈窦常不受累。肺泡实变征象，两肺散在磨玻璃影，结合临床表现为呼吸困难并免疫力低下，多可提示诊断。纵隔、肺门淋巴结通常不受累。

【鉴别诊断】

本病确诊需病原体检测证实，但发现病原体而肺部无阳性影像学征象者，也不能诊断 PCP。影像学上本病与肺水肿、肺出血性疾病及急性呼吸窘迫综合征、肺泡蛋白沉积症不易鉴别。

第四节　弥漫性肺疾病

一、肺泡表面活性物质相关肺病

【概述】

肺泡表面活性物质相关肺病是一种较为罕见的肺间质病变，均发生于足月儿或近足月儿，系由肺泡表面活性物质相关染色体异常致病。常见的致病因素为表面活性蛋白 B 缺乏，表面活性蛋白 C 基因异常，ATP 结合盒转运子 A3 缺乏(ABCA3)及甲状腺转录因子 1 单倍剂量不足。除了部分表面活性蛋白 C 基因异常症患儿可自行改善或对激素治疗有效，其他病例需要肺移植。

【临床特点】

表面活性蛋白 B 缺乏症的染色体病变是遗传性，而非自发性突变。肺泡腔内肺泡蛋白含量低，患儿生后不久即出现呼吸窘迫综合征，且进展迅速，预后不良；表面活性蛋白 C 基因异常症的染色体异

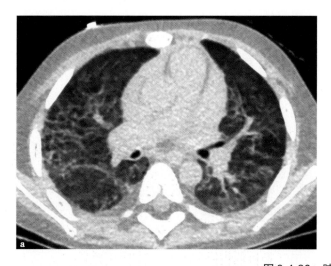
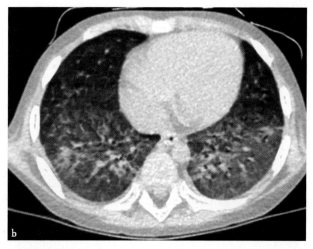

图 3-4-26　肺孢子菌肺炎
男，4 岁。a、b. 胸部 CT 平扫轴位像可见两肺纹理粗重、模糊毛糙，双侧对称性的肺门周围及基底部淡薄斑片及模糊网条、小结节阴影

常可为自发突变，也可为遗传性突变，该病发病年龄跨度较大，自新生儿至成人均可发病，发病可急可缓，症状轻重不一。新生儿期可表现为 RDS，在成人多诊断为特发性肺纤维化，也可为渐进性咳嗽、气短、杵状指／趾、呼吸功能不全、低氧血症和生长困难。ATP 结合盒转运子 A3 缺乏症（ABCA3 缺乏症）为常染色体隐性遗传，是足月新生儿致命性肺疾病之一。发病年龄自出生～4 岁不等，临床表现各异，有的在婴儿早期发病，表现为不可逆性呼吸衰竭，有的病变较轻、病程较长，表现为咳嗽、肺内湿啰音、生长发育迟缓和杵状指（趾）等间质性肺疾病的各种症状，有的处于慢性隐匿状态。无有效治疗方法。甲状腺转录因子 1 单倍剂量不足症是编码生产表面活性物质的一个等位基因突变，另一个等位基因正常表达生成表面活性物质，但减半的表面活性物质不足以维持细胞正常的生理功能。该病也影响甲状腺和神经系统的发育，特别是在基底神经节的发育。临床表现为"脑-甲状腺-肺综合征"。患者可表现为严重的 RDS 和 ILD，或慢性反复呼吸道感染。同时伴发中枢神经系统症状，如舞蹈症、共济失调、肌张力低下，也可伴发先天性甲状腺功能低下。肺间质病变、神经系统症状及甲状腺功能低下也可单独发生。

【影像检查技术与优选】

X 线胸片是最常用的影像学检查方法，必要时可使用 CT 详细了解肺组织病变范围及是否存在肺内纤维化。足月儿影像学表现为进行性肺内纤维化时，可以为临床提供提示性诊断。

【影像学表现】

低龄婴儿组的 X 线胸片与早产儿肺透明膜病相似，表现为肺容积小，肺野透光度不同程度减低，肺野内均匀分布网点影、境界模糊的颗粒影，伴支气管充气征，无胸腔积液。随着疾病的进程，肺内纤维化的程度显示愈加清晰，表现为双肺散在磨玻璃影、网格影、肺外周囊泡影。

【诊断要点】

患儿为足月儿，婴儿早期表现与早产儿透明膜肺相似，随着年龄增大，双肺内纤维化程度渐重，表现为双肺散在磨玻璃影、网格影、肺外周囊泡影。

【鉴别诊断】

本病的鉴别诊断在新生儿早期主要考虑早产儿透明膜肺，鉴别点是本病发生于足月儿或近足月儿，病情经表面活性物质及激素治疗效果不明显。大龄儿诊断需考虑 NSIP、DIP、特发性肺纤维化、PAP 及

CPI，鉴别点是对激素治疗的反应，确诊尚需结合病史及基因检查结果。

二、闭塞性细支气管炎

【概述】

闭塞性细支气管炎（bronchiolitis obliterans，BO）是慢性阻塞性下呼吸道肺部疾病，是 3mm 以下的细支气管或肺泡小管上皮细胞损伤，继发黏膜下肉芽组织或纤维化组织增生，形成狭窄性细支气管炎、增殖性细支气管炎，重者发展成肺纤维化。肺和骨髓移植也可并发 BO。小儿 BO 最常见的原因为感染，可为腺病毒、流感病毒、麻疹病毒、卡氏肺孢子虫、肺炎支原体等呼吸道感染所致。Stevens-Johnson 综合征及自身免疫性疾病也是儿童 BO 的较常见病因之一。感染后的 BO 通常为缩窄性毛细支气管炎。

【临床特点】

患儿常表现为在急性感染或肺损伤后慢性咳嗽、喘息和运动不耐受，喘鸣音和湿啰音是最常见体征。对支气管扩张剂无反应。预后不确定。

【影像检查技术与优选】

HRCT 为诊断 BO 的重要和必要的检查方法，X 线胸片只对单侧透明肺具有一定的诊断价值。

【影像学表现】

1. X 线　可表现为正常、单侧肺或双肺透光度轻微增高，轻微的外周血管纹理减少和中央性气道扩张。重者可见肺野内实变或不张。

2. CT　表现为病变肺野马赛克灌注征，其中透亮度增高的空气潴留灶为病变区；部分支气管管壁增厚，闭塞近端支气管扩张，可单侧发病，也可双肺同时发病，感染时可见肺实变影及肺不张、伴黏液栓，还可出现正常或体积较小的单侧透明肺，表现为整个肺野的透亮度增高，支气管管壁增厚（图 3-4-27）。

【诊断要点】

本病具有明显的急性感染或急性肺损伤病史，或其他致病因素，包括 Stevens-Johnson 综合征、自身免疫性疾病（如类风湿性关节炎、干燥综合征、系统性红斑狼疮等）和骨髓移植。影像学具有特征性的马赛克灌注征象及病变区支气管血管束纤细、支气管管壁增厚、管腔狭窄和／或近侧的支气管扩张。

【鉴别诊断】

本病需与哮喘、肺泡蛋白沉积症相鉴别。哮喘与 BO 影像学相似处为双肺均通气不均匀，呈马赛克征，并伴有支气管管壁增厚、支气管扩张等改变，不同处在于 BO 的异常空气潴留灶内肺动脉稀疏。

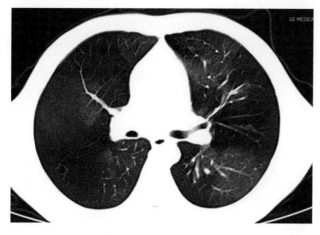

图 3-4-27 闭塞性细支气管炎
男,16岁。CT轴位肺窗:双肺透光度不均匀,广泛马赛克灌注征

治疗后影像随访观察可见 BO 征象缓解不明显,而哮喘的征象可有恢复。肺泡蛋白沉积症也表现有马赛克灌注征,不同点为肺泡蛋白沉积症整个肺野透光度减低合并网格影,高密度灶为病变区。BO 两肺透光度不均匀,但无弥漫性透光度减低,异常空气潴留灶为病变区,无明显间质增厚的网格影。

三、朗格汉斯细胞组织细胞增生症

【概述】

朗格汉斯细胞组织细胞增生症(Langerhans cell histiocytosis,LCH)是一种局部或全身组织内朗格汉斯细胞增生性疾病。可以单器官受累,也可以多器官受累。最常累及骨骼、皮肤和垂体,其他器官包括肝、脾、造血系统、肺、淋巴结以及中枢神经系统,其中肝、脾、造血系统、肺被称为“危险器官”。朗格汉斯细胞组织细胞增生症可以孤立发生在肺部,也可以是病变多器官受累的器官之一。在儿童,原发在肺部的 LCH 更为常见。

【临床特点】

临床以发热、皮疹、肝脾肿大、多饮多尿为主要表现。临床病程可为自限性,亦可快速进展甚至导致死亡。约 1/3 患儿出现永久性后遗症。

【影像检查技术与优选】

用胸部 CT 对疾病进行诊断及病程判断具有较高的准确率,X 线胸片适合用于疗效随访。

【影像学表现】

1. X 线 为间质肺泡浸润性病变,表现为两肺弥漫分布的网织颗粒影,半数以上病例伴两肺过度充气和小囊泡状透亮影或蜂窝样肺,可并发胸膜下肺大疱或肺气瘤,易致纵隔气肿和反复自发性气胸。胸腺常因组织细胞弥漫性浸润而肥大。

2. CT HRCT 显示双肺弥漫性肺间质病变,呈磨玻璃影、小结节、网格影,结节呈小叶中心型和细支气管周围结节型。随时间推移,实性小结节发生退变,出现空洞并演变为薄壁囊腔,囊腔为圆形或椭圆形,囊腔影融合后通常不规则,不规则的囊腔是 LCH 较为特征性影像学征象。囊腔破裂可出现气胸或纵隔气肿。病变双肺对称分布,上肺野较下肺野多见且病变较重,病程较长时,囊泡及残存肺实质发生纤维化,最终导致粗糙的条索状影或蜂窝状肺改变。LCH 通常伴有纵隔淋巴结肿大。胸腺于病变进展期可因浸润而增大,治疗或病变自限后可缩小,并见钙化和囊性变。LCH 肺的结节影甚至不规则囊腔影大部分是一种可逆性改变,经过一段时间后可以完全消失,恢复正常肺结构,仅有少部分遗留纤维索条(图 3-4-28)。

【诊断要点】

双肺弥漫性网结影及不规则囊泡及空腔是肺 LCH 的典型征象,如果同时观察到骨破坏、肝脾大及肝内格林森鞘增宽,对诊断很有帮助。

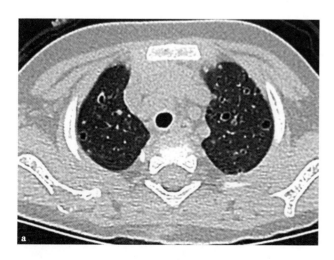

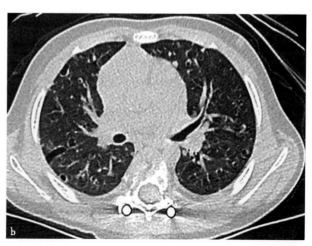

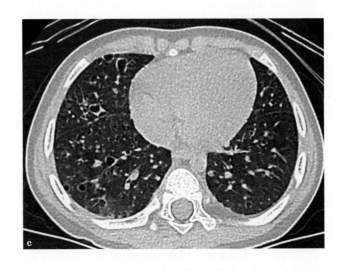

图 3-4-28　肺 LCH
男，22 个月。双肺透光度减低，双肺弥漫性网结影，软组织密度小结节影，不规则囊泡及空腔影，同时可见右侧肩胛骨骨破坏，椎体骨破坏术后金属支架影

【鉴别诊断】

典型的影像学表现结合临床病史多能提示诊断，最终需组织病理学确诊。肺 LCH 病的网结影的鉴别诊断为肺结核、特发性肺含铁血黄素沉着症、肺嗜酸性粒细胞增多症。急性血行播散型结核病的结节影病灶分布比较均匀，通常不伴有网格影及小囊泡影。特发性肺含铁血黄素沉着症少见囊状阴影，无骨骼损害。肺嗜酸性粒细胞增多症的肺内除网粒状阴影外，常伴小片状病灶，因纤维性心内膜心肌炎常致心脏增大。肺 LCH 病的囊泡影需考虑与先天性肺气道畸形、支原体肺炎及肺脓肿的空洞等鉴别。CPAM 通常为局限性病变，感染性肺脓肿的炎症指标升高。

四、肺泡蛋白沉积症

【概述】

肺泡蛋白沉积症（pulmonary alveolar proteinosis，PAP）又称肺泡磷脂沉着症（pulmonary alveolar phospholipidosis），是一种原因不明的少见慢性肺疾病，目前研究通常认为是肺巨噬细胞的数量缺乏或功能障碍，导致清除肺表面活性物质的功能障碍，表现为肺泡腔内充满富含磷脂的蛋白样物质，肺泡巨噬细胞呈泡沫状。PAP 分为先天性、继发性和特发性三类。儿童 PAP 通常为先天性及继发性。先天性 PAP 可有明显的家族史。继发性 PAP 与许多基础病有关，如肺部感染，常见的有卡氏肺孢子菌肺炎、巨细胞病毒、分枝杆菌病等，还可继发于恶性肿瘤或免疫功能严重低下的疾病，如淋巴瘤、白血病、Fanconi 贫血、AIDS 等。

【临床特点】

由于肺泡腔和气道内堆聚过量的表面活性物质，致使肺的通气和换气功能受到严重影响，导致呼吸困难。呼吸困难是肺泡蛋白沉积症最为突出的临床表现。运动不耐受是最常见的首发症状，表现为进行性呼吸困难和咳嗽，可伴发热、无力、体重减轻、胸痛、咳白色或黄色痰、咯血。婴幼儿呼吸道症状较为隐匿，多表现为生长发育落后，可以吐泻为首发症状。病变进展可出现发绀及严重气促，体征甚少，有时可见杵状指（趾）。本病临床呈慢性病程，预后不良。

【影像检查技术与优选】

HRCT 具有一定的诊断价值，尤其是"铺路石"征可以提示 PAP 的诊断，X 线胸片仅提供肺部影像学异常征象，特异性较低。

【影像学表现】

1. X 线　表现为类肺水肿样征象，自肺门向外弥漫到肺周边的条絮影、磨玻璃影、大小不等的结节影，呈蝶翼状分布。

2. CT　病变无明显好发区域，CT 表现为双肺弥漫分布斑片状或磨玻璃样高密度影，致密影中可见支气管充气征，伴小叶间隔不规则增厚，呈非节段性分布，边缘清晰、锐利，表现为多角形态的"铺路石"或"碎石路"样（crazy paving appearance，CPA）征象。病变与正常肺组织间隔分布，CT 图像呈"地图征"。纵隔无肿大淋巴结，胸膜很少受累（图 3-4-29）。

【诊断要点】

非节段性分布的"地图征"及"铺路石"征是肺泡蛋白沉积症特异性较高的影像学征象。肺泡蛋白沉积症的磨玻璃影边界清晰锐利，与其他肺病引起的磨玻璃影边缘模糊不同，对诊断肺泡蛋白沉积症较有特异性。影像学的提示诊断及纤维支气管镜肺活检或支气管肺泡灌洗液（bronchoalveolar lavage fluid，BALF）检查可确定诊断。

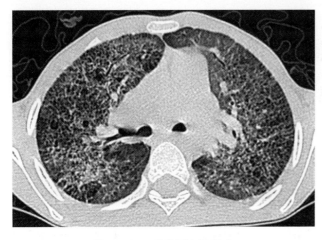

图 3-4-29 肺泡蛋白沉积症

男,8 岁。双肺透光度不均匀减低,广泛分布磨玻璃影及网结影,并散在灶状气肿影,磨玻璃影边界清晰锐利

【鉴别诊断】

PAP 的特征性影像学表现之一即为弥漫性磨玻璃影,这一影像学征象需与肺部炎症、水肿、出血等渗出性病变鉴别,最重要的鉴别点是 PAP 的磨玻璃影边界光滑锐利,可见增厚的间隔组织,呈现出卵石征和地图征,较为特异,而一般的炎症、水肿、出血等渗出性病变常边缘模糊。

PAP 的网格样小叶间隔增厚及磨玻璃影内的支气管需与一些慢性间质性疾病鉴别,如肺含铁血黄素沉着症和 BO 相鉴别,肺含铁血黄素沉着症和 BO 的小叶间隔增厚程度低于 PAP,因此不会呈现典型的地图征,PAP 实变内空气支气管征形态柔软、边缘清晰锐利,不同于纤维病灶内有牵拉扭曲的"枯枝征"。

五、特发性肺含铁血黄素沉着症

【概述】

特发性肺含铁血黄素沉着症(idiopathic pulmonary hemosiderosis,IPH)是肺泡毛细血管出血性疾病,病因常不明确,多认为是自身免疫反应相关性疾病。肺泡内多次或大量出血导致肺泡腔及间隔内红细胞、含铁血黄素及巨噬细胞沉积,可发展为弥漫性肺间质纤维化。病理显示支气管和毛细支气管扩张,毛细血管及淋巴管狭窄,重者有坏死性空洞。

【临床特点】

本病多见于 10 岁以下儿童,1～6 岁多发。临床表现反复发作性缺铁性贫血、发热、咳喘、痰中带血、胃液或痰中找到含铁巨噬细胞。临床迁延,致肺间质纤维化,肺动脉压显著升高,继而出现心肺功能不全。

【影像检查技术与优选】

X 线片表现缺乏特异性,对于早期少量出血显示的灵敏性、特异性都明显低于胸部 CT 显像。胸部 HRCT 可以清晰显示早期微量出血,并可以根据病灶范围及病灶密度判断出血量,并且 CT 还可以良好显示肺纤维化的程度,获得的信息明显多于胸部 X 线片。HRCT 可以作为提示诊断和观察肺间质浸润疾病疗效的首选影像学检查方法。

【影像学表现】

IPH 因急性、亚急性和慢性期肺出血改变不同而影像学表现各异,影像学可呈现 IPH 肺内病变的自然演变过程。

1. X 线 可分为 5 型:

Ⅰ型:隐匿型,两肺纹理稍多,模糊毛糙,少许细网状影,见于早期肺出血缓解期患者或轻度咯血的病例。

Ⅱ型:磨玻璃片絮型,临床为急性出血期。占 50%,表现为肺内较广泛磨玻璃影,呈单或双侧分布,以双侧多见,肺尖和肋膈角常不受累。病灶分布似支气管肺炎或肺水肿。病理示肺泡小支气管内大量出血水肿,有含铁巨噬细胞和间质水肿。

Ⅲ型:细网型,表现为广泛分布之境界模糊的细网状阴影,病理除肺泡内有新旧出血表现外,小叶间隔及肺泡壁增厚,含铁巨噬细胞弥漫分布于间质,伴Ⅱ型肺泡细胞和间质纤维组织增生。临床为反复出血期。

Ⅳ型:网结型,两肺弥漫分布粟粒样病灶或粗网粒结构,病理是Ⅲ型的加重和进展,间质纤维增生,并有含铁巨噬细胞纤维结节。临床为慢性反复出血期。

Ⅴ型:复合型,为上述几种类型的复合表现。除上述多种征象外,有细砂粒影,小支气管扩张,小叶间隔线等。临床为迁延后遗期。

2. CT 胸部 CT 急性出血期两肺出现磨玻璃样、斑片状阴影,境界模糊,可以相互融合成大片,其内见支气管充气征,如果出血量较大,实变病灶密度较高。治疗有效,肺出血停止后,影像学磨玻璃样出血阴影很快消散。如果病程较长,肺间质增厚明显,表现为肺纹理增粗、小叶间隔增厚的网格影、纤维结节影、支气管管壁增厚、管腔扩展、囊泡影,严重者可见蜂窝状囊泡影(图 3-4-30)。IPH 是慢性反复发作性疾病,因此,大部分病例的肺内疾病呈现出各时期的影像学征象混杂存在,这是 IPH 影像学的一个重要特点。

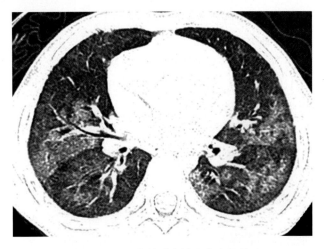

图 3-4-30　特发性肺含铁血黄素沉着症
CT 轴位肺窗：双肺透光度减低，肺野内散在淡薄磨玻璃影、絮片影，伴有网状小叶间隔增厚及支气管管壁增厚

【诊断要点】

病变肺野透光度均匀减低，急性期磨玻璃及片絮影最常见，可局限性分布或非对称性弥漫分布，出血量较大时片影范围大、密度高，并纵隔肺门区淋巴结肿大（淋巴结出血、水肿、淋巴滤泡增生），胸膜增厚，心影增大。慢性反复出血形成细网影及粗网结影，病程较长者肺内广泛间质纤维化，可见牵拉性支气管变形、扩张，并可见蜂窝状囊泡影形成。

【鉴别诊断】

根据典型的临床病史，如反复发作性缺铁性贫血、发热、咳喘和肺部出血的影像学表现，大部分病例可以做出提示性诊断。在影像学上急性期 IPH 需要与支气管肺炎相鉴别，支气管肺炎的磨玻璃影或絮片影以沿支气管血管束分布为特点，IPH 的片影是以血管束为中心但非沿支气管血管束走行的磨玻璃影或云絮影，并呈明显颗粒感。另外 IPH 通常伴有心影大，纵隔肺门淋巴结肿大，胸膜渗出不常见。亚急性期 IPH 影像学表现有含气囊腔形成时，需要与侵袭性肺曲霉病、原发肺结核、金黄色葡萄球菌肺炎、朗格汉斯细胞组织细胞增生症鉴别。侵袭性肺曲霉病厚壁空洞周围可见典型"晕征"表现，空洞内可形成曲霉菌球和半月形或环形含气影。结核空洞的形态不规则，并常伴有淋巴结或肺内病灶的钙化。金黄色葡萄球菌肺炎的坏死性空洞周围肺实质病变重，并常伴有胸膜病变。朗格汉斯细胞组织细胞增生症的囊腔最大特点是形态不规则，壁稍厚，随诊病变变化不著，而 IPH 的肺含气囊腔外形尚规整、壁薄。IPH 晚期病变需要与包括 LCH 在内的很多间质性肺病变鉴别，因为 IPH 临床反复发生肺出血，常伴有明确咯血、贫血病史，很容易进行鉴别。

六、韦格纳肉芽肿病

【概述】

韦格纳肉芽肿病（Wegner granulomatosis，WG）是一种原因不明的坏死性肉芽肿性血管炎，主要累及呼吸道、肾脏和皮肤等脏器。主要病理学表现为血管炎和坏死性肉芽肿。肺小动脉和小静脉壁破坏，淋巴细胞浸润，类上皮细胞、多核巨细胞、浆细胞和淋巴细胞聚集形成肉芽肿，周围有少量嗜酸性粒细胞浸润。肉芽肿炎中心部位坏死，周围有成纤维细胞和巨细胞环绕，即形成脓肿样结节和空洞。

【临床特点】

多数患儿有鼻咽部症状和肺部症状，如不同程度的血性鼻涕、鼻中隔组织坏死，上呼吸道溃烂或累及支气管和肺，但无发作性哮喘，肾脏受累可发生肾小球肾炎，出现尿常规异常等。病变对激素和环磷酰胺有效，个别病例可自行缩小或消失。但病情恶化时又可出现新病灶，未经治疗病例多数于 6 个月～2 年内死于尿毒症、呼吸衰竭、全心炎等。复发病例需注意继发感染及药物反应。本病确诊常需肺、肾活检和 ANCA 试验。

【影像检查技术与优选】

CT 是首选检查方法，能发现小结节、小空洞和滋养血管征。X 线胸片可用于 CT 检查期间对病变的监测。

【影像学表现】

1. X 线　肺内多发结节病灶，大小不等，边界可清楚或模糊，发病部位无特异性，常可见近端相连的血管影，易伴有空洞。急性期为厚壁空洞，慢性期可呈薄壁空洞，内壁不光整，有时可见液平面。结节周围可有针刺状影，以及从结节放射到邻近胸膜面的索条影。肺内也可见小叶性或节段性片状阴影。

2. CT　双肺单发或多发结节或肿块，大小不等，边界可清楚或模糊，病灶无钙化，周围可伴有毛刺状瘢痕影，增强后血管进入结节内为本病特征性表现，称滋养血管征。较小的结节形成网结影。病灶内可见空洞影，厚壁空洞提示病变处于急性期，薄壁空洞提示病变处于慢性期。当肺血管炎引起肺出血和肺梗死时，可见实变阴影或磨玻璃样阴影。继发感染和支气管受压也可出现肺段及大叶性实变和不张。胸膜可增厚，或有少量胸腔积液。肺门纵隔淋巴结肿大罕见（图 3-4-31）。

【诊断要点】

双肺单发或多发大小不等结节或肿块，空洞形

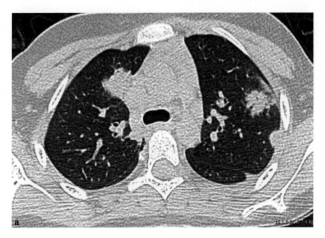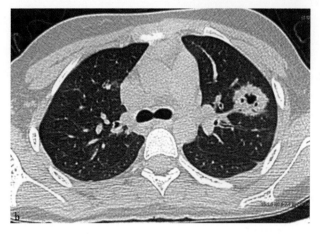

图 3-4-31　韦格纳肉芽肿
女，10岁。a、b. 双肺多发软组织密度结节影，无钙化，大小不等，边界可见毛刺状瘢痕影，部分结节影内可见含气空洞影，空洞壁厚薄不等

成，周围毛刺影，增强后滋养血管征为本病最典型的影像学征象，病灶无钙化，无淋巴结增大，少见胸膜受累，结合患儿鼻黏膜出血、肾活检和 ANCA 试验结果，可确定诊断。

【鉴别诊断】

典型的影像学表现结合临床如鼻出血病史，实验室检查可以确诊。本病的结节和空洞影需与肺炎、肺结核、真菌感染、转移瘤等鉴别。

七、过敏性肺炎

【概述】

过敏性肺炎（allergic pneumonia）也称外源性变应性肺泡炎（exogenous aller-gic alveolitis），是具有变应性体质的患儿因反复吸入多种具有抗原性的有机粉尘导致的呼吸系统变态反应性疾病。本病以肺部浸润伴有血中嗜酸性粒细胞增高为特征。农民肺和鸽子肺等均属此范畴。病理特征为肺泡壁、细支气管壁大量嗜酸性粒细胞浸润、肺泡及间质水肿。反复发作者有肉芽肿形成，严重者可以发展为纤维化。

【临床特点】

临床表现为干咳、气急、哮喘、发热、肌肉疼痛等。可分为急性、亚急性和慢性三型。

【影像检查技术与优选】

X 线胸片多无特征性，HRCT 具有相对特征性表现，是首选的影像学检查方法。

【影像学表现】

1. X 线　急性及亚急性过敏性肺炎胸片不具有特征性，轻者仅表现为两肺纹理粗重，重者表现为两肺密度不均匀的斑片状阴影或结节状影，边界不

清。多见于中下肺野。慢性过敏性肺炎胸片可显示较为明显的肺纤维化，肺体积缩小。胸腔积液少见。

2. CT　急性及亚急性表现为两肺多发小叶中心分布的结节影、磨玻璃影、斑片状影，以中下肺野分布为主，也可弥漫分布（图 3-4-32），一般无胸腔积液或纵隔淋巴结肿大。呼气相可见空气滞留或马赛克征，亚急性可伴有网格影。慢性过敏性肺炎表现为双侧肺野内弥漫分布的小叶中心结节，大小 2～4mm，边界清晰，伴有网格影、索条影，支气管管壁增厚伴牵拉性支气管扩张，甚至多发囊泡影。

【诊断要点】

过敏性肺炎的诊断需要紧密结合环境暴露史，了解临床症状与环境暴露的关系后，结合影像学表现，可以提高诊断的准确性。早期表现为弥漫小叶中心结节（即树芽征）、磨玻璃影；病程长者以间质病变为主，肺体积减小、网格影、索条影、支气管管壁增厚伴牵拉性支气管扩张，甚至蜂窝囊泡影。

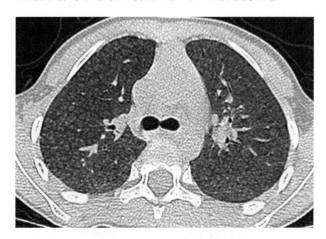

图 3-4-32　急性过敏性肺炎
女，8岁，有鸽子接触史。CT 轴位肺窗可见双肺散在分布的小叶中心结节影及树芽征，并少许磨玻璃影

【鉴别诊断】

过敏性肺炎结节影鉴别诊断需考虑结节病、LCH、隐球菌肺炎、肺结核等，磨玻璃及絮片影的鉴别诊断需考虑支原体肺炎、病毒性肺炎、弥漫性细支气管炎及特发性肺间质纤维化等。其中是否存在肺门纵隔淋巴结增大、肝脾增大、病变内是否存在坏死、钙化、囊泡或含气囊腔均是用于鉴别的影像学征象。

第五节　肺部创伤

【概述】

胸部外伤包括开放性外伤和闭合性外伤。小儿以闭合性外伤较多，因撞击、挤压、爆裂、气浪冲击等原因，胸内压力骤变，致肺、小支气管、血管挫裂伤，形成创伤性湿肺。同时还可伴有胸部其他组织器官损伤。

【临床特点】

创伤性湿肺是肺组织充血、间质水肿或肺实质出血的综合性病变，其发生机制目前普遍认为与创伤后肺小血管微血栓形成、毛细血管破裂、小动脉破裂、肺实质缺血缺氧损伤、肺泡Ⅱ型细胞损伤、肺表面活性物质缺失等多种因素有关。临床表现为胸痛、咯血，重者可出现呼吸急促，甚至呼吸窘迫。

【影像检查技术与优选】

外伤后怀疑存在肺部创伤的患儿，应进行高分辨CT检查，CT可以明确肺创伤的部位、程度，包括肋骨骨折、气胸、血气胸、肺挫伤、肺撕裂伤、外伤性支气管断裂、纵隔气肿、纵隔血肿、外伤性膈疝等。可以进一步观察其他胸腹部器官损伤。

【影像学表现】

1. 创伤性湿肺　受伤后6小时内即可出现创伤性湿肺的病理改变，范围视致伤原因而异，可为一侧或两侧，常常发生在肺的后、内侧。因微小血管病变导致肺组织充血，间质性水肿，表现为肺纹理增粗、模糊毛糙，伴斑片状磨玻璃影。随着病变进展，肺泡内出现渗血，则表现为边缘模糊的絮片影，甚至大片实变，病变不按肺节段分布（图3-4-33）。肺实质损伤时，支气管及肺内的出血，可堵塞呼吸道，引起阻塞性肺不张，常按肺段分布。因胸部创伤程度不一，即使是同期也可出现不同的CT表现；病变在短时间内可有不同的转归。创伤性湿肺通常在外伤后1～2天开始吸收，常于3～10天内迅速吸收。如受伤1～2天后病变继续扩大，应考虑继发感染。同时注意中下肺部挫伤伴腹部脏器损伤较多，并有偏侧定位意义，例如右中下叶挫伤常并发肝脏、右肾损伤。

2. 肺撕裂伤　外伤所致肺组织撕裂时，肺野内线状间质积气，重者在肺内大片状出血内见薄壁球形肺气瘤，可含或不含液平面，分叶或不分叶，充填渗血时则形成血肿。肺撕裂伤患儿常伴有气胸、血胸（图3-4-33）。

3. 气道损伤　不常见，发生率1%～3%，包括黏膜撕脱和完全性断裂。如全侧或一叶肺不张时，要考虑支气管断裂可能性，CT大气道重建可以观察气管壁的完整性，显示支气管断裂的位置，对诊断有帮助。外伤性支气管断裂可引起大量气胸和纵隔气肿，肺组织受压迫萎陷（图3-4-34）。

4. 其他脏器损伤　严重的胸部外伤在引起肺创伤的同时，可伴发心包出血，胸廓骨折，脊柱骨折，椎管硬脊膜下出血等征象，还需注意扫描范围内腹部实质脏器是否存在挫裂伤。

【诊断要点】

明确外伤史，双肺表现为不按肺节段分布的渗出性病变或大片实变，肺的后、内侧多见，部分伴有肺气瘤、血胸、气胸形成。中下肺部挫伤伴腹部脏器损伤较多。

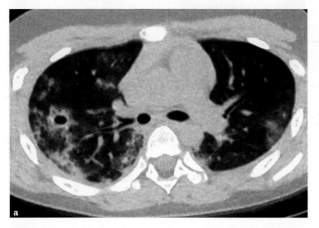

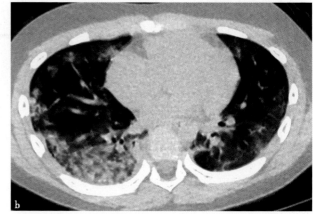

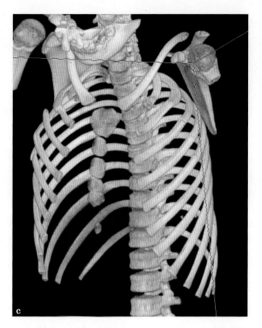
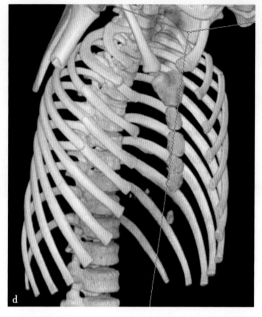

图 3-4-33　双肺挫裂伤

男，8 岁。a、b. 双肺可见散在云絮状及条片状实变影，其内见含气囊腔；c、d. 三维重建双侧肋骨多发骨折

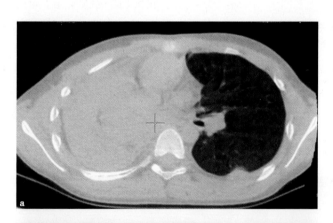
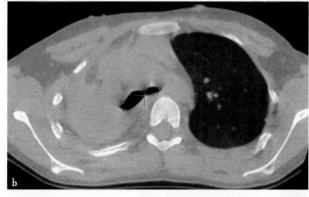
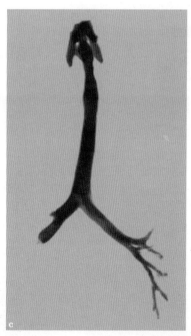

图 3-4-34　支气管断裂

男，10 岁。a、b. CT 平扫轴位可见右肺野不张，纵隔心影明显右移；c. 显示右肺上叶支气管仅起始段可见，远段未见充气显示，右肺中间段支气管略扩张，右肺中叶及下叶支气管未见含气显示

【鉴别诊断】

因有明确的外伤史，诊断一般不难。需要与支气管肺炎相鉴别。

第六节 肺 肿 瘤

一、支气管黏液表皮样癌

【概述】

黏液表皮样癌（mucoepidermoid carcinoma，MEC）是一种有唾液腺分化特征的唾液腺肿瘤，较为罕见，发病年龄通常大于 3 岁。肺黏液表皮样癌源于气管支气管的小唾液腺，分为高分化和低分化两型。儿童的黏液表皮样癌以高分化为多见，为低度恶性肿瘤。肺黏液表皮样癌起源于支气管黏膜下腺体导管上皮 Kulchitsky 细胞，好发于主支气管、肺叶支气管或肺段支气管。

【临床特点】

肿瘤主要局限于气道内生长，主要导致进行性气管或支气管阻塞性症状和体征，临床上表现为间断、阵发咳嗽，部分病例伴发热、呼吸困难、胸闷、胸痛、咯血，常反复并加重，病程长短不一，部分可达数年，可能与肿瘤并发阻塞性肺病变反复发作、掩盖原发病以及肿瘤生长缓慢相关。

【影像检查技术与优选】

X 线胸片对于黏液表皮样癌的诊断没有价值，

CT 增强扫描不仅可以观察到气管腔内瘤灶，还可以显示由其引起的肺内间接病变的征象，如阻塞性肺炎、肺不张、黏液栓塞。增强检查可以明确显示瘤灶的强化、基底部深度、供血血管等特征，对临床治疗方案的制订有重要意义。

【影像学表现】

黏液表皮样癌多发生于气管、叶及段支气管，瘤体呈结节状或团块状，边界清晰，可有浅小分叶状，少数病灶表现为长轴与支气管管腔平行的凸起条柱影。病灶与气管壁以宽基底相连，瘤灶基底部可仅位于气管黏膜层，也可穿透气管软骨，延伸至气管壁外。肿瘤呈软组织密度，可有点状、沙砾状钙化，钙化是儿童黏液表皮样癌较特征性表现，肿瘤钙化可能与黏液细胞分泌的黏液吸收不全致钙盐沉积有关，钙化提示肿瘤细胞分化好。增强后瘤灶明显强化，强化较均匀，可见支气管动脉分支供血（图 3-4-35）。

【诊断要点】

儿童气管支气管的黏液表皮样癌多为高分化，预后良好，以结节状、团块状多见，瘤灶内可有钙化。肿瘤强化明显，大多可见支气管动脉分支供血。

【鉴别诊断】

本病的鉴别诊断需考虑腺样囊性癌、类癌、肺错构瘤等病变。腺样囊性癌多见于中青年，CT 表现为气管壁弥漫、环状增厚，多呈腔内、外浸润性生长，少数可呈结节状，肿瘤密度多低于肌肉密度，强

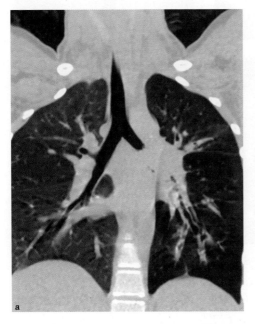
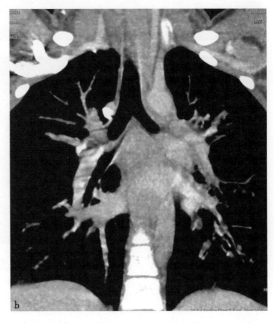

图 3-4-35 黏液表皮样癌

女，10 岁，上呼吸道感染后易咳嗽，痰中带血。a、b. CT 平扫及增强冠状位图像表现为左主支气管管腔欠通畅，可见软组织密度影充填，增强后轻、中度强化，合并左肺阻塞性肺炎

化不明显，钙化罕见。类癌 CT 表现为边界清晰的气管腔内或腔内外结节状病灶，可有钙化，增强后明显强化，但部分可出现类癌综合征、库欣综合征，且类癌男性发病率远高于女性，均有助于与 MEC 的鉴别。肺错构瘤是包含软骨、脂肪、肌肉和骨骼等多种成分的良性肿瘤，CT 表现为肺内混杂密度结节，可有爆米花样钙化灶及脂肪密度。

二、胸膜肺母细胞瘤

【概述】

胸膜肺母细胞瘤（pleuropulmonary blastoma，PPB）是儿童最常见的肺原发性恶性肿瘤，有产前发病报道，6 岁以上罕见发病。本病发病无性别差异。胸膜肺母细胞瘤通常起源于肺脏、胸膜和横膈，也可起源于先天性肺气道畸形，多为单侧发病，但也有双侧发病报道。30%～40% 的 PPB 患儿属 PPB 族肿瘤综合征患者，PPB 族肿瘤综合征是一种常染色体显性遗传病，容易罹患 PPB、囊性肾瘤、肺囊肿、结节性甲状腺肿、鼻腔软骨间叶性错构瘤、胚胎性肿瘤（颈部胚胎性横纹肌肉瘤、髓母细胞瘤、恶性生殖细胞瘤）、松果体母细胞瘤、垂体母细胞瘤、肾母细胞瘤、睾丸间质细胞瘤、睫状体髓样上皮癌、白血病、淋巴瘤、朗格汉斯细胞组织细胞增生症、异常增生病变如小肠息肉。70%～75% 的患者存在 *DICER1* 基因突变。根据肿瘤的大体病理形态，小儿 PPB 分为 3 型：Ⅰ型为囊性，Ⅱ型为囊实性，Ⅲ型为实性。病理表现：Ⅰ型为囊壁内衬以成熟的呼吸道上皮细胞，上皮下见原始间叶细胞，肿瘤细胞小而圆，可有横纹肌母细胞分化。Ⅱ型表现为在Ⅰ型基础上出现了灶性的实性区。Ⅲ型完全由实性区构成。Ⅱ、Ⅲ型 PPB 实性区由幼稚的圆形或梭形细胞构成，可以伴有分化的和 / 或间变的肉瘤样成分，包括胚胎性横纹肌肉瘤、纤维肉瘤、间变性未分化肉瘤和以上肿瘤的混合成分，并可出现幼稚的软骨样结节，还可伴有脂肪肉瘤分化，瘤灶实性成分越多，恶性度越高。

【临床特点】

无特异性，可以意外发现，也可临床表现为发烧、咳嗽、咯血、胸痛、呼吸困难。

【影像检查技术与优选】

影像学诊断推荐使用胸部 CT 增强检查，尤其是有些肿瘤形似脓胸、肿瘤被大量胸腔积液掩盖或呈囊性时，增强扫描对诊断和鉴别诊断有一定价值。MRI 对 PPB 的显示效果不佳，且不利于观察邻近肺部病变情况，不作为推荐的检查方法。

【影像学表现】

1. X 线 Ⅰ型囊性 PPB 的 X 线形态与先天性支气管肺发育畸形疾病很相似，表现为多发含气囊影，有些患儿则以气胸为主要征象。Ⅱ型囊实性 PPB 表现为多发含气囊影，并见囊腔内实性软组织肿块或结节。Ⅲ型多表现为占据一侧胸腔的巨大肿物，少数表现为单个结节或小肿块，肿瘤多位于肺周边部或纵隔，随访瘤灶渐进性增大。常合并胸腔积液。

2. CT Ⅰ型 PPB 表现为肺野内囊性病变，其内可见分隔或呈单一囊腔影，也可为含气的多囊病变，一般不能显示与支气管直接相通，边界清晰，占位效应明显，可有伴发气胸。Ⅱ型 PPB 表现为肺野内囊实性占位，增强后实性成分可见强化（图 3-4-36）。Ⅲ型 PPB，肿瘤一般较大，直径多 >5cm，易出现液化坏死，可伴有少许钙化。增强扫描，肿瘤实性成分不均匀明显强化，可见肿瘤血管，侵袭性强，恶性程度高。肿瘤可邻近胸廓肋缘侧，也可邻近纵隔。邻近纵隔旁病灶，需与纵隔占位鉴别。Ⅱ和Ⅲ型 PPB 瘤灶有周围组织浸润时，边界显示模糊，可侵犯纵隔及胸壁、大血管、支气管及心脏，胸腔积液常见，也可见气胸。瘤灶大时，纵隔心影向健侧移位。Ⅱ型和Ⅲ型 PPB 易发生肺外转移，最易发生中枢神经系统转移，包括脊髓，因此头颅及脊髓 MRI 检查在 PPB 分期和随访中很重要。第二个最常见的转移部位为骨骼系统。还有报道转移至对侧肺、肝脏、肾上腺、卵巢、肋骨、锁骨和胰腺。

【诊断要点】

起源于肺内或纵隔边缘或横膈处囊性或囊实性占位，年龄小于 6 岁，实性部分不均匀强化，易合并胸腔积液，提示本病可能，对于含气囊性病变，随访复查，如出现实性成分或囊性病变增大，则提示本病可能。PPB 的生物学特征非常独特，在小婴儿主要表现为囊性肿瘤，一般经过 2～4 年进展成囊实性，然后形成全部实性肿瘤。瘤灶实性成分越多，恶性度越高。Ⅱ型和Ⅲ型可发生肺外转移。

【鉴别诊断】

以含气囊性成分为主的 PPB 需与肺囊性病变相鉴别，如肺囊肿、CPAM、肺隔离症、气胸等；以实性肿块成分为主的 PPB 需与胸部肉瘤或母细胞瘤相鉴别，如滑膜肉瘤、横纹肌肉瘤、炎性肌纤维母细胞瘤、尤因肉瘤、Askin 瘤、神经母细胞瘤、纤维肉瘤等；当胸膜不均匀增厚伴胸腔积液时需与肺炎合并脓胸鉴别。

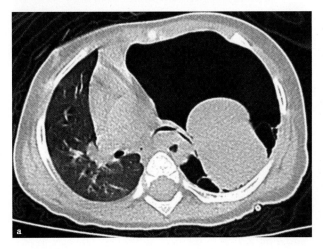

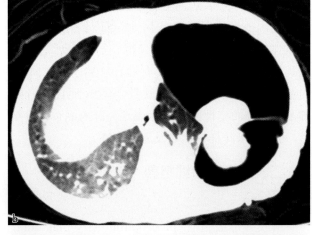

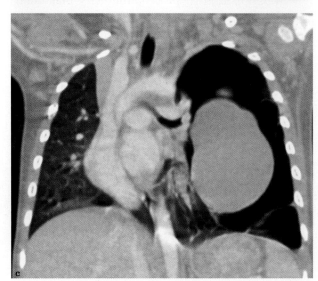

图 3-4-36　胸膜肺母细胞瘤

男，11 个月。a～c. 左侧胸廓饱满，左肺可见多房囊性病变，内见结节状软组织密度影

三、原始神经外胚层肿瘤

【概述】

原始神经外胚层肿瘤（primitive neuroectodermal tumor, PNET）起源于原始神经嵴的生发基质细胞，是恶性度极高的小圆细胞肿瘤，发现时可能已经存在转移，预后不良。PNET 最常发生于骨骼软组织，可发生于胸部、肺部、腹部、骨盆及四肢骨，头颈部较少见。Batsakis 等将原始神经外胚层肿瘤（PNET）家族分为中枢型原始神经外胚层肿瘤（cPNET）、外周型原始神经外胚层肿瘤（pPNET）。起源于胸壁软组织和肋骨骨膜的原始神经外胚层肿瘤，称为 Askin 瘤，可侵犯肺组织，好发于较大儿童，文献报道的平均年龄 14.5～20.5 岁。其局部复发率高，远处转移率低。

【临床特点】

常见临床表现为胸痛、胸闷气促、咳嗽、胸壁包块。肿瘤较大时，瘤灶内出现出血、坏死，导致肿瘤体积迅速增大，部分病例伴胸腔积液。

【影像检查技术与优选】

CT 是首选的影像学方法，可以准确显示病变位置、范围、骨破坏位置及范围，是否累及椎体及进入椎管，是否存在胸腔积液，同时还可了解肺内病变。

【影像学表现】

1. CT　以胸壁为中心生长的软组织肿块，与胸壁呈广基底相连，外形不规则，肿瘤较小时，密度均匀，发生坏死液化时，密度不均匀。瘤灶通常无钙化，常伴胸腔积液、邻近肋骨破坏，局部呈虫蚀状、片状骨破坏，边界模糊，破坏区内见残余碎骨片、硬化改变，骨质破坏区边缘骨质有骨膜反应（呈层状、条状、Codman 三角、甚至放射状骨针），增强后瘤灶可有轻中度强化，如发生在椎旁，可见瘤体经椎间孔向椎管内生长（图3-4-37）。

2. MRI　T_1WI 肿瘤信号低于或等于骨骼肌信号，T_2WI 呈不均匀高信号，增强扫描病灶呈明显强化。

【诊断要点】

Askin 瘤大多起源于胸壁软组织和肋骨骨膜，因

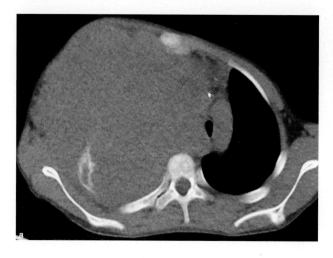
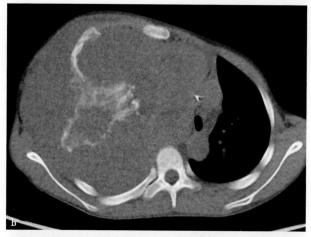
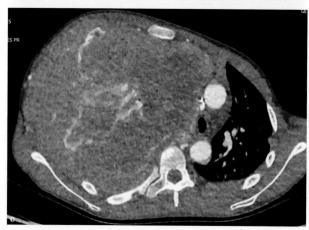

图 3-4-37 胸壁原始神经外胚层肿瘤
男,13岁,右侧胸壁明显凸起,伴疼痛。a、b. CT平扫轴位像,右侧第三肋骨为中心右侧胸壁及胸腔内见巨大不规则形混杂密度肿块影,肋骨膨大变形,骨密质不连续,心影纵隔明显受压左移;c. 增强后肿物明显不均匀强化,其内可见多发片状液化坏死区

此以胸壁为中心生长,瘤灶无钙化,可有坏死液化、胸腔积液、骨破坏,因为系神经源性肿瘤,发生在椎旁的瘤体均可向椎管内生长。

【鉴别诊断】

发生于胸壁的Askin瘤,需与胸膜肺母细胞瘤鉴别,后者多发于纵隔边缘或肺内,患肺组织受累明显,软组织肿块跨越胸壁内外少见。肋骨破坏少见。

四、肺转移瘤

【概述】

小儿肺转移瘤远比肺内原发肿瘤多见。肺是全身血流的必经之地,其丰富的毛细血管网是一高效滤过器,因而也成为转移瘤的好发脏器。虽然肺转移瘤大多为血源性,但也有淋巴和支气管源性肺转移,更少见者肿瘤直接侵犯肺。儿童肺转移瘤多见于肾母细胞瘤、尤因肉瘤、成骨肉瘤、恶性淋巴瘤、甲状腺癌、横纹肌肉瘤、肝母细胞瘤、肝癌、卵黄囊瘤、生殖细胞瘤、卵巢睾丸肿瘤、白血病、神经母细胞瘤等,肺转移作为患者的首现症状相对少见。是否有肺部转移对肿瘤的分期、治疗方案的制订及评估预后有重大影响。

【临床特点】

除原发肿瘤引起的相关症状外,大多数肺转移瘤早期没有明显的症状,尤其是血行转移者。一般在随访原发肿瘤的过程中,进行胸部影像检查时被发现。后期可有胸痛、胸闷、咳嗽、咳痰、咯血、低热、气急、呼吸困难或胸腔积液等症状,部分患者可并发肺炎。气管内转移瘤常出现喘鸣或咯血;胸膜转移者可导致转移部位胸痛。

【影像检查技术与优选】

X线胸片及胸部CT都能显示肺内转移灶,但CT敏感性更高,可较平片发现更多病灶,尤其是位于肺尖、肺底及与纵隔、心影重叠的转移病灶。另外对于粟粒结节样转移病灶,CT显示出较高的检出率。现在CT检查成为筛查肿瘤肺转移常规检查方法。

【影像学表现】

1. X线 转移灶可为孤立或多发,形态呈圆形或不规则形病灶,大小不等,多位于肺周边部,胸膜下分布为主,少数形成空洞。

2. CT 血源性肺转移瘤灶可表现为多发结节型、单发结节型、粟粒型和浸润型,其中多发结节型最多见,通常为球形或椭圆形,大小悬殊,巨大肿物可占据整个胸腔，结节边缘光滑，多数位于肺之周边部，甚至胸膜下，由于重力关系，转移灶在中下肺野明显多于上肺野。瘤灶呈均匀的软组织密度，少数形成空洞或呈囊状，见于霍奇金病、肾母细胞瘤、骨肉瘤和类癌的肺转移灶（图3-4-38）。成骨肉瘤、软骨肉瘤与类癌肺转移灶内出现钙化，尤以团块状或斑片状钙化、骨化或钙质沉着常见。增强扫描可见瘤灶直接与肺动脉分支连续，是血源性肺转移的征象。甲状腺癌肺部转移以粟粒型多见。霍奇金病的转移，常表现为直接侵犯肺实质，其次为经支气管周围肺间质进入肺泡，可为结节或片状浸润形态。

肺内的淋巴组织亦相当丰富。肿瘤细胞少数转移至纵隔淋巴结并经淋巴管逆流到肺，引起肺间质的瘤细胞浸润增厚，分为淋巴管炎型和/或肺门纵隔型，淋巴源性肺转移表现为小结节影，并可见不光滑增厚的小叶间隔以及支气管血管束不规则增厚影或小结节影。

直接侵犯肺组织，表现为胸膜受累增厚、结节样凸起，可见于胸壁的原始神经外胚层肿瘤、淋巴瘤、神经母细胞瘤等。

气道播散型，最为少见。可能因肿瘤细胞经支气管动脉播散至支气管黏膜所致。影像表现为支气管腔内结节，病变远端呈阻塞性肺炎。

【诊断要点】

肺转移瘤可为血源性、淋巴源性及气道源性。血源性表现为单发或多发结节影、粟粒影，以肺基底部及胸膜下区多发，结节影为类圆形或不规则形，边界清晰，直接与肺动脉分支连续。大部分为均匀软组织密度，部分伴有钙化或骨化，部分转移瘤灶

表现为空洞及囊性病灶。淋巴源性肺转移分为淋巴管炎型和/或肺门纵隔型，表现为支气管血管束增厚并沿此分布小结节影，肺门淋巴结增大，还可见增厚的不光滑的小叶间隔及胸膜下小结节影。直接侵犯肺组织表现为胸膜受累增厚，结节样凸起。

【鉴别诊断】

肺内多发结节病灶，结合有原发肿瘤的病史，临床诊断及鉴别诊断一般不难。单发结节型需要与炎性假瘤、结核球和错构瘤等良性病变鉴别。浸润型转移灶需要与浸润型肺结核及肺炎鉴别。粟粒型转移应与血行播散型肺结核鉴别。支气管内型较少见，需要与支气管结核及支气管内占位鉴别。多发结节型需要与韦格纳肉芽肿、慢性肉芽肿病、金黄色葡萄球菌肺炎、真菌感染等鉴别。淋巴源性肺转移的肺门纵隔型应与增大的淋巴结相鉴别，淋巴管炎型应与肺间质性疾病及结节病进行鉴别。

（彭 芸 于 彤）

参 考 文 献

[1] 曹永丽，彭芸，孙国强. 新生儿肺结节间质病变[J]. 中国实用儿科杂志，2012，27（08）：636-637

[2] 彭芸. 先天性肺部疾病的影像学表现和认识[J]. 中华实用儿科临床杂志，2016，31（16）：1218-1221

[3] 曹永丽，彭芸，孙国强. 新生儿衣原体肺炎的临床及影像表现特点分析[J]. 中华放射学杂志，2012，46（6）：512-515

[4] 王岩，赵顺英，彭芸，等. 先天性肺结核的影像特征及临床表现分析[J]. 中华放射学杂志，2016，50（12）：981-982

[5] 彭芸. 高分辨率CT在儿童间质性肺疾病诊断中的应用[J]. 临床儿科杂志，2012，30（2）：104-106

[6] 宋蕾，彭芸，刘志敏，等. 儿童坏死性肺炎支原体肺炎的影像学表现[J]. 中国医学影像技术，2012，28（3）：397-400

[7] 王蓓，彭芸，赵顺英，等. 免疫正常肺曲霉菌患儿的CT表现[J]. 中国医学影像技术，2012，28（3）：393-396

[8] 宋蕾，刘志敏，彭芸，等. 儿童骨肌原始神经外胚层肿瘤的CT和MRI表现[J]. 放射学实践，2015，30（12）：1182-1185

[9] 刘志敏，宋蕾，于彤，等. 儿童支气管黏液表皮样癌的CT表现[J]. 医学影像学杂志，2018，28（1）：43-46

[10] Frush, Donald P. Pediatric Chest Imaging[J]. Radiologic Clinics of North America, 2005, 43（2）: xi-xii, 253-447

[11] Goo H. State-of-the-art pediatric chest imaging[J]. Pediatric Radiology, 2013, 43（3）: 261-261

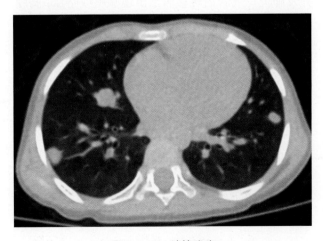

图 3-4-38 肺转移瘤

女，2岁，肝母细胞瘤。CT轴位像可见散在圆形软组织密度结节影，边界清晰光滑，病灶以双肺中外带分布为主

第五章　横膈疾病

第一节　先天性横膈疝

一、胸腹裂孔疝

【概述】

胸腹裂孔疝（pleuroperitoneal opening hernia）又称后外侧膈疝（posterolateral hernia）、Bochdalek 疝，是指横膈在胚胎发育过程中由于脊柱两侧的胸腹隔膜未完全闭合，遗留下胸腹裂孔（pleuroperitoneal foramen），又称博赫达勒克孔（Bochdalek foraman）。腹腔脏器经此孔疝入胸腔，是婴儿最常见的先天性膈疝。以左侧多见，占85%～90%，疝入部分可包括小肠、结肠、胃、脾脏或肾脏；发生在右侧者疝入部分可为肝脏。疝口多位于膈后外侧，多无疝囊。无疝囊者又称为假性疝，有疝囊者称为真性疝。膈疝发生越早，同侧肺发育不良越明显。据国外统计新生儿发病率约为1‰，发生率低于食管裂孔疝，占小儿先天性膈疝的第2位。常伴肺发育不良、肠旋转不良、心血管畸形、肺隔离症等。

【临床特点】

临床上主要表现为心肺受压症状和消化道症状，与疝口大小、疝入的脏器性质和数量、空腔脏器是否并发扭曲或狭窄及肺发育不良的严重程度有关。在新生儿期由于肺尚未发育完全，肺功能储备较差，严重者可出现呼吸困难和发绀，哭闹时加重，甚至可导致呼吸窘迫和心力衰竭而死亡。听诊心音移向健侧，患侧呼吸音减低，胸腔可闻及肠鸣音，叩诊清音消失而呈鼓音。幼儿和儿童期，可无临床症状或仅表现为咳嗽、呕吐、呕吐物带血等。

【影像检查技术与优选】

产前诊断依赖超声和 MRI 检查。生后胸部正侧位片可显示疝入胸腔的腹腔脏器，必要时可行胃肠道造影检查，以清楚显示疝入胸腔的消化道形态及分布情况。年长儿、小的胸腹裂孔疝，可采用 CT

辅助诊断，同时有助于详细了解并发症。

【影像学表现】

1. X 线　胸腹正侧位片患侧胸廓饱满，胸腔内见聚集的圆形、多角形或不规则形祥状充气影，壁较厚，形态大小多变，部分可见大小不等的液气平面，并向腹腔延续（图 3-5-1a、b）。由于疝口位于背侧，典型病例，于侧位片可见含气的肠管由腹腔背侧进入胸腔。肝、脾、肾疝入胸腔则形成致密影。患侧肺受压，患侧膈面全部或部分消失，纵隔向健侧移位。腹部由于肠曲上移至胸腔，较扁平。不典型者或年长患儿肠道充气较少时，往往不易辨认。钡餐造影表现为胸腔内含气肠管钡剂充盈呈蜿蜒盘旋的小肠曲。钡灌肠造影表现为胸腔内含气肠管钡剂充盈呈粗大含结肠袋的结肠影（图 3-5-1c、d）。

2. CT　胸腹裂孔疝较小时表现为向膈上突出的球状、囊状包块，边界光滑。较大病变表现为患儿胸腔呈蜂房或多囊状积气，可有液气平（图 3-5-1e、f）。肺组织明显受压或肺不张，心脏、纵隔偏向健侧。多平面重建可显示胸腔囊状影，部分患者可见胸腔囊状影与腹部的肠管相通，相通部位多位于偏背侧，有时可显示膈肌缺损部。

3. MRI　近年来，MRI 已开始用于胎儿胸腹裂孔疝的诊断。通常采用冠状位或矢状位快速 T_2 加权成像。胃肠道呈高信号，未充气的肺因含水于 T_2WI 呈高信号，肝脾相对肺则呈低信号。常见胃、小肠、结肠疝入胸腔，呈囊状 T_2WI 高信号，肝、胆囊、脾疝入则较少见。产前 MRI 检查可预测胎儿肺容积，了解肺发育情况，有助于判断患儿的预后。

【诊断要点】

典型临床表现为呼吸困难、青紫、缺氧等心肺受压症状。典型影像学表现为患侧胸腔内充气肠祥影，并向腹部延续，纵隔向对侧移位，患侧肺受压。根据典型临床表现和影像学所见诊断并不困难。

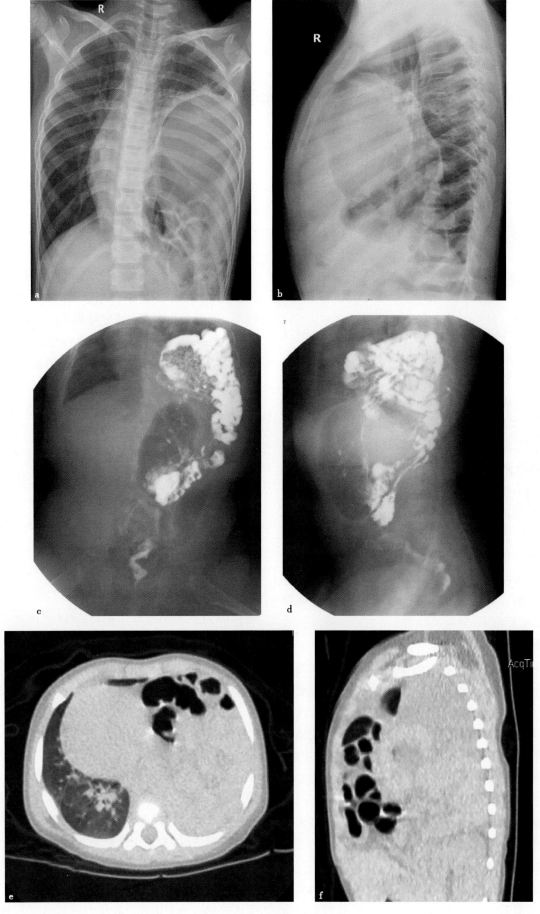

图 3-5-1　胸腹裂孔疝

男，3 岁，消瘦，反复呕吐。a、b. 胸部平片示左侧胸腔内呈多囊状气体密度影；c、d. 消化道造影示腹部肠曲经左后侧膈面向上疝入左侧胸腔；e、f. CT 轴位及矢状位示左侧胸腔内肠曲影

【鉴别诊断】

大的胸腹裂孔疝需与完全性膈膨升相鉴别,完全性膈膨升的上缘连续、上凸、圆滑,而胸腹裂孔疝的上缘由肠襻构成,并可见肠管通过偏背侧疝孔进入胸腔;在透视下典型的单侧完全性膈膨升可见矛盾运动,而胸腹裂孔疝无此现象;而位于左侧的病变,在胃肠道造影时,如显示胃在正常位置,则提示胸腹裂孔疝可能性较大,完全性膈膨升可能性较小。胸腔内多数囊状影需和先天性肺囊肿、先天性肺气道畸形、肺隔离症等鉴别。

二、食管裂孔疝

【概述】

腹部脏器通过膈的食管裂孔进入胸腔称为食管裂孔疝(hiatal hernia),食管裂孔疝的病因分为先天性和后天性。先天性是由于膈肌食管裂孔发育不良,以及先天性短食管等,而造成食管的延长,继而引发食管裂孔疝。儿童以先天性较常见,是最常见的先天性横膈疝。食管裂孔疝疝入的主要内容物是胃。食管裂孔疝主要分两类,即可回复型食管裂孔疝和不可回复型食管裂孔疝。前者又称食管裂孔滑疝,是指疝入膈上的胃可随腹压的变化在膈上、下滑动。后者还包括以下几种:①短食管型食管裂孔疝,食管短,贲门、胃底均位于膈上。②食管旁型食管裂孔疝,部分胃底从食管左前方疝入胸腔,贲门仍位于膈下。③混合型(或称联合型)食管裂孔疝,兼有短食管型与食管旁型的部分特点,但贲门位于膈上。④巨型食管裂孔疝,通常指全部或大部分胃、甚至连同大、小肠和网膜也疝入膈上。

【临床特点】

食管裂孔疝的临床症状与疝的大小、类型及并发症有关。80%~90%均有呕吐症状,生后不久即出现呕吐,部分患者呕吐物可见血丝,平卧时加重,于以后逐渐加重,并因经常呕吐出现营养不良,发生脏器嵌顿或扭转时出现疼痛,并呕吐加剧。巨型食管裂孔疝可产生呼吸循环系统受压迫症状,如疝入部分过多,发生循环障碍可出现潜血、黑便、呕血。

【影像检查技术与优选】

产前诊断依赖超声和 MRI 检查,生后可行 X 线检查,钡餐造影可诊断。CT 检查可显示胃、网膜、结肠、小肠和肝、脾等实质器官疝入情况,同时有助于发现并发症。

【影像学表现】

1. **X 线** 为首选检查方法,钡餐检查是发现和

确诊各型食管裂孔疝的可靠方法。

(1)滑疝:多数平片无阳性发现。钡剂显示食管下段无明显缩短,腹腔压力小时,胃位于膈下,腹部压力高时部分胃底位于膈上,并可见食管持续反流(图 3-5-2a、b)。

(2)短食管型食管裂孔疝:食管短而直,贲门并部分胃上移至膈上,可以是先天的,也可以是滑疝并发食管炎使食管变短、僵直所致(图 3-5-2c、d)。

(3)食管旁型食管裂孔疝:平片心影后可见软组织包块影,边缘清楚锐利,其中有时可见气液平。钡剂造影见胃一部分或全部疝入胸腔,全疝入胸腔的胃常有翻转(图 3-5-2e~j)。

(4)巨型食管裂孔疝:疝入胸腔的除胃以外还可以有小肠、结肠、甚至肝左叶,胸片上显示为心影后巨大含气占位性病变,部分胃肠道充气较少者呈实性,钡剂造影可显示疝入胸腔的胃及肠道(图 3-5-2k~m)。

2. **CT** 横膈水平以上后纵隔内的假肿块或结节影与膈下胃腔相连,外缘光滑,内含气体及液体或大小不等的气 - 液平面,多平面重建图像可更好显示上述解剖关系(图 3-5-2n、o)。疝较大的患儿亦可见结肠、小肠和肝、脾疝入胸腔,CT 能较好地分辨疝入的实质脏器。

3. **MRI** 可清楚显示突入膈上的含液的胃、肠影像,呈混杂信号,也能更好地分辨疝入胸腔的实质脏器,于冠状面、矢状面能更好显示疝囊与横膈、胃、食管的关系。

【诊断要点】

典型临床表现为呕吐。典型影像学表现为持续胃食管反流、部分或全部胃及其他脏器疝入胸腔。根据典型临床表现和影像学所见诊断并不困难。

【鉴别诊断】

1. **小的滑疝应与贲门松弛相鉴别** ①滑疝食管胃环及上皮交界环位于膈上;②滑疝胃黏膜深入膈上,膈下黏膜呈放射状与胃小弯黏膜相连接;③滑疝食管裂孔增大,食管胃角增大变钝。

2. **膈膨升** 随着膈肌抬高,膈下器官包括胃泡和充气肠管也向上移位,易被误诊为食管裂孔疝,但随膈膨升上移的器官仍位于膈下,且贲门多低于健侧膈的膈面。

3. **与肺实变、肺不张、肿瘤或肺隔离症鉴别** 通过钡餐、CT 或 MRI 显示胃食管的位置,食管裂孔的形态不难鉴别。

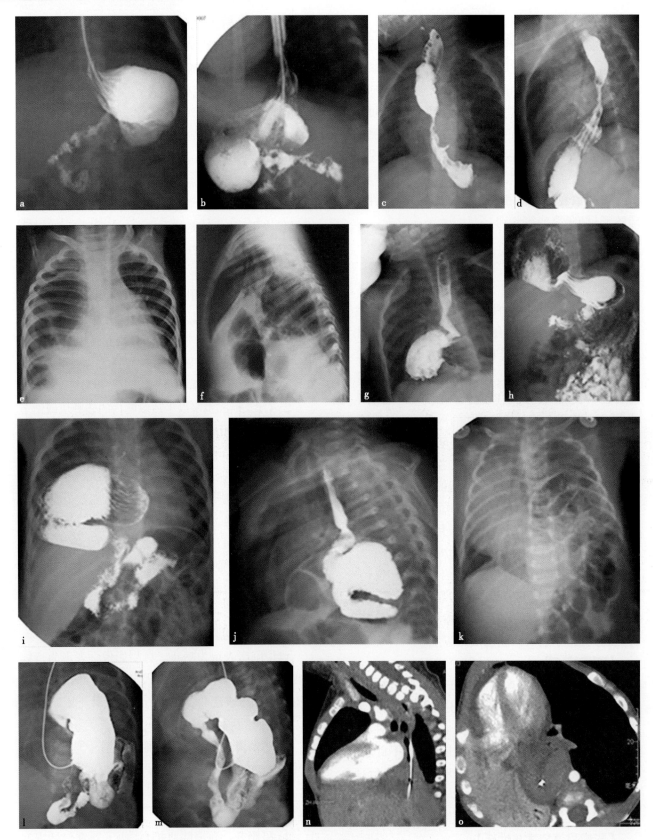

图 3-5-2 食管裂孔疝

a、b. 消化道造影示滑疝，图 a 显示腹压低时胃底位于膈下，图 b 显示腹压高时部分胃底位于膈上；c、d. 消化道造影示短食管型食管裂孔疝，食管短而直，走行僵直，部分胃底牵拉至膈上；e～j. 食管旁型食管裂孔疝：胸部正侧位片示心影后密度增高影，其内可见液气平（e、f）；消化道造影示部分胃疝入膈上（g、h）；消化道造影示胃全部疝入膈上，胃形态有翻转（i、j）；k～m. 胸部正位片及消化道造影示巨型食管裂孔疝，胃及部分结肠位于膈上；n、o. 食管旁型食管裂孔疝 CT 轴位及矢状位示部分胃位于膈上心脏后方

三、胸骨后疝

【概述】

胸骨后疝（retrosternal hernia），在小儿先天性膈疝中占第 3 位，但远较食管裂孔疝、胸腹裂孔疝少见。病因是由于膈肌的胸骨部分和肋骨部分未融合，在剑突的两侧有间隙（称 Morgani 孔）存在，形成的疝称为胸骨后疝，又称为 Morgagni 疝。90% 位于右侧，因此也称胸骨旁疝（parasternal hernia）。

【临床特点】

此疝一般缺损较小，绝大多数具有完整疝囊，限制了腹部脏器的大量疝入，疝入内容以大网膜、横结肠居多，胃和肝脏少见。疝入物较小时常无临床症状，体检时发现。疝入物较多时，临床表现为胸部憋闷、咳嗽气短等压迫症状，当疝入内容物嵌顿或肠管扭曲时，可出现上腹部疼痛、腹胀、呕吐等症状，弯腰屈腹时有所缓解。80% 患儿可伴发心脏疾病。

【影像检查技术与优选】

有含气肠管的胸骨后疝，胸部正侧位 X 线检查即可确诊，无需 CT、MRI 检查。疝内容物为网膜者，CT、MRI 检查优于 X 线检查，同时有助于发现并发症。

【影像学表现】

1. **X 线** 平片所见和疝内容物有关。网膜疝常表现为心膈角旁阴影，边缘光滑锐利，侧位片上紧贴前胸壁；如疝入含气肠管，平片可见心膈角区表现为囊状阴影，如显示结肠袋形或肠黏膜皱襞并伸入腹部，X 线片即可诊断。钡剂检查可见横结肠的局部向上牵拉或与小肠共同进入胸腔内（图 3-5-3a～d）。

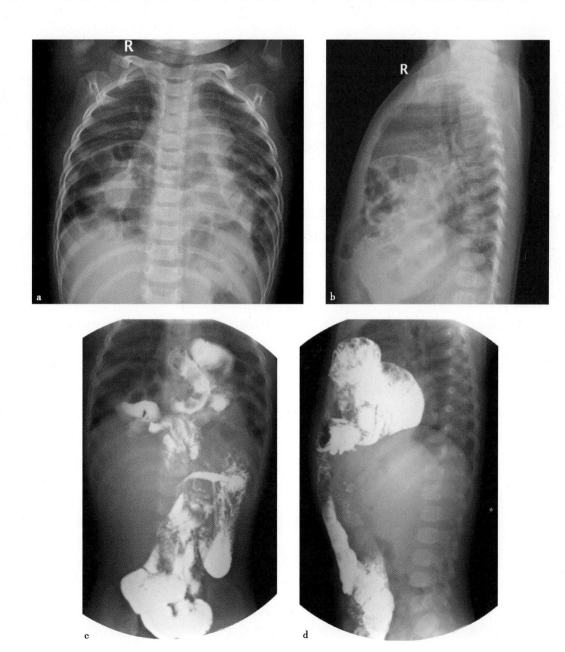

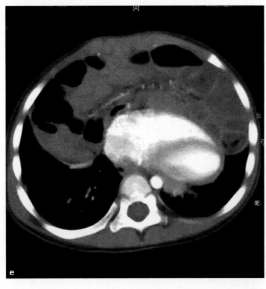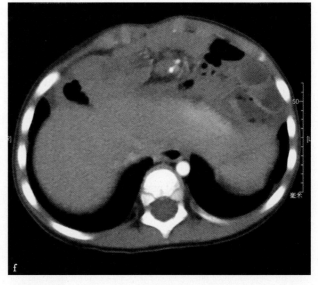

图 3-5-3 胸骨后疝

男，2 岁，活动后气促，喜蹲踞。a、b. 胸部平片示胸骨后方囊状阴影；c、d. 消化道造影示肠曲经胸骨后方向上疝入胸腔，以结肠为主；e、f. CT 轴位示胸骨后方、心影前方肠曲影，亦见肠系膜疝入

2. **CT 和 MRI** 如疝入物为网膜或实质性脏器时，胸骨后心膈角处类圆形局限性隆凸阴影，边缘光整，内含均匀低密度脂肪组织影或软组织密度影，疝入物为结肠或胃时可见气体及气 - 液平面。连续矢状位、冠状位观察，可见疝内容物与膈下相通（图 3-5-3e、f）。

【诊断要点】

心膈角处见含气体的肿块影或密度不均匀的片状阴影，常能明确本病的诊断，CT 检查见膈肌连续性中断，并清晰显示裂口的位置、大小及疝入胸腔的内容物，为诊断本病的直接证据。

【鉴别诊断】

1. **食管裂孔疝** 突向膈上的含气囊状肿物，其内均含有位于膈面上的胃组织，且贲门均位于膈上，而胸骨后疝内较少含有胃组织，贲门位于膈下。

2. **与肺内病变、前纵隔肿物等相鉴别** 钡餐或钡灌肠造影检查胸骨后疝表现为胸骨后方右心膈角处钡剂充盈，显影的部分横结肠为疝内容物，而不难鉴别。

第二节 膈膨升

【概述】

膈膨升（eventration of diaphragm）是由于膈肌纤维发育不全，导致膈肌薄弱，引起膈高位或局部膨突所致，属先天性病变。而膈神经损伤造成的膈肌麻痹萎缩，从而导致的膈肌膨突，则称为继发性膈膨升。若膈中间完全无肌肉生长，则称为完全性膈膨升；若一部分膈中间有肌肉生长，则称为部分性膈膨升。完全性膈膨升可发生于单侧或双侧膈，左侧多见。部分性膈膨升常累及左侧膈的背侧。

【临床特点】

一般无症状，常于哭闹及剧烈运动时出现呼吸困难，甚至发绀。偶有反复呼吸道感染者，多于胸透时发现一侧膈升高，并有矛盾运动。新生儿膈膨升显著者，可出现严重呼吸困难、发绀，需立即手术。

【影像检查技术与优选】

胸部 X 线片及胸部透视具有诊断价值，基本能诊断本病；如需与其他疾病进行鉴别时需进一步行消化道造影、CT 或 MRI 检查。

【影像学表现】

1. **X 线** X 线表现因膈膨升的程度和部位而异。可分为部分或者完全性，单侧或者双侧均可发病。部分性膈膨升多见于左侧膈的背侧，后半膈与胃底明显膨升，于侧位片可清楚显示。完全性膈膨升表现：①一侧或者双侧膈面抬高，可达第 3~4 肋甚至更高，其上界受膈肌限制，边缘光滑，膈下胃泡、肠管影或肝区影随之上移。口服稀钡液或者水溶性碘剂造影剂可清楚显示随之上移的胃肠道，有助于诊断；②透视下膈运动减弱或者消失，甚至出现矛盾运动；③患侧肺不同程度受压；纵隔、心影受压移位；④左侧膈膨升常伴胃网膜轴型扭转，左侧膈面抬高，但贲门位置基本不变，胃体部向上翻转与胃底重叠或高于胃底，幽门牵拉，贲门与幽门位置靠近

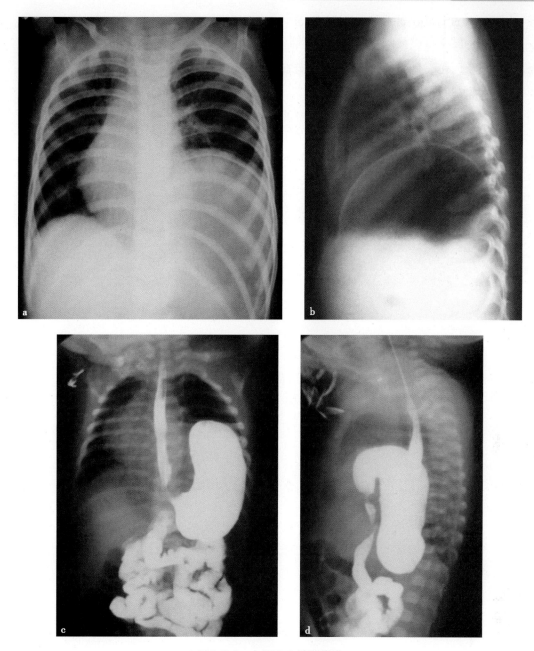

图3-5-4 左侧完全性膈膨升

女，6岁，无自觉症状，体检时发现左膈抬高。a、b. 胸部平片示左侧膈面抬高，膈面光整，腹腔脏器位于膈面下方。男，12天，生后气促、发绀。c、d. 消化道造影示左侧膈面抬高，胃影及肠曲影上移，且位于膈面下方，胃体高于胃底，贲门与幽门位置较近，有扭转

（图3-5-4）。局限性膈膨升多见于右膈内前方，见右膈局部呈轻度浅弧形膨升，其基底部宽，深呼吸时，可见该部位活动度较低，通常无明显的矛盾运动。

2. CT　MSCT的多种后处理技术可从多角度观察膈肌的完整性，帮助鉴别。

【诊断要点】

患侧膈面半圆形密度增高影向胸腔膨出，一侧或者双侧膈面抬高，是本病的典型征象。

【鉴别诊断】

1. **膈疝**　一般膈膨升隆起部分表面光滑、平坦，基底部较膈疝宽，左侧完全性膈膨升均会导致胃上升，局部运动消失或呈现矛盾运动。

2. **肺发育不全**　单侧或双侧肺发育不全可使膈升高、运动减弱，但常有小胸廓，肺容积小而透亮度增强，单侧者纵隔向患侧移位。

3. **膈上或膈下肿物**　一般膈运动仅轻度局限性受限。CT、MRI检查有助于鉴别。

（何　玲　冯　川）

参 考 文 献

[1] 孙国强. 实用儿科放射诊断学 [M]. 2 版. 北京：人民军医出版社，2011

[2] 叶滨宾. 儿科影像诊断与临床（胸腹卷）[M]. 北京：人民军医出版社，2011

[3] 施养德，王志成，徐博良，等. 膈疝的影像学特征及检查方法评价 [J]. 临床放射学杂志，1999，18（4）：215-217

[4] 冯锦兰，刘立玮. 婴幼儿膈疝与膈膨升的临床和 X 线分析 [J]. 影像诊断与介入放射学，2008，17（5）：223-225

[5] Chaturvedi A，Rajiah P，Croake A，et al. Imaging of thoracic hernias: types and complications[J]. Insights Imaging，2018，9（6）：989-1005

[6] Slepov O，Kurinnyi S，Ponomarenko O，et al. Congenital retrosternal hernias of Morgagni: Manifestation and treatment in children[J]. Afr J Paediatr Surg，2016，13（2）：57-62

[7] Keijzer R，Puri P. Congenital diaphragmatic hernia[J]. Semin Pediatr Surg，2010，19（3）：80

第六章 纵隔疾病

第一节 纵隔炎

【概述】

纵隔炎（mediastinitis）指由细菌、结核分枝杆菌或真菌等病原微生物感染所致的纵隔炎症反应。按照病因可分为两大类，一是直接感染，如多种原因致食管、气管破裂或穿孔引起的纵隔炎症，刀伤、火器伤等外伤导致的纵隔炎症；其次是继发性纵隔感染，如颈部蜂窝织炎、咽后壁脓肿经颈部组织间隙蔓延至纵隔所致。

【临床特点】

由于纵隔内多为富含脂肪的疏松结缔组织，且淋巴组织丰富，在大血管搏动及呼吸运动的影响下，纵隔炎症具有极易扩散的特点；同时纵隔组织具有较好的吸收能力，因此发生炎症时常有严重的全身中毒症状，伴有明显的胸骨后疼痛并向颈部放射。纵隔炎症若引起腔静脉阻塞可发生静脉回流障碍，食管阻塞可发生吞咽困难，气管支气管阻塞可引起呼吸道症状。纵隔炎症包括四种类型：①急性纵隔炎症；②慢性纵隔炎症；③纵隔脓肿；④纵隔淋巴结炎。

【影像检查技术与优选】

X 线片可显示纵隔增宽，通常以上纵隔明显，边缘变直，但对于病变部位、累及范围及毗邻关系难以显示，且定性较困难。CT 对各种类型的纵隔炎症能较好地显示，既能了解病变部位、累及范围及毗邻关系，又能了解病变形态及内部改变。

【影像学表现】

1. X 线 显示纵隔增宽，通常以上纵隔明显，边缘变直；侧位片可见胸骨后密度增高，气管及主动脉弓轮廓显示模糊，还可见纵隔内肿块影。如造成食管壁坏死，碘剂食管造影见造影剂自食管穿孔处流出到食管外，部分可进入胸腔，纵隔内积气征象。

2. CT CT 平扫见纵隔内组织层次不清、脂肪间隙内见炎性渗出及液体聚集等渗出改变，范围不局限，可向血管、软组织间隙延伸，脓肿可见脓腔形成，部分病变可累及胸腺，致胸腺密度不均匀降低，如为产气菌感染或有食管气管壁等破溃，亦可见纵隔积气；增强检查蜂窝织炎不强化，纵隔脓肿可见脓肿壁环形强化，亦可确定脓肿位置及毗邻关系。CT 对了解炎症范围、判断和指导脓肿引流有帮助。纵隔淋巴结炎时可以明确显示肿大的炎性淋巴结（图 3-6-1a、b）。

3. MRI MRI 中脓肿表现为 T_1WI 低、T_2WI 高的异常信号，脓肿壁不规则增厚，增强后可呈厚壁环形强化，DWI 脓肿可呈高信号；蜂窝织炎时显示纵隔内弥漫 T_1WI 低、T_2WI 高的异常信号。慢性纵隔炎于 T_1WI 与 T_2WI 均呈现低信号，有活动性炎症可见 T_2WI 高信号存在。

【诊断要点】

纵隔炎症比较少见，儿童最常见病因多为颈部炎症或咽后壁脓肿蔓延至纵隔所致，也可为外伤引起，结合病史，一般不难诊断。X 线片检查缺乏特异性，CT 及 MRI 典型影像学表现为纵隔内组织层次不清，脂肪间隙内炎性渗出及纵隔内液体聚集，增强检查对病变范围及毗邻关系能较好显示和区分。根据典型临床表现和影像学所见诊断并不困难。

【鉴别诊断】

本病应与纵隔各区肿瘤、弥漫性纵隔内积血或积液相鉴别，但纵隔炎症范围不局限，且缺乏肿瘤的生长特点，结合临床和病史，一般不难鉴别。

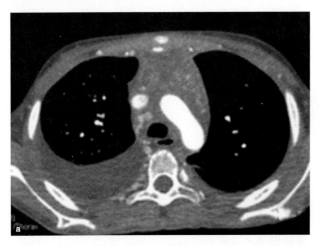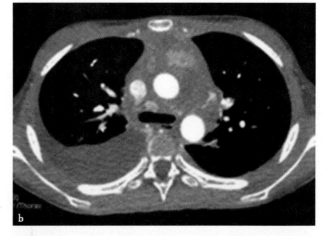

图 3-6-1 纵隔蜂窝织炎

男，3岁，玩耍时不慎将筷子刺入咽部，2周后出现发热，胸痛，呼吸困难。a、b. 纵隔内组织层次不清，见炎性渗出，范围不局限，向血管软组织间隙延伸，增强不强化，胸腺受累及呈不均匀低密度。右侧胸腔积液

第二节　胸腺增生

【概述】

胸腺增生（thymic hyperplasia）以胸腺组织的皮质增厚、髓质内生发中心增生和/或淋巴组织增生并有淋巴滤泡形成为主要特征。其病因较多，最常见于重症肌无力、甲状腺功能亢进和系统性红斑狼疮等，但也可继发于肿瘤化疗后或激素过量引起的萎缩后反应性增生。

【临床特点】

常无临床症状，当增大的胸腺压迫邻近大血管或气管时，患儿可出现心悸、气促、呼吸困难等症状。继发于重症肌无力、甲状腺功能亢进和系统性红斑狼疮等时，临床上以原发病的临床表现为主。

【影像检查技术与优选】

X线仅可显示纵隔影增宽，以上纵隔增宽为主，边缘光滑，但是对于病因则无法给出诊断。CT和MRI能较好地显示胸腺大小、形态及与周围组织关系，对胸腺增生的病因有一定的揭示作用。

【影像学表现】

1. X线　胸部正侧位片表现可为正常，也可出现单侧或双侧上纵隔增宽，边缘光滑，但无法给出确切诊断。

2. CT　CT检查可见胸腺弥漫性增大，密度均匀，增强后均匀强化（图3-6-2）；少数者可表现为结节状增生，实质密度可正常或均匀性增高或结节状增高。

3. MRI　MRI无辐射、具有较高的组织分辨率，对于儿童来说，可作为首选的影像学检查。影像表

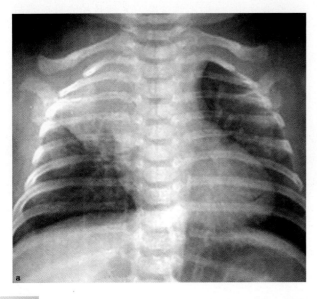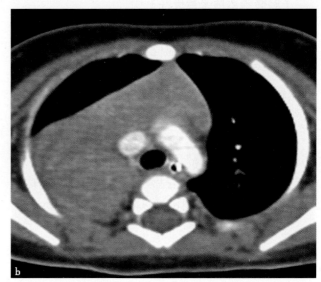

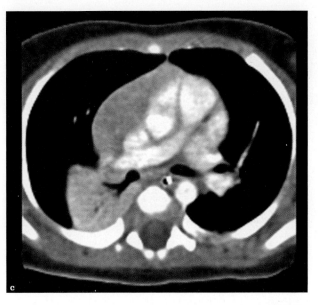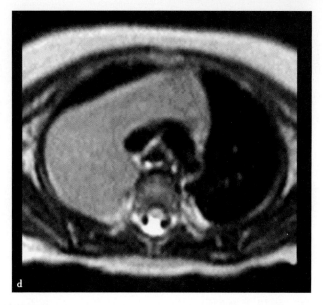

图 3-6-2 胸腺增生

男，3 个月，查体发现"纵隔肿块"3 天。a. 胸部正位 右上纵隔明显增宽；b、c. CT 增强 纵隔窗显示心脏大血管明显强化，右叶胸腺明显增大延伸至中、后纵隔，且密度均匀。右肺上叶压迫性肺不张；d. T_2WI 胸腺信号强度均匀一致，右叶形态明显增大

现为胸腺体积弥漫增大，形态、实质信号强度与正常胸腺相近。同时，MRI 检查对揭示胸腺增大的病因有一定的帮助。

【诊断要点】

胸腺增生的病因较多，但影像学上均可见胸腺增大，同时其实质密度或信号正常，或均匀性增高。影像诊断不难。

【鉴别诊断】

本病主要与胸腺内淋巴瘤和胸腺瘤相鉴别。淋巴瘤可见纵隔内淋巴结肿大压迫、推移或包绕周围大血管或气管，形态不规则。小儿胸腺瘤少见，影像表现为形态不规则，密度不均匀，与正常胸腺密度不一致，可有钙化。此外，朗格汉斯细胞组织细胞增生浸润常合并其他部位病变，并部分可见钙化灶。MRI 对鉴别肿瘤化疗后胸腺反跳性增大和肿瘤复发有帮助，因胸腺增生表现为信号均匀，增强后见均匀轻度强化。

第三节 纵隔肿物

一、淋巴管瘤

【概述】

淋巴管瘤（lymphangioma）并非真性肿瘤，而是先天性淋巴管发育畸形。在胚胎发育过程中，某些部位的原始淋巴囊与淋巴系统隔绝后，所发生的肿瘤样畸形。临床及病理上可分为单纯性淋巴管瘤、海绵状淋巴管瘤及囊性淋巴管瘤三型。囊性淋巴管瘤（cystic lymphangioma）又称为水囊瘤（hy-groma）。纵隔淋巴管瘤绝大多数是囊状淋巴管瘤，为一种多房性囊肿，壁薄，腔较大，内含淋巴液，柔软，边界不清。可以压迫气管，使气管受压移位，但一般不易引起呼吸困难。

【临床特点】

囊肿较小时，通常无临床症状。囊肿大且范围广泛时可压迫气管、大血管引起相应的症状，若囊内合并出血或囊肿感染时，囊肿可增大，压力增高，引起患儿呼吸困难，甚至危及生命。

【影像检查技术与优选】

X 线可显示纵隔增宽、不规则，气管推移改变，但缺乏特异性评价。CT 平扫和早期增强可显示囊肿大小及范围，是淋巴管瘤的首选影像学检查方法。MRI 可作为淋巴管瘤影像检查的补充。

【影像学表现】

1. X 线 肿物大多位于前中纵隔内。正位胸片示双侧或单侧纵隔呈弧形增宽，略分叶，境界锐利，密度均匀一致，偶见钙化，气管受压向健侧移位，胸廓稍饱满。

2. CT 肿物大多位于前中纵隔内，呈低密度液性囊肿，形态不规则，常沿组织间隙生长，具有"见缝就钻"的特点，可延伸入血管间隙，对大血管形成包绕，合并感染和出血时其内密度增高。部分病变

可向颈部延伸，或由颈部病变向下延伸所致。增强扫描一般不强化，若合并感染时，囊壁及分隔可有强化（图3-6-3）。

3. MRI 多方位的显示病变与邻近结构的关系，T_1WI 呈低信号，T_2WI 呈明显高信号，形态不规则，边界清楚；若囊内合并出血时，T_1WI 上呈高信号影。

【诊断要点】

前中纵隔多房性低密度液性囊肿，壁薄，形态不规则，体积一般较大，呈分叶状或沿纵隔血管间隙弥漫生长，常由颈部肿块延伸而来，增强扫描多无强化。

【鉴别诊断】

淋巴管瘤需要与囊性畸胎瘤、胸腺肿瘤等相鉴别。淋巴管瘤的壁较菲薄，内分隔多见，形态不规则，沿组织间隙生长。而囊性畸胎瘤分隔少见。胸腺囊肿形态规则，常为圆形或管形，缺乏"见缝就钻"的特点。

二、淋巴瘤

【概述】

淋巴瘤（lymphoma）是原发于淋巴结或结外淋巴组织的全身性恶性肿瘤，占儿童恶性肿瘤的第3位。淋巴瘤起源于淋巴结或结外淋巴组织，根据瘤细胞分为霍奇金病（Hodgkin disease，HD）和非霍奇金淋巴瘤（non-Hodgkin lymphoma，NHL），NHL较HD恶性程度高，预后差。HD多见于青年人，在5岁以前很少发病，5岁以后逐渐增多，青春期明显增多，15～34岁为发病高峰。NHL多见于儿童和老年人，5岁以下儿童多见，男性多于女性。胸部是多见

的受累器官，胸内病变主要侵犯纵隔和肺门淋巴结，其次为肺及胸膜，还可以累及胸壁和心包。

【临床特点】

淋巴瘤早期多无临床症状，部分患者可表现为无痛性淋巴结肿大、发热。中晚期患者可出现胸痛、消瘦等全身症状。压迫气道可出现呼吸困难，压迫食管出现吞咽困难，压迫上腔静脉出现上腔静脉压迫综合征。

【影像检查技术与优选】

X线胸片可显示纵隔增宽，肺门区肿块及肺内病变等，但缺乏特异性诊断价值。CT平扫及早期增强检查，能够很好地显示纵隔、肺门淋巴结肿大及肺内及胸膜、胸壁病变，是诊断淋巴瘤的首选影像学检查方法，同时也是随访治疗反应的首选方法。MRI对病变敏感性较高，但诊断缺乏特异性，可作为CT检查的辅助检查，同时对术后随访患者有检查价值。

【影像学表现】

1. X线 主要表现纵隔增宽，呈波浪状，与儿童期胸腺分界不清，但较大的淋巴瘤可压迫气管，使之变窄、移位。纵隔肿块影致心血管缘分界不清，心影失去正常的弓弧。当淋巴瘤累及胸膜时，表现为单侧或双侧胸腔积液，胸膜不均匀增厚，可呈结节状、团块状。当淋巴瘤侵及心包时，表现为心包积液、心包增厚，X线表现为心影增大。另外淋巴瘤还可侵犯胸骨、肋骨及胸壁，影像表现为骨质破坏，胸壁见软组织肿块。侧位可观察到胸骨前突，胸骨后带状致密影。

2. CT HD患者大约70%表现为胸内淋巴结增

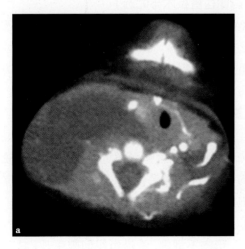 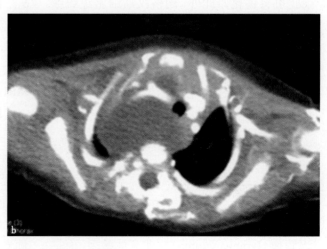

图3-6-3 纵隔及颈部淋巴管瘤

女，1个月，生后发现颈部包块，质软。a、b.示颈部至纵隔见边界清楚的囊状液性低密度影，沿组织间隙生长，延伸入血管间隙，包绕右侧头臂干，增强扫描未见强化

大，约 95% 患者上纵隔淋巴结受侵犯。此外，可有胸腺（约 40%）、肺实质（约 10%）、胸膜（约 10%）受侵犯。NHL 肺实质和胸膜受累比例与 HD 相似，结外脏器较 HD 更易受侵犯，常见于扁桃体、胃肠道等。根据累及部位不同，影像学表现不同：①淋巴瘤累及纵隔、肺门形成肿块、结节，儿童淋巴瘤多以前纵隔侵犯为主，广泛侵犯时前、中和后纵隔淋巴结均可受累增大，病灶多位于肺门及纵隔，可单发或多发，呈类圆形或不规则形结节及肿块影，可融合成大团块状，多数边界清晰，呈软组织密度，密度均匀，未经治疗的淋巴瘤罕见钙化影。增强后病灶均匀强化，未经治疗的淋巴瘤少见坏死，可见其包绕分离邻近大血管（图 3-6-4a、b）；②累及胸腺者，胸腺呈四边形，边缘凸起或呈分叶状，两叶弥漫性增大，偶尔呈非对称性浸润，以一叶显著增大为主，其密度与正常胸腺相仿，但不均匀，增强后轻中度强化；③淋巴瘤累及肺间质和支气管黏膜下组织，

形态多样，常沿支气管及淋巴管进行蔓延播散，可表现为沿肺段或叶分布的斑片模糊影或实变影，有时可表现为条状影及小结节影；④累及胸膜、心包者，可出现胸腔积液、心包积液、胸膜或心包膜结节状不规则增厚（图 3-6-4c、d）；⑤累及胸壁软组织及胸骨、肋骨，表现为软组织肿块及骨质破坏，周围多无骨膜反应。

3. MRI　MRI 可检出纵隔、肺门淋巴结，受累淋巴结表现为 T_1WI 中等信号，T_2WI 为高信号。MRI 对肿瘤是否累及胸壁、心包的判断较 CT 优势明显。另外对于不能行 CT 增强扫描的患者及术后随访复查的患者，MRI 检查也具有一定优势。但不适合判断淋巴瘤肺部侵犯，对支气管狭窄程度的判断不如 CT。

【诊断要点】

根据现有的影像学检查，发现病灶较容易，在排除结核、肿瘤转移等病变后应该常规考虑本病。

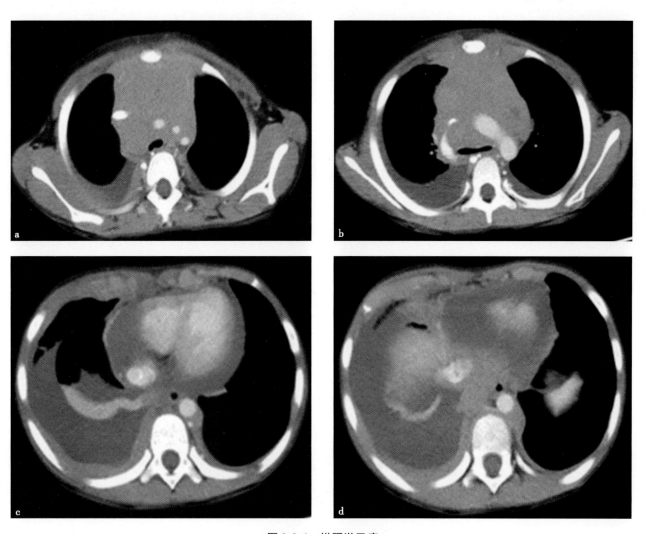

图 3-6-4　纵隔淋巴瘤

男，7 岁，发现纵隔肿物。CT 检查，a、b. 前中纵隔见团状软组织密度影，密度尚均匀，未见明显钙化，增强后均匀强化，包绕分离大血管；c、d. 双侧胸膜腔浸润，双侧胸腔积液，并胸膜不均匀增厚，以右侧明显，左侧胸膜局部呈结节状增厚，心包受累积液

结合 CT 及 MRI 轴位检查，发现肿大淋巴结是本病的直接证据。

【鉴别诊断】

淋巴瘤和急性淋巴细胞性白血病纵隔浸润及坏死性淋巴结增生症在影像学很难鉴别，常需病理诊断。纵隔、肺门区淋巴瘤也需与淋巴结结核、转移性病变及胸腺和胸腺疾病等疾病相鉴别。淋巴结结核常有肺结核等病史，对抗结核治疗有效，增强后常见坏死，而淋巴瘤坏死少见，对放疗或化疗较敏感。转移性病变常有其他部位原发恶性肿瘤病史。胸腺病变的鉴别，首先应该注意胸腺的大小及形态是否与患儿的年龄相称，应从大小、密度及强化方式判断胸腺是否受累，淋巴瘤侵犯胸腺时与胸腺本身病变鉴别较困难。

三、生殖细胞来源肿瘤

【概述】

生殖细胞来源肿瘤在小儿比较常见，起自原始胚细胞残余组织，沿尿生殖嵴向下移行过程中迷走于纵隔内所致。包括畸胎瘤、生殖细胞瘤、胚胎癌、内胚窦瘤（卵黄囊瘤）、绒毛膜上皮癌和混合性生殖细胞瘤。

畸胎瘤（teratoma）是较常见的纵隔肿瘤，约占纵隔生殖细胞来源肿瘤的 90% 以上，常位于前纵隔，其内成分复杂，含有内、中、外三个胚层起源的组织。可为良性或恶性，以良性多见，形态上可为囊性或实性或囊实混合性。组织病理学分成熟性畸胎瘤、未成熟性畸胎瘤、恶性畸胎瘤三种。皮样囊肿是一种较为特殊的畸胎瘤，仅包含外胚层成分，又称为囊性畸胎瘤，也属成熟畸胎瘤。

【临床特点】

体积较小的肿瘤可无症状，可偶然发现；体积大的肿瘤可以引起胸痛、咳嗽、呼吸困难或其他压迫症状。

【影像检查技术与优选】

X 线可见纵隔增宽，部分病变难以定性。CT 可以清楚显示肿瘤的范围、瘤内钙化、脂肪、囊变、软组织等成分，用薄层、高分辨率扫描及多层螺旋 CT 各种重建技术可以对小灶脂肪、钙化检出，增加定性能力，是畸胎瘤最佳检查方法。MRI 虽然可以更精确显示肿瘤范围及与周围组织关系，但难以检出瘤内小钙化灶；对疑为黏稠内容物而 CT 难以与软组织肿块相区别者，MRI 检查有所帮助。

【影像学表现】

1. X 线　畸胎瘤绝大多数位于前纵隔中下部，呈圆形、椭圆形或分叶巨块形。凸向一侧胸腔，偶见双侧凸出，边界清楚。平片较难以发现肿块内较少的脂肪影。如肿块内发现环形钙化，成堆或单个的牙齿及骨骼阴影时，有定性诊断意义。

2. CT　表现为囊性、实性或囊实性肿块。其中 80% 的肿块内液体为主要部分，76% 成熟畸胎瘤内见脂肪成分，10% 病例中出现特征性的脂肪 - 液体平面，约 50% 病例出现局灶状钙化或骨化，约 15% 畸胎瘤为纯囊性肿物。当发现脂肪、软组织和钙化等多种组织成分即可定性诊断。良性者边界清楚，囊性肿块伴脂肪及钙化时可肯定为良性畸胎瘤（图 3-6-5）。未成熟和恶性畸胎瘤多以软组织成分为主，包膜不完整，脂肪成分较少，与周围组织间隙模糊，增强时软组织成分强化多不均匀，其内可见低密度坏死。

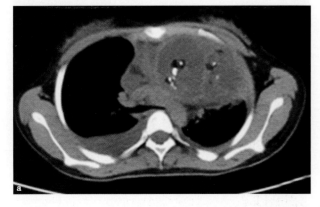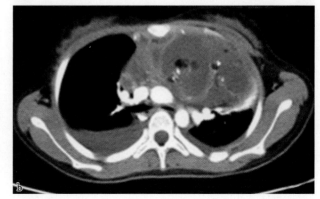

图 3-6-5　纵隔畸胎瘤

女，13 岁，诉胸闷、气短。a. CT 平扫见前纵隔混杂密度肿块影，其内成分复杂，见多分隔的低密度囊性影，亦见团状软组织密度影、脂肪密度影及散杂点状高密度钙化；b. 增强显示软组织成分及分隔可见强化

3. **MRI** 肿块囊性成分含内容物不同,信号不尽相同,T_1WI 大多呈低信号,T_2WI 呈高信号,脂肪成分均呈高信号,MRI 对钙化或骨化的检出不敏感,呈无信号区。MRI 可以多方位显示肿块与邻近组织的关系。

【诊断要点】

发现脂肪、软组织和钙化等不同组织成分有定性诊断的价值。

【鉴别诊断】

1. **纵隔脂肪瘤** 主要表现为胸腺区出现蜗纹状脂肪密度,而畸胎瘤具有多胚层结构,常伴有钙化和液性成分,且远较纵隔脂肪瘤常见。

2. **胸腺囊肿** 多呈单房,壁薄,可有弧形钙化,但很少见到脂肪成分。

3. **内胚窦瘤或卵黄囊瘤** 为高度恶性肿瘤,通常发生在中线部位,以骶尾部最常见,偶见于纵隔内。肿块常较大,增强可见不均匀强化,其内钙化少见。但有时与恶性畸胎瘤需病理鉴别。

四、前肠囊肿

【概述】

前肠囊肿(foregut cyst)属于肠源性囊肿的一种类型,通常包括支气管源性囊肿和食管囊肿。支气管源性囊肿主要是由于气管或支气管树芽发育异常,原始支气管组织与近端组织脱离,形成盲管,管腔内分泌物不能排出,积聚膨胀所致,可发生于气管、支气管的任何部位,常见于纵隔内和肺内。纵隔内支气管源性囊肿多数是位于中纵隔,前纵隔及后纵隔少见,多数发生在气管旁、隆嵴、肺门和食管旁,但以隆嵴下最常见,多为单发,呈圆形或椭圆形,单房多见,偶见多房。食管囊肿的发生与胚胎期肠管管腔化过程异常和原始肠管背侧胚芽形成的憩室残留有关。囊肿多数位于后纵隔脊柱旁,呈圆形、卵圆形或不规则形,单房多见,偶见多房。

【临床特点】

支气管源性囊肿的临床症状与囊肿大小、位置及对周围组织、器官的压迫程度有关,囊肿较小时通常无任何症状,较大时可压迫气管、支气管引起咳嗽、咳喘或反复肺部感染等临床症状。

食管囊肿较小时可无症状;由于囊肿壁含有一种或多种具有分泌功能的消化道黏膜,囊肿可逐渐增大引起压迫症状,压迫食管可出现吞咽困难,压

迫气道可出现咳嗽、肺部反复感染,甚至呼吸困难等症状,若合并感染时,可引起胸痛,侵犯气管、支气管时,可出现难治性肺炎或大咯血。

【影像检查技术与优选】

普通 X 线对前肠囊肿的诊断价值有限,食管钡餐检查时可发现食管受压移位的征象,缺乏特异性。CT 能清楚地显示囊肿的大小、位置形态及与周围组织器官的关系,是诊断前肠囊肿的首选影像方法。尽管 MRI 拥有较高软组织分辨率,能较清楚地显示囊肿的来源,但 MRI 成像时间长,对运动较敏感,对于儿童来说,其仅能作为 CT 诊断的补充检查。

【影像学表现】

1. **X 线** 较大的囊肿表现为纵隔旁或纵隔内类圆形或圆形肿块影,密度均匀,钙化罕见,边缘光滑,邻近气管、支气管或肺门可见受压推移征象,若合并感染时,内见气体或气 - 液平面,食管钡餐检查时见食管受压征象。囊肿较小时,胸部 X 线片可无任何表现。

2. **CT** MSCT 能清楚地显示囊肿大小、位置、形态及与周围组织器官关系,是前肠囊肿的首选影像诊断检查方法。

(1)支气管源性囊肿:详见本篇第四章第二节。

(2)食管囊肿:CT 上多表现为位于后纵隔脊柱旁类圆形或圆形肿块,密度均匀,境界清楚,与食管分界不清,当囊内合并出血、感染时囊内密度可增高,但无增强效应。CT 可直接显示病变对气管、支气管的压迫推移征象,全方位观察囊肿,为手术方案设计提供准确的影像(图 3-6-6)。

3. **MRI** 囊肿通常为类圆形或圆形肿块影,一般情况下 T_1WI 上为低信号,T_2WI 上为高信号影,边界清楚,若囊内合并出血时,T_1WI 上为高信号,根据囊肿位置及与气管、食管的关系即可做出相应的诊断。

【诊断要点】

前肠囊肿形态规则,常为类圆形或圆形,密度为水样低密度影,边界清楚,壁薄,增强扫描囊壁轻度强化,囊液不强化,若该囊肿紧邻食管或气管,根据临床病史,做出诊断不难。

【鉴别诊断】

1. **神经源性肿瘤** X 线上该肿瘤内可见点状或颗粒样钙化,CT 或 MRI 显示为实性肿块时即可做出诊断。

2. **其他** 如脊膜膨出至后纵隔、囊性畸胎瘤等。

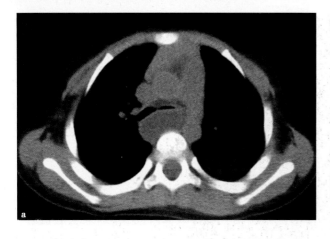

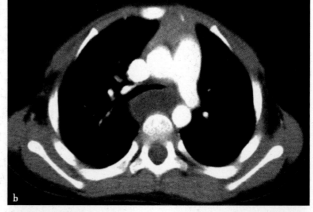

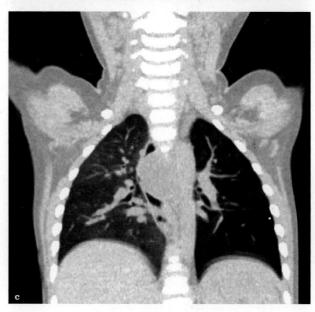

图 3-6-6　食管囊肿

男，1 岁，咳喘 2 个月。a. 平扫见隆嵴后方偏下类圆形水样低密度肿块，密度均匀，边界清楚，左侧主支气管受压狭窄；b. 增强后未见强化；c. 冠状位重建显示左肺阻塞性肺气肿，食管可见受压

五、心包囊肿

【概述】

心包囊肿（pericardial cyst）是发生于心包的一种先天性纵隔囊肿。在胚胎时期原始中胚层侧板形成心包时，心包形成过程中胚胎间质有一些间隙，一个或多个胚胎间质间隙未能与心包腔融合相通且独立存在，则形成心包囊肿，偶有心包炎症后形成心包囊肿。心包囊肿常附着于心包外壁，大多数发生于右侧心肋膈角区，亦可出现在左侧心肋膈角区、心底部等。

【临床特点】

心包囊肿较少见，占纵隔肿瘤和囊性病变的 3.85%。临床上常无症状，大多数在体检时发现。若囊肿较大压迫周围器官时，可出现胸痛、心悸、咳嗽等症状。

【影像检查技术与优选】

X 线可显示右侧下心膈角区肿块影，但缺乏影像诊断特异性。CT 平扫及增强检查，能较好地显示病变大小、部位、形态，以及与周围组织的关系，是诊断心包囊肿的首选检查方法。MRI 成像时间长，对运动较敏感，常作为 CT 检查后的辅助检查。

【影像学表现】

1. **X 线**　正位片囊肿多为类圆形或椭圆形密度增高影，边界清楚，边缘钙化罕见，大多数位于右下心膈角区，其他部位也可发生；侧位片时囊肿上尖下圆呈水滴状。透视下见囊肿与心包分界不清，随体位变化，其形态可发生变化，但体积并不改变，有的可有传导性搏动与心跳一致。

2. **CT**　囊肿边界清楚，形态规则，壁薄，80% 为单房，密度均匀，呈水样密度肿块，边缘钙化罕见，增强扫描囊壁强化不明显，囊内不强化（图 3-6-7）。若囊内有出血或含有黏液蛋白时，其密度随之增高。

3. **MRI**　囊肿为紧贴心包的圆形或类圆形肿块影，一般为 T_1WI 低、T_2WI 高信号影，边界清楚，囊壁在 T_1WI、T_2WI 上呈等信号影，若囊肿内合并出血或含有蛋白时信号不均匀。

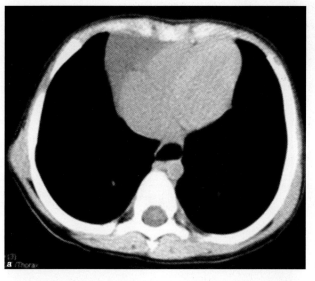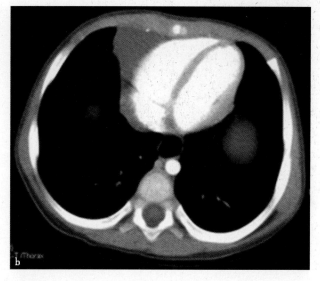

图 3-6-7 心包囊肿

男, 7 岁, 无异常不适, 体检时平片发现右心膈角肿块。CT 检查: a. 右下心膈角区水样低密度囊性占位, 边界清楚; b. 增强后囊内及囊壁未见明显强化

【诊断要点】

根据现有影像检查, 发现病变不难。CT 上表现为心膈角区类圆形或椭圆形囊性密度影, 并紧贴心包, 增强后囊壁强化不明显, 囊内不强化, 结合临床病史, 即可做出诊断。

【鉴别诊断】

1. **心包憩室** 影像表现上两者相似, 但心包憩室与心包相通, 改变体位时心包憩室可缩小, 而心包囊肿不与心包相通, 体积不缩小, 仅出现形态变化。

2. **包裹性心包积液** 多数位于左室后壁, 其内密度不均匀, 壁较厚, 部分内部见分隔影。

3. **支气管源性囊肿和食管囊肿** 其主要好发于中、后纵隔, 与气管和食管关系密切。

六、脂肪母细胞瘤

【概述】

脂肪母细胞瘤 (lipoblastoma) 是一种良性的少见脂肪肿瘤, 又称为胎儿脂肪瘤、胎儿细胞脂肪瘤、胚胎性脂肪瘤等。好发于婴儿和年幼儿童, 年龄多在 2 个月~5 岁, 发病部位常见于四肢, 少见于头颅、躯干、纵隔等。

【临床特点】

脂肪母细胞瘤生长缓慢, 除肿块压迫症状外, 一般无其他临床症状。

【影像检查技术与优选】

胸部正位片可发现病变。CT 可明确肿瘤的位置、大小、形态和范围, 了解周围结构的情况, 可显示肿瘤内的脂肪密度, 具有诊断意义。MRI 可清楚显示肿瘤内软组织信号及分隔。

【影像学表现】

1. **X 线** 胸片示纵隔旁圆形或椭圆形肿块, 密度稍低于软组织密度, 边缘清楚, 可见分叶改变, 病变较大时患侧膈面显示不清, 纵隔向健侧移位。

2. **CT** 前后纵隔均可发生, 常见于前纵隔。肿块大小不一, 呈含有脂肪和软组织的混合密度, 可见密度较高的分隔, 增强扫描软组织成分及分隔有轻度强化 (图 3-6-8)。结节状肿瘤包膜完整, 弥漫性者包膜不明显, 常呈浸润性生长; 周围结构为受压和推移改变, 可有少量胸腔积液, 淋巴结无增大。

3. **MRI** 肿瘤在 MRI 上表现为不均匀 T_1WI、T_2WI 高信号, 肿瘤内软组织、肿瘤分隔在脂肪的高信号中呈不规则团块状信号减低影, 增强扫描有不均匀强化。

【诊断要点】

本病多无临床症状, 常在体检时发现。发生在纵隔压迫气管时, 可有间断性咳嗽和呼吸困难。MRI 检查可发现分叶状结构, 有利于诊断。

【鉴别诊断】

发生于纵隔的脂肪母细胞瘤影像学表现不具备特征性, 影像上主要与纵隔畸胎瘤、黏液脂肪肉瘤相鉴别。

纵隔畸胎瘤前纵隔多见, 其内成分复杂, 含有脂肪、牙齿、骨骼等成分; 黏液脂肪肉瘤的发病高峰为 20~60 岁, 脂肪母细胞瘤发生于婴儿和幼小儿

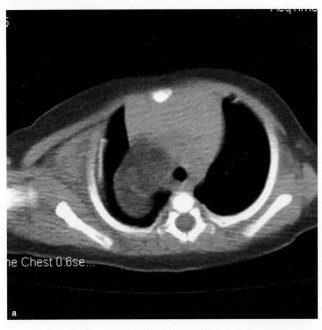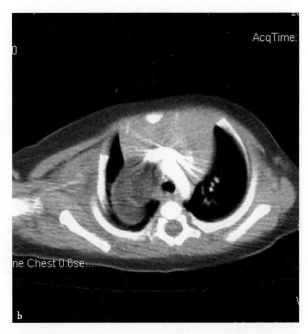

图 3-6-8　纵隔脂肪母细胞瘤

女，1 岁，体检发现上纵隔增宽。CT 检查：a. CT 轴位平扫示右上纵隔占位，边缘清晰，密度稍高于脂肪，其内可见斑片状软组织成分；b. CT 增强扫描病变内软组织成分可见轻度强化

童，罕见于年长儿童。脂肪母细胞瘤与纤维脂肪瘤、婴儿纤维性错构瘤的区别是后两者均为成熟的脂肪细胞，而无脂肪母细胞。

七、神经源性肿瘤

神经源性肿瘤占全部儿童纵隔肿瘤的 30%～40%，占后纵隔肿瘤的 50%～90%。神经源性肿瘤根据细胞起源分为 3 类：①起源于交感神经节的肿瘤，约占神经源性肿瘤的 80%，包括：神经母细胞瘤（neuroblastoma，NB）、神经节母细胞瘤（ganglioneuroblastoma，GNB）、节细胞神经瘤（ganglioneuroma）；②起源于周围神经的肿瘤，包括：神经纤维瘤（neurofibroma）、神经鞘瘤（neurilemmoma）；③起源于副神经节的肿瘤，如嗜铬细胞瘤，在儿童中罕见。

（一）交感神经节肿瘤

【概述】

1. 病理　①神经母细胞瘤：恶性程度最高，神经母细胞成分占 50% 以上，多见于 5 岁以下儿童，40% 发生在 2 岁以内，是小儿最常见的恶性实体肿瘤之一，居小儿恶性实体肿瘤的第 4 位；②神经节母细胞瘤：恶性肿瘤，但恶性程度较神经母细胞瘤低，由局灶性分布的神经母细胞瘤成分和占主要成分的神经节细胞组成，发病年龄较神经母细胞瘤稍大，发病高峰为 5～10 岁；③节细胞神经瘤：为良性肿瘤，由神经节细胞组成，多见于 10 岁以上年长儿童及青少年。

2. 肿瘤分期　神经母细胞瘤的分期目前多用 INSS 国际临床分期修改案（表 3-6-1），我国沿用 Evans 分期（表 3-6-2）。

表 3-6-1　神经母细胞瘤 INSS 国际临床分期修改案

Ⅰ期：肿瘤局限于原发部位，完整切除，可有镜下残留肿瘤，同侧淋巴结镜下无转移
Ⅱa期：未能完整切除的单侧肿瘤，同侧淋巴结镜下无转移
Ⅱb期：局部肿瘤大体上完整或未完整切除，同侧淋巴结肿瘤转移，对侧淋巴结未见肿瘤转移
Ⅲ期：肿瘤未能完整切除，浸润过中线，局部淋巴结可有转移；中线肿瘤向两侧延伸（未能切除），可有淋巴结受累
Ⅳ期：肿瘤转移至远处淋巴结、骨、骨髓、肝、皮肤或其他器官（除Ⅳs期）
Ⅳs期：Ⅰ，Ⅱa及Ⅱb期所述肿瘤转移至皮肤、肝，可有骨髓受累（小于 10% 有核细胞诊为恶性细胞），患者年龄小于 1 岁

表 3-6-2　Evans 分期

Ⅰ期：肿瘤限于原发组织或器官
Ⅱ期：肿瘤扩散至原发组织或器官附近，但不超越中线，有同侧区域淋巴结转移
Ⅲ期：肿瘤超越中线，可有双侧淋巴结转移
Ⅳ期：远处转移到骨、内脏、软组织、远处淋巴或骨髓
Ⅳs期：病期属于Ⅰ期或Ⅱ期，但有肝、皮肤、骨髓（无骨转移）中一处或多处转移

【临床特点】

一半左右患儿无症状，为偶然发现。临床表现多样，包括发热、疲乏、背痛、贫血及其他非特异性表现。胸廓入口处病变可引起 Horner 综合征或上腔静脉阻塞征。肿瘤侵犯椎管可引起下肢乏力。压迫气管时可引起呼吸道症状，如咳嗽、呼吸困难等。少数患儿表现为相对特殊的神经综合征，如眼阵挛小脑性共济失调综合征。90%～95% 神经母细胞瘤患者尿中可出现香草扁桃酸（vanillylmandelic acid，VMA）和高香草酸（homovanillic acid，HVA）升高。

【影像检查技术与优选】

胸部正侧位片是目前诊断本病的首选检查方法。CT 可明确肿瘤的位置、大小、形态和范围，了解周围结构的情况，对于肿瘤内钙化显示清晰，具有诊断意义，但对于髓内侵犯显示不佳。MRI 对于肿瘤的分期有帮助，在显示肿瘤侵犯胸壁、椎管方面优于 CT。

【影像学表现】

1. X 线　肿块大多位于后纵隔或脊柱旁沟区，以后上纵隔居多，位于胸廓入口处肿瘤可侵入颈部，表现为颈根部软组织肿块，位于后纵隔下方或肿瘤巨大时可经膈肌裂孔侵入腹腔和腹膜后。胸部正位上肿物呈圆形、椭圆形，长轴多与脊柱平行，轻度分叶，边缘多清晰锐利，密度均匀或偏高，少数肿物内可见斑点状或沙砾样钙化，有助于肿瘤定性。NB 和 GNB 引起骨质改变多见，表现为肋骨后段上缘弧形压迹，致肋间隙不均匀增宽，受侵蚀时表现为肋缘毛糙，虫蚀状透亮区或轻度反应性骨增生。肿瘤侵犯椎体可表现为椎体骨质破坏。侵犯椎旁软组织时纵隔旁线增宽。NB 转移至胸膜可引起胸腔积液，大量胸腔积液可掩盖纵隔肿块。

2. CT　大多数表现为沿脊柱旁交感链走行的梭形肿块，边缘锐利略呈分叶状。约 80% NB 和 20% GNB 含有沙砾样或斑点样钙化，较大的肿块内可见坏死囊变。邻近肋骨可有压迫或破坏。椎旁肿块可侵入椎间孔使其扩大并扩展至椎管内。NB 可伴随胸腔积液、肺内病灶等。增强扫描后，肿瘤实质强化程度与肿瘤分化程度有关：NB 强化较明显，GNB 次之，节细胞神经瘤轻度强化，少数不强化（图 3-6-9）。

3. MRI　在显示肿瘤的位置、范围较 CT 明显，特别是显示肿瘤椎管内浸润具有优势，对肿瘤能明确分期。NB 和 GNB 信号不均匀，呈混杂信号，在 T_1WI 上信号高于肌肉，T_2WI 上呈高信号，其内坏死囊变呈 T_1WI 低信号和 T_2WI 高信号，T_1WI 高信号代表肿瘤内出血（图 3-6-9）。Gd-DTPA 增强扫描肿瘤呈不同程度强化。MRI 可清晰显示肿块是否通过椎间孔进入椎管。NB 除可有脊髓及椎管内浸润外，还可直接侵犯纵隔淋巴结，肺内、胸膜及膈脚后也可淋巴结转移。

【诊断要点】

儿童后纵隔实体肿瘤绝大部分为神经源性肿瘤，其中以 NB 发生钙化概率最高，以良性的节细胞神经瘤发生钙化概率最低。在年龄分布上，NB 年龄偏小，多见于学龄前，良性节细胞神经瘤年龄较大，多为学龄儿童和青少年。

【鉴别诊断】

1. **神经肠源性囊肿**　两者均位于后纵隔，少数 CT 值可接近，但神经肠源性囊肿无钙化，体积较大，易伴发椎体畸形，常伴脊柱侧弯，易侵犯中纵隔。

2. **后胸壁软组织肿瘤**　如 Askin 瘤、尤因肉瘤、间充质瘤、胸壁脂肪瘤，正位胸片可见胸内肿块，伴肋间隙增宽和骨质破坏。若病变原发于胸壁骨骼和软组织，则 CT 扫描为重要的鉴别诊断方法。

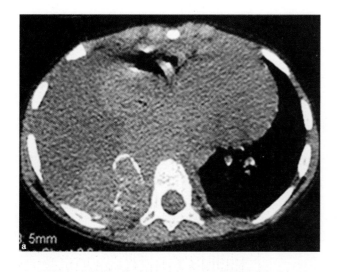

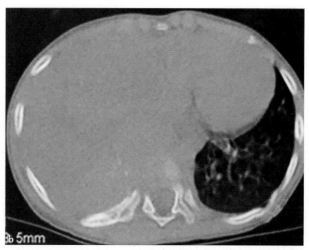

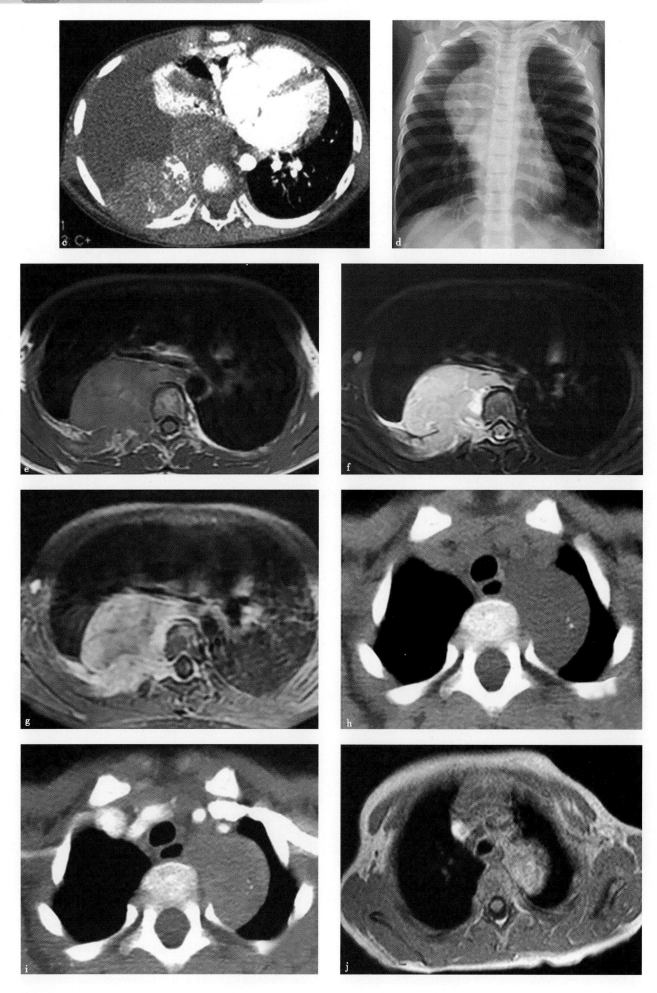

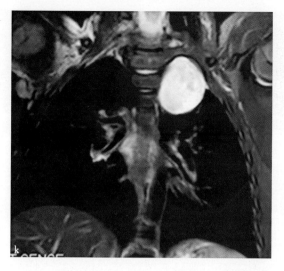
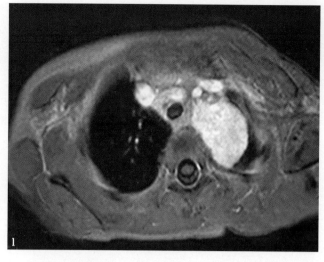

图 3-6-9　纵隔交感神经节肿瘤

a～c. 神经母细胞瘤：CT 轴位平扫示右下纵隔脊柱旁沟软组织占位（a），其内见斑片状钙化影，伴右侧胸腔积液、右肺组织受压；骨窗示邻近肋骨骨膜反应（b）；CT 轴位增强示病变软组织部分明显强化（c）；d～g. 神经节母细胞瘤：胸部平片示右纵隔软组织肿块（d），边缘清晰，密度均匀，长轴与脊柱平行；MRI 示病变 T_1WI 信号稍高于肌肉（e）；MRI 示病变于 T_2WI 呈高信号，病变邻近椎间孔扩大（f）；MRI 增强示病变增强后呈不均匀明显强化（g）；h～l. 节细胞神经瘤：CT 轴位平扫示左上纵隔软组织占位，边缘清楚，其内见点状钙化（h）；CT 轴位增强示软组织占位呈轻度强化（i）；MRI 平时轴位 T_1WI 示病变稍高于肌肉信号（j）；MRI 冠状位示 T_2WI 呈高信号（k）；MRI 轴位 T_1WI 延迟增强示病变明显强化（l）

3. 神经纤维瘤、神经鞘瘤　相对少见，一般不包绕大血管，增强后强化不明显。

（二）周围神经肿瘤

【概述】

周围神经肿瘤包括神经纤维瘤和神经鞘瘤，儿童相对少见，占后纵隔神经源性肿瘤的 10% 以下，一般起源于肋间神经，通常为良性肿瘤，有少数良性纤维瘤发生恶变的报道，尤其是在神经纤维瘤病的患儿中。

神经纤维瘤大多发生在神经纤维瘤病 1 型（NF-1）患儿中，约占周围神经肿瘤的 10%。肿瘤常位于后上纵隔，双侧发生多见。丛状神经纤维瘤侵袭性较强，可延伸至中纵隔，与淋巴瘤难鉴别。

神经鞘瘤又称施万细胞瘤，是神经鞘膜发生的良性肿瘤，为最常见的外周神经良性肿瘤，约占小儿神经源性肿瘤的 5%，通常为孤立性病变，多位于体表皮下组织。

【临床特点】

临床多无症状，肿块较大时出现疼痛，向颈部延伸时可产生气道压迫的症状。发生在脊神经后根的肿瘤可产生感觉和功能异常。

【影像检查技术与优选】

X 线胸片可发现肿物；CT 可明确肿瘤的位置、大小、形态和范围，了解周围结构的情况；MRI 对评价肿瘤是否向椎管内生长具有重要的价值。

【影像学表现】

1. X 线　神经纤维瘤呈边缘光滑的椎旁圆形或卵圆形肿块，可向颈部或中纵隔延伸，可双侧发生。此外，还可发现神经纤维瘤病的其他征象，如脊柱侧弯或典型的飘带肋畸形等，对诊断有帮助。神经鞘瘤常表现为第 1、第 2 后肋间隙边缘光滑的圆形或椭圆形的椎旁肿块，偶呈分叶状，50% 以上的患者可出现肋骨和椎体的压迹、变形及椎间孔扩大。胸片上钙化极少见。

2. CT　神经纤维瘤表现为脊柱旁沟的软组织肿块，边缘清晰，密度均匀，低于肌肉组织，内部坏死囊变或脂肪可出现更低密度区，钙化少见，增强后实质部分轻度强化。神经鞘瘤表现为肌间隙沿神经方向走行的梭形软组织肿块，界限清楚，大多密度均匀，也可因内部囊变或含脂肪出现低密度区。少数肿瘤完全囊变，密度近似囊肿。邻近椎间孔扩大、瘤内见小斑片状钙化、增强后肿瘤呈不均匀强化或周边强化。若无肺部及胸膜转移则不能鉴别肿瘤的良恶性。

3. MRI　神经纤维瘤在 T_1WI 上呈低到中等信号，与骨骼肌信号相似。T_2WI 上肿瘤周围呈高信号，中心信号稍低，增强后肿瘤明显强化。神经鞘瘤在 T_1WI 上呈低或中等信号，T_2WI 上呈中高混杂信号（图 3-6-10a～c），增强后实质成分多有强化（图 3-6-10d），肿块旁发现伴行的神经是其重要征象之一。

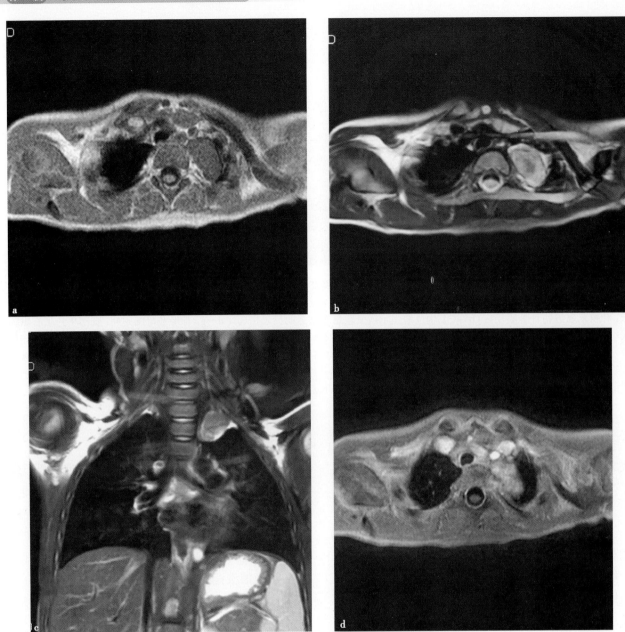

图 3-6-10　神经鞘瘤

男，3 岁，体检时发现左上纵隔肿块。MRI 检查：a. T₁WI 轴位示左后上纵隔等信号占位，边缘清楚；b、c. T₂WI 轴位及冠状位示病变呈中高混杂信号，病变内部信号稍低；d. 轴位增强示病变强化

【诊断要点】

临床多无症状，影像学表现为脊柱旁沟或肌间隙沿神经方向走行的软组织肿块，边界清晰，密度均匀，其内可有坏死囊变，增强后实质部分强化，神经鞘瘤可发现伴行的神经。

【鉴别诊断】

发生在后纵隔的周围神经肿瘤少见，其中神经纤维瘤多发生在神经纤维瘤病的患儿中，有这一系统性疾病的其他表现。神经鞘瘤呈实性部分需与神经纤维瘤相鉴别，神经纤维瘤囊变、坏死少见，肿瘤周围多无神经伴随，密度相对均匀，钙化少见。神经鞘瘤一般密度不均匀，可见钙化。完全囊变的神经鞘瘤应与淋巴管囊肿鉴别，淋巴管瘤多呈分房状改变，沿肌间隙生长。起源于胸壁的恶性肿瘤有时可与后纵隔肿瘤相混淆，这类肿瘤也可向椎管内延伸，包括横纹肌肉瘤、尤因肉瘤及 PNET 等，应仔细鉴别。

（何　玲　冯　川）

参 考 文 献

[1] 孙国强. 实用儿科放射诊断学 [M]. 2 版. 北京：人民军医出版社，2011

[2] 叶滨宾. 儿科影像诊断与临床（胸腹卷）[M]. 北京：人民军医出版社，2011

[3] Scaglione M，Pinto A，Giovine S，et al. CT features of descending necrotizing mediastinitis--a pictorial essay[J]. Emerg Radiol，2007，14（2）：77-81

[4] Smita Manchanda，Ashu S Bhalla，Manisha Jana，et al. Imaging of the pediatric thymus: Clinicoradiologic approach[J]. World J Clin Pediatr，2017，6（1）：10-23

[5] 唐震，邱国华，林建勤，等. 儿童胸腺增生的 X 线和 CT 诊断 [J]. 临床放射学杂志，2001，20（4）：313-315

[6] 李琳，罗斗强，石木兰. 纵隔良性囊性肿物的 CT 诊断 [J]. 临床放射学杂志，2004，23（2）：125-130

[7] 黄磊，许崇永，赵雅萍，等. 小儿颈部淋巴管瘤的影像学表现 [J]. 中华放射学杂志，2005，39（8）：835-837

[8] 徐祖高，邵剑波，王芳，等. 儿童胸腹部淋巴瘤的 CT 诊断 [J]. 放射学实践，2006，21（7）：742-745

[9] 陈文，吴健. 纵隔畸胎瘤的 CT 诊断 [J]. 实用放射学杂志，2006，22（6）：675-678

[10] 胡浩，彭俊红，吴恩福. 支气管源性囊肿的 CT 诊断与误诊分析 [J]. 临床放射学杂志，2017，36（1）：65-68

[11] 高煜，张永平，张忠祥，等. 儿童脂肪瘤及脂肪母细胞瘤的 CT 及 MRI 表现 [J]. 中国临床医学影像杂志，2007，18（7）：506-508

[12] 潘阿善，陈哲，许崇永，等. 儿童纵隔神经母细胞瘤和神经节母细胞瘤 CT 表现与病理相关性研究 [J]. 临床放射学杂志，2014，33（7）：1066-1069

第七章　胸壁及胸腔疾病

第一节　胸廓异常

一、漏斗胸

【概述】

漏斗胸（pectus excavatum，PE）是儿童最常见的前胸壁先天性畸形，87%～90%病因尚不明确，一般认为先天性因素所致多见，发病率0.13%～0.40%，男女发病率为4:1，占小儿胸廓畸形的90%以上，是由于下段胸骨及邻近肋软骨胸腔内凹陷而得名，大多数患儿生后1年内即有明显临床表现，并随年龄增长而加重。严重的漏斗胸使胸腔有效容积减小，压迫心脏、肺出现呼吸循环系统症状，易引起患者的心理健康问题。

【临床特点】

临床主要表现为胸骨下部向内凹陷，两侧相应的肋软骨同时内陷，呈漏斗状。临床主要通过Haller指数评估凹陷程度，Haller指数越大，凹陷程度越重。可合并扁平胸、脊柱侧弯、先天性心脏病、先天性肺疾患等。

【影像检查技术与优选】

X线片为本病首选检查方法，能大致评估患儿胸廓凹陷程度；CT不仅能显示凹陷程度，而且能显示对心脏、小气道的压迫程度，三维重建技术能直观、准确的观察骨性胸廓的情况，可有效评价漏斗胸的严重程度。MRI临床上一般不作为常用的检查方式。

【影像学表现】

1. X线　侧位片能显示胸骨凹陷情况，故胸部侧位片是平片诊断漏斗胸的必要体位。侧位片上可见胸骨下部内陷，使胸骨后缘至脊柱前距离不同程度变小，严重者内陷的胸骨压迫心脏、肺、膈及食管，可见心影后移；正位片上受压的心影常左移，右下心缘模糊，还可有双下肺纹理增多聚集的肺受压表现（图3-7-1a、b）。

2. CT　在轴位上，下部分胸廓向内凹陷呈"哑铃状改变"，同时可伴有胸骨倾斜，使用三维重建技术能更好地测量胸骨最凹处与相应椎体前缘距离及相应层面胸廓横径，精确计算Haller指数，评估凹陷严重程度（图3-7-1c～f）。应用Haller指数评价漏斗胸的严重程度，Haller等认为比率大于2.56

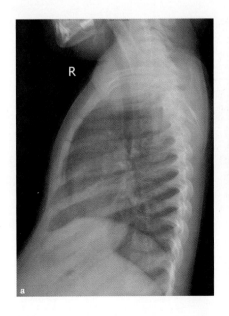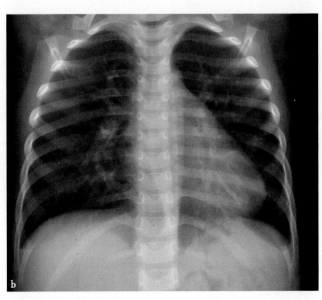

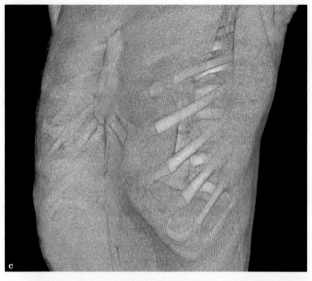 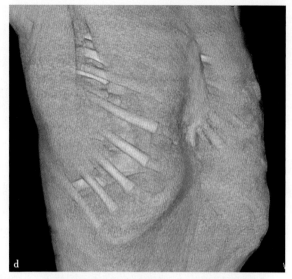

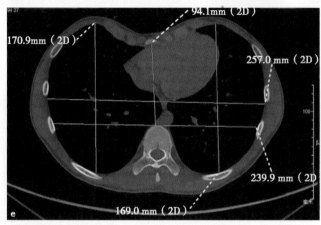 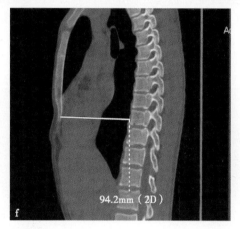

图 3-7-1　漏斗胸

男,4 岁,前胸壁明显凹陷。a. 侧位胸片显示胸骨下段向内局限性凹陷;b. 正位胸片显示心影左移,双下肺纹理增多;
c、d. 胸部三维重建 VR 图显示胸廓下段向内凹陷,左右大致对称;e、f. 轴位 CT 显示胸廓下部内陷,测量最低点距同水
平面相应椎体间距离、胸廓最大径

(+0.35SD)有诊断意义,比例大于 3.25 可定义为中
到重度漏斗胸,是进行手术的指征。部分患者与胸
骨相连的肋软骨可呈不对称性膨大,使双侧胸腔的
形态、大小均不对称。胸骨凹陷直接压迫心脏,同
时引起心脏向左旋转和移位,心右缘旁见类三角形
的软组织密度影,底部紧贴心右缘,尖端指向外侧,
为受压移位的胸腺;旋转左移的心脏对左肺下叶也
造成压迫,引起局部肺纹理的聚集。漏斗胸还可合
并其他肺部先天性发育不良,如先天性肺气道畸形、
支气管囊肿等。

　　3. MRI　可通过快速扫描获得胸部的轴位、矢
状位和冠状位成像,准确测量漏斗胸的凹陷程度并判
断心脏旋转移位,并能很好的观察纵隔内心脏周围
软组织的情况,但是对显示肺内实变、肺气肿有限。

【诊断要点】

　　X 线侧位可见胸骨下段向内凹陷畸形,胸骨后

缘至脊柱前距离减小。CT 轴位胸骨下段均有不同
程度的向内凹陷,胸廓呈"哑铃状"改变,双侧胸腔
形态、大小对称或不对称。

【鉴别诊断】

　　本病经临床体检及影像学检查即可明确诊断。

二、鸡胸

【概述】

　　鸡胸(pigeon chest)又称胸壁前凸畸形(pectus
carinatum)是胸骨上部及其肋软骨向前隆起,胸廓
两侧扁平,与漏斗胸正好相反。其发病原因并不明
确,先天性因素占主要,大约有 1/4 的鸡胸患儿有家
族史、基因异常,如 Marfan 综合征和 Noonan 综合
征,也可伴发鸡胸,后天性因素见于先天性心脏病、
继发胸部手术、钙磷代谢异常。鸡胸一般无临床症
状,严重畸形时可出现呼吸功能受损的表现。临床

上根据胸骨不同的形态，可将鸡胸分为三种类型：船形胸、球形鸽胸、单侧鸡胸。部分患儿鸡胸可与漏斗胸并存。

【临床特点】

患儿早期即有体征表现，青春发育期日渐明显，极易产生心理问题。临床症状可有气短、呼吸急促、困难、体力下降、运动后喘息、易于运动中受伤、平躺时胸壁不适感、心悸等。患儿查体可发现大体的胸廓异常，包括肋软骨的抬高、过度生长致胸廓呈前凸改变，可以是单侧或双侧。鸡胸一般对心肺功能影响较小，仅极重度鸡胸患儿才有肺功能受损表现。

【影像检查技术与优选】

X线能评估患儿胸廓前凸程度，但是对胸廓合并的其他畸形及肺部病变显示具有局限性；CT及其三维重建对诊断鸡胸及评价严重程度具有重要意义，同时能清晰显示心脏、肺部改变情况，但辐射剂量较大，应在满足临床诊断要求的前提下尽量降低患者剂辐射量。

【影像学表现】

1. X线　胸部侧位X线片显示胸骨下部和邻近肋软骨前凸，胸廓下部前后径增大（图3-7-2a），多数为对称性前凸，少数呈不对称状，可伴有胸骨倾斜或异常形态改变。球形鸽胸胸骨柄、胸骨角连接处与相邻的肋软骨隆起，胸骨体下2/3凹陷。单侧鸡胸也称非对称性鸡胸，胸壁一侧凸起而另一侧凹陷。极少见的鸡胸类型为鸽胸，表现为胸骨柄和高位肋软骨的突起，同时胸骨体相对下陷。

2. CT　在CT轴位图像上可观察到胸骨段及邻近肋软骨向腹侧凸出程度，测量同层面胸骨最凸点后缘至椎体前缘距离（图3-7-2b）；VR及SSD图像

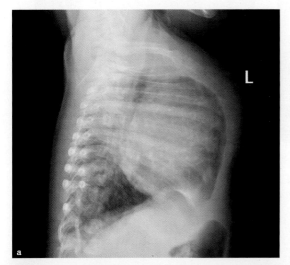
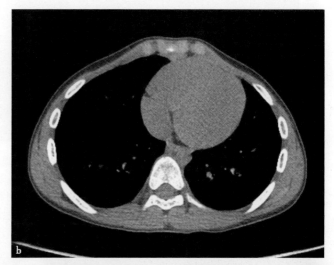
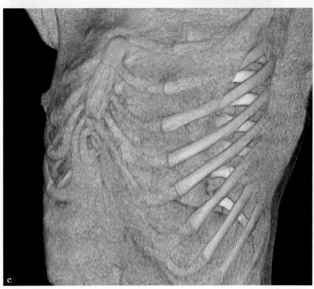
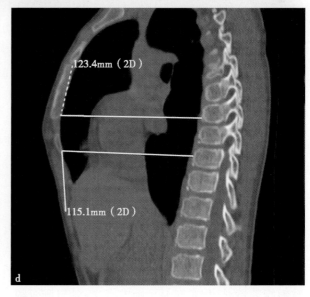

图3-7-2　鸡胸

男，3岁，中下胸部前凸。a. 胸部侧位X线片显示胸骨下部和相邻肋软骨前突，胸廓下部前后径增大；b～d. CT轴位及三维重建显示胸骨段及邻近肋软骨向腹侧突出，胸骨后缘至脊柱前缘间距增加

可立体显示胸廓整体形态,并且 CT 可同时发现肺部病变、心脏病变等(图 3-7-2c、d)。

3. MRI 临床上一般不作为常用的检查方式。

【诊断要点】

胸部正侧位 X 线片显示胸骨下部前突,胸廓下部前后径增加。

【鉴别诊断】

本病经临床查体及影像学检查即可明确诊断。

三、肋骨畸形

【概述】

肋骨畸形(rib deformity)是肋骨发生多种变异和各种畸形的总称,常见的有:叉状肋、赘生肋、肋骨融合和肋骨缺如,可合并有肋软骨发育异常。病因尚不明确,目前多数学者认为由于肋软骨发育异常所致。有些肋骨先天畸形还合并其他骨骼发育异常;肋骨缺如可合并半椎体、软骨发育不全、窒息性胸廓发育不良等。

【临床特点】

肋骨畸形轻症者多不引起任何临床症状。叉状肋畸形常表现为胸壁局限性突起、肋骨缺失、发育不全和短小,查体可发现患侧胸壁局限性凹陷,一般无压痛。严重畸形者可引起胸廓变形,影响心肺功能。

【影像检查技术与优选】

X 线基本能对胸廓畸形作出诊断,部分病例由于畸形程度较轻或胸廓重叠干扰显示不清,且对胸廓合并的其他畸形及肺部病变显示具有一定局限性,由于肋骨前后重叠、脏器遮挡,部分肋骨及肋软骨病变很难被发现,并且 X 线对肋软骨基本不显示,容易造成误诊和漏诊。CT 及其三维重建能清晰显示胸廓诸骨形态,也能显示肋软骨情况,不易漏诊。

【影像学表现】

1. X 线 肋骨畸形以叉状肋最常见,胸部 X 线片显示肋骨前端膨大呈叉状(图 3-7-3a),肋骨头分叉不多见。赘生肋分为颈肋或腰肋,以颈肋多见,

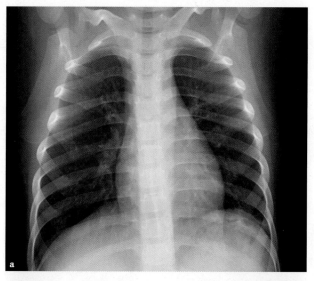

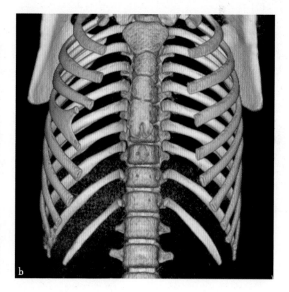

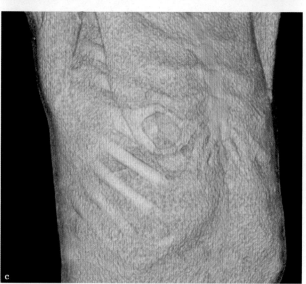

图 3-7-3 叉状肋

a. 男,4 岁,双侧胸廓不对称,右侧胸廓稍向前凸。胸部正位 X 线片显示右侧第 4 肋骨前端膨大,呈分叉状;b~c. 女,6 岁,双侧胸廓不对称,右侧胸廓稍向前凸。CT 三维重建显示右侧第 5 肋骨前端稍膨大,其对应肋软骨呈分叉状

常发生在第 7 颈椎旁，单侧或双侧均可发生。肋骨缺如表现为缺失或发育不良，可缺失 1 根或数根，或肋骨发育不全、短小。肋骨融合为相邻的两条肋骨局部骨性联合，相应的肋间隙变窄（图 3-7-4a、b）。

2. CT　CT 检查一般不作为首选检查方式，但 CT 三维重建技术可立体显示胸廓整体形态，能直观显示肋骨畸形程度（图 3-7-3b、c，图 3-7-4b）。如怀疑并发肋软骨畸形，则观察以软组织窗为宜。尤其是叉状肋，一般伴有肋软骨畸形，软组织窗观察不易漏诊肋软骨病变。

3. MRI　临床上一般不作为常用的检查方式。

【诊断要点】

典型肋骨畸形经胸部 X 线片检查能基本明确诊断，对不明显的畸形改变及伴发的肋软骨畸形，可行 CT 及三维重建检查诊断。

【鉴别诊断】

本病经临床查体及影像学检查即可明确诊断。

四、Poland 综合征

【概述】

Poland 综合征（Poland syndrome，PS）是一种少见的先天性单侧胸壁发育不良合并同侧手指畸形的先天性畸形，又称胸大肌缺如短指并指综合征。本病罕见，发生率为 0.001%～0.014%，由 Poland 于 1841 年首次报告，多为散发，少数家族性发病，右侧患病是左侧的 3 倍，男性发病率是女性的 2 倍。病因尚不明确。

【临床特点】

主要表现包括单侧胸大肌胸肋部缺如，轻者仅为胸大肌的胸骨头部缺损，重者除胸大肌完全缺如外，病变还累及邻近周围及远处部分肌肉不同程度发育不良，同侧 2～5 肋骨及肋软骨缺如或畸形，可影响胸壁运动，出现胸部反常呼吸，严重时有肺组织疝出，可合并同侧上肢畸形如短指并指及脊柱侧弯等。无手部缺陷的病例是 PS 的一个变种，被称为部分 Poland 综合征，双侧胸大肌发育不全的病例极为罕见。

【影像检查技术与优选】

一般 X 线检查只能显示儿童部分肋骨及胸骨病变，对肋软骨形态不能显示；且 X 线片摄片胸廓前后组织结构互相重叠、遮挡，密度分辨力差，对于微小骨化不易与软骨成分区分。CT 检查能清晰、直观、多角度、立体地显示胸廓全貌及其与相邻结构的解剖关系，并能显示组成胸部各肋软骨及相邻软组织的解剖及形态学改变，其中尤以 VR 技术对该病诊断价值最佳。

【影像学表现】

1. X 线　胸部 X 线表现为患侧胸廓透过度增高，为胸壁软组织发育不良所致，肋骨畸形表现为肋骨前端短而细，可单个或多个受累。

2. CT　CT 表现为患侧胸壁塌陷，胸壁肌肉变薄或缺如，皮下脂肪变薄，通常单侧胸大肌胸肋部缺如常伴胸小肌缺如，严重患者可发生肋间肌、前锯肌、斜方肌发育不良或缺如。MSCT 轴位图像软

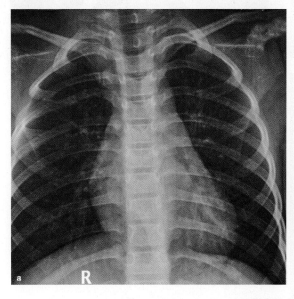
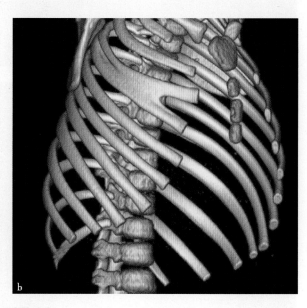

图 3-7-4　肋骨融合

a. 女，2 岁，双侧胸廓不对称。胸部正位 X 线片显示右侧第 3、第 4 肋部分融合，相应肋间隙变窄；b. 男，1 岁，双侧胸廓不对称，右侧局部稍凹陷。CT 三维重建显示右侧第 3、第 4 肋大部融合

组织窗结合 VR 图像能清晰显示并区分胸部各组肌群，可显示不同程度的肌肉缺如或变薄。同侧乳头和乳晕通常发育不良且伴有移位或缺如。同侧肋骨及肋软骨发育不良表现为缺如、发育畸形及细小，2～5 肋骨受累最常见。SSD、VR 图像可清晰显示肋骨及肋软骨发育畸形（图 3-7-5）。

3. MRI　对软组织病变的显示较好，可准确确定病变的位置、大小和范围，还能观察骨髓腔内病变。但由于检查受呼吸频率和心率影响较大，易形成伪影，影响图像效果。因此儿童很少进行 MRI 检查。

【诊断要点】

常见为胸大肌缺损合并同侧手指畸形，如合并其他任何一个组合（肋骨、肋软骨畸形或缺失、同侧乳腺发育不良、璞形成、肩胛骨、尺桡骨畸形等）亦可诊断。

【鉴别诊断】

本病需与单纯胸肌发育不良、单纯多指、并指畸形及其他单独畸形相鉴别。

五、直背综合征

【概述】

直背综合征（straight back syndrome，SBS）又名平胸综合征，指由于上胸椎发育异常，生理弯曲变直，胸廓前后径变短，心脏、大血管受压推移改变，产生一系列类似器质性心脏病临床表现的一组病征。属于常染色体显性遗传，患者多有家族史，由 Rawlings 于 1960 年首次提出并加以命名。本病极易误诊为先天性心脏病，常常给患者带来沉重的精神压力，甚至引发其他系统疾病。

【临床特点】

本病青少年多见，女性多于男性。一般无明显不适，偶有胸闷、心悸、气促、吼喘，严重者可有呼吸困难，但易缓解。可见胸椎变直，背部两肩胛骨之间向内凹陷，胸廓的前后径明显变短。心脏听诊于胸骨左缘 2～3 肋间可以听到比较粗糙、喷射性 I～Ⅲ级收缩期杂音，杂音受体位和呼吸的影响明显，坐位、立位及吸气时杂音减弱，可随听诊器按压胸壁而明显增强；这种心脏杂音是由于胸廓压迫心脏所致，由于心排出量减小，可出现肺动脉高压，也可导致肺动脉第二心音亢进或分裂。

【影像检查技术与优选】

胸腔前后径缩短及前后径与横径比值减小是本病的特征性表现。胸部正、侧位 X 线胸片即对胸廓

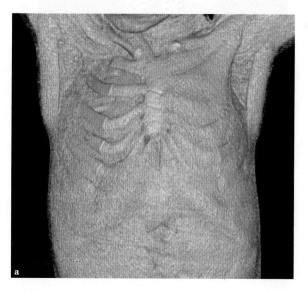

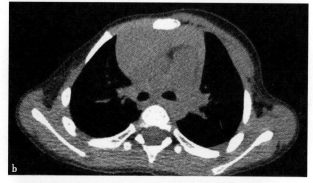

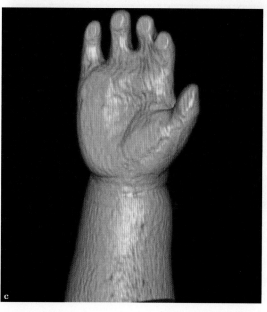

图 3-7-5　Poland 综合征

女，10 个月，右侧胸廓塌陷，软组织较薄。a. CT 三维重建显示右侧胸肌发育不良；b. CT 轴位显示右侧胸壁脂肪层较对侧薄，胸大肌及胸小肌均缺失；c. VR 图像显示右手短指、并指畸形

前后径能清晰显示，是诊断本病的重要手段。CT除显示上述信息外，还能显示心脏受压情况，尤其CT三维重建技术能为临床提供直观病变程度，包括胸廓畸形程度、心脏及大血管情况，为疾病评估提供更为有效依据。MRI一般不用于常用检查方法，必要时可作为心脏疾病的排除。

【影像学表现】

1. X线　胸廓前后径缩短是诊断本病的主要依据。其典型特征主要有以下几点：①脊柱胸段生理曲度消失，明显变平直，与胸骨平行；②胸廓前后径缩短，胸廓前后径与胸廓最大横径的比值小于正常；③胸骨后及心后间隙狭窄或闭塞；④压迫征，由于扁平胸之故，于胸正位片示心脏呈典型"薄饼"状外形——所谓心脏假性增大；⑤心腰变平或膨隆。

2. CT　轴位上测量胸廓前后径及胸廓最大横径更为准确，三维重建能够直观、立体显示胸廓畸形情况和脊柱生理曲度改变程度，同时对肺内病变、心脏、大血管受压情况能清晰显示（图3-7-6）。

3. MRI　可通过快速扫描获得胸部的轴位、矢状和冠状位成像，准确显示胸廓情况，且心脏受压程度亦能较好显示，并能很好的观察纵隔内心脏周围软组织的情况，但是对显示肺内病变有限。

【诊断要点】

1. 临床　①扁平胸，脊柱胸段生理曲度消失，变得平直；②一般无任何症状，偶有胸闷、心悸、气促、吼喘等，多是其他诱因就诊时发现心脏杂音；③心脏听诊有杂音，随体位变化而变化；④心电图及超声心动图检查无异常发现。

2. X线　胸段脊柱正常生理性后凸变直并与胸骨平行。胸廓前后径与横径比值缩小是诊断本病的主要依据，一般认为，其比值在0.27～0.37之间有诊断价值，小于0.40要考虑本病存在。

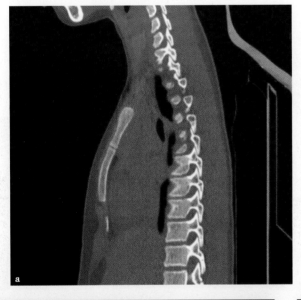
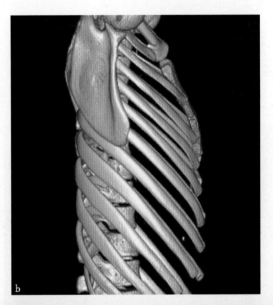
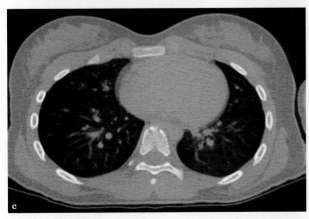
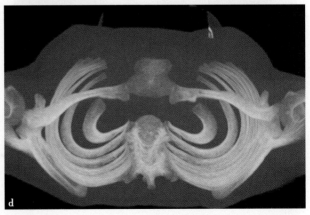

图 3-7-6　直背综合征

女，14岁，胸廓外观扁平，心脏听诊可闻及杂音。a. 矢状位胸部CT重建示胸廓前后径明显缩短，胸椎生理曲度变直，胸骨后及心后间隙狭窄；b. 胸廓CT三维重建显示胸廓前后缩短，显示肋骨情况；c. 胸部CT轴位显示胸廓前后径变短、横径变长，胸椎向胸腔内凹陷，心脏受压变扁；d. 胸部三维重建MIP图显示胸廓下段向内凹陷，横径增大，左右大致对称。胸椎明显向胸腔内凹陷，诸肋骨弯曲明显

【鉴别诊断】

临床上,应与器质性心脏病相鉴别。

第二节 胸壁疾病

一、胸壁感染

【概述】

胸壁感染(infection of chest wall)是由于体外或体内细菌入侵皮肤、皮下软组织,如儿童机体抵抗力低下,极易导致感染,由体外入侵所致者常由于皮肤损伤引起,体内感染则多伴随其他疾病发生,如肺脓肿、脓毒血症、骨髓炎等,往往集中于疏松结缔组织。

【临床特点】

胸壁软组织感染可分为特异性感染和非特异性感染,非特异性感染以各种细菌性感染多见,以红、肿、热、痛及功能障碍为主要表现,严重者形成脓肿;特异性感染最常见的为结核感染,一般无急性炎症表现,以冷脓肿为特征性表现。

【影像检查技术与优选】

X线对胸壁感染的诊断有限,密度分辨率较低,症状较轻者X线较难发现异常,容易漏诊;CT密度分辨率高于X线,可发现皮下软组织密度改变,提示疾病诊断;MRI对软组织有较好的显示,往往能早期提示感染存在。

【影像学表现】

1. X线 依病变范围不同,胸壁感染X线表现为局部或弥漫性胸壁软组织增厚、肿胀,密度增高,软组织层次模糊,皮下脂肪、肌肉软组织分界不清(图3-7-7a、b),同侧肺野透光度较对侧低。如为产气杆菌感染,软组织间隙内可见片状气体影。如病变较轻,X线胸片可无阳性表现。

2. CT 依据疾病的发展阶段不同,CT显示局部或弥漫性胸壁增厚、肿胀,累及皮肤、皮下脂肪层、肌间隙,密度增高、边界模糊、皮下脂肪层呈"网格状"影(图3-7-7c、d),如有脓肿形成可见局部呈边界尚清、团状低密度占位性病变,其CT值约0~20Hu,增强后病变边缘明显强化,其内液化坏死区则不强化(图3-7-7e、f),如为产气杆菌感染,病变内含气体

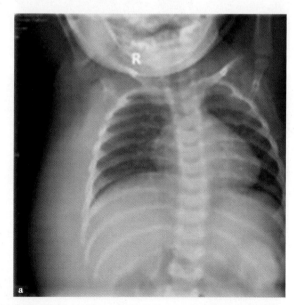
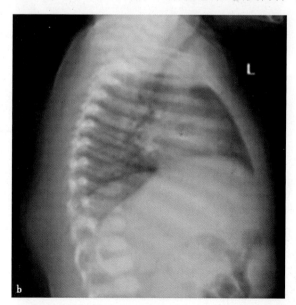
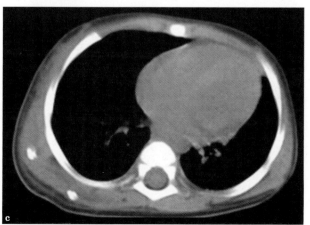
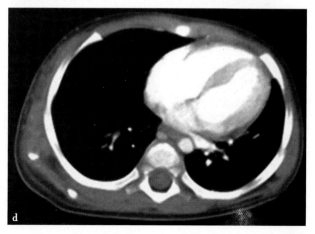

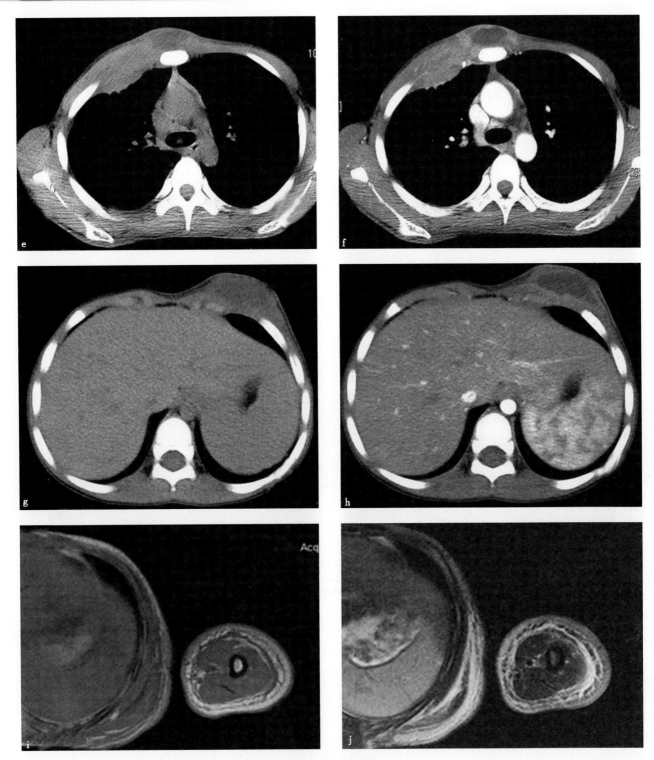

图 3-7-7　胸壁感染

a、b. 胸部正、侧位 X 线片显示右侧胸壁广泛肿胀、增厚、密度增高，软组织层次模糊不清；胸壁蜂窝织炎：c. CT 平扫轴位显示右侧胸壁软组织肿胀、增厚、密度增高、层次模糊，皮下脂肪层内见絮状软组织密度影；d. 增强后显示右侧胸壁呈不均匀强化；胸壁脓肿：e. CT 平扫轴位显示右侧下胸壁软组织增厚，胸骨前方皮下软组织内见团状低密度影，边界欠清；f. 增强右下胸壁不均匀强化，胸骨前病变呈明显环形强化，其内低密度影未见强化；结核冷脓肿：g. CT 轴位平扫显示左下胸壁见低密度占位性病变，其内密度尚均，凸出于胸廓外，位于皮下软组织内；h. 增强后病变见环形强化，其内低密度影未见强化。经穿刺证实冷脓肿灶；胸壁蜂窝织炎：MRI：i 为 T_1WI；j 为 T_2WI 显示左后胸壁、左上肢皮下脂肪层及肌间隙增厚肿胀，呈"网格状"、带状 T_1WI 低、T_2WI 高信号改变

则会有液气平。除此，对胸壁感染和累及骨骼、胸膜，肺内的病变显示清楚。对于特异性感染，如结核所致冷脓肿，如无肺及邻近骨质改变，有时与脓肿难以区分，需结合临床其他检查确诊（图 3-7-7g、h）。

3. MRI　MRI 对软组织分辨率较高，表现为软组织内边界不清的模糊 T_1WI 低、T_2WI 高信号影，皮下脂肪层呈"网格状"影，增强后可有不同程度强化；如有脓肿形成，脓液成分不同，T_1WI 相可有低、等、高多种不同信号，增强后脓肿壁明显强化，其内强化不明显（图 3-7-7i、j）。如早期累及骨骼导致骨髓炎，骨髓腔内呈 T_1WI 低、T_2WI 高信号影，相对于 CT 更敏感。

【诊断要点】

大多有感染史，一般会有临床表现，影像学检查结合实验室检查诊断并不困难，CT 为主要检查方法。CT 及 MRI 评估病变累及范围、脓肿大小较为清晰。化脓性感染较结核多见，真菌罕见。

【鉴别诊断】

化脓性感染引起的胸壁蜂窝织炎，需与胸膜炎和肺内病变区别，CT 及 MRI 可以鉴别。脓肿形成后含气残腔需注意与肺内空腔识别。炎性的临床表现可与肿瘤性病变鉴别。

二、胸壁肿瘤

（一）肋骨间叶性错构瘤

【概述】

肋骨间叶性错构瘤（mesenchymal hamartoma of the chest wall，MHCW）是一种罕见的原发于肋骨的良性肿瘤样病变，仅占原发性骨肿瘤的 0.03%，大多

数病例在出生后 1 年内被发现，40% 病例在出生时就发现有胸壁肿块。McLeod 等认为该病变的成分均为无侵袭性或转移性的骨组织和正常成分，且常在出生时即存在，具有良性的生物学行为，因而将此病命名为胸壁错构瘤。2013 年新的 WHO 骨肿瘤分类中更名为软骨间叶性错构瘤，定义为一种发生于胎儿期、新生儿期、婴儿期肋骨的间叶源性的非肿瘤性增生性病变，主要成分是软骨，同时可伴有动脉瘤样骨囊肿成分。

【临床特点】

肋骨间叶性错构瘤常累及肋骨的髓腔或位于肋骨表面，可发生于双侧肋骨，病变也可呈多中心性，肿块一般较大（>5cm 多见），边缘清晰，呈类圆形或分叶状，其他少见部位包括脊柱、胸骨和鼻窦。本病多不合并其他先天畸形，病变能否引起临床症状主要取决于肿块位置、大小及邻近肺组织受压情况。肋骨间叶性错构瘤自发性消退已见报道，常在出生后第 1 年停止生长。

【影像检查技术与优选】

X 线片可以显示骨质破坏，但对软组织肿块显示不佳。CT 是该病的首选检查方法，可很好地显示钙化或骨化，且可通过后处理多角度地观察病变，显示病变的内部结构和周围毗邻关系，具有特征性。

【影像学表现】

1. X 线　表现为起自肋骨向胸壁或胸腔突入的软组织肿块，类圆形或分叶状，引起相应肋骨破坏、膨胀或畸形，肿块内可见骨样密度影或钙化灶（图 3-7-8a）。

2. CT　表现为起源于肋骨以其为中心的膨胀

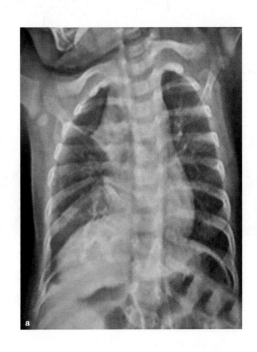

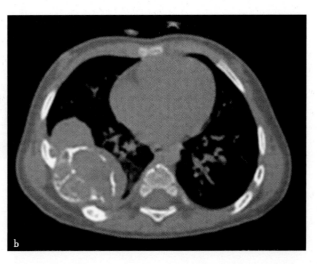

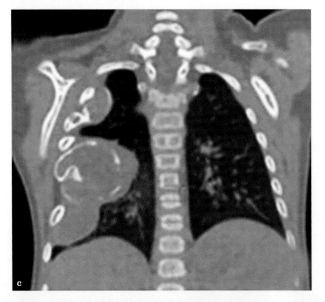

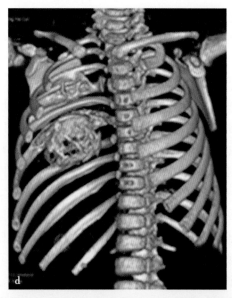

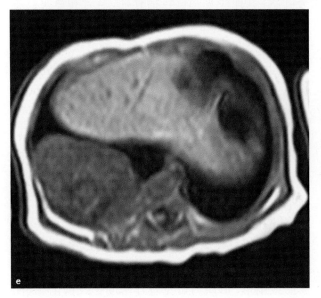

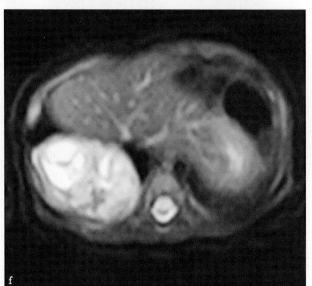

图 3-7-8 肋骨间叶错构瘤

a. 平片显示右侧第 8 肋骨骨质破坏，隐约见软组织团块影，可见钙化或骨化，邻近第 7 肋受压变形，但平片对软组织肿块显示欠佳；b~d. 另一患儿：CT 显示右侧第 4、第 6 肋膨胀性骨质破坏，并见凸向胸腔内的分叶状软组织肿块，内见钙化及骨化，以肋骨面较明显；e~g. 与图 a 为同一患儿：T₁WI（e），T₂WI（f），增强（g），见右侧胸腔信号不均匀的浅分叶状肿块，内见 T₁WI 低、T₂WI 高信号囊性变，增强后不均匀强化。MRI 对软组织肿块显示清楚，但钙化骨化显示欠佳

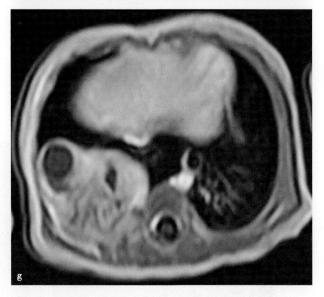

性骨质破坏，呈筛网样改变，并形成凸向胸腔内、外的囊实性软组织肿块，与胸壁宽基底相连，常出现钙化及骨化，且主要出现在病灶肋骨面或病灶边缘，

病灶内钙化相对少见，囊性区常因出血而表现出液 - 液平，为继发性动脉瘤性骨囊肿改变，增强扫描肿块实性部分强化（图 3-7-8b~d）。

3. MRI 表现为信号不均匀的分叶状肿块，出血在T_1WI为高信号区，软骨成分T_1WI为中等信号、T_2WI为高信号（图3-7-8e～g）。

【诊断要点】

根据儿童特别是新生儿发现胸壁肿块，影像学显示为来源于肋骨膨胀性生长的囊实性软组织肿块，肿块内可见钙化或骨化，出血时可见液-液平面，实性部分强化不明显的典型特点可做出诊断。

【鉴别诊断】

婴幼儿原发性骨肿瘤非常少见，需与朗格汉斯细胞组织细胞增生症、软骨母细胞瘤、中心型软骨肉瘤等鉴别。朗格汉斯细胞组织细胞增生症一般骨质破坏广泛，累及全身多处骨骼，破坏处的软组织强化较明显；软骨母细胞瘤主要侵犯四肢长骨未闭合的骨骺，膨胀性骨质破坏有轻度偏心性；中心型软骨肉瘤骨髓腔内多为溶骨性骨质破坏，穿破骨密质形成肿块，其内软骨钙化不均匀。

（二）尤因肉瘤

【概述】

尤因肉瘤（Ewing sarcoma）亦称未分化网状细胞瘤，是一种少见的来源于间叶组织的恶性肿瘤，约占原发恶性肿瘤的6%，占恶性骨肿瘤的10%～14.2%。本病发展快，病程短，恶性度高，早期即可转移，预后不佳，但对放、化疗敏感。好发于管状骨、长骨骨干及干骺端。类型有溶骨型、硬化型及混合型。胸部多以肋骨及肩胛骨多见，肋骨病变多呈溶骨性，范围较局限，可突入胸腔形成球形软组织肿块。

【临床特点】

临床表现主要为不同程度的疼痛及肿胀，疼痛开始可以为间断性，后逐渐转变为持续性，可伴有局部皮温升高。部分病变软组织肿块较明显。

【影像检查技术与优选】

X线及CT显示骨质破坏、骨膜反应及钙化较好。CT对于软组织肿块的显示优于X线，可较清晰显示肿块的形态、边界以及软组织肿块内部密度的改变，但对瘤周水肿显示不佳。MRI对肿块或肿胀不明显的早期浸润优势明显，但仍缺乏特异性。

【影像学表现】

1. X线 粗细、长短较一致的短针状新生骨以及轴面长骨病灶同心圆状改变为尤因肉瘤较特征性的X线表现。X线显示骨膜反应可有多种：层状葱皮样、日光放射状、针状、条状，甚至形成Codman三角（图3-7-9a）。以上骨膜反应中以层状及针状骨膜反应较多见。

2. CT CT除能显示骨质破坏及骨膜反应外，可清晰显示软组织包块的大小、密度及包块内其他成分（图3-7-9b～g）。

3. MRI 尤因肉瘤MRI表现无特异性。病变呈长T_1、长T_2信号影，可以清晰显示骨髓浸润的范围。骨密质受侵时，MRI主要表现为T_2WI上低信号的骨密质中出现稍高信号的肿瘤组织信号，骨密质厚薄不均，连续性中断。

【诊断要点】

尤因肉瘤影像学表现缺乏特异性，误诊率较高，

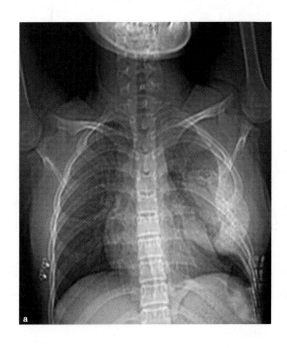

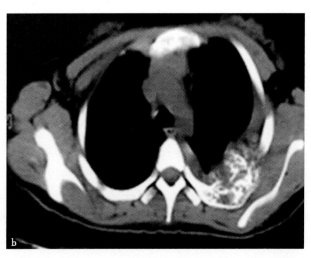

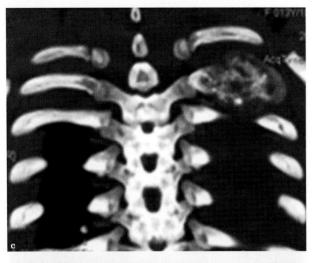

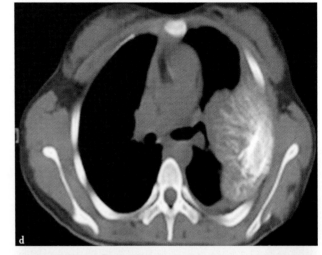

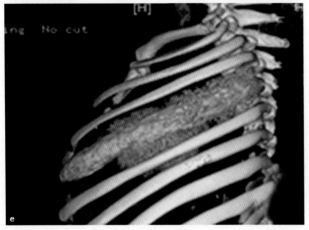

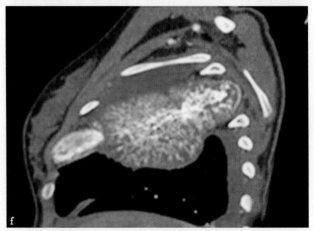

图3-7-9 左侧第4肋骨尤因肉瘤

男,4岁,左胸痛4个月,并软组织增厚。a. 左侧第4肋骨明显膨大,轮廓显示不清,骨质呈"筛孔样",周围软组织明显肿胀、密度增高、层次不清;b、c. 左侧第4肋骨骨质溶骨性破坏,局部膨胀,边界不清;d～g. CT轴位、VR、MPR重建图像显示骨质破坏,周围形成软组织肿块影并且凸入胸腔内,肿块内见针状骨膜反应,呈"放射状"

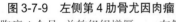

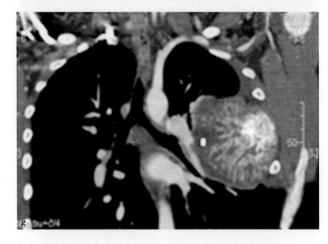

需同时结合临床及病理检查方可诊断。X线进行筛查,可发现骨质破坏、典型异常骨膜反应,对病变进行定位。CT进一步显示细微骨改变,评估病变范围。

【鉴别诊断】

鉴别诊断包括:

①骨肉瘤:好发于四肢长骨干骺端,骨质破坏区内瘤骨常见;②骨髓炎:全身感染症状重,病程中骨质增生明显,软组织肿胀明显,无异常骨膜反应;③软骨肉瘤:肿块内多有点状、环形或半环形的特征性钙化;④转移瘤:多有原发病史。

第三节 胸膜疾病

一、支气管胸膜瘘

【概述】

支气管胸膜瘘(bronchopleural fistula,BPF)指肺泡、各级支气管与胸膜腔之间形成瘘管,是支气管与胸膜间形成的异常通道。可由多种原因引起,如肺结核、大叶性肺炎、肺脓肿、肺叶切除术后、胸部外伤等。成人多发生于肺叶切除术后，儿童多为感染所致，其形成是由于慢性脓胸的脓液腐蚀邻近肺组织后穿破支气管，或因肺内病灶直接侵袭胸膜或破溃至胸膜腔形成瘘管。根据瘘口的位置的不同，分为中央型和周围型，中央型瘘口发生于中央气道，而周围型发生于周围小气道或肺实质。

【临床特点】

急性者主要表现为张力性气胸、频发性咳嗽、咳胸水样痰。胸水样痰是由胸膜腔脓液经支气管瘘口进入呼吸道所致，其程度与瘘口的大小和胸膜腔脓液量的多少有关，体位改变也常常影响症状的轻重，具有诊断意义。

【影像检查技术与优选】

X 线胸片是观察是否有支气管胸膜瘘形成最简便的方法，能发现液-气胸征象，但是几乎不能直接显示瘘管。CT 有助于明确有无支气管胸膜瘘，结合 MPR 技术可以显示瘘管的位置、大小和数量，尤其在显示支气管镜无法到达的细小支气管胸膜瘘具有优势。

【影像学表现】

1. X 线　表现为患侧的液-气胸，支气管碘油造影检查可以从碘油漏出处确定漏口位置。

2. CT　不仅能发现患侧的液-气胸，且对液-气胸的量评价较平片准确。直接征象是胸膜腔与中央气道之间存在明确的瘘管（中央型支气管胸膜瘘）（图 3-7-10）或胸膜腔与周围小气道或肺实质之间存在明确的交通（周围型支气管胸膜瘘）。瘘管表现为肺实变内不规则管状低密度直接与脓胸或明显破裂

的脏胸膜交通。因瘘管细小，不容易发现瘘口确切位置时引入造影剂，使造影剂经瘘口进入瘘管即可获得清晰的 BPF 图像。

【诊断要点】

典型临床表现为张力性气胸或频发性咳嗽、咳胸水样痰等急性症状，并且轻重与体位有关时具有诊断意义。发现胸膜腔与支气管之间存在明确瘘管的典型影像学表现时即可诊断。

【鉴别诊断】

本病应与胸膜炎、支气管扩张症进行鉴别。胸膜炎发生在胸膜，湿性胸膜炎胸膜腔里有液体渗出，但无气体。支气管扩张症可以在肺的外周见到扩张的支气管，但与胸膜腔无相通，也不会形成气胸或液气胸。

二、结核性胸膜炎

【概述】

结核性胸膜炎（tuberculous pleurisy）是由于结核分枝杆菌及其代谢产物进入胸膜腔中引起的疾病，结核分枝杆菌直接感染胸膜是结核性胸膜炎的主要发病机制。由于结核原发灶多位于胸膜下方，所以 1/3 的患儿伴胸膜反应。

【临床特点】

临床上可分为干性胸膜炎和渗出性胸膜炎两种。多见于 3 岁以上的儿童和青少年，主要发生在原发感染 6 个月内，原发灶多在同侧肺内而往往不能被发现。临床表现包括发热、胸痛、乏力、咳嗽、气促等。

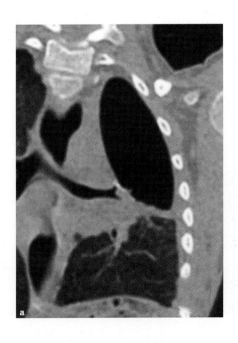
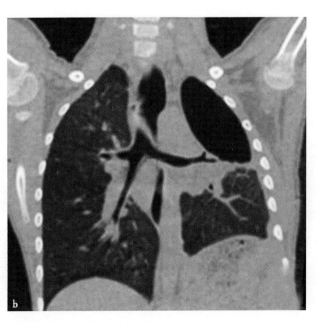

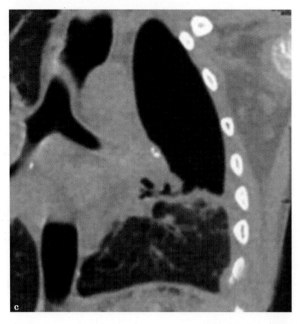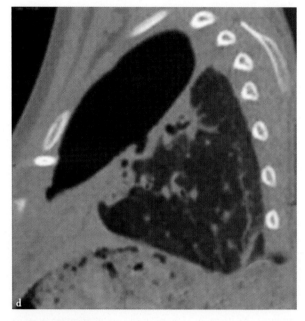

图 3-7-10　左侧中央型支气管胸膜瘘

女，8 岁，支气管胸膜瘘术后，再次出现气胸。a、b. CT 平扫冠状位显示左侧胸腔气体密度影；左肺上叶支气管分支远端周围可见结节样高密度影，支气管与气腔不沟通，考虑术后改变；c、d. CT 平扫冠状位及矢状位图显示左肺下叶支气管分支与气腔相沟通

【影像检查技术与优选】

X 线胸片为本病的初步检查方法，可显示积液量和胸膜增厚的程度，但对病变的性质判断有一定限度，需密切结合临床。CT 较 X 线胸片敏感，可以早期显示更多的病变细节，肺内可见结核病灶，纵隔内可见肿大淋巴结影；CT 增强有助于鉴别少量的胸腔积液和胸膜增厚。MRI 对于胸膜的钙化显示不如 CT 敏感。

【影像学表现】

1. X 线　干性胸膜炎 X 线胸片早期可无异常发现，在胸膜增厚达 2～3mm 时才可显示，表现为肺尖部或胸部下外侧密度增高影。渗出性胸膜炎在右侧较多见，当原发灶为双侧性或有血行播散时，可引起双侧或交替性胸膜炎，多数为中等量以上积液，表现为中、下肺野大片密度增高影，上缘呈外高内低凹弧形，同侧肺门常因淋巴引流障碍而增大模糊，纵隔移向健侧。如有胸膜钙化，则可见近胸壁处的片状或弧形高密度影。

2. CT　干性胸膜炎 CT 检查早期可无异常发现，当有纤维渗出或胸膜增厚时，可在胸壁下见弧形密度增高影。渗出性胸膜炎在患侧胸廓内缘见新月形液性密度区，也可伴有胸膜增厚（图 3-7-11）。吸收缓慢者大量纤维素沉着可引起胸膜肥厚、粘连或钙化，也可引起包裹性胸腔积液、脓胸或脓气胸。增强检查增厚的胸膜可以强化，相比于平扫更易分辨胸腔积液及胸膜增厚。

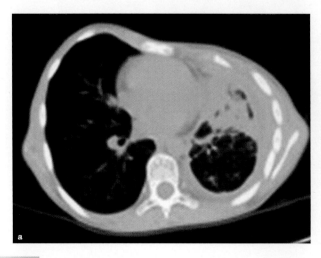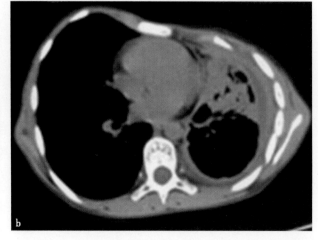

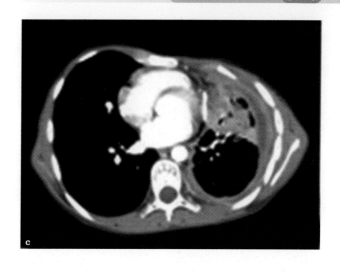

图 3-7-11　左侧结核性胸膜炎

男，13 岁，结核患者。a. 肺窗显示双下肺树芽征，左肺上叶节段性实变，左侧胸廓塌陷；b. 显示左侧胸膜增厚，内见少量胸腔积液，呈包裹状；c. 增强后增厚的胸膜强化，显示更清楚

3. MRI　液体在 T_1WI 上呈低或等信号，在 T_2WI 上呈高信号，其他病理改变表现与 CT 相似。

【诊断要点】

结核性胸膜炎可有或无结核性中毒症状，胸腔积液量大时可出现呼吸运动受限。影像学上无特异性表现，主要表现为胸腔积液或胸膜增厚，可伴或不伴肺内结核病灶，需要结合临床表现和影像学表现进行综合判断。

【鉴别诊断】

本病应与其他引起胸腔积液或胸膜增厚的疾病鉴别，如化脓性胸膜炎、寄生虫感染、恶性肿瘤及血液性疾病，这些疾病都能引起胸腔积液或胸膜增厚，肺内结核病灶的存在有助于结核性胸膜炎的诊断。

（何　玲　冯　川）

参 考 文 献

[1] 孙国强. 实用儿科放射诊断学 [M]. 2 版. 北京：人民军医出版社，2011

[2] 叶滨宾. 儿科影像诊断与临床（胸腹卷）[M]. 北京：人民军医出版社，2011

[3] Swanson JW，Avansino JR，Pillips GS，et al. Correlation hallerindex and cardiopulmonary disease in pectus excavatum[J]. Am JSurg，2012，203（5）：660-664

[4] 侯志彬，李欣，杨楠，等. MSCT 3D 后处理技术在儿童肋骨及肋软骨发育异常诊断中的价值 [J]. 放射学实践，2013，28（9）：928-931

[5] Garg R，Saheer S，Gupta V，et al. Poland sequence: series of twocases and brief review of the literature[J]. Ann Thorac Med. 2012，7（2）：110-112

[6] Ibrahim A，Ramatu A，Helen A. Poland syndrome a rare congenitalanomaly[J]. Indian J Hum Genet，2013，19（3）：349-351

[7] 霍梦娟，范淼，杨有优，等. 胸壁错构瘤的 MSCT 表现 [J]. 中国医学影像技术，2012，28（5）：925-928

[8] Groom KR，Murphey MD，Howard LM，et al. Mesenchymal hamartoma of the chest wall: radiologic manifestations with emphasis on cross-sectional imaging and histopathologic comparison[J]. Radiology，2002，222（1）：205-211

[9] 赵振江，孙彩英，等. 尤文氏肉瘤的影像诊断 [J]. 实用放射学杂志，2013，29（3）：494-499

[10] 尹苗名，朱万安，陈亮. 支气管胸膜瘘的多层螺旋 CT 表现 [J]. 中国实验诊断学，2012，16（9）：1682-1683

第四篇

心血管系统

第一章　组织学与解剖学

第一节　胚胎发育与生理

先天性心脏病的发生是由于胚胎期心脏血管发育异常所致。人类心脏血管胚胎发育过程复杂，心脏的胚胎发育包括心管形成、心球形成、心房分隔、房室管分隔、心室分隔、圆锥动脉干分隔、主动脉弓发育、肺血管发育、体静脉发育、冠状动脉发育、心房和心室发育。

原始心管起自中胚层，原始心管形成后，外形上从尾侧向头侧分别为静脉窦、共同心房、原始心室、心球和主动脉囊；共同心房与原始心室连接处称房室管，原始心室将发育为左心室心尖部、左右心室流入道；心球将发育成为左右心室流出道和右心室心尖部；原始心室与心球之间结合部称为球室孔。

原始心管发育形成弯曲 S 形管，即心祥形成，正常心脏发育，心球心室段向腹侧，然后向右弯曲形成右祥，使得解剖右心室位于右侧，解剖左心室位于左侧。

心祥形成时心房分隔尚未完成，外形类似成熟心脏，内部结构单一，随后约在胚胎第四周，心房出现分隔，从原始心房背壁中部出现第一房间隔，呈半月形从心房的上后方向心室方向延伸，其前后两部分分别与中心心内膜垫相接，两部分的游离缘汇合成第一房间孔；随后心内膜垫和第一房间隔组织将第一房间孔闭合，闭合前第一房间隔头背侧部分出现第二房间孔，第一房间隔右侧也形成镰形的第二房间隔向下腔静脉口方向生长，与第一房间隔融合后形成不完整的卵圆形，其底部为第一房间隔。在第二孔处，右侧第二房间隔游离缘左侧与第一房间隔游离缘之间的通道即为卵圆孔，胎儿期间此两个房隔形成活瓣，可使下腔静脉回流血液经卵圆孔进入左房；出生后第一房间隔和第二房间隔融合，卵圆孔闭合，房隔上留下卵圆窝的特征。

房室管在心祥形成时是头尾纵行的管道，出现上、下、左右侧心内膜垫，心内膜垫相互融合，房室瓣发育来自房室管的心内膜垫，房室瓣的腱束、乳头肌由心室壁分层形成。

原始心管的流入道和流出道之间的原始孔前下缘肌肉嵴发育隆起成室上嵴（也称原发隔），室上嵴右侧为右心室，左侧为左心室；心室不断发育，流入道段底部肌小梁紧合而形成室间隔第二部分，分隔两侧心室的流入道部分；原发隔和室间隔第一部分形成室间隔的大部分（肌部室间隔）。随即流出道段内局部突出的嵴会相互会合形成室间隔第三部分，流出道隔（球或圆锥动脉隔）。

原始心管心祥形成时，室间嵴出现，其间为第一室间孔、第二室间孔、第三室间孔相继形成，第三室间孔关闭即形成膜部间隔。

圆锥动脉干初时为直筒状结构，随着内壁上出现圆锥和动脉干嵴，不断增长并相互会合形成间隔，最终分成两个管道；圆锥部的发育及吸收，最终主动脉瓣与二尖瓣纤维连接，肺动脉瓣与三尖瓣之间为肌性圆锥结构。动脉干的分隔由动脉干隆起及主肺动脉间隔发育完成，主肺动脉间隔起源于第四对与第六对主动脉弓之间主动脉囊的心外间隔，将远端动脉干分隔成升主动脉和肺总动脉。动脉干近段，动脉干相互会合形成动脉干间隔，并参与形成肺动脉瓣叶和主动脉瓣叶。

主动脉弓的发育与咽弓发育密切关联；胚胎发育早期为鳃弓形动脉系统，包括主动脉囊、主动脉弓及成对的背主动脉，相继形成六对主动脉弓，6 对主动脉弓经历出现、消失、中断、移位的过程，第一对主动脉弓参与形成上颌动脉，第二对主动脉弓参与形成镫骨动脉，第三对主动脉弓参与形成颈总动脉及颈内动脉的近段，第四对主动脉弓左侧弓形成部分主动脉弓，第五对主动脉弓出现后即消失，第六对主动脉弓参与形成左右肺动脉近段、动脉导管。妊娠第 7 周从主动脉根部冠状动脉培基发育成冠状动脉。

胚胎 4 周时心脏尾部接受 4 对静脉回流,其中两侧各有一前主静脉和后主静脉,两者汇合成总主静脉,从两角进入静脉窦。前主静脉引流上半身血液,后主静脉引流下半身血液。当左前主静脉和心脏的交通中断后,它通过在甲状腺静脉和胸腺静脉之间形成的主静脉间吻合支与右前主静脉相连;这样就形成了左头臂静脉。在右心房和左前主静脉引流部位之间的右前主静脉部分形成正常的右上腔静脉。右前主静脉的头端形成右无名静脉。奇静脉由后主静脉发育而成,左总主静脉的左角形成左房,左总主静脉未退化部分紧贴于房室沟形成冠状静脉窦。

第二节　解　剖　学

一、右心房

右心房呈垂直的卵圆形,以界嵴分为腔静脉窦和固有心房两部分。腔静脉窦位于右心房的后部,由胚胎时期的静脉窦发育而来,腔面光滑,有上、下腔静脉口和冠状窦口。固有心房位于右心房的前部,由原始心房发育而来,因有许多梳状肌,固有心房凹凸不平。固有心房的左前下方有右房室口,通向右心室。房间隔的下部和下腔静脉口的左上方有一浅凹,称为卵圆窝,卵圆窝和卵圆窝缘是新生儿时期卵圆窝闭锁后的遗迹。卵圆窝是继发孔型房间隔缺损的部位。

二、右心室

右心室呈斜向前下方的椎体形,位于心脏的右前方,以室上嵴为界分为窦部(流入道)和漏斗部(流出道)。窦部从右房室口至右心室尖。窦部凹凸不平,内有三尖瓣、腱索、乳头肌、肉柱和条束等结构。右心室的肉柱粗大较直,数目较少,乳头肌较小。漏斗部又称肺动脉圆锥,位于窦部左上方,室壁光滑,无肉柱。漏斗部向上经肺动脉口通向肺动脉。肺动脉瓣附着于肺动脉瓣环,有 3 个半月形的瓣膜,分别为左瓣、右瓣和后瓣。心室收缩时,肺动脉瓣开放,血液进入肺动脉;心室舒张时,肺动脉瓣关闭,防止血液反流入右心室。

三、左心房

左心房呈立方形,比右心房小,但壁较厚。只有左心耳是由原始左心房发育而来,其余部分是由原始肺静脉根部发育而成。左心耳比右心耳细长,梳状肌较不发达。左心房后部光滑,两侧有左上、下肺静脉口和右上、下肺静脉口,心房肌延伸至肺静脉根部,起括约作用。左心房的内壁为房间隔,在卵圆窝的相应部位有一不明显的浅窝。左心房的前下部有左房室口,通向左心室。

四、左心室

左心室近似圆锥形,以二尖瓣前尖为界分为窦部(流入道)和主动脉前庭(流出道)。室间隔上部光滑,下部有许多呈网格状的较小肉柱。主动脉瓣右瓣与后瓣的联合位于室间隔膜部稍上方。窦部从左房室口至左室心尖,内有二尖瓣、腱索、乳头肌、肉柱和条束等结构。二尖瓣瓣环、二尖瓣、腱索和乳头肌在结构和功能方面有着密切联系,合称为二尖瓣复合体。心室收缩时,二尖瓣环缩小和左心室内压升高引起二尖瓣关闭,但由于乳头肌收缩和腱索牵拉,二尖瓣不致翻向左心房;心室舒张时,二尖瓣开放,左心房内的血液注入左心室。

(钟玉敏　郭　辰)

参 考 文 献

[1] 周爱卿. 先天性心脏病心导管术 [M]. 上海:上海科学技术出版社, 2009

[2] 杨思源,陈树宝. 小儿心脏病学 [M]. 4 版. 北京:人民卫生出版社, 2012

[3] 陈树宝. 先天性心脏病影像诊断学 [M]. 北京:人民卫生出版社, 2004

第二章 检查方法及正常影像学表现

第一节 检查方法

心血管疾病的诊断常需应用多种影像学检查。

一、X线

X线片可以初步观察心脏形态，估计各房室大小，评价肺血多少，间接反映心功能及肺循环情况，但不能观察心内及大血管的结构。

二、CT

心血管CT具有空间分辨率高及强大的三维后处理图像重组技术，能准确显示心脏大血管及其与纵隔内器官、组织的毗邻关系，尤其能同时清晰显示气道。造影剂的引入、心电门控的应用和仪器设备的快速发展，大大提高了其应用价值和检查的准确性，现已广泛应用于心血管及冠脉的检查。CT具有电离辐射，但各种CT低剂量扫描技术及图像重组技术在不断发展应用，CT扫描剂量不断降低，小儿心脏CT能够达到亚mSv水平。

三、MRI

心脏MRI兼顾了心血管解剖结构、形态及心脏功能学的检查，尤其是MRI评判心功能已成为"金标准"，且MRI无辐射剂量，在小儿心血管检查中具备一定的优势。但MRI检查时间长，小儿患者往往难以配合检查，需要应用镇静或麻醉方法完成检查。MRI良好的软组织对比度和判定心肌组织特性的功能、新技术新序列的不断开发，使其成为一站式的检查方法，可为临床提供更多的信息。

四、心血管造影

心血管造影（DSA）可以观察心内解剖结构的改变与血流方向，估计心脏瓣膜功能、心室容积与心室功能，但它属于创伤性检查，目前主要用于复杂先心病、冠状动脉检查及介入治疗。

五、超声心动图

超声心动图能实时动态观察心脏解剖结构、生理或病理情况，特别在小儿先天性分流性心脏病中，可根据分流色柱的宽度、分布范围等作半定量诊断。它是一种无损伤、准确性高的检查方式，且对外科手术后评价有无残余分流及姑息性手术后管道的通畅性判断也可提供重要的信息，是目前心血管病变的一线检查方法。

第二节 正常影像学表现

一、X线片

1. **后前位** 正常心影1/3左右位于中线右侧，2/3左右位于中线左侧，心尖指向左下，心底朝右上。心影右缘分为上下两段，上段为上腔静脉与升主动脉影，在儿童主要为上腔静脉影，下段为右心房影。心影左缘分为3段，上段为主动脉结影；中段为肺动脉段，一般向内凹陷，称为"心腰"，但儿童肺动脉段可较凸出；下段由左心室构成（图4-2-1）。

2. **左侧位** 正前方为胸骨侧位相。心脏大血管影偏前，心影纵轴自后上向前下倾斜。心前缘下段为右心室，中段为右心室漏斗部和肺动脉主干，上段为升主动脉。心后缘上段为左心房，下段为轻度后凸的左心室，两者无明确分界（ER 4-2-1）。

ER 4-2-1 正常影像学表现

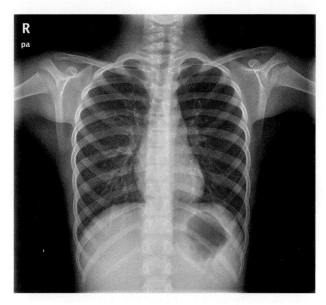

图 4-2-1　正常后前位胸部 X 线片

二、CT 和 MRI 检查方法及其正常影像表现

（一）CT 检查方法

扫描范围应覆盖心脏及胸部大血管，如需了解内脏心房位者，扫描范围应包括胸部及上腹部脏器。扫描方式包括心电门控下扫描和非心电门控下扫描，前者可用于更加清晰显示心内结构、冠状动脉以及进行心功能分析。扫描管电压及管电流应根据患儿体重、身高进行选择。造影剂总量应根据患儿体重进行计算（1.0～2.0ml/kg），造影剂流率 0.8～2.0ml/s。

（二）MRI 检查方法

心脏磁共振可以多参数、多序列成像，其在小儿心血管中较常应用的序列如下：

（1）快速自旋回波序列（fast spin echo，FSE/Turbo spin echo，TSE）：又称"黑血"技术，心腔及大血管内血液流空呈现低信号（即"黑血"），心肌及血管壁为等信号，有助于观察心脏、大血管的形态结构及心肌组织。

（2）心脏电影成像（cine MRI）：主要使用稳态自由进动（steady-state free precession，SSFP）序列，又称"白血"序列，为心脏的快速成像序列，既可观察心脏大血管解剖结构、室壁运动，又可用于心功能相关指标的测定，也可半定量分析瓣膜反流程度，是目前评估心脏功能的"金标准"。

（3）三维电影序列：使用 3D SSFP 序列，为一项应用心电门控和呼吸膈肌导航、无需造影剂的三维"白血"序列，较常规 MRA 能显示更为清晰的心内结构和冠状动脉，主要临床应用是排除冠状动脉异

常，如儿童扩张性心肌病诊断中需要排除冠状动脉异常起源于肺动脉。

（4）相位对比（phase contrast，PC）成像：利用流动质子产生相位变化测量流速，既能显示血管解剖结构，又可以提供血流方向、血流速度及流量等血流动力学信息，用于评估瓣膜及大血管的血流动力学情况。

（5）对比增强磁共振血管成像（contrast enhanced magnetic resonance angiography，CE-MRA）：经静脉注入造影剂后用很短的扫描时间即可获得大血管的较高空间分辨率、高对比度图像，经三维重组可清晰显示胸部大血管及其分支的结构、走行。

（6）心肌灌注成像：经静脉注入造影剂，在快速 T_1 加权序列基础上，采用反转恢复快速小角度激励序列即时成像，用于评估心肌血供情况。

（7）延迟增强（late gadolinium enhancement，LGE）扫描：是经静脉注入造影剂 10～15 分钟后进行扫描，常用于心肌缺血坏死或纤维化的检测，评估心肌活性。

（8）其他技术：心肌组织标识技术（tagging）、T_1 mapping、T_2 mapping 及 DWI 成像技术等，可实现心肌组织的牵张力的评估、心肌组织的 T_1 值、T_2 值及 ADC 值的定量评估。

（三）心血管 CT 和 MRI 的正常影像表现

1. 心房与心耳　右心房位于上、下腔静脉之间，接收上、下腔静脉及冠状窦的血液回流，形成心脏的右缘。左心房构成心脏基底的大部分，四支肺静脉汇入左心房后壁。房间隔位于左右心房之间。左、右心房的命名不是依据位置而定，而是根据解剖形态特点而定。右心耳呈粗、短三角形，心耳与心房体部连接处较宽，心耳部位的梳状肌延及心房体部（ER 4-2-1）。左心耳呈指状，心耳与心房体部连接处较窄，梳状肌局限于心耳内（ER 4-2-1）。

2. 右心室与左心室　右心室横断面呈三角形，室壁较薄，主要由范围较大的体部和较小的漏斗部组成。左心室呈圆锥形，由范围较大的体部及较小的流出道两部分组成，位于右心室左侧偏后。室间隔位于左右心室之间，室间隔大部分由较厚肌肉组成，上部为薄层纤维组织。右心室及左心室以解剖形态特点进行确认。解剖学右心室特点：心尖部肌小梁粗糙，有粗大调节束及室上嵴，室间隔面有三尖瓣隔叶腱束附着。解剖学左心室特点：心尖部肌小梁纤细，无调节束及室上嵴，室间隔面光滑，无腱束附着（图 4-2-2，图 4-2-3）。

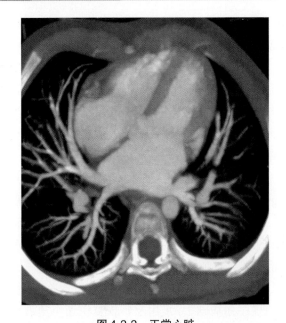

图 4-2-2　正常心脏
心脏 CTA 四腔心像示右心室心尖部肌小梁粗糙及粗大调节束，左心室心尖部肌小梁纤细，无调节束，室间隔面光滑

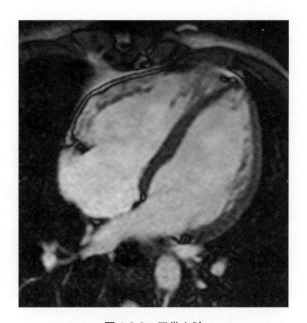

图 4-2-3　正常心脏
心脏 MRA 四腔心像示右心室心尖部肌小梁粗糙及粗大调节束，左心室心尖部肌小梁纤细，无调节束，室间隔面光滑

3. **上、下腔静脉**　上腔静脉由左、右头臂静脉汇合而成，位于升主动脉右侧偏后，开口于右心房的后上方。膈肌上下水平可见椭圆形或圆形下腔静脉，位于脊柱右前方，开口于右心房下端（图 4-2-4）。

4. **肺静脉**　肺静脉通常为 4 支，左、右各 2 支，直接开口于左心房的侧后壁（图 4-2-5，ER 4-2-1）。肺静脉位于肺动脉之下。

5. **肺动脉**　肺动脉主干与右心室流出道相连（图 4-2-6），主肺动脉由前至后走行，然后向右分出右肺动脉，向后延伸为左肺动脉（图 4-2-7）。

6. **主动脉**　主动脉与左心室流出道相连，主动脉根部有左、右冠状动脉发出，头臂干、左颈总动脉、左锁骨下动脉发自主动脉弓部，为识别主动脉的重要标志（ER 4-2-1，图 4-2-8）。

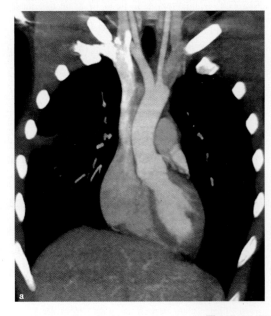
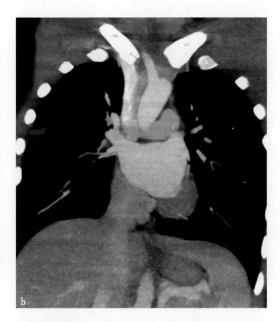

图 4-2-4　正常上、下腔静脉
a、b. CTA MIP 像示上腔静脉开口于右心房上端，下腔静脉开口于右心房下端

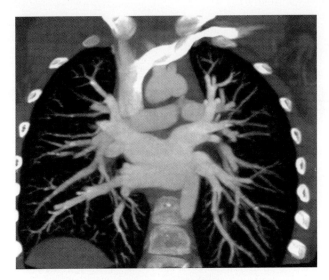

图 4-2-5　正常肺静脉

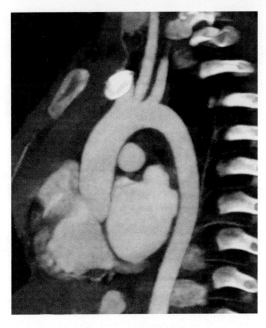

图 4-2-8　正常主动脉

CTA MIP 像示头臂干、左颈总动脉、左锁骨下动脉发自主动脉弓部

（钟玉敏　欧阳荣珍）

参 考 文 献

[1] 周爱卿. 先天性心脏病心导管术 [M]. 上海：上海科学技术出版社，2009

[2] 杨思源，陈树宝. 小儿心脏病学 [M]. 4 版. 北京：人民卫生出版社，2012

[3] 陈树宝. 先天性心脏病影像诊断学 [M]. 北京：人民卫生出版社，2004

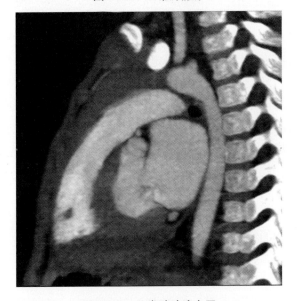

图 4-2-6　正常肺动脉主干

CTA MPR 像示肺动脉主干与右心室流出道相连

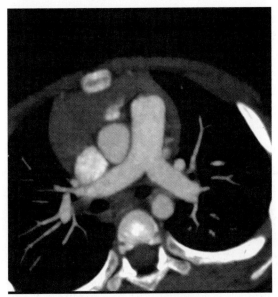

图 4-2-7　正常肺动脉

CTA MIP 像示主肺动脉向右分出右肺动脉，向后延伸为左肺动脉

第三章 先天性心脏病

第一节 先天性心脏病的节段分析法

先天性心脏病（congenital heart disease，CHD）的种类很多，复杂型CHD均伴有多种心血管畸形，诊断时需要按照一定的顺序进行分段诊断，才可完整、正确地发现心脏大血管的异常、避免漏误诊。CHD的分段诊断的概念，最早由美国病理学家Van Praagh于1972年提出，这种方法以病理形态学为依据，将心脏分成心房、心室及大动脉三段进行观察分析，从胚胎发育的方面观察内脏心房位置以及心球心室襻这两个重要的部分。后来，Anderson等基于病理分段诊断的基础上，提出避免应用胚胎发育名称的分段诊断方法（心房、心室以及大动脉的分段诊断），着重于与CHD临床表现密切相关的血流动力学过程，即心房与心室的连接关系，心室与大动脉连接关系的分析，而不是单纯从心房、心室及大动脉的分段诊断来推断CHD患者心房、心室及大动脉之间的关系。

目前，先天性心脏病分段诊断的概念已经被普遍接受。在影像学诊断中已经普遍应用于心脏超声、CT及MRI的诊断中。完整的CHD的顺序分段诊断包括：①心房位置诊断；②心室位置诊断；③房室连接诊断；④大动脉位置诊断；⑤心室大动脉连接诊断；⑥心脏位置及有无合并其他畸形。

一、心房位置的诊断

心房的命名和解剖形态特点有关，和位置无关。右心耳呈粗短的三角形，与右心房连接处较宽。呈手指状外形的是左心耳，与左心房连接处较窄。鉴别并确认左心房、右心房最可靠的解剖标志为心耳的形态及其特点。

正常情况下左侧内脏与左心房同侧、右侧的内脏与右心房保持同侧。如果解剖左心房及胃等左侧器官在左侧，而解剖右心房及肝脏等右侧的器官在右侧，则称为心房正常位。如果解剖右心房及肝脏等原先正常情况下在右侧的器官在左侧，而解剖左心房及胃等左侧器官在右侧，则称为心房反位。CHD患者中，有少部分患者的胸腔器官、腹腔器官呈对称分布，这时两侧心房的形态特点相似，这种情况下心房称为心房不定位。如果心房的形态学特点与解剖右心房相似，则称为右心房对称位；如果心房的形态学特点与解剖左心房相似，则称为左心房对称位。左心房对称位，常合并多脾综合征；右心房对称位，常合并无脾综合征。

二、心室位置的诊断

确认右心室及左心室的位置也必须依据解剖形态学的特点。解剖左心室的特点为：左心室的流入口是二尖瓣，二尖瓣与主动脉瓣之间呈纤维性的连接；心尖部肌小梁的结构较纤细；室隔面比较光滑且无腱束附着等。解剖右心室的特点为：右心室的流入口是三尖瓣，三尖瓣与肺动脉瓣之间是漏斗部的肌肉组织；右心室的心尖部肌小梁结构较粗糙，有调节束。

三、房室连接的诊断

房室连接的特点分为四种类型：①房室连接一致：即解剖左心房与解剖左心室连接，解剖右心房与解剖右心室连接；②房室连接不一致：即解剖左心房与解剖右心室连接，而解剖右心房与解剖左心室连接；③不定型的房室连接：即心房表现为不定位，为左侧对称位或右侧对称位；④单心室房室连接：指的是CHD患者解剖上只有一个心室，这时心房与一个心室连接。这种情况下又分为两种类型：双流入道心室；一侧有房室连接，一侧房室连接缺如。

四、大动脉位置的诊断

心室发出的心外大动脉为主动脉和肺动脉。主动脉的特点是在起始部分出冠状动脉，以后在弓部分出头臂动脉，左颈总及左侧锁骨下动脉。肺动脉的特点是在离开心室后很快分为左肺动脉及右肺动脉。胚胎期动脉总干正常螺旋分隔停止形成永存动脉干，其特点是分支有冠状动脉、肺动脉及主动脉。

五、心室与大动脉连接的诊断

心室与大动脉的连接关系有四种：①心室与大动脉的连接一致：主动脉与左心室相连，肺动脉与右心室相连；②心室与大动脉的连接不一致：肺动脉与左心室相连，主动脉与右心室相连；③双流出道：这种连接类型为主动脉、肺动脉均与同一心室腔相连接，心室腔可为右心室或者左心室、或者为不定型的单心室、或者为残留的心腔；④单流出道：这种心室与大动脉的连接类型可为共同动脉干，或者一侧心室大动脉的连接缺如（表现为肺动脉或者主动脉闭锁）。

六、心脏位置的诊断

心脏的主要部分在左侧胸腔、且心尖指向左侧位置为左位心。通常情况下，心房位置表现正常，房室连接一致（心室右襻）的心脏称为左位心。而心房呈反位，且房室连接一致（心室左襻）的心脏，其主要部分位于右侧胸腔，心尖的方向亦指向右侧，称之为右位心。

七、合并畸形

（一）静脉异常

CHD 患儿的静脉异常主要包括体静脉连接异常及肺静脉连接异常。肺静脉连接异常指肺静脉直接或间接通过体静脉与右心房连接，分为完全性肺静脉连接异常和部分性肺静脉连接异常。

体静脉连接异常在 CHD 中比较常见，尤其是在心房异构的患儿。静脉异常中相对常见的为左侧上腔静脉残留和下腔静脉的异常。

（二）主动脉异常

在主动脉弓的发育过程中，如果正常应保留的部分退化消失，或者正常应该消失的部分仍然保留，即可引起主动脉的异常。这种先天异常主要包括双主动脉弓、右位主动脉弓伴迷走左锁骨下动脉、左位主动脉弓伴迷走右锁骨下动脉、右位主动脉弓、颈部主动脉弓、主动脉缩窄、主动脉离断、主动脉瓣上狭窄、假性主动脉缩窄。

（三）冠脉异常

冠脉的走行及其位置对于复杂 CHD 的术前评估极其重要，因为这种位置关系涉及是否能进行早期彻底校正性的手术。CT 心脏成像是观察冠状动脉的起始和走行较好的检查方法。

八、合并气道异常

CHD 患儿常伴有气道的异常，而气道的畸形及气管的软化狭窄常常成为 CHD 矫治术后撤机困难的主要原因，因此术前气道的评估非常重要。MSCT 检查和其他影像学检查相比，可以非常满意地观察气道的异常，为手术提供丰富的信息。

总之，CHD 的节段分析法有助于我们完整正确地诊断和发现心血管的异常，为手术提供精确的信息。

（杨 明 王 谦）

第二节　左向右分流先天性心脏病

一、房间隔缺损

【概述】

房间隔缺损（atrial septal defect，ASD）发病率约为 1/1 500，占先天性心脏病的 6%～10%，多见于女性，男女比例约为 1:2。本病分为继发孔型 ASD、静脉窦型 ASD、冠状窦型 ASD 和原发孔型 ASD。其中原发孔型 ASD 是第一房间隔未与心内膜垫融合，约占本病的 10%，属心内膜垫发育异常。

【临床特点】

ASD 患者的症状与缺损的大小密切相关。缺损小者患儿发育可不受影响，常在正常体检时发现心脏杂音而进一步检查确诊。缺损大者，可出现发育迟缓。由于左向右分流明显，易反复发生肺炎。未经及时治疗，随病程进展可发展为 Eisenmenger 综合征。晚期患者可有杵状指，也可出现肝大、水肿等右心衰竭症状。

【影像检查技术与优选】

超声心动图检查是本病的首选检查方法。除怀疑合并大血管畸形外，单纯 ASD 一般无需 CT 及 MRI 检查。

【影像学表现】

1. X 线　缺损较小时胸片往往无变化或仅有轻度变化。缺损较大时，心脏呈中等程度以上增大，以右心房、右心室增大为主。主动脉结缩小，肺动脉段突出,肺血增多(图 4-3-1)。伴有重度肺动脉高压时,肺动脉扩张明显,外周肺动脉分支稀疏、变细,呈"残根状",此时心脏扩大以右心室为主。

2. **超声心动图** 二维超声心动图可直接显示缺损的部位和大小及其与周围组织的关系。由于房间隔组织较薄,回声能量衰减,可出现假阳性,应选择房间隔与声束方向近于垂直的切面,多切面、多角度连续观察。缺损断端回声稍增强、呈球状增厚,形如火柴头,又称 T 字征(图 4-3-2)。彩色多普勒可

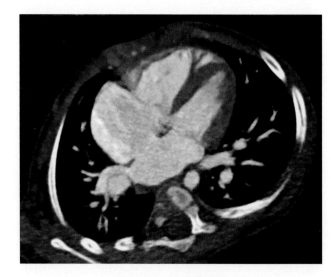

图 4-3-3 房间隔缺损
CTA MIP 四腔心层面像见房间隔中断,右房右室增大

以实时显示房间隔水平分流束的穿隔位置、方向及大小,有助于本病的诊断。

3. **CT** CTA 多平面、多角度的 MIP 像上均显示房间隔中断(图 4-3-3)。

4. **MRI** 多序列均可见房间隔中断。梯度回波电影序列可发现异常血液分流。

【诊断要点】

超声心动图显示房间隔缺损为最主要的诊断要点。MRI 和 CT 血管造影能够通过 MIP 和 VR 重组图像显示合并的大血管畸形。

【鉴别诊断】

超声心动图显示房间隔中断可明确诊断。

二、房室间隔缺损

【概述】

房室间隔缺损(atrioventricular septal defects,AVSD)是一组以房室瓣周围的间隔组织缺损及房室瓣异常为特征的先天性心血管畸形,也称为房室管缺损、心内膜垫缺损。发病率占所有先天性心脏病的 4%～6.8%。常分为部分型房室间隔缺损、过渡型房室间隔缺损及完全型房室间隔缺损。

【临床特点】

由于胚胎期心内膜垫发育受阻的程度不同,其临床表现相差悬殊。完全性 AVSD 的病情最严重,患儿往往早期即出现明显的心力衰竭和肺动脉高压;其他类型 AVSD 也依缺损的类型、大小及合并其他畸形等情况而严重程度不同。

【影像检查技术与优选】

超声心动图检查是本病的首选检查方法。CT

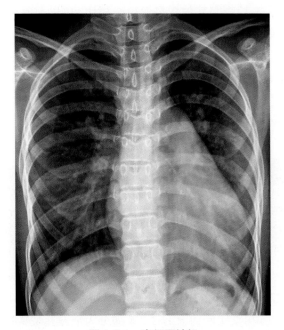

图 4-3-1 房间隔缺损
胸部正位平片显示心影扩大,肺动脉段突出,主动脉结缩小,肺血增多

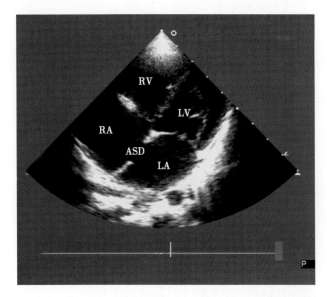

图 4-3-2 继发孔型房间隔缺损
超声心动图胸骨旁四腔切面显示房间隔中部回声失落,断端回声增强

和 MRI 血管造影主要用来观察有无合并其他大血管畸形。

【影像学表现】

1. **X线** 最常见的 AVSD 有较大的室间隔缺损，但房室瓣反流较轻，X线片表现为右心房、右心室、左心房和左心室均有增大，肺动脉段突出，肺血增加明显，常有肺动脉高压表现。

2. **超声心动图** 主要可见房室间隔缺损的范围、房室瓣与心室的对应关系、前桥瓣腱索的附着部位、心内分流方向及房室瓣反流方向等。室间隔流入道部分呈勺状凹陷，左右房室瓣附着在室间隔的相同水平位置（图4-3-4）。剑突下及心尖左心室流出道切面显示左心室流出道长，形似鹅颈。血流动力学评估时分流束宽度与缺损大小相似。

3. **CT** CTA 检查可显示原发孔型房间隔、室间隔连续性的中断（图4-3-5）。

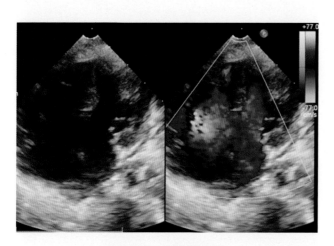

图4-3-4 房室间隔缺损
二维超声心动图及彩色多普勒显示房室间隔缺失

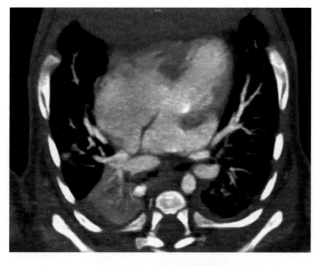

图4-3-5 房室间隔缺损
CTA MIP 四腔心层面像示房室间隔连续性中断

4. **MRI** 可显示原发孔型房间隔、室间隔连续性的中断，梯度回波电影序列可判断血流方向。

【诊断要点】

超声心动图显示原发孔型房间隔缺损、室间隔连续性中断为最主要的诊断要点。CT 和 MRI 血管造影注意观察有无合并其他大血管畸形。

【鉴别诊断】

超声心动图显示原发孔型房间隔缺损、室间隔连续性中断可明确诊断。

三、室间隔缺损

【概述】

室间隔缺损（ventricular septal defect，VSD）发病率约为 2‰，占所有先天性心脏病的 20%～30%。心室间隔由心室本身形成的肌间隔、来自于动脉圆锥的圆锥间隔和心内膜垫参与形成的膜样间隔三部分构成。胚胎第 2 周末，心室底部形成的原始肌部室间隔沿心室前壁向上生长，将心室分为两部分。此时，其上部仍存留半月形的室间孔，随心脏发育此孔逐渐变小，于第 7 周末，由向下生长的动脉圆锥间隔、背侧心内膜垫和向上生长的肌部室间隔相互融合，闭合该孔，形成室间隔膜部。以上过程发育障碍，则形成各型室间隔缺损。

【临床特点】

VSD 患者症状的轻重与缺损大小有关，缺损小分流量较少时，常无明显症状。缺损较大分流量较多时，可出现发育迟缓，活动后出现心悸气喘、乏力、咳嗽、反复上呼吸道感染等表现，可发生心力衰竭。大型缺损分流量很大，婴幼儿或新生儿期即可出现心力衰竭，进食甚至休息时即可出现心悸、气短等表现，发绀出现较早。

【影像检查技术与优选】

超声心动图检查是本病的首选检查方法，一般无需 CT 及 MRI 检查。

【影像学表现】

1. **X线** 小型缺损心影正常或左心室轻度增大，肺动脉段及肺血正常。中等大小缺损心影轻或中度增大，以左心室增大为主，肺动脉段略凸出，肺血稍增加。大型缺损心影明显增大，以左心室和左心房为主，右心室可轻度增大，肺动脉段突出，肺血明显增多（图4-3-6）。如出现明显肺动脉高压，即 Eisenmenger 综合征时，心影以右心室增大为主，肺动脉段明显突出，大的肺动脉明显增粗，肺小动脉变细，呈残根状。

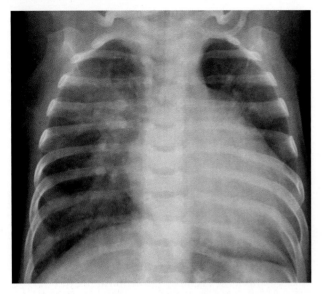

图 4-3-6　室间隔缺损
胸部 X 线片显示心影增大,以左心为主,肺动脉段突出,肺血明显增多

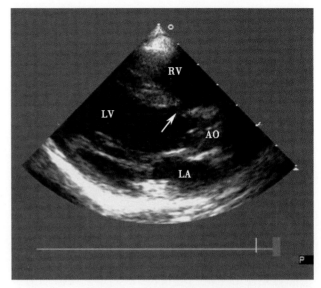

图 4-3-7　膜周部室间隔缺损
二维超声心动图胸骨旁长轴切面示室间隔与主动脉前壁之间连续性中断,左心室扩大

2. **超声心动图**　二维超声心动图多切面显示室间隔连续中断为诊断本病的直接征象,其断端粗重,回声较强(图 4-3-7),彩色多普勒可以显示室间隔缺损分流的部位、方向、分流束的大小等。

3. **CT**　CTA MIP 图像上可见室间隔中断(图 4-3-8)。

4. **MRI**　自旋回波 T_1WI 横断面及左前斜位可见室间隔中断。

【诊断要点】

超声心动图显示室间隔缺损为最主要的诊断要点。MRI 和 CT 血管造影能够通过 MIP 和 VR 重组图像显示各房室的增大情况及合并的其他大血管畸形。

【鉴别诊断】

超声心动图显示室间隔连续性中断及穿隔血流可明确诊断。

四、动脉导管未闭

【概述】

动脉导管未闭(patent ductus arteriosus,PDA)是指动脉导管在出生后持续开放的病理状态,占全部先天性心脏病的 5%~10%,男女比例约为 1:2。

【临床特点】

小的动脉导管未闭,左向右分流少,小儿可无症状,常在学龄前体检时闻及胸骨左缘第二肋间连续机械样杂音。中等大小动脉导管未闭,分流量随生后肺血管阻力下降而增加,常表现为发育迟缓、

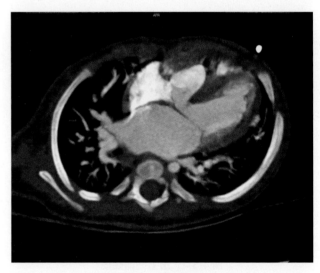

图 4-3-8　室间隔缺损
CTA MIP 四腔心层面像显示室间隔膜周部连续性中断

反复呼吸道感染、脉压增大、心前区震颤、胸骨左缘第二肋间连续性机械样杂音。大的动脉导管未闭可在生后数周内发生心力衰竭并伴有呼吸急促、心动过速及喂养困难,体检可发现心前区震颤、脉压增大和肝脏增大。早产儿大的动脉导管未闭常有呼吸窘迫,需要插管及呼吸机支持。

【影像检查技术与优选】

超声心动图检查是本病的首选检查方法。CT 和 MRI 血管造影可明确显示本病分型及是否合并大血管畸形。

【影像学表现】

1. **X线**　胸部 X 线片表现为心影增大及肺血增多,其程度与 PDA 的大小有关。细小 PDA 肺血正

常或轻度增多，心影不大或仅表现为左室轻度增大。PDA 典型的表现为肺血增多，左室增大，主动脉结增宽，肺动脉段突出，约一半病例可见"漏斗征"。合并肺动脉高压时，肺动脉段明显突出，肺小动脉扭曲、变细呈"残根"状（图 4-3-9）。

2. 超声心动图　二维超声心动图在胸骨旁大动脉短轴切面、右室流出道长轴切面及胸骨上窝主动脉弓长轴切面等探查动脉导管。胸骨旁大动脉短轴切面显示左、右肺动脉脉分叉处与降主动脉之间有管道连接（图 4-3-10），此时右肺动脉、左肺动脉及动脉导管三个开口呈典型的"三指征"。彩色多普勒血流图可显示二维超声心动图很难发现的细小 PDA。

3. CT　CTA 可显示主动脉弓降部与主肺动脉之间异常连接的血管影。MIP、VR 等重组图像可清楚显示未闭的动脉导管（图 4-3-11）。另外，CTA 还可观察各房室的增大情况及合并的其他血管畸形。

4. MRI　SE 序列 T_1WI 显示胸主动脉近端与肺动脉之间低信号流空血管影，增强 MRA MIP 重组图像可从多角度显示未闭的动脉导管。梯度回波电影序列可见此处异常的左向右分流。

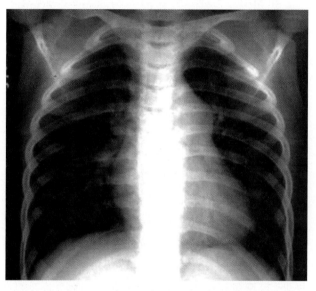

图 4-3-9　动脉导管未闭合并肺动脉高压
胸部 X 线片显示左心室增大，肺动脉段明显突出。肺门血管增粗，肺周围动脉变细，呈"残根"状

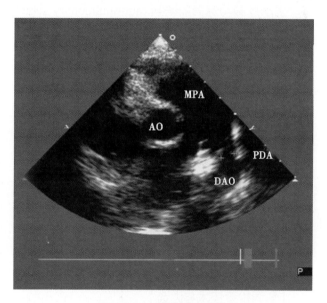

图 4-3-10　动脉导管未闭
二维超声心动图胸骨旁大动脉短轴切面显示主肺动脉分叉处与降主动脉之间偏向左肺动脉起始处漏斗状回声失落。降主动脉内血流经未闭的动脉导管进入主肺动脉，并沿主肺动脉左侧壁上行达肺动脉瓣口后折返下行

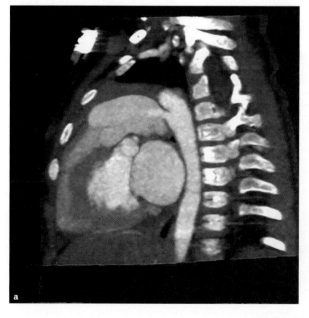

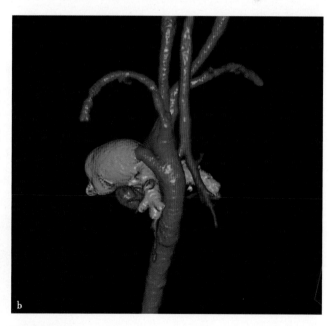

图 4-3-11　动脉导管未闭
a、b. CTA MIP 及 VR 图像显示主动脉弓降部与主肺动脉之间异常连接的血管影

【诊断要点】

观察到主动脉弓降部与肺动脉总干之间异常连接的血管是诊断要点。

【鉴别诊断】

超声心动图发现主动脉与肺动脉之间回声失落,彩色多普勒显示自动脉导管向肺动脉的五彩血流可明确诊断。

五、主动脉肺动脉间隔缺损

【概述】

主动脉肺动脉间隔缺损(aortopulmonary septal defect,APSD)也称主-肺动脉窗(aorto-pulmonary window,APW),其特征为升主动脉与肺动脉总干直接交通,发病率占先天性心脏病的 0.2%~0.6%,约 1/2 合并其他畸形。Mori 等将主肺动脉窗分成 3 型:Ⅰ型,近端缺损型,最常见,缺损靠近半月瓣;Ⅱ型,远端缺损型,缺损靠近肺动脉分叉处;Ⅲ型,完全缺损型,缺损大,自半月瓣上至肺动脉交叉部。

【临床特点】

临床上,APSD 缺损较小时,左向右分流量较少,临床症状不明显或无症状;缺损较大时,左向右分流量大,可导致充血性心力衰竭、肺动脉高压和早期肺血管阻塞性病变。

【影像检查技术与优选】

超声心动图检查是本病的首选检查方法。CT 和 MRI 血管造影能较好地显示和诊断 APSD。

【影像学表现】

1. X 线 缺乏特征性表现。一般可见肺血增多,肺动脉段突出,左心室增大,左心房增大,无主动脉结增宽。

2. 超声心动图 二维超声心动图胸骨旁大动脉短轴切面、胸骨旁肺动脉长轴切面、剑突下左心室流出道切面等同时显示升主动脉及肺动脉总干时可以观察主肺动脉窗的存在。彩色多普勒检查可示穿过缺损的血流信号,降主动脉内于舒张期见逆向血流频谱为间接征象。

3. CT CTA MIP 及 VR 重组图像上可显示升主动脉左侧壁和肺动脉主干右侧壁之间直接相通(图 4-3-12),或升主动脉后壁和右肺动脉起始部前壁之间直接相通。

4. MRI 自旋回波 T_1WI 及增强 MRA 可见升主动脉左侧壁和肺动脉主干右侧壁之间直接相通,或升主动脉后壁和右肺动脉起始部前壁之间直接相通。梯度回波电影序列可发现异常血流。

【诊断要点】

显示升主动脉与肺动脉干直接交通为最主要的诊断要点。

【鉴别诊断】

心脏超声检查易误诊为 PDA,应常规探查主-肺动脉间隔。如在肺动脉内探及双期血流信号而未发现动脉导管,或血流信号位置接近肺动脉瓣水平而信号起源显示不良,应想到本病的可能。MRI 和 CT 血管造影能够通过 MIP 和 VR 重组直观显示缺损处,可避免误诊。

六、永存动脉干

【概述】

永存动脉干(persistent truncus arteriosus,PTA)是以单一动脉干起源于心脏,并由此发出主动脉、肺动脉和冠状动脉,且只有一组动脉瓣为特征的先

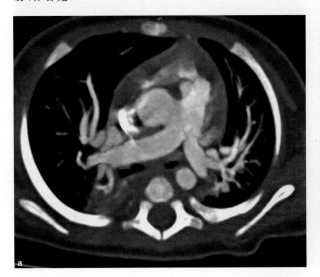
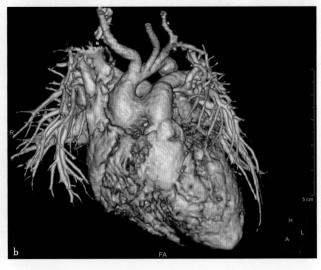

图 4-3-12 主肺动脉隔缺损
a、b. CTA VR 及 MIP 重组像显示升主动脉左侧壁与主肺动脉右侧壁之间直接相通

天性心脏病,其因胚胎期动脉总干正常螺旋分割停止而形成,占先天性心脏病的 0.21%~0.34%。根据肺动脉从动脉干的起源,Van Praagh 将永存动脉干分为 4 型,即 A1 型,有一短的肺动脉干,并分为左右肺动脉;A2 型,左右肺动脉直接起自动脉干;A3型,一支肺动脉(常为右肺动脉)起自动脉干,另一侧肺由侧支血管供血;A4 型,永存动脉干合并主动脉弓发育不良或离断。

【临床特点】

生后最初几周 PTA 患儿即有明显的临床表现,可出现呼吸急促、肝脏增大、喂养困难、生长迟缓、水冲脉,胸骨左缘全收缩期杂音,如有共干瓣反流,可闻及舒张期杂音,第二心音单一。

【影像检查技术与优选】

超声心动图是本病的首选筛查方法。CT 和 MRI 血管造影能明确显示和诊断心外大血管的分支异常。

【影像学表现】

1. X 线 本病无特征性 X 线表现。心影中到重度增大,以左室为主,心影增大的程度与肺循环阻力有关。不同类型的心影形态不同,可表现为肺动脉段突出、平直或凹陷。两侧肺门影多不对称,一般右肺门位置较高且增大较明显。肺血明显增多,如一侧肺动脉缺如,患侧肺门细小且结构索乱,肺血明显减少。升主动脉常可见有扩张,可合并右位主动脉弓。

2. **超声心动图** 胸骨旁大动脉短轴切面是观察动脉干瓣膜、室间隔缺损及肺动脉分支发出形式的最佳切面,结合彩色多普勒可以判断动脉干半月瓣

的反流情况,探头前倾可以显示左、右肺动脉从永存动脉干发出。胸骨旁左心室长轴切面、剑突下冠状及矢状切面均可显示室间隔缺损、动脉干骑跨。心尖及胸骨旁四腔切面也可显示室间隔缺损,动脉干骑跨及瓣膜形态等。胸骨上窝切面可显示主动脉弓的位置及形态,显示肺动脉起源与走行,是诊断永存动脉干畸形的最佳切面,特别对分型的诊断很有帮助。

3. CT CTA 可多角度观察肺动脉的起源,对本病进行分型,对于是否合并动脉导管未闭、主动脉弓狭窄或离断也能很好地显示(4-3-13)。

4. MRI 增强 MRA 可多角度观察肺动脉的起源,对本病进行分型,同时观察有无合并其他大血管异常。

【诊断要点】

永存动脉干的诊断要点为一支粗大的动脉干骑跨于左、右心室,且只有一组半月瓣,冠状动脉、肺动脉及头臂动脉依次自动脉干上发出,并根据肺动脉发出的位置及有无主动脉弓的发育不良和离断做出分型。

【鉴别诊断】

本病应与重症法洛四联症、肺动脉闭锁伴室间隔缺损及主 - 肺动脉间隔缺损相鉴别。

七、肺动脉异常起源于升主动脉

【概述】

肺动脉异常起源于升主动脉(anomalous origin of pulmonary artery from the ascending aort,AOPA)是非常少见的先天性心脏病,病理分为两种类型,

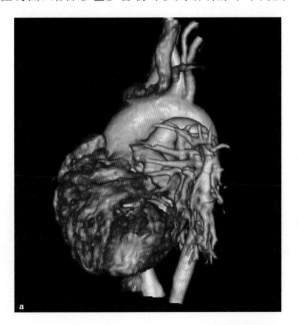
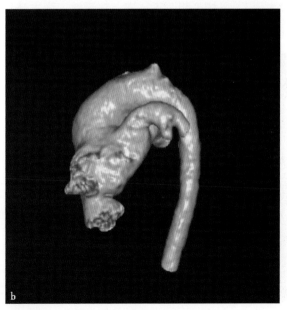

图 4-3-13 永存动脉干
a、b. CTA VR 重组图像显示永存动脉干(TA)骑跨于室间隔之上,主肺动脉起源于动脉干左侧壁

一种是右肺动脉异常起源于升主动脉；一种为左肺动脉异常起源于升主动脉。目前认为两种病理类型及其亚型的胚胎学上的解释是完全不同的。右肺动脉起源于升主动脉相对多见。

【临床特点】

绝大多数患者早期即有心功能衰竭表现。其自然病程为早期死亡，或大多数患者形成进行性的肺血管病变。

【影像检查技术与优选】

CTA 成像可较好显示 AOPA，MRA 是非创伤性检查中较为可靠、有潜力的诊断方法。

【影像学表现】

1. X 线　胸片诊断 AOPA 较为困难，诊断价值不大。

2. **超声心动图**　胸骨旁肺动脉长轴切面显示左肺动脉与肺动脉总干相延续，但不能同时显示右肺动脉。胸骨旁长轴切面显示右肺动脉发自主动脉，但不能同时显示左肺动脉。彩色多普勒显示肺动脉分支的血流频谱呈分离状态。

3. **CT 和 MRI**　CTA 和 MRA 多平面重组可满意显示 AOPA，并可显示外周肺血管发育情况（图 4-3-14）。

【诊断要点】

显示一侧肺动脉异常起源于升主动脉为最主要的诊断要点。CTA 及 MRA 需要诊断者仔细观察二维重组图像，该病由于少见，容易漏诊。

【鉴别诊断】

CTA 及 MRA 显示一侧肺动脉异常起源于升主动脉可明确诊断。

（杨　明　王　谦　孙爱敏　张志芳）

第三节　右心系统异常的先天性心脏病

一、体静脉畸形

【概述】

体静脉畸形（systemic venous anomaly，SVA）即体静脉连接异常（anomalous systemic venous connection，ASVC），在先天性心脏病中比较常见，尤其是在右心房异构的患儿，大多为胚胎时期静脉连接的持续。体静脉异常主要包括：右上腔静脉异常，左上腔静脉残留，无名静脉异常，冠状静脉窦异常，下腔静脉异常，右侧静脉瓣残留。其他少见的体静脉异常还有肝静脉异位引流入左心房，肝静脉异位引流入冠状静脉窦及左侧心主静脉持续存在等。

右上腔静脉异常并不常见，主要有：①右上腔静脉缺如；②右上腔静脉与左心房相连；③右上腔静脉与双侧心房相连；④异常低位连接。右上腔静脉发育不良或仅遗留纤维束时必有左上腔静脉、桥静脉或支气管静脉存在，且左上腔静脉将与冠状静脉窦连接，造成冠状静脉窦扩张。右上腔静脉与左心房相连，右上腔静脉与双侧心房相连，异常低位连接均较少见。

左上腔静脉残留的发生率为 0.3%～0.5%，在先天性心脏病患儿中占 3%～4%。左上腔静脉残存有 4 种类型：①左上腔静脉持续存在并汇入冠状静脉窦，该型最常见，占 90% 以上（图 4-3-15）；②左上腔静脉直接与左心房顶部连接；③左上腔静脉持续

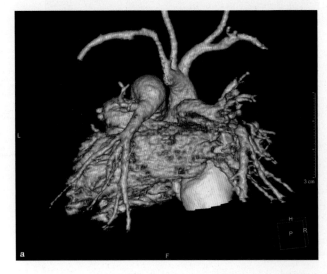
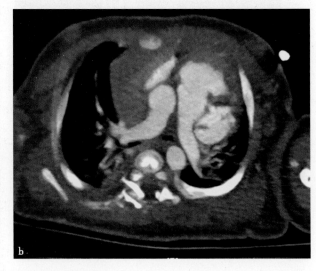

图 4-3-14　一侧肺动脉异常起源于升主动脉
a、b. CTA VR（a）及 MIP（b）图像示右肺动脉直接起自于升主动脉后壁，肺动脉分支发育良好

存在并连接冠状静脉窦，冠状静脉窦与左心房之间存在间隔缺损，常见的为无顶冠状静脉窦隔缺损；④左上腔静脉与左肺静脉连接。

无名静脉异常（图4-3-16）为无名静脉走行于主动脉弓下方，在奇静脉连接右上腔静脉的下方汇入上腔静脉。约占先天性心脏病的1%，多见于肺动

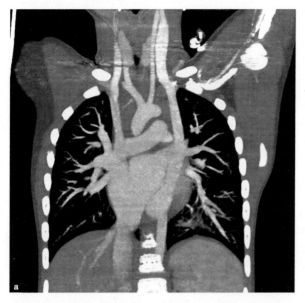

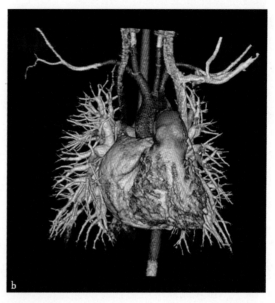

图4-3-15　左上腔静脉残存

a、b. CTA VR 及 MIP 图像示左侧上腔静脉向下汇入冠状静脉窦进入右心房，双侧上腔静脉之间未见明显桥静脉连接

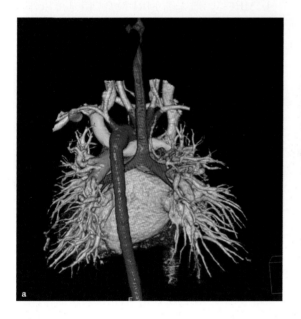

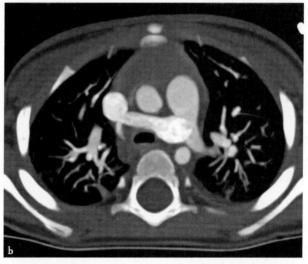

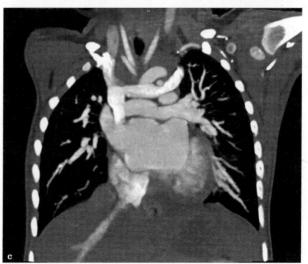

图4-3-16　无名静脉异常

a～c. CTA VR 像、横断面及冠状面 MIP 图像示左侧无名静脉在主动脉弓下、升主动脉后方走行汇入上腔静脉

脉闭锁伴室间隔缺损、法洛四联症。

冠状静脉窦异常主要为冠状静脉窦扩张，无顶冠状静脉窦较为少见。

下腔静脉异常主要有以下几种类型：①下腔静脉高位连接心房；②下腔静脉中断伴奇静脉延续，为最常见类型；③下腔静脉回流入左房；④下腔静脉右心房汇合处狭窄。

【临床特点】

根据体静脉畸形的不同，临床表现各不相同。无血流动力学异常的畸形，通常没有临床症状，如异常的主动弓下位（低位）无名静脉；有血流动力学异常的畸形，以左上腔静脉回流入左心房最为常见，临床表现为右向左分流造成的青紫。

【影像检查技术与优选】

超声心动图是首选检查方法，可观察大部分的体静脉异常。一些较为复杂的以及外周静脉的异常，CTA 及 MRA 成像可成为较好的补充检查手段。

【影像学表现】

1. **X 线** 胸部 X 线片对体静脉异常的诊断价值有限，可以观察到由于体静脉异常引起的肺血的改变。

2. **超声心动图** 细致的超声心动图检查可以满意地显示左侧上腔静脉、冠状静脉窦扩张，无顶冠状静脉窦等异常，但是下腔静脉中断等少见、复杂的异常常易漏诊。

3. **CT** CTA 可较好地显示体静脉的畸形。但是由于部分畸形不太常见，诊断时需要医生仔细观察，避免漏诊。

4. **MRI** 体静脉畸形 MRI 表现与 CTA 一样。MRI 多序列均能显示体静脉畸形的直接征象，增强 MRA 可清楚显示异常体静脉以及有无伴随畸形。

【诊断要点】

显示体静脉的畸形为最主要的诊断要点。

【鉴别诊断】

超声心动图可明确诊断大部分的体静脉畸形，一些较为复杂的以及外周静脉的异常，CTA 及 MRA 成像可明确诊断。

二、三尖瓣病变

（一）三尖瓣下移畸形

【概述】

三尖瓣下移畸形（Ebstein anomaly，EA）是一种复杂的先天性心脏畸形，占先天性心脏病的 0.5%~1%。

【临床特点】

患者的临床表现差异很大。轻者可能在成年时偶然发现，重者在新生儿期或者婴幼儿期就会出现活动后心慌、气促、发绀、心功能不全等症状。

【影像检查技术与优选】

超声心动图是本病的首选检查方法，一般无需 CT 及 MRI 检查。

【影像学表现】

1. **X 线** 轻型三尖瓣下移心影不大或轻度增大，肺血大致正常。典型三尖瓣下移的心脏多呈中至重度增大，右心房显著增大，右心耳扩张。

2. **超声心动图** 心尖四腔切面及胸骨旁大血管短轴切面可清楚显示三尖瓣隔叶向心尖或右室流出道下移（ER 4-3-1），胸骨旁右室流入道切面可显示三尖瓣后瓣下移。EA 的诊断标准：二尖瓣到心尖的距离与三尖瓣到心尖的距离比值大于 1.2，隔瓣下移毫米数与患儿体表面积的比值≥8mm/m²。

3. **CT** 一般无需 CT 检查，CTA 可显示伴随的大血管异常。

4. **MRI** 一般无需 MRI 检查，但是可以作为超声心动图的一种有效补充，提供瓣膜的形态结构及功能情况，同时提供较好的右心室相关信息。

【诊断要点】

主要的检查为超声心动图，显示下移的隔瓣附着缘与二尖瓣前瓣附着缘之间的距离 >15mm。

【鉴别诊断】

超声心动图发现三尖瓣隔瓣下移可明确诊断。

（二）其他三尖瓣病变（三尖瓣狭窄、三尖瓣反流等）

【概述】

其他三尖瓣病变主要指的是三尖瓣狭窄（tricuspid stenosis，TS）、三尖瓣反流（tricuspid regurgitation，TR）等疾病，单独的 TS 和 TR 少见。

【临床特点】

根据 TS 和 TR 的严重程度，患者的临床表现差异很大。轻者临床表现不明显，重者出现右心功能不全的症状。

【影像检查技术与优选】

超声心动图检查是本病的首选检查方法。

ER 4-3-1 三尖瓣下移畸形

【影像学表现】

1. X线　轻型 TS 或者 TR,肺血大致正常,心影大致正常。明显 TS 或者 TR 患者心影多呈中至重度增大,TS 患者右心房明显增大,TR 患者右心房、右心室明显增大。

2. 超声心动图　心尖四腔切面及胸骨旁大血管短轴切面可清楚显示三尖瓣的增厚、开放幅度减小,瓣膜关闭时的血液反流。

3. CT　一般无需 CT 检查。

4. MRI　一般无需 MRI 检查,但是可以作为超声心动图的一种有效补充,提供瓣膜的形态结构及功能情况,同时提供较好的右心室相关信息。

【诊断要点】

超声心动图观察到三尖瓣瓣膜的开放受限及瓣膜关闭时的血液反流。

【鉴别诊断】

超声心动图发现三尖瓣瓣膜的开放受限及瓣膜关闭时的血液反流可明确诊断。

三、双腔右心室

【概述】

双腔右心室(double chamber of right ventricle,DCRV)是一种罕见的先天性心脏病,占先天性心脏病的 1.0%～2.6%,其特征是右心室存在异常肥厚肌束,将右心室分成近端高压腔和远端低压腔。

【临床特点】

右室腔内异常肌束造成的右室至肺动脉受阻的程度与异常肌束交通口直径的大小有很大关系。交通口直径较窄的重症患儿,早期即出现症状甚至夭折;交通口直径较大的轻症患儿,可存活至成年。

【影像检查技术与优选】

超声心动图是本病的首选检查方法。

【影像学表现】

1. X线　单纯 DCRV 不伴有心室水平分流时,肺血正常,心影不大或右心室轻度增大。DCRV 常伴有室间隔缺损,根据缺损大小和部位,可以出现和室间隔缺损及法洛四联症类似的影像表现。

2. 超声心动图　剑突下长轴及短轴切面、胸骨旁大动脉短轴切面,可以看到异常肌束的位置,附着在右心室游离壁及室间隔,横跨右心室腔,分隔右心室为近端腔及远端腔。

3. CT　一般不需要做 CT 检查。增强 CT 可见右心室内异常增粗的肌束将其分隔成双腔。

4. MRI　一般不需要做 MRI 检查。增强 CE-MRA 及 3D SSFP 序列可清楚地显示右心室内增粗的肌束,磁共振电影成像可评估右心室的功能。

【诊断要点】

发现右心室内存在异常肥厚肌束,将右心室分成近端高压腔和远端低压腔是主要的诊断要点。

【鉴别诊断】

DCRV 主要与法洛四联症及肺动脉瓣狭窄鉴别。法洛四联症主要表现为主动脉明显增宽并骑跨,右心室普遍增厚并漏斗部狭窄;而 DCRV 的主动脉增宽不明显,右室壁仅见局限性肌束肥厚,漏斗部多正常。肺动脉瓣狭窄有"狭窄后扩张"表现,而 DCRV 多不会出现这种情况。

四、肺动脉瓣狭窄

【概述】

肺动脉瓣狭窄(pulmonary stenosis,PS)是最常见的先天性心脏病之一,其发病率约占先天性心脏病的 8%。指的是肺动脉瓣先天发育不良的一种畸形,可单独存在或作为其他心脏畸形的组成部分,是引起右心室流出道梗阻的主要病变。

【临床特点】

轻度肺动脉瓣狭窄患者没有明显的症状,中重度狭窄的患者常表现为乏力、呼吸困难、活动耐量降低、胸痛等不适。疾病的后期在右心室失代偿后,患者会出现体循环的淤血,下肢水肿。

【影像检查技术与优选】

超声心动图是首选检查方法。

【影像学表现】

1. X线　肺血减少,肺动脉段突出,右心室增大。

2. 超声心动图　右室流出道或肺动脉长轴切面显示肺动脉瓣环内径偏窄,瓣膜增厚、融合,开放受限,收缩期瓣膜开放不能完全贴壁而呈圆顶状,可见狭窄后扩张。

3. CT　增强 CT 可见肺动脉瓣增厚、变形、钙化(图 4-3-17)。心电门控 CTA 可见瓣叶开放受限,另可见伴随的其他外周血管的异常。

4. MRI　一般无需 MRI 检查,但是可以作为超声心动图的一种有效补充提供瓣膜的形态结构及功能情况,同时提供较好的右心室相关信息。

【诊断要点】

观察到肺动脉瓣的增厚及开放受限是最主要的诊断要点。

【鉴别诊断】

主要与右心室双腔鉴别。

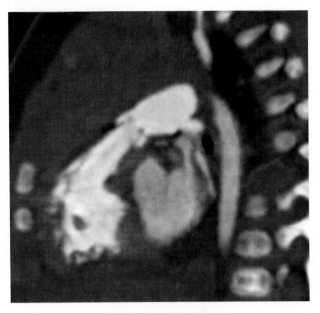

图 4-3-17　肺动脉瓣狭窄
CTA MIP 像见肺动脉瓣增厚

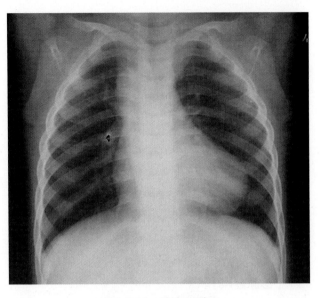

图 4-3-18　法洛四联症
胸部 X 线片显示肺动脉段凹陷，心尖圆钝，呈"靴形心"表现。双肺门变小，肺血管纹理稀疏、变细

五、法洛四联症

【概述】

法洛四联症（tetralogy of Fallot，TOF）包括肺动脉狭窄、室间隔缺损、主动脉骑跨和右心室肥厚，是常见的发绀型先天性心脏病，占发绀型先心病的一半左右，约占整个先心病的 10%。

【临床特点】

法洛四联症的主要临床表现为发绀，年长患儿可出现杵状指（趾）。胸骨左缘第 2～第 4 肋间闻及收缩期杂音，第二心音减弱。

【影像检查技术与优选】

超声心动图是本病的首选检查方法。CT 及 MRI 血管造影可以观察合并的大血管畸形、有无侧支循环血管及冠脉的位置。

【影像学表现】

1. X 线　"靴形心"为本病的特征性 X 线表现，表现为肺动脉段凹陷，心尖圆钝、上翘。肺血减少，表现为肺门影缩小，肺血管纹理稀疏（图 4-3-18）。

2. 超声心动图　左室长轴切面可见室间隔与主动脉前壁连续中断，圆锥隔前移，主动脉增宽骑跨于室间隔残端之上，表现为对位不良型室间隔缺损。胸骨旁大动脉短轴切面、胸骨旁肺动脉长轴切面，可见右室流出道梗阻情况，梗阻可出现在漏斗部、肺动脉瓣环或瓣膜、肺动脉总干、分支等多个水平或者仅上述一个部位梗阻。梗阻程度越重，流速越快，色彩越明亮，产生色彩镶嵌状湍流频谱。心尖

四腔切面、五腔切面等可见右室壁与室间隔呈对称性肥厚。

3. CT　CTA 各角度重组图像可很好地显示室间隔缺损的大小、漏斗部狭窄、主动脉骑跨及右心室肥厚的程度。同时能够很好地显示肺动脉主干、左右肺动脉起始部及周围肺动脉的狭窄，另外，对体 - 肺侧支循环血管和冠状动脉的显示亦有特殊的价值（图 4-3-19）。

4. MRI　MRA 表现同 CTA。磁共振电影成像同时可以评估右心室功能。

【诊断要点】

胸部 X 线片典型表现为"靴形心"，超声心动图根据典型的对位不良型室间隔缺损伴主动脉骑跨和右心室流出道梗阻可做出明确诊断。观察周围肺动脉的狭窄或体 - 肺侧支循环的情况需要 CTA 或 MRA 检查。

【鉴别诊断】

超声心动图显示室间隔缺损、主动脉骑跨和右心室流出道梗阻等典型表现可明确诊断。

六、肺动脉瓣缺如

【概述】

肺动脉瓣缺如（absent pulmonary valve，APV），为少见的心血管畸形。APV 极少孤立存在，长伴发于各种圆锥动脉干畸形，尤其是法洛四联症，也可伴发其他心脏畸形。发病原因目前尚不清楚，无明显遗传倾向。

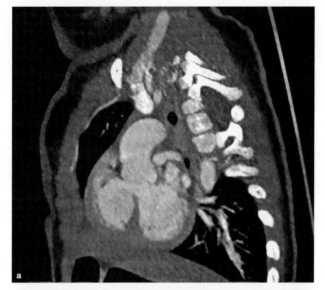

图4-3-19　法洛四联症

a～c. CTA 斜矢状面（a），横断面心室层面（b）、横断面肺动脉层面（c）MIP 像可见主动脉骑跨，室间隔缺损，肺动脉瓣增厚，两侧肺动脉发育不良及右心室壁增厚

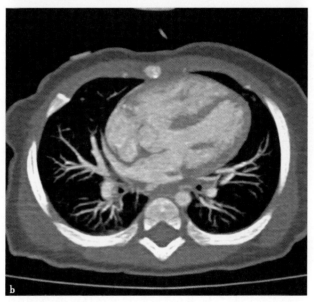

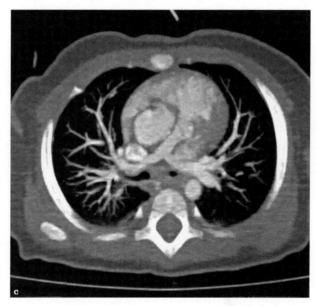

【临床特点】

在新生儿期常表现为呼吸窘迫，临床表现危重。

【影像检查技术与优选】

超声心动图是 APV 首选检查方法。

【影像学表现】

1. X 线　肺动脉段明显突出，纵隔内右肺动脉和左肺动脉明显扩张，与基本正常的外周肺血管不成比例，心影通常表现为轻到中度增大。

2. 超声心动图　剑突下右室流出道长轴切面、胸骨旁大动脉短轴切面可见主肺动脉、右肺动脉及左肺动脉近端分支明显扩张。肺动脉瓣环处可见增厚、发育不良的肺动脉瓣的残端，肺动脉瓣环狭小。彩色多普勒超声心动图于右心室流出道及肺动脉内检出收缩期向前血流速度明显增快及舒张期明显的反向反流频谱。

3. CT　CTA 多平面的 MIP 重组图像可较好地显示右心室形态以及肺动脉主干和左右肺动脉明显扩张，同时也可以很好地显示外周肺小动脉。

4. MRI　MRA 表现与 CTA 类似，MRI 相位对比法还可测量流速判断压力阶差。

【诊断要点】

显示缺失的肺动脉瓣为最主要的诊断要点。

【鉴别诊断】

超声心动图显示肺动脉瓣缺失可明确诊断。

七、肺动脉闭锁伴室间隔缺损

【概述】

肺动脉闭锁伴室间隔缺损（pulmonary atresia with ventricular septal defect，PA/VSD）是一种严重的发绀型先天性心脏病，占先天性心脏病的 0.2%～

2.0%。PA/VSD 主要有以下病理形态变化：不同范围的右心室流出道、肺动脉主干、左右肺动脉分支的闭锁；大型膜部或连接不良型室间隔缺损；右心室肥厚；主动脉骑跨；肺动脉供血均来自体动脉系统。

【临床特点】

主要表现为不同程度发绀、气促、心脏杂音等。

【影像检查技术与优选】

本病的影像学检查应该以超声结合 CT/MRI 血管造影为主，必要时行心血管造影。

【影像学表现】

1. X 线 心影呈靴型，轻度到中度增大。肺动脉段凹陷，心尖上翘，肺血明显减少并可见肺纹理紊乱等侧支循环的征象。右位主动脉弓常见。

2. 超声心动图 胸骨旁大动脉短轴切面显示右室流出道呈一盲端，在肺动脉内没有来自右心室来的前向血流，未能显示肺动脉瓣叶，有时肺动脉主干缺如，呈条索状回声带，有时可见左右肺动脉通过共汇相交通。胸骨旁左室长轴切面可见主动脉增宽骑跨于室间隔之上，室间隔于膜周部延伸至主动脉瓣下回声失落，形成对位不良型室缺。

3. CT CTA 多平面的 MIP 重组图像，可显示肺动脉闭锁的部位、左右肺动脉有无共汇、肺动脉分支的发育情况以及侧支循环的情况。

4. MRI MRA 表现与 CTA 一样。MRI 相位对比法还可测量血流量，计算侧支血管流量。

【诊断要点】

显示不同范围的右心室流出道、肺动脉总干、左右肺动脉的闭锁及室间隔缺损。

【鉴别诊断】

PA/VSD 需与严重的单纯性肺动脉狭窄合并室间隔缺损鉴别。鉴别诊断主要参考超声心动图是否能发现右心室与肺动脉之间的前向血流，以及 CTA 上是否可见肺动脉与右心室的细微连接。如果两者都不能鉴别，则需要心血管造影检查。

八、肺动脉闭锁伴室间隔完整

【概述】

肺动脉闭锁伴室间隔完整（pulmonary atresia with intact ventricular septum，PA/IVS）是一种少见的发绀型先天性心脏病，占所有先天性心脏病的 0.7%～3.1%，患儿常预后不佳，大多于生后 1 年内死亡。本病最基本的血流动力学表现为右室流出道为盲端，因而无血流通过，右室压力常高于体循环压力，体循环部分回心血流经房间交通进入左房左室，动脉导管或（和）体 - 肺动脉交通实现肺循环，多伴有右心系统（如右心室、三尖瓣）发育不良，病变常累及整个右心系统。

【临床特点】

一般生后数天出现发绀，严重者出现肝脏增大、颈静脉怒张等右心衰竭症状，听诊可无杂音，也可出现三尖瓣关闭不全或动脉导管未闭的杂音。

【影像检查技术与优选】

本病的影像学检查应该以超声结合 CT/MRI 血管造影为主，必要时行心血管造影。

【影像学表现】

1. X 线 多数患儿在新生儿早期拍摄的胸片显示为肺血管纹理正常，心脏大小正常。动脉导管闭合后，出现肺血管纹理减少。

2. 超声心动图 胸骨旁大动脉短轴切面显示肺动脉闭锁，大多发生在瓣膜水平，肺动脉瓣环处呈条索状回声，未见瓣膜的开启及关闭，发生在漏斗部及肺动脉主干者较少见，肺动脉主干及左右支通常发育良好，心房、心室及大动脉关系大多正常。CDFI 肺动脉内未见前向血流信号。

3. CT PA/IVS 伴发的畸形如 ASD、PDA 和冠状动脉异常很常见，可通过 MPR 或 VR 图像很好显示。特别要注意观察双侧冠状动脉是否有狭窄或者与右心室相连接，排除右心室依赖型冠状动脉循环（RVDCC）。

4. MRI MRI 多序列均能显示肺动脉闭锁伴室间隔完整的直接征象，评价右心室发育。增强 MRA 及 3D SSFP 可显示肺动脉闭锁的部位、肺动脉分支的发育情况以及有无侧支循环。MRI 相位对比法还可测量体 - 肺循环比。

【诊断要点】

显示肺动脉完全梗阻，室间隔完整为主要的诊断要点。

【鉴别诊断】

PA/IVS 需与严重的单纯性肺动脉狭窄鉴别。鉴别诊断主要参考超声心动图是否能发现右心室与肺动脉之间的前向血流。

九、肺动静脉瘘

【概述】

肺动静脉瘘（pulmonary arteriovenous fistula，PAVF）又称肺动静脉畸形，是一种罕见的肺血管疾病。该病发病率极低，多为先天性；在先天性 PAVF 病例中，15%～50% 伴有遗传性出血性毛细血管扩张症。PAVF 分为囊型和弥漫型,囊型又分为单纯型和复杂型两个亚型;单纯型为一支供血动脉与一支引流静脉直接相通,瘤囊无分隔;复杂型为供血动脉与引流静脉分别为两支以上,瘤囊常有分隔;弥漫型可局限于一个肺叶或遍及两肺,动静脉之间仅有多数细小瘘管相接,而无瘤囊形成。

【临床特点】

PAVF 患者多无症状(特别是儿童期),胸部影像学检查时偶尔发现。较大的 PAVF 可出现活动后呼吸困难、心慌、气短、发绀、杵状指、胸痛、头晕及红细胞增多症。合并毛细血管扩张者,可有皮肤、黏膜或消化道黏膜出血。

【影像检查技术与优选】

CTA 可明确显示供血动脉、引流静脉和血管数量,是 PAVF 的首选检查和诊断方法。

【影像学表现】

1. X线　胸部 X 线片对囊型 PAVF 有一定价值,表现为肺野内结节状或肿块状阴影,边缘光滑锐利,但常凹凸不平或呈分叶状,病变密度均匀,少有钙化,可见一支或数支粗大扭曲的血管阴影从肿块引向肺门。弥漫型小 PAVF 平片诊断受限。

2. **超声心动图**　超声检查常呈阴性。

3. CT　CTA 可显示肺动静脉畸形的特异性征象,包括"血管蒂"征、"动脉瘤"征及左心房提前显影;能清晰显示 PAVF 的供血动脉、引流静脉和血管数量(图 4-3-20)。

4. MRI　PAVF 由于有流空效应呈无信号,但在显示血流极为敏感的梯度回波快速扫描序列,呈显著的高信号。增强 MRA 像能清晰地显示供血动脉与引流静脉,但对于 <5mm 的病灶显示不满意。

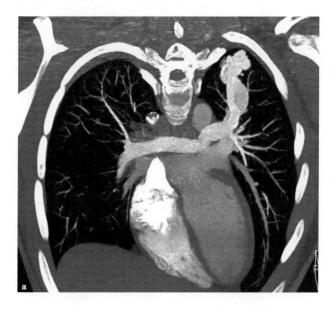
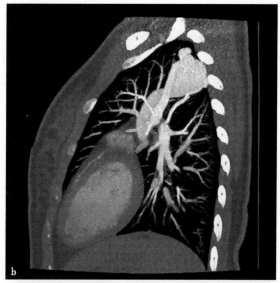
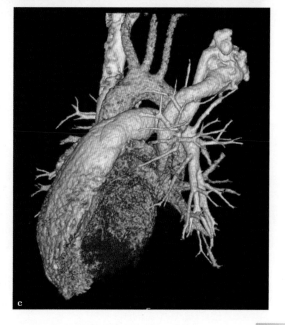

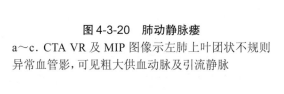

图 4-3-20　肺动静脉瘘
a~c. CTA VR 及 MIP 图像示左肺上叶团状不规则异常血管影,可见粗大供血动脉及引流静脉

【诊断要点】

影像学检查发现肺内的异常供血动脉、引流静脉和异常交通血管即可确诊。

【鉴别诊断】

该病需要与肺癌、结核球、炎性假瘤、静脉曲张相鉴别。典型的 PAVF 增强扫描动脉期与邻近大血管同步强化，可见供血动脉和引流静脉；而肺癌、结核球、炎性假瘤及静脉曲张则无此征象。

（杨　明　王　谦　孙爱敏　张志芳）

第四节　左心系统异常的先天性心脏病

一、肺静脉畸形

【概述】

肺静脉异位引流（anomalous pulmonary venous return, APVR）也称肺静脉异位连接（anomalous pulmonary venous connection）是指肺静脉全部或部分与右心房直接连接或通过体静脉与右心房连接。前者称完全性肺静脉异位连接（total anomalous pulmonary venous connection, TAPVC），占全部先心病的 1%～5%，后者称部分性肺静脉异位连接（partial anomalous pulmonary venous connection, PAPVC）。

TAPVC 分类方法较多，最常用的为 Darling 等基于肺静脉异位连接的解剖水平将本病分为 4 型：①心上型，此型最常见，占 TAPVC 的 40%～50%。

4 支肺静脉于左心房后汇合成共同肺静脉干，形成垂直静脉，于左肺动脉和左主支气管前方上行，与左无名静脉相连汇入上腔静脉至右心房（图 4-3-21）；②心内型，占 20%～30%。肺静脉直接或通过未与右心房融合的共同肺静脉干与右心房相连，或通过共同肺静脉干与冠状窦相连；③心下型，占 10%～30%。4 支肺静脉分别连接下行的垂直静脉，后者于食管前方下行，穿过膈肌的食管裂孔与门静脉、静脉导管、肝静脉或下腔静脉相连（图 4-3-22）。与门静脉相连最常见，占此型的 70%～80%；④混合型，较少见，占 5%～10%。本型具有上述 2 个以上部位的异位连接，最常见的是左肺静脉与左无名静脉相连，右肺静脉与冠状窦或右房直接相连。

【临床特点】

TAPVC 肺循环血全部回流至右心房，使右心容量负荷增加，造成右房扩大，右室扩张、肥厚。左房通常缩小，有的仅有左心耳，左室常合并发育不良。肺静脉血与体静脉血在右心房混合后，经卵圆孔或 ASD 流入左心房，造成右向左分流，患者会出现发绀等症状。如果肺静脉回流受阻，早期可引起肺水肿，继而形成继发性肺动脉高压，最终导致右心衰竭。

PAPVC 可单独发病，亦可合并其他心脏畸形，最常见为静脉窦型 ASD，右上肺静脉直接注入上腔静脉最常见。如为单支肺静脉异常连接，可无明显临床症状。如合并 ASD 则为静脉水平和心房水平左向右分流，如 ASD 较小，左向右分流量小，可无

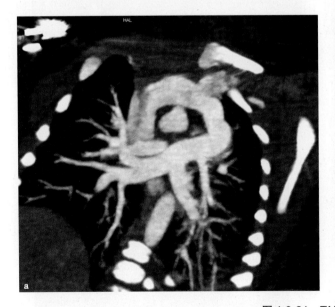
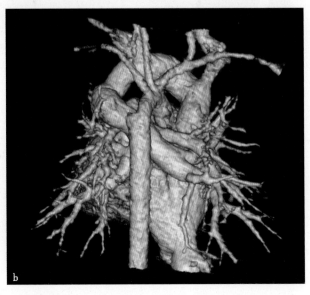

图 4-3-21　TAPVC 心上型

a、b. CTA VR 及冠状面 MIP 像可见 4 支肺静脉于左心房后汇合成共同肺静脉干，形成垂直静脉，于左肺动脉和左主支气管前方上行，与左无名静脉相连汇入上腔静脉至右心房

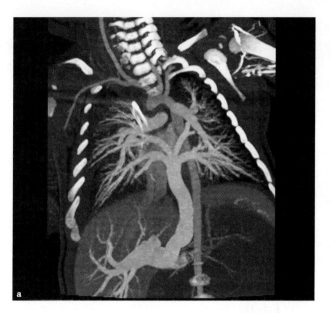
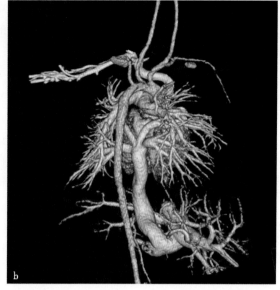

图 4-3-22　TAPVC 心下型
a、b. CTA VR 及冠状面 MIP 像可见 4 支肺静脉分别连接下行的垂直静脉，穿过膈肌的食管裂孔与门静脉相连

明显临床症状，如 ASD 较大，左向右分流量较大，可较早出现心悸、气短等症状。

【影像检查技术与优选】

超声心动图初步筛选，目前 CT 和 MRI 血管造影已经取代心血管造影进行 APVR 的影像诊断。

【影像学表现】

1. X 线　TAPVC 随异位连接部位不同及有无肺静脉回流受阻而有不同表现。①心上型，扩张的垂直静脉、左无名静脉及右上腔静脉使上纵隔影增宽，与增大的心脏影共同构成 8 字征或"雪人"征。肺血增多（图 4-3-23）；②心内型，包括右心增大、肺动脉段突出、主动脉结缩小及肺血增多等表现，与 ASD 无法区分；③心下型，由于肺静脉回流受阻，出现肺淤血、间质性肺水肿等肺静脉高压的征象，无心影增大或轻微增大；④混合型，多为心上型和心内型的组合，故表现为上纵隔轻度增宽，心影增大，肺血增多。

PAPVC 肺部表现与轻到中等量分流的 ASD 相似。合并弯刀综合征表现为自右上肺野或右下肺野弯刀状阴影沿右心缘通向膈下，右肺体积减小、血管纹理变细、减少，心影右移，左肺表现为肺血增多。

2. 超声心动图　检查时发现右房、右室明显扩大，左房、左室小，房间隔缺损或卵圆孔未闭伴右向左分流，左房内没有正常回流的肺静脉血流时，需高度怀疑 TAPVC。①心上型：剑突下四腔切面、心尖四腔切面可见由四支肺静脉汇合成的共同肺静脉干位于左房后侧且与左房分隔，左心房壁未能探及肺静脉开口，胸骨上窝切面可见垂直静脉与左无名

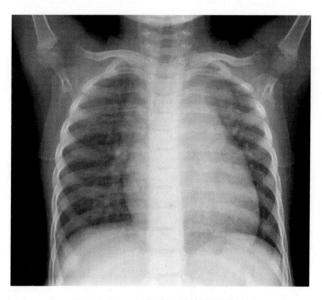

图 4-3-23　完全性肺静脉异位连接
胸部 X 线片显示右心房、右心室增大，肺动脉段突出，上纵隔增宽，与扩大的心影同时构成"雪人"征；肺血增多

静脉相连，共同肺静脉干的血流沿垂直静脉上行引流入左无名静脉后进入上腔静脉。左无名静脉和上腔静脉扩张；②心内型：心尖或剑突下四腔切面可见左房后侧由四支肺静脉汇合成的共同肺静脉干与冠状窦或与右房直接相连；③心下型：剑突下四腔切面可见左房后共同肺静脉干连接下行的垂直静脉向下穿过膈肌与腹主动脉平行走行，伴有下腔静脉及门静脉扩张；④混合型：应多切面探查，寻找肺静脉与右心房连接的部位。

3. CT　CTA 通过多角度三维重组图像能很好

地显示肺静脉的异常连接部位。另外，还能清楚地显示右心房、室的增大，以及引流静脉或冠状窦的扩张等间接征象。

4. MRI　MRA 表现同 CTA。相位对比 MRI 可评估体 - 肺循环比。

【诊断要点】

CTA 结合超声心动图检查可对本病做出明确诊断。CTA 和 MRA 检查，尤其是 CTA 能够明确本病的分型和回流静脉是否存在梗阻及梗阻的部位，可以补充超声心动图检查的不足。

【鉴别诊断】

CTA 结合超声心动图检查发现肺静脉的异常连接部分可对本病做出明确诊断。

二、左心发育不良综合征

【概述】

左心发育不良综合征（hypoplastic left heart syndrome，HLHS）是一种少见且预后不良的先天性心脏病，其发生率占新生儿先心病的 1%～3%。HLHS 是一组以左心 - 主动脉严重发育不良为特征的心脏畸形，包括主动脉瓣和 / 或二尖瓣闭锁、狭窄和发育不良，伴左心室显著发育不良，升主动脉及主动脉弓发育不良。HLHS 的胚胎学原因尚未完全明确。HLHS 发生率约为 0.2/1 000 活产婴儿，在先天性心脏病中占 4%～9%，男女比例为 2:1，西方国家发病率明显高于东方国家。

【临床特点】

出生后即有口唇发绀、精神萎靡，生后不久即可出现呼吸窘迫、心动过速、进行性心力衰竭等。晚发者，临床出现反复咳嗽、气喘，常伴有肺部感染或者肺水肿。

【影像检查技术与优选】

超声心动图作为最主要的检查方法，一般无需进行 CT 或 MRI 检查。

【影像学表现】

1. X 线　心影明显增大，肺血明显增多。

2. 超声心动图　心尖四腔切面及五腔切面，胸骨旁左室长轴切面可以清楚显示左室流入道及流出道，左心室的大小。直接征象可见左室腔极小甚至闭塞，左室壁增厚、收缩功能减退，主动脉瓣发育不正常，多呈闭锁状或小孔状狭窄，升主动脉内径细小，二尖瓣发育不良、狭窄或者闭锁。间接征象右室腔扩大，心尖部由右室组成。彩色多普勒显示卵圆孔左向右分流，主动脉弓内血流逆灌，升主动脉

及弓横部血流暗淡，三尖瓣及肺动脉内血流明亮。

3. CT　CTA 三维及二维重组图像可显示左心室腔极度狭小，左心室壁增厚，二尖瓣及主动脉瓣发育不良，升主动脉根部细，往上走行增粗，主动脉弓部发育不良或离断。

4. MRI　多序列成像均能较好显示左心室的形态和功能改变，评估左心室大小，增强 MRA 及 3D SSFP 可清楚地显示伴随的大血管畸形。

【诊断要点】

显示一组以主动脉瓣、二尖瓣重度狭窄或闭锁，升主动脉、左心室发育不良为共同特点的心脏畸形为最主要的诊断要点。

【鉴别诊断】

HLHS 须与左心前向梗阻性疾病及有可能建立双心室循环的疾病鉴别。左心前向梗阻性疾病如单纯主动脉瓣狭窄或主动脉缩窄，超声表现为左心室稍小，但是心内膜回声正常，左心功能正常，二尖瓣结构及开放正常，频谱正常，彩色多普勒显示左室舒张期正常充盈。有可能建立双心室循环的疾病，如非对称性房室间隔缺损、右心室双出口等，这些疾病表现为右心容量负荷较大，超声显示为右心偏大，左心相对偏小；但左心容量仍在正常范围，主动脉瓣及横弓发育正常。

三、左心室流出道梗阻性疾病

【概述】

左心室流出道梗阻性疾病（left ventricular outflow track obstruction，LVOTO）是一种少见的心血管畸形，其发病率为先天性心脏病的 4%～6%，而且 20%～40% 并发有其他心血管畸形。根据梗阻部位不同分为：主动脉瓣下狭窄、主动脉瓣狭窄、主动脉瓣上狭窄、混合狭窄 4 种类型。

【临床特点】

主动脉瓣下狭窄患者主要出现大脑供血不足及冠状动脉供血不足的症状，包括心悸、气短、头痛、头晕、心绞痛等。主动脉瓣狭窄患者临床表现同主动脉瓣下狭窄。主动脉瓣上狭窄患者可表现为心排血量不足，伴有冠状动脉狭窄可表现冠状动脉供血不足的症状，如运动后心悸、气短、头晕、心绞痛等。轻度狭窄可仅有体征而无自觉症状；严重狭窄者，儿童期即可出现症状，少数患者可出现猝死。

【影像检查技术与优选】

主动脉瓣下狭窄、主动脉瓣狭窄超声心动图为最佳影像学检查方法，一般不需要做 CT 和 MRI 检

查。主动脉瓣上狭窄超声心动图作为初步筛选，CT和MRI血管造影检查对主动脉瓣上狭窄的诊断价值较大，可同时观察伴有的周围肺动脉狭窄、头臂动脉起始部狭窄及肾动脉狭窄。

【影像学表现】

1. X线　常表现为肺血正常，心影不大或轻度增大，以左心室增大为主。主动脉瓣狭窄及主动脉瓣上狭窄可见升主动脉狭窄后扩张。

2. **超声心动图**　主动脉瓣下狭窄时可显示主动脉瓣下膜样狭窄的细线样回声，收缩期薄膜呈圆顶状突向主动脉瓣，舒张期退回左室流出道，中间可见回声失落的中心孔。主动脉瓣狭窄可见瓣膜粘连、增厚，开放速度减慢。主动脉瓣上狭窄表现为局部强回声突向管腔形成环形狭窄，并可伴有狭窄后扩张，呈"沙漏样"或"壶腹样"改变。彩色多普勒可见瓣上狭窄处五彩镶嵌血流束。

3. CT　主动脉瓣下狭窄一般无需CTA检查。CTA对主动脉瓣狭窄诊断价值不大，但是可以显示升主动脉的狭窄后扩张改变。CTA检查对主动脉瓣上狭窄的诊断很有帮助，可以观察其经常伴有的周围肺动脉狭窄、头臂动脉起始部狭窄及肾动脉狭窄等体循环血管的狭窄。

4. MRI　主动脉瓣及瓣下狭窄一般无需MRA检查。2D SSFP电影序列可评估心功能及左心室肥厚程度，MRI相位对比法通过流速测量还可以估计主动脉瓣狭窄导致的压力阶差。增强CE-MRA及3D SSFP序列对主动脉瓣上狭窄的诊断很有帮助，

可以观察其经常伴有的周围肺动脉狭窄、头臂动脉起始部狭窄及肾动脉狭窄等体循环血管的狭窄。

【诊断要点】

显示主动脉瓣下、主动脉瓣、主动脉瓣上的狭窄为最主要的诊断要点。

【鉴别诊断】

超声心动图发现主动脉瓣下、主动脉瓣、主动脉瓣上的狭窄可明确诊断。

四、血管环等主动脉畸形

（一）血管环

【概述】

血管环（vascular ring，VR）是一种先天性主动脉弓发育畸形，由持续存在尚未退化和/或退化的主动脉弓成分复合组成环状结构，常完整或部分包绕气管和食管，引起气管和食管梗阻而出现临床症状。占先天性心脏病的0.8%～1.3%。可根据主动脉弓的位置、主动脉弓大血管的起源和走行、动脉导管（或韧带）的起源及降主动脉的位置将其分类，其中最容易引起气管受压的血管环有双主动脉弓（图4-3-24）、右位主动脉弓伴迷走左锁骨下动脉及左侧动脉导管或韧带（图4-3-25）、肺动脉吊带（图4-3-26）。

【临床特点】

血管环压迫气管引起喘鸣、呼吸困难等症状，压迫食管引起吞咽梗阻症状。

【影像检查技术与优选】

超声心动图初步筛选，CT和MRI血管造影已

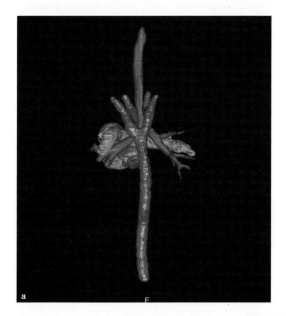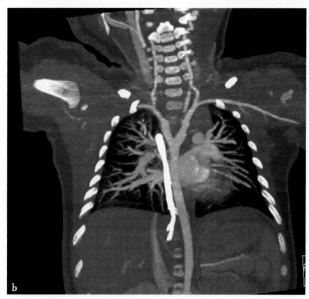

图4-3-24　双主动脉弓

CTA VR后面观，冠状面MIP像见主动脉分为左弓和右弓，分别发出各自的颈总动脉和锁骨下动脉，气管（蓝色）包绕其内

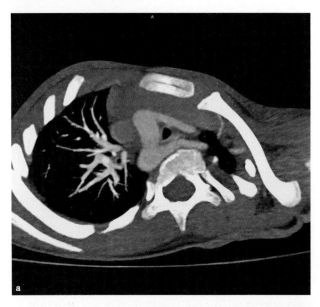 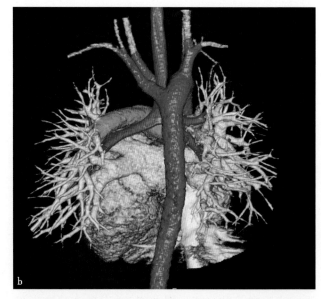

图 4-3-25 右位主动脉弓伴迷走左锁骨下动脉及左侧动脉导管（韧带）

CTA VR 后面观，斜横断面 MIP 像见右位主动脉弓，左侧锁骨下动脉自气管后方脊柱前方走向左侧，气管（蓝色）包绕其内

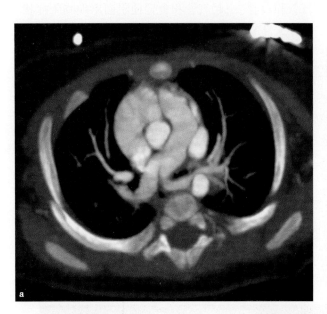 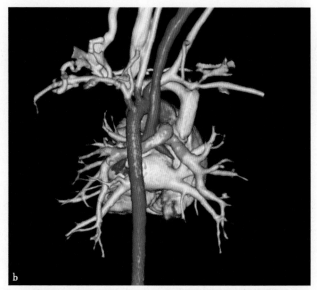

图 4-3-26 肺动脉吊带

CTA VR 后面观，横断面 MIP 像见左肺动脉起源于右肺动脉起始部，主气管（蓝色）位于左肺动脉前方

经取代心血管造影进行血管环的影像诊断，CT 可以同时评估气管受压后的狭窄改变。

【影像学表现】

1. X 线 高千伏胸部摄影可观察气管狭窄情况，食管钡餐检查可以显示食管的外在压迫，主动脉结位于右侧为提示性征象。

2. 超声心动图 对于血管环的诊断不敏感，只作为常规筛查手段。

3. CT CTA 检查可以明确诊断，可直接显示血管环的形态，气管受压狭窄及其程度。

4. MRI 增强 MRA 表现类似 CTA，但对气管的观察不如 CT。

【诊断要点】

显示环绕气管及食管的异常血管为最主要的诊断要点。

【鉴别诊断】

CTA 及 MRA 检查发现环绕气管及食管的异常血管可明确诊断。

（二）永存第五对主动脉弓

【概述】

永存第五对主动脉弓（persistent fifth aortic arch，PFAA）是一类极其罕见的先天性心血管畸形，目前认为是由胚胎时期第五对鳃动脉弓未退化所致的主动脉弓畸形。Weinberg 分型包括了几种常见的 PFAA

类型，被普遍接受。A 型为双腔主动脉弓；B 型为第四对弓闭锁或离断，第五对弓开放；C 型为体 - 肺动脉连接。

【临床特点】

PFAA 一般无明显临床症状，可终生不被检出。PFAA 可合并其他心血管畸形而出现相应的临床表现，如心脏杂音、上、下肢血压差异、呼吸困难、胸痛等；新生儿及婴幼儿常因发绀、气促或喂养困难、反复呼吸道感染、咳嗽、肺炎等症状就诊。

【影像检查技术与优选】

超声心动图初步筛选，目前 CT 和 MRI 血管造影已经取代心血管造影进行 PFAA 的影像诊断。

【影像学表现】

1. **X 线** 胸片常表现为阴性，根据并发症的不同出现不同的表现。

2. **超声心动图** Weinberg-A 型为自升主动脉起始端分为上下 2 个平行管道，第四弓和 PFAA 分开起源并走行于食管及气管前面；Weinberg-B 型超声心动图检查常发现有 PDA 和 / 或主动脉弓中断等主动脉畸形，这时需仔细扫查是否存在一异常管道样结构从升主动脉起始端走行于离断或缩窄的第四弓下方并连接到降主动脉端；Weinberg-C 型超声直接征象为有一异常管道样结构从升主动脉端连向肺动脉端。

3. **CT** CTA 多平面 MIP 重组及 VR 重组图像

可清晰显示大血管的异常。Weinberg-A 型主动脉弓表现为上下并列的双通道，无名动脉、左总颈动脉和左锁骨下动脉均起源于上面的管腔（第四对弓），下面的管腔（第五对弓）自升主动脉远端无名动脉开口下方发出（图 4-3-27）。Weinberg-B 型表现为全部头臂动脉均起源于同一主干，动脉弓低位。Weinberg-C 型表现为主肺动脉及肺动脉分叉发育正常，升主动脉以第 5 对弓与肺动脉相交通。

4. **MRI** MRA 表现与 CTA 类似。

【诊断要点】

显示并认识未退化的第五对弓。

【鉴别诊断】

PFAA 不同分型需与双主动脉弓、动脉导管未闭及主肺动脉窗鉴别。双主动脉弓须与 Weinberg-A 型鉴别。前者是血管环常见的类型，升主动脉在气管前分为左、右主动脉弓，环绕气管后方两者汇合连接于降主动脉，左、右弓上均可见血管分支，血管环压迫气管、食管。后者则见双弓上下平行排列。动脉导管未闭须与 Weinberg-C 型鉴别。前者起于主动脉峡部和近端降主动脉的连接处，末端与左肺动脉起始部相连。后者起于升主动脉无名动脉近端，并通过胚胎第六对弓衍生与肺动脉相连。主肺动脉窗须与 Weinberg-C 型鉴别。前者是由于圆锥动脉干间隔的发育不良造成的，升主动脉与肺动脉总干之间存在交通。

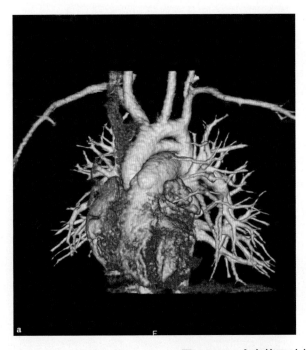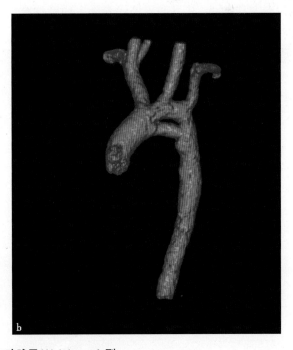

图 4-3-27　永存第五对主动脉弓 Weinberg-A 型

a、b. CTA VR 前面观、斜侧位观见主动脉弓表现为上下并列的双通道，无名动脉、左总颈动脉和左锁骨下动脉均起源于上面的管腔（第四对弓），下面的管腔（第五对弓）自升主动脉远端无名动脉开口下方发出

五、主动脉缩窄

【概述】

主动脉缩窄（coarctation of aorta，CoA）是指先天性主动脉弓降部狭窄。CoA 常发生在左锁骨下动脉起始点与动脉导管或导管韧带附着点之间。本畸形相对较常见，占先心病的 5%～8%；CoA 常合并动脉导管未闭、主动脉二瓣畸形、室间隔缺损及二尖瓣病变等其他先天性心脏病。

【临床特点】

CoA 患者常有上肢血压高于下肢血压，双上肢收缩压升高，双下肢股或腘动脉搏动弱。重度主动脉缩窄合并粗大的动脉导管未闭和室间隔缺损，常在婴儿期发生难以控制的肺部感染和/或心力衰竭。

【影像检查技术与优选】

超声心动图初步筛选，目前 CT 和 MRI 血管造影已经取代心血管造影进行主动脉缩窄的影像诊断，MRI 尚能进行术前心功能评估、侧支血管流量测定以及术后解剖和功能评估。

【影像学表现】

1. X 线　主动脉缩窄 X 线片的典型表现为 3 字征和反 3 字征。3 字征系指正位胸片上主动脉弓降部左缘呈 3 字样改变，其上部弧形代表主动脉弓，其下部弧形代表降主动脉狭窄后扩张，中间凹陷处代表主动脉缩窄的部位；反 3 字征系指钡餐造影正位片食管上段左缘有呈反 3 字样的压迹，其上部压迹代表主动脉弓，其下部压迹代表降主动脉狭窄后

扩张，中间为主动脉缩窄的部位。

2. **超声心动图**　胸骨上窝主动脉弓长轴切面可见主动脉弓或者降主动脉起始部缩窄段内径减小，管壁回声增强，有时可见嵴状突出，远端可见降主动脉扩张或者主动脉弓降部发育不良。彩色多普勒显示经过主动脉峡部五彩镶嵌状血流，连续多普勒可见血流频谱减速时间延长。剑突下腹主动脉切面，多普勒超声检查腹主动脉血流搏动性消失，呈现速度峰值低、减速延缓，整个舒张期呈锯齿状。

3. CT　CTA 多平面 MIP 重组图像可显示主动脉缩窄的直接征象，显示主动脉缩窄部位与程度，以及有无动脉导管未闭等（图 4-3-28）。

4. MRI　MRA 表现与 CTA 一样。MRI 相位对比法还可测量流速判断压力阶差，计算侧支血管流量。

【诊断要点】

显示主动脉弓降部的主动脉狭窄为最主要的诊断要点。

【鉴别诊断】

主动脉缩窄要与主动脉弓中断、主动脉褶曲畸形（假性主动脉缩窄）和大动脉炎鉴别。主动脉弓中断患者升主动脉与降主动脉离断，降主动脉内的血流来自动脉导管和/或侧支血管；主动脉弓褶曲畸形可能由于主动脉弓先天性延长造成，类似于主动脉缩窄但并没有造成真正的血流梗阻。大动脉炎（Takayasu 动脉炎）为获得性炎症，主动脉壁增厚、不光滑，主动脉分支血管可狭窄或闭塞。

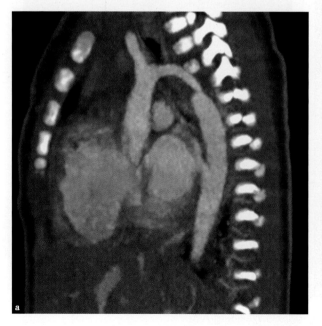
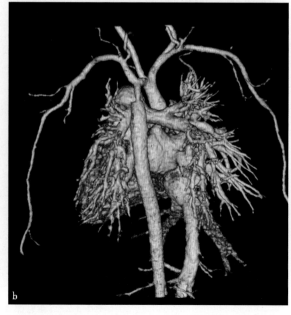

图 4-3-28　主动脉缩窄
a、b. CTA VR 后面观，矢状面 MIP 图像见主动脉弓降部局部管腔明显狭窄，主动脉弓较细

六、主动脉弓中断

【概述】

主动脉弓中断（interruption of aortic arch，IAA）为升主动脉和降主动脉之间部分管腔的闭锁或中断，是一种少见的先天性心脏病，约占所有先心病的1.5%。胚胎发育时期，主动脉弓由不同起源的组织相互连接而形成，分为近弓、远弓和峡部。近弓指无名动脉起始部至左颈总动脉的主动脉弓，远弓是指左颈总动脉至左锁骨下动脉起始部的主动脉弓，峡部指连接远弓与降主动脉的部分。随着胚胎发育，以上各部分在发育过程中不同连接点发生中断，则形成本病。

1959年，Celoria和Patton将主动脉弓中断分为3型：A型，为峡部水平的中断，占本病的30%～44%；B型，中断位于左颈总动脉与左锁骨下动脉之间，占本病的50%～67%；C型，中断位于右无名动脉与左颈总动脉之间，占本病的3%～5%。主动脉弓中断常合并室间隔缺损和动脉导管未闭，即形成"主动脉弓中断-室间隔缺损-动脉导管未闭"三联征。

【临床特点】

中断近端为充分氧合的动脉血，中断远端的血液为动静脉混合血，因此临床出现差异性发绀。右室明显扩大和肥厚，右室及肺动脉压力升高。

【影像检查技术与优选】

超声心动图初步筛选，目前CT和MRI血管造影已经取代心血管造影进行IAA的影像诊断。

【影像学表现】

1. **X线** 本病无特征性X线表现。

2. **超声心动图** 胸骨上窝主动脉弓长轴切面，可见主动脉弓上行发出1～3分支后成为盲端，与降主动脉缺乏连续关系。彩色多普勒显示在主动脉弓离断部位无血流信号，降主动脉内血流信号来自动脉导管。

3. **CT和MRI** CTA和MRA检查通过三维重组技术，可从不同角度观察主动脉弓的全貌，表现为相应部位的主动脉弓连续性中断，对本病做出明确的分型，并可明确显示肺动脉、动脉导管、降主动脉三者的连接（图4-3-29）。

【诊断要点】

影像学检查显示主动脉弓连续性中断可确立本病的诊断。除解剖分型外，对于本病的诊断还应提供以下信息：①中断的长度；②左室流出道最窄处的直径；③主动脉瓣环及升主动脉的直径；④室间隔缺损的位置及其与周围结构的关系；⑤其他合并的心脏畸形。

【鉴别诊断】

CTA及MRA检查发现主动脉弓连续性中段可明确诊断。

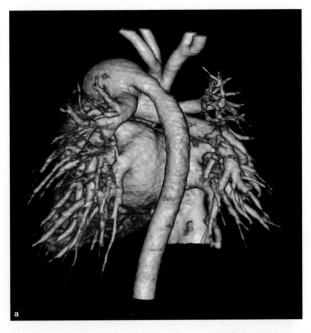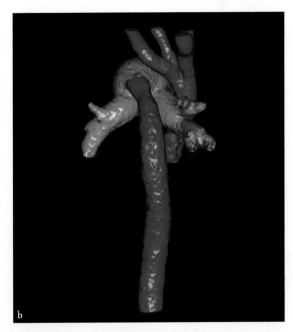

图4-3-29 主动脉弓中断A型

a、b. CTA VR后面观及不同部位彩色标注VR图像显示左锁骨下动脉（LSCA）远端主动脉与降主动脉（DAO）连续性中断。肺动脉（PA）通过动脉导管（PDA）与降主动脉相连（DAO）

七、冠状动脉及主动脉根部畸形

(一)冠状动脉瘘

【概述】

冠状动脉瘘(coronary artery fistula,CAF)是指冠状动脉与心腔或其他血管之间存在异常交通,血液从冠状动脉经瘘管分流到有关心腔和血管。CAF多为先天性畸形,发病率为0.1%~0.2%,占全部先天性心脏病患儿的0.005%~0.070%。CAF可分为先天性和获得性,属于冠状动脉终止异常。

【临床特点】

大多数CAF患儿没有临床症状,但随着年龄增长,患儿出现临床症状和并发症的概率逐渐增高。CAF患儿的临床症状主要取决于瘘口的大小和部位,呼吸困难、心悸、劳累是最常见的临床症状,其他并发症包括感染性心内膜炎、心律失常、心脏破裂和猝死。

【影像检查技术与优选】

超声心动图初步筛选,CT心电门控冠状动脉造影可观察绝大多数CAF,冠状动脉造影是诊断CAF的"金标准"。

【影像学表现】

1. X线 通常表现为肺血正常,心影大小正常。分流量较大的CAF,可表现为肺血轻度增加,心影轻度增大。

2. **超声心动图** 主要表现为受累的冠状动脉扩张,以起始段更明显,追踪探查可显示冠状动脉的走行及瘘入部分,彩色多普勒显像可显示瘘口处的花色血流。

3. CT CTA特别是心电门控下的冠脉扫描可直接显示受累冠状动脉及瘘口位置。分流量较大时,一般受累冠状动脉多明显增粗、扭曲,并与右侧或者左侧心血管管腔直接沟通(图4-3-30)。分流量较小时,受累冠状动脉可不扩张或仅轻度扩张,且瘘口也难以显示,诊断较为困难。

4. MRI MRA表现同CTA。

【诊断要点】

观察到增粗、扭曲走行的冠状动脉及其瘘口位置为最主要的诊断要点。

【鉴别诊断】

需与主动脉-心室或心房隧道鉴别。后者可见正常形态冠状动脉从主动脉窦发出。

(二)冠状动脉异常起源于肺动脉

【概述】

冠状动脉异常起源于肺动脉(anomalous origin of coronary artery from the pulmonary artery,ACAPA)是一种少见的心外血管畸形。发病率约1/300 000,占先心病的0.25%~0.46%,包括左冠状动脉异常起源于肺动脉、右冠状动脉异常起源于肺动脉和双侧冠状动脉异常起源于肺动脉,最常见的是左冠状动脉异常起源于肺动脉。

【临床特点】

婴儿型组就诊主诉主要有喂养困难、气促、体质量不增、发育落后以及因呼吸道感染就诊发现心脏杂音;儿童型组症状多不典型,如体检发现心脏杂音、发育稍落后、晕厥及无症状。

【影像检查技术与优选】

超声心动图作为初步筛查手段,CT、MRI血管

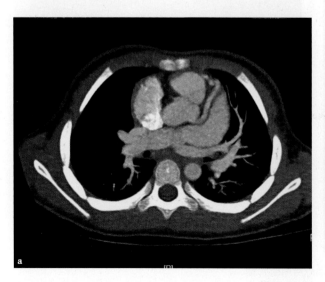
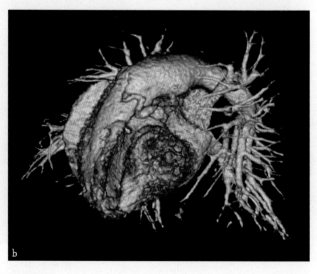

图4-3-30 冠状动脉瘘

CTA VR正面观及MIP像显示左冠状动脉前降支向前向下迂曲走行,终止于右心室流出道的前缘

造影可进一步检查,仍不能明确者,冠状动脉造影检查为最后的诊断"金标准"。

【影像学表现】

1. **X线** 婴儿型组可有肺淤血、心功能不全、心影增大等表现;儿童型组肺血正常,心影大小正常。左向右分流量较大时,X线片可见心影轻度增大,肺血轻度增加。

2. **超声心动图** 主要表现有主动脉根部未探及左/右冠状动脉的起源,胸骨旁大动脉短轴切面或胸骨旁肺动脉长轴切面探及冠状动脉起源于肺动脉,开口大多位于肺动脉左窦或后窦。间接征象显示左心房及左心室增大,心内膜、二尖瓣腱索、乳头肌回声增强,左心收缩功能不全,二尖瓣不同程度反流,室间隔内可见较多的双期血流。彩色多普勒显示冠状动脉内逆向血流信号。

3. **CT** 心电门控下的CTA MIP及VR图像可显示冠状动脉异位起源于肺动脉,为诊断的直接依据(图4-3-31)。另外还可出现另一支正常开口的冠脉血管管腔增粗,走行迂曲,左右冠脉之间可见侧支血管影。

4. **MRI** 对于冠脉的观察不如CTA。

【诊断要点】

观察到冠状动脉异位起源于肺动脉为最主要的诊断要点。

【鉴别诊断】

CTA发现冠状动脉异位起源于肺动脉可明确诊断。

(三)主动脉-左室通道

【概述】

主动脉-左室通道(aorto-left ventricular tunnel,ALVT)是主动脉与左心室间存在的主动脉瓣旁侧的异常通道,是一种十分罕见的先天性心血管畸形。ALVT仅占先天性心脏病的0.1%。

【临床特点】

临床表现主要为心脏杂音和心功能不全,就诊时症状可轻可重,出现的时间可早可晚。听诊以连续性或舒张期杂音为主。

【影像检查技术与优选】

本病绝大多数可通过超声心动图作为筛查,CTA检查作为辅助,心血管造影术仍是确诊的主要手段。

【影像学表现】

1. **X线** 肺血正常,心影轻到中度增大,以左心室增大为主,升主动脉有一定的扩张。

2. **超声心动图** 胸骨旁左室长轴切面可见在主

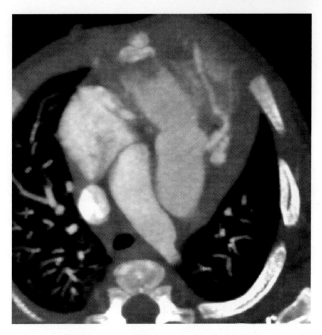

图4-3-31 冠状动脉异常起源于肺动脉
CTA MIP轴位重组图像示左冠状动脉异常起源于肺动脉总干外侧壁

动脉瓣周主动脉壁内有一异常管腔,彩色多普勒血流显像可见流经主动脉瓣旁通道的异常血流束,于收缩期时左室流出道的血流信号进入异常管腔内,舒张期时异常管腔内的血流信号进入左室流出道。胸骨旁大动脉短轴切面可见在主动脉窦与主动脉壁之间有一半月形无回声腔,在此腔内有血流信号显示。

3. **CT** CTA多平面的MIP重组图像可显示主动脉根部的弧形瘤样突出结构,呈新月状,类似夹层的假腔,并与左心室腔相通。

4. **MRI** MRA表现类似于CTA。

【诊断要点】

显示主动脉瓣环外主动脉与左心室之间的通道样结构为最主要的诊断要点。

【鉴别诊断】

本病需要与Valsalva窦瘤破裂或冠状动脉左室瘘鉴别。Valsalva窦瘤破裂者年龄较大,有突然发病史,绝大多数瓦氏窦瘤破裂流入右室,造影检查中可见其破口位置总低于冠状动脉开口水平,而ALVT的开口总高于冠状动脉开口水平,最终排空于左室的主动脉瓣下区,而不排空于右室。ALVT需与冠状动脉左室瘘相鉴别,冠状动脉左室瘘造影时可见远端冠状动脉明显扩张,除与左室相通外,应有正常的冠状动脉从扩张的远端冠状动脉发出。而ALVT患者其隧道与冠状动脉互不交通。

八、二尖瓣病变

(一)二尖瓣梗阻性畸形

【概述】

二尖瓣梗阻性畸形,为二尖瓣病变所致的左心房到左心室血流受阻的先天性畸形。可见于二尖瓣狭窄、双孔二尖瓣、降落伞二尖瓣等。

【临床特点】

心影增大,以左房右室增大为主,肺淤血。

【影像检查技术与优选】

超声心动图检查是本病的首选、最佳检查方法。

【影像学表现】

1. X线 肺淤血,左心房右心室增大。

2. **超声心动图** 可直接显示二尖瓣装置处的梗阻性改变。

3. CT 不作为常规检查手段。

4. MRI 不作为常规检查手段。

【诊断要点】

观察到二尖瓣装置处的梗阻性改变。

【鉴别诊断】

超声心动图显示二尖瓣处梗阻性改变可明确诊断。

(二)二尖瓣脱垂

【概述】

二尖瓣脱垂(mitral valve prolapse,MVP)是一种心室收缩期二尖瓣瓣叶向上移位入左心房,伴或不伴有二尖瓣关闭不全的常见疾病。患病率为2%~3%,影响全球超过1.76亿人。二尖瓣黏液样变性是MVP最常见的病理生理基础。

【临床特点】

MVP患者可多年无症状,其诊断多依赖体检,随着病情的进展,逐渐出现呼吸困难。

【影像检查技术与优选】

超声心动图检查是本病的首选、最佳检查方法。

【影像学表现】

1. X线 早期表现正常,随着病变进展,可出现心影增大,肺血增多表现。

2. **超声心动图** 二尖瓣脱垂表现为二尖瓣局部瓣叶活动过度,瓣尖或瓣体于收缩期脱向左心房侧超过瓣环连线水平。对于活动过度的瓣叶,彩色多普勒显示反流束,表现为偏心性,沿健侧走行,即沿病变侧的对侧走行。

3. CT 不作为常规检查手段。

4. MRI 二维SSFP电影序列可评估左心室收缩功能,相位对比MRI可测量二尖瓣反流分数。

【诊断要点】

观察到二尖瓣局部瓣叶活动过度,瓣尖或瓣体于收缩期脱向左心房侧超过瓣环连线水平即可诊断。

【鉴别诊断】

超声心动图显示二尖瓣局部瓣叶活动过度,瓣尖或瓣体于收缩期脱向左心房侧超过瓣环连线水平可明确诊断。

(三)二尖瓣关闭不全

【概述】

二尖瓣关闭不全(mitral insufficiency,MI)是先天性心脏病中常伴随的病变之一,婴幼儿二尖瓣关闭不全常合并解剖结构变异。在正常人群中,轻度MI检出率约为10%。MI可以由于二尖瓣本身的器质性病变引起,亦可继发于左房、左室的扩大。

【临床特点】

临床表现取决于二尖瓣反流程度。

【影像检查技术与优选】

超声心动图检查是本病的首选、最佳检查方法。

【影像学表现】

1. X线 可见肺淤血及左心房、左心室增大改变。

2. **超声心动图** 继发性二尖瓣关闭不全可见二尖瓣装置各部分结构无异常,对应于增大的左房、左室,二尖瓣环常明显扩大。瓣叶边缘可有增厚、卷曲,瓣膜关闭点可有错位或裂隙。彩色多普勒可显示反流束来自于瓣膜闭合缘。

3. CT 一般无需进行CT检查。

4. MRI 一般无需进行MRI检查。MRI电影序列可动态观察二尖瓣瓣叶的运动,可以显示二尖瓣反流的异常血流,并可测量反流量。

【诊断要点】

观察到来自于瓣膜闭合缘的反流束。

【鉴别诊断】

彩色多普勒显示瓣膜闭合缘的反流束可明确诊断。

(杨 明 孙爱敏 张志芳)

第五节 心房心室、心室大动脉连接异常的先天性心脏病

一、完全型大动脉转位

【概述】

完全型大动脉转位(complete transposition of

great arteries），是指房室连接一致、心室大动脉连接不一致，即解剖右心室与主动脉连接，解剖左心室与肺动脉连接的先心病，有时也称 D 型大动脉转位（D-transposition of great arteries，D-TGA）。完全型大动脉转位是新生儿发绀最常见的原因之一，为引起婴幼儿早期死亡的最常见的先天性心脏病。占小儿先心病的 5%～7%。完全型大动脉转位的发生与胚胎时共干动脉圆锥的发育异常有关，Van Praagh 认为右祥时存在主动脉下圆锥并发展，肺动脉下圆锥被吸收，而使肺动脉瓣与二尖瓣存在纤维连续。由此，大血管关系出现反转，主动脉瓣位于肺动脉前方，二组半月瓣未经正常变换，分别与远端的大血管连接，最终形成 TGA。

该病患者血液循环与正常血液循环不同，其形成了两个独立平行的血液循环，即体循环回流的静脉血经右房、右室到主动脉，经全身循环后又回流至右室。肺循环回流的氧合血经左房、左室入肺动脉，经肺循环后又回到左室，肺、体循环失去正常循环交互，两个循环之间只能通过房、室或大血管水平的分流相互交通来维护机体组织供氧。

【临床特点】

男性患儿多见，完全型大动脉转位患儿出生后即有发绀、气促、心力衰竭，且生长发育迟缓。绝大多数在 1 岁内死亡。存活至 6 个月以上的婴儿几乎都有杵状指（趾）。

【影像检查技术与优选】

超声心动图是诊断 TGA 的首选，不仅能明确诊断，同时还能明确心室大小及功能、肺动脉压力、瓣膜功能及其他合并畸形；CT 或 MRI 血管造影检查亦能很好地显示心房、心室及大动脉的连接关系和并发畸形；术后 MRI 可用于评估心脏大血管的解剖和功能，为预后评估提供准确的信息；心血管造影仅用于手术病例的选择及对疑难病例和某些解剖细节的诊断。

【影像学表现】

1. X 线　完全性大动脉转位 X 线胸片表现与是否合并肺动脉狭窄有关。无肺动脉狭窄或肺动脉狭窄很轻者，心脏呈中度至重度增大，肺动脉段不凸出但肺门血管扩张，呈明显肺充血改变；合并明显肺动脉狭窄者，X 线胸片的表现较不典型，肺血减少，心影略呈靴形。

2. 超声心动图　胸骨旁主动脉长轴切面观显示左心房、左心室及二尖瓣结构均与正常心脏一致，生理主动脉位置变为肺动脉，肺动脉瓣与二尖瓣环纤

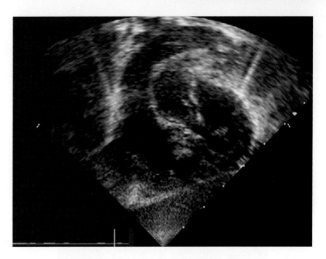

图 4-3-32　完全性大动脉转位

超声心动图剑突下大动脉长轴观示主动脉发自右心室，肺动脉发自左心室

维连接，主动脉位于前方从右心室发出。合并膜周部室间隔缺损时，缺损常邻近肺动脉瓣下，胸骨旁大动脉短轴切面观可同时显示主动脉与肺动脉根部的位置关系，绝大多数病例中，主动脉位于肺动脉的右前方。心尖五腔心切面观可显示肺动脉从左心室流出道发出，向上发出左、右肺动脉；向右前倾斜探头能探查到主动脉从右心室发出（图 4-3-32）。

3. CT 和 MRI　CTA 可进行任意角度、任意层厚的 MIP 重组，显示完全型大动脉转位的房室连接一致，心室大动脉连接不一致的特征性改变。主动脉发自右心室，大多位于前方，肺动脉发自左心室，大多位于后方，且可观察到是否肺有动脉狭窄，有无合并冠状动脉畸形、室间隔、房间隔缺损和动脉导管未闭（图 4-3-33）。MRI 多序列亦能显示此畸形，主要应用增强 MRA 及 3D SSFP 序列，可清楚地显示完全性大动脉转位房室连接一致，心室大动脉连接不一致以及伴随畸形。

【诊断要点】

显示房室连接一致，而心室大动脉连接不一致是诊断关键。完全型大动脉转位需要及时诊断及治疗，其常合并其他畸形，尤其是冠状动脉畸形，所以除了超声心动图，需要加做 CT 或 MRI 血管造影，为手术提供更多准确的信息。

【鉴别诊断】

完全型大动脉转位要与肺动脉下室缺不伴肺动脉狭窄的右心室双出口鉴别。显示两支大动脉分别起自左、右心室和肺动脉下无圆锥可作鉴别。

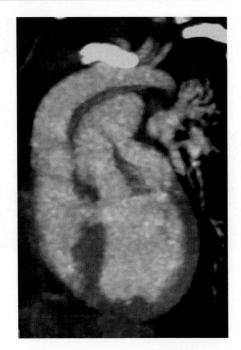

图4-3-33 完全性大动脉转位

CTA MIP 斜矢状位重组图像示心室大动脉连接不一致，解剖左心室与肺动脉连接，并可见室间隔缺损

二、纠正性大动脉转位

【概述】

纠正性大动脉转位（corrected transposition of great arteries）是指心房心室连接不一致伴心室大血管连接不一致，即主动脉与右心室连接，右心室与左心房连接，肺动脉与左心室连接，左心室与右心房连接，达到功能上"矫正"，也称 L 型大动脉转位（L-transposition of the great arteries，L-TGA）。与正常心脏发育不同，本病患者在胚胎期心管向左成袢，左心室位于右侧接受右心房的体静脉血，而右心室位于左侧，接受左心房的肺静脉血。

大多数本病患者伴发其他心内畸形，60%～80% 患者合并室间隔缺损和/或肺动脉瓣狭窄，其次为三尖瓣关闭不全或三尖瓣下移畸形，其他还有房间隔缺损、动脉导管未闭等。

体循环回流的静脉血经右房、左室到达肺动脉；肺循环回流的氧合血经左房、右室进入主动脉，血流动力学在功能上得到矫正，如不合并其他心脏畸形，则无需治疗。如合并室间隔缺损，其血流动力学改变与单纯室间隔缺损相似。如合并室间隔缺损及肺动脉狭窄，当缺损较大时，其血流动力学类似法洛四联症。

【临床特点】

纠正性大动脉转位的临床表现和体征取决于其并发畸形。最常见的是室间隔缺损合并肺动脉狭窄，患儿有发绀，杵状指（趾）。纠正性大动脉转位由于房室连接不一致，其传导束走向与正常心脏也不同，手术时很易损伤传导束，导致传导阻滞，有相当一部分病例需终生携带心脏起搏器。

【影像检查技术与优选】

纠正性大动脉转位为复杂性先天性心脏病，建议 MRI 或 CT 血管造影检查，以补充超声心动图诊断信息。

【影像学表现】

1. **X线** 纠正性大动脉转位由于升主动脉向左前移位，在正位胸片上构成心左缘的上段，表现为左心缘上段向左膨隆，左肺门影被部分遮盖，而心右缘无升主动脉影。

不合并其他心内畸形者心影大小、肺血可正常；合并室间隔缺损者心脏增大、肺血增多；合并肺动脉狭窄者肺血减少。

合并三尖瓣关闭不全者可见肺淤血及左房增大的表现；由于患者心室左袢，可表现为中位心或右旋心。

2. **超声心动图** 二维超声心动图根据腹主动脉、下腔静脉与脊柱的相对位置，可以确定心房的位置。心尖四腔切面中可以显示心室的解剖特征如肌小梁结构、调节束以及两侧房室瓣附着于室间隔的位置，比如左心室内膜光滑，右心室肌小梁粗大。根据肺静脉血流的回流进一步确定左心房的位置，因此房室连接不一致容易诊断。

左室-主动脉长轴切面可见与左室连接的大动脉分叉，为肺动脉。右室-肺动脉长轴切面则见与右室连接的大动脉形成动脉弓，为主动脉，其半月瓣与三尖瓣呈肌性连接（图4-3-34）。

3. **CT 和 MRI** CTA 可进行任意角度、任意层厚的 MIP 重组，显示纠正性大动脉转位时房室连接不一致（右心房与解剖左心室连接，左心房与解剖右心室连接），心室大动脉连接不一致（主动脉发自解剖右心室，大多位于左侧，肺动脉发自解剖左心室，大多位于右侧），且可观察是否有肺动脉狭窄，有无合并冠状动脉畸形、室间隔、房间隔缺损和动脉导管未闭（图4-3-35）。

MRI 多序列亦能显示此畸形，主要应用增强 MRA 及 3D SSFP 序列，可清楚地显示纠正性大动脉转位房室连接不一致，心室大动脉连接不一致的畸形以及伴随畸形。三尖瓣关闭不全也为纠正性大动脉转位常见的伴随畸形，在 SSFP 电影序列上可显示有无房室瓣反流及严重程度。

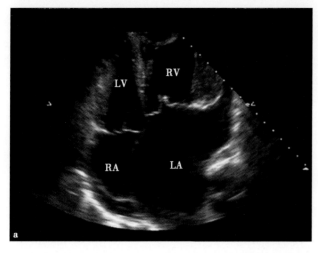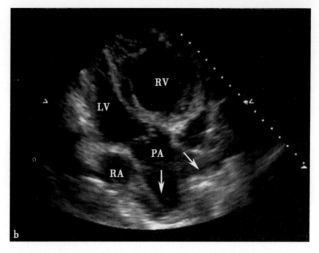

图4-3-34 纠正性大动脉转位

a、b. 超声心动图心尖四腔观见心房正位，心室反位，房室连接不一致；胸骨旁五腔观见肺动脉发自解剖左室

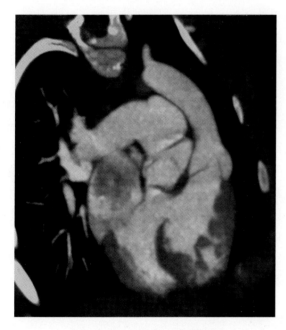

图4-3-35 纠正性大动脉转位

CTA MIP 斜矢状位重组图像示解剖左心室发出肺动脉，解剖右心室发出主动脉

【诊断要点】

显示房室连接不一致，心室大动脉连接不一致是诊断关键。纠正性大动脉转位的诊断除明确心房、心室及大动脉连接关系外，必须明确是否合并其他心脏畸形。

【鉴别诊断】

纠正性大动脉转位需要与房室连接不一致的右心室双出口鉴别，鉴别要点是观察肺动脉是否起于形态学右心室。

三、解剖纠正性大动脉转位

【概述】

解剖纠正性大动脉转位（anatomically corrected transposition of great arteries）是一种非常罕见的先天性心脏病，指主动脉与肺动脉主干根部平行，而心室大动脉连接正常，即主动脉发自左心室，肺动脉发自右心室。根据心房、心室与大动脉的关系分成四型，其中Ⅰ型多见，即内脏心房正位、心室右袢、主动脉位于肺动脉左前方。

【临床特点】

本症非常罕见，有文献报道患儿出现呼吸窘迫等症状，合并其他心内结构异常包括室间隔缺损、右室流出道梗阻、主动脉瓣下狭窄、右室发育不良、心耳并置及右位主动脉弓等。

【影像检查技术与优选】

超声心动图能够显示房室连接及心室大动脉连接的关系，CT或MRI血管造影能进一步直观显示主动脉与肺动脉的走行及位置关系。多种影像学联合检查能为该病的诊断及手术前评估提供依据。

【影像学表现】

1. **超声心动图** 能够显示房室及心室大动脉连接正常，同时观察主动脉与肺动脉根部位置的异常。主动脉根部的位置常位于肺动脉主干根部的左前方，大血管下圆锥可见。

2. **CT和MRI** CTA及MRA结合后处理技术能更直观地显示主动脉及肺动脉根部位置的异常及相互关系和走行，是超声心动图的重要补充。

【诊断要点】

显示房室连接一致、心室大动脉连接一致，但主动脉与肺动脉位置异常是诊断的关键。

【鉴别诊断】

需与完全性大动脉转位及纠正性大动脉转位鉴别。

四、心室双出口

（一）右心室双出口

【概述】

右心室双出口（double outlet of right ventricle，DORV）的诊断标准各病理学家意见有些不一致，目前比较统一的观点认为，右心室双出口为主动脉和肺动脉全部或绝大部分（一根全部，另一根为50%以上）发自解剖右心室，发病率占先心病的1%～2%。右室双出口几乎总并存室间隔缺损，可有或无肺动脉狭窄，其他畸形包括房间隔缺损、动脉导管未闭、主动脉缩窄等。也有病理学家认为两支大动脉均50%以上起自解剖学的右心室，即可称右心室双出口。

依照室间隔缺损与大动脉关系将右心室双出口分四种类型：①伴主动脉下室间隔缺损的右心室双出口，此型最常见；②伴肺动脉下室间隔缺损的右心室双出口；③伴双动脉下室间隔缺损的右心室双出口；④伴远离大动脉室间隔缺损的右心室双出口。根据室间隔缺损位置以及有无肺动脉狭窄，血流动力学及临床表现可类似室间隔缺损伴肺动脉高压、法洛四联症或大动脉转位等。

【临床特点】

主动脉瓣下室间隔缺损不伴肺动脉狭窄症状类似大型室间隔缺损，发绀可不明显，表现为气促、多汗、反复呼吸道感染；若伴肺动脉狭窄，则临床表现类似法洛四联症，表现为不同程度的发绀，其他包括发育落后、蹲踞、杵状指（趾）及缺氧发作。肺动脉瓣下室间隔缺损临床表现类似完全型大动脉转位伴室间隔缺损，表现为小婴儿期出现发绀、反复呼吸道感染和心力衰竭等。

【影像检查技术与优选】

超声心动图可显示大动脉的位置关系、室间隔缺损的位置及与肺动脉瓣和主动脉瓣的距离、是否合并其他畸形，以明确诊断。CT或MRI血管造影检查亦有助于分型。

【影像学表现】

1. X线　右心室双出口X线片表现与其病理类型有关。

主动脉下室缺不伴肺动脉狭窄的右心室双出口，X线片表现与大型室间隔缺损类似，呈肺充血，肺动脉高压，左、右心室增大，左心房增大改变；伴肺动脉狭窄的右心室双出口，其X线片表现与法洛四联症类似，肺血少，右心室增大。

肺动脉下室缺不伴肺动脉狭窄的右心室双出口，其X线片表现与完全型大动脉转位类似，心影呈蛋形，肺充血，上纵隔血管阴影狭小。

2. 超声心动图　在确定心房、心室位置后，再观察心室与大动脉的连接关系。剑突下右心室流出道长轴切面观、心尖及剑突下五腔切面观、胸骨旁左心室长轴切面观均显示两支大动脉完全起自右心室或有一支大动脉完全起自右室、一支大动脉骑跨在室间隔上（图4-3-36）。大动脉短轴切面观显示主、肺动脉包绕关系可正常或呈前后并列、左右并列等关系。五腔心及剑突下流出道长轴切面观显示大动脉下肌性圆锥组织，这是超声诊断的特征之一。超声心动图亦可显示室间隔缺损与大动脉的关系，有无合并肺动脉狭窄或主动脉狭窄等其他畸形。

3. CT和MRI　CTA任意角度、任意层厚的MIP重组图像可清楚地显示心室大动脉连接情况，对显示两支大动脉均完全起自右心室或有一支大动脉部分骑跨在室间隔上等右心室双出口特征性改变最为可靠（图4-3-37）。

对右心室双出口两支大血管下有圆锥及可能存在的肺动脉狭窄、左上腔静脉，肺静脉异位引流、主动脉弓的发育不良等对手术有影响的异常也可很好地显示。

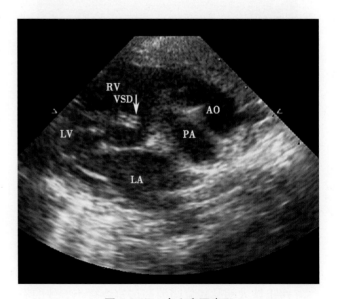

图4-3-36　右心室双出口

超声心动图胸骨旁左室长轴观可见主动脉、肺动脉均发自右心室

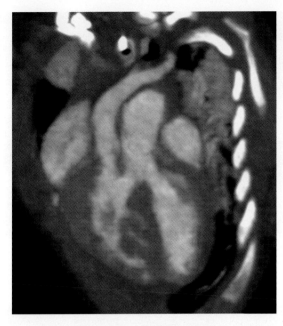

图 4-3-37 右心室双出口

CTA MIP 斜矢状位重组显示主动脉及肺动脉均发自右心室，室间隔缺损位于肺动脉下

MRI 主要应用增强 MRA 及 3D SSFP 序列进行诊断，影像表现与 CTA 一致。

【诊断要点】

显示二支大动脉均完全起自右心室或有一支大动脉部分骑跨在室间隔上等右心室双出口特征性改变，两支大血管下均有圆锥为诊断关键。右心室双出口类型很多，情况复杂，最好在超声心动图之外，加做 CTA 或 MRA，以明确诊断。右心室双出口中室间隔缺损的位置决定了其分型和手术方案。

【鉴别诊断】

主动脉下室缺不伴肺动脉狭窄的右心室双出口，需与大型室间隔缺损鉴别；主动脉下室缺伴肺动脉狭窄的右心室双出口，需与法洛四联症鉴别。肺动脉下室缺不伴肺动脉狭窄的右心室双出口，需与完全型大动脉转位鉴别。

（二）左心室双出口

【概述】

左室双出口（double outlet of left ventricle，DOLV）是一种非常罕见的先天性心脏病，发病率占所有先心病的 0.1%～0.23%，定义为主动脉和肺动脉全部或绝大部分（一根全部，另一根为 50% 以上）发自解剖左心室。左心室双出口常伴主动脉瓣下室间隔缺损，可有或无肺动脉狭窄，其他畸形包括三尖瓣和右心室发育不良、三尖瓣闭锁、三尖瓣下移畸形、二尖瓣闭锁等。

最常见的类型为心房正位、房室连接一致、主动脉瓣下室间隔缺损伴肺动脉狭窄。

【临床特点】

临床表现取决于室间隔缺损的位置及有无肺动脉狭窄。主动脉瓣下室间隔缺损者，患儿表现类似完全型大动脉转位伴室间隔缺损，出现发绀伴心力衰竭；若伴有肺动脉狭窄，则发绀更甚。室间隔缺损位于肺动脉瓣下时，临床表现类似普通室间隔缺损；若伴有肺动脉狭窄，则类似法洛四联症。

【影像检查技术与优选】

超声心动图可显示大动脉与心室的连接关系、室间隔缺损的位置及肺动脉发育情况，以明确诊断。CT 或 MRI 血管造影检查亦有助于明确诊断与分型。

【影像学表现】

1. **超声心动图** 左心室流入、流出道切面观可显示主动脉及肺动脉全部或大部分起自左心室，主动脉瓣与二尖瓣前叶有纤维连接。胸骨旁左心室长轴切面观显示主动脉或肺动脉呈骑跨征象。胸骨旁主动脉根部短轴切面显示两大动脉呈左右平行排列，或是其他位置关系。室间隔缺损常位于主动脉瓣下，常为大型缺损。肺动脉狭窄可位于瓣下或肺动脉瓣。

2. **CT 和 MRI** CTA 任意角度、任意层厚的 MIP 重组图可清楚地显示心室大动脉连接情况，可见两支大动脉均完全起自左心室或有一支大动脉部分骑跨在室间隔上等左心室双出口特征性征象；对于室间隔缺损的位置及肺动脉瓣的发育情况也可较好显示。MRI 应用增强 MRA 及 3D SSFP 序列进行诊断，影像表现与 CTA 一致。

【诊断要点】

显示两支大动脉均完全起自左心室或有一支大动脉部分骑跨在室间隔上等左心室双出口特征性改变。室间隔缺损与大动脉的关系以及是否存在肺动脉狭窄对于手术方案的制订有重要意义。

【鉴别诊断】

需与房室连接不一致的右心室双出口、主动脉左前位的完全性大动脉转位鉴别。

五、三尖瓣闭锁

【概述】

三尖瓣闭锁（tricuspid atresia）为三尖瓣叶完全未发育而缺如，右心房与右心室之间无直接交通的先天性心脏病。本病在发绀型先心病中仅次于法洛四联症及大动脉转位，发生率占全部先天性心脏病的 2%～3%。

三尖瓣闭锁者需依赖左右心房间的交通方能生存，其中以卵圆孔未闭及房间隔缺损为最常见，腔静脉回流的静脉血经右心房直接入左心房，再经二尖瓣口流入左心室后进入主动脉。95% 以上的三尖瓣闭锁合并室间隔缺损，部分血流通过室间隔缺损进入右心室和肺动脉。约 75% 的三尖瓣闭锁伴有肺动脉狭窄。

三尖瓣闭锁常用的分类是根据心室与大动脉连接关系分为 3 型：Ⅰ型，大动脉正常位，最多见；Ⅱ型，完全型大动脉转位；Ⅲ型，矫正型大动脉转位，最少见。Ⅰ型和Ⅱ型还可以根据是否合并室间隔缺损及肺动脉狭窄或闭锁进一步分为 3 个亚型。

【临床特点】

青紫及心脏杂音为本病的主要临床表现。多数患儿多在出生后即有发绀，皮肤和黏膜发绀可在出生后的第 1 周内被发现。发绀的程度取决于肺血流量，与室间隔缺损的相对直径成反比。患儿可在 1 岁内夭折，存活的婴幼儿亦发育迟缓。

【影像检查技术与优选】

超声心动图可证实 TA 的解剖学和病理生理学，并为术前及术后提供持续评估。CT 或 MRI 血管造影亦能在三尖瓣闭锁术前和术后提供较多的解剖和功能信息，尤其 MRI 对三尖瓣闭锁分期、术后的解剖和功能评估、远期预后评估起到非常重要的作用。

【影像学表现】

1. X 线　三尖瓣闭锁各病理类型中以大血管位置正常伴肺动脉狭窄者最为常见，其 X 线片表现为心脏大小正常或轻度增大，心腰凹陷，左心缘饱满，右心缘下段较平直，心影呈方形；侧位胸片心影前下缘胸骨后三角区透亮度增加。

其他病理类型的三尖瓣闭锁 X 线片表现变化较大，可有肺血增多，肺动脉段平直、突出等各种表现。

2. **超声心动图**　显示三尖瓣的正常结构消失，代之以一粗厚的回声增强影分隔右心房和右心室（图 4-3-38），无启闭活动，右心室腔狭小；观察房间隔缺损的位置与大小；大多伴膜周部室间隔缺损；可有肺动脉狭窄及发育不良；可有大动脉转位。心尖四腔切面观是诊断三尖瓣闭锁的最佳切面观，胸骨旁长轴观和短轴观可进一步展示大血管和室间隔缺损的特征。

3. CT 和 MRI　CTA 通过 MPR 重组可显示三尖瓣闭锁的直接征象（图 4-3-39），尤其伴肺动脉狭窄者，CTA 能很好地显示主肺动脉及外周肺动脉分

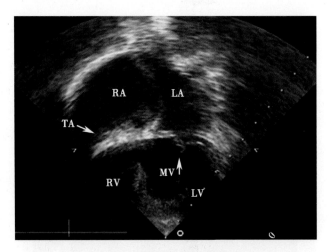

图 4-3-38　三尖瓣闭锁
超声心动图心尖四腔观见三尖瓣肌性闭锁

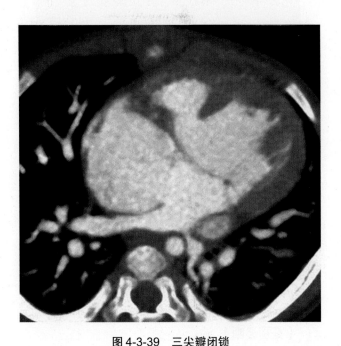

图 4-3-39　三尖瓣闭锁
CTA MIP 轴位像显示三尖瓣肌性闭锁，右心室发育小，左心室扩大

支狭窄，对侧支血管也可很好地显示。对 Fontan 手术有重要影响的异常结构如左上腔静脉残存、肺静脉异位引流和左侧心耳并置等均能很好显示。MRI 多序列均能显示此畸形，主要应用增强 MRA、2D SSFP 及 3D SSFP，可清楚地显示三尖瓣闭锁的直接征象，可显示心房水平右向左分流；对于肺动脉狭窄的显示同 CTA。

【诊断要点】

显示右心房与右心室之间无直接交通是诊断要点。三尖瓣闭锁类型很多，情况复杂，建议在超声心动图之外，加做 CT 或 MRI 血管造影检查，以进一步为术前及术后提供评估。心血管造影主要用于某些解剖细节和生理参数的评估。

【鉴别诊断】

诊断时需与极重型肺动脉狭窄伴右室发育不良、三尖瓣狭窄伴室间隔缺损、单心室伴肺动脉狭窄等鉴别。先天性三尖瓣狭窄在心血管造影时会与三尖瓣闭锁相混淆。

六、单心室

【概述】

单心室（single ventricle）是一种严重的类型复杂的发绀型先天性心脏病，它只具有一个有功能的心室腔，同时接受左、右心房的血液。单心室的发生率约占全部先天性心脏病的 1%。

单心室的定义与命名是心脏病理学家们长期争论的焦点。Van Praagh 等主张的单心室仍以 single ventricle 命名，不包括二、三尖瓣闭锁和骑跨；Anderson 等主张单心室应称为单一心室（univentricle）或一室性房室连接心脏（univentricular atrioventricular connection），同时主张包括左或右侧房室连接缺如（包括三尖瓣及二尖瓣闭锁）和二尖瓣或三尖瓣骑跨超过 50% 的病例。由于 2 种分型方法最终手术方案是一致的，故先天性心脏病外科命名和数据库（Congenital Heart Surgery Nomenclature and Database Project）中提出功能性单心室（functional single ventricle）或功能性单一心室（functional univentricular heart）这一概念，目前得到普遍认可。

本节内容仍采用 Van Praagh 分型，即右室型单心室、左室型单心室和不定型单心室，还根据大动脉位置分 3 个亚型。未将三尖瓣闭锁、二尖瓣闭锁归入单心室的范畴。

单心室房室瓣均开口于同一心室，体静脉、肺静脉的回心血流最终在心室内混合，血流从心室进入体循环及肺循环的比例则由体循环、肺循环的阻力所决定。

体循环的阻力基本恒定，肺循环的阻力则变化很大，在不伴肺动脉狭窄的单心室，大量的血流进入肺循环，患儿发绀常较轻，但由于容量性负荷增加，可导致心力衰竭。肺动脉狭窄明显者，肺循环阻力增加，进入肺循环的血量减少，心力衰竭得以避免，但发绀明显。

合并的畸形中以大动脉转位最常见，其他包括肺动脉狭窄、房间隔缺损、单心房、主动脉缩窄、主动脉弓中断等。

虽然定义与命名有争论，但在治疗上分歧并不大。多数单心室需要分期手术，包括 B-T 或中央分流术、半腔肺吻合 Glenn 术及全腔肺吻合 Fontan 手术。

【临床特点】

单心室临床表现变化很大，主要取决于单心室类型、大动脉的位置和有无肺动脉狭窄存在。无肺动脉狭窄者表现为肺血增多，以气促、呼吸困难等心衰症状为多见，而发绀轻微；伴肺动脉狭窄者以发绀为主要症状，与法洛四联症相似。

【影像检查技术与优选】

目前 CT 和 MRI 血管造影在单心室的术前诊断已经逐渐取代心血管造影，对单心室分期手术后的解剖和功能评估，MRI 将占据主要地位。

【影像学表现】

1. X 线　较常见的左室型单心室伴大动脉转位者，心左缘上弓和中弓向左膨凸，心影有一定的特征性，其左心缘的膨凸系由于位于左侧的输出小腔和左位的升主动脉所致，其肺血可明显增多也可减少，视有无肺动脉狭窄而定。

另一类较常见的合并较重肺动脉狭窄的右室型单心室，常为心脾综合征，有心脏位置异常，支气管对称，肺血明显减少等改变，也有一定的特征性；其他类型的单心室则较难依靠 X 线片来做出诊断。

2. 超声心动图　心尖及剑突下四腔切面是显示单室型房室连接的最佳切面，在上述切面图像中可以见到左、右房室瓣开放时均朝向大的主心室腔（图 4-3-40），结合彩色多普勒超声血流显像也可见两侧心房血流均汇集到主心室腔。心尖四腔切面可以判断房室瓣环骑跨、房室瓣叶跨越，观察房室瓣运动情况，判断瓣膜狭窄及关闭不全。在剑突下、心尖部及胸骨旁长轴等切面可见残留心腔及主心室腔的空间位置关系，确定大动脉与心室的连接关系。大动脉判断可以通过分支特点确定。

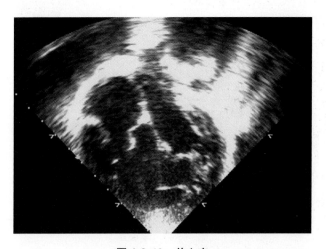

图 4-3-40　单心室
超声心动图心尖四腔观见单心室，两组房室瓣均开口于主心腔

3. CT　CTA 可很好地显示单心室的心肌小梁粗糙程度，明确单心室是右室型还是左室型或不定型，还可较好地显示两个房室瓣开口于同一心室（图 4-3-41）。

CTA 对单心室的肺动脉狭窄情况显示很好，对肺动脉主干狭窄、肺动脉分叉部狭窄、左右肺动脉起始部狭窄及肺内周围肺动脉狭窄均可很好地显示。

CTA 对单心室的侧支循环血管也可很好地显示，对有无左上腔静脉，有无肺静脉异位引流等对 Fontan 手术有重要影响的异常均可很好地显示。

对伴心脾综合征者，气管和心耳也显示非常清晰，有助于诊断。

4. MRI　MRI 多序列均能很好显示单心室畸形，主要应用增强 MRA、2D SSFP 及 3D SSFP 序列，可清楚地显示单心室心肌小梁粗糙程度，区分右室型单心室和左室型单心室；电影序列还能显示房室瓣反流情况及对单心室进行功能评估，外周血管异常主要依靠增强 MRA 和 3D SSFP。

【诊断要点】

显示房室瓣均开口于单一心室是诊断的关键。由于单心室类型很多，情况复杂，最好在超声心动图之外加做 CTA。改良 Fontan 术或 Glenn 术等术前术后对于生理及解剖资料有一系列特殊的要求，可以进行 MRI 检查，进行心功能和血流评估。

【鉴别诊断】

单心室需与三尖瓣闭锁、二尖瓣闭锁、右心室双出口等鉴别。

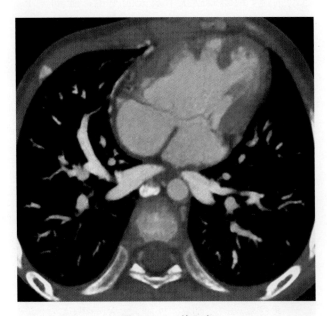

图 4-3-41　单心室
CTA MIP 轴位像显示房室瓣均开口于同一心室，心室肌小梁粗糙（右室型）

七、十字交叉心

【概述】

十字交叉心（criss-cross heart）是一种非常罕见的先天性心脏病，是胚胎期心室沿着心脏长轴发生旋转，导致腔静脉回流血流与肺静脉回流血流方向在房室瓣水平发生交叉及心室空间位置异常的心脏畸形，又称交叉房室连接（crossed atrio-ventricular connection）、扭转心（twisted heart）等，发病率约占全部先心病的 1/1000。左右心室流入道相互平行的关系消失，但房室水平血流交叉并不混合。

几乎所有的十字交叉心均存在室间隔缺损，其他合并的心脏畸形中，以左位心，心房位置、心房-静脉连接及房室连接正常，心室-大动脉连接异常多见，如大动脉转位、右心室双出口和肺动脉闭锁多见，其中又以伴右心室双出口较为常见。

【临床特点】

临床表现取决于房室连接、心室大动脉连接关系及伴发畸形。

【影像检查技术与优选】

超声心动图可显示房室瓣交叉、两侧腔静脉与肺静脉血流在房室水平交叉、心室位置异常等特征性表现，以明确诊断。CT 或 MRI 同样能较清晰显示房室连接、心室大动脉连接关系及伴发畸形；MRI 对术前术后心室功能评估亦有很大帮助。

【影像学表现】

1. 超声心动图　心尖四腔切面显示心室呈上下排列，室间隔与横膈平行，两侧房室连接交叉，常规心尖或剑突下四腔观不能同时显示两组房室瓣是诊断十字交叉心的重要线索（图 4-3-42）。探头自常规剑突下、心尖四腔观向后倾斜，可以观察到右侧心房与左侧的右心室的连接，逐渐向前倾斜时，可以显示左侧心房通过房室瓣与右侧的左心室连接。两侧房室瓣交叉的特点只能在前后或左右扫查中才能见到，结合彩色多普勒血流显像显示血流方向有助于诊断。

2. CT 和 MRI　CTA 任意角度、任意层厚的 MIP 重组图可清楚地显示水平室间隔及心室位置的异常。MRI 同样可显示房室水平十字交叉的血流方向这一重要征象（图 4-3-43）。

【诊断要点】

显示房室瓣交叉、两侧腔静脉与肺静脉血流在房室水平交叉、心室位置异常等特征性表现是诊断该病的关键。

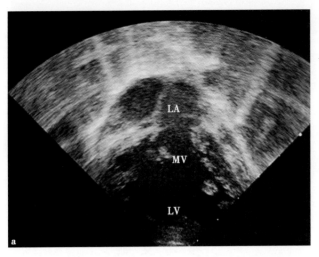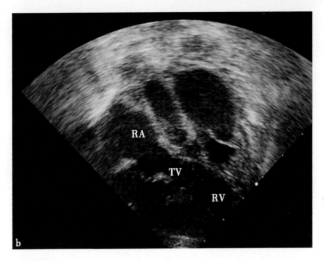

图 4-3-42　十字交叉心

a、b. 超声心动图心尖四腔观不能同时显示两组房室瓣

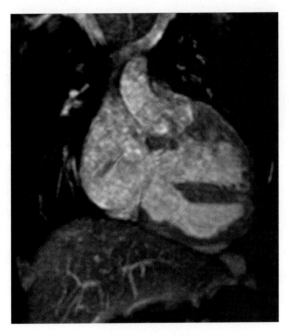

图 4-3-43　十字交叉心

心脏 MRI 斜矢状面扫描显示心室呈上下排列，室间隔与横膈平行

【鉴别诊断】

需与上下心室鉴别。上下心室者并不一定伴有两侧腔静脉与肺静脉血流在房室水平交叉的现象，而这一征象是诊断十字交叉心的重要依据。

八、心脏异位及内脏异位症

【概述】

正常心脏大部分位于左侧胸腔，如心脏不位于左侧胸腔或心脏虽位于左侧胸腔，但心脏与其他脏器的对应关系明显改变，称为心脏位置异常（cardiac malposition）。心脏部分或全部不在胸腔内，称胸外心脏，心脏异位通常是指胸腔内心脏呈先天性的位置异常，可分为四类。

镜像右位心，是正常心脏的镜像位，内脏心房反位即心脏位于右侧胸腔，心尖指向右下，胃泡位于右膈下，肝脏位于左膈下。镜像右位心可伴及或不伴心脏结构异常，常见心脏畸形为室间隔缺损、法洛四联症等。

孤立性右位心（右旋心），内脏心房正位即心脏位于右侧胸腔，心尖指向右下。绝大多数孤立性右位心均伴有复杂性先天性心脏病，如大动脉转位、房室不一致、右心室双出口等。

孤立性左位心（左旋心），内脏反位，心房反位。几乎所有孤立性左位心均有心脏结构异常，通常为复杂先天性心脏病。

中位心，心脏位置居中，心尖指向前方。

内脏异位症的发病率约为 1/10 000，约占先天性心脏病的 3%，也有根据脾脏畸形而分别称为无脾综合征（asplenia syndrome）及多脾综合征（polysplenia syndrome）。

无脾综合征，两侧心房心耳形态相似，类似解剖右心房心耳。心脏位置不一，中位心较少见；绝大部分合并心脏畸形，且畸形较为复杂。胸腹腔许多脏器也为双侧右侧结构。两肺均三叶，双侧支气管对称，呈右侧形态特点；肝两侧对称，位置居中，下缘呈水平状，胃位置不定，无脾脏；下腔静脉与腹主动脉位于同侧，可均位于脊柱左侧，也可均位于脊柱右侧。

多脾综合征，两侧心房心耳形态相似，类似解剖左心房心耳。心脏位置呈左位心较多见，合并的心脏畸形不如无脾综合征多且复杂。胸腹腔许多脏器也为双侧左侧结构。两肺均两叶，双侧支气管对称，呈左侧形态特点；肝两侧对称，位置居中，下缘呈水平状，胃位置不定，有多个脾脏，通常沿胃大弯分布；下腔静脉中断，经奇静脉或半奇静脉回流。

【临床特点】

心脏异位及内脏异位症的临床症状及体征与其合并畸形有关。

【影像检查技术与优选】

心脏异位及内脏异位症几乎涵盖了所有的先天性心脏缺损畸形，超声心动图、CT 和 MRI 血管造影在此疾病诊断中均能起到重要作用，尤其是在复杂性先天性心脏病术后解剖和功能评估方面，MRI 检查必不可少。

【影像学表现】

1. **X 线**　X 线片可根据心脏大部位于哪侧胸腔以及肝、胃（泡）位于上腹部右侧或左侧的相对位置关系，来确定心脏位置异常的类型。

2. **超声心动图**　可通过显示心脏大部位于哪侧胸腔以及与腹部脏器的相对位置关系来确定心脏位置异常的类型。

诊断内脏异位症，超声心动图可通过心耳的形态特点区别左右心房，左心耳细长呈手指状，与心房连接处较窄；右心耳呈粗短的三角形，与心房连接处较宽。无脾综合征患儿两侧心房、心耳形态相似，均类似解剖右心房及右心耳；多脾综合征患儿两侧心房、心耳形态相似，均类似解剖左心房及左心耳。

超声心动图通过腹主动脉与下腔静脉的排列能准确反映心房的位置，从而确定心房与心室、心室与大动脉的连接方式，对伴发的各种心血管畸形进行诊断。

3. **CT**　CTA 可以清楚显示心耳形态，MIP 重组可非常清晰地显示两侧支气管的形态，均有助于判断心房位置；心耳对称以及支气管对称，多为无脾或多脾综合征。

4. **MRI**　MRI 扫描视野广，有利于复杂先天性心脏病的内脏心房位置的判断；黑血序列、SSFP、增强 MRA 等都能清楚显示心脏及内脏位置、心耳形态、心室及大血管形态及连接方式，对先天性心脏病作出正确诊断。目前除了传统的黑血序列能显示气管及支气管，3D 扰相梯度回波序列、3D SSFP 序列均能显示气管支气管形态，有助于诊断。

【诊断要点】

心脏与其他脏器的对应关系明显改变，为心脏位置异常，心房和心房位置的确定是心脏位置异常诊断的关键。显示左/右主支气管的形态，对确定心房位很有帮助。

【鉴别诊断】

主要与获得性心脏移位鉴别，先天性心脏位置异常与心脏移位有所不同，后者系因胸肺疾患和畸形使心脏移离其正常位置，一般都可找到产生心脏移位的疾病的影像学改变。大多数内脏异位症患者都与复杂的先天性心脏病相关。

（王　谦　孙爱敏　张志芳　郭　辰）

参 考 文 献

[1] 周爱卿. 先天性心脏病心导管术 [M]. 上海：上海科学技术出版社，2009

[2] 杨思源，陈树宝. 小儿心脏病学 [M].4 版. 北京：人民卫生出版社，2012

[3] 陈树宝. 先天性心脏病影像诊断学 [M]. 北京：人民卫生出版社，2004

[4] 梁长虹，黄美萍. 先天性心脏病多层螺旋 CT 诊断学 [M]. 北京：人民卫生出版社，2009

[5] Fratz S，Chung T，Greil GF，et al. Guidelines and protocols for cardiovascular magnetic resonance in children and adults with congenital heart disease：SCMR expert consensus group on congenital heart disease[J]. J Cardiovasc Magn Reson，2013，15（1）：51

[6] McKavanagh P，Walls G，McCune C，et al. The Essentials of Cardiac Computerized Tomography[J]. Cardiol Ther，2015，4（2）：117-129

[7] Ihlenburg S，Rompel O，Rueffer A，et al. Dual source computed tomography in patients with congenital heart disease[J]. Thorac Cardiovasc Surg，2014，62（3）：203-210

[8] Bonnemains L，Raimondi F，Odille F. Specifics of cardiac magnetic resonance imaging in children[J]. Arch Cardiovasc Dis，2016，109（2）：143-149

[9] Markl M，Schnell S，Wu C，et al. Advanced flow MRI：emerging techniques and applications[J]. Clin Radiol，2016，71（8）：779-795

[10] Kulkarni A，Hsu HH，Ou P，et al. Computed Tomography in Congenital Heart Disease：Clinical Applications and Technical Considerations[J]. Echocardiography，2016，33（4）：629-640

[11] Helbing WA，Ouhlous M. Cardiac magnetic resonance imaging in children[J]. Pediatr Radiol，2015，45（1）：20-26

[12] Vijayalakshmi IB. Evaluation of Left to Right Shunts by

the Pediatrician：How to Follow，When to Refer for Intervention?[J]. Indian J Pediatr，2015，82（11）：1027-1032

[13] Goldberg JF. Long-term Follow-up of "Simple" Lesions--Atrial Septal Defect，Ventricular Septal Defect，and Coarctation of the Aorta[J]. Congenit Heart Dis，2015，10（5）：466-474

[14] Calkoen EE，Hazekamp MG，Blom NA，et al. Atrioventricular septal defect：From embryonic development to long-term follow-up[J]. Int J Cardiol，2016，202：784-795.

[15] Jain A，Shah PS. Diagnosis，Evaluation，and Management of Patent Ductus Arteriosus in Preterm Neonates[J]. JAMA Pediatr，2015，169（9）：863-872

[16] Hong SH，Kim YM，Lee CK，et al. 3D MDCT angiography for the preoperative assessment of truncus arteriosus[J]. Clin Imaging，2015，39（6）：938-944

[17] Shovlin CL. Pulmonary arteriovenous malformations[J]. Am J Respir Crit Care Med，2014，190（11）：1217-1228.

[18] Ahmed S，Johnson P T，Fishman E K，et al. Role of multidetector CT in assessment of repaired tetralogy of Fallot[J]. Radiographics，2013，33（4）：1023-1036.

[19] Syed M A，Mohiaddin R H. Magnetic Resonance Imaging of Congenital Heart Disease [M]. Springer London，2012.

[20] Senzaki，Hideaki，Satoshi Yasukochi，et al. Congenital heart disease：Morphological and functional assessment [M]. Springer London，2015.

[21] Files MD，Morray B. Total Anomalous Pulmonary Venous Connection：Preoperative Anatomy，Physiology，Imaging，and Interventional Management of Postoperative Pulmonary Venous Obstruction[J]. Semin Cardiothorac Vasc Anesth. 2017，21（2）：123-131

[22] Dyer KT，Hlavacek AM，Meinel FG，et al. Imaging in congenital pulmonary vein anomalies：the role of computed tomography[J]. Pediatr Radiol. 2014，44（9）：1158-1168；quiz 1155-1157

[23] Katre R，Burns SK，Murillo H，et al. Restrepo CS. Anomalous pulmonary venous connections[J]. Semin Ultrasound CT MR. 2012，33（6）：485-99

[24] Gould SW，Rigsby CK，Donnelly LF，et al. Useful signs for the assessment of vascular rings on cross-sectional imaging[J]. Pediatr Radiol. 2015，45（13）：2004-2016；quiz 2002-2003

[25] Singh S，Hakim FA，Sharma A，et al. Hypoplasia，pseudocoarctation and coarctation of the aorta – a systematic review[J]. Heart Lung Circ. 2015，24（2）：110-118

[26] Goo HW. Coronary artery imaging in children[J]. Korean J Radiol. 2015，16（2）：239-250

[27] Files MD，Arya B. Preoperative Physiology，Imaging，and Management of Transposition of the Great Arteries[J]. Semin Cardiothorac Vasc Anesth. 2015，19（3）：210-222

[28] Mahle WT，Martinez R，Silverman N，et al. Anatomy，echocardiography，and surgical approach to double outlet right ventricle[J]. Cardiol Young. 2008 Dec；18 Suppl 3：39-51

[29] Frescura C，Thiene G. The new concept of univentricular heart[J]. Front Pediatr.2014 Jul 7；2：62

[30] Bartram U，Wirbelauer J，Speer CP. Heterotaxy syndrome -- asplenia and polysplenia as indicators of visceral malposition and complex congenital heart disease[J]. Biol Neonate. 2005，88（4）：278-290

第四章 心肌疾病

第一节 心 肌 炎

【概述】

心肌炎（myocarditis）是一种心肌局灶性或弥漫性炎性病变，其特征为间质炎性细胞浸润，心肌坏死及变性。心肌炎与多种因素有关，包括病毒、细菌、立克次体、螺旋体、真菌及寄生虫感染，其中以柯萨奇B3（CVB3）所致病毒性心肌炎最多见。

【临床特点】

典型病例在心脏症状出现4周内有呼吸道或肠道感染。心电图常呈QRS低电压，ST段偏移，T波倒置、平坦或低平，可出现各种心律失常；心肌酶有不同程度的升高。

【影像检查技术与优选】

胸部平片对本病的诊断无特征性。超声心动图用于辅助评估心脏功能。MRI可显示心肌的炎性病灶，具有一定的特征性。另外，MRI检查对于评估心肌炎后心肌的损害具有一定的作用。

【影像学表现】

1. **X线** 心影呈轻至中度增大，以左心室为主，可见不同程度的肺淤血。心脏轻度增大者表现为左心缘略向左下延伸，肺血正常或轻度肺淤血。心脏中度增大表现为左心缘各弓界限不清，左心缘向左下延伸，心脏冲动普遍减弱，肺血增多，呈肺淤血表现。部分患者合并心包积液和/或胸腔积液。

2. **超声心动图** 约1/3患者可见左室扩大，室间隔及左室后壁运动幅度降低，可有节段动脉障碍。左心室收缩功能减弱，左室射血分数和短轴缩短率下降。左心房呈不同程度的扩大。可有少量心包积液。

3. **MRI** T_1WI表现为心室壁多发斑点状低信号影，T_2WI表现为高信号，反映了心肌组织内炎性病灶和相应的水肿部位，T_2WI心肌异常信号与骨骼肌心肌信号比>2.0，早期增强T_1WI心肌异常信号与骨骼肌心肌信号比>4.0；延迟强化显心肌和心外膜高信号影（图4-4-1）。

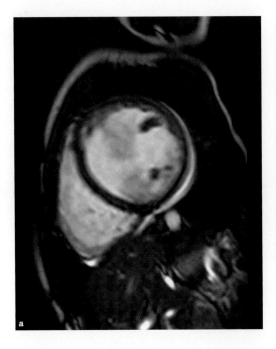
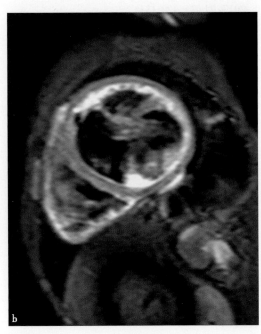

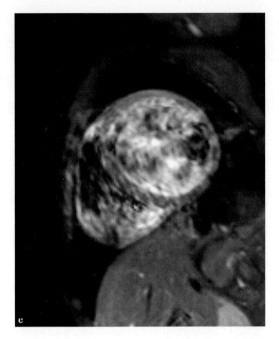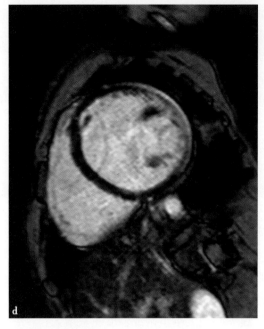

图 4-4-1　急性心肌炎伴少许心包积液

心脏 MRI，a. 电影序列（SSFP）左心室短轴位，左心室扩大伴少许心包积液；b. T₂WI 左心室短轴位，室间隔下壁及游离壁心肌信号增高；c. 早期强化（EGE）左心室短轴位，左室游离壁心肌异常强化；d. 延迟强化（LGE）左心室短轴位，左室游离壁心肌及内外膜延迟强化

【诊断要点】

心肌炎的诊断主要依据临床表现、实验室检查和心电图的改变。影像学检查仅对本病的诊断起到一定的辅助作用。

【鉴别诊断】

MRI 可显示心肌的炎性病灶，结合临床及实验室检查可明确诊断。

第二节　心　肌　病

心肌病是一类伴有特定的形态、功能、电生理等方面改变的心肌疾病。从病因上可分为两类，即病因未明的原发性心肌病和病因明确的继发性心肌病。小儿心肌病的发病率为（1.1～1.2）/100 000。1980 年和 1995 年世界卫生组织 / 国际心脏病学会联合会（WHO/ISFC）心肌病定义分类委员会先后两次对原发性心肌病进行定义和修订。1980 年将原发性心肌病定义为"原因不明的心肌疾病"，1995 年修订为"伴有心脏功能障碍的心肌疾患"。2008 年欧洲心脏病学协会（ESC）提出了偏临床的分类方法，ESC 提出首先根据形态功能学进行分类，将原发性心肌病主要分为肥厚型心肌病、扩张型心肌病、限制型心肌病、致心律失常性右室心肌病及未分类型（包括左心室致密化不全）五大类；然后再考虑遗传信息，分为家族性、遗传性和非家族性、非遗传性。

一、肥厚型心肌病

【概述】

肥厚型心肌病（hypertrophic cardio-myopathy，HCM）是最常见的心肌病，多见于青少年，也是年轻人猝死的常见病因之一。本病是一种家族遗传性疾病，约 50% 呈常染色体显性遗传。HCM 的特点是不同程度心肌肥厚、左室舒张功能丧失、心肌纤维化、左心室流出道动力性梗阻。目前运用成人心肌肥厚的标准即为短轴位舒张末期最大室壁厚度≥15mm（或有明确家族史者的室壁厚度≥13mm），同时排除能够引起室壁肥厚的其他心血管疾病或全身性疾患（如高血压、瓣膜病变、主动脉缩窄等）病变可侵犯心室的任何部分，根据受累部位可分为非对称性肥厚型心肌病（室间隔肥厚型、心尖肥厚型、心室中部肥厚型、罕见类型）、对称性（向心性）肥厚型心肌病及右室受累型三大类，其中室间隔最易受累，常引起不对称性室间隔肥厚；在儿童 HCM 中，向心性左心室肥厚占 12.7%。另外根据有无流出道梗阻可分为肥厚梗阻性和非梗阻性：梗阻性患者，病变主要累及室间隔和左室前壁基底段，肥厚心肌突入左室流出道而引起左室流出道狭窄，使左室排血受阻；非梗阻性患者，病变主要累及左心室游离壁，无左室流出道狭窄。

【临床特点】

HCM 可无症状或症状较轻,常见的临床症状主要与脑缺血、心肌缺血有关,如头晕、晕厥、心绞痛、气急、劳力性呼吸困难、心律失常、甚至猝死,晚期可出现心力衰竭。常见心电图表现为左室或双室心肌肥厚,ST-T 改变,可有异常 Q 波及传导阻滞。

【影像检查技术与优选】

二维超声心动图可明确显示受累心肌的肥厚程度、左室腔的变形、狭窄以及二尖瓣活动的改变;但其对三大类型中各亚型的检出有一定的限度。MRI 可对本病形态学改变及分型做出全面的评价,可明确显示受累室壁的部位、左室心腔的形态,精确测量室壁的厚度,弥补了超声心动图检查的不足。

【影像学表现】

1. X线 心脏大小正常或轻度左室增大。

2. 超声心动图 可观察到以下改变:①室间隔、心室壁肥厚的部位和程度,舒张期室间隔/左室后壁厚度≥1.3;②收缩期二尖瓣前叶腱索前向运动,向室间隔靠拢(SAM 征);③梗阻性患者左室流出道明显变窄产生压力阶差;④左室舒张及收缩功能障碍;⑤二尖瓣关闭不全。

3. MRI MRI 自旋回波序列 T_1WI 可对本病的形态学改变及其分型作出明显的诊断。结合轴面、冠状面及矢状面,能够全面观察肌部室间隔、左室游离壁及乳头肌的厚度、心腔的大小和形态;MRI 电影序列可以区别梗阻性和非梗阻性,梗阻性 HCM 可伴有 SAM 征。心肌质量和射血分数(EF)增加。

电影序列图像、T_1WI 及 T_2WI 图像肥厚心肌表现为等信号,同正常心肌信号;延迟增强可见肥厚心肌散在延迟强化,提示心肌纤维化(图 4-4-2)。

【诊断要点】

1. 心腔形态改变 ①心室腔:心室腔舒张期可正常或缩小,收缩末期明显缩小;②心肌肥厚:可累及心室任何部位,以室间隔最常见,短轴位图像上测量舒张末期厚度超过 15mm;③左室心肌质量增加:一般在 100g 以上。左室质量的增加与心肌舒张功能呈负相关。

2. 心室功能改变 异常肥厚部位心肌收缩期的增厚率降低,心室整体收缩功能正常或增强,后期失代偿时则射血分数(EF)下降。

3. 左室三腔心电影序列图像(流入道及流出道层面) 肥厚梗阻性心肌病的肥厚心肌向左室流出道凸出引起左室流出道梗阻,收缩期二尖瓣前叶向室间隔前向运动(SAM 征),并加重流出道的梗阻;可见收缩期左室流出道至主动脉腔内的条带状喷射血流。

延迟增强扫描,可显示肥厚节段心肌的延迟强化。

【鉴别诊断】

1. 高血压心脏病引起的心肌肥厚 临床有高血压病史,心肌向心性肥厚,心肌收缩期增厚率正常,无左室流出道的梗阻。

2. 其他引起左室肥厚的病变 如主动脉瓣狭窄等,心脏 MRI 形态及功能成像可显示狭窄部位及类型。

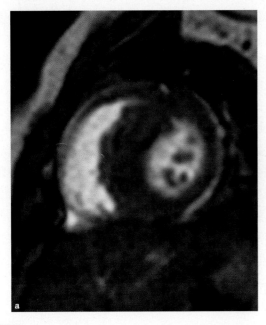

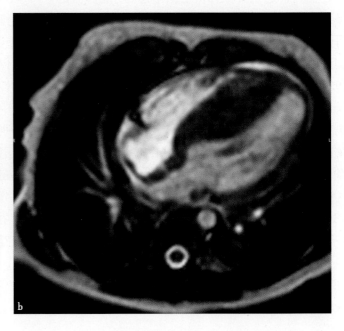

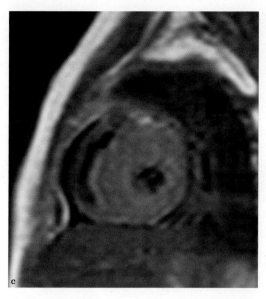
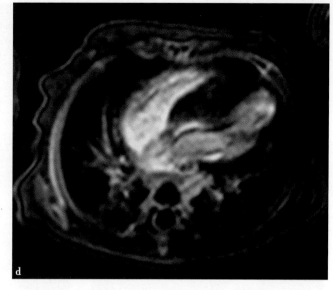

图 4-4-2　肥厚型心肌病

心脏 MRI，a. 电影序列左心室短轴位，室间隔心肌增厚，信号不均匀；b. 电影序列四腔心，室间隔增厚，信号不均匀；c. T₂WI 左心室短轴位，室间隔增厚；d. 延迟强化四腔心，增厚的室间隔异常延迟强化

二、扩张型心肌病

【概述】

扩张型心肌病（dilated cardiomyopathy，DCM）是左室或双心室腔扩张和室壁运动功能降低的一组疾病。患病率估计为 1∶2 500；它是第三大最常见的心力衰竭原因。病因尚不完全清楚，遗传、病毒感染和免疫异常是重要的致病因素。根据病变累及的部位，本病可分为左室型、右室型及双室型，其中以左室型最常见。

【临床特点】

临床上年龄跨度较大（通常是 30～40 岁，也可发生于小年龄儿童）。DCM 缺乏特异性症状、体征和实验室检查。起病多缓慢，早期表现隐匿或不典型，早期诊断困难，通常发现时已是合并严重临床症状。常见症状包括心悸、气短、运动耐力降低、劳力性呼吸困难、胸痛、心悸、易疲劳、浮肿等，最常见的症状是左心功能不全。心电图可表现为心室肥大、心律失常、房颤和室内传导阻滞。心电图多样性或多变性对本病有诊断意义。

【影像检查技术与优选】

X 线胸片表现为心影增大，肺血增多，结合临床及心电图表现可提示本病的诊断。超声心动图及 MRI 检查可明确显示心脏的主要病理和病理生理变化，前者简便易行，是本病影像学的首选检查方法。CTA 检查有助于心室附壁血栓的检出。除需进行心肌活检外，一般无需心血管造影检查。

【影像学表现】

1. **X 线**　心脏呈中至重度增大，一般心脏各房室均增大，以左室为主；肺部呈肺淤血表现。

2. **超声心动图**　二维超声心动图左室长轴观或左心短轴观二尖瓣水平可以显示扩张型心肌病最典型的"大心腔""小瓣口"征象。检查显示左室、左房明显扩大，室壁变薄。左室后壁及室间隔运动幅度减低。射血分数及短轴缩短率明显下降，多普勒超声显示各瓣口血流流速均减低。

3. **CT 和 MRI**　MRI 自旋回波序列可在轴面、冠状面及矢状面等不同体位观察到左心室心腔呈球形增大，多以左心室扩大为主；心肌呈中等信号，厚度变薄，收缩期增厚率下降。MRI 梯度回波电影序列表现为左心室收缩功能降低或消失，舒张末期容积增加。同时还可见二尖瓣关闭不全。心肌灌注多无灌注缺损区。延迟增强扫描心肌少见异常强化，严重者可见心肌弥漫性异常强化，反映心肌的退变、坏死、纤维化。重症病例左心房或心室内有时可见附壁血栓（图 4-4-3）。

CTA 有助于左室附壁血栓的检出。一般不进行 DSA 检查。

【诊断要点】

1. **临床表现**　心功能降低伴或不伴有充血性心力衰竭和心律失常，可发生栓塞和猝死等并发症。

2. **心脏扩大**　X 线检查心胸比 > 0.5，超声心动图及心脏 MRI 显示左心或全心扩大，心脏可呈球形。

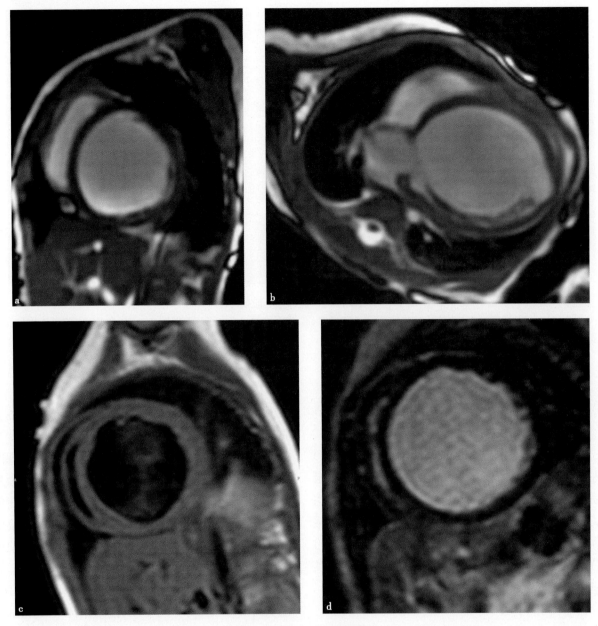

图 4-4-3　扩张型心肌病

心脏 MRI。a. 电影序列左心室短轴位，左心室明显扩大，室壁厚度正常；b. 电影序列四腔心层面，左心室"球样"扩大；c. T$_2$WI 左心室短轴位，左室心肌厚度正常；d. 延迟增强左心室短轴位，未见明显异常强化

　　3. 心室收缩功能降低　室壁运动弥漫性减弱，心室射血分数小于正常值。

　　4. 心肌信号　心脏 MRI 延迟增强扫描，严重者可见心肌内弥漫性、边界不清的异常强化，提示心肌的退变、坏死、纤维化，预示心肌功能受损。

　　【鉴别诊断】

　　1. 左冠状动脉异常起源于肺动脉　表现为左心室球形扩大，类似扩张型心肌病，MRI/CT 血管造影检查必须关注左右冠状动脉的起源有无异常。

　　2. 高血压心肌病　晚期出现心衰后可表现为心腔扩大、心肌变薄，鉴别主要依靠临床病史。

三、限制型心肌病

　　【概述】

　　限制型心肌病（restrictive cardiomyopathy, RCM）也是心力衰竭的常见原因，以左右心室容量正常或减低、双房扩大、左心室壁厚度及房室瓣正常、左心室充盈受限、正常或接近正常收缩功能为其特点。RCM 大部分为散发病例，少部分为家族遗传性。本病主要见于东非国家，我国少见，常见于儿童及青少年。

　　【临床特点】

　　本病起病缓慢，轻者临床上常无症状，左房压升高可引起呼吸困难等左心功能不全的症状；右房压升高可出现全身浮肿、颈静脉怒张、肝淤血及腹水等右心功能不全的症状，可闻及舒张期奔马律。此外，可出现心悸、胸痛、栓塞、心律失常等表现。

【影像检查技术与优选】

对右室型患者结合临床及心电图表现，X线片可作出提示性诊断，但对于左室型患者则有很大限度。本病的诊断主要以心血管造影和/或心内膜活检为主。超声心动图检查可作为首次筛选方法。MRI除显示心腔变化外，还可显示心肌、心内膜及心包的变化，为本病的主要检查方法。

【影像学表现】

1. **X线** 可见左右心房扩大的征象，类似二尖瓣、三尖瓣病变，肺可呈淤血表现。

2. **超声心动图** 二维超声心动图显示双心房明显扩大，心室腔减小，心室壁、室间隔内膜不均匀增厚、回声增强，以心尖区明显，可呈闭塞状态。房室瓣可见增厚、回声增强，乳头肌、腱索缩短及扭曲，常有三尖瓣及二尖瓣关闭不全。心室运动幅度降低，射血分数和短轴缩短率明显降低。

3. **CT和MRI** 根据所累及的部位，MRI SE及电影序列均显示左右心房明显扩大，左右心室扩大不明显；右心室流出道扩张或缩短及右心室心尖闭塞状。MRI电影序列可显示心室运动减弱及房室瓣反流（图4-4-4）。CTA检查可显示心腔的变化，另外CT平扫检查对心内膜钙化的检出率高于其他影像学检查。

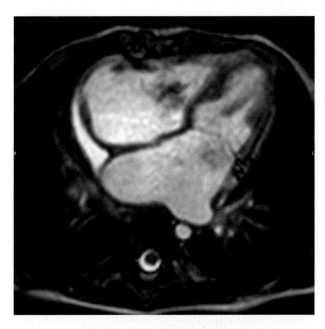

图4-4-4 限制型心肌病
心脏MRI电影序列四腔心层面，双心房扩大，伴少许心包积液

【诊断要点】

①室壁厚度在正常范围内；②左室收缩功能正常或接近正常；③左右房扩大，左右心室扩大不明显；④右心室流出道扩张或缩短及右心室心尖闭塞状。

【鉴别诊断】

主要需要与缩窄性心包炎（constrictive pericarditis, CP）进行鉴别。缩窄性心包炎是指心脏被致密厚实的纤维化或钙化心包所包围，使心室舒张期充盈受限而产生一系列循环障碍的病征。鉴别点：①心包，CP可见增厚的心包，而RCM心包正常；②室间隔形态与运动，CP在深吸气后屏住呼吸进行电影序列扫描可出现室间隔反向的异常运动，而RCM不会出现；③造影剂延迟增强扫描，CP的心肌无异常强化，RCM则可出现散在异常强化，但非特异性表现。

四、致心律失常型右心室心肌病

【概述】

致心律失常型右心室心肌病（arrhy-thmogenic right ventricular cardio-myopathy, ARVC）又称心律失常性右心室发育不全（arrhy-thmogenic right ventricular dysplasia, ARVD），十分罕见，是以右心室心肌逐步被脂肪、纤维组织替代为特征，伴有心脏电生理改变的心肌病变。通常脂肪从心外膜向心肌中层浸润，严重者可全层替代，导致心肌变薄。本病病因不明，可能与遗传因素相关，一般为常染色体显性遗传，常导致青年人猝死。

【临床特点】

临床上只表现为室性心律失常，药物控制不理想。主要包括左束支传导阻滞、持续性心动过速和室性期前收缩。初发症状大多为频发的室性心动过速，有时表现为头晕、晕厥等阿-斯综合征（Adams-Stokes syndrome）的症状。

【影像检查技术与优选】

主要依靠超声心动图及心脏MRI检查。

【影像学表现】

超声心动图及心脏MRI均显示弥漫性或局限性右室扩大和功能不全。较少显示右心室的脂肪浸润，可能与儿童发病早有关。

【诊断要点】

超声心动图及心脏MRI表现为右室扩张，早期常为流出道扩张，典型者右心室明显扩张；室壁普遍变薄，严重者呈"羊皮纸"样改变。

MRI自旋回波及电影序列可见流出道扩张明显；

造影剂延迟扫描可见心肌异常强化，提示心肌纤维化（图4-4-5）。

室壁运动功能异常，矛盾运动为主，MRI电影序列及超声心动图可见"心肌发育不良三角区"（右室前壁漏斗部、下壁和心尖部）运动减弱或消失，并可见单个或多个瘤样凸出。三尖瓣可有关闭不全表现。

【鉴别诊断】

需要与先天性右室室壁瘤进行鉴别。后者多无症状，无右室源性室性心律失常，且年龄偏大。MRI亦显示右室腔扩大，室壁局限性变薄瘤样凸出，亦可存在矛盾运动，但心肌无脂肪浸润信号。

五、其他类型心肌病

其他类型的心肌病包括原发的左室心肌致密化不全（left ventricular noncompaction，LVNC）、应激性心肌病等，由于儿童中应激性心肌病少见，本文重点讲述LVNC。

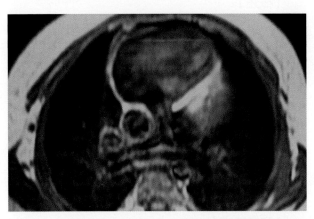

图4-4-5 致心律失常型右心室心肌病
T₁WI横断面，右室扩大，右室心肌脂肪浸润

【概述】

左室心肌致密化不全（LVNC）又称"海绵状心肌"，形态学上表现为心内膜下心肌肌小梁粗乱呈海绵状，深陷的小梁窝与左心室相通。

【临床特点】

本病有三大主要特征：左心功能不全、心律失常和栓塞。

【影像检查技术与优选】

超声心动图及心脏MRI均能很好的显示，尤其是超声心动图对本病的早期诊断具有重要作用。

【影像学表现】

1. **超声心动图** 主要表现：①可见心肌内层相对较厚的非致密化心肌及外层薄的致密化心肌，伴有粗大的肌小梁和深陷的小梁间隐窝；②彩色多普勒显示深陷的小梁间隐窝与心室腔相通；③在收缩末期心肌最厚处非致密化心肌与致密化心肌厚度比大于2；④不伴有其他的心脏异常。

2. **MRI** 主要表现：①可见心肌内层相对较厚的非致密化心肌，呈"海绵状"，信号不均匀；外层是薄的致密化心肌，与正常心肌信号相仿；②电影序列显示舒张期，致密化不全心肌内可见多发粗大的肌小梁及充满血液、深陷的小梁隐窝，收缩期小梁隐窝可萎陷、消失，心肌变得"致密"，室壁运动可正常或节段性异常（图4-4-6）；③延迟强化，致密化不全心肌可见异常强化，提示心肌纤维化；④小梁隐窝内可有血栓形成。

【诊断要点】

非致密化心肌内层相对较厚，有粗大的肌小梁和小梁间隐窝，收缩期隐窝可萎缩消失。

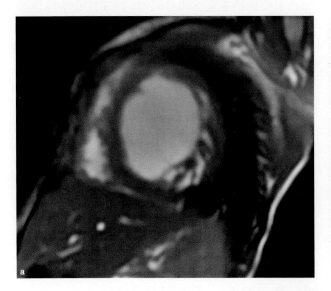 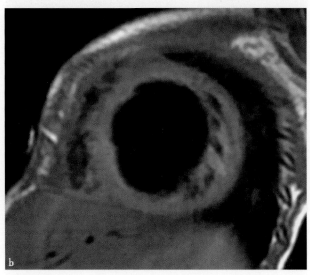

图4-4-6 左室心肌致密化不全
心脏MRI。a.电影序列左心室短轴位，左室侧壁致密化不全；b.T₁WI左心室短轴位，左室侧壁心肌疏松

【鉴别诊断】

超声心动图及 MRI 检查发现心肌内层增厚，粗大的肌小梁及小梁间隐窝可明确诊断。需与肥厚型心肌病及高血压所致心肌肥厚鉴别。

（钟玉敏　张志芳　欧阳荣珍）

参 考 文 献

[1] Maron BJ，Towbin JA，Thiene G，et al. Contemporary definitions and classification of the cardiomyopathies：an American Heart Association Scientific Statement from the Council on Clinical Cardiology[J]. Circulation，2006，113（14）：1807-1816

[2] Hashimura H，Kimura F，Ishibashi-Ueda H，et al. Radiologic-Pathologic Correlation of Primary and Secondary Cardiomyopathies：MR Imaging and Histopathologic Findings in Hearts from Autopsy and Transplantation[J]. Radiographics，2017，37（3）：719-736

[3] Lyon AR，Bossone E，Schneider B，et al. Current state of knowledge on Takotsubo syndrome：a position statement from the task force on Takotsubo syndrome of the Heart Failure Association of the European Society of Cardiology[J]. Eur J Heart Fail，2016，18（1）：8-27

[4] Dawson DK. Acute stress-induced（Takotsubo）cardiomyopathy[J]. Heart，2018，104（2）：96-102

[5] Templin C，Ghadri JR，Diekmann J，et al. Clinical features and outcomes of Takotsubo（stress）cardiomyopathy[J]. N Engl J Med，2015，373（10）：929-938

第五章　其他血管性病变

第一节　川　崎　病

【概述】

川崎病（Kawasaki disease，KD）又称皮肤黏膜淋巴结综合征（mucocutaneous lymph node syndrome，MCLS），是一种以全身血管炎为主要病变的急性发热出疹性小儿疾病。1967 年日本川崎富作医生首次报道。婴儿及儿童均可发病，但 80%～85% 在 5 岁内，好发于 6～18 个月的婴儿。男孩较多，男女比为（1.3～1.5）：1。无明显季节性。目前认为其为一种免疫介导的血管炎。

【临床特点】

临床表现为持续发热，抗生素治疗无效。常见双侧结膜充血、口唇潮红、杨梅舌等症状，10 天后甲床皮肤交界处出现特征性趾端大片状脱皮。常伴心脏损害，出现心肌炎、心内膜炎和心包炎的症状。冠状动脉扩张及冠状动脉瘤为本病的主要并发症。大多数冠状动脉瘤呈自限性过程，多数于 1～2 年内自行消退。

【影像检查技术与优选】

本病 X 线胸片无特异性表现。超声心动图是本病的首选检查方法。近年来非创伤性检查 CT 及 MRI 血管成像可清晰显示冠状动脉动脉瘤，有取代选择性冠状动脉造影的趋势。

【影像学表现】

1. **X 线**　无明显特征性表现。

2. **超声心动图**　全心炎表现为心脏轻至中度增大，80% 患者 6 个月以内恢复。室壁及室间隔运动幅度正常。部分病例合并心包积液，多数为少量心包积液。冠状动脉增宽或出现动脉瘤，正常冠状动脉主干内径婴儿 <3mm，5 岁以下儿童 <4mm。目前冠脉病变最新的诊断要点为：冠脉管壁回声增强，与周围分界不清，扩张的冠脉管壁可见双边回声。冠脉病变的内径变化应用体表面积标准化的 Z 值定量：①冠脉无扩张者内径 Z 值 <2.0；②冠状动脉扩张时，Z 值 2.0～2.5，但随访复查 Z 值缩小超过 1；③小冠脉动脉瘤 Z 值≥2.5～5；④中等冠脉动脉瘤 Z 值≥5～10，且内径绝对值 <8mm；⑤大或巨大冠状动脉瘤 Z 值≥10，或绝对内径值≥8mm。巨大冠状动脉瘤易形成血栓，其内可见低回声光团，是导致冠状动脉狭窄及闭塞的危险因素，可造成心肌缺血或梗死，故要注意心室壁的运动有无异常。

3. **CT 和 MRI**　MRI 自旋回波序列 T_1WI、T_2WI 及 CT 平扫可发现心包积液。CTA 和全心 MRA 可明确显示冠状动脉扩张和冠状动脉瘤（图 4-5-1）。

4. **DSA**　对冠状动脉严重受累者应做冠状动脉造影检查。急性期后，即发病后 1～3 个月行选择性冠状动脉造影。并发冠状动脉瘤患者表现为冠状动脉增宽，呈瘤样扩张，70% 左右累及冠状动脉近段。部分病例由于血栓或血管内膜增厚，引起冠状动脉狭窄或闭塞。

【诊断要点】

1. **临床表现**　持续发热，7～14 天或更久，体温常达 39℃ 以上，抗生素治疗无效。常见双侧结膜充血，口唇潮红、杨梅样舌等症状；10 天后甲床皮肤交界处出现特征性趾端大片状脱皮。

2. **心脏损害**　心肌炎、心内膜炎和心包炎的症状。

3. **冠状动脉**　超声心动图、CTA、MRA 及 DSA 显示冠状动脉扩张和冠状动脉瘤形成。

【鉴别诊断】

皮肤黏膜淋巴结综合征要与其他发疹的感染性疾病，过敏反应，其他血管炎如系统性红斑狼疮、大动脉炎等鉴别。其冠状动脉扩张改变要与冠状动脉瘘和冠状动脉起源于肺动脉鉴别，有无分流是鉴别的关键。

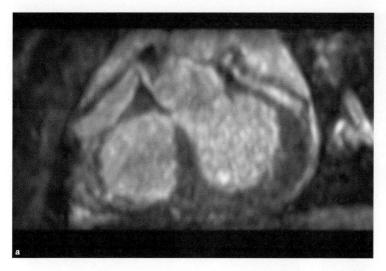
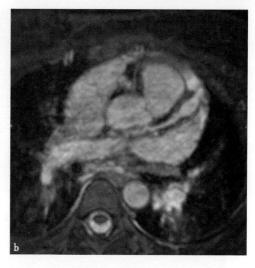

图 4-5-1　川崎病

冠状动脉 MRA，a. 3D 电影序列，右冠状动脉长段瘤样扩张；b. 3D 电影序列，左冠状动脉前降支瘤样扩张

第二节　马方综合征

【概述】

马方综合征（Marfan's syndrome，MFS）是一种多系统受累的常染色体遗传性结缔组织疾病。子代患病率达 50%，25%～35% 为散发病例。

【临床特点】

临床表现具有年龄相关性。典型的临床和病理改变有：①骨骼 - 肌肉受累，肢体细长，蜘蛛指（趾）、韧带松弛、脊柱侧弯、漏斗胸等；②眼睛受累，晶状体脱位或半脱位，表现为高度近视；③心血管系统受累，主动脉壁中层坏死，中层弹力纤维离断、破碎、黏液变性和囊肿形成，主动脉窦、瓣环和升主动脉扩张，升主动脉瘤或冠状动脉窦瘤形成，并进而可引起主动脉夹层、主动脉瓣关闭不全及左心功能不全，亦可累及肺动脉或二尖瓣，是影响预后的主要因素。心脏累及好发于成年人，儿童较少发生。

【影像检查技术与优选】

目前 CT 和 MRI 血管重建已经取代心血管造影进行马方综合征的影像诊断，且能对其他累及部位进行评估。

【影像学表现】

1. **X 线**　主要用于骨骼系统的检查。

2. **超声心动图**　经胸超声是马方综合征的基本检查方式，可以精确的测量主动脉窦、瓣环和升主动脉内径大小。经食管超声主要运用于怀疑动脉夹层形成的情况。

3. **CT**　CT 增强及血管多方位最大密度投影重建可清晰显示主动脉窦、瓣环及主动脉病变的形态和范围，也可对其内径进行测量。

4. **MRI**　横断位、斜矢状位自旋回波序列及电影梯度回波序列（"白血、黑血"）能清晰显示病变形态和范围，结合电影序列可以评价心功能和主动脉瓣情况。典型表现为冠状动脉窦或近心端升主动脉瘤样扩张，升主动脉根部扩张常合并主动脉夹层形成（图 4-5-2）。

【诊断要点】

①家族史；②骨骼及眼部评估：肢体细长、蜘蛛指（趾）、韧带松弛、脊柱侧弯、漏斗胸等。晶状体脱位或半脱位，表现为高度近视；③心血管评估：主动脉窦部内径、瓣环内径及主动脉的评估。主动脉窦、瓣环和升主动脉扩张，升主动脉瘤或冠状动脉窦瘤形成。

【鉴别诊断】

主要需要与真性或假性动脉瘤鉴别。后者主要表现为主动脉的瘤样扩张，管壁变薄，不会有骨骼肌肉系统及晶状体的累及，动脉瘤的发生部位很少累及主动脉根部，也不会累及瓣窦、瓣环。MFS 基因检测 FBN1 基因突变可确诊。

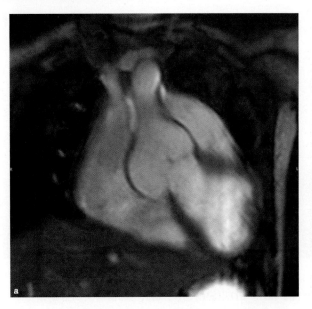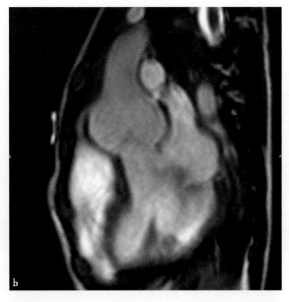

图4-5-2　马方综合征

a、b. 心脏MRI白血序列显示左室流出道见主动脉瓣窦瘤样扩张

（钟玉敏　张志芳　欧阳荣珍）

参 考 文 献

[1] 赵世华. 心血管病磁共振诊断学 [M]. 北京：人民军医出版社，2011

[2] 张兆琪. 心血管疾病磁共振成像 [M]. 北京：人民卫生出版社，2007

[3] Alibaz-Oner F，Direskeneli H. Update on Takayasu's arteritis[J]. Presse Med，2015，44（6）：e259-265

[4] Barra L，Kanji T，Malette J，et al. Imaging modalities for the diagnosis and disease activity assessment of Takayasu's arteritis：A systematic review and meta-analysis[J]. Autoimmun Rev，2018，17（2）：175-187

[5] Di Santo M，Stelmaszewski EV，Villa A. Takayasu arteritis in paediatrics[J]. Cardiol Young，2018，28（3）：354-361

[6] Saguil A1，Fargo M2，Grogan S2. Diagnosis and management of kawasaki disease[J]. Am Fam Physician，2015，91（6）：365-371

[7] Marchesi A，Tarissi de Jacobis I，Rigante D，et al. Kawasaki disease：guidelines of Italian Society of Pediatrics，part II - treatment of resistant forms and cardiovascular complications，follow-up, lifestyle and prevention of cardiovascular risks[J]. Ital J Pediatr，2018，44（1）：103

[8] Radke RM，Baumgartner H. Diagnosis and treatment of Marfan syndrome：an update[J]. Heart，2014，100（17）：1382-1391

[9] Pepe G，Giusti B，Sticchi E，et al. Marfan syndrome：Current perspectives[J]. Appl Clin Genet，2016，9（1）：55-65

第六章　心　脏　肿　瘤

【概述】

儿童心脏肿瘤少见，发病率0.08%～0.027%。可分为原发性和转移性两大类。原发性肿瘤又可分为良性及恶性两种。儿童原发肿瘤中良性占大多数，占90%左右，其中最常见的是横纹肌瘤，其他包括纤维瘤、黏液瘤、畸胎瘤、脂肪瘤、脉管性病变等；原发恶性肿瘤少见，如横纹肌肉瘤、纤维肉瘤等。儿童转移性肿瘤相对原发性恶性肿瘤略多见。

【临床特点】

临床症状多种多样，不具特征性，主要与肿瘤的部位及大小相关，包括无明显症状、心律失常、胸闷、呼吸困难、易疲劳、发绀、心衰及猝死等。

【影像检查技术与优选】

超声心动图及心脏MRI为主要检查方法，尤其是心脏MRI对于肿瘤定位及定性具有更明显的优势，并可结合电影序列观察肿瘤的活动情况、产生的血流动力学影响及其与周围组织结构的关系，最重要的是通过不同序列能判断肿瘤的组织特性。

第一节　良　性　肿　瘤

一、横纹肌瘤

【概述】

横纹肌瘤是儿童及婴幼儿最常见的心脏原发良性肿瘤。通常位于心肌内，也可位于心腔，或呈蕈伞状游离，单发或多发。儿童横纹肌瘤与结节性硬化症密切相关，其患者中约86%合并结节性硬化症；结节性硬化症患者中约50%合并心脏横纹肌瘤；产前胎儿诊断的心脏肿瘤大多数是横纹肌瘤。临床上可因流入道或流出道的阻塞出现心律不齐、房室阻滞和心包积液及心排出量不足的表现。

【影像学表现】

1. **超声心动图**　多个切面观察肿瘤呈强回声，回声均匀、较固定、边界清，通常不伴有心包积液。

2. **MRI**　横纹肌瘤整体上信号均匀，在电影序列、自旋回波序列上与心肌信号相仿，心内外膜完整，增强扫描与心肌强化程度略偏弱或相仿（图4-6-1）。

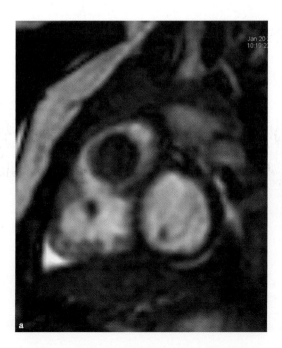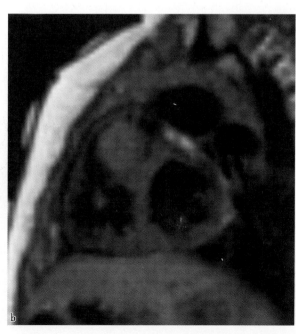

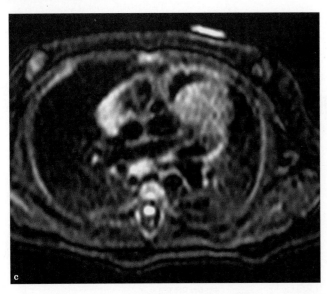
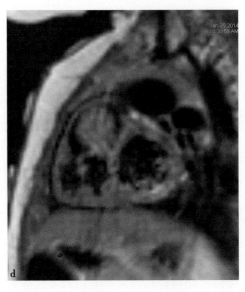

图4-6-1 心脏横纹肌瘤

心脏MRI,见肿瘤位于右室流出道。a. 电影序列短轴,肿瘤与心肌呈等信号;b. 短轴 T_1WI 呈等及稍高信号;c. 短轴 T_2WI 脂肪抑制序列,呈偏高信号;d. 短轴增强 T_1WI,呈等信号

【诊断要点】

MRI上心脏横纹肌瘤信号均匀,在电影序列、自旋回波序列上与心肌信号相仿,增强后与正常心肌强化程度略偏弱或相仿。

【鉴别诊断】

需与心脏纤维瘤鉴别。

二、纤维瘤

【概述】

心脏纤维瘤(fibroma)大多数发生于婴儿和儿童,是儿童时期第二常见的心脏肿瘤。可见于心肌壁的任何部位,心室前壁及室间隔常见。纤维瘤通常不显示囊变、坏死、出血,但可见钙化。由于其组织起源及所在部位,大约三分之一的病例会出现心律失常、传导阻滞或心室排血障碍甚至猝死。

【影像学表现】

1. **超声心动图** 多切面显示肿瘤呈圆形或椭圆形,固定,边界清,无包膜,呈强回声且回声均匀,可发生钙化,少见心包积液。

2. **MRI** 纤维瘤富含丰富的胶原纤维,自旋回波(SE)序列的信号特点是图像信号较正常心肌略偏低,增强 T_1WI 及延迟扫描呈较明显的均匀强化且中央可伴有强化不明显的低信号环(图4-6-2)。

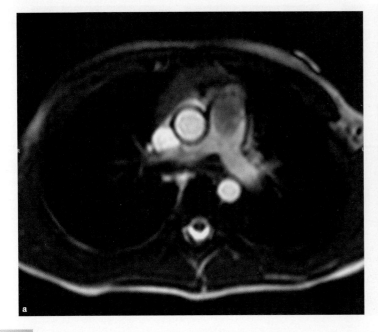
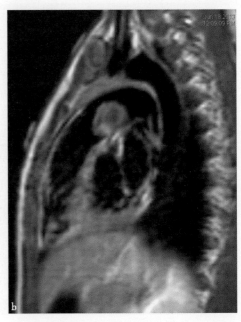

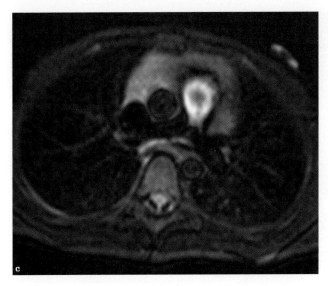
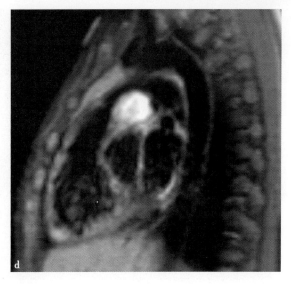

图 4-6-2　心脏纤维瘤

心脏 MRI 见肿瘤位于肺动脉主干。a. 横断面电影序列，呈等及略高信号；b. 右室流出道层面 T₁WI，呈等及稍高信号；c. T₂WI 脂肪抑制序列，呈高信号；d. 右室流出道层面增强 T₁WI，呈明显高信号

【诊断要点】

心脏纤维瘤于 MRI 上信号较正常心肌略偏低，增强后呈明显均匀强化，中央可伴强化不明显的低信号环。

【鉴别诊断】

需与心脏横纹肌瘤鉴别。

三、黏液瘤

【概述】

心脏黏液瘤是一种心腔内肿瘤，可发生于任何部位，其中 75% 发生于左房，多数为带蒂的息肉状或分叶状附着于房间隔近卵圆窝处，随心动周期在心腔内运动，可有坏死、囊变、出血，少数有钙化。儿童少见，成人女性好发。临床表现多为不典型胸痛、心悸、气短、乏力、呼吸困难和心衰，可伴体循环血管栓塞，随体位改变有变化杂音等。

【影像学表现】

1. **超声心动图**　有确诊价值，特征性表现为心腔内带蒂的巨大云雾状团块，圆形或椭圆形，反光较均匀，团块随心动周期而运动，瘤体形状可随心动周期而变化，不侵犯心包。

2. **MRI**　肿瘤大小不等，电影序列上主要表现为不规则息肉状或分叶状带蒂的并可随血流摆动的肿块，信号不均匀；T₁WI 主要呈等、略低或略高信号，T₂WI 主要呈高信号为主的混杂信号，并可伴局灶性出血及钙化灶，增强扫描呈不均匀强化（图 4-6-3）。

【诊断要点】

心脏黏液瘤好发于左心房，超声心动图特征性

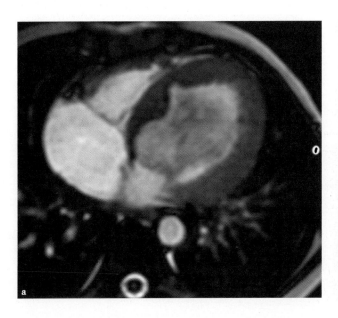
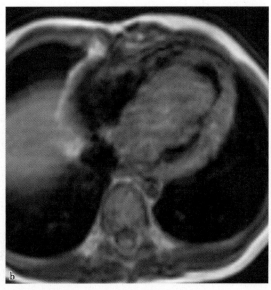

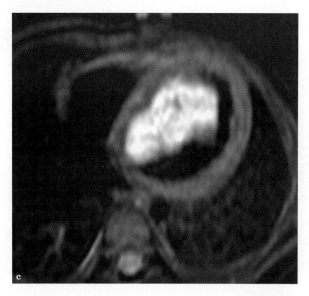
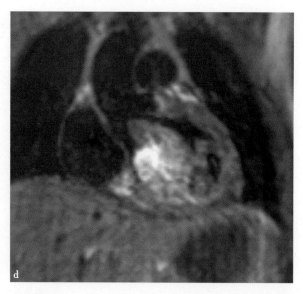

图4-6-3 心脏黏液瘤

心脏 MRI 见肿瘤位于左心室。a. 电影序列横断面，呈略低信号；b. 横断面 T_1WI 呈等及略高信号；c. 横断面 T_2WI 抑脂序列，呈高信号；d. 冠状面增强 T_1WI 呈高信号

表现为心腔内带蒂的巨大云雾状团块，瘤体形状可随心动周期而变化。

【鉴别诊断】

超声心动图发现典型表现可明确诊断。

第二节 恶性肿瘤

心脏原发性恶性肿瘤包括横纹肌肉瘤、纤维肉瘤、血管肉瘤、恶性畸胎瘤等，由于肿瘤生长快速，病程早期即发生死亡。在儿童中，继发性转移性恶性心脏肿瘤较原发性恶性心脏肿瘤常见。在儿童期，淋巴瘤、神经母细胞瘤和心外恶性肿瘤常易造成继发性心脏肿瘤。肝和肾的恶性肿瘤可直接经下腔静脉转移到右房。

超声心动图显示恶性肿瘤一般较固定、范围大、回声不均匀、边界不清，可引起心腔内梗阻。因易侵犯心包，故多伴明显心包积液，但注意与心包炎性肿块进行鉴别。

一、原发性肿瘤 - 纤维肉瘤

【概述】

恶性纤维肉瘤可以原发于心肌或心包。心包肿瘤可导致心脏压迫征象、心包炎、心包积液或心包填塞。

【影像学表现】

MRI SSFP 电影序列、T_1WI 序列呈等信号，T_2WI 脂肪抑制序列呈高信号，增强检查呈明显强化（图4-6-4）。

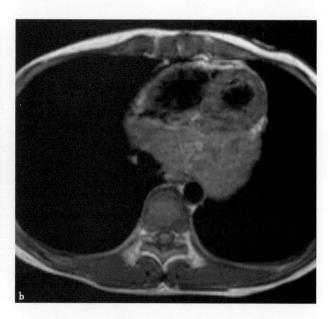

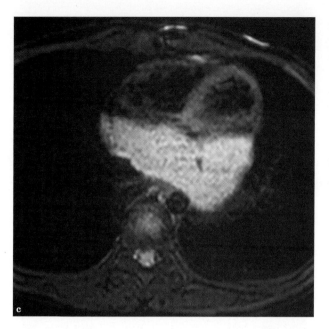

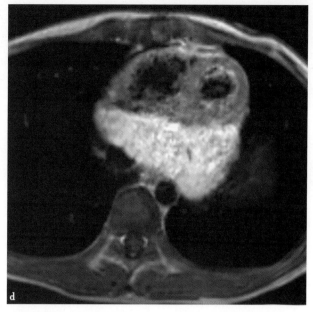

图 4-6-4 心包纤维肉瘤

心脏 MRI 见肿瘤位于左右心室后下方心底部。a. SSFP 序列横断面,肿瘤与心肌信号相仿,信号均匀;b. 四腔心位 T_1WI,肿瘤较心肌信号偏高;c. 四腔心位 T_2WI 脂肪抑制像,肿瘤高信号;d. 四腔心位增强 T_1WI,肿瘤呈明显强化

【诊断要点】

纤维肉瘤一般较大,回声、信号不均匀、边界不清,可引起心腔内梗阻,侵犯心包,可伴明显心包积液,增强后呈明显强化。

【鉴别诊断】

需与其他恶性肿瘤如横纹肌肉瘤、恶性畸胎瘤、淋巴瘤等鉴别。

二、继发性肿瘤 - 淋巴瘤

【概述】

有淋巴瘤原发病史,可发生于任何心腔,可向纵隔等心脏外生长。

【影像学表现】

MRI 上病变信号均匀,可与正常心肌呈等信号,也可为混杂信号,增强扫描呈均匀或不均匀强化(图 4-6-5)。

【诊断要点】

常有淋巴瘤原发病史,MRI 上病变信号均匀,可与正常心肌呈等信号,增强扫描呈均匀或不均匀强化。

【鉴别诊断】

有淋巴瘤原发病史,发现心脏占位可明确诊断。

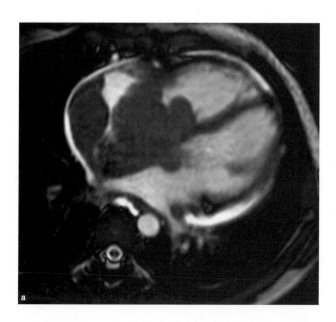

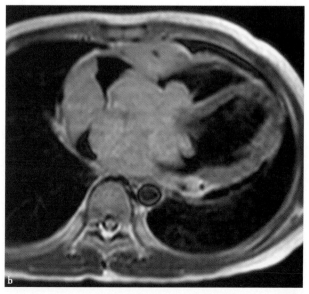

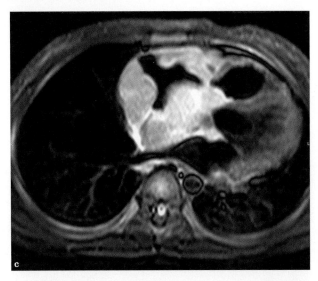 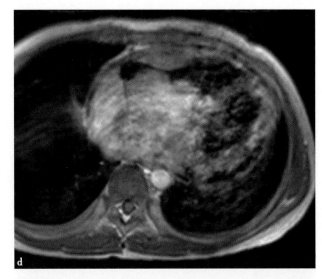

图 4-6-5 心脏淋巴瘤

心脏 MRI 见肿瘤位于右心房、房间隔及右房室沟，信号均匀。a. 四腔心位 SSFP，肿瘤信号较正常心肌略偏低；b. 四腔心位 T₁WI，肿瘤信号较正常心肌高；c. 四腔心位 T₂WI 脂肪抑制像，肿瘤较正常心肌信号明显偏高；d. 四腔心位增强 T₁WI，肿瘤明显强化

（钟玉敏　张志芳　欧阳荣珍）

参 考 文 献

[1] 黄国英. 小儿超声心动图学 [M]. 上海：上海科学技术出版社，2015

[2] Isaacs Jr H. Fetal and neonatal cardiac tumors[J]. Pediatr Cardiol 2004，25（3）：252-273

[3] Nadas AS，Ellison RC. Cardiac tumors in infancy[J]. Am J Cardiol 1968，21（3）：363-366

[4] Tao TY，Yahyavi-Firouz-Abadi N，Singh GK，et al. Pediatric Cardiac Tumors：clinical and imaging features[J]. Radiographics 2014，34（4）：1031-1046

[5] Buckley O，Madan R，Kwong R. Cardiac Masses，Part 1：Imaging Strategies and Technical Considerations[J]. AJR，2011，197（5）：W837-W841

[6] Kiaffas MG，Powell AJ，Geva T. Magnetic resonance imaging evaluation of cardiac tumor characteristics in infants and children[J]. Am J Cardiol，2002，89（10）：1229-1233

[7] Beroukhim RS，Prakash A，Buechel ER，et al. Characterization of Cardiac Tumors in Children by Cardiovascular Magnetic Resonance Imaging[J]. J Am Coll Cardiol，2011，58（10）：1044-1054

[8] Motwani M，Kidambi A，Herzog BA，et al. MR imaging of cardiac tumors and masses：a review of methods and clinical applications[J]. Radiology 2013，268（1）：26-43

[9] Yadava OP. Cardiac tumours in infancy[J]. Indian Heart J，2012，64（5）：492-496

[10] Hoffmeier A，Sindermann JR，Scheld HH. Cardiac Tumors—Diagnosis and Surgical Treatment[J]. Deutsches Ärzteblatt International，2014，111（12）：205-211

[11] Parvathy U，Balakrishnan KR，Ranjit MS，et al. Primary intracardiac yolk sac tumor[J]. Pediatr Cardiol，1998，19：495-497

[12] Sparrow PJ，Kurian JB，Jones TR，et al. MR imaging of cardiac tumors[J]. RadioGraphics，2005，25（5）：1255-1276

[13] Yoo SY，Park CB，Cheong SS. Primary pericardial malignant fibrosarcoma presenting as sudden onset of substernal pain[J]. Heart，2008，94（3）：265

第七章 心 包 疾 病

心包（pericardium）是包绕心脏及其大血管根部的锥形囊，包括外层的纤维心包（fibrous pericardium）及内层的浆膜心包（serous pericardium）两部分。心包疾病可以是孤立性疾病，也可以是全身性疾病的一部分，主要包括心包炎、心包积液、心脏压塞、缩窄性心包炎和心包肿瘤等。肿瘤性病变常见的如良性的心包囊肿、脂肪瘤，恶性的如间皮瘤、肉瘤、淋巴瘤、原始神经外胚层肿瘤等。本章主要阐述常见于儿童的心包炎症性病变。

第一节 急性心包炎与心包积液

【概述】

心包炎是最常见的心包病变，急性心包炎是指伴或不伴心包积液的急性炎症性心包综合征，可为多种因素引起。化脓性心包炎较易发展为缩窄性心包炎；风湿性心包炎之渗液常被吸收；结核性心包炎早期有少量浆液或血性渗出液，有时很快产生大量积液，如不及早治疗，常引起广泛粘连。病毒性心包炎常同时伴有心肌炎，心包渗出液较少，一般不形成缩窄性心包炎。

心包积液是指心包腔内积液量增加，可为漏出液或渗出液，定量诊断为心包内液体量超过50ml。根据心包内液体的多少，心包积液可分为3度。Ⅰ度为少量积液，液体量<100ml；Ⅱ度为中等量积液，液体量为100～500ml；Ⅲ度为大量积液，液体量>500ml。

【临床特点】

急性心包炎的临床症状包括胸痛、胸闷、呼吸困难、心悸、心包摩擦音、肺部干湿啰音、发热等，其中常见且典型的症状为剧烈胸痛，坐位及前倾位有助于缓解。心包炎的典型临床体征为心包周围的肋骨摩擦感，典型的心电图改变为广泛的ST段抬高。心包积液可为急性或慢性，急性者积液量短时间内迅速增加，常引起心包填塞、心脏舒张受限，进而心

排血量降低，患者休克，重者猝死；慢性者心包内积液量逐渐增多，患者症状轻，直至大量积液（大于3 000ml）时才有心包填塞的表现。

【影像检查技术与优选】

急性心包炎需要综合临床及影像进行诊断，影像上的心包积液是其佐证之一。超声心动图、心脏CT及MRI成像均是心包积液的良好检查方式，其中超声心动图最为简便；心脏MRI的敏感性更高，尤其是伴有心包炎性增厚时；心脏CT的敏感性不如心脏MRI，且伴有辐射。X线片能够大致显示心影的形态、粗略估计积液量。

【影像学表现】

1. **X线** 心包积液在少量或少到中量心包积液时X线平片常无心影扩大或扩大不明显，大量积液典型表现为心影增大，呈烧瓶状（图4-7-1a）。

2. **超声心动图** 急性心包炎的心包脏层与壁层之间整个心动周期出现无回声区。利用剑突下四腔心切面、心尖四腔心切面、胸骨旁长轴切面观可以准确地确定积液在心包腔内的分布。大量心包积液时，心脏活动失去限制，产生心脏摇摆现象，使右室前壁、室间隔及左室后壁随心动周期出现异常运动，运动幅度增大，并有假性二尖瓣脱垂征。有时无回声区内可见飘动的细条索状回声，为渗出的纤维蛋白。

3. **CT和MRI** CT平扫可见沿心脏轮廓分布、紧邻脏层心包脂肪的环形低密度带，其CT值略高于水（图4-7-1b）。MRI SE序列及电影序列均可清晰显示心包积液，表现为心包脏、壁层之间距离增宽。由于积液的性质和MRI所用的脉冲序列不同，积液的信号不同。SE T_1WI 图像上，浆液性积液为均匀低信号，炎性渗出液内含蛋白质较高，表现为不均匀高信号，血性积液视含血液成分的多少，呈中等信号或高信号。T_2WI上心包积液多呈均匀高信号。MRI电影序列积液一般呈高信号（图4-7-1c）。

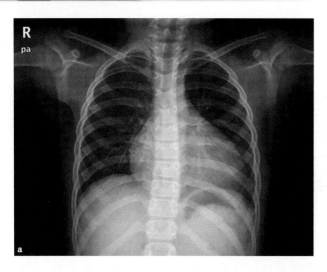

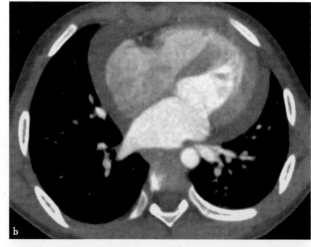

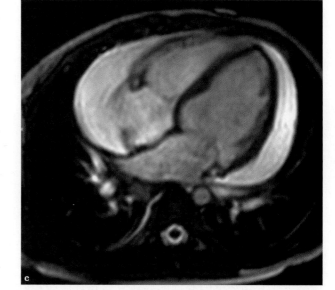

图 4-7-1　急性心包炎伴心包积液
a. 胸部正位片，心影普遍增大，呈"烧瓶状"；b. CT 增强横轴面，心包腔内液体密度影；c. 心脏 MRI SSFP 序列四腔心，心包腔内高信号液体影，信号均匀

【诊断要点】

X 线片心影呈普遍性扩大。超声心动图、CT 及 MRI 检查均能对本病作出明确诊断。后三种检查能够根据液体的分布情况及心包脏壁层的距离判断积液量的多少。

【鉴别诊断】

超声心动图、CT 及 MRI 检查均能对本病作出明确诊断。

第二节　缩窄性心包炎

【概述】

缩窄性心包炎（constrictive pericarditis，CP）是指心包脏、壁两层粘连增厚和钙化，心脏被致密厚实的纤维化或钙化心包所包围，使心室舒张期充盈受限而产生一系列循环障碍的病征。多继发于急性心包炎，包括结核性心包炎、化脓性心包炎、病毒性心包炎及非特异性心包炎；在我国病因仍以结核性

最为常见，一般认为，正常心包厚度为 3mm，有临床症状的患者心包厚度 >4.0mm 可认为是诊断缩窄性心包炎最重要的直接征象。

【临床特点】

缩窄的心包妨碍了心脏的舒张，使血液回流受阻，造成心排出量减低，静脉系统淤血，最终导致心力衰竭。本病起病多隐匿、缓慢，部分病例有急性心包炎病史。临床症状主要为慢性心脏压塞现象，患儿可有轻度发绀、颈静脉怒张、肝脏肿大、腹水、下肢水肿等。心电图 T 波倒置、低电压较急性心包炎更为明显，可有期前收缩、心房扑动或颤动。

【影像检查技术与优选】

目前超声心动图、CT 和 MRI 是诊断缩窄性心包炎的主要检查方式。CT 的直接征象是心包增厚，伴有钙化。超声心动图和 MRI 能够同时显示增厚的心包以及心脏舒张受限的血流动力学改变。

【影像学表现】

1. X 线　根据粘连和缩窄的部位不同，可表现

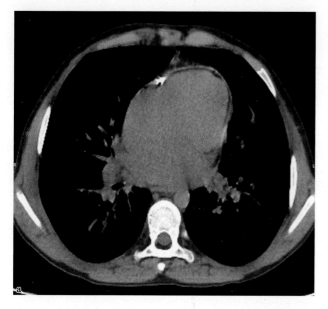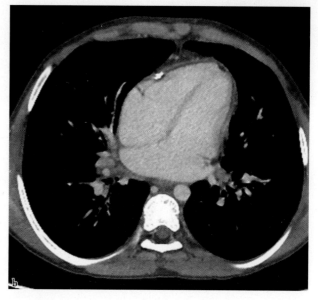

图 4-7-2　缩窄性心包炎
a. 胸部 CT 平扫，心包增厚伴钙化；b. 胸部 CT 增强，增厚的心包可见强化，左右心室受压变小

为心缘僵直，各弓影分界不清，心影外形呈三角形或近似三角形，心房呈不同程度的扩大。

2. **超声心动图**　有如下特征：①多切面显示心包不规则增厚、回声增强，厚度大于 4mm；②双心房明显扩大，双心室缩小且舒张受限；③心脏舒张受限，室间隔受心动周期和呼吸周期的影响呈"橡皮筋样"不规则异常摆动，并可显示下腔静脉内径增宽且与呼吸没有明显关系；④可有包裹性心包积液，心包腔内回声杂乱。

3. **CT 和 MRI**　CT 和 MRI 均能显示本病异常的心包增厚，前者对心包钙化的显示十分敏感，MRI 电影序列还能准确评估心脏功能。CT 和 MRI 检查的主要征象为：①心包不规则增厚，大于 4mm，脏壁层界限不清；②心脏形态异常，左右心室内径缩小，室间隔僵直，左右心房扩大；③心室舒张功能受限，收缩期、舒张期心室内径变化不大，严重者收缩功能亦有损害，表现为射血分数降低；④腔静脉扩张。另外，还可显示肝脾肿大、腹水和胸腔积液等继发改变（图 4-7-2）。

【诊断要点】

心包增厚伴有钙化，心脏舒张受限是诊断缩窄性心包炎的直接征象。

【鉴别诊断】

缩窄性心包炎主要需要与限制型心肌病进行鉴别，两者为不同病因导致心室扩张受限，心室充盈受限和舒张期容量下降，引发几乎相同的临床表现。鉴别点：限制型心肌病心包不增厚，心肌增厚，心室收缩功能受限，延迟增强可显示心肌异常强化。

（钟玉敏　张志芳　欧阳荣珍）

参 考 文 献

[1] Imazio M，Gaita F，LeWinter M. Evaluation and Treatment of Pericarditis：A Systematic Review[J]. JAMA，2015，314（14）：1498-1506

[2] Schewefer M，Aschenbach R，Heidemann J，et al. Constrictive pericarditis，still a diagnostic challenge：comprehensive review of clinical management[J]. Eur J Cardiothorac Surg，2009，36（3）：502-510

第五篇

消化系统和腹膜腔

第一章　组织学与解剖学

第一节　胚胎发育与生理

妊娠第 3～4 周形成原肠，上起于头侧口咽膜，下止于尾端泄殖腔膜。原肠由前肠、中肠和后肠三部分构成。①前肠发育为食管、胃和十二指肠近段，供血动脉主要来自腹腔干（食管远段除外）；②中肠发育为十二指肠远段、空肠、回肠、盲肠、阑尾、升结肠以及横结肠右侧 2/3，由肠系膜上动脉供血；③后肠发育为横结肠剩余部、降结肠、乙状结肠及直肠上 2/3，由肠系膜下动脉供血。

一、食管和胃

最初，妊娠第 5 周前肠腹侧出现憩室，以后此憩室逐渐变长，并于中间出现分隔，即气管食管隔。妊娠第 34～36 天，气管与食管最终分离。食管肌膜来自周围间质，上 1/3 为横纹肌，受迷走神经支配；下 1/3 为平滑肌，由内脏神经支配。

妊娠第 4～5 周，胃起源于前肠远端，呈管状膨大。背侧缘生长较快，膨大成胃大弯；腹侧缘生长较慢，形成胃小弯。胃沿长轴顺时针旋转 90°，大弯转至左侧，小弯则向右旋转。故右迷走神经支配胃后壁，左迷走神经支配胃前壁。

二、十二指肠

十二指肠起源于前肠尾部和中肠头部，两部分的连接处为胆总管远端。十二指肠段生长迅速，形成 C 形环。由于胃的转动，十二指肠环旋向右侧，导致后腹壁贴紧十二指肠，引起融合和腹膜层再吸收，使十二指肠成为腹膜后器官。十二指肠血供来自腹腔动脉及肠系膜上动脉。妊娠第 5～6 周，十二指肠管腔因上皮细胞增殖填充而暂时性闭塞，第 10 周发生再通。与其他中肠结构不同的是，十二指肠将不疝入胚外体腔。

三、中肠

十二指肠以下肠管为一直行管腔，生长迅速，肠管向腹侧弯曲，形成矢状面的"U"形肠袢，称为"中肠袢"。中肠于妊娠第 6 周时，疝入胚外体腔，成为"生理性"脐带疝。位于肠袢顶端的中肠为小肠，远离顶点的中肠为结肠。此时，中肠远端系膜对侧出现憩室，未来发育为盲肠和阑尾。

当肠管位于胚外体腔时，它围绕肠系膜上动脉进行第一次逆时针 90° 旋转。在旋转过程中，空肠和回肠的生长速度快于结肠，此次旋转使近端中肠（空肠、回肠）位于右侧而远端部分（大肠）位于左侧。妊娠第 10 周时，肠管还纳入腹腔，通常小肠首先还纳，通过肠系膜上动脉后方，最终占据腹部的中心部分。当大肠还纳入腹时，逆时针旋转了 180°，使盲肠最终位于肝下。升结肠进一步生长，迫使盲肠降入右下腹（图 5-1-1）。

妊娠第 12 周开始中肠旋转。升、降结肠系膜与后腹壁融合，使其位于腹膜后。由于升、降结肠系膜融合及十二指肠同时位于腹膜后，导致小肠系膜呈扇形，并从左上至右下广泛附着，这种广泛附着限制了肠系膜的移动，防止中肠围绕肠系膜上动脉扭转。旋转未完成（旋转不良）导致肠系膜根部狭窄，引起肠系膜附着不全，最终可致中肠扭转。

四、后肠

后肠始于横结肠中远 1/3 段，止于结肠泄殖腔，由肠系膜下动脉供血。肠系膜上、下动脉分水岭区位于横结肠中、远段。

妊娠第 2 周末，后肠腹侧憩室（即尿囊）形成。妊娠第 6 周时，后肠尿囊远端消失，尿囊茎和后肠交界处即为泄殖腔。泄殖腔内衬内胚层，直接与胚层原肛（肛窝）相接，接触面即为泄殖腔膜。尿囊和后肠夹角间的楔形间质将形成尿直肠隔。因为尿直

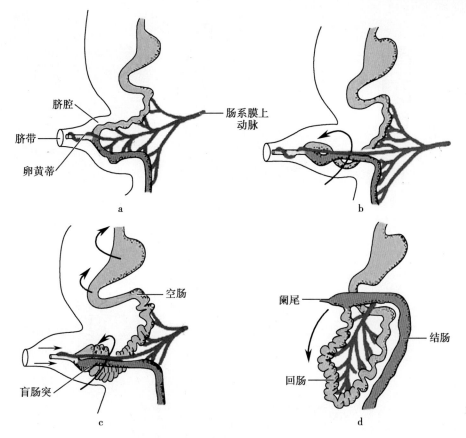

图 5-1-1 胚胎时期中肠袢旋转示意图

肠隔向泄殖腔膜生长，使泄殖腔外侧壁产生内褶，褶皱生长并彼此融合，将泄殖腔分为两部分：背侧的直肠和上部肛管、腹侧的泌尿生殖窦。泄殖腔膜与尿直肠隔融合区形成会阴体。妊娠第8周末肛膜破裂沟通了肠道与羊膜腔。妊娠第5~8周直肠管腔发生一过性闭塞。肠道返回腹腔后，降结肠肠系膜与左腹后壁融合。

五、肝脏和胆道系统

妊娠第4周，肝脏、胆囊、胆管系统起源于前肠尾端的腹侧突起。此突起被称为"肝憩室"。肝憩室生长迅速，分为头端和尾端两部分。头端较大，形成肝实质原基，增殖层细胞发育成肝细胞束和胆道系统上皮层，结缔组织、造血细胞和 Kupffer 细胞来源于中胚层横膈。尾端较小，形成胆囊，柄形成胆囊管。肝内主胆管汇合形成肝总管，柄连接肝和胆囊管并指向十二指肠形成胆总管（图5-1-2）。

肝脏生长迅速，右叶比左叶增长更快。肝门区出现肝内胆管并向外周生长。该导管系统将在妊娠第10周形成，胆汁则出现于妊娠第12周。肝外胆管树最初为实性条索，妊娠第10~12周时出现空腔化。胆汁经胆总管分泌进入十二指肠，导致胎粪呈现特征性深绿色。

六、胰腺

肝憩室发育的同时，前肠内胚层上皮向外增生，形成两个芽状突起。背侧胰芽起源于十二指肠背侧，腹侧胰芽起源自肝憩室。背侧胰芽较大且首先出现，将形成胰尾、胰体和部分胰头；腹侧胰芽则在胆总管入口处发育，形成部分胰头和钩突。十二指肠曲转动使腹侧胰芽向背侧移动，并于背侧胰芽后部与之融合。胰芽融合后，胰管系统吻合。主胰管近端由腹侧胰芽形成，远端则由背侧胰芽形成（图5-1-2），背侧胰芽形成的近端胰管则消失或成为副胰管。妊娠第2月底即出现胰岛细胞，妊娠第3个月时可见腺泡细胞发育。胰岛细胞分泌胰岛素、胰高血糖素、生长抑素和胰多肽。腺泡细胞产生的消化酶则被分泌到十二指肠第二段。

七、脾脏

脾脏发育始于妊娠第5周，来自胃背侧系膜内的大量间叶细胞融合形成脾脏。若细胞未能完全融合，则形成副脾。胃大弯转动带动脾进入左上腹。脾脏为重要的淋巴器官。妊娠第11周前后，脾脏开始出现淋巴细胞。同时，脾脏也过滤损坏的红血细胞和异物颗粒，是血小板的贮存库。

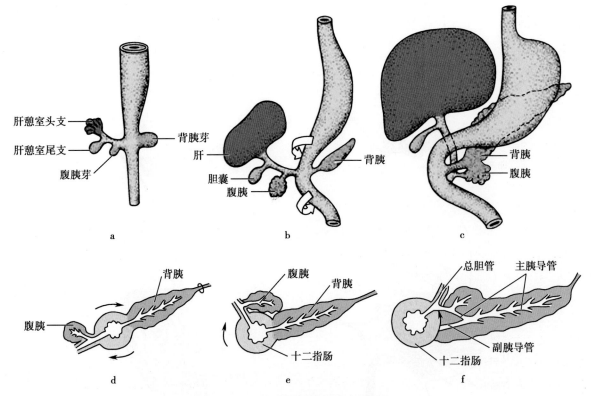

图 5-1-2 肝、胆和胰腺的发生示意图

标注（图a）：肝憩室头支、肝憩室尾支、腹胰芽、背胰芽

标注（图b）：肝、胆囊、腹胰、背胰

标注（图c）：背胰、腹胰

标注（图d）：腹胰、背胰

标注（图e）：腹胰、背胰、十二指肠

标注（图f）：总胆管、主胰导管、副胰导管、十二指肠

八、腹壁和腹膜腔

妊娠第 3 周，胚胎内、中胚层分化，形成侧板。在第 6 周时，中胚层自椎旁肌节侵入侧板。侧板前缘将分化为左、右腹直肌。中胚层的主体分为 3 层，形成腹外斜肌、腹内斜肌和腹横肌。在第 12 周，除脐环外，左右两侧的腹直肌近似完整。

第二节 解 剖 学

一、食管

食管起始于 C_7 水平，在食管胃交界处结束（通常位于 $T_{10\sim11}$ 椎体水平）。食管管径随蠕动而变化，其首尾两端比胸内段管径稍窄。主动脉、左主支气管及横膈均可压迫食管。食管黏膜薄而光滑，呈纵向皱褶，当气体或钡剂填充扩张时，可使其平坦而消失。当食管充分扩张时，食管远端呈梭形，通常被称为"食管前庭"或"膈壶腹"。婴幼儿食管前庭跨越膈肌裂孔，使其上段位于胸腔，而下段位于腹腔。

二、胃

胃位于左侧膈肌下方，其长轴近似垂直于身体长轴。胃的位置相对固定，近端依靠食管胃交界处固定，远端依靠十二指肠第一段固定于腹膜后。胃膈、肝胃、胃脾和胃结肠韧带将胃固定于相邻结构。

胃共分为 4 个区域：贲门区小且边界不明确，直接与胃食管交界处相邻，位于正中线左侧。胃底是胃的球形部分，位置靠上，在贲门和胃食管交界处连线上方，并与左膈肌、脾相邻。胃体为胃的最大部分，由胃大弯和胃小弯组成。角切迹为尖锐的压痕，位于胃小弯下 2/3 处，是胃窦起始部的标志，胃窦部延伸至幽门与十二指肠结合部。胃大小、形状及位置可因胃内容物量和个体年龄、体型不同而存在差异。婴儿胃的位置较高且横置，而年长儿和成人的胃多为纵向型和 J 形。

三、十二指肠

十二指肠为小肠的近端部分。十二指肠第一段起于幽门，止于胆囊颈部，第二、第三和第四段均位于腹膜后。第二段为降段，自胆囊颈部延伸，与胰头相接，胆总管自其中间部进入其中。第三段为水平段，跨越中线走行于中线左侧，位于脊柱、主动脉和下腔静脉前方。第三段前缘由腹膜覆盖，与肠系膜上动、静脉相交。第四段为升段，沿主动脉左侧上升，并向腹侧前行，在十二指肠空肠曲以后成为空肠。十二指肠空肠曲在腹膜后，由屈氏韧带固定。

四、小肠

小肠为腹腔内的管状结构,位于胃和结肠间,包括十二指肠、空肠和回肠。出生时,小肠长度约为 2m,成人时则增长至 6m 左右。近 2/5 小肠为空肠,其余为回肠,两段间无形态划分。空肠和回肠呈悬浮状态,由宽基肠系膜附着于后腹壁。尽管小肠两端固定,但也可在腹腔内移动。小肠近段 1/3 居于左上腹,中段 1/3 位于中腹及右上腹,远段 1/3 位于右腹和盆腔。小肠管径自近向远逐渐变细,末段回肠管径约为空肠起始部管径的 2/3。小肠外表面光滑,内表面有横向和螺旋褶皱,被覆绒毛。空肠比回肠皱褶更明显。

五、结直肠

结肠从回盲瓣延伸至肛门,分为升结肠、横结肠、降结肠、乙状结肠。新生儿结肠长度约为 0.3～0.4m,成人可达到 1.5m。盲肠为升结肠起始部,位于右下腹,但婴儿盲肠位置往往偏高,可位于髂嵴上。阑尾则为盲肠的盲端。升结肠位于腹膜后,沿腹膜腔右侧向上延伸至肝脏下方。结肠肝曲向内侧转弯,进入腹膜腔为横结肠。横结肠自右向左斜向上走行,在左上腹脾曲达到最高点。结肠脾曲位于腹膜后,向尾侧转向成为降结肠,沿左侧腹壁走行至骨盆边缘。此时,它位于腹膜腔,成为乙状结肠。乙状结肠呈 S 形,长度变化差异很大。结肠最狭窄处位于乙状结肠。直肠起始于腹膜反折处,并沿骶骨曲线走行,止于肛管末端,直肠远端 1/3 位于腹膜后。

六、肝脏

肝脏为腹部最大器官,右叶大于左叶,几乎占据整个右上腹,并越过中线。与年长儿及成人比较,婴儿肝脏相对较大。肝脏顶部与膈肌直接接触,因无腹膜覆盖,被称为"裸区"。肝后缘毗邻下腔静脉、右侧肾上腺,肝下缘与结肠、胆囊及右肾相邻。肝左叶与胃相接。肝的脏面包含肝门,其内为血管和胆管。

依据 Couinaud 系统,肝中静脉和正中裂将肝分为左、右两叶,正中裂为腔静脉和胆囊窝连线。尾状叶是 I 段,Ⅱ 至 Ⅳ 段在左叶,Ⅴ 至 Ⅷ 段在右叶。肝左静脉将左叶分为后段(Ⅱ 段)和前段(Ⅲ 和 Ⅳ 段);Ⅲ 和 Ⅳ 段由脐裂隙和镰状韧带分界。肝右静脉将右叶分为后段(Ⅵ 和 Ⅶ 段)和前段(Ⅴ 和 Ⅷ 段),门静脉右支将上段(Ⅶ 及 Ⅷ 段)与下段分开(Ⅴ 和 Ⅵ 段)。

七、胰腺

胰腺水平横卧于腹膜后,头部位于中线右侧、十二指肠曲内。钩突为腺体实质的延伸交界部,连接胰头左下缘。胰头前缘毗邻横结肠、胃十二指肠动脉和小肠肠袢,后缘毗邻下腔静脉、胆总管、肾静脉和腹主动脉。钩突前缘与肠系膜上动、静脉相接。胰体部与胃后缘、腹主动脉前缘、脾静脉、左肾与肾上腺、肠系膜上动脉起始部相邻。小肠位于胰体的前方。胰尾与脾脏的胃侧面以及结肠脾曲相邻。在儿童中,胰尾略呈球形,而成人则相对狭长。

八、脾脏

脾脏位于由隔膜、胃、左肾和肾上腺、横结肠韧带以及腹壁构成的间隙内。脾门内缘表面凹陷,有脾动脉、静脉和神经通过。脾胃韧带和脾肾韧带将脾脏固定,其他约束脾的韧带包括脾膈韧带、脾结肠韧带、脾胰韧带、膈结肠韧带以及胰结肠韧带。

九、腹膜腔

腹外斜肌腱膜形成腹直肌前缘及后缘的包鞘。包鞘在中线交合形成白线。腱膜的最下部止于腹股沟韧带。腹股沟外环开口于腹股沟韧带下方和上方腱性部之间的腱膜。男性精索和女性圆韧带于腹股沟管内穿行。

头、尾以及外侧褶皱的闭合形成胚内体腔。中胚层包绕体腔分为两层,体壁中胚层和脏壁中胚层。体壁层形成腹膜壁层,勾勒出腹壁内层;脏壁层形成脏腹膜,包被腹部器官。壁腹膜和脏腹膜之间的空间为腹膜腔。

(袁新宇 杨 洋)

参 考 文 献

[1] Chung T. Magnetic resonance angiography of the body in pediatric patients: experience with a contrast-enhanced time-resolved technique[J]. Pediatric Radiology, 2005, 35(1): 3-10

[2] 邹仲之, 李继承. 组织学与胚胎学 [M]. 8 版. 北京: 人民卫生出版社, 2013

[3] Krishnamurthy R, Slesnick T, Taylor M, et al. Free breathing high temporal resolution time resolved contrast enhanced MRA(4D MRA)at high heart rates using keyhole SENSE CENTRA in congenital heart disease[J]. J Cardiovasc Magn Reson, 2011, 12(suppl 1): O31

[4] Lim R，Srichai M，Lee V. Non-ischemic causes of delayed myocardial hyperenhancement on MRI[J]. AJR Am J Roentgenol，2007，188（6）：1675-1681

[5] Varaprasathan GA，Araoz PA，Higgins CB，et al. Quantification of flow dynamics in congenital heart disease: applications of velocity-encoded cine MR imaging[J]. Radiographics，2002，22（4）：895-905

[6] Vasanawala SS，Chan FP，Newman B，et al. Combined respiratory and cardiac triggering improves blood pool contrast-enhanced pediatric cardiovascular MRI[J]. Pediatr Radiol，2011，41（12）：1536-1544

[7] Bruce M，Carlson，et al. Patten's foundations of Embrylolgy[M]. 6th Edition. 北京：中国协和医科大学出版社，2002

[8] 梁长虹，李欣. 儿科放射诊断学 [M]. 北京：人民卫生出版社，2018

第二章 检查方法及正常影像学表现

随着科学技术的发展,消化系统的影像检查也从原来单一的 X 线片,发展为现在消化道造影、CT、MRI,甚至同位素检查并存、相互补充、相互印证的阶段。由于儿童配合度差、空间分辨率的限制等因素,同位素检查在儿科中的应用并不广泛,故本章中不进行阐述。

第一节 检查方法

一、X 线片及消化道造影

评价消化系统应包括空腔脏器(从食管到直肠)、实质性脏器(肝脏、脾脏及胰腺)、腹膜腔和腹膜后间隙及其所含结构,尽管平片为重叠影像,但仍为胃肠系统的首选影像手段。

胸片可显示某些食管疾病(如典型的贲门失弛缓症及食管闭锁),无需进一步影像检查即可诊断;腹部平片可显示钙化,提示胎粪性腹膜炎、某些肿瘤(如肝母细胞瘤、神经母细胞瘤)和阑尾炎等。腹部平片还可明确显示腹壁积气、腹腔游离气体、门静脉积气、十二指肠闭锁的双泡征等征象,结合临床可作出正确诊断。肠袢扩张伴气液平面还能提示肠梗阻。

对于空腔脏器,消化道造影可作为进一步评估可疑病变的检查方法。考虑到尽量减少辐射剂量,检查过程中的透视应为间断性,脉冲透视技术可在不减少影像信息的前提下,大幅减少辐射剂量。多数造影检查需使用造影剂,钡剂作为不被人体吸收的惰性物质,是用于胃肠造影的主要造影剂。口服造影剂通常用于观察食管及上消化道,甚至是全消化道;经肛门灌肠主要用于下消化道造影。尽管钡剂的副作用罕见,发生率≤2/1 000 000 人次,但仍可能出现皮疹、意识丧失及与其中添加剂有关的过敏性反应。疑似脏器穿孔的病例中,禁忌使用钡剂,此类患者应使用低渗、非离子型含碘造影剂(如碘

海醇)。高渗性造影剂(如离子型或高渗透压造影剂)不能口服,这点很重要,误吸后会引起肺水肿。空气也可应用于造影检查。在肠套叠复位术中,空气灌肠为首选方法。

食管造影可用于评估患儿吞咽功能,适应证主要包括食管闭锁修补术后并发症(术后狭窄或术后急性食管瘘)、不透光异物的定位、观察食管蠕动波等,本检查不适用于食管闭锁的诊断。上消化道造影用于观察胃及十二指肠排空、黏膜皱襞以及局灶性病变。儿科患者中,观察十二指肠尤为重要,可发现肠旋转异常、肠梗阻点位置等。

检查时患儿首先需呈左侧卧位,以确保造影剂存于胃底。食管造影包括鼻咽部至胃食管交界部,重点观察鼻咽部有无误吸、气管有无误吸,有无肿块、瘘管以及食管蠕动、扩张情况;然后嘱患儿仰卧位,观察食管前后位。结束后,嘱患儿俯卧右前斜位,使胃底钡剂流入十二指肠中,观察胃排空以及胃窦、幽门、十二指肠球部、降部状况。造影剂进入十二指肠降段和水平段交接部时,嘱患儿仰卧位,观察十二指肠空肠交界部。该交界部应位于脊柱左侧,与十二指肠球部处于同一水平。上述部位观察完毕后,将患儿快速翻身,侧位记录位于腹膜后的十二指肠升部及降部。

全小肠造影通常需要口服较多造影剂,多为钡剂,早产儿可使用非离子型水溶性造影剂。根据造影剂通过肠袢的过程,进行观察并间隔拍摄。当造影剂到达盲肠时,可酌情压迫回肠末端并拍摄图像。

二、灌肠

灌肠在儿科消化道疾病中具有极大的应用价值,特别是在诊断新生儿下消化道梗阻、肠套叠、先天性巨结肠等方面,作为首选的影像检查方法。

灌肠所使用的造影剂及检查技术随适应证的不同而变化。除疑似穿孔外,通常选用钡剂作为造影

剂。疑似穿孔或新生儿远端肠梗阻时，应选用等渗水溶性造影剂；胎粪性肠梗阻患儿可选用高渗造影剂进行治疗；空气可作为造影剂用于透视下复位肠套叠。

三、CT

多排螺旋 CT 扫描与容积数据采集的应用，使检查速度大大加快；多平面图像重组可做到各向同性，并降低了镇静需求。随着对儿童辐射损伤潜在风险认识的提高，对于儿科放射医生来说如何平衡图像细节与辐射剂量，践行 ALARA 原则即"合理降低"辐射剂量是重要挑战。

与超声检查不同，CT 为连续、标准化成像，对操作者依赖性较小。因此，CT 可用于多器官系统受累的复杂疾病。CT 可观察腹腔内外多器官的病理改变，并可得到丰富的解剖细节。一次扫描可快速得到实质脏器、空腔脏器以及腹腔病理改变的解剖细节和生理信息。

儿童缺乏腹部脂肪，从而减少了腹内天然对比，故增强扫描非常重要。有学者认为增强前平扫多无必要，只会徒增辐射剂量而未能得到更多诊断信息。如需要平扫（如确定腹部肿块是否伴有钙化），可显著降低 mAs 并限制特定区域扫描（如只扫描肿块，而非全腹）。对于某些腹腔内病变（如腹腔脓肿或肿块等），口服造影剂对病变的显示较为重要。阳性造影剂可能掩盖黏膜强化，此时应口服水样密度造影剂为宜。

四、MRI

MRI 被越来越多地应用于小儿胃肠道，3T 高场强、并行成像技术和线圈设计的进步均扩大了 MRI 在儿童腹部疾病中的应用范围。儿科 MRI 检查需注意扫描前镇静、禁食以及口服造影剂的要求。对于 MR 胆道造影的患儿，患儿应在检查 4 小时前禁食，以确保检查时胆囊、胆道树保持充盈状态，并减小肠道蠕动产生的伪影。对于需要观察腹部血管的患儿，应基于年龄设定适当的造影剂注射方案。因儿童体型较小，设备参数调整十分重要，以期改善信噪比的同时加快采集时间、减少镇静时间。

与 CT 相比，MRI 对于肝脏肿瘤的评估更具优势，检查目的在于观察肿瘤特点、分期及评价其是否可被切除。明确 T_2WI 信号和强化特点，对病变的特征把握至关重要。肿瘤（如肝母细胞瘤）的分期和可切除性需明确界定解剖边界、淋巴结受累及血管侵犯的情况，并依据肿瘤分期系统（如国际儿童肝脏肿瘤策略组提出的 PRETEXT 系统）进行分析。MRI 也可评估胆道及胰腺病变，常见的适应证包括胆石病、胰腺炎、硬化性胆管炎、导管板畸形、胆总管囊肿以及肝移植后胆道相关并发症。MR 肠道造影常用以评价炎性肠病，目的在于发现肠道炎症、判断炎症的急慢性及明确是否存在瘘管或脓肿等并发症。瘘管造影，尤其位于肛门的瘘管，MRI 可用以显示瘘管并对其分型（内括约肌、经括约肌、括约肌上或括约肌外），同时发现脓肿等并发症。

第二节　正常影像学表现

一、食管和胃

在消化道造影中，食管可见 4 处生理性狭窄，分别为咽 - 食管交界部、主动脉弓压迹处、左主支气管压迹处和食管裂孔处。食管黏膜为相互平行的纵行条纹影，通常为 2～6 条，柔软光滑且连续。在前后位观察中，胃底应位于脊柱左侧，大弯在左下，小弯在右上，胃窦部位于脊柱右侧。胃黏膜皱襞呈条纹状，胃小弯黏膜与胃长轴平行，胃窦部黏膜则与小弯平行或为楔形，胃大弯部黏膜呈斜形。胃蠕动呈波浪状，一般可同时见 2～3 个蠕动波。在 CT 上，食管横断面呈圆形软组织密度影，正常壁厚 3mm 左右。胃呈空腔样，壁厚约 5mm。

二、小肠

小肠通常分为十二指肠、空肠和回肠。消化道造影中，十二指肠呈 C 形，球部呈三角形，底部平直，十二指肠 - 空肠结合部位于脊柱左侧。空肠黏膜呈羽毛状，回肠黏膜呈螺旋状。空肠位于左上中腹部，回肠位于右中下腹部。在 CT 图像中，小肠肠壁厚度通常在 3mm 以下，超过 4mm 应视为异常。

三、结直肠

在下消化道造影中，结肠绕行于腹腔四周，在肝下和脾下分别可见肝曲和脾曲。结肠充盈钡剂后可见较多大致对称分布的袋状凸出，称为"结肠袋"，其数目、大小、深浅均因人因时而异。在结肠远端可见弯曲走行的乙状结肠，下接直肠和肛门。正常情况下，直肠段可见膨大，称为"直肠壶腹"。在 CT 图像中，结肠袋和结肠壁显示清晰，一般伸展度下，肠壁厚度约为 3mm。

四、肝胆系统

在 CT 平扫图像中，肝实质 CT 值通常为 40～70Hu，稍高于脾脏。增强后，肝实质均匀强化，CT 值可达 80Hu 左右，但仍低于脾脏强化水平。婴幼儿的肝内胆管较细，在 CT 平扫中通常不能显示。胆囊表现为肝下叶间裂中的椭圆形结构，密度与水接近。正常胆囊壁厚度约为 1～3mm。

在 MRI 扫描中，肝实质信号均匀，呈等 T_1 等 T_2 信号，肝内较粗的血管分支在自旋回波序列上因流空效应而表现为低信号，小血管分支则因血流缓慢而呈长 T_2 信号。肝内胆管为长 T_1 长 T_2 信号，胆囊内液体亦与水信号相似。

五、胰腺

胰腺为腹膜后器官，在轴位图像中表现为横行的长条状结构，边缘光滑，周围存在脂肪层。正常情况下，婴幼儿胰腺在 CT 和 MRI 图像中不能显示其胰管结构。胰腺各部大小依据年龄不同而有差别（表 5-2-1）。

六、脾脏

脾脏实质密度（信号）均匀，平扫 CT 值约为 50Hu，MRI 信号与肾脏相似。增强早期可见不均匀花斑状强化，平衡期则强化均匀。

（袁新宇　杨　洋）

表 5-2-1　各年龄段胰腺各部位径线长度（mm）

年龄段	胰头左右径	胰颈前后径	胰体前后径
婴儿期	11.05±3.24	6.60±2.11	9.52±3.37
幼儿期	15.28±3.38	9.16±3.01	14.65±1.61
学龄前期	17.66±4.99	11.05±3.48	17.26±1.98
学龄期	18.87±4.06	12.04±4.25	19.83±3.91
青春期	21.71±7.06	15.76±1.82	22.93±4.37

参 考 文 献

[1] Chevhan GB, et al. MR imaging at 3.0T in children: technical differences, safety issyes, and initial experience[J]. Radiographics, 2009, 19(5): 1451-1466

[2] Hernanz-Schulman M. Pause and pulse: ten steps that help manage radiation dose during pediatric fluoroscopy[J]. AJR Am J Roentgenal, 2011, 197(2): 475-481

[3] Smith EA, et al. Model-based iterative reconstruction: effect on patient radiation dose and image quality in pediatric body CT[J]. Radiology, 2014, 270(2): 526-534

[4] 梁长虹，李欣. 儿科放射诊断学 [M]. 北京：人民卫生出版社，2018

[5] 朱铭，曾津津，袁新宇. 中华临床医学影像学 [M]. 儿科分册. 北京：北京大学医学出版社，2014

[6] 马洪元，陶然，孙雪峰，等. CT 观察与测量国人儿童正常胰腺 [J]. 中国医学影像技术，2012，28(8)：1551-1553

第三章 食管疾病

第一节 食管闭锁和食管瘘

【概述】

先天性食管闭锁和食管瘘（congenital esophageal atresia and tracheoesophageal fistula，CEA-TEF）是严重的先天性畸形，发病率约为 1/4 500～1/3 000，两者并存约占 90%。食管与气管在胚胎发育过程中皆从前肠演变而成，二者共为一管，在第 5～6 周时，由前肠侧壁向内褶入，形成气管食管隔（tracheoesophageal septum），将食管、气管分离。腹侧管向尾侧延伸，分化并发育成呼吸系统，背侧管向头侧延伸，分化发育成食管。若气管食管隔发育缺陷，气管食管未完全分隔开或分隔上任何一点未接合，便形成气管食管瘘。若分隔在发育过程中转向背侧，则完全切断食管管腔，形成食管闭锁。

根据食管闭锁盲端的位置、有无食管瘘及瘘口位置，将本病分为 5 型（图 5-3-1）。I 型：食管上下段均为盲端，中间无连接或以纤维组织索条连接，无气管食管瘘。II 型：食管上段有瘘管与气管相通，而下段呈盲端。III 型：食管上段为盲端，下段上端有瘘管与气管相通。IV 型：食管上下段均与气管相连有瘘管形成。V 型：食管畅通但有与气管形成的瘘管。其中 III 型最多见，占 90% 以上，此型按照闭锁两盲端的距离，大于 2cm 或小于 2cm 又可分为 III a 型和 III b 型。

【临床特点】

临床上，凡新生儿口吐白沫，生后每次哺乳均出现呕吐、呛咳、青紫、吞咽困难、进行性呼吸困难，且伴有其他先天畸形或产妇有羊水过多史，均应考虑本病可能。

【影像检查技术与优选】

超声是本病产前筛查的主要方法。X 线是诊断本病的首选方法，但难以明确食管盲端间的距离。CT 扫描及应用后处理技术，可弥补 X 线不足，明确

显示闭锁的部位、闭锁段的长度和有否气管食管瘘及瘘管的部位，为外科术前估计和拟定正确的手术方案提供更加可靠的影像学依据。

【影像学表现】

1. X 线

（1）平片：食管上段闭锁常表现为上纵隔内盲袋状充气扩张影，置鼻饲管者可见鼻饲管于盲袋内卷曲、折回，气管可受压前移。常伴有肺炎、肺不张，以右上肺多见。闭锁食管远端与气管相通，则腹部胃肠道充气，若闭锁食管远端与气管不相通，则胃肠道内无气。V 型患儿常常表现为反复发作肺炎。

（2）食管造影：方法为经鼻（或口）插入一 X 线能显影的、质地较软的鼻饲管，后拍摄胸腹部正立位片，观察腹部消化道内是否充气、胸腔入口部是否有含气盲袋、鼻饲管是否在胸腔入口处通过受阻或反折、是否有吸入性肺炎。插管检查时，若导管顺利插入胃腔则证实食管通畅，但不能排除气管食管瘘。若导管在闭锁食管的盲端折返，表明食管闭锁。若临床高度怀疑食管闭锁，可将导管上提至食管上端，注入 1～2ml 碘剂，观察食管闭锁盲端的位置和形态。食管上段闭锁盲端常位于 T_2 或 T_3 椎体水平。V 型气管食管瘘可位于气管的任何水平，但多位于气管上部，且瘘管于食管前壁向前、上与气管相通，侧位是显示此型瘘管的最佳体位，个别造影检查难以明确诊断的患儿，需作食管镜检查。

2. 超声 在孕晚期出现羊水增多，腹围小于孕周，在一定时间内追踪胃泡不显示或不确定显示时，常可疑本病，但缺乏特异性。若观察到食管上段闭锁处盲端的囊袋样扩张则提示本病，但超声难以确定食管闭锁的类型。

3. CT 采用螺旋 CT 薄层、小螺距的扫描方法，进行三维重组和仿真内镜等后处理可显示闭锁食管两盲端情况及气管食管瘘的位置。可在不使用造影剂、不插入胃管的情况下对患儿进行扫描，通过闭

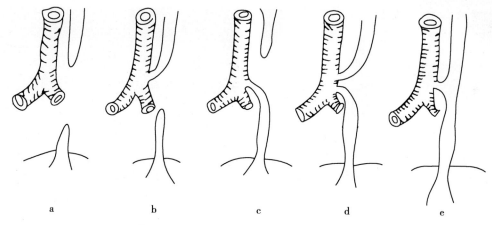

图 5-3-1 先天性食管闭锁和气管食管瘘分型
a. Ⅰ型：食管上下段均为盲端，中间无连接；b. Ⅱ型：食管上段有瘘管与气管相通，而下段呈盲端；
c. Ⅲ型：食管上段为盲端，下段上端有瘘管与气管相通；d. Ⅳ型：食管上下段均与气管相连，有瘘管形成；e. Ⅴ型：食管畅通但有与气管形成的瘘管

锁近端食管扩张积气、积液情况，显示闭锁食管的近侧盲端。通过多平面重组图像可完整显示气管食管瘘的位置、类型，以及闭锁食管近端与远端的距离，为诊断食管闭锁的分型和制订治疗方案提供依据（图 5-3-2）。

4. MRI 一般不用于本病诊断。

【诊断要点】

胸腹部 X 线片见上纵隔超过气管宽度的囊状充气影，大多数患者伴有吸入性肺炎。胃泡及肠管的充气与否是判断有无气管食管瘘的重要征象，结合食管造影是否有造影剂进入气管，可对本病的分型作出诊断。CT 三维重建可明确显示闭锁的部位、闭锁段的长度和是否存在气管食管瘘及瘘口的部位。本病经食管造影及 CT 检查可做出明确诊断。

【鉴别诊断】

本病一般均能明确诊断，通过多种影像学检查来明确食管闭锁盲端的位置、有无气管食管瘘及瘘口位置，将本病进行分型，需注意各型之间的鉴别。

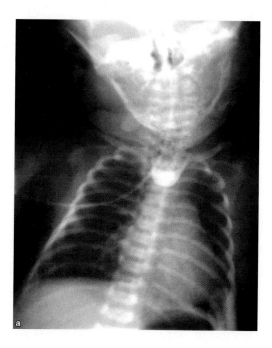

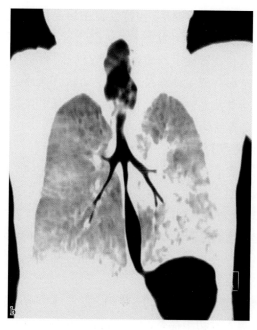

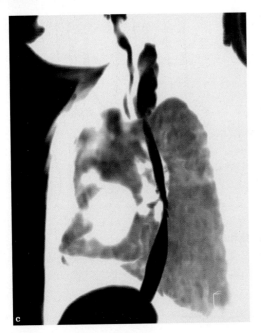
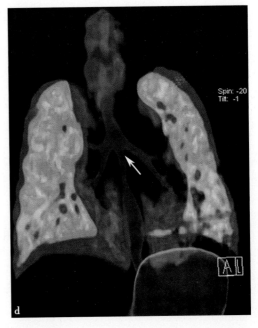

图 5-3-2　食管闭锁Ⅲ型

a. 平片前后位示食管近端明显扩张呈盲袋状，注入造影剂后可见造影剂潴留；b～d. CT 平扫三维重建示食管近端明显扩张积气，呈盲袋状，食管远端与支气管隆突相通（白箭），食管盲端与食管下段之间距离约 1.85cm

第二节　食　管　狭　窄

【概述】

食管狭窄主要分为先天性食管狭窄和血管环压迫性食管狭窄。先天性食管狭窄（congenital esophageal stenosis）是由于局部食管黏膜下层和肌层肥厚或胚胎发育异常，导致该段食管腔狭窄，发病率很低，病因不明。血管环（vascular ring，VR）是一种先天性主动脉弓发育畸形，由持续存在和退化的主动脉弓成分复合组成环状结构，包绕气管和食管，引起呼吸道和食管梗阻。最容易引起气管、食管受压的血管畸形有双主动脉弓、右位主动脉弓伴迷走左锁骨下动脉及左侧动脉导管、右位主动脉弓伴镜像分支及食管后动脉导管、肺动脉吊带。

【临床特点】

先天性食管狭窄主要表现为吞咽困难、呕吐，可并发吸入性肺炎。症状出现早晚取决于狭窄程度，可出现于新生儿期，也可于添加辅食时出现，甚至以食管异物就诊而发现。血管环压迫性食管狭窄的症状多为呼吸道症状，胃肠道症状和吞咽困难相对少见。

【影像检查技术与优选】

X 线胸片能初步筛查，食管造影可发现食管狭窄。CTA 检查可以明确血管压迫所致食管狭窄。增强 MRI 血管成像可清晰显示主动脉弓及其分支的形态，同时进行 minIP 重建，可显示出大血管对气管和食管的压迫。

【影像学表现】

1. **X 线**　先天性食管狭窄食管造影显示病变部位管腔持续性狭窄，钡剂通过缓慢，近端食管不同程度扩张，远端食管多无异常。狭窄可见于食管任何水平，以中下段多见（图 5-3-3）。狭窄段长数毫米至数厘米不等，管壁多光滑。狭窄以上食管内有充盈缺损则提示异物或食物团。

血管畸形压迫致食管狭窄的食管造影显示食管异常的外在压迹，并可鉴别三种类型的血管畸形压迫。气管前方受压以及食管后方受压提示血管环，大多为双主动脉弓或右位主动脉弓伴迷走左锁骨下动脉及动脉导管。双主动脉弓可见在 $T_3 \sim T_4$ 水平食管后壁有明显的血管压迹，并可有传导性搏动，同一水平气管前壁和右侧壁受压。右位主动脉弓可在食管右后侧壁形成压迹，动脉导管连接于左锁骨下动脉和肺动脉之间，可以压迫食管前侧壁形成压迹。若发现血管结构走行于气管和食管之间，压迫食管前壁使气管和食管之间距增大，提示肺动脉吊带，是起源于右肺动脉并向左走行于气管和食管之间的左肺动脉。

2. **CT**　CTA 可以明确诊断血管环，可直接显示血管环的形态和受压迫食管及气管的狭窄程度。根

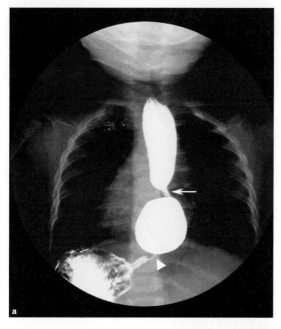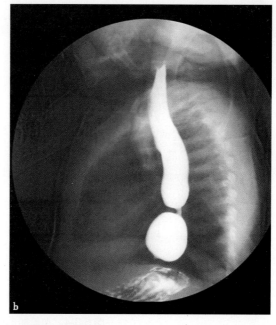

图 5-3-3　食管狭窄合并气管软骨食管异位

a、b. X 线上消化道检查，俯卧位及右侧卧位见食管中段（白箭）及远端明显狭窄，后者尤甚，上段食管及狭窄间食管扩张显著。手术证实：中段狭窄为肌肉肥厚所致，远端狭窄（白箭头）为气管软骨食管异位所致

据主动脉弓的形态、位置及其分支的发出部位和走向、肺动脉的形态，明确血管环的病变类型、气管和食管受外在压迫的狭窄程度（图 5-3-4）。

3. **MRI**　各种磁共振扫描序列对血管畸形的诊断都很有帮助，尤以增强 MRI 血管成像最佳。

【诊断要点】

食管造影显示病变部位管腔狭窄，钡剂通过缓慢，近端食管不同程度扩张。CT/MRI 血管成像可以直接显示血管环的形态和食管的受压情况。

【鉴别诊断】

位于食管下段的先天性食管狭窄需要与下列疾病鉴别：

1. **反流性食管炎**　为炎症性狭窄，常位于食管下段，狭窄段管壁不光滑，可见黏膜破坏或龛影，常伴胃食管反流或食管裂孔疝，其表现与本病不同，但有时难以鉴别。

2. **贲门失弛缓症**　狭窄段位于食管下端贲门处，为功能性狭窄，有间断性开放，钡剂呈喷射状入胃。

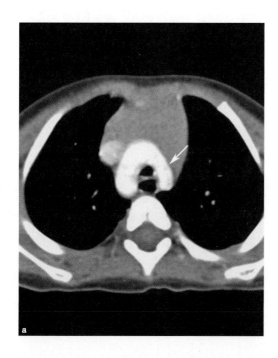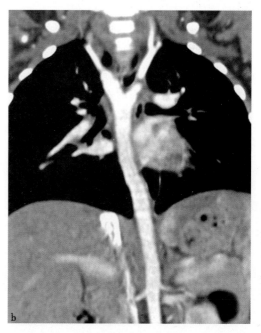

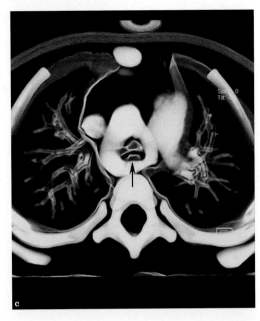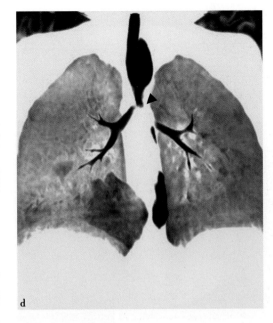

图 5-3-4　血管畸形压迫食管（双主动脉弓）

a. CT 增强检查显示双主动脉弓，左侧主动脉弓形态较细（白箭）；b、c. CT 增强检查　三维重建显示血管环压迫气管下段、左主支气管及食管（黑箭）；d. CT 冠状位 MPR 图像显示气管下段及左主支气管明显受压（黑箭头）

本病的食管狭窄呈恒定性，钡剂可连续通过，近端食管扩张不及贲门失弛缓症明显。

3. 食管蹼　典型表现为厚约 2～3mm、横行或斜行的膜状充盈缺损，钡剂经蹼上的孔下行，为膜状狭窄，狭窄段较本病短，与本病不同。

4. 腐蚀性食管炎与食管术后狭窄　常有明确的吞食腐蚀性物质史或食管手术史。

第三节　食管憩室

【概述】

食管憩室（diverticulum of esophagus）为食管局部向外膨出而形成的与食管相通的囊状或袋状病变，儿童少见。依据发病机制可分为两型：①内压性憩室，食管黏膜自食管先天性薄弱区向外膨出，好发于咽-食管交界（也称 Zenker 憩室）及膈上 5～6cm 处，少见；②牵引性憩室，为食管受外力牵拉所致，多见于食管中段前方，常由于气管分叉附近淋巴结炎，瘢痕形成，牵拉食管。

【临床特点】

多数患者无明显临床症状。如憩室较大可导致食物滞留，出现吞咽困难、反流或呕吐症状。并发憩室炎时可有胸部疼痛或症状加重。

【影像检查技术与优选】

X 线食管造影是诊断本病的首选方法，不仅可以显示膈上食管憩室的具体部位、大小、外形，还可明确有无与膈上食管憩室有关的其他疾病，如食管神经肌肉功能紊乱、食管裂孔疝、贲门失弛缓症、食管狭窄。内镜检查可以发现膈上食管憩室有无炎症、溃疡。食管测压可以明确膈上食管憩室合并的食管运动功能障碍性疾病。

【影像学表现】

食管造影表现为突出于食管轮廓外的囊袋样影，与食管相通（图 5-3-5）。内压性憩室常呈囊袋状，颈口较小，易存留造影剂。牵引性憩室常呈三角形或幕状，颈口较大，造影剂进入后常随食管排空，不易存留。多体位观察对明确憩室的数目、大小、位置、形态、口颈有重要意义。

【诊断要点】

本病诊断主要依靠食管造影，可显示憩室囊与憩室颈的连接部位、大小及位置方向。

【鉴别诊断】

膈上憩室应与下列疾病相鉴别：

1. 贲门失弛缓症　为渐进性发展病程，食管造影的典型表现为远端呈"鸟嘴状"或"漏斗状"狭窄，与本病表现不同。

2. 食管裂孔疝　膈上区食管裂孔周围的胃部疝囊是诊断食管裂孔疝的重要征象。疝囊内可见胃黏膜皱襞，贲门与食管连接处形成幕状突起提示食管裂孔疝。

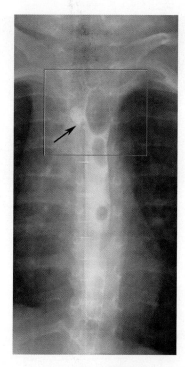

图 5-3-5　食管憩室

食管造影示食管上段右侧囊袋状突起，可见造影剂进入其中（黑箭）

第四节　贲门失弛缓症

【概述】

贲门失弛缓症（achalasia of cardia）是一种食管神经肌肉病变所致的食管运动障碍性疾病，以食管下括约肌（lower esophageal sphincter，LES）松弛障碍、食管体部正常蠕动消失为特征。儿童少见，在所有病例中不足 5%，男女发病率相同。病因未明，目前大多数认为系原发于食管远端的肌肉失去正常的神经支配而引起的一种运动障碍性疾病，其主要的病理变化是食管壁内肌间神经丛发生变性，神经节细胞减少，甚至缺如。由于食管体部正常蠕动消失、食管下括约肌张力增高及松弛不良，食管内食物不能及时下行入胃而滞留于食管内，久之食管扩张、延长、迂曲，同时食物刺激黏膜发生炎症、溃疡。

【临床特点】

临床表现与年龄有关。婴儿的临床表现类似于胃食管反流，包括频繁的反食（呕吐未消化食物）、喘息、呼吸困难及反复呼吸道感染等。大龄儿童的表现与成人相似，包括进行性加重的吞咽困难、反食、胸骨后不适或疼痛等。病史长者伴有生长发育及营养障碍。

【影像检查技术与优选】

上消化道造影检查是本病主要的检查方法，超声、CT、MRI 检查应用较少。

【影像学表现】

1. X 线

（1）胸部平片：可见扩张食管内积气影或气 - 液平面，严重病例胃泡消失或气体减少。食管扩张可超出正常纵隔边缘。晚期食管严重扩张、迂曲，横卧于膈上超出右心缘，类似于纵隔肿瘤或食管裂孔疝的影像。此外，还可伴有吸入性肺炎及气管移位表现。

（2）上消化道造影：本病为渐进性过程，不同时期表现程度不同。①早期：食管中下段正常蠕动减弱或消失，出现不规则紊乱收缩。食管轻度扩张，以下半段明显，食管下端变细呈鸟嘴状进入膈下，钡剂间断性通过贲门，狭窄段约长 2~5cm，边缘光滑；②中期：食管中下段不规则运动减少。食管中度扩张，内可有滞留食物，食管下端呈倒置圆锥状或漏斗状狭窄，当钡剂的重力超过贲门的阻力时，贲门被迫开放，钡剂呈喷射状入胃；③晚期：食管中下段收缩运动消失，食管高度扩张、延长、迂曲，尤其下段扩张呈囊袋状横卧于膈上且常向右凸出于右心缘，食管内有明显滞留食物，钡剂停留于扩张的下段食管内，持续不入胃（图 5-3-6）。此期常伴有吸入性呼吸道炎症。

2. 超声
经腹超声可观察贲门及食管下段情况。空腹时可探及食管下段增宽、内有大量内容物潴留。贲门壁增厚不能开放或轻微短暂开放，管腔狭窄。食管收缩乏力，蠕动缓慢，蠕动间隙明显延长，扩张、狭窄的食管过渡区从上到下逐渐变细，下端呈对称性锥形狭窄，与贲门黏膜光滑连续。

3. CT
CT 检查显示食管扩张，食管内大量内容物潴留，可见气 - 液平面。食管中下段直径加大，远端逐渐变细。三维重组图像可显示扩张食管的全貌。

【诊断要点】

上消化道造影典型表现为食管扩张，远端呈"鸟嘴状"或"漏斗状"狭窄，造影剂间断性通过贲门。

【鉴别诊断】

1. 弥漫性食管痉挛
弥漫性食管痉挛常表现为胸痛。食管造影显示食管呈串珠样，并快速排空，与本病不同。

2. 良性食管肿瘤
与本病有相似的临床表现，但食管造影显示黏膜光滑完整，有食管外压改变。

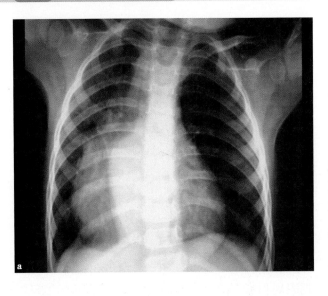

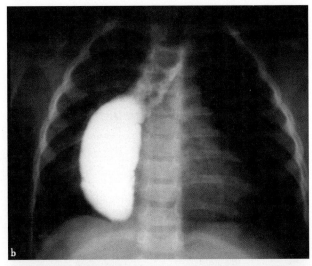

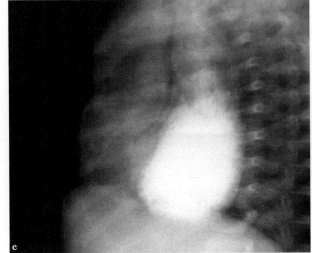

图 5-3-6 贲门失弛缓症

a. 胸部正位片(仰卧位)示扩张食管向右侧凸出于心影后；
b、c. 钡餐检查示食管重度扩张，远端呈漏斗状，贲门呈细线状狭窄

3. **食管化学性烧伤、瘢痕性狭窄** 有化学烧伤史，食管呈不规则局限性环形狭窄，狭窄段间食管扩张。

第五节 气管软骨食管异位症

【概述】

气管软骨食管异位症(tracheobronchial remnants，TBR)为一种罕见的先天性畸形，由 Frey 和 Duschl 于 1936 年首次报道。本病发病率尚不清楚，国内报道不足百例。有学者认为 TBR 的病因和发病机制可能与胚胎早期发育异常有关，妊娠第 5～6 周气管食管分离的过程中，如发生气管、支气管胚芽脱落或错位，残留于食管内，则可在食管壁内继续发育为气管软骨组织和腺体，使局部食管壁失去收缩及扩张功能，形成固定狭窄。也有学者提出，本病发病机制可能与食管闭锁相似。TBR 为先天性食管狭窄症之一，常合并其他先天发育畸形，其中以食管闭锁最多见(20% 左右)。

【临床特点】

患儿多于生后 6 个月内出现症状，早期主要为呕吐，特别是在添加固体食物后，呕吐加重。呕吐物可被误吸入肺，引起吸入性肺炎，甚至导致呼吸衰竭。病程较长者可见营养不良、贫血和生长发育落后。

【影像检查技术与优选】

食管造影检查为本病最佳诊断手段。

【影像学表现】

1. **胸部平片** 胸片对本病的诊断无意义。但合并吸入性肺炎时，可见肺内斑片影，以右侧常见。

2. **食管造影** 食管造影检查在本病诊断中具有决定性意义。由于本病常见食管反流和吸入性肺炎，故使用水溶性造影剂。食管狭窄征、钟摆征为本病造影的直接征象(图 5-3-7)。①食管狭窄征：狭窄部位多位于食管下 1/3、贲门水平以上 50mm 范围内。狭窄范围取决于异位软骨环的数量，一般以 2～3 个

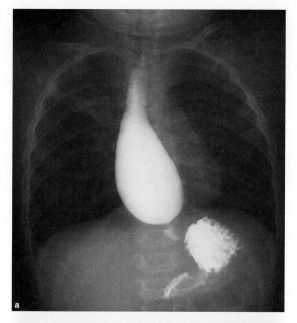

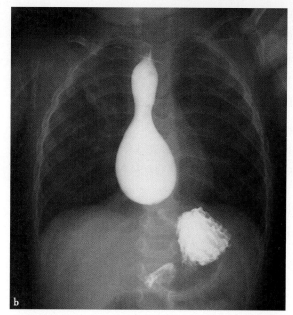

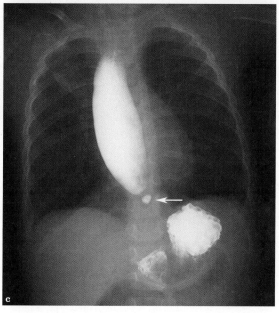

图5-3-7 气管软骨食管异位症

a~c. 为食管造影充盈相正位，食管远侧 1/3 段可见固定狭窄，狭窄近端食管扩张，远端食管充盈造影剂（白箭），外形似"钟摆"

居多。狭窄以上食管扩张，狭窄段宽度固定不变；②钟摆征：在充盈相中，由狭窄近端的扩张食管、狭窄段及狭窄远端大小不等的充盈造影剂的食管共同构成。由于形似钟摆，故被称为"钟摆征"。

3. CT和MRI 对本病诊断价值不大。

【诊断要点】

6 个月以内患儿出现频繁进食后呕吐，特别在添加固体辅食后加重。食管造影检查表现为食管远端 1/3 范围内固定狭窄及钟摆征，具有较为典型的临床及影像学表现，一般可明确诊断。

【鉴别诊断】

"钟摆征"对本病确诊具有决定性意义，可资与其他食管先天性狭窄相鉴别。

（袁新宇 杨 洋）

参 考 文 献

[1] Berrocal T, Torres I, Gutiérrez J, et al. Congenital anomalies of the upper gastrointestinal tract[J]. Radiographics, 1999, 19(4): 855-872

[2] Ioannides AS, Copp AJ. Embryology of oesophageal atresia[J]. Semin Pediatr Surg, 2009, 18(1): 2-11

[3] Jones DW, Kunisaki SM, Teitelbaum DH, et al. Congenital esophageal stenosis: the differential diagnosis and management[J]. Pediatr Surg Int, 2010, 26(5): 547-551

[4] 张渝华，廖承德，尚燕，等. 食管壁内气管软骨异位症的 X 线观察 [J]. 实用放射学杂志, 2005, 21(12): 1316-1317

[5] Kluth D, et al. The embryology of foregut malformations[J]. J Pediatr Surg, 1987, 22(5): 389-393

[6] Laffan EE，Daneman A，Ein SH，et al. Tracheoesophageal fistula without esophageal atresia：are pull-back tube esoph-agograms needed for diagnosis?[J]. Pediatr Radiol，2006，36（11）：1141-1147

[7] Leboulanger N，Garabedian EN. Laryngo-tracheo-oesopha-geal clefts[J]. Orphanet J Rare Dis，2011，6（1）：81

[8] Kramer SS. Radiologic examination of the swallowing impaired child[J]. ysphagia，1989，3（3）：117-125

[9] Tuchman DN. Cough，choke，sputter：the evaluation of the child with dysfunc- tional swallowing[J]. Dysphagia，1989，3（3）：111-116

[10] Boyle JT. Gastroesophageal reflux disease in 2006. The imperfect diagnosis[J]. Pediatr Radiol，2006，36（suppl 2）：192-195

[11] Callahan MJ，Taylor GA. CT of the pediatric esophagus[J]. AJR Am J Roentgenol，2003，181（5）：1391-1396

[12] Fordham LA. Imaging of the esophagus in children[J]. Radiol Clin North Am，2005，43（2）：283-302

[13] Staton RJ，Williams JL，Arreola MM，et al. Organ and effective doses in infants undergoing upper gastrointestinal （UGI）fluoroscopic examination[J]. Med Phys，2007，34（2）：703-710

第四章　胃　疾　病

第一节　先天性疾病

一、胃扭转及新生儿水平横胃

【概述】

（一）胃扭转

胃扭转（gastric volvulus）是指各种原因所引起的胃移位及沿自身轴向的翻转。可发生于任何年龄，儿童较成人少见，无明显性别差异。

正常时胃由胃膈韧带、胃脾韧带、胃结肠韧带、胃肝韧带及胃食管连接部、幽门部固定，防止扭转。造成扭转的原因包括：①胃固定机制异常，如韧带发育不全、缺如、过长或断裂；②胃邻近器官的病变，如膈膨升、膈麻痹、膈疝、肠旋转不良等；③胃自身功能或器质性病变，如胃功能紊乱、胃扩张、胃溃疡、胃肿物、胃造瘘术后等。根据胃扭转的性质可分为急性胃扭转和慢性胃扭转，根据扭转的程度可分为完全性胃扭转和部分性胃扭转，前者为全胃扭转，扭转度数≥180°，后者常为胃窦及其邻近的胃体发生扭转，扭转度数＜180°。通常按照扭转轴心不同，将胃扭转分为3型：①器官轴型（纵轴型）胃扭转，以贲门与幽门连线为轴，胃大弯向前上或后上翻转至胃小弯上方，此型最常见；②网膜轴型（横轴型）胃扭转，以胃的横轴即小网膜的纵轴为轴心从右向左或从左向右翻转；③混合型胃扭转，指同时绕胃的纵轴和横轴扭转，很少见。

儿童完全性胃扭转罕见，其中急性胃扭转占43%，好发于5岁以内。在急性胃扭转中器官轴型占54%，网膜轴型占41%，约2/3患儿有邻近器官的病理性异常。慢性胃扭转占57%，好发于1岁以内，在慢性胃扭转中器官轴型占85%，网膜轴型占10%。

（二）新生儿水平横胃

新生儿水平横胃（horizontal transvers gastria of new born）为新生儿呕吐原因之一。由于胃呈水平状，患儿仰卧位时排空时间延长，胃内容物停滞于胃底。

【临床特点】

胃扭转的典型临床表现为 Borchadt 三联征，即上腹局限性胀痛、反复性干呕、胃管插入困难。此外，新生儿及婴儿的急性胃扭转可使胃形成闭襻，导致胃缺血坏死、穿孔，进而导致脓毒血症等，延误诊断和治疗危及生命，应特别注意。

新生儿水平横胃的临床表现与胃扭转相似。患儿易发生呕吐，但右侧卧位可使症状缓解。

【影像检查技术与优选】

上消化道造影检查可以明确本病的诊断，CT 及 MRI 的诊断价值有限。

【影像学表现】

1. **平片**　胃扭转 X 线片显示为胃扩张，器官轴型见胃食管连接部轻微下移，立位呈双气 - 液平面或单发长气 - 液平面。网膜轴型仰卧位呈球状，立位可见单发气 - 液平面，亦可呈双气 - 液平面。新生儿水平横胃立位腹平片多无异常，表现为胃泡横位于膈下，通常无扩张，肠管充气正常。

2. **上消化道造影**　胃扭转的钡餐或水溶性造影剂造影表现为：①器官轴型胃扭转，胃呈水平横位，胃的大、小弯位置互换，胃大弯贴近膈呈弧形上凸，且在食管远端前面，胃小弯凹面向下（图 5-4-1）。胃远端斜向右下与十二指肠球部、降段相连，幽门高于十二指肠球部，胃黏膜皱襞交叉，胃食管交界部下移，与胃大弯交叉。②网膜轴型胃扭转，扭转度数较大时不论顺时针或逆时针扭转，典型表现为胃呈垂直位，胃窦部及幽门位于胃食管交界部上方，胃底在下方（图 5-4-2），或表现为胃窦、十二指肠球近端与胃体部重叠或交叉。扭转度数较小时，胃窦、幽门前区或十二指肠球部可与胃体部重叠，幽门有不同程度梗阻，若有胃食管交界部梗阻则食管远端呈削尖状，黏膜扭曲，钡剂下行困难。③混合型胃

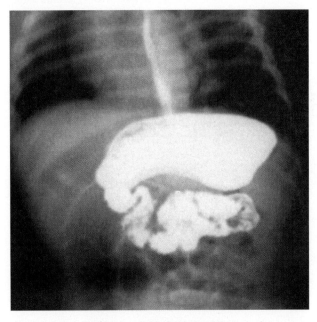

图 5-4-1　胃扭转（器官轴型）
上消化道造影（仰卧位）示胃大弯转至胃上方呈弧形上凸，胃窦指向下方，十二指肠球部呈悬吊状

扭转，表现复杂，可随体位改变扭转类型。另外，一些继发性胃扭转还伴有原发病表现。

新生儿水平横胃典型的上消化道造影表现为胃窦、胃体抬高且与胃底、幽门管及十二指肠球部在同一水平。侧位片显示胃窦与胃体相重，幽门管及十二指肠球均指向脊柱并与脊柱大致垂直。正位片胃底与胃体重叠，胃窦与幽门管、十二指肠球部相重叠。若右侧卧位可见胃泡及十二指肠无扩张，幽门及十二指肠钡剂下行顺利，可明确诊断。

【诊断要点】

胃扭转及新生儿水平横胃均具有典型的上消化道造影表现。前者表现为胃移位及翻转，后者表现为胃窦、胃体与胃底、幽门管及十二指肠球部在同一水平。

【鉴别诊断】

新生儿水平横胃主要与器官轴位型胃扭转鉴别。胃扭转时胃泡呈"上凸下凹"的虾状，食管腹段延长，与胃黏膜相交叉，十二指肠球部低于幽门管呈倒吊状。而水平横胃胃泡呈水平状，食管黏膜与胃黏膜不交叉，十二指肠球部水平指向后方。儿童的瀑布型胃类似器官轴型胃扭转，但前者胃窦部低于胃底，无胃增大、小弯移位的相应表现，鉴别不难。

二、小胃畸形

【概述】

小胃畸形（microgastria）是极为罕见的先天性发育异常，可能是由于孕期第 4～5 周胃早期发育停滞所致，胃可以没有旋转至正常位置，胃大、小弯也没有发育。胃呈管状或小囊状，容量很小，甚至不足 10ml，无贮存功能，但可有正常的胃黏膜和正常的胃酸分泌。食管贲门无正常的防反流功能，导致严重的胃食管反流。食管扩张可能是继发于胃食管反流或者由食管取代胃的贮存功能所致。小胃畸形很少单独发生，常合并其他异常，如脾缺如、肠旋转不良、心肺、肾脏、喉 - 气管 - 支气管的异常，偶见膈疝。小胃畸形还可伴有肢体和神经系统异常，可能与常染色体遗传有关。

【临床特点】

临床表现为反复性进食后呕吐，喂食困难，营养不良，脱水，呼吸窘迫和呼吸道感染，生长发育差等。

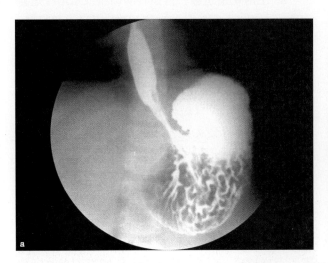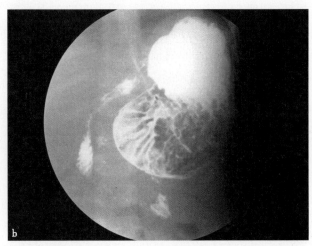

图 5-4-2　胃扭转（网膜轴型）
a、b. 上消化道检查（仰卧位）示贲门下移，胃窦部翻转至左上方，十二指肠近端与胃窦重叠，胃底移向下方

【影像检查技术与优选】

上消化道造影检查为首选，超声、CT、MRI 有助于其他并发症的检出。

【影像学表现】

上消化道造影检查示小胃畸形多位于上腹部中线处，呈管状或小囊状，没有正常的胃大、小弯形态，也无胃底、胃体、胃窦之分。食管扩张，严重的胃食管反流及排空延迟。合并其他异常时可有相应表现。

【诊断要点】

上消化道造影检查显示胃小，呈管状或囊状，伴有食管扩张，即可明确诊断。

【鉴别诊断】

本病具有典型的上消化道造影检查，一般无需鉴别。

三、胃重复畸形

【概述】

胃重复畸形（reduplication of gastric）非常少见，约占消化道重复畸形的 4%，可发生于任何年龄，但以婴儿、儿童期多见。重复胃以球形多见，偶可呈管状，可位于胃的任何部位，以胃大弯侧最多见，且多数与胃共壁，内衬胃黏膜，也可含有肠黏膜或胰腺组织。多数胃重复畸形呈盲囊状与主胃不相通，少数可与胃或肠管相通，如远端相通且开口通畅其分泌液可排出。出生时重复胃常较小，随分泌物增多而增大。本病可单独发生，也可伴有其他异常，如脊柱畸形、肺隔离症。

【临床特点】

临床表现与重复胃的发生部位、大小及有无溃疡、穿孔等并发症有关，无特异性。常见症状和体

征包括腹痛、呕吐、呕血和 / 或黑便，或因压迫邻近肠管而出现相应症状，体检时上腹部可触及包块。

【影像检查技术与优选】

超声为本病首选的检查方法。上消化道造影有助于诊断与主胃相通的重复畸形。超声、CT、MRI 检查对囊肿型胃重复有很高的诊断价值。

【影像学表现】

1. X 线

（1）腹平片：可无异常，重复胃较大时可表现为胃大弯侧、横结肠上方软组织包块影。

（2）上消化道造影：胃重复畸形与主胃相通时，钡剂进入重复胃内可明确诊断。重复胃位于胃腔外且体积较大时，可压迫胃及邻近肠管，产生压迹或移位、变形。突向胃内时，显示为充盈缺损影，若重复胃邻近幽门则可导致幽门梗阻，且早期即可发现。

2. **超声** 可探及紧贴胃部的囊性包块，囊壁内黏膜呈细的高回声，其外侧为低回声的肌层，囊壁内可探及小条状和点状血流信号。囊内充满无回声液体，若合并感染、出血时囊液内可见混杂回声团块，有时可探及重复胃壁出现蠕动波。

3. CT 显示为紧贴胃部的囊状或管状包块，内充满液体，密度均匀一致。若有出血、感染时，囊内液体密度不均。增强扫描囊壁强化（图 5-4-3）。

4. MRI 胃重复囊肿在 T_1WI 呈低信号，T_2WI 呈高信号，当合并出血或感染可见 T_1WI 高信号改变。重复胃壁信号与正常胃壁信号相同。

【诊断要点】

胃重复畸形的典型表现为紧贴胃的类圆形囊性包块，好发于胃大弯侧，囊壁通常具有正常的胃壁结构。

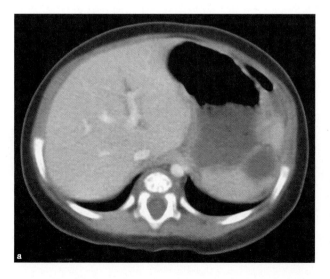

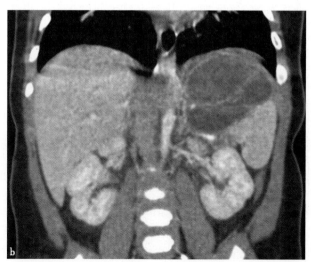

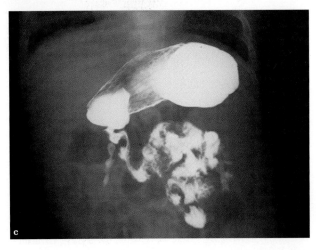
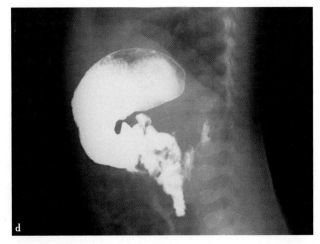

图 5-4-3　胃重复畸形

a、b. 腹部增强 CT 检查示胃底左侧紧贴胃壁的囊性肿物,内部呈均匀液体密度;c、d. 上消化道造影检查示胃轮廓完整,未见造影剂外溢,提示重复胃与主胃不相通

【鉴别诊断】

重复胃较大时应与肠系膜囊肿、大网膜囊肿、胆总管囊肿、囊性畸胎瘤等腹腔囊性包块鉴别,有时鉴别困难。

四、先天性胃窦膜式狭窄

【概述】

先天性胃窦膜式狭窄(membranous stenosis of the gastro antrum)又称幽门前瓣膜、胃窦蹼、胃黏膜性隔膜等,少见,是儿童呕吐原因之一。隔膜位于胃窦部,一般距幽门 3cm 以内,呈环状将胃腔分隔,通过隔膜上的中央孔相通。

【临床特点】

临床表现主要为呕吐,呕吐出现的早晚与隔膜孔径的大小有关。孔径小者于新生儿就可发病,孔径大者发病较晚。呕吐常呈间歇性,呕吐物为胃内容物,一般不含胆汁。长期食物潴留可导致胃窦部炎症水肿,症状加重,抗炎治疗可暂时缓解。查体见上腹部胀满,可见胃蠕动波及振水音,患者可伴有不同程度的营养不良、脱水。

【影像检查技术与优选】

本病主要依靠上消化道造影检查确诊,CT 或 MRI 检查很少应用于本病诊断。

【影像学表现】

隔膜常造成不同程度梗阻,严重时钡剂长时间难以通过隔膜孔,易误认为幽门梗阻。梗阻端表现平齐,或中间呈鸟嘴样突出,如钡剂通过隔膜孔则可显示远端幽门影像,部分患者可有胃扩张。钡剂通过隔膜孔时可显示出孔径大小(图 5-4-4)。钡剂

通过隔膜孔后有多种表现:当隔膜两侧充分充盈时,幽门管有钡剂通过,隔膜呈垂直于胃壁、光滑的膜状充盈缺损,厚度常为 1.5~5mm,为本病的典型表现。当隔膜近端呈收缩状态,而隔膜远端、十二指肠球呈充分充盈状态时,则构成"双球征"。当隔膜远端呈收缩状态的瞬间,与隔膜孔、幽门共同连成长条状,类似于延长变窄的幽门,易误认为肥厚性幽门狭窄。当隔膜两侧充盈,而幽门、十二指肠未显示时,隔膜孔类似幽门,充盈的远端类似于十二指肠球部,应注意鉴别。当隔膜远端钡剂充盈较少时常表现为突出的囊袋样影,多位于大弯侧,易误认为憩室或溃疡。

【诊断要点】

本病为器质性病变,上消化道造影检查为首选方法。熟悉本病的病理解剖结构是诊断的前提。仔细观察胃窦、幽门、十二指肠球部不同时相的表现是诊断的关键。口服钡剂应适量,充分显示胃窦部、幽门、十二指肠,避免重叠,从而明确诊断。动态观察显示垂直于胃壁、光滑的膜状充盈缺损,有孔,幽门表现正常,应考虑本病。

【鉴别诊断】

由于动态下隔膜远端胃窦部表现多样,故应与以下疾病鉴别。

1. 肥厚性幽门狭窄　多于出生后 2~4 周出现呕吐,渐进性加重,右上腹可扪及橄榄状包块;上消化道造影可见"线样征"及幽门肌肥厚造成的压迹征象。超声可探及幽门肌肥厚、幽门管延长可资鉴别。

2. 幽门痉挛　幽门可间断开放,无垂直于胃壁的膜状充盈缺损,动态下仔细观察,鉴别不难。

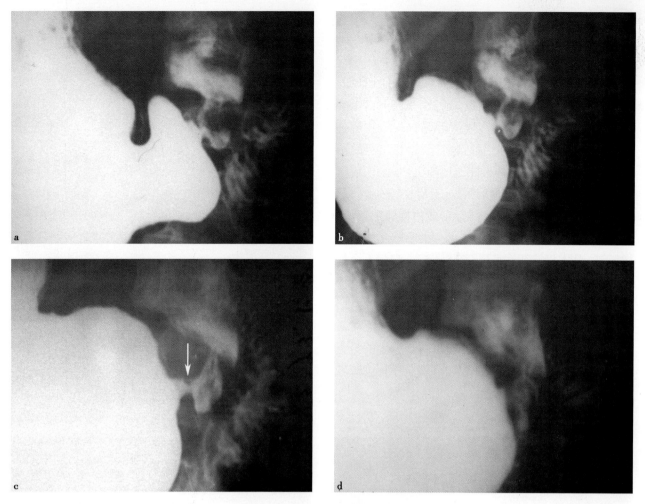

图 5-4-4　先天性胃窦部膜式狭窄

上消化道检查不同瞬间系列点片显示胃窦部狭窄恒定。a、b. 可见膜状充盈缺损，中央孔有钡剂通过；c、d. 狭窄远端胃窦呈"小室"状，中央孔（白箭）有钡剂通过

第二节　后天性疾病

一、肥厚性幽门狭窄

【概述】

肥厚性幽门狭窄（hypertrophic pylorostenosis，HPS）是由于幽门肌层肥厚所致幽门不全性梗阻，为新生儿期常见病，国内发病率为 0.01%～0.03%，男性明显多于女性。病因尚未完全明了。病理上主要为幽门肌肥厚、增生，以环肌为主。肥厚的肌层于近侧向胃窦部逐渐移行，在十二指肠侧突然终止，幽门部呈橄榄状、质硬，幽门管变细、延长，胃排空阻力增加、排空延迟、扩张，胃黏膜充血水肿甚至糜烂。

【临床特点】

本病 85% 见于足月新生儿，生后 2～4 周发病，也可延长至 3 个月内。主要表现为腹胀、胃型、呕吐、右上腹橄榄样包块。呕吐呈进行性加重，由一般性呕吐发展至喷射性呕吐，呕吐物为胃内容物，不含胆汁，少数为咖啡色。长期呕吐及胃酸丢失，可出现脱水、酸碱失衡、营养不良及吸入性肺炎。

【影像检查技术与优选】

上消化道造影检查为本病主要的检查方法，检查前需禁食 3 小时，检查时应常规胸腹部透视或拍片了解胸腹部情况。胃内潴留液过多时应抽出，服钡剂要适量，采用俯卧右前斜位，以充分显示胃窦部、幽门、十二指肠。检查过程中注意防止呕吐误吸，因本病检查时间较长，要注意患者的防护，检查完毕，如胃内钡剂较多应及时抽出。超声检查也可通过探查幽门肌厚度、幽门管的长度而明确诊断，已逐渐成为首选的检查方法。但对于幽门肌厚度及幽门管的长度改变不明显，诊断不明确时，应需上消化道造影来明确诊断。

【影像学表现】

1. X 线

（1）X 线片：腹平片主要表现为胃扩张，可伴有宽大气-液平面,而肠管内充气减少,如呕吐后拍片胃影可无扩张。胸部平片可有吸入性肺炎表现。

（2）上消化道造影:幽门肌肥厚及幽门梗阻引起的异常表现为上消化道造影观察的重点。①线样征:幽门肌肥厚挤压幽门管,变细、延长,呈凹面向上的线状,是本病的典型表现之一;②双轨征:幽门管延长,内有水肿的黏膜,钡剂通过时呈相互平行的两条线状;③鸟嘴征:钡剂未能通过幽门,于幽门前区近幽门处形成鸟嘴样尖状钡影;④肩样征:幽门肌肥厚压迫胃窦远端大、小弯侧,形成肩样弧形压迹;⑤蕈样征:肥厚的幽门肌压迫十二指肠球基底呈蕈样压迹,是本病特征性表现（图5-4-5）。幽门不全性梗阻造成胃扩张,胃蠕动增强,蠕动波到达小弯侧压迹处可形成圆形乳头样或尖刺状突出,称为幽门前乳头征及小突征（图5-4-6）。因钡剂下行困难常继发胃食管反流,胃排空延迟。在同一患者的检查过程中多种征象常共存。如幽门环肌肥厚程度较轻

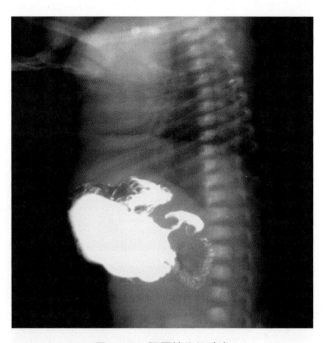

图 5-4-5　肥厚性幽门狭窄
上消化道造影示幽门管延长变细,向头侧弯曲,可见胃窦远端肩征及十二指肠球基底蕈样征

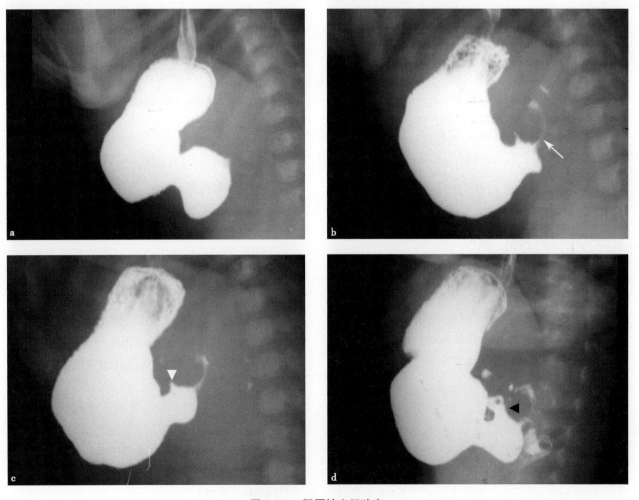

图 5-4-6　肥厚性幽门狭窄
上消化道造影系列点片。a. 胃扩张,多次蠕动过后钡剂未能通过幽门;b~d. 幽门管延长变细,向头侧弯曲,呈"线样征"（白箭）,幽门前小弯侧"小突征"（白箭头）和"乳头征"（黑箭头）

或肥厚不均匀时表现可不典型。另外，患者常伴有不同程度幽门痉挛，造成钡剂通过幽门前区延迟。

2. 超声 可直接显示幽门部的形态学改变，测量幽门肌厚度及幽门管长度。典型声像图表现为：①幽门部均匀性增厚，厚度≥4mm，增厚肌层呈低回声；②幽门管在短轴切面中心为高回声的黏膜，周围为环状低回声的幽门肌，呈"靶环"状，称为"靶环征"，长轴断面呈"子宫颈"样（图5-4-7），称为"子宫颈征"，幽门管细窄，管腔呈线状无回声，一般长度≥15mm。因本病严重程度不同，幽门肌厚度及幽门管长度尚无统一标准，其下限值可与正常幽门上限值重叠，同时对操作者手法依赖较高，诊断时应结合临床综合考虑，对可疑病例应行上消化道造影检查。

【诊断要点】

上消化道造影可见线样征或双轨征、鸟嘴征、覃样征、肩样征及幽门梗阻引起的异常表现，并且持续存在。超声显示幽门肌增厚、幽门管细窄的声像图表现，多数患者可明确诊断。

【鉴别诊断】

1. 幽门痉挛 是功能性幽门梗阻，可间断开放，上消化道造影检查幽门开放时无幽门肌肥厚压迫所致的幽门管延长、细窄、十二指肠球基底覃样征。超声检查无持续性幽门肌增厚、幽门管细窄。临床上呕吐多在出生后出现，间歇性，程度较轻，查体右上腹无橄榄样肿块，镇静剂及阿托品治疗有效。

2. 先天性胃窦膜式狭窄 上消化道造影表现为中央有孔的膜状充盈缺损，垂直于胃壁，幽门管正常。

二、胃扩张

【概述】

胃扩张（gastric dilatation）是指各种原因所致的胃腔扩大，气体、液体或食物大量潴留于胃内。引起胃扩张的病因众多，一般可归纳为梗阻性及麻痹性。梗阻性胃扩张见于可引起幽门梗阻的病变，如肥厚性幽门狭窄、幽门痉挛、胃扭转以及幽门附近的溃疡或肿物等，也可由十二指肠及近端空肠的梗阻性病变所引起。麻痹性胃扩张可见于暴饮暴食、腹部外伤、手术、胃蜂窝织炎、腹膜炎、急性胰腺炎、胆囊炎、坏死性小肠结肠炎或其他严重的感染、休克、尿毒症、糖尿病酮症酸中毒、药物麻痹等。急性胃扩张由于胃张力减弱，胃壁变薄，可发生血液循环障碍，甚至胃壁坏死、胃穿孔。

【临床特点】

临床表现主要为上腹胀，呕吐，可伴有上腹痛或脐周痛，呕吐物可含有血性物，病情发展迅速，患者可出现脱水、休克，甚至危及生命。

【影像检查技术与优选】

立位腹平片可确诊本病，且快速简便。上消化道造影有利于病因的判断，但对于胃肠道梗阻及穿孔患者为禁忌。超声和CT检查虽不是本病首选，但对于发现病因、鉴别胃扩张性质有一定价值。

【影像学表现】

1. X线

（1）腹平片：仰卧位显示含气胃影扩大，严重时其下界可达下腹部。立位片显示胃泡影扩大，有宽

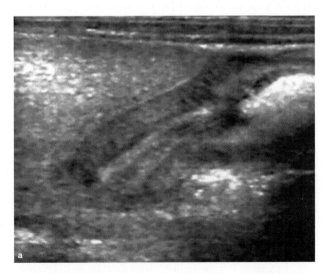
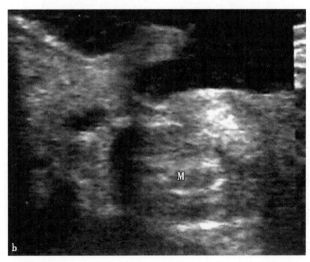

图5-4-7 肥厚性幽门狭窄

a. 超声右上腹扫查于肝下缘探及胃幽门部，幽门肌厚6mm，幽门管长18mm，胃蠕动亢进，胃内容通过幽门延迟；b. 于图a处旋转探头90°获得20mm同心圆样肿块，边界清晰（M）

大气 - 液平面，大量液体或潴留食物使上中腹部致密（图 5-4-8）。如出现胃壁积气，提示胃壁坏死。出现大量气腹或液 - 气腹，提示胃穿孔（图 5-4-9）。

（2）上消化道造影：待排除梗阻性因素及胃肠道穿孔后方可进行。可见胃内残留大量固体食物。麻痹性胃扩张无蠕动，梗阻性胃扩张早期有表浅蠕动，晚期蠕动消失，此时两者难以鉴别。

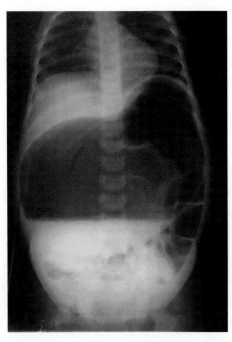

图 5-4-8 胃扩张
立位腹平片示胃影扩大，伴有横贯全腹气 - 液平面

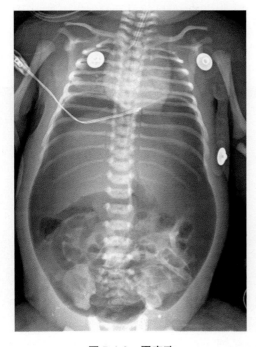

图 5-4-9 胃穿孔
胃扩张患儿突发呼吸困难，卧位腹平片示大量气腹，胃泡影减小

2. 超声 胃腔高度扩张，胃内可见大量食糜存留，胃蠕动消失，胃壁松弛，幽门开放困难。

【诊断要点】

腹部立位片显示胃泡影扩大，伴宽大气 - 液平面。

【鉴别诊断】

影像学检查应尽可能对胃扩张性质加以鉴别，区分出梗阻性或麻痹性胃扩张，作出病因诊断以便临床采取相应的治疗。

三、胃溃疡

【概述】

胃溃疡（gastric ulcer）可发生于儿童的任何年龄，临床并不少见，病因与年龄有关。小儿胃溃疡大致可归纳为原发性胃溃疡与应激性（继发性）胃溃疡两类。原发性胃溃疡常伴有幽门螺杆菌感染。新生儿期及婴儿期多为应激性溃疡，至学龄前期原发性溃疡逐渐增多。儿童胃溃疡好发于胃小弯及胃角附近，其次是胃窦部。溃疡多呈圆形或椭圆形，直径多不超过 5mm，单发为主，多发少见。新生儿及小婴儿胃溃疡常多发，深达肌层的溃疡可破坏血管发生出血，患者年龄越小，越容易并发出血，溃疡穿透浆膜层时发生穿孔。

【临床特点】

临床表现在各年龄段差异较大。新生儿期常为急性起病，出生后 24～48 小时最为多见，以突发溃疡穿孔所致气腹、呕血、便血为主要特征。婴儿期以呕血和便血为主，也可表现为慢性贫血，可伴有呕吐、食欲不振、体重增长缓慢，溃疡穿孔少见。幼儿期常诉腹痛或腹部不适，常伴有消瘦、体格发育迟滞。学龄前期则表现为反复腹痛、呕吐，少见溃疡出血。学龄期及少年期逐渐与成人相似，主要表现为上腹痛或脐周痛，多呈间歇性，部分病例有规律性，可发生溃疡出血或穿孔等并发症。

【影像检查技术与优选】

上消化道造影是本病的主要方法。近年来随着内镜的广泛应用，上消化道造影检查的应用已减少。超声检查对于浅表性及胃体部小溃疡敏感性差，容易漏诊。对低龄儿童且配合较差者，超声可作为辅助检查手段。CT 可作为穿孔性溃疡的辅助检查方法。

【影像学表现】

1. X 线

（1）腹平片：新生儿气腹时应考虑到胃溃疡穿孔可能。

（2）上消化道造影：单对比上消化道造影假阴

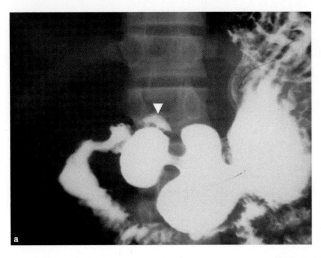 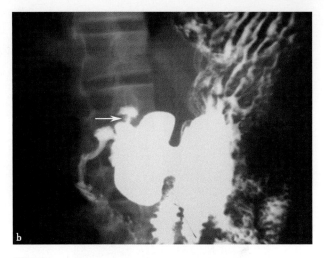

图 5-4-10 胃溃疡

钡餐检查示小弯侧胃窦部龛影,边缘光滑,突出于胃轮廓之外(白箭头),可见狭颈征(白箭)

性率较高,双对比上消化道造影虽有较高的敏感性,在低龄儿童有一定困难。钡餐造影典型表现为胃小弯侧圆形或椭圆形龛影(图 5-4-10),周围可有黏膜水肿所致的环形透亮带,慢性溃疡周围可见放射状黏膜皱襞纠集。位于幽门区的溃疡愈合后可导致幽门狭窄和胃扩张。怀疑胃穿孔时,应采用水溶性碘剂检查。此外,新生儿及小婴儿溃疡较小,容易漏诊。

2. **超声** 空腹状态显示胃壁局限性黏膜肥厚,充盈状态显示溃疡中央凹陷,周围黏膜增厚。胃窦部溃疡表现为幽门管持续痉挛、延长,胃排空延迟,幽门管局限增厚。

3. **CT** 可用于穿透性溃疡及溃疡穿孔的检查。胃壁增厚及周围邻近软组织有炎症性改变提示穿透。

【诊断要点】

本病好发于胃小弯侧,典型表现为圆形或椭圆形龛影,直径多数≤5mm,周围有环形透亮带或放射状黏膜纠集。

【鉴别诊断】

1. **胃壁肌层缺损** 新生儿患者应与本病鉴别。当未发生穿孔前消化道造影可见胃内多发、细小溃疡灶,以胃窦小弯处最多见。但发生穿孔后二者很难鉴别。

2. **肥厚性幽门狭窄** 应与胃溃疡并发幽门梗阻鉴别。肥厚性幽门狭窄于上消化道造影可见线样征、双轨征、鸟嘴征、蕈样征、肩样征等特征性改变。但溃疡性幽门梗阻为暂时性改变,与病变程度有关,可见胃窦部龛影、幽门管弯曲成角、十二指肠球部基底变形等改变。

四、腐蚀性胃炎

【概述】

腐蚀性胃炎(corrosive gastritis)又称为化学性胃炎,是由于吞食强酸、强碱或其他腐蚀性物质所引起的胃黏膜的腐蚀性炎症。主要病理改变为胃黏膜充血、水肿、糜烂、溃疡、出血,严重者胃壁坏死甚至穿孔,恢复期后可形成瘢痕。腐蚀性胃炎的严重程度与吞服腐蚀性物质的量、浓度及胃内情况有关,可以是轻微的胃窦炎至广泛的胃坏死不等。

【临床特点】

主要临床表现为腹痛、呕吐、出血、发热,甚至休克。

【影像检查技术与优选】

上消化道造影是本病的主要检查方法。

【影像学表现】

1. **腹平片** 急性期可行腹平片检查,以排除有无气腹,若见到胃壁内有气体影则提示胃壁坏死。

2. **上消化道造影** 表现与吞食后的时间及吞服物性质有关。急性期不行造影检查,若必须检查则应在排除气腹的情况下口服水溶性造影剂。急性期显示胃张力减低、蠕动减弱,胃窦部黏膜皱襞粗大、紊乱、模糊伴多发溃疡龛影。严重胃坏死者可见造影剂局限性外漏。恢复期后可行钡餐检查,显示胃黏膜粗厚肥大或呈息肉样充盈缺损,多发小溃疡使胃壁呈锯齿状,瘢痕挛缩使胃变形(图 5-4-11),胃窦部狭窄,胃容积变小,可有不同程度幽门梗阻。损伤累及十二指肠时,可见痉挛、张力减低、黏膜皱襞增厚、溃疡、瘢痕形成及狭窄。

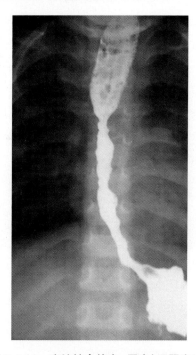

图 5-4-11　腐蚀性食管炎 - 胃炎（误服火碱）
食管钡餐正位片示食管中下段管腔不规则狭窄，边缘凹凸不平，上端食管扩张，胃底挛缩变形

【诊断要点】

腐蚀性胃炎临床常有明确的吞食强酸、强碱史，一般表现为胃黏膜皱襞粗大紊乱、多发溃疡龛影，亦伴有腐蚀性食管炎，诊断较明确。影像学检查还可了解胃损害后遗情况，为临床治疗提供信息。

【鉴别诊断】

一般诊断明确，无需鉴别诊断。

五、胃石症

【概述】

胃石症（gastric bezoar）亦称胃结块症，是指进食某些物质后在胃内凝结而成并存留于胃内的团块样物。按照构成胃石成分不同可以分植物性胃石、毛粪石、乳胃石、药物性胃石等。儿童以植物性胃石最常见，多因空腹状态下食入大量黑枣、柿子或山楂等，所含果胶和鞣酸与胃酸接触后凝结沉淀而形成结块。其次为毛粪石，长期吞食毛发相互缠绕而成，以女性多见。乳胃石很少见，常发生于小婴儿，尤其早产儿，由牛奶中酪蛋白凝结而成。药物性胃石是应用抗酸剂、钙剂、钡剂、铋剂等所致。

【临床特点】

进食后形成胃石至出现临床症状自数小时至数月不等，表现为上腹部不适、食欲减退、阵发性腹痛，可伴有恶心、呕吐，部分患者上腹部可扪及活动

性包块。最常见的并发症包括溃疡、出血、幽门梗阻及穿孔。部分病例可伴有肠石。

【影像检查技术与优选】

超声简便易行，无辐射损害，为首选检查方法。上消化道造影为本病主要的检查方法，通常可明确诊断。CT 和 MRI 为辅助检查方法。

【影像学表现】

1. X 线

（1）腹平片：可见胃内密度不均的包块，随体位的变化而移动。

（2）上消化道造影：可见胃内单发或多发、圆形、椭圆形或不规则形，边缘光滑或毛糙的充盈缺损，以手推移或转动体位而移动并与胃壁分离，表面常有钡斑附着（图 5-4-12）。胃石较小则胃壁完整柔软、蠕动正常，胃石较大时胃蠕动可减弱或消失。横径较大的胃石充填局部胃腔，移动性差，钡剂沿边缘分流通过，与胃壁接触面长而平行，胃石似镶嵌在胃内，呈"镶嵌"征。胃石的机械摩擦可造成胃黏膜糜烂或溃疡，可有相应表现。

2. 超声　可探及胃内单发或多发、大小不等强回声团，轮廓清楚，边缘毛糙，后方伴声影，可随探头推动而移动。胃石较大者可探及弧形光带，后方伴宽幅声影，饮水后于两侧可见流动的暗区，胃石移动不明显，胃壁结构显示不清。胃石较小者，给水后光团随体位移动明显，若声束穿透较薄的结石表面则呈等至强回声，结构杂乱不均，后方声影较淡。

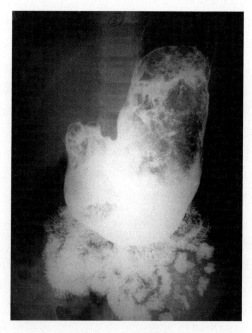

图 5-4-12　胃石症
钡餐检查示胃内巨大充盈缺损影，占据胃腔大部，其表面呈斑驳状，仅上缘在气体对比下清晰可见

3. CT 显示胃内形状不规则肿块，呈混杂密度，表面可以黏附造影剂而显示出清楚的轮廓（图5-4-13）。

4. MRI T₁WI 及 T₂WI 均显示为低信号，若事先不被怀疑则容易漏诊。

【诊断要点】

胃石症表现为胃内可移动性团块，结合临床有进食黑枣、柿子、山楂或毛发病史，不难诊断。

【鉴别诊断】

需与胃肿瘤相鉴别，但本病可随体位而发生移动、与胃壁分离，可资鉴别。

六、胃肿瘤

【概述】

儿童胃肿瘤（stomach neoplasms）较少见。良性肿瘤包括息肉、错构瘤、间质瘤、畸胎瘤及平滑肌瘤；恶性肿瘤包括淋巴瘤、平滑肌肉瘤、横纹肌肉瘤及腺癌。

1. **胃息肉** 胃息肉主要包括家族性腺瘤性息肉病（familial adenomatous polyposis，FAP）、错构瘤息肉病综合征（hamartomatous polyposis syndrome，HPS）及其他类息肉。

FAP 是一种由于 *APC* 基因突变和失活所致的常染色体显性遗传病，临床上以结肠、直肠黏膜大量腺瘤性息肉为主要表现，超过 50% 的患者同时存在胃息肉。主要包括两种类型息肉：胃底腺息肉及腺瘤。前者常为多发，位于胃底和胃体的直径 1～5mm 大小的息肉，不属于癌前病变。后者腺瘤属于癌前病变，一般位于胃窦部，50% 以上病例多发。

HPS 与 FAP 不同，包括 Peutz-Jeghers 综合征、多发性错构瘤综合征（Cowden 病）、幼年性息肉病、Cronkhite-Canada 综合征、Bannayna-Riley-Ruvalcaba 综合征。P-J 综合征患儿上消化道造影下可见全消化道存在错构瘤，大多分布在空回肠，其次为十二指肠、结肠及胃。息肉大小不同，无蒂或有蒂，较大息肉表面呈分叶状或成簇分布，可发生癌变。

2. **胃淋巴瘤** 胃恶性肿瘤在全部儿童恶性肿瘤中比例低于 5%，多为淋巴瘤或肉瘤。多数原发性胃淋巴瘤为 B 细胞型非霍奇金淋巴瘤。胃原发性 Burkitt 淋巴瘤少见。

3. **胃肠间质瘤** 胃肠间质瘤（gastrointestinal stromal tumor，GIST）在儿童少见，本病因酪氨酸激酶生长因子（KIT）存在而不同于平滑肌瘤和平滑肌肉瘤。常发生在胃窦和胃体部，女性多见。

4. **胃腺癌** 原发性胃腺癌（gastric adenocarcinoma）在儿童极少见，发生率占全部儿童胃肠道恶性肿瘤的 0.05%。儿童组胃癌有 3 种类型：原发性、息肉病综合征继发（如 Peutz-Jeghers 综合征）、胃淋巴瘤治疗后发生。本病预后差。

5. **胃畸胎瘤** 胃畸胎瘤（gastric teratoma）在儿童全部畸胎瘤中不足 1%，多发生在婴儿期，男孩多见。常表现为上腹部肿块伴近端消化道梗阻或出血。治疗应选择手术切除，预后良好。

【临床特点】

临床多表现为消化道出血、腹痛、贫血等。有时查体可触及腹部肿物。

【影像检查技术与优选】

上消化道造影可显示胃腔充盈缺损、胃黏膜形态、胃壁顺应性差等，以此区分肿瘤的良恶性。CT 可显示肿瘤的密度，是否伴出血、坏死或钙化等，帮

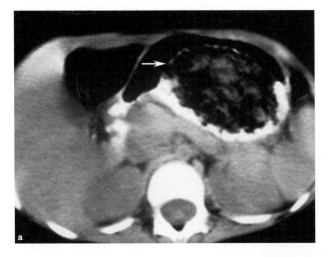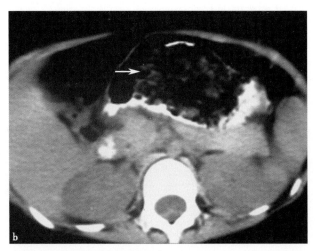

图 5-4-13 胃石症（柿子）
a、b. CT 平扫示胃内混杂密度肿块影（白箭），边缘吸附大量造影剂

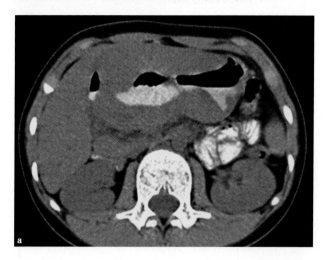
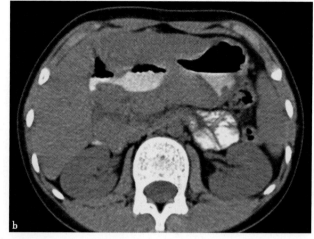

图 5-4-14　胃淋巴母细胞瘤

a、b. CT 平扫示胃体及胃窦部胃壁明显弥漫性增厚，胃壁僵硬呈结节状突入胃腔。活检证实胃淋巴母细胞瘤

助肿瘤的判别。CT 还可显示肿瘤是否向邻近组织侵犯以及淋巴结转移，有助于评价肿瘤分期。

【影像学表现】

1. **上消化道造影**　造影可见胃良性肿瘤呈边缘光滑、类圆形的充盈缺损，大小不等，可单发或多发，息肉可有蒂。肿瘤周围胃黏膜正常，胃壁柔软。胃畸胎瘤可有钙化。恶性胃肿瘤可见较大充盈缺损，胃壁僵硬，胃外形改变，黏膜皱襞不规则增厚，伴或不伴溃疡形成。

2. **CT**　可评价肿瘤分期、肿瘤是否向邻近组织侵犯、淋巴结增大。胃恶性肿瘤表现为胃壁局部或弥漫增厚（图 5-4-14），胃腔内息肉样肿物或向腔外生长的分叶状肿物，密度与肌肉相似，可见钙化和表面溃疡形成。肿瘤向胃浆膜外浸润的表现有胃周脂肪层模糊或消失、肝转移等。GIST 呈较大的边界清晰实性或囊实性肿物，可出血、坏死或钙化，还可出现黏膜变性、气-液平面或瘘管。

【诊断要点】

影像学上通过肿物的边缘、形态、密度及周围胃壁黏膜的改变，可初步区别良性及恶性胃肿瘤，最终需病理诊断。

【鉴别诊断】

胃炎性假瘤在影像学上与恶性肿瘤有相似之处，胃恶性肿物伴溃疡或穿孔时，可作为鉴别诊断依据。

（袁新宇　杨　洋）

参 考 文 献

[1] Andriessen MJG, Matthyssens LE, Heij JA. Pyloric atresia[J]. J Pediatr Surg, 2010, 45（12）: 2470-2472

[2] Barlev DM, Weinberg G. Acute gastrointestinal hemorrhage in infancy from gastric duplication: imaging findings[J]. Emerg Radiol, 2004, 10（4）: 204-206

[3] Granata C, Dell'Acqua A, Lituania M, et al. Gastric duplication cyst: ppearance on prenatal US and MRI[J]. Pediatr Radiol, 2003, 33: 148-149

[4] Jones VS, Cohen RC. An eighteen year follow-up after surgery for congenital microgastria-case report and review of literature[J]. J Pediatr Surg, 2007, 42（11）: 1957-1960

[5] Rodeberg DA, Zaheer S, Moir CR, et al. Gastric diverticulum: a series of four pediatric patients[J]. J Pediatr Gastroenterol Nutr, 2002, 34（5）: 564-567

[6] Lin C, Lee H, Hung H, et al. Neonatal gastric perforation: report of 15 cases[J]. Pediatr Neonatol, 2008, 49（3）: 65-70

[7] Oh SK, Han BK, Levin TL, et al. Gastric volvulus in children: the twists and turns of an unusual entity[J]. Pediatr Radiol, 2008, 38（3）: 297-304

[8] Wang L, Lee H, Yeung C, et al. Gastrointestinal polyps in children[J]. Pediatr Neonatol, 2009, 50（5）: 196-201

第五章 小 肠 疾 病

第一节 先天性疾病

一、十二指肠闭锁、狭窄与环状胰腺

【概述】

十二指肠闭锁与狭窄（duodenal atresia and stenosis）是新生儿十二指肠梗阻常见原因之一，系胚胎初期十二指肠空化不全所致。闭锁多为膜性闭锁，少数为两段式或多发闭锁；相应狭窄亦多为膜性狭窄，以隔膜中间有一小孔最为常见。十二指肠闭锁和狭窄可以发生在十二指肠的任何部位，以降段和水平段最多见。

环状胰腺（annular pancreas）是先天性十二指肠梗阻原因之一。在胚胎发育过程中，腹侧胰芽与背侧胰芽融合位置不正常，将十二指肠降部呈环形或钳状包绕，导致十二指肠管腔狭窄，狭窄部位大多位于十二指肠乳头平面。

【临床特点】

十二指肠闭锁与狭窄好发于母亲羊水过多的早产儿或低体重儿。生后1～2天或喂奶后即出现呕吐，呕吐物大多含胆汁。反复呕吐可致患儿消瘦、脱水，常继发吸入性肺炎。患儿常无胎粪排出，偶有排出1～2次少量灰绿色干粪或灰色黏液样肠道分泌物。体检见上腹部饱满，偶见胃蠕动波。环状胰腺的患儿可无临床症状，也可至较大年龄时才发病，严重者于新生儿期发病，临床表现为顽固性呕吐，呕吐物多含胆汁。环状胰腺压迫胆总管时，可引起黄疸和胰腺炎。十二指肠闭锁及环状胰腺常合并其他先天畸形，如唐氏综合征、先天性心脏病及其他消化道畸形，如肠旋转不良、直肠肛门畸形等。

【影像检查技术与优选】

腹平片主要用于观察胃及十二指肠的扩张情况，有无"单泡征""双泡征""三泡征"等，了解小肠内气体分布情况，可初步判断是否有十二指肠梗阻。

上消化道造影及钡灌肠造影检查可进一步明确诊断，上消化道碘造影剂造影可观察梗阻部位和梗阻端的情况，钡灌肠造影主要了解结肠形态、位置是否正常，有无细小结肠，从而为诊断和鉴别诊断提供帮助。

超声、CT检查可了解梗阻的十二指肠周围情况，可直观地反映胰腺与十二指肠的关系，主要用于环状胰腺的诊断。

【影像学表现】

1. X线

（1）腹平片：十二指肠闭锁表现为胃及十二指肠充气扩张，各含一个气-液平面，即典型的"双泡征"，其余肠管无气（图5-5-1a）。若闭锁为十二指肠远段则可表现为"三泡征"，若梗阻以上十二指肠充满潴留液体时，仅胃泡充气扩张，呈"单泡征"。有时呕吐可造成十二指肠内缺少气体，可经鼻饲管注入适量气体后观察，可明确诊断。十二指肠狭窄和环状胰腺可见上腹部的胃泡明显扩大，梗阻以上十二指肠有不同程度扩张和气-液平面，梗阻以下肠管仅有少量气体或无气体，重度狭窄者表现与闭锁相似。

（2）上消化道造影：口服或经鼻饲管注入造影剂后可见胃及闭锁以上十二指肠明显扩张，蠕动增强，闭锁盲端边缘光滑、扩张显著，呈"风兜状"，造影剂不能下行（图5-5-1b、c）。十二指肠狭窄和环状胰腺表现为狭窄以上十二指肠、胃腔扩张，造影剂可自狭窄处缓慢通过（图5-5-2，图5-5-3a、b）。胃、幽门管和狭窄以上十二指肠扩张蠕动增强，可有逆蠕动波。

（3）钡灌肠：十二指肠闭锁显示结肠细小呈胎儿型，宽径可达1cm，盲肠位置正常，直肠壶腹大致正常。十二指肠狭窄和环状胰腺则显示结肠形态正常。

2. 超声 环状胰腺可探及胰头扩大或胰腺组织

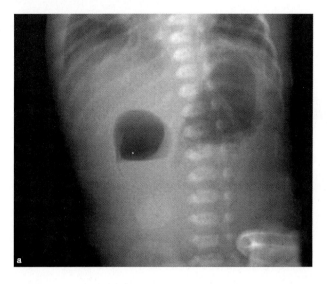

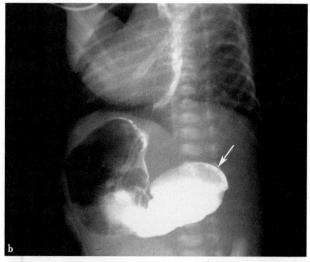

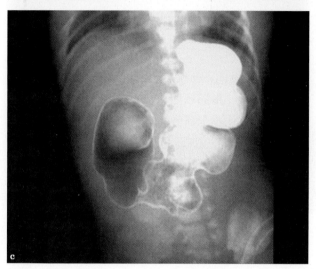

图 5-5-1　十二指肠闭锁

患儿生后第二天出现呕吐,开始为奶汁,后出现胆汁样呕吐。a. 腹部立位平片示胃及十二指肠充气扩张,各含一个气 - 液平面呈"双泡征",气 - 液平面以下肠管无气;b、c. 上消化道碘造影剂造影示十二指肠降部呈盲端,造影剂不能下行,盲端边缘光滑,扩张显著呈"风兜状"(箭头),其上十二指肠、幽门管及胃明显扩张,蠕动增强,并有胃食管反流

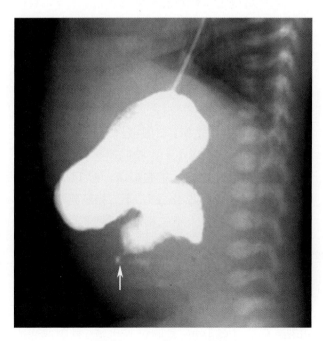

图 5-5-2　十二指肠水平部狭窄

女,5 天。孕 34 周早产,生后第二天出现呕吐。上消化道碘造影剂造影侧位片示十二指肠水平部狭窄,造影剂自狭窄小孔缓慢通过(箭头)

呈环带状包绕十二指肠,同时可见胃泡扩张。产前检查显示为十二指肠梗阻,孕妇羊水增多。

3. CT　环状胰腺在 CT 平扫上表现为十二指肠降部狭窄,周围见软组织密度影,胃、幽门管及十二指肠球扩张,在造影剂衬托下见狭窄处十二指肠呈"鼠尾状"表现(图 5-5-3c),其远端肠腔内生理性积气减少甚至无气体。增强扫描可见十二指肠降部周围软组织密度影明显强化,与正常胰腺组织强化程度一致(图 5-5-3d)。

【诊断要点】

腹部立位片上表现为十二指肠梗阻。十二指肠闭锁呈典型的"双泡征"或"三泡征"。上消化道造影见胃腔及闭锁或狭窄部以上十二指肠明显扩张,若为闭锁者则盲端边缘光滑、扩张显著,呈"风兜状",造影剂不能下行或缓慢通过。钡灌肠可通过观察结肠形态来鉴别十二指肠闭锁与十二指肠狭窄、环状胰腺。

环状胰腺特征性表现为十二指肠球后狭窄,狭

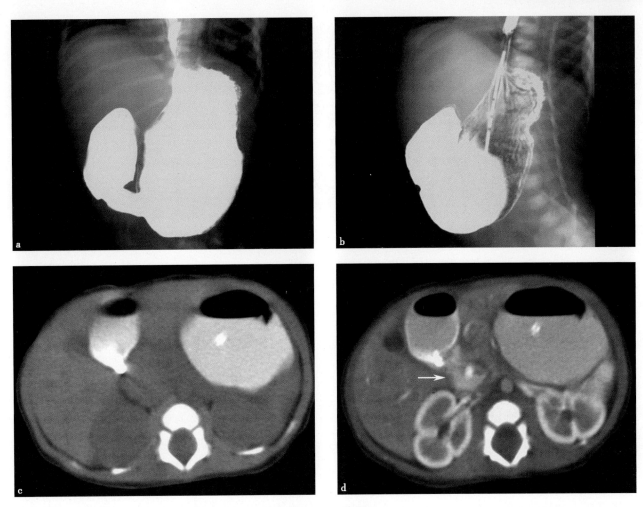

图 5-5-3　环状胰腺

a、b. 上消化道造影示十二指肠降部呈"细线状"狭窄,造影剂通过困难,胃、十二指肠球部和幽门管扩张,蠕动增强；c. CT 平扫示十二指肠降部呈"鼠尾状"狭窄,其周围见软组织密度影,胃及十二指肠近段明显扩张；d. CT 增强扫描示十二指肠降段周围强化的胰腺组织(白箭)

窄段较长。CT 检查可见十二指肠周围软组织包绕,增强后与正常胰腺组织强化程度一致。

【鉴别诊断】

需要与先天性肠旋转不良相鉴别。肠旋转不良合并扭转时,十二指肠远端可表现不全性梗阻,钡剂通过困难,呈"鼠尾状"狭窄,其与十二指肠狭窄的鉴别点为空肠上段位于右上腹,或全部小肠位于右腹部,盲肠或阑尾位于右上腹或中上腹部等异常位置。

二、先天性肠旋转不良

【概述】

先天性肠旋转不良(malrotation of intestine)是在胚胎发育过程中,中肠旋转异常所致。胚胎 10 周时随着腹腔的容积增大,肠袢开始从脐腔内退回腹腔,在退回过程中肠袢的头支在先,尾支在后并以肠系膜上动脉为轴心逆时针方向再旋转 180°,使头支转到左侧,尾支转到右侧,如果在退回过程中未发生旋转,或转位不全,或反向转位,形成中肠未旋转或旋转不良(图 5-5-4)。

正常情况下肠系膜从左上腹向右下腹呈扇形展开附着于后腹壁,这种固定方式的小肠可防止在轴位上发生扭转,而肠旋转异常时因空回肠连接处及回盲部位置异常,肠系膜仅在肠系膜上动脉根部附近有很狭窄的附着,这种方式固定的小肠容易环绕肠系膜根部发生扭转,另外,肠旋转不良时常伴有异常的腹膜带(即异常纤维性腹膜韧带),此带大多起于异位盲肠并附着于右侧腹壁,可压迫十二指肠。

【临床特点】

肠旋转不良 60%～70% 在新生儿时期出现症状。临床主要表现为反复呕吐,呕吐物呈胆汁样。如发生中肠扭转患儿症状重,表现喷射样呕吐、血便等症状。部分患儿无任何症状,到较大年龄时才发现。

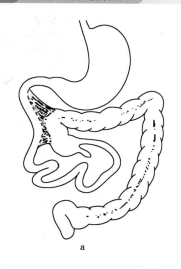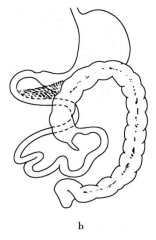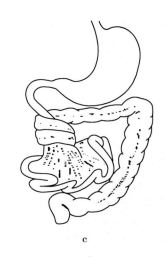

a　　　　　　　　　　b　　　　　　　　　　c

图 5-5-4　先天性肠旋转不良

a. 中肠无扭转；b. 中肠部分扭转；c. 中肠完全扭转

【影像检查技术与优选】

本病首选上消化道造影检查，腹部增强 CT 扫描及超声可作为本病的补充检查。上消化道造影可了解十二指肠与空肠交界处位置异常以及上组空肠的分布情况，仰卧位是观察十二指肠空肠位置的最佳体位，胃内造影剂应适量，避免过多的造影剂与十二指肠空肠重叠。钡剂灌肠造影检查可了解结肠的分布及回盲部阑尾的位置。CT 增强扫描可以发现肠系膜上动静脉血管位置异常。超声检查可观察肠系膜血管有无螺旋状或环状的异常血流信号。

【影像学表现】

1. X线

（1）腹平片：根据腹膜束带压迫十二指肠的程度以及是否合并中肠扭转可出现不同的影像表现。十二指肠不全性梗阻表现最为常见，即胃及十二指肠梗阻点近端积气、积液扩张，梗阻点以下肠管充气减少（图 5-5-6a）。早期可仅见腹部充气肠管不均匀。有时扩张十二指肠内充满液体或内容物反流入胃内，仅显示胃扩张。部分病例在剧烈呕吐后或梗阻程度较轻时，平片可无异常。并发肠扭转时，多数病例表现为十二指肠不全性梗阻，但扭转严重时可呈完全性梗阻。若小肠内无气或含气极少，但伴有腹胀或腹部压痛时，提示绞窄性中肠扭转可能。如出现低位小肠梗阻表现，则可能预示着肠袢坏死。

（2）上消化道造影：在腹平片显示完全性十二指肠梗阻或病情危重病例中应慎用该检查。造影剂可采用钡剂，但新生儿、小婴儿及梗阻较重病例应采用水溶性碘剂。梗阻点最常位于十二指肠第三段，也可位于其近侧或远侧部位，呈外在性压迫狭窄，

胃及梗阻点近侧十二指肠扩张，合并肠扭转时造影剂进入梗阻点远端十二指肠及上部空肠后呈"螺旋状"或"鼠尾状"（图 5-5-5）。若为完全性梗阻则造影剂不能进入扭转肠袢，在扭转近端逐渐变细或呈"鸟嘴状"。十二指肠空肠曲的位置内移、下移，也可正常或近似于正常，中肠未旋转时则位于右腹部，十二指肠未形成正常的 C 形，钡剂通过尚顺利，呈螺旋状下降。正常十二指肠空肠曲位于左上腹部，高度不低于十二指肠球部水平，若位置、高度异常应警惕本病。一般十二指肠呈轻或中度扩张，若扩张显著应警惕合并其他异常如隔膜的可能。钡灌肠可见盲肠或阑尾不在右下腹部，位于上腹部或右上腹部（图 5-5-6b），结肠大部分在左腹部迂回。

2. 超声　可探及肠系膜上静脉与肠系膜上动脉的位置关系，正常时肠系膜上静脉位于肠系膜上动脉右侧，肠旋转不良时则位于左侧，部分病例位于前方，但两者位置关系正常并不能排除本病。中肠扭转的特征性表现是"漩涡征"，即在肠系膜根部可探及螺旋样包块，中心为肠系膜上动脉，周围分层样结构是由肠系膜及肠系膜上静脉构成。彩色多普勒显示"漩涡征"中心为动脉样频谱，周围为多层旋转样血流信号，代表了肠系膜上静脉围绕肠系膜上动脉扭转。其他所见包括胃、十二指肠扩张、腹水等。

3. CT　平扫或增强扫描显示肠系膜上静脉位于肠系膜上动脉的左侧。并发肠扭转时于肠系膜根部显示漩涡状或呈分层状软组织团块（图 5-5-6c），后者在增强扫描时也显示漩涡状。紧邻软组织团块的扭转肠袢呈"鸟嘴样"变尖，其近侧肠管积气、积液扩张，可有肠壁、肠系膜水肿及肠系膜静脉淤血征象。

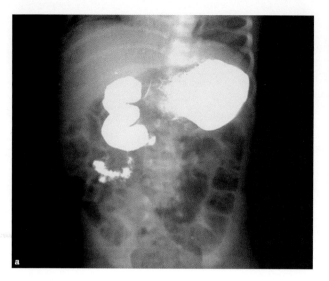
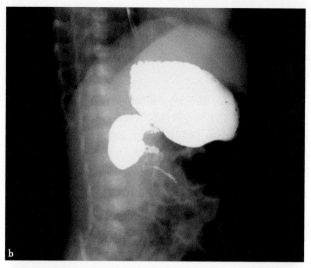
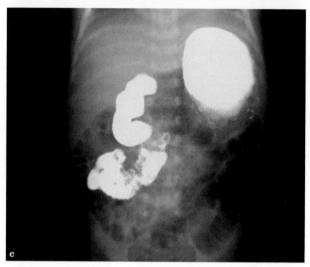

图 5-5-5 肠旋转不良

上消化道造影检查。a. 十二指肠明显扩张,十二指肠与空肠交界处位于中腹部脊柱的右侧,且在十二指肠球部下方;b. 梗阻处呈鼠尾状狭窄,远段小肠呈螺旋状下降;c. 上组小肠位于右中腹部

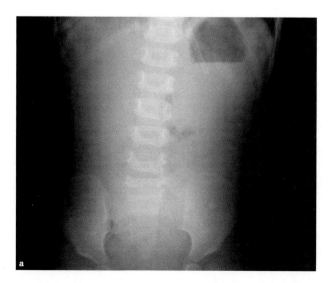
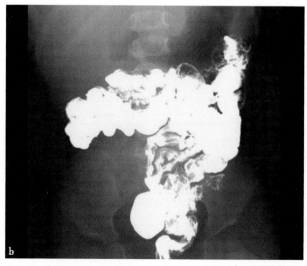

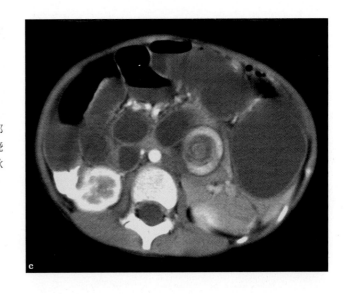

图 5-5-6　肠旋转不良
a. 腹部立位片示小肠生理性积气减少；b. 钡灌肠示回盲部位于左中上腹部；c. 腹部 CT 增强扫描示肠系膜上静脉围绕肠系膜上动脉旋转，肠腔积液扩张，小肠围绕肠系膜上动脉呈螺旋状排列

【诊断要点】

本病的影像学表现具有特征性，十二指肠与空肠交界处位置异常，大多位于脊柱的右侧，上组空肠位于右上腹部，盲肠或阑尾位置异常。增强 CT 扫描表现肠系膜上静脉在肠系膜上动脉的左侧，合并肠扭转时十二指肠远端不全性梗阻，造影剂通过困难，呈"螺旋状"或"鼠尾状"，结合临床可诊断。

【鉴别诊断】

1. **十二指肠闭锁**　上消化道造影表现为十二指肠降段或水平段处呈盲端改变，闭锁盲端扩张显著，边缘光滑，呈"风兜状"，钡剂不能下行。钡灌肠对比造影示结肠细小可资鉴别。

2. **十二指肠隔膜状狭窄**　上消化道造影可见造影剂自膜上小孔缓慢通过下行，十二指肠与空肠交界处位置正常，上组空肠常位于左上腹部。

3. **环状胰腺**　CT 平扫表现为十二指肠降部呈"鼠尾状"狭窄，其周围见软组织密度影，增强扫描十二指肠降段周围可见强化的胰腺组织包绕。

三、胎粪性肠梗阻

【概述】

胎粪性肠梗阻（meconium ileus）是在新生儿期由于胎粪黏稠堵塞于回肠末段，导致小肠梗阻。病因不十分清楚，目前认为肠道腺体病变是胎粪性肠梗阻的首要原因，胰腺囊性病变、胰酶分泌不足是次要原因。

【临床特点】

临床主要表现生后无胎粪排出，大多 48 小时内出现腹胀并逐渐加重，可伴有胆汁性呕吐。体格检查右下腹可触及"胎粪块"，肛门指检可有少许灰白色干"胎粪"。

【影像检查技术与优选】

水溶性碘剂灌肠造影和腹部立位平片为诊断本病的主要方法。水溶性碘剂灌肠可显示结肠显著细小及末段回肠内胎粪充盈缺损情况，因钡剂灌肠影响粪便排泄，一般不选用钡剂，多使用泛影葡胺。腹部立位平片则可了解有无低位小肠梗阻及右下腹肠管内胎粪影。

【影像学表现】

1. **腹平片**　表现为低位小肠梗阻，但由于黏稠胎粪流动性差，难以形成气 - 液平面，表现为肠管积气、扩张，无或仅有很少液平面，且往往出现于远离梗阻处小肠内。小肠扩张缺乏连续性，通常位于右下腹部，肠管内有小气泡或钙化的胎粪影（图 5-5-7a），具有特征性。

2. **水溶性碘剂灌肠**　表现结肠细小，结肠宽径常在 5mm 以内，造影剂进入结肠阻力较大，如水溶性碘造影剂进入末段回肠时可见胎粪充盈缺损（图 5-5-7b）。

【诊断要点】

特征性影像表现为右下腹肠管内含有小气泡或钙化的胎粪影，结肠造影于末段回肠可见胎粪充盈缺损。

【鉴别诊断】

1. **肠闭锁**　腹平片为完全性小肠梗阻征象，右下腹部无泡状透亮影，钡灌肠造影显示结肠细小，钡剂进入末段回肠时无胎粪充盈缺损，为鉴别点。

2. **全结肠型先天性巨结肠**　肛门指检常有气粪排出，钡灌肠造影显示结肠细小，结肠框短缩，脾曲钝化，直肠壶腹消失，可资鉴别。

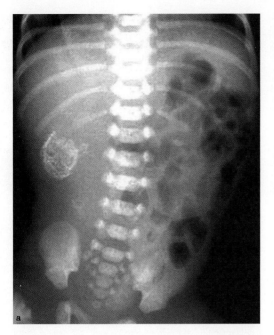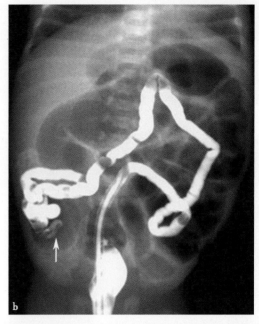

图 5-5-7　胎粪性肠梗阻

男,3天。生后未排胎便,伴腹胀,呕吐2天。a. 腹平片示肠管内气体分布不均,右中下腹可见团块状钙化影；b. 水溶性碘造影剂灌肠示结肠细小,造影剂进入末段回肠可见胎粪充盈缺损(白箭),直肠壶腹存在

四、小肠重复畸形

【概述】

小肠重复畸形(duplication of small intestine)是消化道重复畸形中最常见的一种,占消化道重复畸形的66%～83%,尤多见于回肠,肠管附着于消化管一侧,好发于小肠的系膜侧,呈球形或管状空腔结构,具有和正常消化道相应部位相同的黏膜,由共用血管供血。根据重复肠管形态分为4型：①肠壁囊肿型,位于肠壁肌层或黏膜下,该段肠壁向外突出形成圆形或卵圆形肿块,向腔内突出可引起肠套叠或肠梗阻；②肠外囊肿型,囊肿附着于肠壁一侧与肠腔不相通；③肠外管状型,在正常肠管的系膜侧有一平行的异常肠管,一端或两端与正常肠管相通,若近端相通远端盲端则显著膨大；④憩室型,呈袋状与肠腔相通。

【临床特点】

好发于婴幼儿时期,临床主要表现为呕吐、腹痛、血便,严重者可并发肠套叠、肠穿孔、腹膜炎。

【影像检查技术与优选】

腹平片对本病虽不能直接诊断,但往往能提供有价值的线索,特别是腹部有软组织包块伴有脊柱畸形时应考虑到本病可能。消化道造影检查,当重复畸形肠管与消化道不相通,且囊肿较大时可有占位表现,但囊肿较小时常表现阴性。当重复畸形肠管与消化道相通,造影剂能进入且排空慢,有特异性。超声价廉且无放射线损害,具有一定的优势,超声对腹部囊性占位的显示优于平片,可动态观察,超声探查到管状或球形囊状肿块伴有蠕动声像图是该病的特异征象,有鉴别诊断价值。CT的扫描速度快、图像分辨率高并能进行三维重组,能直接显示重复畸形的肠管以及与周围肠管的关系,对本病诊断有较高价值。

【影像学表现】

1. X线

(1)腹平片：主要表现为不全性肠梗阻。根据重复畸形位置不同可致低位或高位肠梗阻,囊肿较大时可见肿块影。合并脊柱畸形时对诊断有提示作用。

(2)上消化道造影：直接征象为重复畸形与正常肠管相通,钡剂进入重复畸形内,若能显示两者通道,更利于诊断,重复畸形内钡剂排空延迟。间接征象为肠外管状型压迫正常肠管使之变形、移位,造成相邻肠管分离、间隙增宽。肠壁囊肿型显示为肠管内充盈缺损。肠外囊肿型和憩室型表现为一段肠管环绕包块,两者不能分离,正常肠管可见弧形压迹,周围充盈钡剂的肠管可衬托出肿块的轮廓(图5-5-8a)。

2. 超声　表现为无回声的液性暗区,周围有肠管包绕(图5-5-8b)。有时超声下可见囊壁的蠕动收缩改变。

3. CT　表现为单房囊性肿块，囊内无分隔，囊内 CT 值近似于水（图 5-5-9），合并囊内出血或感染时 CT 值增高。囊肿可位于肠腔内、肠壁内或肠腔外的系膜缘，肠内和壁内的囊肿多为球形，多与肠管不相通，肠腔外的囊肿多为管状，位于系膜缘，一端或两端与肠腔相通，亦有不相通的。囊肿与所附着的肠壁紧密相连。囊壁与邻近肠管壁厚度相近或稍厚，呈双环"晕轮征"，内环为囊壁水肿的黏膜和黏液组成的低密度环，外环为完整肌层构成的高密度环。

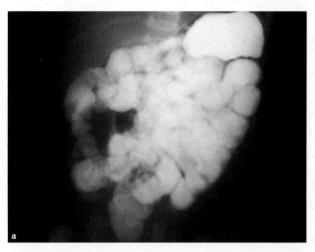
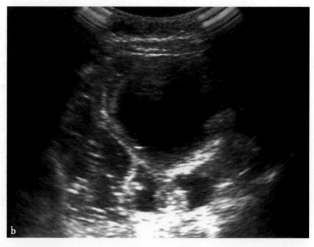

图 5-5-8　末端回肠重复畸形
女，3 个月，血便 3 次。a. 全消化道钡剂造影示右下腹充盈钡剂的小肠勾画出肿块轮廓影；b. 超声示右下腹囊性包块，呈无回声液性暗区，周围有肠管包绕

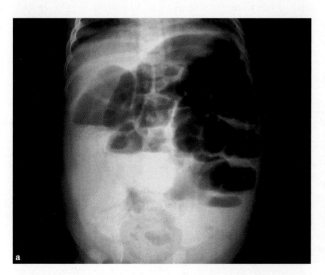
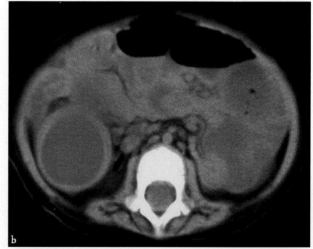
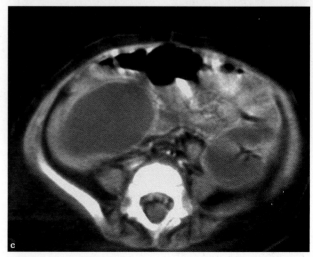

图 5-5-9　回盲部肠重复畸形
女，1 岁。反复呕吐 2 个月，伴腹疼 3 天。a. 腹部立位平片示中下腹有数个中小气液平面，右下腹部密度增高；b. CT 平扫示右下腹部单房囊性肿块，囊内无分隔，囊内 CT 值近似于水，囊壁厚；c. CT 增强检查可见囊壁强化

4. **MRI** 表现为厚壁单房囊性肿块，囊液呈长 T_1 长 T_2 信号，囊壁在 T_1WI、T_2WI 上与周围正常肠壁信号一致，囊内出血或感染时呈短 T_1 信号。

5. **放射性核素检查** 部分重复畸形内含有异位胃黏膜，与正常胃黏膜一样对 $^{99m}TcO_4$ 具有摄取和分泌的作用。典型的显像与胃同步或稍迟于胃显像，且和胃有相同变化的浓聚，可用于本病诊断。

【诊断要点】

典型表现为与所附着的肠壁紧密相连的单房囊性肿块，囊壁与邻近肠管壁厚度相近或稍厚，可与邻近肠腔相通或不相通。

【鉴别诊断】

1. **肠系膜囊肿** 囊壁一般很薄，囊肿内常有间隔，而肠重复畸形囊肿壁厚，与邻近肠管管壁厚度相近，常呈单房，无分隔。

2. **大网膜囊肿** 一般紧贴前腹壁，对肠管推挤明显，而肠重复畸形与肠管关系密切，周围有肠管包绕。

3. **囊性畸胎瘤** 以腹膜后多见，常含有三胚叶成分，以囊性成分为主，且含有软组织、脂肪和钙化，容易鉴别。

4. **肠套叠** 可扪及腹部包块，右下腹空虚。表现为腹部"同心圆"状软组织包块，空气灌肠后肿块影消失。肠重复畸形伴肠套叠者经空气灌肠整复后仍有包块影存在。

五、小肠闭锁和狭窄

【概述】

小肠闭锁或狭窄（small intestinal atresia or stenosis）是新生儿时期最常见的肠梗阻原因之一，可发生于肠道任何部位。小肠闭锁最多见于回肠及空肠下部（36%～43%），其次是十二指肠及空肠近端（37%），而小肠狭窄则以十二指肠最多，回肠较少。先天性小肠闭锁和肠狭窄分 5 型：①小肠狭窄，小肠有一段狭窄区域或呈瓣膜样狭窄；②小肠闭锁 I 型，肠管外形连续性未中断，仅在肠腔内有一个或多个隔膜使之完全闭锁，隔膜由少量肌纤维及纤维性变的黏膜下组织构成；③小肠闭锁 II 型，闭锁两侧肠管均呈盲端，其间有纤维束带连接；④小肠闭锁 III 型，远、近侧盲端完全分离，无纤维束带相连；⑤小肠闭锁 IV 型，多发性闭锁。在各型小肠闭锁中以 I 及 II 型最多见，约占全部病例的 64.8%。

【临床特点】

临床主要表现为呕吐、腹胀，而症状出现的早晚和轻重则取决于梗阻的部位和程度。高位肠闭锁腹胀轻，呕吐出现早，吐乳凝块，多含胆汁，有时为陈旧性血液。低位闭锁常于生后 2～3 天出现呕吐，呕吐物呈粪便样并带臭味，腹胀明显，并进行性加重，肠闭锁患儿生后多无胎粪排出。由于呕吐频繁，很快出现脱水及中毒症状且往往伴有吸入性肺炎。

【影像检查技术与优选】

腹平片对诊断小肠闭锁和小肠狭窄有很大价值，可了解小肠内气体分布情况、有无扩张及气 - 液平面。单纯小肠闭锁通过腹平片常提示诊断，通常无需上消化道造影检查，若疑有多发小肠闭锁时可行水溶性碘剂灌肠。水溶性碘造影剂灌肠可显示结肠细小、但直肠壶腹存在，有助于小肠闭锁的诊断。上消化道造影检查可确定狭窄及闭锁的部位，从而明确诊断。

【影像学表现】

1. **X 线**

（1）腹平片：高位小肠闭锁表现为中上腹部肠管积气扩张，胃及十二指肠扩张，呈"三泡征"（图 5-5-10a、b），下腹部肠管无气体，无胎粪影。呕吐严重时肠管胀气及气液平面不明显。低位小肠闭锁表现为全腹小肠充气扩张，可见阶梯状气 - 液平面，胀气肠管显著处多为闭锁盲端，肠腔内可见胎粪影。肠管过度扩张可造成肠穿孔，出现气腹。小肠狭窄表现为不全性小肠梗阻，梗阻以上肠管有不同程度扩张及气 - 液平面，梗阻以下肠管充气较少，结肠内可有气粪影，严重肠狭窄时与肠闭锁的 X 线征象相似。

（2）上消化道造影：小肠闭锁表现为闭锁以上肠管及胃扩张，闭锁处为一盲端，造影剂不能下行（图 5-5-10c）。小肠狭窄表现为狭窄以上肠管扩张，造影剂可自狭窄处缓慢通过（图 5-5-11）。

（3）钡灌肠造影：小肠闭锁表现为结肠细小呈胎儿型，结肠框不缩短，直肠壶腹存在（图 5-5-10d）。

2. **超声** 产前超声检查探及肠管扩张伴蠕动异常，以及羊水过多是出生前提示诊断的依据。当扩张肠管内充满液体时，超声可探及扩张肠管，并且可与腹水鉴别，可发现伴发的腹部其他器官的异常。

【诊断要点】

依据典型 X 线表现，结合胎儿型结肠表现可提示诊断小肠闭锁。小肠狭窄表现为不全性小肠梗阻，梗阻以上肠管有不同程度扩张及气 - 液平面，造影后造影剂可自狭窄处缓慢通过。

【鉴别诊断】

小肠闭锁需要与全结肠型先天性巨结肠鉴别，后者表现结肠框短缩，结肠袋不清楚，结肠壁僵硬，直肠壶腹痉挛，无正常结肠的活动度和柔软性，而小肠闭锁时结肠框不短缩，直肠壶腹存在，有助于鉴别。

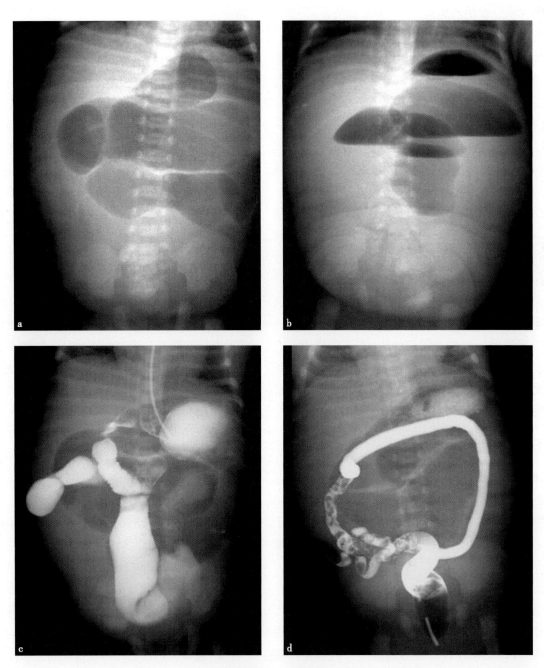

图 5-5-10　小肠闭锁

女，2天。生后第2天出现呕吐，呕吐较频繁，为黄绿色胆汁，伴腹胀1天。a. 腹部卧位片示中上腹部小肠积气扩张，下腹部肠腔无气体；b. 腹部立位片示中上腹部大小不等气 - 液平面呈"三泡征"，下腹部肠腔内无气体；c. 上消化道造影示胃、小肠扩张，造影剂不能下行；d. 钡剂灌肠造影示结肠细小，直肠壶腹存在

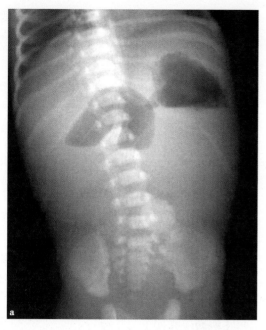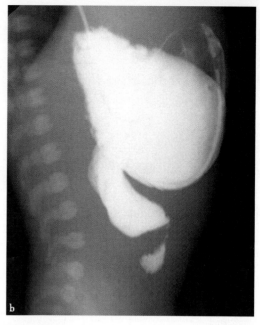

图 5-5-11 空肠隔膜状狭窄

男，2 天。呕吐 1 天。a. 腹部立位平片示上腹部有两个气 - 液平面呈"双泡征"；b. 上消化道造影示胃泡扩张，近端空肠有一隔膜状狭窄，有少量造影剂通过狭窄处

六、梅克尔憩室

【概述】

梅克尔憩室（Meckel diverticulum）为胚胎期卵黄管残留中最常见的先天性畸形。当发生炎症或坏死、穿孔等并发症时，可引起外科急腹症。胚胎早期时中肠与卵黄囊间存在通道，即为卵黄管或脐肠管。以后，卵黄管变得细长，最终闭塞呈索条状，完全吸收。如卵黄管发育出现障碍，则可引起卵黄管完全或部分开放，出现卵黄管囊肿或 Meckel 憩室等畸形。Meckel 憩室为卵黄管脐侧端闭锁，而近回肠端开放，一般内衬回肠黏膜，部分可见胃黏膜。部分病例中，Meckel 憩室与回肠系膜间存在憩室系膜带，该系膜带为引起内疝而导致肠梗阻的重要原因。

【临床表现】

本病通常不引起症状，10 岁以下患儿占所有发生并发症者的一半左右，男女发病无明显差异。常见并发症包括：①肠梗阻，常为低位性肠梗阻。患儿可见阵发性哭闹或腹痛，腹痛后排便排气减少或停止排便排气；伴肠套叠者还可见血便；伴肠扭转或绞窄性肠梗阻者病情急剧恶化，出现明显水肿和电解质紊乱；②憩室溃疡出血，当憩室内衬胃黏膜时，可出现憩室溃疡出血。患儿突发无痛性血便，很快出现失血性休克的症状；③憩室炎或穿孔。

【影像检查技术与优选】

超声检查具有简捷、无放射性损伤的特点，是

Meckel 憩室确诊的首选检查方法。CT 对单纯 Meckel 憩室的检出率低，对憩室及并发症的整体检出效能高。大多数 Meckel 憩室内含有胃黏膜，胃黏膜壁层细胞对 $^{99m}TcO_4$ 有特殊亲和力，且 $^{99m}TcO_4$ 放射性核素扫描敏感性、特异性高，故该检查是目前确诊率较高、安全有效的影像学方法。

【影像学表现】

1. X 线 无症状患儿的腹平片通常无异常表现，极少数病例可见憩室壁钙化。当出现并发症时，腹平片可显示出相应征象，包括肠梗阻、气腹。消化道造影检查对本病的显示率较低，部分病例在造影中可见憩室或畸形发生部位出现充盈缺损区，内有少许造影剂充盈，周围黏膜水肿。

2. 超声 声像图有几种类型：①囊肿型，表现为腹腔内囊性无回声结构，壁薄，肠壁层次清晰，囊腔内部透声好或见细小点状回声，一端与肠管相通，一端为盲端；②厚壁型，憩室伴感染可导致壁水肿、增厚，要表现为厚壁包块，中央可见少量液性无回声区，彩色多普勒于囊壁可探及血流信号；③混合型，腹腔内见异常肠祥回声，肠黏膜较周围肠管增厚且凹凸不平，管腔萎瘪或少量积液无回声区，呈多层混合型结构，可随周围肠管蠕动，但蠕动较弱且形态不变，黏膜多粗大。

3. CT 单纯 Meckel 憩室在 CT 上可与正常肠祥相类似，偶尔在 CT 上发现回肠远段肠系膜对侧盲囊。当出现并发症后致部分憩室以及周边结构异

常可间接提示 Meckel 憩室的诊断。常见表现为脐周或右下腹囊状或管状包块，增强后可见厚壁明显强化，有时可见强化的黏膜皱襞，周围肠间隙伴有渗出表现。部分憩室内密度增高，提示憩室溃疡出血。CT 还可显示 Meckel 憩室合并的肠梗阻、肠套叠等。

4. 放射性核素　可以准确诊断伴有异位胃黏膜的 Meckel 憩室，病变处可见局部异常放射性聚集。

【诊断依据】

超声和 CT 可显示 Meckel 憩室的多种表现类型，同时可发现其并发症如憩室出血、感染、肠穿孔、肠梗阻。部分病例可在胃肠造影中发现肠管外龛影，内有少量造影剂充盈。同位素检查可见胃黏膜细胞特异性标记同位素在小肠内浓集。

【鉴别诊断】

1. 急性阑尾炎　临床表现有时与 Meckel 憩室类似，寻找到明确的正常或异常阑尾有助于诊断。多数情况下可发现阑尾增粗、阑尾粪石等征象。

2. 肠重复畸形　多表现为单房厚壁囊性肿块，囊壁可见"晕轮征"，与肠管交通者囊内可见含气征。

3. 盲肠升结肠憩室炎　表现为增厚的肠壁向外局限性突出的结构，其内密度不均，右下腹回盲部结构的清晰显示有助于区分憩室炎。

第二节　后天性疾病

一、十二指肠溃疡

【概述】

十二指肠溃疡（duodenal ulcer）可发生于各年龄组，并不少见。新生儿十二指肠溃疡与胃溃疡之比约 2:1，随年龄增长十二指肠溃疡发病率增加，学龄前儿童十二指肠溃疡与胃溃疡之比为（3～5）:1，大多患儿十二指肠溃疡与胃溃疡并存。本病好发于十二指肠球部后壁或前壁，呈圆形或椭圆形，溃疡周围有炎症、水肿及纤维组织增生，溃疡较大时愈合后可遗留瘢痕。

【临床特点】

临床表现为右上腹部疼痛，呈周期性、节律性，多在空腹时发生，餐后缓解，常有反酸、嗳气。

【影像检查技术与优选】

腹平片对诊断十二指肠溃疡穿孔引起的气腹及腹膜炎有一定价值，上消化道造影检查可确定溃疡的部位，从而明确诊断。

【影像学表现】

X 线

（1）腹平片：十二指肠溃疡穿孔可见气腹及穿孔性腹膜炎的相应表现。

（2）上消化道造影：①龛影，十二指肠溃疡的直接征象，表现为圆形或斑点状钡斑，边缘光滑整齐，黏膜向溃疡处纠集，周围有一圈透亮带（图 5-5-12a）；②球部变形，常呈"山字形""三叶形"或"葫芦形"，是十二指肠球部溃疡常见的征象（图 5-5-12b）；③激惹征，表现为钡剂到达球部后不容易停留迅速通过球部；④幽门痉挛，开放延迟，空腹胃潴留液增多。

【诊断要点】

典型上消化道造影表现为十二指肠龛影与恒定的球部变形。

【鉴别诊断】

活动性溃疡需与愈合性溃疡相鉴别，后者仅有

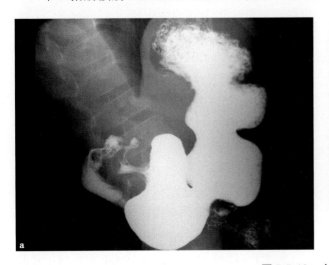
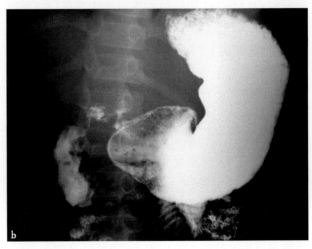

图 5-5-12　十二指肠溃疡

男，11 岁。腹痛伴呕吐 3 个月余，呕吐物为隔夜宿食。a. 上消化道钡剂造影示钡剂通过幽门不畅，胃蠕动波增强，十二指肠球小弯侧见一圆形龛影，黏膜向龛影纠集；b. 禁食后胃内仍有食物残渣，十二指肠球有变形

球部变形，无龛影形成，如有点状钡斑也多因瘢痕形成的浅凹陷引起，纠集之黏膜相互交叉、聚拢，结合临床症状消失等可资鉴别。另外十二指肠炎，可有球部的痉挛与激惹征，但无龛影，也无变形。

二、十二指肠血肿

【概述】

十二指肠血肿（duodenal hematoma）是儿童少见的损伤，发生率不到全部腹部损伤的 3%，通常与意外或非意外的钝性腹部创伤相关。文献报道称非意外性创伤是十二指肠损伤的最常见原因，其次是机动车事故、车把手损伤、运动损伤和其他形式的直接创伤。在儿童，这种损伤通常发生在直接的钝性创伤后，比如直接拳击或踢到上腹部，或由于车把伤。机动车损伤，如突然减速时也可以产生剪切力而导致内部血肿。十二指肠血肿还可见于轻微创伤后的凝血异常或行内镜十二指肠活检后、胰腺炎进展期，后者可能与十二指肠脉管系统被胰酶破坏有关。腹膜后十二指肠段包含黏膜下血管和浆膜下（血管、淋巴管及神经）丛，且相对固定于脊柱旁，从而更容易在钝性外伤后损伤。出血累及黏膜下层、浆膜下层，并且可以浸入十二指肠管腔内。血肿常超出 Treitz 韧带进入近端空肠，形成十二指肠空肠血肿。

【临床表现】

临床表现包括腹痛和呕吐，呕吐物内常含有胆汁。当腹部钝性损伤后发生十二指肠血肿时，很容易发生与胰腺损伤相关的胰腺炎。创伤后不会立即出现症状性管腔梗阻，患儿很有可能直至外伤数天后才出现相应症状。严重创伤如机动车事故，CT 检查可在症状出现前即明确诊断。

【影像检查技术与优选】

根据血肿的影像特点，CT 和 MRI 检查可明确十二指肠血肿的诊断，并有助于全面评估是否合并有其他脏器的损伤。上消化道造影有时可发现十二指肠不全性梗阻，但无法鉴别病变性质。

【影像学表现】

1. X 线

（1）腹平片：根据梗阻和呕吐的不同程度，腹平片可能显示胃和十二指肠扩张，同时远端肠内容物较少。

（2）上消化道造影：取决于造影剂通过十二指肠梗阻部的情况。如果没有或只有很少的造影剂通过，扩张十二指肠腔的边缘可能表现为分叶状；随着造影剂通过梗阻处，造影剂将勾勒出十二指肠内的充盈缺损。小血肿可能仅表现为十二指肠皱褶局部增厚。

2. CT 表现为十二指肠腔内稍高密度包块，其近端管腔可扩张，增强后包块未见强化（图 5-5-13）。CT 可同时显示合并的其他腹部脏器损伤。

3. MRI 表现为沿十二指肠走行的包块，可阻塞管腔，其信号特征随不同时期而异。增强后无强化。

【诊断要点】

多数患儿具有外伤史。临床表现不特异，以轻度上腹部疼痛和呕吐为主。部分病例的上消化道造影可见十二指肠梗阻征象，CT 和 MRI 检查可明确显示出血肿的特征表现，增强后无强化。

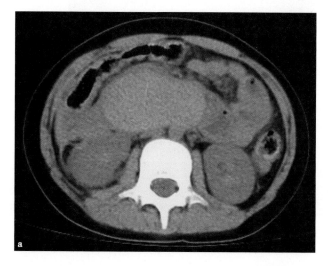
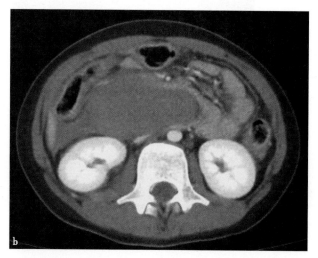

图 5-5-13　十二指肠血肿
女，9 岁。机动车事故后 4 天出现腹痛伴呕吐。a. 腹部 CT 平扫示十二指肠内稍高密度填充；b. 增强 CT 示肿物无强化。同时可见周围脂肪间隙模糊伴少量腹腔积液

【鉴别诊断】

本病需与十二指肠来源肿瘤相鉴别,后者多表现为突入十二指肠腔内的实性包块,常伴有强化,若发生在壶腹部可引起胆管或胰管的扩张。

三、坏死性小肠结肠炎

【概述】

坏死性小肠结肠炎(necrotizing enterocolitis, NEC)是儿童早期死亡的重要原因,多见于生后2～3周的新生儿,无明显季节性,以早产儿或低体重小儿、人工喂养患儿多见,特别是胎膜早破产程延长或出生时有窒息的新生儿。最常发生在回肠远端和升结肠,近端小肠较少受累。早期病理表现为肠黏膜及黏膜下层充血、水肿、出血和坏死。随着病变的进展,至晚期肠坏死累及肌层和浆膜层,导致肠蠕动功能障碍,腹腔渗液增多,肠壁黏膜坏死、破裂可致肠腔内气体可进入黏膜下层、肌层和浆膜下层。肠壁静脉破裂,肠壁积气可进入血管内并随血流进入门静脉系统即门静脉积气。

【临床特点】

临床主要表现为腹胀、呕吐、血便和体温不稳定,呕吐物可呈咖啡样或含有胆汁,血便常呈洗肉水样,量较多,具有特殊的腥臭味,精神反应差、拒食。

【影像检查技术与优选】

腹平片为本病的首选检查方法。由于肠坏死容易并发穿孔,上消化道钡剂对比和钡剂灌肠检查应禁忌。CT可进一步明确显示肿胀肠管、肠壁积气等特征性改变,增强检查还可观察肠壁血运情况。

【影像学表现】

1. **X线** 腹平片可见下列表现:①肠管充气,肠管充气减少或充气不均,病变肠管形态僵直,位置较固定;②肠间隙,增宽大于2mm(图5-5-14a);③动力性肠梗阻,肠淤张,肠管内可有分散的中小气-液平面;④肠壁积气,发生率为75%～85%,是特征性影像表现。黏膜下积气大多呈囊状或小泡状透亮影,肌层或浆膜下积气显示为沿肠壁的线条状透亮影,或表现为围绕肠管的环状、半环状透亮影(图5-5-14b);⑤腹腔渗液,卧位片表现为整个腹部密度增高,两胁腹部向外膨隆,肠管漂浮在中央,充气肠管与腹壁间距及肠间隙增宽、模糊,并可见局限性肠管积气扩张、固定;⑥门静脉积气,是NEC较有特征性的征象,表现为肝影内自肝门向外围伸展的树枝状透亮影,为肠壁内气体经肠系膜静脉和/或淋巴管进入门静脉内的结果,通常在数小时后即消失,可重新出现,预示病情重、预后差;⑦肠穿孔,表现为气腹,发生率为12%～31%,约1/3肠穿孔病例可因穿孔较小、被包裹或被胀胎封闭,而不能被X线检出。

2. **超声** 门静脉积气显示为肝内弥漫分布的片状、树枝状或点状强回声,达肝包膜下,边缘不清,后方无声影。动态下门静脉主干或矢状部内可见随血液流动游动的强光点,后方无声影。彩色多普勒

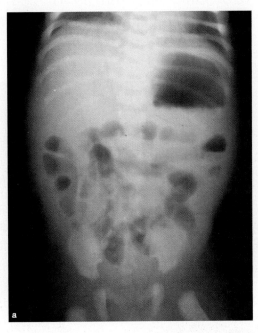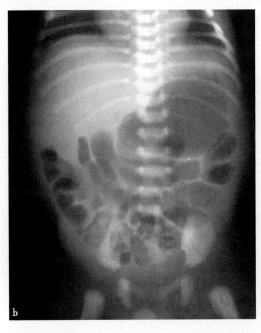

图5-5-14 新生儿坏死性小肠结肠炎

男,17天。血便2次伴呕吐,吐胃内容物。a. 腹部立位平片示小肠生理性积气减少,充气肠管分布不均匀,肠间隙增宽;b. 24小时复查腹部平片示肠管形态僵直,肠壁可见囊状和条状积气影

可评价肠壁血运，尤其在早期，若肠壁灌注缺乏提示可能发生坏死。

3. CT　节段性肠壁增厚，呈分叶状或对称性，左侧为著，肠腔不规则狭窄。肠壁及门静脉内可见气体影像。

【诊断要点】

本病主要的 X 线征象为肠管充气减少或不均，病变肠管形态僵直和肠间隙增宽，肠壁积气、门静脉积气为其特征性改变，还可合并腹腔积液及气腹，结合临床可作出正确诊断。

【鉴别诊断】

本病需要与胎粪性腹膜炎鉴别，胎粪性腹膜炎是由于母亲在妊娠期胎儿胃肠道发生穿孔，胎粪溢出引起的无菌性化学性腹膜炎，导致腹腔渗出、肠粘连和胎粪钙化，腹部平片可见右下腹肥皂泡征，腹腔内出现胎粪钙化影，可资鉴别。

四、小肠结核

【概述】

小肠结核（small intestine tuberculosis）以回盲部多见，占肠结核的 85%，原发性感染少见，多是因肺结核继发感染所致。分为两型：①溃疡型，此型多见，结核感染于肠黏膜形成结核结节，结核结节干酪样坏死后形成溃疡，这种结核溃疡与肠长轴一致；②增生型，较少见，以肠壁大量结核性肉芽组织形成和纤维组织增生为特征。

【临床特点】

临床表现低热、腹痛、腹泻与便秘交替及腹部肿块，结核病变引起肠腔狭窄时，可出现肠梗阻症状，累及腹膜时可出现结核性腹膜炎症状，表现为腹痛、板状腹及压痛。

【影像检查技术与优选】

消化道造影可发现龛影、激惹征象、肠瘘及肠腔狭窄，是小肠结核的首选检查。CT 对显示肠壁、肠系膜增厚、腹腔积液和肠系膜淋巴结肿大优于消化道造影检查，两者联合应用对肠结核的诊断有价值。

【影像学表现】

1. X 线

（1）平片：胸部平片可了解有无肺结核。腹平片可无异常，也可表现为小气 - 液平面（图 5-5-15a）。

（2）上消化道造影：不同类型肠结核上消化道造影表现不同。①溃疡型肠结核，病变肠管钡剂通过迅速、呈明显的激惹征象，充盈不良或无钡剂存留，而其近远端肠管充盈良好，称为"跳跃征"。黏膜皱襞增粗、模糊、紊乱，溃疡显示为斑点状龛影，肠腔轮廓不规则或呈锯齿状（图 5-5-15b、c）。晚期病变管壁增厚，单发或多发肠腔狭窄，近端肠管扩张；②增殖型肠结核，主要表现为不同程度的肠腔狭窄，严重时钡剂下行困难，近端肠管可有相应扩张，病变部位黏膜粗乱，伴有多发大小不一的息肉状充盈缺损，激惹征象及龛影少见。另外，本病常累及盲肠、升结肠，也可同时存在腹膜及肠系膜淋巴结核，因而盲肠、升结肠可有相应表现，盲肠被牵拉上提，肠管粗细不均、粘连成团、肠间隙不规则增宽等。

2. **超声**　显示病变肠壁增厚、肠腔狭窄，炎性肿块或肠管粘连成团，近端小肠扩张，累及肠系膜及淋巴结时可见肠系膜增厚及回声增强，淋巴结肿大或融合成团、钙化，腹水等。

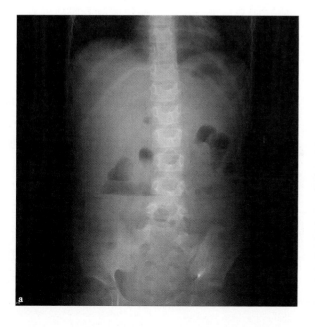

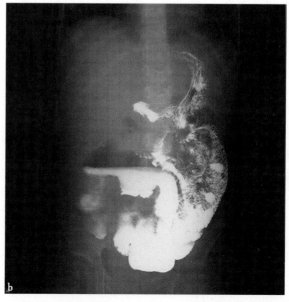

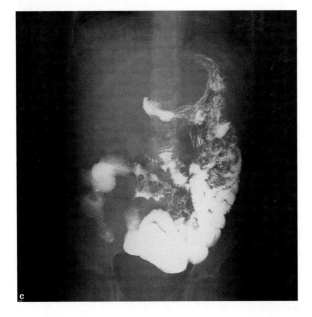

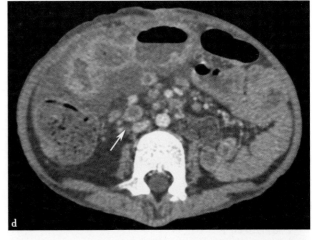

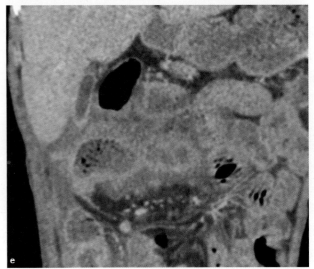

图 5-5-15 小肠结核

女,9岁。a.腹部立位平片示腹内肠管散在充气,右下腹见局限性气液平面;b、c.全消化道造影检查示回肠远段局部黏膜皱襞紊乱,肠腔轮廓不规则,局部呈毛刺状;d、e.腹部增强 CT 示局部小肠壁增厚、边缘毛糙,周围见腹腔积液及环状强化肿大淋巴结影(箭头)。该患儿同时合并结核性胸膜炎

3. CT 肠壁增厚,黏膜面不光滑呈结节突向肠腔,病变累及范围较长,可以是多节段受累。肠腔狭窄呈细线样,口服阳性造影剂可显示瘘管及肠间脓肿,继发肠梗阻时表现近端肠管扩张、积气、积液。可出现肠系膜增厚、腹腔积液和肠系膜淋巴结肿大(图 5-5-15d、e)。

【诊断要点】

溃疡型肠结核呈明显的激惹征象,黏膜皱襞增粗、模糊、紊乱,溃疡显示为斑点状龛影,肠腔轮廓不规则或呈锯齿状。增殖型肠结核表现为不同程度的肠腔狭窄,病变部位黏膜粗乱、伴有多发大小不一的息肉状充盈缺损,激惹征象及龛影少见。若临床合并肺结核更支持诊断,结核菌素试验有助于提示本病。

【鉴别诊断】

1. 小肠克罗恩病 好发于回肠末端、回盲部,也同样可有溃疡、肠腔狭窄等表现,但小肠克罗恩病呈节段性分布,病变与正常分界明显,有纵行溃疡及卵石征,易发生肠瘘。而小肠结核病变与正常呈移行性,纵行溃疡少见,有结核性肉芽肿所致的充盈缺损,抗痨治疗有效。

2. 小肠淋巴瘤 好发于末端回肠,病变范围较长,呈节段性肠腔狭窄或扩张,晚期肠腔肿块和肠系膜、腹膜后淋巴结融合并包绕肠系膜血管则形成"夹心面包"征,有助于鉴别。

五、小肠梗阻

任何原因引起的肠道通过障碍称为肠梗阻(intestinal obstruction),是常见的急腹症。小肠梗阻(small intestine obstruction)在急腹症中远较结肠梗阻常见。肠梗阻分为机械性肠梗阻和动力性肠梗阻:①机械性肠梗阻是由于肠管内或肠管外器质性病变引起的肠管堵塞,可分为单纯性小肠梗阻和绞窄性小肠梗阻;②动力性肠梗阻为胃肠蠕动功能不良致使肠内容物运转作用低下或丧失。常见于重症肺炎、腹膜炎、肠炎及败血症。临床常需要依据影像学表现,鉴别是机械性肠梗阻还是动力性肠梗阻、是单纯性

肠梗阻还是绞窄性肠梗阻、是高位肠梗阻还是低位肠梗阻,是完全性肠梗阻还是不完全性肠梗阻。

(一)麻痹性肠梗阻

【概述】

麻痹性肠梗阻(paralytic ileus)又称动力性肠梗阻,由于肠管神经功能异常引起的肠管蠕动功能紊乱而产生的肠梗阻,可引起肠道的正常收缩运动暂时停止。

引起麻痹性肠梗阻的原因分为两类:①原发性,原因不明,临床较少见;②继发性,并发于其他疾患,多见于小婴儿。多种重症疾病均可引起肠麻痹,如肠炎、败血症、肺炎等。其发生机制主要为交感神经过度兴奋所致,交感神经对肠道的作用为抑制性,故受到抑制后肠蠕动消失,正常蠕动时肠道内的气体及液体随时被吸收或向下推进,所以小肠平时不含气体。肠麻痹后,肠蠕动停止,吸收功能受到障碍,气体液体滞留,使肠襻胀大。此外,某些药物、甲状腺功能低下、腹部手术后24~72小时都可引起不同程度的肠麻痹。

【临床特点】

临床主要表现为腹胀,较大患儿主诉腹痛为主,肠蠕动少或消失,无排气排便,可有呕吐。体温可升高,胸式呼吸急促,腹式呼吸减弱,全腹可呈腹膜炎体征阳性。实验室检查缺乏特异性。

【影像检查技术与优选】

腹平片是本病首选的检查方法,但无法明确梗阻性质、程度,尤其是对病因的判断有困难。超声检查可动态观查肠管蠕动,但由于肠腔内气体的干扰对病因诊断价值不大。CT平扫及增强检查对于腹腔内炎症和血管性病变具有较高的诊断价值。

【影像学表现】

1. **X线** 胃、小肠、结肠均充气,胀气肠管直径大小相似,张力低,肠间隔不宽(图5-5-16),可见小气-液平面,液平可呈阶梯状或位于同一水平面,透视下液平面较静止无升降运动。与单纯性肠梗阻不同,结肠内有气体滞留,在小儿,当小肠与结肠不容易区分时,可用钡剂灌肠观察结肠干瘪情况,有助于正确的诊断。

2. **超声** 肠管扩张、积气、积液,呈无回声、低回声及中强点状回声,受累肠管蠕动减弱或消失。动态观察无明显蠕动移位,无明显气液流动,可见局限性境界较清晰的类似包块样低回声或无回声区。

3. **CT** 表现为小肠、结肠成比例扩张、积气和积液,多数以积气为主,无明确移行带,类似肠反射

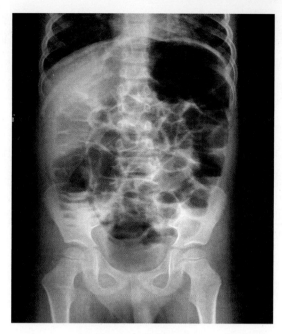

图 5-5-16 麻痹性肠梗阻
立位腹平片示全腹胃肠充气、扩张,肠管张力减低,肠间隔不宽,可见少量小气-液平面

性淤张。增强扫描可明确血管有无栓塞,有利于观察肠壁和肠系膜有无血供障碍。如果能发现肠壁积气及肠系膜动脉的病变,或肠壁增厚及局部肠壁无强化,高度提示肠缺血。

【诊断要点】

麻痹性肠梗阻临床特点为腹胀明显,腹痛不明显,阵发性绞痛尤为少见,肠蠕动少或消失,无排气排便,可有呕吐。影像学表现为包括小肠、结肠在内的广泛肠管积气、扩张,肠管蠕动少或消失。

【鉴别诊断】

本病需要与其他原因引起的肠梗阻相鉴别,如机械性肠梗阻,其特征是阵发性肠绞痛、肠鸣音亢进和非对称性腹胀。影像学表现为梗阻近端肠管扩张、积液,梗阻远端肠管萎陷,可发现移行段。

(二)单纯性小肠梗阻

【概述】

单纯性小肠梗阻是指肠内容物不能通过,而无肠血液循环障碍,小儿常见原因包括肠粘连、先天性畸形(如肠重复畸形、囊肿)、肠蛔虫症等。

【临床特点】

典型临床表现为腹痛、呕吐、腹胀和肛门停止排便排气。因梗阻的部位、程度、病因不同可有差异。如高位梗阻呕吐出现早、频繁,呕吐物主要为胃及十二指肠内容物,上腹胀明显。低位梗阻呕吐出现晚,腹胀明显,常呈全腹胀。梗阻早期,尤其高

位梗阻可有气体或粪便排出，肠套叠患者可排果酱样便。高位梗阻可见胃型，低位梗阻可见肠型，听诊肠鸣音高亢，呈气过水音或金属音。

【影像检查技术与优选】

腹平片是本病首选的检查方法，但对梗阻部位、程度的判断局限性较大，尤其是对病因的判断更加困难。超声可发现部分肠梗阻的病因，而对梗阻的准确诊断存在一定的困难。CT对梗阻部位、程度的判断要优于平片，且对病因的判断更具优势，已成为主要的辅助检查手段。MRI一般不应用于本病。

【影像学表现】

1. X线　表现为梗阻以上肠管胀气、扩张，并可见气-液平面，靠近梗阻肠管扩张明显，液平大，透视下可见气-液平面升降运动，梗阻以下肠管无气、粪影。

十二指肠梗阻表现为胃、十二指肠扩张，常发生在十二指肠第三、第四段，立位见胃、十二指肠内有宽大的气-液平面，呈双泡或三泡征。空肠梗阻可见中上腹部偏左有充气扩张的肠袢，并可见环形皱襞影（图5-5-17）。回肠中、下段发生肠梗阻时，可见腹腔布满扩张的肠袢，腹胀明显，肠袢跨度一般较大，常超过腹腔横径的一半以上，呈弓形或倒U形，立位见高低不等的气-液平面，呈"阶梯状"。一般完全性肠梗阻气-液平面以下肠管无气，且较致密，近

端肠管扩张明显（图5-5-18）。不全性肠梗阻结肠内可见较多气、粪影。粘连性肠梗阻大多为不全性肠梗阻，X线表现为腹腔内散在大小不等充气扩张的肠管及气-液平面，肠管形态及位置固定且不连续（图5-5-19）。蛔虫性肠梗阻多为不全性肠梗阻，蛔

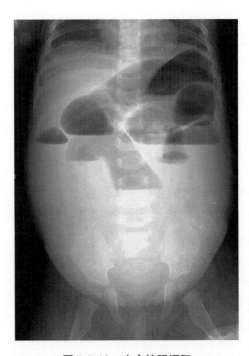

图5-5-18　完全性肠梗阻

腹部立位片示中上腹部肠管充气扩张，可见阶梯状中小气-液平面，气-液平面以下肠道无气体影

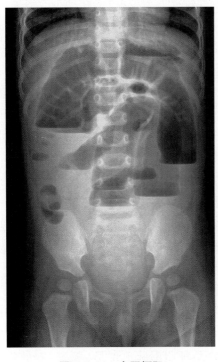

图5-5-17　空肠梗阻

腹部立位片示中上腹部肠管充气扩张，扩张的肠袢黏膜皱襞呈环形影，并可见阶梯状中等大小气-液平面

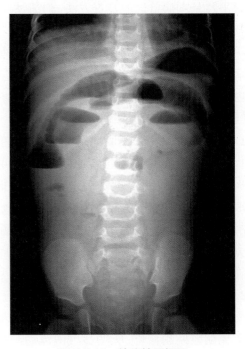

图5-5-19　粘连性肠梗阻

腹部立位片示中上腹腔内有大小不等充气扩张的肠袢及气-液平面，液平以下肠管有少量气体，肠管形态及位置固定且不连续

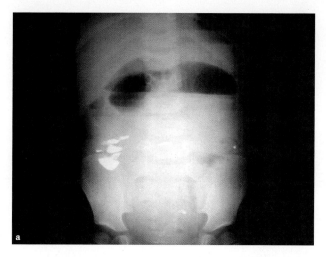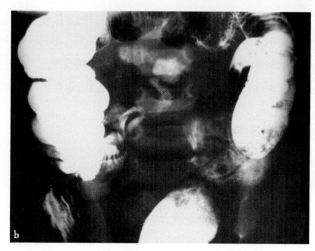

图 5-5-20　蛔虫性肠梗阻
a. 腹部立位片示上腹部有一充气扩张的肠曲伴气-液平面；b. 钡剂灌肠示末端回肠和降结肠内有扭曲的蛔虫影

虫常堵塞在回肠，X 线表现为肠胀气较轻，气-液平面较少，有时可见条状或圆点状蛔虫影（图 5-5-20）。

2. CT　梗阻近端肠管积气、积液、扩张，并可见多个气-液平面。梗阻点以下肠管萎陷，狭窄的肠腔边缘是光滑的，肠壁正常或轻度增厚。粘连性肠梗阻在梗阻部可显示鸟嘴样狭窄。闭袢性肠梗阻肠袢呈弓形或倒 U 形，肠腔扩张积液，闭袢的两端呈鸟嘴样狭窄。近端扩张肠管与梗阻远端瘪陷肠管管径大小差异越大，诊断价值越高。梗阻部位的表现因病因不同可有差异，可为突然截断，也可为渐进性的。

3. 超声　梗阻肠袢直径在 3cm 以上，扩张肠管内有气体、液体及肠内容物，近端扩张的肠管有频繁的蠕动，可见无回声液体及点状回声的气体往返流动和漩涡流动，扩张的肠管外壁光滑圆润、富有弹性。超声有助于发现梗阻的病因，尤其是粪石、肠壁肿物、肠套叠等。

【诊断要点】

单纯性小肠梗阻的典型表现为梗阻以上肠腔内积气、积液，肠管扩张，梗阻以下肠管瘪陷。但病程的不同时期影像表现也有差异。早期梗阻以上肠管扩张表现可不明显，结肠内可有气体。晚期可继发肠麻痹，结肠内出现较多气体。诊断时应考虑到单纯性肠梗阻发展的动态过程，结合临床作出诊断。

【鉴别诊断】

本病应与麻痹性肠梗阻鉴别，后者肠管无器质性病变，是由于肠管蠕动功能紊乱，使肠内容物运行障碍，常继发于肠炎、药物、腹部手术后、脓毒病、腹膜炎等。一般胃腔、肠管均扩张，单独的小肠扩张少见。肠管以充气为主、扩张较轻、张力较低，液

平面较少且短小，立位平片上常趋于同一水平，在系列的复查片上无显著变化，与机械性肠梗阻表现不同。

（三）绞窄性小肠梗阻

【概述】

绞窄性小肠梗阻（strangulated small intestine obstruction）是指小肠发生梗阻并累及肠系膜及肠系膜血管，导致梗阻段肠壁血液循环障碍的机械性肠梗阻。若一段肠管近远端均有梗阻点，使该段肠管呈闭袢，称之为闭袢性小肠梗阻。常见病因有肠套叠、粘连索带压迫、内疝、肠扭转等。由于肠壁血运障碍可导致肠管坏死甚至穿孔。既造成体液、电解质丢失，还由于血液渗入肠腔、腹腔造成大量失血。梗阻肠腔内大量繁殖的细菌及代谢毒素经肠壁渗入腹腔，引起腹膜炎及毒血症，导致中毒性休克，甚至死亡。

【临床特点】

临床发病急骤，持续性腹痛伴有阵发性加剧。呕吐出现早、剧烈、频繁，呕吐物或胃肠减压液呈血性或便血，病情进展快，早期即可出现休克。查体腹胀不对称，有腹膜炎体征，肠鸣音消失或由高亢变为低弱，脉搏加快，血压下降，体温升高，白细胞增高，中性粒细胞明显增高。

【影像检查技术与优选】

腹平片是本病的首选检查方法，应摄腹部立位片，要包括膈肌，并根据胀气肠管的特征初步估计肠梗阻的性质，但平片难以判断肠壁的血运情况。超声可探及肠壁缺血的征象，可靠性较高，对早期诊断有帮助；也可以判断梗阻类型，有无血运障碍和腹腔渗液等。CT 检查是腹平片、胃肠造影检查诊

断小儿肠梗阻的重要补充，对肠梗阻性质和病因判断有帮助。CT 能准确地发现气腹，并显示肠腔内、外及肠壁，肠系膜、肠系膜血管及腹腔的变化，对本病的诊断有较高的敏感性及特异性，但对本病早期的诊断有一定的困难。MRI 应用很少。

【影像学表现】

1. X 线　腹部立位片表现为小肠充气扩张和气-液平面，因闭祥长短和近端梗阻程度不同可出现不同的 X 线征象。当闭祥近端完全阻塞时，其内只有不能吸收和排出的肠液及血性渗液，在周围充气肠管衬托下呈软组织肿块影，类似肿瘤影，常称为"假肿瘤征"（图 5-5-21）。当闭祥近端为不完全性梗阻时，其上部肠曲内气体和液体可进入闭祥内，但由于闭祥血运障碍、张力低，进入的气体和液体不易排出，以致闭祥扩张明显，显著扩大的闭祥超过邻近扩张的小肠横径 1 倍以上，立位平片可见长气-液平面且其上气柱低而扁。当闭祥近端梗阻较松时，有较多的气体进入闭祥内，表现小跨度的闭祥肠管排列成特殊形态，两扩张的闭祥紧密相贴，中间为两肠壁形成的致密线，外形似"咖啡豆"，闭祥肠管呈向心性排列时如一串香蕉。小肠扭转时可见同心圆样排列的肠祥。另外，绞窄性小肠梗阻可在短期内出现大量腹水。

2. 超声　绞窄性小肠梗阻肠坏死时局部肠管膨胀且张力下降，肠壁塌陷，管壁线平直，弹性消失。若连续观察一段肠管 5 分钟以上无蠕动或肠腔内点状回声不运动，而其近端扩张肠管可见蠕动，该段肠管可视为无活性肠祥。一段肠管局限性扩张积液，肠壁水肿增厚，肠间隙积液，则为完全性闭祥性

梗阻表现。另外，肠系膜上动脉末期舒张压减低，而阻力指数增加，则支持绞窄性肠梗阻。

3. CT　显示病变肠壁增厚，可伴有高密度的出血或肠壁积气，梗阻处的肠管呈齿样或鸟嘴样狭窄。肠系膜水肿和/或出血致肠系膜脂肪密度增加，肠系膜血管边缘模糊。增强扫描可见扩张肠祥的肠系膜血管呈放射状向闭祥的根部聚拢。肠系膜血管、脂肪组织及扭转的肠结构形成软组织肿块，常称为"漩涡征"，可高度提示肠扭转（图 5-5-22），常伴有腹水。

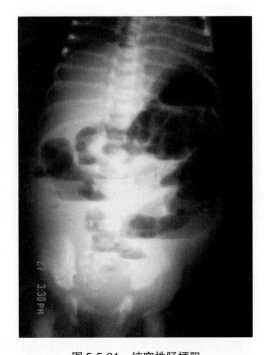

图 5-5-21　绞窄性肠梗阻

腹部立位平片示小肠积气扩张，并可见多个中等大小的阶梯状气-液平面，中下腹团块状密度增高影，即假肿瘤征

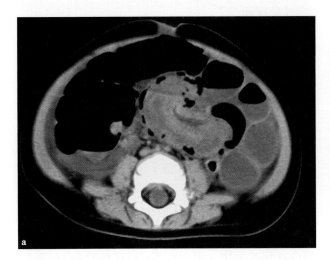
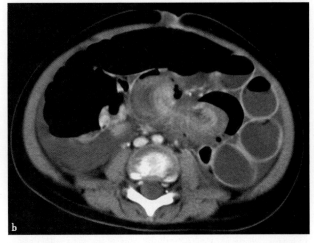

图 5-5-22　绞窄性肠梗阻

a. CT 平扫示肠腔积气、扩张，梗阻处的肠管呈齿样狭窄，肠系膜软组织、脂肪组织及扭转的肠结构形成软组织肿块，即"漩涡征"，腹腔有少量积液；b. CT 增强扫描示肠系膜血管强化，边缘模糊

【诊断要点】

绞窄性小肠梗阻因伴有肠壁血运障碍，影像学表现一般具有特点，梗阻段肠管可显示为假肿瘤征、咖啡豆征、空 - 回肠换位征等表现。增强 CT 检查可显示系膜血管及肠壁是否缺血。

【鉴别诊断】

绞窄性小肠梗阻与单纯性小肠梗阻的鉴别十分重要，延误诊断会使死亡率增加。超声和 CT 可显示绞窄性肠梗阻的特异性征象，尤其增强 CT 可显示梗阻段肠管的缺血坏死，而提示梗阻为绞窄性。另外，绞窄性小肠梗阻临床症状、体征要重于单纯性小肠梗阻。

六、肠套叠

【概述】

肠套叠（intussusception）是指肠管的一部分及其相应的肠系膜套入邻近肠腔内的一种肠梗阻。分为原发性与继发性肠套叠。婴儿肠套叠 95% 以上是原发性肠套叠，发生肠套叠的肠管没有明显器质性病变，与婴儿时期回盲部系膜固定差且活动度大有关。继发性肠套叠多见于梅克尔憩室、肠息肉、腹型过敏性紫癜、肠重复畸形、淋巴瘤等。一般是近端肠管套入远端肠管，远端肠管套入近端肠管（逆行性肠套叠）罕见，肠套叠的外管部分称肠套叠鞘部，肠近端套入其中，进到里面的部分为套入部，套入部最远端称为肠套叠头部，肠管从外面卷入处称为肠套叠颈部。根据套入部位的不同肠套叠可分为以下 4 种类型：①回结型，最多见，占 85%；②复杂型，以回 - 回 - 结型最常见，占 10%～15%；③小肠型，占 6%～10%，包括空 - 空型、回 - 回型及空 - 回型；④结肠型，占 2%～5%。

【临床特点】

原发性急性肠套叠多见于 2 岁以下肥胖婴幼儿，男女之比（2～3）:1。常突然发病，临床表现阵发性哭闹、呕吐、血便，血便呈红色果酱样便。体检腹部可触及肿块，呈腊肠样、光滑、实性、有弹性，右下腹部有空虚感。

【影像检查技术与优选】

超声检查无需特殊准备，方法简便，图像容易识别，能对肠套叠做到早期诊断，超声诊断肠套叠准确率可达 100%，且可在超声监视下水压灌肠复位，因此超声检查是小儿肠套叠的首选检查方法。钡剂灌肠穿孔后容易发生腹膜炎、肠粘连，所以现已很少应用。气灌肠一般用空气或氧气灌肠，在做

灌肠前需综合分析患儿病情，了解适应证与禁忌证。CT 检查不作为肠套叠的常规检查方法，但当患儿反复发生肠套叠，临床怀疑有梅克尔憩室、肠息肉、肠重复畸形、淋巴瘤等器质性病变时，CT 检查对肠套叠病因诊断有帮助。

【影像学表现】

1. X 线

（1）腹平片：早期腹部肠管无气或充气减少，是因呕吐和肠痉挛使肠管生理积气减少所致。随病情进展小肠充气扩张明显，结肠充气减少，继而出现气 - 液平面。晚期呈小肠机械性肠梗阻表现，肠管内可见阶梯状气 - 液平面（图 5-5-23），部分患儿伴有腹水。约 1/3 可见腹部软组织包块影。

（2）钡灌肠：钡剂到达套入部通过受阻，钡首呈"杯口状"或球形充盈缺损（图 5-5-24），鞘部有钡剂进入时，可呈弹簧状或螺旋状，套入部中心肠管很少有钡剂进入。

（3）空气或氧气灌肠：经导管向结肠内注气，气体沿结肠逆行充盈到达套入部时通过受阻，可见肠腔内有弧形边缘，并可见圆形或类圆形软组织肿块影（图 5-5-25）。

2. 超声

超声表现包括：①肠套叠的横断扫描图像表现为"同心圆征"或"靶环征"，同心圆是由一个较宽的环状弱回声区包绕着一个呈高低相间混合回声或呈一致性强回声的圆形中心区构成（图 5-5-26）；②肠套叠在纵断切面上呈"套筒征"或"假肾征"；

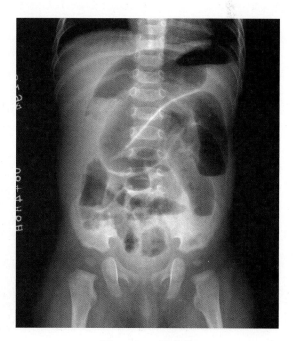

图 5-5-23 肠套叠

腹平片示小肠积气扩张，中下腹部有阶梯状中小气 - 液平面，右上腹见软组织肿块影

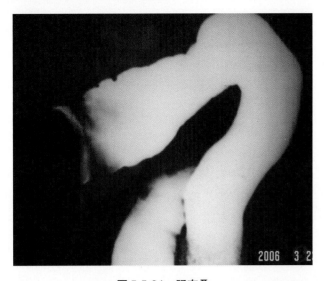

图 5-5-24　肠套叠
钡剂灌肠造影示钡剂于横结肠中段通过受阻，钡首呈"杯口状"

③肠套叠鞘部回声反射形成一个较光滑完整的大圆轮廓，紧贴大圆内侧的是一层较厚的并较均匀的环形低回声。

3. CT　CT 表现与套叠肠管的分布及走向有关。①套叠肠管垂直于 CT 扫描层面时，肿块表现为圆形或环形，称"靶征""同心圆征"或"牛眼征"。由内向外分为密度高低相间的五层结构，最内层的高密度为套入部肠腔的口服造影剂或肠内容物；第二层为套入部内层的肠壁及套入的肠系膜，呈低密度；第三层为套入部外层的肠壁，呈中等的软组织密度；第四层为套鞘部肠腔内的口服造影剂或肠内容物，呈高密度；第五层为套鞘部肠壁，呈软组织密度；②套叠肠管平行于 CT 扫描层面时，肿块表现为柱状或椭圆形，套入的肠系膜血管及脂肪偏于一侧，血管呈线样改变，肠套叠近端肠系膜牵拉聚拢，称"彗星尾征"或"假肾征"。

大多数病变近端肠管扩张，并伴有肠梗阻的 CT 表现。随病情加重，肠壁血运发生障碍，可出现肠壁水肿、积气。增强 CT 扫描可反映肠壁血运情况，从而判断有无肠壁坏死，肠壁异常强化，出现"双晕征"。梗阻越重，强化越差，提示肠壁血运障碍。继发性肠套叠 CT 表现与原发性肠套叠相同，有时可见原发病灶影像（图 5-5-27）。

【诊断要点】

肠套叠的超声、空气灌肠表现均具有特征，可在超声监视下水压灌肠复位或在透视下空气灌肠复位。反复发生肠套叠者应行 CT 检查进一步明确病因诊断。

【鉴别诊断】

1. **细菌性痢疾**　该病临床表现与肠套叠相似，亦多见于婴幼儿，起病急，有恶心、呕吐、阵发性腹痛及血便，但痢疾常有发热且体温可达 39℃ 以上，排便次数多，有里急后重，大便含有黏液和脓血。体检腹部触不到肿块。肠套叠腹部平片常表现肠梗阻征象，并可见软组织块影。

2. **急性坏死性肠炎**　该病表现为腹痛、呕吐和血便，血便常呈洗肉水样，量较多，具有特殊的腥臭

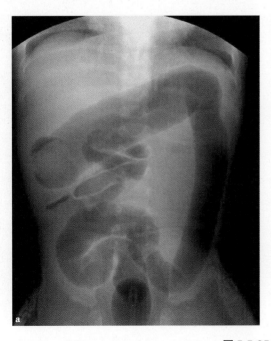
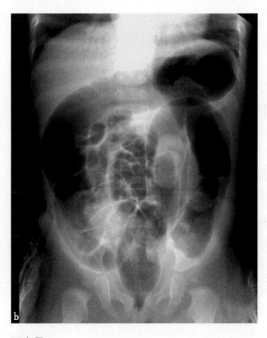

图 5-5-25　肠套叠
a. 空气灌肠示气体于结肠肝曲通过受阻，并可见圆形软组织肿块影；b. 复位后肿块影消失，大量气体进入小肠内

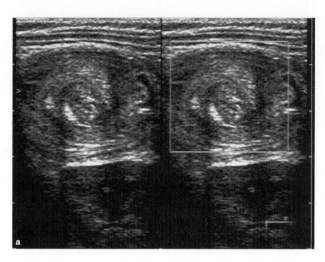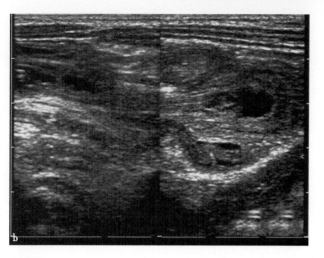

图 5-5-26　肠套叠

a. 超声横断扫查示下腹部较宽的环状低回声区包绕着一个呈高低相间混合回声构成的"同心圆征"；b. 纵断切面上肠套叠呈"套筒征"

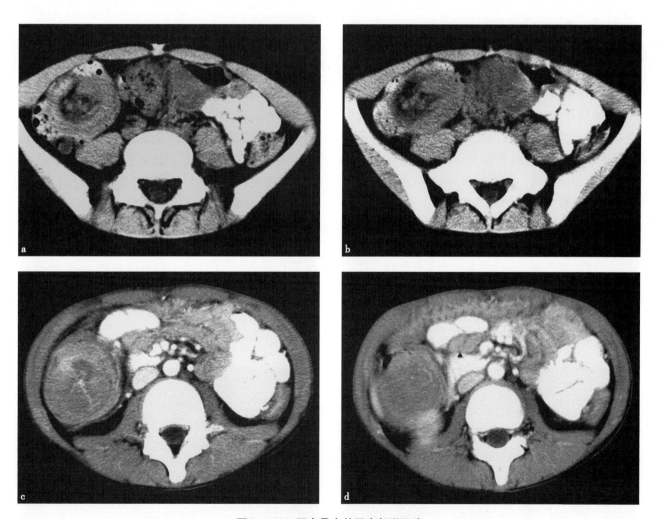

图 5-5-27　肠套叠合并回盲部淋巴瘤

a、b. CT 平扫示右下腹肿块影呈"同心圆样"；c、d. 空气灌肠复位后，CT 增强扫描示右下腹仍见类圆形软组织密度肿块，边缘有强化

味，早期即可出现腹胀、高热和频繁呕吐。腹平片常呈动力性肠梗阻，肠管形态僵直，肠间隙增宽可见肠壁积气，重症患儿可有门静脉积气。

3. 蛔虫性肠梗阻　临床表现为腹痛、阵发性哭闹、呕吐，体检脐周可触及条索状肿块。腹平片显示肠梗阻征象，可见软组织肿块影。但蛔虫性肠梗阻一般见于较大儿童，且常有吐蛔虫史，没有血便，腹平片有时可见条状蛔虫影，超声显示圆形靶环样回声团，中央虫体呈粗大的强回声斑，肿块长轴切面显示中等条状回声，两端分界不清，无明显的管壁折叠形成的"套筒征"。

七、胃肠间质瘤

【概述】

胃肠间质瘤（gastrointestinal stromal tumor，GIST）多见于成人，儿童发病罕见，为一组起源于胃肠道的间叶性肿瘤，肿瘤细胞为一种未定型多潜能梭形或上皮间叶性细胞，儿童胃肠间质瘤主要为上皮间叶细胞型。CD117 免疫组织化学阳性是与胃肠道其他间叶性肿瘤的主要鉴别点。GIST 可单发或多发，直径大小不等，多数较大，呈膨胀性向腔内外生长，以腔外生长多见，质地坚韧，境界清楚，表面可呈分叶状，瘤体较大时中心多发生坏死、出血及囊变，肿瘤表面易形成溃疡而与消化道穿通。GIST 应视为具有恶性潜能的肿瘤，肿瘤危险程度与肿瘤大小和核分裂数显著相关。有无转移、是否浸润周围组织是判断良恶性的重要指标。恶性者多为血行转移，淋巴转移极少。

【临床特点】

本病起病隐匿，故临床表现缺乏特异性。主要包括不明原因的腹部不适、呕血、黑便等。

【影像检查技术与优选】

消化道造影、CT 和 MRI 成为本病的重要影像检查方法，胃肠道造影难以显示肿瘤的全貌和评价肿瘤的良恶性。腹平片的诊断作用不大。

【影像学表现】

1. 消化道造影　显示黏膜下肿瘤的特点，黏膜展平，局部胃壁柔软，钡剂通过顺畅。如有溃疡或窦道形成，可表现为钡剂外溢至胃轮廓外。肿瘤向腔外生长且较大时，显示周围肠管受压。

2. CT　肿瘤呈软组织密度，圆形或类圆形，少数呈不规则或分叶状，向腔内、腔外或同时向腔内外突出生长。良性者，直径多小于 5cm，密度均匀，与周围界限清楚，偶见小点状钙化；恶性者，直径多大于 5cm，密度多不均匀，可出现坏死、囊变及出血形成的低密度灶，中心多见，与周围结构分界欠清楚，有时可见邻近结构受侵及肝等实质脏器转移表现。增强扫描多呈中等或明显强化，有坏死囊变者，肿瘤周边实体部分强化明显，有时可见索条状细小血管影。肿块表面有时可见强化明显、完整的黏膜面。

3. MRI　平扫中可见等 T_1、稍长 T_2 信号包块，增强后多呈均匀强化（图 5-5-28）。与 CT 相似，MRI 可明确显示肿块内部的坏死、囊变及出血，邻近结构的侵犯范围、肝脏等脏器的转移。

【诊断要点】

临床表现无特异性，表现为腹部不适，有时可扪及腹部包块。影像学检查显示起源于肠壁的软组织包块，向腔内、腔外或同时向腔内外突出生长，多呈均匀强化。部分病例可发生恶变，易复发和转移。

【鉴别诊断】

需与其他间叶组织起源肿瘤如平滑肌肉瘤相鉴别，后者内部极易出血坏死而增强后呈不均匀强化。对于儿童患者，本病主要与淋巴瘤相鉴别，后者广泛浸润黏膜层而使肠壁呈现弥漫性增厚，密度均匀，少见出血坏死，多为轻中度强化。

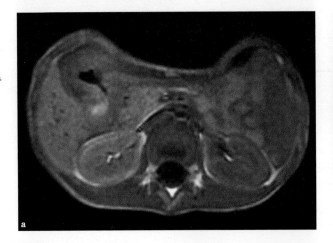
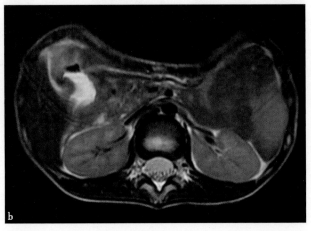

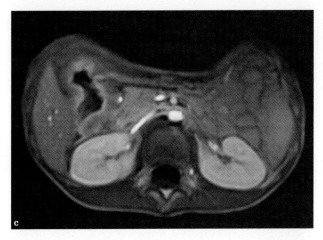
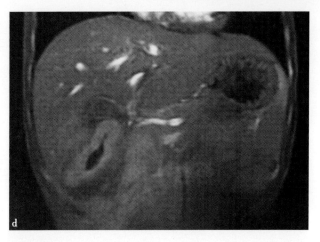

图 5-5-28 肠道间质瘤

男，9岁。a、b. MRI 平扫 T_1WI 及 T_2WI 轴位示右腹部肠壁来源肿物，呈等 T_1 稍长 T_2 信号；c、d. MRI 增强检查轴位及冠状位示肿物轻度均匀强化

八、肠系膜上动脉综合征

【概述】

肠系膜上动脉综合征（superior mesenteric artery syndrome，SMAS）亦称 Wilkie 病或慢性十二指肠淤滞症，是指十二指肠水平部或升部被肠系膜上动脉和腹主动脉压迫引起十二指肠部分或完全的梗阻。目前病因尚不十分清楚，但多数观点认为主要是局部解剖因素改变所致，如先天解剖变异、脊柱前突、内脏下垂等。此外，胎儿期肠管分流异常，手术后粘连也可造成该病发生。

【临床特点】

本病多发生于青少年，患者以瘦长体型多见，女性略多于男性。儿童以急性发病为主，症状相对较重。SMAS 缺乏特异的临床表现，主要表现为十二指肠淤滞和胃潴留引起的呕吐、体重减轻、餐后上腹部胀痛或绞痛，可反复发作，部分患者与十二指肠溃疡表现相似。SMAS 常并发消化性溃疡、胰腺炎、胆囊炎、十二指肠炎等。

【影像检查技术与优选】

腹平片结合上消化道造影对 SMAS 诊断有较大的帮助，是目前该病首选检查方式。腹部彩色多普勒超声检查技术简单、无创，可直接显示肠系膜上动脉和腹主动脉间所形成的夹角，及其与十二指肠水平段或上升段的解剖关系，动态观察十二指肠蠕动时的肠腔变化，通过转换体位重复观察，从而作出诊断。CT 检查能清晰显示胃及梗阻近端十二指肠扩张程度，并可通过三维后处理技术测量 SMA 和 AO 之间的角度，SMA 与十二指肠水平段的关系。

【影像学表现】

1. **X线** 立位腹平片表现为十二指肠梗阻引起的"液 - 液面征"。上消化道造影检查可见造影剂于十二指肠水平部突然通过受阻（图 5-5-29a），钡剂通过延迟，甚至呈线状中断，称为"笔杆征"。近端十二指肠或胃淤积、扩张，部分患者可压迫肠管近端，逆蠕动增强，甚至合并反流。经过加压按摩或变换体位可见钡剂顺利通过，近端肠管扩张消失或减轻。

2. **超声** 彩色多普勒可直接清晰地显示肠系膜上动脉（SMA）和腹主动脉（AO）间夹角变小，近端十二指肠或胃淤积、扩张。改变体位后 SMA 与 AO 之间夹角的变化关系。此外，超声还可动态观察十二指肠蠕动时肠腔内径变化。

3. **CT** CT 平扫表现为十二指肠近端及胃扩张，胃内容物潴留（图 5-5-29b）。可见十二指肠水平段突然变细，增强后三维后处理矢状面显示 SMA 和 AO 之间的角度较正常变小，通过两者之间的十二指肠受压（图 5-5-29c、d）。

【诊断要点】

反复发作上腹部不适伴恶心、呕吐，体重减轻，症状随体位变化而缓解可怀疑本病。通过上消化道造影、超声、CT 等影像学检查，可明确诊断。凡符合以下 3 条标准者可诊断该病：①肠系膜上动脉与主动脉解剖角度变小，一般小于 22°；②肠系膜上动脉与主动脉之间距离缩短，小于 8mm；③十二指肠水平部梗阻引起的十二指肠近端及胃淤积、扩张。

【鉴别诊断】

本病应与其他引起十二指肠梗阻的病变鉴别，

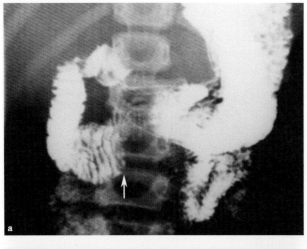
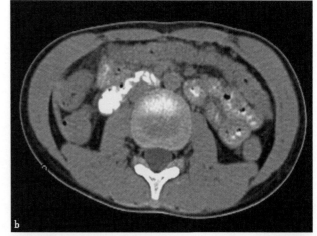
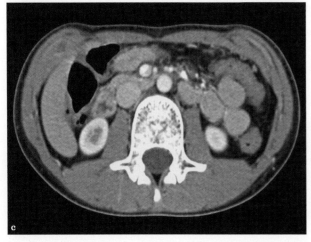
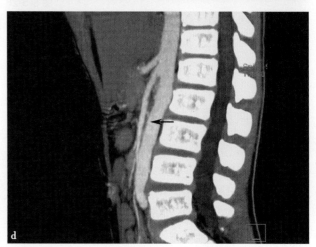

图 5-5-29　肠系膜上动脉综合征

a. 上消化道钡餐造影示十二指肠水平部钡剂通过受阻、中断（白箭），近端十二指肠淤积扩张；b. CT 平扫示十二指肠近端增宽，造影剂存留；c、d. CT 增强检查轴位及 MPR 重组图像显示肠系膜上动脉与腹主动脉间夹角明显变小，间距缩短，十二指肠水平段受压（黑箭）

如上腹部肿瘤、结核、克罗恩病、环状胰腺、肠粘连等，根据临床特点及影像学表现，一般不难鉴别。

九、过敏性紫癜

【概述】

过敏性紫癜（Henoch-Schonlein purpura，HSP）是最常见的儿童期血管炎，影响皮肤、关节、胃肠道和肾脏的小血管，常见于 2～6 岁的儿童。HSP 的病理生理机制尚不完全清楚，它代表一个免疫复合物介导的多因素血管炎，包括遗传易感性和抗原刺激。大多数患者有前期传染病抗原的接触，例如 A 组乙型溶血性链球菌，支原体，和腺病毒等。多达 50% 的病例上呼吸道感染先于 HSP 发生。HSP 的病理学改变以毛细血管炎性反应为特点，血管壁因损伤而通透性增高，血管周围组织水肿、淤血伴炎性细胞浸润。

【临床表现】

30%～43% 的患者在出现特征性的皮疹之前，表现出关节痛和消化道症状，如恶心，呕吐，腹部绞痛和便血，部分病例可合并肠套叠而导致病变肠段的局部缺血。HSP 的特征性皮疹多沿着伸肌表面出现，倾向在双下肢出现。

【影像检查技术与优选】

消化道造影和 CT 检查为本病常用影像检查方法。CT 及后处理技术能整体显示病变部位、肠外异常及并发的急腹症征象，增强后还可观察肠系膜血管走行，进一步评价病变部位的血供情况。

【影像学表现】

1. **消化道造影**　受累肠管节段性扩张和狭窄，肠壁增厚伴有肠袢分离，充盈缺损和正常黏膜皱襞结构消失、增粗。受累肠管黏膜皱襞肿胀、粗大，向肠腔内突出，肠管外壁不光滑，呈长刺状。部分病例可见造影剂充盈后的假憩室形成；也可显示肠管扩张和肠系膜水肿。

2. **CT** 受累肠壁增厚是腹型 HSP 的基本 CT 征象。肠壁多为均匀性增厚，于肠管横断面显示环形增厚，呈"靶征"；于长轴面上显示肠壁对称性增厚，黏膜皱襞粗大略显僵硬，边缘可呈锯齿状改变，相应部位肠腔不同程度狭窄。受累肠壁多为单发节段性增厚，多发或是弥漫性增厚相对少见，且增厚程度多较轻，符合良性肠道病变的影像学特点。由于损伤血管的渗出液主要集中在肠道黏膜下层，增厚的肠壁表现为密度减低，增强后较正常肠壁强化程度低，符合典型"靶征"的表现，内外层分别代表强化的黏膜层和固有肌层，中间为水肿的黏膜下层（图 5-5-30）。CT 还可显示腹型 HSP 较常见的并发症，肠梗阻、肠穿孔及肠套叠。

3. **MRI** 肠壁节段性增厚，边缘模糊，呈不均匀强化。部分病例可见肠壁分层，呈"夹心饼干"状，为肠壁内出血所致。

【诊断依据】

单发或多发节段性肠壁水肿增厚伴肠周渗出时高度提示腹型过敏性紫癜，特别是在出现特征性临床皮疹前，应需考虑到本病的可能性。

【鉴别诊断】

1. **炎性肠病** 最多见于 Crohn 病，为慢性疾病，常发生于末端回肠，肠壁增厚伴肠腔狭窄，肠系膜血管呈"梳征"改变，肠系膜淋巴结常肿大，可有瘘管或脓肿形成。

2. **淋巴瘤** 受累肠管范围较广泛，肠壁呈环形增厚或为肠腔内息肉样均质肿块，肠管呈特征性的动脉瘤样扩张，且很少继发肠梗阻。

3. **肠壁血肿** 表现为高密度肿块，向腔内和/或腔外突出，肿块前沿部包膜下显示新月形"空气裂隙征"，即高密度造影剂填充的变窄的充气肠腔。一般存在外伤史，部分病例可同时显示其他腹部脏器的损伤。

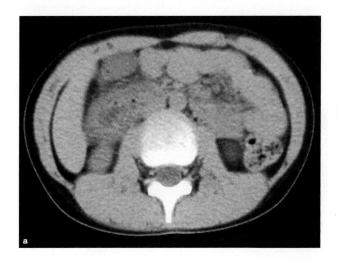
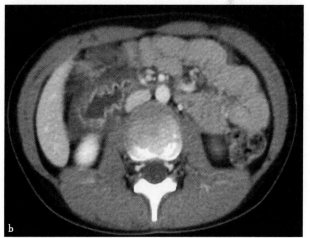
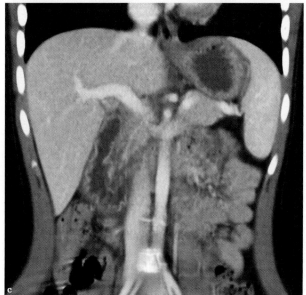

图 5-5-30 过敏性紫癜
a. CT 平扫示十二指肠肠壁增厚，边缘模糊，局部肠腔积液淤张，周围肠系膜水肿；b、c. CT 增强扫描示十二指肠黏膜粗乱，明显强化

十、腹股沟斜疝

【概述】

腹股沟疝（inguinal hernia）是儿童期相对常见的疾病，发病率在 0.8%～4.4%，多见于男孩。腹股沟疝可为直疝或斜疝，取决于病变与腹壁下血管的关系。腹股沟斜疝的疝囊位于腹壁血管外侧，为最常见的下腹壁疝。早产儿出现腹股沟疝的风险增加，膀胱外翻、Ehlers-Danlos 综合征以及梨状腹综合征也会出现腹股沟疝发病率的增加。鞘突的正常关闭时间为妊娠第 36～40 周。如果它仍然保持开放，在腹股沟斜疝中，男孩的腹内容物可通过腹股沟环疝到阴囊。女孩的腹内容物或卵巢可经 Nuck 管（鞘突）疝入大阴唇。股疝、闭孔疝、坐骨疝及会阴疝罕见于儿童。

【临床特点】

大多数儿童腹股沟疝无症状，但可出现嵌顿及绞窄，导致肠梗阻。无症状的患儿通常因腹股沟、阴囊或阴唇间断性无痛突起就诊，见于哭闹、使劲或咳嗽等腹压增高的情形。如果肠袢嵌顿于疝内，患儿可出现肠梗阻症状，如腹胀、呕吐。如疝囊无法还纳，被困肠管的血液供应可受到影响，导致肠坏死、穿孔。嵌顿最常发生于生后 6 个月。

【影像检查技术与优选】

对于临床表现不确切的病例，可首选超声检查，对腹股沟疝的准确率高达 95%。如肠内充满液体，超声可分辨肠壁及周围液体，并可见气泡或肠蠕动。虽然 CT 和 MRI 可显示疝，但极少作为诊断的一线检查。

【影像学表现】

1. **X 线**　X 线片表现为阴囊内出现肠管，但可被性腺防护罩遮挡，导致显示不清。疝出的肠管可偶见于小肠影像检查。小肠梗阻婴儿灌肠时可见造影剂反流至小肠，表现为腹股沟入口处肠袢中断。

2. **超声**　表现为腹股沟或阴囊内条索状包块，边界清晰，通过内环口与腹腔相通，下端可达阴囊。高频超声可清晰显示疝环、疝内容物、疝囊，结合彩色多普勒超声可了解疝内容物的血供情况。当疝内容物为肠管时，可见到肠壁、肠腔及肠蠕动（图 5-5-31）。

【诊断要点】

依据临床体检和病史即可对本病作出诊断。影像检查的作用在于发现并发症和评估病情。

【鉴别诊断】

腹股沟疝需与鞘膜积液相鉴别，彩色多普勒超声可显示疝囊内肠壁的血流情况，有助于二者鉴别。

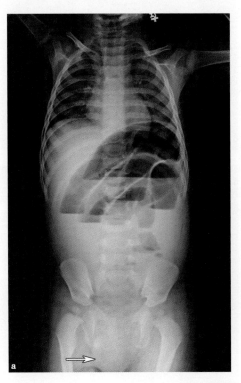
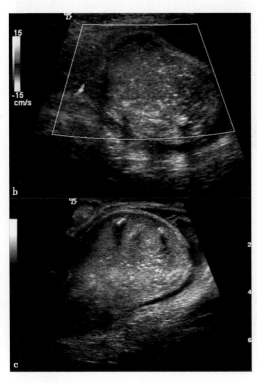

图 5-5-31　腹股沟嵌顿疝

a. 腹部立位平片示上腹部肠管扩张，呈倒 U 形，可见阶梯状气 - 液平面。右下腹腹股沟处可见类圆形稍高密度影（白箭），为疝囊；b、c. 超声显示腹股沟内疝囊，疝囊内容物为肠管

（袁新宇　杨　洋）

参 考 文 献

[1] Applegate KE，Anderson JM，Klatte EC. Intestinal malrotation in children：problem-solving approach to the upper gastrointestinal series[J]. Radiographics，2006，26（5）：1485-1500

[2] Gorter RR，et al. Clinical and genetic characteristics of meconium ileus in newborns with and without cystic fibrosis[J]. J Pediatr Gastroenterol Nutr，2010，50（5）：569-572

[3] Lampl B. Malrotation and midgut volvulus：a historical review and current controversies in diagnosis and management[J]. Pediatr Radiol，2009，39（4）：359-366

[4] Sagar J，Kumar V，Shah DK. Meckels diverticulum：a systematic review[J]. J R Soc Med，2006，99（10）：501-505

[5] Stollman TH. Decreased mortality but increased morbidity in neonates with jejunoileal atresia：a study of 114 cases over a 34-year period[J]. J Pediatr Surg，2009，44（1）：217-221

[6] Strouse PJ. Disorders of intestinal rotation and fixation （"malrotation"）[J]. Pediatr Radiol. 2004，34（11）：837-851

[7] Yousefzadeh DK. The position of the duodenojejunal junction：the wrong horse to bet on in diagnosing or excluding malrotation[J]. Pediatr Radiol，2009，39（suppl 2）：S172-S177

[8] Gaines BA. Duodenal injuries in children：beware of child abuse[J]. J Pediatr Surg，2004，39（4）：600-602

[9] Hughes UM. Further report of small-bowel intussusceptions related to gastrojejunostomy tubes[J]. Pediatr Radiol，2000，30（9）：614-617

[10] Kalach N. Frequency and risk factors of gastric and duodenal ulcers or erosions in children：a prospective 1-month European multicenter study[J]. Eur J Gastroenterol Hepatol，2010，22（10）：1174-1181

[11] Levy AD，et al. Duodenal carcinoids：imaging features with clinicalpathologic comparison[J]. Radiology，2005，237（3）：967-972

[12] Long FR. Duodenitis in children：correlation of radiologic findings with endoscopic and pathologic findings[J]. Radiology，1998，206（1）：103-108

[13] Mashako MN. Crohn's disease lesions in the upper gastrointestinal tract：correlation between clinical，radiological，endoscopic，and histological features in adolescents and children[J]. J Pediatr Gastroenterol Nutr. 1989，8（4）：442-446

[14] Merrett ND. Superior mesenteric artery syndrome：diagnosis and treatment strategies[J]. J Gastrointest Surg，2009，13（2）：287-292

[15] Dennehy PH. Acute diarrheal disease in children：epidemiology，prevention，and treatment[J]. Infect Dis Clin North Am，2005，19（3）：585-602

[16] Levy AD. Gastrointestinal stromal tumors：radiologic features with pathologic correlation[J]. Radiographics，2003，23（2）：283-304

[17] Ruemmele FM. Pediatric inflammatory bowel diseases：coming of age[J]. Curr Opin Gastroenterol，2010，26（4）：332-336

[18] Tolan DJ. MR enterographic manifestations of small bowel. Crohn's disease[J]. Radiographics，2010，30（2）：367-384

第六章　结肠疾病

第一节　先天性疾病

一、结肠闭锁和狭窄

【概述】

先天性结肠闭锁（congenital colonic atresia）和先天性结肠狭窄（congenital colonic stenosis）皆为罕见的先天性畸形，目前认为是各种原因引起的胎儿肠管局部缺血、坏死，再吸收障碍所致。

1. 先天性结肠闭锁　发生率在全部肠闭锁中占5%~15%，可单发也可多发，可发生于结肠的任何部位。本病可分为3型：Ⅰ型，隔膜型；Ⅱ型，闭锁肠管两端为盲端，中间有纤维索带连接；Ⅲ型，闭锁肠管两端为分离的盲端。

2. 先天性结肠狭窄　较结肠闭锁少见，狭窄可分为膜状或管状。

【临床特点】

先天性结肠闭锁临床表现为出生后无胎便排出，渐进性全腹胀、呕吐，呕吐物含胆汁或粪便样物。约12%可合并胎粪性腹膜炎，也可并发部分结肠缺如、梅克尔憩室等。先天性结肠狭窄临床表现取决于肠腔狭窄程度，严重狭窄出生后即出现进行性腹胀、呕吐，类似于结肠闭锁，但胎便排出正常。狭窄较轻者表现为低位不全性肠梗阻，症状可时轻时重。

【影像检查技术与优选】

超声是产前筛查的重要检查方法。生后腹平片可提示结肠闭锁诊断，结肠造影可明确结肠闭锁及狭窄的诊断。

【影像学表现】

1. X线

（1）腹平片：先天性结肠闭锁显示为完全性低位肠梗阻，闭锁近端结肠显著扩张，其内可见胎粪影，立位常伴宽大气-液平面。升结肠闭锁表现类似于回肠远端闭锁，降结肠以下闭锁可见扩张的近端结肠框，若小肠扩张明显时则难以分辨。小肠通常扩张不明显，闭锁以下肠管无气。先天性结肠狭窄的表现取决于狭窄程度，狭窄较重者表现为不全性低位肠梗阻，狭窄较轻者可无明显异常。

（2）结肠造影：怀疑结肠闭锁时造影剂宜用水溶性碘剂低压、缓慢注入。可见闭锁远端结肠因废用而细小，直径常约0.5cm左右，远端呈盲端且与近端扩张结肠不相通，膜状闭锁呈突向闭锁近端的"风兜征"。先天性结肠狭窄的钡灌肠表现为病变部位肠管恒定性狭窄（图5-6-1），其近端结肠不同程度扩张，狭窄以下结肠管径一般正常，狭窄呈管状或膜状，隔膜狭窄可见膜状充盈缺损，中间有孔。狭窄严重时，其近端结肠内可充满胎便或粪便。

2. 超声　孕晚期筛查时如部分结肠呈管状扩张，小肠呈蜂窝状扩张，且肠管蠕动明显增强并可见逆蠕动，而直肠处于塌陷状态提示结肠闭锁可能。出生后可探及闭锁近端结肠及小肠扩张，闭锁近端结肠内有胎便回声。

【诊断要点】

先天性结肠闭锁与狭窄平片表现无特异性，结肠造影检查可直接明确诊断。

【鉴别诊断】

先天性结肠狭窄应与获得性结肠狭窄鉴别，一般膜状狭窄为先天性，而先天性管状狭窄与获得性结肠狭窄鉴别困难。

二、先天性肛门直肠闭锁

【概述】

先天性肛门直肠闭锁（congenital anorectal atresia）是常见的消化道畸形。胚胎7~8周时中胚层发育异常或直肠未能正常向下延伸穿通骨盆膜和肛门膜与原始肛门相连通，继而造成畸形。若直肠与尿生殖窦没有分开，则会形成先天性直肠尿道瘘或直肠阴道瘘。目前本病分类较混乱，根据直肠肛管畸形

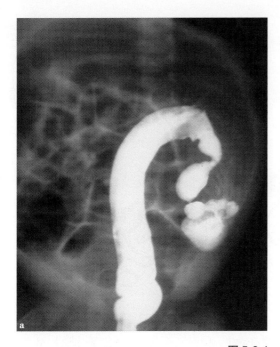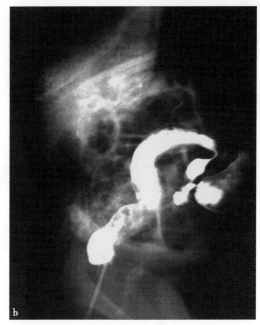

图 5-6-1　结肠狭窄
a、b. 钡灌肠示乙状结肠近段管腔不规则狭窄,钡剂远端呈串珠样节段性狭窄

Wingspread 分类,直肠盲端位于肛提肌以上为高位,男性多于女性。位于肛提肌水平或稍下方是中间位。穿过肛提肌位于其下方为低位。50%～80% 合并各种瘘管,男性为直肠膀胱瘘、直肠尿道瘘及直肠会阴瘘,以直肠泌尿系瘘多见。女性为直肠阴道瘘、直肠前庭瘘及直肠会阴瘘,以直肠阴道瘘多见(图 5-6-2)。

【临床特点】

出生后即发现无肛门是部分患者就诊原因。临床表现与有无瘘管及并发畸形有关。单纯闭锁出生后无胎便排出,腹胀,呕吐等呈完全性低位肠梗阻表现,且进行性加重,可继发肠坏死、穿孔。并发有瘘管者,男性从尿道口排出气体和粪便,女性从阴道排气排便,瘘口狭小时出生后可呈急性低位肠梗阻表现,瘘口宽大时可于出生后数周至数年后出现便秘腹胀。本病常合并泌尿生殖、骨骼、神经、心血管系统畸形,也可并发消化道本身畸形,如食管闭锁、十二指肠闭锁等。

【影像检查技术与优选】

X 线倒立位平片为本病的影像学检查方法之一。超声可测量直肠盲端与皮肤间的距离,很好地克服了直肠远端粪便残留在倒立位平片不能显示的问题,方法简单、准确。此外,还能显示肛门括约肌形态,但精确度较差。MRI 能够直观准确地显示直肠盲端和相关肌肉形态,观察肛门闭锁并发畸形,指导临床治疗,对预后提供客观的评价依据。

【影像学表现】

临床诊断多无困难,影像学检查用以明确闭锁程度、瘘管类型、肛门括约肌复合体的发育状况、是否合并其他畸形等。

1. X 线

(1)腹部倒立侧位片:利用气体积聚于直肠盲端,显示闭锁位置。拍片前于肛穴处放置金属标记,以测量与直肠盲端的距离。作耻骨中心与骶尾关节处连线称为 P-C 线(相当于耻骨直肠肌平面),一般认为直肠盲端高于 P-C 线为高位,与 P-C 线相平为中间位,低于 P-C 线为低位闭锁。拍倒立侧位片需注意以下方面(图 5-6-3):①适用于无瘘管或临床未发现明显瘘管患者,若胎粪阻塞直肠盲端、有瘘管减压、肛提肌收缩等,会影响直肠盲端位置高低的判断;②拍片要在出生 12 小时后进行,适宜时间为 20 小时左右;③应倒立 2～5 分钟,使气体充盈直肠盲端,髋关节微曲,中心线对准肛门直肠区;④阅片还应注意有无气腹、钙化,是否并发近端肠管梗阻,有无骶尾椎发育异常,若直肠盲端呈鸟嘴状改变、周围软组织内有气体影、膀胱内有气体或气液平面,提示瘘管可能。

(2)造影检查:造影剂用水溶性碘剂,必要时在瘘口及肛穴处放置金属标记,以充分显示瘘管及瘘管与直肠关系的体位。体检发现瘘口的患儿可行瘘管造影,自瘘口插管注入造影剂显示瘘管位置、走行、长度以及与直肠关系。怀疑直肠泌尿系瘘的患

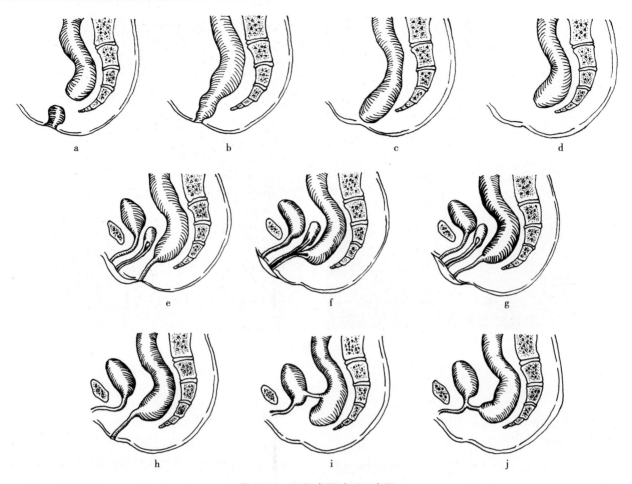

图 5-6-2　肛门直肠畸形示意图
a～d. 无瘘肛门直肠畸形；e～g. 女性无肛伴瘘管；h～j. 男性无肛伴瘘管
a. 直肠远端闭锁但肛管正常；b. 肛门狭窄；c. 低位肛门闭锁；d. 高位肛门闭锁；e. 直肠会阴瘘；f. 直肠阴道瘘；g. 直肠前庭瘘；h. 直肠会阴瘘；i. 直肠膀胱瘘；j. 直肠尿道瘘

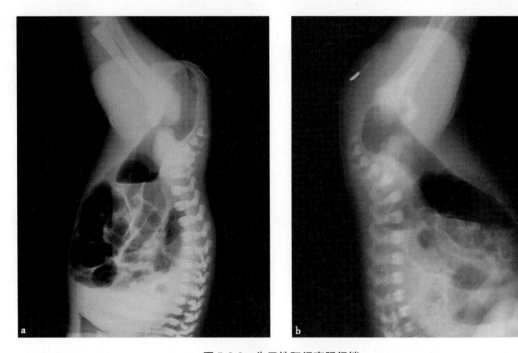

图 5-6-3　先天性肛门直肠闭锁
腹部倒立侧位片。a. 膜状闭锁；b. 充气直肠远端距金属标记 18mm

者可行逆行尿道造影或排尿性膀胱尿道造影检查，以观察尿道、膀胱有无瘘管。新生儿可因瘘管细小或被粪便阻塞，不能显示瘘管。

2. **超声** 直肠盲端内的气体、液体或胎粪均能显像，可测量直肠盲端至肛穴皮肤的距离，≤10mm为低位，≥15mm为高位。若会阴部有较大瘘管时，可经瘘管注入适量生理盐水，既可测量直肠盲端至肛穴皮肤的距离，还可观察瘘管情况。超声尤其适用于完全性闭锁和有直肠瘘但就诊时间较早或尚未出现直肠瘘症状患者。另外，超声可发现一些并发的畸形，如肾脏异常等。

3. **CT** 横断面扫描可显示先天性肛门直肠畸形不同分型与耻骨直肠肌、括约肌发育形态的关系。对于合并瘘管的患者，可利用CT造影的方法显示瘘管及其与直肠、膀胱关系。另外还可显示合并的泌尿生殖系统畸形、脊柱畸形。

4. **MRI** MRI可全面评估直肠肛门畸形的状况，直观显示直肠盲端并准确判定畸形的程度和类型。因新生儿直肠闭锁盲端的胎粪含有高蛋白黏液及脂质成分，于T_1WI表现为高信号，可清晰显示闭锁水平。矢状面T_1WI是准确显示闭锁位置高低的最佳成像平面（图5-6-4），且有助于判断肛管的准确位置及其与括约肌复合体的关系。低位闭锁时，直肠肛管黏膜于T_2WI显示为高信号，能与括约肌复合体及会阴部组织形成良好的显像对比。

MRI还可显示相关肌肉形态，为评价术后排便功能提供客观依据。MRI能够清晰地显示肛周括约肌，冠状面T_1WI显示肛提肌及其与肛管外括约肌的关系，横断面能充分显示耻骨直肠肌、肛管外括约肌的发育状况。有学者将耻骨直肠肌相对厚度<0.18，外括约肌相对厚度<0.15，作为括约肌发育差的诊断标准。矢状位及横断位FSE T_2WI成像，可明显提高瘘管检出率，指导治疗方法和手术方式的选择，但MRI精确显示瘘管全程仍较困难。30%～40%的直肠肛门畸形患儿合并泌尿生殖系畸形，包括肾发育不全、异位肾马蹄肾、多囊肾及巨输尿管症等。

【诊断要点】

根据会阴部肛门缺如，出生后不排大便等临床表现，同时结合影像学检查确定直肠盲端及瘘管位置，诊断本病并不困难，但应特别注意不要漏诊本病合并的其他畸形。

【鉴别诊断】

本病临床诊断较为明确，一般无需鉴别诊断。

三、结肠、直肠重复畸形

【概述】

结肠、直肠重复畸形（colonic and rectal duplication）是少见的消化道重复畸形，可单独发生，也可同时存在。重复畸形呈囊状或管状，与正常肠管相通或不相通，以囊状重复畸形最多。囊状病变位于肠壁黏膜下层、肌层可向肠腔内突出，也可向肠腔外突出。管状病变与正常肠管共壁或有独立肠壁，

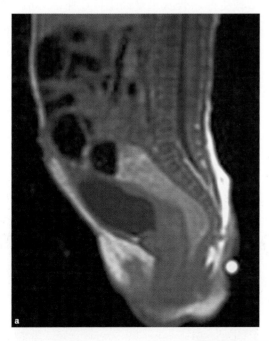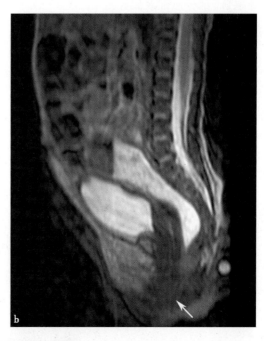

图5-6-4 无肛合并舟状窝瘘

a、b. MRI T_1WI和T_2WI显示直肠稍显扩张，远端变窄，狭窄处末端距肛凹2.4cm，可见导管经体表舟状窝瘘口进入直肠（白箭）

与正常肠管相通者居多，且与主肠管并行。重复肠管长短不一。结肠、直肠完全重复时，其远端可以是双肛门、一肛门一瘘口或一肛门一锁肛，可同时伴有盲肠重复。约20%直肠重复畸形与直肠相通或在会阴部有瘘管。本病常合并脊柱、泌尿生殖系统的先天畸形。

【临床特点】

可发病于任何年龄，就诊原因复杂。临床表现无特异性，与肠管重复类型、部位、解剖特点及有无并发症有关。本病常表现为便秘、腹胀等慢性不全性低位肠梗阻症状，体检可触及肿物。重复肠管继发感染囊肿内液体急剧增多可引发腹痛，若含有异位胃黏膜、胰腺组织发生溃疡、出血可出现腹痛、便血，溃疡穿孔可形成弥漫性腹膜炎。向肠腔内突出的囊肿可引起肠梗阻或继发肠套叠。

【影像检查技术与优选】

腹平片无特异性，但可观察腹部肠管充气有无异常、有无腰骶椎畸形。消化道造影造影剂进入重复肠管可明确诊断。超声、CT、MRI对肠重复畸形有诊断价值，并可提供鉴别诊断信息。

【影像学表现】

1. X线

（1）腹平片：表现为腹部软组织肿物，伴有不同程度的低位肠梗阻，但不具有特异性。个别患者重复肠管呈含气的囊状扩张，可伴有异常宽大气-液平面。腰骶椎平片可发现伴发的腰骶椎畸形，如半椎体、椎体融合、部分骶椎缺如等。

（2）消化道造影：钡灌肠及口服钡餐检查的表现主要取决于重复肠管是否与正常肠管相通及开口是否通畅。若重复肠管与正常肠管相通且开口通畅，钡剂进入重复肠管内，重复肠管与正常肠管同时显影可明确诊断。开口较小或被粪便阻塞时，钡剂不能进入重复肠管，因内容物潴留使重复肠管扩张而压迫正常肠管或正常肠管充盈后还可见并行的另一结肠影像应高度怀疑本病（图5-6-5）。重复肠管与正常肠管无开口，位于肠腔外者可压迫正常肠管（图5-6-6），轻者表现为相应部位压迹，重者可致肠腔狭窄、移位。位于肠腔内时则表现为肠腔内的充盈缺损。若为双肛门或一肛门一瘘口时，可分别插管注入造影剂检查。直肠重复有时与椎管相通，检查时可见造影剂进入椎管内。

2. 超声　重复肠管不与正常肠管相通时表现为腹腔内囊性肿物，囊壁较厚，用高频探头可探及囊壁呈强、弱、强回声的三层结构（即浆膜层、肌层、黏膜层），内可见血流，与邻近正常肠管的管壁相似，有时可见囊壁收缩的轮廓改变。结肠重复可见皱褶和突起，囊液透声良好，肿物多为单房，少数可为多房。位于肠腔内则表现为肠腔内的囊性肿物。管状重复畸形长轴声像呈类肠管样囊状扩张，壁内层可清晰显示黏膜皱褶。若重复肠管发生感染、出血则囊壁厚薄不均。

3. CT　重复肠管不与正常肠管相通时表现为低密度囊性肿物，边界清楚，囊壁与邻近正常肠壁相似或更厚。管状重复因走行迂曲，于同一层面常可

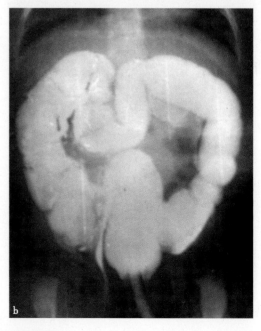

图5-6-5　全结肠重复畸形
a、b. 钡灌肠，分别经两个肛门插管灌注钡剂，显示双结肠

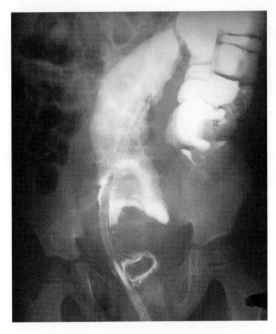

图 5-6-6 结直肠重复畸形（管状型）
钡灌肠示直肠内充盈缺损，乙状结肠受压移位及左肠壁外侧波浪状压迹。手术证实管状结肠重复囊肿始于降结肠中段，止于直肠远端并突入直肠内，与正常肠管不相通

见 2 个或多个囊影，折曲部则呈葫芦状。推移肿物后再扫描，其位置可发生一定变化，部分囊腔或壁内可出现钙化。增强扫描可见囊壁均匀强化。

4. **MRI** 囊肿型结肠重复畸形表现为 T_1WI 均匀或不均匀的中等信号，T_2WI 呈高信号改变，囊肿壁与正常结肠信号相近。

5. **放射性核素显像** 部分重复肠管内含有异位胃黏膜，与正常胃黏膜一样对 $^{99m}TcO_4$ 具有摄取和分泌的作用，典型的显像与胃同步或稍迟于胃显像，且和胃有相同变化的浓聚，可用于本病诊断。

【诊断要点】

重复肠管与正常肠管相通，消化道造影时造影剂进入重复肠管即可明确诊断。结肠、直肠完全重复并具有双肛门或一肛门一瘘口时，分别插管造影检查可明确诊断。多数重复肠管与正常结肠不相通，表现为囊状或管状囊性肿物，多附着于肠管系膜侧与之并行，与结肠或直肠肠壁相连，可共壁，囊壁较厚。超声和 CT 可显示具有正常结直肠的肠壁结构，单房多见。此外，伴有胃黏膜异位时放射性核素显像的变化与胃黏膜表现相同。继发感染、出血时囊壁及囊内液体可出现变化。

【鉴别诊断】

1. **肠系膜囊肿及大网膜囊肿** 囊壁菲薄，甚至看不到囊壁，以多房常见，其间亦可有分隔。大网

膜囊肿位于前腹壁下，将肠管向后推移。而结肠重复畸形囊壁较厚，具有正常结肠的肠壁结构。

2. **骶尾部畸胎瘤及骶骨前脊膜膨出** 依据 CT、MRI 表现与直肠重复畸形不难鉴别。

四、先天性巨结肠

【概述】

先天性巨结肠（congenital megacolon）或称希尔施普龙病（Hirschsprung disease，HD）、肠无神经节细胞症（aganglionosis），是病变肠壁神经节细胞缺如的一种肠道发育畸形。发病率居先天性消化道畸形第 2 位，为 1/5 000～1/2 000，男女之比为 4:1。本病病因复杂，一般认为在遗传因素、微环境的改变及其他因素如局部缺血、感染等作用下，神经嵴细胞迁移障碍，远端肠管肠壁肌间神经丛和黏膜下神经丛内神经节细胞缺如，肠管呈持续痉挛状态，继发近端肠管扩张肥厚。本病可合并其他畸形如唐氏综合征、泌尿系畸形、直肠肛门畸形等。病理改变包括 3 个部分，痉挛段（狭窄段）神经节细胞完全缺如，移行段神经节细胞稀少，扩张段神经节细胞正常。

【临床特点】

临床表现比较明显，出生后胎便排出延迟或障碍、便秘、腹胀、呕吐。并发小肠结肠炎时出现腹泻、发热、败血症，甚至休克。指肛检查部分患儿可及狭窄环或直肠壶腹空虚，拔指后呈"爆破"样排出大量粪便和气体，症状可暂时缓解，不久又重复出现。患儿可有营养不良和发育迟缓。

【影像检查技术与优选】

钡灌肠为诊断本病简单而有效的首选影像检查方法。检查前的注意事项：①严格掌握适应证，一般情况差的重症患儿禁行检查，合并明显小肠结肠炎及其他能够影响胃肠道功能的较严重疾病者应推迟检查，对于新生儿及小婴儿尤其重要；②禁用泻药，检查前不洗肠；③用生理或等渗盐水调制钡剂，浓度宜低；④采用软细导管，插管以刚好越过肛门为宜；⑤采用可以控制钡剂灌注速度和量的灌肠器械，灌肠前须行透视或摄片以判定能否进行检查；⑥灌肠应用低压力使肠管缓慢充盈，并结合体位控制；⑦检查完毕，诊断明确者要及时清除钡剂，小婴儿尤其新生儿检查当时诊断难以明确者视患儿实际情况可延时 24 小时、48 小时观察。

【影像学表现】

1. **X线**

（1）腹平片：可以提示本病，通常表现为低位肠

梗阻。痉挛段以上肠管普遍性胀气扩张而以结肠显著，也可局限性结肠胀气扩张，年长患儿可见大量粪便存留。

（2）钡灌肠：典型表现为痉挛段、移行段、扩张段，与病理表现一致（图5-6-7）。①痉挛段：即狭窄段，管径小于正常，长短不一，一般下端均从直肠远端开始；②移行段：痉挛段与扩张段之间的区域，多呈漏斗状，为本病的特征性表现；③扩张段：肠管被动扩张部分，此段长短、管径扩张程度不一，肠壁增厚，黏膜增粗。

根据痉挛段肠管长短可分6型：①超短段型，肛门内括约肌失迟缓，直肠扩张，对于此型目前存在争议；②短段型，痉挛段位于直肠远段；③常见型，痉挛段多位于直肠及乙状结肠远段，占本病的75%，通常具有典型钡灌肠表现（图5-6-8）；④长段型，痉挛段位于乙状结肠以上至横结肠，甚至部分升结肠远段之间的任何部位（图5-6-9）；⑤全结肠型，痉挛段累及全部结肠，部分患儿还累及不同长度的一段小肠；⑥全肠型，全部结肠和小肠均为痉挛段，但此型非常罕见。

全结肠型先天性巨结肠：约占先天性巨结肠10%。钡灌肠可表现为结肠管径细小。典型表现：①结肠框短缩，尤其乙状结肠短缩明显，肝、脾曲钝化，盲肠高位，直肠壶腹消失，整个结肠呈"?"状，称为问号征（图5-6-10）；②钡剂易逆流入小肠，小肠扩张，痉挛段累及小肠时可见小肠狭窄及狭窄后扩张；③钡剂排空延迟，数日后仍可见钡剂滞留。

新生儿先天性巨结肠：部分患儿典型表现尚未形成，如痉挛段与扩张段管径差别不显著、移行段

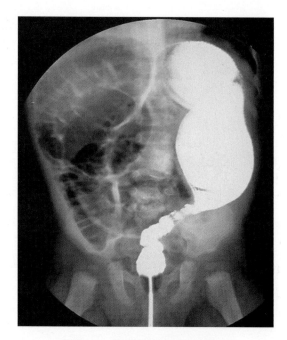

图5-6-7　先天性巨结肠典型表现

钡灌肠示痉挛段位于直肠、乙状结肠，近端结肠扩张，两者间为移行段

缺乏或不明显，并发小肠结肠炎或操作不当均可造成诊断困难。诊断时要注意观察以下几点：①是否缺乏正常结肠管径或形态，尤其是直肠。正常结肠管径自右向左递减，盲肠最宽，乙状结肠管径最小，直肠壶腹膨大，管径大于乙状结肠，仅次于盲肠。通常常见型及长段型诊断并不困难，短段型可表现为直肠远段管径细，也可表现为直肠和乙状结肠远段螺旋状或不规则收缩，直肠远端的局限性切迹，超短段型需结合延时24、48小时观察才能考虑诊断。全结肠型的特征"?"征，往往在出生后数日或

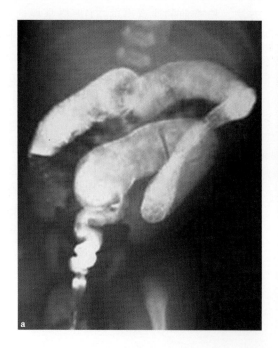

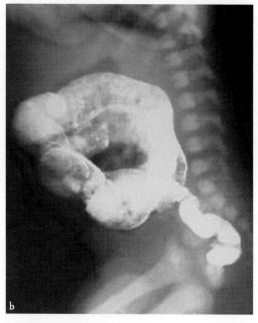

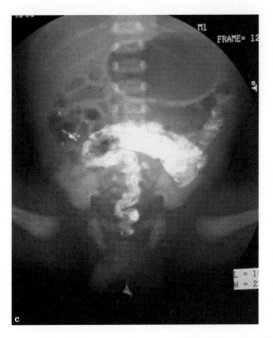
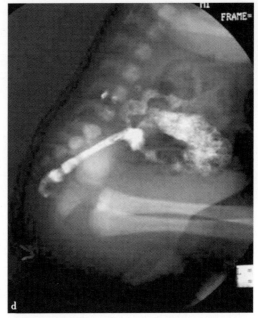

图 5-6-8　先天性巨结肠(常见型)

a、b. 钡灌肠示痉挛段位于直肠、乙状结肠远端,近端结肠扩张;c、d. 延时 24 小时观察钡剂滞留

数周后出现;②并发小肠结肠炎时表现为肠壁出现多数不等距的尖刺样突出或肠管的激惹、不规则小锯齿状收缩,可使典型表现消失,而且延时观察也易于排空,钡灌肠应在避开此期进行;③延时 24 小时、48 小时观察钡剂滞留及肠管形态。正常时钡灌肠后 24 小时应排出钡剂,也可少量残留。钡剂滞留并非本病所特征。

【诊断要点】

先天性巨结肠通常有典型临床表现,腹平片表现为低位肠梗阻,钡灌肠典型表现为痉挛段、移行段、扩张段,尤其移行段为特征性表现,狭窄为功能

性且从直肠远端始向上延伸至一段肠管。据此影像学表现可明确诊断。

【鉴别诊断】

1. **结肠先天性或后天性狭窄**　为器质性狭窄,常局限于结肠的某一部位,狭窄部位以下结肠管径正常与先天性巨结肠不难鉴别。

2. **特发性巨结肠**　发病较晚,通常自 2~3 岁始出现便秘,钡灌肠显示直肠结肠普遍扩张,无狭窄段及移行段,可以与多数先天性巨结肠鉴别。

3. **先天性巨结肠类缘病**　是临床表现酷似先天性巨结肠,病理改变不同于先天性巨结肠的一组疾

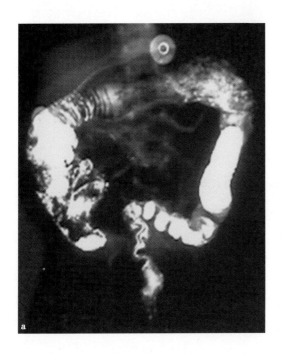
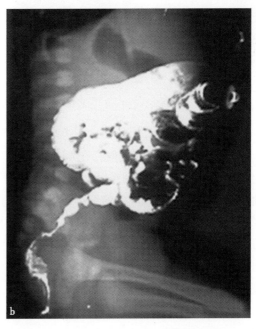

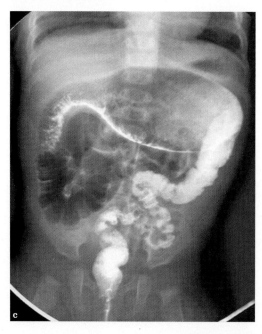
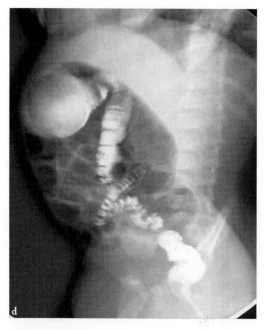

图 5-6-9　先天性巨结肠(长段型)

a、b. 钡灌肠示痉挛段位于直肠、乙状结肠、降结肠，移行段位于脾曲，横结肠扩张；c、d. 同一病例，4 个月后复查，痉挛段、移行段、扩张段更加明显

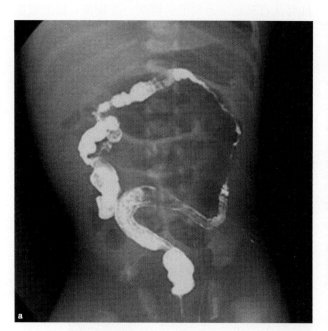
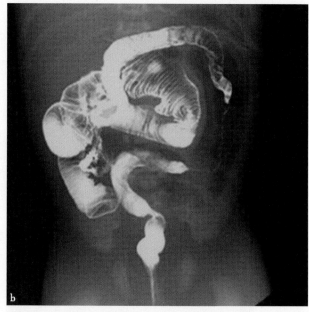

图 5-6-10　先天性巨结肠(全结肠型)

a、b. 钡灌肠示结肠框短缩，呈"?"征

病，其病变肠壁有神经节细胞，但存在质或量上的异常，影像学上与先天性巨结肠难以鉴别。

4. **胎粪性肠梗阻及小肠闭锁的细小结肠**　腹平片均可表现为小肠梗阻，但胎粪性肠梗阻右下腹部肠管内可见胎粪影。小肠闭锁连续腹平片的突出表现为渐进性加重。钡灌肠显示结肠细小但冗长，延时观察易于排空，与全结肠型先天性巨结肠不同，但最终诊断往往需要病理检查。

五、先天性细小结肠症

【概述】

先天性细小结肠症(congenital microcolon)又称胎儿型结肠，是少见的先天性消化道畸形，以结肠宽径小于 1cm 为特征。最常见于小肠闭锁，其次是胎粪性肠梗阻、全结肠型先天性巨结肠，也可见于肠扭转、胎粪性腹膜炎等。

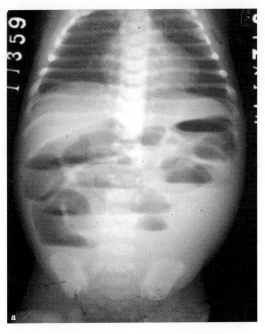
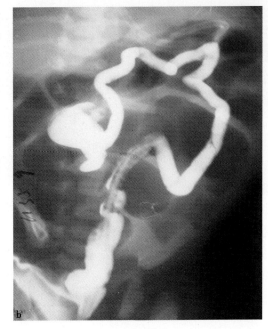

图 5-6-11　先天性细小结肠症

a. 立位腹平片示上中腹部肠管积气、积液扩张，下腹部致密；b. 钡灌肠示结肠细小呈"胎儿型"，手术证实回肠远端闭锁

【临床特点】

临床表现虽有差异，但常表现为出生后胎便排出异常、腹胀、呕吐，指肛检查有裹指感。

【影像检查技术与优选】

水溶性碘剂或钡灌肠检查为本病首选诊断方法。腹平片是常规检查方法，依据平片表现可以对引起细小结肠的不同疾病作出初步诊断。

【影像学表现】

1. **X 线**

（1）腹平片：小肠闭锁因闭锁部位不同而表现为高、中、低位的完全性小肠梗阻。全结肠型先天性巨结肠常表现为低位小肠梗阻，梗阻程度不及小肠闭锁严重。胎粪性肠梗阻常于右下腹部肠管内见胎粪影。

（2）消化道造影：显示结肠细小，管径小于 1cm 即可明确诊断（图 5-6-11），但不同原因的细小结肠表现可有差异。小肠闭锁的细小结肠管径常为 0.5～1cm，胎粪性肠梗阻管径常在 0.5cm 以下。继发于其他疾病的细小结肠用水溶性碘剂造影，显示结肠长度正常（图 5-6-12），直肠壶腹存在，肠壁光滑，有时因灌肠时阻力较大难以充盈整个结肠。全结肠型先天性巨结肠的细小结肠表现为结肠框短缩明显，呈"?"征，直肠壶腹消失，肠管僵直，造影剂可逆流入扩张的近端小肠，若用钡剂灌肠则延时观察排空明显延迟。

2. **超声**　产前筛查可发现导致细小结肠症的疾病，如小肠闭锁。

【诊断要点】

水溶性碘剂或钡灌肠检查发现结肠细小，管径小于 1cm 即明确诊断。

【鉴别诊断】

鉴别细小结肠是全结肠型先天性巨结肠还是继发于其他疾病，需结合临床情况来进行鉴别，最终需病理学诊断。

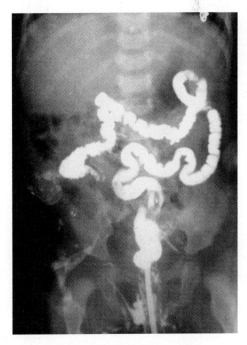

图 5-6-12　先天性细小结肠症

钡灌肠示结肠细小呈"胎儿型"，结肠框无短缩

六、小左结肠综合征

【概述】

小左结肠综合征（small left colon syndrome）为低位结肠功能失调性疾病。

【临床特点】

临床表现为低位性结肠梗阻的症状，包括腹胀、便秘、胎粪排出延迟，常于生后24～48小时发病，多见于未成熟儿，母亲常有糖尿病病史，发病原因可能与自主神经及胰高血糖素神经内分泌失调有关。早期可经反复治疗性灌肠治愈，严重者可发生肠穿孔或死亡。

【影像检查技术与优选】

水溶性碘剂灌肠检查为本病首选诊断方法，且有治疗作用。

【影像学表现】

腹平片显示低位肠梗阻表现，很少出现气-液平面。钡灌肠显示脾曲以下结肠管径细小，常小于1cm，肠壁光滑，无锯齿状改变，脾曲以上结肠扩张。近端扩张结肠内可见胎粪影（图5-6-13）。若为避免肠穿孔钡剂漏入腹腔，可用水溶性造影剂灌肠。

【诊断要点】

临床及腹平片均为低位结肠梗阻表现，胎粪排出延迟，钡灌肠显示左侧结肠细小、壁光滑。

【鉴别诊断】

本病与胎粪黏稠综合征鉴别困难，有学者认为小左结肠综合征为胎粪黏稠综合征的一个亚型，前者好发于糖尿病母亲可资鉴别。本病尚需与长段型巨结肠鉴别，后者狭窄段结肠常呈锯齿状，钡灌肠检查无治疗作用。

七、胎粪黏稠综合征

【概述】

胎粪黏稠综合征（meconium plug syndrom）系新生儿结肠功能不成熟，胎粪黏稠堵塞于结肠和直肠所致的低位性肠梗阻。好发于早产儿，为结肠暂时性功能失调，可能与结肠肌层神经节细胞或激素受体不成熟有关。本病可并发于先天性巨结肠。

【临床特点】

主要症状为胎粪排出延迟（大于24～48小时）、胆汁性呕吐和腹胀，症状于第1次喂奶前即可出现，轻者于生后数日内排出胎便症状缓解。重者可继发小肠穿孔和电解质紊乱。常因肛门指检、诊断和治疗性灌肠胎粪随后排出而治愈。

【影像检查技术与优选】

本病为排除性诊断，主要依赖灌肠检查排除先天性巨结肠、胎粪性肠梗阻及其他先天性小肠梗阻，灌肠检查有治疗作用。

【影像学表现】

1. **腹平片** 表现为低位肠梗阻，可见气-液平面，结肠内有胎粪影。

2. **钡灌肠** 显示直肠和结肠内胎粪影像，呈"蛇状"充盈缺损，并与肠壁分离。结肠无痉挛及扩张表现。

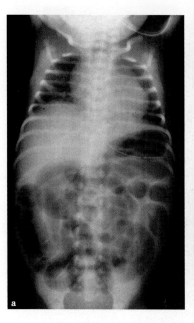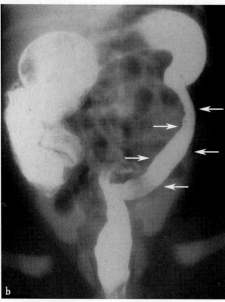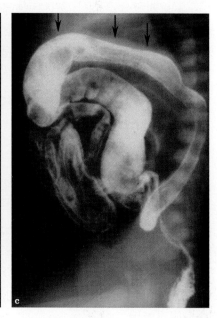

图5-6-13 小左结肠综合征

a.腹部立位平片显示腹腔内肠管普遍扩张，未见气-液平面；b、c.钡灌肠显示降结肠细小（较近段结肠）（白箭），侧位片可见狭窄段肠管内充盈缺损（黑箭），提示为胎粪

【诊断要点】

本病发生于新生儿期，为暂时性结肠功能不成熟，典型表现为 24 小时内不排胎便、腹胀、呕吐，肛门指诊或灌肠后胎便排出症状即可缓解。经灌肠可排除其他诊断并起到治疗作用。

【鉴别诊断】

1. **先天性巨结肠** 先天性巨结肠为病变肠壁神经节细胞缺失所致，病变段肠管狭窄，边缘呈锯齿状，近端肠管明显扩张，灌肠后多数不能自动排便。而胎粪黏稠综合征者结肠无明显狭窄段及扩张段，灌肠后症状消失可鉴别。

2. **胎粪性肠梗阻** 系因胎粪黏稠阻塞于回肠末端，表现为低位小肠梗阻，结肠细小，胎粪块位于回肠末端。

第二节 后天性疾病

一、炎性肠病

（一）克罗恩病

【概述】

克罗恩病（Crohn's disease）最常发生于末端小肠和结肠，近年报道十二指肠受累的发生率有逐渐增加的趋势。目前病因尚不明确，家族性发病和同卵双胞胎患病的一致性显示本病可能存在遗传倾向。其他影响因素包括免疫功能紊乱、肠道菌群和环境因素如主动或被动吸烟、阑尾切除术、节食、围产期感染和麻疹感染等。病理特征为肠壁的纵行溃疡、非干酪性肉芽肿性全层肠壁炎、纤维化和淋巴管阻塞。因淋巴水肿或肉芽组织增生致肠壁增厚，黏膜表面可结节状隆起，呈"铺路石"样改变。黏膜可有多种形态的溃疡形成，早期为微小溃疡，继而有纵行线状溃疡，好发于肠管系膜缘。病变呈节段性或跳跃性分布。肉芽肿性炎症扩散至浆膜时导致肠粘连，溃疡穿破肠壁可形成腹腔脓肿或与邻近脏器、腹壁形成内、外瘘，晚期纤维化导致肠壁增厚、管腔狭窄。受累肠系膜水肿、增厚、纤维化，可使肠袢间距增宽及扭曲，肠系膜淋巴结炎性肿大。

【临床特点】

多数患儿表现为隐袭起病的胃肠道症状，包括腹泻、腹痛、厌食、体重下降就诊，还可能合并腹部肿块、肛周瘘管。部分患儿表现出右下腹痛、发热，类似于阑尾炎。克罗恩病在儿童期可能较成人患者表现更为严重、复杂。同时可伴发一些肠外症状，或发生于胃肠道症状前，包括口腔炎、关节炎、结节性红斑和杵状指，其中关节炎是儿童患者最常见的肠外表现。

【影像检查技术与优选】

腹平片对本病的诊断意义不大。消化道造影可发现病变肠壁水肿、黏膜皱襞粗厚，纵行溃疡及肠腔狭窄，有时可发现瘘管。CT 和 MRI 检查常用于本病的诊断和鉴别，CT 对窦道、腹腔及腹壁的脓肿、瘘管等并发症的诊断价值较高，MRI 在评估透壁性炎性肠病及肠管外病变具有优势。

【影像学表现】

1. **X 线**

（1）腹平片：可表现正常，在疾病进展过程中，可能表现出肠梗阻。

（2）消化道造影：根据病程早晚与受累部位不同，可有不同表现。早期仅有黏膜粗乱变平，钡剂涂布不良；肠壁边缘尖刺状影，正位像呈直径 1～2mm 周围透亮的钡点影，为口疮样溃疡的表现。发展到一定阶段出现特征性表现：①肠管由于水肿及痉挛而狭窄，呈长短不一、宽窄不等的"线样征"；②深而长的纵行线状溃疡，与肠纵轴一致，多位于肠管系膜侧，常合并横行的溃疡；③"卵石征"，为纵横交错的裂隙状溃疡围绕水肿的黏膜形成，弥漫分布于病变肠段。正常肠曲与病变肠段相间，呈节段性或跳跃性分布；病变轮廓不对称，肠系膜侧常呈僵硬凹陷，而对侧肠轮廓外膨，呈假憩室样变形。发展至晚期则可见瘘管或窦道形成的钡影，可有肠间瘘管、肠壁瘘管或通向腹腔或腹膜外的窦道形成的钡剂分流表现。

2. **CT** 节段性肠壁增厚为 CT 主要表现，一般厚度在 15mm 以内。急性期肠壁可显示分层现象，表现为靶征或双晕征，低密度环为黏膜下组织水肿所致，增强扫描时处于炎症活动期的黏膜和浆膜可强化；慢性期，随纤维化程度加重，肠壁呈均匀增厚，增强扫描时呈均匀性强化，可见肠腔狭窄。肠系膜有多种改变：①脂肪增生时肠系膜变厚，肠间距增大；②炎性浸润时，肠系膜脂肪密度增高；③肠系膜蜂窝织炎，表现为混杂密度肿块影，界限模糊；④肠系膜内局部淋巴结肿大，一般在 3～8mm；增强扫描肠系膜血管增多、增粗、扭曲，直小动脉拉长、间隔增宽，沿肠壁梳状排列，称为"梳样征"，常表明克罗恩病是活动期（图 5-6-14）。瘘管形成时，CT 见瘘管内含有气体或造影剂。

3. **MRI** 与 CT 相似，MRI 可显示肠壁增厚、分层样改变,相应节段肠腔狭窄。增强后可见病变肠壁强化。DWI序列有利于判断疾病是否处于活动期。

【诊断要点】

影像学检查能够反映克罗恩病好发于回肠末端的特征,并可显示病变呈节段性非对称性分布,卵石征、纵行溃疡、肠管狭窄及内、外瘘形成的特点,增强后肠系膜"梳样征"改变,结合临床较易确诊,但早期诊断有一定困难。

【鉴别诊断】

本病需与肠结核相鉴别,后者常累及回盲部,多表现为全周性肠壁侵犯,少有纵行溃疡、瘘管及窦道。结合临床结核史的有无及抗结核药物应用的有效与否,也有一定的鉴别意义。

（二）溃疡性结肠炎

【概述】

溃疡性结肠炎(ulcerative colitis, UC)是一种非特异性以结肠黏膜和黏膜下层炎性反应为特点的慢性炎性疾病。病因尚未明了,认为与遗传易感性、环境致病因素、人体的自身免疫反应、精神神经等

因素有关。常见于成人,但儿童并非少见,且流行病学资料显示近年来国内儿童UC发病率呈上升趋势。病变一般自直肠开始,向近端结肠呈连续性、弥漫性蔓延。早期黏膜以充血水肿为主,呈颗粒状,炎症进展黏膜糜烂、坏死脱落、溃疡形成,溃疡一般表浅,可从黏膜表浅糜烂到黏膜全层溃疡不一,溃疡底位于黏膜下层,深者达肌层。溃疡大小与形态不一,呈线状或斑片状分布,严重者见巨大不规则溃疡,可破入肌层,甚至穿孔。病变黏膜为连续性,溃疡之间的黏膜亦有病变,病变远端重、近端轻,左半结肠重、右半结肠轻。溃疡与肉芽组织的形成交替发展,最后形成炎性息肉,炎性息肉可相互粘连成黏膜桥。长期发展可导致黏膜肌层增生,再加上炎症后纤维化,导致结肠缩短,结肠袋消失,结肠变为平滑管状。

【临床特点】

临床表现以慢性腹泻、黏液血便或脓血便、腹痛为主,常有全身表现,如发热、体重减低、营养不良、贫血等。可存在生长迟缓、青春期延迟等儿童

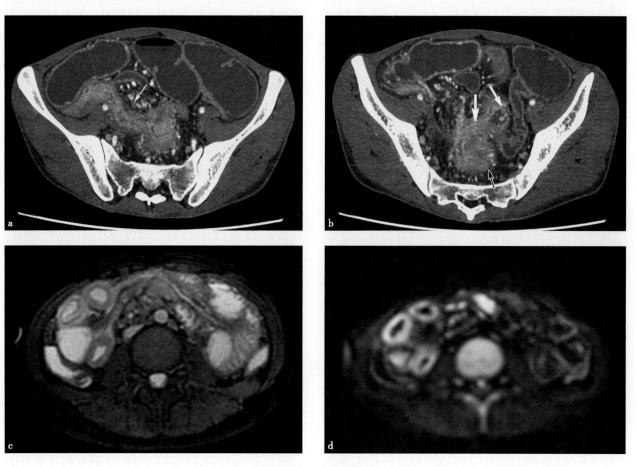

图5-6-14　克罗恩病

a、b. CT增强扫描静脉期示第6组小肠(黄色细箭)、回肠末端(红色细箭)、乙状结肠(黑色细箭)肠壁节段性增厚、分层强化(靶征),ветに回肠末端、乙状结肠粘连及肠间瘘(红色粗箭)形成;c、d. 另一名患儿,T_2WI压脂序列(c)及DWI(d)图像示右下腹小肠多发节段性增厚、分层(靶征),信号增高

特有问题。病情以中重型为主，病变几乎均处于活动期，慢性持续型少见，而暴发型显著高于成人。不同年龄段儿童 UC 表现也有差异，3 岁以下者单纯便血者较多，贫血多见，肠穿孔及中毒性巨结肠好发，全结肠炎发病率高，重型患者较多。3 岁以上者腹痛更突出，体重下降更明显。少数病例伴有肠外表现，如关节炎、皮肤结节性红斑和坏疽性脓皮病、口腔溃疡、眼部炎症等，以年长儿童多见。

【影像检查技术与优选】

钡灌肠及双对比结肠造影曾是本病的主要检查方法，随着内镜的应用已逐步减少，但内镜并不能完全取代造影检查。近年来 CT、MRI 也开始应用，具有广阔的前景。T_2WI 对结肠壁结构显示清楚，用脂肪抑制序列对肠腔和肠系膜血管显示更加清晰。T_1WI 图像显示肠壁结构欠佳，T_1WI 增强检查结合脂肪抑制对肠壁显示较好。冠状位重 T_2 脂肪抑制的水成像序列能突出显示肠腔形态。此外，三维重组技术可显示结肠全貌，便于病变肠段定位。

【影像学表现】

1. X 线

（1）腹平片：主要用于急性结肠炎、肠穿孔或梗阻的检查。急性结肠炎显示为结肠扩张、壁增厚、黏膜表面不规则，由于黏膜炎症导致的粪便不能附着于结肠壁现象。病变广泛时结肠内可无粪便，若伴有痉挛时结肠内因无内容物而不能显示。

（2）钡灌肠：气钡双对比造影是主要的检查方法，表现依病程而有所不同。病变早期黏膜紊乱、粗细不一，结肠处于激惹状态，痉挛收缩，排空加快，有时钡剂呈分节分布。表浅溃疡表现为腔内斑点状影，结肠边缘呈细小尖刺状。随病变进展，溃疡变大、增深，腔内斑点影增大，结肠边缘呈粗锯齿状，较深溃疡可凸出于腔外，呈纽扣状。肠瘘少见。炎性息肉表现为腔内或边缘的充盈缺损，大小不等，多见于左半结肠（图 5-6-15）。晚期肠管僵直呈铅管状并短缩，肠腔狭窄，结肠袋消失，而局限性肠腔狭窄以直肠和乙状结肠多见。

2. 超声　能提示结肠壁的厚度或浸润情况，但不能显示细小的炎症性病变。

3. CT　早期黏膜受累 CT 可无异常表现，采用注气法和仿真结肠内镜技术可更好地观察黏膜病变，如多发小溃疡和炎性息肉。结肠壁增厚是 UC 最显著的 CT 改变，表现为结肠壁增厚程度较轻且连续、对称、均匀的特点，可见肠壁分层现象如"靶征"或"双晕征"。病变肠管出现肠腔狭窄、肠管僵

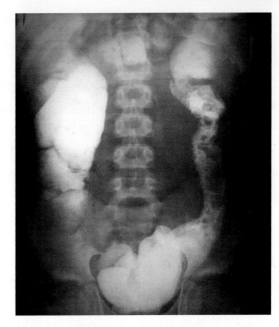

图 5-6-15　溃疡性结肠炎
钡灌肠示乙状结肠及降结肠黏膜紊乱，肠腔狭窄，其内可见多发息肉样充盈缺损

直及缩短，同时伴结肠袋、半月皱襞的变浅或消失。肠系膜密度增高、模糊，血管束边缘不清，沿肠系膜血管束分布的淋巴结肿大。

4. MRI　以肠壁增厚表现为主，非活动期病例增厚的肠壁呈低信号，活动性病变由于肠壁内出血，表现为黏膜和黏膜下层 T_1WI 和 T_2WI 高信号改变。增强检查肠壁的强化程度与炎症活动度相关。

【诊断要点】

典型的影像学表现是诊断本病的主要依据，病变自直肠向上连续性、弥漫性发展，病变肠管黏膜粗乱、多发溃疡、炎性息肉、管壁均匀增厚、肠管呈铅管状并短缩、肠腔狭窄、结肠袋消失等。此外，还应结合慢性腹泻、黏液血便或脓血便、腹痛等临床表现，内镜与实验室检查进行综合分析。

【鉴别诊断】

1. 结肠克罗恩病　好发于右侧结肠，很少侵犯直肠和乙状结肠，病变多发、呈节段性分布、不对称、不连续。溃疡多为移行性和裂隙样，严重时溃疡可穿透肠壁形成瘘管。病变部位黏膜有"卵石征"，与本病表现不同。

2. 家族性息肉综合征　可有家族史，以便血为主。结肠内有多发息肉，但无炎症性改变，与本病不难鉴别。

3. 溃疡性结肠结核　好发于右侧结肠，可有回肠结核，向下扩展，病变不连续，无炎性息肉改变，肠管狭窄变形、短缩常发生于右侧结肠，可与本病鉴别。

二、阑尾炎

【概述】

阑尾炎（appendicitis）是外科常见病，属于化脓性炎症，由于阑尾管腔阻塞导致细菌感染引起。根据病程常分为急性和慢性阑尾炎，急性阑尾炎在病理上分为单纯性阑尾炎、化脓性阑尾炎、坏疽性阑尾炎。慢性阑尾炎多为急性阑尾炎转变而来。小儿以急性阑尾炎多见，好发于6～12岁儿童。

【临床特点】

临床表现包括：①腹痛，开始多位于脐周和上腹部，后逐渐转移至右下腹部。不同部位、不同类型的阑尾炎腹痛各有不同，坏疽性阑尾炎腹痛最为严重；②胃肠道症状，恶心、呕吐最早出现，可出现便秘、腹泻、里急后重等症状；③全身症状，早期即可有高热、脱水、脉搏加快与体温成正比例，中毒越严重，脉搏快且弱。主要并发症是弥漫性腹膜炎、阑尾周围脓肿、肝脓肿等。体检：①右下腹压痛、反跳痛。麦氏点压痛是急性阑尾炎的重要体征。但在儿童期多不明显，很少出现肌紧张、反跳痛等腹膜刺激现象；②阑尾周围脓肿时，体检可扪及右下腹部包块，边界不清楚、固定。急性阑尾炎患者的白细胞计数和中性粒细胞比例增高，可达(10～20)×10⁹/L。少数盲肠后位的阑尾炎由于炎症刺激右输尿管，尿中可有红细胞和白细胞。

【影像检查技术与优选】

超声检查是急性阑尾炎患者首选影像学检查方法，对于急性阑尾炎的诊断敏感性较高。CT对阑尾及阑尾周围结构的显示较为清晰，对阑尾炎穿孔和阑尾周围脓肿准确性明显优于超声，可判断病变的严重程度和并发症。

【影像学表现】

1. X线

（1）腹平片：可见末端回肠和盲肠局限性肠淤张，可出现阑尾粪石，阑尾脓肿时可出现右髂窝区密度增高的肿块。

（2）钡灌肠：阑尾不充盈或充盈不佳，阑尾变形扭曲，粗细不均，其内有时可见粪石影，钡剂排空明显延迟。阑尾脓肿时，末端回肠和盲肠局限性压迹，盲肠的内侧缘可出现反"3"征。

2. 超声　阑尾增粗，直径超过6mm（图5-6-16）。阑尾脓肿时，阑尾周围积液，甚至形成混杂回声的肿块。

3. CT　阑尾壁呈环状、对称性增厚，横径超过

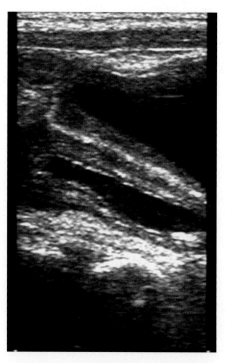

图 5-6-16　单纯性阑尾炎（盆位阑尾）
超声示膀胱后方的阑尾增粗、壁增厚，腔内积液

6mm，甚至可超过10mm以上，密度接近或略高于邻近的肌肉组织，增强时可强化，有时增厚的阑尾壁表现为同心圆状的高、低密度分层结构，呈"靶征"。阑尾腔内或在阑尾周围的脓肿内可见阑尾结石，呈圆形或椭圆形钙化影。

阑尾周围结缔组织模糊、筋膜水肿、增厚，周围脂肪层内出现絮状或条纹状稍高密度影，盲肠肠壁水肿、增厚，局部淋巴结肿大，表现为成簇结节状影。盲肠末端的改变，在盲肠末端开口处出现漏斗状狭窄或在盲肠末端与阑尾之间出现条带状软组织密度影，这两种征象在盲肠充盈造影剂时显示较清楚。阑尾周围脓肿，一般呈团块状影，直径多为3～10cm。中心为低密度液体，脓肿内可出现气-液平面，脓肿壁较厚且不均匀（图5-6-17）。盆腔、肠曲间甚至膈下、肝脏内可出现脓肿。

【诊断要点】

当症状与体征典型时临床即可作出诊断，约1/3患儿临床表现不典型，难以做出正确诊断，需要影像检查协助诊断，超声和CT在诊断阑尾炎和判断严重程度时起到一定作用。当CT发现阑尾周围炎或脓肿而未发现异常阑尾或阑尾粪石时，应注意要结合临床资料及其他影像征象。

【鉴别诊断】

本病应与急性肠系膜淋巴结炎、克罗恩病、憩室炎、附件炎等鉴别。急性肠系膜淋巴结炎多发生

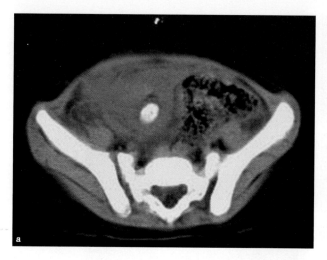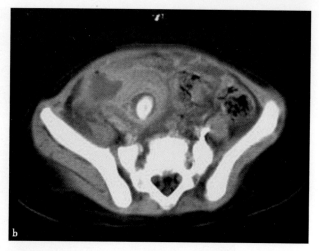

图 5-6-17　急性阑尾炎伴阑尾周围脓肿

a. CT 平扫示右下腹部团块状密度增高影,其内见圆形阑尾粪石和少量气体影;b. CT 增强检查示包块明显强化,其内低密度脓腔未见强化

于右下腹肠管系膜侧,可见多发肿大淋巴结,部分融合,周围肠系膜脂肪密度增高,可伴有邻近肠壁增厚。

三、乙状结肠扭转

【概述】

乙状结肠扭转(volvulus of sigmoid colon)是指乙状结肠以其系膜为轴发生扭转引发机械性结肠梗阻。婴儿及儿童很少见,男性发病率高于女性,约为 3.5:1。乙状结肠冗长而肠系膜附着部较窄是发病的解剖学基础,便秘、巨结肠、肿瘤以及肠动力异常是发病的诱发因素。乙状结肠扭转的度数不等,以 180°~360° 多见。可为顺时针扭转或逆时针扭转。可以是非闭袢性或闭袢性乙状结肠梗阻,以后者多见。

【临床特点】

主要表现为腹痛、腹胀、呕吐。急性乙状结肠扭转腹痛剧烈甚至休克,部分病例呈间歇性反复发作,表现为慢性、间歇性腹痛。如出现血便、腹膜刺激征和肠鸣音消失,提示肠管可能发生绞窄、坏死。

【影像检查技术与优选】

腹部 X 线检查为本病的首选方法,但诊断准确率较低。CT 检查可明确梗阻原因、部位及程度。CT 增强检查还可显示肠系膜、肠壁血运情况、观察并发症,可为临床提供准确的诊断。

【影像学表现】

1. X 线

(1)腹平片:非闭袢性乙状结肠扭转显示梗阻部位以上结肠充气扩张,可伴气 - 液平面,小肠扩张较轻。闭袢性乙状结肠扭转显示乙状结肠明显扩张,呈"马蹄铁"状(图 5-6-18a),顶端常位于右上腹部,内侧肠壁相贴,下端会聚,结肠袋消失,部分患者扩张的乙状结肠重叠,有两个宽大液平面。

(2)钡灌肠:完全性梗阻时梗阻端呈"鸟嘴样"狭窄,钡剂不能上行(图 5-6-18b),不完全性梗阻时可有少量钡剂通过狭窄进入近端结肠,扭转处肠管呈螺旋状改变。

2. 超声　乙状结肠扩张,呈 U 形液性包块,外缘光整,液性包块内壁结肠袋间可见黏膜向腔内隆起形成半月襞,呈多个膨大囊状相连的管道。肠管内的液性暗区饱满,形态较固定,液体不流动,由于肠管内残留物存在,液性包块内可显示散在光点漂浮声像。近端结肠不同程度扩张,其内液质流动活跃。肠管缺血坏死则腹腔和盆腔伴有少量积液声像。

3. CT　表现为梗阻端两侧肠管渐进性狭窄,呈"鸟嘴样"改变,梗阻段肠壁增厚,相邻肠系膜肿胀,增强检查可见肠系膜血管呈"漩涡征"。绞窄性病例可见肠壁异常强化、肠系膜血管中断和腹水。

【诊断要点】

乙状结肠扭转主要依靠影像学确诊,腹平片见乙状结肠明显扩张,呈"马蹄铁"状,可高度怀疑本病。钡灌肠及 CT 检查可于结肠梗阻端见"鸟嘴样"狭窄及螺旋状改变,即可确诊。

【鉴别诊断】

本病合并肠坏死或肠穿孔时,需与消化道溃疡穿孔鉴别,有时很难鉴别。

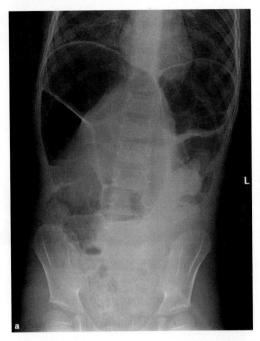
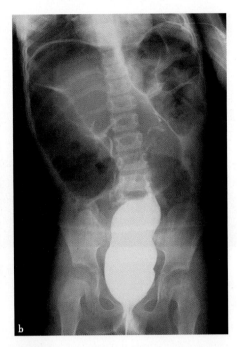

图 5-6-18 乙状结肠扭转

a. 腹部立位片示乙状结肠明显扩张,呈"马蹄铁"状,顶端常位于右上腹部,内侧肠壁相贴,下端会聚,结肠袋消失,内伴气-液平面;b. 钡灌肠示梗阻端呈"鸟嘴样"狭窄,钡剂不能上行

（袁新宇　杨　洋）

参 考 文 献

[1] Cox SG. Colonic atresia: spectrum of presentation and pitfalls in management: A review of 14 cases[J]. Pediatr Surg Int, 2005, 21 (10): 813-818

[2] Emil S. Meconium obstruction in extremely low-birth-weight neonates: guidelines for diagnosis and management[J]. J Pediatr Surg, 2004, 39 (5): 731-737

[3] Epelman M. Necrotizing enterocolitis: review of state-of-the-art imaging findings with pathologic correlation[J]. Radiographics, 2007, 27 (2): 285-305

[4] Levitt MA, Pena A. Anorectal malformations[J]. Orphanet J Rare Dis, 2007, 2: 3

[5] Martucciello G. Associated anomalies in intestinal neuronal dysplasia[J]. J Pediatr Surg, 2002, 37 (2): 219-223

[6] Puri P, Shinkai M. Megacystis microcolon intestinal hypoperistalsis syndrome[J]. Semin Pediatr Surg, 2005, 14 (1): 58-63

[7] Dillman JR. CT enterography of pediatric Crohn's disease[J]. Pediatr Radiol, 2010, 40 (1): 97-105

[8] Doria AS. US or CT for diagnosis of appendicitis in children and adults? A meta-analysis[J]. Radiology, 2006, 241 (1): 83-94

[9] Fike FB. Neutropenic colitis in children[J]. J Surg Res, 2011, 170 (1): 73-76

[10] Kurbegov AC, Sondheimer JM. Pneumatosis intestinalis in non-neonatal pediatric patients[J]. Pediatrics, 2001, 108 (2): 402-406

[11] Shikhare G, Kugathasan S. Infl ammatory bowel disease in children: current trends[J]. J Gastroenterol, 2010, 45 (7): 673-682

[12] Strouse PJ. Pediatric appendicitis: an argument for US[J]. Radiology, 2010, 255 (1): 8-13

[13] 梁长虹,李欣. 儿科放射诊断学 [M]. 北京:人民卫生出版社, 2018

第七章 肝、胆疾病

第一节 肝脏疾病

一、巴德-吉亚利综合征

【概述】

由于肝静脉和/或下腔静脉血流受阻导致门脉及下腔静脉高压的临床综合征称为巴德-吉亚利综合征（Budd-Chiari syndrome，BCS），最初是由 Budd 于 1845 年报道 3 例症状性肝静脉阻塞，至 1899 年 Chiari 又报道 3 例阻塞性肝静脉炎。

发病机制有 3 种学说：①先天性血管发育异常学说。主要是因为下腔静脉阻塞的膜型表现。但此学说不能解释为何本病主要出现在大龄患者，儿童少见，且膜发生的部位、外形、数量的变化太大，不符合先天性病变应该在解剖结构上较恒定，不应有钙化样变，所以，这一学说解释本病尚存在质疑；②肝静脉流出道阻塞学说。西方国家 BCS 多系肝静脉血栓引起，肝静脉流出道阻塞可能成为病因；③血栓形成学说。血栓机化后成为膜性或节段性增生，外形与结构表现多样化，甚至有钙化，血栓的大小决定膜的厚薄，阻塞程度决定临床表现。主要病理改变是静脉内血栓形成和膜性狭窄。

【临床特点】

以 20～40 岁为多见，儿童少见，男性发病率略高，主要表现为下腔静脉梗阻和门静脉高压。肝静脉血栓者常表现为急性起病，有腹痛、肝肿大、短期时间出现大量腹水、黄疸及发热等，其严重程度与阻塞程度及侧支开放与否有关，重者可因肝、肾功能衰竭、肝性脑病致死。

关于 BCS 的分型，国内外的侧重点不一样。目前，临床上结合病因与病理特点，比较通用和建议的分型为（表 5-7-1）。

【影像检查技术与优选】

超声是良好的初筛手段，操作便利、安全方便、重复性好、准确性较高，可观察肝脏实质及形态大小，判断肝静脉出口阻塞的直接征象。肝静脉及下腔静脉造影检查对了解分型、阻塞部位、范围与程度非常重要。选择性肝静脉系统造影或经皮穿刺肝静脉造影可了解肝静脉及肝内侧支情况。

CT、MRI 检查可以直接显示下腔静脉及肝静脉情况，尤其 MSCT 与 MRI 动态增强能更详尽地反映肝脏的灌注特征，并对肝淤血所致的各种异常表现和后期出现的肝硬化及再生结节等作出诊断，是诊断 BCS 的重要手段。

【影像学表现】

1. 超声 二维声像图表现为梗阻及狭窄部位管壁增厚、回声增强、管腔变细或消失。部分患者管腔内见隔膜样强回声或实质性团块状回声。病变远端血管扩张，并可见侧支血管。间接征象为肝脏肿大，尤以肝尾叶增大明显，晚期患儿常并发肝硬化、门静脉高压、腹水等表现。彩色多普勒见病变狭窄处血流紊乱，呈五彩血流束，狭窄局部血流速度明显加快，呈持续单相高速湍流频谱，不受呼吸影响，最大流速大于 1.5m/s。扩张段内血流缓慢、搏动消失，有时可见血液反流。完全梗阻时，闭塞处无血流信号，远侧段血流经侧支循环汇入下腔静脉。

表 5-7-1 BCS 分型

原发性：Ⅰ型——肝静脉血栓型-即经典型 BCS
Ⅱ型——肝静脉阻塞型
Ⅱa 肝静脉狭窄
Ⅱb 肝静脉完全闭塞
Ⅲ型——下腔静脉肝段阻塞型
Ⅲa 下腔静脉肝段狭窄
Ⅲb 下腔静脉肝段完全闭塞
继发性：外压性
肿瘤侵犯
其他

注：肝静脉与下腔静脉同时发病者用"+"相连，如肝静脉与肝段下腔静脉同时狭窄者用Ⅱa+Ⅲa表示

2. CT　CT平扫和增强扫描,尤其是动态增强扫描,结合三维重组图像,可较好地显示肝静脉和/或下腔静脉明显狭窄或闭塞的直接征象(图5-7-1)。同时可反映出肝静脉阻塞引起的门静脉血流受阻、门静脉血流量灌注减少、肝脏强化程度减低及延迟强化的特点。

急性期,CT平扫见肝脏弥漫性增大,肝脏密度普遍降低,系肝小叶中央静脉和肝窦淤血所致。增强扫描,首先出现在肝门区和尾状叶以肝内门静脉小支为中心的斑片状强化,延时扫描强化范围扩大逐渐向肝脏外周扩展,这是因为肝门区和尾状叶的血流直接通过多条肝小静脉引流到下腔静脉,不受肝静脉阻塞的影响。慢性期,长期慢性淤血导致肝小叶中央区肝细胞萎缩、坏死。CT增强扫描的强化规律复杂,与肝静脉阻塞部位、侧支循环的代偿及肝静脉引流状况密切相关。

3. MRI　MRI可很好地显示肝实质的信号改变,在不需要注射造影剂的情况下,对肝血管多方位成像,最大限度显示血管结构及走行。增强后能清楚地显示血管结构及肝脏血流动力学改变,直接显示肝静脉和/或下腔静脉狭窄或闭塞。

4. DSA　肝静脉及下腔静脉造影是最直接且能准确显示病变的方法。单纯下腔静脉造影可显示下腔静脉向心性狭窄,于肝静脉出口处呈"隔膜膨出征"或"杯口征",但对于肝静脉节段性阻塞无法显示。选择性肝静脉或副肝静脉造影以及经皮肝穿肝静脉造影可显示肝静脉阻塞。

【诊断要点】

肝静脉和下腔静脉病变通过临床体检和传统辅助检查方法很难发现。增强CT或MRI检查可直接显示下腔静脉及肝静脉狭窄或闭塞,根据病程进展,肝实质的表现各异。

【鉴别诊断】

依据典型影像学特点结合临床表现可明确诊断,一般无需鉴别。

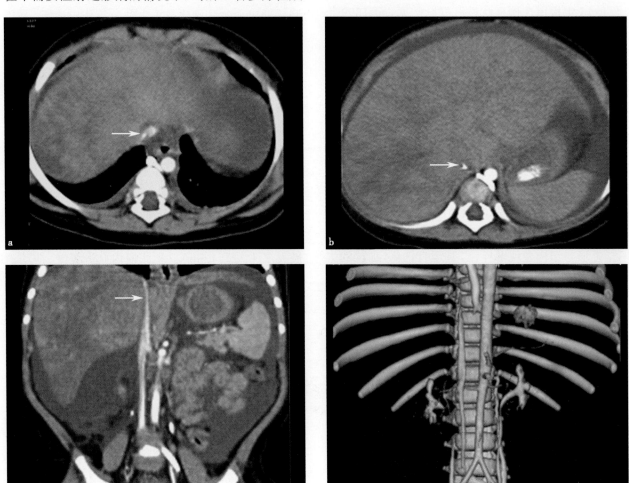

图5-7-1　巴德-吉亚利综合征

a、b. CT增强检查示下腔静脉肝内段较正常细小(白箭)。肝脏增大,肝实质密度不均。腹腔积液,双侧胸腔积液;c. CT增强MPR重组图像显示肝内段下腔静脉管腔狭窄(白箭),肝脏增大,腹水;d. CT增强VR图像显示下腔静脉较腹主动脉细,肝内段下腔静脉管腔狭窄

二、门静脉畸形

【概述】

先天性门静脉畸形大体分为两大类型：肝外型门静脉畸形和门静脉与体静脉之间的异常分流，即 Abernethy 畸形。肝外型门静脉畸形又可分为 5 型：①Ⅰ型，十二指肠前横跨畸形（又称胰腺前门静脉），可出现十二指肠受压致排空障碍甚至梗阻；②Ⅱ型，门静脉与胆道倒位畸形；③Ⅲ型，属支畸形（双门静脉型）；④Ⅳ型，主干丛状畸形（海绵样改变）；⑤Ⅴ型，先天性狭窄畸形，其中以门静脉海绵样变较为常见。Abernethy 畸形又分为 2 型：①Ⅰ型，完全分流型，门静脉所有血流经肝脏的侧支循环回流至体循环，如门静脉缺失、胃肠静脉血完全向腔静脉分流，多发生于女性，最常见的异常是肠系膜上静脉与下腔静脉或左肾静脉的交通；②Ⅱ型，部分分流型，通常为门静脉单一畸形，常见于男性，胃肠道静脉血通过异常的侧-侧吻合支向腔静脉分流。

【临床特点】

Abernethy 畸形常合并其他脏器的先天畸形（如心脏畸形、胆道闭锁和多脾症）、肝脏局灶性结节性增生，临床表现多种多样。早期表现为进行性黄疸，病情进展后可出现门静脉高压、肝硬化，门-腔静脉分流者可出现肝性脑病，实验室检查血清总胆汁酸和血清总胆红素升高，转氨酶轻度升高。

【影像检查技术与优选】

目前超声仍然是门静脉畸形的首选检查方式，可直观显示出门静脉的畸形改变，动态观察血流方向，并能定期随诊观察门静脉变化，但对于门静脉属支异常显示欠佳。CTA 多种后处理技术能多方位观察门静脉及其属支的畸形改变以及扩张的门静脉内是否合并血栓，还可准确测量门静脉内径，明确诊断各种门静脉畸形。DSA 仍作为诊断本病的"金标准"。

【影像学表现】

1. CTA 门静脉海绵样变表现为第一肝门区沿着肝内门静脉周围可见多发迂曲、扩张、窦隙样网状血管结构。门静脉走行区（胆管周围静脉丛）、胆囊窝（胆囊静脉）、脾门、食管胃底、胰头区及附脐静脉区可见多发点状、簇状、葡萄状或蚯蚓状强化的侧支血管影，此为门静脉海绵样变特有的 CT 征象（图 5-7-2）。

Abernethy 畸形的 MSCTA 表现多样，如发现门静脉及其属支与腔静脉及其分支间的异常分流即可诊断（图 5-7-3）。

2. DSA 可清楚显示门静脉及其属支的分布、管腔情况，明确门静脉与腔静脉之间是否存在异常交通，显示出迂曲走行的静脉团以及侧支循环。

【诊断要点】

CTA 可直观准确地显示门静脉的走行、形态，并可清晰显示由于门静脉高压引起的侧支循环如胃左静脉、食管静脉、脐旁静脉、胰十二指肠后上静脉等血管，对诊断儿童先天性门静脉畸形、判断其分型具有重要意义。DSA 可最终明确诊断并予以治疗。

【鉴别诊断】

主要为引起儿童门静脉高压病因的鉴别诊断，除了门静脉不同类型的先天性畸形、还包括肝炎、肝硬化、某些代谢性疾病等。CTA 及 DSA 均可直接明确诊断，不难鉴别。

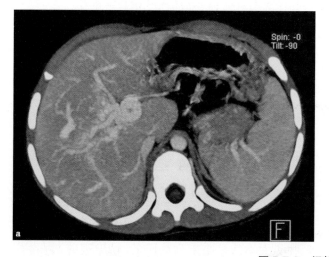
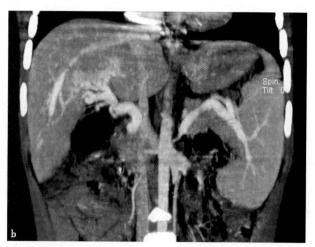

图 5-7-2 门静脉海绵样变

a、b. CT 增强轴面及冠状位 MPR 图像示门静脉主干迂曲、增粗伴左右支迂曲变细及串珠样改变,脾静脉、奇静脉及食管胃底静脉曲张

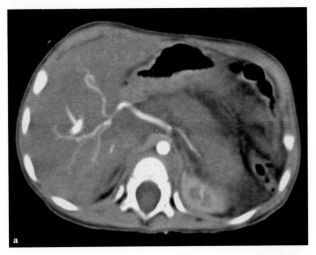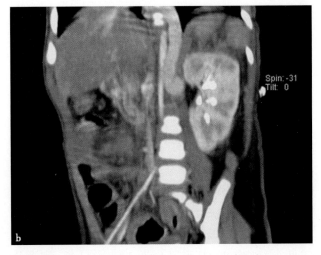

图 5-7-3　门静脉缺如

a、b. CT 增强轴面及冠状位 MPR 图像示门静脉走行区未见正常门静脉影像，下腔静脉绕行于腹主动脉，脾脏形态小

三、肝小静脉闭塞综合征

【概述】

肝小静脉闭塞综合征（hepatic veno-occlusive disease，HVOD）由 Wilmot 和 Robertson 于 1920 年首先描述，指肝小叶中央静脉和小叶下静脉损伤导致管腔狭窄或闭塞而产生的肝内窦后性门静脉高压症，又称肝窦阻塞综合征，临床较少见。病因主要与吡咯双烷生物碱中毒、化疗药物及免疫抑制剂的副作用有关。组织病理学特征为肝小叶内直径小于 3μm 的中央静脉和小叶下静脉内皮损伤、内膜肿胀增生以及结缔组织纤维化。

【临床特点】

临床表现多样化，无特异性，可出现体重明显增加、肝大、肝区疼痛、黄疸、腹水等。肝功能以总胆红素、直接胆红素、谷氨酰转移酶、丙氨酸转氨酶升高多见，伴有不同程度血小板减少及凝血酶原时间延长。

【影像检查技术与优选】

超声对 HVOD 的诊断具有重要参考价值，对治疗效果评估有一定的临床价值。增强 CT 可显示肝实质"地图样"强化等较为特异性的征象，对诊断具有明显的技术优势。

【影像学表现】

1. **超声**　提示门静脉高压、肝静脉受损及肝动脉阻力增高。

2. **CT**　CT 平扫表现为肝大、腹水、肝实质密度均匀性或不均匀性减低等急性期表现。增强扫描表现为全肝弥漫性不均匀强化，肝内分布紊乱的网状血管影像。门静脉期以右肝为主呈具有特征性的"地图样"、斑片状强化和不规则低灌注区，延迟期仍可见斑片状低密度区存在。

【诊断要点】

CT 增强检查具有特异性表现，肝实质呈"地图样"强化且至延迟期仍存在低灌注区，基本可提示诊断。典型影像学表现结合临床实验室检查诊断相对不难，确诊需依赖肝脏穿刺病理检查。

【鉴别诊断】

本病主要与肝静脉型巴德 - 吉亚利综合征相鉴别。两者均表现为肝大，但后者肝叶比例失调且以肝尾状叶增大为主，常可见肝内侧支形成。前者累及全肝，无肝叶比例失调，多无肝内侧支。两者在静脉期强化分布有一定的差异，肝静脉型巴德 - 吉亚利综合征肝脏多呈内高外低型强化，而肝小静脉综合征多为肝实质"地图样"、斑片状强化。

四、肝囊肿

【概述】

肝囊肿（hepatic cyst）是常见的肝脏疾病，通常所说的肝囊肿为先天性肝囊肿，不包括创伤性、炎症性、寄生虫性等。先天性肝囊肿病因不清，可能是胆管在胚胎期发育异常形成小胆管丛，出生后逐渐扩大、融合而成的囊性病变。临床上分为单纯性肝囊肿和多囊肝，前者包括单发性、多发性肝囊肿，后者则为常染色体显性遗传性病变，常合并多囊肾。囊肿的大小从数毫米到数厘米，囊壁很薄，内衬分泌液体的上皮细胞，囊内充满澄清液体。单纯性和多囊肝的囊肿病理学改变相同，无法区别。

【临床特点】

儿童单纯性肝囊肿不常见，症状轻微，常偶然发现。巨大囊肿可致肝大、上腹部胀痛。偶有囊肿破裂出血、合并感染等并发症。

【影像检查技术与优选】

X线检查应用价值有限。超声、CT对肝囊肿的检出均比较敏感，MRI显示囊肿也有较高价值。

【影像学表现】

1. CT 平扫显示肝实质内圆形低密度影，边缘锐利、清楚，密度均匀，CT值为0～20Hu。增强后囊肿无强化，在周围强化的肝实质衬托下，囊肿境界更加清楚。囊壁菲薄一般不能显示（图5-7-4a）。小于1cm的囊肿，CT扫描可能产生部分容积效应而容易误认为实性占位病变，可行3～5mm以下的薄层扫描，并行对比增强检查，以更好显示囊肿的CT特征。囊内有出血，囊肿密度增高，CT值超过20Hu。合并感染则囊壁发生强化。若发现弥漫分布的肝囊肿，应注意有无多囊肾同时存在。

2. MRI T_1WI呈低信号，T_2WI呈高信号的圆形病灶（图5-7-4b），边缘光滑、锐利，增强后无强化，囊壁通常不能显示。

【诊断要点】

超声、CT和MRI检查均能明确诊断典型的肝囊肿。

【鉴别诊断】

较小的肝单发囊肿一般无需鉴别，肝多发囊肿有时要与囊性转移瘤、肝脓肿、肝棘球蚴病等鉴别，这些病变常有较厚的囊壁，且厚薄不均，边缘不整。

五、肝脓肿

【概述】

肝脓肿（liver abscess）指主要由细菌、真菌、寄生虫等感染因素所致病变，病变内可出现液化坏死和组织溶解聚集形成脓腔，脓腔内面为肉芽组织覆盖。肝脏接受肝动脉和门静脉双重血供，并通过胆道与肠道相通，因此肝脏受到感染的机会较多。肝脓肿的病因复杂，可分为细菌性肝脓肿（bacterial liver abscess）和阿米巴肝脓肿（amebic liver abscess）两类，前者多见，主要致病菌为金黄色葡萄球菌和大肠埃希菌，临床症状严重，死亡率高。其病理改变主要包括肝组织的局部炎症、充血、水肿、坏死及液化。除细菌性肝脓肿和阿米巴肝脓肿两大类外，还有真菌性肝脓肿、结核性肝脓肿等，较少见。

1. **细菌性肝脓肿** 系全身或肝邻近器官化脓感染的细菌及其脓毒栓子，经胆道上行感染、肝动脉播散、门静脉扩散、开放性肝损伤等途径侵犯肝脏，引起局限性化脓性炎症，形成细菌性肝脓肿。病理表现包括肝组织局部的炎性充血、水肿、坏死、液化及脓腔形成。脓液主要由坏死的肝细胞碎屑、脓细胞、少量浆液及细菌组成。周围的肝细胞退变、充血、水肿及大量炎性细胞浸润。经过一段时间后，由炎性充血带和/或厚薄不一的肉芽组织，包绕脓肿，即为脓肿壁。小脓肿可逐渐扩大，相互融合为较大单房或多房脓肿。多房脓肿的房内分隔，是由纤维肉芽肿和未坏死的肝组织构成。可穿破脓壁向周围扩散或穿破肝表面。来源于胆管的脓肿常与胆管分布一致，呈节段性，多与胆管相通，脓液被染成

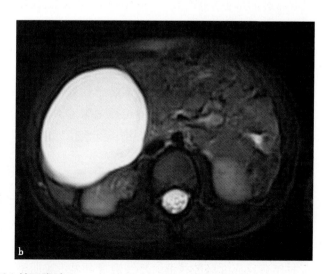

图5-7-4 孤立性肝囊肿

a. CT平扫示肝右后叶可见薄壁低密度包块，边界清晰；b. 轴位T_2WI脂肪抑制序列显示肝右后叶包块呈明显高信号，其内信号均匀

绿色。来源于门脉者常伴有化脓性血栓性门脉炎，门脉分支管壁增厚。来源于肝动脉细菌的栓子在肝内产生细小脓肿，数目多、分布广、病情重。

2. **阿米巴肝脓肿** 继发于肠阿米巴病，并非真性脓肿。溶组织阿米巴原虫经结肠溃疡，穿入门静脉系统进入肝脏产生溶组织酶，直接破坏、溶解肝组织和血管。多为单发脓肿，位于肝右叶后上部。早期，阿米巴滋养体位于坏死组织的周边部；进展期，病灶坏死、液化形成小脓肿，并相互融合，最后形成单一的大脓腔，内为果酱样液化坏死物。近脓肿壁区有未彻底坏死的血管、胆管及门脉汇管区的纤维组织，使内壁参差不齐，呈败絮状，是本病的特点。脓肿形成后常合并细菌感染，脓液变成黄色或黄绿色，稀薄而有臭味，脓壁也有大量肉芽组织形成。

【临床特点】

细菌性肝脓肿多见于5岁以下儿童，80%发生在肝右叶，肠系膜上静脉的致病菌占主要优势。常有右上腹疼痛、不适，食欲降低、乏力、出汗、贫血、白细胞计数增多等感染中毒表现。发热为主要表现，从低热到明显寒战、高热。查体肝大、有触痛。阿米巴肝脓肿在临床上常有腹泻、痢疾史，大便中可找到阿米巴滋养体。此外，如合并感染可有类似细菌性肝脓肿表现，但白细胞计数一般不高。阿米巴肝脓肿向周围脏器和组织侵蚀性较强，易形成膈下、胃肠道、胸腔、心包腔等部位的脓肿。若不积极治疗，可死于肝功能衰竭、败血症、胸腹腔感染、胆道出血等。

【影像检查技术与优选】

超声作为肝脓肿诊断的首选检查方法，不仅能观察脓肿的部位、范围大小、液化程度，而且能直接观察脓肿的恢复情况及脓液的多少，更重要的是能定位，指导穿刺抽液排脓。CT增强扫描对于显示脓肿壁及周围水肿带具有特征性，可呈单环、双环、三环。同时，CT对发现病灶内气泡敏感性高，对于肝脓肿的诊断有价值。MRI同样可显示脓液、脓肿壁的不同信号，大多数脓肿壁（纤维肉芽组织）均为等T_1、等T_2信号，尤其在T_2WI显示较好。对于细小的脓腔，T_2WI较CT敏感。

【影像学表现】

1. **X线** 胸腹部平片可了解肺、胸膜腔、心包腔的情况。如右膈肌升高、肝影增大或局限性隆起，有时伴有反应性胸腔积液。X线透视可显示膈肌运动受限。

2. **超声** 不同的病理阶段呈现不同的超声特征。

①脓肿早期：病变区呈不规则低回声或较强回声，内部回声不均匀，无清晰的壁，后方回声增强，病灶周围可见低回声带包绕；②脓肿形成期：肝实质内单发或多发圆形或不规则形无回声区，边界清晰、但不规整，壁厚而毛糙。脓液稠厚时内部回声杂乱，可见散在或密集的点状回声漂移，内部见不规则分隔，病灶后方回声增强；③脓肿愈合期：脓肿暗区逐渐缩小，局部由低回声变为正常肝组织的等回声。

肝脓肿彩色多普勒具有一定特征，早期未出现液化时，仅在病灶周边探及少许血流，炎性反应高峰期时血流明显增加，且为高速低阻，病灶内部及周围血流呈延伸状而非环绕样。随病程进展，炎性反应减轻，血流又逐渐减少，流速降低。因此动态观察对正确诊断肝脓肿有意义。

3. **CT** 肝脓肿在病变不同阶段有不同CT表现，同一病灶不同部位因病变阶段不同CT表现也不同，因而肝脓肿的CT表现变异较大。

CT平扫，多数呈类圆形低密度影，中央为脓腔，密度均匀或不均匀，CT值往往高于水而低于正常肝组织，边缘模糊，病灶周围出现不同密度的环形带（环征或靶征）。增强检查呈不同程度的环形强化，但环壁的层数变化较大，表现为3种：①单环，代表脓肿壁，周围水肿带不明显（图5-7-5）；②双环，由脓肿壁的纤维肉芽组织和周围低密度水肿带组成；③三环，即在脓肿壁内侧出现的一个较低密度环，由坏死组织或强化不明显的肉芽组织组成，通常无明显强化，但密度高于脓液。多房性或呈蜂窝状的脓肿，其间隔有明显强化（图5-7-6）。同一肝段内出现多个脓肿灶，往往提示为胆源性脓肿，称为"集簇征"。4%～8%脓肿内可出现小气泡，系脓肿较特异的表现，但要结合其他表现才有价值，因为任何肝内肿瘤继发产气菌感染或病灶与胆道相通，均可出现气体，有时可见液平面。

阿米巴肝脓肿以单囊较多，囊壁水肿带少一些、且不完整。往往合并胸腔积液，很少出现气泡，除非发生支气管瘘或肝肠瘘。单从CT上难以与细菌性肝脓肿区别。

不典型肝脓肿以细菌性肝脓肿多见，CT平扫无特征性，表现为肝内低密度肿块，密度不均，边界不清，难与肝癌及其他占位性病变鉴别。CT增强扫描可显示病灶内部结构和血供特征，有4个征象有助于不典型肝脓肿的诊断：①肿块缩小征，增强扫描后肿块较平扫明显缩小，反映了化脓性炎症期或脓肿未完全液化，残存肝组织的炎症反应；②周围充

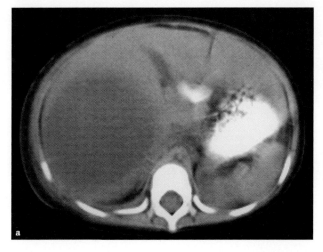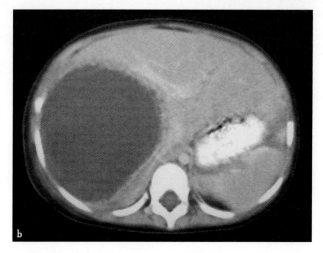

图 5-7-5　细菌性肝脓肿

a. CT 平扫示肝右叶内一个巨大低密度包块影,周围有环形厚壁,边缘模糊,其内密度均匀,无钙化及间隔;b. CT 增强扫描示囊壁呈环形强化,囊内容物不强化

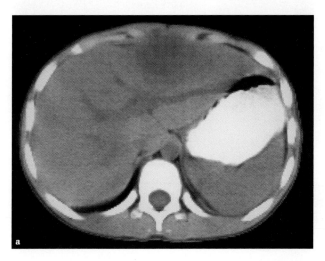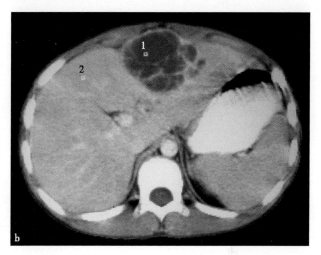

图 5-7-6　细菌性肝脓肿

a. CT 平扫示肝左叶内见一个囊状低密度影,边缘模糊,其内见多个间隔,将囊腔分成多房状,呈"集簇征",无钙化灶;b. CT 增强检查示囊壁呈"单环"强化,各间隔明显强化,内容物不强化

血征,表现为肿块周围肝组织于增强早期一过性明显强化,反映了脓肿周围肝组织的炎症充血反应;③"簇状征"和"花瓣征",前者为多个细小脓肿聚集成团;后者为多房脓肿,脓肿之间的房间隔未液化坏死,残存的房间隔有炎症反应。两者有相似的病理基础,提示细菌性肝脓肿初期;④延时强化征,表现为低密度肿块强化持续时间较长、病灶缩小,反映了化脓性炎症期或化脓性炎症破坏后的增生反应,多为肝脓肿炎性肉芽组织,造影剂缓慢向外渗透而廓清较慢所致。

4. MRI　大多数表现为 T_1WI 低信号、T_2WI 高信号(图 5-7-7a、b)。因脓液内含蛋白较高或坏死不彻底,在 T_1WI 呈等或高信号。脓液脱水、凝固性坏死或者细胞碎屑比例较高、夹杂残存肝组织,则在 T_2WI 呈等或相对高信号。对于细小的脓腔,T_2WI 较 CT 敏感。85% 脓肿壁呈等 T_1、等 T_2 信号,周围水肿带呈长 T_2 信号。Gd-DTPA 增强扫描脓肿壁的纤维肉芽组织明显强化(图 5-7-7c、d),尤其新鲜的纤维肉芽组织于动脉期即明显强化,且持续程度超过周围肝组织;成熟的纤维肉芽组织构成的脓肿壁及多房分隔,呈逐渐渗透性强化。

【诊断要点】

以细菌性肝脓肿最为常见。超声及 CT 平扫显示肝内单发或多发、多房性或蜂窝状低回声 / 密度区,中央为脓腔,边缘模糊。MRI 表现为不均匀长 T_1、长 T_2 信号,周围水肿带 T_2WI 呈高信号。增强扫描呈环形强化,若增强后肿块较平扫时缩小,周围肝组织一过性明显强化或病变持续强化有一定的提

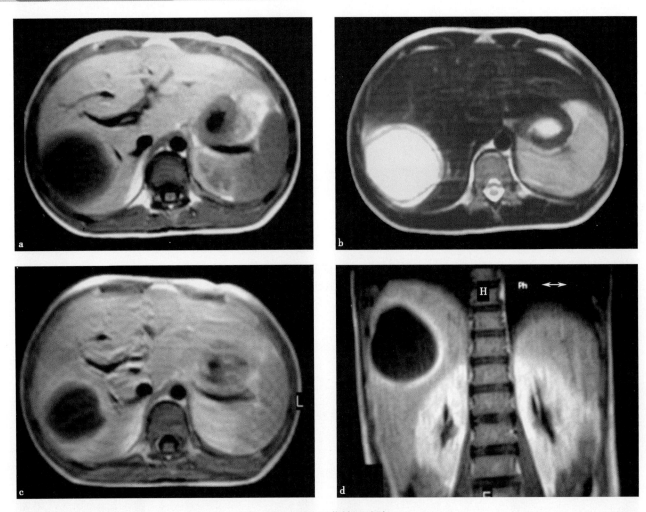

图 5-7-7　细菌性肝脓肿

a. MRI T_1WI 示肝右叶后段一个圆形囊状长 T_1 信号影,边缘清晰,壁呈等信号,内缘光滑;b. MRI T_2WI 示病变呈长 T_2 信号,可见"双环征";c、d. MRI 增强检查示脓肿壁呈均匀环形强化,其内无强化

示意义。上述影像学征象结合患儿病史、相应实验室检查不难作出诊断。

【鉴别诊断】

1. **肝血管瘤**　超声显示血管瘤边界清晰,小结节多呈强回声,筛孔状,大结节可呈混合性回声,其内见少许低速血流信号。CT 平扫,瘤体多呈低密度,有时可见瘤壁的环状钙化,增强扫描瘤周呈独特的结节状、波浪状环形强化,延时后可见造影剂自肿瘤外周逐渐向中心推进、填充。MRI 平扫,典型的血管瘤于 T_2WI 上呈"亮灯"征,延时强化亦可见造影剂逐渐填充瘤体中心。

2. **肝转移癌**　超声、CT、MRI 表现为多个"靶征"或"牛眼征",靶心常为肿瘤坏死区。由于大多数转移瘤乏血供,MRI 增强扫描病变在门脉期成像最佳,肝实质于此期强化达高峰,而病灶为低信号,两者信号反差较大。瘤周常有环形强化,易于检出。肿块于增强后无缩小征,可与肝脓肿区别。

六、肝血管瘤

【概述】

肝血管瘤(hepatic hemangioma, HHE)是肝脏最常见的良性间叶细胞肿瘤,组织学上分为海绵状血管瘤、硬化性血管瘤、血管内皮瘤和毛细血管瘤 4 型。在儿童主要有 2 种类型:婴儿型血管内皮瘤和海绵状血管瘤。

1. **婴儿型血管内皮瘤**　多见于婴幼儿及新生儿,大部分在 6 个月以下,生长缓慢,有潜在恶性。病理上分为两型:Ⅰ型,最常见,肿瘤组织由大小不等的血管构成,管腔内壁可见肿胀增生的血管内皮细胞,有黏液基质和胆小管成分,核分裂象少见。Ⅱ型,少见,主要表现为血管内皮细胞明显增生,不形成管腔或管腔结构不清楚,部分可形成乳头样结构,无散在胆小管成分。

2. **海绵状血管瘤**　好发于成人和年长儿童,罕见于婴儿期。多为单发，也可多发。病理上瘤体外观呈紫红色，小者为实性，大者多为囊性，一般无包膜，呈囊状或筛状空隙，犹如海绵，故称为海绵状血管瘤。病灶中央可见瘢痕组织，偶见钙化。血管瘤由血窦和纤维间隔组成，根据血管腔大小和管壁的厚薄不同分为厚壁型和薄壁型，前者少见。厚壁型的壁内有较多的胶原纤维和纤维细胞，血管腔很小，甚至呈缝隙状。薄壁型的壁内只有少量胶原纤维和成纤维细胞，血管腔隙很大。

【临床特点】

婴儿型血管内皮瘤主要表现为腹部肿块、肝大、腹胀、血小板减少伴有消耗性凝血病（Kasabach-Merritt综合征），肿瘤破裂可出现腹腔大量积血。无症状者偶尔被发现。20%伴皮肤血管瘤。海绵状血管瘤在临床可无症状，大于4cm者为巨型血管瘤，可致肝区疼痛，可触及肿块。

【影像检查技术与优选】

超声简便易行，无创伤，价格低廉和安全，易接受且可反复动态追踪观察，可作为本病的首选检查方法。MRI诊断敏感性较高，于T_2WI上呈"亮灯征"。CT和MRI动态增强扫描，可清晰显示肝血管瘤在动脉期、门静脉期及平衡期的强化特点，可对病灶作出定性诊断，这方面优于超声检查。

【影像学表现】

1. 超声

（1）婴儿型血管内皮瘤：二维超声表现为肝内实性肿块，单发或多发，大小不一，边界清晰，包块周围可见低回声晕圈。内部回声多样。不均质回声中可以表现为中心低回声并散在强回声钙化点。彩色多普勒表现为血管扩张和血流信号增多（图5-7-8）。

（2）海绵状血管瘤：根据内部回声大致可分为4型，即强回声型、低回声型、无回声型和混合型，以强回声型多见。瘤体周边呈厚薄不均的回声增强，似浮雕状，边缘不规则、可呈毛刺状，清晰、锐利。①强回声型，肝内见圆形或椭圆形强回声光团（图5-7-9），内部回声不均，可见间隔呈细小管状或圆点状无回声区，筛网状；②低回声型，瘤体一般较小，呈圆形或椭圆形，较均匀的低回声区，外周有较厚的线状或血管壁样强回声环绕；③无回声型，不规则强回声光带，内部见多个不规则无回声暗区，可有较薄之间隔及伸入其内的管道，后方伴有轻度回声增强；④混合型，瘤体较大，呈圆形或不规则形，边界较模糊或欠清晰，内部回声强弱不均，呈条索状或蜂窝状，内可见大小不等、不规则的无回声区。彩色多普勒显示肝血管瘤病灶内血流极为缓慢或相对静止，部分小血管瘤探测不到血流信号。血流信号的特点为血管走行较平滑、均匀，可有周边斑点状或短线状的血流信号或枝状血流等。

2. CT

（1）婴儿型血管内皮瘤：CT分两个类型，多发结节型和单发结节型。多发结节型CT平扫表现为多个圆形、均匀低密度的囊状或结节状影，散在分布，大小不一（图5-7-10），边缘清晰，50%的病例可见钙化。增强扫描显示瘤体呈葡萄样强化，造影剂自肿瘤外周逐渐向中心充填；延迟后密度逐渐减低，但瘤壁仍存在强化，像铅笔勾画而成。单发结节型瘤体常较大，CT平扫呈等、低密度，其内可见出血或点状钙化灶。增强后肿瘤边缘显著强化，中央低密度区无强化；延迟扫描逐渐呈等密度，中央低密度坏死区可持续无强化（图5-7-11）。临床上经激素

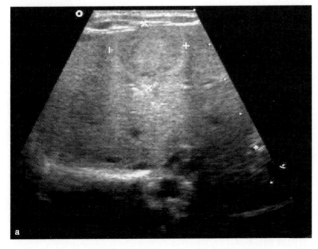
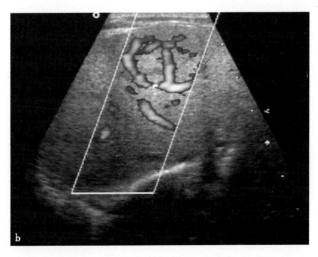

图5-7-8 婴儿型血管内皮瘤
a. 超声示肝内多个圆形稍低回声光团，内部回声不均；b. 彩色多普勒显示光团内血流信号明显增强

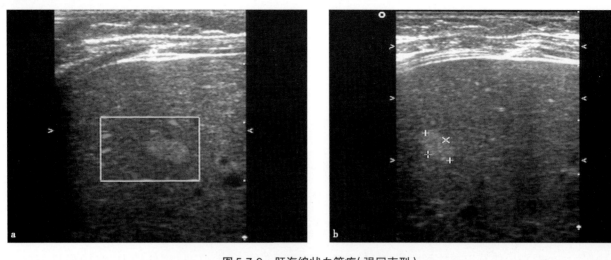

图 5-7-9　肝海绵状血管瘤（强回声型）
a. 超声示肝右叶内见稍强回声光团，边界不规则；b. 超声示彩色血流不明显

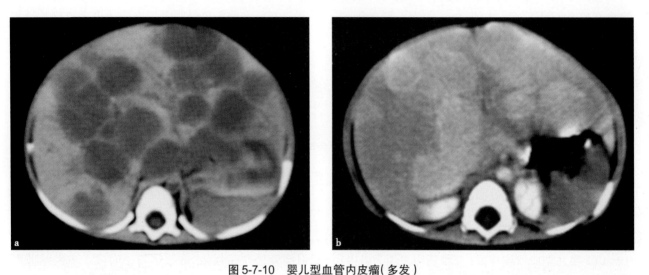

图 5-7-10　婴儿型血管内皮瘤（多发）
a. CT 平扫示肝内见多个圆形、散在分布的低密度结节影，大小尚均匀，边缘清晰。肝内胆管无扩张；b. 增强扫描示瘤体显著强化，呈葡萄样。延迟扫描见瘤体均匀强化

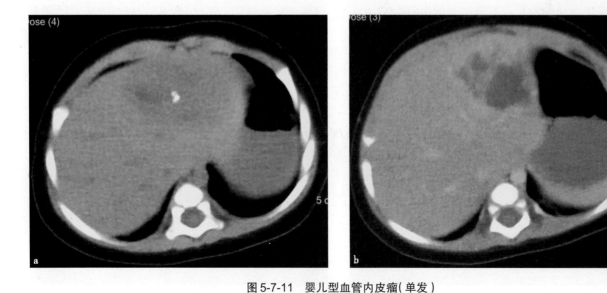

图 5-7-11　婴儿型血管内皮瘤（单发）
a. CT 平扫示肝左叶可见不规则稍低密度肿块影，边界模糊，其内可见斑片状钙化；b. CT 增强延迟期肿块边缘逐渐与肝实质强化程度相近，但中央低密度坏死区可持续无强化

治疗后随访病灶可缩小、数量减少或完全消失。

（2）海绵状血管瘤：CT 平扫表现为类圆形低密度影，密度均匀或不均，边界清楚，少数病灶中因纤维化或坏死、囊变而表现为更低密度，形态不规则，大小不等。增强扫描呈"慢进慢出"的特征性改变（图 5-7-12）。早期，瘤周出现结节状、斑片状强化，随后造影剂自边缘向中心充填；延迟后病灶呈均匀强化。病灶中央、边缘区仍残留不同范围的低密度未强化区。

3. MRI　瘤体的形态、大小及分布与 CT 相似，MRI 上呈 T_1WI 低、T_2WI 高信号，STIR 上呈高信号。随着 TE 时间延长，血管瘤的信号逐渐增高，于 T_2WI 上信号极高，呈"亮灯征"，即使较小的病灶也可以显示异常高信号，是肝血管瘤的特征性表现。MRI 增强扫描的表现与 CT 相似，表现为边缘结节状强化并逐渐向中心扩展，直至完全填充的"慢进慢出"强化特征。但大的瘤体中央部信号往往不均匀，延迟扫描也不能填满，与其中央部含有纤维瘢

痕、出血或血栓形成有关。急性出血时，在 T_1WI 上局部可见高信号影，而低信号区常为纤维化或含铁血黄素沉着所致。纤维瘢痕在 T_1WI、T_2WI 上均为低信号。

【诊断要点】

肝血管瘤在超声上内部回声有所不同，彩色多普勒表现为血管扩张和血流信号增多。MRI 于 T_2WI 上信号极高，呈"亮灯征"，是肝血管瘤特征性表现。CT 与 MRI 增强扫描具有"慢进慢出"、从病灶边缘开始向病灶中心扩展、直至完全充填的强化特点，是诊断肝血管瘤的可靠征象。

【鉴别诊断】

肝血管瘤单个病灶须与肝母细胞瘤鉴别，多个病灶应与肝转移癌鉴别。

1. 肝母细胞瘤　多见于 5 岁以下儿童，50% 见于 1 岁以内婴儿，AFP 阳性。CT 平扫肿瘤呈低密度肿块，其内可见不规则小片状坏死区，可有假包膜。增强扫描肿瘤强化，但强化程度总低于正常肝实质，

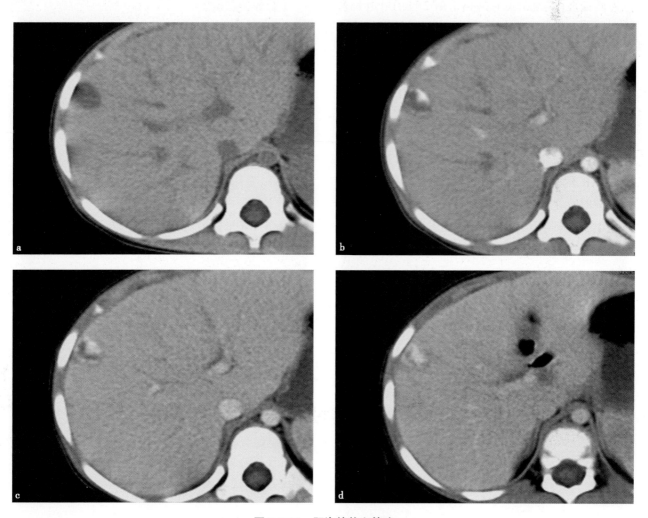

图 5-7-12　肝海绵状血管瘤

a. CT 平扫示肝右叶外侧缘类圆形低密度肿块影，边界清晰；b～d. CT 增强检查早期病变边缘明显结节状强化，内部强化不明显，延迟期造影剂逐渐填充病变中心

没有肝血管瘤"慢进慢出"、自边缘向中央逐渐强化的特点。

2. **肝转移癌**　最多见于神经母细胞瘤转移，常见于Ⅳ期和ⅣS期，24小时尿香草基杏仁酸（VMA）定量分析阳性。CT平扫多数表现为肝内多发低密度灶，呈"靶征"或"牛眼征"。T_1WI上呈低信号，T_2WI上呈高信号，但T_2WI上其信号强度明显低于肝血管瘤，没有"亮灯征"。增强扫描瘤体周边常有环状强化，但无填充。

七、肝间叶性错构瘤

【概述】

肝间叶性错构瘤（mesenchymal hamartoma of the liver, MHL）是一种少见的良性间叶性肿瘤，几乎都发生于婴幼儿和儿童期，男性稍多见，偶见于成人，也有胎儿期发生的报道。以往曾称为海绵状淋巴管样瘤、囊性间叶性错构瘤、胆管纤维腺瘤。MHL虽然是真性肿瘤而不是发育异常，但该肿瘤的生物学行为属良性，是继肝血管瘤位于第2位的肝脏良性肿瘤。大多数学者认为它是一种发育畸形或异常反应性过程的结果，部分学者通过基因分析认为肝间叶错构瘤与"19q13.4位点"断裂有关。Otal等进行流式细胞学分析，发现异倍体，提示MHL是一个真性肿瘤而不是异常发育。Murthi也报道了染色体的异常，进一步说明MHL是一个真性间叶性肿瘤，但不论哪种观点都认为肝间叶错构瘤是良性病变。

MHL的发生以肝右叶为主，占75%，左叶占22%，两叶同时存在占3%，其中约20%有蒂。肿瘤边界清楚，可见包膜。早期为实性，随着肿瘤生长，逐渐分隔为多个囊腔，超过85%的病例可出现囊腔，大小不一。囊内液体透亮，呈黄褐色或明胶状物质，与黏液相似。镜下观肿瘤主要由胆管、肝细胞、簇状小管、丰富的黏液基质、散在的星状细胞按不同的比例构成。囊壁由致密的间质组织组成，无内衬上皮。

【临床特点】

最常见的症状是腹胀、腹部包块或肝大，个别病例可见包块短期内迅速增大，肿块较大时可引起食欲不振、呼吸困难或下腔静脉梗阻症状。此外可有呕吐、发热、便秘、腹泻和体重减轻。大多数患儿发育良好，少数有营养不良、贫血、恶病质。一般无肝硬化，AFP多为正常，个别AFP可升高，多出现在4个月以下患儿。有恶变的报道，但极少见。

【影像检查技术与优选】

超声对肝间叶性错构瘤的囊实性混合回声诊断相对困难。CT、MRI对本病的诊断较超声可靠。CT和MRI可显示肝内实性或囊实性肿块，增强扫描可了解肿瘤与血管的关系以及肿瘤血液供应情况。

【影像学表现】

1. **超声**　超声表现为肝内类圆形或椭圆形肿块，加压后可有变形，病变以实性或囊实性为主。实性为主的包块，边界多清晰，偶可见围有一薄包膜。肿瘤以高回声多见，呈密集均匀的细小光点回声，类似高回声型血管瘤表现，但前者回声更高，更密集，后方有轻度衰减。囊实性为主的包块，表现为瘤体内纤维组织及微小囊腔形成局部实质性回声（图5-7-13），囊性部分内部呈无回声或极低回声，多有分隔，主要与内部结构成分比例不同有关。

2. **CT**　平扫多表现为巨大囊实性肿块，其内有多个大小不一的囊腔，类圆形，囊壁光整，其内有多

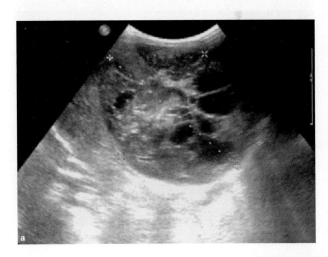
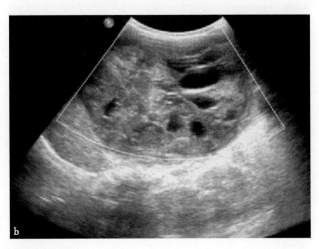

图5-7-13　肝间叶性错构瘤
a. 超声示肝右叶巨大包块，囊性为主，内见分隔及部分杂乱实质回声；b. 彩色多普勒　在强回声部分多无彩色血流信号显示，低回声部分可在周边部或内部显示彩色血流信号，呈分支状或短线状，可测及静脉和动脉血流信号，阻力指数常较低

发分隔，囊内液体密度不一定相等，间隔厚薄不均。有时可见囊中囊。增强扫描实性部分和间隔可强化，而囊内容物不强化（图5-7-14）。

3. **MRI** MRI分为3型：①实性成分为主肿块型，肝右叶多见，可单发或多发，单发者体积巨大，可累及2叶，可有蒂与肝相连。实性部分在T_1WI呈稍低信号，T_2WI呈不均匀稍高信号，包膜为低信号。肿块内可有大小不等、分散或相连的高信号区，似"瑞士干酪"样。增强早期瘤周呈轻度环形强化，延迟后瘤体强化明显，与肝实质信号一致，由此可见早期瘤周环形强化的部分系瘤周受压的正常肝组织；②多房囊性成分为主肿块型，各房内信号取决于囊液成分。液体内蛋白含量高则T_1WI信号也较高，有时可见液-液平面。少数囊内伴出血。房间隔信号不一，与实性成分相似，肿块的边缘为厚薄不均的软组织信号，而不是典型的包膜。增强扫描囊内容物无强化，间隔可有强化；③混合性肿块型，兼有上述两者的表现。

【诊断要点】

本病在影像学上的特征为肝内实性或囊实性肿块，肿块实性部分及囊内分隔可见强化，超声、CT和MRI均可显示其特点，典型者不难诊断。

【鉴别诊断】

1. **肝脓肿** 多房囊性成分为主的肿块需与肝脓肿鉴别，后者一般伴明显发热，病灶边界模糊，增强扫描呈环形强化，而中心低密度区不强化，可出现"晕征"，为影像学鉴别依据。

2. **肝未分化胚胎性肉瘤** 多房囊性成分为主的肿块需与肝未分化胚胎性肉瘤鉴别，后者有厚薄不等的间隔及内壁软组织结节，壁结节强化明显，而前者无壁结节。

3. **肝母细胞瘤** 单发实性结节型肝间叶性错构瘤需与肝母细胞瘤鉴别，后者强化明显，AFP多升高，而前者AFP正常，增强扫描强化形式也不同。

4. **转移瘤** 多发实性结节型肝间叶性错构瘤需与转移瘤鉴别，后者多有原发肿瘤病史，分布于肝的外围部分为主，增强呈典型的"靶征"，具有鉴别价值。

八、肝脏局灶性结节性增生

【概述】

肝脏局灶性结节性增生（hepatic focal nodular hyperplasia，hFNH）为肝内少见的良性病变，病因不明。女性多见，小儿罕见。病变无正常肝小叶结构，中央为星状纤维瘢痕，边缘多无假包膜。

【临床特点】

肿瘤较大时可出现腹部包块，偶有肿瘤破裂出血。病理上，hFNH由正常肝细胞、血管、胆管和Kupffer细胞组成，但无正常肝小叶结构。病灶中央为星状纤维瘢痕，向周围形成放射状分隔。肿块无包膜，但与周围肝实质分界清楚，大小一般为4～7cm，也可大至20cm。

【影像检查技术与优选】

超声、CT和MRI均可检查肝内病变，但主要依靠CT增强检查显示出肿块内的中心瘢痕，进而明确诊断。

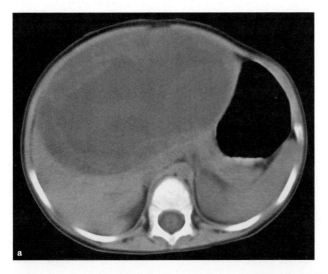
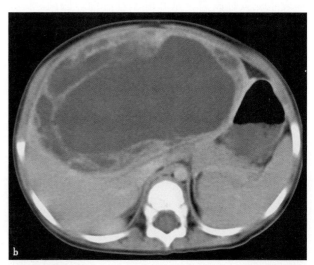

图5-7-14 肝间叶性错构瘤

a. CT平扫示肝实质内巨大囊性低密度肿物，边界尚清晰，其周边可见数个线样分隔及少许实性成分；b. CT增强检查显示肿块内分隔呈明显强化，囊性成分未见强化

【影像学表现】

1. **超声** 肝内单发或多发肿块,回声与周围肝组织相等、稍高或稍低。

2. **CT** 增生性肿块常位于肝的外周部,呈均匀的稍低密度影(图5-7-15a)。中心瘢痕呈不规则低密度。增强扫描,动脉期肿块多呈均一强化(图5-7-15b),病变的中心瘢痕组织一般无强化,门静脉期及延迟期病变呈低密度,但中心瘢痕延迟强化呈星芒状高密度,较具有特征性。

3. **MRI** 增生性肿块与肝实质信号于各序列基本一致,但中心瘢痕于 T_1WI 呈低信号,T_2WI 呈高信号。

【诊断要点】

多数FNH边缘无假包膜,肿块CT表现为均匀低或等密度,MRI的 T_1WI 和 T_2WI 均表现为等信号。肿瘤中央的星状纤维瘢痕即"瘤巢",在CT表现低密度,T_1WI 为低信号,T_2WI 为高信号,增强后"瘤巢"延迟强化为本病的特异性表现。

【鉴别诊断】

CT检查较容易发现FNH,但有时难与肝癌、肝细胞腺瘤等鉴别,后两者也多见于成人,儿童少见。

九、肝母细胞瘤

【概述】

肝母细胞瘤(hepatoblastoma,HB)是小儿最常见的肝原发性恶性肿瘤,起源于胚胎早期未成熟的肝胚细胞,占所有肝原发性肿瘤的25%～45%,居小儿原发性肝恶性肿瘤的首位,占51%～56%。

HB在11号染色体常有11p15.5的杂合子丢失,易发生先天性发育异常和胚胎性肿瘤。因此,肝母细胞瘤可伴发Beckwith-Wiedemann综合征(BWS)、肾母细胞瘤、家族性多发性结肠息肉和Gardner综合征。家族性多发性腺瘤病、母亲使用口服避孕药易发生肝母细胞瘤,说明性激素与肝母细胞瘤的发生密切相关。同时,也有报道肝母细胞瘤可致儿童性早熟。

HB从胚胎期起病至发病需要2年左右时间,所以发病通常在1～3岁。一般认为其自然病程分为4个阶段:①原位肿瘤期,AFP等各项检查均无异常,仅病理检查可见胚胎肝、未分化细胞;②亚临床期,此期虽无症状,但AFP、肝CT、MRI扫描、血管造影、彩色超声等均能提示肿瘤;③临床期,临床出现症状,诊断容易;④晚期,常有黄疸、腹水,生存率较低,多在短期内死亡。

组织学上,多数学者将其分为两种类型:①纯上皮型,含胎儿细胞或胚胎细胞或两者均有;②混合型,含间质组织及上皮成分。有学者又将其细分为6个类型:胎儿上皮型、胚胎和胎儿上皮型、巨柱型、小细胞未分化型、上皮和间叶混合型、伴畸胎特征的上皮和间叶混合型。高分化的胎儿上皮型预后最好,未分化型预后较差,而上皮与间叶组织混合,含有胆管、骨骼、软骨等组织,伴畸胎特征的预后相对较好。其生长有内生和外生两种方式,在病理形态学上表现为单块型、结节融合型、多灶型、弥漫型和囊肿型,是影像学表现的基础。外生型预后较好,这与之在肝外生长、较少破坏肝细胞及肝内血管结构有关,因而肝内扩散、肝外转移的机会少得多。

【临床特点】

本病好发于婴幼儿,3岁以前占90%,1岁左右占60%,5岁以上少见。小儿多以进行性腹胀或右上腹无痛性肿块就诊。各种肝功能检查大多正常,

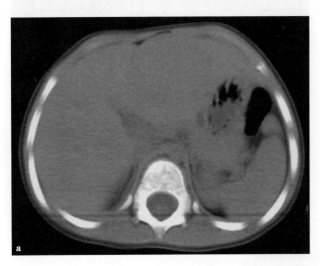
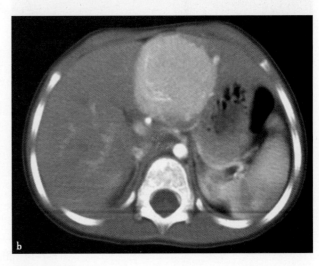

图5-7-15 肝局灶性结节性增生

a. CT平扫示肝左叶类圆形稍低密度包块,边界稍欠清晰;b. CT增强检查示早期病变呈明显强化,其内可见迂曲细小血管影像

AFP 对诊断有一定的特异价值，大多数病例明显增高。10%～20% 的病例有转移，主要转移至肺和肝门，其次为脑和骨。2 年生存率约为 65%。

【影像检查技术与优选】

超声、CT、MRI 检查均能显示病变的形态、范围、大小和数目。超声、CT 对钙化灶易于显示，MRI 则对瘤体的假包膜、血管内瘤栓显示较 CT 明显，无需造影剂也可显示血管受压、移位或受侵等改变。

【影像学表现】

1. 超声　二维声像图表现为肝脏增大，肝内可探及形态不规则的实质性包块，早期一般呈类圆形，肿块无包膜，但与肝实质分界较清晰，内部回声高低不均，呈分叶结节状强回声。肿瘤过大时内部可出现坏死、出血，表现为不规则低回声区或无回声区。彩色多普勒显示肿瘤周边和肿瘤内部血供增加，但血供走向不规则，血管内径粗细不一，肿瘤中心血供偏少。当肿瘤压迫周围血管时，附近的血管绕行、抬高，血管壁有压迹，血管狭窄或中断。

2. CT　平扫时表现为圆形、以低密度为主的混杂密度肿块，边界清楚光滑。具有"十多、一低、一少"的特点（图 5-7-16）。"十多"即单发病灶多、右叶多、外生型多、跨叶多、瘤体呈圆形多、实性多、有假包膜的多、出血坏死多、囊变多、钙化多（达 50% 以上，呈点、条、弧形散在或聚集分布，可位于肿瘤的边缘或中心部，以混合型肝母细胞瘤较多见）。跨叶生长者，瘤体巨大，常突入腹腔，易误认为肝外肿瘤。多中心生长者同时侵犯肝左、右叶。"一低"即无论平扫或增强扫描，肿瘤密度及强化程度总是低于正常肝实质，肿瘤与正常肝组织的分界明显。"一少"即肝硬化少见，肿瘤周围的肝组织正常。此外，肿块很少侵犯大血管。CT 增强扫描，肿瘤强化程度总是低于正常肝实质，肿瘤与正常肝组织的分界更明显，假包膜显示较平扫清晰，瘤内坏死区无强化。血管内瘤栓极少见。

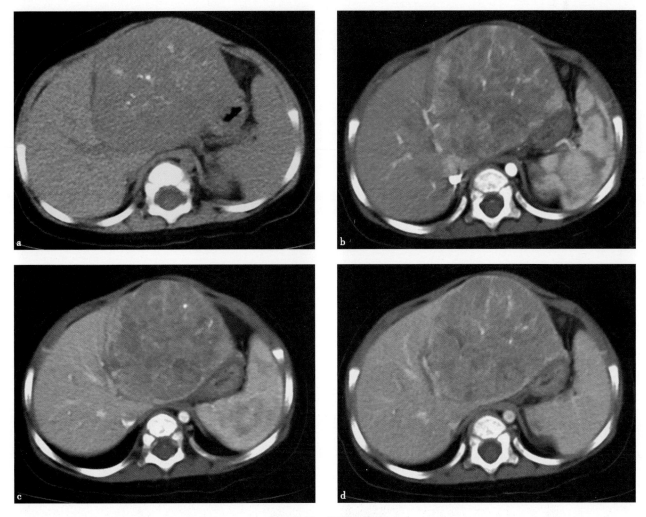

图 5-7-16　肝母细胞瘤

a. CT 平扫示肝左叶类圆形软组织肿块，与周围肝实质分界清晰，内部密度不均匀，可见点片状钙化；b～d. CT 增强检查显示肿块呈不均匀强化，坏死区于各期均无强化

3. **MRI** 瘤体的形态、大小、分布均与 CT 相同。瘤体表现为 T_1WI 低信号、T_2WI 高信号或混杂信号，钙化灶在 MRI 上常不易显示。T_2WI 见瘤内多个细小囊状高信号影，周围有低或等信号线样间隔，似"石榴样"改变。瘤内出血或有脂肪时 T_1WI 呈局灶性高信号。T_2WI 上的假包膜较 CT 明显，呈低信号环线影，可不完整，部分区域可破坏消失。增强扫描显示肿瘤早期强化，40% 病变见周边晕环强化，且消除迅速（图 5-7-17）。

【诊断要点】

多发生于婴幼儿，高峰年龄约 1～3 岁，AFP 水平可升高。影像学上可显示肝脏巨大实性占位，呈多结节状，多伴有坏死、出血及钙化，增强后呈不均匀强化，具有快进快出富血供肿瘤的强化特点。

【鉴别诊断】

1. **肝细胞癌** 3 岁以上小儿多见，常有先天性疾病如胆管闭锁、肝炎或并发于遗传性酪氨酸血症、遗传性毛细血管扩张症、白血病长期化疗缓解后等。肿块边缘不如肝母细胞瘤光整，钙化少见。门静脉瘤栓较多见，常有脂肪肝或肝硬化等表现。

2. **肝转移瘤** 以肾母细胞瘤、神经母细胞瘤转移最多见，亦可见于淋巴瘤及白血病。其中以多发结节常见，亦可单发。分布于肝的外围部，肿块内钙化灶少见，不同于肝母细胞瘤。动态增强扫描肿瘤周边呈环状强化，呈"靶征"或"牛眼征"。

3. **肝间叶错构瘤** 主要应与囊性肝母细胞瘤鉴别。前者以 2 岁以下男孩多见，囊性肿块常有间隔，囊壁光整，边缘清晰。与后者不同，可资鉴别。

4. **肝未分化胚胎性肉瘤** 年长儿多见，肝内肿块呈浸润性生长，境界不清楚，形态不规则，罕见钙化，AFP 阴性等可资鉴别。

十、小儿肝未分化性胚胎性肉瘤

【概述】

小儿肝未分化性胚胎性肉瘤（undifferentiated embryonal sarcoma，UES）是发生于肝原始间叶组

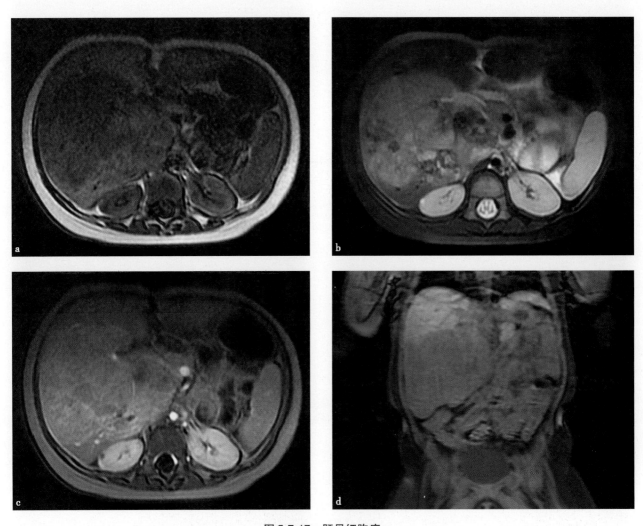

图 5-7-17 肝母细胞瘤

a、b. MRI T_1WI 及 T_2WI 示肝右叶不规则混杂信号肿块，主要呈长 T_1、长 T_2 信号，其内可见斑片状稍短 T_2 信号影，右肾受压变形；c、d. MRI 轴面及冠状面增强检查显示肿块于增强早期明显不均匀强化，延迟后肿块强化程度低于邻近肝实质

织的恶性肿瘤,由 Donoxan 和 Santulli 首次以间叶瘤报道,而后被 Stout 命名为恶性间叶瘤。1978 年由 Stocker 和 Ishak 在 31 例的报告中提出 UES 的命名。细胞遗传学分析发现,UES 有染色体 lq,5p,8p 和 12q 的扩增和缺失。

本病好发于 5～10 岁的儿童,居儿童恶性肝肿瘤的第 3 位。肿瘤大多位于肝右叶,多为囊实性,直径常 >10cm,无包膜,但与周围肝组织分界尚清。肿瘤切面呈灰白色胶冻样,大部分肿瘤见坏死、囊性变和囊腔形成,也有像肝包虫囊样或以囊性病变为主的报道。肿瘤广泛坏死达 80% 以上,边缘见少许肿瘤成分。肿瘤远处转移较少见,肺为最常见的转移部位。组织学上,在疏松黏液基质中见星形、梭形未分化瘤细胞,其间散在分布大的或形态怪异的细胞和多核巨细胞,核分裂多见,瘤细胞像成纤维细胞、组织细胞、纤维组织细胞和肌成纤维细胞,细胞质内可见嗜酸性透明小体。免疫组化检查多数病例表达 Vim 和 α1- 抗胰蛋白酶,少数病例可有 desmin、MSA 和细胞角蛋白表达,而 AFP、肌红蛋白和 S-100 阴性。

【临床特点】

临床表现为发热、腹部疼痛、包块、黄疸及体重下降,存活期一般为 1 年左右。

【影像检查技术与优选】

超声、CT、MRI 检查均能显示病变的形态、范围、大小和数目。CT 对钙化灶易于显示,MRI 则对瘤体假包膜、陈旧性出血、血管内瘤栓的显示较超声、CT 优势明显。

【影像学表现】

1. **超声** 二维声像图表现为实性为主的混合回声包块,其内含有大小不等的不规则无回声区或多发小囊腔,实性区呈高回声与低回声混杂。囊性为主包块,有多发厚薄不均之分隔,囊腔间有少量的

低到高回声的实性部分。实性区为黏液样基质及疏松分布于其中的不同形态的肉瘤细胞,囊性区为病理所见的出血坏死液化区。彩色多普勒于肿块内及分隔上可见少量点状血流信号。

2. **CT** 囊性为主包块,可呈单房或多房。单房者肿瘤呈单一的大囊腔,内含不规则的软组织密度影,多位于肿瘤边缘,瘤内可见新鲜出血呈高密度。多房者肿瘤内可见粗细不均的软组织密度分隔,囊腔大小不一,有时分隔周围亦可见不规则软组织密度影。实性为主的包块,病灶内可见若干小囊。增强扫描实性部分及边缘强化,囊性低密度区无明显强化(图 5-7-18)。

3. **MRI** 肿瘤于 T_1WI 主要呈混杂低信号,局部由于出血可出现高信号。在 T_2WI 上为高信号,其内见低信号分隔。增强扫描实性部分及边缘可强化,囊内无强化。

【诊断要点】

本病好发于 5 岁以上儿童,瘤体较大,多伴有坏死、出血,钙化少见,其影像学表现取决于肿块内囊实性成分比例,其实性部分及囊内分隔可见强化。可出现远处转移。

【鉴别诊断】

在小儿肝脏恶性肿瘤中,本病主要与肝母细胞瘤和肝细胞癌鉴别。肝母细胞瘤及肝细胞癌通常表现为实性,与常见的 UES 不同,但囊性肝母细胞瘤及坏死囊变区极广泛的肝细胞癌易与之混淆。UES 瘤细胞及间质内含有嗜酸小体,该小体不含甲胎球蛋白,故 AFP 为阴性,此为鉴别肝母细胞瘤及肝细胞癌的重要指标之一。此外,还应结合患儿年龄、有否肝硬化等因素综合诊断。

在小儿肝脏良性囊性占位性肿块中,最易与 UES 混淆的是间叶错构瘤、肝包虫病和肝囊肿。MHL 亦

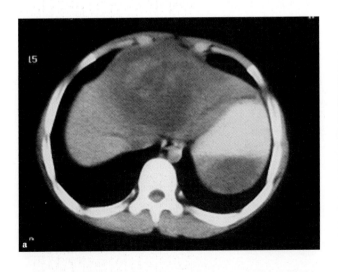
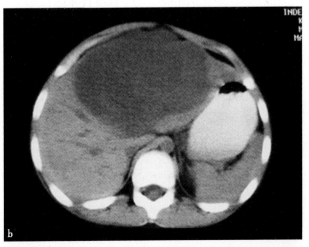

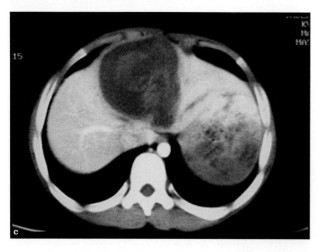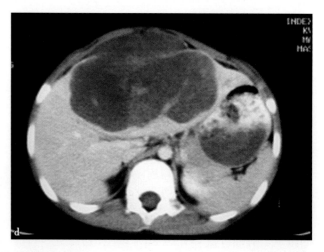

图 5-7-18 未分化性胚胎性肉瘤

a、b. CT 平扫示肝左叶占位性病变,密度不均,边界清晰;c、d. CT 增强检查显示肝脏占位不均匀强化,其内可见多发无强化囊性区,分隔明显强化

可表现为囊性为主,内有多个分隔,CT 图像上区分比较困难。但 MHL 囊壁光整,分隔较薄,囊内少见软组织密度影或壁结节,且多见于 4 个月至 2 岁的幼儿,与 UES 不同。肝包虫病可呈单囊或多房囊腔,与 UES 表现有时极为相似。但肝包虫病多见于流行区,囊内囊及囊壁环形或弧形钙化是其特征表现。肝囊肿的囊壁薄而光滑,囊内为均匀的水样密度,与 UES 不难区分。当 UES 病史中有发热症状时,应与肝脓肿鉴别,后者具有典型的环形强化。

十一、肝脏弥漫性疾病

肝脏弥漫性疾病(diffuse liver disease)是一类肝脏疾病的通称,是由于各种原因及代谢异常所致肝细胞弥漫性变性,以肝硬化、脂肪肝常见,临床上成人发病率相对较高。造成肝脏弥漫性疾病的原因主要分为肝脏本身原因和肝外原因两大类:前者如弥漫性肝炎、脂肪肝、弥漫性肝癌等;后者范围广泛,如恶性血液病肝脏受累、其他部位肿瘤肝脏弥漫性转移、代谢疾病、结节病、血管源性疾病或药物性肝损害等。病理上肝脏弥漫性疾病有肝细胞增大和萎缩两种改变,前者如慢性肝炎、肝癌,肝细胞形态均以增大为主,后者如失代偿肝硬化,肝脏以萎缩为主。根据病变的良恶程度可分为弥漫性良性病变和弥漫性恶性病变,前者如弥漫性肝炎、多发血管瘤、脂肪肝等,后者常见病变如其他肿瘤肝转移、弥漫性原发性肝癌等。

(一)脂肪肝

【概述】

正常肝的脂肪含量约占肝湿重的 5%,若脂肪

在肝内蓄积超过肝重的 5% 或在组织学上 50% 的肝实质出现脂肪化时称为脂肪肝(fatty liver)。脂肪肝内脂肪包括三酰甘油、脂肪酸、磷脂、胆固醇酯,主要存在于肝细胞细胞质中。病理见肝弥漫性肿大、表面光滑、质地柔软,边缘钝,呈苍白色或略带淡黄色,切面略带油光。肝小叶结构完整,肝细胞肿大,含脂肪颗粒。若大量脂肪沉积,可伴有局灶性炎症和坏死。当治疗后肝内脂肪减少时,肝细胞可恢复正常。若脂肪消失,而炎症明显,仍可遗留局灶性淋巴细胞浸润、肝实质细胞再生、纤维细胞增殖,使肝小叶扭曲形成纤维化,久之则形成肝硬化。

【临床特点】

小儿脂肪肝首先考虑营养性肝病,营养过剩和营养缺乏均可导致。国内报告以肥胖症、肝炎、糖尿病、高脂血症等引起者较多。而国外则以酒精中毒、肥胖症、糖尿病、肥胖加糖尿病为主,约 20% 患者原因不明。其发生率仅次于肝炎和肝硬化。

【影像检查技术与优选】

超声、CT 检查能显示脂肪肝的形态、范围。CT 检查能测量 CT 值,提供客观依据。T_1WI 双回波同反相位技术和磁共振波谱技术是较常用的两种 MRI 诊断脂肪肝的检查方法。

【影像学表现】

1. **超声** 二维声像图表现为肝脏增大,轮廓平滑,边缘圆钝。肝内回声增强,肝前区的实质内呈大片弥漫增高的散射回声,分布不均。肝内血管变细、不规则,走向甚至模糊不清。中度以上的患者,肝内回声更趋密集,整个肝实质回声弥漫性增强,称为"明亮肝",并出现深部肝组织不同程度的声衰

减,后方产生极低的回声反射。非均质性脂肪肝,肝内可有一处或多处不规则低回声区,多位于肝左叶内侧段或右叶前段门脉周围或胆囊床区域,边界较清晰,无球体感,内部回声均匀,可见正常管道结构通过。彩色多普勒显示肝内血管内径变细,血流量减少,以肝静脉受累较明显,频谱多普勒曲线显示 W 形中断,S/D<0.6,门静脉管壁的回声减弱。

2. CT 肝脏脂肪浸润可分为局灶型与弥漫型。局灶型可累及肝的一段、一叶或两个以上的段或叶,也可呈单发或多发的小片状分布。弥漫型累及整个肝脏,但每个叶受累程度可不一致。CT 诊断脂肪肝的标准一般参照脾脏的 CT 值。正常人不同个体的肝 CT 值可有较大差异,但总是高于脾 CT 值,相差5~10Hu,如果肝脏的 CT 值低于脾脏即可考虑为脂肪肝。脂肪肝累及的部位密度降低,一般较均匀,肝内血管可呈负影,肝静脉和门静脉的主要分支显示清晰。严重脂肪肝者肝脏密度呈负值,且低于血液密度,CT 平扫血管呈相对高密度影,如同增强后

CT 表现。增强扫描与正常肝脏强化一致,但仍保持相对低密度,同样低于增强后的脾脏,而肝内血管的显影更加清晰(图 5-7-19),连较小的血管分支也能显示。

3. MRI 常规 MRI 序列对脂肪肝不敏感,用 MRI 化学位移成像序列来检出脂肪肝,如采用同反相位成像技术可显示脂肪浸润。脂肪肝在反相图像上与同相图像相比呈低信号,比正常肝实质信号低得多。磁共振波谱成像可用于初步评估肝内脂肪含量。增强后与正常肝脏强化一致,但不及正常肝组织,低于脾脏,且可见肝内血管穿过病灶,无占位征象。

【诊断要点】

临床多具有肥胖症、肝炎、糖尿病、高脂血症等,超声、CT 和 MRI 检查均可定性诊断局灶性或弥漫性脂肪肝,表现为肝脏增大,脂肪肝累及的部位回声增强、密度减低或为反相位上信号减低。MRI 中的波谱成像可初步应用于脂肪肝的定量研究。

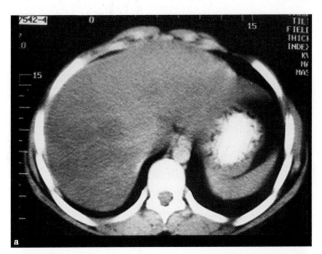
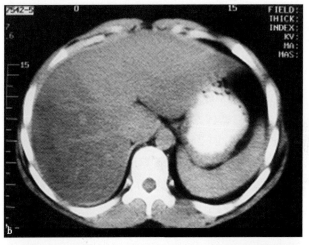
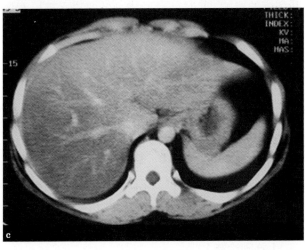
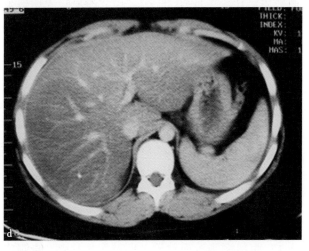

图 5-7-19 脂肪肝

a、b. CT 平扫示肝脏略增大,肝右叶密度局限减低,且明显低于脾脏。肝内血管形态显示清晰;c、d. CT 增强检查显示肝右叶与正常肝脏强化一致,但低于增强后的脾脏,肝内血管清晰显影

【鉴别诊断】

脂肪肝的鉴别诊断不在其本身,而是脂肪肝中的正常肝岛需与肝血管瘤、肝脓肿、肝肿瘤等相鉴别。肝岛,是在脂肪肝低密度灶衬托下的相对高密度区,边缘清楚,呈圆形、条形或不规则形,CT值在正常肝组织范围内,通常位于胆囊床附近、叶间裂附近或包膜下,以左叶内侧段最常见,可能与局部血供相对丰富有关。根据其分布部位,病灶较薄,无占位效应,增强扫描与正常肝脏强化程度一致,并可见小血管进入其内。而肝血管瘤、肝脓肿及其他肝肿瘤均具有其各自的强化特点,一般不难鉴别。

(二)肝糖原贮积症

【概述】

糖原贮积症(glycogen storage disease,GSD)是一组先天性酶缺陷所导致的糖代谢障碍性疾病。到目前为止,已证实糖原合成和分解代谢中所必需的各种酶至少有8种,由于这些酶缺陷所造成的疾病有12型,其中Ⅰ、Ⅲ、Ⅳ、Ⅵ、Ⅸ型以肝脏病变为主,且Ⅰ、Ⅲ和Ⅳ型的肝脏损害最为严重;Ⅱ、Ⅴ、Ⅶ型则以肌肉组织受损为主。除部分Ⅵ型为X连锁隐性遗传外,其余都是常染色体隐性遗传疾病。但单凭影像学检查不能区别。下面主要介绍可引起肝脏严重损害的3型:Ⅰ、Ⅲ和Ⅳ型。

Ⅰ型,即von Gierke病。由于葡萄糖-6-磷酸酶缺陷而引起糖代谢紊乱,是糖原贮积症中最为多见者,约占总数的25%。镜下观察肝细胞染色较浅,浆膜明显,因胞质内充满糖原而肿胀,且含有中等或大的脂肪滴,其细胞核亦因富含糖原而特别增大。细胞核内糖原累积、肝脂肪变性明显,但无纤维化改变是本型的突出病理特点,可区别于其他各型糖原贮积症。Ⅲ型,即Cori病。由于脱支酶缺乏而引起糖代谢紊乱,可分为数个亚型。其病理变化与Ⅰ型类似,但纤维化明显,很少脂肪变。Ⅳ型,即Andersen病。由于分支酶缺陷而引起糖代谢紊乱。非常少见。肝脏呈结节性硬化,肝细胞排列不规则,纤维组织增生。肝细胞质内有包涵体沉着,胞核偏一侧,包涵体内呈玻璃样或网状结构。

【临床特点】

Ⅰ型临床上主要有三大特征:低血糖、肝大、矮小身材。患儿临床表现轻重不一,轻者在婴幼儿期常因生长迟缓、身材明显矮小、骨龄落后、肝脏持续增大、腹部膨胀等而就诊。四肢肌肉松弛,伸侧皮下常有黄色瘤,但身体各部比例和智力等都正常;重症者在新生儿期即可出现严重低血糖、酸中毒、呼吸困难和肝脏肿大等症状。患儿时有低血糖发作和腹泻发生,少数幼婴在重症低血糖时伴发惊厥,随着年龄增长,低血糖发作次数可以减少。由于血小板功能不良,患儿常有鼻出血。Ⅲ型的临床症状较Ⅰ型轻得多,常因生长迟缓、身材矮小、肝大而就诊。很少发生严重的低血糖,可发生肌痉挛。Ⅳ型临床上以肝大、进行性肝硬化为特点,患儿出生后3～15个月开始逐渐出现肝脾肿大、腹胀、消瘦及肌张力低下。随着病情进展,可出现肝硬化、门脉高压症,并发各种感染,常在3～4岁死于慢性肝功能衰竭。

【影像检查技术与优选】

超声、CT和MRI检查均可显示肝大及肝硬化、门静脉高压等继发改变。CT检查比超声、MRI敏感。用双能定量CT扫描可测量铁的沉积量,对鉴别肝铁质沉着症有价值。

【影像学表现】

1. **X线**　可见骨龄发育延迟、骨密度降低等改变。

2. **超声**　二维超声表现于中晚期出现脂肪肝样的影像改变,肝脏明显增大,肝表面光滑,肝前部分实质内呈大片弥漫偏高的散射回声,分布不均,有时呈放射状,后方回声减弱,肝内管道变细、走向不规则甚至模糊不清。彩色多普勒见血管内径变细,血流量减少,以肝静脉受累变细最为明显,门静脉管壁的回声减弱。

3. **CT**　平扫示肝脏显著增大、实质密度改变。当肝细胞内糖原积聚到一定量时,肝密度增高,明显高于脾脏,增强扫描无明显改变。当肝糖原贮积症并发弥漫脂肪浸润时,可部分或完全抵消糖原对肝密度的影响,此时肝衰减值高低取决于糖原和脂肪的相对含量,可表现为肝实质密度的升高、正常或降低。

4. **MRI**　肝脏体积增大。肝细胞内糖原积聚较多时,肝信号较正常偏低。并发弥漫脂肪浸润时,信号改变不明显,因其部分或完全抵消糖原对肝脏的影响。

【诊断要点】

不同分型具有不同的临床表现,超声、CT和MRI检查均可显示肝脏肿大及回声、密度、信号的改变,尤其是CT平扫肝密度显著增高者可提示诊断。

【鉴别诊断】

本病主要应与肝铁质沉着症和单纯性脂肪肝鉴别。肝铁质沉着症,用双能CT扫描可测量铁的沉积量，降低扫描的管电压值，肝密度明显增加；而肝糖原贮积症无改变，依此可以区别。合并脂肪肝的肝糖原贮积症与单纯性脂肪肝鉴别较难，主要依据患儿年龄，如肝糖原贮积症以婴幼儿多见，常合并其他表现；而单纯性脂肪肝，主要为年长肥胖儿，不合并其他征象。

（三）肝转移瘤

【概述】

肝转移瘤（hepatic metastasis）在儿童并非少见，据小儿恶性肿瘤的尸检报道，45% 有肝转移。肝转移瘤可为单发或多发，大多数为多发病灶，呈大小不等的结节，以肝外围分布为主。呈分散状态，也可融合成一个较大的肿块，一般无假包膜。多数肝转移瘤为乏血管肿瘤，少数为血供丰富肿瘤，儿童极少见。

【临床特点】

人体任何部位的肿瘤（仅中枢神经系统以外）均可经门静脉、肝动脉及淋巴途径转移或直接侵犯肝脏。最常转移至肝脏的恶性肿瘤有神经母细胞瘤、肾母细胞瘤、横纹肌肉瘤、淋巴瘤、黑色素瘤等。临床常出现原发肿瘤相应的表现。

【影像检查技术与优选】

超声、CT、MRI 检查均能显示病变的形态、范围、大小和数目。CT 对钙化灶易于显示，T_2WI 脂肪抑制和 Gd-DTPA 动态增强序列效果最佳，可大大提高肝转移瘤的检出率。此外，超声、CT、MRI 检查还可明确原发病变。

【影像学表现】

1. **超声** 二维超声因肿瘤来源、组织成分、肿块大小及坏死程度不同而呈各种类型的声图像。多以不均质低回声团块为主，少数为强回声表现，可有晕圈等改变。肝脏增大，出现多个圆形或椭圆形结节，边界清晰，位于浅表的病灶使肝脏表面隆起。而恶性畸胎瘤的肝转移灶内可出现强回声，甚至出现钙化区。

彩色多普勒结节内彩色血流的分布随原发肿瘤的组织细胞不同而有很大差异。一般可见到少量的彩色血流信号，唯淋巴瘤的病灶内可见较为丰富的血流信号。转移结节内的血流为高收缩期峰值流速，血流曲线主峰上升支陡，加速度大。结节包膜外围亦可有血流信号。

2. **CT** 平扫大多数病变为多发低密度灶，合并脂肪肝时，病变密度可较高，边缘清晰。增强扫描，瘤周常有环状强化，可见"靶征"或"牛眼征"，由不同密度同心圆构成，靶心密度偏低，常为肿瘤坏死区。肝转移瘤多为乏血管性肿瘤（图 5-7-20）。部分肝转移瘤可出现钙化，如神经母细胞瘤、平滑肌肉瘤、黑色素瘤、骨肉瘤等。

3. **MRI** 肝转移瘤 T_1WI 上呈低信号，T_2WI 上呈高信号，其信号强度仍低于肝血管瘤和囊肿，病灶中心呈更高信号。增强后大多数转移瘤呈低信号，而正常肝脏强化信号最高，两者反差较大，有利于病变的检出，且肿瘤边缘常可有环形强化。

【诊断要点】

小儿肝脏转移瘤来源不一，表现具有多样性。当原发性肿瘤被检出时，其肝转移瘤表现与其相关，部分转移瘤影像学征象与原发瘤所见相同。典型者可见"靶征"或"牛眼征"，一般诊断不难。

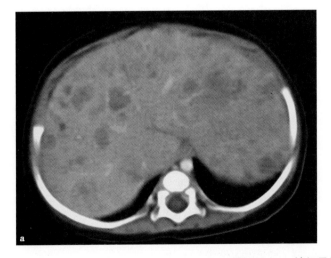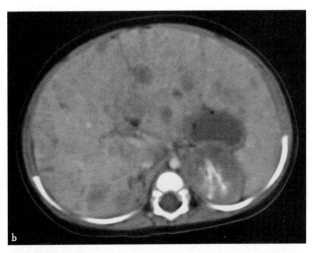

图 5-7-20 神经母细胞瘤合并肝转移
a、b. CT 增强示肝脏内广泛分布大小不等低密度肿块及结节，增强扫描后瘤周伴有环状强化，内部强化不明显，同时可见左侧肾上腺区混杂信号肿物

【鉴别诊断】

当肝脏出现弥漫性转移灶，且尚未明确原发肿瘤时，应注意与肝血管内皮细胞瘤、肝脓肿、弥漫性肝母细胞瘤等鉴别。肝血管内皮细胞瘤增强后瘤体呈葡萄样强化，造影剂自外周向中心填充，延迟后密度逐渐减低。肝脓肿增强后肿块较平扫时缩小，周围肝组织一过性明显强化，多房性病变构成"簇状征"和"花瓣征"，病变具有持续强化的特点。弥漫性肝母细胞瘤十分少见，其增强各期强化程度均低于正常肝实质，无"靶征"或"牛眼征"表现。

十二、肝创伤

【概述】

肝是腹腔内最大的实质性脏器，也是损伤发生率最高的脏器之一，仅次于脾脏。由于小儿解剖生理的特殊性，小儿肝创伤的发生率和检出率较成人高，占儿童腹部损伤的10%～30%。

小儿肝占腹腔空间大，质地较脆弱，缺乏弹性，轻微外伤即可引起损伤，如剧烈震动可致韧带附着周围肝损伤。同时，由于小儿的肋骨尚未发育成熟，肝右叶的前区被肋弓遮护不完全，腹部肌肉及腹膜均比较薄弱，缺乏对肝的保护和对外来致伤力的缓冲作用，加上小儿喜动好奇，爬高越险，非常容易导致损伤。

肝创伤可分两大类：①直接损伤，如刀伤、枪伤等；②钝性损伤，如交通事故、高处坠落等。儿童以后者更为常见。当儿童从高处跌下着地时，或在未系安全带发生交通事故的状态下，由于突然减速使腹腔内脏器产生剧烈震动以致引起肝镰状韧带和三角韧带附着周围的肝损伤，严重者甚至可累及到肝后面的下腔静脉和肝静脉。也可以在强烈的钝性外力的作用下，肝动幅过大，以致发生从肝门部和下腔静脉为固定点的肝辐射状损伤。

肝脏接受肝动脉和门静脉双重血供，血运非常丰富，故肝外伤后出血是其主要特征。80%以上肝脏损伤发生在肝右叶，后段是主要损伤部位。根据肝脏损伤的部位和程度，常分为3型：Ⅰ型，包膜下破裂：肝实质破裂在包膜下，包膜完整，在包膜下形成血肿；Ⅱ型，中心破裂：肝实质中心破裂，呈线样、星状或多发性肝裂伤，出血发生在肝内，可压迫肝细胞发生坏死；Ⅲ型，完全破裂：肝实质和包膜同时破裂，大量血液和胆汁流至肝脏周围及腹腔，可引起继发性腹膜炎和感染，膈肌破裂时肝脏可疝入胸腔。

【临床特点】

目前临床上按照实质内外血肿的大小、实质撕裂的长度和累及范围、血管损伤程度将肝创伤分为不同级别，其中应用较为普遍的是美国外科创伤学会AAST的分级方法（表5-7-2）。临床上，患儿常有明确的外伤史，起病急，严重出血可发生休克症状，面色苍白、出汗、口渴、气急、脉速、血压下降等。腹腔出血或因血液、胆汁可引起急性腹膜刺激症状。

【影像检查技术与优选】

超声、CT检查安全、迅速、可靠，可作为伤后随诊复查的有效手段。尤其是增强CT可以评估肝损伤的程度、血肿类型和周围结构、器官的状况，并进行分级。MRI一般不作为肝创伤首选的检查方法。

【影像学表现】

1. **超声** ①Ⅰ型，包膜下肝表面实质破裂，而包膜完整，出血积在包膜下，使包膜与脏器实质分离。超声特征为损伤区局部包膜光带向外隆起，包膜与肝实质之间见梭形或带状液性无回声区（图5-7-21），伴后方回声增强效应。随着病程不同也可呈混合性稍强回声区；②Ⅱ型，肝实质破裂，肝脏中心部实质破裂，血肿形成和/或凝血。超声特征为损伤区内早期出血，呈不规则或圆形回声稍强区。随着出血量的增多、时间的推移，局部多表现为不规则的液性暗区及强弱不均的回声区，边界不规整（图5-7-22）；③Ⅲ型，真性肝破裂，肝包膜和肝实质均发生破裂。如果破裂累及肝门及大血管，有大量出血。超声特

表5-7-2 肝创伤AAST分级

分级	类型	分级描述
Ⅰ	血肿	包膜下，无扩张，<10%肝脏表面面积
	裂伤	包膜撕裂，无出血，累及实质深度<1cm
Ⅱ	血肿	包膜下，范围达10%～50%肝表面，肝实质内血肿直径<10cm
	裂伤	实质裂伤裂伤深度1～3cm，长度<10cm
Ⅲ	血肿	包膜下，范围>50%或进行性扩张，包膜撕裂或实质血肿>10cm
	裂伤	实质裂伤深度>3cm，累及<50%肝叶
Ⅳ	血肿	实质内血肿破裂伴活动性出血
	裂伤	损伤累及25%～75%肝叶或一叶中累及1～3个肝段
Ⅴ	血管	肝旁静脉损伤，如肝后腔静脉或主肝静脉
	裂伤	损伤累及>75%肝叶或一叶中累及>3个肝段
Ⅵ	血管	肝脏完全撕脱

注：如肝脏有多处损伤时，则伤情判断要提高一个等级

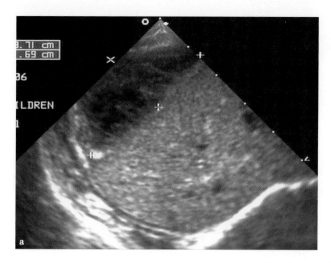

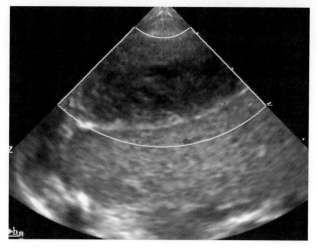

图 5-7-21 肝包膜下出血
a、b. 超声示包膜与肝实质之间见梭形液性暗区,内见细光带分隔

征为肝包膜轮廓线连续性中断,包膜不完整、断离、缺损,断离口周围常伴有不规则混合性强回声区,可见断裂口伸向肝实质的无回声或低回声暗带。肝实质内可见强弱不均的杂乱回声,与正常肝组织无明显分界,系肝实质因挫伤形成的血肿。在损伤早期可表现为不规则模糊的絮状、云雾状或斑块状强回声。随着时间的延长,病灶密度可逐渐变为低回声或无回声液性暗区。彩色多普勒为破裂区有血流中断现象,由于病灶区血肿对周围组织的压迫,可使其周围血管变细,流速减慢。

2. CT 肝右叶钝伤多于左叶,绝大多数为右叶后上段。根据肝钝伤的程度和类型的不同,CT 表现不一。①Ⅰ型肝挫伤,为局部组织充血、水肿及微血管血液外渗。CT 平扫为边界不清的低密度区,增强扫描可强化,但比周围组织强化程度略低,局部结

构可轻度扭曲;②Ⅱ型肝撕裂,CT 平扫表现为肝实质内线状或星芒状低密度影,增强扫描不强化,未侵及肝表面(图 5-7-23);③Ⅲ型肝破裂,为肝实质损伤的严重类型,可侵及肝表面而使肝包膜破裂,形成肝包膜下血肿、肝实质内血肿。CT 平扫为较宽不规则低密度带,增强扫描为明显的低密度区,周围伴有强化,边界清楚。当断裂的肝失去血液供应,或见门静脉截断征,增强时该肝组织可不强化。肝包膜下血肿表现为肝边缘新月形或双凸镜样的等密度或低密度影,局部肝实质变平,6~8 周左右可吸收。肝实质内血肿表现为境界模糊的类圆形影,新鲜血肿密度略高于或等于肝实质,随后逐渐为低密度(图 5-7-24)。增强扫描,血肿密度较正常肝实质相对减低。此外,当肝三联结构中的小血管破裂出血,血液沿门静脉周围阻力较小的结缔组织鞘蔓延,形成门静脉周围晕征。CT 增强扫描见门静脉及其分支周围有管状低密度影。纵断面上呈树枝状轨迹征,横断面上呈环形影,此征象在小儿腹部钝伤中并非罕见,提示损伤的严重性。

腹腔内及腹膜后积血亦常见,发生率为 67%。积血发生于肝周围 Morison 隐窝,左、右结肠旁沟或盆腔内隐窝处。积血也可发生于腹膜后间隙,表现为肾上腺周围积血使肾上腺移位,下腔静脉周围积血表现为下腔静脉周围的低密度晕轮影。

肝钝伤还可合并胆汁瘤、胰腺炎、胆汁性腹膜炎、延迟出血或感染。胆汁瘤是由于胆管破裂,胆汁漏至肝实质内或肝外积聚形成,表现为低密度囊状影,并压迫、推移周围组织。当肝组织损伤、坏死、液化或感染,于伤后 CT 随访可见肝区内有气体影。

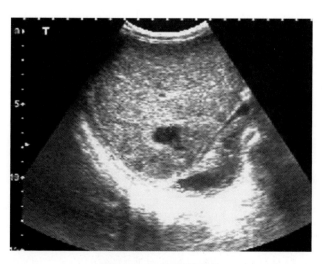

图 5-7-22 肝实质破裂
超声示肝实质内血肿呈无回声区,肝包膜下出血

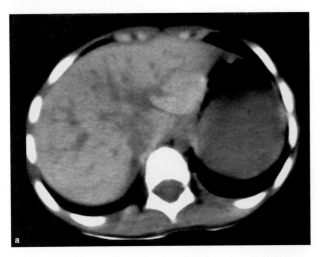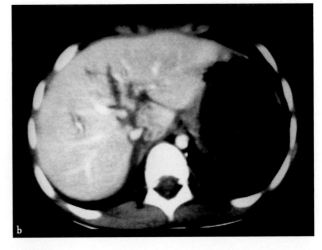

图 5-7-23　Ⅱ型肝损伤

a. CT 平扫示肝实质内见多条不规则纵行带状低密度影；b. CT 增强检查显示上述肝实质内纵行带状低密度影无强化，贯穿下腔静脉至肝脏表面

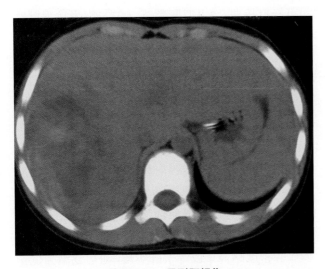

图 5-7-24　Ⅲ型肝损伤

CT 平扫示肝右叶后段大片混杂密度区，其内可见斑片状低密度并夹杂团状高密度影，考虑肝内血肿形成

【诊断要点】

临床上接受影像学检查的主要是钝性损伤患儿，直接肝损伤者往往来不及进行检查就行紧急手术治疗。肝钝伤一般有明确外伤史，CT 常分为肝挫伤、肝撕裂和肝破裂，常分为 5 级：Ⅰ级，肝包膜撕裂，表面撕裂小于 1cm 深，包膜下血肿的直径小于 1cm，仅见肝静脉周围轨迹；Ⅱ级，肝撕裂小于 1～3cm 深，中央和包膜下血肿的直径小于 1～3cm；Ⅲ级，肝撕裂深度大于 3cm，实质内和包膜下血肿的直径大于 3cm；Ⅳ级，肝实质内和包膜下血肿的直径大于 10cm；肝叶组织破坏或血供中断；Ⅴ级，两叶组织破坏或血供中断。CT 分级可提供临床关于肝损伤及其程度的诊断，更重要的是有利于指导临床治疗。

【鉴别诊断】

肝破裂是肝脏损伤的严重类型，当出现肝内血肿且密度显示不均匀时，需与其他肝脏占位进行鉴别。外伤引起的肝内血肿一般具有相应的急性外伤史，可伴有相邻脏器损伤的表现，增强后血肿无强化，这与肿瘤伴有出血时出现实性成分强化有所不同。

第二节　胆囊及胆管疾病

一、胆道闭锁

【概述】

胆道闭锁是新生儿胆汁淤积性黄疸常见的病因之一，其形成原因有以下几种学说：①先天性胆道发育不良学说认为胆道闭锁和肠闭锁一样均属于先天性发育不良的结果；②炎症学说认为胆道闭锁是肝胆系统发生炎症感染的结果，感染后肝发生巨细胞变性，胆管上皮损坏，导致管腔闭塞（胆道闭锁）或管壁薄弱（胆管扩张）；③其他，认为胆道闭锁与基因、中毒、环境因素有关。胆道闭锁的病理表现是肝外胆管的纤维增殖性改变。肝门区出现不规则形或三角锥形的纤维团块，包含血管、淋巴管、神经和不同程度的炎性浸润，同时可见不规则形的胆管样结构，伴有部分或完全的立方上皮或柱状上皮。小儿外科学会将胆道闭锁根据其梗阻部位不同，分为三型：即胆总管闭锁（Ⅰ型）、肝管闭锁（Ⅱ型）及肝门处闭锁（Ⅲ型）；在所有的胆道闭锁中，以Ⅲ型胆道闭锁最常见。

【临床特点】

胆道闭锁在亚洲及太平洋地区的发病率稍高于欧美国家，女性稍多于男性。10% 合并其他系统畸形（多脾、无脾等），90% 单独发生。所有患者均表现为梗阻性黄疸，重者出现白陶土色大便。肝脏增大、质硬，甚至造成肝坏死和凝血障碍。实验室检查：直接胆红素明显升高，总胆红素大于 2.0mg/dl，直胆 / 总胆 > 50%。尿胆素、粪胆素阴性。抗 CMV-IgG、IgM 阳性。

【影像检查技术与优选】

影像学检查目的是要明确新生儿和婴幼儿黄疸的病因，鉴别胆道闭锁和新生儿肝炎，为临床治疗提供帮助。经皮经肝胆道造影（percutaneous transhepatic cholangiography，PTC）和内镜逆行胆胰管造影（endoscopic retrograde cholangiopancreatography，ERCP）一直被认为是诊断"金标准"，但因其有创性，很难作为儿科常规检查手段。目前 MRCP 检查已基本取代 PTC 和 ERCP，可清晰显示正常胆囊，对肝总管、肝内外胆管分支及部分胰管能很好显示。超声易受肠气影响，对不扩张的肝内胆管显示不佳。CT 平扫由于对婴幼儿肝门区结构的显影较差，对诊断胆道闭锁的帮助不大。放射性核素检查的优势在于显示胆道的排泄情况，但不能显示胆道的细微解剖结构且检查时间较长、检查前准备烦琐是其主要缺点。

【影像学表现】

1. MRCP 表现为肝外胆管闭锁，通常胆总管完全闭锁，肝内胆管正常或稀少。T_2WI 上肝门部可见类似三角形的高信号，这是由于肝门周围纤维化、胆管增生以及混合性炎性浸润形成所致。另外，胆囊

形态较小或不显影高度提示胆道闭锁，但并非特异性征象。胆道闭锁继发改变为肝脾大、肝硬化和肝包膜下少量积液。薄层冠扫 SSFSE 特别是增强后图像对正常胆总管走行区邻近解剖结构的辨识程度较高，沿门静脉右支逐渐移行至主干区、肝门区及十二指肠上部、胰头部后方多角度追踪，均未见胆道走行或部分胆道未显影则有助于该病的诊断（图 5-7-25）。

2. 放射性核素 胆道闭锁的患儿由于示踪剂不能经胆道排泄至肠道内，因此表现为肠道无放射性。若注射后早期（60 分钟）扫描不见肠道内有核素聚集，便延至 24 小时扫描，动态显像再不显示核素聚集，即可明确诊断胆道闭锁。

【诊断要点】

诊断时需密切结合患儿临床病史及 MRI 显示的胆囊形态及肝内胆管数量、形态等表现，若患儿持续黄疸伴胆囊萎瘪或未见显示，肝内胆管稀少，应考虑到胆道闭锁的可能。

【鉴别诊断】

1. 胆汁黏稠综合征 胆管被黏稠的黏液或胆汁阻塞，多发生于新生儿严重的溶血症后，结合胆红素溶解度低，可自然或药物治疗后缓解。两者影像学表现相类似，需结合病史、实验室检查及预后可资鉴别。

2. 婴儿肝炎综合征 患儿有肝炎症状，生后黄便、黄疸出现早，喂奶后胆囊大小有变化，胆囊及肝内外胆道可明确显示；而胆道闭锁患儿大便为白色，胆囊小且大小不会发生变化。详细询问病史有助于鉴别诊断。

3. 囊肿型的肝外胆道闭锁 可见肝门区囊性肿

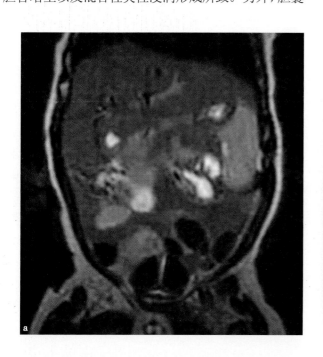

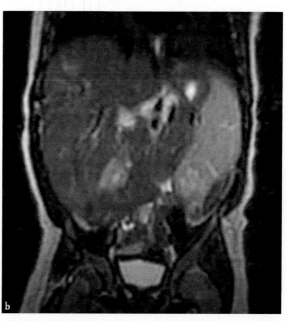

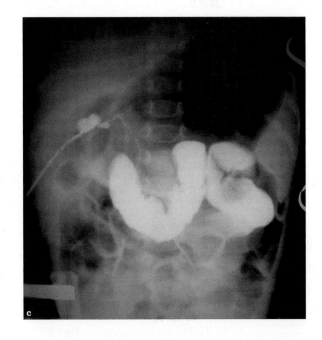

图 5-7-25 胆道闭锁
a、b. MRI 平扫 FRFSE 序列冠状面未见肝外胆道影像，胆囊小。肝脾肿大；c. 术中胆道造影 未见肝外胆道影像，胆囊内可见造影剂

块，信号强度均匀，呈水样，此种情况与先天性胆总管囊肿鉴别有困难。

二、先天性胆总管囊肿

【概述】

先天性胆总管囊肿（congenital choledochal cyst）又称先天性胆管扩张症，是一种少见的伴有胆汁淤积的外科胆道疾病。好发于婴幼儿，也可见于儿童或青少年。女性多见。关于本病的致病因素尚无统一认识，有 3 种学说：①胆总管上皮异常增殖学说；②神经发育异常学说；③胰胆管合流异常学说。本病的分型方法较多，目前临床沿用较多的是 1975 年 Todani 等在 Alonso-Lej 分类基础上补充的五分法，共有 5 型：Ⅰ型，胆总管囊肿，包括：Ⅰa，胆总管局限性囊状扩张；Ⅰb，胆总管节段性扩张；Ⅰc，弥漫性胆总管梭形扩张；Ⅱ型，胆总管憩室；Ⅲ型，胆总管末端囊肿；Ⅳ型可分为 2 个亚型：Ⅳa，肝内外胆管多发囊肿；Ⅳb，肝外胆管多发囊肿；Ⅴ型，肝内单发或多发囊肿（Caroli 病）。

【临床特点】

临床具有三大特征：腹部肿块、腹痛和黄疸。有三联征者不足 10%，多数病例仅有一种或两种症状。有胰液胆汁相互逆流者伴有胆管炎或胰腺炎表现。此外，极少数可发生癌变。

【影像检查技术与优选】

超声检查简单易行，可通过显示囊肿是否与胆管相通作出诊断，是该病首选检查方法。CT 因不受组织器官发育程度及周围结构重叠和肠腔气体的影响，对囊肿的部位、形态、数目、范围以及是否合并结石均可清晰显示。MRI 是一种非侵入性无创检查，不需造影剂，对胆总管囊肿和肝内外胆管扩张程度的诊断相对超声和 CT 检查有较高的敏感性、特异性和准确性。MRCP 对于了解胰胆管合流部的情况具有明显技术优势，是目前观察胆胰管解剖形态最好的无创方法。

【影像学表现】

1. **超声** 胆总管囊肿表现为肝门部边界清楚的无回声区，多呈球形、梭形，沿胆管主干道分布（图 5-7-26）。囊壁清晰、较薄，囊腔无回声，后壁回声增强。扩张胆管的液性暗区与其近端、远端胆管相通，囊肿近侧胆管一般不扩张或轻度扩张，显示

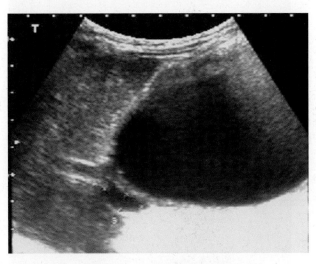

图 5-7-26 先天性胆总管囊肿
超声示胆总管呈边界清楚的球形无回声区

与囊肿相延续。囊肿大小及张力状态差别很大，随时间不同大小也变化。胆囊受压，贴近腹前壁。部分囊腔内有胆泥，或结石回声。

2. CT　按病变发生部位常分为 3 型：肝外胆管扩张型、肝内胆管扩张型、肝内外混合性胆管扩张型。①肝外胆管扩张型：表现为肝门胰头区单个或多个圆形近水样低密度囊状影（图 5-7-27），囊肿大小不等。胆囊不大，胰腺短缩。增强扫描囊内不强化，仅囊壁环形强化，壁厚约 2～4mm。胆影葡胺静脉造影 CT 扫描见扩张的胆管内充盈造影剂。三维成像显示扩张的胆总管下端呈"鼠尾状"表现（图 5-7-28）；②肝内胆管扩张型，即 Caroli 病：表现为肝内胆管呈囊状、柱状扩张，大小不一，囊状与柱状影相接，呈"串珠状"或"分节状"水样密度影。增强扫

描其内见"中心点征"，即异常扩张的胆管包绕相伴的强化门静脉小分支的投影所致（图 5-7-29）；③肝内外混合性胆管扩张型，具有上述两型的改变。

3. MRI　扩张的胆总管表现为圆形或梭形囊状影，呈 T_1WI 低、T_2WI 高信号。肝内胆管扩张表现为"串珠状"或"分节状"改变，呈 T_1WI 低、T_2WI 高信号。磁共振胆道三维成像，能够很好显示胆系的解剖结构及与周围结构的关系，尤其是 MRCP，无需造影剂，即可显示扩张的肝内胆管、胆总管及胆囊的形态和全貌（图 5-7-30），还包括扩张胆总管下端的"鼠尾状"狭窄、胰管扩张以及胰管异常开口等。

【诊断要点】

先天性胆总管囊肿具有特定的发生部位，可为肝外胆管扩张、肝内胆管扩张或混合性。肝外胆管

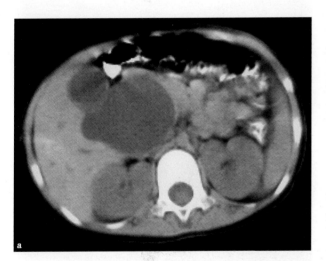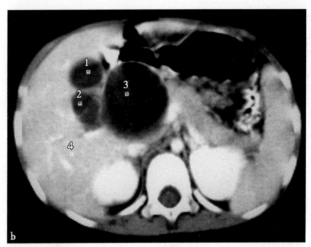

图 5-7-27　先天性胆总管囊肿

a. CT 平扫示肝门至胰头间见一类圆形近水样低密度囊状影，胰腺短缩；b. CT 增强检查显示囊内不强化，仅囊壁呈薄壁环形强化

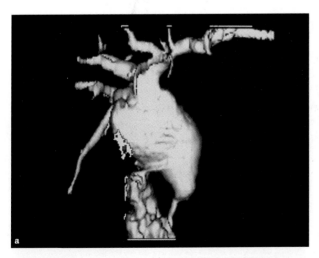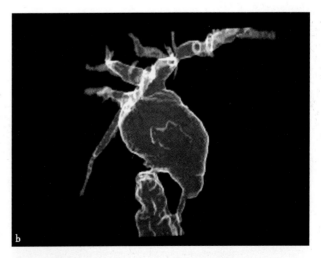

图 5-7-28　先天性胆总管囊肿

a. CT SSD 重组图像示胆总管呈梭形扩张，其下端明显狭窄呈鼠尾状改变；b. CT 三维重组图像示梭形扩张的胆总管，其下端呈管状与十二指肠相通

扩张表现为肝门胰头区球形或梭形囊性病变,末端呈鼠尾状改变,壁薄,内部呈水样密度或信号,常合并左、右肝管扩张;单纯肝内胆管扩张即 Caroli 病,可合并肝纤维化、肾囊性病变或髓质海绵肾,表现为多发末梢胆管囊状、柱状扩张,囊肿一般较小,呈"串珠状""分节状",增强后出现"中心点征",对本病的诊断有特定价值。结合腹部肿块、腹痛和黄疸等可能症状,诊断不难。

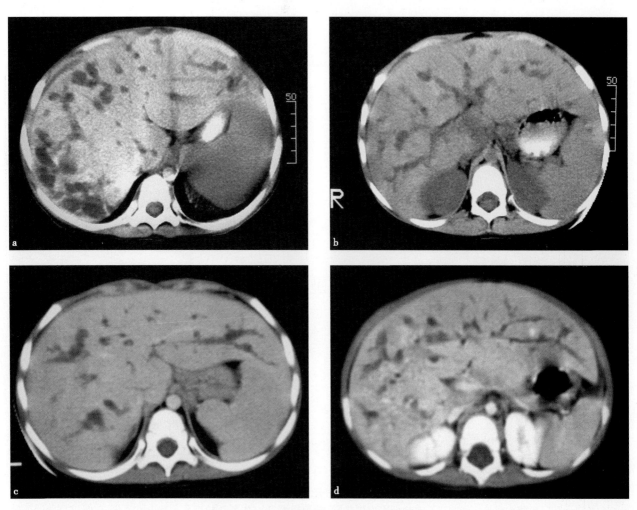

图 5-7-29　先天性胆总管囊肿(Caroli 病)

a、b. CT 平扫示肝内胆管呈大小不一、囊状与柱状扩张的低密度影,其间相通,呈"串珠"样或"分节"状。肝外胆管无扩张;c、d. CT 增强检查示胆管不强化,但其内可见点状高密度影,称"中心点征",系异常扩张的胆管包绕相伴的门静脉小分支强化所致

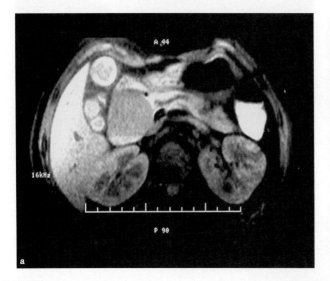

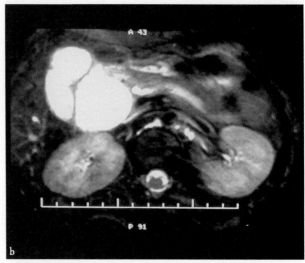

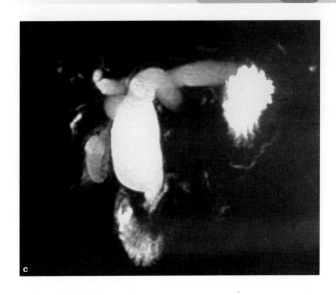

图 5-7-30　先天性胆总管囊肿
a. MRI T₁WI 示自肝门至胰头间有一圆形囊状肿块，呈稍长 T₁ 信号影，位于十二指肠圈内；b. MRI T₂WI 示该肿块呈长 T₂ 信号；c. MRCP 示左右肝管及胆总管呈梭形扩张，下端呈鼠尾状狭窄，与十二指肠降段相连

【鉴别诊断】

本病主要应与继发性阻塞性肝内外胆管扩张相鉴别。前者所示的肝内外胆管扩张的程度与临床表现高度的不一致，往往没有黄疸存在，除非合并胆石症及感染。后者临床往往有明显黄疸、感染表现，同时可发现如胰头肿块、蛔虫症、胆管结石等原发病变。

三、化脓性胆管炎

【概述】

化脓性胆管炎（purulent cholangitis）常因胆管梗阻和胆道感染引起。本病最常见于胆管结石，其次为胆道蛔虫症、胆管狭窄、肿瘤、胰腺病变。感染的细菌种类主要为革兰氏阴性杆菌，最常见的是大肠埃希菌，其他有变形杆菌、铜绿假单胞菌等。病理上梗阻多发生在胆总管下端，从而引起胆总管明显扩张、管壁增厚、管腔内充满脓性胆汁，管内压增高，肝内可见多发脓肿形成。

【临床特点】

临床上多数患者有反复发作病史，急性发作者表现为右上腹剧烈疼痛、高热，多数有黄疸，甚至出现昏迷及死亡。慢性者，可仅表现为中上腹部不适和胀痛，很少有发热和黄疸。急性发作时出现的腹痛、寒战和黄疸三联症，称 Charcot 征。

【影像检查技术与优选】

超声检查为首选方法，简便易行，易显示肝内细小胆管的结构。CT 和 MRI 是重要补充手段。其中 CT 对胆总管内结石显示优于超声和 MRI。CT 和 MRI 增强检查见胆管壁强化是诊断化脓性胆管炎的重要征象。MRCP 成像无需造影剂，能够很好显示胆系的解剖结构，显示扩张的肝内、外胆管发生阻塞的部位。

【影像学表现】

1. **超声**　肝外胆管明显增粗，壁增厚，回声增强或模糊，也可因黏膜肿胀而致内腔狭窄或显示不清。管腔内可见密集的细点状回声或沉积物弱回声（图 5-7-31）。可探及肿大的胆囊，囊壁增厚，有的呈双边征。囊内除可见结石光团外，还可见点、片状强回声或絮状强回声，常沉积在胆囊后壁，后方声影不明显，随体位改变可缓慢移动或变形。肝脏肿大，回声增强，化脓性胆管炎及胆管周围炎累及到周围肝组织可形成胆源性肝脓肿，声像图表现为肝脓肿不同时期的改变。

2. **CT**　肝内胆管扩张常呈不对称或局限性分布，以左叶明显，扩张的肝内胆管呈聚集状。肝外胆管扩张明显，程度不一。管内脓性胆汁淤积，其 CT 值高于一般胆汁，低于正常肝实质。多数化脓性胆管炎患儿可有肝内胆管结石，肝左叶特别是左外段好发，结石多为泥沙状或卵石状。胆管壁增厚，可呈弥漫性偏心性，增强扫描可明显强化，常提示急性发作期。由于胆管的感染，其周围有炎细胞的浸润，在肝窦内有多量中性多核细胞，可形成小肝脓肿，单发或多发。增强后脓肿壁及其分隔均可强化。胆管内积气弥漫性或局限性分布（图 5-7-32）。

3. **MRI**　①主要表现为肝内外胆管扩张和管壁增厚。管壁厚度一般小于 4mm，增强扫描，壁可明显强化；②胆管结石，常表现为 T₁WI 低、T₂WI 低信号，泥沙状或卵石状；③ MRCP 可详细了解胆管狭窄与梗阻的部位；④肝单发或多发小脓肿形成；⑤慢性胆管炎者，肝内外胆管扩张似枯树枝改变。

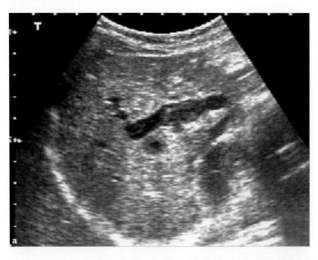 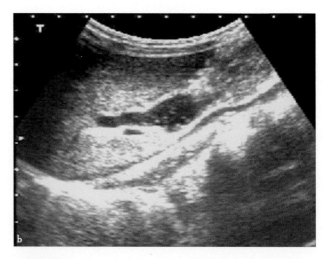

图 5-7-31 化脓性胆管炎
a、b. 超声示肝内外胆管见点状、絮状回声

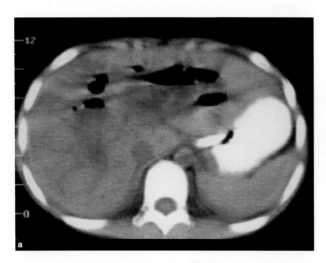 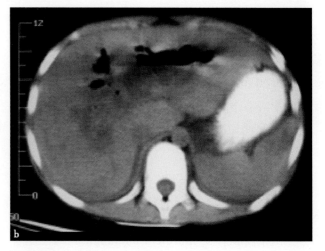

图 5-7-32 化脓性胆管炎
a、b. CT 平扫示肝内胆管弥漫性扩张、积气，肝门区脂肪层模糊不清，周围肝组织水肿

【诊断要点】

根据肝内外胆管扩张伴管壁增厚、胆管结石、胆管积气和 / 或积脓以及肝脏受累等征象，结合明确的临床表现诊断不难。

【鉴别诊断】

本病需要鉴别于先天性胆总管囊肿，后者与化脓性胆管炎的主要区别在于肝内外胆管扩张的程度与临床表现不一致，临床一般无发热、腹痛和黄疸等症状，影像学上肝内外胆管壁无增厚，增强无强化且无肝脓肿形成。

四、硬化性胆管炎

【概述】

硬化性胆管炎（sclerosing cholangitis）包括一系列以肝内外胆管炎症、纤维化和狭窄为特征的慢性进展性胆汁淤积性肝病，在儿童少见。硬化性胆管炎可以分为原发性硬化性胆管炎（primary sclerosing cholangitis，PSC）和继发性硬化性胆管炎（secondary sclerosing cholangitis，SSC）。原发性硬化性胆管炎的病因尚不清楚，一般认为与感染、免疫及先天性遗传因素有关；继发性硬化性胆管炎可继发于胆道慢性感染、结石、手术及朗格罕细胞组织细胞增生症。

【临床特点】

临床常表现为乏力、皮肤瘙痒、间歇性或进行性梗阻性黄疸，可伴有右上腹痛、恶心、呕吐、肝脾肿大，晚期出现胆汁性肝硬化、门脉高压和肝功能衰竭。

【影像检查技术与优选】

尽管超声可以发现胆管扩张以及胆管壁的增厚，通常不能诊断 PSC。增强 CT 可显示交替出现的胆管狭窄和扩张。CT 和 MRI 还可显示 PSC 的伴随肝实质改变及胆管改变。

【影像学表现】

1. **X线**　确诊依赖经皮肝穿或ERCP胆管造影，典型表现为肝内外胆管收缩与扩张交替出现或呈串珠状改变。胆管通常较长，甚至末段可闭塞。

2. **CT**　CT平扫对胆管病变显示不显著，增强后可见扩张和狭窄的胆管，胆管壁可出现环形强化。

3. **MRI**　PSC典型表现为肝内外胆管多节段性狭窄和扩张，与正常胆管交替出现，有时呈串珠样外观。随着纤维化进展，周围胆管闭塞，以致MRCP显示困难，表现为"修剪树"样外观（图5-7-33）。胆管显著扩张呈憩室样外突是PSC的特征性表现，胆管壁增厚并可伴有胆管壁强化。PSC通常同时累及肝内、外胆管，可合并胆管结石。SSC以肝外胆管狭窄为主，呈局灶性或弥漫性分布。部分患儿可能有不同程度的肝硬化。

【诊断要点】

主要根据临床表现、血生化、肝脏组织学及胆管造影综合诊断，肝内外胆管多节段性狭窄和扩张合并胆管壁增厚是较为特异性的影像学征象。值得注意的是，LCH可能以硬化性胆管炎为首发表现，但多合并多系统受累，如伴有骨骼破坏、典型皮疹、突眼及尿崩症等，因此，在硬化性胆管炎的患者中，应警惕有无其他器官、系统的损害。

【鉴别诊断】

主要需排除胆管癌造成的恶性胆管狭窄，特别是表现为单节段的胆管壁增厚和/或狭窄。以下影像特征支持恶性胆道狭窄而非硬化性胆管炎：①门静脉期相对肝实质明显强化的狭窄节段；②狭窄长度较长（>12mm）；③明显的胆管壁增厚（>3mm），边缘不清楚；④管腔不规则及不对称性狭窄。排除恶性胆道狭窄后再区分是PSC和SSC。此外，化脓性胆管炎常表现为肝内外胆管扩张伴管壁增厚、胆管结石、胆管积气或积脓，以资鉴别。

五、肝胆系横纹肌肉瘤

【概述】

横纹肌肉瘤（rhabdomyosarcoma，RMS）起源于中胚层、间叶的横纹肌母细胞，为小儿常见恶性肿瘤，其发病率在小儿颅外肿瘤中位于神经母细胞瘤、Wilms瘤后，居第3位。在美国15岁以下年发病率为（4~7）/1 000 000，6岁以下占2/3，男女比例为（1.3~1.4）:1，并与家族、种族有关。本病发病部位、病理类型均与年龄有关，发生于头、颈部横纹肌肉瘤常见于8岁以下儿童，多属于胚胎型；发生于四肢多见于青春期，病理类型多为腺泡型；而发生于膀胱、阴道则主要属于胚胎型中的葡萄状型，多见于婴幼儿。我国尚缺乏此类统计数据。

肝胆系横纹肌肉瘤可起自肝内胆管、胆囊、胆囊管及胆总管，肿瘤半数以上发生在肝外胆管，多为胚胎型的葡萄状肉瘤。肿瘤呈黄色发亮的葡萄串样的胶质颗粒，容易坏死出血。

【临床特点】

儿童胆道横纹肌肉瘤相当少见，仅占全部横纹肌肉瘤的0.8%~1%。临床发病年龄为5个月~11岁，以2~6岁多见，发病高峰是4岁，男女无差异，10岁以上少见。肿瘤位于肝外胆管者临床表现为阻塞性黄疸，位于肝内胆管者则以腹痛、腹部包块就诊。此外，尚可有发热、全身乏力或转移性症状。AFP阴性。

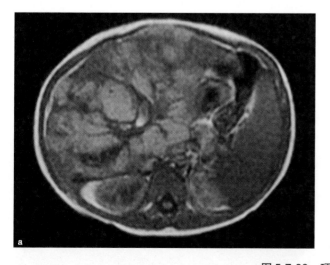
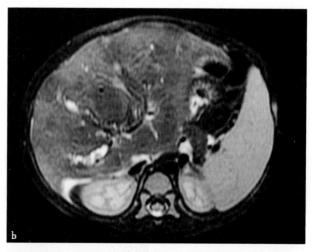

图5-7-33　硬化性胆管炎

a、b. MRI T_1WI 及 T_2WI 示肝脏体积增大，肝外缘不规则，肝裂增宽，肝实质信号不均匀，可见散在条片状长 T_1 长 T_2 信号，肝内胆管可见不均匀扩张

【影像检查技术与优选】

超声、CT 和 MRI 均能显示肝内外胆管管腔内肿块、胆管扩张程度与受累范围。超声对胆管的显示较 CT 好，而 MRI 无需造影剂就能很好地显示胆系解剖结构，尤其是 MRCP 成像，可显示扩张的肝内、外胆管，病变与胆管的关系显示更为清晰、可靠。

【影像学表现】

1. **超声** 肝脏体积增大，回声增粗。胆管可扩张，胆管壁回声减低或模糊不清，管腔内见较低实性回声结节向腔内不规则凸起，也可为实性不均质回声充满于管腔内。

2. **CT** 平扫显示肝门或肝内肿块，边界较清楚，密度不均匀，低于正常肝实质，可能与含有大量黏液组织有关。偶见囊变，钙化罕见。增强扫描肿块不强化或呈轻度不均匀强化（图 5-7-34）。肿瘤位于肝外胆管者，可致胆管扩张，自肝门向下达胰头水平，直径可达 5cm 以上。肿瘤位于胆管内，可形成不规则息肉状软组织密度影，在周围环形、半环形或花环状低密度胆液的衬托下，边界清楚可辨。增强后胆管壁强化，肿物可有轻度不均匀强化或不强化。如肿瘤堵塞胆管腔和浸润胆管壁周围时，上述胆汁"环征"消失，表现近端胆管扩张。

3. **MRI** 肿块在 T_1WI 呈低信号或等信号，T_2WI 呈等至高信号。瘤体实性为主，血供丰富，沿肝门及肝外胆管生长，肝内外胆管扩张明显。Gd-DTPA 增强扫描呈不均匀强化，病灶强化具有向心性，延迟仍可强化（图 5-7-35），还可了解肿块与周围血管的关系。MRCP 可显示胆管扩张及胆管内不规则低信号区。

【诊断要点】

RMS 具有软组织肿瘤的一般影像学表现，包括形态不规则、易出血坏死、增强扫描呈均匀强化，但

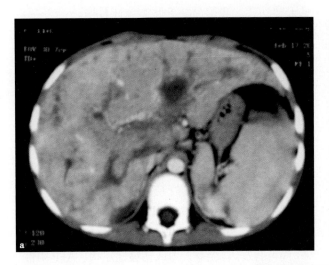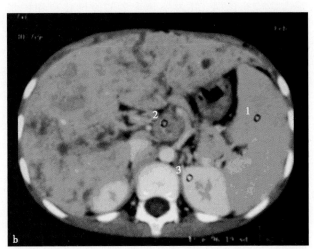

图 5-7-34 胆系横纹肌肉瘤

a、b. CT 增强检查示肝门及肝内肿块无明显强化，边界较清楚，密度低于周围肝实质。门静脉阻塞，腹腔动脉干受压移位

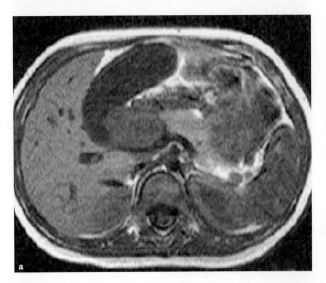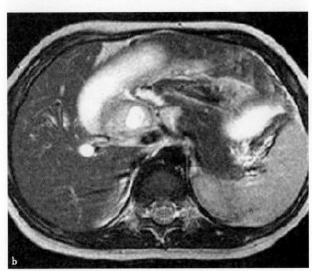

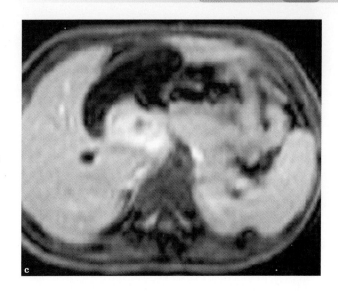

图 5-7-35　胆系横纹肌肉瘤
a、b. MRI 平扫示肿块在 T_1WI 呈稍低信号，T_2WI 呈高信号，沿肝门及肝外胆管生长，肝内外胆管扩张明显；c. MRI 增强示肿物明显强化，具有向心性，延迟仍有强化

缺乏特异性，最终需要病理学确诊。儿童期肝胆系肿瘤性病变需考虑到本病，影像学可观察病变本身及其与扩张胆管之间的关系。

【鉴别诊断】

本病的鉴别诊断：①肝外胆管横纹肌肉瘤，应考虑与胆结石、蛔虫、胆总管囊肿鉴别。根据影像学形态、CT 值，较易区分。且这种息肉样肿物可侵及胆管全长，特别是远端受侵，是胆管内肿物的特征性征象，在小儿几乎均由横纹肌肉瘤引起；②肝内胆管横纹肌肉瘤，由于影像学缺乏特征性，与其他肝内原发性肿瘤较难区别。对位于肝门区实性肿物，应警惕本病，结合临床症状、年龄、肝胆以外的征象及 AFP 等有助于鉴别。

（袁新宇　闫　喆）

参 考 文 献

[1] 潘恩源，陈丽英. 儿科影像诊断学 [M]. 北京：人民卫生出版社，2007

[2] 徐赛英. 实用儿科放射诊断学 [M]. 北京：北京出版社，1998

[3] 李正，王慧贞，吉士俊. 先天畸形学 [M]. 北京：人民卫生出版社，2000

[4] 郭俊渊. 现代腹部影像诊断学 [M]. 北京：科技出版社，2000

[5] 周康荣. 体部磁共振成像 [M]. 上海：上海医科大学出版社，2000

[6] 邵剑波，李欣. 小儿腹部 CT 诊断图鉴 [M]. 沈阳：辽宁科学技术出版社，2004

[7] 李欣，邵剑波. 儿科影像诊断必读 [M]. 北京：人民军医出版社，2007

[8] 朱杰明. 儿童 CT 诊断学 [M]. 上海：上海科学技术出版社，2003

[9] 邵剑波. 小儿肝脏肿瘤的影像学诊断 [J]. 放射学实践，2003，18（12）：868-874

[10] 张小明，李清乐. 布加综合征诊治现状 [J]. 中国医学科学院学报，2007，29（1）：25-28

[11] 侯志彬，李欣，王春祥，等. MSCT 血管造影诊断儿童门静脉畸形 [J]. 中国医学影像技术，2011，27（10）：2083-2086

[12] 李曾，徐凯，侯金香. 肝静脉型布 - 加综合征与肝窦阻塞综合征的 CE-MRA 鉴别诊断 [J]. 中国 CT 和 MRI 杂志，2014，12（8）：95-98

[13] 乔中伟，帕米尔，钱镔，等. 婴儿型肝脏血管内皮细胞瘤的 CT 表现和随访变化 [J]. 上海医学影像，2007，16：14-16

[14] 邵剑波. 儿童肝胆胰疾病影像诊断（一）[J]. 中国实用儿科杂志，2005，20（4）：253-255

[15] 邵剑波. 儿童肝胆胰疾病影像诊断（二）[J]. 中国实用儿科杂志，2005，20（5）：343-345

[16] 杨吉刚，马大庆，李春林. 胆道闭锁的临床及影像学诊断 [J]. 实用儿科临床杂志，2006，21（23）：1668-1670

[17] 王鸿慧，孔瑞，孙备. Caroli's 病的研究进展 [J]. 哈尔滨医科大学学报，2006，40（6）：518-519

[18] 廖伟伟，钟雪梅，马昕，等. 以硬化性胆管炎为首发表现的儿童朗格罕细胞组织细胞增生症 1 例并文献复习 [J]. 北京医学，2015，37（6）：551-554

[19] 徐赛英，田丰，孙良鸿，等. 小儿肝胆系横纹肌肉瘤四例 [J]. 中华放射学杂志，1994，28（2）：135-136

[20] 施诚仁，王俊，余世耀，等. 儿童胆道横纹肌肉瘤的诊断与治疗 [J]. 中华肿瘤杂志，2002，24（4）：410

[21] 王春祥，李欣. 儿童肝脏钝性创伤的 CT 诊断 [J]. 放射学实践，2004，19：110-112

[22] Kassarjian A，Zurakowski D，Dubois J，et al. Infantile hepatic hemangiomas clinical and imaging findings and their correlation with therapy[J]. AJR，2004，182（2）：785-795

[23] Roos FE，Pfiffner R，Stallmach T，et al. Infantile hemangio-endothelioma[J]. Radiographics，2003，23（6）：1649-1655

[24] Cho SW，Marsh JW，Fontes PA，et al. Extrahepatic portal vein aneurysm report of six pati en ts and review of the literature[J]. J Gastrointest Surg，2008，12（1）：145-152

[25] Karim AS. Caroli's disease[J]. Indian Pediatr，2004，41（8）：848-850

[26] Kim JH，Hong SS，Eun HW，et al. Clinical usefulness of free-breathing navigator-triggered 3D MRCP in non-cooperative patients：comparison with conventional breath-hold 2D MRCP[J]. Eur J Radiol，2012，81（4）：e513-518

第八章　胰腺疾病

第一节　胰　腺　炎

一、急性胰腺炎

【概述】

急性胰腺炎（acute pancreatitis）是指胰腺及其周围组织被胰腺分泌的消化酶自身消化的一系列化学性炎症，为最常见的小儿胰腺疾病，也是常见的急腹症之一。

小儿急性胰腺炎发病率近年来呈上升趋势，且有一定致死率。国外报道其病因包括特发性、外伤性、胰腺结构异常、系统性疾病、药物或毒物、病毒感染及代谢异常。国内报道以特发性、腮腺炎病毒感染、胆道疾病为主要病因。病理上分：①急性水肿型胰腺炎，临床上的轻症胰腺炎，表现胰腺肿大、间质水肿、炎细胞浸润，无出血、坏死；②急性出血坏死型胰腺炎，临床上的重症胰腺炎，可见胰腺肿大、变硬，胰腺及周围组织局灶性或弥漫性出血，以及不同程度坏死和液体积聚。假性囊肿作为急性胰腺炎的并发症，一般在病程4～6周内形成，囊肿可位于胰腺内或胰腺外，可单发或多发。胰腺外囊肿的分布以胰周、小网膜囊、左肾旁前间隙常见。严重的坏死性胰腺炎可并发蜂窝织炎和胰腺脓肿。

【临床特点】

急性胰腺炎起病急骤，主要症状有：①上腹部疼痛，通常为持续性，程度较剧烈，多位于中上腹；②畏寒、寒战、发热；③恶心、呕吐等胃肠道症状；④严重者有低血压和休克等多脏器衰竭；⑤其他症状，如黄疸及各种并发症；⑥腹膜炎体征，如上腹部压痛、反跳痛和肌紧张。儿童特别是幼儿的主诉能力较差，在临床上应较偏重于体格检查和实验室检查。检测血、尿淀粉酶是诊断急性胰腺炎最常用和最简便的方法之一。

【影像检查技术与优选】

急性胰腺炎的影像学检查的主要目的是确定其是否存在，判断其严重程度及评估预后，发现各种并发症。超声是急性胰腺炎的主要筛查方法，部分患儿因肠管胀气会影响观察。CT是急性胰腺炎的最佳检查方法，对临床分型、有无并发症、判断治疗及预后情况有很大价值。MRI的诊断价值与CT类似，无辐射且软组织分辨力高。MRCP和ERCP可清楚显示胰管全貌，如走行、分支、管径、管腔内异常等，有助于明确急性胰腺炎的病因。

【影像学表现】

1. **X线**　平片表现为上腹部软组织密度增高，胰腺炎渗出物刺激邻近肠袢反射性淤张，如十二指肠曲胀气，横结肠截断征，即仰卧位结肠肝曲和脾曲充气而横结肠不充气，或右半结肠充气而左半结肠不充气，左侧胸膜炎和腹膜炎改变等。

2. **超声**

（1）急性水肿型胰腺炎：①胰腺局限或弥漫性肿大；②肿大的胰腺内部呈均匀低回声，后方回声轻度增高；③由于肿大胰腺挤压，下腔静脉、肠系膜上静脉可受压变形。

（2）急性出血坏死型胰腺炎：①胰腺显著肿大，形态不规则，边缘轮廓模糊不清；②胰腺内部非均匀性回声增强，其中常有小片低回声区或液化无回声区；③有时可见假性囊肿所致的无回声区，或胰腺显示不清；④胰液外溢合并网膜囊积液或积脓。

3. **CT**

（1）急性单纯水肿型胰腺炎：胰腺局限性或弥漫性增大（图5-8-1a），密度正常或轻度减低，密度均匀或不均匀，后者系胰腺间质水肿所致。胰腺轮廓清楚或模糊，可有少量胰周积液，左肾周筋膜可增厚。增强扫描胰腺均匀增强，无坏死区域（图5-8-1b）。少数病例CT可无阳性表现。

（2）急性出血坏死型胰腺炎：①胰腺体积常明显增大，多为弥漫性；②胰腺密度不均，密度改变与其病理变化密切相关（图5-8-2a～c）。胰腺水肿则CT

值减低,坏死区表现为囊样低密度区域。增强扫描坏死区显示更明显(图5-8-2b);③胰周脂肪坏死、积液。胰周脂肪间隙消失,小网膜囊积液常见,液体可经Winslow孔进入腹腔引起局限性或弥漫性腹膜炎;④胰周和胰内假性囊肿,CT表现为大小不一的圆形或卵圆形囊性低密度肿块,绝大多数为单房,

囊壁均匀,可厚可薄,增强后囊壁可强化。

4. MRI　MRI诊断价值与CT相同,可较好的显示急性胰腺炎的各种病理改变(图5-8-1c、d,图5-8-2d)。MRCP可立体观察胰胆管走向、形态、管径及管腔内情况。

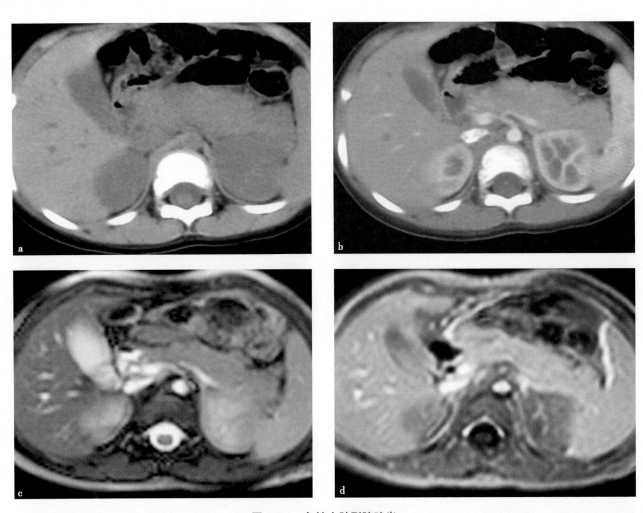

图5-8-1　急性水肿型胰腺炎

a. CT平扫示胰腺体积普遍增大,边缘模糊,胰周可见渗出性改变,胰管未见明显扩张;b. CT增强检查显示胰腺均匀一致强化;c. 治疗2周后复查,MRI STIR序列显示胰腺肿胀程度减轻,胰周渗出不明显,胰管未见明显扩张;d. MRI增强检查显示胰腺均匀强化,未见明显坏死区

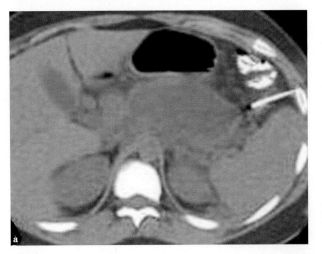

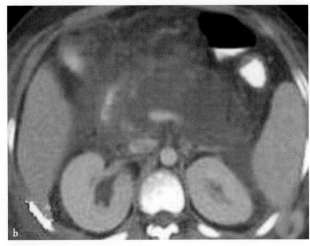

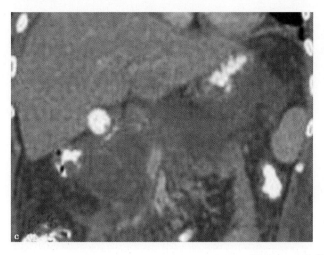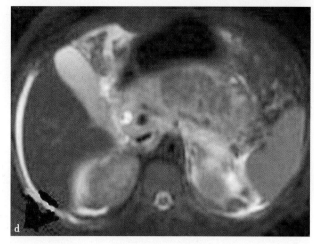

图 5-8-2　急性坏死型胰腺炎

a. CT 平扫示胰腺体积增大，密度减低，边界模糊；b. CT 增强检查示胰腺实质密度减低，无明显强化，提示胰腺坏死；c. CT 平扫冠状面重组图像显示胰腺弥漫性肿大，边界模糊，密度减低；d. MRI T₂WI 显示胰腺肿大，边界模糊，胰腺信号增高，周围有渗出和腹水

【诊断要点】

急性胰腺炎在影像学上表现为胰腺肿大伴胰周渗出。不同分型具有不同特征，其中出血坏死型胰腺炎实质密度不均，增强后可见无强化坏死区。结合典型临床表现和胰酶升高，诊断并不困难。

【鉴别诊断】

急性胰腺炎形成假性囊肿后，需与其他胰腺囊性肿瘤鉴别，后者囊壁常较厚且不规则，增强后囊内分隔强化，呈多房蜂窝状，有时囊壁、分隔内可有不规则钙化，且临床上常无胰腺炎病史。需要注意的是有些恶性胰腺肿瘤的首发症状以阻塞胆胰管造成急性胰腺炎为主要表现。

二、慢性胰腺炎

【概述】

慢性胰腺炎（chronic pancreatitis）的发生可与多种因素有关。儿童慢性胰腺炎的发生几乎是由急性炎症反复发作而致，其中有些显然与胆石症及胆管炎症有关。病理特点为胰腺纤维化，质地变硬，体积缩小，正常小叶结构丧失；晚期腺体完全萎缩，被纤维和脂肪组织取代，胰岛组织也遭受破坏。

【临床特点】

临床表现包括：①上中腹部疼痛，为慢性胰腺炎的最主要症状。饮酒和饱餐可诱发疼痛或使疼痛加重；②胰腺功能不全，由于胰岛细胞和腺体破坏，损害胰腺的内、外分泌功能，前者可并发糖尿病，后者引起消化不良、脂肪痢、体重减轻。

【影像检查技术与优选】

X 线片和 CT 检查可明确显示胰腺实质及胰管内钙化斑。CT 和 MRI 检查显示胰腺形态、胰管走行和胰周情况，MRCP 则有利于显示串珠状扩张的主胰管并判断胆胰管合流部有无异常。

【影像学表现】

1. X 线　部分患者在胰腺区可见不规则斑点状钙化影。

2. CT　慢性胰腺炎的 CT 表现多样，变化不一。轻型病例 CT 可完全正常，主要阳性表现为：①胰腺体积变化：腺体可正常、缩小或增大；②胰管扩张：多数病例 CT 可显示不同程度的胰管扩张，典型表现为主胰管串珠状扩张；③胰管结石和胰腺实质钙化：为慢性胰腺炎的较可靠的 CT 征象（图 5-8-3）；④假性囊肿：与急性胰腺炎不同之处为这类病例的囊肿常位于胰腺内。

3. MRI　胰腺弥漫性或局限性增大，胰腺也可萎缩。T₁WI 表现为混杂的低信号，T₂WI 表现为混杂的高信号。钙化灶在 MRI 上表现为低信号或无信号。MRCP 可清楚显示串珠状扩张的主胰管。

【诊断要点】

弥漫性胰腺萎缩、胰腺实质钙化及主胰管串珠样扩张是慢性胰腺炎的重要的影像学诊断依据，上述征象可同时存在或部分存在。若伴有反复发作的胰腺炎病史，一般支持诊断。

【鉴别诊断】

由于炎症性改变致胰腺局限性萎缩，若发生于胰体尾部，本病需与胰头占位相鉴别。后者一般无

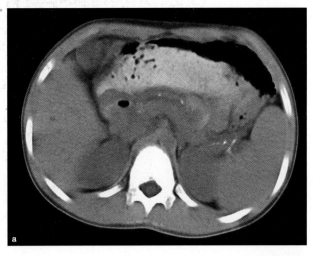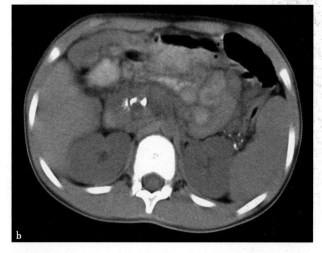

图 5-8-3　慢性胰腺炎
a、b. CT 平扫示主胰管不规则扩张，其内壁不规整；同时可见胰管及胰腺实质多发斑片状高密度钙化斑

胰腺炎病史，在儿童期多见于胰母细胞瘤，在胰头区形成软组织包块，为乏血供肿瘤，增强后呈不均匀强化，肝脏、淋巴结转移或邻近血管受侵则更支持肿瘤诊断。此外，慢性胰腺炎合并胰腺内假性囊肿者，需注意与胰腺囊性肿瘤如囊腺瘤相鉴别，后者很少发生于儿童，囊壁及囊内分隔可强化，而假性囊肿内无分隔。

第二节　胰腺囊肿

一、胰腺真性囊肿

【概述】

胰腺先天性囊肿（congenital pancreatic cyst）属于胰腺真性囊肿（true pancreatic cyst，TPC）的一种，临床远较假性囊肿少见，其囊壁有上皮细胞覆盖，包括皮样囊肿、多囊胰、胰腺囊性纤维化等。

【临床特点】

早期缺乏典型症状，许多患儿因胎儿产前检查或生后"腹部膨隆"在体检时无意中发现。巨大囊肿压迫胃、结肠时可出现呕吐、便秘，囊肿较大时可形成腹部包块，压迫胆道可出现黄疸症状。

【影像检查技术与优选】

X 线片对胰腺先天性囊肿诊断价值不大。超声检查是主要筛查方法，部分患儿因肠管胀气会影响观察。CT 检查是胰腺先天性囊肿的最佳检查方法，对病灶大小、部位、鉴别诊断等均有很大价值。MRI 的诊断价值与 CT 相同，可作为小儿胰腺先天性囊肿的进一步检查方法。

【影像学表现】

1. X 线　腹部平片价值不大。消化道造影偶可显示胰腺先天性囊肿引起的占位效应，如胃肠道受压移位征象。

2. 超声　胰腺局部或相邻部位无回声区，囊壁回声清晰，后方有回声增强。囊肿大小不等，形态一般为圆形或椭圆形，边界清楚。

3. CT　CT 可直接显示胰腺先天性囊肿，多表现为均匀、水样密度病变，呈圆形或椭圆形，大多数为单房，感染或出血时囊肿内密度升高。囊壁菲薄，感染时也可增厚，但厚度均匀。增强后囊壁有不同程度强化，囊内成分不强化。

4. MRI　MRI 上表现为大小不一的圆形或椭圆形囊性肿块，囊内为均匀长 T_1 长 T_2 信号，多数为单房，囊壁菲薄，增强后囊壁强化。

【诊断要点】

超声、CT 和 MRI 均可明确显示胰腺内囊性包块，薄壁，囊内无强化，囊壁可强化。最终通过病理学明确囊壁上皮成分来进行诊断。

【鉴别诊断】

胰腺先天性囊肿需与胰腺假性囊肿及囊性肿瘤进行鉴别，本病与假性囊肿很难在影像上区分，而胰腺囊腺瘤多可见放射状排列的纤维瘢痕和蜂窝状分布的囊内分隔，有时肿瘤壁厚薄不均或见壁结节突入囊内。有时较大的胰腺先天性囊肿可与周围器官组织紧密相贴或粘连，在影像上形成重叠假象，易误诊为邻近其他器官的囊性病变，往往在手术探查和术后病理检查中才能确诊。

二、胰腺假性囊肿

【概述】

胰腺假性囊肿（pancreatic pseudocyst）是最常见的胰腺囊性病变，占胰腺囊肿的 40%～50%，多继发于急慢性胰腺炎和胰腺损伤，其特征为血液、胰液外渗以及胰腺自身消化导致局部组织坏死崩解物积聚，长时间不能吸收而形成，其囊壁由非上皮成分的炎性纤维结缔组织构成，所以称为假性囊肿。

【临床特点】

临床症状主要有腹痛、腹部肿块等。按病理发展构成可分为坏死性及潴留性假性囊肿，前者由于急性胰腺炎的自身消化过程导致胰液渗入小网膜、胰腺组织内或后腹膜引起。后者是由于慢性胰腺炎后胰管阻塞和胰管内压力增加，导致胰管或胰小管局部破裂使胰液外渗而形成。从解剖角度可分为胰腺内和胰腺外假性囊肿两种，可单发或多发。胰腺外囊肿的分布与积液的扩散途径和分布范围相一致，以胰周、小网膜囊、左肾周间隙最为常见，也可见于腹腔、盆腔的任何部位，下可达腹股沟，上达纵隔，偶见于肝、脾、胃肠壁、腰大肌、髂腰肌等。

【影像检查技术与优选】

影像学检查对胰腺假性囊肿的评估与胰腺真性囊肿基本一致。X线片诊断价值不大。超声检查是主要筛查方法。CT和MRI检查可以较好地显示胰腺假性囊肿，对病灶大小、部位、与周围结构的关系及鉴别诊断均有很大价值。

【影像学表现】

1. **X线** 消化道造影偶可显示假性囊肿引起的占位效应，如胃肠道受压移位征象。

2. **超声** 表现为胰腺局部或相邻部位的无回声或不规则低回声区，可见囊壁，后方有回声增强，出血或感染时回声高低混杂。囊肿大小不等，较小的囊肿多位于胃的后方，较大者可贴近前腹壁。一般为圆形或椭圆形，极少数可呈分叶状，边界清楚（图5-8-4a）。

3. **CT** CT可直接显示胰腺假性囊肿，表现为均匀、水样密度囊性病变，呈圆形或椭圆形，绝大多数为单房，偶为多房，感染或出血时囊肿内密度升高。囊壁可厚可薄，早期囊肿壁较薄，慢性期或合并感染时可增厚，但厚度均匀（图5-8-4b～d）。增强后囊壁有不同程度强化，囊内成分不强化。

4. **MRI** 囊性肿块内为均匀长 T_1 长 T_2 信号，多数为单房，囊壁均匀、可厚可薄，增强后囊壁不同程度强化（图5-8-5）。囊内合并感染或出血时信号不均匀。

【诊断要点】

超声、CT和MRI均可明确显示胰腺内囊性包块，单房多见，薄壁且无囊内分隔，增强后囊壁可强化，囊内无强化。患者既往有胰腺炎、胰腺外伤的病史，多支持本病诊断。

【鉴别诊断】

胰腺假性囊肿需与胰腺囊性肿瘤进行鉴别。胰腺假性囊肿一般有胰腺炎或胰腺外伤病史，囊内呈水样密度，囊壁薄而均匀，增强后囊壁光滑无壁结节，囊内液体无强化，一般呈单房结构无分隔。胰腺囊性肿瘤囊壁常较厚且不规则，增强后囊内有强化的分隔样影，可呈多房蜂窝状，有时囊壁、分隔可伴有不规则钙化。

影像学难以区别胰腺真性囊肿和假性囊肿，需依靠手术后病理证实。患者如伴有胆道疾病、既往胰腺炎病史，则假性囊肿可能性较大；如伴多发肝、肾囊肿，又无上述表现者，则考虑真性囊肿可能性大。

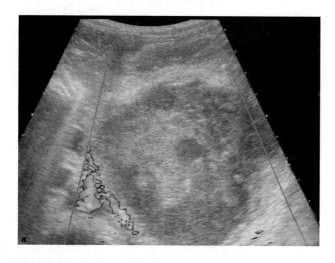

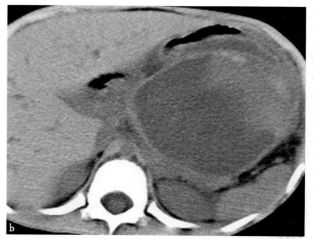

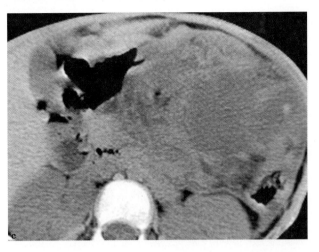

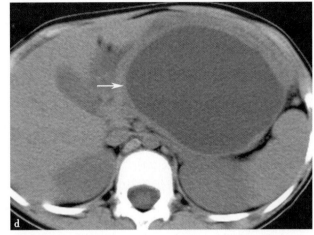

图5-8-4 胰腺假性囊肿

a. 超声示上腹部偏左侧见一混合回声团块,边界欠清,内部回声不均;b、c. CT平扫(不同层面)示胰腺体尾部囊状不均匀低密度为主包块,与胰腺分界欠清,边缘渗出,左侧肾前筋膜、侧锥筋膜增厚;d. 病灶引流术后8个月,CT平扫示胰体尾部前方可见一囊状液性低密度影(箭头),密度均匀,边界清晰

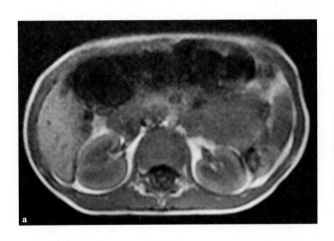

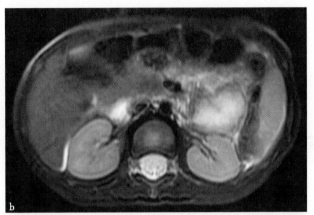

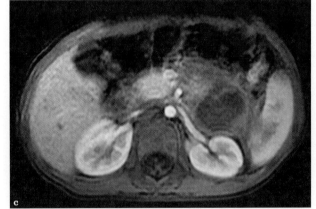

图5-8-5 胰腺假性囊肿

a、b. 轴位T_1WI、轴位T_2WI显示,胰尾部长T_1、长T_2信号病灶,T_2WI中可见边缘低信号环;c. 轴位压脂T_1WI增强检查可见病灶周边轻度强化,而囊内未见明显强化

第三节 胰腺肿瘤

一、胰母细胞瘤

【概述】

胰母细胞瘤(pancreatoblastoma,PB)是一种胰腺腺泡细胞起源的罕见肿瘤,占儿童胰腺非内分泌性肿瘤的0.5%,也有发生于成人的报道。由Stout于1932年报告首个病例。Frable等称之为婴儿型胰腺癌(infantile pancreatic carcinoma)。1977年,Horie等鉴于其组织学与胚胎期胰腺相似,提出胰母细胞瘤命名。本病好发于胰头或胰尾,大体病理肿瘤呈球形、卵圆形或分叶状,常有纤维包膜,切面为黄色、浅褐色或灰白暗红,多有砂样钙化、出血坏死及囊变,亦可见不完整的纤维间隔。

【临床特点】

发病年龄常见于1～8岁。儿童胰母细胞瘤生长相对较慢，临床表现主要包括腹部包块、腹痛，血清AFP水平增高或正常。易侵犯门静脉及其属支，最易转移至肝脏。若未发生转移，手术切除预后较好，预后明显优于成人胰腺癌。

【影像检查技术与优选】

X线片对胰母细胞瘤的诊断价值不大。超声是胰母细胞瘤的初选检查方法。CT可显示肿瘤内坏死、出血及钙化，增强检查有助于明确有无血管受侵及有无转移灶，对诊断及鉴别诊断具有较大价值。MRI对肿瘤内出血较为敏感，亦可提高胰管的显示率。

【影像学表现】

1. X线　腹平片见上腹部软组织密度增高，其内可见不规则钙化灶及肠管受压移位等间接征象。胰头部病变可造成十二指肠肠曲形态、位置及内侧缘黏膜皱襞的变化，上消化道造影特别是低张十二指肠造影，可以通过观察上述改变间接显示胰腺疾病的部分征象。

2. 超声　表现为实性肿块或复杂的多房囊性不均匀回声区，边界一般较清楚，具有乏血供的特点。可有门静脉及属支受侵、肝转移。

3. CT　表现为实性或多房囊性巨大肿块，有完整或不完整包膜，边缘多清楚，极少数呈浸润性生长，常伴有区域性簇状钙化、出血、坏死及囊变（图5-8-6a）。增强后肿块不均匀强化，包膜轻度强化。增强扫描有助于发现周围血管有无受侵及肿瘤转移灶。胰母细胞瘤多转移至肝，腹膜后淋巴结、大网膜转移亦常见，出现腹水征象多提示肿瘤腹腔转移。

少数发生于胰头部的肿瘤可引起胆管、胰管及十二指肠梗阻征象。

4. MRI　表现为实性混杂信号肿块，T_1WI以低信号为主，T_2WI呈混杂高信号（图5-8-6b、c），可有包膜，呈低信号，边缘大多清楚，极少数呈浸润性生长。注射Gd-DTPA后肿块不均匀强化，坏死区不强化（图5-8-6d）。

【诊断要点】

发病高峰年龄4岁左右，胰头、胰尾部多见。瘤体较大，边缘较清晰，常有坏死、囊变及钙化。增强扫描呈不均匀强化，肿瘤小叶分隔可强化。肿瘤包膜破坏后，与邻近脏器间脂肪间隙消失，甚至包绕腹膜后血管，可发生血源性或淋巴转移。胰头部肿瘤可致胆管和胰管扩张，呈"双管征"表现。

【鉴别诊断】

当肿块较大、难以判断发病部位时，与好发于儿童的其他腹膜后肿块较难鉴别。其中与神经母细胞瘤的鉴别较重要，神经母细胞瘤常位于肾上腺区，位置相对胰腺肿瘤更为偏后，肾脏可受压下移，肿块可包绕腹主动脉、下腔静脉，其边缘常不及胰母细胞瘤清楚。此外，本病与小儿原发胰腺癌、原发性胰腺淋巴瘤难以区别，临床发现时多为中晚期，预后很差，主要依靠病理确诊。

二、胰腺实性-假乳头状瘤

【概述】

胰腺实性-假乳头状瘤（solid-pseudopapillary tumor of the pancreas，SPTP）是一种胰腺罕见肿瘤，占胰腺肿瘤的1%～2%。由Frantz于1959年首先报告，将其命名为胰腺乳头状良恶性肿瘤，之后又

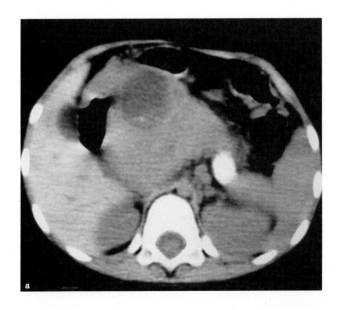

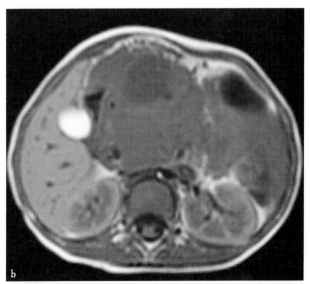

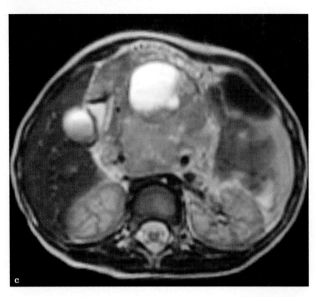 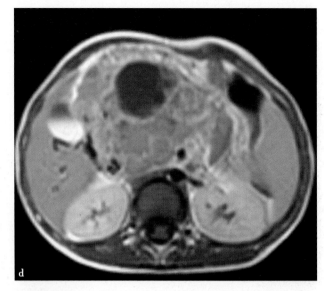

图 5-8-6　胰头部胰母细胞瘤

a. CT 平扫示上腹部实性肿物影，形态不规则，呈浸润性生长，与周围组织界限欠清晰，内部可见片状低密度坏死区和钙化点。十二指肠充气、扩张；b、c. MRI 平扫显示肿物实性部分呈等 T_1、稍长 T_2 信号，腹部大血管被肿物所包裹，胆囊明显充盈、扩张；d. MRI 增强显示肿物实性部分呈明显不均匀强化，但与周围组织界限仍显示不清

称之为实性 - 囊性肿瘤、乳头状囊性肿瘤、实性囊性乳头状上皮性肿瘤、实性乳头状瘤等。1996 年，WHO 将其统一命名为胰腺实性 - 假乳头状瘤，并将 SPTP 新分类为生物学行为未定或交界性恶性潜能的肿瘤。该肿瘤是一种胰腺外分泌腺上皮性交界性肿瘤，好发于年轻女性，偶发于老年女性和男性，儿童罕见。

大体病理观察，多数肿瘤体积较大，呈圆形或椭圆形，边界清楚，多数有完整包膜，切面囊实性多见，囊腔多房性，囊内壁附大量咖啡样絮状物。部分区域呈实性，灰白灰红色，鱼肉状。镜下观察有实性和假乳头两种排列方式。实性区瘤细胞绕血管排列成片块状、巢状。假乳头区显示特征性的有纤维血管轴心的分枝状乳头。假乳头的纤维血管轴心可见明显的黏液变性，部分病例囊性区内可见出血、坏死。多数病例无肿瘤浸润周围组织现象。

【临床特点】

SPTP 在儿童中主要发生在 10 岁以上，多以腹痛、腹部包块为主要症状，个别患儿无症状，因偶然发现腹部肿物就诊。肿瘤常位于胰头或胰尾部，尽管瘤体较大，却很少引起胆道梗阻而发生黄疸。发生在胰头部位的肿瘤在腹部体检时易被发现，发生在胰尾部的肿瘤因位置较深不易被发现。实验室检查没有特殊的改变。

【影像检查技术与优选】

超声是 SPTP 的主要筛查方法。CT 和 MRI 是最佳检查方法，可明确肿瘤发生的部位、成分及其与周围血管、脏器之间的关系，动脉期和门静脉期的双期增强扫描对本病的诊断有决定意义。

【影像学表现】

1. X 线　平片可显示与其他胰腺肿瘤类似的钙化灶，价值非常有限。

2. 超声　表现为边界清晰的低回声占位性病变，内部回声不均，与胰腺密不可分，肿瘤可以囊性为主或呈囊实混合性。

3. CT　肿瘤为边界清晰的囊实性病变。囊性结构为主或囊实结构比例相仿者，CT 表现为小片状实性部分，漂浮在低密度的囊性部分中，或实性部分呈附壁结节或实囊部分相间分布。实性结构为主者，囊性部分为低密度，囊性部分在实质中或包膜下。病灶内可见不规则钙化灶及出血、囊变、坏死。增强扫描肿瘤实性部分于动脉期轻度强化、静脉期明显强化，囊性部分在增强前后均未强化，包膜可均匀一致强化，使得边界更清楚。

4. MRI　肿瘤主要表现为圆形、椭圆形或分叶状软组织团块，纤维包膜呈低信号，较完整，与胰腺分界清晰。肿瘤内可见长 T_1、短 T_2 纤维分隔，实性成分呈等或稍长 T_1、稍长 T_2 信号。出血部分 T_1WI 上为高信号，T_2WI 上为高信号或高低混杂信号。注射 Gd-DTPA 后实性部分强化较明显（图 5-8-7）。MRI 对钙化灶不敏感。文献统计发生于胰头部位的 SPTP 很少引起胆道系统或胰管扩张。

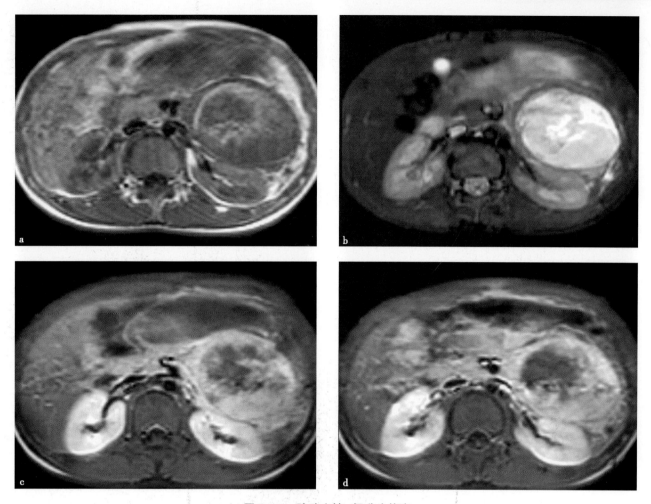

图 5-8-7　胰腺实性 - 假乳头状瘤

a、b. MRI T₁WI 示胰尾部类圆形肿物影，包膜完整，内部信号不均匀，可见坏死、出血信号。左肾受压变形；c、d. MRI 增强检查显示肿物实性部分明显强化，坏死区无强化。周围组织未见明显浸润征象

【诊断要点】

本病主要发生于年轻女性，胰体尾部好发。瘤体较大，多数伴有出血、坏死及囊变。影像学上表现为胰腺内囊实性肿块，增强后肿瘤实性部分于动脉期呈轻度强化，静脉期强化更显著。病变可突出于胰腺轮廓之外，向腹腔及腹膜后呈膨胀性生长。

【鉴别诊断】

1. **胰母细胞瘤**　胰头好发，多为乏血供肿瘤，增强扫描强化不明显，中心常有坏死。

2. **胰腺假性囊肿**　常有胰腺炎病史，病灶位于胰腺内或外，CT 表现为均匀一致的液体密度影，壁薄而均匀，增强后囊壁均匀强化。当假性囊肿内有出血、感染、坏死组织或囊壁增厚时鉴别困难，必须依靠活检确定诊断。

3. **胰腺囊腺瘤**　多见于胰体尾部，包膜较薄，单房或多房，可见放射状排列的纤维瘢痕和蜂窝状分布的囊内分隔，有时肿瘤壁厚薄不均或见壁结节突入囊内，囊壁、中心瘢痕可见钙化。

4. **无功能性胰岛细胞瘤**　以实体为主，强化一般明显，约 1/5 病灶内见结节样钙化，若肿瘤出现较大坏死及囊变则很难与实性 - 假乳头状瘤鉴别。

三、胰岛细胞瘤

【概述】

胰岛细胞瘤（islet cell tumor）又称胰腺内分泌肿瘤（pancreatic endocrine tumors，PETs）是胰岛细胞来源的一类肿瘤的总称，根据有无内分泌功能分为功能性和无功能性两种，前者因内分泌物质成分不同又分为胰岛素瘤、胃泌素瘤、胰高血糖素瘤、ACTH 瘤、VIP 瘤等；后者是一种无症状的胰腺内分泌肿瘤，其肿瘤细胞并非无功能，而是分泌某种激素的量过少未达到生物学效应的浓度，或可能产生某种激素而难于释放，也可能分泌某种激素的前体。相关内分泌检查可确定诊断。影像学检查在于明确肿瘤部位，有无周围侵犯和淋巴结、远处转移等。胰岛细胞瘤的良恶性标准国内外尚不统一，只有肿

瘤转移是诊断恶性的可靠指标，肝脏是本病最易发生转移的脏器。

功能性胰岛素瘤多来源于胰腺的胰岛 β 细胞，90% 以上是腺瘤，其次为腺癌。在胰头、体、尾部分布大致相等，极少数位于小肠、肺部、颈部等。绝大多数是良性，多数为单发，多在 1～2cm，质硬，常有完整包膜，与正常胰腺组织分界清楚。

【临床特点】

功能性胰岛细胞瘤因内分泌物质成分不同又分为胰岛素瘤、胃泌素瘤、胰高血糖素瘤、ACTH 瘤、VIP 瘤等，临床表现与其分泌的特定激素有关，具有比较明确的临床症状。

非功能性胰岛细胞瘤不分泌活性物质，无内分泌紊乱征象，生长缓慢，多属良性肿瘤，早期没有明显临床症状，难以被发现。当肿瘤增大压迫邻近脏器，如十二指肠及胃窦部、主胰管或胆管末端，使胆汁、胰液流出不畅，或肿瘤过大时出现上腹部隐痛、腹部肿块而就诊。肿块多较大，多发生在胰体尾部，可囊变、坏死、出血、钙化。

【影像检查技术与优选】

超声可显示肿瘤大小、位置、有否囊性变及钙化。CT 和 MRI 除可明确肿瘤位置外，还能确定其边缘、界限、与邻近器官的关系等情况，增强检查可显示本病富血供的强化特点。DSA 检查对诊断功能性胰岛细胞瘤有较高的敏感性，特别是 CT 增强不易发现的小病灶，但因为是有创性检查故应用不多。

【影像学表现】

1. **X 线** 平片可发现较大肿瘤引起的上腹部软组织密度增高，显示较大的钙化灶及胃肠道受压移位征象，但价值十分有限。

2. **超声** 较小的肿瘤超声不易发现。直径 >1cm 的肿瘤表现为边界清晰的圆形低回声病变，内部回声均匀，有钙化时内部出现稀疏回声点。

3. **CT** 功能性肿瘤多较小，平扫时胰腺轮廓一般正常，病灶密度接近正常胰腺。较大的肿瘤表现为局限性肿块，内部可出现钙化。增强扫描后，胰岛素瘤因为血供丰富，早期呈均匀一致或环形显著强化。恶性者常发生肝转移，转移灶亦为富血供，早期明显强化。

无功能性肿瘤一般较大，多见于胰体尾部，密度可均匀，病灶内可出现低密度坏死区、结节状钙化（图 5-8-8a、b）。增强后均一强化，也可不均匀强化，实性部分于增强动脉期即明显强化（图 5-8-8c、d）。肿瘤侵犯周围组织和出现肝转移灶提示恶性。

4. **MRI** 功能性胰岛细胞瘤瘤体较小，且常规 T_1WI 扫描与正常胰腺组织信号差别不大，肿瘤显示率低。采用 T_1WI 脂肪抑制序列可提高小病灶的检出率。增强检查动脉期病灶明显强化且持续时间长，反映了肿瘤富血管性特点，延迟 1～2 分钟扫描有助于显示环绕病灶的正常胰腺实质组织。在 T_2WI 上病灶一般为高信号。

无功能性肿瘤体积大，信号不均匀，可出现囊变、坏死区。增强后均一或不均匀强化，甚至只有囊壁轻度强化，反映了其容易坏死囊变的特点。

【诊断要点】

功能性胰岛细胞瘤一般较小，结合典型临床表现和生化指标诊断不难。无功能性胰岛细胞瘤相对较大，好发于胰体尾部，为富血供肿瘤，增强后肿瘤于动脉期呈明显强化，接近腹主动脉密度，达峰时间较长，静脉期强化程度减低，但仍高于正常胰腺组织。

【鉴别诊断】

无功能性胰岛细胞瘤就诊时常较大，需与其他小儿胰腺肿瘤鉴别。

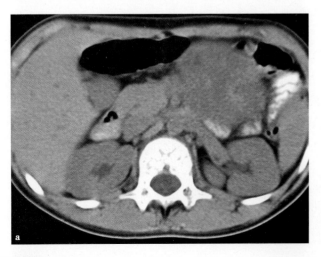
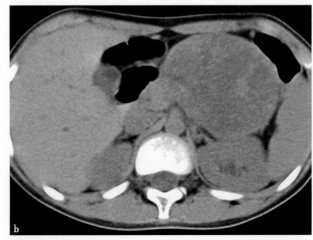

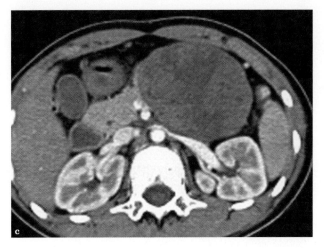
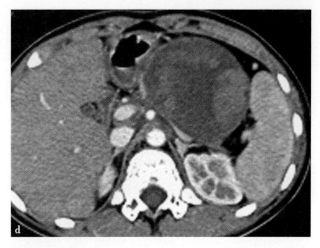

图5-8-8 非功能性胰岛细胞瘤

a、b. CT平扫示胰腺体尾部一类圆形肿物影，边界清晰，肿物密度略低于残存胰腺组织，内部散在不规则片状稍高密度影。周围组织呈挤压性改变，无明显浸润征象；c、d. CT增强显示肿物实性成分明显强化。腹部大血管受压移位。左肾静脉明显受压

1. **胰母细胞瘤** 多为乏血供肿瘤，增强扫描无明显强化，中心常有坏死。

2. **消化道间质来源肿瘤** 无功能胰岛细胞瘤常突出于胰腺轮廓外，根据其特有的强化特性，同时行多平面重组来明确肿瘤和胰腺的关系。根据胃肠道钡餐检查和胰腺周围大血管的推移改变协助进行肿瘤来源判断。

3. **胰腺假性囊肿** 多有胰腺炎或外伤史。囊内容物不强化，囊壁薄，囊内多无分隔、钙化及壁结节。

第四节 胰腺创伤

【概述】

胰腺钝性损伤并不常见，占整个腹部损伤的3%～12%，其死亡率为16%～20%，50%与低血容量性休克、腹腔内脏大出血有关，并发症如胰腺脓肿和出血也是主要原因。约1/3的胰腺钝伤患儿合并内脏损伤，外伤后胰腺假性囊肿的发生率大约为36%。

【临床特点】

胰腺钝性伤的典型临床表现为与体征不相称的突发腹部疼痛，位于上腹部。由于胰腺位于腹膜后，常无腹膜刺激症状。胰腺钝性伤的受力方向常决定胰腺的受伤部位。脊柱右侧的猛烈撞伤常使胰头受伤，而脊柱左侧创伤易致胰腺体尾部损伤。当胰腺被上腰椎严重挤压时，可能引起胰腺的横断伤。胰腺撕裂伤多发生于左侧肠系膜血管前方的胰腺尾部与体部之间的交界处。

【影像检查技术与优选】

CT是评价可疑性胰腺钝伤首选方法。由于胰腺解剖位置较深，易受到前方胃、肠内气体的干扰，超声显像不如CT，但在随访创伤后胰腺假性囊肿方面有价值。

【影像学表现】

1. **超声** 胰腺挫裂伤时，胰腺肿大，回声减弱，分布不均匀，胰腺实质内可见不规则液性暗区，内见散在点状和片状回声，腹腔可见少量液性暗区。胰腺断裂时，完整的胰腺形态消失，边缘不规整，腺体内部回声紊乱，可见中、低、强回声不均匀分布，胰腺实质回声中断，断端不规则，断裂端处可见不规则无回声区，同时胰周、小网膜区可见无回声的积液。彩色多普勒显示损伤区内无明显血流信号。

胰腺损伤在恢复过程中，部分可形成胰腺假性囊肿，胰腺局部可见一无回声区，边界光滑、整齐，多呈圆形，也可呈分叶状。囊肿后壁回声增强，可见侧边声影。囊肿单发多见，也可呈多发，或内有分隔状。囊肿合并感染时，其内见细密的点状回声。囊肿巨大时，可压迫周围组织，使其移位，也可使胰腺失去正常的形态。

2. **CT** 儿童胰腺损伤在CT上表现为局灶性或弥漫性胰腺增大、轮廓不规则、邻近脂肪带界限消失。若胰周或小网膜囊积液则高度提示胰腺创伤（图5-8-9），胰周积液是提示主胰管创伤的有价值指征。胰腺横断性损伤在CT上表现为胰腺包膜的延续性中断并在胰腺内有分离性带样低密度影。胰腺内混杂密度影提示胰腺实质内出血。此外，CT可较好显示腹腔积液、胰包膜下血肿、外伤后胰腺假性囊肿（图5-8-10）、左肾前间隙积液及左肾周前筋膜增厚。间隔一定时间，可发现创伤后胰腺炎表现。

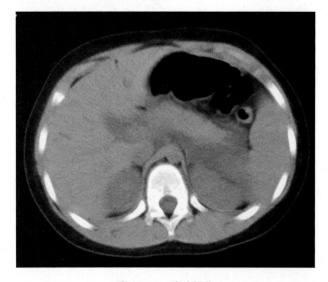

图 5-8-9 胰腺损伤

CT 平扫显示胰腺形态饱满,胰尾部周围、小网膜囊区可见片状低密度积液

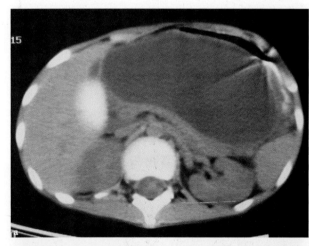

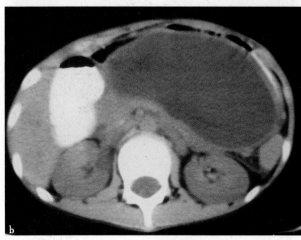

图 5-8-10 胰腺外伤后假性囊肿

a、b. CT 平扫显示胰腺前缘巨大长椭圆形低密度囊状影

【诊断要点】

根据临床病史、症状和体征、影像学表现,一般都可明确诊断。关键是对胰腺损伤的分度,对临床治疗方案的制订有价值。同时,由于影像学对儿童胰腺损伤的检出率和准确性较低,即使是阴性也不能排除胰腺有损伤的可能。

【鉴别诊断】

轻型胰腺损伤可能仅出现胰腺肿大伴胰周渗出,需与胰腺炎相鉴别,后者一般无外伤史,且血尿淀粉酶升高有助于诊断。胰腺外伤后假性囊肿需与胰腺其他囊性肿瘤相鉴别(见本章第二节)。

(袁新宇 闫 喆)

参 考 文 献

[1] 潘恩源,陈丽英. 儿科影像诊断学 [M]. 北京:北京人民卫生出版社,2007

[2] 徐赛英. 实用儿科放射诊断学 [M]. 北京:北京出版社,1998

[3] 邵剑波,李欣. 小儿腹部 CT 诊断图鉴 [M]. 沈阳:辽宁科学技术出版社,2004

[4] 李欣,邵剑波. 儿科影像诊断必读 [M]. 北京:人民军医出版社,2007

[5] 王欣,徐荣天,卢涛,等. 急性胰腺炎的多层螺 CT 灌注成像研究 [J]. 中国医学影像技术,2006,22(1):100-102

[6] 刘洋,高剑波,高献争,等. 儿童胰母细胞瘤的临床表现、CT 表现与病理改变的特点 [J]. 中国 CT 和 MRI 杂志,2015,13(1):46-48

[7] 邱兴邦,李春梅,姚洪祥等. 胰腺实性假乳头状瘤 14 例 CT、MRI 诊断分析 [J]. 中国误诊学杂志,2008,8(22):5497-5498

[8] 王俊,施诚仁,张驰,等. 16 例小儿胰腺囊肿的诊断和治疗 [J]. 上海第二医科大学学报,2004,24(12):1050-1052

[9] 邵成浩,胡先贵,唐岩,等. 胰腺恶性内分泌肿瘤 27 例临床分析 [J]. 中国实用外科杂志,2005,25(5):296-298

[10] 华军,李海良. 胰腺假性囊肿的形成机制和处理原则 [J]. 医学综述,2005,11(6):519-521

[11] Choi BH, Lim YJ, Yoon CH, et al. Acute pancreatitis associated with biliary disease in children[J]. Gastroenterol Hepatol,2003,18(8):915-921

[12] The Editorial Board of Chinese Journal of Pancreatology, Digestive Endoscopy Branch of The Chinese Medical Association. Guidelines for diagnosis and treatment of chronic pancreatitis(2012,ShangHai). Chin J Pancreatol,2012,12(3):208-210

[13] Schreyer AG，Jung M，Riemann JF，et al. Guideline for chronic pancreatitis-diagnosis classification and therapy for the radiologist[J]. Fortschr Rontgenstr，2014，186（11）：1002-1008

[14] Vikas F，Rajeev KS，Manoj KG. Pancreatoblastoma-A Rare Pediatric Pancreatic Tumor[J]. IOSR-JDMS，2013，6（4）：82-84

[15] Xiang JY，Wu JM，Yu J，et al. Spiral CT findings and pathological characteristics of solid pseudopapillary tumor of the pancreas[J]. Chinese Journal of General Surgery，2017，32（6）：473-476

[16] Lima CA，Silvaa，Alves C，et al. Solid pseudopapillary tumor of the pancreas: clinical features，diagnosis and treatment[J]. Rev Assoc Med Bras，2017，63（3）：219-223

[17] Gualdi GF，Casiani E，Polettini E. Imaging of neuroendo-crine tumors[J]. Clin Ter，2001，152（2）：107-121

第九章　脾　疾　病

第一节　脾　脓　肿

【概述】

脾脓肿（splenic abscess）极少见。脾脏是一个微生物高效滤过器，含有大量吞噬细胞，可以清除外来细菌及异物，具有抵抗感染的免疫力，少数细菌感染不易形成脓肿，多发生在有慢性病、体质衰弱、免疫缺陷的儿童，多发性脓肿较单发多见。常由细菌或巨细胞病毒感染引起，其中以链球菌、葡萄球菌、大肠埃希菌感染最多见，多为血源性感染，邻近的化脓病灶可直接侵入脾实质，还可因脾实质内出血灶、坏死灶继发感染形成脓肿，早期很少与周围组织粘连，晚期位于脾脏表面者，与周围血管粘连，张力较大，常穿入其他器官或破溃入腹腔。

【临床特点】

临床表现多不典型，可表现为寒战、高热、左上腹疼痛，肌紧张、脾区压痛、反跳痛，约 1/3 患儿脾大。实验室检查白细胞增多，常伴贫血。

【影像检查技术与优选】

超声诊断脾脓肿方便、快捷、可重复性强，对于诊断、鉴别诊断和疗效观察具有较好的临床应用价值。其次，选择 CT、MRI 检查，超声或 CT 引导下经脾穿刺活检可明确诊断。

【影像学表现】

1. **X 线**　多表现为非特异征象，如左膈肌升高，部分病例有少量胸腔积液和左下肺不张，膈下见软组织包块。脾内积气为特异征象。

2. **超声**　脾脏增大，可出现回声增强。病程初期，脓肿灶分布不均匀，呈低至中等回声，与周围脾组织间有一不规则且较模糊的边界。病程进展，脓肿出现坏死、液化而出现液性与实性混合回声。进一步发展，脓肿呈界限明显的无回声区，壁较厚，内缘不规则，其内有散在的小点状回声。

3. **CT**　早期脾脏稍大，边缘向外隆起，内见均匀低密度区，发生组织液化坏死后呈多个或单个低密度灶，边缘模糊，CT 值约 20～30Hu。有时可见气 - 液平面或气体。增强扫描脓肿边缘环形强化（图 5-9-1），周围见低密度水肿带。慢性脾脓肿有时在脓肿壁上见散在钙化或环形钙化影。

4. **MRI**　典型脾脓肿在 T_1WI 呈圆形或卵圆形低信号区，脓肿壁与周围的肉芽组织较脓肿内部液化的组织信号高，环外可有一圈低信号水肿带。在 T_2WI 为高信号，脓肿壁可呈厚环状低信号，外周可见高信号水肿带。注射 Gd-DTPA 后脓肿壁明显强化，多呈厚薄均匀的环状强化，有时可见典型的靶征，一般看不到壁结节。若脓肿内见到气体或气 - 液平面，具有特征性。真菌感染造成微小脓肿，T_1WI 多不能显示，T_2WI 呈小的高信号影，T_2WI 脂肪抑制序列显示最敏感，常位于包膜下，增强后一般不强化，与正常强化的脾脏形成对比。

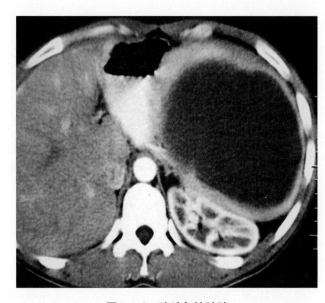

图 5-9-1　脾脏急性脓肿

CT 增强检查示脾大，脾内巨大类圆形低密度灶，壁明显强化

【诊断要点】

具有慢性病、体质衰弱、免疫缺陷的儿童CT上发现脾内低密度病变需高度警惕脾脓肿的存在。典型病例可见脓肿厚壁强化及周围水肿带，若病灶内见到小气泡或气-液平面则可以确诊。

【鉴别诊断】

本病应与脾囊肿、脾包虫囊肿、脾梗死、脾肿瘤相鉴别。①脾囊肿：脾脏多无明显增大，薄壁，内侧缘较光滑，轮廓清晰，病灶周围组织无明显变化；②包虫囊肿：脾发生率低，Casoni皮试强阳性，低密度内见子囊，呈"蜂房状"或"车轮状"改变；③脾梗死：脾无肿大，病灶常呈尖部朝向脾门的楔形低密度区；④脾脏肿瘤：脾肿瘤常无发热、脾区疼痛及叩击痛等临床表现，血白细胞计数不高，增强后各自的强化特点可资鉴别。

第二节 脾 大

【概述】

儿童脾大可由感染和炎症性病变（脓毒血症、传染性单核细胞增多症、结核、类风湿性关节炎）、单核吞噬细胞系统增生症（溶血性贫血、免疫性血小板增多症、遗传性球形红细胞增多症）、血管充血（肝硬化、肝静脉和门静脉栓塞）及浸润性疾病（戈谢病、尼曼-匹克氏病、白血病、淋巴瘤、朗格汉斯细胞组织细胞增生症）所引起。

【临床特点】

脾脏弥漫性肿大多为全身性疾病的一部分，临床除有不同程度脾脏大的表现外，还伴有全身性疾病的表现。

【影像检查技术与优选】

超声检查很容易确定有无弥漫性脾大，但对病因的鉴别诊断价值有限。CT和MRI检查能更清晰地显示内部结构，结合脾外其他征象有助于病因的鉴别诊断。

【影像学表现】

1. **超声** 脾脏肿大，脾下极超过肋弓下缘或脾上极达到腹主动脉前缘，重度者脾下极超过脐水平线以下，周围器官受压移位或变形。脾内部回声通常无明显改变，或轻度均匀性增强，脾血管增宽。

2. **CT和MRI** 脾脏大小因年龄、体型而异。一般脾脏下端与肝右叶下端水平相同，前缘内侧不超过腋中线。如脾脏向下延伸低于左肾或肝右叶下缘，向内侧伸展至主动脉前方以及内侧面的凹陷消

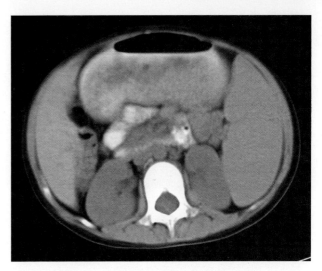

图 5-9-2 遗传性球形红细胞增多症、脾大
CT平扫示脾脏弥漫性增大，密度均匀

失均为脾大征象（图5-9-2）。亦可采用脾周肋单元计数，大于5个肋单元，即2个肋骨和3个肋间隙，或3个肋骨和2个肋间隙则视为脾肿大。

【诊断要点】

影像学检查可显示脾肿大及肿大程度，尽管脾肿大为非特异性征象，但其他征象可提示特异性诊断。如严重脾大并脾实质内多发性病变可能为戈谢病，脾肿大合并出现肠系膜或腹膜淋巴结增大则可能为淋巴瘤。当脾肿大、脾血管曲张和肝结节样变同时出现时可诊断门脉高压，还可发现囊肿、脓肿或肿瘤引起的脾肿大。

【鉴别诊断】

脾大结合脾外其他征象有助于病因的鉴别诊断。

第三节 脾 扭 转

【概述】

脾位于正常位置以外的腹腔内其他部位，称之为游走脾或异位脾，系脾蒂及脾有关的韧带松弛或过长所致，容易发生脾扭转和脾梗死。成人好发于20～40岁的育龄妇女，而儿童多见于10岁以下，多因脾胃韧带、脾肾韧带发育不全所引起。

【临床特点】

脾扭转时可产生腹痛，体检可在腹部扪及一个可移动性包块。急性发作者表现为典型的急腹症表现，慢性者表现为间歇性绞痛或腹部不适，实验室检查没有特异性。

【影像检查技术与优选】

影像学检查是判断脾扭转和其并发症的重要检

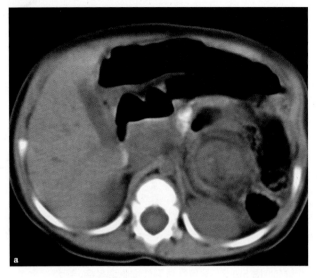
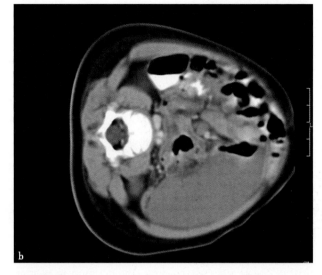

图 5-9-3　游走脾伴脾扭转

a. CT 平扫示正常脾窝区未见脾脏影像,被肠管影像所占据,正常脾门位置可见卷曲的"漩涡"样团块;b. 患儿因腹痛剧烈呈侧卧位,CT 增强显示脾明显增大且位置下移,脾实质强化程度较均匀,可见脾蒂血管发生扭转(此层面未显示)

查方法。X 线检查仅能提供诊断的间接依据,超声诊断可能受肠气影响,均存在一定的局限性。CT 特别是增强检查作为本病的首选检查方法,可清晰显示异位脾的血供情况和脾门蒂血管的"漩涡"样扭转,观察相邻胃肠等结构的解剖关系。

【影像学表现】

1. X 线　X 线片可显示腹部软组织密度包块,空虚的脾窝可能被肠曲或胃底占据。

2. CT　可清楚显示异位脾的位置与形态,左横膈下正常脾窝处无脾影,脾扭转时密度可以降低。CT 增强检查可明确显示脾门血管发生移位,严重者可见脾实质内出现无强化梗死区(图 5-9-3)。

【诊断要点】

脾扭转必然伴有脾蒂异常,典型者出现"漩涡样"改变。单纯脾扭转并不常见,一般继发于脾的位置异常或脾连接其他器官的韧带发生位置变化。如脾、胃的体积明显增大且发生移位,应警惕发生脾扭转的可能,CT 增强检查可直接明确有无脾扭转及脾实质的血供情况。

【鉴别诊断】

脾扭转需与单纯游走脾相鉴别,后者仅有脾肿大、脾异位,未出现脾蒂血管的走行异常。

第四节　脾　肿　瘤

脾脏肿瘤无论是良性还是恶性都较其他实质性器官的肿瘤发生率低,这可能与脾脏是人体最大的淋巴器官和主要的免疫器官有关。儿童脾脏良性肿

瘤多于恶性,脾良性肿瘤主要包括脾血管瘤、淋巴管瘤、错构瘤、纤维瘤、脂肪瘤等,以脾血管瘤常见。脾脏恶性肿瘤病理类型主要是原发性恶性淋巴瘤、血管肉瘤、网织细胞肉瘤、恶性纤维组织瘤、转移瘤。

一、脾脏良性肿瘤及囊肿

(一)脾血管瘤

【概述】

脾血管瘤(splenic hemangioma)是脾内最常见的良性肿瘤,可以原发于脾脏,也可以是全身血管瘤的一部分。病理上分为结节型和弥漫型,多数为海绵状血管瘤。与肝血管瘤相比常常较小。

【临床特点】

临床通常无症状,但较大的血管瘤可以伴有脾增大而压迫周围脏器产生相应的症状。极少数患者由于脾血管瘤破裂而出现急腹症,突发腹痛、血压下降和休克等。也有由于脾功能亢进而产生贫血、乏力、心悸等表现。

【影像检查技术与优选】

超声检查常用于发现病灶,进一步观察采用 CT 和 MRI 检查。CT 和 MRI 特有的强化特点有助于病变的定性。

【影像学表现】

1. 超声　多数为边界清晰的强回声团块,其间有较低的不均匀圆点状和细管状结构。少数也可表现为混合性回声或低回声团块。彩色多普勒大多显示瘤内有静脉血流信号,瘤周有脾动脉或脾静脉分支绕行,少数内部无血流信号。

2. CT　脾内单发或多发类圆形低密度肿块影，密度均匀，边界清楚，偶有钙化。增强扫描小病灶早期明显均匀强化，大病灶边缘结节状强化，以后逐渐向中央充填（图 5-9-4）。延时 10～15 分钟病变全部被造影剂充填，但纤维化、血栓和瘢痕区无强化。

3. MRI　血管瘤 T_1WI 的信号强度稍低于正常脾组织。血管瘤内为丰富血窦和缓慢血流，故其 T_2 弛豫时间长，T_2WI 表现为显著高信号，颇具特征性。增强后早期均匀一致性强化，也可以是渐进性结节样强化。

【诊断要点】

CT 上表现为脾内单发或多发低密度肿块，边界清楚，较大者可见中央纤维瘢痕；MRI 上表现为 T_1WI 低信号、T_2WI 高信号。增强后早期边缘结节状强化，静脉期、延迟期造影剂逐渐向病灶中心推进呈渐进性充填式强化。

【鉴别诊断】

脾血管瘤需与脾淋巴管瘤、脾囊肿、脾脓肿、及脾转移瘤相鉴别。淋巴管瘤常呈囊状表现，并含有较多的粗大间隔，可有强化，但无血管瘤的周边强化特征。脾囊肿和脾脓肿在 CT 主要表现为轮廓清楚的圆形水样低密度灶，增强扫描脾囊肿不强化，脾脓肿为环形强化。脾转移瘤多表现为多发低密度影，境界不清，增强后强化不明显，常伴有身体其他部位原发灶。

（二）脾淋巴管瘤

【概述】

脾淋巴管瘤（splenic lymphangioma）是由增生的淋巴管构成，多数是淋巴管的畸形或发育障碍。

其发生率低于血管瘤，大多数发生在婴幼儿。病理上分为毛细血管型淋巴管瘤、海绵状淋巴管瘤和囊状淋巴管瘤。

【临床特点】

一般无临床症状，多因体检或其他疾病就诊时意外发现。

【影像检查技术与优选】

超声检查常用于发现病灶，进一步观察采用 CT 和 MRI 平扫及增强检查，有利于病变内多房分隔的显示。

【影像学表现】

1. 超声　脾内囊性包块，壁薄，呈多房或蜂窝样结构，内含淋巴液呈无回声，后壁回声增强。

2. CT　平扫可见脾内单发或多发类圆形薄壁囊状低密度肿块，与正常脾组织分界清楚，内见分隔。增强后无强化，分隔可有强化，边界更清楚（图 5-9-5）。

3. MRI　脾内包块于 T_1WI 上呈低信号，T_2WI 呈高信号，边缘清晰，呈多房状，内有间隔，增强后间隔可有强化。

【诊断要点】

临床表现无特异性。影像学检查以 MRI 检查较具特征，表现为脾脏形态不均匀性增大，T_1WI 序列上呈低、等信号且不均匀，T_2WI 呈不均匀高信号。增强检查边缘可见轻度强化，延迟扫描有时可见中央的纤维分隔，中央囊性区无强化。

【鉴别诊断】

本病需与以下疾病相鉴别：①脾包虫囊肿，一般有疫区生活史，Casoni 试验有助于诊断，低密度

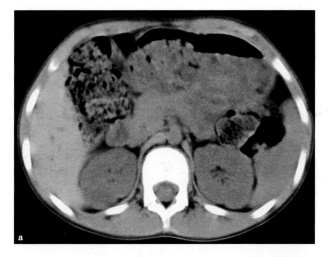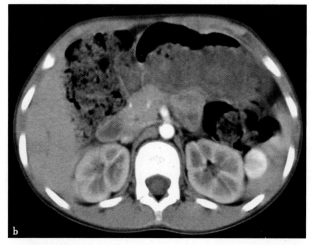

图 5-9-4　脾血管瘤
a. CT 平扫示脾下极局部向外膨隆，组织密度差异不明显；b. CT 增强检查示脾下极类圆形明显强化结节，增强早期病变内部强化欠均匀，周边强化程度高于中心

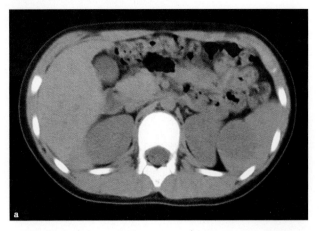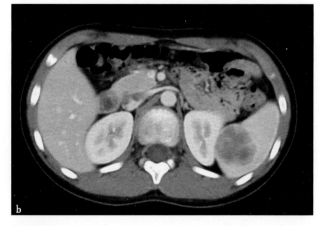

图 5-9-5 脾淋巴管瘤

a. CT 平扫示脾下极局部膨隆,可见类圆形稍低密度包块,边界尚清晰;b. CT 增强检查显示脾下极类圆形稍低密度包块呈不均匀强化,其内分隔可见强化

病变内可见"子囊";②脾脏错构瘤,典型者 CT 上可有钙化或脂肪成分;③脾囊肿,多为单一囊腔,少见分隔或分叶,增强后囊壁及囊腔无强化;④脾脓肿,常有高热、寒战,白细胞增高,增强 CT 可见厚壁强化及周围水肿带。

(三)脾错构瘤

【概述】

脾错构瘤(splenic hamartoma)亦称脾内副脾、脾结节状增生,为脾始基局限性发育障碍,使局部的脾组织、血管、脂肪、平滑肌等正常组织成分的比例和排列产生异常所构成的肿瘤样畸形。错构瘤多单发,无包膜。

【临床特点】

很少有临床症状,少数巨大者可有脾大、上腹饱胀等症状。

【影像检查技术与优选】

超声检查常用于发现病灶,进一步观察采用 CT 和 MRI 检查。MRI 对显示肿瘤所含成分及各种成分比例优于 CT,但对病灶内钙化的显示 CT 更有优势。

【影像学表现】

1. **超声** 脾实质内显示圆形肿块,边界清晰,边缘光滑。内部回声比正常脾组织回声略增强、欠均匀。当其伴有纤维化时,回声增强。彩色多普勒显示瘤体供血丰富,可探及动脉及门脉样血流。

2. **CT** 脾内圆形混杂密度包块,边界不清,如瘤内发现小斑点状钙化和脂肪组织对诊断帮助很大。增强后显示不均匀轻至中度强化,边缘更加清晰。

3. **MRI** MRI 信号强度取决于肿瘤内部所含成分和各种组织的不同比例。大多数在 T_1WI 上表现为

等信号,T_2WI 上为高信号。如以平滑肌为主,T_1WI、T_2WI 均呈低信号。以脾组织和血管成分为主,则呈长 T_1 长 T_2 信号。如脂肪成分较多,T_1WI 可呈不同程度高信号,T_2WI 呈等或高信号,脂肪抑制序列信号减低。增强扫描呈不均匀强化。

【诊断要点】

本病临床症状一般不典型,典型脾脏错构瘤影像学诊断不难,尤其是影像学检查发现钙化和/或脂肪成分时一般能够明确诊断。

【鉴别诊断】

本病主要需与脾包虫囊肿鉴别,后者一般有疫区生活史,Casoni 试验有助于诊断。此外,脾错构瘤还应与脾血管瘤相鉴别,后者回声或密度较前者更低,血流更丰富。

(四)脾囊肿

【概述】

脾囊肿(splenic cyst)可分为寄生虫性和非寄生虫性两大类。非寄生虫性又分为真性和假性两种,前者为先天性,囊壁衬以分泌内膜,含有上皮细胞层,外有纤维包膜包绕,通常为单发性。后者由外伤、感染、退行性改变或栓塞等因素造成,以外伤性最多见,多继发于包膜下血肿。

【临床特点】

临床上多无特殊表现,30% 以上无自觉症状,体检时偶尔发现。大的囊肿导致脾脏肿大,左上腹可扪及包块,刺激或压迫周围脏器产生相应症状,如上腹部饱满和钝性胀痛。

【影像检查技术与优选】

超声、CT 检查均有较高的敏感性,可了解囊肿部位及性质。其中超声检查是脾囊肿的首选影像学

方法,超声引导下穿刺抽吸可明确诊断囊肿的性质。其次可选择CT、MRI检查。

【影像学表现】

1. **超声** 脾内圆形无回声区,合并出血、感染时内部呈弥漫性低、中、强回声。囊壁锐利清晰。若囊壁钙化,可显示斑块状强回声伴声影,其后壁及后方组织回声增强。脾脏外形不规则或明显变形,囊肿周围的正常脾组织被挤压变形。

2. **CT** 脾内单个或多个大小不等的圆形低密度区,边缘较清楚,几乎看不到囊肿壁。囊肿内CT值与水大致相同,当囊内位出血性或蛋白性液体时,CT值可增高。增强后囊肿无强化,边缘更清晰(图5-9-6)。寄生虫性囊肿可呈单纯囊肿表现,常伴囊内钙化。若囊肿内有子囊,增强后囊壁轻度强化,可提示包虫囊肿诊断。其他寄生虫囊肿囊内有时可见到虫体。

3. **MRI** 脾内单个或多个大小不等的长 T_1WI、长 T_2WI 信号影,合并出血时 T_1WI 呈高信号。若伴有边缘钙化,囊壁信号不均匀。静脉注射 Gd-DTPA 增强后囊肿无强化。寄生虫囊肿往往可见子囊或寄生虫体影像。

【诊断要点】

大多脾囊肿影像学表现较为典型,易于诊断。寄生虫性脾囊肿往往通过子囊或寄生虫体来明确诊断。临床上一般无需处理,除非巨大囊肿产生了压迫症状。

【鉴别诊断】

依影像学表现难以区分真性囊肿与假性囊肿,需参考有无外伤史和感染史。本病主要与囊性肿瘤相鉴别:脾淋巴管瘤常伴有分隔,CT值可高于单纯性囊肿,且增强后分隔有强化。脾转移瘤常有原发肿瘤病史,囊壁可厚薄不均,CT增强后囊壁强化及附壁结节的显示均提示肿瘤的可能。

二、脾脏恶性肿瘤

(一)脾血管肉瘤

【概述】

脾血管肉瘤(splenic angiosarcoma)又称恶性内皮瘤或内皮肉瘤,是原发脾窦内皮细胞的高度恶性肿瘤,很少见,多数为成人,男性略多于女性,偶见于幼儿和青少年。病理上多表现为多发大小不等的肉瘤结节。

【临床特点】

临床症状不典型,早期无任何特异症状,随着病情进展出现脾脏迅速增大伴上腹部疼痛,部分病例可有贫血,血小板减少和凝血异常,预后很差,早期即可肝转移,还可转移至肺、骨骼及淋巴结等。

【影像检查技术与优选】

超声为首选的影像学检查方法,CT和MRI可显示病变的大小、形态、位置和分布,但很少能作出组织学诊断。

【影像学表现】

1. **超声** 脾脏增大,内部回声不均匀,脾内见类圆形混杂回声肿块,可有坏死、出血,边界欠清晰,呈多发结节。多普勒超声显示紊乱的血管,肿瘤内实性部分见高速血流。

2. **CT** 平扫见脾内单发或多发边缘不清的低密度肿块,伴有脾大。病灶内常有囊变、坏死,散在

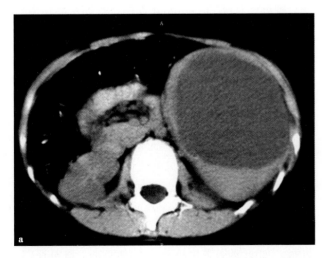
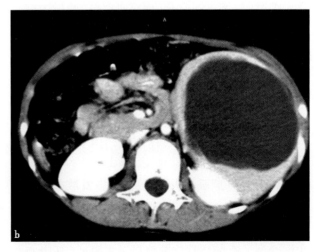

图 5-9-6 脾囊肿

a. CT平扫示脾脏明显增大,内见一巨大类圆形低密度块影,边缘清楚,密度均匀,CT值约17Hu;b. CT增强检查显示脾内病变未见强化

针尖样钙化,也可为大片钙化呈放射状。增强后病灶呈边缘强化,实性部分不均匀强化,也可似血管瘤改变即进行性向心性强化,坏死区不强化。

3. MRI 血管肉瘤平扫时与正常脾组织之间信号强度差别小,不易显示。若肿瘤内含血液成分较多或继发出血时,T_1WI 信号强度增高,T_2WI 呈高信号,内部发生坏死、囊变和纤维化时信号混杂,坏死或囊变区呈长 T_1 长 T_2 信号,纤维化则 T_1WI、T_2WI 均呈低信号。增强扫描尤其采用超顺磁性氧化铁微粒剂,其信号强度明显高于正常脾脏组织。

【诊断要点】

临床与影像学均无特异性表现。瘤体内部常见坏死、囊变、出血,增强后呈不均匀强化或类似于血管瘤"早出晚归"的强化特点。可出现肝、肺、淋巴结等处的转移灶。

【鉴别诊断】

脾血管肉瘤 CT 和 MRI 的强化曲线类似于血管瘤,故应注意鉴别,前者易发生肝转移和后腹膜淋巴结增大。同时还应与脾淋巴瘤、转移瘤鉴别。淋巴瘤常为单发或多发低密度肿块或结节,增强后脾实质强化,而病灶强化不明显。转移瘤往往有其他器官的原发肿瘤史。

(二)脾转移瘤

【概述】

脾脏血管丰富,但儿童脾转移瘤很少见。脾脏很少单发转移,一般为全身转移的局部表现。转移途径常为血行、淋巴和种植性转移,也可为邻近脏器恶性肿瘤直接侵犯。

【临床特点】

多见于淋巴瘤、白血病,还见于神经母细胞瘤、肾母细胞瘤、肝母细胞瘤、横纹肌肉瘤、胰母细胞瘤等。可呈单发结节、多发结节、多发微小结节或弥漫性浸润,以前两种类型多见。

【影像检查技术与优选】

超声、CT 和 MRI 可显示脾内病变,CT 和 MRI 增强检查更有利于发现小的病灶和远处转移,并可以反映原发肿瘤的强化特点,有利于定性诊断。

【影像学表现】

1. 超声 脾脏增大,脾实质内多发散在边界清楚的团块或融合病灶,内部回声因原发器官及组织来源不同而异,可为回声增强型、减弱型、无回声型和混合型。有的转移性肿瘤显示牛眼征,其中心回声强,外周有低回声晕环包绕。彩色多普勒显示肿瘤周边绕行的动静脉血流,瘤体内无血流显示。

2. CT 平扫为单发或多发类圆形或不规则形低密度灶,常为多发,边缘清楚,如出现坏死区而呈更低密度改变。增强依原发灶的不同强化程度有差异,但绝大多数增强不显著,只有边缘强化,坏死区无强化。

3. MRI T_1WI 表现为不规则形低信号区,T_2WI 信号增高,边缘清楚,肿瘤周围水肿及内部坏死灶于 T_1WI 信号更低,T_2WI 信号更高,边缘模糊。如肿瘤内出血 T_1WI 可呈高信号。增强后病灶多呈不均匀强化,常见肝脏和淋巴结转移。

4. DSA 可显示脾内多发无血管区、肿瘤染色和脾门附近淋巴结转移,在静脉期还可观察瘤栓或血栓形成,是鉴别、确诊疑似病例的重要手段。

【诊断要点】

有原发肿瘤病史和典型影像学表现,脾转移瘤诊断并不困难。

【鉴别诊断】

多发脾转移瘤主要与淋巴瘤鉴别,前者多有肿瘤病史,后者则表现为发热、全身淋巴结肿大、骨髓象和血象异常等。单发者则需与血管瘤、脾脓肿鉴别。脾血管瘤于增强早期边缘明显强化,延迟扫描病灶内造影剂充填。脾脓肿增强后仅见边缘轻度环状强化,抗炎治疗后病灶缩小即可鉴别。囊性转移瘤需与脾囊肿鉴别,后者表现为圆形水样低密度影,密度均匀,边界清楚,增强后无强化,前者边缘不及囊肿锐利,增强后常有边缘强化。

第五节 脾 创 伤

【概述】

脾外伤(splenic trauma)在闭合性腹部外伤中约占 30%,特别是病理性肿大的脾脏,质地脆弱,更易破裂。儿童中多见于年长儿,亦可发生在新生儿,尤其是人工助产的婴儿。

【临床特点】

脾损伤临床主要表现为腹痛、腹膜刺激征、腹腔内出血和出血性休克。临床表现的凶险程度与致伤时力的强度、就诊的早晚、出血量的多少以及有无合并伤等有关。严重者在伤后很快出现休克,甚至危及生命。腹痛为主要症状,在伤后立即出现,典型者多自左上腹扩展至全腹。可伴有恶心、呕吐、腹胀。如病情加重出现出血性休克时,颜面苍白、口渴、心悸、四肢无力,严重者烦躁不安、呼吸急促、神志不清、瞳孔散大、四肢冰冷、脉细弱、血压下降等。脾脏损伤早期于左上腹有压痛及腹肌紧张。腹腔内的积血刺激腹膜可出现全腹弥漫性压痛及腹肌紧张。腹腔内积血增多，腹部逐渐膨隆，有移动性浊音，肠鸣音减弱。肛门直肠前壁有饱满感。伤后形成脾被膜下血肿时，左季肋区可摸到脾脏。实验室检查红细胞计数和血红蛋白量严重降低。或动态红细胞计数、血红蛋白和血细胞比容的检测，发现三者均进行性下降时，应该考虑腹腔内出血的诊断。

【影像检查技术与优选】

影像学检查有助于临床对脾外伤作出及时、明确的诊断，协助临床判断脾外伤的类型、程度、估计腹腔出血量。超声可作为首选检查方法。CT检查能确认脾损伤的存在、了解损伤的范围并进行伤情分级，还可同时发现有无合并肝、肾等脏器损伤。对单一撕裂伤或脾周血肿、腹腔积血的患者，CT平扫脾损伤征象可不明显，需及时行CT增强扫描，进一步观察和分析，结合临床明确诊断。MRI一般不用于急性脾损伤的患儿。

【影像学表现】

1. **X线** 可有左膈肌抬高、活动受限、左侧肋膈角变钝及脾区阴影扩大、左肾、腰大肌及腹脂线阴影不清等征象。若发现左下胸肋骨骨折或左侧胸腔积液，应警惕有脾损伤的可能性。

2. **超声** 超声检查可显示脾周液性暗区或血凝块，其大小常与出血量有关。脾包膜断裂，脾实质内出现不规则的裂隙暗带。对判断脾包膜下血肿以及动态观察血肿的吸收情况亦有重要意义。

3. **CT** 脾破裂表现为脾大，脾实质内可见线状、圆形或不规则低密度区，严重破裂可见脾的连续性中断，撕裂部位大量血液使脾边缘模糊（图5-9-7）。脾实质内血肿一般呈圆形、椭圆形或不规则形，早期密度较脾组织稍高或呈等密度，凝血块则呈高密度，随着时间延长逐渐转变为低密度。增强扫描脾实质强化而血肿不强化。脾包膜下血肿表现为脾边缘半月形阴影，脾脏受压、变形，相邻的脾脏边缘常模糊。单纯包膜下血肿可持续数月大小和形态不

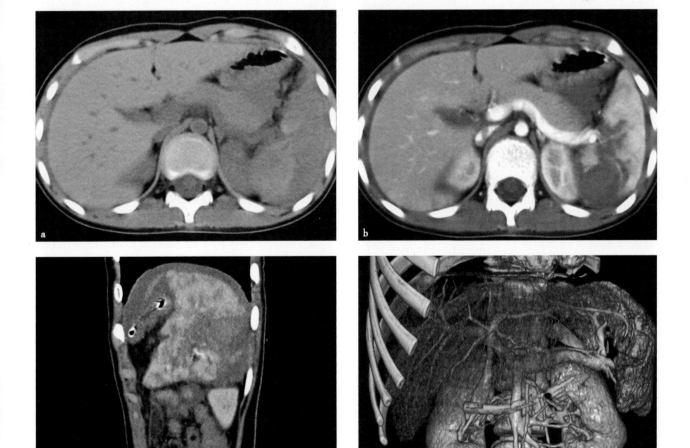

图 5-9-7　脾破裂

a. CT平扫示脾轮廓尚清晰，脾实质密度欠均匀；b. CT增强检查示脾实质内片状无强化区，形态不规则，脾静脉显影清晰；c. CT增强矢状面重组图像显示脾下极呈片状无强化区，上极及前方斑点状无强化区为增强早期血流通过红髓速度不同所致；d. CT增强VR重组图像示脾蒂及其分支显影良好，下极无强化的脾实质形态不规整

变,仅表现为半月形低密度。

近年来有作者根据脾损伤占全脾的面积和裂伤的深度作为伤情分级标准,使脾损伤分级具有具体的量化标准和可操作性。M.M knudson 和 K.I. Maull 将脾损伤分为 5 级,其标准分别为:Ⅰ级,脾包膜下血肿小于脾脏表面积的 10%,脾裂伤的深度小于 1cm;Ⅱ级,脾包膜下血肿占脾脏表面的 10%~50%,脾裂伤的深度小于 1cm;Ⅲ级,脾包膜下血肿大于脾脏表面积的 50%,或血肿进行性增大;脾实质内血肿大于 5cm 或进行性增大;Ⅳ级,脾裂伤,累及脾段或脾门大血管,并有大块脾组织失去血供;Ⅴ级,脾脏粉碎性破裂,脾门部血管损伤,使脾脏失去血供。

4. MRI MRI 表现与其他部位的血肿相似。早期(3 天以内)T_1WI 表现为等信号,T_2WI 为低信号,周围可有水肿带。3~7 天 T_1WI 表现为高信号,T_2WI 为低信号。7~14 天 T_1WI、T_2WI 均表现为高信号,T_2WI 序列与周围高信号水肿带相融合。14 天以后进入慢性期,T_2WI 高信号血肿周边出现低信号环,具特征性,周围水肿带基本消失,T_1WI 呈低信号。如果血肿内含不同时期的出血或其他原因影响,则信号表现不典型。注射 Gd-DTPA 可显示脾血供中断。

【诊断要点】

根据外伤史和伤道的方向,结合临床及影像表现诊断不难。

【鉴别诊断】

脾裂伤需与脾梗死相鉴别,两者于 CT 平扫均表现为低密度区,后者常呈尖端指向脾门的楔形表现,增强后显示更清楚且可以明确脾蒂血管有无异常。

脾实质内血肿一般呈圆形,需与脾脓肿相鉴别。前者早期密度较脾组织稍高或呈等密度,后逐渐转变为低密度,增强扫描不强化。脾脓肿在临床上具有高热症状,增强后脓肿壁呈环形强化。

(袁新宇 闫 喆)

参 考 文 献

[1] 潘恩源,陈丽英.儿科影像诊断学 [M].北京:人民卫生出版社,2007

[2] 徐赛英.实用儿科放射诊断学 [M].北京:北京出版社,1998

[3] 郭俊渊.现代腹部影像诊断学 [M].北京:科技出版社,2000

[4] 周康荣.体部磁共振成像 [M].上海:上海医科大学出版社,2000

[5] 邵剑波,李欣.小儿腹部 CT 诊断图鉴 [M].沈阳:辽宁科学技术出版社,2004

[6] 李欣,邵剑波.儿科影像诊断必读 [M].北京:人民军医出版社,2007

[7] 黄茂华,卞红强,魏文琼,等.小儿原发性脾脏肿瘤 13 例临床分析 [J].临床外科杂志,2002,10(6):356-357

[8] 孙岩,韩福友,于友.小儿脾脏原发性血管内皮肉瘤 1 例报告 [J].哈尔滨医科大学学报,2002,36(1):80-81

[9] 詹勇,向子云,王静波,等.脾脏淋巴瘤的 CT 特征 [J].中国医学影像技术,2011,27(2):330-332

[10] 阳红艳,许乙凯,吴元魁,等.脾脏转移性肿瘤的影像学特征分析与探讨 [J].临床放射学杂志,2008,27(3):343-346

[11] Elsayes KM, Narra VR, Mukundan G, et al. MR imaging of the spleen: spectrum of abnormalities[J]. Radiographics, 2005, 25(4): 967-982

[12] Völk M, Strotzer M. Diagnostic imaging of splenic disease[J]. Radiology, 2006, 46(3): 229-243

[13] Ben Ely A, Zissin R, Copel L, et al. The wandering spleen: CT findings and possible pit falls in diagnosis[J]. Clin Radiol, 2006, 61(1): 954-958

第十章　腹壁、腹腔疾病

第一节　卵黄管畸形

【概述】

原始卵黄囊是胚胎早期血液形成场所，当羊膜囊增大时，原始卵黄囊部分被裹入胎体形成原肠的一部分，余下的则形成卵黄管与次发卵黄囊。卵黄管沿羊膜囊伸长而弯曲，一端与肠腔相通，另一端终止于脐部。在胚胎第10周后，卵黄管逐渐萎缩乃至闭锁，与消化道断离。正常情况下，出生后消化道与脐部无任何沟通，若卵黄囊胚胎发育过程异常或者有不同程度的残留结构时，即可产生不同类型的卵黄管残留疾病。

（一）Meckel憩室

人群中1.5%～3.0%的人有Meckel憩室，尸检发现率为0.3%～1.7%，为卵黄管外端闭合，回肠侧留有残端则形成憩室。因憩室中40%～80%有异位胃黏膜，故可诱发出血、溃疡、炎症、肠梗阻及穿孔等并发症。

（二）脐肠瘘

脐肠瘘系出生后卵黄管未闭形成瘘管，近端通回肠，远端开口于脐，脐带脱落后，于脐口处可见凸出的鲜红色黏膜，脐部间歇性排出气体或粪样物。因受肠液及粪便刺激，脐周皮肤可发生皮炎、糜烂甚至溃疡。较大瘘管者，由于患儿哭闹或腹压增加时，可导致肠管自脐孔脱出，甚至造成肠绞窄。脐部检查时可见黏膜中央有瘘口，探针可插入其内，经导管注入造影剂后可见造影剂进入小肠，从而确定诊断。

（三）脐茸

脐茸为卵黄管在脐端残留的黏膜，外观呈红色息肉样，可分泌少量无色、无臭的黏液，衣物摩擦等使黏膜受损时有血性分泌液。

（四）脐窦

脐窦为卵黄管在脐端残留的一段较短的管道，位居腹膜外，开口于脐，为一盲管，窦内表面覆盖肠黏膜，可分泌黏液，外观脐部有一小圆形的黏膜凸起，可探得开口但进入受阻，一般深度为1～2cm，不与肠管相通，造影可明确诊断，并可与脐肠瘘、脐尿管瘘鉴别。

（五）卵黄管囊肿

卵黄管两端已闭合，而中间部分为原卵黄管之陈腔，其内衬的黏膜分泌液积聚，逐渐扩大形成囊肿。下腹正中线或偏右侧可扪及边界清楚、可活动的包块。多无自觉症状，合并感染时有腹痛、发热等症状，有时可压迫肠管造成肠梗阻，需手术治疗。

（六）脐肠束

脐肠束为卵黄管或其动静脉退化不全，形成纤维束带，常连接在Meckel憩室或回肠末端与脐之间，一般无症状，若肠管缠绕束带时可引起肠梗阻，术前难以确诊，多以肠梗阻急诊手术，在术中方能明确诊断。

以上卵黄管残留疾病虽不十分常见，但部分病变较为严重，如Meckel憩室合并下消化道大出血、穿孔，诱发肠梗阻及脐肠瘘、脐肠束带等，若不能及时诊断及手术治疗，对患儿生命将造成威胁。脐肠瘘、脐茸相对较多见，虽病情轻缓，但也对患儿造成身心影响。

【影像检查技术与优选】

本类疾病诊断并不容易，种类较多，方法各异。对于卵黄管囊肿，超声、CT和MRI均可作出准确诊断。对于Meckel憩室、脐肠束等主要依赖⁹⁹ᵐTc系统显像或手术证实，近年⁹⁹ᵐTc系统显像诊断率可达85%～95%，为本病的诊断提供了有效的辅助检查措施，使大部分病儿得以及时有效的诊治。

【影像学表现】

1. **超声**　①脐肠瘘表现为脐下管样或条索状低回声带与右下腹腔肠管相连，能够清晰直观地观察到瘘管在腹壁及腹腔内的走行情况、瘘管大小、形态、管壁的厚度及内部回声,典型病例动态观察可见气体或粪液自肠端向脐部流动;②卵黄管囊肿表现为下腹部腹腔内中线部位靠近前腹壁的囊性结构,边界清楚,囊壁较厚,其内透声较差,可见点状较高回声;③脐窦表现为脐下条状低回声带,横断面为类圆形管腔结构,肠端闭合,其长轴与腹壁几乎成直角;④Meckel憩室表现为下腹部液性回声管腔,可为圆锥形及圆柱形,呈囊袋样结构,该结构与正常肠管关系密切,并见细小开口朝向肠腔。囊壁与肠管壁的多层结构一致。憩室内部回声依其内容物不同可表现为无回声、杂乱的强回声、形态固定的强回声团伴声影。Meckel憩室常合并穿孔出血、肠套叠、阑尾炎、肠梗阻等并发症,可出现相应的声像图改变。彩色多普勒于管壁内可见细条状血流信号。

2. **X线** 脐窦通过脐部瘘口注入造影剂,见其进入腹壁脐窦内,为一盲管。脐肠瘘通过脐部瘘口插管注入造影剂,见其进入回肠内。Meckel憩室偶尔上消化道造影检查于回肠壁见附着小残囊,长2～3cm、宽1cm左右。卵黄管囊肿上消化道造影检查脐部可见类圆形占位性病变。

3. **CT** 卵黄管囊肿为位于脐下方、腹腔内中线部位、靠近前腹壁的囊性结构。CT平扫脐周见一个囊性低密度肿块,靠近腹前壁、位置较固定。增强后囊壁强化,内容物不强化。合并感染时密度增高或不均匀,增强后类似脓肿表现。Meckel憩室CT表现与卵黄管囊肿相似,但其位置不常如卵黄管囊肿固定。

4. **MRI** 卵黄管囊肿T_1WI呈低信号、T_2WI为高信号。增强后囊壁可强化,内容物不强化。

【诊断要点】

卵黄管畸形种类较多,其中脐茸临床即可诊断。Meckel憩室、脐肠束等影像学诊断较困难,主要依赖^{99m}Tc系统显像诊断或手术证实。而对于脐窦、脐肠瘘,应用X线造影检查不难发现病变。卵黄管囊肿为位于脐下方、下腹部腹腔内中线部位靠近前腹壁的囊性结构,超声、CT和MRI均可作出诊断。Meckel憩室影像表现与卵黄管囊肿相似,超声、CT和MRI亦可作出判断,同时可以显示憩室穿孔出血、肠套叠、阑尾炎、肠梗阻等并发症。

【鉴别诊断】

卵黄管囊肿需与脐尿管囊肿相鉴别,根据不同方位的观察其与膀胱的关系可助诊断,特别是正中矢状位。

第二节 腹 膜 炎

一、急性腹膜炎

【概述】

腹膜炎(peritonitis)依发病病因、起病缓急、病变范围、病变性质等分为原发性与继发性,急性与慢性,弥漫性与局限性,非特异性与特异性等不同类型。急性腹膜炎是由于细菌感染、化学刺激或损伤引起的腹膜急性渗出性炎症。其中,原发性腹膜炎以血源感染为主,其次女婴可自女性生殖器官进入腹腔,多见于5岁内儿童。继发性腹膜炎常起源于阑尾炎(脓肿、穿孔、结石)、肠炎、肠梗阻、溃疡病、肠结核、胃肠穿孔、胆囊炎穿孔、腹腔手术并发感染等疾病。

急性腹膜炎的病理变化常因感染的来源和方式、病原菌的毒力和数量、患者的免疫力不同而有明显的差异。感染一旦进入腹腔,腹膜立即出现炎症反应,表现为充血、水肿、渗出。渗液中的纤维蛋白可促使肠袢、大网膜和其他内脏在腹膜炎症区黏着、限制炎症的扩展。腹膜炎经治疗后炎症可逐步吸收,渗出的纤维蛋白可以机化,引起腹膜、肠袢、网膜之间的粘连,可导致机械性肠梗阻。

【临床特点】

临床上,腹膜炎的表现依类型不同有所差异。腹痛是急性腹膜炎的主要症状。一般患者的腹痛都很剧烈。恶心呕吐是常见的症状,患者早期是反射性呕吐,呕吐物以胃内容物为主,晚期因肠麻痹引起反流性频繁呕吐,吐出物含胆汁,呈黄绿色,甚至为粪样。严重时患者常出现面色苍白、肢端发凉、皮肤潮湿有汗、脉搏细弱、呼吸急促、发热、畏寒等毒血症症状和休克症状。查体发现患者典型的腹部体征是压痛、反跳痛和腹肌紧张。实验室检查白细胞总数和中性粒细胞的百分率升高。

【影像检查技术与优选】

腹膜炎首选超声检查,CT的密度分辨力较腹部平片高,可细致地显示腹膜炎的征象,并发现原发病变;除鉴别诊断需要外,MRI较少用于本病的检查。超声定位导向下的腹腔穿刺,是临床诊断的重要手段。

【影像学表现】

1. **超声** 超声多表现出腹膜炎的间接征象,见腹腔内游离无回声区。早期多聚集在炎症病灶周围,大量渗出则弥漫分布于肠间隙及脏器周围。原发病灶如阑尾炎、肠梗阻、胆囊炎等疾病的超声表现均有其各自的特征性改变。继发性改变包括病灶周围脓肿形成(图5-10-1),合并肠麻痹、粘连性肠梗阻等表现。超声见腹腔相应脏器周围包绕团状、厚片状异常回声,中等或低、弥漫雾状回声。同时可见腹腔积液、积气、肠管扩张及蠕动异常等征象。

2. X线 原发性腹膜炎在腹部X线片上表现为小肠、结肠均胀气,可伴有散在中小气 - 液平面。少量腹腔渗液表现为腹部密度稍增高,肠间距增宽,胀气肠管与腹壁间距增宽。腹脂线模糊消失,脏器轮廓模糊。大量腹腔渗出液表现为腹外形膨隆,膈

肌升高,肝内移,肠气减少。继发性腹膜炎除具有上述表现外,还可有阑尾结石(钙化)或脓肿、脊柱侧弯、肠梗阻、胰腺炎或手术并发症等表现。

3. CT 显示腹腔积液,最早出现在肝肾隐窝、右肝上间隙、右结肠旁沟、盆腔区,大多数呈低密度,血性或化脓性积液密度可增高。可见反应性肠淤张,表现为肠管扩张、充满液体,可显示腹膜增厚、肠壁增厚与粘连。部分病例可见原发疾病如阑尾结石、腹腔脓肿、胰腺炎、肠梗阻等表现(图5-10-2)。

【诊断要点】

根据腹痛病史,结合典型体征、白细胞计数及腹部影像学表现,一般诊断并不困难,关键是病因

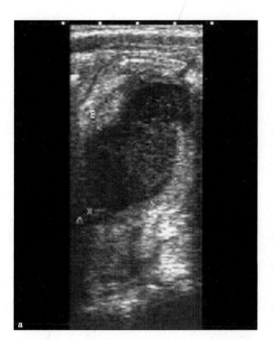
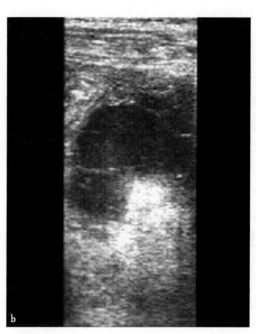

图5-10-1 腹腔多发脓肿
a、b. 超声示脓肿壁不规则,内可见细小光点及光带回声

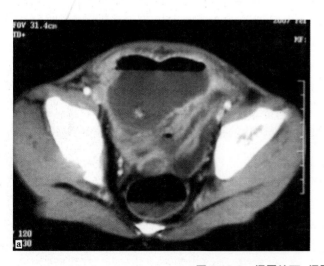
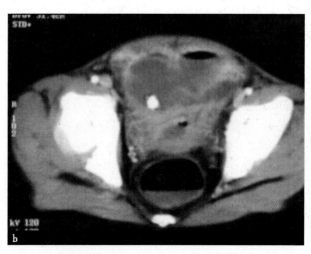

图5-10-2 阑尾结石、阑尾炎穿孔并周围脓肿形成
a、b. CT平扫示阑尾结石呈圆形高密度影,周围脓肿形成,其内见气 - 液平面

诊断。腹腔穿刺是诊断的重要方法,根据所得液体颜色、气味、性质,涂片镜检,细菌培养,或淀粉酶值的定量测定等综合判定病因。影像学检查的目的主要是了解有否腹部空腔脏器穿孔、实质器官损伤、肠梗阻等,是临床诊断不可缺少的重要方法。

【鉴别诊断】

主要与结核性腹膜炎相鉴别,后者除具有腹盆腔积液的基本征象外,同时出现壁腹膜、肠系膜、大网膜不同程度的增厚,甚至呈絮状、结节状改变,还可伴有腹腔淋巴结肿大、钙化。

二、结核性腹膜炎

【概述】

结核性腹膜炎(tuberculous peritonitis,TBP)为肉芽肿性继发性腹膜炎,通常与结核病相关,最常见于免疫抑制的宿主。文献报道约 4% 肺结核患者可见腹膜受累,在小于 10 岁的儿童患者中,10% 可出现腹膜受累。

【临床特点】

患者通常因发热、弥漫性腹痛、恶心、呕吐就诊。体格检查可发现腹腔炎症征象,包括反跳痛、腹壁僵硬以及由麻痹性肠梗阻导致的肠鸣音减弱或消失。几乎均表现为免疫功能低下。

【影像检查技术与优选】

腹部 X 线片多无异常表现,但胸部检查有时可发现结核感染灶,可支持本病的诊断。CT 增强检查在发现腹膜病变和伴随征象中具有优势。

【影像学表现】

1. **X 线** 表现无特异性,可见麻痹性肠梗阻肠管扩张,肠腔内多发气 - 液平面以及腹水。此外,腹膜外脂肪层消失。

2. **超声** 可见腹腔液体回声和分隔。

3. **CT 和 MRI** 可见腹水及腹膜异常强化。结核性腹膜炎可分为 3 型,即腹水型、粘连型及干酪型,各型表现均有重叠。上述 3 型的腹水量依次减少,软组织成分却逐渐增多。腹水型最为常见,以腹水为主要特点,CT 上多表现为稍高密度,局部可形成包裹。粘连型及干酪型的特点为腹水相对减少,可见数目不等的腹膜和网膜结节、肿块、腹膜粘连,以小肠及肠系膜纤维化为主要特征。网膜受累多表现为弥漫性浸润,病变强化边界不清,呈模糊样改变。

【诊断要点】

依据结核感染的临床表现以及其他部位(特别

是肺部)的结核感染灶,结合腹部影像检查征象,可对本病作出诊断。

【鉴别诊断】

1. **常见导致腹膜改变及腹水的病变** 如化脓性等其他腹膜感染性病变,此类患儿病程较 TBP 短,症状重,壁腹膜及大网膜增厚程度较 TBP 轻,腹水密度相对较低。

2. **常见的导致淋巴结肿大的病变** 如腹腔淋巴结结核,多见肿大淋巴结中心出现坏死,腹膜改变及腹水表现相对少见。

三、胎粪性腹膜炎

【概述】

胎粪性腹膜炎(meconium peritonitis)是指胎儿期胃肠道穿孔,胎粪溢出引起的化学性腹膜炎。是新生儿常见的急腹症。引起肠穿孔的原因约有 50% 是由于肠道先天畸形造成,如肠闭锁、肠扭转、肠旋转不良、内疝、肠壁肌层缺损,少数由肠系膜血管梗死、胎儿坏死性肠炎引起。胎粪系胚胎第 3 个月时由脂肪、盐类和消化液等混合而成,妊娠第 4 个月时到达回盲瓣,第 5 个月时达直肠,在胎儿出生后 3 天内仍然是无菌物。当发生肠穿孔后,胎粪溢入腹腔会引起腹腔渗出、肠粘连及胎粪钙化,胎粪钙化需要 15 天。因胎儿期肠穿孔未修复,出生后大量气体及肠液从穿孔处进入腹腔,引起气腹和细菌性腹膜炎。

【临床特点】

患儿一般情况极差,呕吐,腹部高度膨胀,出生后即出现,逐渐加重,腹壁发亮、青紫、水肿,肠鸣音消失。因过度腹胀影响呼吸及压迫腔静脉,出现呼吸困难及全身青紫,皮色似青紫型先心病患儿。在胎儿期穿孔修复后,仅留腹腔广泛性粘连,可发生在生后任何时间,其表现与一般肠梗阻类似。少数病例无临床症状,仅有胎粪钙化表现。

【影像检查技术与优选】

本病检查首选 X 线立位和卧位腹部平片,可显示胎粪钙化,腹腔积气、积液和肠梗阻征象。CT 对于胎粪钙化的检出率明显高于 X 线腹部平片,有利于确定诊断。

【影像学表现】

1. **超声** 可见腹腔大量液性暗区,可见肠管漂浮及不规则团块、斑片状强回声散布于腹腔内。腹腔积液包裹形成囊性包块,为胎粪性假性囊肿。

2. **X 线** 腹平片示胎粪性钙化、穿孔后腹膜炎及粘连性肠梗阻等表现。出生时若穿孔已闭合,X 线片见团块或条片状胎粪钙化影（图5-10-3），肠间距增宽，肠管粘连成团，可见腹水。出生时若穿孔未闭合，常有大量积气、积液，胎粪钙化散落在各处，肠管粘连聚集在腹中央，有较多粘连时形成包裹性或多房分隔性液气腹。当有广泛粘连时，出现阶梯状气-液平面等粘连性肠梗阻征象，当有绞窄性肠梗阻时，可见特殊肠襻征象及腹水。

3. CT　CT可表现为腹腔内斑片状或弧形高密度钙化灶，常以右下腹最多见。腹腔内可见大量积气、积液，或形成包裹性、多房分隔性液气腹，囊壁稍厚、常有弧形钙化，囊内可见气-液平面。

【诊断要点】

典型X线表现为胎粪性钙化、穿孔后腹膜炎及粘连性肠梗阻，结合病史，本病诊断不难。

【鉴别诊断】

1. **新生儿胃穿孔**　常由先天性胃壁肌层缺损引起，穿孔多位于胃前壁大弯侧，常于生后2～3天内发病，有典型的腹膜炎症状及体征。X线表现为腹腔内大量游离液气体，一般无粘连、包裹，胃泡影多消失，腹腔内常无钙化影。

2. **新生儿急性坏死性小肠结肠炎**　多见于早产儿，出生后常有窒息、缺氧、休克病史，特别是人工喂养的患儿，常于生后7～10天发病，临床有血便，呈洗肉水样，量较多，具有特殊的腥臭味，较具特征性的表现是肠壁积气或伴门静脉积气，具有重要诊断价值。

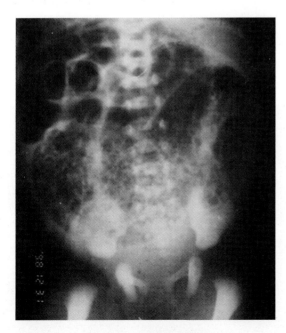

图5-10-3　胎粪性腹膜炎
X线腹部平片示中下腹部弥漫颗粒状胎粪钙化灶，腹部肠管广泛胀气

第三节　气腹与腹水

一、气腹

【概述】

气腹（pneumoperitoneum）多见于腹部空腔脏器穿孔如消化道穿孔，少数为腹壁穿通伤及纵隔积气下行进入腹腔。引起消化道穿孔的常见疾病包括胃壁肌层缺损、溃疡、坏死性小肠结肠炎、胎粪性腹膜炎、小肠梗阻、先天性巨结肠、无肛门。阑尾穿孔有时可见少量气腹，肠套叠很少有气腹发生，除非发生肠壁坏死，剖腹术后气腹多于96小时内吸收。

【临床特点】

临床起病急、病情危重。常有突发腹痛、腹胀，可伴发热、腹泻、便秘、败血症等表现，可有原发疾病的症状与体征。

【影像检查技术与优选】

腹部X线片常采用立位及左侧卧位水平投照检查。CT较X线片更敏感。

【影像学表现】

1. X线　少量气腹，立位见膈下与肝脏之间有线状或新月形透亮区，或在胃底之上左膈下可见透亮区，可显示出胃底或结肠脾曲的外形。大量气腹，使腹部透亮度增加，肝脾胃等内脏下降，充气透亮区似马鞍形（图5-10-4）。腹中部上方可见镰状韧带呈纵形或弧线状致密影，肠管外形清楚，锐利。气-液腹，立位片可见气-液平面，下腹部致密。仰卧位时腹中央透亮，外周致密。合并肠粘连时可见肠管扩张受限，形态不规则或悬吊于腹壁上。包裹性气腹系气体局限于腹腔内一处，形态可不规则，改变体位气体不游离，周边有肠粘连改变或可有钙化。

2. CT　通常可见气-液平面，甚至横贯全腹的大液平面。少量积气或少量积气积液时，可采用仰卧位或左侧卧位扫描，在膈下、剑突下或侧腹壁下见少量含气影（图5-10-5），在肝肾隐窝区可见少量渗出液。同时可发现一些原发疾病如新生儿坏死性肠炎、新生儿胎粪性腹膜炎、阑尾结石合并阑尾炎、肿瘤及肿瘤样病变等。

【诊断要点】

结合临床表现和典型影像学表现，本病不难诊断。

【鉴别诊断】

1. **间位结肠**　位于膈与肝上缘之间或膈与胃之间，通常可见结肠袋形，无液面。改变体位时如左

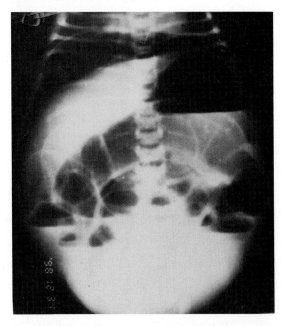

图 5-10-4 肠穿孔气腹

X 线立位腹部平片显示右膈下与肝脏之间有马鞍形透亮区。腹部肠管胀气扩张，且见多个液平面

侧卧位水平投照看不到游离气体。CT 可显示肠壁影，连续层面可显示积气影位于肠腔内。

2. 膈下含气脓肿 膈下可见气 - 液面，但无肠管结构，膈肌常升高、运动受限。膈上常伴有反应性肺炎。改变体位气体不游离，膈影增厚与气腹不同。CT 增强扫描，脓肿壁明显强化，多平面重组成像显示更清晰。

二、腹水

【概述】

在正常状态下腹腔内约有 50ml 液体，对肠道起润滑作用。在任何病理情况下导致腹腔内液量增加

超过 200ml 即称为腹水（ascites），系全身性或局部性因素的作用，致使液体从血管与淋巴管内渗入或漏入腹腔而出现腹水。

【临床特点】

低蛋白血症、钠和水潴留、抗利尿激素与醛固酮等灭活功能降低、门静脉高压、肝静脉阻塞、腹膜炎症及恶性肿瘤等均可引起腹水。

【影像检查技术与优选】

腹水首选超声检查，可提示少量腹水或腹内包块。CT 值的大小可提示腹水的性质。CT 可了解积液的全面情况，有时可发现导致积液的原因。定性诊断主要依赖于腹腔穿刺细胞学和生化检查。

【影像学表现】

1. **超声** 急性期腹水为游离性，透声性好，无粘连与包裹。声像图表现为无回声区，少量腹水首先出现在腹腔与盆腔的最低部位，如肝肾间隙、膀胱直肠窝、结肠旁沟等处。大量腹水，液性暗区充满于整个腹腔，可显示肠管在腹腔积液中浮动的征象。

2. **X 线** 腹部平片显示腹部密度增高，肠间隙增宽。腰大肌形态、肾影及腹脂线模糊或消失。充气肠管与肠壁间距离增宽。有时可见"梳状征"，即液体进入肠间隙形成的致密影。立位片显示下腹部致密，充气肠管漂浮在中上腹部。卧位时腹外围致密，充气肠管居腹中央。但腹腔少量积液或儿童无充气肠管时积液量不易估计。

3. **CT** 由于腹腔积液使潜在的腹腔间隙被动撑开，积液的 CT 值又较低，在 0～30Hu，故 CT 可较好地显示腹腔积液所充填的解剖间隙。少量腹水，多位于右侧，肝肾隐窝处或环绕肝脏外缘，呈新月形。大量腹水，腹腔脏器、肠管和肠系膜均集中

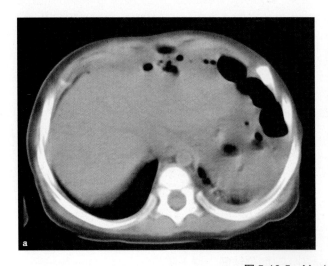
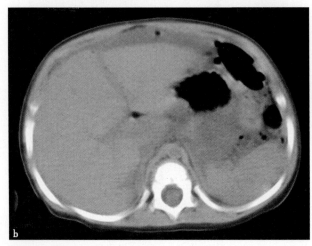

图 5-10-5 Meckel 憩室穿孔气腹

a、b. CT 平扫显示膈下、剑突下，左侧腹壁下少量积气，并见带状积液

于腹中部,即漂浮征,可合并小网膜腔积液,腹水对脏器无压迫。

【诊断要点】

腹水的诊断不难,影像学征象较为明确。

【鉴别诊断】

根据腹水的外观、性质等可判断腹水的来源。腹水的鉴别诊断最终需依赖临床和腹腔穿刺检查。

第四节 网膜、系膜病变

一、肠系膜囊肿

【概述】

肠系膜囊肿(mesenteric cyst)又称淋巴管囊肿。病因不明,多数学者认为系先天性胚胎淋巴管发育异常或是异位的淋巴管的不断生长所致,亦可由外伤、感染等引起。可发生于系膜任何部位,以发生于小肠系膜者多见。

肠系膜囊肿通常单发,亦可多发,大小不一,呈圆形、椭圆形、哑铃形,从数厘米到占满整个腹腔,位于肠系膜两层浆膜之间的任何位置,但以回肠系膜最为常见,少数在横结肠和乙状结肠系膜,靠近肠管侧的囊肿张力较大,局限于一段肠系膜,邻近肠管受压明显。囊内充满淡黄色淋巴液或混有血性液体,其囊壁薄弱。其壁为纤维组织或单层内皮细胞。当腹部受撞击或挤压时,囊壁和小血管极易破裂,囊液外溢形成腹膜炎。

【临床特点】

本病可发生于任何年龄,其临床表现主要取决于囊肿的大小、所在部位和对周围脏器的机械性压迫。囊肿体积较小时,可无任何临床症状及体征,常被偶然发现,或表现为慢性腹痛。体积较大则表现为腹部包块,腹围增大,可触及活动囊性包块。当囊肿发生破裂、扭转、感染、出血及压迫肠管等情况,则可表现为急腹症。其他尚可伴有纳差、恶心、呕吐等消化道症状。

【影像检查技术与优选】

超声检查可证实腹部囊性包块,提供囊肿的大小范围以及单房或者多房。CT 和 MRI 可确定肠系膜囊肿的发生部位、结构特点及与周围器官组织的关系,借助增强检查可发现有无继发感染或腹腔脓肿形成。CT 对于钙化、脂肪成分的显示明显优于超声和 MRI。

【影像学表现】

1. **超声** 典型表现为腹腔内显示单房或多房低张力无定型囊肿(图 5-10-6),囊肿大小不等,囊内无回声或充满点状回声。囊壁及其边界清晰、光滑,后壁回声增强。多房囊肿可显示不规则囊腔及条带状回声分隔,形成典型的蜂房样结构。囊肿多较游离,可被推移或随体位移动。当肿块内出血机化或合并感染时,可以探到实质回声光团和散在的不均匀回声光团。囊肿破裂时腹腔内可见大量游离积液。彩色多普勒显示囊肿内及囊肿壁均无血流信号显示。

2. **X 线** 消化道造影可见囊肿压迫邻近肠管向一侧或周围移位,邻近肠管有弧形压迹或被牵拉变直。位于肠系膜根部的囊肿可将小肠向前推移,但升、降结肠无前移。

3. **CT** 平扫见下腹部单房或多房囊性肿块,呈圆形或椭圆形,大小不等,囊壁菲薄,多数为近水

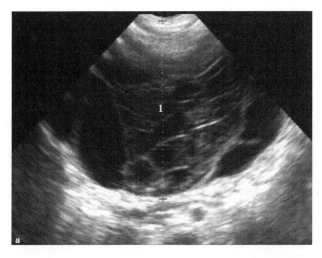
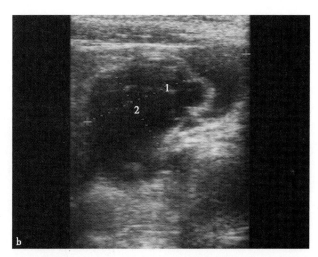

图 5-10-6 肠系膜囊肿
a、b. 超声示腹腔内多分隔低张力无定型囊肿影,囊内无回声或充满点状回声,边界清楚

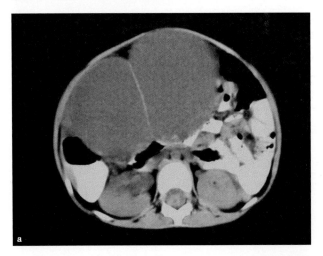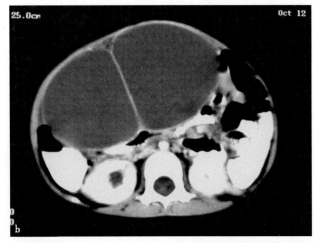

图 5-10-7　肠系膜囊肿

a. CT 平扫示下腹部见一巨大多房囊状低密度肿块，周围小肠受压移位；b. CT 增强检查示囊壁及间隔强化，囊内无强化

样低密度（图 5-10-7），蛋白成分较多或出血未凝固时呈不规则略高密度灶。当囊内有脂肪和液体时，可出现脂肪 - 液体平面。有时囊内可有游离钙化结节。增强扫描分隔可强化，内容物无强化。继发感染时囊内可有气 - 液面等特征性表现。囊肿在 CT 具有如下特点：囊肿与肠腔不相通，分布与小肠或结肠系膜密切相关，囊肿的周围总有一段肠管绕行，且位置较为稳定，而肠管内一般无充盈缺损。由于肠系膜为后腹膜及腹腔的分界，肠系膜来源的巨大囊肿可部分位于后腹膜、部分位于腹腔，此亦为肠系膜巨大囊肿的定位特征。囊肿与腹内主要脏器及腹壁之间有脂肪间隙存在。

4. **MRI**　囊肿呈 T_1WI 低、T_2WI 高信号，形态、大小、部位与 CT 所见类似。含较多脂肪组织时，T_1WI 为高信号，STIR 序列可见脂肪信号减低。增强扫描分隔可强化，内容物无强化。当合并有感染时，T_1WI 信号可增高，增强扫描可见囊壁增厚并强化。

【诊断要点】

位于肠系膜一侧或两侧，与小肠系膜或结肠系膜密切相关的囊性肿物，呈单房或多房，囊肿的周围总有一段肠管绕行，且位置较为稳定。

【鉴别诊断】

1. **大网膜囊肿**　表现为前腹壁下巨大不规则近水样密度囊性肿块，密度均匀，无钙化，壁薄，边界清晰，囊内可见多房分隔。液体与腹腔脂肪间存在清晰界限，囊肿可占据整个腹腔，小肠向后方一侧或双侧移位。囊肿与前腹壁之间没有小肠间隔开。

2. **肠重复畸形**　多发生在婴儿或儿童期。大多在生后 1 年左右发现，可位于消化道的任何部位，单房厚壁囊肿为其典型表现。

3. **囊性畸胎瘤**　特征性表现为边界清楚的混杂密度囊性肿块，内含脂肪、软组织密度成分和钙化，有时肿块内可见脂 - 液平面。

4. **卵巢囊肿**　下腹部的肠系膜囊肿与之相似，尤其是带蒂的卵巢囊肿可移至上腹部，两者鉴别困难。卵巢囊肿主要位于子宫周围附件区，边缘光滑，壁薄，无分隔。

二、大网膜囊肿

【概述】

大网膜囊肿（greater omental cyst）系大网膜淋巴管阻塞或先天性迷走的淋巴组织生长，不能和正常的淋巴、血管系统相通，淋巴液积聚形成巨大薄壁囊肿。囊肿生长缓慢，大小不一，可发生在血运丰富的网膜任何部位或邻近脏器的韧带上，分为多发和单发囊肿，且多房性较多，单房性较少，张力低，多沿器官充盈腹腔内间隙而无固定的形态，在腹腔内可像伪足一样运动，对消化道不造成压迫。囊内淋巴液有时呈血性。囊壁极薄，内衬扁平内皮细胞；继发感染可明显增厚，并与周围脏器粘连。

【临床特点】

临床多见于 2 岁以上患儿，腹部逐渐膨隆，体检可扪及圆形或椭圆形肿块，质软呈囊性感。活动度较大，穿刺为淋巴液或血性液体。其并发症有囊内出血、扭转及破溃，常由外伤所引致。

【影像检查技术与优选】

超声检查可证实腹部囊性包块，并提供囊肿的大小范围以及单房或者多房。传统消化道造影主要靠囊肿占位的间接征象来推断其诊断，囊肿与前腹壁之间没有小肠间隔是其特点。CT、MRI 可直接显

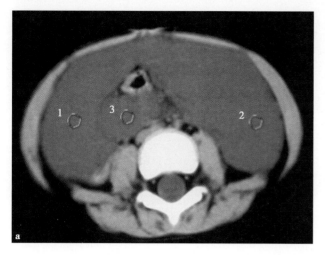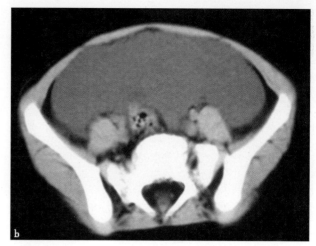

图 5-10-8　大网膜囊肿
a、b. CT 平扫示前中下腹壁与肠管之间见水样密度弧形囊状影,肠管受压内移

示囊肿的位置、形态、大小和密度 / 信号,直观、可靠,尤其是 CT 对于钙化、脂肪成分的显示明显优于超声,有利于鉴别诊断。

【影像学表现】

1. **超声**　大网膜囊肿的声像图表现与肠系膜囊肿一致,两者不易鉴别,一般认为肠系膜囊肿随体位改变左右活动,小肠位于两侧腹或向上、下腹移位,而大网膜囊肿则随呼吸上下活动,小肠移至腹后壁。

2. **X 线**　消化道造影可见囊肿呈占位表现,其小肠明显受压向后移位,即使变换体位,也无明显改变。但没有肠管的变形、拉直、狭窄,囊肿与前腹壁之间没有小肠间隔,无小肠漂浮征象。

3. **CT**　平扫显示囊肿位于前腹壁下、腹壁与肠管之间,近水样均匀密度,无钙化,边界清晰,壁薄,囊内可见多房分隔(图 5-10-8)。囊肿与腹腔脂肪间存在清晰界限。囊肿巨大者可占据整个腹腔,小肠向后方一侧或双侧移位。增强扫描,囊内低密度影无强化,囊壁稍强化。合并有感染时,可见囊壁增厚且明显强化。

4. **MRI**　囊肿因含淋巴液呈 T_1WI 低、T_2WI 高信号。脂肪组织含量较多时,T_1WI 为高信号。当合并有感染时,T_1WI 信号可增高。增强后囊壁可强化,内容物不强化。

【诊断要点】

典型表现为前腹壁下不规则水样成分囊性占位,呈单房或多房,肠管受压向后方移位。

【鉴别诊断】

1. **肠系膜囊肿**　多位于肠系膜一侧或两侧,其分布与小肠或结肠系膜密切相关,囊肿的周围总有一段肠管绕行,且位置较稳定,而肠管内一般无充盈缺损。由于肠系膜为后腹膜及腹腔的分界,肠系膜来源的巨大囊肿可部分位于后腹膜、部分位于腹腔,此亦为肠系膜巨大囊肿的定位特征。

2. **大量腹水**　小肠呈漂浮征,可作为大网膜囊肿和大量腹水的重要鉴别点。但应注意在结核性腹膜炎伴腹水时,部分病例肠管局限性粘连集中,可无肠管漂浮征。

3. **囊性畸胎瘤**　有钙化和脂肪成分,若没有则与大网膜囊肿不易鉴别。

4. **大网膜脂肪瘤**　主要有脂肪的密度或信号,CT 较易区别。

(袁新宇　杨　洋)

参 考 文 献

[1] Brugger PC. MRI of the fetal abdomen. In: Prayer D, ed. Fetal MRI[M]. Berlin: Springer-Verlag, 2011

[2] Dubois J, Grignon A. Abdomen(digestive tract, wall and peritoneum). In: Avni FE, ed. Perinatal imaging: from ultrasound to MR imaging[M]. Berlin: Springer-Verlag, 2002

[3] Hertberg BS, Nyberg DA, Neilsen IR. Ventral wall defects. In: Nyberg D, McGahan JP, Pretorius DH, et al, eds. Diagnostic imaging of fetal anomalies[M]. Philadelphia: Lippincott, Williams and Wilkins, 2003

[4] Nyberg DA, Neilsen IR. Abdomen and gastrointestinal tract. In: Nyberg D, McGahan JP, Pretorius DH, et al, eds. Diagnostic imaging of fetal anomalies[M]. Philadelphia: Lippincott, Williams and Wilkins, 2003

[5] Samuel N, Dicker D, Feldberg D, et al. Ultrasound diagnosis and management of fetal intestinal obstruction and volvulus in utero[J]. J Perinat Med, 1984, 12(6): 333-337

第六篇

泌尿生殖系统和腹膜后间隙

第一章　组织学与解剖学

第一节　胚胎发育与生理

一、胚胎发育

腹膜后结构主要包括肾、输尿管、肾上腺及血管淋巴结等。盆腔及会阴区主要为膀胱、男性和女性生殖系统结构等。

（一）肾脏

肾脏发育分前肾、中肾及后肾3个阶段。

1. **前肾阶段**　始于胚胎第4周初，包括前肾小管和前肾管，前肾小管随后退化，前肾管大部分保留向尾部延伸，前肾无泌尿功能。

2. **中肾阶段**　始于胚胎第4周末，包括中肾小管和中肾管，中肾小管内侧端膨大，包绕来自背主动脉的毛细血管球，构成肾小体；外侧端通入前肾管，此时称为中肾管，其末端开口于泄殖腔。中肾在后肾出现之前可有短暂功能。至第2个月末，中肾大部分退化。

3. **后肾阶段**　胚胎第5周起，中肾管末端近泄殖腔处向后肾间质中长出输尿管芽，随后向后上伸长，形成左、右输尿管，上端膨大并多级分支，分别形成肾盂、肾盏及集合小管等。后肾起源于输尿管芽与生后肾原基间的相互作用，生后肾原基呈帽状包绕在输尿管芽的上端，逐渐演变成肾被膜、肾小体或肾小管。后肾最初位于盆腔，随输尿管伸长及胚体直立，移至腰部。肾脏在上升过程中，也伴随着转位，肾门由面向腹侧转至内侧，同时肾脏供血血管也发生了改变。未上升时，血供来自盆腔，上升时，新的供血血管在相应的较高平面出现，所以异位肾通常具有异常的血供。

（二）膀胱和尿道

胚胎第4～7周，泄殖腔被尿生殖膈分为直肠（后部）和尿生殖窦（前部）两部分。尿生殖窦继续发育，上方发育成为膀胱，顶端接尿囊，从脐到膀胱顶的尿囊以后形成脐尿管，在妊娠4～5个月时脐尿管闭锁形成脐中韧带；中下部分别发育成为尿道及部分外生殖器。三角区的前身由输尿管芽尾端的中肾管扩大形成，膀胱与三角区的分别发生，说明三角区的肌肉和输尿管的肌肉相连，而与膀胱逼尿肌不相连。

（三）肾上腺

肾上腺实质由皮质和髓质两部分构成，皮质来自泌尿生殖嵴的中胚层，髓质来自交感神经节的神经外胚层。胚胎早期在下部胸椎水平发育成肾上腺，接着向尾侧移行而与上升的肾脏相会合，其下缘紧贴肾脏上极。胚胎早期，肾上腺的大小与同侧肾脏大小相似，出生时为同侧肾脏的1/3左右，长0.9～3.6cm，平均1.5cm；厚2～4mm。随年龄增加，肾脏随发育逐渐增长，而肾上腺不增大，其侧肢在新生儿明显较年长儿增厚、增粗，可超过膈肌脚的厚度，年长儿约相当于膈肌脚的厚度。

（四）生殖系统

胚胎第7周才能辨认生殖腺性别，第12周时可区分外生殖器。

1. **睾丸和卵巢**　生殖腺由生殖腺嵴表面的体腔上皮、上皮下的间充质和迁入的原始生殖细胞共同发育而成。第6周之前的生殖腺无性别特征，称为未分化性腺。原始生殖细胞携带XY或XX性染色体，第7周开始，Y染色体短臂上有性别决定区编码睾丸决定因子，能使未分化性腺向睾丸方向分化。女性未分化腺发育为卵巢，第3个月时形成原始卵泡，胎儿出生时，卵巢中有100万～200万个原始卵泡。

2. **生殖管道**　第6周末分化期时，胚体内已先后出现左、右两对生殖管道，即中肾管和中肾旁管（又称米勒管）。睾丸和卵巢形成后，其产生的性激素促使生殖管道分别演化为男性的附睾管、输精管、精囊和射精管及女性的输卵管、子宫及阴道等。

3. **外生殖器**　妊娠第3周形成泄殖腔褶。第6

周时,泄殖腔褶被分隔为腹侧较大的尿生殖褶和背侧较小的肛褶。尿生殖褶在雄激素作用下,形成阴茎、尿道海绵体及阴囊。而女性无雄激素作用,外生殖器自然分化为阴蒂、小阴唇、大阴唇及阴阜等。

二、生理功能

1. **肾脏** 肾小球具有滤过和内分泌功能,肾小管具有重吸收和分泌作用,生成尿液,调节电解质酸碱平衡,稳定机体内环境等。第 $11\sim12$ 孕周,后肾开始产生尿液,成为羊水的来源之一。胎儿时期肾脏排泄功能极微弱,代谢产物主要经胎盘排出,所以胎儿期即使无肾或严重肾脏先天畸形,出生前均可以存活。正常新生儿出生后 24 小时内排尿。

2. **肾上腺** 肾上腺皮质细胞分泌的激素均属类固醇,调节 Na^+ 和 K^+ 代谢,促使蛋白质和脂肪分解及转化成糖、抑制免疫应答及抗炎等作用。髓质细胞分泌肾上腺素和去甲肾上腺素,调节心率、血压及血管舒缩等。

3. **生殖系统** 睾丸主要分泌雄激素和产生精子,精子在附睾内发育成熟。卵巢主要产卵、分泌雌激素和孕激素。

第二节 解 剖 学

一、肾脏

(一)肾脏位置及大小

肾脏位于腹膜后脊柱两旁,呈"八字形""蚕豆样"。左肾约平 T_{11} 椎体下缘至 L_2 椎体下缘水平,右肾约平 T_{12} 椎体上缘至 L_3 椎体上缘水平,正常范围双侧肾脏高度差别小于一个椎体的高度。新生儿和小婴儿肾脏形态趋向于球形,年长儿肾脏横径长度约为同侧长径的一半,而新生儿肾脏横径相比年长儿宽。新生儿肾脏体积与腹腔容积比大于年长儿及成人,肾脏大小可根据其肾脏长径与相应平面椎体及椎间隙高度之间的关系作为诊断标准:新生儿的肾脏长径相当于 5 或 6 个椎体加其间椎间隙的高度,正常肾脏下极可低于双侧髂嵴连线;婴儿期相当于 4 个椎体加其间的椎间隙高度;而年长儿逐渐与成人相似,约相当于 3 个椎体加其间的椎间隙高度。

(二)肾脏外形

肾脏外形可表现为先天性分叶肾和驼峰状肾。前者系胎儿期正常肾脏的分叶状外形延续至新生儿、婴儿甚至儿童期所致。后者常见于左肾,脾脏

压迫左肾上极外缘以致局部变平而其下方呈驼峰状凸出。肾窦内为肾盂肾盏、肾血管、淋巴管及脂肪组织等,新生儿及婴儿肾窦体积较年长儿小。

(三)肾脏实质

肾脏实质由皮质与髓质组成。肾皮质位于外围,正常新生儿、婴儿肾皮质较薄而髓质较厚,正常年长儿肾上、下极的皮质较厚。肾髓质间出现增厚的肾皮质称为 Bertin 肾柱。肾皮质正常变异可有局部皮质肥厚或明显膨大。

(四)肾盂及肾盏

肾盂肾盏大小、形态在个体间及个体内都有差别。肾盂按形状分为常见型、分支型及壶腹型;按位置分为肾内型、中间型及肾外型,以中间型多见,即肾盂同时分布于肾窦内、外。每个肾脏有 $2\sim4$ 个肾大盏,$6\sim14$ 个肾小盏。

二、输尿管与膀胱

儿童输尿管活动度较大,可向外侧或内侧轻度移位。新生儿及婴儿期膀胱位置与胎儿期相近,位置较高,底部稍高于耻骨联合平面,年长儿低于或相当于此平面。膀胱底后方是膀胱三角区,三角区两侧角是双侧输尿管口,正中下方是尿道内口。

三、尿道

男性尿道分前后两部分,前尿道包括球部、海绵体部和舟状窝部,后尿道包括前列腺部和膜部。在前列腺部可见前列腺小囊,是尿道嵴最凸出部分的精阜顶部一微小的尿道憩室样向尿道后壁凸出形成。膜部是尿道中最狭窄和最短的一段,也是易受伤的部位。球部是最宽的部位,海绵体部稍细,至阴茎头部尿道增宽形成舟状窝部。女性尿道较短,自膀胱颈部向前下走行,其形状似圆柱状或倒置的锥形。尿道造影检查可显示尿道管径大小、长度及走行。

四、肾上腺

正常肾上腺约平 T_{12} 水平,位于肾上极内上方,其形状多样,典型呈"人"形或倒 V 形,肾上腺两肢常长短不等。肾上腺的位置、形态有各种变异,如环形肾上腺和马蹄形肾上腺。侧肢厚度在年长儿相当于膈肌脚的厚度,在新生儿可超过膈肌脚厚度。

五、生殖系统

(一)女性生殖器官

卵巢、子宫形状和大小因年龄而异。幼女卵巢

表面光滑,青春期开始后,因多次排卵,卵巢表面出现瘢痕而凹凸不平。卵巢在胎儿期就降至盆腔,位置较固定。极少数位于阔韧带以下或腹股沟处。输卵管连于子宫底两侧,由内向外分为子宫部、输卵管峡部、输卵管壶腹和输卵管漏斗部。子宫位于小骨盆内。新生儿因母体和胎盘激素影响致子宫较大,高出小骨盆口上缘,子宫颈较子宫体长而粗。生后一个月,外源性激素减少,子宫体积明显缩小,婴儿期子宫体与宫颈比例为 1:2。青春前期子宫呈管状,青春期子宫迅速发育,壁增厚,接近成人,宫体大于宫颈(两者比例 2:1~3:1)。阴道上端较宽,包绕子宫颈阴道部,下端较窄,以阴道口止于阴道前庭。

(二)男性生殖器官

前列腺位于膀胱和尿生殖膈之间,大小随年龄而增大。小儿前列腺甚小,腺部不明显,性成熟期腺部迅速增大。精囊腺位于膀胱底之后,为长椭圆形囊状结构。睾丸位于阴囊内,睾丸随性成熟迅速生长。附睾紧贴睾丸,由头、体和尾部组成。

(邵剑波 彭雪华)

参 考 文 献

[1] 邹仲之,李继承. 组织学与胚胎学 [M]. 8 版. 北京:人民卫生出版社,2013

[2] 潘恩源,陈丽英. 儿科影像诊断学 [M]. 北京:人民卫生出版社,2007

第二章　检查方法及正常影像学表现

第一节　检查方法

泌尿系统的影像检查方法目前主要有 X 线、CT、MRI、超声和核医学等。超声是生殖系统的首选检查方法，MRI 在生殖系统的价值越来越受到重视，对一些疾病的定性诊断起着很重要的作用，X 线和 CT 应用较少，尤其儿童更少。对于腹膜后间隙病变，超声和 CT 常作为主要影像检查方法，MRI 作为二者的补充方法，检查方法同腹部，CT 是目前公认的肾上腺最佳检查方法。儿童中常用的影像学检查方法如下：

一、超声

肾脏、会阴部检查不需要特殊准备。正常输尿管超声一般不能显示，大量饮水致膀胱充盈时，输尿管才显示，膀胱形态随尿液充盈而变化，受检前饮水保持膀胱适度充盈。肾上腺位置深、组织薄，一般声像图上不易显示。儿童显示率高于成人，儿童肾上腺约占肾脏大小的 1/3，成人占约 1/13，而且儿童肾周脂肪远少于成人，故易显示。

儿童几乎均应用腹部超声，方便易接受、无禁忌证、扫查范围广，能完整显示腹盆腔内病灶；缺点是对盆腔器官的显示易受腹壁厚度、膀胱充盈程度及肠道胀气等因素影响，对盆腔内较小病灶分辨能力较差。

二、X 线

新生儿及小婴儿一般不需特别肠道准备。年长儿及青少年于检查前 1～2 天需食易消化的食物，必要时用开塞露或清洁灌肠促进排便，减少肠道气体和肠内容物。生殖系统疾病很少应用 X 线。

（一）X 线

泌尿系统 X 线片常简称为腹部平片（kidney-ureter-bladder，KUB），用于初筛泌尿系统阳性结石及较大的占位性病变，并作为泌尿系统造影检查前的参考对比片。

（二）尿路造影

用于显示肾盂肾盏、输尿管和膀胱的内腔、形态及走行，了解双肾排泄功能。

1. **静脉尿路造影**　静脉尿路造影（intravenous urography，IVU）将碘造影剂注入静脉后，经肾小球滤过而排入肾盂、肾盏内。主要用于了解肾脏的分泌功能，显示肾盂肾盏、输尿管及膀胱基本形态结构。现应用非离子型造影剂，剂量为 1.5～2ml/kg。传统的腹部加压法尿路显影已很少用，多采用头低脚高位，根据显影情况变换不同体位显示更清楚。已摒弃传统的每隔几分钟点片，采用间断性透视观察尿路显影情况，选取显影最佳时间摄片，并根据情况适当延迟摄片时间。

2. **排泄性膀胱尿道造影**　经尿道插入导管将造影剂注入膀胱，尿道狭窄或其他原因不能插导管时，可经膀胱穿刺或经膀胱造瘘口注入造影剂进行检查。排尿期膀胱尿道造影（voiding cystourethrography，VCUG）是检查下部泌尿道疾病及膀胱输尿管反流最好的方法。检查时动态观察并于造影剂充盈尿路前、充盈时及排尿后摄片。检查女孩尿道采用斜位像和/或侧位像，男孩尿道采用斜卧位。

3. **逆行肾盂造影**　逆行肾盂造影（retrograde pyelography，RP）是在膀胱镜引导下插管入输尿管内并注入碘造影剂，使肾盂、肾盏及输尿管显影，应避免因注射压力过高致造影剂回流肾脏。

（三）选择性肾动脉造影

为有创的血管造影检查术，主要用于肾血管病变、肾肿瘤的血管介入诊疗等。

三、CT

利用多排螺旋 CT（multi-row CT）进行容积数据采集，扫描范围包括肾上极至耻骨联合。采集层厚 5～10mm，螺距 1.0。采用软组织算法重建，必要时行冠状面、矢状面及三维重组。CT 平扫和增强扫描同次完成。增强扫描采取静脉团注的方法，注射剂量 1～2ml/kg，进行三期扫描：即动脉期（肾皮质期）、静脉期（肾实质期）和延迟期（分泌期、肾盂期）。同时利用后处理技术做任意角度重组成像，明确泌尿生殖系统及腹膜后病灶的定位及其与周围结构的关系，适用于先天性畸形、炎症、肿瘤、外伤及血管性病变等。此外，CT 血管造影（CT angiography，CTA）可显示肾血管有无狭窄、血管壁有无钙化等；CT 尿路成像（CT urography，CTU）类似静脉尿路造影的效果，可多角度进行尿路结构分析；CT 仿真内镜（CT virtual endoscopy，CTVE）可无创性多角度虚拟显示肾盂肾盏、输尿管及膀胱空腔内表面情况，但不能进行活检；利用新近发展的能谱 CT 对增强扫描数据进行后处理，可获得虚拟平扫 CT 图像。

四、MRI

MRI 为无创检查，尤其适合于不宜使用碘造影剂检查的患者。MRI 检查序列较多，常作为泌尿生殖系统及腹膜后疾病诊断的重要的补充手段。采集层厚 5～10mm，可行轴面、冠状面、矢状面扫描及三维重组。

磁共振尿路造影（MR urography，MRU）不用静脉注射造影剂即可显示尿路积水、肾脏囊性病灶等，在泌尿系统疾病的诊断中具有明显的优势。磁共振血管成像（MR angiography，MRA）有两种方式：一种不使用造影剂，利用血液流动与静止的血管壁及周围组织形成对比而直接显示血管，优点是无需注射造影剂，对患儿无创伤、无痛苦、无辐射，造影剂反应和并发症亦显著减少；另一种使用钆造影剂，类似于 CTA，称为对比增强 MRA（contrast enhanced MRA，CE-MRA）。MRA 与 CTA、DSA 相比更具有安全性、无创性。功能磁共振成像如扩弥散加权成像（DWI）、血氧水平依赖成像（BOLD）、弥散张量成像（DTI）等方法对肾脏功能的评估及对肿瘤病变的定性有一定价值。MRI 对于泌尿系阳性结石、钙化灶的检出不如 X 线和 CT。

五、核医学

泌尿生殖系统的核医学检查包括肾动态显像测定分肾功能及了解排泄状况、肾静态显像协助诊断反复尿感所致的肾实质缺血性改变和 / 或有无瘢痕

形成、膀胱尿道反流显像、睾丸显像以及体外放射免疫分析测定肾功能等。目前在儿科中诊断肾盂积水和测定分肾功能也颇受临床医师的关注，用于评价分肾血流灌注和排泄功能，也用于鉴别机械性或非机械性梗阻、左右分肾的功能状况，得到肾小球滤过率（GFR）、肾有效血浆流量（ERPF）和肾脏排泄情况等定量参数。

第二节　正常影像学表现

一、肾脏成像

1. **超声**　二维灰阶声像图上，肾脏由外向内可见肾轮廓线、肾实质和肾窦回声。肾轮廓线即肾包膜光滑、清晰，呈高回声。肾窦回声位于肾中央，为长椭圆形高回声区，是肾窦内各种结构的复合回声，包括肾盂、肾盏、血管及脂肪组织等，边界毛糙不整齐。肾实质呈低回声，位于肾包膜和肾窦之间，包含肾皮质和肾髓质（肾锥体），肾髓质回声较皮质低。彩色多普勒能清晰显示肾脏血管。

2. **X 线**　腹部平片上肾脏分别位于脊柱两侧，呈"八字形"软组织密度，类蚕豆状。同时可初步判断邻近器官如肝脾有无明显增大或明显钙化灶。

3. **IVU**　正常肾实质显影，密度均匀增高，皮髓质分界不清，随后肾盏、肾盂显影。正常肾盂多呈喇叭状，也有变异，如壶腹状肾盂、分支状肾盂及肾外肾盂。肾盏包括肾大盏和肾小盏，其数目、形态变异也多，肾盏呈杯口状显影。

4. **CT**　轴位平扫上肾脏呈圆形和 / 或椭圆形，肾门内凹，新生儿及婴幼儿期肾脏呈分叶状。平扫时肾实质呈软组织密度，肾盏、肾盂呈水样密度，肾窦呈脂肪密度，肾脏周围间隙呈脂肪密度，可清晰勾勒出肾脏轮廓。肾脏三期增强扫描各自显示的侧重点不同。①皮质期：肾血管及肾皮质（包括肾锥体间的肾柱）强化明显；②髓质期：髓质密度增高，皮质强化程度下降；③排泄期：肾实质强化程度下降，肾盂肾盏内可见造影剂影像。肾动脉 CTA 可进行 3D 重组，显示肾动脉及其主要分支。CT 尿路造影行 3D 重组可整体观察肾盂肾盏、输尿管和膀胱。

5. **MRI**　平扫上肾髓质含水量高，T_1WI 信号稍低于皮质，T_2WI 肾皮、髓质信号均较高，髓质信号较皮质更高。肾盂、肾盏呈长 T_1、长 T_2 信号。肾动静脉呈流空信号。增强后肾实质强化方式同 CT 增强。MRU 可多角度显示肾盂肾盏、输尿管及膀胱。

二、输尿管与膀胱成像

1. 超声 正常输尿管一般不显示，膀胱充盈时输尿管才能显示，表现为中间两条平行的无回声条带且存在蠕动。彩色多普勒显示输尿管开口处向膀胱腔内喷尿的彩色信号。膀胱充盈时，膀胱壁呈光滑带状回声，其内尿液无回声。

2. X线 正常输尿管、膀胱于X线片均难以显示。

3. IVU 显示输尿管与肾盂相连，沿脊柱两侧下行，入盆腔后于骶髂关节外侧走行，越过骶骨水平再弯向外，最后向前内斜行进入膀胱底。输尿管有三个生理狭窄区，即输尿管与肾盂连接处、骨盆入口处和进入膀胱前。输尿管可走行迂曲，边缘光整。儿童输尿管活动度较大，可因肠襻扩张向外侧或内侧移位。充盈态的膀胱呈圆形或椭圆形，位于盆腔耻骨联合上方，边缘光整、密度均一。

4. CT 平扫显示输尿管自肾盂向下至盆腔，走行于腰大肌前缘处，腹段输尿管呈圆形软组织密度影，中心呈低密度，盆段难以识别。膀胱壁厚薄均一，内外缘较光整。增强排泄期可见输尿管、膀胱内充盈造影剂，膀胱壁强化。

5. MRI 膀胱、输尿管内尿液呈均匀长 T_1、长 T_2 信号影。膀胱壁厚薄一致，在 T_1WI 和 T_2WI 上同肌肉信号。

三、尿道成像

1. X线 正常尿道于X线片不显影。

2. 排泄尿路造影 可显示男性尿道前、后两部分。膜部是尿道中最狭窄和最短的一段。球部是最宽的部位，海绵体部稍细，至阴茎头部尿道增宽形成舟状窝部。女性尿道较短，自膀胱颈部向前下走行，其形状似圆柱状或倒置的锥形。尿道造影检查可显示尿道管径大小、长度及走行。

四、肾上腺成像

1. 超声 正常新生儿肾上腺的声像图表现为纵切面上呈倒V字形或倒Y字形，中央为肾上腺髓质呈明亮扁薄光带，外周低回声区为肾上腺皮质。超声测量肾上腺大小包括长度、厚度等。肾上腺的长度是指从上缘至下缘的最大径，而厚度为垂直于肾上腺前肢或后肢的最大径。新生儿肾上腺正常值标准不一，一般长径＜3cm，厚度＜0.4cm。新生儿肾上腺内可显示少量血流信号。

2. CT 平扫上肾上腺呈软组织密度影，类似肾脏密度。形态因个体差异不同，多呈"人"形或倒V形。肾上腺边缘平直或轻度内凹。正常婴儿及新生儿期肾上腺的大小约是肾脏的1/3，长0.9～3.6cm，平均1.5cm；厚0.29～0.5cm，出生后1年退化近成人。其侧肢厚度在年长儿相当于膈肌脚的厚度，小于10mm，在新生儿可超过膈肌脚厚度。增强后均匀强化。

3. MRI MRI平扫的 T_1WI 和 T_2WI 信号类似肝实质，增强后均匀强化。

五、生殖系统成像

（一）女性生殖器官

1. 超声 10岁子宫长径约3.5cm，13岁增至约6.2cm，宫体增长幅度比宫颈大。子宫肌层呈均质较低回声，内膜呈线状。卵巢为低回声结构。幼女卵巢大小约3mm×2.5mm×1.5mm，青春前期长24～41mm，厚8.5～9.4mm，宽15～24mm，近成人大小。部分2～12岁的女童可显示卵巢内小囊结构，为不同发育期的卵泡，最大直径可达7mm。

2. CT 轴位平扫上子宫呈椭圆形或圆形软组织密度影，中心较窄小的低密度影为宫腔。年龄不同，其大小不同。增强后子宫肌层和内膜明显均匀强化，中央低密度影为分泌物。卵巢为卵圆形实质结构，因年龄及激素状态而改变。青春期前常为均匀软组织密度影，青春期因卵泡存在而密度均匀或不均匀。

3. MRI MRI可清晰显示卵巢、宫体、宫颈及阴道的解剖结构。T_1WI 上均呈低信号，T_2WI 上卵巢因有卵泡而呈高信号，中心见不规则低至中等信号。子宫体分为三层：由内向外依次呈高信号（子宫内膜和分泌物）、低信号（子宫结合带）和等信号（子宫肌层），新生儿期结合带与肌层常分辨不清。宫颈分为四层：由内向外依次呈高信号（宫颈管内黏液）、中等信号（宫颈黏膜）、低信号（宫颈纤维基质）和中等信号（宫颈肌层），儿童期常只能显示高信号内带（黏液）和低信号外带（宫颈实质部）。阴道分为两层：由内向外依次高信号（分泌物）和低信号（阴道壁），婴幼儿阴道小而不易看清。

（二）男性生殖器官

1. 超声 睾丸包膜光滑，实质呈均匀中等回声。附睾头为等回声，体尾部回声略低于睾丸。精索呈不均匀高回声。前列腺包膜完整光滑，内部呈均匀低回声。前列腺后方两侧可见对称的长条状低回声，为精囊。

2. CT 轴位平扫上前列腺呈椭圆形软组织密度影，大小随年龄而增大。青春期体积增大则较容易显示，但不能观察到解剖分区。精囊位于膀胱底后方，呈八字状对称软组织密度影。睾丸和附睾呈软组织密度，在 CT 上两者不能区分。

3. MRI 睾丸和附睾在 T_1WI 上呈均匀等信号，T_2WI 上睾丸呈高信号，包膜呈菲薄低信号，附睾头较睾丸信号低。前列腺在 T_1WI 上与肌肉信号相似，T_2WI 上外周带信号增高，移行带和中央带呈低信号，包膜呈低信号。精囊在 T_1WI 上呈低信号，T_2WI 上呈高信号。

（邵剑波　彭雪华）

参 考 文 献

[1] 潘恩源, 陈丽英. 儿科影像诊断学 [M]. 北京: 人民卫生出版社, 2007

[2] 姜玉新, 王志刚. 医学超声影像学 [M]. 北京: 人民卫生出版社, 2010

第三章 泌尿系统发育异常

第一节 肾脏畸形

一、孤立肾

【概述】

孤立肾（solitary kidney）也称为单侧肾未生成、肾缺如。目前认为本病在活产婴儿中发生率为 1/1 500～1/500，尸检发生率为 1/1 100。本病男性多于女性，比例约为 1.8∶1，左侧孤立肾较多见，有家族倾向。由于胚胎时期一侧肾组织和输尿管芽生长紊乱、未能发育，后肾逐渐萎缩、消失，患侧肾脏缺失。患侧输尿管缺如或闭锁。膀胱三角区一侧不发育或不对称，肾动脉完全缺如。还可合并其他系统畸形，包括生殖器官占 50%、心血管系统占 30%、胃肠道占25%、骨骼肌肉系统占 24%。

【临床特点】

如果孤立肾正常时，患者常无临床症状，常被遗漏，可终生不被发现。

【影像检查技术与优选】

仅根据 IVU 不能排除一侧肾因病变不显影、发育不全等。当 IVU 见一侧肾脏未显影时，需进一步行超声、CT 和 MRI 检查。CT 和 MRI 作为主要检查方法，可明确诊断。可疑一侧肾缺如时，扫描范围应包括胸腔和盆腔，以除外异位肾可能。

【影像学表现】

1. **X 线**　IVU 可见单侧肾盂、肾盏显示，缺如侧无显影。RP 显示缺如侧输尿管较正常细且近侧为盲端。

2. **CT 和 MRI**　缺如侧肾窝内未见肾脏显影，代之以肝脏、胰腺或充气的结肠肝曲、脾曲，但同侧肾上腺存在。孤立肾较正常大，肾皮髓质的密度或信号正常，可并发肾异位和旋转异常。增强检查显示孤立肾正常强化，缺如侧肾脏、肾动静脉不可见（图 6-3-1）。

【诊断要点】

影像学检查患侧肾缺如，仅见一侧肾脏显影，且代偿性增大，排除异位肾或肾脏因病变肾功能受损不能显示，常诊断明确。

【鉴别诊断】

需要与单侧肾发育不全、异位肾、术后肾缺如鉴别。单侧肾发育不全于肾窝内可见侏儒肾。若一侧肾脏无代偿性增大，应仔细搜寻是否存在异位肾。明确的手术史是鉴别术后肾缺如的重要依据。

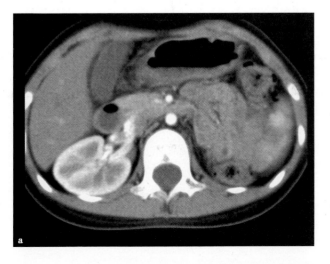
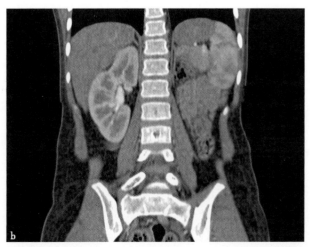

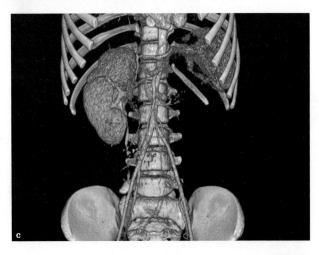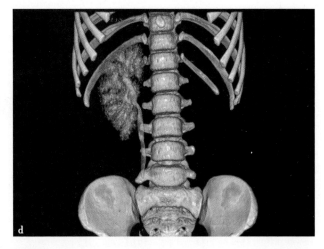

图 6-3-1　孤立肾

a. CT 增强检查示左肾床内未见肾脏影像，被部分肠管占据，右肾动脉显影清晰，右肾轮廓略增大，肾皮质灌注良好；b. CT 增强检查 MRP 重组示左侧膈肌完整，未见胸腔异位肾影像。腹盆腔内未见发育不良肾及输尿管影像；c、d. CT 增强检查 VR 三维重组示左肾、左侧输尿管及其血管系统完全缺如

二、肾旋转异常

【概述】

正常的肾脏位于肾窝内，肾盏朝向侧壁，肾盂则开口向中线内侧，否则称之为肾旋转异常（renal malrotation）。本病可单侧或双侧发病，常合并泌尿系其他畸形，如异位肾、融合肾。根据旋转轴的不同，本病可分为三型：环绕长轴、环绕横轴和环绕前后轴。其中环绕长轴的旋转异常最常见，又分为以下几种类型：①不旋转肾，与胚胎期相同，肾盂朝向腹侧；②不完全旋转肾，肾盂朝向腹内侧；③相反旋转肾，肾血管围着肾前方扭转，肾盂指向外侧，肾盏指向中线；④过度旋转肾，肾异常旋转 180°，肾盂面向背侧。

【临床特点】

本病一般无临床症状，当合并肾盂积水、尿路感染、肾结石时可出现相应的临床症状。

【影像检查技术与优选】

IVU、超声、CT 和 MRI 均可显示肾盏、肾盂位置和形态异常，CT 和 MRI 可多平面、多方向并更详细地显示肾脏形态、肾血管异常及并发症。

【影像学表现】

1. X 线　IVU 显示肾盏及其漏斗部没有位于肾盂的外侧，而是大部分与肾盂影像相重叠，或转至肾盂的内侧，肾盂显示较长，输尿管上中段不同程度地外移，旋转异常之肾盂、肾盏形态异常。

2. 超声　肾门在肾的前方、后方或外侧，如合并肾积水、肾结石或尿路感染则出现相应的超声表现。

3. CT 和 MRI　断面成像和三维重组图像可清楚反映出旋转异常肾脏的位置以及与同侧输尿管的关系（图 6-3-2），还可显示同侧输尿管及膀胱有无并存的先天性发育畸形。

【诊断要点】

影像学检查显示肾轴异常旋转，可观察异常肾脏的肾门朝向及并发症，一般可明确诊断。

【鉴别诊断】

需与肾形态发育异常或肾脏位置异常的病变进行鉴别。

三、异位肾

【概述】

异位肾（ectopic kidney）系胎儿期肾脏由盆腔上升过程发育障碍，常伴肾轴及肾脏形态异常。若肾脏越过脊柱至对侧，则称为交叉异位肾，90% 交叉异位肾与对侧肾脏发生融合；若肾上升不良，则形成"盆肾""腹肾"；若发育过程中肾上升过度，则形成膈下异位肾和胸腔异位肾。胸腔异位肾是指部分或全部肾"穿过"横膈侧后方的 Bochdalek 孔，邻近横膈变薄，似薄膜包绕肾的深入部分，因此，胸腔异位肾并非真正穿过横膈，不游离于胸腔内。胸腔异位肾已完成正常旋转过程，肾的形态和集合系统正常，输尿管拉长且开口位置正常。异位肾双侧发病者较为少见，左侧多于右侧，男女发生率无差异。

盆腔异位的肾脏常合并旋转不良，肾盂方向异

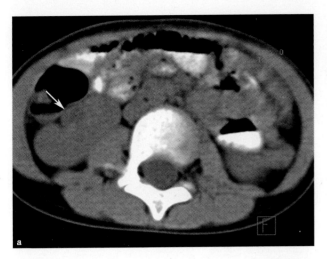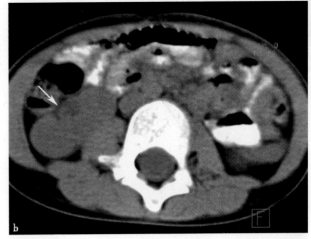

图 6-3-2　肾旋转异常

a、b. CT 平扫示右肾门指向前外侧（白箭），肾门增宽，肾实质密度、厚度未见异常

常。女性患儿可合并患侧输尿管异位开口至阴道。90% 肾轴倾斜，甚至呈水平位。输尿管短或轻度弯曲，肾血管常有异常，主肾动脉来源于主动脉远侧或其分叉处，伴一个或多个来自髂总动脉、髂外动脉、甚至肠系膜下动脉的迷走动脉。异位肾脏易合并膀胱输尿管反流，可伴发生殖系统畸形、内脏转位、腹股沟疝、多指畸形等。

【临床特点】

异位肾常无临床症状，当异位肾发育异常或伴发输尿管异常时，输尿管区绞痛为最常见临床表现，也可出现尿路感染、肾积水、肾结石、肾性高血压和慢性肾功能不全等并发症表现。当患侧输尿管异位开口于阴道时，临床常以正常排尿间隙滴尿就诊。有时可扪及腹部实性或囊性包块，可被误诊认为盆腔肿物。

【影像检查技术与优选】

超声、CT 和 MRI 断面成像和多平面成像均可显示异位肾的位置及形态，但 CT 和 MRI 对肾脏结构的显示以及并发症的诊断较超声具有明显的优势。IVU 或 RP 可以大致了解泌尿系结构及位置，常需与其他影像检查配合。

【影像学表现】

1. **X 线**　IVU 或 RP 可确定异位肾的位置、形态和异位肾脏旋转异常的程度，以及伴随的输尿管异常。低位异位肾多伴有患肾旋转不良，肾盂、肾盏呈花朵状。

2. **超声**　患侧肾区内查不到正常肾脏声像图，而异位的肾脏具有正常肾脏结构的回声。盆腔内异位的肾脏常形态较小，实质回声薄，边缘不光滑。CDFI 可见其有肾脏血管分布特征。

3. **CT**　平扫显示异位侧肾窝内空虚，无肾脏影像，被邻近移位的肝脏、胰腺、脾、肠管等填充，肾上腺细而长。增强检查可见异位肾具有正常肾脏的强化特征，其肾窦、皮髓质分界都显示正常，也常伴肾轴异常旋转、体积偏小、发育不良等。输尿管短，或迂曲扩张、开口异常。CTA 显示盆腔异位肾的肾动脉供血多源自髂动脉、主动脉远侧或其分叉处（图 6-3-3a），伴一条或多条迷走血管。

4. **MRI**　异位肾信号强度和强化表现与正常肾脏相同，伴发肾发育不全、肾积水、旋转不良（图 6-3-3b）。MRU 可明确显示肾旋转不良及输尿管长短。动态增强 CT 和 MRI 检查还可通过异位肾脏的灌注、排泄情况，间接评估肾脏功能。

【诊断要点】

肾脏位置发生异常就可诊断。

【鉴别诊断】

单纯异位肾的诊断并不困难。低位异位肾应与游走肾、肾下垂和盆腔内肿瘤相鉴别，胸腔异位肾需与后纵隔肿物相鉴别。可通过 CT 及 MRI 检查对输尿管长度、肾血管和肾脏结构的观察进行鉴别。低位异位肾的输尿管常缩短，而肾下垂时肾脏的位置可以上下方向移动，但输尿管的长度正常，因而其弯曲而松弛。游走肾可随体位左右、上下活动，输尿管长度正常。CT 或 MRI 增强能鉴别异位肾和肿瘤。

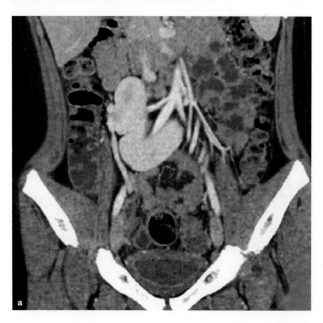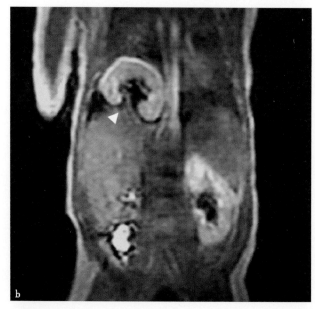

图 6-3-3　异位肾

a. CT 增强检查示右肾异位于中腹区偏右侧，供血动脉源自腹主动脉远端分叉处；b. MRI 动态增强检查示正常右肾位置未见肾脏影像，肝上方可见异位右肾影，为右侧胸腔异位肾，同时伴有肾轴旋转异常（箭头）

四、融合肾

【概述】

融合肾（fused kidney）指双侧肾组织的广泛或局限性互相融合。根据融合部位常分为两类：非交叉性融合肾和交叉融合性异位肾。根据融合形态可分为：①马蹄肾，最为常见的非交叉性融合肾形式，在胚胎早期两侧肾胚于脐动脉之间被紧挤而融合的结果，两肾下极或上极且绝大多数（约 90%）为下极在脊柱大血管前方相互融合，致融合肾似马蹄铁样，融合的部分称为峡部，为肾实质或结缔组织。由于肠系膜下动脉的阻隔，马蹄肾的位置通常较低。此型发生率约为 1:400，男性多见，约 1/3 病例合并多系统畸形；② S 形肾，指交叉异位的肾脏位于对侧肾的下面，两肾相对两极相互融合，每个肾在各自垂直轴上旋转，肾盂方向相反，形成"S"状；③ L 形肾，指交叉异位的肾横卧于正常侧的肾下极而形成，肾长轴可产生颠倒或反向旋转；④盘状肾，指肾的两极内缘相连接，形成一个扁平圆形体，似盘状，每个肾的外形仍保持正常。盘状肾的位置常位于骶前部，因此也称"骶前盆肾"；⑤块状肾，两侧肾广泛融合而形成一个不规则的分叶状块，通常停留在盆腔内。融合肾可合并骨骼系统、心血管系统、消化系统及生殖系统畸形。

融合肾常伴输尿管走行异常，膀胱开口位置正常或异常。融合肾的血供异常，肾动脉可来自髂总动脉、腹主动脉、髂内动脉、骶正中动脉，甚至肠系膜下动脉，动脉的数目、长短、粗细及分布也不一样，常为多支动脉供血。马蹄肾还容易合并肾静脉、腔静脉等血管变异。

【临床特点】

多数患者因神经丛、血液循环或输尿管受压迫而引发症状，包括上腹部、脐部或腰部疼痛，慢性便秘及泌尿系统症状等。马蹄肾可由于反复感染及尿流不畅而发生肾结石，也可引发肾积水。

【影像检查技术与优选】

超声作为首选检查方法，IVU 可部分明确融合肾集合系统的异常，如伴功能受损，易误诊。多层螺旋 CT 三维重组图像及 MRI 多平面成像可以清晰显示肾脏融合的类型及伴发的畸形，动态增强的 CT 和 MRI 检查则能间接评估融合肾脏的功能。

【影像学表现】

1. **X 线**　马蹄肾肾盂、肾盏长轴呈倒"八"字形，输尿管向中线靠近。

2. **超声**　沿主动脉纵切扫描可清楚显示马蹄肾的两肾下极相连，横过下腔静脉和腹主动脉前方。

3. **CT 和 MRI**　盘状肾在轴面和冠状面可显示双肾内缘相对，双肾上极和下极均融合，肾盂位于前方（图 6-3-4）。马蹄肾两肾下极融合部即峡部横过主动脉前方，双肾长轴与脊柱平行或呈倒八字型。双肾旋转不良，肾盂位于前方，肾盏指向后侧和内侧（图 6-3-5）。S 形肾在轴面和冠状面可显示两肾的

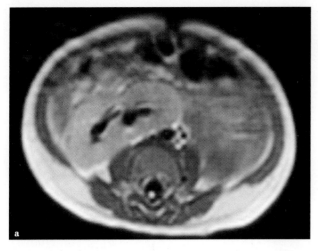 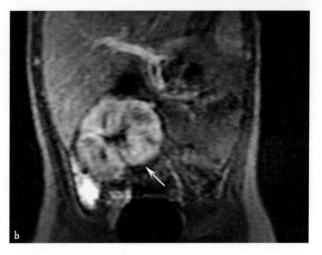

图6-3-4　盘状肾

a. MRI 平扫 T₁WI 序列示左肾跨越中线与右肾融合，呈"盘状"，融合肾位置低于正常；b. MRI 增强检查示肾脏位于中线区偏右侧，增强形式与正常肾脏一致（白箭），肾窝未见肾脏影

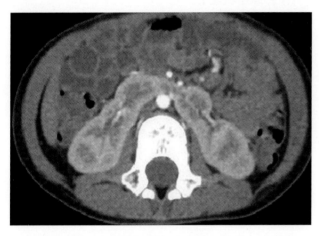

图6-3-5　马蹄肾

CT 增强示双肾下极融合呈"马蹄肾"，峡部横过主动脉前方，双肾轴旋转

凸缘相连，形成 S 形。L 形肾在轴面和冠状面可显示交叉异位肾横卧于正常侧肾的下极，位置常低于正常，肾长轴常有旋转。块状肾在轴面和冠状面可显示两肾广泛融合成不规则块状，位置常低于正常。

【诊断要点】

影像检查双肾局部或广泛融合即可诊断。

【鉴别诊断】

交叉异位融合肾需与重复肾、重复输尿管畸形伴对侧肾缺如相鉴别。重复肾盂多呈上下排列，发育多不正常；重复输尿管于同侧下行，输尿管口常异位开口且伴输尿管口囊肿等畸形。

五、额外肾

【概述】

额外肾（supernumerary kidney）是一种少见的先天性畸形，在胚胎发育过程中，一侧中肾管发出两个输尿管芽或分叉的输尿管芽，是指两个正常肾脏以外的第三个有功能的肾，称为副肾。它有独立的集合系统、血供和肾被膜，与同侧正常肾完全分开，或由疏松的结缔组织与之连接。多靠近主肾的尾侧，少数可位于主肾的头侧或后侧甚至处于大血管前。额外肾一般具有正常的外形，但较同侧肾脏要小，其输尿管可与同侧正常肾的输尿管相连而成分叉状，也可与同侧正常肾的输尿管完全分开直接进入膀胱，极少数输尿管开口异位，其血液供应随位置而异。此外，额外肾还可伴随马蹄肾、阴道闭锁等泌尿生殖器畸形。由于存在潜在的病理学改变，大多数额外肾需手术切除。

【临床特点】

额外肾可无任何临床症状，常偶然发现。约 2/3 可合并肾积水、肾盂积脓、肾盂肾炎、囊肿、结石等，并产生相应的临床症状。

【影像检查技术与优选】

超声为本病的首选检查方法。肾功能较好时 IVU 可显影。增强 CT 多平面重组成像可显示同侧两个肾实质是否被覆同一被膜和同一供血动脉。MRU 对本病的诊断也有一定帮助。

【影像学表现】

1. X 线　IVU 可显示额外肾一侧有两套集合系统显影。

2. 超声、CT 和 MRI　在两侧各存在一个形态、位置、功能正常的肾脏的同时，还可在一侧腹膜后发现一个额外肾脏的影像，且其回声、密度及信号与正常肾脏相同。

【诊断要点】

两个正常肾脏存在,副肾与主肾完全分开,有独立的集合系统、血管及肾被膜,即可作出明确诊断。

【鉴别诊断】

需要与肾重复畸形相鉴别,后者与同侧正常肾实质融合在一起,在同一被膜内,但肾盂及输尿管上端、血管是分开的。

六、肾叶形态发育不良

【概述】

肾叶形态发育不良(renal labor dysmorphism)又称肾叶错位,或肾脏假性肿瘤,为上极肾盏和中部肾盏之间的肾叶位置、形态异常,类似于异常肥大的肾柱或肿块,异常的肾叶指向并引流至后部肾盏,肾脏中部和上极肾盏表现为特征性的扭曲、变形。

【临床特点】

常无任何临床症状。

【影像检查技术与优选】

超声为本病的首选检查方法,但还需动态增强CT和MRI检查来进一步明确诊断。

【影像学表现】

1. X线　IVU异常肾叶呈肿瘤样表现,上极和中部肾盏受压、分离,同时可显示细小的后部肾盏。

2. 超声、CT和MRI　可发现异常肾叶呈正常肾实质的回声、密度和信号强度。CT和MRI增强检查不但能清晰显示异常肾叶的强化特点与正常肾实质相同,而且有助于判断异常肾叶的大小和形态。

【诊断要点】

异常形态的肾叶具有正常组织结构和功能,因此,其增强形式和时间密度曲线与正常肾实质一致,诊断不难。

【鉴别诊断】

肾叶形态发育不良需与肾脏肿瘤、肾囊肿相鉴别。

1. **肾脏肿瘤**　肾脏内肿瘤边缘清楚,有占位效应,回声、密度或信号与正常肾实质不同,增强后可出现不同形式的强化。

2. **肾囊肿**　肾囊肿为无回声、低密度的囊性病变,边缘清楚,增强后内部无强化。CT和MRI动态增强检查在鉴别诊断中起重要作用。

七、胎儿性分叶肾

【概述】

胎儿性分叶肾(fetal lobulated kidney)为肾脏的一种形态学异常,是指肾脏呈永久的胎儿样分叶,

两个或多个肾叶之间存在永久性间隔,使得没有完全融合的肾叶有时类似于肾脏肿块。正常肾脏由多数胚胎性肾小叶融合而成,每叶由髓质圆锥和其周围的皮质所构成,最后各叶融合形成一个肾脏,它具有分叶状的边缘,随着肾组织的发育,体积增大,原有凹陷处变平,肾的轮廓变得光滑。所以,胎儿肾的分叶随着胎龄的增加而逐渐减少。

【临床特点】

常无任何临床症状。

【影像检查技术与优选】

超声检查为本病首选检查方法,CT和MRI动态增强具有与正常肾脏相同的强化形式,CT多平面重组图像可清楚显示胎儿性分叶肾形态及皮质切迹,尤其在鉴别诊断中起重要作用。

【影像学表现】

1. X线　IVU于实质期显示肾脏表面有深浅不一、类似皮质瘢痕的裂隙或凹陷,局部肾盏细小,皮质裂隙指向肾门。

2. 超声　可满意显示肾皮质的切迹,肾脏轮廓不光滑,局部隆起或多部位外凸呈波浪状,内部仍为肾实质回声。

3. CT和MRI　断面成像和多平面重组图像可显示肾脏边缘有明显的皮质切迹或凹陷,肾盂形态无明显异常。增强检查,胎儿分叶状肾脏具有正常肾脏的强化表现,尤其是皮质期显示皮质切迹处与伸向肾实质的强化肾柱相连,为其特征性表现(图6-3-6)。

【诊断要点】

异常形态的肾叶具有正常的肾功能,其增强形式和时间密度曲线与正常肾实质一致,且皮质切迹处与强化的肾柱相连。

【鉴别诊断】

胎儿性分叶肾需与肾肿瘤、重复肾畸形及慢性肾盂肾炎所致的肾形态改变相鉴别。这几种病变各具其表现特征,一般鉴别并不困难。

八、肾发育不全

【概述】

肾发育不全(renal hypoplasia)又称侏儒肾,是指由于胚胎期输尿管芽分支和后肾原基数量不足,而致肾叶数目和每叶所含肾单位数量减少,而肾单位及导管发育分化正常,体积小于正常肾的一半以上,甚至仅为蚕豆大小,但肾外形正常,输尿管发育细或正常,约3/4同侧肾上腺缺如。女性多于男性。单侧发病多见,健侧肾脏可代偿性肥大。若双肾发

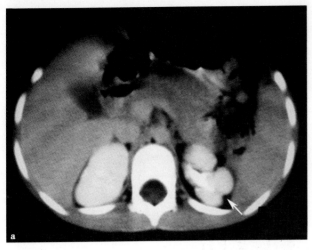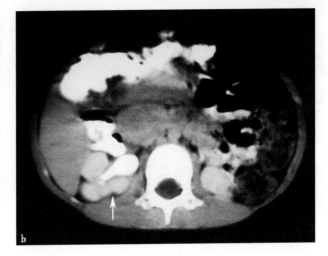

图 6-3-6 胎儿性分叶肾

a、b. CT 增强检查示双肾呈分叶状改变，肾实质表面可见多发裂隙（白箭），指向肾门。双肾实质造影剂充盈良好。双侧肾盂、肾盏明显扩张

育不全，常一侧轻一侧重；若双肾严重发育不全出生后很快死亡。

【临床特点】

单侧肾脏发育不全可无明显临床症状，临床可因肾血管畸形或并存输尿管异位开口而表现高血压或尿失禁、感染等症状。

【影像检查技术与优选】

X 线对本病诊断价值有限。超声可作为本病的首选检查方法，患肾较小时易漏诊。CT 和 MRI 检查能够直观显示发育不全的肾脏，且增强扫描对患肾的显示优于其他影像学检查方法。核素肾动、静态显像可显示发育不良的肾脏大小、形态及位置，前者还能了解分肾的排泄状况。

【影像学表现】

1. X 线　IVU 示患侧肾不显影或肾盂、肾盏及输尿管明显变小，亦可表现为肾盏数量少、形态小，发育不全的肾盂贴近脊柱。此外，还可伴随其他泌尿系畸形，如输尿管开口异位等。

2. 超声　患侧肾脏形态变小，呈分叶状，肾小叶减少，但回声正常或略增强。肾实质变薄，肾盏数目减少。CDFI 显示肾内血流信号少。对侧肾脏代偿性增大，形态和内部回声无异常。发育不全的肾脏很小时，可不被探及。

3. CT　一般为单侧发病，双侧少见。发育不全的肾脏仍可见到肾盂、肾窦脂肪和肾实质，但体积明显缩小，为正常肾脏的一半或更小。CT 增强检查可见患肾皮质变薄、肾盂缩小（图 6-3-7）。延迟后输尿管多较细，少数可合并输尿管远端异位开口。

4. MRI　患侧肾脏均匀缩小，肾脏表面光滑，肾实质较正常略薄，信号多无异常。肾小盏和肾乳头的数目减少，肾盂缩小且靠近脊柱。对侧肾脏可代偿性肥大。

【诊断要点】

肾体积小，但保持正常形态，肾盂肾盏显影可见，肾动脉及输尿管均细小。

【鉴别诊断】

需与慢性萎缩性肾盂肾炎、先天性肾动脉狭窄相鉴别。

1. 慢性萎缩性肾盂肾炎　临床有泌尿系感染或反流性肾病史。患肾常明显缩小，其轮廓常不光滑，边缘凹凸不平。肾实质厚薄不均且结构模糊，肾盏数目无明显减少，但有变形。

2. 先天性肾动脉狭窄　患肾缩小不明显，肾脏轮廓较光整，肾盏数目无明显减少，伴继发性高血压。其确诊要依靠血管造影检查。

九、肾发育不良

【概述】

肾发育不良（renal dysplasia）是指胚胎期中胚层发育异常导致肾脏未能正常生长发育而形成的先天性疾病。此外，肾脏的发育过程还受多种因素影响，如基因调控障碍、尿路梗阻以及血管发育的异常均可以导致肾发育不良。发育不良的肾以实性或囊性为主，囊性为主的称为多囊性肾发育不良（multicystic dysplastic kidney，MCDK），呈不规则多囊分叶状或葡萄状，肾脏形态失常，囊间见结缔组织分隔；实性者常为软组织结节，蚕豆大小，肾盂肾盏及输尿管缺如或闭锁，输尿管近端也可为盲端，远侧细小，可

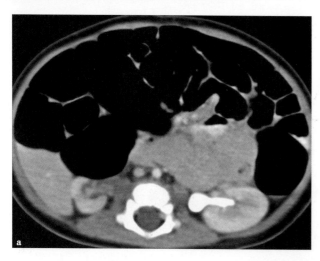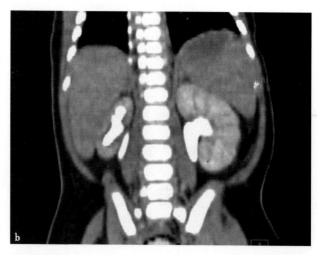

图 6-3-7　右肾发育不全

a. CT 增强检查示右肾明显小于左侧，右肾外形尚正常，右肾皮质强化时间、程度与左侧无差异，右侧肾盂略增宽；b. CT 增强 MPR 重组图像示右肾长径小于对侧，肾实质变薄，肾排泄功能与对侧基本一致

有异位开口。单侧肾发育不良可伴对侧肾脏代偿性肥大。本病还可伴发其他因中胚层发育障碍而导致的畸形。本病发生率为 2.9/100 000，女性多于男性，左侧多于右侧。

【临床特点】

临床症状无特异性，常由伴发的泌尿系其他畸形或并发症就诊，主要表现为滴尿、间歇性腰腹痛、尿路感染等。

【影像检查技术与优选】

腹部平片及 IVU 对该病诊断价值不大。超声检查对于发育很小的不良肾易漏诊。CT 和 MRI 组织分辨率高于超声，并且能多方位、多角度显示发育不良的肾脏。增强检查可以间接评价患肾的功能，此外，CT 后处理技术的应用可以清楚显示输尿管、膀胱及后尿道的异常。

【影像学表现】

1. **X 线**　IVU 表现为患侧肾脏常不显影，或残留肾组织在延迟期显示为分散的小片状阴影，或在

囊肿边缘显示弧形细曲线，称为边缘征。对侧肾盂有不同程度代偿性扩张。

2. **超声**　肾发育不良为实性软组织结节时，表现为结节样强回声，CDFI 未见或仅见少量血流信号。多囊性成分为主时表现为肾区多发大小不等的薄壁无回声区，可伴有分隔影像。

3. **CT 和 MRI**　实性结节为主时，平扫可见患侧肾窝内蚕豆大小的软组织结节，增强后结节轻或中等强化，无完整的集合系统显影，肾实质厚度不均，皮髓质界限不清。多囊性成分为主时，平扫显示正常肾脏影像消失，肾轮廓不规整，肾脏被大小不等、数目不一的簇状囊样结构所替代，其间含有岛状肾组织分隔，集合系统残缺，输尿管缺如或呈纤维索状。增强检查仅见分隔强化，不能见到正常形态的集合系统和输尿管影像（图 6-3-8）。

【诊断要点】

患肾体积小，呈实性结节或多囊状改变，输尿管闭锁。CTA 示肾血管缺如或发育不良。

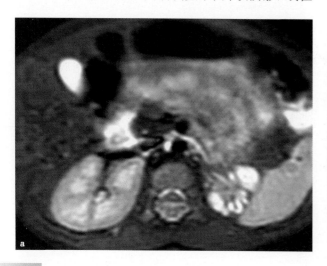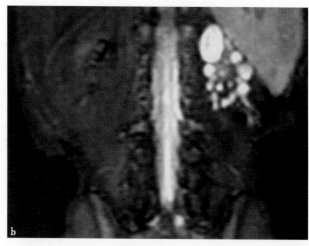

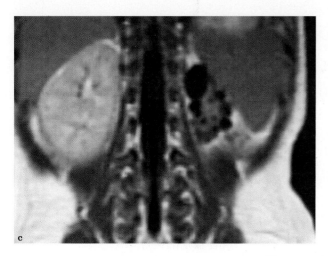
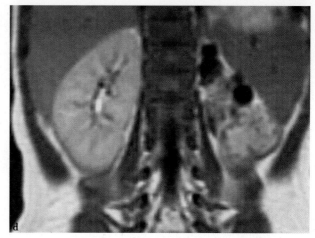

图 6-3-8　左肾发育不良

a、b. MRI 平扫 FSEIR 序列示左肾轮廓欠规整，体积明显小于对侧，由大小不等的囊肿组成，其间可见岛状肾组织，肾门结构显示不清；c、d. MRI 增强检查示囊肿内无强化，囊壁、残存肾组织可见轻度强化，强化程度明显低于对侧

【鉴别诊断】

实性结节为主的肾发育不良需与肾发育不全、肾萎缩相鉴别。

1. **肾发育不全**　肾实质、肾窦脂肪和肾盂均能显示，且输尿管发育细或正常。

2. **肾萎缩**　系多种不同疾病对肾脏损害的结果，如尿毒症、慢性肾盂肾炎等。肾脏体积缩小不成比例、肾动静脉较粗、肾功能减弱，且多有基础疾病表现，不难区别。

多囊性发育不良肾则需与肾积水相鉴别，前者不能显示集合系统，延迟扫描囊内无造影剂充盈；而后者无论肾积水程度如何，均可以显示肾实质变薄、肾集合系统扩张但形态完整，延迟扫描有造影剂充盈。

第二节　肾盂肾盏畸形

一、肾盏憩室

【概述】

肾盏憩室（calyceal diverticulum）是位于肾实质内被覆移行上皮的囊性病变，通过狭窄的通道与肾盏或肾盂相连通。该病首先由 Rayer 于 1841 年描述，可为多发性，位于肾的任何部位，但肾上盏更易受累及。肾盏憩室在儿童和成年人中的发病率相似，病因不明确。胚胎发育早期输尿管芽持续退化吸收不全可导致肾盏憩室的存在，或是由于肾盏括约肌功能不全，局部肌肉痉挛收缩，导致缺血、通道狭窄纤维化，远端形成囊肿。后天获得性因素包括反复泌尿系感染、梗阻性病变致肾盂内压力增高均可诱发本病。本病常分为两型：Ⅰ型，最常见，憩室位于肾盏的杯口内，与肾小盏相连，肾上极好发，形态较小；Ⅱ型，憩室与肾盂或邻近的肾大盏相连，多位于肾中下极，形态较大。

【临床特点】

单纯性肾盏憩室多无症状，在憩室继发感染或结石时可出现腰痛、血尿、发热及尿频、尿急、尿痛等症状。儿童多以反复泌尿系感染为主要表现。大多数肾盏憩室较小（直径 <1cm），没有临床症状，仅在体检时发现，无需特殊治疗；对憩室较大（>4cm）或并发结石、反复泌尿系感染时应积极手术治疗。

【影像检查技术与优选】

IVU 是确诊肾盏憩室比较可靠的方法，延迟造影剂浓度明显增高，部分见细管与肾盏相通。CT 及超声对于憩室内结石的敏感性较高。CT 增强延迟扫描见憩室内造影剂逐渐填充，持续密度增高。CT 较 IVP 对憩室的位置、大小、形态、与肾盏相通的管道位置及局部解剖情况等显示更清晰。

【影像学表现】

1. **X 线**　IVU 主要表现有以下几个方面：①因为肾盏憩室壁有分泌功能，憩室可显影，表现为肾盏外缘淡薄的类圆形阴影，合并结石者可见结石位于憩室内；②延迟造影憩室内造影剂浓度明显升高，而肾盂肾盏造影剂基本排空；③部分病例可显示憩室与肾盏之间相通细管；④肾盏憩室附近肾盏未见明显受压改变；⑤在造影过程中其显影顺序依次为相邻小盏、中间细管、憩室，之后憩室内的造影剂密度再逐渐增高。

2. **超声** 位于肾盏周边，内有泥沙样强回声伴声影，当患者翻动体位时，其朝重力方向沉积。当憩室与肾盏之间通道较宽时，囊液可能流出。超声很难完整显示囊肿壁。

3. **CT 和 MRI** 平扫可见肾实质内的囊性病变，边界清晰，内部密度或信号强度均匀一致且类似于尿液，与肾盏、肾盂关系密切，也可见结石。增强延时扫描造影剂进入到憩室内，强化持续时间很长，呈现"慢进慢出"，并有可能显示憩室与肾盏肾盂之间的通道（图 6-3-9）。

【诊断要点】

肾盏憩室在 IVP、CT 增强检查时晚于集合系统显影，延迟扫描造影剂进入到憩室内，憩室密度逐渐增高，造影剂排泄缓慢，表现为"慢进慢出"，并有可能显示憩室与肾盏肾盂之间的通道。

【鉴别诊断】

1. **肾囊肿** 肾囊肿于延迟后无造影剂填充，一般鉴别不难，但是邻近肾盂旁的囊肿，若穿破入肾盏肾盂后则易与本病混淆，肾囊肿破入集合系统时，常出现与肾盏憩室相似的征象，但囊肿与集合系统间的通道宽大，囊壁薄而光滑，需要依靠组织学检查确认内壁为移行上皮来鉴别。

2. **肾盏积水** 肾盏积水常由肾盏漏斗部炎症狭窄或结石梗阻引起，造影显示肾盏扩大、失去正常杯口状，且位于肾盏的正常位置，而憩室位于肾盏旁肾实质内是两者鉴别的关键。

3. **肾结石** 单纯肾结石比较靠近肾影外缘，肾盏憩室靠近肾盂肾盏，改变体位囊腔内结石可以移动，延迟造影剂浓度明显增高，部分见细管与肾盏相通具有诊断价值。若有结石阻塞该通道，造影剂不能进入憩室，则憩室不显影，使诊断更加困难。

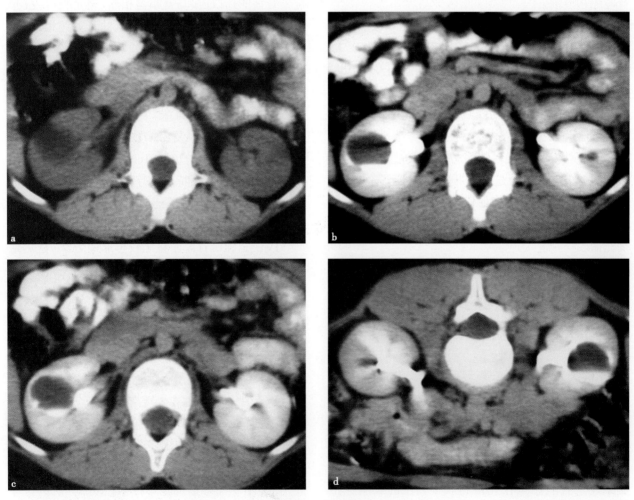

图 6-3-9 肾盏憩室

a. CT 平扫示右肾轮廓清晰、无增大，右肾实质内可见类圆形囊性病变，边缘清晰，囊内密度均匀；b. CT 增强检查示延迟后，造影剂进入病变内，形成液 - 液平面。周围肾实质强化程度与左肾一致，未见破坏征象；c. CT 增强检查示病变内造影剂影与肾盂内造影剂影相延续，提示两者间有通道相连；d. 增强延迟期，俯卧位 CT 显示液 - 液平面倒置，提示囊内高密度影为造影剂，而非结石或钙化

二、肾盂输尿管连接部梗阻

【概述】

肾盂输尿管连接部梗阻（ureteropelvic junction obstruction，UPJO）也称为先天性肾盂积水，胎儿期就可诊断，发病率为 1/800～1/600，为小儿肾盂积水常见的原因，男性多见，可单侧或双侧发病。病因包括：①胎儿期局部血管损伤及肌肉发育不良或瓣膜、息肉形成；②胚胎时期输尿管芽迷走高位附着；③肾脏旋转异常致肾盂输尿管交界处产生扭曲、狭窄；④肾下极的迷走血管或副血管压迫局部输尿管管腔；⑤管外纤维束带牵拉和压迫使输尿管扭曲成角或缠结导致狭窄。此外，输尿管瓣膜、输尿管息肉、胎生残留结构也可等造成梗阻。根据梗阻程度不同分为轻、中、重度积水，相应肾实质受压缺血、萎缩、硬化和变薄。对于肾实质损害，肾内型肾盂较肾外型肾盂严重。

在临床诊断中，注意合并梗阻性囊性发育不良肾（obstructive cystic dysplastic kidney，OCDK）和梗阻性肾病。前者强调早期，胚胎时期尿路因各种原因导致梗阻积水，影响肾脏发育不良或破坏呈囊性改变；后者是尿路梗阻积水所致的并发症，肾脏瘢痕形成、体积缩小。多数梗阻性肾病是可逆的，及时解除梗阻可完全或部分恢复正常。梗阻部位越高，持续时间越长，出现肾损害时间越早，肾损害程度越重，肾功能恢复正常的机会就越小。若本病诊治不当，会进一步加重肾功能衰竭甚至发生尿毒症。

【临床特点】

腹部逐渐膨隆胀大，可触及包块，或表现为泌尿系感染症状。年长儿可有间歇性腹痛表现，与胃肠道疾病不易区分。此外，严重的上尿路梗阻还可出现自发性尿外渗。外渗的尿液可对腹膜产生化学性刺激，导致尿性腹膜炎，或形成尿囊。

【影像检查技术与优选】

梗阻原因多样，目前的影像学检查对部分病因的诊断尚存在困难。影像学检查目的在于术前术后随访观察其形态学变化，还需注意肾功能的监测。超声是筛查及随访的首选方法。IVU 是诊断 UPJO 梗阻的常用方法，集合系统是否显影取决于肾积水程度及肾功能损害情况，可直接显示梗阻部位、间接评估肾功能。CT 作为 IVU 的补充手段，对一些重度积水的病例，IVU 显影较差时应立即加做 CT 检查，通过全尿路重组，可显示梗阻平面及梗阻特

点。MRU 适用于有严重肾功能损害、碘造影剂过敏者以及不能耐受逆行尿路造影者，可直观显示整个尿路。较严重的肾积水常伴肾功能异常，术前需要评估肾功能情况，核医学扫描仍然是目前诊断分肾功能的"金标准"。尽管 CT 或 MRI 功能成像所测定的功能值与核医学检查结果有明显的相关性，但目前尚处于起步阶段。

【影像学表现】

1. X 线　IVU 表现为肾盂、肾盏积水扩张，肾小盏不同程度扩张，肾盂输尿管交界处变窄受阻，输尿管变细、迂曲或无造影剂填充（图 6-3-10）。肾小盏扩张表现为三种形态：肾小盏杯口变平、突出、球状或囊状扩张。严重肾盂积水时肾实质明显变薄，造影可见其边缘呈薄壳样改变或患肾不显影。

2. 超声　肾脏增大，肾实质变薄、肾盂积水。狭窄部管腔逐渐缩窄，管壁回声增强。

3. CT 和 MRI　平扫显示患肾轮廓巨大，肾盂、肾盏积水扩张，而肾实质受压变薄，狭窄处以远的输尿管常不能显示。增强见肾实质明显强化，肾盂内见造影剂充盈，延迟后狭窄处以远的输尿管多不显影。

【诊断要点】

超声、CT 和 MRI 检查可直接清晰显示积水扩张的肾盂、肾盏以及受压变薄的肾实质，输尿管变细或不显影。

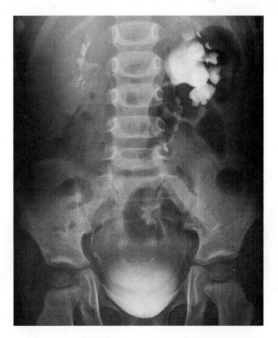

图 6-3-10　左肾积水，左肾盂输尿管连接部梗阻
IVU 显示左侧肾盂肾盏扩张，肾盂输尿管连接部变窄，上段输尿管变细、走行迂曲

【鉴别诊断】

本病应与输尿管痉挛、结石或腔内、外病变压迫所致梗阻鉴别。输尿管痉挛虽能引起输尿管局限狭窄，但不伴有肾盂积水。结石及占位病变有其自身的影像特征，易于区别。

三、肾盂及输尿管重复畸形

【概述】

肾盂输尿管重复畸形（duplication of kidney and ureter）亦称重复肾，为胚胎期输尿管芽过度分支的异常，致两个肾的实质融合在一起并位于同一被膜内，外观呈一体积较大的肾，长轴明显较对侧长，但上下两部分各有其自身的肾盂、输尿管和血管。发病率为 0.7%～0.8%，单侧发病率高，左右侧发病率相同。部分病例表面可见一浅沟作为两部的分界线。重复肾多发生于上肾部，一般上极肾体积较小，功能较差，易合并积水。重复肾盂分为 3 型：①发育型；②积水型；③发育不良型。重复输尿管分为两型：①完全型重复输尿管畸形：两个输尿管分别开口于膀胱，一般上部肾盂输尿管开口于下部输尿管开口的内下方，即所谓 Weigert-Meyer 规则；②不完全型重复输尿管畸形：两个输尿管在中途不同部位汇合，呈"Y"形或"倒 Y"形及"V"形。患侧重复的输尿管常扩张、开口异位，可伴输尿管口囊肿、膀胱输尿管反流。

【临床特点】

临床常根据重复肾发育、肾积水程度的不同以及重复输尿管是否合并扩张、狭窄、囊肿或异位开口等，而出现不同的临床表现。本病有家族倾向，10%～42% 的病例合并其他泌尿系统畸形。

【影像检查技术与优选】

IVU 是最常用的方法，对于积水不严重、肾功能良好的患儿，可清晰显示双肾盂和双输尿管的形态及其走行，较好地显示异位开口的位置以及输尿管梗阻积水。对于严重肾盂积水、重复上半肾不显影或伴巨输尿管积水者，往往难以明确诊断。超声只能显示重复肾，对无扩张积水的输尿管显影不佳。CT 和 MRI 不仅可清晰显示肾盂输尿管重复畸形，还可以发现合并的疾病或并发症。MRU 无需造影剂即可显示重复肾盂肾盏及其积水扩张的情况。未来将更多地应用尿动力学、功能 MRI 以及核医学等方法对重复肾功能进行评估，指导治疗方案。

【影像学表现】

1. **X 线**　IVU 可显示一侧肾脏有上下两套集合系统显影，位于上部的肾脏集合系统可显影不良或不显影，肾盂小且肾盏少。若发现肾盏数目减少，肾盂受压并向外、向下移位呈"垂花样"改变，肾轴旋转不良，下部输尿管被扩张的上肾输尿管推向侧方等征象，应考虑本病可能。

2. **超声**　肾长径增长，可见强回声的集合系统光点群被明显分成两组。重复输尿管超声显示不清楚，除非合并积水扩张。

3. **CT 和 MRI**　直接显示患侧肾有两套肾盂输尿管系统（图 6-3-11），上肾盂往往发育不良并偏内。下肾盂发育正常具有大小盏，位置偏低偏外。重复肾合并上肾盂输尿管积水扩张常伴有输尿管异位开口。

【诊断要点】

影像学直接显示重复肾的异常形态和集合系统，可明确诊断。

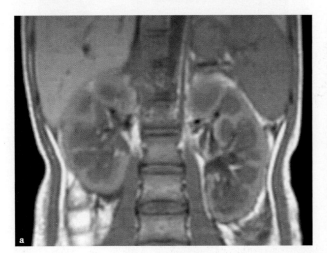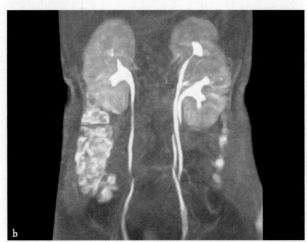

图 6-3-11　肾盂输尿管重复畸形

a. MRI 平扫 T₁WI 序列示左肾形态增大，可见双肾盂影像；b. MRI 增强检查示左肾可见两套肾盂、输尿管系统，上肾盂发育不良并偏内，下肾盂发育正常，位置偏低偏外

【鉴别诊断】

重复肾畸形在 IVU 检查时，若重复肾不显影，需要与肾母细胞瘤、肾囊肿等相鉴别，超声、CT 和 MRI 动态增强检查在鉴别诊断中起重要作用。

第三节　输尿管畸形

一、巨输尿管

【概述】

巨输尿管（megaloureter）是 Caulk 于 1923 年首先报道。1976 年国际小儿泌尿外科会议将其分为反流性、梗阻性、非反流非梗阻性，分别包括原发性及继发性病变，共六型。原发性巨输尿管症属输尿管内因性梗阻。反流性巨输尿管为输尿管膀胱连接部防反流功能失常，也可继发于后尿道瓣膜和神经源性膀胱。梗阻性巨输尿管可继发于输尿管远端狭窄、异位和输尿管口囊肿。继发性非反流非梗阻性巨输尿管多由糖尿病、尿崩症所致。

原发性巨输尿管又称先天性巨输尿管，发病机制至今不明，但目前普遍认可的观点是输尿管膀胱连接处末端输尿管内缺乏纵形肌成分，或缺乏副交感神经节细胞，或末端肌纤维走行异常、混有胶原纤维等导致的功能性梗阻，尿液排出不畅，近段输尿管压力增高，但不伴有膀胱输尿管反流或神经源性膀胱。该病的特点是输尿管末端功能性梗阻而无明显的机械性梗阻，梗阻段以上输尿管扩张并以盆腔段最明显。轻度扩张无肾积水时，可保守治疗并定期随访；扩张严重并肾功能损害者需考虑手术治疗。

【临床特点】

原发性巨输尿管无特异性临床症状，可伴有其他泌尿系畸形，左侧多见，双侧约占 20%。尿路感染是最常见的症状，此外还可见腹部膨胀、腰部酸胀、触及囊性分叶状包块、血尿、脓尿、尿路结石等。有些病例是在手术中或影像检查中偶然发现的。

【影像检查技术与优选】

超声和 IVU 可显示肾盂及输尿管扩张程度和范围，动态实时观察扩张段输尿管蠕动及输尿管喷尿是否缓慢或消失。IVU 还可以根据其显影的快慢来评估肾功能，不显影时可采用膀胱逆行造影。CT 和 MRI 作为重要的补充手段，尤其是 CTU 和 MRU 对扩张的输尿管显示更为清晰。

【影像学表现】

1. X 线　IVU 示输尿管增粗、迂曲延长，远端 1/3～1/2 段输尿管呈球形或棱形扩张，推移膀胱。近端集合系统不扩张或轻度扩张积水，有时也可全程扩张，迂曲走行。

2. 超声　输尿管中下段迂曲扩张明显，管壁增厚但光滑，管腔内为无回声区，合并结石或感染时可见雾点状强回声。肾盂扩张与输尿管扩张不成比例，无机械性梗阻征象。

3. CT 和 MRI　CTU 或 MRU 可显示出扩张的输尿管和肾脏集合系统的全貌，明确输尿管的扩张程度、走行方式，同时能显示肾脏形态及皮质厚度。若显示神经源性膀胱或输尿管口囊肿则有助于判断巨输尿管类型（图 6-3-12）。

【诊断要点】

原发性巨输尿管影像学检查显示输尿管远段明显扩张，肾脏集合系统积水程度相对较轻，是本病主要表现。膀胱造影加压或排泄时摄影显示尿液反流，或发现神经源性膀胱和输尿管口囊肿等，有助于判断病变类型。

【鉴别诊断】

本病需要与输尿管下端狭窄或梗阻继发的输尿

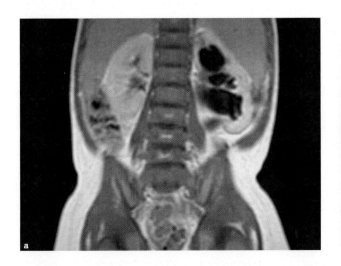

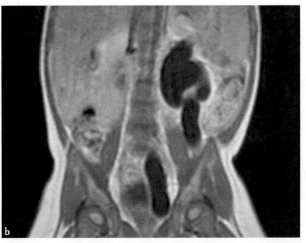

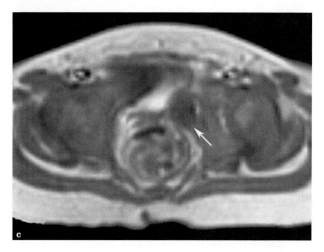
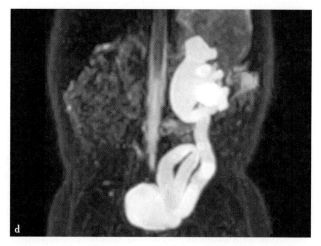

图 6-3-12 巨输尿管

a、b. MRI 增强检查示左侧肾盂、肾盏扩张积水，左侧输尿管全程迂曲扩张，呈低信号；c. MRI 增强检查示左侧输尿管开口位置低（白箭）；d. MRU 示左侧肾盂、肾盏、输尿管全程积水

管扩张鉴别，后者有明确的狭窄段，且看不到输尿管反流征象，鉴别并不困难。

二、输尿管位置异常

（一）腔静脉后输尿管

【概述】

腔静脉后输尿管（retrocaval ureter）也称输尿管前下腔静脉或环绕腔静脉输尿管，与胚胎时下腔静脉发育异常有关，发生率为 1:5 000，男性多于女性3～4 倍，属少见疾病。本病几乎发生在右侧，为右侧输尿管在下行过程中向内绕行于下腔静脉后方，并在中线旁由腹主动脉与下腔静脉之间穿出，再向外下进入膀胱，形成"S"形状。

【临床特点】

临床表现无特异性，常表现为右腰部不适、隐痛或胀痛，血尿也是常见症状之一。因腔静脉后输尿管易与下腔静脉粘连，加之输尿管穿行于下腔静脉、脊柱和下腔静脉、主动脉之间，故常造成上段尿路扩张积水，继发感染和结石形成出现相应症状。

【影像检查技术与优选】

超声作为本病的初步筛选方法。CT 增强检查结合 MSCTU 可明确诊断，但应控制放射线照射剂量。MRU 可清晰显示腔静脉后输尿管尿路形态，并可多方位成像、多角度观察，是目前诊断腔静脉后输尿管较好的无创性检查方法。

【影像学表现】

1. X 线 IVU 有两种表现形式：一是肾盂水平见近端输尿管向中线移位，形成"S"形弯曲后走行

于脊柱外侧缘下行，弯曲段以上尿路扩张积水，弯曲段以下输尿管正常；二是上中段输尿管走行正常，于 L$_4$ 椎体水平（约下腔静脉分叉处）见输尿管向内弯曲，近中线后再向外下进入膀胱。梗阻以下输尿管常显影不良，肾功能损害严重者肾盂输尿管上段常显示不清，甚至不显影。

2. 超声 右肾盂及上段输尿管积水扩张，以及输尿管与下腔静脉的解剖关系。

3. CT 平扫显示右肾盂及上段输尿管积水扩张。CT 增强于静脉期可见腔静脉后输尿管呈圆形软组织密度影，延迟扫描输尿管内造影剂充盈后呈圆形高密度影，其上方输尿管扩张，其下方输尿管可显影也可不显影。MSCT 三维重组后处理技术可同时获得下腔静脉和输尿管完整图像，进而明确两者解剖位置关系。

4. MRI 显示弯曲段以上肾盂及输尿管扩张，并且能排除输尿管周围是否有肿瘤性病变压迫输尿管移位。MRU 采用重 T$_2$ 加权，腹内脏器信号被压低，而尿液仍保留高信号，从而达到造影效果，清晰显示尿路形态、输尿管和下腔静脉的解剖关系（图 6-3-13）。

【诊断要点】

特定的发生部位和典型的"S"状输尿管弯曲是影像学诊断的主要依据。

【鉴别诊断】

腔静脉后输尿管需要与输尿管局部肌纤维减少致阶段性失动力及先天性管腔狭窄、管腔瓣膜、纤维索带或迷走血管压迫等各种原因造成的肾盂积水相鉴别。

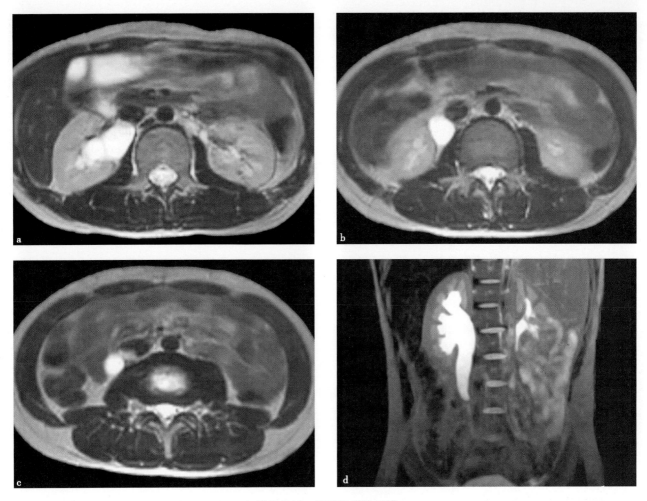

图 6-3-13　腔静脉后输尿管

a～c. MRI 平扫 T_2WI 序列示右侧输尿管走行位于下腔静脉后方；d. MRI 平扫 T_2WI 冠状面显示右侧肾盂及右侧输尿管扩张明显

（二）髂动脉后输尿管

【概述】

髂动脉后输尿管（retroiliac ureter）由 Corbus 于 1960 年首先报道，是指输尿管走行于一根或两根髂血管后方，而未走行于髂血管前方，伴有近侧输尿管和肾盂、肾盏继发性扩张。本病可单侧或双侧发病。

【临床特点】

因髂血管压迫致输尿管及近端集合系统扩张，会出现间歇性腰痛，有时并发尿频、尿急和感染症状。本病还可伴有其他先天畸形。

【影像检查技术与优选】

超声可作为本病的初筛方法。IVU 结合多体位观察可以诊断本病。CTU 可明确诊断本病。MRU 对髂血管后扩张输尿管的形态显示清晰，并可多方位、多角度观察，是目前诊断本病较好的无创性检查方法，特别是对慎用造影剂的严重肾功能不良患者的意义更大。

【影像学表现】

1. X 线　IVU 见肾脏显影，肾盂积水，上段输尿

管积水并弯曲下降，延续至髂总动脉区域。在仰卧位上，该区域内输尿管形成由内上向外下走行的宽带状压迹影；于侧位上，该压迹位于输尿管前方。

2. 超声　肾盂及上段输尿管积水、扩张，并能显示输尿管与髂血管的解剖关系。

3. CT　平扫显示肾盂及上段输尿管积水、扩张。CT 增强可清晰显示输尿管与髂血管的受压关系，扩张输尿管位于髂血管后方，延迟扫描见输尿管内造影剂充盈，呈圆形高密度影，其上方输尿管扩张、下方输尿管显影不良。三维重组后处理技术可同时获得髂血管和输尿管完整图像，显示两者位置关系。

4. MRI　显示受压区域上方肾盂及输尿管扩张，发现输尿管扩张原因。MRU 可清晰显示尿路形态，扩张输尿管呈高信号，髂血管呈流空信号，从而明确显示扩张输尿管与髂血管间的解剖关系。

【诊断要点】

IVU 侧位或斜位片中可见髂血管水平处输尿管前方有短段缺损，正位片显示由内上向外下走行的

宽带状压迹,是本病的提示性征象。直立或俯卧时扩张的近端输尿管和肾盂肾盏排空,对诊断有价值。超声、CT 增强和 MRI 均可直接显示髂血管与输尿管的位置关系,扩张输尿管位于髂血管后方即可诊断。

【鉴别诊断】

需排除占位性病变对血管及输尿管的推移。

三、输尿管开口异位

【概述】

输尿管开口异位(ectopic ureteral orifice)为小儿常见的输尿管畸形,多为单侧,少数可为双侧。异位开口多位于尿道,少数位于前庭、阴道、子宫、直肠等。胚胎 4 周末输尿管芽长出后在发育过程中出现障碍,致输尿管远端不能正常开口于膀胱三角区的侧角,包括膀胱内型开口和膀胱外型开口。膀胱外型开口异位在临床常见,并有重要的临床意义,而膀胱内型开口异位常被忽略或遗漏。若同时伴双肾盂双输尿管,则膀胱内型异位开口的输尿管常引流下位肾,膀胱外型异位开口的输尿管常引流上位肾,上位肾常发育不良。75%~85% 的输尿管开口异位伴发于重复肾、重复输尿管畸形,少数伴发于肾发育不良、异位肾、马蹄肾等。异位开口的输尿管常有肾盂、输尿管扩张。

【临床特点】

临床表现为生后即有持续性滴尿病史。女性患者占绝大多数,输尿管异位开口多位于尿道外括约肌远端,少数位于前庭、阴道、子宫、直肠等处。男性异位开口极少见,多位于后尿道、精阜等处,受外括约肌控制,一般无尿失禁、湿裤现象,但可有附睾炎、前列腺炎、精囊炎等表现。

【影像检查技术与优选】

IVU 是最常用的影像检查方法,多数输尿管开口异位显示不良或不显示,对合并肾盂输尿管重复畸形的患者往往由于肾积水、肾功能低下而不显影,易造成漏诊。超声仅显示扩张的集合系统、输尿管病变。CTU 和 MRU 经多方位、多角度细致观察,绝大多数能做出明确诊断。

【影像学表现】

1. **X线**　输尿管下段可越过膀胱底部向下走行,有时可观察到其与尿道相连,但多数不易发现异位开口。双侧输尿管异位开口时膀胱较小,造影时膀胱可不显影。当异位开口的输尿管所连接的肾脏发育不良时,输尿管显影不良。输尿管异位开口狭窄时,输尿管有不同程度的扩张及肾盂积水。

2. **超声**　可清楚显示扩张的集合系统、输尿管形态,连续追踪检查可以显示扩张输尿管的全程走行情况和异常的开口。

3. **CT 和 MRI**　明确显示肾脏结构,以及伴发的肾重复畸形和发育不良,增强 CT、CTU 和 MRU 在显示扩张积水的肾盂及输尿管的同时,可显示输尿管异位开口的具体部位(图 6-3-14)。

【诊断要点】

影像学发现输尿管异位开口可确诊。当发现肾脏、输尿管其他发育异常时,应警惕输尿管异位开口的可能。

【鉴别诊断】

本病的关键是找出异位开口的输尿管及其上方连接的肾脏结构,诊断明确,一般不需鉴别。

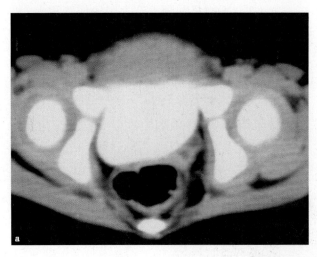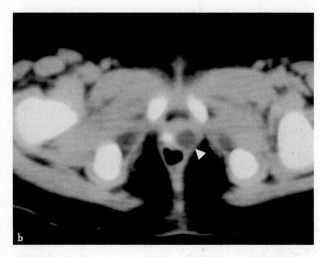

图 6-3-14　输尿管开口异位
a. CT 增强检查示膀胱造影剂充盈良好,膀胱左后方可见扩张左侧输尿管影像;b. CT 增强检查示左侧输尿管未于正常位置开口于膀胱,位于后尿道左侧继续向下移行(白箭头)

四、输尿管口囊肿

【概述】

输尿管口囊肿（ureterocele）又称输尿管膨出，指膀胱内黏膜下段输尿管末端囊性扩张并突入膀胱内所致，不是真正囊肿，其外被覆膀胱黏膜，内衬输尿管黏膜，中间为薄层肌肉和胶原纤维。常分为两型：①膀胱内型，囊肿开口位于膀胱内者为单纯性囊肿，囊肿完全位于膀胱内；②异位型，囊肿的一部分位于膀胱颈部或尿道，开口可位于膀胱内、膀胱颈或尿道内，囊肿一般体积较大，造成尿路梗阻。输尿管口囊肿形成的原因尚不十分清楚，可能与胚胎期梗阻、输尿管进入尿生殖窦的延迟吸收、输尿管芽分化异常以及膨出部的肌纤维缺乏有关。本病多伴泌尿系统其他畸形，肾功能损害较重。大约70%的病例伴发重复肾、重复输尿管畸形。异位输尿管口囊肿并有重复肾时多与上方肾盂相连，上部肾常有积水或发育不良。

【临床特点】

临床表现为反复尿路感染、排尿困难、尿频、尿漏、尿失禁等。

【影像检查技术与优选】

IVU 作为本病常规且重要的检查方法，延迟后可显示出囊肿和输尿管，但对肾功能依赖性较强，易漏诊或误诊。超声不依赖肾功能，可动态观察囊肿随尿液充盈与否而变化。CT 和 MRI 的诊断正确率可达 100%，可明确显示囊肿部位、大小及形态，还能发现有无其他畸形及是否存在并发症。

【影像学表现】

1. **X 线** IVU 显示与输尿管口囊肿相连的肾盂和输尿管 85% 有积水扩张，肾盂显影延迟呈大小不等囊状改变，输尿管迂曲扩张。当膀胱内充盈造影剂而囊肿内无造影剂时，表现为患侧膀胱三角区内边缘光滑的类圆形充盈缺损，若膀胱和囊肿内均充盈造影剂，则囊肿壁呈环形线状透亮影。充盈造影剂扩张的输尿管及与其相连的囊肿，在整体上如一条蛇，其头部即囊肿突入膀胱内，故称之为"蛇头征"（图 6-3-15a）。异位输尿管口囊肿在膀胱内呈圆形或椭圆形边缘光滑的充盈缺损，在膀胱底部偏向一侧，与膀胱广基底相连。

2. **超声** 用于检出输尿管口囊肿、囊肿合并结石及上尿路梗阻，可观察到囊肿随尿液充盈、排出所发生的大小变化。

3. **CT** 显示突入膀胱的囊性肿块（图 6-3-15b），增强后囊肿在充盈造影剂的膀胱腔内形成充盈缺损，而囊肿内填充造影剂后，则囊壁呈软组织密度线状影。增强 CTU 可见囊肿典型的"蛇头征"表现。由于输尿管口囊肿位于膀胱输尿管交界处或膀胱颈，所以较大的囊肿可引起膀胱颈部梗阻。而异位输尿管口囊肿也可超越中线区，引起对侧输尿管梗阻。同时 CT 对显示囊肿内结石也较为敏感。

4. **MRI** 平扫 T_1WI 见囊肿壁呈线状等信号影，

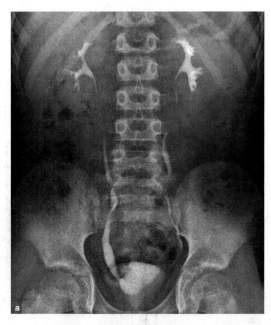
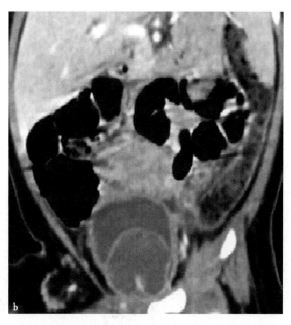

图 6-3-15　输尿管口囊肿
a. IVU 示膀胱底偏右侧见囊肿，呈典型"蛇头征"；b. CT 示膀胱内见囊中囊，囊内见少量造影剂

囊肿与膀胱内尿液均为低信号。于 T_2WI 囊肿和膀胱腔内尿液均为高信号，囊肿壁呈均匀低信号。MRU 表现类似静脉尿路造影，同样可显示输尿管口囊肿的球状扩张，以及输尿管扩张积水。

【诊断要点】

影像学检查输尿管口囊肿有如上特征性表现，据此可明确诊断。

【鉴别诊断】

膀胱内充盈缺损应注意与直肠内气体、膀胱肿瘤、阴性结石相鉴别。恶性膀胱肿瘤形态多不规则，增强检查可见不均匀强化。良性膀胱肿瘤有时与输尿管口囊肿表现相似，但 CT 和 MRI 检查能明确显示含有尿液的囊性肿物，通常诊断并不困难。

五、输尿管瓣膜

【概述】

输尿管瓣膜（ureteral valve）是输尿管少见的先天性疾病，病因未明，目前有"胚胎性皱褶残留学说"及"膜形成学说"解释其发生。本病可分为叶瓣型（包括单叶瓣、重瓣和多瓣）和环瓣型。多为单侧、单发，可发生于输尿管任何部位，但以肾盂输尿管移行段及输尿管上段多见。

【临床特点】

临床表现无特异性，多以腰酸、腰痛、血尿就诊，可合并肾输尿管结石。

【影像检查技术与优选】

X 线尿路造影是准确诊断本病的影像学方法，超声仅能显示扩张肾盂和输尿管，不能明确诊断。CTU 和 MRU 可多维成像，视野清晰，有助于梗阻病变的定位、定性。

【影像学表现】

1. X 线　轻度的输尿管瓣膜容易漏诊，仅表现为输尿管狭窄。输尿管瓣膜的类型不同，其尿路造影的表现也有所区别。单叶瓣型常表现为水平或斜向的索条状、锥形、舌状充盈缺损。重瓣型多瓣型大多数表现为倒"V"形或"V"形充盈缺损。环瓣型则表现为"古钱币"或"算珠状"充盈缺损。瓣膜近端输尿管、肾盂不同程度积水扩张。

2. 超声　能显示肾盂、输尿管积水，但不能明确诊断本病。

3. CT　平扫仅显示患侧肾盂、输尿管积水，CTU 能确定输尿管梗阻部位。CT 多平面重组后处理技术，部分病例可显示输尿管瓣膜和瓣膜两侧输尿管壁厚度、形态。

4. MRI　平扫除显示肾盂、输尿管积水外，MRU 还可准确判断输尿管梗阻部位，根据梗阻部位形态而提示本病。

【诊断要点】

尿路造影等影像学检查发现输尿管内不同形态的充盈缺损，伴有近端输尿管、肾盂不同程度积水扩张。

【鉴别诊断】

1. **输尿管肿瘤**　表现为输尿管管壁病变，厚度不均，肿瘤上下方均扩张，CT 增强可见该部位肿物异常强化。

2. **阳性结石**　常有绞痛史，位置可变，形态光滑，CT 值较高，无增强。病变上方输尿管扩张，下段管腔萎陷。

3. **输尿管结核**　常继发于肾结核，常出现尿频、尿急等膀胱刺激症状，IVU 可见肾盂、肾盏破坏，肾、输尿管钙化和膀胱挛缩。

4. **血凝块**　可引起短暂梗阻，其形态、位置可变，无增强，随时间逐渐消失。

第四节　膀　胱　畸　形

一、重复膀胱

【概述】

重复膀胱（duplication of bladder）是一种罕见的先天性畸形，本类畸形包括：重复膀胱和隔壁膀胱两类。重复膀胱具备正常膀胱壁结构，男女均可发病，可以是完全性重复和不完全性重复。完全重复的两个膀胱彼此互不相通，具有各自输尿管和尿道。若重复膀胱不与尿道相通，则形成囊性包块，而相连的输尿管、肾积水扩张。不完全性重复的两个膀胱在下方汇合入同一尿道。隔壁膀胱是指膀胱内有完全性或不全性分隔，可形成双房、多房性或葫芦状膀胱。膀胱重复畸形极少单独发病，常合并泌尿系其他畸形、生殖系统畸形、消化道畸形及脊柱畸形等，如重复直肠、重复尿道等。这与胚胎分化和共同的发育时机有关。

【临床特点】

临床症状无特异性。可以因泌尿系统症状就诊，也可以因并发的其他系统畸形就诊发现。

【影像检查技术与优选】

尿路造影是诊断本病首选的影像学方法，可以清晰显示重复膀胱的形态、分隔与输尿管和后尿道的关系。CT 和 MRI 可显示重复膀胱及其分隔的形态及伴发的其他泌尿生殖系统畸形。

【影像学表现】

1. **X 线** 完全性重复的两个膀胱呈左右或前后并列，各自与一侧输尿管连接，经各自尿道（尿道重复畸形）排尿。前后并置者，输尿管一般进入后面的膀胱。不完全性重复的两个膀胱不能分开，共用一个尿道。膀胱分隔为完全性或不完全性分隔。分隔可呈冠状、矢状和水平位。矢状分隔时，膀胱分为左右两个腔室，两室可交通或不交通。前者共同连接一个尿道，后者仅一室连接尿道，另一室为盲囊。冠状分隔时，膀胱分为前后两室，两室可交通或不交通。后者前腔与单一尿道连接；后腔无排出口，所连接的输尿管、肾盂常发生积水。水平分隔的膀胱呈砂钟形，为上下两腔，有口相通。

2. **超声、CT 和 MRI** 增强检查能直接显示重复膀胱的分隔和交通情况（图 6-3-16），还可了解上尿路有无扩张积水，后尿道有无畸形。同时显示伴随的双子宫、双阴道畸形和肾脏畸形。完全重复的膀胱，少数一侧不与尿路相通而形成肿块，同侧肾萎缩。

【诊断要点】

影像检查显示出两个膀胱，可以完全重复或不完全重复。具有典型表现的重复膀胱在造影剂的衬托下一般不难做出诊断。

【鉴别诊断】

1. **膀胱憩室** 憩室可随排尿改变大小，无单独的输尿管或尿道相连。

2. **膀胱耳** 见于婴幼儿，系造影剂充盈不全或部分膀胱一过性疝入腹股沟管所致，造影剂充分充盈时耳部消失。

二、膀胱憩室

【概述】

膀胱憩室（bladder diverticula）是膀胱壁的一部分向外突出而形成的囊袋样结构，憩室壁可由正常

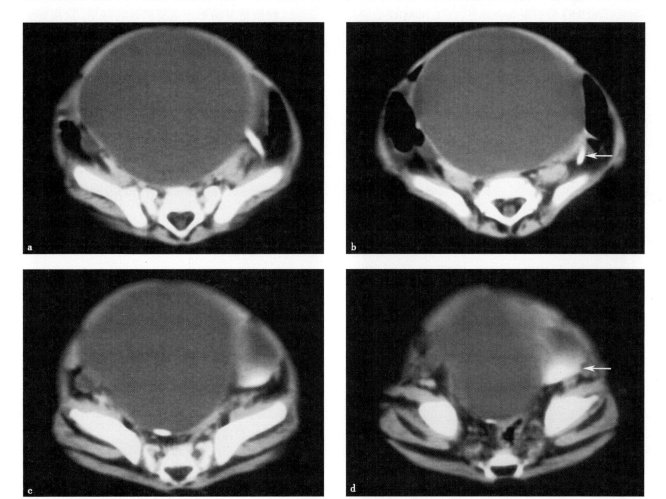

图 6-3-16 膀胱重复畸形

a、b. CT 增强检查示下腹部正中见一巨大囊性肿物，边界清晰，囊内呈均匀水样密度，腹部肠管受压向两侧移位，囊肿左侧可见左侧输尿管向下移行（白箭）；c、d. CT 增强检查示造影剂充盈之膀胱位于病变左侧（白箭），两者间无明显交通，病变内部未见造影剂充盈，右侧输尿管于病变后方向膀胱移行

膀胱壁组织构成，也可只为膀胱黏膜，缺乏肌层，仅外覆浆膜。男女均可发病，可见于任何年龄，分为原发性和继发性，也可以是医源性。原发性膀胱憩室是由于膀胱壁发育缺陷而形成，憩室壁含有膀胱肌层，多为单发，也可多发，好发于膀胱三角区，以窄颈与膀胱相连，男性多见。继发性膀胱憩室是由于长期膀胱内压增高使膀胱壁自分离的逼尿肌束之间突出而形成，憩室壁缺少或有少量不完整的肌组织（假性憩室），常为多发小憩室，多见于儿童下尿路梗阻、神经源性膀胱。医源性憩室为手术所致。巨大憩室可压迫膀胱输尿管引起肾积水和尿潴留。

【临床特点】

临床表现可无异常，或为分段排尿、反复继发感染，并发结石或肿瘤等。

【影像检查技术与优选】

膀胱憩室多行 VCUG 和 IVU 诊断，摄片时尽量多角度变换体位观察，对小憩室的诊断有一定帮助。超声的诊断准确度对操作者的依赖性高，而超声检查后行 VCUG 检查更具合理性。CT 和 MRI 更能反映病变的细节。

【影像学表现】

1. **X 线**　憩室表现为与膀胱相通、突出于膀胱外的囊状影（图 6-3-17），大小不等，小者仅为数毫米，大者可为膀胱的数倍。膀胱内造影剂排空后憩室内常有造影剂潴留，且缓慢进入膀胱。部分患儿可合并膀胱输尿管反流。

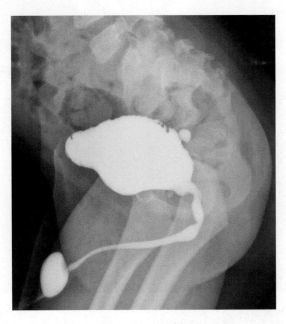

图 6-3-17　膀胱憩室
VCUG 显示膀胱后壁膀胱三角区见一囊状显影，壁光整，并可见一细颈与膀胱相通

2. **超声**　憩室显示为与膀胱相通的囊袋状或圆球状液性暗区，边界清晰光滑，膀胱充盈时膀胱壁回声在相通处中断，囊性暗区大小和形态可随膀胱充盈度而改变，排尿后暗区缩小，甚至消失。

3. **CT**　平扫时，膀胱壁向外突出，呈单发或多发的水样密度囊袋状影，壁光滑或不光滑。增强扫描见憩室内有造影剂充盈。排尿后，憩室因收缩力差，常有尿残留。有时可显示与膀胱相通的开口宽窄不等。

4. **MRI**　可发现憩室内部有无合并肿瘤、结石和感染等情况。MRU 利用尿液的信号对比，可更加清晰显示膀胱憩室的大小和形态及其与膀胱的关系。

【诊断要点】

影像学检查显示与膀胱相通、突出于膀胱外的囊状影，排尿后造影剂残留，并可缓慢排入膀胱。

【鉴别诊断】

1. **膀胱耳**　见于婴幼儿，系造影剂充盈不全或部分膀胱一过性疝入腹股沟管所致，造影剂充分充盈时耳部消失。

2. **膀胱重复畸形**　重复膀胱与尿道、输尿管相通，而憩室与膀胱以较短的狭窄颈口相连，不与尿道相通，且在排尿过程中会出现膀胱缩小而憩室增大。

三、膀胱外翻

【概述】

膀胱外翻（exstrophy of bladder）是由于胚胎时期发育异常导致脐下腹壁、膀胱前壁缺损，膀胱后壁外翻、黏膜外露，并可见输尿管开口及间歇喷尿。本病少见，为极其严重的一种畸形。发病率为 1/30 000 活婴，男女比例为（2～3）:1。本病常合并尿道上裂或其他先天性畸形。

【临床特点】

由于脐下腹壁及膀胱前壁缺损，膀胱后壁黏膜外露，膀胱腔显露在耻骨联合上方，并可见尿液从输尿管开口滴出。膀胱黏膜和腹部皮肤相连，耻骨联合分离。一般肾功能维持良好。膀胱几乎都可重组并回纳至盆腔，但膀胱输尿管反流难以避免。如不治疗，患儿常因上行性尿路感染死亡。

【影像检查技术与优选】

膀胱外翻临床诊断明确，影像学检查主要用以排除其他合并畸形及并发症。CT 和 MRI 检查更有优势。

【影像学表现】

1. **X 线**　显示耻骨联合分离及合并的脊柱畸形、泌尿系结石。尿路造影可显示膀胱疝出于腹壁外。

2. **CT 和 MRI**　盆腔内未见正常膀胱影像，腹壁缺如，可见膀胱经缺损处疝出于腹壁外（图 6-3-18）。增强检查可以显示并存的膀胱输尿管交界部狭窄，有无肾脏畸形，并发的肾盂肾炎，上尿路扩张、积水或手术后合并的膀胱输尿管反流。

【诊断要点】

膀胱外翻临床诊断明确，影像学检查目的主要为明确是否合并有其他畸形及并发症。

【鉴别诊断】

本病需与泌殖腔外翻鉴别，后者是膀胱与回盲部同时外翻，常见于早产儿。

四、脐尿管畸形

【概述】

脐尿管为膀胱顶部向脐部延伸的管状结构，是尿囊胚内体腔部分的退化残余，一般在出生前及婴儿期管状结构消失退化成无功能的纤维条索，称为脐正中韧带。当脐尿管退化不全时可导致多种先天性脐尿管异常，分 4 型：①脐尿管窦道：位于脐部，

指脐尿管仅在脐部未闭；②脐尿管憩室：位于膀胱顶部，指脐尿管仅近膀胱处未闭；③脐尿管囊肿：位于脐部与膀胱顶部之间，指脐尿管两端闭合而中间段管腔未闭，管壁上皮层分泌液的积聚致管腔扩张；④脐尿管瘘：位于脐部与膀胱顶部之间，脐部有管道与膀胱相通，指脐尿管完全不闭锁。在儿童较常见，约 2/3 为男性。成人则较少发生。

【临床特点】

脐尿管窦和脐尿管瘘主要表现为脐部流液，反复潮湿，经久不愈。脐尿管囊肿较小时多无明显临床症状，较大时可触及脐下腹部囊性包块。脐尿管各种病变累及膀胱壁时均可出现尿频、尿急、尿痛、血尿等症状。

【影像检查技术与优选】

脐尿管窦或脐尿管瘘通常选择 X 线造影。超声、CT 和 MRI 均能显示脐尿管囊肿与膀胱的关系，MRI 相对更清楚。

【影像学表现】

1. **X 线**　在脐瘘口或膀胱造影时，脐尿管瘘见

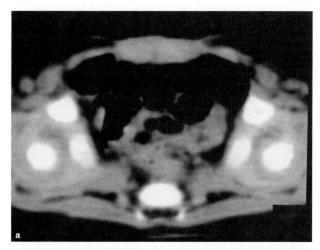
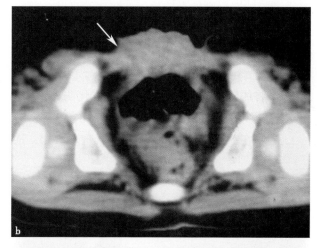
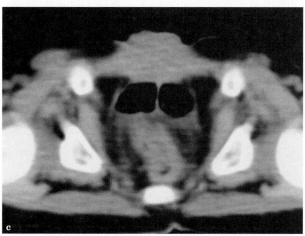
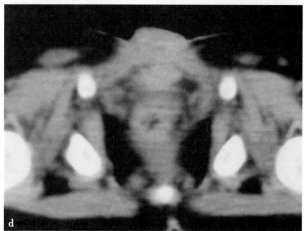

图 6-3-18　膀胱外翻

a～d. CT 平扫示盆腔内未见正常膀胱影像。耻骨联合分离，相应水平腹壁缺如，可见一软组织密度影经缺损处疝出于腹壁外（箭）

造影剂自脐部向下进入膀胱或自膀胱内上行至脐瘘处;脐尿管窦仅见脐部造影剂存留;脐尿管囊肿不显影,见膀胱顶部囊肿形成弧形压迹;脐尿管憩室见膀胱顶部一指状或尖角状突起,壁光滑。

2. CT　脐尿管囊肿表现为脐尿管走行区囊性病灶,常呈椭圆形或长条状,腔内密度均匀(图 6-3-19),囊壁光整。合并感染时,囊壁增厚,增强后囊壁明显强化。脐尿管膀胱憩室见膀胱前壁外囊腔影,与膀胱相通,囊内密度均匀,同尿液密度。脐尿管未闭或瘘口扩张明显,在脐与膀胱顶部间可见管腔影,若扩张较轻,无阳性发现。

3. MRI　矢状位可明确显示脐尿管囊肿的部位、大小及其与膀胱、腹壁的关系,囊肿信号均匀,同尿液信号,壁光滑;伴感染时囊壁增厚且强化,囊肿信号不均匀。

【诊断要点】

脐尿管窦或瘘有特殊的临床表现,脐部流液或潮湿,病变在脐部、膀胱或脐部与膀胱顶之间,脐部窦道造影见局部造影剂存留,脐尿管瘘见脐部与膀胱之间见造影剂交通显影,可直接诊断。脐尿管憩室通过膀胱造影则能直接显示。脐尿管囊肿为脐尿管走行区囊性病灶,位于脐与膀胱之间,CT 和 MRI 均能直接明确诊断。

【鉴别诊断】

1. **脐尿管肿瘤**　肿瘤实质成分强化明显,囊壁不光整,强化不均匀,不同于脐尿管囊肿的囊壁强化。

2. **脐窦**　卵黄管回肠端已闭合,脐端未闭。造

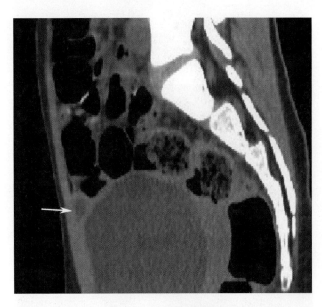

图 6-3-19　脐尿管囊肿
CT 平扫矢状位 MPR 重组图像显示膀胱前上壁与腹壁间一囊状影(箭),与邻近膀胱和腹壁分界不清,壁光整

影时脐窦与肠道不相通,脐尿管窦与膀胱不相通时,二者鉴别困难。

第五节　尿道畸形

一、尿道瓣膜

【概述】

后尿道瓣膜(posterior urethral valve,PUV)是男性儿童最常见的先天性下尿路梗阻原因之一,发病率为 1/25 000~1/8 000。病因不明,可能为多基因遗传,与尿生殖膈分化不全有关。PUV 在胚胎早期就已出现,可引起泌尿系统及其他系统发育不良和功能障碍,如上尿路扩张、肾脏功能异常以及因羊水过少导致的胎肺发育不全。Young 氏将本病分为 3 型:Ⅰ型:精阜下型瓣膜,Ⅱ型:精阜上型瓣膜,Ⅲ型:隔膜型瓣膜。其中Ⅰ型最常见,即瓣膜起自精阜下端止于膜部尿道的前外侧壁,其偏后方有一间隙。

前尿道瓣膜(anterior urethral valve,AUV)发生率为后尿道瓣膜的 1/7。可发生于尿道球部(40%)、阴茎阴囊交界处(30%)及悬垂部(30%),偶见于舟状窝。本病可单独存在,也可并发前尿道憩室。根据尿路梗阻情况本病分为 4 型:Ⅰ型,梗阻部位尿道轻度扩张;Ⅱ型,瓣膜近端尿道憩室形成,膀胱及上尿路正常;Ⅲ型,伴膀胱扩张、输尿管反流;Ⅳ型,Ⅲ型基础上伴反流性输尿管、肾积水和肾功能不全。

【临床特点】

尿道瓣膜发病年龄取决于梗阻程度,可于新生儿期、学龄期或少年期出现症状,梗阻严重时胎儿期即有双肾输尿管积水、膀胱壁增厚、后尿道扩张,同时伴羊水量少。出生后主要表现为排尿困难、尿线细、滴沥、膀胱潴留和尿失禁,以及继发的泌尿系感染、肾功能损害。新生儿发病者可伴有肾脏或肺发育不良。肾积水及膀胱潴留时可扪及包块。尿道瓣膜术后可以很快消除排尿障碍,但尿道扩张短时间内或更长时间难以恢复,甚至肾盂、肾盏扩张持续多年。

【影像检查技术与优选】

VCUG 是确诊尿道瓣膜最可靠的检查方法,不能因导管能顺利插入尿道而否认尿道瓣膜的存在。IVU、超声、CTU 和 MRU 常只能发现梗阻以上尿路情况,对病因诊断难以确定。产前诊断尿道瓣膜主要依靠超声,其敏感性为 95%,特异性为 80%。当

羊水过少使得超声应用受限时,MRI 也只能观察到继发改变。

【影像学表现】

1. X 线 VCUG 排尿时侧位充盈像是显示本病的最佳体位。①瓣膜表现为斜行或横行线状充盈缺损,造影剂通过瓣膜上的小孔下行;②瓣膜近端尿道扩张、延长,远端尿道多因充盈不良变细,膀胱颈增宽,精阜肥大可形成后尿道充盈缺损影;③严重者膀胱壁增厚、小梁形成,膀胱边缘不规整并呈大小不一的憩室样凸出。患儿可有单或双侧不同级别的膀胱输尿管反流,通过反流可观察输尿管及肾脏的继发改变。

2. 超声 显示肾盂、输尿管积水,膀胱壁增厚、不光滑。产前检查若发现胎儿有双侧肾输尿管积水、膀胱壁增厚、前列腺部尿道延长扩张伴羊水量少时,提示有后尿道瓣膜的可能。

3. CT 和 MRI 显示肾盂、输尿管积水,膀胱壁增厚、不光滑,后尿道扩张。但常不能直接显示后尿道瓣膜。

【诊断要点】

VCUG 显示出尿道内斜行或横行线状充盈缺损影,梗阻点以上尿路扩张,以下尿道变细,扩张的尿道远侧圆钝,凸面指向远侧,可明确诊断。

【鉴别诊断】

主要与尿道狭窄相鉴别,两者的继发征象相似。尿道狭窄也可见近端尿道扩张、延长,远端尿道变细,膀胱颈增宽,严重者膀胱壁增厚,伴有膀胱输尿管反流。先天性尿道狭窄罕见,无瓣膜影像;外伤后尿道狭窄多见于尿道膜部和球部,尿道狭窄处轮廓不光滑或伴瘘管,往往伴骨盆骨折。

二、尿道憩室

【概述】

尿道憩室(urethral diverticulum)是指与尿道相通的尿道周围囊性腔隙,先天性尿道憩室多见于女性,好发于尿道中段。男性尿道憩室好发于前尿道,常位于尿道球部和阴茎部的腹侧。按尿道憩室颈口的大小可分成球形憩室和囊状憩室。球形憩室有细颈与尿道相通,囊状憩室无颈部,远端可伴有黏膜唇,憩室黏膜唇的活瓣样作用易造成尿道梗阻。

【临床特点】

本病的典型症状为排尿困难,尿后滴沥。排尿时于病变部位出现可压缩性软包块。常见的并发症为反复泌尿系感染及憩室内结石形成,可触及包块

内沙石感。本病除继发上尿路损害外,还可伴发泌尿系其他异常,如尿道瓣膜等。

【影像检查技术与优选】

VCUG 既可明确本病诊断,又能发现有无膀胱损害、膀胱输尿管反流及反流性肾病,是首选检查方法。超声、CT 和 MRI 常仅显示继发的膀胱及肾脏输尿管异常改变。

【影像学表现】

本病主要依靠 X 线检查。尿道平片可显示憩室内结石。VCUG 表现为与尿道相通的囊样病变,憩室近端尿道扩张,远端尿道因充盈不良而变细。前尿道憩室多位于憩室下方,憩室穿孔者可有造影剂的外渗。后尿道憩室相对少见,多呈球形,可压迫尿道形成排尿困难。梗阻严重者见膀胱壁增厚、小梁形成,可有膀胱输尿管反流。

【诊断要点】

VCUG 表现为与尿道相通的囊样病变,继发尿道梗阻征象。

【鉴别诊断】

本病应与尿道瓣膜鉴别。尿道憩室为与前尿道相通的囊样影,与尿道瓣膜影像表现不同。

第六节 梨状腹综合征

【概述】

梨状腹综合征(prune belly syndrome,PBS)又称间质发育异常综合征或腹肌发育缺陷综合征,是一种罕见的先天性发育异常。该病典型特点表现为腹壁肌肉缺乏或发育不全、双侧隐睾和泌尿系畸形"三联征"。PBS 受累的器官组织较多,病理表现复杂多样:①新生儿腹壁因缺少皮下脂肪组织而形成皱褶、腹壁薄而松弛呈枯萎的"梅干"样;②泌尿系异常通常包括一侧或双侧肾脏发育不良、肾积水或输尿管囊性扩张与狭窄、输尿管和/或膀胱肌肉组织被纤维组织所代替、膀胱脐尿管憩室、尿道海绵体发育异常,单纯的输尿管狭窄或闭锁很少发生;③双侧睾丸下降不全。此外,本病也可合并有其他系统畸形,如心血管系统(室间隔或房间隔缺损等)、消化系统(腹裂、胃肠道闭锁等)、呼吸系统(肺发育不良、腺瘤样畸形等)和骨骼肌系统(手足畸形、胸廓畸形等)。

梨状腹综合征临床分为三型,即新生儿型、婴儿型和晚发型。本病绝大多数为男性发病,女性虽少见,但多伴有阴道或子宫畸形。

【临床特点】

因受累器官和畸形严重程度不同，本病临床表现轻重不一，重者生后出现死产或出生后不久死于呼吸衰竭、肾衰竭，而轻者仅有呼吸道症状、尿潴留等。临床上具有典型"三联征"表现的患者可以明确诊断，不典型者则需依靠影像学检查进一步明确诊断。

【影像检查技术与优选】

VCUG 为生后可疑 PBS 患儿首选检查方式，它不仅能观察膀胱形态，了解肾脏功能，还能观察是否存在膀胱输尿管反流和膀胱颈、尿道改变。IVU 对于肾脏功能的初步评价和输尿管及膀胱排泄功能的显示具有一定提示作用。超声、CT 检查较 X 线具有更高的特异性和敏感性，对于隐睾位置、肾盂输尿管积水扩张程度、肾脏发育情况显示更好，在 PBS 的诊断中可作为 VCUG 的重要补充。

【影像学表现】

1. X 线　VCUG 主要表现为双侧肾积水，双侧输尿管重度扩张迂曲，膀胱巨大、膀胱颈部增宽、位置抬高、膀胱内可伴有憩室样充盈缺损，膀胱排空能力减低导致尿潴留，单侧或双侧膀胱输尿管不同程度反流，后尿道扩张等。IVU 表现为一侧或双侧肾脏形态减小，肾实质变薄。肾盂、肾盏囊状扩大。输尿管下部明显迂曲扩张，膀胱体积增大、蠕动减慢、排空时间延长。

2. 超声　产前超声检查在孕 17 周左右时可发现羊水过少、输尿管和肾积水以及腹壁肌肉发育不良等征象，提示 PBS 可能。产后患儿表现为膀胱形态增大、膀胱壁变薄、肾盂及输尿管明显扩张。

3. CT　表现为肾盂、输尿管迂曲扩张，膀胱过度充盈，形态不规则。三维后处理技术能清楚地显示患儿腹壁膨隆，侧位呈"梨形"改变，多皱褶伴肠型，以及肋缘外翻等典型的 PBS 改变。

4. MRI　能清晰显示上尿路扩张、积水程度及肾脏发育情况。MRU 及动态增强成像可见肾通过造影剂时间延迟，膀胱过度充盈、膀胱输尿管反流、膀胱颈部增宽等。

【诊断要点】

根据典型的"三联征"表现，诊断本病并不困难。产前超声检查如发现羊水过少、输尿管和肾盂积水或胎儿腹水时，应高度怀疑 PBS 的存在。

【鉴别诊断】

1. 原发性膀胱输尿管反流　系先天性输尿管膀胱连接部发育不良所致，VCUG 表现为造影剂反流入肾盂和肾盏并导致肾盂肾盏不同程度的扩张，本

病随着年龄的增长可自行消失。

2. 后尿道瓣膜　VCUG 表现为后尿道明显扩张、延长，呈漏斗状或囊状，最大宽径可达 2～3cm。严重的后尿道瓣膜狭窄可导致膀胱壁增厚、小梁增生，膀胱排泄功能下降导致尿潴留或合并膀胱输尿管反流。

第七节　泄殖腔畸形

【概述】

泄殖腔畸形（cloacal deformity）是一种少见的、仅发生于女性的肛门直肠畸形，又称一穴肛畸形，即直肠、阴道和膀胱共同开口于同一个腔内。确切的发病机制目前尚不清楚，但可能与胚胎时期尿生殖膈发育异常有密切关系，尿生殖膈未形成或破裂，泄殖腔不能被正常分隔时则可能导致各种泄殖腔畸形的出现，同时还可并发双角子宫、子宫缺如等其他畸形。

根据尿道、阴道、直肠解剖关系的不同，常将其分为 6 型：Ⅰ 型，不完全泄殖腔畸形；Ⅱ 型，泄殖腔后位型；Ⅲ 型，尿道 - 泄殖腔沟通型；Ⅳ 型，膀胱 - 泄殖腔沟通型；Ⅴ 型，阴道 - 直肠沟通型；Ⅵ 型泄殖腔 - 直肠沟通型。此外，根据共同管道的长度，影像学又将泄殖腔畸形分为 3 种类型：①常见型，共同管长 2～3cm，阴道大小正常，肌肉复合体及肛门外括约肌位置正常；②高位型，共同管长度 3～7cm，骶骨发育短小，肌肉发育薄弱，阴道狭小，骨盆前后径小；③低位型，共同管长度 0.5～1.5cm，盆部发育正常。

【临床特点】

泄殖腔畸形多以肛门闭锁、盆腔包块或会阴部异常就诊，临床体检可见患儿外阴部仅有一个通道，肛门闭锁，个别会阴部发育极差。部分患儿性别难辨。

【影像检查技术与优选】

超声是胎儿期及生后首选检查方式。VCUG 及 IVU 检查是诊断泄殖腔畸形的重要方法，不仅能比较清楚的显示共同通道的长度和尿道、阴道、直肠三者汇合的位置，还能显示肾脏排泄功能和其他泌尿系畸形。CT 三维重组及 MRI 检查均具有较高的组织分辨率，且多方位成像，适用于显示盆腔内软组织病变、并发畸形和肛周肌肉发育情况，对该病的诊断也能获得满意的效果。

【影像学表现】

1. 超声　表现为盆腔内包块，阴道、直肠或膀

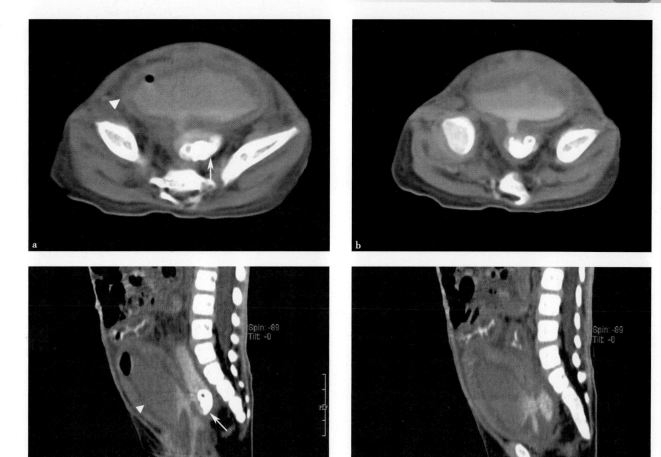

图 6-3-20　泄殖腔畸形（一穴肛）

a、b. CT 平扫示经外口注入造影剂后可见阴道、膀胱（白箭头）、直肠（白箭）同时显影，膀胱壁明显增厚，其内可见气体影；
c、d. CT 平扫 MPR 重组图像显示阴道（黑箭）、膀胱（白箭头）及直肠（白箭）开口于共同管道，瘘口处距离导管头约 7cm

胱分界不清，阴道或子宫阴道积液，胎粪性腹膜炎、肾脏发育不良、肾盂积水扩张等。

2. X 线　VCUG 及 IVU 表现为阴道形成较大类圆形软组织包块或含气液面的囊腔，共同管道长短不一。尿道与共同管道近端相连，与正常女性尿道相似。膀胱和阴道与共同腔相沟通。阴道内可存在分隔，如近端狭窄引起阴道子宫积液导致膀胱和直肠受压。子宫形态异常，可为双子宫或双角子宫。直肠变细，与阴道下部相通或直接进入共同腔。

3. CT　经排泄孔逆行注入稀释后的造影剂后行螺旋 CT 检查能显示此畸形的解剖结构（图 6-3-20）。此外，CT 还可见伴发的肾发育不良、肾盂积水、脐尿管发育异常、后尿道梗阻、双子宫等泌尿生殖系统畸形。

4. MRI　矢状位对于尿道、阴道及直肠三者囊腔大小及与共同通道汇合的位置显示清楚。能比较准确地测量共同管道的长度和显示肛周肌肉发育情况。多方位扫描亦能清楚显示尿道扩张、阴道积液

或子宫发育异常。冠状面和轴面对于肾盂、输尿管扩张、膀胱憩室、脐尿管发育异常及后尿道梗阻显示较好。

【诊断要点】

泄殖腔畸形包括一系列盆腔及会阴部畸形：生后患儿肛门缺如或闭锁、会阴部仅见唯一孔隙即可确诊。应通过影像学进一步了解患儿是否合并其他畸形，对患儿生存和预后影响较大。

【鉴别诊断】

本病主要需与泄殖腔外翻及由于下腹壁闭合不全所导致的畸形相鉴别。主要依靠临床诊断。

（邵剑波　彭雪华）

参 考 文 献

[1] 潘恩源，陈丽英. 儿科影像诊断学 [M]. 北京：人民卫生出版社，2007

[2] 李欣. 小儿泌尿系统畸形的影像学诊断 [J]. 中国实用儿科杂志，2005，20（11）：951-953

[3] 何亚奇,唐秉航. 泌尿系统先天异常的多层螺旋 CT 尿路成像诊断 [J]. 中华放射学杂志,2006,40(8):853-856

[4] 金锡御,宋波. 临床尿动力学 [M]. 北京:人民卫生出版社,2002,260-268

[5] 饶彬斌,余杨红,郑巍,等. 64 排 CT 尿路成像在泌尿系先天畸形中的应用 [J]. 安徽医科大学学报,2015,50(2):256-258

[6] 吴学武,张杨,李雨峰,等. 梅干腹综合征 1 例 [J]. 临床泌尿外科杂志,2016,31(1):97

[7] 陈泽波,倪梁朝,周锦棠,等. 磁共振尿路成像在下腔静脉后输尿管的诊断价值 [J]. 广东医学,2005,26(4):507-508

[8] Volmar KE, Fritsch MK, Perlman EJ. Patterns of congenital lower urinary tract obstructive uropathy: relation to abnormal prostate and bladder development and the prune-belly syndrome[J]. Pediatric Development Pathology,2001,4(5):467-472

第四章 膀胱输尿管反流 - 反流性肾病

第一节 膀胱输尿管反流

【概述】

膀胱输尿管反流（vesicoureteral reflux，VUR）是指排尿时尿液从膀胱反流至输尿管和／或肾盂肾盏。正常的膀胱输尿管连接部（vesicoureteral junction，VUJ）具有活瓣样功能，只允许尿液从输尿管流进膀胱，而不允许尿液从膀胱向输尿管的倒流。因某种原因使这种活瓣样功能受损时，尿液即倒流入输尿管，严重时可到达肾脏。导致膀胱输尿管反流的主要机制是膀胱输尿管连接部异常，按发生原因可分为以下两类：①原发性，最常见，为先天性膀胱输尿管瓣膜机制不全，包括先天性输尿管过短或水平位、输尿管开口异常、膀胱三角肌变薄、无力，Waldeyer's鞘先天异常等。据研究原发性 VUR 是一种遗传性疾病，然而由于该病具有种族差异性、遗传异质性等特点，迄今为止尚没有被国际一致公认的主要致病基因。②继发性，多见于泌尿系感染、膀胱颈及下尿路梗阻、创伤等致膀胱内慢性压力升高，VUJ肌肉系统变薄且功能削弱；另一类少见的为医源性VUR。按照反流程度的不同，依次分为 I～V 级：I～II 级属低级别反流，III～V 级属高级别反流。

小儿泌尿系感染并发反流者较多，这是因为膀胱输尿管瓣膜受炎性刺激后导致其肿胀、变形，从而失去正常功能所致。此外，尿路畸形、膀胱输尿管功能不全，如原发性神经管闭合不全，包括脑脊膜膨出等，也可引发小儿膀胱输尿管反流。

【临床特点】

VUR 最常见的临床表现为反复发作的泌尿系感染，膀胱刺激症状仅在泌尿系感染急性期出现。临床还可出现无症状性反流，仅在超声或排尿性膀胱造影时才被发现。

【影像检查技术与优选】

超声可初步估计膀胱输尿管连接部功能，观察输尿管扩张程度、蠕动及膀胱基底部的连续性，观察肾盂、肾脏形态及实质改变情况。目前 VCUG 为常用的确诊膀胱输尿管反流的基本方法及分级的"金标准"，也常用作选择治疗方案和评估疗效的依据。IVU、CT 和 MRI 不能动态显示 VUR，但能显示尿路扩张程度、反流性肾病所致的肾萎缩及肾瘢痕。近年，排泄性尿路超声造影（contrast-enhanced voiding urosonography，CeVUS）在欧洲已成为筛查儿童 VUR 的常规检查，国内尚未普遍开展。

【影像学表现】

1. **超声** 经导尿管，注入气体（如 CO_2），见气体进入输尿管。彩色多普勒能进一步观察连接部功能及输尿管开口位置。

2. **X 线** 国际反流委员会提出的五级分类法：I 级，尿反流只限于输尿管。II 级，尿反流至输尿管、肾盂，但无扩张，肾盏穹窿正常。III 级，输尿管轻、中度扩张和／或扭曲，肾盂中度扩张，穹窿无／或轻度变钝。IV 级，输尿管中度扩张和扭曲，肾盂、肾盏中度扩张，穹窿角完全消失，大多数肾盏保持乳头压迹。V 级，输尿管严重扩张和扭曲，肾盂、肾盏严重扩张，大多数肾盏不显乳头压迹。

3. **CT 和 MRI** 对于了解膀胱输尿管反流的并发症及先天性畸形有一定诊断价值（图 6-4-1）。

【诊断要点】

任何年龄段只要出现膀胱输尿管反流即可诊断，正常健康儿童 VUR 不足 1%，且较轻微。

【鉴别诊断】

一般诊断明确，鉴别不难。

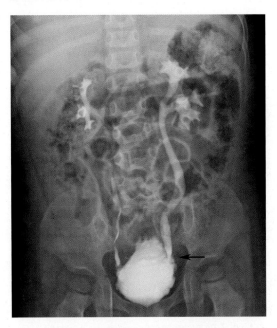

图 6-4-1　膀胱输尿管反流，膀胱憩室
VCUG 显示左侧肾盂肾盏及输尿管较右侧稍扩张，膀胱壁边缘不规则，见多发小囊状突起（箭）

第二节　反流性肾病

【概述】

反流性肾病（reflux nephropathy，RN）是指某种原因引起的膀胱输尿管反流（VUR）和肾内反流，引发急性或慢性泌尿系感染，进而导致慢性萎缩性肾盂肾炎或肾脏瘢痕形成。主要表现为肾脏萎缩伴瘢痕形成，最终可能发展为终末期肾衰竭。该病多发生在儿童和青少年，是儿童肾衰竭最常见的原因。本病属于间质性肾病，发病机制目前尚未阐明，可能是多种因素所致，包括尿路感染、肾血管狭窄、尿液动力学改变、遗传因素等。

【临床特点】

临床表现为反复尿路感染，主要为尿频、尿急、尿痛和发热。反复尿路感染的婴幼儿中 15%～60% 可发现 VUR，其中 8%～13% 经造影证实有 RN。其他症状还可出现高血压、蛋白尿、腹痛、腰痛等。

【影像检查技术与优选】

超声是本病的首选检查方式，对于 RN 的诊断具有较高价值。VCUG 不仅能够动态反映反流情况，并可对反流进行评级，同时可显示肾脏及输尿管继发改变。CT 和 MRI 检查不能显示反流情况，只能显示尿路形态，CT 或 MRI 增强检查可评估肾脏功能，对于肾脏瘢痕的诊断敏感性较高。同位素扫描既可用于诊断 VUR，也可用于诊断 RN，对肾

脏瘢痕诊断的敏感性及特异性均较高，甚至在严重解剖变化出现之前即能发现肾瘢痕，同时能评估肾功能。

【影像学表现】

1. **X 线**　VCUG 可见造影剂逆行向上充盈输尿管乃至肾盂、肾盏。IVU 可间接提示有无肾萎缩及肾瘢痕形成，并且对肾盂积水的程度也有一定诊断价值。

2. **超声**　可发现肾脏继发改变，如肾盂积水、肾瘢痕形成、肾小球局灶节段硬化症、肾小球玻璃样变等。

3. **CT 和 MRI**　可显示肾脏形态、密度或信号的改变，对肾瘢痕、肾皮质萎缩的显示敏感性与特异性高。动态增强 CT 或 MRI 肾灌注成像可动态显示肾脏功能情况。

【诊断要点】

临床上出现反复发作的尿路感染伴有蛋白尿、高血压，VCUG 发现输尿管反流、扩张或肾盂、肾盏扩张，同时超声、CT 和 MRI 发现肾脏萎缩和瘢痕形成可诊断本病。

【鉴别诊断】

主要与肾盂输尿管交界处梗阻造成的梗阻性肾病相鉴别。

第三节　梗阻性肾病

【概述】

梗阻性肾病（obstructive nephropathy）是由于泌尿系结构和/或功能改变，阻碍尿液排出，导致肾实质病理和功能损害的临床综合征。这不是一个独立的原发病，是由不同病因疾病共同引起的临床表现。造成尿路梗阻的主要原因包括肾盂输尿管连接部梗阻、输尿管腔内梗阻、输尿管壁功能障碍及输尿管外压病变如腹膜后肿瘤压迫输尿管、神经源性膀胱等。临床上可急性或慢性起病，病变常为单侧，也可是双侧。

【临床特点】

最主要的临床表现是肾盂积水，梗阻程度较轻时可仅表现为肾盂扩张。其他表现包括反复发作的尿频、尿急和尿痛、排尿障碍、高血压、红细胞增多症、酸中毒等。

【影像检查技术与优选】

由于梗阻性肾病多数由于尿路结石梗阻而引起，平片可显示增大的肾影和阳性结石，但是无法

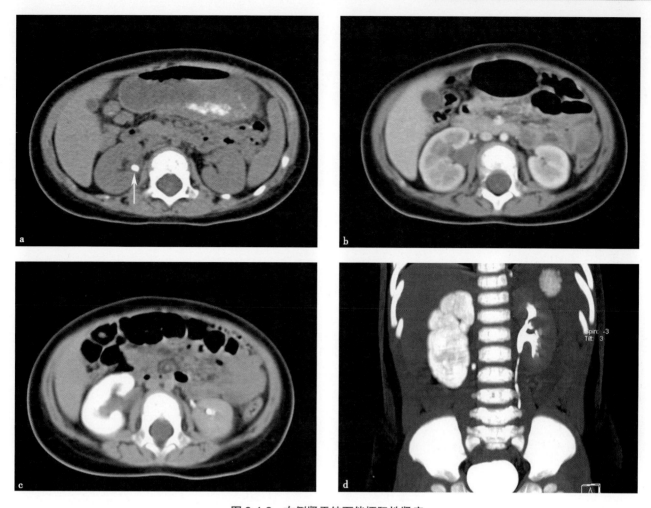

图 6-4-2　右侧肾盂结石伴梗阻性肾病

a. CT 平扫示右侧肾盂输尿管移行处结石（白箭）；b. CT 增强检查示右肾形态增大肾盂扩张，右肾灌注延迟；c、d. CT 增强检查 VR 三维重组图像示右肾造影剂排泄明显延迟

定量肾盂、输尿管扩张积水的程度，无法诊断除结石以外的梗阻原因，并且对于阴性结石无法显影，有一定的局限性。IVU 能显示梗阻部位并推测梗阻病因，但部分病例肾功能差会影响肾脏显影效果，而且造影剂会加重肾脏功能损害。逆行肾盂造影可显示梗阻部位、性质，是确定上尿路梗阻性病变的一个重要手段，对于下尿路梗阻及感染者禁用。超声是观察肾脏改变的首选检查方式。CT 和 MRI 可作为 IVU 检查的首选辅助检查方法，配合动态增强可明确病因并评估肾脏功能。MRU 在无需造影剂的情况下，可清晰显示尿路积水的程度。

【影像学表现】

1. 超声　主要表现为肾脏增大、肾实质变薄和肾盂积水。外渗尿液呈液性暗区，位于肾包膜下、肾周间隙。

2. X 线　尿路造影可显示肾盂不同程度扩张积水、杯口变钝，还可明确梗阻原因，如肾盂输尿管交界处狭窄。合并尿外溢者肾周可见造影剂影像。

3. CT 和 MRI　平扫可显示患侧尿路梗阻及尿液外渗，表现为位于肾盂、输尿管外的液性密度或信号影，沿腹膜后间隙向周围扩散。动态增强 CT 或 MRI 检查可表现为单侧或双侧肾实质灌注减低、排泄延迟，提示肾实质损害（图 6-4-2）。

【诊断要点】

通过典型临床及影像学表现，本病诊断并不困难，但需要进一步辨明病因，是先天性还是继发性上尿路梗阻。

【鉴别诊断】

本病需要与反流性肾病鉴别，后者通过尿路造影可观察到膀胱输尿管反流。

（邵剑波　彭雪华）

参 考 文 献

[1] 张伟，易惠明，蔡保欢，等. 排泄性尿路超声造影在儿童膀胱输尿管反流诊断中的应用 [J]. 华中科技大学学报（医学版），2018，47（1）：105-108

[2] 赵明辉. 反流性肾病 [J]. 中国临床医生, 2002, 30 (1)：16-17

[3] 吴玉斌, 韩梅. 梗阻性肾病 [J]. 实用儿科临床杂志, 2007, 22 (5)：399-400

[4] 杨芹, 么喜存. 超声造影对梗阻性肾病的研究进展 [J]. 医学理论与实践, 2018, 31 (4)：500-501

[5] 杨芹, 么喜存. 梗阻性肾病影像学检查方法 [J]. 实用医学影像杂志, 2014, 15 (2)：137-138

第五章　泌尿系感染

第一节　急性肾盂肾炎

【概述】

急性肾盂肾炎（acute pyelonephritis，APN）为较常见的肾脏感染性疾病，主要为大肠埃希菌感染，70%～80% 为尿路逆行感染所致，其余为血行播散所致。好发于女性和儿童。儿童期常发生于伴有泌尿系统发育畸形的患儿。肾盂肾炎可侵犯单侧或双侧肾，病变早期肾盂肾盏黏膜充血、肿胀，黏膜下有细小脓肿，局限于一个或多个肾乳头内，大小不一，炎症剧烈时可见广泛出血，小范围炎症可完全吸收。伴有泌尿系统畸形或尿路梗阻者炎症范围常较广，如治疗不及时可导致脓肿形成，愈合后留有瘢痕。

【临床特点】

发热、畏寒、恶心、呕吐、腰痛、尿频、尿急，白细胞增高，尿检可发现病原菌。

【影像检查技术与优选】

超声、CT 和 MRI 对 APN 诊断价值均较高，MRI 对病变更敏感，结合其功能成像可以间接反映肾功能。APN 病灶合并脓肿时，脓腔于 DWI 序列更亮、ADC 值更低。DWI 评价 APN 具有较多优势，但要注意 b 值的选择，b 值可影响 DWI 图像质量及 ADC 值测量。APN 早期影像学可表现正常，需动态随访观察病变进展及治疗效果。

【影像学表现】

1. **X 线**　IVU 检查可为正常或表现为局部肾盏显影不清，肾盂细小、充盈不良。若形成脓腔，在延迟后可见造影剂进入脓腔。

2. **超声**　肾脏可表现为正常或肾实质局部回声不均匀，病变界限不清，肾窦受压，皮髓质分界消失。炎症波及全肾时，可显示全肾弥漫性回声异常。

3. **CT 和 MRI**　平扫显示病变区肾脏肿胀，密度 / 信号正常或减低，伴有出血时可表现为高密度 /

T_1WI 高信号。增强后由于病变区组织缺血、坏死而导致造影剂灌注程度低于正常肾实质。病变多局限于髓质内，数目不等，大小不一，表现为自肾乳头向肾皮质呈放射状分布的楔形病灶（图 6-5-1），间隔正常强化的肾柱和未受累及的髓质。肾周筋膜可有不同程度的增厚。

【诊断要点】

结合典型的临床及影像学表现，本病不难诊断。

【鉴别诊断】

本病主要与肾结核相鉴别。结核急性炎症阶段的影像学表现与急性肾盂肾炎基本一致，随病程进展形成寒性脓疡。超声、CT 和 MRI 可显示肾实质内的囊性坏死区，多呈环形强化，病灶内伴有钙化为肾结核的重要提示性征象。鉴别诊断主要依靠临床病史和实验室检查。

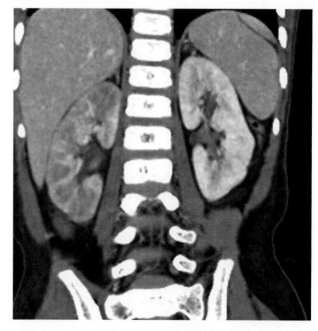

图 6-5-1　右侧肾盂肾炎
CT 增强检查示右肾灌注程度减低，肾实质内可见多发楔形低灌注区

第二节　慢性肾盂肾炎

【概述】

慢性肾盂肾炎（chronic pyelonephritis）多发生于尿路解剖或功能上有异常者，伴发感染而引起的慢性间质肾炎。少部分学者认为本病是由急性肾盂肾炎反复发作演变而来。主要病理学改变包括肾组织破坏、皮质瘢痕形成、集合系统扩张及肾实质纤维化。病变可累及一侧或双侧肾脏，多为双侧，但其损伤程度可不同，病变分布不均。瘢痕形成后导致局部肾实质厚度变薄，局部凹陷使肾脏边缘不平，最常见于肾脏上、下极。

【临床特点】

临床症状较轻，可出现低热、腰痛、尿频、尿痛等尿路感染症状，以及高血压、肾功能不全等。部分病例可无明显症状。当存在肾功能损伤时，可出现肾功能不全的表现。

【影像检查技术与优选】

超声、CT和MRI的诊断价值均较高。IVU诊断慢性肾盂肾炎有一定的局限性。CT和MRI检查可清晰显示肾轮廓的改变以及肾实质、肾盏肾盂的病变，是诊断慢性肾盂肾炎的最佳影像学检查方法。由于MRI软组织分辨率高并具有多种功能成像序列，MRI评估肾功能可能成为今后重要的研究方向。

【影像学表现】

1. X线　IVU可见肾盂、肾盏显影延迟，浓度降低，肾外形缩小。肾盂肾盏变形、狭窄，肾杯口扭曲，肾盏漏斗部狭窄，顶端扩大。肾功能严重受损时，肾脏可不显影。由于梗阻或反流、输尿管可变窄或扩张。VCUG可发现膀胱输尿管反流、神经源性膀胱或尿路梗阻性病变。

2. 超声　双肾大小不一，表面凹凸不平。受累肾实质厚度变薄，导致灶性瘢痕形成，表现为强回声。

3. CT和MRI　平扫显示肾实质萎缩、皮质变薄，肾体积变小，轮廓不规则。瘢痕收缩可导致肾盂、肾盏变形，也可无明显异常。当存在输尿管反流或梗阻时，可见肾盂、肾盏积水扩张。

【诊断要点】

根据临床表现、尿化验及影像学表现可以诊断。

【鉴别诊断】

本病主要与肾结核相鉴别。IVU和CT可表现为患肾肾小盏边缘虫蚀状破坏，还可见空洞、钙化。鉴别诊断主要依靠临床病史和实验室检查。

第三节　肾及肾周脓肿

【概述】

肾脓肿（renal abscess）多由皮肤疖、痈、扁桃体炎、呼吸道感染经血运播散引起，也可经尿路上行感染所致。常为单侧，多为金黄色葡萄球菌或大肠埃希菌、变形杆菌等感染。疾病早期于肾皮质内形成多发小脓肿，逐渐融合扩大。大脓肿常发生破溃，而侵入肾周间隙。由于肾周组织脂肪丰富且疏松，一旦受累，常迅速蔓延，严重者脓肿可以沿腰大肌向下扩展。虽然肾周脓肿常继发于肾内脓肿，但也可因胰腺炎等肾外感染侵犯肾脏所致。

【临床特点】

临床表现为发热、腰部胀痛、肌紧张、压痛明显。累及腰大肌时，出现脊柱向患侧弯曲，髋关节屈曲，不能伸展。

【影像检查技术与优选】

IVU对肾脓肿诊断价值有限。超声、CT和MRI能直接显示病变，确定病变范围及其与周围的解剖关系，增强检查常能明确诊断。DWI对于脓腔更有意义，脓腔DWI更亮、ADC值更低。肾脓肿应注意影像检查随访，治疗效果不好需要及时手术治疗，同时需排除邻近脏器及组织的感染。

【影像学表现】

1. X线　IVU可发现肾盂、肾盏受压变形，显影较差，患肾排泌功能减退或消失。

2. 超声　患肾增大，肾实质内可见多发低回声区，有助于肾穿刺定位。

3. CT　平扫显示患肾增大，肾实质内可见不规则低密度影，边界不清晰，肾盂、肾盏受压移位。脓肿破溃时肾周间隙模糊、腰大肌肿胀。增强后，病变由多个大小不等的低密度灶构成，其间可见强化的肾实质影像，部分病变可以发生融合，脓肿壁呈环形强化。未受累的肾实质强化程度与健侧肾基本一致。肾周脓肿表现为肾周或肾旁脂肪内不规则软组织密度肿块。

4. MRI　表现与CT相似，动态增强MRI可间接反映患肾功能，指导临床治疗方案的制订。增强MRI还可以观察膀胱受累情况。

【诊断要点】

根据病史、体征、血及尿检查、结合影像上肾实质内脓腔形成可明确诊断。CT、MRI和超声还可确定病变部位及程度。

【鉴别诊断】

1. **肾结核** 其影像特征是病灶内钙化,不伴有钙化的寒性脓疡与肾脓肿影像学表现相似,临床病史和实验室检查是鉴别诊断的重要依据。

2. **肾肿瘤** 肾原发肿瘤影像学表现多呈实质性强化,无脓肿壁的环形强化表现,而肾脓肿边界模糊,呈环形强化,结合临床症状与实验室检查多可诊断。

3. **肾囊肿** 肾囊性病变的壁菲薄,无明显强化,可鉴别。

第四节 泌尿系结核

【概述】

肾结核(renal tuberculosis)常继发于肺、骨等其他部位的结核灶,经血行感染所致,结核分枝杆菌进入肾皮质肾小球的血管丛中,形成多发粟粒样节。分为病理型肾结核(早期肾结核)和临床型肾结核(中晚期肾结核)。肾皮质血运丰富,抵抗力和修复力较强,多能自行愈合,临床常不出现明显症状,称为病理型肾结核。如果全身或局部抵抗力降低,结核分枝杆菌经肾小球过滤到达肾小管,在肾髓质内肾小管处停留,因该处血流缓慢、血液循环差,易形成结核病灶,结核结节可以融合、扩大,中心坏死,形成干酪样脓肿,干酪样物质经肾盏、肾盂排除后,于肾内形成结核空洞,并穿破肾乳头到达肾盏、肾盂,发生结核性肾盂肾炎而引起相应症状,称为临床型肾结核。严重的肾结核可形成肾周围脓肿,晚期形成"自截肾"。结核菌还可随尿液下行,常累及输尿管、膀胱、尿道。

【临床特点】

初次结核感染至临床型肾结核一般需要较长时间,因此常于年长儿发病。常见症状有尿频、尿痛、尿急、血尿、尿液浑浊、腰痛等,如并发活动性结核或其他器官结核时则可能出现全身中毒症状(包括发热、盗汗、体重下降、乏力等)。肾结核晚期还可能出现尿失禁、排尿困难、肾功能不全等表现。

【影像检查技术与优选】

既往肾结核诊断以 KUB + IVP 为主。KUB 价值极有限,密度分辨率低且对小钙化的检出及定位均不敏感,适于晚期有明显钙化的肾及输尿管结核。IVP 通过肾盏、肾盂显影间接反映肾内形态异常,当肾盂肾盏受累变形时才有较大价值,同时可以反映肾功能。肾实质破坏严重或肾功能丧失时使患肾不显影以致定性困难。超声经不同切面直接反映肾内结构,较 IVP 可更好地显示肾结核的形态学改变,但对以积水或钙化为主的肾结核常常定性欠佳。CT、MRI 作为肾结核的重要影像检查方法,能更清晰地显示肾结核的部位、程度、范围、邻近解剖关系及对侧肾情况,对细小病灶及小空洞的检出率明显高于其他检查方法,但是对于病变早期缺乏诊断特异性。对钙化及输尿管壁的病变 CT 更显优势。

【影像学表现】

1. **X 线** 腹部平片可出现肾外形增大或缩小,肾实质斑点状、云朵状钙化,肾自截时可见肾形钙化。IVU 早期可表现正常,随病变发展,肾盏显影浅淡,肾盏穹窿部边缘模糊且不规则,肾盏杯口不规整呈虫蚀状,有时可见脓腔,晚期肾实质大量破坏时,肾盂、肾盏不能辨认,患肾不显影。输尿管结核所致狭窄可为单发或多发,典型表现为狭窄区和扩张区交替存在。膀胱结核早期表现为膀胱外形模糊不清,边缘不规整。结核病变广泛进展时,膀胱僵硬、挛缩。膀胱挛缩是诊断膀胱结核的重要征象。

2. **超声** 早期仅显示实质有"囊肿样"的无回声区,其形态不规则,界限不清。中晚期无回声区累及整个肾脏,肾锥体消失,肾实质变薄,肾外形失常。肾盂、肾盏不规则扩张,内有可流动的细点状回声,肾盂及输尿管壁增厚,输尿管内径与肾积水不成比例,钙化灶表现为点状或条索状强回声,肾自截时肾形态消失,肾区见一弧形带状强回声,后方伴声影。

3. **CT** 常见肾影增大或缩小,外形可呈分叶状,单个或多个肾盏变形,肾内多发空洞或囊状低密度影,肾髓质较明显,肾盂不扩张。肾内可见多发不规则点状或壳状钙化,肾自截为多个球形钙化组成。增强检查显示患肾不均一强化,病灶内可见无强化的坏死灶(图 6-5-2)。如空洞与肾盏相通,延迟后造影剂可进入空洞。病灶与正常肾实质境界不清,晚期形成寒性脓疡时包膜呈环形强化。

4. **MRI** 表现与 CT 相似。早期肾结核的表现缺乏特异性,肾脏局限肿胀,皮髓质分界不清、肾包膜模糊。中晚期肾结核表现颇具特异性,肾皮质变薄,肾实质内脓腔或空洞形成,呈长 T_1 长 T_2 信号,空洞壁不光滑。结核球一般在 T_1WI 和 T_2WI 上均为低信号,边界较清。增强后患肾实质强化不如对侧正常肾脏明显,脓腔壁强化,结核球呈结节样、环状强化或不强化。MRU 可显示肾盂、肾盏破坏变形,扩张不成比例。输尿管局限性扩张,粗细不均或僵直。MRI 对钙化斑显示较差。

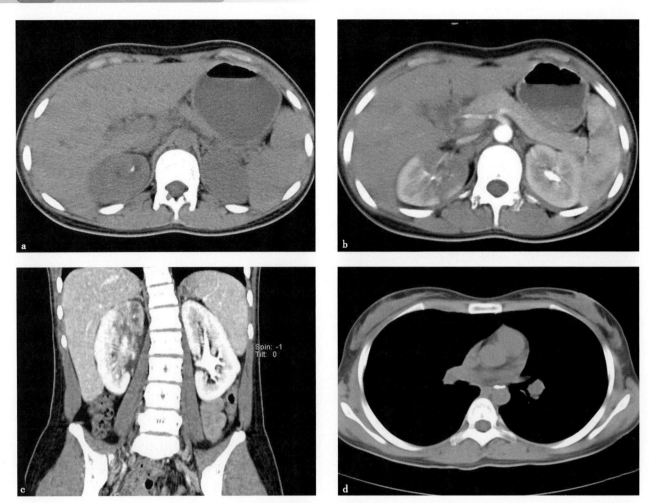

图 6-5-2 肾结核

a. CT 平扫示右肾上极片状低密度区,边界欠清晰,其内可见不规则钙化影像;b. CT 增强检查示部分右肾实质无强化;c. CT 增强检查 MPR 重组图像示右肾上极见不规则无强化区;d. CT 平扫示气管隆嵴水平淋巴结钙化斑

【诊断要点】

泌尿系统结核主要依靠临床、化验,结合影像检查发现肾实质多发空洞和钙化影,空洞内可见造影剂充填,肾盂肾盏积水扩张不成比例。发生自截肾时可见全肾钙化。

【鉴别诊断】

1. **肾结石** 钙化影位于肾盂和肾盏内,可伴有肾盂扩张积水,但无肾实质的破坏,可与肾结核相鉴别。

2. **肾钙质沉着症** 钙化呈弥漫性分布,无肾实质的炎症性改变或破坏,是与肾结核鉴别的影像学依据。

3. **黄色肉芽肿性肾盂肾炎** 影像学表现与结核性病灶有较多相似之处,特别是无钙化的结核性病灶,仅凭影像学检查鉴别有困难,病史、临床表现和实验室检查是鉴别诊断的重要依据。

(邵剑波 彭雪华)

参 考 文 献

[1] 潘恩源,陈丽英. 儿科影像诊断学 [M]. 北京:人民卫生出版社,2007

[2] S Mackenzie. Controversies in the radiological investigation of paediatric urinary tract infection[J]. Imaging, 2014, 13（4）: 285

第六章　尿路结石

第一节　肾结石

【概述】

肾结石(renal calculus)发生率居尿路结石首位，以成人男性多见，儿童发生率不高。双肾发生概率相等，以单侧为著。结石主要位于肾盂及肾盂输尿管连接部，少部分可发生于肾盏或继发于肾脏囊性病变内。肾结石形成的因素有很多，儿童期多与肾小管酸中毒、甲状旁腺功能亢进症以及其他代谢性原因导致的高尿钙、高草酸尿等因素有关。另外，尿路梗阻、感染也可以导致肾结石形成。小的结石可自然排出，较大的结石可以引起肾盏肾盂梗阻、肾实质的直接损伤、继发感染等病理改变。

【临床特点】

肾结石临床表现取决于结石的病因、大小、数目、位置、活动度、有无梗阻及肾实质受损程度。轻者可完全无症状，尿检可为镜下血尿、少量蛋白尿。临床主要表现为疼痛和血尿，疼痛一般位于脊肋角、腰部或腹部。

【影像检查技术与优选】

X线是肾结石的常规诊断方法，90%的结石可经腹部平片、静脉尿路造影确诊。但其检查需要肠道准备等前期工作，X线阴性结石、其他部位的结石可以导致假阳性或假阴性诊断。超声为检查泌尿系统结石的首选方法，但其检出率受周围气体及骨质的影响较大，且与检查者的操作有关。多层螺旋CT可作为重要的补充手段，具有高空间分辨力和高密度分辨力，对尿路结石的显示比腹部平片、超声或静脉尿路造影更准确。MRI显示结石不敏感。

【影像学表现】

1. **X线**　阳性结石在KUB上见肾区高密度影。肾盂结石可呈铸型，在IVP上呈局限性充盈缺损，如果太小易被造影剂掩盖。

2. **超声**　肾实质或集合系统见强回声光团、光斑，后方伴声影。

3. **CT**　表现为类圆形或不规则高密度结节，同时可显示梗阻引起的继发改变(图6-6-1)。

4. **MRI**　钙化性结石在T_1WI和T_2WI上均为低信号，非钙化性结石均表现为T_1WI、T_2WI等或稍高信号。

【诊断要点】

X线片和CT显示肾区高密度影，提示阳性结石。阴性结石可同时结合超声等其他影像学检查。

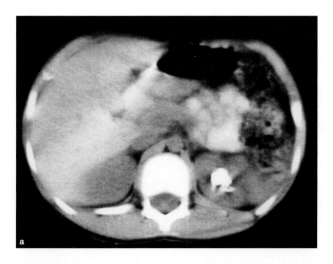
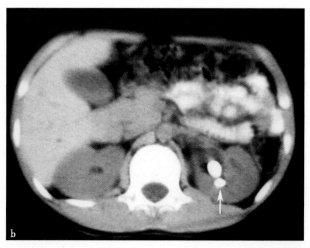

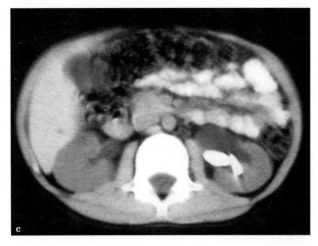
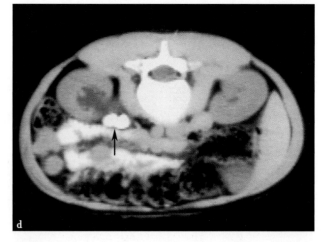

图 6-6-1 左肾结石

a～c. CT 平扫示左侧肾盂扩张，左侧肾盂近端内可见多个类圆形致密结节影（白箭），边缘光滑、锐利；d. 俯卧位轴面 CT 示致密结节滑落至扩张肾盂的远端（黑箭），提示为活动性结石

【鉴别诊断】

肾结石需要与肾内疾病钙化、血管性钙化等相鉴别，结合病史、病变部位及影像学表现不难鉴别。

第二节 输尿管结石

【概述】

输尿管结石（ureteral calculus）为肾结石排出过程中，停留于输尿管内而导致。结石进入输尿管后，常常停留或嵌顿于输尿管生理狭窄处，即肾盂输尿管移行部、输尿管跨越髂血管处及输尿管膀胱移行部。由于正常输尿管内径自上而下逐渐变细，输尿管结石以下 1/3 处最为多见。

【临床特点】

临床表现为剧烈绞痛或者向腰部或上腹部的钝痛，血尿程度与输尿管黏膜受损程度有关。还可以出现肾积水、尿频、尿急和尿痛。

【影像检查技术与优选】

超声检查可准确诊断输尿管结石，X 线片可见阳性结石，IVP 上阴性结石呈充盈缺损。CT 可清晰显示微小结石及继发的尿路改变。

【影像学表现】

1. X 线 KUB 见输尿管走行区铸型高密度影或 IVP 见充盈缺损并肾积水。

2. **超声** 输尿管内见强回声结节伴后方声影，结石水平以上输尿管扩张。

3. CT 输尿管内卵圆形或圆形高密度影（图 6-6-2），三维重组图像显示结石呈梭形或不规则形，嵌顿部位以上输尿管、肾盂扩张积水。

【诊断要点】

KUB 或 CT 见输尿管走行区高密度影，或者 IVP 见充盈缺损并肾积水，结合典型临床症状，容易诊断。

【鉴别诊断】

输尿管结石需要与腹、盆部的钙化如结核钙化、

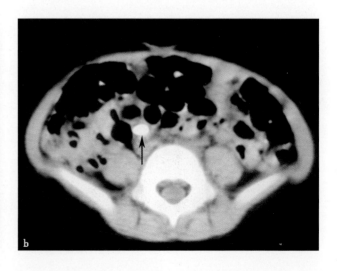

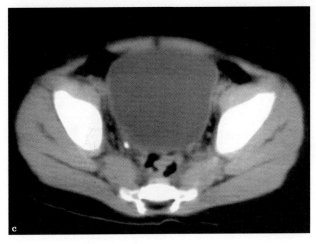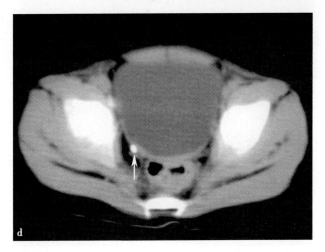

图 6-6-2 输尿管结石
a. CT 平扫示右侧肾盂轻度扩张、积水；b～d. CT 平扫示右侧输尿管全程多发大小不等高密度结石（黑、白箭）

阑尾粪石相鉴别，结合临床病史以及影像学表现，不难鉴别。

第三节 膀 胱 结 石

【概述】

膀胱结石（bladder calculus）可发生于任何年龄，多见于老年男性和 10 岁以下男孩。发生于儿童者多为起源于膀胱的原发性结石，与营养不良及低蛋白饮食有直接的关系，同时与饮水质量、家族遗传因素等有关。继发性结石可来自上尿路，也可因膀胱慢性感染、神经源性膀胱、膀胱张力低下或膀胱异物等引起。由肾、输尿管进入膀胱的结石较小，多可自行排出，少数可以小结石为核心继续变大。

【临床特点】

主要症状是疼痛和出血，与结石大小、活动及有无并发症有关。

【影像检查技术与优选】

X 线片及超声可明确诊断膀胱结石，膀胱结石钙含量多，多数于 X 线片可确诊。CT 检查可作为鉴别诊断的有益补充。一般不需行 MRI 检查。

【影像学表现】

1. **X 线** 膀胱内圆形、类圆形或铸型高密度影，阴性结石造影呈充盈缺损。

2. **超声** 膀胱液性暗区内强光带后伴声影，可随体位改变而变动，可反映结石形态、数目、大小、边缘等情况。

3. **CT** 膀胱内圆形、类圆形或铸型高密度影（图 6-6-3），具有移动性。

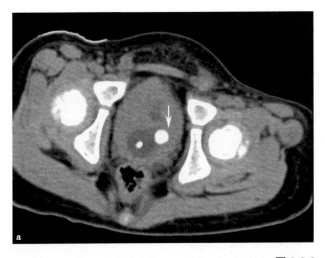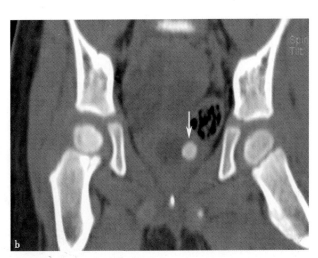

图 6-6-3 膀胱结石
a、b. CT 平扫及 MPR 三维重组图像示膀胱内高密度结石影（白箭）

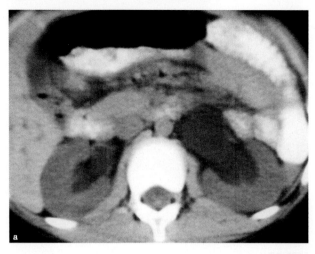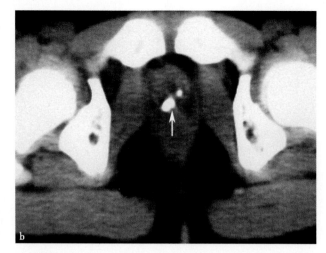

图 6-6-4　尿道结石

a. CT 平扫示双侧肾盂不同程度扩张、积水；b. CT 平扫示尿道扩张，壁不均匀增厚，其内可见两个大小不等类圆形致密结节影（白箭）

【诊断要点】

膀胱区见圆形、类圆形或铸型高密度影。

【鉴别诊断】

膀胱结石需要与膀胱肿瘤、膀胱内异物、膀胱内血块等鉴别，通过病变位置、影像学特点，结合病史一般可鉴别。

第四节　尿 道 结 石

【概述】

尿道结石（urethral calculus）以男性多见，多停留在扩大部的远端，并嵌顿在狭窄部，如尿道前列腺部前段的膜部、尿道球部前段的阴茎根部、舟状窝前部近尿道外口处等，另外后尿道亦为结石好发部位。尿道结石绝大多数为膀胱结石或上尿路结石排出后停留于尿道内而形成。尿道狭窄、憩室及有异物存在时，也可以形成结石。

【临床特点】

较大的结石可以完全阻塞尿道，临床出现急性梗阻、尿潴留、尿外渗等症状，小的结石可以于停留处继续增大，临床出现尿痛、尿流变细、尿滴沥，继发感染、狭窄。长期嵌顿可以引起梗阻水平以上尿道、膀胱及上尿路的梗阻性改变。

【影像检查技术与优选】

X 线片可明确诊断。超声、CT 和 MRI 可反映尿道结石的继发性改变。

【影像学表现】

1. **X 线**　尿道走行区的致密结节影，通常为单发，呈圆形或卵圆形，边缘光滑，RP 可以进一步明确结石的位置。

2. **超声、CT 和 MRI**　价值在于了解结石嵌顿位置及所导致的泌尿系统的继发改变（图 6-6-4）。

【诊断要点】

通常表现为尿道走行区的致密结节，可伴有梗阻水平以上尿道、膀胱及上尿路的梗阻性改变。上述影像表现结合临床，诊断一般不难。

【鉴别诊断】

尿道结石主要需要与阴茎静脉石及慢性海绵体炎所致的钙化相鉴别。

（邵剑波　彭雪华）

参 考 文 献

[1] 袁新宇, 肖江喜. 儿科泌尿系结石的影像诊断 [J]. 中华临床医师杂志（电子版）, 2009, 3（10）: 1610-1613

[2] 陶山, 胡张春, 牛亚玲, 等. 小儿泌尿系结石的超声诊断及临床意义 [J]. 中国超声诊断杂志, 2005, 6（2）: 113-114

第七章　神经源性膀胱

【概述】

神经源性膀胱（neurogenic bladder）是指控制排尿的中枢或周围神经受损后引起的尿液潴留或排尿功能障碍。分为先天性和后天性两大类，大多数儿童神经源性膀胱属先天性，与脊髓脊柱发育异常有关。膀胱扩大呈"气球样"或膀胱肌束增粗，肌小梁间可见多发憩室样隆起，可伴膀胱输尿管反流。后天性多见于成人，主要为颅内病变、脊髓的损伤等。临床未经治疗的神经源性膀胱患儿，在 10 岁前上尿路损害发生率可达 50%～90%，总死亡率可达 50%，主要死亡原因为上尿路损害所导致的肾功能衰竭。

【临床特点】

神经源性膀胱除原发病变的表现外，主要有遗尿、尿失禁、排尿困难、尿潴留及继发性感染或泌尿系结石，并发憩室时可有血尿。儿童则以入睡后不自主排尿多见。

【影像检查技术与优选】

诊断神经源性膀胱最重要的是尿动力学检查，膀胱显影正常也不能完全排除神经源性膀胱。超声操作简单，可及时发现病变并测定残余尿量，为临床诊断提供客观的依据。IVU 和 VCUG 为本病的首选检查方法，可显示膀胱的形态及有无膀胱输尿管反流，但仅能观察腔内情况，对病灶周围结构难以显影。CT 和 MRI 能全面清楚显示泌尿系结构形态、膀胱壁细节，同时也能发现脊柱脊髓病变情况，尤其 MRI 更能清晰显示脊髓损伤程度及脊髓发育异常，这对制订治疗方案十分重要。

【影像学表现】

1. X 线　IVU 在轻型病例表现正常。较重病例主要有两种表现：①膀胱呈"气球样"或"宝塔状"扩张增大，缺乏张力，膀胱含有大量残余尿；②膀胱小而壁厚，有粗大的小梁形成或边缘呈多发小憩室样凸出，可见膀胱输尿管反流，肾盂输尿管积水扩张。

2. 超声　膀胱壁增厚，结节、乳头及小梁形成。残余尿内可见漂浮光点和沉积物回声。还可见双肾积水，肾盂扩张。

3. CT 和 MRI　膀胱体积增大，呈近似菱形或形态不规则。膀胱壁不规则增厚，可见多个憩室形成，憩室常为多发，大小不等（图 6-7-1）。轴位 T_2WI 上可以显示膀胱壁厚度。还可见肾积水、输尿管扩张及脊柱脊髓先天发育异常等。

【诊断要点】

膀胱形态异常，多呈"气球样"扩张，壁增厚伴多发憩室。若同时存在神经系统病变，更能明确诊断。注意最重要的是要进行尿流动力学检查。

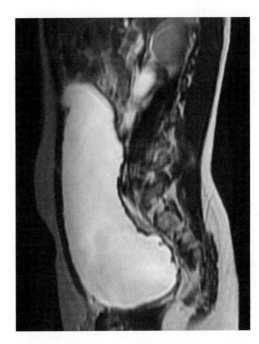

图 6-7-1　神经源性膀胱

MRI 矢状位 T_2WI 示膀胱体积增大，大量残余尿，膀胱壁不规则增厚，呈等信号

【鉴别诊断】

主要与其他原因造成的尿路梗阻性疾病相鉴别，如尿道瓣膜或尿道狭窄引起的尿潴留。

（邵剑波 彭雪华）

参 考 文 献

潘恩源，陈丽英. 儿科影像诊断学 [M]. 北京：人民卫生出版社，2007

第八章　肾血管病变

第一节　肾动脉狭窄

【概述】

肾动脉狭窄（renal artery stenosis）是指各种原因引起的肾动脉起始部、主干或其分支的狭窄。分 3 级：轻度狭窄小于 50%、中度狭窄 50%～75%、重度狭窄大于 75%。儿童期引起肾动脉狭窄的原因包括大动脉炎、肾动脉纤维肌性结构发育不良（fibromuscular dysplasia，FMD）、肾动脉先天性发育不良、动静脉瘘、血栓栓塞、神经纤维瘤病、外伤及肾动脉周围疾病压迫所致，其中 FMD 是最常见的原因。肾动脉狭窄是引起继发性高血压和缺血性肾病的最常见的原因。

【临床特点】

肾动脉狭窄常导致肾血管性高血压。儿童无诱因出现血压突然升高，发展迅速且较严重，易引起相应并发症。

【影像检查技术与优选】

超声可显示肾动脉内径、肾脏大小及血供情况，当狭窄程度 > 50% 时敏感性较高，对于狭窄程度 <50% 时其能检测出的可能性较小，且不能整体、清晰显示肾动脉的解剖图像，对肾动脉分支狭窄的诊断仍有一定困难。CTA 不仅能显示血管各个断面的影像及血管周围情况，能更准确测量狭窄段的长度及狭窄程度。MRI 诊断血管性疾病包括对比增强血管成像（CE-MRA）及非造影剂增强 MRA，CE-MRA 能动态实时观察肾血流情况，并能间接进行肾功能测定；非造影剂增强 MRA 具有无创性、无辐射、无需注射造影剂等诸多优点，已成为一种新的血管性疾病诊断技术，以流入翻转恢复（inflow inversion recovery，IFIR）应用最为广泛。有研究表明 CTA 和 IFIR 两者敏感性及准确性具有很高的一致性，可作为临床上诊断肾动脉狭窄的首选筛查方法。肾动脉血管造影目前仍为确诊肾动脉病变的"金标准"，可显示病变是单侧还是双侧，并可清楚显示病变部位及范围，更精确地观察肾动脉的分支病变，但因其有创性不作为首选检查。

【影像学表现】

1. **超声**　肾动脉呈节段性狭窄，形态酷似"串珠状"，但管腔内壁较光滑。CDFI 显示一窄带样规则彩色血流，肾动脉完全闭塞时，肾动脉无彩色血流。

2. **CT 和 MRI**　平扫常显示患肾形态较健侧小，增强 CT 或 MRI 见患侧肾脏造影剂灌注减慢，排泄延迟。CTA 或 MRA 三维后处理技术可直接显示肾动脉狭窄的程度和范围（图 6-8-1a～c）。

3. **DSA**　可清楚显示病变部位及范围，更精确地观察肾动脉的分支病变（图 6-8-1d）。此外，还可以观察肾动脉狭窄远端逆行性充盈及侧支循环。

【诊断要点】

超声、CT 及 MRI 等影像检查明确显示肾动脉狭窄，即可诊断，对于伴有的肾实质病变亦具有较高的诊断价值。

【鉴别诊断】

1. **肾血管性病变致高血压**　应与原发性高血压、其他原因所致高血压相鉴别，如肾脏疾病和嗜铬细胞瘤。原发性高血压常有家族史，成人发病为主。肾小球肾炎的高血压呈一过性，且波动较大，可伴有蛋白尿、镜下血尿及管型。嗜铬细胞瘤造成的高血压呈发作性或持续性，24 小时尿儿茶酚胺检测呈阳性改变，CT 或超声检查可发现肾上腺区占位性病变。

2. **先天性肾发育不全**　肾动脉细，肾体积小较肾动脉狭窄更明显。

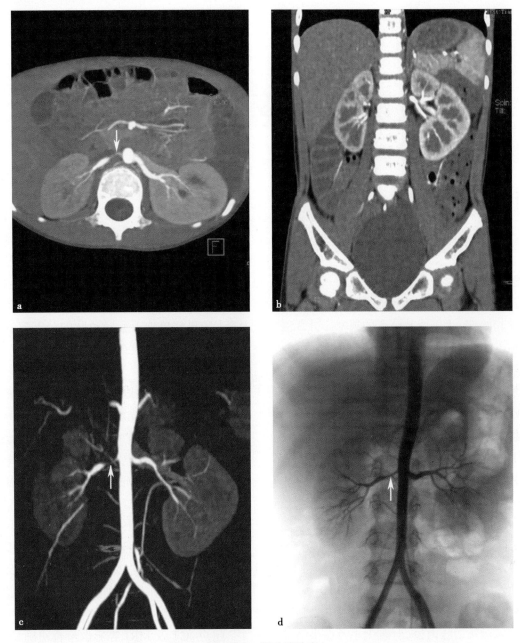

图 6-8-1　肾动脉狭窄

a. CT 增强检查薄层 MIP 重组图像示右肾动脉主干狭窄（白箭）；b. CT 增强检查 MPR 重组示右肾形态小于左侧；c. CT 增强检查 VR 三维重组示右肾动脉主干部分狭窄（白箭）；d. DSA 检查示右肾动脉主干狭窄（白箭）

第二节　胡桃夹综合征

【概述】

胡桃夹综合征（nutcracker syndrome，NCS）又称为左肾静脉压迫综合征（left renal vein entrapment syndrome），是指左肾静脉（LRV）在汇入下腔静脉过程中走行于肠系膜上动脉（superior mesenteric artery，SMA）与腹主动脉（abdominal aorta，AA）之间的夹角内受到挤压，使左肾静脉血流回流受阻、压力增高而引起临床症状的一种综合征。在正常的情况下 SMA 起始部与 AA 构成 45°～60° 的夹角，并且在夹角处被肠系膜脂肪、淋巴结及腹膜等填塞，左肾静脉穿行其间不易受压变窄。因营养不良等原因导致的腹膜后和肠系膜脂肪减少时、左肾静脉位置变异、肠系膜上动脉的异常分支或起源异常、部分青少年生长过快、脊柱过度伸展而导致夹角变小、腹主动脉旁纤维组织压迫等致 SMA 与 AA 的夹角变小，左肾静脉受压。

【临床特点】

临床上常出现血尿、直立性蛋白尿等症状，在男性患者还可以出现精索静脉曲张，女性患者可出现腰痛、盆腔不适和月经增多等临床症状。

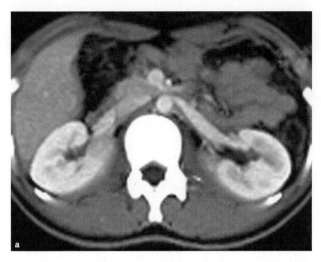
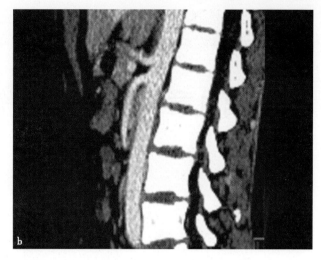

图 6-8-2　胡桃夹综合征

a. CT 增强检查示肠系膜上动脉两侧左肾静脉管腔前后径之比加大，左肾静脉受压前部和受压处比值大于 3∶1；b. CT 增强检查 MPR 重组示 SMA 与 AA 之间的夹角 <45°，夹角间左肾静脉明显变细

【影像检查技术与优选】

超声作为首选检查，可采取不同体位观察到 SMA 和 AA 之间夹角变化，可测量左肾静脉扩张段、受压段的直径及其血流速度并计算其比值，立位时血液流速及其比值的意义比较大。CTA 和 MRA 可显示 SMA、AA、左肾静脉的空间结构和立体走向，明确 SMA 和 AA 之间夹角、左肾静脉受压情况（左肾静脉狭窄段与扩张段直径比）及其引流静脉曲张、侧支建立的情况。MRI 的空间分辨率相对较低，且扫描时肠系膜上动脉易受腹部呼吸运动、肠道气体等干扰，有时显影不满意。CT 扫描时间短、无创伤、图像质量清晰并可提供任何方位的重组，临床上较常用 CTA 诊断胡桃夹综合征。DSA 可准确诊断胡桃夹现象，但作为一种有创性的检查方法，限制了其临床应用。

【影像学表现】

1. **超声**　肠系膜上动脉和腹主动脉之间夹角变小；一般认为仰卧位时左肾静脉扩张的直径超过狭窄段直径 2 倍以上可诊断，但 3 或 4 倍以上较为可靠。

2. **CTA**　如出现以下特征，则符合胡桃夹现象：①左肾静脉明显受压；② SMA 与 AA 之间的夹角 <45°；③左肾静脉受压前部和受压处管腔前后径比大于 2，大于 3 时具有明确诊断价值；④腹主动脉前壁弧形压迹；⑤压迫左肾静脉上方走行的 SMA 可见弓形隆起（图 6-8-2）。

【诊断要点】

左肾静脉受压前及受压处血管直径的比值大于 2 时需考虑本病，大于 3 明确诊断。SMA 与 AA 的夹角大小有争议，小于 40° 或 45° 高度怀疑，需结合临床综合评估。

NCS 注意需与胡桃夹现象（nutcracker phenomenon, NCP）区别。NCP 是指 LRV 在汇入下腔静脉（inferior vena cava, IVC）过程中受到 AA 和 SMA 挤压，伴有远段肾静脉扩张的现象，影像特征符合本病，但临床无症状。NCP 和 NCS 常被混用，NCP 强调一种解剖结构上的特点，而 NCS 则更着重指与 NCP 有关的临床表现和并发症。

【鉴别诊断】

需要与泌尿系肿瘤、炎症、结石及血管畸形等所致血尿鉴别，影像学检查能明确血尿的病因。

（邵剑波　彭雪华）

参 考 文 献

[1] 覃智颖，张树勋，苏敏仪，等. 非造影剂增强 MRA 诊断肾动脉狭窄的应用价值 [J]. 中国 CT 和 MRI 杂志，2018，16（1）：131-133

[2] 尹彦玲，常毅湘，刘梅玲，等. 肾动脉狭窄的彩色多普勒超声诊断及量化分析 [J]. 中华超声影像学杂志，2003，12（8）：489-491

[3] 施冬雪，罗钢. 儿童胡桃夹综合征 50 例临床分析 [J]. 中国医科大学学报，2016，45（10）：939-957

[4] 崔林刚，孟庆军，徐全全，等. 彩超及 CTA 对胡桃夹综合征的诊断价值 [J]. 现代泌尿外科杂志，2012，17（4）：371-386

第九章 泌尿系创伤

第一节 肾　外　伤

【概述】

肾外伤（renal trauma）是儿童时期最常见的腹部脏器损伤，占儿童创伤的第 2 位，多因减速伤导致肾盂输尿管连接处撕裂、肾动脉内膜损伤或全部血管损伤。车祸、高空坠落、撞击是主要原因，常合并多脏器损伤。儿童肾创伤的发生率较高，这与儿童自身解剖结构特点有关：①儿童的肾脏体积所占体表面积比例相对大于成人；②肾周脂肪组织稀少，筋膜发育不完全，腰肋部肌肉不发达；③第 11、第 12 肋骨骨化不完全，对肾的保护能力差；④肾脏相对较活动，易被肋骨和脊柱所挤压或直接损伤。

按病变部位分为 3 种类型：①肾实质创伤：包括肾挫伤、肾裂伤和肾粉碎伤。表现为包膜下血肿、肾周血肿及肾实质多处裂伤、破裂，伴发严重肾脏内、外出血和尿外渗；②肾盂裂伤：大量外渗的尿液积存于肾周间隙，形成尿性囊肿，但单纯肾盂裂伤十分罕见；③肾蒂伤：因出血迅猛、量大，可同时伴有休克，若不迅速明确诊断、及时手术，死亡率极高。

【临床特点】

血尿是肾损伤的重要征象，伴有腰腹痛、贫血貌、血压下降，严重者可出现休克。特别是合并其他脏器损伤或肾蒂撕裂时，可由于大量失血致休克，甚至导致肾脏完全性损害。

【影像检查技术与优选】

超声是腹部外伤的首要检查方法，危重患者可行床旁超声检查，可初步判断肾损伤的程度及有无并发其他腹腔脏器损伤，但对集合系统损伤程度不能准确判断，也不能区分是尿液外渗还是血液外渗。IVU 可动态显示整个尿路的概况，不能显示细节及腹腔并发症。CT 对损伤部位、程度及范围的判断有明显优势，尤其适用于严重肾创伤。增强 CT 的诊断准确率达 100%，若增强后肾脏无强化则高度警惕肾

蒂破裂。CTU 对于诊断输尿管病变是一种理想的选择。MRI 不适于危重急诊患儿，对亚急性或慢性损伤及碘过敏患者，MRI 具有较大的优越性，能根据血肿信号的不同判断出血时间，利于血肿分期和临床治疗，包膜下血肿最常见，显示效果优于 CT。

【影像学表现】

1. **X 线**　IVU 表现为肾盂、肾盏受压，显影不良或不显影。有时可见造影剂向肾间质弥散或外溢，提示集合系统撕裂。

2. **超声**　表现为不同程度的肾实质挫伤、肾实质血肿、肾影增大及包膜下血肿。肾脏弥漫或局限性肿大，肾包膜局部向外膨出或连续性中断。肾实质内部结构不完整，呈边界不规则的低回声或无回声。肾窦或肾盂因出血而扩大、变形或呈紊乱的低回声。

3. **CT**　肾脏肿大、形态失常，肾实质中断或密度不均，可见局限性高密度影；紧贴肾实质表面的新月形高密度阴影为包膜下血肿，包膜破裂后可出现包膜外肾周血肿，患肾移位。增强扫描可见病变强化程度低于正常肾实质，损伤区域边缘模糊不清。如肾蒂血管破裂或断裂，形成不均匀的混杂密度（图 6-9-1）。增强后造影剂于血管断裂处外溢，是活动性出血的 CT 特征。肾脏集合系统损伤，可导致尿液外渗。外伤数周后肾血肿可吸收或液化、形成假囊肿。

4. **MRI**　肾脏形态失常，信号不均。出血时间不同，信号不同，亚急性血肿呈中间低、外周高的混杂信号。若尿外溢时，尿液呈长 T_1 长 T_2 信号。

5. **DSA**　肾动脉造影主要应用于较大肾动脉断裂后的栓塞治疗，动脉相主要表现为造影剂外溢，破裂处造影剂成团，造影剂即刻充盈肾盂、肾盏，肾影轮廓增大、缺损。

【诊断要点】

根据外伤史、外伤后泌尿系统症状并结合影像学检查，表现为肾脏形态失常、密度异常及血肿形

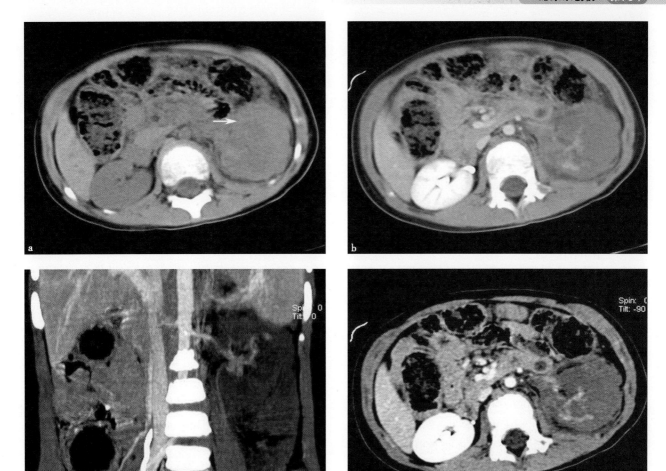

图 6-9-1　左肾创伤

a. CT 平扫示左肾轮廓增大,肾包膜下可见新月形高密度影(白箭);b~d. CT 增强检查示左肾实质大部分未见显影,延迟后左侧输尿管未见显影,左肾动脉于肾门水平显影欠佳

成。严重的肾破裂合并肾蒂损伤时,增强后可出现造影剂外溢。同时可合并其他脏器的损伤。

【鉴别诊断】

有明确创伤史,再结合多种影像学检查,诊断明确,一般不需要鉴别诊断。

第二节　输尿管创伤

【概述】

输尿管创伤(ureteral trauma)是指单侧或双侧输尿管连续性中断、内膜不完整所造成的不完全局部破裂或完全性断裂。本病儿童发生率极低,因小儿输尿管细长、解剖位置较深、有一定伸展性,且周围有较多组织和器官的保护等特点,钝性创伤很难伤及输尿管。

【临床特点】

临床表现为尿瘘或尿外渗、无尿、血尿、感染、尿路梗阻等。

【影像检查技术与优选】

由于输尿管周围肠管内气体的影响,超声检查很少应用于输尿管损伤的诊断,可初筛腹腔其他实质脏器损伤。IVU 能准确发现输尿管损伤部位,并能及时了解伤后双肾功能。CTU 能够显示输尿管损伤部位,通过造影剂外溢部位能判断损伤程度,并且一次扫描能同时观察腹腔内是否合并其他脏器损伤。MRI 由于检查时间较长,输尿管周围肠管内气体干扰,较少用于观察输尿管损伤。

【影像学表现】

1. **X 线**　IVU 是确定输尿管损伤最有效的方法之一。如损伤较大或输尿管横断者,造影剂到达损伤部位近端有一短暂停留过程,致使近端局部稍膨大,随即造影剂迅速外溢。外溢后,输尿管内造影剂消失,损伤远端不显影。如存在小的裂口时,造影剂沿输尿管破损处外溢,远端输尿管仍可显影,损伤部位毛糙、变细。

2. **CT**　平扫一般表现为正常或沿受损输尿管

走行区的水样低密度影,增强检查后可见造影剂于输尿管受损处外溢,受损远端输尿管不显影或显影延迟,出现狭窄时近端输尿管、肾盂扩张。CT 三维后处理图像能够比较直观、清楚的显示输尿管创伤后造影剂外溢的部位、尿液外溢后的相应并发症以及其他腹部脏器损伤程度等。

【诊断要点】

根据外伤史、外伤后泌尿系统症状并结合影像学检查,输尿管破裂口处见造影剂外渗即可诊断。

【鉴别诊断】

有明确创伤史,再结合多种影像学检查,诊断明确,一般不需要鉴别诊断。如果显示输尿管梗阻征象,需排除先天性异常。

第三节　膀胱创伤

【概述】

膀胱创伤(bladder trauma)是儿童阶段少见的疾病,单纯膀胱创伤临床更为罕见,多合并有腹、盆腔其他脏器的损伤,尤其是出现骨盆骨折的患儿,膀胱创伤的概率会增加。儿童膀胱在充盈完全状态下其上界位置较成人高,最高可超越骨盆,此时直接或间接暴力使膀胱内压力骤然升高或强烈震动而破裂。儿童膀胱创伤原因主要为外伤性创伤。按创伤程度可分为膀胱挫伤与膀胱破裂,挫伤仅见黏膜和肌层受累,可无明显症状或仅轻微血尿。膀胱破裂时分为腹膜内型与腹膜外型两类。

【临床特点】

膀胱挫伤可无明显症状或仅轻微血尿。膀胱破裂时出现下腹疼痛与压痛,不能排尿,延误诊断可有明显腹膜炎症,腹膜外型多局限于下腹部。

【影像检查技术与优选】

超声和 CT 检查对于膀胱创伤的显示不如膀胱造影清楚,但对于膀胱内血肿和尿液外渗引起的并发症及其他脏器的损伤有较高价值,对膀胱创伤具有一定提示作用。MRI 技术对于膀胱壁结构的显示优于其他检查方法,尤其是膀胱未破裂仅轻度损伤时可通过信号改变、连续性中断明确诊断。但 MRI 扫描时间较长,危重症患儿应慎用。

【影像学表现】

1. X 线　IVU 或 VCUG 上,破裂口较小时,可被网膜或肠管堵住,少量造影剂即使漏出也易被掩盖。有时仅膀胱充满时或正排尿时才能显示造影剂外溢。当外溢较多时,造影剂进入膀胱周围间隙,范围常较局限,边界不规则。同时可显示伴发的骨盆骨折。

2. CT　膀胱内血肿于 CT 平扫呈稍高密度影,还可见膀胱周围积液、骨盆骨折以及腹腔脏器不同程度的损伤。增强 CT 可见造影剂自膀胱破裂口处外溢(图 6-9-2),甚至可扩展到阴囊或大腿根部。

3. MRI　膀胱壁增厚、信号连续性中断,破裂口处或膀胱内血块形成,肠间隙或膀胱周围积液等。

【诊断要点】

膀胱造影或 CT 增强检查显示造影剂于膀胱破裂处外溢能明确诊断膀胱破裂,但对于膀胱轻度损伤而没有破裂时可能出现假阴性结果。结合腹部外伤史,出现肉眼或镜下血尿、骨盆骨折等,有助于诊断。

【鉴别诊断】

结合临床病史,影像检查显示膀胱内造影剂外渗,可明确诊断,无需鉴别诊断。若仅损伤膀胱黏膜或肌层,没有破裂,需注意与急性膀胱炎相鉴别。

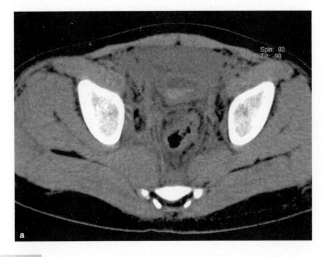

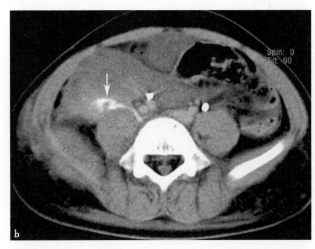

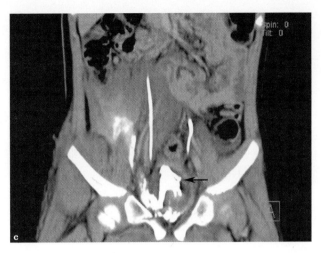
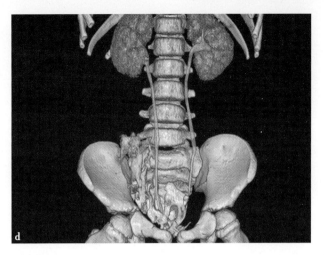

图 6-9-2　膀胱创伤

a. CT 平扫示膀胱充盈不良,膀胱周围积液;b~d. CT 增强及三维后处理示膀胱内造影剂充盈不规则(黑箭),并向腹腔内漏出(白箭),双侧输尿管显示完整

第四节　尿道创伤

【概述】

尿道创伤(urethral trauma)在儿童相对少见,尤其出现骨盆骨折和骑跨伤时,尿道创伤的发生率较高。男性尿道较女性长,自然状态下呈"S"形,故男性较女性更易发生尿道损伤。小儿尿道断裂可发生在任何水平,是由于小儿后尿道与成人解剖上的差异,并且尿道周围缺乏前列腺保护。男性尿道的膜部位置比较固定,周围软组织相对较少,因此男性尿道损伤时易发生于该处。女性尿道损伤多合并有阴道和阴蒂损伤。

中华医学会泌尿外科分会将尿道损伤分 6 类:Ⅰ,牵拉伤(尿道延长无造影剂渗出);Ⅱ,钝挫伤(尿道口滴血,无造影剂渗出);Ⅲ,前后尿道部分断裂(损伤处造影剂渗出);Ⅳ,前尿道完全断裂(损伤处造影剂渗出,无法见到邻近的尿道或膀胱);Ⅴ,后尿道完全断裂(损伤处造影剂渗出,膀胱不显影);Ⅵ,后尿道完全或部分断裂并膀胱颈或阴道撕裂。美国创伤外科学会将尿道损伤分为 5 类,2 种分类方式相近,利于判断程度及指导临床诊治。

【临床特点】

临床上尿道损伤常分为 4 型,根据损伤部位和程度不同而出现不同的临床症状。主要表现为尿道滴血、无尿或排尿困难、膀胱潴留、会阴血肿、尿外渗、骨盆骨折及尿道周围软组织损伤等。尿道创伤后的重要并发症包括尿道狭窄、尿失禁及阴茎勃起功能障碍等。

【影像检查技术与优选】

逆行尿路造影为诊断本病的首选检查方法,透视监视下多方位、多角度、动态观察尿液自尿道排泄的全过程,对于明确尿道损伤部位、程度以及尿道功能都能作出准确诊断。若损伤严重,行 IVU 充盈膀胱再监测患儿排尿情况,但有可能进一步加重尿路损伤,应谨慎操作。CT 检查能清楚显示导尿管插入位置和尿道周围是否合并出血,同时可以显示膀胱和骨盆损伤情况。尿道 MRI 动态观察技术的应用使得尿道创伤的诊断成为可能,并且无需造影剂,只需要经尿道或造瘘口注入生理盐水即可成像。

【影像学表现】

1. X 线　尿道连续性中断,造影剂通过损伤部位外溢,多位于尿生殖膈以下的阴茎、阴囊等部位,表现为高密度造影剂聚集。女性患者中造影剂甚至可外溢入阴道内,产生尿道 - 阴道瘘。

2. CT　经导尿管注入造影剂后如发现膀胱内无造影剂影像,而尿道周围出现造影剂则可以明确诊断。

【诊断要点】

有明确外伤史,逆行尿道造影显影不连续,有造影剂外渗,尿道局部狭窄或扩张,即可诊断。尿道损伤治疗后注意随访,防止尿道陈旧性损伤致狭窄,影像检查在随访中起着重要的作用。

【鉴别诊断】

陈旧性尿道损伤需注意与先天性尿道狭窄或梗阻鉴别。

(邵剑波　彭雪华)

参 考 文 献

[1] 王国平,周光勇,陈培友,等. 肾损伤的 CT 诊断及其临床价值 [J]. 临床放射学杂志,2000,19(4):231-233

[2] 梁东炎,邹光成,梁海斯,等. 肾损伤的 MRI 诊断及其临床价值 [J]. 中国医学影像学杂志,2006,14(6):433-436

[3] 龚洪翰,王敏,王永正,等. CT 增强延时扫描在肾损伤诊断中的价值 [J]. 中华放射学杂志,2003,37(2):147-149

[4] 孔凡彬. 闭合性腹膜内型膀胱破裂的 CT 诊断 [J]. 中华放射学杂志,2000,34(9):630-632

[5] Smith JK, Kenney PJ. Imaging of renal trauma[J]. Radiol Clin North Am, 2003, 41(5): 1019-1035

[6] Moudounl SM, Patard SM, Manunta A, et al. A conservative approach to major blunt renal lacerations with urinary extravasation and devitalized renal segments[J]. BJU Int, 2001, 87(4): 290-294

第十章　肾非肿瘤性囊性病变

第一节　单纯性肾囊肿

【概述】

单纯性肾囊肿（simple renal cyst）是发生在正常肾皮质内的单房囊性病变，可孤立也可多发。小儿相对少见，发病率低于1%。囊肿大小悬殊，较大囊肿可以导致肾外形变化，囊内为浆液性液体，囊肿与集合系统无沟通。囊肿可合并出血、感染、破裂等。

【临床特点】

本病无家族史，不合并肾外其他表现，常无临床症状。

【影像检查技术与优选】

超声、CT和MRI均有特征性影像学表现，易诊断。因超声操作简单、价格低廉等优势，故作为本病的首选检查方法。

【影像学表现】

1. X线　小囊肿在IVU常为阴性表现，较大囊肿可压迫肾盂呈弧形压迹，使其移位、分离和变形。

2. 超声　对囊肿的显示有明显优势，与肾实质病变易鉴别，呈边缘光滑的液体回声区。若合并出血或感染时，内部可见组织碎屑回声。若囊壁钙化，可见斑片状强回声。

3. CT　平扫表现为肾实质内边缘锐利的低密度区，囊壁薄且光滑，增强后囊肿无强化（图6-10-1）。伴出血和感染时囊肿密度增高，亦无强化。但合并感染时，囊肿壁可以增厚、强化。

4. MRI　肾实质内圆形长T_1长T_2信号病变，边界清晰，信号强度均匀，增强后囊内无强化。

【诊断要点】

超声、CT和MRI上可见肾实质内囊性病变，囊壁薄，主要位于肾皮质，囊内无强化。如合并感染，囊壁可增厚、强化，囊内密度和信号有改变。

【鉴别诊断】

单发囊肿需要与肾窦囊肿相鉴别，前者中心位于肾实质内，导致肾盂结构向一侧移位。后者中心位于肾窦内，肾盂结构向周围移位。多发囊肿需要与染色体遗传性多囊肾相鉴别，需要结合家族史和染色体检查。

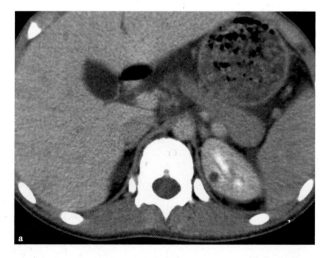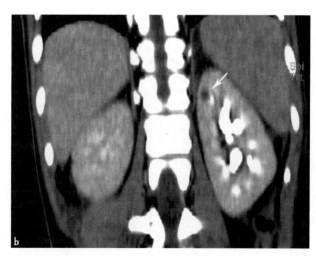

图6-10-1　单纯性肾囊肿

a. CT增强检查示左肾上极实质内一单房小囊肿，边界清晰，囊内密度均匀；b. CT增强检查示囊肿位于左肾上极实质内（箭），余肾实质未见异常病变，肾盂形态良好

第二节　常染色体显性遗传性多囊肾病

【概述】

常染色体显性遗传性多囊肾病（autosomal domi-nant polycystic kidney disease，ADPKD）常见于成人，也称成人型多囊肾病（adult polycystic kidney disease，APCKD），常为双侧肾脏病变，皮质、髓质有多个液性囊肿形成，并不断增大，严重压迫肾实质可继发肾功能损害。发病无性别差异。囊肿源于近端肾小管、肾小球囊，肾脏皮质和髓质内见多发大小各异的囊肿，囊肿间可见散在正常肾实质。近半数患者无家族史，有家族史者可于儿童期发病，发病率为1：1 000～1：20。ADPKD 可合并其他脏器囊肿，包括肝脏（30%～50%）、胰腺（10%）、脾、卵巢和甲状腺等，此外 10%～20% 合并 Willis 环动脉瘤。

ADPKD 由于其延迟显性，过去一直将 ADPKD 定义为一种成人疾病。实际上，作为一种遗传性疾病，ADPKD 在儿童期甚至胎儿期也可被诊断，早期诊断的患儿往往病情严重。另一个显著特点是遗传异质性，不同家族间、不同患者的临床表现均存在较大差异。该病为单基因遗传病，存在遗传异质性，现已发现 3 个基因（*PKD1*、*PKD2*、*PKD3*）与此病有关，其中 *PKD1* 定位于染色体 16p13.3，其突变导致的 ADPKD 约占 85%，*PKD2* 定位于染色体 4q21-23，其突变约占 15%。*PKD3* 突变仅在几个家族中发现，目前尚未定位。无论 *PKD1* 还是 *PKD2* 突变，患者临床表现及病理改变相似，这提示多囊肾病基因突变可能通过共同途径致病。纤毛致病学说，是当前多囊性肾病研究的热点问题，基因突变引起纤毛功能障碍，使肾小管不断扩大并形成囊肿。

【临床特点】

大部分肾囊肿性病变常无临床症状，常常偶然发现。

【影像检查技术与优选】

超声是诊断多囊肾的首选方法，CT 和 MRI 常作为补充检查，尤其 MRI 在胎儿和新生儿期联合超声大大提高了诊断准确率。MRI 对于囊肿性质具有较高的特异性，测量肾脏体积及计算囊肿与正常肾组织截面积比值，能敏感地反映 ADPKD 进展，动态增强可以间接评价肾功能情况，未来可作为观察药物疗效的重要指标，同时能显示其他脏器并发的囊肿。

【影像学表现】

1. **X 线**　IVU 可见双侧肾脏轮廓轻度增大，呈不同程度的分叶状，肾实质造影剂显影延迟。集合系统可由于囊肿压迫而变形、拉长。

2. **超声**　肾脏轮廓不规则增大，双肾实质内弥漫分布大小不一的囊性无回声影，呈圆形或椭圆形，双侧肾脏受累程度常不同。囊肿间组织回声增强，正常肾实质回声受到干扰。彩色多普勒能了解脏器的血液灌注情况和肾动脉解剖细节。

3. **CT**　肾脏形态增大，肾实质内散在多发大小不一的球形囊肿（图 6-10-2）。增强后囊肿无强化，肾实质显影取决于残存肾实质的多少，可起到间接评价肾功能的作用。此外，囊肿还具有随患者年龄增高而增多、增大的特点。

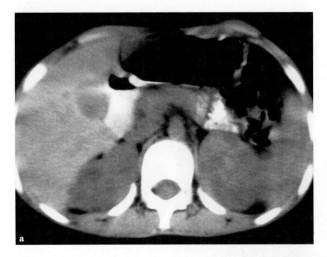
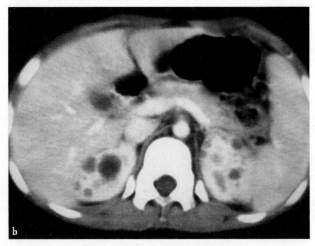

图 6-10-2　常染色体显性遗传性多囊肾（患者母亲和胞妹均为多囊肾）

a. CT 平扫示双肾轮廓增大，双肾实质内见多发低密度区；b. CT 增强检查示双肾实质内多发囊肿，大小不一，囊壁清晰，囊内密度均匀

4. MRI 肾实质内多发大小不一的长 T_1 长 T_2 信号囊肿。囊内出血时呈等或短 T_1 信号。增强检查还可以间接评价残存肾实质的功能。MRI 可同时显示合并存在的肝、脾、胰等脏器囊肿。

【诊断要点】

超声、CT 和 MRI 发现肾脏多个囊性病变是诊断的直接征象，同时可伴有肾外囊肿如肝囊肿、胰腺囊肿等。诊断多囊肾时要注意患者的年龄、遗传谱系的排查。ADPKD 在胎儿期甚至儿童期不一定能被诊断，肾脏大小可正常，几乎或根本没有囊肿存在，所以需要追踪诊断，可能在年长儿发现本病。对直系亲属的排查，阴性结果也不能完全排除少数散发病例。最后确诊需要进行分子诊断。

【鉴别诊断】

本病主要与常染色体隐性遗传性多囊肾病（ARPKD）相鉴别，后者除影像表现外，患者的年龄及家族史是鉴别重点。ARPKD 患者家族史阴性。

第三节　常染色体隐性遗传性多囊肾病

【概述】

常染色体隐性遗传性多囊肾病（autosomal recessive polycystic kidney disease，ARPKD）属于常染色体隐性遗传，ARPKD 致病基因 *PKHD1* 位于 6 号染色体。该基因编码的蛋白在肾脏大量表达，也高表达于肝脏和肺组织等，导致肝内胆管扩张、中央胆管缺如、门静脉发育不良、肝纤维化和肺发育不良等。基本病理改变为远端肾小管和集合管呈梭形囊状扩张，常伴有肝内胆管扩张，门静脉周围纤维化，部分病例伴有胰腺纤维化或胰腺囊肿。婴儿型多囊肾发病率为 $1:10\,000 \sim 1:6\,000$，多见于 6 个月以下婴儿，是常染色体隐性遗传性多囊肾病中最常见的类型。

【临床特点】

根据患者年龄、肝脏和肾脏病变程度，临床分为 4 型：①围产期型，羊水少，双肾增大，是正常同胎龄肾脏的 10～20 倍，75% 的胎儿在产后数小时到数天内死亡；②新生儿型，双肾增大、肺发育不良，肺功能不全是新生儿期最主要的死亡原因；③婴儿及儿童型，肾脏、肝脏病变参半或肾脏囊性病变较突出，临床表现肾脏肿大，可伴高血压，肾功能低下，肾钙化、肾性骨营养不良，少数病例以肝脏增大或早期门静脉高压症状为主；④青少年型，先天性

肝纤维化引起的肝脾肿大，门脉系统高压，部分病例并发肝内胆管扩张（Caroli 病）或其他肝外胆管异常，肾小管扩张较轻且局限。

【影像检查技术与优选】

超声是诊断多囊肾的首选检查方法，CT 和 MRI 常作为补充手段，尤其 MRI 在胎儿和新生儿期联合超声大大提高了诊断准确率。MRI 对于囊肿性质具有较高的特异性。

【影像学表现】

1. X 线 腹部平片见双肾轮廓增大，边缘不规则。IVU 显示双侧肾轮廓明显增大，双侧肾实质造影剂显影延迟，肾实质影像增厚。因造影剂在扩张肾小管内聚集，延迟摄片可见自肾门向四周呈弥漫性放射状排列的条状和小囊状海绵样影像。肾盂、肾盏显影延迟伴输尿管显影不清。

2. 超声 肾脏轮廓明显增大，弥漫性扩张肾小管引起回声普遍增强，皮质与髓质界限不清。青年型多囊肾常伴有肝脾增大，肝脏纤维化严重，肝脏回声增强。

3. CT 肾脏形态明显增大，肾实质密度明显减低，肾小叶间隔呈轮辐状，皮质与髓质分界不清（图 6-10-3）。双肾分布的囊状低密度影形态不规整。增强后肾实质显影浅淡、显影时间延迟，肾小管扩张（图 6-10-4）呈斑点状、条纹状征象。同时能显示合并的肝纤维化、肝内囊肿及肝内胆管扩张。

4. MRI 肾实质信号呈不均匀长 T_1 长 T_2 改变，肾锥体显示不清晰。中间型影像表现与婴儿型相近似，该型患者年龄在 6 个月至 3 岁间，肾脏增大不如婴儿型明显，肾脏皮质与髓质界限较婴儿型略清晰，伴随肝脏肿大和信号异常。肾小管扩张伴肝纤维化型的影像表现为肝脏明显增大，肝脏各叶比例失调，肝脏实质内见不规则分布的管状、分支状和小囊状阴影，以肝脏周边部位比较显著，门静脉扩张，门静脉周围见较厚的软组织信号，脾脏肿大。

【诊断要点】

胎儿期即可发现，双侧肾脏弥漫性增大，可见呈放射状的肾小管扩张影像。肝脏增大，早期可有门静脉高压表现，肝硬化、门静脉高压等表现随年龄增长而不断加重。但单纯影像学检查多不能确诊本病，需要结合发病年龄、家族病史及遗传学检查。

【鉴别诊断】

1. 常染色体显性遗传性多囊肾病（ADPKD） 除影像表现外，患者的年龄及家族史是鉴别重点。ARPKD 患者呈阴性家族史，多见于婴幼儿。ADPKD 中，若

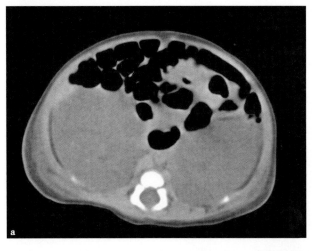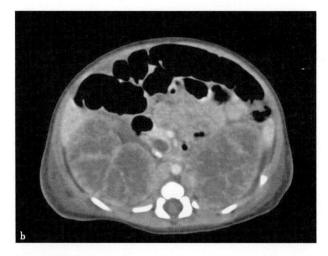

图 6-10-3　常染色体隐性遗传性多囊肾（婴儿型）
a. CT 平扫示双肾轮廓增大，密度减低，皮、髓质分界不清；b. CT 增强示双肾实质强化时间延迟，肾小叶间隔呈轮辐状，双肾分布细小囊状低密度区

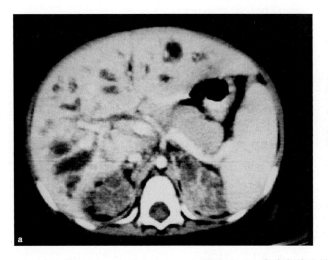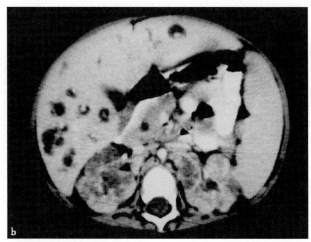

图 6-10-4　常染色体隐性遗传性多囊肾（青年型）
a、b. CT 增强检查示肝内胆管扩张，呈囊状、分支状，扩张胆管内见偏心点状强化影 - "中心点征"。脾增大。双肾实质内多发囊状影，大小不一

父母有一方患病，其子女一半患病；若父母两人均患病，75% 子女可能患病，多见于成人。而 ARPKD 患者家族史呈阴性，其父母（一般大于 30 岁）检查正常。

2. 髓质海绵肾　其病理改变及影像表现与 ARPKD 有许多相似之处，主要依靠发病时期及间接征象来鉴别。ARPKD 多见于婴幼儿，而髓质海绵肾多为青壮年发病，系先天性疾病，常有家族史。髓质海绵肾为肾小管发育异常所致，可见肾实质内海绵样结构，肾小管呈小囊样扩张，肾髓质内可见钙化，肾脏无肿大，与本病表现不同。ARPKD 多伴有肝、脾肿大、肝内胆管囊状扩张、门静脉纤维化，而髓质海绵肾无上述间接征象。

3. 多囊性肾发育不良　表现为肾实质内大小不等囊肿，单侧发病，常伴有输尿管闭锁和健侧肾脏代偿性增大。

第四节　髓质海绵肾

【概述】

髓质海绵肾（medullary spongy kidney）是常见的肾髓质囊肿病之一，多数学者认为本病是一种有遗传倾向的先天性疾病，其发病率约为 1/5 000，约 75% 为双侧发病，亦可单侧发病。其特点是双肾正常或轻度肿大，肾髓质内一个或多个肾锥体集合管呈囊性扩张，病变位于肾乳头内，直径在 1～3mm 之间，很少超过 5mm，从外观上看近似海绵状，因而得名。髓质海绵肾出生时即存在，最初症状多发生于 30～50 岁，半数以上患者发生肾脏钙质沉着。

【临床特点】

临床上常因结石并发症而出现腰痛与血尿等症

状。结石发生的原因为集合管尿潴留合并感染和高尿钙血症。

【影像检查技术与优选】

超声、IVU、CT 和 MRI 均有阳性表现，诊断中可相互补充。CT 增强及 MRI 检查的优势明显，如果肾乳头钙化不明显，X 线片可无阳性发现。

【影像学表现】

1. **X 线** 腹部平片可显示肾脏区小钙化斑，也可以阴性。IVU 可见造影剂早期充盈扩张的肾集合管，在锥体内表现为粗条纹影向外放射，肾锥体、肾小盏周围可见被造影剂充盈的梭形小囊，呈扇状、葡萄串样或花瓣状改变，肾小盏增宽，杯口扩大。

2. **超声** 病变区肾髓质回声显著增强，呈放射状分布，形成大小不等的无回声区和强回声光点或光团，后方伴有声影。肾皮质回声正常。

3. **CT** 肾锥体内多发小囊肿和斑点状高密度影，散在或成簇状呈花瓣样、扇形排列。增强扫描后扩张的肾集合管内可见造影剂充盈，肾锥体内可见条纹状或小囊状造影剂聚集、排空延迟（图 6-10-5）。

4. **MRI** 肾锥体区放射性分布大小不等的长 T_1 长 T_2 小囊肿，边界清楚。MRI 对钙化的敏感性不如 CT，钙化点在 T_1WI 与 T_2WI 均呈低信号。

【诊断要点】

本病的诊断有赖于影像学检查，影像学检查中可见到双肾髓质分布广泛的微小细条结石，造影或增强后见条纹状或小囊状造影剂聚集、排空延迟。

【鉴别诊断】

本病需要与肾髓质囊肿病、肾结核、肾小盏内多发小结石、肾钙质沉着症等鉴别。典型影像学表现结合临床病史和实验室检查结果可资鉴别。不典型表现都需要随访或组织学检查确诊。

第五节　肾盂旁囊肿

【概述】

肾盂旁囊肿（parapelvic cyst）也称肾窦囊肿，囊肿位于肾窦内，围绕在肾盂、肾盏周围，与集合系统无交通。病因尚不清楚，有学者认为源于淋巴组织或胚胎残存组织。可见于儿童，尸检发生率为 1.5%。

【临床特点】

临床可出现血尿、感染、肾积水和肾性高血压等表现。

【影像检查技术与优选】

超声对肾窦内囊肿显示优势明显，但超声无法鉴别肾盂旁囊肿和突出于肾窦内的肾实质囊肿。CT 和 MRI 检查对本病合并感染和出血具有较高的敏感性，增强可观察囊肿内是否有造影剂进入。

【影像学表现】

1. **X 线** 小囊肿 IVU 可呈阴性，较大囊肿可使肾盂肾盏受压、拉长或变形。

2. **超声** 对肾窦内囊肿显示有明显优势，表现为肾窦或肾窦边缘光滑的囊性无回声区，排尿后囊肿无缩小。多方位扫描可确定病变与集合系统无沟通。

3. **CT** 能够显示肾窦内囊肿的大小、数目，呈均匀液体密度，边界清晰，肾窦脂肪和肾盂受压迫。伴随出血和感染时囊肿密度不均匀增高，增强后囊肿内无强化，肾盂、肾盏受囊肿压迫变形（图 6-10-6）。

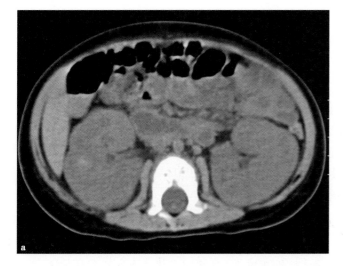
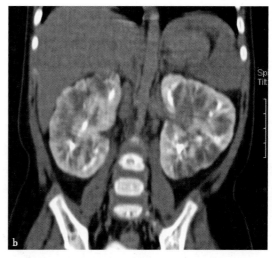

图 6-10-5　髓质海绵肾

a. CT 平扫见双肾形态明显增大，双肾实质密度不均匀性减低，双肾髓质区可见多发斑片状高密度钙化影；b. CT 增强冠状面图像显示双肾皮质变薄，可见钙化周围集合管囊状扩张，呈条纹状图案

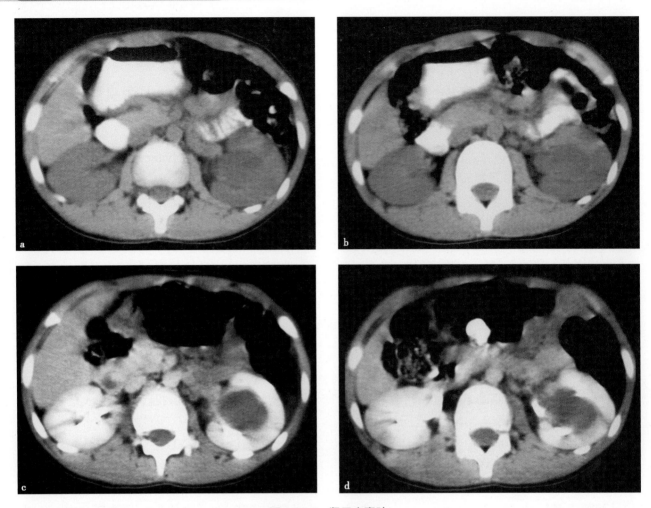

图 6-10-6　肾盂旁囊肿

a、b. CT 平扫示左肾门区见一囊性病变，其内密度不均匀；c、d. CT 增强检查示左侧肾盂内单房囊肿，边界清晰。囊肿旁肾盂内可见造影剂充盈，肾盂变形、移位。左肾实质变薄，强化程度与对侧基本一致

4. MRI　肾窦脂肪内大小不一的长 T_1 长 T_2 信号病变，增强检查可见周围肾盂内造影剂充盈，囊肿内无强化。MRI 对合并出血、感染的观察，具有较高的敏感性。

【诊断要点】

囊肿位于肾窦内，与集合系统无交通。尿路造影发现囊肿内无造影剂，也无强化。

【鉴别诊断】

本病需要与肾盂憩室、单纯肾囊肿相鉴别。肾盂憩室与集合系统有交通，于 CT 或 MRI 增强检查可见憩室内造影剂充盈。即使无造影剂充盈亦不能完全排除憩室诊断，可借助核素肾动态显像进一步明确。单纯肾囊肿位于肾实质内，压迫肾盂向一侧移位，呈弧形压迹，鉴别并不困难。

（邵剑波　彭雪华）

参 考 文 献

[1] 潘恩源，陈丽英. 儿科影像诊断学 [M]. 北京，人民卫生出版社，2007

[2] 宋红霞，孙春梅，韩蓁，等. 常染色体隐性遗传多囊肾病基因检测 [J]. 中国妇幼健康研究，2013，24（4）：495-534

[3] 全昌斌，张娅丽，敖国昆，等. 肾盂旁囊肿的 CT 诊断及分型 [J]. 临床放射学杂志，2013，32（4）：527-530

[4] 孙献勇，王中秋，时维东，等. 髓质海绵肾的 MRI 表现 [J]. 放射学实践，2012，7（9）：979-981

[5] 温书泉，邓戈锋，卢祺，等. MSCT 在诊断髓质海绵肾中的应用 [J]. 中国中西医结合影像学杂志，2013，11（5）：501-503

第十一章 泌尿系肿瘤

第一节 肾母细胞瘤

【概述】

肾母细胞瘤（nephroblastoma）又称 Wilms 瘤（WT）、肾胚细胞瘤，是最常见的儿童泌尿系统恶性肿瘤，由持续存在的肾脏原始胚胎组织发生而来，也可能与 11 号染色体上的（位于 11p13）*WT-1* 基因丢失或突变有关。1899 年 Max Wilms 首先报道本病，并命名为 Wilms 瘤。80% 的患儿于 1～5 岁之间发病，峰值年龄 3～4 岁，平均年龄为 2 岁 11 个月，偶发于青年或成年人，无种族或性别差异，大多数是单侧发病，3.3%～7% 为双侧性。双侧发病者较单侧发病者年龄小，双侧肿瘤多为同时发病。15% 患者伴有先天异常，肾母细胞瘤具有家族性、多发性、双侧性及早发性等遗传性肿瘤的特点。肾母细胞瘤合并的先天畸形以泌尿系统最多，如隐睾和尿道下裂、马蹄肾、多囊性肾发育不良等，此外，还有偏身肥大和虹膜缺如、Bechwith-Wiedemann 综合征、腹部肿瘤（肝母细胞瘤和肾上腺皮质癌）、Drash 综合征（男性假两性畸形，肾小球疾病和 Wilms 瘤）、Bloom 综合征（生长和免疫抑制、毛细血管扩张）、18 三体综合征、肛门闭锁伴直肠尿道瘘、骨骼肌肉的畸形（畸形足，肋骨融合，髋发育不良）等。上述先天畸形易并发肾母细胞瘤可能与染色体异常有关。

肾母细胞瘤按组织分型与预后的关系分为 2 型：①预后良好型（favorable histology，FH），约 90%，肾母细胞瘤无间变；②预后不良型（unfavorable histology，UH），肾母细胞瘤为间变型或未分化型。肾母细胞瘤按生长方式分为 3 型：①外生型，瘤体常起于肾脏外周，不累及中央集合系统，血尿和肾功能不全出现较晚；②中心型（肾盂型），偶见，肿瘤从肾实质、肾乳头向肾盏、肾盂内生长，肿瘤侵犯肾盂黏膜、破裂出血，出现血尿症状；③肾外迷走型，较少见，腹膜后、腹股沟区、盆腔和胸腔为最常见的发病

部位，源于异位的后肾或中肾残余，其病理组织学与生物学行为与肾内型肾母细胞瘤一样。

肾母细胞瘤有不同的扩散途径：①直接浸润，肾母细胞瘤早期有完整包膜，当肿瘤增大并引起包膜破裂后，瘤细胞可直接侵入肾周脂肪或邻近组织、器官，以及血管结构，如同侧和对侧肾静脉，可形成下腔静脉或右心房瘤栓，腔静脉瘤栓还可进入其属支，包括性腺、肾上腺和肝静脉；②淋巴结转移，多见于肾门及腹主动脉旁淋巴结；③血行转移，约 20% 肾母细胞瘤病例就诊时就已发生血源性转移，肺部最常见（约占 80%），其次为肝（约占 16%）。脑部和骨骼、肠管转移甚少，且大多在肺转移之后。肾母细胞瘤术后者，大部分复发位于胸部和腹部，94% 的复发在 2 年内，建议 2 年内每年行 3 次胸部和腹部 CT 检查，以便及时发现转移灶。

【临床特点】

最常见于 3 岁以下的儿童，绝大多数无意中发现腹部包块，少数患儿腹痛或恶心、呕吐等消化道症状，也有发热或血尿。可合并隐睾、尿道下裂、马蹄肾、多囊性发育不良肾等多种畸形。

【影像检查技术与优选】

超声作为首选方法。CT、MRI 在显示肾母细胞瘤及残肾方面与超声相近，明确是否存在瘤栓对于临床分期及手术方案非常重要。MRI 可通过多平面、多序列成像，无需造影剂即可明确下腔静脉、心房内瘤栓的部位、大小和范围。

【影像学表现】

1. **超声** 肾脏体积增大，形态失常，肿瘤呈圆形或椭圆形实质性肿块，体积较大，边界清楚，肾包膜局限性或较大范围的隆突。患肾仅见残存肾上极或肾下极，呈杯口状。肿瘤较大时，整个肾脏可完全被肿瘤回声所代替，而无正常肾组织回声。瘤内回声结构呈多样化，早期包块内部呈较均匀的高回声（图 6-11-1），晚期多数肿瘤内部有坏死回声，呈强

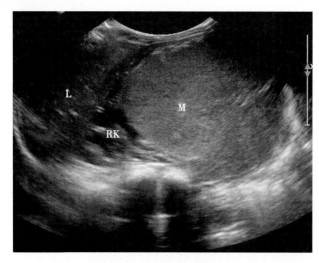

图 6-11-1　右肾母细胞瘤
超声示右肾形态失常，下极见一类圆形高回声实质性包块

弱不等、分布不均的粗点状和斑片状，内部混有不规则无回声区。

2. CT　肾母细胞瘤可发生在肾脏任何部位，肾上极较多，且瘤体较大，直径多在 4cm 以上，呈圆形混杂密度包块，有假包膜，边界清晰（图 6-11-2）。肾实质及集合系统常受压变形、分离。肿瘤易发生坏死、出血、囊变，放化疗后瘤体易发生多房性囊变。5%～9% 可见弧线状或斑片状钙化。若肿瘤突破假包膜，瘤体轮廓变得不规则或肾周脂肪模糊、肾筋膜增厚，肿瘤可侵入肾窦、肾内淋巴管和血管，侵犯肾盂、输尿管及远侧尿路。同时，腹膜后淋巴结可肿大，肾静脉及下腔静脉受侵，形成瘤栓，表现为低密度结节灶。中心型肾母细胞瘤见肿块起源于肾窦内（图 6-11-3），压迫破坏肾盂及肾实质。肾外型肾母细胞瘤 CT 表现与肾内肾母细胞瘤相似。

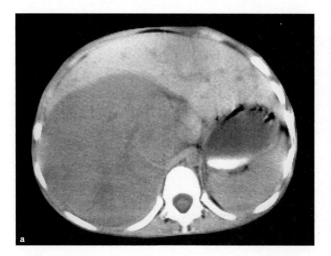
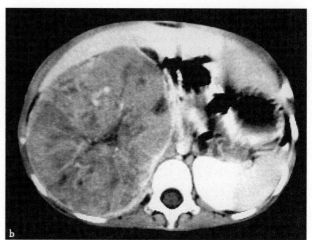

图 6-11-2　右肾母细胞瘤
a. CT 平扫示右肾区见一巨大类圆形等密度实质性肿块，无钙化，边界光整；b. CT 增强检查示瘤体不均匀强化，中心有星芒状低密度未强化区，包膜呈线样强化

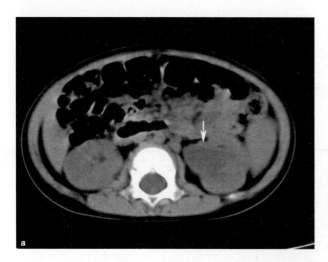
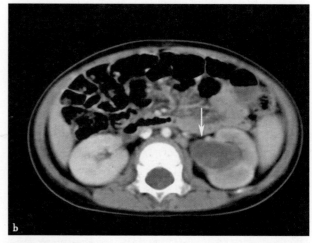

图 6-11-3　左侧肾盂内肾母细胞瘤
a. CT 平扫示左肾轮廓略增大，左侧肾盂内见不规则低密度团块填充（白箭）；b. CT 增强检查示左肾灌注减低，左肾盂内不规则低密度团块强化不明显（白箭）

增强扫描，肾母细胞瘤瘤体呈不均匀强化，坏死和囊变区不强化，肿瘤包膜可强化。值得注意的是，破坏受压的残肾可明显强化，呈新月形、半环形，具有一定特征。

3. **MRI** 与CT表现一样，可显示肿瘤部位、形态、大小、侵犯范围以及有否转移。肾母细胞瘤在MRI上表现为T_1WI等或稍低信号、T_2WI稍高信号。瘤体较大时内部信号不均匀，坏死或囊变区在T_2WI信号更高（图6-11-4）。有出血者于T_1WI呈局灶性高信号。肿瘤完整包膜显示为线样环形等信号，较CT清晰，包膜破坏时显示不完整。增强扫描，瘤体强化不均匀，其程度明显低于周围正常的肾组织，残肾明显强化呈新月形、半环形。MRI对下腔静脉、右心房瘤栓的检出率明显高于CT。STIR序列对淋巴结转移较CT与超声敏感，呈高信号。

【诊断要点】

肾母细胞瘤在超声、CT和MRI上最关键的表现是患肾失去正常形态，残缺不全，"新月形"残肾强化为特征性的影像表现。结合其临床、发病年龄及发病率，诊断一般不难。

【鉴别诊断】

1. **肾透明细胞肉瘤** 好发于2～3岁幼儿，瘤体较大，钙化多见，具有特征性的是早期易发生骨转移，表现为溶骨破坏或成骨性改变，故常称为"骨转移性肾肿瘤"，而肾母细胞瘤出现骨骼转移极为罕见。

2. **肾细胞癌** 儿童6岁前罕见。基因学及免疫组化方面的研究提示儿童肾细胞癌有其独特的基因表现。影像学上与肾母细胞瘤很难区别，但瘤体形态往往欠规则，无明显包膜显示，瘤体内及其转移性病灶中出现钙化常可提示本病。

3. **肾恶性横纹肌样瘤** 多在婴儿期发病，80%在2岁内，也可见于新生儿及大龄儿童，男孩多见。影像学表现为肿瘤较大，位于肾中心并侵犯肾门，肿瘤实质呈分叶状，常伴有出血、坏死和新月形包膜下积（血）液，但为非特异性，与肾母细胞瘤也难区别。可伴有中枢神经系统的原发或转移性肿瘤，如髓母细胞瘤。实验室检查可有甲状旁腺素水平升高及高钙血症。

4. **肾外恶性肿瘤** 往往具有各自肿瘤的特点，常见如肾上腺区神经母细胞瘤侵犯邻近肾脏呈受压改变，且对邻近大血管侵犯、包绕，而不是推移。常跨中线生长，85%可见钙化，有局部侵犯、骨骼、淋巴结转移和远处转移，且90%～95%的患儿尿香草扁桃酸（VMA）和高香草酸（HVA）升高，有助于鉴别诊断。

第二节　肾母细胞瘤病

【概述】

肾母细胞瘤病（nephroblastomatosis）是以多灶性或弥漫性肾胚基质的残存（nephrogenic rests，NRs）为病理特征的肾脏发生学异常。具有潜在的恶变可能，是肾母细胞瘤的先兆病变。12%～40%的肾母细胞瘤与肾母细胞瘤病并存，病理显示NRs可以是单灶性、多灶性或弥漫性。多灶性与弥漫性NRs构成肾母细胞瘤病。双侧肾母细胞瘤是在多灶性NRs基础上形成肿物。多灶性肾母细胞瘤病较常见，常发生在婴幼儿，可在CT检查中或术中发现，累及肾包膜下皮质和肾柱，最终发展成为肾母细胞瘤。弥漫性肾母细胞瘤病分为两型：①皮质型（婴儿型），

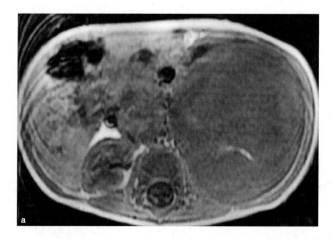
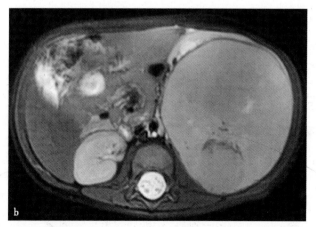

图6-11-4　左肾母细胞瘤
a. MRI T_1WI 肿瘤呈等、低、高混杂信号；b. MRI T_2WI 瘤体呈稍长T_2信号，瘤内散在斑片状更高信号影及低信号影，为坏死灶和出血灶

肾皮质完全由不成熟的肾组织替代,患儿由于肾功能受损常在新生儿期死亡;②浅表型(婴儿后型),由肾包膜下的原始组织包绕正常的肾皮髓质,此型一般在1岁左右发现,对化疗敏感。皮质型和浅表型均累及双肾。

【临床特点】

常无临床症状,多为偶然发现。

【影像检查技术与优选】

增强 CT 和 MRI 对发现和诊断本病具有重要意义。超声相对敏感性低,但由于价格低廉和无辐射成为早期检查和远期随访的重要工具。CT 检查存在电离辐射,故 MRI 成为本病首选检查方法。

【影像学表现】

1. **超声**　单灶性及多灶性肾母细胞瘤病的病灶与肾皮质相比呈均匀等回声或稍低回声,病灶小而难以发现,超声可发现的最小病灶直径在 0.8cm。弥漫性肾母细胞瘤病,病灶边缘呈均匀低回声。

2. **CT**　多灶性肾母细胞瘤病平扫 CT 显示肾轮廓增大,增大往往是不匀称的,表面多处隆起,轻度分叶状,肾窦受挤压变形。常双肾发病,两侧不对称(图 6-11-5)。增强后正常肾实质明显强化,在多发结节状病灶间被挤压变形,肾盏拉长变形。弥漫性肾母细胞瘤病较多灶性少见,平扫同样显示肾脏轮廓增大,肾实质增厚,呈均匀等密度,增强后无强化。

3. **MRI**　肾母细胞瘤病病灶在 T_1WI 及 T_2WI 序列上与肾皮质信号相似,注射造影剂增强后,病灶无强化,正常肾皮质明显强化。

【诊断要点】

肾母细胞瘤病病灶是均质性的,在 CT 或 MRI 上密度或信号均匀,病灶多发且相对较小,形状多为卵圆形。对肾母细胞瘤病患者影像学随访非常有意义,短期内病灶增大常提示发生肾母细胞瘤可能。最终需组织病理学检查确诊。

【鉴别诊断】

主要与肾母细胞瘤鉴别。肾母细胞瘤由于存在坏死或出血,在 CT 或 MRI 平扫时密度或信号不均

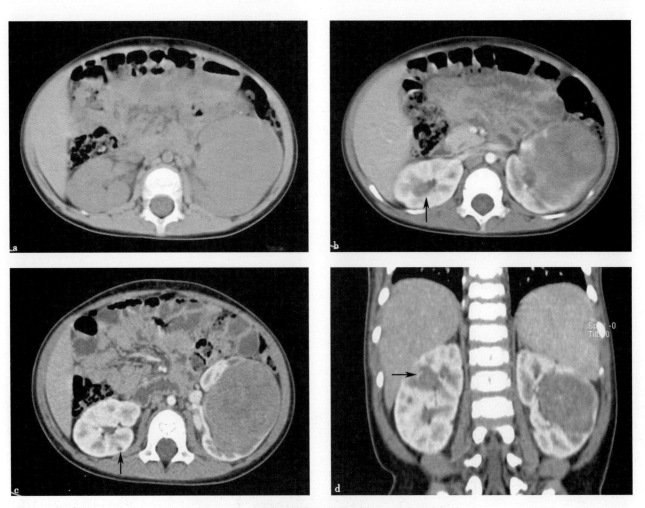

图 6-11-5　双侧肾母细胞瘤病合并左侧肾母细胞瘤
a. CT 平扫示左肾明显增大,密度不均匀;b～d. CT 增强及 MPR 重组图像示左肾实质内肿物不均匀强化,边界清晰,左侧肾盂受压。右肾实质内可见多发结节影,边界较清晰,增强密度较正常肾实质减低(黑箭)

匀,在增强检查后尤为明显,病灶相对较大,形状多为球形;肾母细胞瘤病病灶是均质性的,密度或信号均匀,病灶相对较小,形状多为卵圆形。

第三节 先天性中胚叶肾瘤

【概述】

先天性中胚叶肾瘤(congenital mesoblastic nephroma,CMN),也称胎儿肾错构瘤、平滑肌错构瘤和婴儿间叶性错构瘤,是一种少见的先天性纯间叶性错构瘤。CMN 好发于新生儿和婴儿早期,产前超声广泛应用使得胎儿期检出率明显增高,90% 以上 CMN 在 1 岁以内确诊,男性多见,平均年龄 3.5 个月,生后 3 个月内的小儿肾肿瘤几乎全部是中胚叶肾瘤。细胞遗传学研究显示,细胞型 CMN 常有 12 号和 15 号染色体转位,导致位于 12p13 的 *ETV6* 基因与位于 15q25 上的 *NTRK3* 基因融合,所产生的融合蛋白可能通过形成二聚体使 *NTRK3* 两个相邻的 PTK 区域发生自身磷酸化,引起 *NTRK3* 传导通路异常。

病理上肿瘤多发生在肾内,瘤体较大、质硬,包膜完整,直径 6~20cm,并代替大部分的正常肾脏,甚至占据整个肾实质,很少见到肿瘤向外浸润。组织学上分为 3 型:经典型、细胞型和混合型。不同亚型 CMN 影像学表现存在差异,经典型 CMN 常表现为实性肿块;细胞型 CMN 体积常比经典型更大,多为囊实性,常伴有囊性变、出血及坏死。

【临床特点】

发病年龄小,产前或生后以腹部包块就诊,部分伴血尿。

【影像检查技术与优选】

超声尤其是彩色多普勒,可显示瘤周丰富的"抱

球样"动脉血流信号,是其特点。CT、MRI 在显示瘤体形态、大小等方面相似,但对于脂肪、钙化灶的显示,CT 明显优于超声。

【影像学表现】

1. **超声** 瘤体声像图表现多样,可为均质低回声或混杂不均匀囊变。肿瘤通常较大,呈低回声团块,边界清楚,有完整包膜。当肿瘤发生出血和坏死时,回声类似 Wilms 瘤,其内可见多条纤细的分隔,呈多房结构。肿瘤内也可见更低回声区,类似坏死液化。彩色多普勒血流显像示肿块周边丰富的"抱球样"动脉血流信号。

2. **CT** 平扫显示肾内单个巨大低密度肿块,患肾变形、增大,常侵犯肾窦并取代大部分肾实质及集合系统,周围肾实质受压。60% 可伴有囊变,呈低密度,可有包膜下积液。瘤内小钙化多见,个别病例可含有脂肪成分。由于肿块内含有肾组织(肾小球、肾小管结构)或尿液,CT 增强扫描时可见造影剂排泄进入肿瘤内部,表现为斑片状强化灶。

3. **MRI** 瘤体于 T_1WI 呈等信号、T_2WI 呈等或稍高信号。肿瘤也可见脂肪成分,呈局灶性 T_1WI 高信号。坏死、囊变区呈不均匀 T_2 高信号。增强扫描,瘤体内见小斑片状强化(图 6-11-6)。

【诊断要点】

新生儿及婴儿早期的肾脏肿瘤,尤其多见于 3 月左右的婴儿。影像学检查提示肾脏巨大且边界清楚的肿瘤,对周围正常肾组织仅造成挤压形成假包膜,而无浸润破坏,应首先考虑 CMN 的可能。增强扫描可见造影剂排泄进入瘤体内。

【鉴别诊断】

1. **肾母细胞瘤** 好发于 3~4 岁,瘤体更易发生坏死、囊变,易侵犯邻近组织,且肾静脉、下腔静脉、右心房内易形成瘤栓,肺转移常见。

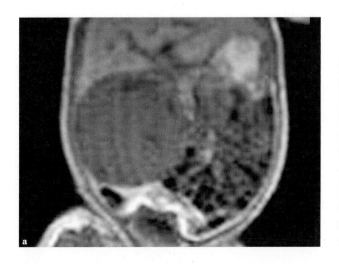

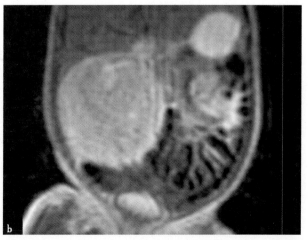

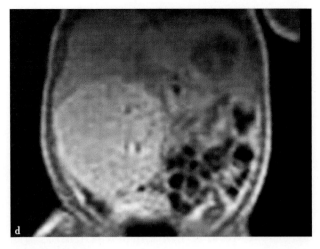

图 6-11-6 右肾先天性中胚叶肾瘤

a、b. MRI 平扫 T₁WI 和 T₂WI 序列示右肾巨大混杂信号肿物影，边界清晰；c、d. MRI 增强检查示右肾肿物呈不均匀强化

2. 肾透明细胞肉瘤 好发于 2～3 岁，瘤体较大，钙化多见，具有特征性的是早期易发生骨转移，表现为溶骨破坏或成骨性改变，故常称为"骨转移性肾肿瘤"。

第四节 肾恶性横纹肌样瘤

【概述】

肾恶性横纹肌样瘤（malignant rhabdoid tumor of kidney，MRTK），是一种少见的高度侵袭性恶性肿瘤，约占儿童肾脏恶性肿瘤的 2%。主要发生于婴幼儿，80% 发生于 2 岁以前，60% 发生于 1 岁以内，中位年龄为 13～14.5 个月，男孩稍多。发病年龄及肿瘤分期都与预后有关。MRTK 可能起源于胚胎干细胞或生殖细胞，病因尚不清楚，但与分子遗传学关系密切。在 22 号染色体上检测到 *hSNF5/INI1* 突变或其基因产物的缺乏可更加准确地诊断儿童 MRTK。MRTK 的生物学特性表现为浸润性生长、发展迅速、转移快、预后差、病死率高。由于浸润性生长，致使肿瘤与正常肾组织无界限，破坏肾盂、肾盏的形态。

【临床特点】

主要临床表现为血尿、发热、腹部肿块。因病情发展迅速，就诊时约 44% 已有转移，甚至可与肾肿瘤同时出现，包括肺转移（27.1%）、肝转移（8.3%）、脑转移（8.3%）等。26% 出现特发性高钙综合征，实验室检查可有甲状旁腺素水平升高及高钙血症。此外，15% 的患者同时存在原发性和继发性颅内中线附近、后颅窝的肿瘤。

【影像检查技术与优选】

超声、CT 和 MRI 在显示瘤体部位、形态、大小等方面相似。CT 易显示瘤内钙化，优于超声及 MRI。CT 和 MRI 可显示肾包膜下出血形成的新月形积血（液）影，MRI 可判断出血的时期，对诊断本病有重要作用。

【影像学表现】

1. **超声** 肿瘤内部回声随病程而改变，肿瘤可呈高回声，回声不均或间杂低回声、斑点状强光斑。常有分叶，多数肿瘤包膜下可见明显的新月形积液，系被膜下血肿或肿瘤坏死，部分病例的肿瘤周边有点状或弧带状强回声钙化。边界较清楚，周围有血管绕行，内见丰富血流信号。

2. **CT** 肿瘤绝大多数为单发，瘤体常位于肾中央及肾门区，侵犯肾髓质及集合系统。瘤体较大，直径常在 9～11cm 以上，呈混杂密度，分叶状，边界模糊，瘤体中心常有出血、坏死，呈溶冰状，残肾见卫星状瘤结节，肾静脉常受侵犯。文献报道 70% 肿瘤包膜下有新月形的出血，在其他肾肿瘤很罕见。瘤体边缘区常见点状及线条状钙化，可衬托出肿瘤分叶轮廓。增强扫描瘤体呈不均匀强化，出血、坏死区无强化（图 6-11-7），血管和局部侵犯常见。此外，常见肺、肝、脑多发性结节性转移灶。

3. **MRI** 瘤体较大，边界不清，瘤内常有出血、坏死，故 T₁WI 呈不均匀等或略高信号，其间混有低信号灶，T₂WI 呈不均匀等信号，其间混有低信号与小斑片高信号灶。增强后可见轻度斑片状强化影，程度低于周围肾组织。肾窦可受侵，上部肾盂肾盏扩张、变形及移位。较有特点的是出现肾包膜下出血（积液）改变。

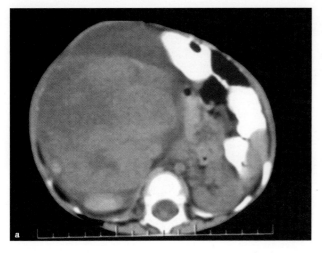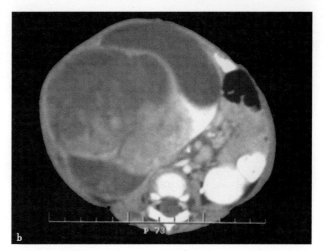

图 6-11-7　右肾恶性横纹肌样瘤

a. CT 平扫示右肾巨大肿块，其内见溶冰状坏死及高张力囊变区，肾包膜下见新月形积液；b. CT 增强检查示肿块不均匀强化，液性区域未见明显强化

【诊断要点】

婴幼儿好发，瘤体大，常位于肾中央及肾门区，侵犯肾髓质及集合系统，常有出血、坏死，肾包膜下新月形积血（液）征象可帮助诊断。MRTK 可能合并颅内原发肿瘤或转移瘤，这可作为与其他肾肿瘤的一个鉴别点。如 22 号染色体上检测到 *hSNF5/INI1* 基因突变或其产物的缺乏可直接明确诊断。

【鉴别诊断】

主要与肾母细胞瘤鉴别：①部位不同，本病位于肾脏中心部，累及肾门，而肾母细胞瘤多在肾上极；②本病 70% 有典型的肾包膜下出血形成的新月形积血（液）征象；③常有线条状钙化，而肾母细胞瘤钙化发生率不到 10%；④肿瘤呈浸润性生长，分叶状，而肾母细胞瘤有假包膜，呈圆形，只有当包膜破坏后，瘤体形态不规则。

第五节　肾透明细胞肉瘤

【概述】

肾透明细胞肉瘤（clear cell sarcoma of kidney, CCSK）又称骨转移性肾肿瘤，为儿童较为罕见的肿瘤，可发生于肾外组织，部分有家族史。CCSK 好发于肾的髓质和中间部分，体积通常较大，平均直径可达 11cm，局灶囊性变，瘤体境界较清，可有包膜。该肿瘤组织学构型共有 9 种，包括上皮样型、梭形细胞型、硬化型、囊肿型、栅栏型、窦腔型或周细胞瘤样型及多形性或间变型，每种构型并非绝对独立出现，多混杂有 2 种或 2 种以上的构型。其中梭形细胞型、多形性或间变型预后更差。CCSK 以 7 个

月～6 岁儿童多见，青少年罕见，成人几乎不发生，发病年龄越大预后越差。男女发病比例为 2.04∶1。两侧肾脏发病率相似，双肾同时受累者尚未见报道。

【临床特点】

临床首发症状几乎均为腹部肿块，伴或不伴血尿，病死率高，预后差，有广泛转移和复发倾向。

【影像检查技术与优选】

超声、CT 和 MRI 在显示瘤体部位、形态、大小等方面相似。CT 显示瘤内钙化优于超声，MRI 可发现骨髓早期转移灶的信号改变。由于本病骨转移出现较早，发生率较高，故核素骨扫描检查有协助诊断价值。

【影像学表现】

1. **超声**　CCSK 在声像图上缺乏明显特异性，较大的肿瘤可自肾表面向外隆起，形成结节，多呈圆形、椭圆形，形态规整。肿瘤侵袭和压迫肾组织，使残余肾呈杯口状，肿瘤内部回声不均，内部可见散在无回声区，有包膜，与周围分界清楚。

2. **CT**　平扫瘤体位于肾的髓质和中间部分，体积大，类球形或分叶状。肿瘤密度混杂不均，液化灶较多，可见多发层状液化，其与强化实质间形成虎斑状条纹，25% 有钙化。增强扫描，肿瘤呈中等或明显强化，肾皮质期内部可见多发细小动脉影，腹膜后大血管受压推移，周围肾皮质明显强化呈"环池状"改变（图 6-11-8）。最具特征的是 40% 早期可发生骨转移，表现为溶骨破坏或成骨性改变。故又称为"骨转移性肾肿瘤"。还可累及淋巴结、脑和肺。

3. **MRI**　瘤体表现为不均匀信号强度的肾内肿

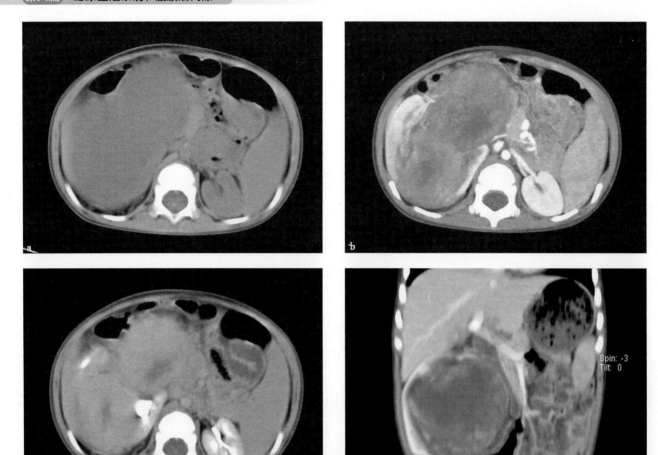

图 6-11-8 右肾透明细胞肉瘤

a. CT 平扫示右肾区低密度肿块影，肿物跨越中线；b～d. CT 增强检查示右肾肿物轻度不均匀强化，右侧残余肾实质呈新月形强化，肾盂、肾盏受压变形

块，与 Wilms 瘤表现相似，很难鉴别。虽然对于骨转移病变的显示不如 ECT 敏感，但常可发现骨髓转移的异常信号改变。

【诊断要点】

肾内较大的类球形实质性肿块，可伴有出血、坏死液化、囊变，其中多发液化灶与强化的实质间形成虎斑状条纹，肾皮质期可见多发细小动脉影。最具特征的是早期可发生骨转移，表现为溶骨或成骨性改变。

【鉴别诊断】

主要与肾母细胞瘤相鉴别，Wilms 瘤大多起于肾包膜下的皮质内，这与单侧性、髓质发生的 CCSK 不同。影像上较之肾母细胞瘤，CCSK 瘤体内更易显示细小的肿瘤血管，多发液化坏死灶与强化实质间夹杂形似虎斑样条纹较有特征，较大的肿块还可包绕肾门部血管。CCSK 早期骨转移多见，尤其是中轴骨，而典型肾母细胞瘤一般不出现骨转移。

第六节　肾血管平滑肌脂肪瘤

【概述】

肾血管平滑肌脂肪瘤（renal angiomyolipoma，RAL）是最常见的肾脏良性肿瘤，属于错构瘤，由不同比例的异常厚壁血管、平滑肌和成熟脂肪组成，系胚胎组织发育异常畸形所致，占全部肾肿瘤的 0.7%～2.0%。RAL 有 2 种类型：①合并结节性硬化症，属于染色体显性遗传，多见于儿童和青少年。肿瘤多为两肾发病，病灶较小，约占所有 RAL 的 20%；②不合并结节性硬化症，肾肿块一般为单发，病灶较大，约占 80%，以中青年女性为主，儿童少见。两型 RAL 的病理改变基本相同，瘤体发生于肾皮质或髓质，单侧或双侧肾脏发病，病灶可单发或多发。另外，有一种特殊类型，肿瘤只有血管、平滑肌两种成分，不含脂肪成分，故称为肾血管平滑肌瘤。

【临床特点】

临床可有血尿、腰痛等症状。肿瘤内血管易形成动脉瘤,有自发或轻微外伤后出血倾向,肿瘤出血及自发性肾破裂是本病最常见的并发症。合并结节性硬化症者,临床表现包括皮脂腺瘤、智力障碍和癫痫。

【影像检查技术与优选】

超声上典型声像图可明确诊断。CT对脂肪成分有较好的辨别,动态增强CT扫描,肿瘤呈"快进快出"模式强化,并可显示RAL畸形粗大、走行迂曲的血管。MRI多方位、多序列成像可明确显示肿块的部位、数目、大小及成分。

【影像学表现】

1. 超声 以脂肪成分为主的RAL呈强回声。以平滑肌为主的RAL与平滑肌瘤相似,可呈浅分叶状的不均质低回声团块。以血管和平滑肌为主伴出血的RAL可呈混合回声团块(图6-11-9),因多次出血呈洋葱样改变,部分可见坏死形成的液性暗区或钙化灶。

2. CT 合并结节性硬化症的患儿多表现为双肾多发性小结节灶,也可为单发较大肿块(图6-11-10)。肿块境界清楚,呈低、等混杂密度,因含有软组织及脂肪的比例不同而表现不同。增强扫描,可见病灶内的血管及平滑肌部分明显强化,表现为"快进快出",瘤内可见条索状或点状数量不等的血管影像,还因RAL的畸形血管粗大,走行迂曲,造影剂充填缓慢且不易排出。

3. MRI 若肿瘤以脂肪成分为主,表现为T_1WI高信号,T_2WI稍高信号,脂肪抑制后T_1WI为低信号。若3种组织成分混杂者,在T_1WI与T_2WI上表现为高、低混杂信号。缺乏脂肪的RAL在T_1WI上表现为等或稍低信号,尤其是T_2WI低信号有重要

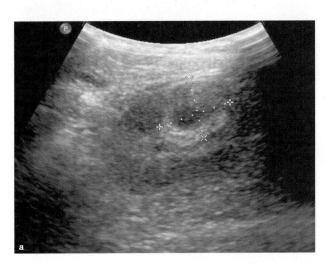
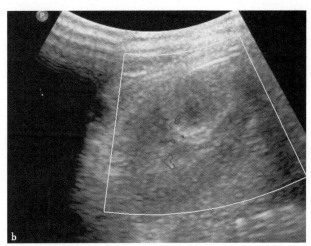

图 6-11-9 右肾血管平滑肌脂肪瘤

a、b. 超声示右肾中部不均质肿块,外周呈多层稍高回声,中央为低回声

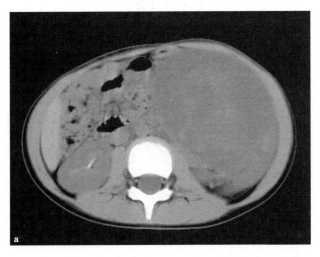
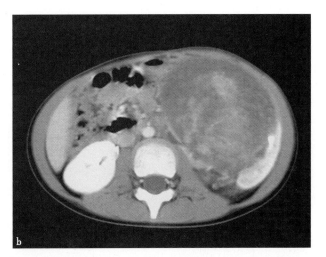

图 6-11-10 左肾血管平滑肌脂肪瘤

a. CT平扫示左肾见一巨大混合密度肿块;b. CT增强检查示肿瘤呈不均匀强化,脂肪组织不强化,残肾受压,强化明显

鉴别价值。增强扫描，肿瘤实质部分有强化，呈高信号。

【诊断要点】

儿童 RAL 具有典型的影像学特点，多为双肾发病、多中心生长的含脂肪成分肿块。80% 合并结节性硬化症，瘤内、肾包膜下及肾周脂肪间隙可见出血征象。

对于儿童不典型 RAL，需注意以下几点：① RAL 呈膨胀性生长，早期肿块即突出于肾轮廓外；②血管平滑肌成分为主的 RAL，增强扫描呈网格状强化，因异常血管的存在，可见束状或动脉瘤样强化；③缺乏脂肪的 RAL，T_2WI 低信号是其特点，具有重要的鉴别诊断价值。

【鉴别诊断】

1. **脂肪瘤**　CT 呈脂肪密度值，可显示其中网格状软组织成分，MRI 脂肪抑制 T_1WI、T_2WI 均为低信号，增强扫描无强化或间隔轻度强化。

2. **畸胎瘤**　除了有软组织及脂肪成分外，常有钙化或骨化成分。

第七节　多房性囊性肾瘤

【概述】

多房性囊性肾瘤（multilocular cystic nephroma，MCN）是一种非遗传性的少见肾囊性病变，Edmunds 于 1892 年首次报道此病，并以肾囊腺瘤命名。其病因不明，多数学者认为系先天性肾集合小管发育不全，肾小管囊性扩张所致。典型 MCN 呈一个包膜完整的多房囊性肿块，肾脏受挤压，一般处在囊肿的上后方。囊肿边缘光整，其内伴均匀增厚的纤维间隔，将其分成许多互不交通的囊腔，囊腔大小从几毫米到几厘米不等。MCN 发病年龄、性别具有双相分布特点，即男性婴儿和儿童（3 个月～4 岁）和成年女性（40～90 岁）为两个发病高峰。

【临床特点】

儿童常表现为无症状的腹部较大肿块，偶尔出现疼痛、血尿、高血压或尿路感染等症状，成人可有腹痛和血尿。

【影像检查技术与优选】

超声、CT、MRI 可反映 MCN 的大体结构，明确肿瘤与周围组织的关系及血供情况。CT 容易发现囊壁的钙化，MRI 对囊内出血、间隔的显示较超声、CT 更清晰。

【影像学表现】

1. **超声**　超声所见主要取决于肿瘤间隔的数量和囊腔的大小。囊腔大时显示为肾区界限清楚的囊性包块。由较多的小囊构成者，囊壁为高回声光条，呈网络状，其间有液性暗区。如囊腔太小，不能被超声分辨，仅能表现为内部回声不清的团块影。

2. **CT**　平扫见肾区较大圆形或椭圆形低密度肿块影，边缘光整，位于肾一端，可突出于肾包膜外，向内压迫肾盂，引起积水。大部分瘤内有完整的分隔，将其分成多个小腔，呈网格状，囊腔数量不一，其大小从几毫米到几厘米不等，囊腔间互不交通，囊内间隔粗细不等，通常清晰光整。囊壁可见直线、曲线、点状或絮状等多种形态钙化影。增强扫描间隔血管丰富，常有明显强化，囊腔内容则无强化（图 6-11-11）。

3. **MRI**　显示肿瘤的大小、形态、位置基本上和 CT 相仿。一般囊肿在 T_1WI 呈低信号，当囊内含蛋

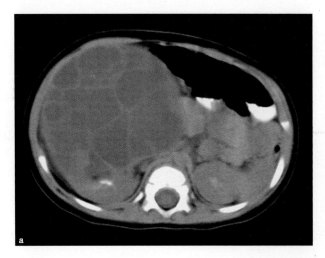
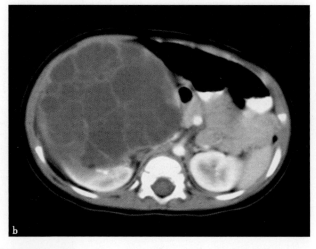

图 6-11-11　右肾多房囊性肾瘤
a. CT 平扫示右肾区见一巨大圆形多房分隔囊状低密度肿块，囊腔间互不交通；b. CT 增强检查示间隔强化，囊腔内容则无强化

白或出血则为高信号。T_2WI 呈高信号，与水信号类似，但程度不同。囊间隔表现为厚薄不一线条样等信号，较 CT 显示清晰，囊腔分隔完整，互不交通（图 6-11-12）。增强扫描，间隔强化明显，但程度低于正常肾实质。

【诊断要点】

MCN 定性诊断较为困难，最后诊断依靠病理，但影像学上有其特点，可帮助诊断：①单侧肾内多房囊性肿块；②囊肿与肾组织分界清楚；③各小囊腔之间无联通；④间隔强化，但程度低于正常肾实质，囊腔内容无强化；⑤残余的肾组织结构正常。

【鉴别诊断】

1. **多囊肾** 染色体遗传性疾病，囊肿病变累及全肾，囊壁间隔为成熟肾实质或完全呈纤维性，常伴有多囊肝。

2. **多发性单纯性肾囊肿** 多见于成年人，儿童少见，囊间亦为正常肾组织。

3. **囊性肾母细胞瘤** 多为单囊，囊内有较厚软组织影。

4. **多囊性肾细胞瘤** 较罕见，其形态特征和多房囊性肾瘤有许多类同点，总体上囊壁和分隔的实质性强化成分较多房囊性肾瘤明显增多，且边缘较模糊，但有时可能难以明确其界限，极少数在病理上也可能难以鉴别。

第八节 泌尿生殖系统横纹肌肉瘤

【概述】

横纹肌肉瘤（rhabdomyosarcoma，RMS）是源于向横纹肌分化的原始间叶细胞，并由不同分化程度的横纹肌细胞组成的软组织恶性肿瘤。RMS 分为 4 种类型：①胚胎性 RMS，最常见，占 50%～60% 以上，绝大多数发生在婴幼儿，好发于头颈部与泌尿生殖道、腹膜后等；②梭形细胞型 RMS，一种高分化 RMS，好发于睾丸旁、子宫旁，其次为头颈部，男多于女，预后好，切除后局部复发率高，转移率较低；③腺泡状 RMS，10～20 岁青少年多见，好发于四肢，尤其前臂、股部，其次为躯干、直肠周围、会阴部；④多形性 RMS，儿童罕见，发生于中老年人，四肢多见。

【临床特点】

发生在泌尿生殖系统及骨盆区 RMS，以 2～3 岁多见，男女之比为 2∶1，最常见于膀胱和前列腺，占 30%～50%。①膀胱 RMS，肿瘤的生长方式可分为息肉型和实质型，前者肿瘤倾向于腔内生长，多在膀胱三角区内或附近。后者则主要从膀胱壁向外发展，侵犯膀胱邻近器官，晚期呈赘疣突入膀胱腔，可侵犯尿道和输尿管下段。50% 有血尿、尿路梗阻；②前列腺 RMS，可发生在婴儿、较大儿童，甚至成人，常有尿道痛性尿淋漓、尿频、便秘、肛门指诊可触及肿块。早期转移至肺，有时远处转移至骨髓；③阴道 RMS，通常是葡萄状，阴道腔扩大，其内可见软组织肿块，有时可见钙化和坏死。发病年龄小，阴道有黏液性分泌物排出；④睾丸 RMS，通常是无痛、单侧阴囊发生，可表现为腹股沟处肿物，腹膜后局部淋巴结常累及，易发生淋巴结转移。

【影像检查技术与优选】

超声具有无创性，不需要造影剂，特别在判断瘤体血供、腹膜后淋巴结、盆腔脏器如膀胱、前列腺、睾丸、卵巢等部位有价值，也便于随访比较。IVU

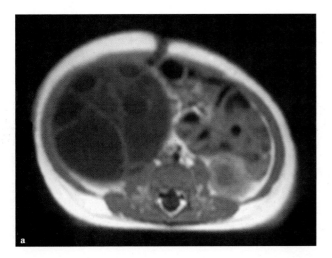
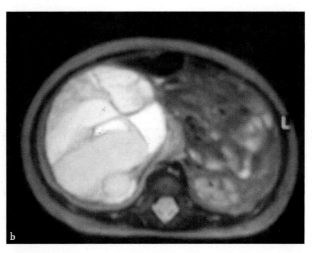

图 6-11-12　右肾多房囊性肾瘤
a. MRI 平扫 T_1WI 示囊肿呈不均匀低信号，间隔呈等信号；b. MRI 平扫 T_2WI 示囊肿呈高信号，囊内信号强度不一

可大致了解肾功能的情况，可显示双侧肾盂肾盏和输尿管、膀胱的形态改变。CT和MRI检查是近些年来应用最多的方法，尤其是MRI可行冠状面、矢状面扫描，可以非常明确显示瘤体的部位、大小、密度与信号、范围及其与周围结构的关系，通过增强扫描可以了解瘤体血供情况。

【影像学表现】

1. **超声**　膀胱横纹肌肉瘤典型声像图表现为突入膀胱的实质性团块状、息肉样回声，肿瘤通常较大，内部回声不均，肿瘤内坏死或出血时瘤内见囊性无回声区（图6-11-13）。肿瘤侵蚀膀胱壁使膀胱壁不规则增厚，毛糙不光整。巨大的肿瘤占据大部分膀胱腔，可使膀胱容量明显减少，局部的输尿管梗阻可使肾盂肾盏及输尿管扩张。

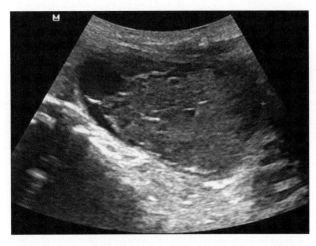

图 6-11-13　膀胱横纹肌肉瘤
超声示膀胱内见中等回声包块，内部回声不均，与膀胱壁分界不清

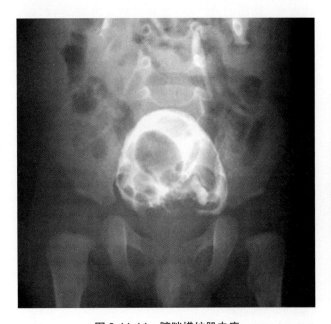

图 6-11-14　膀胱横纹肌肉瘤
IVU 示膀胱扩大，底部见葡萄串状充盈缺损

2. **X线**　IVU见膀胱不同程度扩大，底部见边缘锐利的充盈缺损，呈分叶状或葡萄串状（图6-11-14），少数为圆形。斜位见肿块位于膀胱后下部，三角区尿道入口处。当肿块巨大填充膀胱时，膀胱轮廓显示不完整。当膀胱壁受侵犯表现为毛糙、不规则及僵直。前列腺、尿道侵犯时，膀胱底部可上移，后尿道延长、扩张及分叶状充盈缺损。肿瘤可穿过骨盆底累及外生殖器和会阴部。

3. **CT**　发生在膀胱的RMS，息肉型表现为突入膀胱内的乳头状软组织肿块（图6-11-15）。实质型表现为膀胱壁厚薄不均，增强扫描膀胱内见葡萄串状充盈缺损，边缘光滑、锐利，瘤体可呈轻到中度强化。膀胱或盆底周围脂肪组织不对称、模糊，可有软组织块伸入，提示向膀胱外直接侵犯。发生在前列腺者表现为盆腔内实性软组织肿块中心位于前列腺区，侵犯膀胱颈、后尿道及直肠周围组织，膀胱精囊角消失。瘤体较大时易出现坏死和囊变。阴道RMS通常是葡萄状软组织肿块，有时见钙化和坏死，常伴有肾盂肾盏积水和子宫积液。睾丸RMS表现为单侧阴囊肿大，腹股沟区、腹膜后可见淋巴结肿大。

4. **MRI**　瘤体T_1WI呈等信号，T_2WI呈高信号，增强扫描常明显强化或中度强化。T_2WI可较好显示睾丸、淋巴结和精索结构，STIR序列有助于区分正常睾丸与淋巴结。不同方位的成像可明确肿瘤侵犯的范围和与周围组织的关系。

【诊断要点】

儿童泌尿生殖系统RMS的影像表现具有一定特征，通常表现为受累部位的软组织肿块伴有中度强化，结合患儿年龄、临床表现及免疫组化等可明确诊断。

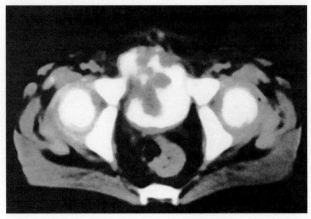

图 6-11-15　膀胱横纹肌肉瘤
CT 增强检查示膀胱变形，其内见乳头状充盈缺损

【鉴别诊断】

1. **膀胱息肉** 尤其小的膀胱 RMS 难以与其区别。息肉多为单发，一般向腔内生长、密度较高，膀胱壁没有增厚，不向邻近组织侵犯。增强后较 RMS 强化更明显。

2. **膀胱阴性结石、膀胱内血凝块** 两者往往随体位改变而病灶有变化。而膀胱 RMS 的充盈缺损无改变，且结石或血凝块的密度与信号也不同于肿块，增强扫描无强化。

3. **海绵状血管瘤** 儿童常见，膀胱内软组织块，边缘清晰，沿壁生长，增强明显强化。

4. **膀胱癌** 儿童极少见，表现为宽基底、乳头状或菜花状软组织影突入膀胱的不规则充盈缺损，表面一般不光滑。

5. **内胚窦瘤** 少见的一种高度恶性生殖细胞肿瘤，生长迅速，常有出血坏死。瘤体较大，类圆形或融雪状，常有坏死灶，中等强化，甲胎球蛋白（AFP）增高。

（邵剑波　彭雪华）

参 考 文 献

[1] 唐文，蔡嵘，任刚，等. 儿童肾母细胞瘤临床与病理相关性研究 [J]. 临床儿科杂志，2018，36（7）：524-528

[2] 温洋，彭芸，段晓岷，等. 儿童肾恶性横纹肌样瘤的临床与影像特征 [J]. 中国医学影像学杂志，2016，24（9）：662-665

[3] 邹继珍，何偲，白云，等. 婴幼儿先天性中胚层肾瘤的临床病理分析 [J]. 中国小儿血液与肿瘤杂志，2015，20（1）：32-37

第十二章　女性生殖系统疾病

第一节　子宫畸形

【概述】

在子宫及附件的发育过程中，若存在内、外因素的影响使子宫发育停滞在不同演变阶段，可形成各种类型的子宫畸形。参照美国生殖学会和 Buttran 分类方法和诊断标准，子宫畸形可分为 7 种类型：Ⅰ型，子宫未发育或发育不全。Ⅱ型，单角或残角子宫。Ⅲ型，双子宫。Ⅳ型，双角子宫。Ⅴ型，纵隔子宫。Ⅵ型，弓状子宫，即鞍形子宫，宫底中央凹陷，宫壁向宫腔突出如马鞍状。Ⅶ型，乙蔗酚（diethylstilbestrol，DES）相关异常，胎儿期在宫内受 DES 暴露可引起子宫肌层形成收缩带样发育异常，宫腔上段狭窄，下 2/3 增宽，又称 T 形子宫，此类异常国内少见。子宫畸形还常合并阴道发育异常、子宫内膜异位症和泌尿系统畸形。

【临床表现】

临床表现可无症状或体检时偶然发现，甚至终身不被发现。有的到性成熟发现，表现为闭经、月经异常，并可导致不良的妊娠结果，包括不孕症、流产、胎儿宫内生长发育迟缓、早产以及产后出血等。

【影像检查技术与优选】

超声作为首选的初筛方法。但超声软组织分辨率不及 MRI，视野小，易受操作者的经验影响，对子宫畸形的正确分型存在一定困难。子宫输卵管造影术（hysterosalpingography，HSG）是临床上常用的传统检查方法之一，通过造影剂显示宫腔形态，了解输卵管是否通畅，可明确子宫畸形的类型并对阻塞部位及程度做出判断。MRI 作为明确诊断的最佳选择，适合于先天性子宫畸形的分型诊断，可用以指导子宫畸形术前手术方案的制订。MRI 在诊断方面可以基本取代宫腔镜和腹腔镜，但在治疗中宫腔镜和腹腔镜仍具有重要作用。

【影像学表现】

子宫畸形主要取决于其分型。①子宫未发育：表现为正常子宫、阴道组织完全缺失。发育不全者表现多样，幼稚子宫体积非常小，无带状结构，阴道 2/3 发育不全，呈细条索样结构；宫颈未发育表现为正常宫颈结构消失，宫体发育尚可，宫腔可见少量积血；②单角子宫：体积较正常子宫小，宫底部缩窄，呈香蕉样外形；③双子宫：可见两个完全分离的宫体和宫颈，两宫角分离远，宫颈相邻，每个子宫各有完整的内膜、结合带及肌层等带状结构；④双角子宫：显示两个分离的宫角，宫底下陷，子宫内膜高信号呈 V 字形，于宫颈部融合；⑤完全纵隔子宫：外形、大小正常，子宫底部肌层融合，轮廓平直或稍膨隆，宫腔内纵隔延伸至宫颈，纵隔的上段为肌性结构，T_2WI 呈与子宫肌层一致的等高信号，纵隔的下段为纤维性结构，T_2WI 呈与子宫结合带一致的低信号；⑥鞍状子宫外形、大小基本正常，宫底部肌层中央区局限性增厚，向宫腔内轻微突出，形成浅弓状压迹。

【诊断要点】

根据临床表现和影像学表现，可明确子宫畸形的诊断并准确分型，诊断不难。

【鉴别诊断】

子宫畸形鉴别诊断主要为各型子宫畸形的鉴别。

1. 双子宫与完全纵隔子宫　双子宫的两个宫腔较散开，两个宫腔形态大小不对称，但表现不典型时鉴别有一定困难。

2. 不完全纵隔子宫与双角子宫　不完全纵隔子宫的宫底浆膜面不凹陷，中央间隔组织无肌层信号，而双角子宫宫底明显凹陷，有肌层信号。

第二节　子宫阴道积液

【概述】

子宫阴道积液（uterus vagina hydrops）见于处女膜闭锁（imperforate hymen）、阴道横膈（transverse vaginal septum)、阴道闭锁（vaginal atresia）、宫颈闭锁（cervical atresia）等先天性生殖道梗阻性病变。处女膜闭锁指处女膜上无孔而致阴道不能向外贯通，这是由于胚胎发育过程中阴道板再通的终末阶段失败而造成，其子宫、阴道正常。阴道横膈指两侧副中肾管汇合后尾端与泌尿生殖窦相接处未贯通或部分贯通所致，阴道内形成一道隔膜，以阴道上 1/3 最常见，横膈为含血管、肌肉成分的纤维膜，多为不完全性，完全横膈较为罕见。阴道闭锁指胚胎发育过程中双侧副中肾管会合后没能向尾端伸延成为阴道，故又称"先天性无阴道"。多数阴道闭锁者无功能性的子宫或只有索状的残留子宫，但部分阴道下段闭锁者，子宫可以发育正常。宫颈闭锁是由于尿生殖窦上皮未能向前部贯穿前庭部所致。

【临床表现】

女婴在胎儿时期受到母体雌激素刺激导致子宫腺体分泌亢进，在新生儿期即可出现子宫阴道积液，引起子宫囊状扩张，并同时产生压迫症状：向前压迫膀胱可引起急性尿潴留，甚至输尿管扩张、肾积水和尿路感染；向后压迫直肠造成排便障碍等。如果子宫阴道分泌物较少，则婴幼儿期不易发现，直到青春期来月经后才出现临床症状，表现为青春期原发性闭经、周期性阴道及下腹部坠痛。

【影像检查技术与优选】

子宫输卵管碘油造影可用于诊断子宫阴道积液患者伴发的先天性生殖道畸形，如双子宫、双阴道（阴道纵隔）、阴道横膈等，目前少用。超声对先天性阴道阻塞引起的阴道、子宫积血诊断敏感。CT 较少用于此病的检查。MRI 的检查对软组织和液体分辨率更具优势。

【影像学表现】

1. **超声** 可探及膀胱后方"倒锥体形"囊性肿物，边界清楚，上方与子宫相连，子宫体呈"帽状"覆于阴道上端，肿物内可见散在光点漂浮。纵切面呈"葫芦形"或"哑铃状"，严重者可显示双侧输卵管积血扩张，呈迂曲管状或串珠状无回声暗区。严重时继发盆腔积液，盆腔见无回声暗区。部分病例子宫阴道积液可压迫输尿管导致患者一侧或双侧肾积水。

2. **CT** 阴道及子宫扩张，阴道扩张下缘逐渐变细呈倒锥体形或倒置梨形，找不到正常的子宫、阴道结构（图 6-12-1）。囊内容物如为陈旧性出血，一般为水样密度，可以均匀或不均。如果有新鲜出血或血肿机化，表现为高密度，也可以有软组织密度。增强扫描示子宫及阴道壁均匀强化，子宫及阴道内容物未见强化。膀胱可受压变形，两侧输尿管受压可出现肾、输尿管积水。

3. **MRI** 盆腔中下部囊性包块，与扩张的宫颈、宫腔相连，呈"倒锥体"形，边缘清晰，囊内充盈大量液体信号，可出现分层现象。单纯处女膜闭锁，其囊性肿块下缘止于处女膜平面，扩张的阴道一般下端圆钝，子宫、宫颈、阴道发育正常。

【诊断要点】

新生儿期或月经初潮时发现，出现周期性下腹胀痛并渐进性加重，可触及腹部包块，超声、MRI 等影像学检查显示阴道囊状扩张，与扩张的宫颈、宫腔相连，囊液为血性或液性，结合妇科检查即可确立诊断。

【鉴别诊断】

1. **卵巢囊肿** 卵巢囊肿典型表现为附件区或子宫直肠陷窝处的囊性肿块，呈圆形或椭圆形，直径一般小于 4cm，多数为单个囊肿，部分可有多个或两侧同时有囊肿，囊壁较薄，可以发现正常的子宫。

2. **囊性畸胎瘤** 由于含有三个胚层组织，信号、

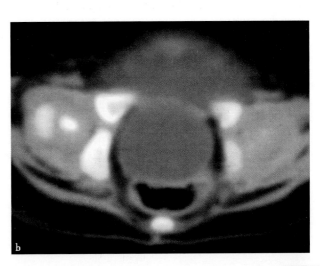

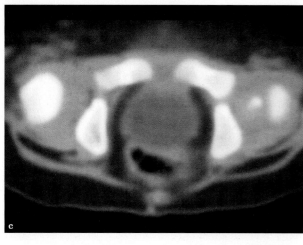
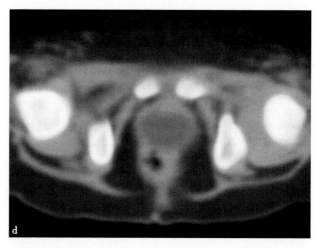

图 6-12-1　子宫阴道积液

a～d. CT 平扫示膀胱与直肠间可见一单房囊性肿物（白箭），壁厚薄均匀，边缘光滑、清晰，向下逐渐变细，呈"倒锥体"样。膀胱受压前移

密度多混杂，脂肪组织为其特征性改变，虽然与宫腔内积血一样 T_1WI、T_2WI 均呈高信号，但利用脂肪抑制技术可与积血鉴别。

第三节　卵巢囊肿

【概述】

卵巢囊肿（ovarian cyst）包括生理性和病理性，各个年龄段均可见，年轻女性多见。新生儿卵巢囊肿发病率约 1/2 500，是由于卵泡形成过程中出现异常所致，病理上多数属于滤泡囊肿。新生儿卵巢囊肿常位于下腹部，也可发生在中上腹部，甚至肝下缘，通常直径大于 1cm，较小的囊肿可以退化甚至消失，逐渐增大的囊肿需要干预。婴儿时期发现的卵巢囊肿其发病年龄往往为胎儿期，国内报道发病率 1/3 000～1/2 000，胎儿期卵巢囊肿的发病率上升，可能与产前超声诊断的广泛应用有关。胎儿卵巢囊肿可能是由于母体雌激素分泌过多、胎盘激素分泌失调或某些孕期疾病如糖尿病、妊娠高血压综合征等使激素分泌异常而诱发本病。

生理性卵巢囊肿包括滤泡囊肿和黄体囊肿，多见于青少年。当卵泡排卵失败或退化失败时可形成滤泡囊肿，滤泡囊肿可在同一月经周期或不同周期中发生变化或消退。排卵后优势卵泡所在的卵泡窝蜕化失败则形成黄体囊肿，常出现在月经的黄体期或孕期。

【临床表现】

卵巢囊肿可继发出血、卵巢扭转，甚至出现严重的并发症包括囊肿破裂造成粘连、出血性休克、腹水、腹膜炎等。发生急性扭转后，主要表现为单侧下腹突发性剧痛，持续性刀割样痛，常有恶心、呕吐等症状，病情严重时可出现休克症状。妇科检查时能够触及附件区包块，质实，活动度好，压痛明显。急性缺血致囊肿发生急性坏死，颜色发生改变，严重时卵巢可发生破裂以及继发性腹腔感染。

【影像检查技术与优选】

超声检查易于操作、无创，可观察病灶的部位、大小、囊中声影和盆腔液性区域等。儿童均用经腹超声，检查范围广，对卵巢囊肿的形态显示更加完整，可明确囊壁厚度、内部回声、血流情况及有无蒂扭转。CT 应用相对较少，MRI 可作为超声的重要补充手段。

【影像学表现】

1. **超声**　单纯性囊肿表现为宫旁附件区囊性包块，壁薄，内为无回声。囊肿较小时，可见正常卵巢附于卵巢周边，内见小卵泡。

2. **CT**　表现为薄壁囊性病变，伴有出血时呈高密度或出现液 - 液平面。伴发小的子囊是卵巢囊肿的特征表现。

3. **MRI**　单纯性囊肿表现为 T_1WI 低信号、T_2WI 高信号，增强后囊壁强化，伴出血时囊液呈 T_1WI 等或高信号，可出现液 - 液平面（图 6-12-2）。卵巢滤泡囊肿薄壁，边界清楚，黄体囊肿囊壁较滤泡囊肿厚。

【诊断要点】

新生儿下腹部或盆腔内薄壁囊性病变，或伴出血，呈混杂密度或信号，周围伴发子囊。发育期女孩，发现附件区囊性占位，随月经周期而发生变化，考虑为生理性卵巢囊肿。

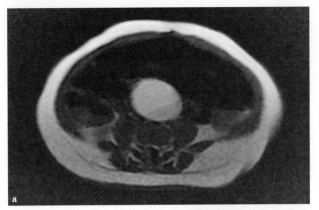
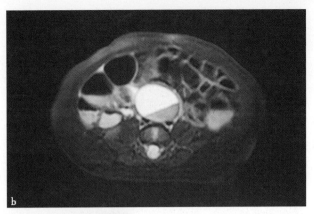
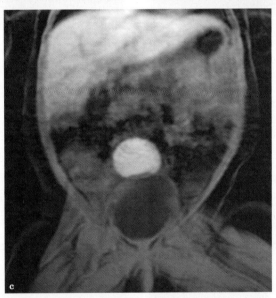

图 6-12-2　卵巢囊肿

a. T$_1$WI 显示下腹部膀胱上方类圆形高信号包块，囊壁较薄，边界清晰；b. T$_2$WI 脂肪抑制序列显示囊肿呈不均匀高信号，其内可见液 - 液平面；c. 冠状位 T$_1$WI 压脂增强检查显示囊肿内部未见明显强化

【鉴别诊断】

1. **腹盆腔其他囊性病变**　超声首先观察双侧卵巢是否存在，有助于排除诊断。肠系膜囊肿和网膜囊肿属于淋巴管畸形，位于肠系膜根部或前腹壁下，伴出血时与复杂卵巢囊肿有时很难鉴别。肠重复畸形多数为厚壁囊性病变，与肠道相通时可以观察到囊内气体。

2. **囊性畸胎瘤**　畸胎瘤多数伴有钙化和脂肪成分，易与囊肿鉴别。

第四节　卵巢生殖细胞肿瘤

一、卵巢畸胎瘤

【概述】

卵巢畸胎瘤（ovarian teratoma）主要见于青春期少女，其中成熟型囊性畸胎瘤是儿童卵巢最常见的良性肿瘤。肿瘤由来自 3 个胚层的成熟组织构成，其中以外胚层组织为主。肿瘤呈囊性或囊实性，表面光滑，囊壁较厚，内含皮脂样物质、脂肪、毛发，并可有浆液、牙齿或骨组织。10%～20% 的卵巢畸胎瘤为双侧性。肿瘤可发生扭转或破裂。恶性发生率很低，不足 2%。

【临床特点】

通常无症状，大者可触及肿块，发生出血、扭转、破裂时出现疼痛。

【影像检查技术与优选】

超声是小儿卵巢畸胎瘤诊断最简单有效的方法。CT、MRI 能更好地分辨肿瘤成分，对定性诊断有帮助，可明确肿瘤浸润范围及与邻近结构的关系。

【影像学表现】

1. **超声**　囊性畸胎瘤呈液性无回声区，内有明显强回声点、团或"面团征"，伴有声衰减或声影。有时还可见由囊液和脂质成分构成的脂 - 液分层表现。

2. CT　表现为盆腔内边界清楚的混杂密度囊性肿块，常偏于一侧，偶见双侧病变，肿块内含脂肪、软组织密度成分和钙化（图6-12-3）。

3. MRI　表现为盆腔内混杂信号肿块。其特征是肿块内含有脂肪信号，在脂肪抑制序列脂肪信号明显下降，且与皮下脂肪信号下降程度相似。但对钙化的显示不如CT。

【诊断要点】

盆腔内不均质肿块，其内有脂肪、骨、牙齿、软组织和液体成分，是诊断的主要依据。

【鉴别诊断】

不成熟性畸胎瘤、恶性畸胎瘤需要与卵巢蒂扭转出血、内胚窦瘤、盆腔间叶组织来源肉瘤等其他盆腔肿块鉴别。

二、卵巢无性细胞瘤

【概述】

卵巢无性细胞瘤起源于有性分化以前的原始生殖细胞，故名无性细胞瘤，占卵巢恶性肿瘤的1%~

2%。好发于儿童及青年女性，单侧多见，5%~15%为双侧发病。病理上分为单纯型和混合型两种，多数肿瘤具有纤维组织形成的包膜以及分隔，混合型合并内胚窦瘤、畸胎瘤或绒癌成分。属中-低度恶性，较少侵犯周围组织和发生远处转移，若恶性度高或晚期者可呈侵袭性生长，累及周围组织或远处转移。

【临床特点】

盆腔包块是最常见的症状，常伴有腹胀感，有时肿瘤扭转破裂出血可有急性腹痛。大多数患儿的月经正常。单纯型无内分泌表现，混合型可出现血清甲胎蛋白或人绒毛膜促性腺激素水平升高。大多数患者的血清乳酸脱氢酶和碱性磷酸酶升高，有助于提示本病的诊断，属非特异性指标。

【影像检查技术与优选】

超声是小儿卵巢生殖细胞肿瘤诊断最简单有效的方法。增强CT或MRI诊断作用主要是明确肿瘤内部结构如间隔、出血等，及肿瘤浸润范围及与邻近结构的关系，判断有无局域淋巴结转移。MRI对软组织肿块成分显示较CT更清晰。

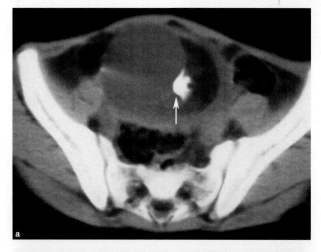
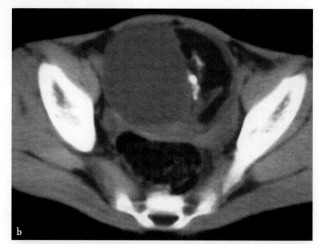
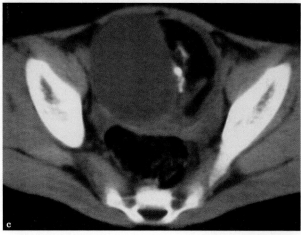
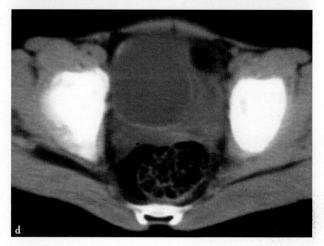

图6-12-3　卵巢畸胎瘤

a~d. CT平扫示膀胱上方一类圆形肿物，边界清晰，其内可见囊性、脂肪和钙化成分（白箭），膀胱受压位于肿物下方

【影像学表现】

1. **超声** 多呈中低回声，可见分隔，坏死和囊变为不规则液性区，实性部分为条索状回声及结节状回声，实性部分和分隔可见少许或丰富血流信号。

2. **CT** 表现为实性或囊实性肿块，密度不均，可伴条片状低密度坏死。囊实性肿块可见软组织结节及分隔，增强扫描后强化不均，实质部分明显强化，其内可见强化血管影像，坏死囊变区无强化。单纯型一般呈均匀实性，坏死及囊变相对少，动脉期呈轻至中度强化，静脉期持续强化。混合型肿瘤细胞易发生坏死及囊变，多表现为不均匀明显强化。

3. **MRI** 表现为实性或囊实性肿块，瘤体大但肿瘤界限清楚，常有较完整纤维包膜。瘤内纤维分隔在 T_1WI、T_2WI 均呈低信号。肿瘤实性部分及分隔于增强动脉期均为轻度强化，静脉期至延迟期渐进性强化，呈"慢进慢出"特点，静脉期见瘤内有较多明显强化、沿纤维间隔分布的迂曲小血管影。

【诊断要点】

卵巢无性细胞瘤多见于青春期及生育期女性。肿瘤体积较大，有包膜，边界清晰，多呈圆形，实性或囊实性改变，具有延迟强化的特点，特别是瘤内的低信号纤维间隔而形成的结节状改变具有一定诊断价值。包膜破裂后可发生腹膜播散种植。单纯型表现为以实性成分为主的类圆形或分叶状软组织肿块，混合型多表现为囊实性肿块，边界不规整，囊壁或分隔明显强化。

【鉴别诊断】

本病需与恶性畸胎瘤、卵黄囊瘤、横纹肌肉瘤等儿童常见盆腔恶性肿瘤相鉴别，后三者在影像学上均表现为实性或囊实性肿块，边界不清，呈浸润性生长，增强后明显不均匀强化，缺乏特异性，术前难以定性。

第五节 卵巢表面上皮 - 间质肿瘤

【概述】

这类肿瘤中以浆液性和黏液性囊性肿瘤最常见。卵巢囊腺瘤（ovarian cystadenoma）可发生于任何年龄，占卵巢全部肿瘤的 20% 左右。卵巢囊腺瘤均由上皮和间质成分组成，以上皮为主，生发上皮向输卵管上皮分化形成浆液性囊腺瘤，若向宫颈黏膜分化则形成黏液性囊腺瘤，均可为单房或多房性，囊壁和内隔均较光滑，内含稀薄或黏稠的液体。浆液性囊腺瘤有单个或多个囊腔，可含有钙化，分单

纯性和乳头状两类，前者占多数，而后者恶变率较前者高。黏液性囊腺瘤常为多房性，很少有乳头状突起，恶变机会较少。

【临床特点】

卵巢囊腺瘤一般为腹部巨大囊性肿块，由于生长缓慢，早期多无明显症状，肿瘤增大压迫周围脏器时造成相应器官功能障碍。癌变时表现为肿块迅速增大，出现局部侵犯、腹膜腔种植和淋巴转移，血行转移较少见。

【影像检查技术与优选】

腹部平片诊断价值不大。超声为首选检查方法，但因存在重叠影像及肠管气体伪影等因素的干扰，有一定的局限性。CT 和 MRI 是卵巢囊腺瘤的主要检查方法，两者均可显示肿瘤内囊性和实质性成分，特别是增强扫描可更清楚地显示肿瘤的实性成分及血供来源，有助于定位及定性诊断。

【影像学表现】

1. **X 线** 腹部平片仅可发现较大的盆腹部软组织肿块影。胃肠道造影、静脉尿路造影可显示肿块周围肠管、泌尿系统受压改变。

2. **超声** 浆液性囊腺瘤通常较大，直径可达 10cm，多为单房，无回声区透声良好，后方回声增强，壁薄，壁或内隔少有乳头状突起，形成回声团或斑向腔内突入。黏液性囊腺瘤壁较厚，但较光滑，囊内可有细小点状回声和多发性间隔形成的带状回声。CDFI 显示囊壁、内间隔或乳头状突起处有血流信号。

3. **CT** 肿瘤常表现为盆腔内较大囊性肿块。浆液性者呈水样低密度，多为单房，可有间隔，少数为多房。壁和内隔多较薄且均匀一致，少数壁较厚或有乳头状软组织突起。黏液性者密度较高，如为多房状，各房密度可略有差异，稍高为黏液成分，稍低为浆液，也可有出血。增强时壁和内隔发生强化。肿瘤发生恶变时多有大量腹水，腹膜腔转移可造成大网膜弥漫性增厚、密度不均匀增高，形如饼状。

4. **MRI** 能显示肿块内的多发分内隔，常见于黏液性囊腺瘤。壁和内隔均较薄，有时可见小的乳头状突起。黏液性者由于含黏蛋白而致肿瘤在 T_1WI 和 T_2WI 上均呈较高信号。增强检查，瘤壁和内隔发生强化（图 6-12-4）。MRI 能显示恶性肿瘤引起的腹水、腹膜的种植性转移、淋巴结转移和邻近结构的直接侵犯。

【诊断要点】

卵巢浆液性和黏液性囊腺瘤表现具有一定特

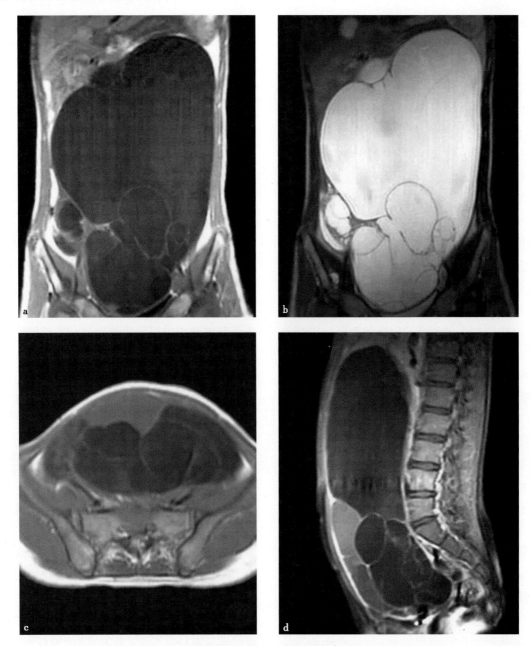

图 6-12-4　卵巢黏液性囊腺瘤

a、b. MRI 平扫 T_1WI 及 T_2WI 示腹部巨大多房囊性肿物，呈长 T_1、长 T_2 信号，囊腔大小不一，囊壁菲薄；
c. MRI 平扫 T_1WI 示囊腔内信号不一致；d. MRI 增强检查示囊壁、囊间分隔强化，囊内容物无强化

征，即盆腔内较大的分房性囊性肿块，壁和内隔薄而均一。浆液性者可有乳头状壁结节，黏液性者壁较厚。发现卵巢单囊或多囊性占位，可伴壁结节，应考虑囊腺瘤可能。

【鉴别诊断】

1. **卵巢囊肿**　当卵巢囊腺瘤较小且为单房性时，在影像学上不易与卵巢囊肿鉴别。

2. **畸胎瘤**　多为良性肿瘤，典型表现为囊性肿块伴脂肪和钙化。

第六节　卵巢颗粒细胞瘤

【概述】

卵巢颗粒细胞瘤（granulosa cell tumor，GCT）亦称卵巢粒层细胞瘤，发病率占卵巢性索间质肿瘤的 70% 以上，占所有卵巢肿瘤的 2%～5%。按其临床特征和病理分为成人型颗粒细胞瘤（adult granulosa cell tumor，AGCT）和幼年型颗粒细胞瘤（juvenile granulosa cell tumor,JGCT)。JGCT 患者的发病年龄特征具有一定的临床意义,约 90% 患者诊断时小于 30 岁,80% 患者小于 20 岁,50% 患者小于 10 岁。约 10% 的病例发生于小于 1 岁的婴儿期,另有报道发生于胎儿期。而卵巢 AGCT 的特点是极少在青春期前发病,常见于围绝经期和绝经后女性,发病高峰在 50~55 岁之间。

【临床特点】

因肿瘤具有分泌雌激素的功能,卵巢 JGCT 的典型特征为青春期前患儿出现女性假性性早熟,包括乳晕色素沉着、乳房增大、阴毛生长、阴道分泌物增多和阴道流血等。其他常见的症状为腹胀、腹痛与腹部可扪及的包块。部分患者或因肿瘤扭转、破裂而以急腹症就诊。青春期后发病的患者常有月经紊乱。少数患者因雄激素分泌增多出现男性化表现,包括阴蒂增大、多毛症、声音低沉和闭经等。

【影像检查技术与优选】

超声是该类卵巢肿瘤的首选筛查手段。CT 和 MRI 是主要检查方法,两者均可显示肿瘤内成分、肿瘤的范围、有无侵犯邻近结构、有无腹水等。MRI 较 CT 的优势在于肿瘤成分的鉴别。

【影像学表现】

1. X 线　腹部平片可发现较大的盆腹部软组织肿块影。胃肠道造影、静脉尿路造影可显示肿块周围肠管、泌尿系统受压改变。

2. 超声　多表现为圆形、卵圆形实性、混合性肿块,发现时通常较大,直径可达 10cm,病灶中心可出现液性暗区,病灶周围可有游离液性暗区或盆腔积液。CDFI 显示病灶内有少量血流信号。

3. CT　平扫多表现为圆形、卵圆形实性肿块,边缘光滑,有完整包膜。囊变多见,伴出血时密度增高。囊内壁光滑,囊与囊之间有分隔,分隔厚薄不一,多数分隔较厚。实性部分密度与子宫肌层密度相仿,增强后实性部分轻度强化,完全囊性变较少见,囊变部分不强化。多无恶性病变所示的周围浸润。

4. MRI　实性部分呈等、稍长 T_1 稍长 T_2 信号,肿瘤内含较多囊腔,小囊呈"蜂窝状"或"海绵状",较大的囊腔囊壁和间隔厚而均匀,无明显壁结节(图 6-12-5)。部分囊腔内出血。增强扫描肿瘤实性部分明显强化,强化程度略低于子宫肌层。子宫增大,内膜均有不同程度增厚,为增生期改变。

【诊断要点】

临床出现女孩性早熟或女性男性化,影像检查提示卵巢巨大实性或囊实性肿瘤,有明显包膜,多囊,囊壁较厚且规则,囊腔大小不等,呈"蜂窝状"或"海绵状"或较大囊腔,囊腔内可伴有出血。结合性激素增高所致的子宫及子宫内膜表现及临床症状,可作出明确诊断。

【鉴别诊断】

囊性、囊实性者需与卵巢囊腺瘤、巧克力囊肿、单纯性囊肿等鉴别。实性者需与子宫浆膜下肌瘤、子宫阔韧带肌瘤、无性细胞瘤及卵巢癌等相鉴别。

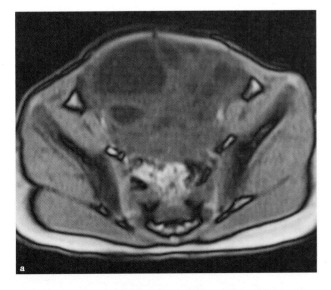
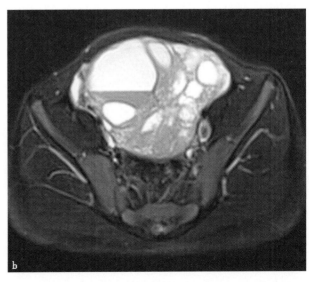

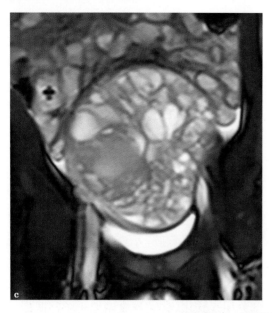
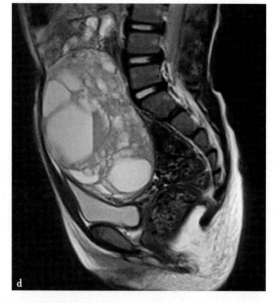

图 6-12-5　卵巢幼年型颗粒细胞瘤

a. MRI 平扫 T_1WI 示盆腔囊性肿块，实性部分呈稍长 T_1 信号；b. T_2WI 脂肪抑制序列示囊腔大小不一，囊内见液-液平面，囊壁光滑；c. T_2WI 冠状位示肿块位于膀胱上方，有包膜，边界清楚；d. 矢状位 T_2WI 示肿块呈"海绵状"外观，囊腔大小不一，位于膀胱后上方

第七节　卵巢扭转

【概述】

卵巢扭转（ovarian torsion）依病因可分为原发性和继发性两类，临床以后者较为多见。原发性卵巢扭转多见于儿童及青春期，卵巢扭转的患儿年龄呈双峰分布：<1 岁和 12 岁左右，分别与孕母性激素和月经开始之前性激素的分泌相关。由于卵巢在激素作用下发生生理性增大，加之儿童卵巢系膜较长且松弛，在剧烈运动或腹腔压力突然变化等情况下即可能发生扭转。盆腔左侧空间主要被结肠占据，而盲肠和末端回肠蠕动较明显，故原发性卵巢扭转常发生于右侧。继发性卵巢扭转主要为卵巢肿瘤蒂扭转，多于畸胎瘤、囊肿等良性肿瘤，因重力作用或肿瘤蒂较长，肿瘤有活动的空间容易发生扭转，而恶性肿瘤由于与周围粘连不易引发卵巢扭转。卵巢血管蒂扭转首先造成静脉和淋巴回流受阻，此时卵巢水肿淤血，体积增大；当血管蒂扭转阻碍动脉血流时，卵巢组织出现坏死。继发卵巢肿瘤蒂扭转到一定程度时病理改变首先是肿瘤静脉回流受阻，而动脉血继续供应，肿瘤内充血、渗出及血管破裂，致瘤体急剧增大，病灶内出血，最后动脉血管受阻，肿瘤产生坏死、破裂、继发感染。

【临床特点】

临床表现为不同程度的下腹部疼痛（可呈急性、间隙性或进行性），多伴有恶心、呕吐、发热等症状，附件区可触及包块，与其他类型急腹症（如阑尾炎、梅克尔憩室）难以鉴别。

【影像检查技术与优选】

超声作为卵巢蒂扭转引起急腹症的初步筛查手段。对于超声不能明确者，CT 是诊断儿童卵巢扭转的重要手段之一。CT 能进一步明确诊断卵巢肿瘤蒂扭转引起的出血、坏死征象等，增强扫描能了解肿瘤血管的血供情况。CT 对畸胎瘤、囊壁钙化的卵巢囊肿较 MRI 有一定优势，MRI 对肿瘤内部结构如早期出血的显示较 CT 有优势。

【影像学表现】

1. **超声**　典型六种声像特征包括：①伴或不伴卵巢肿块的非对称性卵巢增大；②卵巢水肿，表现为卵巢回声增高及卵巢间质回声增高；③附件位置异常；④直肠窝积液；⑤彩色多普勒显示卵巢内血流减少或消失；⑥"漩涡征"表现为盘绕的、扭曲的或圆形的血管声像。

2. **CT**　单侧卵巢体积增大伴密度增高，卵巢周边可见大小一致的圆形低密度影，直径在 5～9mm，为显著增大的卵巢周围滤泡（即水肿卵泡）。此外，还可见卵巢包膜下积液、盆腔积液、附件区出血、子宫患侧移位征等。增强扫描卵巢组织可表现为轻 - 中度强化，包膜下增大、水肿的卵泡不强化，卵巢包膜可见强化，强化的包膜壁薄、光滑、厚薄一致。若为继发性卵巢扭转，可显示伴发的肿瘤。

3. MRI　扭转蒂呈鸟嘴征或漩涡征，T_1WI 上呈高或稍高信号，可伴等或低信号；T_2WI 上呈高信号或稍高信号；DWI 上呈混杂高信号或等信号内见结节状高信号；增强后可见漩涡状、条索状血管强化，大部分边缘模糊。子宫向患侧移位。MRI 还可见卵巢内出血、坏死及无强化等表现（图 6-12-6），亦可显示间质肥厚、肿大但仍保持正常结构的卵巢。

【诊断要点】

单侧卵巢体积增大伴密度增高，卵巢周边可见显著增大的水肿卵泡，同时可见子宫患侧移位征、卵巢包膜下积液、盆腔积液等征象。若为继发性卵巢扭转，可见伴发肿瘤的影像特征。

【鉴别诊断】

儿童卵巢蒂扭转需与儿童常见的其他急腹症相鉴别。

1. **急性阑尾炎**　是儿童最常见的急腹症，临床表现与原发性卵巢蒂扭转相似。影像表现为阑尾增粗，周围肠间隙模糊，有时合并阑尾周围脓肿形成，

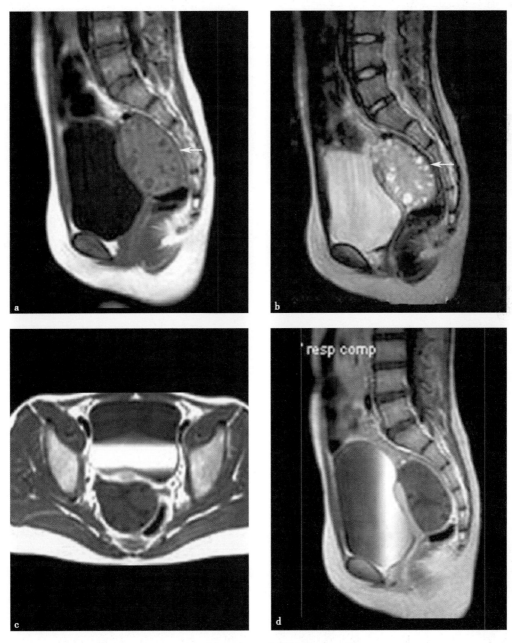

图 6-12-6　卵巢扭转

a、b. MRI 平扫 T_1WI 及 T_2WI 示膀胱后上方实性肿物（白箭），内部可见多发长 T_1、长 T_2 信号囊性结构；c、d. MRI 增强检查示膀胱后方肿物未见明显强化信号

增强扫描表现为环形强化。60% 可见阑尾腔内的高密度粪石影。

2. 肠套叠 原发性肠套叠多发生于学龄前儿童，3 岁以下多见。临床表现多为腹痛，可伴便血、呕吐等症状，回 - 结肠型最常见，CT 和 MRI 上显示右半结肠走行区典型的"同心圆"征象。

（邵剑波　彭雪华）

参 考 文 献

[1] 张璇，韩方，于利利. 超声诊断女性生殖器畸形的临床价值 [J]. 中国实用妇科与产科杂志，2013，29（10）：779-781

[2] 孙巍，卢再鸣，郭启勇. 放射影像学在女性生殖器畸形检查中的价值 [J]. 中国实用妇科与产科杂志，2013，29（10）：781-788

[3] 张恒，曲海波. 女性生殖道发育异常的分类解析及影像学应用 [J]. 临床放射学杂志，2017，36（7）：1043-1047

[4] 卢朝祥，李鹏，王琪，等. 3 月龄以下小婴儿卵巢囊肿的诊治经验 [J]. 临床小儿外科杂志，2017，16（3）：255-258

[5] 刘绪明，严志汉，陈艳梅，等. 卵巢无性细胞瘤 MRI 表现与病理对照分析 [J]. 温州医科大学学报，2016，46（2）：133-136

[6] 陆云峰，肖智博，黄扬，等. 卵巢无性细胞瘤的 CT 及 MRI 诊断 [J]. 中国医学影像学杂志，2015，23（8）：618-621

[7] 邹玉坚，郑晓林，李建鹏，等. 卵巢颗粒细胞瘤的 MRI 和 CT 特征性表现及与病理对照 [J]. 中国 CT 和 MRI 杂志，2015，13（7）：87-91

[8] 张蕊，李姣玲，黄丹萍，等. 卵巢颗粒细胞瘤的超声表现及临床病理分析 [J]. 中国妇幼健康研究，2017，28（5）：577-579

[9] 方必东，王毅，黄群，等. 26 例女性附件扭转的 MRI 表现分析 [J]. 中华全科医学，2017，15（1）：135-138

第十三章 男性生殖系统疾病

第一节 附睾囊肿

【概述】

附睾囊肿（cyst of epididymis）为良性病变，儿童少见。病理基础为胚胎时期副中肾管退化过程中的残余组织并发囊肿或输精管通道发生梗阻，输出小管扩大而形成囊肿，前者囊内容物为澄清液体，后者为精液，又称为精液包裹性囊肿。发病年龄多在 10 岁以上，表现为阴囊内圆形或椭圆形肿物，包膜完整，囊肿包膜为柱状上皮，内为无色液体，肿物较硬，位于睾丸上方，透光试验阳性。

【临床特点】

患儿无症状或有不适或轻度疼痛。

【影像检查技术与优选】

超声为附睾囊肿的首选检查方法，一般无需行 CT 或 MRI 检查。

【影像学表现】

附睾囊肿多见于附睾头，在超声上表现为圆形或卵圆形无回声结节，直径一般小于 10mm，壁光滑，后方回声增强，与周围组织无粘连，但与附睾头分不开。

【诊断要点】

超声显示附睾头内均匀无回声肿块，依据超声表现可以考虑附睾囊肿的诊断。

【鉴别诊断】

附睾囊肿与附睾精液囊肿声像图表现相近，精液囊肿可见细点状回声漂浮或沉积成一平面，有时声像图不易鉴别，需病理学确诊。

第二节 鞘膜积液

【概述】

鞘膜积液（hydrocele）指胚胎发育中鞘突管的闭塞过程出现异常，使睾丸鞘膜腔与腹腔之间存在不同程度的沟通，腹腔液经未闭合的鞘突管积聚形成。根据鞘突管闭合异常的部位，鞘膜积液分为两个类型：①精索鞘膜积液，近睾丸部的鞘突管未闭，腹腔内液体经内环流注精索鞘突管；②睾丸鞘膜积液，整个鞘突管未闭，腹腔内液体经鞘突管流注睾丸鞘膜腔。睾丸鞘膜腔与腹腔之间有细小鞘突管相通。

【临床特点】

主要表现阴囊无痛性肿大，大量积液时睾丸附睾触诊不清。

【影像检查技术与优选】

本病应用超声高频线阵探头扫查为优，无需行 CT 或 MRI 检查。

【影像学表现】

精索鞘膜积液在超声上于患侧阴囊内显示为均匀无回声肿块，多无分隔，肿块呈卵圆形或尖端指向腹股沟的蝌蚪形，睾丸被挤压于肿块的下方。少数病例鞘膜积液的肿块位于腹股沟，而阴囊内是正常的。睾丸鞘膜积液：于患侧阴囊内睾丸周围环绕无回声暗区呈卵圆形，睾丸呈偏心性位于无回声暗区的一侧。鞘膜积液偶可合并感染而表现无回声肿块内多发散在强光点，使肿块类似实性。

【诊断要点】

超声或 MRI 探测到腹股沟和 / 或阴囊内液体积聚，临床体检透光实验阳性。

【鉴别诊断】

1. **腹股沟斜疝** 新生儿期，由于肠壁较薄，腹股沟疝的透光试验往往为弱阳性，可能会与鞘膜积液混淆，可行超声检查加以鉴别。

2. **睾丸占位** 多为实质性占位，超声检查可以鉴别。

3. **隐睾** 腹股沟区隐睾需与体积小、张力较高精索鞘膜积液鉴别，可行超声检查。

第三节　隐睾畸形

【概述】

隐睾畸形（cryptorchidism malformation）是指睾丸未能沿正常发育途径自两侧腰部腹膜后间隙移行至阴囊内，包括睾丸异位及睾丸未降、睾丸下降不全。多数隐睾为单侧，15% 为双侧。睾丸下降不全是指睾丸停留于正常下降过程中的任何位置，多位于未闭的鞘状突内。本病主要发生于早产儿及低体重儿，发病率约为 30%，健康新生儿约为 3%，3 个月约为 1%，说明出生 3 个月睾丸下降仍在进行，多数于 1 岁以内可下降至阴囊内。Francis 等将隐睾分为腹内隐睾、腹股沟管内隐睾、腹股沟管外隐睾及异位睾丸。异位睾丸指睾丸已出腹股沟管外口，而异位于阴囊之外，并指出最常见的异位是腹外斜肌腱膜与腹壁浅筋膜深层之间的浅袋，其他异位包括对侧阴囊、会阴、股部、阴茎根部。目前多认为异位睾丸是隐睾的一个亚类。隐睾畸形不仅位置异常，其病理结构亦可异常，停留位置越高，病理结构的异常越严重。目前对于本病的发生机制尚不明确，但与胎儿时期母体促性腺激素分泌不足有关系。此外，与精索过短、引带异常等也有一定关系。

【临床特点】

隐睾以右侧多见。隐睾畸形大多无明显临床症状，体检主要表现为患侧阴囊内空虚，触不到睾丸。中低位的隐睾常并鞘状突未闭，甚至腹股沟斜疝，突出至阴囊内的疝囊易误诊为是睾丸。80% 的隐睾可在体表触及，多位于腹股沟区，患侧睾丸较健侧体积略小，不能推入阴囊，触压睾丸时，患儿多有不适。隐睾的主要并发症是隐睾扭转、生育力下降或

不育及恶变等，隐睾诊断一旦确定，6 个月后即可手术，最晚不能超过 2 岁。

【影像检查技术与优选】

超声为该病的首选检查方法，但对于腹腔或腹膜后等异位隐睾容易漏诊，发育较差的睾丸也难以与脂肪瘤鉴别。CT 检查及三维后处理技术能多方位、多角度直观显示隐睾的位置以及是否合并有其他脏器畸形，但因 X 线辐射可导致性腺器官的损伤。MRI 具有较高的软组织分辨力，能明确隐睾位置及隐睾的部分组织学特征、在鉴别隐睾和睾丸发育不良方面优于超声和 CT。

【影像学表现】

1. **超声**　患侧阴囊内未见睾丸影像，沿着睾丸下降通道可发现低回声、圆的或卵圆形低回声结节，边界清楚，边缘光滑，其形态常小于正常。CDFI 显示内部及周边均可探及血流信号。

2. **CT**　睾丸下降通道走行区可见类圆形、卵圆形或结节样软组织密度影，边界清楚，密度均匀，形态较正常睾丸小，患侧阴囊内空虚，精索比较细。增强后隐睾周围和内部可有轻度强化。

3. **MRI**　可在腹腔近内环口或腹股管走行区内的椭圆形软组织信号，于 T_1WI 呈类似腹壁肌肉信号，T_2WI 呈高信号，特别在 T_2WI 脂肪抑制序列上高信号更加清楚（图 6-13-1），DWI 呈高信号。睾丸包膜 T_1WI、T_2WI 上呈线状中低信号或低信号。如睾丸已萎缩并纤维化，T_2WI 表现为等信号。增强后隐睾多中度强化，还有助于发现未下降的蔓状静脉丛和萎缩的睾丸。

【诊断要点】

隐睾畸形一般通过临床体检即能明确诊断。影像学检查的目的主要是观察隐睾位置、睾丸发育情况和是否合并其他病变。

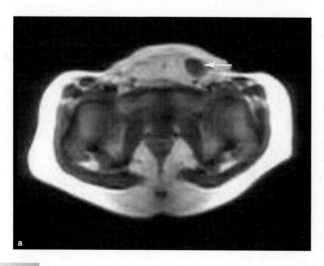

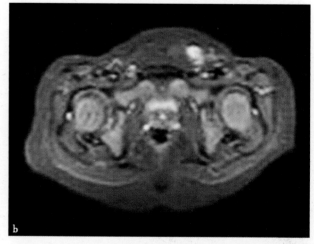

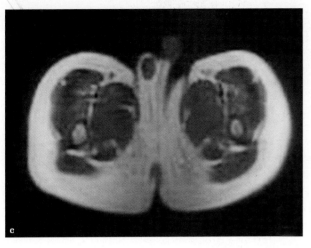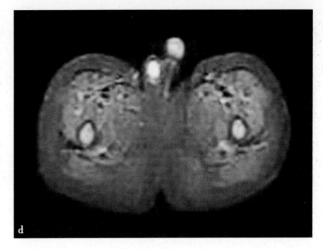

图 6-13-1 隐睾畸形

a、b. MRI 平扫 T_1WI 及 T_2WI 序列示左侧腹股沟区可见长 T_1 长 T_2 信号结节影（白箭），较右侧睾丸小；c、d. MRI 平扫 T_1WI 及 T_2WI 序列示左侧阴囊内未见睾丸影像

【鉴别诊断】

1. **腹股沟斜疝** 内容物为肠袢，多含水、气或脂肪，容易与隐睾鉴别。

2. **睾丸鞘膜下引带** 为睾丸下极与阴囊间的索状结构，多位于睾丸尾端，当睾丸正常降入阴囊后，此结构多自行萎缩。但当隐睾发生萎缩变小纤维化时，与睾丸鞘膜下引带鉴别困难。

第四节 睾丸/附件扭转

【概述】

睾丸扭转（torsion of testis）分为两种类型：①鞘膜内型，即所谓的睾丸扭转，常见睾丸解剖异常，主要见于青春期前，较鞘膜外型常见；②鞘膜外型，也称精索扭转。是由于腹股沟管内精索固定不良所致，扭转发生在腹股沟管外环，使阴囊内全部内容绞窄。多发生于产前，少数病例可发生于出生后。睾丸扭转之后，其血供受到障碍，是否发生缺血坏死，与扭转程度密切相关。

睾丸附件是副中肾管或中肾管发育过程中的残留结构。睾丸附件扭转（torsion of testicular appendages）的发病高峰为 6～12 岁。睾丸附件和附睾附件有蒂易于发生扭转，扭转后鞘膜不同程度充血增厚。鞘膜腔内有清亮、浑浊或血性渗液，个别可有稀薄脓液。附件多已坏死，附睾可充血肿胀，而睾丸一般并无明显改变。

【临床特点】

临床上表现为急性阴囊疼痛和肿大，表现阴囊水肿、变色，以及硬的无痛性睾丸肿块。

【影像检查技术与优选】

超声为睾丸扭转的首选检查方法，彩色血流显像优于灰阶超声检查。因为在扭转的各个时期血流总是异常的，甚至扭转的早期阶段。一般无需行 CT 或 MRI 检查。

【影像学表现】

睾丸扭转的程度和时间，超声表现也不同。扭转的最初几个小时，睾丸的结构与回声是正常的。4～6 小时后，由于睾丸水肿，睾丸增大、回声减低。24 小时后，睾丸充血、出血和梗死，致使睾丸回声不均匀。尚可出现反应性的鞘膜积液，阴囊壁增厚。缺血的标志是睾丸完全没有血流。扭转的晚期，睾丸软组织出现炎性反应，此时睾丸周围血流增加。

正常睾丸附件或附睾附件仅 1～3mm 长，与附睾头回声一致，除非存在鞘膜积液，一般观察不到。扭转附件多位于睾丸上方，附睾头旁，大于 4mm，呈低或强回声，独立于附睾、睾丸，可伴鞘膜积液和阴囊壁增厚，附睾、睾丸可充血肿胀。彩色多普勒检查结节内检不出血流信号，其周围及附睾内血流增多。

【诊断要点】

急性阴囊疼痛和肿大，结合睾丸增大、血流减少的超声表现，诊断不难。

【鉴别诊断】

1. **附睾睾丸炎** 临床表现阴囊疼痛，发热和肿胀，阴囊疼痛可以通过抬高阴囊而缓解与睾丸扭转疼痛时改变体位无缓解有区别。附睾睾丸炎睾丸血流增加，而睾丸扭转时患侧睾丸内无血流信号。

2. **外伤性睾丸血肿** 有外伤史，影像学可观察到睾丸体积增大，超声回声增强或混杂不均。

第五节　睾丸畸胎瘤

【概述】

睾丸畸胎瘤（testicular teratoma）在儿童期多小于 5 岁，约占睾丸肿瘤的 35%。是由分化成熟的 3 个胚层的组织构成，以良性居多，不发生转移，预后较好。小儿仅约 15% 分化差或含恶性成分。

【临床特点】

临床表现为阴囊肿大，阴囊内实性结节或肿块，常为偶然发现，触之质硬，与睾丸不易区分。

【影像检查技术与优选】

超声为睾丸畸胎瘤的首选检查方法，CT 和 MRI 对肿瘤内的脂肪和钙化显示得比较清楚，MRI 脂肪抑制序列可鉴别瘤体内脂肪与出血，且无电离辐射损害，更适于睾丸病变检查。

【影像学表现】

1. **超声**　良性畸胎瘤多表现为睾丸内低至中等回声肿块，内部探及大小不等的液性暗区，肿块内可探及强光点或强光斑，后方伴声影，肿块与正常睾丸组织界限不清，可显示少量血流信号。恶性畸胎瘤表现为睾丸内中等回声的实质性肿块，散在液性暗区，肿块血流丰富。

2. **CT 和 MRI**　可清晰显示畸胎瘤内的脂肪和钙化，为其特征性表现，很难将肿瘤与残存的睾丸区分（图 6-13-2）。畸胎瘤发生恶变时，表现为肿瘤短期内增大，与邻近组织器官的脂肪间隙消失，向周围浸润性生长。

【诊断要点】

睾丸实质内有软组织包块，伴有脂肪和钙化成分为睾丸畸胎瘤的影像特征表现。

【鉴别诊断】

1. **内胚窦瘤**　需与以实性成分为主的畸胎瘤相鉴别。内胚窦瘤为实性肿物，内可见多发坏死液化区，仅凭影像学表现有时很难鉴别。

2. **睾丸鞘膜积液**　需与以囊性成分为主的畸胎瘤相鉴别。睾丸鞘膜积液表现为睾丸体积、形态无变化，周围可见液体围绕。

3. **睾丸结核**　肿块形态不规则，密度不均匀，实质内可见斑点状钙化灶及坏死液化区，实质与包膜分界不清，阴囊隔与患侧睾丸融合。增强实质部分呈不均匀强化，低密度区无强化或呈环形强化。

4. **小儿睾丸血管瘤**　罕见，部分也可见钙化，瘤体早期明显强化。

第六节　睾丸内胚窦瘤

【概述】

睾丸内胚窦瘤（endodermal sinus tumor of testis）又称为睾丸卵黄囊瘤（yolk sac tumor of testis），是原始生殖细胞或多潜能细胞向胚外的中内胚层衍化的结果，是一种病理特征性强而又丰富多样的高度恶性生殖细胞肿瘤。在小儿睾丸肿瘤中最常见，约占小儿睾丸肿瘤 55%，多发生于 3 岁以下，长期存活率达 65%～70%。肿瘤细胞可合成 AFP，血清中 AFP 含量极高，血清 AFP 定量测定是内胚窦瘤的特异性诊断指标之一。

【临床特点】

临床上多以一侧阴囊内无痛性肿块就诊，无自发疼痛，触及实性肿物，质硬，活动度差，透光试验

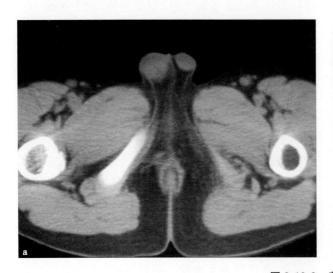
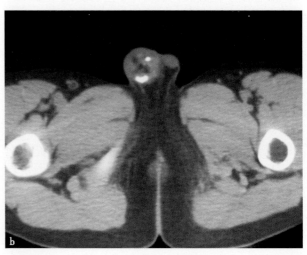

图 6-13-2　睾丸畸胎瘤
a、b. CT 平扫示右侧睾丸明显较对侧增大，边缘尚清晰，其内密度不均匀，可见钙化、脂肪密度影

阴性，阴囊表面无红肿及破溃，另一侧睾丸大小及阴囊正常。小儿内胚窦瘤就诊时约 85% 属 I 期病变，存活率达 70%，小儿睾丸肿瘤的转移途径以血液转移为主，腹膜后淋巴结肿大少见。

【影像检查技术与优选】

本病影像学表现缺乏特异性，超声检查可以发现睾丸肿块，CT 和 MRI 对肿瘤内成分的显示较超声清楚，能够准确评价肿瘤的侵犯范围以及有无邻近组织器官的转移。

【影像学表现】

1. **超声** 睾丸内强回声、低回声或等回声肿块。等回声肿瘤回声均匀，与患侧睾丸回声近似，无明显界限，如同睾丸增大。强或低回声肿瘤一般回声不均匀，患侧睾丸呈新月形，甚至消失，常合并鞘膜积液。彩色多普勒显示肿瘤内血流丰富，频谱多普勒显示为动脉血流。

2. **CT 和 MRI** CT 多表现为一侧睾丸的肿大，呈软组织肿块，边界欠清，与残存睾丸组织呈等密度、略低于肌肉组织，少数肿瘤内部可见坏死和液化区。CT 增强扫描表现为明显不均匀强化，呈絮状或斑片状，早期以周边部强化明显，强化程度接近同层血管。延迟扫描后仍可见强化，还可见同侧精索增粗伴明显强化，主要为精索内血管增粗。MRI 表现为等 T_1 长 T_2 信号，内部信号欠均匀（图 6-13-3）。

【诊断要点】

儿童特别是 3 岁以下出现无痛性睾丸肿大伴 AFP 升高，应首先考虑到睾丸内胚窦瘤。影像学大多表现为睾丸实性肿块，密度 / 信号较均匀，增强扫描表现为明显不均匀强化，呈絮状或斑片状，早期以周边部强化明显。

【鉴别诊断】

1. **畸胎瘤** 含有钙化和脂肪及囊性成分，血 AFP 阴性，与内胚窦瘤鉴别较为容易。但是当一些畸胎瘤尤其是恶性畸胎瘤不含有钙化和脂肪成分时，则鉴别较为困难，常需靠病理诊断。

2. **白血病或淋巴瘤睾丸浸润** 具有明确的病史，大多表现为双侧睾丸弥漫性明显肿大，血供丰富，常伴有身体其他部位的淋巴结肿大，血清 AFP 不高。

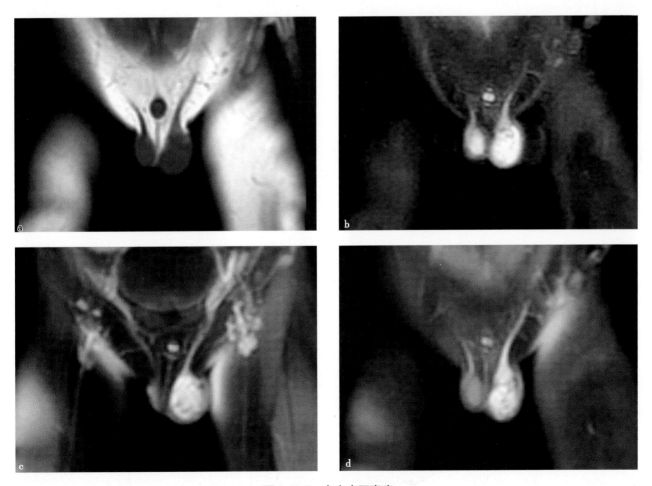

图 6-13-3 睾丸内胚窦瘤

a、b. MRI 平扫 T_1WI 及 T_2WI 示左侧睾丸肿大，边界尚清晰，内部信号欠均匀；c、d. MRI 增强检查示左侧睾丸明显强化，内部可见多发小片状无强化的低信号区

最终需组织病理学确诊。

（邵剑波　彭雪华）

参 考 文 献

[1] 杨超,李首一,郑丽萍,等. 小儿附睾囊肿的治疗体会 [J].
临床泌尿外科杂志,2003,18(9):533

[2] 贺宇凡,尚宁,肖祎炜,等. 小儿睾丸肿瘤的超声诊断 [J].
中国医学计算机成像杂志,2017,23(6):557-560

[3] 杨小英,王娅宁,雷延成. 小儿睾丸内胚窦瘤 CT 诊断 [J].
医学影像学杂志,2013,23(7):1098-1100

[4] 黄磊,张弦,许崇永,等. 睾丸畸胎瘤的 CT 和超声表现 [J].
中国医学影像学杂志,2007,15(4):313-315

第十四章　肾上腺及腹膜后疾病

第一节　先天性肾上腺皮质增生症

【概述】

先天性肾上腺皮质增生症（congenital adrenal hyperplasia, CAH）又称为先天性肾上腺皮质增生症，为一组常染色体隐性遗传性病变。由于类固醇激素在合成过程中某种酶的缺陷（以 21- 羟化酶最常见），导致肾上腺皮质激素合成不足，经负反馈作用促使下丘脑 - 垂体轴分泌促肾上腺皮质激素释放激素 - 促肾上腺皮质激素（CRH-ACTH）增加，导致肾上腺皮质增生。

本病具有潜在的致死性，也是临床导致小婴儿呕吐、脱水的病因。本病女性多见，常有家族史，活产婴儿的发病率约为 1/15 000。主要有 3 种类型：盐皮质激素缺乏失盐型、同性或女性男性化型和非经典型。

【临床特点】

不同类型的临床表现不同。①盐皮质激素缺乏失盐型：出生后在 1～2 周出现拒乳、呕吐、腹泻、电解质紊乱，低钠、低氯、高钾血症、脱水、酸中毒、动脉性低血压、阴囊 / 阴唇和乳晕有黑色素沉着等表现。本型病死率高，如无足量的氢化可的松补充，血钾可进行性增高，出现心律失常、室颤、心脏停搏；②同性或女性男性化型：幼年生长迅速、骨龄提早，性早熟者阴茎发育而睾丸未同步增大，强烈提示为周围性早熟。常伴多毛、肌肉发达、皮肤呈不同程度的色素沉着，糖皮质激素低下，ACTH 上升。女婴因阴蒂增大，类似隐睾、尿道下裂而性别难辨，至青春期则表现为原发性闭经伴外生殖器发育异常；③非经典型：无明显症状，至青春期因雄性有的表现为多囊卵巢综合征及不孕，血 17A- 羟孕酮增加。

【影像检查技术与优选】

超声、CT 和 MRI 三种检查方法中，MRI 因其具有多序列、多方位成像，信号与周围器官差异大，易显示肾上腺增生程度及与邻近器官毗邻情况。CT 薄层增强扫描及多平面成像可明确显示增大的肾上腺，尤其当间隙脂肪少的情况下，更具价值。

【影像学表现】

1. **超声**　CAH 肾上腺增大一般呈双侧、对称性，皮髓质分界清晰（图 6-14-1）。肾上腺表面凹凸不平，肾上腺内血流信号增多。

2. **CT**　CAH 肾上腺增大的 CT 征象包括：①正常肾上腺未见显示，肾上腺区呈明显增大的稍低密度灶；②增生多为双侧（图 6-14-2）；③肾上腺弥漫性增粗、增大、延长迂曲，呈"双手抱球征"，边缘弧状突起。婴儿期厚度可大于 0.5cm，甚至大于 1cm。幼儿期则厚于膈脚，多数均匀增大，也可有结节样改变，或形成肿块。增生的腺体密度均匀，但右侧肾上腺因肝脏阻挡，两肢多不易区分；④增强扫描腺体明显均匀强化，其中心可见线状明显强化影，与强化的动脉密度接近，考虑为增生肾上腺内扩张的脉管结构。

3. **MRI**　肾上腺增生的表现与 CT 所见相似，肾上腺呈弥漫性增大，T_1WI 与肝脏、肾脏信号相近，

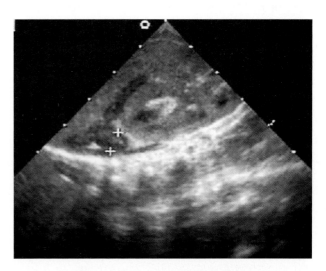

图 6-14-1　先天性肾上腺皮质增生症
超声纵切面示右肾上腺长度及厚度增大

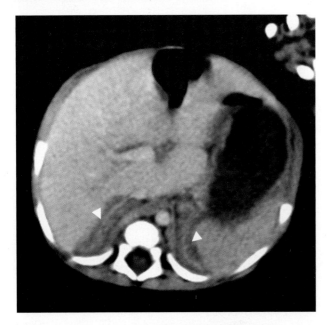

图 6-14-2　先天性肾上腺皮质增生症

CT 增强示双侧肾上腺弥漫性增粗、增大(箭头),其中心可见线样明显强化影

而高于脾脏。T_2WI 高信号,其信号强度均匀,略低于肾脏而高于肝脏、脾脏信号。

【诊断要点】

患儿出现呕吐、体重不增或逐渐消瘦,全身色素沉着,以会阴区明显。男婴阴茎较同龄儿大,女婴可有两性畸形。实验室检查促肾上腺皮质激素明显增高、高钾、低氯、低钠血症,酸中毒。结合影像学上见双侧肾上腺明显增大,即可诊断本病。

【鉴别诊断】

1. 功能性肾上腺增生(包括 Cushing 综合征、原发性醛固酮增多症)　单侧或双侧发生,可表现为肾上腺弥漫性增生,也可表现为结节样增生。肾上腺的髓质增生与皮质增生不易鉴别。肾上腺皮质增生最常见于皮质醇增多症中,约占 70%。肾上腺髓质增生一般表现为单侧或双侧肾上腺增粗,无明显肿块影,即使结节状增大,其结节一般小于 1cm,且通常不具有 CAH 肾上腺迂曲延长的表现。

2. 肾上腺皮质腺瘤　多为单侧、单发、界限清楚、有包膜、近圆形、直径 >1cm 的病灶。大多密度低于周围肾上腺组织,尤其在增强扫描的情况下,虽有部分腺瘤也可强化,但仍低于正常肾上腺组织。同时可见对侧肾上腺萎缩。若为多发腺瘤,则难与肾上腺结节增生鉴别,需结合临床。

3. 肾上腺皮质腺癌　肿瘤一般较大且密度不均匀,肿瘤内部有坏死或钙化,不均匀强化,侵及周围组织或伴有转移灶时易确诊。

第二节　新生儿肾上腺出血

【概述】

新生儿肾上腺出血(neonatal adrenal hemorrhage, NAH)发病率约 1.9‰。绝大多数在产后发现,产前宫内也可发现。本病占新生儿死亡病例的 4.9%,大部分可自行吸收,小部分因急性肾上腺功能衰竭而死亡。本病的原因和发病机制目前尚不明确,一般认为主要与围产期窒息、缺氧、酸中毒、应激、产伤和继发循环障碍等密切相关。新生儿期,肾上腺体积大,毛细血管极其丰富,壁薄、周围无间质,同时通透性高,加上低凝血因子促发因素,极易发生微循环障碍导致肾上腺缺血,形成弥漫性出血、变性和坏死,皮髓质界限不清。可迅速发生急性肾上腺功能不全或衰竭。此外,因解剖学特点,右侧肾上腺静脉甚短,直接注入下腔静脉,当下腔静脉压突然升高时,首先影响右肾上腺静脉,使其内压上升、小血管破裂而致出血。

【临床特点】

临床上 NAH 多于生后 2～7 天发病,多为男性,右侧远较左侧多见。常表现为腹部包块、黄疸、贫血,但特异性较差,由于患儿常并存其他疾病,故易漏诊。出血主要累及皮质,患儿多无肾上腺皮质功能减退症状。如出血量较大,且为双侧肾上腺出血,则可出现休克。

【影像检查技术与优选】

超声是本病的主要诊断方法,可揭示血肿形成及演变的过程。与超声相比较,CT 在定位、了解血肿形态、大小、边缘、钙化及毗邻脏器等方面优于超声。MRI 对于肾上腺血肿的亚急性和慢性期显示较超声和 CT 敏感,可明确诊断,冠状面及矢状面可对血肿进行准确定位。

【影像学表现】

1. 超声　肾上腺形态异常,肿块形成,使同侧肾脏向外下方推移。在出血早期,患侧肾上腺区呈无回声或低回声的圆形或类圆形团块,边界清楚锐利(图 6-14-3)。血凝块形成后,转变为强回声团块。随着血肿发生液化,又表现为无回声囊性肿块。血肿边缘可出现斑点状钙化。随血肿缩小逐渐恢复正常肾上腺形态。彩色多普勒显示病变区内无血流信号。

2. CT　肾上腺血肿的密度和大小取决于血肿的时期。急性期,CT 平扫表现为类圆形、三角形等密度包块,边缘比较清晰。1～3 周后,血肿体积缩小,其内密度不均性减低,首先从周边开始,逐渐向中心推进,系血凝块溶解吸收、蛋白含量下降所致。随后血肿边缘可出现薄壁钙化,肾上腺恢复三角形外观。增强扫描,肾上腺血肿无强化。若合并感染,可见厚壁环形强化。

3. MRI ①急性期,血肿为类圆形肿块,T_1WI与T_2WI均为等信号。②亚急性期,血肿体积稍小,T_1WI呈高信号。随血肿逐渐液化,T_2WI见高信号血肿被黑色低信号的含铁血黄素环包绕。③慢性期,T_1WI为低信号,T_2WI显示为高信号(图6-14-4)。增

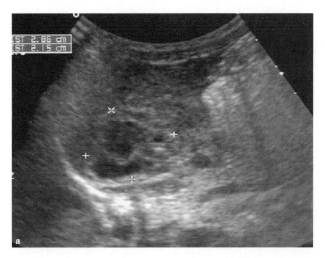
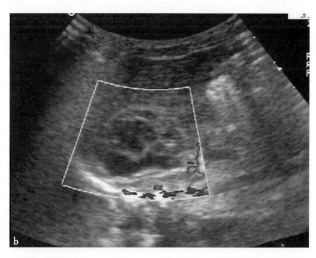

图6-14-3 新生儿右侧肾上腺出血
超声示右肾上方无回声包块,内见光带分隔呈多房状

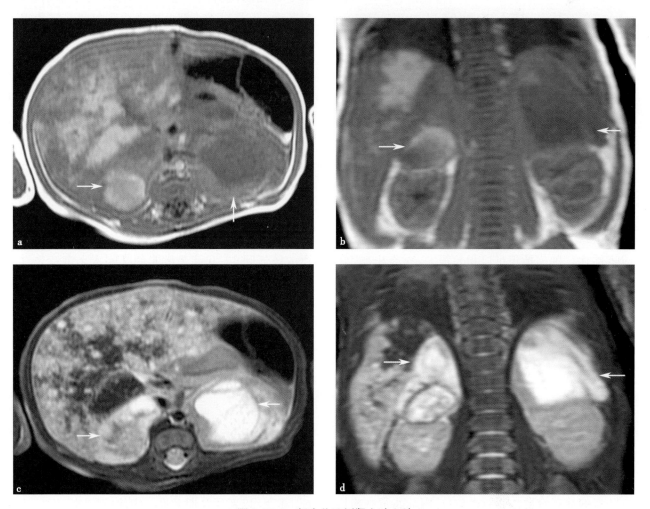

图6-14-4 新生儿双侧肾上腺血肿
a、b. MRI 平扫 T_1WI 示右侧肾上腺区不均匀高信号包块影,左侧肾上腺区低信号包块影(白箭);c、d. MRI 平扫 T_2WI 示双侧肾上腺区不均匀高信号包块影(白箭),右侧肾上腺区见黑色低信号含铁血黄素环包绕

强扫描，血肿壁呈环状强化，其内无强化。冠状面、矢状面可对血肿准确定位。

【诊断要点】

典型的影像表现为右侧肾上腺混杂密度或信号占位，不同时期的血肿其表现不一。随访复查血肿逐渐液化、钙化出现，血肿体积缩小，肾上腺逐渐恢复三角形外观，这些对于诊断具有重要价值。此外，因血肿缺乏血供，无强化，可与其他肿瘤性疾病鉴别。不典型表现包括左侧发病、多房囊性分隔、随访肿块逐渐增大或不缩小、肿块不均质导致回声混杂等。

【鉴别诊断】

主要与肾上腺神经母细胞瘤鉴别。影像上不典型 NAH 很难与新生儿肾上腺神经母细胞瘤鉴别，后者表现为实性、囊性或囊实性，内部也可伴有出血，新生儿期 24 小时尿香草扁桃酸值也不敏感，但肿瘤有进行性增大的趋势，超声随访肿块的大小变化是鉴别诊断的要点。

第三节　肾上腺神经母细胞瘤

【概述】

神经母细胞瘤（neuroblastoma，NB）来源于未分化的交感神经节细胞，故凡有胚胎性交感神经、节细胞的部位，均可有原发肿瘤。该肿瘤占小儿恶性肿瘤的 8%～10%，是小儿最常见的恶性实体肿瘤之一，也是小儿腹膜后三大常见肿瘤之一。该肿瘤的发生频率由高到低依次为肾上腺、腹膜后脊柱旁、后纵隔、盆腔和颈部。肿瘤发生部位以肾上腺最为常见，2/3 发生在肾上腺髓质，1/3 在脊柱旁交感链或嗜铬体。肿瘤体积可以相差很大，常有出血、坏死及囊变，钙化发生率高。肿瘤边界不清，易跨中线生长，可向椎间孔伸展，甚至进入椎管内，形成哑铃状肿块。瘤体常包绕大血管及其主要分支，区域及膈脚后淋巴结肿大，初诊时往往已发生远处转移。该类肿瘤具有自然逆转的机制，是神经母细胞瘤的另一特点。未分化的神经母细胞，在体内分化诱导剂作用下，可发生重新向正常细胞演变、分化，使其形态、生物学特性均趋向正常细胞，即发生再分化，临床称为肿瘤自然逆转。

神经母细胞瘤临床分期方法较多，较为权威的有儿童癌症研究协作组（CCSG）、国际儿童肿瘤协作组（POG）和国际神经母细胞瘤分期方法（INSS）等对临床治疗十分重要。经典 Evans 分期为六期：

Ⅰ期，肿瘤限于原发器官或组织，可完全手术切除；Ⅱ期，瘤体向周围扩散，但不超过中线；Ⅲ期，瘤体超过中线，或累及双侧淋巴结；Ⅳ期，发生骨骼、内脏软组织、远处淋巴结转移；Ⅳ-S 期，具有Ⅰ或Ⅱ期表现，同时有肝、皮肤、骨髓转移；Ⅴ期，多中心肿瘤。

【临床特点】

以 5 岁以下小儿多见，高峰年龄为 2 岁。一般情况差，贫血貌，50% 腹部可触及坚硬肿块，可有发热，10% 有高血压，转移出现较早，表现为头部包块、眼球突出、肝大、四肢痛等。90%～95% 的患儿尿香草扁桃酸（VMA）和高香草酸（HVA）升高，是诊断本病的重要指标。

【影像检查技术与优选】

IVP 显示肾盂、肾盏形态，可以辅助诊断肾脏肿瘤和肾外肿瘤，但难以确定肿瘤对周围其他组织的侵犯。超声检查简便、经济、无创，可以观察肿块位置和周围结构侵犯。CT 和 MRI 可清晰显示肿块的部位、大小、范围以及肿块与周围组织的关系。CT对于钙化的检出优于超声和 MRI，对于鉴别诊断有帮助，但是对于小婴儿要考虑到射线暴露危害。MRI 在显示钙化方面不如 CT，但对于显示肿瘤与周围大血管及结构的关系、椎管内病变及骨转移瘤灶等方面优于 CT。CT 和 MRI 的临床应用增加了肾上腺神经母细胞局部分期诊断的准确性，但是Ⅲ～Ⅳ期的诊断仍需要结合 PET 和放射性骨扫描技术，有助于肿瘤转移和分期诊断。

【影像学表现】

1. **超声**　肿瘤位于肾上腺或脊柱两旁，体积较大，形态多为类圆形或不规则形，轮廓清楚，边缘不规则，可呈分叶状。内部回声不均，整体呈稍高回声或较低回声，其间为散布的强回声光斑及光点。如瘤内有出血坏死则可见不规则液性暗区或高回声区。彩色多普勒可显示肿瘤内血流信号，多呈高速高阻型动脉频谱。由于瘤体较大，肾脏受压向外下移位，同时肿瘤可越过腹正中线包绕脊柱前大血管。远处转移时，腹膜后淋巴结肿大，其他脏器内可出现转移灶。

2. **CT**　平扫肿块常位于肾上腺区、脊柱旁及腹膜后中线，多为大结节状或团块状，形态不规则，无包膜，常跨中线生长。75%～80% 有钙化，其中砂粒状钙化较为特征，也可呈斑块状。肿瘤易发生坏死、囊变，以新生儿期多见。瘤体向周围浸润生长，推移、侵犯肾脏，并包绕大血管及其主要分支，称为"血管包埋征"，具有一定特点，是与其他腹膜后恶性肿瘤不同之处。增强扫描，肿瘤呈不均匀强化，坏死、囊变区不强化，可更清楚显示腹膜后大血管包埋征（图6-14-5）。此外，膈脚后淋巴结可直接受累，60%～70%可发生远处转移，如骨、头颅、肝、皮肤、胸部等部位。神经母细胞瘤、神经节母细胞瘤均为恶性，不易区别，而节细胞神经瘤分化好，CT平扫瘤体密度低于肌肉组织，钙化少，增强扫描其密度仍然低于肌肉组织。

3. MRI　T_1WI上肿瘤信号常低于或类似肝实质，其间可有高信号区。T_2WI上肿瘤信号较高，且不均匀。在T_1WI与T_2WI上均呈低信号者多为钙化灶，呈点状或斑块状。肿块常常跨中线生长，并包绕大血管使之变形（图6-14-6），肿块与大血管之间的脂肪信号消失，是本病的重要征象。增强瘤体明显不均匀强化，坏死区无强化，邻近组织和结构可受侵犯呈异常强化。脊柱旁肿瘤可向椎管内侵犯生长，形成哑铃状，MRI可清晰显示椎管内外的改变。MRI对显示神经母细胞瘤骨转移有一定价值，转移灶在FSEIR序列呈高信号。增强T_1WI脂肪抑制序列可见转移灶呈斑片状强化（图6-14-7）。

【诊断要点】

典型的肾上腺神经母细胞瘤具有瘤体大、易坏死囊变、80%以上瘤体内有钙化、跨中线生长、包埋血管生长、局部或远处淋巴结转移及骨转移等特点。结合临床上尿香草扁桃酸（VMA）增高，有助于确诊。

【鉴别诊断】

1. **肾母细胞瘤**　除肿瘤本身的密度/信号特点、生长特性以外，钙化、腹膜后血管侵犯包埋、骨转移等征象均有助于鉴别神经母细胞瘤和肾母细胞瘤。鉴别的关键是了解肾脏的改变。前者对肾脏以推移为主，直接侵犯破坏仅在肾脏局部，而后者是原发于肾脏本身，肿瘤早期就已经发生改变。

2. **肾上腺血肿**　肾上腺血肿自身的密度/信号

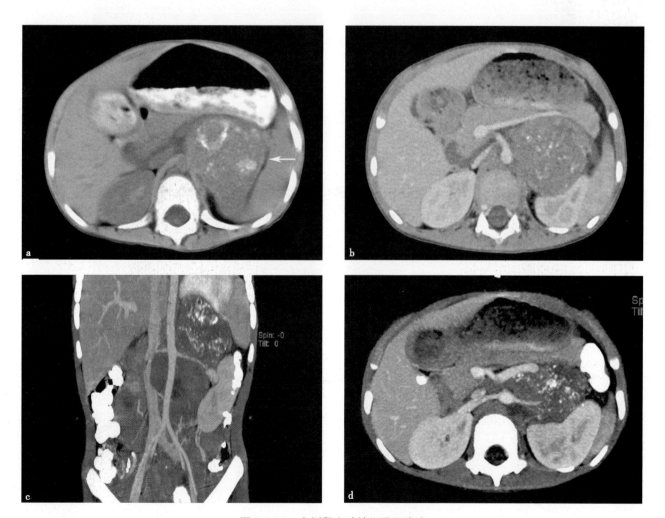

图6-14-5　左侧肾上腺神经母细胞瘤

a. CT平扫示左腹膜后区不规则软组织肿物，其内可见多发钙化斑；b. CT增强检查示左腹膜后肿物轻度不均匀强化，肿物紧邻主动脉，且压迫脾静脉、左肾；c. CT增强检查MPR重组图像显示肿瘤与主动脉、下腔静脉、左肾动脉关系；d. CT增强检查示肿瘤包绕左肾静脉，腹膜后淋巴结增大

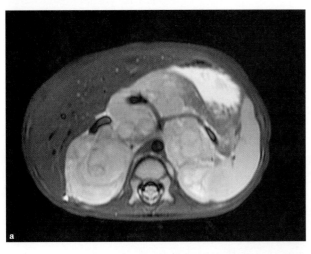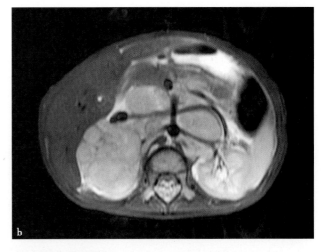

图 6-14-6 右侧肾上腺神经母细胞瘤
a、b. MRI 平扫 T₂WI 脂肪抑制序列显示肿块跨中线生长，并包绕大血管使之变形

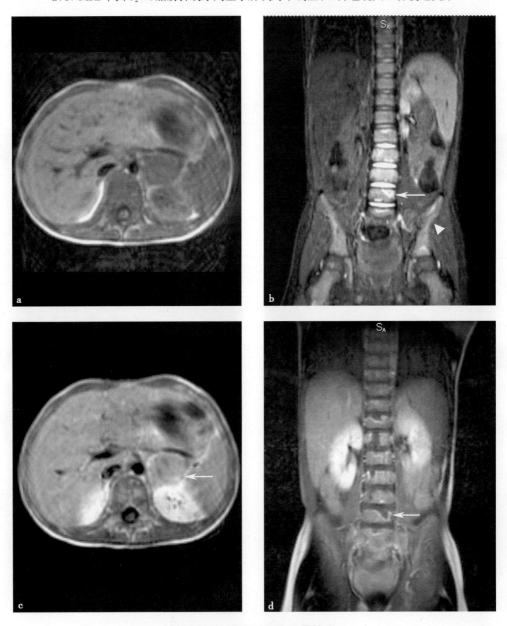

图 6-14-7 神经母细胞瘤骨转移
a. MRI 平扫 T₁WI 示左侧腹膜后肾上腺区可见偏低信号实性肿块影；b. MRI 平扫 FSEIR 示胸腰椎（白箭）、双侧髂骨（白箭头）、双侧股骨广泛不规则高信号病变；c. MRI 增强检查示左侧腹膜后肿物轻度不均匀强化（白箭）；d. MRI 增强检查示胸腰椎病变边缘强化（白箭），双侧髂骨异常强化

有其特点，追踪复查发现血肿逐渐液化，钙化出现，血肿体积缩小，肾上腺逐渐恢复三角形外观，这些对于鉴别诊断有价值。MRI 对于肾上腺血肿的亚急性和慢性期显示较有特点，不同于肾上腺神经母细胞瘤。

3. 肾上腺皮质癌　两者不同的是 NB 对周围大血管呈包埋性侵犯。

第四节　肾上腺嗜铬细胞瘤

【概述】

嗜铬细胞瘤（pheochromocytoma）于 1912 年由 Pick 首次报道，因肿瘤内主要由嗜铬细胞构成而命名。嗜铬细胞瘤 80%～85% 起源于肾上腺髓质，大多数为单侧，右侧稍多。具有分泌肾上腺素、去甲肾上腺素、多巴胺功能。

小儿嗜铬细胞瘤较为少见，见于 6～14 岁少年，男女之比约为 2∶1。儿童大多数为良性，恶性者仅占约 2%。儿童双侧发病明显高于成人，约占 24%（成人为 10%）。嗜铬细胞瘤 80%～85% 起源于肾上腺髓质，儿童位于肾上腺外者和多部位者均约为 30%（成人为 10%）。

【临床特点】

临床症状复杂多变，绝大多数表现为阵发性高血压和持续性高血压，后者占 90%，由于分泌过多的儿茶酚胺所致。伴有头痛、出汗、心悸、焦虑、恶心和呕吐、腹痛、胸痛、视力障碍等。实验室检查甲氧基肾上腺素（metanephrines，MN）和去甲-3-甲氧基肾上腺素（normetanephrine，NMN）是最可靠的筛选方法，阳性率可达 98%。

【影像检查技术与优选】

结合临床表现和实验室检查，肾上腺嗜铬细胞瘤的影像学诊断不难。值得注意的是，由于碘造影剂可引起血浆儿茶酚胺升高，患儿若有高血压危象或未曾接受过肾上腺素阻滞剂治疗时，应尽量避免静脉注射造影剂做增强 CT 扫描。由于嗜铬细胞瘤可多发，也可位于肾上腺外，当肿瘤较小时，超声、CT 和 MRI 的敏感性和特异性均下降。核素间碘苄胍（metaiodoenzylguanidine，MIBG）显像在肾上腺外嗜铬细胞瘤的定位和定性诊断中占有重要价值。

【影像学表现】

1. 超声　声像图表现为瘤体大小不一，呈圆形或椭圆形，轮廓清晰，表面光整，有包膜，边缘高回声而平滑，与肾包膜回声构成典型的"海鸥征"。内部回声可呈高、中、低不同回声等级。肿瘤内部有出血或玻璃样变性时，内部呈混合回声，部分病例可出现钙化灶。彩色多普勒显示肿瘤内部呈散在点状血流信号。嗜铬细胞瘤常可异位于肾门附近、腹主动脉旁或髂动脉旁，也可异位于膀胱内、胸腔及纵隔内。

2. CT　肿瘤单侧多见，位于肾上腺区显示为圆形或椭圆形软组织肿块，边缘清晰，多数直径为大于 5cm，个别可达 10cm 以上，密度均匀或不均，其中低密度区代表陈旧性出血、坏死和囊变（图 6-14-8）。约 15% 可见钙化。增强扫描瘤体实性部分明显强化，坏死和囊变区无强化，周围可见环状厚壁强化。肿瘤若恶变，表现为生长较快、瘤体大、形态不规则，且坏死、出血及囊变率更高、范围更大，与周围分界模糊不清。肿瘤可转移到肝、胰、淋巴结、脊柱、肋骨及颅骨等。如肾上腺区未见肿瘤，应扩大扫描范围。

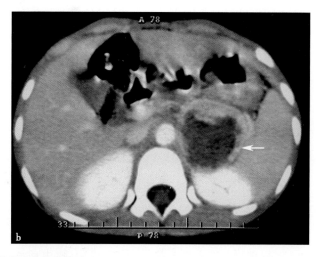

图 6-14-8　左侧肾上腺嗜铬细胞瘤
a. CT 平扫示左侧肾上腺区见类圆形低密度肿块；b. CT 增强检查示瘤体坏死和囊变区不强化，但周围可见环状厚壁强化（白箭）

3. MRI　嗜铬细胞瘤的形态、大小与CT表现相似。在T_1WI上肿瘤常呈低信号，T_2WI为高信号，其中央因坏死、囊变而信号更高。增强肿瘤血供丰富，故瘤体强化显著。早期，肿瘤呈网格状信号增高，延迟扫描肿块信号趋于均匀，但信号强度仍高。如有坏死、囊变区，则无强化，肿瘤边缘区强化尤其显著。

【诊断要点】

肾上腺嗜铬细胞瘤的诊断要结合典型的临床表现及生化检查，尿MN和NMN及其代谢产物水平增高。儿童患有高血压或低血压、头痛伴视力模糊、"心肌炎"及不明原因抽搐，应该考虑儿茶酚胺增多症的可能。结合CT和／或MRI发现肾上腺占位，可诊断嗜铬细胞瘤。

【鉴别诊断】

在儿童，嗜铬细胞瘤需要与肾上腺神经母细胞瘤、节细胞神经瘤、肾上腺皮质癌鉴别，单纯从影像征象来鉴别较为困难，以下几个方面可供参考：①肿瘤大小、神经母细胞瘤和皮质癌体积最大，直径往往大于6cm，而嗜铬细胞瘤直径3～5cm，节细胞瘤可更小；②肿瘤形态、神经母细胞瘤和皮质癌常突破包膜向周围侵犯，有跨中线生长的趋势；而嗜铬细胞瘤和节细胞瘤往往包膜完整，与周围分界清楚；③肿瘤的密度与信号、嗜铬细胞瘤具有典型的长T_1长T_2信号，中央坏死区信号更高，增强有早期强化，延迟持续强化的特点；而神经母细胞瘤和皮质癌坏死囊变更多，前者钙化灶可达80%以上。节细胞瘤强化均匀，钙化少；④与血管的关系、神经母细胞瘤和皮质癌常包埋大血管，血管瘤（癌）栓多见；而嗜铬细胞瘤和节细胞神经瘤无此征象。⑤结合临床资料、神经母细胞瘤发病年龄较小，一般为1～5岁，就诊时多已发生转移，且90%～95%的患儿尿香草扁桃酸（VMA）和高香草酸（HVA）升高，是诊断本病的重要指标。皮质癌，尿17酮类固醇升高。嗜铬细胞瘤具有三联症状："头痛、心悸、多汗"，尿MN和NMN阳性率可达98%，是最可靠的筛选方法。

第五节　肾上腺皮质癌

【概述】

小儿肾上腺皮质肿瘤（adrenal cortex tumor），与成人不同，即使通过组织学检查也难以鉴别其良恶性，文献报道，儿童肾上腺皮质癌和肾上腺皮质瘤二者发生率之比约为4:1。肾上腺皮质癌是10岁

以下儿童Cushing综合征的主要原因，发病年龄最常见于5岁以下，女性多见，男女之比约为1:5。病理上将肾上腺皮质癌分为两类：分化型和间变型。绝大多数为单侧，左侧多见，双侧发生者约5%。瘤体易发生钙化（24%）及坏死（76%）。

【临床特点】

按有无内分泌功能分为功能性和无功能性两种类型。前者以女性较多，临床上以皮质醇及伴随的男性化为特征，少数为醛固酮增生症、男性化或男性女性化表现；后者则以男性和老年人为多。由于本病的症状较为隐蔽、且生长快，故发现时瘤体往往较大，50%病例已有转移，尿17酮类固醇升高。皮质癌以邻近组织如肾、下腔静脉、膈肌脚、Gerota筋膜侵犯和局部淋巴结的转移最常见。远处转移以肝最常见。5岁以下肾上腺皮质癌患儿的预后明显好于5岁以上患儿。

【影像检查技术与优选】

对于肾上腺皮质癌病灶全貌、肿块与脏器分界、肾脏移位、下腔静脉瘤栓、钙化和脂肪成分的显示上，CT、MRI优于超声，能很好地确定肿瘤的起源，观察肿瘤与邻近器官的关系以及静脉受侵情况。

【影像学表现】

1. 超声　肿块一般较大，形态多样，以不规则形及分叶状为主。包膜不完整，肿瘤内部回声不均，较大肿瘤内部回声杂乱、强弱不均，有出血坏死时其内可见斑片状无回声区或高回声团块，部分病例肿瘤内见钙化灶。彩色多普勒显示肿块内及周边血流丰富。肿瘤可压迫肾脏和腹膜后大血管，使其移位。若瘤体侵入至肾静脉及下腔静脉可见血管腔内有条索状瘤栓。

2. CT　肾上腺区见巨大分叶状混杂密度肿块，体积较大，边界光滑锐利，侵犯周围结构时边界不清晰，密度不均匀，内有不规则低密度坏死区或出血灶。约30%的肿瘤可见钙化。增强扫描，肿瘤呈明显不均匀强化，中央坏死明显时可呈不规则厚壁环状强化。有些病例可见薄的包膜状强化（图6-14-9）。增强扫描还可清晰显示肿瘤对邻近结构的局部侵犯或区域淋巴结转移。

3. MRI　瘤体于T_1WI呈等信号，坏死区为低信号，出血区则为高信号，钙化难以显示。T_2WI呈稍高或高信号，坏死区信号增高更明显。静脉内瘤栓在T_2WI上呈高信号。增强扫描，肿瘤呈不均匀强化，静脉内瘤栓的强化程度与原发灶一致，有利于鉴别诊断。

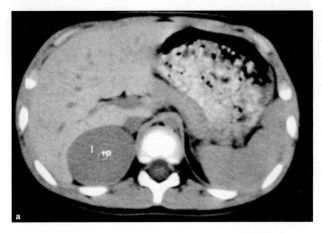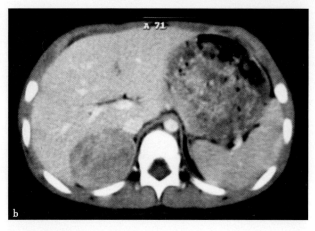

图 6-14-9　右侧肾上腺皮质癌

a. CT 平扫示右侧肾上腺区见类圆形等密度软组织肿块，边缘光整；b. CT 增强检查示瘤体呈不均匀强化，坏死和囊变区不强化，周围可见环状包膜强化

【诊断要点】

对于 5 岁以下儿童伴有性早熟等内分泌症状的肾上腺肿瘤，要考虑肾上腺皮质癌或腺瘤诊断。影像学上具有瘤体较大、常见坏死囊变及出血、不均匀强化及易出现静脉瘤栓等特点。

【鉴别诊断】

儿童肾上腺皮质癌与肾上腺皮质腺瘤在病理上也比较难鉴别。有文献报道用肿瘤的大小和均质性来鉴别腺瘤和腺癌。如伴有远处转移和血性播散，可做出腺癌诊断。腺瘤在 T_1WI 和 T_2WI 上都类似于肝脏信号强度，不同于皮质癌，且增强前后密度都均匀。

其他主要鉴别诊断包括肾上腺神经母细胞瘤、嗜铬细胞瘤等。鉴别较难时，需要结合临床和实验室检查，如尿 17 酮类固醇升高。最终需组织学检查确诊。

第六节　肾上腺皮质腺瘤

【概述】

肾上腺皮质腺瘤（adrenocortical adenoma）包括皮质醇增多症腺瘤（Cushing 腺瘤）、原发性醛固酮增多症腺瘤（Conn 腺瘤）及无功能性腺瘤。①Cushing 腺瘤：起源于肾上腺皮质束状带，有完整包膜，主要特征是皮质分泌过多的糖皮质激素；②原发性醛固酮增多症腺瘤（Conn 腺瘤）：占 65%～80%，起源于肾上腺皮质球状带，绝大多数为单发，直径小于 2cm，有完整包膜，主要特征是血浆醛固酮水平增高，血浆肾素和血管紧张素Ⅱ降低；③无功能性腺瘤：有完整包膜，细胞分化良好，类似于正常肾上腺皮质致密细胞，可见透明细胞，亦有分化较差，组织学上很难区别的良、恶性者，又由于不分泌皮质激素，因而无生化异常和功能亢进表现。

【临床特点】

Cushing 腺瘤典型的临床表现为向心性肥胖、满月脸、水牛背、高血压、皮肤紫纹和瘀斑、肌肉萎缩、月经紊乱和多毛等。原发性醛固酮增多症腺瘤表现为高血压、钠潴留、低血钾、多饮多尿和周期性瘫痪等。

【影像检查技术与优选】

超声检查虽有可能发现肾上腺增生，但检出率较低。CT 可在肾上腺皮质结节性增生与皮质腺瘤的鉴别诊断中提供重要帮助。MRI 应用梯度回波同、反相位检查，腺瘤因含有脂类成分于反相位图像上信号明显减低，可与其他肿瘤鉴别。

【影像学表现】

1. Cushing 腺瘤

（1）超声：表现为一侧肾上腺区的圆形、椭圆形肿块，边界呈高回声且清晰光整，有完整包膜，有球体感，内部为均匀低回声（图 6-14-10），对侧肾上腺可缩小。

（2）CT：通常表现为边界清楚的肾上腺孤立性肿块（图 6-14-11），位于肾上腺两侧肢之间，或相连，呈圆形或类圆形，直径多为 2～3cm。密度均匀，类似肾脏密度，或因瘤细胞内含脂质而近似于水样密度，极少有钙化。增强扫描呈轻至中度强化。动态增强检查，腺瘤呈快速廓清表现。同侧残存和对侧肾上腺侧肢厚度和体积均可缩小。

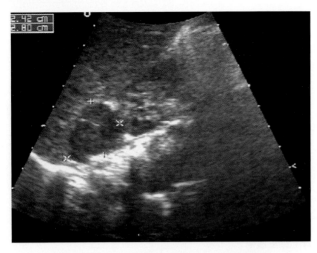

图 6-14-10　右侧肾上腺 Cushing 腺瘤
超声示右肾上方结节状低回声团块,边界清晰

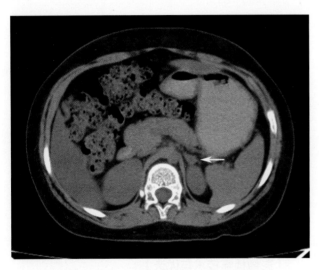

图 6-14-11　左侧肾上腺 Cushing 腺瘤
CT 平扫示左肾上腺两侧肢之间圆形等密度结节(箭头)

(3) MRI: T_1WI 信号接近肝脏,T_2WI 信号略高于肝脏,边缘清楚,包膜呈环形低信号影,增强后呈快速廓清表现。MRI 化学位移成像对腺瘤的定性有诊断意义,表现为反相位信号明显减低。

2. 醛固酮腺瘤(Conn 腺瘤)

(1) 超声:绝大多数为单发,在肾上腺区见孤立性小肿块,呈圆形或椭圆形,球体感明显,直径 1~2cm,呈实性低回声,其边界光滑、整齐,为高回声。

(2) CT:多数为单发孤立性小肿块,呈圆形或椭圆形,与侧肢相连或位于两侧肢之间,边界清楚,直径 2cm 以下,偶尔达 3cm,密度均匀,略高于脂肪而近似水密度,主要与瘤内含脂类物质有关,其同侧及对侧肾上腺均无萎缩性改变。增强扫描腺瘤轻度强化,其余部分肾上腺强化明显,动态增强检查,腺瘤呈快速廓清表现。

(3) MRI: T_1WI 信号接近肝脏,T_2WI 信号略高于肝脏,边缘清楚。应用梯度回波同、反相位检查,腺瘤表现为反相位信号明显减低,提示瘤内含脂类成分。增强后瘤体可强化。

【诊断要点】

单侧肾上腺孤立性结节,形态较小,境界清晰,动态增强检查显示腺瘤呈快速廓清表现。MRI 化学位移成像对腺瘤的定性有诊断意义,表现为反相位信号明显减低。结合临床表现及生化检查指标,通常不难作出诊断。

【鉴别诊断】

1. 肾上腺皮质增生　结合临床表现和相关的生化检查指标可以明确诊断。

2. Conn 腺瘤与 Cushing 腺瘤　单纯从影像学角度区别两者比较难,需要结合临床与实验室生化检查。因为两者的形态相似,都呈圆形或椭圆形,Conn 腺瘤一般较小,增强强化不明显;Cushing 腺瘤偏大,增强往往呈轻度至中度强化。

3. 肾上腺皮质癌　儿童肾上腺皮质癌与肾上腺皮质腺瘤在病理上也比较难鉴别。前者较大且质地不均匀,易发生坏死囊变及出血。如有远处转移和血性播散,应考虑皮质癌。

第七节　腹膜后淋巴管瘤

【概述】

淋巴管瘤(lymphangioma)临床并不少见,80%~90% 发生在 2 岁前小儿,可发生于身体任何部位,以颈部最常见,腹部淋巴管瘤较少见,在所有淋巴管瘤中所占比例不足 1%,常累及肠系膜和腹膜后间隙。淋巴管瘤的病因尚未取得一致意见,目前多倾向于两种观点:①先天性学说认为淋巴管瘤是胚胎期部分淋巴管与正常的淋巴系统发生分离,残存的淋巴组织细胞增生,在逐渐积聚淋巴液的压力影响下,淋巴管扩张而形成,这一理论支持淋巴管瘤主要发生于儿童;②后天性学说认为因感染、肿瘤、手术或退行性变导致淋巴管的堵塞,管径逐渐增大,最终导致囊肿形成。然而,上述两种学说都不能解释淋巴管的侵入性,增生活跃的内皮细胞可缓慢地侵入或压迫周围的组织,导致邻近正常的组织结构萎缩,并影响其功能。

病理学类型有三种:①囊状淋巴管瘤,由较大的单一或多数的淋巴管腔隙组成,呈圆形或分叶囊状,囊壁由薄层胶原纤维构成,血管贫乏,腔内见无色或淡黄色水样液，多见于颈部、纵隔、腹膜后间隙；②海绵状淋巴管瘤，由大量小的多房性腔隙构成，淋巴管囊腔扩大呈窦状，切面呈海绵状，囊壁衬内皮细胞，周围结缔组织为基质，腔内含淋巴管液或血性混合液体，局限者边界清楚，弥漫者呈浸润性生长，多见于肢体和胸腹壁；③毛细淋巴管瘤，由细小淋巴管构成，外观可呈乳头状或疣状结节，淋巴管增生扩张，管腔较毛细血管稍大，多见于皮肤及黏膜处。上述几种淋巴管瘤可混合存在。

【临床特点】

早期因体积小常无症状，当增长到较大体积时压迫周围血管、神经、脏器才出现相应症状。小儿往往因发现腹部包块就诊，其次是腹痛、呕吐、腹胀等。发生在腹膜后的淋巴管瘤向腹腔内扩展，查体有波动感和移动性浊音，易误诊为腹水。盆腔范围内的腹膜后淋巴管瘤易误诊为卵巢囊肿、囊性畸胎瘤等。

【影像检查技术与优选】

超声检查存在重叠影像及肠管气体伪影等因素的影响，有一定的局限性。CT 是小儿腹膜后淋巴管瘤的首选检查方法之一，可清楚显示肿瘤的大小、形态与毗邻关系，并与其他腹膜后肿瘤相鉴别。MRI 的多平面扫描对于肿瘤的范围、成分以及相邻脏器受累程度的显示具有明显优势。

【影像学表现】

1. X线　淋巴管瘤较小时，无论平片或消化道造影、静脉尿路造影多无异常发现。巨大的淋巴管瘤腹部平片可显示占位征象，胃肠钡剂造影、静脉尿路造影或动脉造影可显示胃肠、肾及输尿管或腹膜后血管受压移位。

2. 超声　腹膜后淋巴管瘤以囊性淋巴管瘤最常见。超声呈单房或多房状囊性无回声肿块，其内也可有细小均匀弱回声点，后方无声影。后壁轮廓受脊柱、骶骨的限制而紧贴其上，并能确定其在腹膜后的分布范围。超声定位下可以行囊肿穿刺，若抽出淋巴液可确诊。

3. CT　淋巴管瘤呈单房或多房，以低密度为主，密度较均匀，反映了淋巴管腔内含有液体的特性。增强扫描仅见边缘及病灶内的分隔轻度强化，反映了本病缺少血管结构的组织学特点。若合并感染，囊壁可增厚，囊液密度增高。若淋巴管瘤内含有血管瘤组织，病理上称淋巴管血管瘤，增强扫描血管瘤组织强化，而淋巴管瘤组织不强化（图6-14-12）。

4. MRI　对于瘤体内含有蛋白、脂肪或少量出血成分，MRI 通过病灶信号的变化可给诊断带来有益的帮助。典型淋巴管瘤 MRI 表现为在 T_1WI 呈低信号，在 T_2WI 呈高信号。在 T_2WI 上还可见瘤内低信号分隔，为多囊壁或纤维分隔。

【诊断要点】

腹膜后囊性薄壁肿块，单囊或多囊，可沿组织间隙"爬行性生长"。增强囊壁和间隔强化。病灶出血可见"液 - 液"平面，瘤体内信号可混杂。

【鉴别诊断】

腹膜后淋巴管瘤需与其他腹膜后或腹腔内常见的囊性占位鉴别。病变不大时，依据病变特点诊断不难。病变巨大时，由于囊肿邻近器官的解剖结构发生严重改变，诊断困难，以下疾病需要与之鉴别。

1. 囊性畸胎瘤　由多胚层组织组成，CT 表现多为单房，厚壁，边界清楚的混杂密度影，其中如见到骨骼、钙化或脂肪，诊断不难。无此典型表现者不易诊断。

2. 肠重复畸形　与肠道相通时常常含气，易于

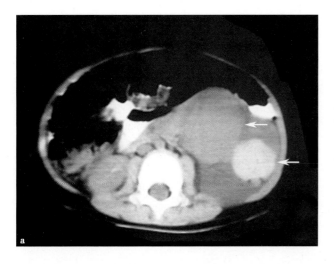
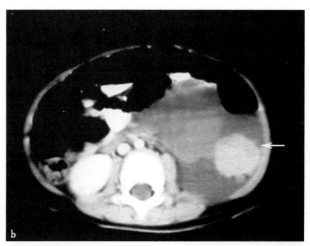

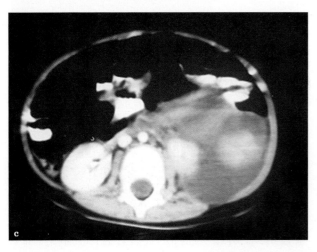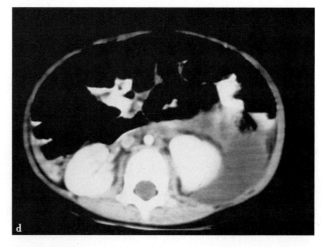

图 6-14-12　腹膜后淋巴管瘤伴出血

a. CT 平扫示左腹膜后可见一不规则低密度肿物，其内伴有多个高密度区（白箭），边界清晰；b～d. CT 增强示该肿物边缘及内部未见明显强化，高密度区为瘤内出血（白箭）

鉴别诊断。不含气时形状类似于肠管或呈圆形厚壁囊性占位，增强后囊壁强化明显。

3. 卵巢囊肿　小婴儿的卵巢囊肿多数位于下腹部，容易与淋巴管瘤混淆。卵巢囊肿多数表现为圆形薄壁囊肿，无间隔。超声观察在正常解剖位置是否存在正常卵巢有助于鉴别诊断。

第八节　腹膜后畸胎瘤

【概述】

畸胎瘤（teratoma）为由两种或三种胚层分化的组织，也可以是除了中胚层以外的单胚层组织构成的肿瘤。根据所含组织的分化程度分为：①未成熟型畸胎瘤（immature teratoma）：由胚胎性组织构成的畸胎瘤；②成熟型畸胎瘤（mature teratoma）：含有胎儿性或成人性组织，或两者兼有的畸胎瘤。畸胎瘤占腹膜后原发肿瘤的 2.5%，发病以女性略多。小儿腹膜后畸胎瘤发生率仅次于肾母细胞瘤和神经母细胞瘤，占性腺和性腺外畸胎瘤的 5%～10%，以良性畸胎瘤常见。病理上，肿瘤大小不等，多为类圆形，包膜光滑，实性或囊性，囊壁厚薄不一，内壁光滑或有结节，囊内容物为液体或油脂样物质，多有骨骼、牙齿、毛发等，可有小出血、坏死。

【临床特点】

临床可无明显症状，多以腹部包块或体检偶然发现就诊，只有肿瘤推移压迫周围脏器或血管受侵时才出现相应的症状、体征，如以呕吐、上消化道出血、血尿等入院。

【影像检查技术与优选】

腹部平片价值不大，超声存在重叠影像及肠管气体伪影等因素的干扰，在定位、定性诊断方面有一定的局限性。CT 和 MRI 成为小儿腹膜后畸胎瘤的主要检查方法，两者均可显示肿瘤内成分，根据肿瘤成分的比例不同预计其良恶性，并与其他腹膜后肿瘤相鉴别。MRI 对于肿瘤的范围、成分以及相邻脏器受累程度的显示较 CT 更有优势。

【影像学表现】

1. X 线　腹部平片及胃肠造影、静脉尿路造影主要显示腹部近中线区域的钙化灶及肿瘤较大时对周围组织脏器的推移征象，对于钙化不明显或肿瘤较小者容易漏诊。

2. 超声　腹膜后显示具有脂 - 液界面的肿块，当其内探及强回声并后方伴声影的骨骼或钙化灶时可以明确畸胎瘤的诊断。

3. CT 和 MRI　CT 可见液性低密度区占肿瘤主体，同时可见钙化或骨化高密度像，钙化或骨化形态以斑点状及线样多见，也可呈不规则团块状。囊实性者囊壁光滑，或有形态不同、大小不一的壁结节突向囊内，壁结节构成实体成分。囊性成分无强化，实性成分呈轻中度强化。CT 显示钙化或骨化具有确诊意义，MRI 对于脂肪成分敏感度相对较高。分化成熟的良性畸胎瘤边界多较清楚，包膜完整（图 6-14-13）。

【诊断要点】

典型的畸胎瘤呈多种组织成分构成的混杂密度 / 信号肿块，内见脂肪和钙化可确诊。在鉴别肿

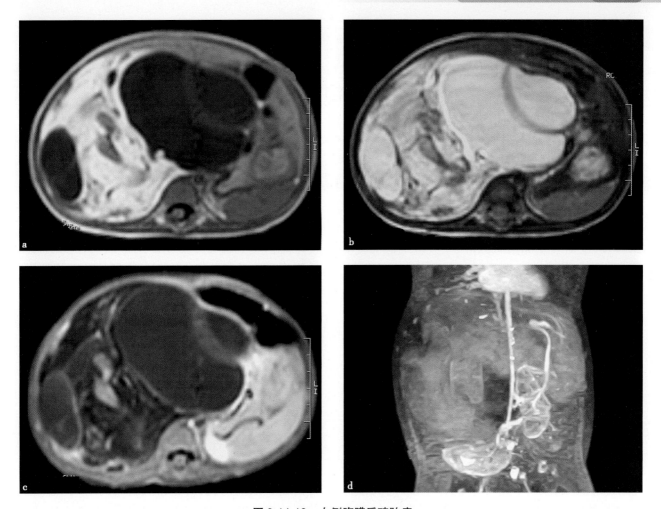

图 6-14-13　右侧腹膜后畸胎瘤

a、b. MRI 平扫 T$_1$WI 及 T$_2$WI 示右侧腹膜后间隙一巨大混杂信号肿物,跨越中线向对侧生长,边界较清晰,其内可见囊性、实性及脂肪成分;c. MRI 增强检查示脂肪抑制序列显示脂肪信号明显减低,肿物实性成分、囊间分隔可见强化;d. MRI 增强检查 MIP 三维重组图像显示腹主动脉显影清晰,右肾受压,向下移位,长轴向外旋转,位于盆腔入口水平。下腔静脉被推挤移位。左肾位置、形态良好

瘤的良恶性上主要依靠肿瘤的完整性及生长方式,恶性畸胎瘤的征象是肿块与周围脂肪间隙模糊或消失、向周围组织浸润,极少数出现腹腔淋巴结转移、腹膜扩散转移等。

【鉴别诊断】

囊性畸胎瘤缺少脂肪和钙化者,往往需要与位于肾前的胰腺囊肿鉴别,此时要注意胰腺的形态。

第九节　寄　生　胎

【概述】

寄生胎(parasitus)又称为胎中胎或包入性寄生胎,指在一完整胎体的某部分寄生另一具或几具不完整的胎体,是单卵双胎或多胎的一种特殊形式。发生机制一般认为是由于受精卵在胚胎发育早期的内细胞群阶段,胚泡内全能细胞团分裂成两团或两团以上的内细胞群,如这些内细胞群均等地发育,便成为正常双胎或多胎。如因某种原因内细胞群分裂成为大小不等的两团,大的一团得到充分的胎盘血液供应而继续发育成为正常胎儿,而小的一团或几团内细胞群因与大而发育正常的胚胎通过卵黄血管吻合,其发育受到限制或停止,并逐渐被包入其体内,成为单具或多具寄生胎。若未被包入体内,则形成连体畸形。寄生胎与连体畸形无独立生活能力,但于寄主体内仍是活的组织,其营养供给来自寄主,随寄主的成长而增大,但其因营养缺乏而造成发育不正常或严重畸形,多为无脑畸形,没有五官。

【临床表现】

主要为寄主自身的身体外观畸形、体内脏器压迫症状和由寄生胎代谢产物或无菌坏死、腐败后的毒素引起的寄主中毒症状。

【影像检查技术与优选】

普通 X 线可发现腹部肿块内骨化及钙化灶,其定位及定性诊断价值有限。超声可探明患儿体内寄生胎的发生部位,探查肿块内是否存在轴骨系统来加以区分畸胎瘤和寄生胎。产前超声应注意对双胎、多胎的观察,因其发生畸形的概率较大。CT 是诊断寄生胎的最佳影像学手段,必要时可行增强扫描了解寄生胎的血供情况以指导临床治疗。MRI 适用于产前 B 超检查的补充和出生后检查。MRI 多平面扫描有助于定位诊断,不用造影剂即可显示流空血管,了解寄生胎的血供情况,可指导临床制订手术切除方案。

【影像学表现】

1. X 线 腹部平片可显示肿块内部骨化、钙化灶,静脉尿路造影、钡餐或钡灌肠等可显示肿块造成的周围脏器移位等间接征象,但易误诊为畸胎瘤。

2. 超声 产前超声可探明胎儿体内肿块的发生部位,是否存在轴骨系统来加以区分畸胎瘤和寄生胎,了解寄主及寄生胎儿畸形及严重程度,以指导临床。

绝大多数寄生胎位于寄主的上腹部及腹膜后间隙,其他部位罕见,本身外被皮肤、毛发,有类似脐带结构的明确供血源且位于羊膜样的囊内,肿块内有脊柱或构成脊柱的椎体回声。然而并不是所有的寄生胎都具有脊椎,大约 9% 的寄生胎并不具有发育完全的脊椎结构。

3. CT 典型表现为寄主(一般为新生儿或婴儿)腹膜后巨大、不均匀密度肿块,形状不规则,当有类似脊椎椎体、长骨的骨骼结构存在时可以明确诊断。如果没有发现类似椎体、长骨结果时不能完全排除寄生胎的诊断。增强扫描可以显示肿瘤的血供来源,一般腹膜后寄生胎的血管多来源于肠系膜上动脉(胚胎期卵黄动脉发育而来)或腹主动脉。连体畸形表现为寄主体旁的不规则肿块,形状与寄主体的某部分具有相似的组织结构,血液供应来自寄主体(图 6-14-14)。

4. MRI 表现为腹内混杂信号肿块,显示周围羊膜囊囊腔及脂肪组织。但对于脊柱及其他骨化、钙化结构显示不如 CT,有时会误诊为畸胎瘤。

【诊断要点】

典型寄生胎为巨大、不均匀密度肿块,形状多不规则,周围羊膜囊囊腔,当有类似脊椎椎体、长骨的骨骼结构存在时可以明确诊断。

【鉴别诊断】

寄生胎主要与畸胎瘤鉴别。主要鉴别点为寄生胎内有脊柱即椎骨系统,而畸胎瘤仅有零星的骨质。寄生胎在解剖学上和组织学上有比较成熟、分化良好的器官系统,可具有正常人体结构组织,而畸胎瘤不能形成真正器官系统。此外,寄生胎有比较明显的胎儿外形,外表有皮肤包被,不论形态如何均在同一囊内。畸胎瘤内可见单个或多个囊腔,囊内含有皮脂物质或黏液等。

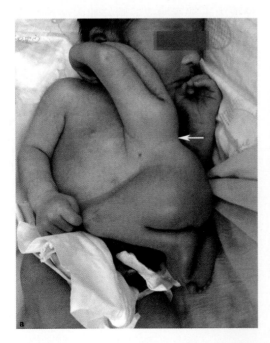

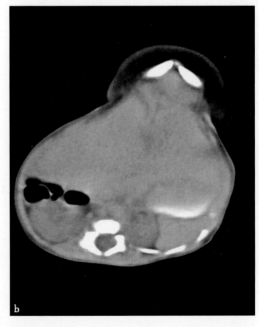

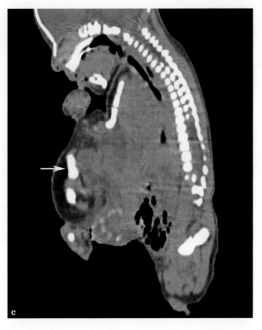
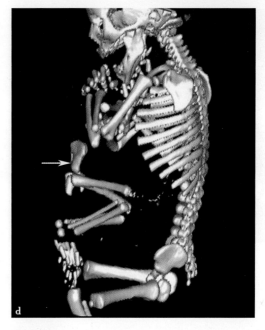

图 6-14-14 连体畸形

a. 患儿胸腹部前方可见一相连的寄生组织（白箭），有上下肢体结构；b. CT 平扫示部分肝脏结构向寄生组织内突入；c. CT 平扫 MPR 重组图像显示患儿前下胸壁及上、中腹壁与一寄生组织（白箭）相连，胸骨下缘外突；d. CT 平扫 SSD 重组显示寄生胎具有盆骨（白箭）、双上下肢结构

第十节 腹膜后脂肪瘤

【概述】

腹膜后脂肪瘤（lipoma）系来源于腹膜后间隙任何部位脂肪组织的一种较为常见的良性肿瘤，可发生在任何年龄，女性稍多于男性。好发于腹膜后间隙肾脏周围及脊柱旁，大体表现为质软、边界清楚的分叶状肿瘤，有完整较薄的纤维包膜，切面呈黄色、质软、同质性的成熟脂肪组织。组织学上主要由分化成熟的脂肪细胞构成，脂肪细胞核较小且偏心受压，无核分裂象。肿瘤内可有少许纤维间隔及细小血管，可有出血、钙化、液化及囊性变或骨化。

【临床特点】

生长缓慢，较小时无明显症状，常偶然发现。较大时主要以腹部包块就诊。

【影像检查技术与优选】

X 线片对腹膜后脂肪瘤的诊断有较大的局限性，超声、CT、MRI 对其诊断敏感性高。CT 和 MRI 能清楚显示肿瘤的部位、边界及其与周围结构的关系进行定位诊断，并能依据其成熟的脂肪组织及纤维包膜的构成来进行定性诊断。MRI 相对 CT 能更加敏感地显示脂肪信号，而且没有辐射危害。MRI

可以作为小儿腹膜后脂肪瘤的最佳检查方法。

【影像学表现】

1. **X 线** 常规 X 线检查对腹膜后病变的显示及诊断均有限，结合某些异常表现如胃肠道的受压移位，静脉尿路造影检查显示肾的移位和肾轴的旋转等能提示腹膜后占位可能。

2. **超声** 脂肪瘤回声类型主要取决于瘤体内脂肪和其他结缔组织混合形成的界面数量，脂肪组织越单纯，瘤体回声越低。凡发现圆形或椭圆形强回声团块，深部回声衰减或低回声团块，有完整包膜或边界清晰光滑者应考虑脂肪瘤可能。

3. **CT** 脂肪瘤的典型 CT 表现为一侧腹膜后类圆形或分叶状肿块影，边缘清楚，其内绝大部分呈均匀低密度影，CT 值 -120～-20Hu，并夹杂少许条索状、条片状稍高密度影，增强后肿瘤实质部分无明显强化。对于体积较小的脂肪瘤，如周围的其他成分如水、蛋白质较多时因为部分容积效应可造成 CT 值增高，影响脂肪瘤的检出。

4. **MRI** 脂肪瘤在 T_1WI 上均表现为均匀一致的高信号，在 T_2WI 上呈中等偏高信号，在 STIR 序列呈均匀的低信号。

【诊断要点】

腹膜后见脂肪密度或脂肪信号的肿块，增强后无明显强化。

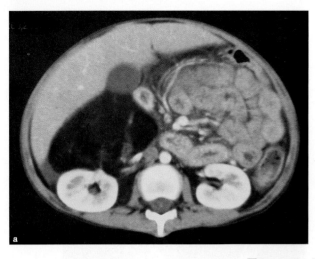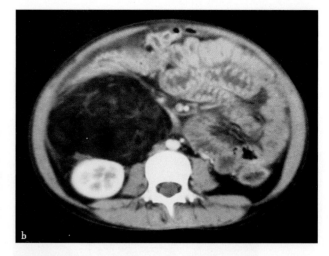

图 6-14-15 腹膜后脂肪肉瘤

a、b. CT 增强检查示右侧腹膜后肾脏前方低密度肿物,呈不规则强化,边界清晰,右肾及相邻肠管受压

【鉴别诊断】

腹膜后脂肪瘤主要应与腹膜后其他含脂肪成分的肿瘤相鉴别。

1. **脂肪肉瘤** 脂肪肉瘤呈浸润性生长,边界不清楚,肿瘤内密度不均匀,即使分化良好的脂肪肉瘤内含大量的成熟脂肪组织(图 6-14-15),因同时含有其他组织成分,其 CT 值也常高于良性脂肪瘤,增强后肿瘤内可有不同程度强化,可伴有腹膜后淋巴结肿大和腹水。

2. **肾血管平滑肌脂肪瘤** 两者鉴别一般不难,但发生在肾脏边缘巨大的只含脂肪组织的血管平滑肌瘤有时与相应部位腹膜后脂肪瘤鉴别困难。

3. **畸胎瘤** 由于包含多个胚层组织,肿瘤内含有骨组织、软组织、液体、脂肪和毛发等不同成分,其内可见多种不同密度的成分混合存在,诊断不难。

(邵剑波 彭雪华)

参 考 文 献

[1] 王夕富,白人驹,王嵩,等. 肾上腺腺瘤和非腺瘤动态增强曲线与微血管超微结构的相关性研究 [J]. 临床放射学杂志,2007,26(6):590-593

[2] 陈雁,欧阳汉,张泂,等. 肾上腺嗜铬细胞瘤 MRI 与病理学表现的相关性研究 [J]. 中国医学影像技术,2007,23(2):239-241

[3] 杨凯华,龚新环. 嗜铬细胞瘤不同声像图探析 [J]. 中国超声医学杂志,1998,14(12):55-57

[4] 沃方明,王玉涛,张建,等. 肾上腺皮质癌的 CT、MRI 及 PET/CT 表现 [J]. 医学影像学杂志,2018,28(6):993-996

[5] 姚金朋,陈雁,周纯武,等. 肾上腺皮质大腺瘤影像表现与病理对照分析 [J]. 中国临床医学影像杂志,2014,25(1):60-62

[6] 秦鸣,孙潇,董娟,等. 新生儿肾上腺出血的超声特点 [J]. 临床超声医学杂志,2017,19(12):858-859

[7] 洪庆山,胡志刚,郭庆禄,等. 排螺旋 CT 低剂量模式在新生儿肾上腺出血中的应用评价 [J]. 中华妇幼临床医学杂志(电子版),2013,9(5):628-631

[8] Rockall AG, Babar SA, Sohaib SA, et al. CT and MR Imaging of the Adrenal Glands in ACTH-independent Cushing Syndrome[J]. Radio Graphics, 2004, 24(2):4352-452

[9] Toshihiro I, Mitsuhide N, Kazue T. Adrenocortical Hyperplasia Associated with ACTH-dependent Cushing's Syndrome: Comparison of the Size of Adrenal Glands with Clinical and Endocrinological Data[J]. EndocineJournal, 2004, 51(1):89-95

[10] Lingan PK, Sohaib SA, Vlahos I, et al. CT of Primary Hyperaldosteronism(Conn's syndrome): the Value of Measuring the Adrenal Gland[J]. AJR, 2003, 181(3):843-849

[11] 潘恩源,陈丽英. 儿科影像诊断学 [M]. 北京:人民卫生出版社,2007

第七篇

骨关节与软组织

第一章 组织学与解剖学

第一节 胚胎发育与生理

人体骨骼系统发生于胚胎的第4~5周，起源于中胚层的生骨节细胞和原位间充质细胞，这两种原始细胞是多态的、多能的，在一定区域的微环境和不同分化信号的作用下，可分化为成纤维细胞、成软骨细胞和成骨细胞，其中成纤维细胞形成网状组织、肌腱、韧带等。

人体骨骼的形成基本可归纳为两种方式，一种是软骨内成骨，即间充质先形成软骨雏形，在此基础上再骨化形成骨组织，如四肢长骨，首先在胎儿期形成原发骨化中心，不断吸收、重建形成原始髓腔、骨干骺端，多数长骨生后出现继发骨化中心，随着年龄增长，原发和继发骨化中心按照一定规律逐渐融合；另一种是膜内成骨，首先由间充质形成胚胎性结缔组织膜，再骨化形成骨组织，如颅骨。为了适应人体的生长和发育的需要，无论哪种方式，骨骼的发生和形成过程中均伴有骨组织的形成和吸收过程，这两种过程伴随人体终生，不断地更新、改建和塑形。在婴幼儿及青少年期形成过程占优势，骨骼能增粗、变长；在老年期吸收过程占优势，造成骨质流失，密度减低。

第二节 解 剖 学

一、四肢骨

四肢骨有两种类型，一是臂部、手部、腿部和足部的长或短管状骨，二是位于腕部和踝部的圆形骨。每根管状骨的大小和形态虽有不同，但它们的结构和生长方式却相似，均由原始骨化中心形成骨干，骨干呈圆柱体，外围为致密的骨密质，中间形成骨髓腔，骨密质覆盖有骨膜。骨干末端为干骺端，干骺端覆盖有软骨，即为形成继发性骨化中心的骨骺，在骨骺和干骺端之间有待骨化的软骨带称为骨骺板。

二、脊椎

为了适应人体生理功能的需要，脊柱在矢状面存在一定的曲度，从出生到成年脊柱曲度是不断变化的。脊柱由脊椎和椎间盘构成，生后每个脊椎包括三个骨化中心，椎体一个，两侧椎弓各一个，逐渐发育融合，如未融合则形成脊柱裂等病变。椎间盘位于椎体之间，由位于中心的髓核，周围的纤维环和上下椎体的软骨板构成，是保证脊柱活动的重要结构。每个脊椎都有多个突出点，如横突、棘突、上下关节突，这些突起为椎旁韧带提供附着点，椎旁韧带包括前纵韧带、后纵韧带、黄韧带和棘间及棘上韧带等，这些韧带将脊柱牢固的连接在一起，保证脊柱的稳定性。

（严志汉）

参 考 文 献

[1] 李景学, 孙鼎元. 骨关节线诊断学 [M]. 北京：人民卫生出版社, 1982

[2] 潘恩源, 陈丽英. 儿科影像诊断学 [M]. 北京：人民卫生出版社, 2007

第二章　检查方法及正常影像学表现

第一节　检查方法

儿童骨骼系统影像学检查方法有多种，主要包括 X 线、CT、MRI 等。

一、X 线

骨骼与周边的软组织之间存在明显的密度差异，骨骼本身的皮质、松质、髓腔也具有一定的密度差异，因此 X 线片往往是首选的检查方法。一般需要摄正侧位，如膝关节正侧位，某些特定部位可摄特殊功能位，如髋关节蛙式位，脊柱全长负重位、侧屈位等。四肢长骨摄片至少需要包括邻近的一个关节且应包括骨骼周围的软组织。如怀疑为正常变异或为未闭合骨骺时需加摄对侧进行比较。

二、CT

X 线片检查后如需对病变部位进一步观察可行 CT 检查，其特别适用于骨骼早期、重叠、细微的病变。多层螺旋 CT 扫描后可根据临床需要进行二维、三维重组，如儿童脊柱侧弯术前 CT 可以确定侧弯类型、估测内固定钉的植入角度和深度等。CT 扫描由于射线剂量的原因应尽可能减少扫描次数并采用低剂量扫描方案。

三、MRI

MRI 没有 X 线辐射，较 CT 和 X 线片更有利于观察软组织和软骨，更有利于骨感染、肿瘤及坏死等病变的早期检查和病变范围的确定，但检查的时间较长，小儿多需要镇静。

此外超声检查、X 线透视、核素检查、关节造影等方式，根据不同的病变也偶有应用。

第二节　正常影像学表现

一、四肢骨

儿童期骨骼处在发育阶段，其影像表现与成人有所不同。主要体现在如下结构：①骨骺，位于长骨骨端或某些突出部位如股骨大粗隆和肱骨大结节等，骨骺随着年龄增大，逐渐骨化形成二次骨化中心并增大形成骨松质，其边缘由不规则逐渐变光滑，最后与骨干融合。股骨及尺桡骨等长管状骨在骨两端各有一个二次骨化中心，而掌骨、跖骨等仅一端出现二次骨化中心；②干骺端，骨干两端增宽部位称为干骺端，是骨骼生长最活跃的部位；③骨骺板或骨骺线，是干骺端和骨骺之间的软骨投影。儿童期较宽称为骺板，随着年龄增长逐渐变窄称为骺线；④关节间隙，儿童关节构成骨表面覆盖的软骨较成人厚，故 X 线投影示关节间隙较宽；⑤四肢圆骨，腕部和足踝部分别有 8 块和 7 块，形态不规则，腕骨和跗骨有多个关节面，构成多个关节并形成一定的力学结构，如足弓等；⑥骨龄，骨骼发育过程中，管状骨二次骨化中心（骨骺核）的出现，以及与干骺端闭合（骺线消失）的时间有一定规律；儿童及青少年骨骼发育水平同骨骼发育标准比较所得的骨骼发育年龄，称为骨龄（skeletal age，SA）；其在很大程度上能够反映机体的生物学发育年龄，能比较准确地估计儿童骨骼的成熟程度；对于生长发育性疾病的诊断及治疗监测有一定的参考价值。

二、脊椎

脊柱呈纵行柱状，由椎骨连结而成。脊柱形成四个生理性弯曲，即颈椎前突、胸椎后突、腰椎前突、骶尾椎后突。除第 1、第 2 颈椎外，其他椎骨包括椎体和椎弓两部分，后者由椎弓根、椎弓板、棘突、横突和关节突组成。X 线正侧位片示椎体呈长方形，主要由骨松质及表层骨密质构成，正位两侧有横突，椎弓根重叠投影呈圆形阴影，侧位椎弓位于椎体后方，上下关节突构成小关节，椎体之间为低密度的椎间隙，椎弓根之间构成椎间孔。CT 横断位成像，椎体层面显示椎体、椎弓根、横突、棘突及骨性椎管，椎间盘层面显示椎间盘、小关节、神经根及韧带等。MRI 有利于脊髓、黄韧带及椎体骨质成分的显示。

（严志汉）

参 考 文 献

[1] 李景学, 孙鼎元. 骨关节线诊断学 [M]. 北京：人民卫生出版社, 1982

[2] 潘恩源, 陈丽英. 儿科影像诊断学 [M]. 北京：人民卫生出版社, 2007

第三章　骨关节先天性畸形

第一节　肩带及上肢骨

一、先天性高肩胛症

【概述】

先天性高肩胛症又称 Sprengel 畸形，是一种先天性肩胛骨下降障碍导致的畸形。正常胚胎第 5 周肩胛骨对应于 $C_4 \sim C_6$ 椎体平面，9~12 周下降至 2~7 肋间的正常位置。在下降过程中若受到某些因素干扰，则造成下降不全。肩胛骨可有不同程度的畸形，肩胛上角可有增宽、延长或短小等形态学改变。可突出于颈根部或肩背部，肩胛骨体部常变窄，上下径变短，致使整个肩胛骨形态变小，呈三角形。一般对轻度畸形和无明显功能障碍者不需治疗，对于畸形严重、功能障碍明显者需要手术治疗，手术治疗的目的是尽量将肩胛骨下降，在矫正外观畸形的同时改善肩关节功能，手术最佳年龄为 3~7 岁。

【临床特点】

单侧多见，左侧好发，双侧发病占 10%。多数患儿伴有颈胸椎、肋骨、肌肉组织发育异常，在肩胛骨与颈椎之间存有相连的肩椎骨或纤维索带，肩椎骨可与下段颈椎横突或棘突形成骨性或软骨性关节。临床主要表现为患侧肩关节活动功能障碍，以臂上举、外展受限明显。

【影像检查技术与优选】

X 线片是诊断本病的首选方法，可以直观显示肩胛骨位置及形态，但由于结构重叠，难以明确病变细节，肩胛骨和颈椎之间纤维性和软骨性连接不能显示。螺旋 CT 三维重组技术可直观地明确病变程度，颈椎、胸椎、肩椎骨与患侧肩胛骨之间的关系及伴发畸形等，MRI 检查还可提供病变周围纤维软骨连接、肩关节周围软组织发育情况以及伴随的神经系统异常等，为手术方案提供重要信息。

【影像学表现】

1. X 线　X 线检查是诊断本症的首选方法，主要表现为肩胛骨位置较高，并略旋转内移，肩胛骨内上角可达 $C_4 \sim C_7$ 椎体平面（图 7-3-1），并肩胛骨形态不规则变小。肩锁关节及胸锁关节与健侧不对称，锁骨、肋骨、脊椎都可出现畸形。典型表现为在肩胛骨与颈椎之间见到"肩胛脊椎骨"。诊断本症时应注意有否伴其他复合畸形。

2. CT 和 MRI　可以直观显示肩胛骨形态、位置，与邻近诸骨的解剖位置关系，及伴发的其他畸形，并能够准确测量肩胛骨移位、内旋程度。MRI 可以清晰显示肩胛脊椎骨纤维性、软骨性连接及肩关节周围软组织发育情况，为制订手术方案提供重要信息（图 7-3-2）。

【诊断要点】

双侧肩部不对称及患侧上肢活动受限是本症主要的临床表现，影像学主要表现为患侧肩胛骨位置

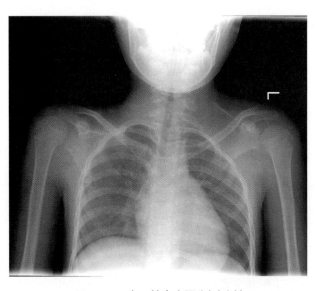

图 7-3-1　先天性高肩胛症（左侧）

颈胸部正位片示左侧肩胛骨位置升高，肩胛骨内上角平 C_6 椎体水平

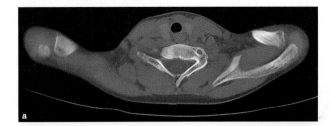

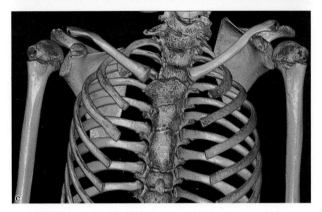

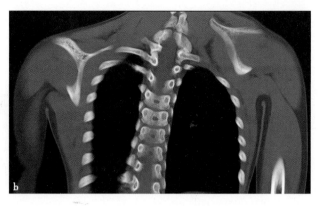

图 7-3-2　先天性高肩胛症（左侧）

a、b. CT 平扫（横断面及冠状面）骨窗示左侧肩胛骨内上角平 C$_6$ 椎体水平，C$_6$、C$_7$ 椎板未闭合，椎体形态不规则，椎间隙变窄，椎体左侧骨性融合；c. VR 像示左侧肩胛骨位置高于右侧，形态较对侧小，位置内移，C$_6$、C$_7$ 椎体发育畸形

较高，形态不规则小，肩锁关节及胸锁关节与健侧不对称，肩胛骨与颈椎之间可见"肩胛脊椎骨"。

【鉴别诊断】

根据先天性高肩胛症典型的 X 线表现可确诊。

二、先天性桡骨头脱位

【概述】

先天性桡骨头脱位（congenital radial head dislocation）是一种罕见的畸形，在出生时很少被发现，以后逐渐出现肘关节功能障碍和畸形，病因不清，部分学者认为与遗传有关。桡骨头可向前、后或外侧脱位，前脱位时屈肘受限，肘外翻。后脱位时伸直受限。外侧脱位时受限较轻，前臂旋转受限。前脱位和外侧脱位者可摸到突出的桡骨头。

【临床特点】

先天性桡骨脱位可单侧或双侧发病，双侧者占40%，以后脱位常见。双侧肘部不对称，有时伸或屈肘关节时出现弹响或活动受限，可伴发其他畸形如桡尺骨融合、爪状髌骨、关节挛缩症、短颈综合征和Klinefelter综合征等。

【影像检查技术与优选】

X 线片为本病首选检查方法，可发现桡骨头发育不良及伴发其他部位畸形。桡骨头骨化核未出现前行 MRI 检查可早期观察桡骨头形态。

【影像学表现】

X 线片可见桡骨近端增长，桡骨颈细而长，桡骨头发育小，桡骨近端关节面失去正常的浅碟状而呈向上凸的圆顶状，尺桡骨近端距离增宽，尺骨近端桡骨切迹光滑，略平坦。肱骨小头小并且变形，肱骨外上髁发育不良，使肘部关节面倾斜，肘关节外翻（图 7-3-3）。

【诊断要点】

患儿出生时常无明显症状，随着年龄的增长才会出现肘部活动障碍，患儿无明显外伤史，可两侧肢体同时发病，伴有身体其他部位畸形。X 线表现

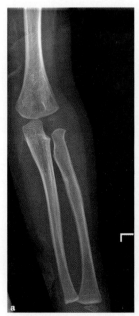
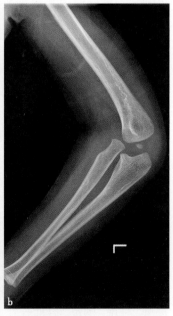

图 7-3-3　先天性桡骨头脱位

a、b. X 线片示桡骨头小，桡骨近端关节面呈向上凸的圆顶状，桡骨颈细而长，桡骨小头向前方脱位，尺骨近端距离增宽

具有特征性：桡骨头发育小，桡骨近端关节面失去正常的浅碟状而呈向上凸的圆顶状，与肱骨小头相对应的关节无凹形切迹，肱骨小头亦小，尺骨近端桡骨切迹小或缺如，尺桡骨近端距离增宽，尺骨干随桡骨头脱位的方向呈弯曲畸形等。

【鉴别诊断】

本病 X 线表现具有特征性，并可发现伴随其他部位畸形。本病需与外伤性桡骨头脱位鉴别。外伤性桡骨头脱位，有明确外伤史，骨骼形态无明显异常，但若脱位时间较长，尺骨亦可出现弓形改变，但桡骨头外形变化不大。

三、马德隆畸形

【概述】

马德隆畸形（Madelung deformity，MD）是桡骨远端掌尺侧骺板生长障碍导致关节面向掌侧、尺侧倾斜，手及腕骨向掌侧移位的一种腕部骨骼畸形。本病 1/3 为常染色体显性遗传，有 50% 外显率。50% 为双侧发病，部分患者有 X 基因变异，MD 可为 Turner 综合征的腕部表现。Henry 及 Thorburn 按病因将 MD 分为 4 型：外伤后、发育不良、染色体畸变（Turner 综合征）及特发性或称原发性。外伤后畸形是反复外伤或一次外伤破坏桡骨远端的掌侧、尺侧生长板。发育不良包括遗传性多发性外生骨软骨瘤、Ollier 病（多发性内生软骨瘤病）、软骨发育不全、多发性骨骺发育异常及黏多糖贮积症。MD 常被认为是上述遗传性或非遗传性疾病的一种表现或并发症，但也有报道显示其是一组独立性疾病，可单独出现，部分患者成年后病情进展缓慢并自行终止发展。其他类似 MD 的继发性腕部畸形包括镰状细胞贫血、感染、肿瘤和佝偻病。

【临床特点】

本病多发生于女性，青春期症状明显，表现为疼痛，关节活动范围减小和腕部畸形。特征性表现为手背向后背屈且尺骨茎突异常突出，致使手与前臂之形状如上了刺刀的步枪。

【影像检查技术与优选】

X 线片为首选检查方法，可显示畸形全貌，MRI 检查对马德隆畸形诊断也有一定价值，可以显示 X 线检查所不能显示的一些韧带、肌腱及骨骺畸形。

【影像学表现】

1. X 线　侧位片上，患侧手及腕骨向前移位，与前臂之排列关系如步枪刺刀状。桡骨干向外后方弯曲，桡骨变短，尺侧骺板早闭，局部骨质密度减低，桡骨远端关节面向尺侧及掌侧倾斜，尺、桡骨间的间距增宽，尺骨下端向背侧半脱位。近侧腕骨形成以月骨为尖端的成角排列，月骨嵌在尺桡骨之间（图 7-3-4）。桡骨远端骨骺呈三角形。

2. CT 和 MRI　CT 可更好的显示桡骨生长板及关节面形态，三维成像可显示关节面倾斜方向。MRI 上可显示 Vicker 韧带、掌桡三角韧带及三角纤维软骨复合体广泛增厚，为临床诊断及治疗提供一些信息。

【诊断要点】

马德隆畸形典型的临床表现为前臂短缩，尺骨远端向背侧突出，桡骨远端关节面向掌尺侧倾斜，关节活动受限。典型影像学表现为桡骨干短而弯曲，桡骨远端尺侧骺板早闭，骨骺呈三角形，关节面向尺侧及掌侧倾斜，近侧腕骨成角排列。

【鉴别诊断】

原发性 MD 需与多发性骨软骨瘤、Leri-Weill 综合征鉴别。多发性骨软骨瘤桡骨远端尺侧缘可见外生骨疣，尺骨远侧发育不良，患手倾向尺侧及掌侧。Leri-Weill 综合征及原发性 MD 均为常染色体显性遗传，女性好发。但 Leri-Weill 综合征身材矮小，桡骨近端亦发育不良，胫腓骨短小呈肢中性侏儒，双侧同时发病。原发性 MD 单侧或双侧发病，身高正常，无骨软骨形成不全的家族史。

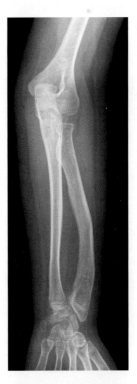

图 7-3-4　马德隆畸形

X 线片示桡骨向外后方弯曲，远端关节面向尺侧及掌侧倾斜，腕角减小

四、先天性桡尺骨融合

【概述】

先天性桡尺骨融合（congenital radioulnar synostosis）属常染色体显性遗传，是由于尺桡骨纵向分节障碍导致。在胚胎早期，尺桡骨起源于同一中胚层组织来的软骨枝，此软骨枝在成熟后分离发育成半旋前和半旋后的尺桡骨。如软骨枝未能分离或两骨近端的间隙充满中胚层组织并发生骨化，即形成尺桡骨骨性连接。先天性尺桡骨连接可伴有尖头并指畸形、尖头多指并指畸形、多指、腕骨融合等多种畸形。

【临床特点】

本病男性多于女性，双侧发病率较高，单侧者以右侧多。临床表现为前臂旋转功能障碍，前臂缩短常固定在中度或过度旋前位，肘关节屈伸运动稍受影响。

【影像检查技术与优选】

X线片为首选检查方法。CT及MRI检查可发现平片不能显示的软骨性或纤维性尺桡骨联合。

【影像学表现】

X线片即可诊断，表现为尺桡骨近端骨性联合，联合处中间无骨密质，严重者尺桡骨完全连成一体，桡骨干弧度增大，尺骨远端较细，尺、桡骨分离或交叉。Kienbock根据尺、桡骨联合的程度和桡骨小头的形态将该病分为两型。Ⅰ型为一般骨性联合，该型又分3个亚型：Ⅰa型，桡骨小头不明显或缺如，

尺、桡骨上段骨性联合；Ⅰb型，桡骨小头形态正常，且无脱位，自桡骨结节以上为骨性联合；Ⅰc型，桡骨小头存在，但有脱位，尺、桡骨上段骨性联合。无桡骨小头的又称无头型（图7-3-5），有桡骨小头的又称有头型。Ⅱ型为软骨性和纤维性联合。

【诊断要点】

临床表现为前臂旋转功能障碍，X线表现为尺骨桡骨近端骨性连接，连接处中间无骨密质。

【鉴别诊断】

根据典型X线表现可确诊。

第二节 髋关节及下肢

一、发育性髋关节发育不良

【概述】

发育性髋关节发育不良（developmental dysplasia of the hip，DDH）是累及股骨近端及髋臼导致髋关节半脱位或脱位的一种比较常见的畸形，早期诊断和治疗很重要，可避免导致髋关节严重畸形。病因尚不明确，可能因骨胚胎发育过程中软骨血液循环障碍及软骨发育障碍所致。髋臼与股骨头失去正常对位关系，导致两者发育不良。由于基因易感性、医疗护理及误诊的差异，国际上DDH的发病率差异较大，总体约占1%，美国发病率1.5%。在寒冷气候区发病率较高。国内发病率为1.1‰～3.8‰。女孩多见，为男孩的3～8倍。双亲有DDH者其发病率增高至12%，臀先露、多胎妊娠、高出生体重、羊水过少等均为发病危险因素。单侧发病较双侧发病多2倍，左髋发病是右髋发病的3倍。

新生儿期主要为关节囊及韧带松弛。脱位前仅表现为髋臼、股骨头和关节囊发育不良。随行走和负重，股骨头出现外上移位，关节囊被拉长并嵌于股骨头和髋臼外上缘之间，髂腰肌跨于前方使其更加狭窄。髋臼变浅，倾斜度加大，髋臼内常被大量脂肪和肥厚的圆韧带所填充。股骨头骨骺出现延迟，形态不规则。股骨颈前倾角加大。内收肌和屈膝肌发生短缩。根据股骨头和髋臼的关系，Dunn将本病分为3级：Ⅰ级，又称先天性髋关节发育不良，仅显示股骨头骨骺略向外移和髋臼变浅；Ⅱ级，又称先天性髋关节半脱位，指股骨头向外上移位，但仍与髋臼外上缘形成关节，Shenton线不连续，髋臼浅；Ⅲ级，髋关节完全脱位，关节囊被嵌于头臼之间，股骨头与髂骨翼形成假关节。

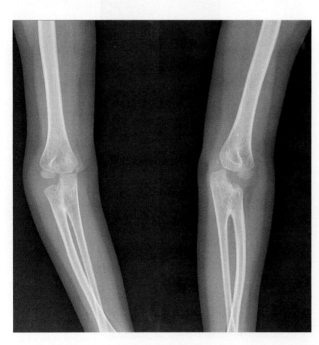

图7-3-5 先天性尺桡骨近端骨性连接

X线片示尺桡骨近端骨性连接，无桡骨小头，为无头型

【临床特点】

患儿站立和行走较晚,单侧者表现为跛行,双侧者行走左右摇摆如鸭步。患肢短缩,臀纹加深,会阴部加宽。股骨头凸出,髋外展受限,Trendelenburg 征阳性,牵拉推送患肢,股骨头可如"打气筒"样上下移动。

【影像检查技术与优选】

6 个月以内婴儿超声可较好地评价髋关节发育情况,直接显示软骨形态,并可动态评价髋关节稳定性,且无电离辐射,检查方便、迅速、经济、重复性强,为早期筛查 DDH 的首选方法,确诊需要 X 线片,X 线片对观察髋臼发育不良、髋关节脱位及术后的复位和修复情况具有很高的敏感性。CT 三维成像可显示先天性髋脱位的全貌,对复杂脱位或术后评价更有帮助。MRI 检查具有多平面成像、无 X 线辐射及良好软组织对比的特点,因此是理想的影像学检查方法。MRI 对显示股骨头骨骺形态及二次化骨中心是否出现较平片和 CT 敏感。MRI 可显示关节盂缘增生肥大、关节囊拉长、髂腰肌肌腱压缩、圆韧带肥厚、纤维组织增生等,并能早期显示 DDH 并发症如股骨头缺血性坏死和关节积液。

【影像学表现】

1. X 线 ①患侧骨盆骨发育不良,形态欠规则,骨骺出现晚且小。耻骨、坐骨间骨骺线较宽且联合晚,闭孔较对侧小、髋臼发育不良,髋臼变浅,髋臼顶向外上方倾斜。髋臼角度加大,可达 50°~60°;② Perkins 方格:正常时股骨头位于其内下象限,超出此区域,则为脱位或半脱位;③ Shenton 线:即股骨颈内缘与同侧闭孔上缘连线形成的连续的弧形线,当髋脱位时,此线的连续性受到破坏;④假髋臼形成:脱位较久者,脱位的股骨头压迫同侧髋臼上方形成凹陷区,并形成假关节,正常的髋臼窝变浅;⑤ CE 角:股骨头骨骺中心至髋臼外缘连线,与髋臼外缘垂直线的交角。正常范围为 20°~46°,小于 20° 表示髋臼形成不全;⑥ von Rosen 拍片法:对疑为先天性髋关节脱位的婴儿,可投照双大腿外展 45° 的骨盆前后位像,正常情况下两侧股骨干轴线的延长线向上通过髋臼外缘,交叉在第 5 腰椎和第 1 骶椎之间,脱位时此线经过髂前上棘,交叉于第 5 腰椎以上;⑦臀肌移位:股骨头外前方的旋股肌呈圆弧形影向外上方隆起,脱位显著者可波及髂腰肌和臀小肌(图 7-3-6)。

2. 超声 主要测量指标有 α 角、β 角和股骨头骨性髋臼覆盖率。在髋关节冠状面声像图上作三条

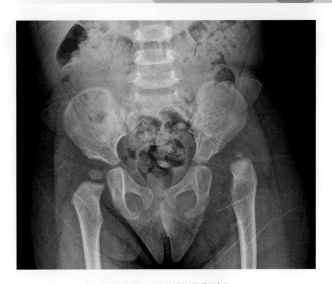

图 7-3-6 左侧髋关节脱位

X 线片示左侧股骨头骨骺扁小,股骨近端上移,Shenton 线不连续,左侧髋臼浅平,髋臼顶上翘

线,①基线:自关节囊髂骨侧起点至骨性髋臼凸引一直线,为软骨髋臼盖和骨性髋臼盖的分界线;②软骨髋臼盖线:骨性髋臼凸至纤维软骨盂缘的连线;③骨性髋臼盖线:髋臼内髂骨下缘至骨性髋臼凸的连线。基线与骨性髋臼盖线的交角为 α 角,用来衡量骨性髋臼覆盖股骨头的程度;基线与软骨髋臼盖线的交角为 β 角,代表软骨髋臼覆盖股骨头的程度。正常情况下,α 角应大于 60°,50°~60° 可疑髋臼发育不良,需要随访观察,小于 50° 为异常。β 角正常时小于 55°。股骨头骨性髋臼覆盖率,股骨头内缘至基线的距离 d 与股骨头横径 D 的比值,即 d/D×100%,正常时≥58%。

3. CT 表现为髋臼深度和宽度变小,头臼球面关系失常。CT 可精确测量股骨前倾角,股骨前倾角为股骨颈与远端股骨髁间的夹角,正常值出生时为 30°~50°,儿童期为 15°~30°,成人平均值为 12°。还可观察到髂腰肌肌腱及关节囊挛缩、圆韧带增厚、纤维脂肪垫肥厚等。三维重组图像显示髋臼的发育不良程度,更加精确的了解头臼关系,对术者选择适当的治疗方案及手术入路,纠正股骨前倾角及髋臼指数具有指导作用(图 7-3-7)。

4. MRI 表现为股骨头软骨部分呈中等信号,二次骨化中心呈短 T_1、长 T_2 信号,与周围结构分界明显。先天性髋关节脱位时,股骨头向外上移位,可与髂骨形成假关节,股骨头软骨部分及骨骺发育均较小,外形可不规则。正常髋臼盂缘纤维软骨在 T_1WI 和 T_2WI 表现为覆盖于髋臼边缘的三角形低信号区,与髋臼高信号关节软骨分界清晰。关节脱位

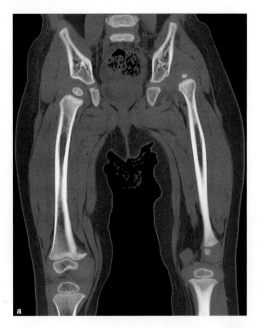
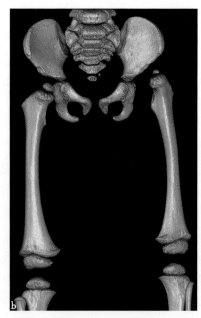

图 7-3-7 左侧髋关节脱位

a、b. CT 平扫冠状面及 VR 像示左侧股骨头骨骺扁小，股骨近端上移，左股骨头脱出髋臼向外上方移位，左侧髋臼浅平，髋臼顶上翘，髋臼窝内肌肉及脂肪组织填充

时髋臼小而浅，关节盂缘增生肥大并嵌于股骨头和髋臼之间。股骨头圆韧带肥大，连于股骨头凹和髋臼窝之间。轴面可见类圆形髂腰肌肌腱嵌顿于髋臼和脱位的股骨头之间。髋关节周围肌肉萎缩，患侧股骨，坐骨、耻骨及髂骨翼发育均小于健侧。冠状面可显示股骨头向外上方脱位（图 7-3-8）。

【诊断要点】

典型临床表现为生后大腿内侧皮纹不对称，双下肢不等长，可出现会阴部增宽、跛行和"鸭步"等表现。典型影像学表现为股骨头发育小，髋臼浅而不规则，股骨近端向上移位。根据典型临床表现和影像学表现可明确诊断。

【鉴别诊断】

需要与产伤及其他外伤所致的髋关节脱位相鉴别，后两者多伴有髋关节周围软组织的水肿，典型影像学表现结合临床病史一般可鉴别。由脑瘫或截瘫引起髋脱位者髋臼小但形态正常，髋臼角正常。化脓性关节炎由于积脓和关节囊破坏，引起髋脱位，关节软组织肿胀，密度增高，髋臼角正常可资鉴别。

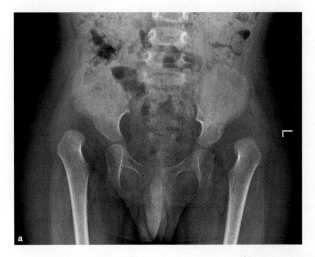
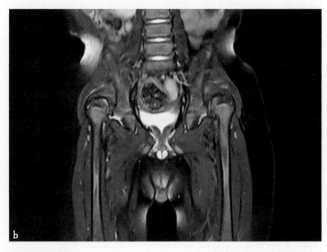

图 7-3-8 双侧髋关节脱位

a. X 线片示双侧股骨头骨骺未见骨化，股骨近端上移，Shenton 线不连续，双侧髋臼顶上翘；b. MRI 冠状面 PdWI 脂肪抑制序列显示双侧股骨头骨骺内未出现二次骨化中心，双股骨头脱出髋臼向外上方移位，外形不规则

二、先天性髋内翻

【概述】

先天性髋内翻（congenital coax vara）指股骨颈干角减小至 120°以下，不伴有其他全身性疾病如黏多糖病、多发性骨骺发育不全及软骨发育不全等。较少见，约占新生儿的 1/25 000，病因不明。有人认为与外伤、遗传及代谢因素有关，宫内压力增高影响髋关节发育，骺板内侧部分缺血坏死，代谢异常导致股骨近端骨化延迟等，由于负重的机械因素，促使畸形进一步发展。本病无性别差异，左右发病率均等，约 30%双侧发病，部分患者有家族史。

【临床特点】

患儿出生后即有内翻畸形，但多数到患儿学走路时才发现，主要症状是无痛性跛行，单侧发病者患肢短，Trendelenburg 征阳性。双侧发病者行走时摇摆呈"鸭步"，似双侧髋脱位。体检患儿身材较矮，腰椎生理前突加大，患髋外展、内旋受限，大粗隆突出。

【影像检查技术与优选】

X 线片为主要检查方法，可观察股骨头及股骨颈形态，并可测量髋内翻程度。CT 三维重组技术对显示股骨前倾或后倾角度具有优势，帮助制订手术方案。MRI 具有良好的软组织对比度，可清晰显示髋软骨及骺板的信号及形态。

【影像学表现】

1. **X 线** 常用测量参数为颈干角及骨骺角，主要表现为：①颈干角缩小，小于 120°，骨骺角增大（正常值 20°～35°），大于 60°需要外科手术治疗，小于 60°者，畸形不发展者，可暂不手术，小于 45°者，有可能自愈，Shenton 线连续；②股骨头扁平、变小，股骨前倾角减小甚至翻转，髋臼变浅呈椭圆形，股骨头下移，大粗隆向上移位；③股骨颈的骺软骨板增厚，周围骨质密度不均匀增高；④股骨颈变短，股骨颈内下部分出现三角形骨碎片为特征性 X 线表现之一，其外侧与股骨近端间见一 Y 形透亮区，为局部软骨异常骨化所致；⑤骺板增宽，近于垂直方向（图 7-3-9）。

2. **CT 和 MRI** 可更好地显示股骨近端骺板形态，三维重组技术可显示股骨前倾或后倾角度。

【诊断要点】

典型临床表现患儿无痛性跛行，单侧发病者患肢短，双侧发病者行走呈鸭步。典型影像学表现为颈干角小于 120°，骨骺角增大，股骨头扁平、变小，

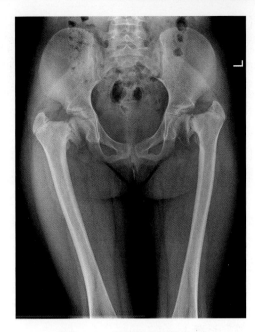

图 7-3-9 双侧先天性髋内翻
X 线片示双侧股骨头变扁，股骨颈变短，股骨颈内下部分出现三角形骨碎片，骺板增宽，近于垂直方向；双侧颈干角缩小

股骨颈内下部分出现三角形骨碎片为特征性表现之一。

【鉴别诊断】

本病需要与继发性髋内翻鉴别。

1. **先天性髋关节脱位** 髋臼浅，主要是 Shenton 线不连续，股骨头向外上方移位，股骨头骨化中心小，髋臼发育不良。髋臼角增大。

2. **股骨头骨骺缺血坏死** 股骨头骨骺变扁，密度呈不均匀增高，或节裂成多数小致密骨，骺线增宽，股骨颈粗短，髋臼上部平直，形态不规则。

3. **股骨头骨骺滑脱** 骨骺骺板不规则增宽，股骨颈的延长线不经过或仅经过少部分股骨头骨骺。

4. **佝偻病** 四肢长骨均有变化。下肢因负重引起双髋、膝内翻畸形。X 线表现干骺端变宽，骺线增宽，且有杯状典型改变。依据临床病史及 X 线不难作出诊断。

三、先天性髋外翻

【概述】

先天性髋外翻较先天性髋内翻更少见，为股骨颈干角大于 140°。髋外翻时，股骨头位置较高，股骨颈近于垂直位，髋臼外上缘受压变平且向上，有时合并髋关节半脱位。

【临床特点】

常见于黏多糖贮积症 I 型、Larsen 综合征及脑瘫患者，多保守治疗。

【影像检查技术与优选】

X线片为主要检查方法,可观察股骨头及股骨颈形态,并可测量股骨颈干角度。CT三维重组技术对显示股骨颈干角度具有优势,可帮助制订手术方案。MRI以其良好的软组织对比度,可清晰显示髋软骨及髋板的信号及形态。

【影像学表现】

骨盆正位X线片可显示髋外翻的程度及合并髋关节脱位情况,正位片上表现为股骨颈干角大于140°,股骨头位置较高,股骨颈近于垂直位,髋臼外上缘受压变平且向上(图7-3-10)。

【诊断要点】

典型影像表现为股骨颈干角大于140°,股骨头位置较高,股骨颈近于垂直位。

【鉴别诊断】

依据典型的影像学表现和股骨颈干角度的测量可明确诊断。

四、先天性胫骨假关节

【概述】

先天性胫骨假关节(congenital tibia pseudoarthrosis)又称为先天性胫骨发育不良,病因不明。胫骨假关节多发生在单侧胫骨的中下1/3交界处,双侧病变非常少见,约2/3同时存在腓骨病变,与I型神经纤维瘤病密切相关。主要病理改变为胫骨向前向外弯曲,随之发生骨折和假关节形成,胫骨中段沙

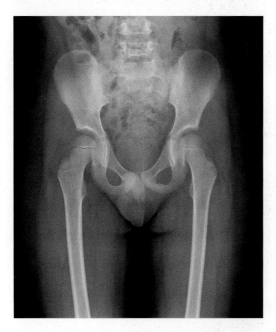

图7-3-10　双侧先天性髋外翻
X线片示双侧颈干角明显增大,股骨头位置较高,股骨颈近于垂直位

漏样收缩,胫骨囊性病变,骨干硬化,存在先于胫骨受累的腓骨病变,骨内的神经纤维瘤和神经鞘瘤,可合并胫骨近端发育不良。目前公认的分类方法有三种,即Boyd分类、Andersen分类、Crawford分类。三种分类方法均包括硬化型、囊肿型和发育不良型。临床上最常用的分类方法是Crawford分类,I型:胫骨前外侧屈曲并骨密质密度增加和髓腔变窄;IIA型:胫骨前外侧屈曲伴有管状畸形和髓腔膨大;IIB型:胫骨前外侧屈曲伴有在即将发生骨折处或扩大的髓腔处囊性病变;IIC型:胫骨假关节的形成和假关节骨端变窄。

【临床特点】

出生时胫骨前弯,轻微外伤即可发生骨折,骨折一般发生在2岁到2岁半左右。该病的主要特点是骨折后不愈合,形成假关节。通常表现为患肢侧凸畸形,可伴有患侧足内翻。如发生骨折,假关节的活动更加明显。当患肢缩短或者即将发生骨折时,可表现轻度畸形。患足可表现为正常或者较对侧略小。胫骨密质硬化者,骨折出现较晚,一般在5～10岁间,愈后较好。

【影像检查技术与优选】

X线片可显示胫骨成角畸形、假关节形成、腓骨受累的改变,根据典型X线表现基本可以确诊。CT检查能更加清晰显示假关节处髓腔、骨密质的病变。MRI检查能提供X线及CT以外更多精确的信息,如假关节准确的边界、是否合并神经纤维瘤及其邻近软组织的情况,有助于术前的判定及术后随访。

【影像学表现】

1. X线和CT　表现为胫骨中下1/3前弯、成角、纤维囊性改变和假关节形成,骨端变细呈锥形,骨端硬化髓腔闭塞。腓骨可同时有假关节形成或弯曲畸形(图7-3-11,图7-3-12)。CT更加清晰地显示假关节处髓腔、骨密质的病变情况。

2. MRI　T_1WI、T_2WI及脂肪抑制序列显示假关节区域均呈低信号,增强扫描无强化。假关节周围增厚的骨膜在T_2WI及脂肪抑制序列呈稍高信号,增强扫描呈轻度强化。MRI的影像表现与胫骨假关节的范围及其邻近骨膜增厚的程度有关(图7-3-13)。

【诊断要点】

典型临床表现为患儿生后小腿屈曲畸形、缩短,学步期明显。典型影像学表现为胫骨中下1/3前弯、成角、纤维囊性改变和假关节形成,骨端变细呈锥形,骨端硬化髓腔闭塞。腓骨可同时有假关节形成或弯曲畸形,小腿缩短。

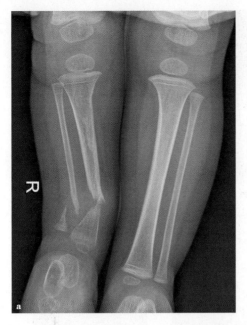
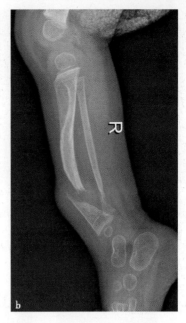

图 7-3-11 右侧胫骨假关节

a、b. X线片示右胫骨、腓骨远端可见假关节形成，骨端变细呈锥形，骨髓腔闭塞

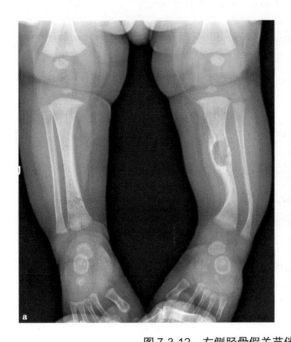
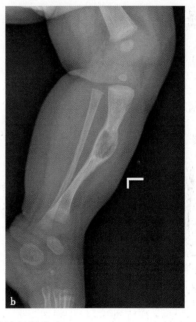

图 7-3-12 左侧胫骨假关节伴神经纤维瘤

a、b. X线片示胫骨、腓骨向前外侧屈曲，胫骨上段可见类圆形膨胀性骨质破坏区，边界清晰，邻近骨质增生硬化

【鉴别诊断】

本病应与其他引起胫骨弯曲畸形的病变鉴别。

1. **胫骨骨折骨不连** 多见于胫骨 1/3 处骨折。患儿常有明确的外伤史，外伤之前无胫腓骨畸形，骨折处可见大量骨痂形成。患者皮肤通常没有牛奶咖啡色素斑等神经纤维瘤病表现。

2. **慢性骨髓炎** 常有前驱感染症状，小腿远端红肿热痛，局部分层穿刺可穿出脓液。

3. **脆骨病** 属于全身性疾病，有多次骨折史，虽易骨折但骨折可修复，部分患儿可还有特殊症状，如蓝色巩膜、听力障碍、第二性征早现及家族遗传史。

4. **佝偻病** 四肢长骨均有变化。下肢因负重引起双膝内翻畸形。X线表现干骺端变宽，骺线增宽，且有杯状典型改变。佝偻病治愈可遗留胫骨内翻畸形。X线表现骨干变粗，胫骨内侧骨密质增厚，但无明显骨质硬化，髓腔通畅。

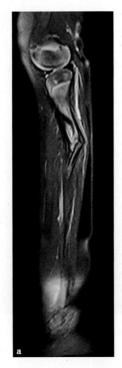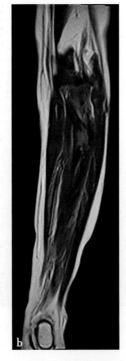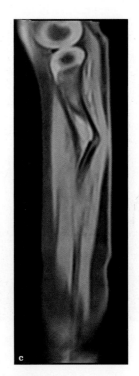

图 7-3-13　左侧胫骨假关节伴神经纤维瘤

a～c. MRI 示左胫骨、腓骨上段向前外侧屈曲并可见假关节形成，T₁WI、T₂WI 示假关节处呈低信号，脂肪抑制序列呈稍高信号

五、盘状半月板

【概述】

盘状半月板（discoid meniscus）又称盘状软骨。其成因不明，主要有下列 4 种学说：①先天发育停滞假说，认为胚胎早期半月板均为盘状，在发育过程中其中央部分因股骨髁的压迫逐渐吸收而成为半月形。如果某种原因使吸收过程受限导致未吸收或吸收不全，则呈不同程度的盘状；②后天获得假说，认为是半月板长期受异常运动和研磨的影响而增生肥厚的结果；③胫骨髁形态决定论，认为盘状半月板是膝关节整体发育过程中一种适应性的病理改变，主要受胫骨髁形态发育所影响；④遗传假说，文献中也有少数报道盘状半月板有家系聚集发病的案例，因此，不除外盘状半月板可能具有遗传倾向或遗传因素。国外报道外侧盘状半月板发生率为 1.5%～3%，而内侧半月板发生率为 0.1%～0.3%。外侧盘状半月板好发于双侧，国内发病率较国外高。盘状半月板的分型有多种方法，被较广泛采用的是 Hall 分型，Hall 根据膝关节造影，将盘状半月板分为 6 型：Ⅰ型，板状形，半月板均匀增厚，上下缘平行呈板状；Ⅱ型，双凹形，为板状中心变薄的双凹盘形；Ⅲ型，楔形，外形和正常半月板相似，但大于正常者；Ⅳ型，不对称前角形，半月板前角异常增大；Ⅴ型，顿挫形，介于正常与板状形之间；Ⅵ型，以上各型伴撕裂，以板形和楔形多见。

【临床特点】

临床表现主要为关节弹响、伸屈受限，合并半月板撕裂时，表现为疼痛、关节绞锁等。

【影像检查技术与优选】

MRI 可直接显示半月板形态及信号变化，明确半月板损伤程度，为首选检查方法。X 线片及 CT 检查对诊断帮助不大。

【影像学表现】

1. X 线和 CT　X 线及 CT 不能显示半月板，仅见膝关节外侧间隙增宽，股骨外侧髁扁平，胫骨外侧平台略凹陷。

2. MRI　半月板的宽度增宽、增厚，主要包括：①矢状面上，在层厚 5mm 连续 3 层或 3 层以上的半月板前、后角相连，呈蝴蝶结样改变；②矢状面，半月板后角增厚，呈尖端向前的楔形；③冠状面上半月板体部的中间层面，即半月板体部最窄处的宽度大于 15mm，或者超过胫骨内（外）侧平台关节面的一半以上；④半月板边缘高度大于对侧 2mm 以上；⑤半月板内出现Ⅱ级或Ⅲ级异常信号；⑥易发生撕裂和囊变。其中以①、③两点最为可靠（图 7-3-14）。

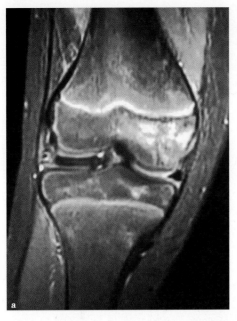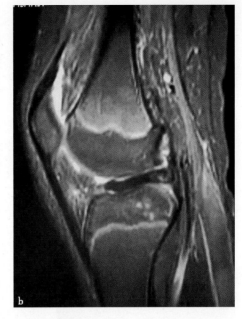

图 7-3-14　右膝外侧盘状半月板

a. MRI FSE-IR 序列冠状面示半月板体部超过胫骨外侧平台一半以上；b. MRI FSE-IR 序列矢
状面示半月板前、后角相连呈蝴蝶结样

【诊断要点】

MRI 上半月板体部横径增加，超过胫骨平台关节面横径的一半以上，或在矢状位 MRI 上连续 3 层显示半月板前后角相连，即可确认为膝关节盘状半月板。

【鉴别诊断】

本病需与半月板桶柄状撕裂相鉴别。后者多见于严重外伤的年轻患者，内侧半月板发生率高，影像学检查可见碎块内移征、外周残半月征、后交叉韧带征、空领结征、双前角征等。

第三节　手、足骨

一、指（趾）骨畸形

【概述】

指（趾）骨畸形为胚胎期软骨发育不良或分节障碍所致，包括多种畸形，常见几种畸形包括：并指（趾）畸形、多指（趾）畸形、指（趾）骨分叉畸形、巨指（趾）畸形、指骨关节连接症。先天性指（趾）骨畸形的确切病因目前尚不明确，一般认为遗传是其主要原因。一般男性发病率高于女性，单侧多于双侧。

【临床特点】

1. **并指（趾）畸形**　为手（足）部先天畸形中较常见者。好发于第 3、第 4 指（趾），拇指（趾）很少受累。男性发病率高。常合并多指（趾）畸形，手及足骨缺如等。

2. **多指（趾）畸形**　也称赘指（趾）畸形。有家族遗传倾向，可双侧对称发病，也可以单发。以重复拇指（趾）或小指（趾）多见。

重复拇指（趾）可只累及末节指（趾）骨，或同时累及近节指（趾）骨，甚至有时第 1 掌（跖）骨也受累。但腕骨同时受累者则极少见。重复小指（趾）可表现为一个完整的第 6 指（趾），或仅为一小赘生物，内无骨骼、肌肉、肌腱。

3. **指（趾）骨分叉畸形**　为多指（趾）畸形的轻型表现，其重复畸形仅限于末节指（趾）骨，故形成分叉状。最易累及拇指（趾）。

4. **巨指（趾）畸形**　可累及一个或数个指（趾），也累及一个肢体，有家族遗传倾向。

5. **指骨关节连接症**　也称先天性指（趾）骨间关节强直。有家族遗传关系。正常胎儿于第 8 周时即将形成指（趾）间关节，如果分节障碍，则可出现部分性或完全性指（趾）间关节缺如。本病易发生于近侧指间关节，足趾之远侧趾间关节。

【影像检查技术与优选】

X 线片可显示畸形全貌，为首选检查方法。MRI 检查可观察周围软组织及软骨发育情况。

【影像学表现】

1. **并指（趾）畸形**　X 线检查可以确定诊断类型及程度（图 7-3-15）。①软组织型：又称蹼样指（趾）；②骨性融合型：除软组织连接外还有指（趾）骨间骨性连接。

2. **多指(趾)畸形**　X线表现可分为：①软组织型，多指(趾)内是单纯的软组织，内无骨骼、软骨、肌肉及肌腱，仅软组织相连；②多生指(趾)型，多生指(趾)内有指骨，节数不等，可与掌骨或跖骨形成关节，而相应掌骨或跖骨则呈分叉状或角状畸形（图7-3-16），此类最多见；③骨型，在正常掌骨、跖骨或指(趾)骨上发生两指(趾)骨或呈分叉状，此类较少见。

3. **指(趾)骨分叉畸形**　X线表现为指(趾)骨呈分叉样畸形改变。

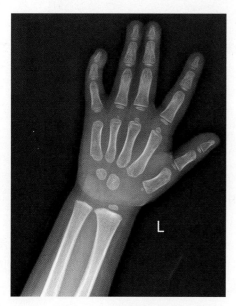

图7-3-15　左手并指畸形
左手正位片　左手第3、4指间软组织连接，无骨性连接

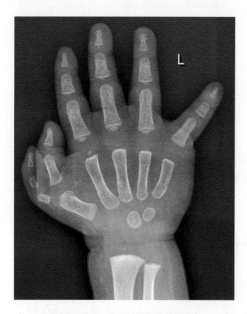

图7-3-16　左手拇指多指畸形
左手正位片　左手拇指桡侧赘生指，软组织连接，内有三节指骨

4. **巨指(趾)畸形**　X线表现可累及一个或数个指(趾)（图7-3-17）。

5. **指骨关节连接症**　X线表现为指(趾)间关节处部分或完全骨性连接，关节间隙消失。

【诊断要点】

临床发现指(趾)发育畸形，X线片明确指(趾)骨畸形的类型及程度，指导手术方案。

【鉴别诊断】

本病有典型的临床及X线表现。

二、环沟与先天性截肢

【概述】

环沟系指肢体的皮肤及皮下出现全周或部分性收缩环，轻者引起肢体软组织环沟，重者形成先天性截肢。一般认为是由于羊膜局部缺血引起局部发育不全，胎儿四肢肢体或指趾穿破羊膜囊被嵌顿在穿破处，致使皮肤、皮下组织、肌腱、神经、血管及骨骼皆有被缠绕的压迹。近年来有人认为系羊膜过早破裂后，源于羊膜和绒毛表面来的中胚叶组织缠绕肢体所致。

【临床特点】

本症在上、下肢均可发生，上肢环沟以手指最常见，可单发，也可多发，可累及其全周，也可累及一部分。环沟较浅时对功能无影响，环沟较深时可引起远端水肿、发绀及发凉，亦可有感觉及功能障碍。最严重时环沟远端肢体缺如，残端软组织呈球状改变，称先天性截肢。

【影像检查技术与优选】

X线片为主要检查方法，可观察病变肢体骨骼形态。MRI检查可显示软组织水肿、血管畸形等。

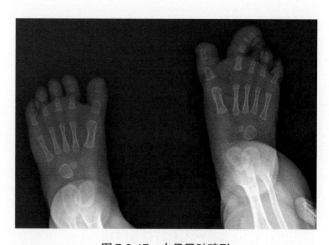

图7-3-17　右足巨趾畸形
右足正位片　右足第二趾呈巨趾畸形，趾骨及周围软组织肥大

【影像学表现】

X 线片浅沟仅表现局部软组织呈环形透亮区，深沟则表现为骨骼常见局限性缩窄变细。先天性截肢骨骼残端可呈削尖状或锥状畸形。

【诊断要点】

临床发现环沟与先天性截肢，X 线片明确环沟与截肢的程度，指导手术方案。

【鉴别诊断】

本病有典型的临床及 X 线表现。

三、先天性马蹄内翻足

【概述】

先天性马蹄内翻足（congenital talipes equinovarus）是足部最常见的畸形，发病率约 1‰，男性较女性多 2 倍，单侧发病多见，常合并多趾、并趾、髋关节脱位等。病因尚不明，有人认为系胎儿体位异常所致，也有人认为肌肉发育不良是足部畸形的主要原因。典型的畸形包括足前部的内翻和内收，足前部与踝关节呈马蹄状畸形。病变早期以软组织挛缩为主。骨骼的变化主要以距骨为中心，包括距舟和跟骰关节内收、跖屈和旋后，以及胫距、跟距关节内翻和胫距关节跖屈。舟骨内移旋转，仅与距骨头的内侧下方接触，骰骨也向内侧及足底移位。距跗关节跖屈、内收，足弓变高，小腿也呈内旋畸形。

【临床特点】

出生后出现单足或双足马蹄内翻畸形，即尖足，足跟小，跟骨内翻，前足内收，即各足趾向内偏斜，均合并胫骨内旋。随年龄增长，畸形日趋严重，尤其在负重后。

【影像检查技术与优选】

X 线片为主要检查方法，CT 三维重建技术可弥补 X 线片的不足，更直观地显示各跗骨形态及空间关系，在最佳位置和角度评定马蹄足的内翻程度。MRI 检查可观察周围软组织及未骨化的骺软骨。

【影像学表现】

1. X 线 正位片显示距骨颈内旋，通过距骨的中轴线远离第 1 跖骨，距骨变宽、变平。跟骨变短增宽，跟骨中轴线与第 4 跖骨中轴线不相一致，相互成角，舟骨及骰骨皆向中线移位。足跗骨及距骨较正常者更为相互靠近、重叠。各距骨中轴线不相平行。侧位显示距骨轴线与跟骨轴线交角较正常小（图 7-3-18）。

2. CT CT 三维重建技术可更直观地显示各跗骨形态及空间关系，可在最佳位置和角度评定马

蹄足的内翻程度，从整体上弥补了 X 线片的不足（图 7-3-19）。

3. MRI MRI 可显示未骨化的骺软骨及周围软组织，足骨的骨化中心及骨化核在软骨中的位置往往是偏心的，即骨化核的长轴与软骨中心的长轴存在一定的差异。

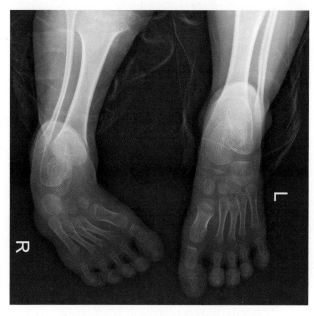

图 7-3-18 右侧马蹄内翻足

X 线正位片右足前部内翻和内收，距趾骨向内偏斜，足前部与踝关节呈马蹄状畸形。距骨颈内旋，跟骨内翻，距跟骨中轴线远离第 1、4 距骨轴线

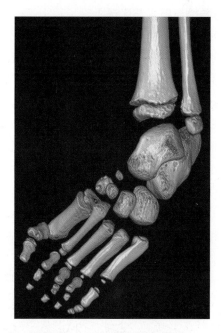

图 7-3-19 右侧马蹄内翻足

CT 平扫（VR）更好观察各跗骨形态及空间关系，表现为右足前部内翻和内收，距骨颈内旋，跟骨内翻，足前部与踝关节呈马蹄状

【诊断要点】

本病依据典型的临床表现诊断，即出生后即有畸形，主要表现为前足内收，跟骨内翻，踝关节呈马蹄状，同时合并胫骨内旋。影像学检查的目的是了解骨骼受累情况。

【鉴别诊断】

1. **脊髓脊膜膨出并脊髓栓系的马蹄内翻足** 无前足内收畸形，跟腱反射消失，足部可有感觉障碍，同时常伴有大小便失禁等症状。

2. **脊髓灰质炎后遗症** 在生后2～3岁发病，有发热及一侧肢体瘫痪的病史，感觉正常。

3. **脑瘫后马蹄内翻足** 多有下肢交叉或交叉步态，内收肌痉挛，生理反射亢进，病理反射阳性，足部畸形以马蹄为著，无前足内收。

四、扁平足

【概述】

扁平足（flat foot）是指足弓的纵弓高度减低或消失，足底变扁平，尤以负重情况下更明显。

【临床特点】

大多数学者认为无临床症状的扁平足是正常的。扁平足典型的体征为前足背伸、外展，后足外翻，足弓降低或消失，并可伴行走或久站后疲乏、疼痛。根据临床表现可分为柔韧性扁平足和僵硬性扁平足，其疼痛出现的位置基本位于足跟内侧，跗骨窦，腓骨远端或中足内侧。

【影像检查技术与优选】

X线片为主要检查方法，摄取负重与不负重情况下的水平投照侧位片，测量足的横弓及长弓有无变扁平。

【影像学表现】

X线检查时，需投照足前后位、负重及不负重情况下的水平投照侧位片。测量足的横弓及长弓有无变扁平现象。如图7-3-20所示：A点，距舟关节间隙最低点；D点，跟骨抵于平板的最低点；B点，第1跖骨头最低点；C点，跟骰关节间隙的最低点；E点，第5跖骨头最低点。将各标记点连线形成A、B、C、

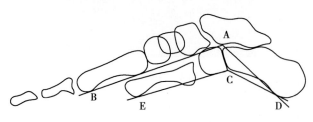

图7-3-20 足弓测量示意图

D角。A角为内弓，可反映出中部长弓变平的程度，正常值为113.34°～130.43°；C角为外弓，反映出足外缘下降的程度，正常值为129.97°～150.10°。于负重及非负重侧位片上，A角可显出0°～7°的变化，如超过7°，则表示足长弓有病理性变化。扁平足时，足的外弓变平，内弓下降，故A角及C角增大。跟骨及距骨呈一定程度的背曲，舟骨及足的前部位置较低，同时距舟关节位置下降。可合并跗骨间创伤性关节炎。

【诊断要点】

本病诊断主要依据临床体征前足背伸、外展，后足外翻，足弓降低或消失，以及X线表现为足内弓、外弓角度增大即可诊断。

【鉴别诊断】

本病有典型的临床及X线表现。

五、先天性垂直距骨

【概述】

先天性垂直距骨（congenital vertical talus，CVT）是一种少见的先天性足畸形。多为单足发病，男多于女，病因不明，与多种先天性畸形和神经肌肉性疾患有关。骨性畸形为舟骨与距骨颈的背侧形成关节，将距骨锁在垂直状态。载距突发育不良而失去支撑距骨的作用，跟骨固定在外翻位。韧带与肌腱也出现相应改变。

【临床特点】

患儿生后即可出现因距骨头的异常位置而引起足底内侧圆形隆起，呈现足下垂畸形，足跟上翘外翻。站立时足跟不能着地，使足底呈凸形，故称摇椅状畸形。站立时前足明显外展，距骨头及跟骨在外翻的位置上负重，跟骨后部多不能触及地面。

【影像检查技术与优选】

X线片为主要检查方法，典型的X线表现可明确诊断。3岁以前舟骨骨化中心尚未出现，可以第1跖骨轴线与距骨交角反映距舟的位置，按Hamanishi法测量有助于诊断。CT可显示跗骨的畸形；MRI可观察软组织结构变形情况及关节内软骨情况。

【影像学表现】

常规需摄足部承重下前后位及侧位片、侧位最大跖屈位。①足侧位片：先天性垂直距骨主要X线表现为距骨垂直，其纵轴与胫骨平行，距骨颈延长变形，舟骨移位至距骨背侧，与距骨颈相接触。跟骨的跖屈程度小于距骨，距跟角变大。跟骨下垂，足前部背屈，并向外侧倾斜，足底呈凸形（图7-3-21）。由

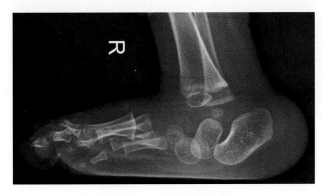

图 7-3-21　先天性垂直距骨
距骨垂直，跟骨下垂，足前部背屈，并向外侧倾斜

于舟骨在 3 岁以前骨化中心尚未出现，以第 1 跖骨轴线与距骨交角反映距舟的位置，按 Hamanishi 法测量距骨轴 - 第 1 跖骨基底部夹角（TAMBA）、跟骨轴 - 第 1 跖骨基底部夹角（CAMBA）。先天性垂直距骨 TAMBA＞60°，CAMBA＞20°；②侧位最大跖屈位：胫跟角减小，跟骨呈马蹄样畸形。距骨轴线通过骰骨后方，被动背伸位片可见距骨和跟骨仍跖屈，被动跖屈位片可见舟骨不能回复至距骨之上；③足正位片：跟距角明显增大，前足呈外展位。如舟骨出现骨化中心，则可见其移位至距骨颈的背侧。

【诊断要点】

通过典型临床表现和影像学表现诊断 CVT 并不困难，X 线片在诊断上有重要意义。该病的四大特征：①足底凸出；②足跟马蹄状；③足呈严重的僵硬畸形，畸形不因位置、负重或手法按摩而有所改变；④足跖屈位 X 线片可见距骨垂直，足舟骨脱位于距骨头颈背侧，跟骨跖屈。

【鉴别诊断】

本病应与其他扁平足畸形鉴别如斜行距骨、先天性仰趾外翻足、跟骨外翻、先天性扁平足、脑瘫性外翻足等。结合典型的临床表现和影像学表现鉴别并不困难。

（金　科）

参 考 文 献

[1] 张艳利，周忠春，杜富会，等. 先天性高肩胛症 2 例 [J]. 实用放射学杂志，2014，30（1）：184

[2] 黄峰，丛永健. 先天性桡骨头脱位 1 例 [J]. 实用医学杂志，2011，27（9）：1558

[3] 王锐，曾庆玉，金光暐. 马德隆畸形 X 线及 MRI 诊断进展 [J]. 中国医学影像学杂志，2014，22（1）：51-55

[4] 李林涛，朱明海，梁国辉，等. 先天性婴儿型髋内翻误诊为髋脱位的原因分析 [J]. 中国矫形外科杂志，2007，15（13）：976-978

[5] Rizk AS. Transfixing Kirshner wires for fixation of intertrochanteric valgus osteotomies in management of pediatric coxa vara[J]. J Orthop Traumatol，2017，18（4）：365-378

[6] 汤用波，梅海波. 先天性胫骨假关节的病因学研究进展 [J]. 临床小儿外科杂志，2003，12（3）：234-236

[7] Van Royen Kjell，Brems Hilde，Legius Eric，Lammens Johan，Laumen Armand. Prevalence of neurofibromatosis type 1 in congenital pseudarthrosis of the tibia[J]. European Journal of Pediatrics，2016，175（9）：1193-1198

[8] Cho TJ，Choi IH，Lee KS，et al. Proximal tibial lengthening by distraction osteogenesis in congenital pseudarthrosis of the tibia[J]. J Pediatr Orthop，2007，27（8）：915-920

[9] 陈峰，杨波. 盘状半月板病因学研究现状与进展 [J]. 中华骨与关节外科杂志，2016，9（01）：80-83

[10] 贾中伟，龙江涛，白德明. 先天性多指畸形研究进展 [J]. 中国医师杂志，2013，15（7）：1002-1004

[11] 刘喜平，刘宏. 先天性马蹄内翻足影像学评价新进展 [J]. 中华小儿外科杂志，2011，32（9）：701-703

[12] 刘昆，梅海波，唐进，等. 婴幼儿先天性垂直距骨的诊断与治疗探讨 [J]. 临床小儿外科杂志，2007，6（5）：8-10

第四章 骨软骨发育障碍

第一节 骨软骨发育不良

一、软骨发育不全

【概述】

软骨发育不全（achondroplasia, ACH）为先天性全身软骨发育障碍性疾病，发生率 1/（25 000～40 000），无性别及种族差异。10%～20% 有家族史，为常染色体显性遗传，80%～90% 为散发，属于基因突变，但均以特有的侏儒状态为其特征，其发病机制目前尚不明确。

免疫组织化学和电镜的研究发现 ACH 生长带软骨细胞缺少通常的柱状排列，呈分散的细胞束，肥大的软骨细胞减少，先期钙化带呈斑片状，原始骨小梁厚且不规则排列，而骺软骨正常。由于管状骨骨骺板内软骨细胞胚胎期生长紊乱，不能形成正常的先期钙化带，导致管状骨纵轴方向的生长受限。而骨膜下成骨不受影响，因此管状骨明显短缩，但直径正常，表现为骨干粗短，骨端增宽，中心凹陷。骨骺核因骨化不全变小、形态不规则。因颅板为膜内成骨，头颅穹窿部发育正常，颅底部为软骨内成骨，因而颅底短缩，枕骨大孔变小、不规则，斜坡加深。

【临床特点】

本病以四肢短粗侏儒、智力正常、生育能力正常为特征。ACH 胎儿多在孕 25 周后长骨生长滞后，出生后表现为头颅大、下颌突出、鼻梁塌。成年后躯干基本正常，四肢短粗，因而上部量大于下部量，表现为类似"成人的躯干，小孩的肢体"。手指粗短，拇指、示指和中指呈"三叉状"或"车辐状"。肢体肌肉及软组织发达。75% 的 ACH 患者睡眠时出现显著的上呼吸道阻塞，导致鼾鸣。因咽鼓管短而导致反复的中耳炎，严重者可致听力丧失。由于枕骨大孔狭窄、畸形而致脑积水和颅压增高。

【影像检查技术与优选】

典型 X 线表现有助于软骨发育不全的确诊，CT 和 MRI 检查可了解颅内或椎管内病变的部位和程度，为外科治疗提供指导。ACH 的产前诊断时间主要集中在孕 29～35 周，胎儿超声和 MRI 筛查可以帮助产前诊断。

【影像学表现】

1. X 线 ①长骨：短粗且弯曲，以肱骨、股骨为著。骨密质增厚，髓腔和骨松质正常，肌肉附着处增厚明显，干骺端变宽，中央凹陷呈"杯口状"或"喇叭口状"（图 7-4-1），骨骺板光滑或轻度不规则，密度不均匀。骨骺核出现延迟，发育小，在长骨两端常可见相对较小的骨骺部分套入扩大的干骺端，呈抱球状表现。尺骨短于桡骨，近侧端增宽，远端变细。腓骨长于胫骨，腓骨头位置较高；②躯干骨：椎体较小，前部稍呈楔形，椎体上下缘不规则，后缘凹陷。

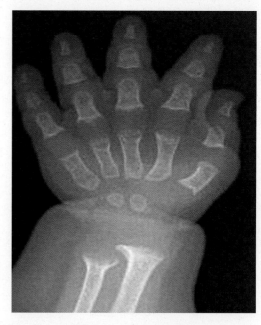

图 7-4-1 软骨发育不全

X 线片示掌指骨短粗，干骺端膨大，边缘规则呈喇叭口状，手指分开呈"车辐"状

688

椎管狭窄、椎弓根间距变窄为本病特征性 X 线改变（图 7-4-2），与正常人第 1～第 5 腰椎的椎弓根间距逐渐增宽相反，68.7% 的 ACH 患儿逐渐变窄，31.3% 为等宽。骨盆狭小，髂骨短而宽，呈方形，底部短，致坐骨大切迹变小深凹呈鱼口状，位于"Y"形软骨之上。髋臼上缘变宽。肋骨短宽，胸腔前后径小；③颅面骨：因颅底部软骨内成骨障碍，故颅底骨短小，鼻梁塌陷，颅盖骨相对较大，枕大孔变小，斜坡变深。

2. CT 和 MRI　CT 和 MRI 检查可以了解颅底狭窄或椎管狭窄的情况，了解脑积水的程度。MRI 检查发现多数婴儿有一定程度脊髓受压。

【诊断要点】

根据典型的临床表现和影像学特点，ACH 出生时即可确诊。随着磁共振及超声的发展，有望在孕晚期作出诊断。

【鉴别诊断】

本病需与其他类型侏儒相鉴别。

1. 假性软骨发育不全　本病出生时外观正常，6 个月～4 岁时出现畸形，头面部正常。X 线颅面骨基本正常，骨骺及干骺端均异常，椎弓根间距正常。

2. 脑垂体性侏儒　匀称型侏儒，以全身骨发育迟缓，骨骼发育小，骨化中心出现及闭合延迟为特征。

3. 软骨-外胚层发育不全　离心性四肢短缩型侏儒症。以胫腓骨、尺桡骨发育畸形、粗短明显。本病伴有外胚层的发育异常，先心病，其他骨畸形等。

与软骨发育不全相反，病变可随发育逐渐趋于正常。

4. 黏多糖贮积症　表现为短躯干畸形，智力低下。

二、间向性侏儒

【概述】

间向性侏儒（metatropic dwarfism）又称间向性骨发育不良（metatropic dysplasia），是一种罕见的短肢短躯干畸形，于 1966 年由 Maroteaux 首先命名。该病发病与瞬时感受电位香草酸家族 4（*TRPV4*）基因突变有关，大部分研究表明该疾病具有显著的遗传异质性。

【临床表现】

根据临床、影像学及遗传异质性将间向性骨发育不良由重到轻可分为四类：Ⅰ型为致死性常染色体隐性遗传病，Ⅱ型为非致死性常染色体隐性遗传病，Ⅲ型为常染色体显性遗传病，Ⅳ型为遗传方式尚不肯定的轻微病变型。

该疾病患儿四肢及躯干的比例随生长发育不同时期而变化：新生儿及婴儿期四肢短明显，四肢和躯干的比例小，躯干显得相对狭长；儿童期躯干明显短缩伴有进行性加重的脊柱侧后凸，四肢和躯干的比例增大，短肢因而变得不明显。

临床常见的特征为：身材矮小，胸廓狭窄，特殊面容（包括额头前突、面中部发育不良、方形下颌），

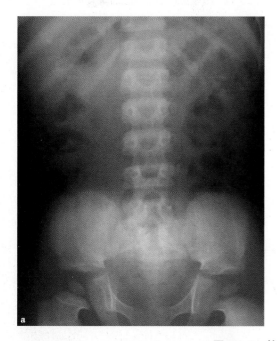
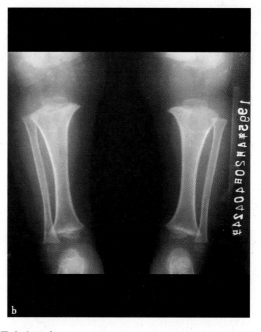

图 7-4-2　软骨发育不全

X 线片。a. 腰椎椎弓根间距由上至下逐渐变窄，髂骨短而宽，呈方形，坐骨切迹呈"鱼嘴状"，髋臼角呈水平状，股骨头较小，股骨颈短而宽，干骺端明显增宽；b. 胫腓骨短粗，腓骨长于胫骨，胫骨干骺端膨大，呈"喇叭口状"，骺核小，可见骺核包埋征象

鸡胸，脊柱进行性后侧凸，躯干缩短，四肢不成比例短小，可伴有短指（趾），手脚掌较大，关节大，活动正常。有时可见骶尾部尾状赘生物及关节骨性突起。另外可见齿突发育不良造成的各种颈椎异常，甚至严重的神经性疾病，包括感觉神经性听力缺损等。

【影像检查技术与优选】

典型 X 线表现有助于间向性侏儒的确诊，CT 和 MRI 检查可了解颅内及椎管内病变的部位和程度，为外科治疗提供指导。超声及 MRI 检查有助于产前诊断。

【影像学表现】

1. X 线表现　①脊柱与肋骨改变：脊柱进行性侧后凸，椎体扁平，密度减低；胸廓狭窄，肋骨扁宽，肋骨末端杯口样；②骨盆改变：髂骨呈方形，髋臼浅平，与髋臼上切迹组成三叉戟或斧样；③骨骺与干骺端改变：四肢长管状骨干骺端扩张似喇叭口，骨干短而细，状如哑铃。骨骺发育延迟而小，形态不规则，关节间隙增大。

2. 超声、CT 和 MRI　CT 和 MRI 可以帮助了解有无关节、心脏、呼吸系统及中枢神经系统病变，明确有无椎管狭窄。超声及 MRI 有助于产前评估。

【诊断要点】

间向性骨发育不良是一种严重影响患者生存质量的遗传性骨病，诊断以典型的临床表现和影像学特征为主，无特异性实验室检查异常，确诊需进行基因诊断。

【鉴别诊断】

本病是一种短肢短躯干的先天畸形，应与脊柱骨骺干骺端皆受累的疾病例如假性软骨发育不全、Kniest 发育异常等鉴别。

1. 假性软骨发育不全　骨骺和干骺端表现类似本病，但胸廓与脊柱病变轻微，有韧带松弛，其四肢和躯干的比例无间向性变化，可以鉴别。

2. Kniest 发育异常　患者有特殊面容及桶状胸，其长骨干骺端和脊柱病变较轻，关节肿大、进行性活动受限并可导致关节挛缩，可与本病鉴别。

三、窒息性胸廓发育不良

【概述】

窒息性胸廓发育不良（asphyxiating thoracic dysplasia，ATD）又称为胸廓 - 骨盆 - 指（趾）骨发育不良，为常染色体隐性遗传性疾病，异常基因位点位于 15q13，有家族性。Jeune 于 1954 年首次报告，故又称 Jeune's syndrome。

【临床特点】

以小胸廓、骨盆畸形及不同程度的肢体短缩、多指（趾）为特征。根据长骨干骺端的形态，将 ATD 分为两型：Ⅰ型，干骺端形态不规则，骺板的骨化不均匀而呈灶状分布；Ⅱ型，干骺端光整，骺板的骨干侧骨化结构的破坏均匀一致，显微镜下干骺端呈网格状。临床表现有较多变异，婴儿期因胸廓狭窄致呼吸困难，反复呼吸道感染，不易存活。

【影像检查技术与优选】

由于 ATD 常伴胸廓、骨盆和手足等骨骼畸形，因此，X 线片检查对诊断本病具有重要价值。CT 检查有助于肺部情况评价及病变骨的细节观察，而超声和 MRI 对于胎儿 ATD 产前诊断，以及判断 ATD 患儿是否合并肝脏、肾脏和心脏的病变有一定帮助。

【影像学表现】

1. 胸部　胸廓狭长、腹部膨隆，使胸廓下部肋缘向外突出形成"钟形"胸廓。肋骨短呈水平伸直，胸廓横径及前后径均小。横断面呈"三叶草样"胸廓，心脏位于"前叶"内。由于胸廓前后径及横径减小，造成胸廓上下径长，膈肌低平。随年龄增长，这种"钟形"改变逐渐减轻，成为"桶形"（图 7-4-3）。

2. 骨盆　婴儿期骨盆短，髂骨呈方形，坐骨切迹小而深，髂骨翼边缘欠光滑。坐耻骨短，髋臼浅平，髋臼内缘和外缘可有骨刺样突出，髋臼中部亦有骨性突出，使整个髋臼呈"三齿鱼叉状"改变，在婴儿期 ATD 中具有特征性。骨盆畸形随年龄增长可以

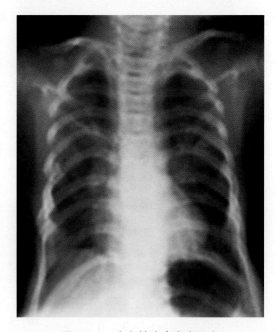

图 7-4-3　窒息性胸廓发育不良
胸部前后位平片显示肋骨短而平，前端稍膨大，胸廓狭窄，心胸比例增大，约 0.67

逐渐减轻。骨盆异常是本病较为重要的组成部分，若发现婴幼儿同时具有胸廓典型的畸形改变，即意味着确立本病的诊断依据相当可靠。

3. 四肢骨不成比例缩短 近侧长骨缩短明显，干骺端增宽，骨干中部变细。掌指(趾)骨短，以中远排指(趾)骨更明显。指(趾)骨近端的锥形骨骺为 ATD 典型表现，锥状骨骺可以导致骨骺核提前愈合，管状骨变短。可伴发多指(趾)畸形。肱骨头和股骨头等长管状骨骨化中心均过早出现，呈早熟表现。

【诊断要点】

ATD 诊断要点如下：胸廓狭长、骨盆发育不良、长管状骨骨骺核过早骨化、短管状骨骨骺核呈锥形，临床有严重的呼吸困难和反复呼吸道感染。

【鉴别诊断】

主要应与以下疾病鉴别：

1. 软骨外胚层发育不良 又称 Ellis-van Creveld 综合征。亦为常染色体隐性遗传病，易与 ATD 混淆。本病临床三大表现：侏儒、多指及外胚层发育不良表现，可以同 ATD 相鉴别。

2. 短肋 - 多指(趾)综合征(short rib polydactyly syndrome，SRP) Ⅰ、Ⅱ型都是肋骨短，喉部狭窄，发育异常及肺发育不全而致呼吸困难，且多指(趾)常见。SRP Ⅰ型多有泄殖腔畸形，如肛门闭锁等。SRP Ⅱ型多有唇腭裂和多种体内畸形，包括会厌发育不全、先心病等可以鉴别。

3. 软骨发育不全 肢体短缩与 ATD 相似，但该症为常染色体显性遗传病，家族中多有类似患者，表现为头颅大而四肢短小，躯干长度正常，面部特征为鼻梁塌陷，下颌突出及前额宽大。中指与环指不能并拢，呈三叉戟。可有肘关节屈曲挛缩及桡骨头脱位，下肢短而弯曲呈弓形，肌肉尤显臃肿。通常不合并呼吸系统异常。

4. 耳 - 腭 - 指综合征Ⅱ型 为一种少见的严重的 X 连锁遗传病，亦有肋骨、指(趾)骨粗短等骨骼发育异常表现，但常并存面部畸形(如腭裂)、脑水肿、隐睾等。多于新生儿期即死亡，存活者智力发育明显落后。

四、软骨 - 外胚层发育不良

【概述】

软骨 - 外胚层发育不良(chondroectodermal dysplasia)于 1940 年由 Richard Ellis 和 Simon van Creveld 两位首先报道，亦称 Ellis-van Creveld 综合征。属于常染色体隐性遗传，是一种先天性软骨发育障碍、

外胚层发育不良、多指(趾)畸形和先天性心脏病的四联疾病综合征。

【临床特点】

临床表现包括以下四个方面：①外胚层组织发育不良，指(趾)甲小而脆弱，有纵嵴或缺损，背面凹陷呈"匙"状。出牙延迟，牙列不齐，咬合不良，新生儿出牙不久后自然脱落。毛发稀少或秃发。皮脂腺和汗腺正常；②中胚层缺陷，表现为先天性心脏病，如单心房、严重房间隔缺损及二尖瓣狭窄等。生殖器官畸形，斜视，内脏转位，钙化性肾功能不全等；③软骨及骨发育不良，四肢粗短，长管状骨发育障碍，以胫腓骨、尺桡骨发育畸形、粗短明显，故也称其为离心性四肢短缩型侏儒症；④尺侧多指(趾)畸形，膝外翻畸形。

【影像检查技术与优选】

由于本病具有典型的临床表现和骨软骨发育不良，所以传统的 X 线片结合临床即可作出较为准确的诊断。胎儿超声和 MRI 可以帮助产前诊断。

【影像学表现】

下颌骨发育不良，齿槽骨内牙齿部分或完全缺如。胸廓窄长呈"管状"或"钟状"，肋骨短小，呈水平走向或肋外翻。骨盆短小，髋臼缘呈水平状，坐骨大切迹狭窄。长骨短而粗，远端肢体较近端肢体更易受累，骨骺线提前愈合。特征性的表现是胫骨近侧干骺端增宽，中央部隆起致先期钙化带向两侧倾斜，骨骺核发育不良，小而扁平，向内侧移位。肱骨弯曲，尺骨鹰嘴发育不良。手部和足部有基本恒定的轴后性(尺侧)多指(趾)畸形，短管状骨粗短。中节及末节指骨发育不良，短小明显。指骨锥状骨骺，以中节指骨较为常见。腕骨融合，以头状骨和钩骨融合较为常见。

【诊断要点】

具有骨软骨发育不良和外胚层发育不良的临床表现，特征性的影像学表现包括短肢型侏儒、指(趾)甲发育不良、牙齿异常、多指(趾)畸形和心脏畸形。

【鉴别诊断】

需与下列疾病鉴别：

1. 软骨发育不全 四肢长骨粗短，干骺端增宽、凹陷，可见骺核包埋；脊柱和骨盆具有特征性椎管狭窄和骨盆狭窄。没有外胚层的发育异常。

2. 窒息性胸廓发育不良 多指(趾)畸形和腕骨融合罕见，指趾骨改变轻，肋骨非常短，胸廓横径和前后径均缩小，呈"钟形"胸廓，胫骨平台及胫骨近端骨骺核无改变。

3. **Weyers acrofacial dysostosis 综合征**　是由 *EVC2* 基因缺失导致,除了其上颌骨延迟融合以外,其余征象和软骨 - 外胚层发育不良一致。

五、先天性点状软骨营养障碍

【概述】

先天性点状软骨营养障碍(congenital chondrodystrophia punctata)又称点状骨骺(stippled epiphyses)、先天性钙化性软骨营养不良症(congenital chondrodystrophia calcificans)、点状软骨发育不良(chondrodysplasia punctata,CDP)。本病罕见,患病率约 1/10 000 活婴,主要是由于基因突变(可为遗传性或胚胎期致畸因素影响)导致染色体异常或先天性酶代谢异常而发病,具有遗传异质性。其病理学基础为一次或二次骨化中心的生长软骨退行性黏液变性及囊肿形成导致骨骺碎裂,并发灶性或早期钙盐沉着,在骺软骨部出现多形态的钙质沉着。

【临床特点】

本病女孩多于男孩,主要临床表现为面容特殊,扁面、塌鼻梁,肢体不对称性缩短。髋、膝、肘部常有关节挛缩,脊柱侧弯。皮肤呈鱼鳞样改变,30% 有秃发,20% 可发生白内障。其他可有先天性心脏病、畸形足、先天性髋脱位、小头畸形、腭裂等,部分伴智力障碍。

根据遗传方式可分为如下三型:① Canradi-Hün-ermann 型,为 X 染色体显性遗传,由于编码 3β- 羟甾 -δ8,δ7- 异构酶基因突变导致酶代谢异常引起肢体缩短、白内障以及皮肤病变,此类女性患者通常智力正常,可存活,而男性患者则在出生后短期死亡;②肢根型,常染色体隐性遗传,由过氧化物酶中多种酶缺乏(如磷酸烷二羟丙酮酰转移酶,DHAP-AT)所致,预后差,多在出生后 1 年内死亡;③维生素 K 缺乏型,为 X 染色体隐性遗传,亦可因为妊娠期第 6～9 周母亲用华法林治疗所致,临床表现包括鼻腔和中部发育不良、混合听力丧失、矮小、指骨发育不全和白内障,患者有正常的智力,仅见于男性。

【影像检查技术及优选】

X 线检查基本可确诊,CT 及 MRI 可明确心血管、呼吸系统及神经系统等异常。

【影像学表现】

X 线主要表现为全身骨骼系统骨骺区域多发大小不等的点状钙化影,如四肢长骨骨骺、脊椎、胸骨、肋骨、骨盆、腕骨以及双足跗骨等,点状钙化还可出现在所有软骨存在的区域,如气管软骨、甲状软骨、肋软骨、椎间盘等。双侧肱骨或股骨可有不对称或对称性缩短,呈短肢型侏儒,干骺端不规则增宽,脊柱侧弯,椎体畸形(图 7-4-4)。

【诊断要点】

X 线示全身骨骼系统骨骺区多发点状钙化影,结合临床表现基本可诊断。

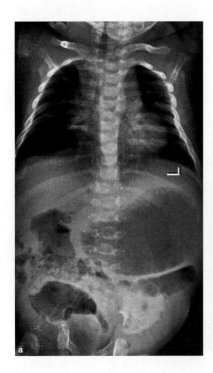
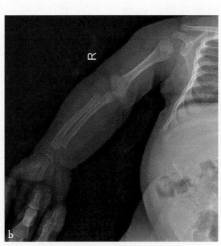
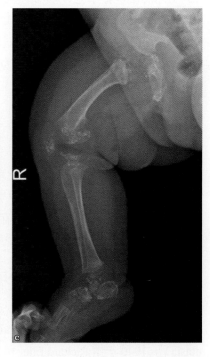

图 7-4-4　先天性点状软骨营养障碍
a～c. 脊柱、右侧上肢及下肢平片示脊椎、骨盆、右侧四肢长骨骨骺、腕骨及跗骨多发大小不等点片状钙化影,长骨短粗,干骺端不规则增宽

【鉴别诊断】

1. **甲状腺功能低下** 可出现点状骨骺，但均在2岁以后出现，分布不广泛，钙化点较大，骨骺出现迟且形态正常。

2. **软骨发育不全** 幼儿骨骺处也可出现点状钙化，但干骺端多呈喇叭口形，骨骺有包绕现象，且骨干长度明显缩短。

六、脊椎骨骺发育不良

【概述】

脊椎骨骺发育不良（spondyloepiphyseal dysplasia，SED）为一组选择性累及脊柱和长管状骨骨骺的染色体遗传性发育障碍性疾病。根据《国际遗传性骨病分类标准（2015年版）》分为先天性、迟发性和其他罕见类型，如 Kimberley 型、Wolcott-Rallison 型等。临床上有躯干与肢体不成比例矮小的特征。发病率低，为（0.1～0.4）/100 000，是一种较少见的骨软骨发育不良。脊椎骨骺发育不良的软骨细胞病理学特点是关节软骨细胞核增大，大量蛋白多糖沉积，核染色质聚集，粗面内质网明显扩张。软骨细胞成熟障碍，胶原和蛋白多糖在内的细胞外基质分泌障碍可能是本病关键性病理特点。

【临床特点】

临床上主要以短躯干侏儒、腰部及四肢大关节疼痛，以及活动受限等进行性骨关节病为特征。先天性 SED 系常染色体显性遗传性疾病，患儿出生后即见异常，其脊柱和长骨的骨骺发育异常较迟发性严重。临床上表现主要包括不成比例的矮小身材并伴有脊柱侧凸、髋内翻、畸形足、面部扁平、眶间距增宽、短颈、腭裂和桶状胸等。迟发性 SED 通常在5岁以后出现症状，其遗传方式包括 X-连锁隐性遗传或常染色体显性及隐性遗传。

【影像检查技术与优选】

本病具有特征性的 X 线改变，因此平片可以确诊本病。MRI 表现具有一定特征，显示椎间盘、关节软骨的形态变化明显优于 X 线片。

【影像学表现】

1. **先天性脊椎骨骺发育不良** X 线表现包括：骨化延迟，骨龄落后，股骨头骨骺核小，可到成年后方骨化。股骨颈短小，远端基本正常。髂骨体增宽，髋臼平，髋内翻畸形。齿状突发育不良，可致寰枢椎的不稳定。新生儿期胸部及脊柱可以无明显异常，随年龄增长出现椎体进行性变短、后凸。肋骨进行性变短、胸廓小。

2. **迟发性脊椎骨骺发育不良** X 线表现包括：椎体普遍性扁平，因椎体前缘之上、下缘继发骨化中心骨化延迟或不骨化形成骨缺损，呈阶梯状，前部变扁而中后部呈"驼峰状"隆起，椎间隙后窄前宽，以下胸椎及腰椎最明显。椎弓根变短，横突变小。骨盆狭小，骶骨小、骶骨耳发育不良，髂骨翼小并变方，坐耻骨支相对增大呈直立状，呈上小下大的骨盆畸形。髋臼关节面硬化不规整，股骨头小，股骨颈粗短（图7-4-5），颈干角变小呈髋内翻。四肢关节粗大，干骺端及骨骺核发育不良。长管状骨骨骺和干骺对称性增大并向侧方突出，可伴有骨赘形成，关节面增生硬化，关节间隙变窄，软组织无肿胀。

【诊断要点】

本病影像表现主要为脊柱、四肢大关节及骨盆

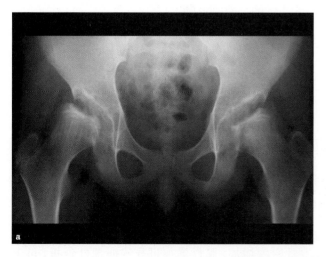
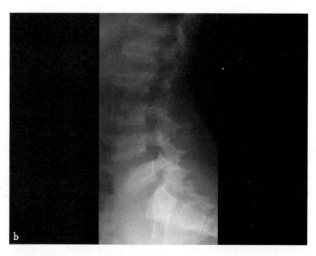

图 7-4-5 迟发性脊椎骨骺发育不良

X 线片 a. 骨盆相对较小，耻坐骨和闭孔增大，坐骨略呈竖立状。双髋关节间隙变窄，股骨头变扁不规则，关节面硬化不规则；b. 椎体变扁，前后径增宽，椎体前部上下缘凹陷而中后部上下缘隆突呈"驼峰状"，椎间隙变窄，椎弓根变短

二次骨化中心骨化障碍及骨化延迟引起的一系列异常改变，结合短躯干侏儒、腰部及四肢大关节疼痛及活动受限等进行性骨关节病的典型临床表现，可作出正确的诊断。

【诊断与鉴别诊断】

根据典型的临床表现和特征性的 X 线改变，一般诊断不难。但需要与以下疾病进行鉴别：

1. **黏多糖贮积症Ⅳ型** 常累及全身骨关节，掌指骨粗短，椎体前缘变尖变扁呈鸟嘴状，椎间隙通常增宽，多无家族史，实验室检查尿中含有硫酸角质可明确诊断。

2. **脊椎干骺端发育不良（Kozlowsi 型）** 主要累及脊柱和长骨干骺端，股骨近端常见，而骨骺正常，且无青少年期关节退行性改变。

3. **多发性骨骺发育不良** 脊柱受累轻，长管状骨受累重，该病四肢骨骺软骨发育异常，常对称性累及上下肢骨骺。

4. **幼年型类风湿性关节炎** 通常累及手、腕关节，以关节面侵蚀和软组织肿胀为特征，扁平椎及椎间隙狭窄等影像表现少见。

七、颅骨锁骨发育不良

【概述】

颅骨锁骨发育不良（cleidocranial dysplasis，CCD）为常染色体显性遗传病，具有高度外显率和明显的家族聚集性。发生率小于百万分之一，现已证明 CCD 的发生与染色体 6p21 的 *CBFA1/RUNX2* 基因突变有关，*CBFA1* 基因控制前体细胞分化为成骨细胞，其主要功能是在成骨细胞的形成和分化过程中起重要的调控作用。*CBFA1/RUNX2* 基因突变可以导致颅骨锁骨发育不良表型发生，既能引起软骨内成骨发育不全，又能引起膜内成骨发育不全，导致全身骨骼发育异常。颅骨穹隆部及面骨属于膜内成骨，程度不同的骨化障碍表现为颅板变薄、骨质稀疏，骨化不均匀甚至未骨化。颅底部属于软骨内成骨，可见蝶骨短小，蝶鞍发育不良，颅底较平，枕大孔大而变形或颅底凹陷等。锁骨的生长发育先为膜内成骨，形成三个骨化中心再进行软骨内成骨，骨化障碍可以影响其中任何一个或全部骨化中心，出现各种畸形。

【临床特点】

典型的临床表现为锁骨缺如或发育不全，颅部囟门张开或延迟闭合，牙齿萌出异常或多生牙"三联征"。常累及全身骨骼系统，表现为短头畸形，头颅矢状径短，额宽，额顶部膨隆，囟门迟闭或开放，眼距宽，鼻梁扁平，牙列不齐，多齿，牙列拥挤，错颌，削肩且肩窄，肩关节活动度增大，脊柱侧弯和后凸畸形等。

【影像检查技术与优选】

本病为遗传性全身性骨骼发育不全，有特征性的颅骨和锁骨发育不全的 X 线征象，典型病例常规 X 线片就可做出正确诊断，CT 三维或多平面重组对于显示头颅、牙列和骨盆发育异常更为形象直观，有助于进一步明确诊断。

【影像学表现】

X 线表现包括：颅缝增宽，颅板增厚，囟门增大，闭合延迟，头面比例失调，鼻窦腔小或不发育，乳突发育不良，颅底狭小。乳牙延迟脱落，恒牙发育延迟或不发育，牙槽内可见乳牙、恒牙相互重叠。一侧或两侧锁骨完全或部分缺如，内侧或外侧一端不骨化（图 7-4-6），两侧常不对称。若中段不骨化形成类似"假关节"征象，易误认为骨折。胸廓呈"锥"形或"钟"形，肋骨短细或肋骨前端增宽，肩胛骨发育短小，位置常升高。椎体发育幼稚呈"双凸"状，常伴棘突裂、脊柱侧弯等畸形。髂骨翼狭窄，骶髂关节间隙增宽，耻骨骨化不良，耻骨联合增宽，髋臼 Y 形软骨增宽，股骨颈骨化不佳可继发髋内翻或外翻畸形。四肢骨发育延迟，骨干变细。第Ⅱ掌骨长，Ⅲ～Ⅴ掌骨和中节指骨短，末节指骨不发育或细小，掌指骨副骺尤其是第Ⅱ掌骨副骺出现。

【诊断要点】

本病为全身性骨发育障碍，因此软骨内成骨和膜内成骨的骨骼均受累。根据典型的临床"三联征"表现以及特征性的颅骨、锁骨发育不全的 X 线表现，不难作出诊断。

【诊断与鉴别诊断】

典型颅骨锁骨发育不良有特征性的锁骨缺如或发育不全，囟门不闭，多齿或牙列不全等特征性表现，诊断并不困难，与其他疾病少见混淆。如果基因突变导致表型表达不完全时，需与下列疾病相鉴别：

1. **先天性锁骨假性关节形成** 先天性锁骨假性关节形成多为单侧发病，右侧锁骨多见，不累及其他骨骼，可自愈。颅骨锁骨发育不良如锁骨中段缺如或发育不全，可以出现类似"假关节"，但颅锁发育不全是双侧锁骨受累，并影响全身其他骨骼。

2. **致密性成骨不全** 由于破骨细胞功能缺陷导致骨密度增加，脆性增加可导致病理性骨折，可表现为锁骨肩峰端发育不良，颅缝增宽，囟门迟闭，有多块缝间骨，牙列不齐，恒牙萌出延迟，先天性无齿

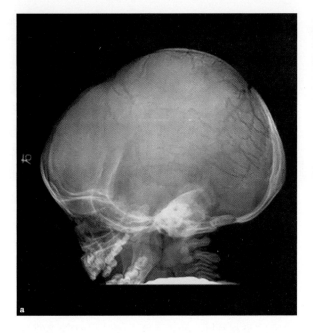

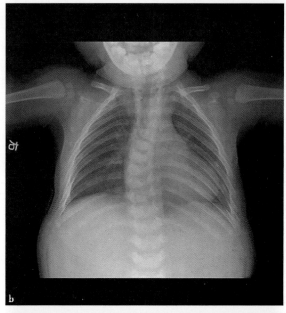

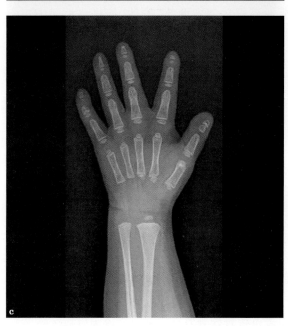

图 7-4-6　颅骨锁骨发育不良

X 线片。a. 颅面骨比例增大，前囟未闭，颅缝增宽，可见多条骨缝及缝间骨，蝶骨发育差，垂体窝浅小，蝶窦未形成，乳突气化差；b. 胸部正位片示双侧锁骨短小、外 1/3 缺如，胸段脊柱侧弯畸形，双侧肋骨倾斜下垂呈无力型；肩关节盂较浅，喙突发育不全；c. 双手第二掌骨细长，近端可见副骺，拇指、示指远节指骨及小指中、远节指骨明显变短，双侧腕骨骨骺核未出现，骨龄落后

症，指端溶骨样发育不全。该病骨密度增加并且不具有多齿可与颅骨锁骨发育不良鉴别。

八、假性软骨发育不全

【概述】

假性软骨发育不全（pseudoachondroplasia，PSACH）是一种较为罕见的广泛累及脊柱、骨骺、干骺端，而颅面骨不受侵犯为特征的软骨发育障碍性疾病。PSACH 于 1959 年由 Maroteaux 和 Lamy 首次报道，属于常染色体显性遗传，多为散发，发病率约为万分之四。现已证实其发生与 19 号染色体上（19p13.1）的软骨寡聚物基质蛋白（*COMP*）基因突变有关。*COMP* 对维持软骨细胞的正常功能及增殖调控起重要作用，并且抑制凋亡蛋白因子的表达从

而具有抗凋亡的作用。*COMP* 基因突变可致 COMP 蛋白无法正常运转并在细胞内质网堆积，破坏软骨细胞的正常功能，导致细胞死亡，从而延缓骨骼的线性生长。病理机制为未钙化的软骨高度繁殖堆积。

【临床特点】

临床上表现为智力和相貌正常的软骨发育障碍的短肢和短躯干侏儒，四肢及躯干缩短而颅面骨正常，患儿出生时正常，会走路时即可出现鸭步，四肢关节增大，活动受限，儿童时期可出现关节疼痛。

【影像检查技术与优选】

首选 X 线片检查，需拍摄四肢长骨、脊柱及骨盆平片，根据典型 X 线表现可明确诊断。

【影像学表现】

1. 四肢管状骨　对称性粗短变形，越远端越明

显，干骺端不规则增宽、侧缘刺状突出。先期钙化带不规则增厚、骺板狭窄，骨骺发育延迟，骺核小而碎裂，边缘不整，部分骨骺呈包埋状改变。

2. **脊柱** 脊柱可侧弯、前凸畸形，椎体上下缘多不规则，略呈双凸变形，形似"花瓶状"，椎体前缘上下角缺损而呈"台阶状"，椎间隙增宽，椎管无狭窄，椎弓根间距正常。

3. **骨盆** 骨盆发育小，坐骨大切迹稍窄，髋臼缘不规则，髋臼顶扁平，股骨颈短粗，可表现为髋内翻畸形。

4. **肋骨** 肋骨前、后端骨质密度增高呈杯口状样改变，形似"括号征"。

【诊断要点】

四肢长骨对称性改变，远端干骺端增宽变形，骨骺发育异常，"双面凸"椎体，而椎弓根间隙正常为本病的主要特征性 X 线改变，结合典型"鸭步"步态，四肢关节肿大并活动受限的临床特征，即可明确诊断。

【诊断与鉴别诊断】

PSACH 需与以下疾病进行鉴别：

1. **软骨发育不全** 出生时即发病，头大面小，属于肢根型短肢型侏儒，有典型的长短管状骨粗短弯曲，干骺端增宽、倾斜或凹陷，手呈"三叉"状，头大，前额突出。腰椎椎弓根间距离变窄明显，骨盆的改变明显，髂骨小而方，坐骨大切迹呈鱼嘴状狭窄。假性软骨发育不全椎管无狭窄，椎弓根间距正常，颅面骨正常，可资鉴别。

根据四肢、椎体的骨质改变结合正常的头面部表现就可排除软骨发育不全而确诊为本病。

2. **脑垂体性侏儒** 为匀称性侏儒，上部量与下部量基本一致，以全身骨发育迟缓，骨骼发育小，骨化中心出现及闭合延迟为特征，没有明显的骨骼发育异常。

3. **干骺端发育不良** 脊柱改变轻微，骨骺近似正常，无碎裂征，骺线明显增宽，干骺端碎裂明显。不同类型的干骺端发育不良可有额骨突出，颅底骨硬化，毛发稀疏，高血钙，淋巴细胞或中性粒细胞减少等并发症。根据头面部表现，以及四肢骨骺和脊柱影像改变可进行鉴别。

九、多发性骨骺发育不良

【概述】

多发性骨骺发育不良（multiple epiphyseal dysplasia，MED）又称 Catel 病，1937 年 Ribbing 首次报告，

1947 年 Fairbank 对本病作了详细的叙述，正式命名为"多发性骨骺发育不良"。是罕见的骨骺先天性发育异常，以骨骺发育迟缓，不规则，肢体短小型侏儒及指（趾）缩短为特点。MED 发生率大约 1/20 000。至少有 6 个不同的基因突变可能导致 MED，遗传方式以外显完全的常染色体显性遗传为主，少数为隐性遗传。多发性骨骺发育不良的骺软骨细胞位置异常，生长板增宽，干骺端不规则，软骨呈舌状延伸入干骺端，包括大量基质、退化和分裂结构。骨骼病变位于髋、膝、腕、踝关节，包括髋内翻、膝外翻、膝内翻、胫骨距骨倾斜、腕呈"V"形畸形，骨骺核明显不规则，呈桑葚样改变。

【临床特点】

MED 主要临床表现为关节疼痛、僵硬以及轻到中度的身材矮小，智力不受影响，男性较多见，一般在 10～12 岁以前发病。病变累及数个骨骺，好发顺序为髋、肩、踝、膝、腕、肘等，病变常为对称性。多数关节屈曲畸形，常因关节疼痛及强直而造成运动障碍，青春期后随年龄增长症状可改善。

【影像检查技术与优选】

X 线片具有特征性表现，为首选检查方法。MRI能够显示骨骺核尚未骨化的软骨及异常骨化，可能协助早期诊断。

【影像学表现】

1. **X 线** 骨骺发育不良，可以变小、变扁、碎裂或斑点状（图 7-4-7）。骨骺核生长延迟，但融合时间基本正常。下肢大关节受累最严重，髋关节为最常见受累部位，股骨头骨骺核变扁、碎裂，呈"桑葚样"，股骨颈宽而短，颈干角变小，髋臼浅平，呈不规则波

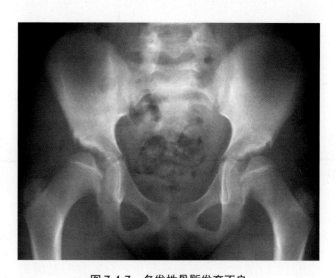

图 7-4-7 多发性骨骺发育不良

X 线片示双侧股骨头骨骺核延迟骨化，小而扁平、不完全成型；继发性髋臼发育不良，髋内翻

浪状或髋臼顶部呈斜坡状，成年后可呈髋内翻畸形。

股骨髁及胫骨髁可成角，髁间窝及髁间隆突变浅，股骨及胫骨髁扁平，造成整个关节增宽。髌骨骨骺异常分节，侧位片示双重髌骨像。胫骨远端骨骺外侧发育不良，骨端呈内宽外窄的楔状改变，或内低外高之斜刀刃状改变，致关节面倾斜，距骨也相应倾斜，致腓骨相对显长，可见踝外翻畸形。

胸腰椎椎体上下缘不规则、凸凹不平、骨骺碎裂、椎弓根变短。

腕骨、跗骨二次化骨中心出现晚、成长慢，骨骺核聚集、变形、边缘不规则。手足掌（跖）、指（趾）骨短粗或长短粗细不一。

2. MRI 脂肪抑制 T_1WI 像显示病变骨骺核的不规则骨化部分呈高信号"珍珠串"样改变，未骨化骺软骨呈中等信号。脂肪抑制质子密度加权成像可显示病变骨骺核骨化部分呈中等信号，边缘不规则，骨骺核尚未钙化的软骨部分呈高信号（图7-4-8）。

【诊断要点】

临床表现为关节疼痛、强直而造成运动障碍及关节畸形。多发性对称性骨骺受累为本病的主要特征，主要发生于二次骨化中心，MRI显示骨骺特征性"珍珠串"样改变，以下肢关节最易受侵犯。

【鉴别诊断】

MED需与下列疾病鉴别：

1. 先天性点状软骨营养障碍 类似于本病表现，是以骺软骨中心非骨化性钙化为特征的多发性骨骺

发育不良，引起短肢性侏儒症、关节挛缩、鱼鳞病样皮肤病损等，管状骨端钙化呈"珍珠丛"样改变，严重者首先累及臀部和肩部，脊柱后侧凸是椎体形态异常的结果。

2. 黏多糖贮积症Ⅳ型（Morquio综合征） 骨骺不规则，可累及髋臼及脊椎，与多发性骨骺发育不良表现相同。但本病的脊椎畸形首先出现，且典型椎体畸形很少在5岁以前出现，脊椎与四肢相比，呈不对称性缩短。肌肉无力为渐进性，也可出现进行性骨骼畸形及运动困难。

3. 软骨发育不全 出生时即明显，四肢短缩。不规则骨骺常限于长管状骨的干骺端且可出现干骺端增宽。骨骺出现延迟，也可能较小，但很少见到骨骺外缘不规则或斑点状化骨中心。

4. 两侧性 Legg-Calvé-Perthes 病 股骨头表现相似，因该病是股骨头缺血性坏死，可出现坏死骨被吸收及新生骨出现的过程。

十、干骺软骨发育不良

【概述】

干骺软骨发育不良（metaphyseal chondrodysplasia, MCD）是一种由于管状骨干骺软骨发育障碍影响其纵径生长而导致患者表现为短肢型侏儒的疾病。它是由Jansen于1934年首次报道，本病的基本病理是干骺端软骨肥大层细胞不能进行正常增殖、退变、进而骨化的生理过程，而骺板附近的其余各层软骨

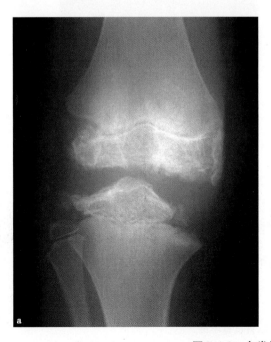
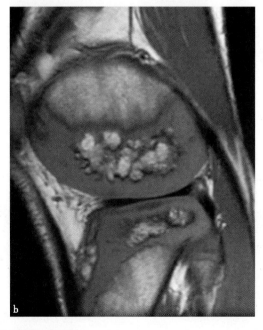

图7-4-8 多发性骨骺发育不良
a. X线片显示股骨远端及胫骨近端骨骺核扁平，边缘不规则、毛糙；b. MRI矢状面脂肪抑制 T_1WI 像显示股骨远端及胫骨近端骨骺核的不规则骨化；骺软骨呈中等信号，骨化部分呈高信号"珍珠串"样

细胞仍在进行正常的增殖发育。从而造成干骺端软骨细胞的叠加堆积，压迫骺端、加之重力的挤压作用，使干骺端向外周膨出，而软骨膜、骨膜骨化过程正常进行，最终导致干骺端膨大变形。其中下肢表现尤其典型，干骺端呈"杯口"状或"斜坡"状，而上肢缺少重力挤压，骺端多呈"杵状"或轻"杯口"样改变。

【临床特点】

临床无智力障碍，颅面部发育正常及实验室检查血清钙、磷和糖代谢无异常。目前根据临床分为三型，即 Jansen 型、Schmid 型和 Mckusick 型，Jansen 型属于最少见且骨关节疾病最严重的一型，病因不明，出生时即出现异常，同时可伴有头颅、脊柱和胸廓的畸形。Schmid 型最常见，属于常染色体显性遗传，临床表现典型，常以身材矮小、弓形腿及髋内翻为特征性表现，双下肢受累最常见，表现为"鸭态步"。Mckusick 型为常染色体隐性遗传，病变分布广泛，可累及全身管状骨的干骺端，其中双手最常受累。临床可伴有关节松弛及毛发（包括眉、睫毛）稀疏等。

【影像检查技术与优选】

一般 X 线片即可诊断。

【影像学表现】

本病的主要 X 线特点：管状骨短粗，下肢比上肢明显，干骺端对称性膨大，可见不规则致密斑和囊状透亮区相互交错，骨骺和干骺端距离可加大，骨骺出现亦可延迟，但骨骺及骨干基本正常（图 7-4-9）。

1. **Jansen 型** 先天型，病变累及所有干骺端并有严重的骨质疏松，可伴有颅底硬化、骨盆和骶骨发育不全、脊柱先天性弯曲及短颈等其他畸形。

2. **Schmid 型** 晚发型，发病年龄相对较晚，病变病程可轻可重，可仅局限于双侧股骨颈，亦可累及所有管状骨干骺端，以下肢长骨（髋、膝关节）干骺端多见。具有明显的髋内翻，表现为股骨颈缩短、大转子升高、骨骺和干骺端低垂、骺板甚至呈垂直位、颈干角明显变小等改变。

3. **Mckusick 型** 掌指骨受累为其特征表现，而髋关节通常表现正常。还可累及肋骨及胸骨，表现为肋骨前端增宽、前移和鸡胸畸形等。关节松弛或脱位/半脱位。

【诊断要点】

本病表现为干骺软骨发育异常，而软骨膜、骨膜骨化正常进行，因此，X 线表现为干骺端异常而骨骺及骨干基本正常，典型病例常规 X 线片就可做出正确诊断。

【诊断与鉴别诊断】

MCD 需与以下几类疾病进行鉴别：

1. **佝偻病** 表现为先期钙化带变淡或消失，骺

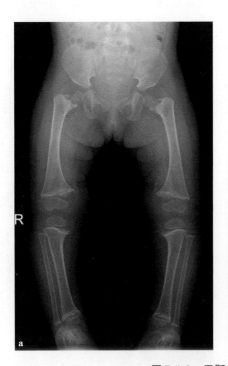
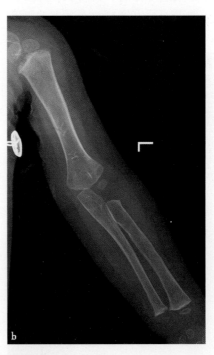

图 7-4-9　干骺软骨发育不良

X 线片。a. 双侧股骨及胫腓骨干骺端对侧性不规则膨大，先期钙化带毛糙，骨骺和干骺端距离加大，骨骺未见异常；b. 左侧肱骨近端及尺桡骨远端干骺端改变较轻，远端骨骺未见异常

板明显增宽，干骺端常呈"杯口状"改变，边缘呈毛刷样且随疾病程度加重而更加明显，经维生素D治疗后干骺端改变可修复。而本病干骺端密度不均匀并可见囊性透亮区，边缘常无毛刷样改变，并且维生素D治疗无效等均可进行鉴别。

2. **软骨发育不全** 头大、短肢型侏儒和"三叉戟"样手，长管状骨粗短、弯曲，骺端呈"杯口"或"V"形增宽，骨骺呈"包埋状"，椎体及骨盆发育较小。

第二节 骨干皮质密度异常及干骺端塑形异常

一、致密性成骨不全

【概述】

致密性成骨不全（pyknodysostosis）是一种罕见的骨骼发育异常性骨病，1923年Montanari首次报道本症后，Maroteaux和Lamy确认为一种独立疾病，并命名为致密性骨发育不全症或骨发育障碍矮小症。为常染色体隐性遗传，30%患者父母有近亲婚姻史。男女均可发病，发病比例约为2:1。

组织溶酶体K（cathepsin K，*CTSK*）基因被认为是重要致病基因。病理上可见骨密质增厚，骨小梁硬化，哈弗斯管狭小，由于软骨组织不断发生矿物质沉积从而使骨髓腔变窄，骨中可见粗糙的纤维和原始哈弗斯系统形成，这种骨结构和细胞上的异常，构成容易发生骨折的基础。

【临床特点】

临床表现为均匀性侏儒，颅盖骨发育相对较大，面颅骨发育相对较小。颅缝分离，前囟未闭。面容丑陋，额部隆凸，眼距增宽，眼球凸出。鼻大呈喙状，牙齿排列紊乱，可表现为乳齿和恒齿并存，呈双排排列，腭弓抬高。下颌角消失、变平变直。四肢长骨容易发生骨折和骨感染。本病实验室检查及骨髓像正常。

【影像检查技术与优选】

一般X线片即可诊断。

【影像学表现】

致密性成骨不全主要表现为全身骨骼普遍性、致密性硬化，以四肢骨明显，头颅躯干骨较轻。约2/3患者有骨折史，最常见在颌骨、锁骨及下肢（图7-4-10）。

1. **头颅** 上颌骨、下颌骨发育不良，上颌窦气化差，下颌角消失，腭弓高，有腭沟形成，牙齿呈双排排列为其特征性表现。颅面不对称，头颅大，面颅小，颅底增厚、较短，囟门及颅缝常不闭合并可见缝间骨。

2. **脊椎** 椎体密度普遍增高，椎间隙可正常。椎体上下终板密度增高，呈"夹心饼"状改变，上下缘皮质增厚，椎体前端呈鱼尾状。

3. **四肢** 长管状骨均匀性变短，广泛致密、皮质增厚、骨小梁密集，髓腔变窄但不消失。骨干周径不增粗，末节指（趾）发育不全，变尖、末端粗隆缺如或发生肢端骨质溶解为本病特征性表现。四肢骨常发生骨折，以下肢多见，骨折呈横断性。

【诊断要点】

Edelson将本病归纳出7个主要表现：短肢畸形，普遍骨骼密度增加，颅缝分离伴缝间骨，下颌角消失，锁骨部分发育不全，指（趾）末端部分溶解，易骨折。

结合匀称性侏儒，骨髓腔变窄而不消失，指、趾细小或合并肢端溶解，骨干多次横断骨折，为该病特殊临床及X线表现；根据明确的临床表现、体征和特征性X线表现，做出正确的诊断并不困难。

【鉴别诊断】

需与以下疾病鉴别：

1. **石骨症** 其特征为骨硬化，骨质密度更为致密，全身或大部分骨密度增高硬化，不能识别皮质及髓腔，下颌骨很少累及，颅盖骨亦较轻。石骨症

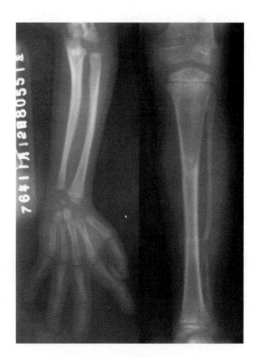

图7-4-10 致密性成骨不全

X线片示尺桡骨、掌指骨及胫腓骨骨质致密，骨髓腔狭窄；末节指骨远端骨质吸收；腕关节畸形；尺桡骨弯曲；腓骨中远段陈旧性骨折

在干骺端呈横行带状,髂骨呈同心圆状为其特点。临床上有肝脾肿大、贫血、听力下降及神经系统症状,无指(趾)骨端溶解和下颌角消失征象。

2. **软骨发育不全**　主要表现为短肢型侏儒,头颅增大,手指短粗,呈"三叉戟"样。无全身骨密度增加,不易骨折,易于鉴别。

二、骨斑点症

【概述】

骨斑点症(osteopoikilosis)又名骨质斑驳症、周身性致密性骨炎、全身脆性骨硬化、播散性致密性骨病、局限性骨质增生、弥漫性浓缩性骨病或点状骨病等。1905 年由 Stieda 首先描述,1915 年由 Albers-schonberg 首先报道该病,1916 年由 Ledoux 命名为骨斑点症,Hellemans J 等研究发现 *LEMD3* 基因突变引起功能缺失,会导致骨斑点症,常与相关肿瘤骨病伴发,可能与骨代谢异常、骨进行重建障碍有关。

本病病因尚不明。常有家族史和遗传史,提示为常染色体显性遗传,多数学者认为系软骨内化骨的先天性成骨紊乱所致。其临床发病率极低,不足 1/10 000 000。可发生于任何年龄,常见于成年人,10 岁以下儿童少见,男性多于女性。

【临床特点】

常无自觉症状,一般于 X 线检查时偶然发现,血钙、血磷及碱性磷酸酶正常,患者偶有关节和腰骶部疼痛。

【影像检查技术与优选】

一般 X 线片即可帮助诊断,CT 可作为补充手段,发现 X 线片难以显示的微小病灶。

【影像学表现】

好发于手足小骨、骨盆、长骨骨骺及骨端,而脊椎、肋骨、锁骨、肩胛骨、胸骨、颅骨很少累及。典型表现为数毫米至 2cm 大小不等、分布不均、边缘不整的圆形或椭圆形的斑点状致密阴影,境界清楚,其长轴与长骨一致,肩胛骨和髂骨内的病灶则以关节盂和髋臼为中心,呈放射状排列(图 7-4-11)。较多积聚在皮质邻近,部分病灶可与骨密质相连。骨斑点密集处可相互重叠,甚至融合成片块状。多双侧对称分布,儿童期病变有时随年龄增长而增多、增大及密度增高。

【诊断要点】

病变位于海绵骨内,与骨密质及关节软骨无关,骨轮廓正常,表现为散在多发局限性骨硬化区,呈

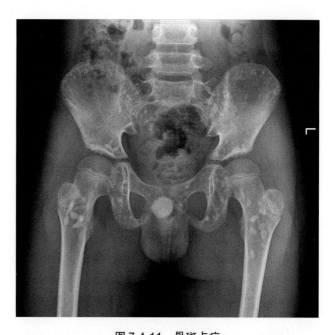

图 7-4-11　骨斑点症
X 线片示骨盆构成诸骨及股骨近段多发斑片状、结节状高密度影

圆形或椭圆形、条块状,与骨长轴平行,双侧对称发病为该病特殊 X 线表现,临床表现并不明显,做出正确的诊断并不困难。

【鉴别诊断】

需与以下疾病鉴别:

1. **成骨性转移瘤**　病灶大小、形态不一、非对称性分布,主要见于中轴骨,通常不发生于骨骺,骨核素扫描呈阳性表现,此外,成骨性转移瘤临床表现明显。

2. **点状骨骺发育异常**　系多发性骨骺发育异常的先天型,常见于 1 岁以内婴儿,少数可见于幼儿及儿童,病变仅限于骨骺区,而不侵犯干骺端及骨干,正常的骨骺形态消失,病灶多发,斑点细小、对称,身材矮小。

3. **骨梗死或潜水病**　病变较局限,常见于长骨端或髓腔,呈斑点状或条索状,系骨坏死改变,常见于成年人或具有深水作业史者。

4. **蜡油样骨病**　好发于长管状骨,且多为单侧发病,骨密质呈连续或间断的硬化性骨条或斑块,骨表面凹凸不平,且临床表现为患骨疼痛,易鉴别。

三、蜡油样骨病

【概述】

蜡油样骨病学名为肢骨纹状肥大(melorheos-tosis),好发于单侧肢体,增生的骨质自上而下沿骨干一侧流注,颇似蜡烛表面下流的蜡油而得名,该病

由 Leri 和 Joanny 于 1992 年报道，亦称为 Leri-Joanny 综合征，或称为单肢象牙性骨质增生症。

本病病因尚不明确，呈显性遗传，多数学者认为其是一种先天性骨骼发育障碍性疾病。主要病理改变为骨内膜和骨外膜的增生硬化，而无骨质破坏，骨密质萎缩，增生骨组织呈骨松质结构。本病可累及身体任何骨骼，但以四肢长骨最多见，且多侵犯一侧肢体，双侧者罕见。

【临床特点】

常见症状为疼痛，由隐痛至痉挛性疼痛，程度不同，安静时减轻，劳累疼痛加重，邻近关节僵硬和活动受限，早期也可无症状。发病年龄 5～54 岁不等，男性比女性多见，血液化验检查无异常改变。

【影像检查技术与优选】

X 线检查是本病的主要诊断依据，CT 及 MRI 扫描能更好地显示有无软组织肿块及肿块内有无钙化。

【影像学表现】

X 线片分为 4 型：①皮质内型，病变向骨密质内流动；②皮质外型，病变向骨密质外流动；③皮质旁型，病变流注于软组织内；④混合型，以上不同类型的组合。发生于一侧肢体骨，下肢骨常见，可累及脊柱、颅骨、肋骨及骨盆。表现为骨密质明显增厚，延伸到肢体的全长，两骨并行往往侵犯其中一骨，增生的骨质可表现为骨密质内硬化，也可以向皮质外突出，堆积如肿块，外缘呈波浪状。在晚期，软组织内常出现异位骨化。病变侵犯腕骨、跟骨等短骨时，多以斑片状或斑点状致密硬化的形式出现。

【诊断要点】

长管状骨密质外或内侧面不规则条状骨硬化，病变常从骨盆向一侧下肢流注，直达足趾，硬化条带可侵及骨骺，周围骨正常，在关节两端虽有明显的新生骨堆积，但关节面仍可保持光滑，本病患者除了受累骨骼具有异常之外，常伴有周围软组织异常，包括软组织内肿块形成及钙化等。

【鉴别诊断】

需与以下疾病鉴别：

1. **石骨症**　全身骨质硬化，皮质增厚。髓腔变窄或完全封闭，骨轮廓无波浪状改变，骨脆易骨折，临床可有肝脾淋巴结增大及进行性贫血，可与蜡油样骨病进行鉴别。

2. **骨斑点症**　表现为海绵骨的多发斑点状骨质硬化，X 线特点是松质骨内弥漫性圆点状致密影，直径 2～20mm，大小不等，骨密质、骨轮廓及关节均正常，无骨质蜡油样滴注状改变，两者有并发的报道。

3. **成骨型骨肉瘤**　常发生于干骺端，以骨质增生为主，伴轻度骨质破坏，肿瘤及新生骨骨质密度很高，其边缘可呈毛刷状或针状，可有肺部转移，而蜡油样骨病病变可跨关节发展，无骨质破坏及骨膜反应征象，而骨肉瘤病理学检查有明显特征。

四、进行性骨干发育不良

【概述】

进行性骨干发育不良（progressive diaphyseal dysplasia）分别由 Engelmann 及 Camurati 报道，故又称为 Engelmann-Camurati 病，为常染色体显性遗传，多为家族性发病，亦可偶发。是一种以长骨骨干进行性、对称性皮质增厚为特点的罕见遗传性骨骼疾病，患病率为百万分之一。文献报道，其致病基因 *TGFB1* 位于 19q13，该基因激活性突变导致其编码蛋白转化生长因子 β1 活性增高，引起骨转换加快、肌肉生成减少，出现骨骼病变和肌肉异常。

进行性骨干发育不良病理改变主要是病变骨骼、骨髓、骨膜和邻近皮下组织的小动脉血管壁中间层增厚和管腔狭窄，导致这些组织呈缺血改变。

【临床特点】

进行性骨干发育不良好发于幼年，无性别及种族差异，疾病多呈进行性发展，也有自发缓解的报道。该病呈高度表型异质性，主要表现为四肢骨痛、步态摇摆、肌肉萎缩、无力，也可出现第二性征发育不良，以及颅骨受累导致的面神经瘫痪、听力和视力异常等，基础代谢和碱性磷酸酶稍高及血清钙磷异常。

【影像检查技术与优选】

四肢长骨的 X 线表现具有特征性，而颅底、脊柱和髂骨等较复杂的解剖部位，CT 扫描较 X 线平片具有优越性，CT 能更好观察肌肉萎缩、皮下脂肪变薄等情况。同位素骨扫描可以显示全身病变部位核素浓聚。MRI 可以显示病变部位骨髓腔内信号有无变化。

【影像学表现】

四肢长管状骨对称性皮质增厚，骨干增粗呈梭形，髓腔狭窄或闭塞，但不侵犯骨端或骨骺为本病的特征性表现。处于进展期的长骨髓腔内有棉絮状、环状和毛玻璃样骨化影（图 7-4-12）。颅骨增生硬化也是本病的重要特征，脑颅骨和面颅骨增厚、颅底增厚使各孔径狭窄、额窦闭塞和上颌窦前壁增厚、窦腔狭窄，颅缝不受累及。

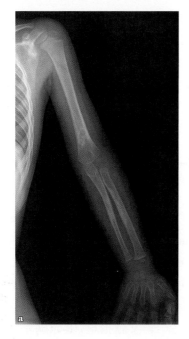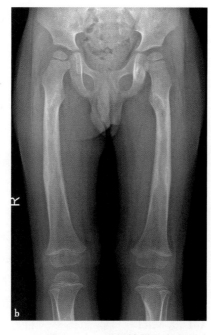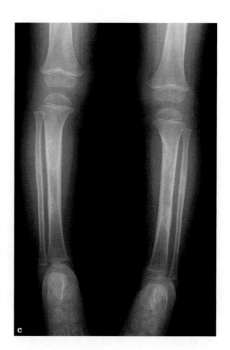

图 7-4-12　进行性骨干发育不良

a～c. X 线片示长骨骨密质不均匀性增厚,髓腔变窄,其内可见絮状高密度影

【诊断要点】

进行性骨干发育不良是一种全身性疾病,四肢长管状骨密质增厚、骨干增粗和骨端不受累及为本病的主要影像学表现,肌肉萎缩、酸痛,常有家族史,伴有或不伴有脑神经压迫症状为其临床特点,二者结合即可诊断。

【鉴别诊断】

需与以下疾病鉴别:

1. **石骨症**　普遍性骨质密度增高、干骺、骨骺改变明显和骨干不增粗等,易于鉴别。

2. **婴儿骨皮质增生症**　相同点为骨干增粗、多发和对称;不同点是婴儿骨皮质增生症发病早、伴发热、皮质分层增厚并可自愈。

3. **致密性成骨不全**　相同点是长管状骨密度增高,皮质增厚,颅底骨增厚;不同点是本病长管状骨端亦受累,骨密度增高以颅骨和手骨为著,并有侏儒和骨脆性增加。

五、管状骨狭窄症

【概述】

管状骨狭窄症又称为肯尼 - 卡菲综合征(Kenny-Caffey syndrome, KCS),是一种罕见的先天性畸形综合征,于 1966 年 Kenny 首次报道 2 例,文献报道KCS 由 *FAM111A* 基因的杂合突变引起。

【临床特点】

生长发育迟缓,身材匀称性矮小,前囟闭合延迟,眼部异常和甲状旁腺功能减退,实验室检查可有低钙血症、高磷酸盐血症。

【影像检查技术与优选】

一般 X 线片可帮助诊断,CT 可观察基底节区钙化情况。

【影像学表现】

X 线片示四肢长管状骨骨密质增厚和髓腔狭窄是本病特征性 X 线征象,颅骨前囟门延迟闭合,甲状旁腺功能低下可见双侧基底节区钙化灶,偶见手足短小和掌骨过短。

【诊断要点】

骨密质增厚、髓腔狭窄、干骺端增宽,临床表现上有视力异常,身材矮小并有小眼畸形和手、足抽搐等低血钙表现,而且病变仅限于管状骨,而脊柱和骨盆不受累。

【鉴别诊断】

需与以下疾病鉴别:

1. **石骨症**　特征为骨硬化,全身或大部分骨密度增高硬化,最终可致骨髓腔消失。石骨症在干骺端呈横行带状、髂骨呈同心圆状为其特点。临床上有肝脾肿大、贫血、听力下降及神经系统症状。

2. **致密性成骨不全**　X 线表现为骨硬化,常合并锁骨肩峰端发育不良。患者身材短小、头大、面小、钩鼻。下颌角变钝,牙错位,末节指骨很短和指甲退化,一般无低钙血症。

3. **硬化性骨病**　与管状骨狭窄症不同的是,本病患者身材高大常伴有第 2、3 并指畸形，末节指骨退化、耳聋、头痛及面瘫，X 线主要表现为颅骨、下颌骨及长骨的骨硬化。

六、石骨症

【概述】

石骨症（osteopetrosis，Albers-Schonberg disease）又名泛发性骨硬化症、粉笔样骨、大理石骨、硬化性骨增生性骨病、脆性骨质硬化症等。病因不明，多数患儿因 *TCIRG1* 基因或 *CLCN7* 基因突变发病，导致破骨细胞减少或功能缺陷，从而导致不能释放足够的促使骨质吸收的溶酶体酶，影响了成骨和破骨作用的生理平衡，是一种罕见遗传代谢性疾病。石骨症最早于 1940 年由德国放射学家 Albers Schonberg 报道，所以又称为 Albers Schonberg 病。病理可见骨增生硬化，管状骨塑型障碍，骨髓腔缩小，甚至闭塞。骨质硬而脆，容易发生骨折。本病由于正常的破骨吸收活动减弱，使钙化的软骨和骨样组织不能被正常骨组织所代替而发生蓄积，致骨质硬化且变脆，骨髓腔缩小甚至闭塞，造成贫血，髓外的造血器官如肝、脾、淋巴结均可继发性增大。

【临床特点】

临床一般分四型：①早发型（the precocious type）又称重型或恶性型，属于常染色体隐性遗传。婴儿期出现症状，起病早、进展快，患病的婴儿常不能存活，易发生骨折、贫血、粒细胞减少、血小板减少、肝脾肿大及神经性疾病（如失明、听力丧失、脑积水）等，存活期一般短于 5 年；②迟发型（the delayed type）又称轻型或良性型，症状出现较晚亦较轻，常青年起病，属于常染色体显性遗传，多表现为多发骨折、骨痛、脑神经麻痹和下颌骨骨髓炎等；③中间隐性型（intermediate recessive type）为一种轻型的石骨症，属于常染色体隐性遗传，临床表现为全身性骨质硬化伴病理性骨折、身材矮小、巨颅、下颌骨骨髓炎、牙齿发育不良以及拔牙后出血和感染、轻度贫血和肝大；④石骨症合并肾小管酸中毒或大理石脑病（marble brain disease）或 Sly 病、碳酸酐酶Ⅱ缺陷型，为一种罕见类型，是常染色体隐性遗传性疾病。包括石骨症、肾小管酸中毒和大脑钙化，一些患者表现为精神发育迟缓和碳酸酐酶缺乏，此外，可有生长发育停滞、肌无力和肌张力降低。

【影像检查技术与优选】

典型的 X 线表现即可确诊。头部 CT 可以显示颅底神经及血管孔道狭窄，以及大脑的钙化。头部 MRI 可显示脑部异常，以及显示颅底听神经或视神经受压征象。

【影像学表现】

1. X 线 ①早发型：全身所有骨骼普遍性硬化，骨密质、松质、骺板和髓腔完全不能分辨。骨塑形差，长骨干骺端增宽，呈"毛刷"和"杯口"样佝偻病改变，形状似"棒球杆"征，无一般代谢性骨质疏松改变（图 7-4-13）。颅顶骨、枕骨、面骨具特征性改变：顶骨、枕骨骨质明显增生形如"鞋底"样；面骨呈典型"面具"征。颅底骨骨密度均匀性增高，尤其以颞骨、蝶骨和枕骨最明显。蝶鞍前后床突骨质增生，板障消失，蝶骨岩部及乳突骨质增生显著。乳突硬化，气房消失。颅底硬化是早发型、恶性石骨症影像学重要观察指标之一；②迟发型：管状骨硬化主要发生在生长旺盛的干骺端，如股骨、桡骨远端、胫骨、肱骨近端，掌骨远侧和指骨近侧改变显著，骨结构消失不能分辨，骨干仍可见透亮的髓腔影。干骺端可有多条平行的横行或波纹状浓密带，间隔以松骨质，有时可为仅有的 X 线征象。干骺端硬化亦可表现为纵行条状致密影。骨塑形差，致干骺端呈杵状增粗。骨骺核、腕骨和跗骨骨化中心可以表现为周边部分硬化，而中心部位仍可见松质骨结构。"骨中骨"是本病特征性表现之一，多见于椎体、骨盆和短管状骨。髂骨翼和椎体也有特征性改变。髂骨的致密带与髂骨嵴平行，呈同心弧状排列，形如年轮。

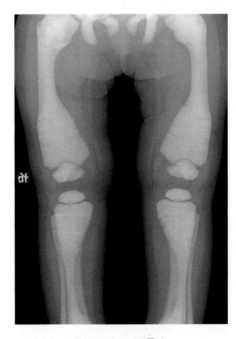

图 7-4-13 石骨症

X 线片示双下肢正位片显示股骨及胫腓骨致密，呈粉笔样，股骨远端及胫骨近端明显增粗，可见斑马纹

脊柱的所有椎体上下缘增厚致密，中间夹以松质骨，似夹心饼干，称为夹心椎。肋骨骨密质显著增厚，髓腔狭窄，锁骨和肩胛骨亦有同样改变。

2. CT　显示大脑钙化，颅板增厚，颅骨致密，中耳腔及内听道狭窄，颅底神经及血管孔道狭窄。

【诊断要点】

全身所有软骨内成骨之骨骼均为硬化改变，下颌骨和颅盖骨影响较轻，结合X线片表现及临床表现可以确诊。X线表现特点如下：①硬化表现在管状骨干骺端呈横行带状，干骺端杵状增粗；②骨骺核和不规则骨硬化发生在周边部；③髂骨翼呈同心圆状排列；④椎体呈夹心饼干样；⑤"骨中骨"表现颇具特征；⑥颅底骨质硬化改变。

【鉴别诊断】

1. **致密性成骨不全**（pycnodysostosis）　患者身材矮小、髋外翻，没有贫血，指短，末节指骨和锁骨发育不良，长骨密度增高但骨髓腔存在。

2. **颅骨干骺端发育不良**（craniometaphyseal dysplasia）　颅面骨明显增生肥大，颅骨穹窿部、颅底骨及颅面骨弥漫性硬化，乳突、鼻旁窦气化延迟。四肢长骨的对称性扩展、骨端部膨大、骨密质变薄，没有骨质致密及骨髓腔狭窄或消失。

3. **新生儿生理性骨质硬化**　长管状骨骨密质增厚，骨松质浓密，骨髓腔变窄，但骨髓腔可以辨认，且1个月内逐渐消失。

4. **骨感染性硬化性疾病**　临床有感染病史、查到病原菌，可有皮质增厚，骨膜增生，部分病灶可见死骨，硬化区外有骨质疏松。

七、成骨不全

【概述】

成骨不全（osteogenesis imperfecta，OI）又称骨脆症（fragilitas ossium），是遗传性中胚层发育障碍造成骨骼脆性增加及胶原蛋白代谢紊乱为特征的骨发育障碍性疾病，主要侵犯骨骼系统，也可累及眼、耳、皮肤等。90%以上的病例为常染色体显性遗传，具有家族性和遗传性。围产期病死率为62%。

本病病理改变主要为骨胶原纤维停留在网状组织阶段，不能成熟。骨母细胞正常，但不能产生可以正常成熟的胶原纤维，而且异常的胶原纤维分布亦不规则。同时由于干骺端成骨细胞缺乏或活力减低，不能产生碱性磷酸酶以致骨膜下成骨和软骨内成骨受到障碍，使骨样组织不能正常骨化，骨密质和骨松质由这些有缺陷的骨样组织形成。镜下观察

长管状骨密质变薄，哈弗斯系统形成很差，干骺端骨小梁纤细稀少。骨骺软骨及关节软骨正常，破骨细胞数量正常。超微结构检查显示骨胶原纤维直径变细，排列紊乱，破骨细胞内有过多的糖原。可以累及骨、皮肤、巩膜、内耳、韧带、肌腱、筋膜、牙齿等全身结缔组织。

【临床特点】

成骨不全的临床特点为多发骨折，蓝色巩膜（约占90%）和听力障碍，牙齿形成不全并呈灰蓝色也较常见。目前临床应用最广的为Sillence分型，可分为四型，Ⅰ型最轻，发生率最高。临床表现为蓝巩膜、轻到中度的骨质脆性、耳聋、正常身材或轻度的矮身材。骨折可能出生时就存在。骨折常发生在蹒跚学步到学龄前的小孩，青春期后很少发生。骨密质变薄，骨量减少。颅骨可有缝间骨的存在。分为两个亚型：Ⅰa型牙齿正常；Ⅰb型包括牙本质发育不良和骨骼异常。Ⅱ型为围产期致死型，是非常严重的一型，通常在胎儿期死亡。有严重的骨的脆性增加，宫腔内即可发生骨折，巩膜非常蓝。Ⅲ型较少见，大约占患者的15%。幼年时期巩膜可为蓝色，儿童期可恢复正常。颅骨大而骨质薄弱，有多发的缝间骨，囟门不愈合，呈相对的巨头伴三角脸，面中部扁平，眼窝浅。脊柱侧弯，胸部畸形。身材极矮小，成人如青春期前儿童大小。在儿童早期阶段可有多发骨折，出现骨的弓形变形。长骨骨干细，有明显的骨质疏松，椎体扁平，表现为鱼椎样。有牙本质发育异常。Ⅳ型罕见，中等严重，为常染色体显性遗传，行走前常有骨折，长骨弯曲，中等骨脆弱，身材矮小。

【影像检查技术与优选】

X线片对于新生儿或婴幼儿先天性成骨不全的骨质疏松、多发骨折及骨骼变形等改变显示清楚，能够明确诊断。而产前超声或MRI对胎儿筛查具有明显的优越性，有人认为在妊娠16～18周前胎儿就可表现出骨骼发育畸形及骨化缺陷，有助于早期诊断，早期终止妊娠。

【影像学表现】

本病依据X线表现分三型。

1. **厚骨型**　多见于新生儿，骨骼变形较为严重。四肢长骨增宽、短缩，弯曲变形，骨密质变薄，可见皱褶，呈"手风琴"样征象。近端骨改变较远端骨骼明显。有明显的骨质疏松，可见多发性骨折，骨折处可见骨痂形成，因反复骨折，骨干可弯曲变形，如果骨折端硬化，可形成假关节。

2. **薄骨型** 相当于迟发型成骨不全，骨骼改变轻重不等。轻者发病较迟，骨结构基本正常或轻度骨质疏松，但轻微外伤即可发生骨折。重者可于新生儿期开始发病，管状骨细、短而弯曲，两端膨大呈杵状，皮质菲薄，骨髓腔狭窄。骨质疏松，骨小梁结构模糊。骨折好发于四肢长骨及肋骨（图7-4-14），骨痂生长丰富，可以呈类似"骨肿瘤样"改变。反复骨折或骨折不愈合可形成假关节。腕骨骨化延迟，骨龄落后，掌指骨骨折不多见。颅骨可见短头畸形，颅缝增宽，常见缝间骨。椎体密度减低，呈双凹变形，肋骨变细，皮质菲薄。部分病例因骨质软化引起髋臼及股骨头向骨盆内凹陷。肩胛骨高而薄。

3. **囊肿型** 表现为进行性骨内出现多数囊肿样透亮区，或呈"爆米花"样改变，常合并骨改建、塑形障碍，多见于下肢。长骨较细，弯曲畸形，骨密质薄、骨密度减低，亦可发生骨折。

【诊断要点】

成骨不全尚无明确的病理学诊断标准，其诊断主要是根据较具特征的临床和影像学表现，一般可以确定诊断。主要包括：①骨质疏松或骨密度减低，多发骨折（脆性增加）或骨骼变形；②蓝色巩膜；③牙本质发育不良并呈蓝灰色；④听力障碍等。

【鉴别诊断】

1. **佝偻病** 可见干骺端先期钙化带消失、呈"杯口"状、"毛刷"状典型改变。骨密度减低及长骨弯曲畸形不及成骨不全明显，无多发骨折及蓝巩膜。

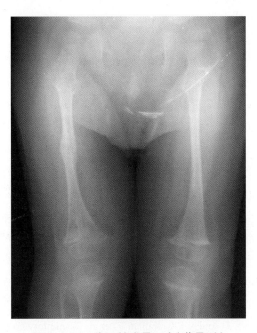

图7-4-14 先天性成骨不全（薄骨型）
X线片显示双侧股骨、胫骨、腓骨纤细、皮质薄，并见右股骨、左胫骨多处骨折

2. **软骨发育不全** 软骨发育不全患者长骨粗短和椎体变形可类似成骨不全，但无骨质疏松和多发骨折表现，其干骺端呈喇叭口状。

八、马方综合征

【概述】

马方综合征（Marfan's syndrome，MFS）又名蜘蛛样指（趾）（arachnodactyly），属于一种少见的常染色体显性遗传性结缔组织疾病，1896年法国儿科教授Marfan Antoine Bernard首先报道，以骨骼、眼及心血管三大系统的病变为主要特征。有家族史，发病率为1/（5 000～10 000），25%～30%患者可能为新突变所致散发病例。1991年，遗传学检查证实MFS系位于15号染色体编码微纤维蛋白1（Fibrillin 1，*FBN1*）基因突变所引起。尽管1996年的Ghent疾病分类学把*FBN1*突变作为MFS诊断的主要标准，但是MFS的分子病理机制一直未能得到确切阐述。

由于先天性中胚层营养不良，如心脏、大血管、骨等组织有硫酸软骨素A或C等黏多糖堆积，影响弹力纤维和其他结缔组织纤维的结构和功能，导致相应器官发育不良。其病变的微纤维主要累及3个组织器官系统：骨骼、眼和心血管。心血管方面表现为大动脉中层弹力纤维发育不全，主动脉或腹主动脉扩张，形成主动脉瘤或腹主动脉瘤。主动脉扩张到一定程度以后，将造成主动脉大破裂死亡，发病率0.04‰～0.1‰。

【临床特点】

临床表现多样化，主要涉及心血管、骨骼和眼等系统，还可累及肺、皮肤和中枢神经系统等。患者可出现晕厥、胸痛或意识障碍及心血管系统疾病，中年发病多见，首发症状各异。

1. **心血管系统** 见第四篇第五章第二节。

2. **骨骼肌肉系统** 主要有四肢细长，蜘蛛指（趾），掌骨指数>8.5；人体测量显示在任何年龄阶段，上部量均大于下部量，臂长大于身高（成人大于7.5cm），双手下垂过膝。长头畸形、面窄、高腭弓、耳大且低位。皮下脂肪少，肌肉不发达，胸、腹、臂皮肤皱纹；肌张力低，呈无力型体质。韧带、肌腱及关节囊伸长、松弛，关节过度伸展。有时见漏斗胸、鸡胸、脊柱后凸、脊柱侧凸、脊椎裂等。可见"指征"和"腕征"，指征：将拇指尽量内收，其余四指握拳，拇指尖可伸出手掌的尺侧缘之外；腕征：让患者紧握自己的桡骨茎突下方，再用其拇指和小指环绕之，二指相互重叠为阳性。

3. **眼部** 主要表现为晶体状脱位或半脱位、高度近视（大于 6 个屈光度）、白内障、视网膜剥离、虹膜震颤等。男性多于女性。

4. **肺部** 表现为肺尖部位肺大疱破裂引起的自发性气胸，支气管扩张症等。

5. **皮肤** 表现为不能解释的牵拉标志、切口疝或腹股沟斜疝。

【影像检查技术及优选】

骨骼四肢的 X 线片可以观察指征、腕征和掌骨指数，协助诊断。MFS 的主要危害是心血管病变，主要依赖超声心动图、CTA 及 MRA 检查。

【影像学表现】

X 线表现为全身长骨细长，尤其指（趾）骨、掌跖骨明显，骨干变细，皮质菲薄，小梁细小。毗邻软组织影亦菲薄。脊柱后凸畸形，多累及胸椎，但椎体骨质无异常。掌骨指数：从 X 线上测量 2～5 掌骨平均长度与掌骨中心测量的中心平均宽度的比值，正常人 < 8，患者掌骨指数可达 10.5（图 7-4-15）。

【诊断要点】

MFS 具有典型的临床特征，根据骨骼、眼、心血管改变和家族史（MFS 家族史、高血压家族史和主动脉夹层家族史）即可诊断。

根据 1996 年国际修订的 MFS 诊断新标准中，骨骼系统病变中至少要有两项主要标准或一项主要标准加两项次要标准，眼睛系统病变中有一项主要标准或至少两项次要标准，心血管系统病变中有一项标准即可。如果无家族或遗传史者至少需有两个不同系统的主要标准以及 1/3 的器官受累。如果检出一个已知 MFS 基因突变，一个系统中有一项主

要标准和第二个系统受累；如果家族史或遗传史阳性、一个系统的一项主要标准和第二个系统受累即可诊断。

【鉴别诊断】

1. **高胱氨酸尿症** 临床上可出现细长指（趾）和晶状体的脱位，属常染色体隐性遗传，常有智力低下、精神障碍、血栓形成和尿内出现类胱氨酸，四肢无明显细长改变。

2. **Stickler 综合征** 表现为先天性玻璃体异常，关节活动度过大，感觉神经性听力丧失，腭裂等口面部特征，无心血管疾病改变。

（金　科）

参 考 文 献

[1] Chitty LS, Griffin DR, Meaney C, et al. New aids for the non-invasive prenatal diagnosis of achondroplasia: dysmorphic features, charts of fetal size and molecular confirmation using cell-free fetal DNA in maternal plasma[J]. Ultrasound Obstet Gynecol, 2011, 37(3): 283-289

[2] Schramm T, Gloning KP, Minderer S, et al. Prenatal sonographic diagnosis of skeletal dysplasias[J]. Ultrasound Obstet Gynecol, 2009, 34(2): 160-170

[3] Mamteaux P, Spmnger J, Wiedemann HR. Metatrophic dwamsm[J]. Arch Kinderheilkd, 1966, 173(3): 211-226

[4] 黄载, 关立夫, 施惠平, 等. 间向性侏儒一例 [J]. 中华儿科杂志, 2003, 41(4): 310

[5] Huang J, Guan LF, Shi HP, et al. A patient with metatropic dysplasia[J]. chin J Pediatr, 2003, 41(4): 310

[6] Kmkow D, vriens J, Camacho N, et al. Mutations in the gene encoding the calcium-permeable ion charmel TRPV4 produce spondyloIrletaphyseal dysplasia, Kozlowski type and metatmpic dysplasia[J]. Am J Hum GeIlet, 2009, 84(3): 307-315

[7] 朱青, 孟岩, 邹丽萍. 间向性骨发育不良一家系及其瞬时感受电位香草酸家族 4 基因突变 [J]. 中华实用儿科临床杂志, 2016, 31(8): 609-612

[8] O'Sullivan MJ, Mcallister WH, Ball RH, et al. Morphologic observations in a case of lethal variant (type I) metatropic dysplasia with atypical features: morphology of lethal metatropic dysplasia[J]. Pediatr Dev Pathol, 1999, 1(5): 405-412

[9] Belik J, Anday EK, Kaplan F, et al. Respimtory complications of metatropic dwarfism[J]. Clin Pediatr (Phila), 1985, 24(9): 504-511

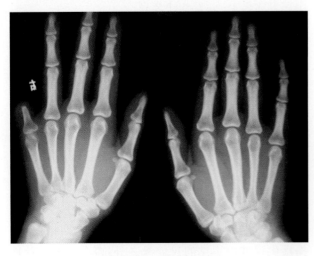

图 7-4-15 马方综合征

X 线片示掌指骨、跖趾骨修长，掌骨指数约 10.5，右手小指骨缺如

[10] Unger S，Lausch E，Stanzial F，et al. Fetal akinesia in metatmpic dysplasia: the combined phenotype of chondm-dysplasia and neuropathy?[J]. Am J Med Genet A，2011，155A（11）: 2860-2864

[11] KaIlnu P，Aftimos S，Mayne V，et al. Metatropic dyspla-sia: clinical and radiographic findings in 11 patients demon-strating long-term natural history[J]. Am J Med Genet A，2007，143A（21）: 2512-2522

[12] Genevieve D，Le Merrer M，Feingold J，et al. Revisiting metatropic dysplasia: presentation of a series of 19 novel patients and review of the literature. Am J Med Genet A，2008，146A（8）: 992-996

[13] 戴洪新. 窒息性胸廓发育不良一例 [J]. 临床放射学杂志，2006，25（2）: 177

[14] Morgan NV，Bacchelli C，Gissen P. A locus for asphyxiating thoracic dystrophy，ATD，maps to chromosome 15q13[J]. J Med Genet，2003，40（6）: 431-435

[15] 邹姒妮，马战英，李桢，等. 窒息性胸廓发育不良 1 例报告 [J]. 北京医学，2016，38（8）: 872-873

[16] Kondoh T，Okamoto N，Norimatsu N，et al. A Japanese case of otopalato-digital syndrome type II: an apparent lack of phenotypegenotype correlation[J]. J Hum Genet，2007，52（4）: 370-373

[17] Ghanekar J，Sangrampurkar S，Hulinaykar R，et al. Ellis van Creveld syndrome[J]. J Assoc Physicians India，2009，57（7）: 532-534

[18] 李辛子，何长江，胡丽丽，等. 先天性点状软骨营养障碍一例. 中华放射学杂志，2018，52（4）: 317

[19] 崔二峰，徐爱民. 点状骨骺 1 例报告 [J]. 实用放射学杂志，2003，19（6）: 549

[20] 郑敏. 先天性点状软骨营养障碍 1 例 [J]. 实用放射学，2008，24（2）: 275

[21] Sherer DM，Glantz JC，Alen TA，et al. Prenatal sono-graphic diagnosis of non-rhizomelic chondrodysplasia punctate[J]. Obstet Gynecol，1994，83（5 Pt 2）: 858-860

[22] Murdin L，Sirimanna T，Hartley BE，et al. Chondrodys-plasia punctata: case report and review of audiological and ENT features[J]. J Laryng Otol，2006，120（3）: 233-236

[23] Braverman N，Lin P，Moebius F，et al. Mutatins in the gene encoding 3 beta-hydroxysteroid-delta 8，delta 7-isomerase cause C-linked dominant Conradi-Hunermann syndrome[J]. Nat Genet，1999，22: 291-294

[24] Bonafe L，Cormier-Daire V，Hall C，et al. Nosology and classification of genetic skeletal disorders: 2015 revision[J]. Am J Med Genet A，2015，167（12）: 2869-2892

[25] 李惠民，王明奎. 假性软骨发育不全的临床及 X 线诊断: 附 6 例报告及文献复习 [J]. 中华骨科杂志，1995，15（2）: 114-115

[26] 顾海斌，唐文伟. 假性软骨发育不全的临床影像学分析 [J]. 南京医科大学学报: 自然科学版，2010，30（9）: 1372-1374

[27] 祁大文，贾立群. 假性软骨发育不全 X 线诊断及鉴别诊断: 附 8 例报告 [J]. 影像医学，1991，4（1）: 49-53

[28] 卢春婷，郭丽，张占会，等. 假性软骨发育不全一家系临床特征和 COMP 基因突变分析 [J]. 中国当代儿科杂志，2013，15（11）: 937-941

[29] 刘国明，荆霞，董杰. 多发骨骺发育不良临床影像学分析 [J]. 放射学实践，2006，21（8）: 868-869

[30] 陈伏初，张绮莉，胡悦林. Schmid 型干骺软骨发育异常诊断与鉴别（附 17 例报告）[J]. 中华实用医学，2002，4（19）: 32-33

[31] 徐德永，张维新. 干骺软骨发育异常（晚发）Schmid 型的 X 线诊断: 附 20 例报告 [J]. 中华放射学杂志，1992，26（3）: 192-195

[32] 徐德永，李宏杰. 干骺软骨发育异常 21 例异常 [J]. 临床放射学杂志，1990，9（6）: 303-306

[33] 魏罡，刘望平，王霞. Schmid 型干骺端软骨发育异常 X 线诊断（附 4 例报告）[J]. 实用医学影像杂志，2008，9（6）: 372-374

[34] 鱼博浪，钱致中. 干骺软骨发育异常六例报告 [J]. 中华放射学杂志，1993，27（1）: 54-55

[35] 王志军，杨冬生，洪波. 多螺旋 CT 诊断良性石骨症影像学分析 [J]. 中国临床医学影像杂志，2014，25（4）: 288-290

[36] 周伟文，何旭升，刁胜林，等. 良恶性石骨症的临床及 X 线分析 [J]. 放射学实践，2011，26（7）: 749-752

第五章 营养障碍和代谢性骨病

第一节 佝偻病

一、维生素D缺乏性佝偻病

【概述】

维生素D缺乏性佝偻病（vitamin D deficiency rickets）是由于儿童体内维生素D不足所致钙磷代谢失调，造成骨钙化不良的一种慢性营养性疾病，以儿童生长期骨骺端软骨板不能正常钙化所致骨骼病变为特点。主要见于2岁以内婴幼儿。常见的病因有日照不足、维生素D摄入不足、生长过速、维生素D在肝肾代谢障碍、$1,25(OH)_2Vit\ D_3$在体内生成不足。

佝偻病的主要病理变化是骨骺钙化不全，软骨排列紊乱，肥大细胞堆积，骨骺板的厚度增加和横径增大，长骨干骺端膨大，边缘骨密质向外膨胀、突出，先期钙化带凹陷，骨骺核距离增宽呈杯口状。软骨细胞的成熟和退变过程异常，骨细胞不能正常骨化，钙盐无序沉积不能形成正常骨小梁，骨质密度减低，骨小梁粗大，干骺端先期钙化带毛糙。

【临床特点】

本病多见于3个月~2岁小儿，主要表现为生长最快部位的骨骼改变、肌肉松弛及神经兴奋性异常。骨骼改变常在维生素D缺乏数月后出现，临床分为初期、激期、恢复期、后遗症期，根据病情程度分为轻度、中度及重度佝偻病。根据佝偻病的发生年龄不同，可分为先天性佝偻病、婴幼儿佝偻病、年长儿佝偻病及青春期佝偻病，年长儿和青春期佝偻病统称为晚发性佝偻病。患儿食欲减退、不爱动、睡眠不安、易激动、夜惊和多汗等。营养不良、方颅、鸡胸、串珠肋是典型的临床激期表现。实验室检查初期可以发现血清25-（OH）Vit D_3<12ng/ml，BALP>250IU，PTH升高，血钙、血磷降低，激期除钙磷代谢异常外，出现甲状旁腺功能亢进。

【影像检查技术及优选】

典型的X线征象可以确诊佝偻病，主要拍摄部位包括手腕部、膝关节和胸廓。有些患儿往往是在行胸部CT检查时发现肋骨及胸廓的改变，从而发现本病。

【影像学表现】

X线 佝偻病骨改变见于软骨内化骨最活跃的部分如长骨干骺端、肋骨前端骨、尺桡骨远端等。因尺骨远端最早受累，且恢复较晚，因此，对于疑诊佝偻病的患者，手腕部平片是常规投照部位。早期X线表现（图7-5-1）为尺骨远端先期钙化带模糊，两侧呈尖刺状，随后先期钙化带变平或略凹陷，骨密质模糊，骨小梁稀疏。随着病变的加重，干骺端轻度增宽、凹陷，呈杯口状，先期钙化带呈毛刷状，骨骺核与干骺端距离增宽，1~10岁儿童桡骨远端骺板宽度>1mm，即有诊断价值。严重者骺板明显增

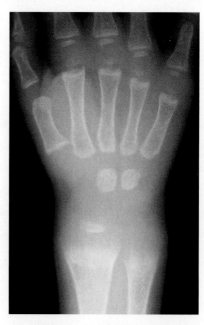

图7-5-1 佝偻病激期表现

X线片示干骺端增宽呈杯口状，先期钙化带呈毛刷状，骺板距离增宽，骨骺核出现延迟，骨龄落后

厚，先期钙化带模糊毛糙、不规则，直至完全消失。骨小梁稀疏呈网状，骨密质分层、模糊或部分消失。骨骺核出现延迟或较小，边缘模糊，骨龄落后。

胸廓畸形表现为串珠肋、鸡胸或漏斗胸、郝氏沟。颅骨变薄呈方颅，囟门增大，前后囟相通。恢复期可见先期钙化带密度逐渐增高、增厚，逐渐平整、杯口消失，骨质密度改善，出现生长障碍线。后遗症期 X 线表现为两侧胫骨向内侧弯曲呈"O"形，胫骨内侧皮质增厚，干骺端略膨大。

【诊断要点】

佝偻病的影像诊断主要依赖 X 线片。有专家认为尺骨的边角突出征可以提示诊断。须结合临床症状及实验室结果方可诊断。

【鉴别诊断】

维生素 D 缺乏性佝偻病 X 线表现须与代谢性佝偻病鉴别：①家族性低磷血症，该病患儿 2～3 岁后仍可发现活动性佝偻病表现，血钙多正常，以资鉴别；②肾小管酸中毒，除佝偻病症状外，患儿骨骼畸形显著，身材矮小，常有低钾血症，可与本病相鉴别；③肾小球性代谢性佝偻病，骨骼呈佝偻病改变，有慢性肾功能障碍病史，血钙低，血磷高，与本病不同。

二、代谢性佝偻病

【概述】

代谢性佝偻病（metabolic rickets）又称非维生素 D 缺乏性佝偻病，是由于先天性或后天性肾小管病变导致肾脏调节钙磷平衡和酸碱平衡的能力降低，从而影响骨骼的钙磷代谢。除了有佝偻病的临床表现外，还有肾小球、肾小管功能不良的临床及生化指标异常。它们对维生素 D 有拮抗性，不易治愈。

【临床特点】

因发病原因不同有以下几种类型，其临床和影像学表现各具特点。

1. 肾小球性代谢性佝偻病或肾性骨营养不良 由于先天性肾发育不全、多囊肾、慢性肾炎、反流性肾病及肾病综合征等疾病导致慢性肾功能衰竭，肾小球对磷的滤过减少，血磷增高，血钙降低而导致的佝偻病。肾功能衰竭早期，活性维生素 D（1-25-二羟胆钙化醇）的产生减少，导致肠钙吸收下降、低钙血症和甲状旁腺活性增加，随肾功能下降导致高磷酸盐血症，进一步促进低钙血症和甲状旁腺素分泌的增加，加重了骨病变，病理改变为纤维囊性骨炎。临床表现除潜在肾脏疾病的表现外，还有身材矮小、肢体弯曲、肌肉萎缩、骨痛、佝偻病样改变。

实验室检查血钙降低，血磷上升，碱性磷酸酶上升，肾功能异常。

2. 肾小管性佝偻病 先天性肾小管功能失常，肾小球滤过功能正常，因近侧或远侧肾小管功能不同，病变程度不同，肾小管性佝偻病又分为家族性低磷血症、肾小管酸中毒、范可尼综合征。

（1）家族性低磷血症（familial hypophosphatemia）：又称低血磷抗 D 性佝偻病（vitamin D resistant rickets）。本病为最常见的非营养性佝偻病，为 X 连锁显性遗传，也可为常染色体显性或隐性遗传或无家族史的散发病例。女性多于男性。发病机制为肾近曲小管上皮细胞和肠道上皮对磷吸收缺陷和 25-(OH)D$_3$ 转化为 1,25-(OH)$_2$D$_3$ 缺乏，以致大量磷酸盐随尿液排出。临床表现为患儿呈鸭步态，下肢呈弓形、髋内翻、膝内翻、膝外翻、身材矮小，缺乏佝偻病特征性串珠类和郝氏沟。血钙正常或略微下降，血磷中等程度下降，碱性磷酸酶活性增加，无继发甲状旁腺功能亢进。

（2）肾小管酸中毒（renal tubular acidosis，RTA）：凡能使肾小管泌 H$^+$ 障碍和 / 或 HCO$_3^-$ 重吸收障碍的疾病，均可以引起肾小管酸中毒，其特点为血液呈酸中毒，pH 值降低，而尿液却呈碱性，pH 值大于 5.5。按病因可分为遗传性原发性肾小管酸中毒和继发性肾小管酸中毒。按肾小管病变部位可分为 Ⅰ～Ⅳ 型。Ⅰ 型最常见，儿童、成人均可发病，以成年女性居多；Ⅱ 型以儿童多见；Ⅰ 型和Ⅲ 型较多并发佝偻病或骨质软化症。

（3）范科尼综合征（Fanconi syndrome）：属常染色体隐性遗传，与近曲小管功能障碍和酶缺陷有关。患者 1 岁以内即出现生长发育障碍，伴多饮多尿，厌食、呕吐、便秘、皮肤干燥、发热、脱水、酸中毒、营养不良、发育落后、肌张力减低。血生化改变为血钙、磷、钾降低，血钠正常或降低，血氯、碱性磷酸酶升高。

3. 维生素 D 依赖性佝偻病 本病为常染色体隐性遗传，分为两型。Ⅰ 型为 25(OH)$_2$D$_3$-1α- 羟化酶活性降低，使 25-(OH)D$_3$ 转变为 1,25-(OH)$_2$D$_3$ 发生障碍，导致血钙降低，继发甲状旁腺功能亢进，产生低钙性佝偻病。Ⅱ 型为靶细胞 1,25-(OH)$_2$D$_3$ 受体减少或者受体缺陷，靶细胞对 1,25-(OH)$_2$D$_3$ 发生抵抗或无反应，血中 25-(OH)D$_3$ 及 1,25-(OH)$_2$D$_3$ 浓度正常。见于 3～6 个月儿童，常导致严重的骨骼畸形，四肢粗短，身材矮小，下肢弯曲，肌张力低下。实验室检查：血钙、血磷降低，碱性磷酸酶升高，氨基酸尿、糖尿。

【影像检查技术及优选】

本症传统的 X 线检查具有特征性改变，任何原因不明的骨质软化症和佝偻病首先要排除软组织和骨肿瘤，特别是小的肿瘤，必要时可以作 CT、MRI 及同位素骨扫描。

【影像学表现】

1. **肾小球性代谢性佝偻病** X 线表现包括（图 7-5-2）：①全身骨质疏松，长骨内翻或外翻畸形，可见股骨头骨骺滑移；②干骺端佝偻病样改变较轻；③甲状旁腺功能亢进征象，如骨膜下骨密质吸收，松质骨出现斑点或囊状透亮区，以颅骨明显。脊柱骨硬化可呈上下部浓密、中心部透亮的"夹心椎"表现，有特征性；④静脉肾盂造影可见肾积水，多囊肾等先天性异常。

2. **肾小管性佝偻病** X 线表现包括：①家族性低磷血症，长骨干骺端 X 线表现与中、重度维生素 D 缺乏性佝偻病相似，膝内外翻、O 型腿或 X 形腿较重。年长患儿表现为骨软化、骨质疏松，干骺端增宽、毛糙以及骨小梁模糊、长骨干骺端呈杯口样凹陷。家庭成员中骨骼可有骨软化表现及血磷降低；②肾小管酸中毒，X 线表现为佝偻病征象，骨质疏松，骨干变细，骨密质变薄，干骺端呈毛刷样，病理性骨折，骨龄发育落后，患儿骨骼畸形显著；③维生素 D 依赖性佝偻病，呈重症佝偻病表现，按常规剂量维生素 D 治疗无效。骨质疏松，干骺端增宽，杯口及毛刷状改变较重，四肢长骨弯曲，骨密质厚，有囊状透亮区和假性骨折线。肋骨短粗，颅骨骨板

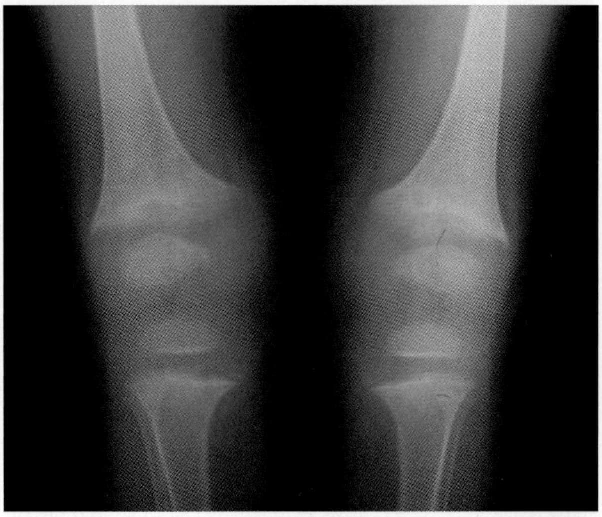

图 7-5-2 肾性骨营养不良

X 线片示双侧股骨远端及胫骨近端骨质疏松，骨端骨小梁可见小透亮影，干骺端增宽呈杯口状，先期钙化带模糊毛糙，骺板距离增宽，骨骺核小

增厚。大剂量维生素 D 治疗部分不能治愈，可治愈者后遗骨骼畸形。

【诊断要点】

各种代谢性佝偻病均有其自身基础疾病或代谢异常，病因不同其影像学表现有所差异，传统的 X 线检查具有相对特征性改变。

【鉴别诊断】

任何原因不明的骨质软化症和佝偻病首先要排除软组织和骨肿瘤，特别是小的肿瘤，结合临床及实验室检查不难确诊。

第二节 婴儿特发性高血钙症

【概述】

婴儿特发性高钙血症（idiopathic infantile hypercalcemia）是一种少见的原发性血钙浓度增高的疾病，一般认为是对维生素 D 高度敏感或先天性胆固醇代谢异常所致。病变发生于婴儿时期，部分患儿因食物或牛奶添加过量维生素 D 所致，临床表现为高钙血症、生长发育迟缓、肾钙质沉着、肾衰竭。

部分病例表现为 Williams 综合征，基因（7q11.23）缺陷，由维生素 D 产生的 25- 羟维生素 D 增加，可出现高钙血症，具有特殊面容，如小下颌骨、鼻孔朝上，上唇突出，人中长，智力障碍，合并主动脉狭窄、肺动脉狭窄或其他先心病。

家族性低尿钙高钙血症也称家族性良性高钙血症，属于常染色体显性遗传。患儿呈无症状高钙血症，不伴高尿钙症。90% 患儿的基因定位于 3q2 的一个基因突变，而维生素 D 的代谢正常，其外显率接近 100%，患儿通过血清和尿钙浓度的测定，可以早期确诊。

【临床特点】

厌食、恶心、便秘、惊厥、肌无力，智力发育障碍，发育迟缓等。实验室检查：血钙升高可达 3.5～4.0mmol/L，血碱性磷酸酶低，尿钙、尿磷增高。

【影像检查技术与优选】

常规 X 线检查能够发现全身骨广泛性骨质密度增高、硬化；CT 有助于发现颅骨病变、实质器官及软组织内钙化。

【影像学表现】

1. **X 线** 与维生素 D 中毒相似，全身骨广泛性骨质密度增高、硬化。骨干两侧干骺端出现致密和透亮相间的横行带影。在腕骨、跗骨及骨骺外围出现环状致密带。髂骨、肩胛骨边缘亦致密硬化，椎

体上、下线及髋臼顶可见致密硬化的带状影。重者颅缝边缘及颅底致密硬化，或颅缝早闭而致颅狭窄。此外于肾、血管、肌间以及其他组织可见异位钙化影。

2. CT　颅底骨致密、硬化，颅底狭小，颅缝早闭；CT 平扫有助于发现实质器官或血管、软组织内沉着钙质影。

【诊断要点】

全身骨广泛性骨质密度增高、硬化。骨干两侧干骺端出现致密和透亮相间的横行带影；腕骨、跗骨及骨骺外围环状致密带；颅缝早闭、颅底狭小；多发器官或组织内钙化；有维生素 D 过量摄入或 Williams 综合征的其他特征性临床表现。

【鉴别诊断】

本病应与维生素 D 中毒鉴别。维生素 D 中毒有长期或大量服用维生素 D 病史，不单纯为骨质硬化，还可出现骨质疏松改变，缺少一系列 Williams 综合征表现。

第三节　维生素 C 缺乏症

【概述】

维生素 C 缺乏症（vitamin C deficiency）又称坏血病（scurvy）是由于人体长期缺乏维生素 C 而引起的全身性营养性疾病，主要表现为成骨障碍和出血倾向。维生素 C 在细胞内氧化和还原过程中起着重要作用。维生素 C 缺乏时，骨母细胞胞质中的核糖核酸、磷酸酶和一些氧化酶活性消失，不能够生成骨样组织和新骨。此外毛细血管的内皮细胞间质缺乏黏合质，毛细血管的脆性和通透性明显增加，可引起广泛出血，常发生于四肢肌肉、关节囊、骨膜下和齿龈等处。

由于维生素 C 不能在体内合成，只有不断的补充才能平衡人体对维生素 C 的需要，当母乳或食物中维生素 C 缺乏、吸收障碍或生长发育期摄入不足时可导致该病。维生素 C 缺乏症患儿发病多为 7 个月～2 岁，出生后 3 个月内极为少见，主要由于小儿体内尚存来自母体的维生素 C。随着生活水平提高本病已经少见，但某些疾病状态如镰状细胞贫血或地中海贫血多次输血后铁过载、神经系统疾病（例如自闭症）、化疗史等可伴发此病。

【临床特点】

肢体出血肿痛、触痛是最常见的症状，临床表现为肢体疼痛、下肢肿胀屈曲，出血多见于皮肤、牙龈和毛囊周围，严重者血尿、消化道出血、甚至颅内出血。骨骼系统病变及症状首先出现在生长最迅速、软骨内成骨活动旺盛的部位，如肩、膝、腕、踝等关节处，所以坏血病线常出现在股骨下端、胫骨上端、尺桡骨远端，肱骨上段等部位。实验室检查空腹血浆维生素 C 含量降低（正常为 5～14mg），维生素 C 负荷试验排出量<5mg 为不足。

【影像检查技术与优选】

维生素 C 缺乏症 X 线表现具有特征性，为首选检查方法。MRI 能早期发现细微病变，但其表现缺乏特异性。

【影像学表现】

1. **X 线表现**　①骨量减少：骨质普遍稀疏，主要发生于四肢长骨远端，早期表现为骨质疏松，骨质密度减低，骨密质变薄，骨小梁稀疏，严重者骨小梁结构消失呈磨玻璃样改变，骨密质变薄如铅笔划线样；②先期钙化带增宽：由于钙化带的骨骺侧钙盐继续沉着，而骨干侧钙化软骨基质的吸收及软骨内化骨受到抑制而增宽，干骺端先期钙化带致密、增厚且不规则（图 7-5-3）；③坏血病线：出现在病情进展期，表现为增厚的先期钙化带下方的横形带状骨质稀疏区，坏血病线常出现在股骨下端、胫骨上端、尺桡骨远端，为新生稀疏骨小梁所形成，它的宽窄和维生素 C 缺乏症的程度有关；④骨刺征：由骺板先期钙化带向骨干外过度延伸所致。为自骺板部先期钙化带与干骺端相连处向骨干外方之刺状突起，与骨干垂直，称为侧刺。干骺端可出现骨折，骨骺分离及移位。肋骨头呈杯口样改变，可有骨痂形成；⑤骨骺环征：骨骺核、腕骨、跗骨的改变与骨干相似，中央骨质稀疏，周边相当于先期钙化带环行致密增厚形成典型的"指环征""骨骺环征"，又称 Winberger 环；⑥骨膜下出血：最初表现为软组织肿胀，密度增高，骨膜下血肿使长骨呈哑铃状、梭状（图 7-5-4），以后在骨旁出现三角形、线状骨膜增生，血肿吸收后可出现钙化，呈包壳状钙化影，可位于骨干或局限于干骺端。

2. **MRI 表现**　早期可表现为股骨、胫骨干骺端骨髓腔内边界模糊的多灶性异常信号影，T_1WI 呈低信号，T_2WI 脂肪抑制像呈高信号，可有不同程度的骨膜反应和周围软组织信号异常，增强扫描病变及周围软组织可出现强化，但上述表现均非特异性，需与发病率更高的血液系统恶性肿瘤、骨髓炎及转移性疾病等鉴别。

维生素 C 缺乏症经维生素 C 治疗后病变可很快痊愈，"坏血病线"逐渐消失，骨质密度增加，先期钙

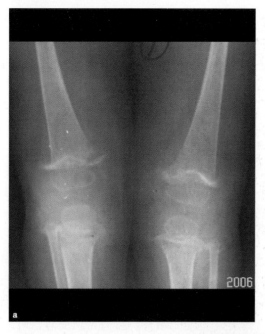
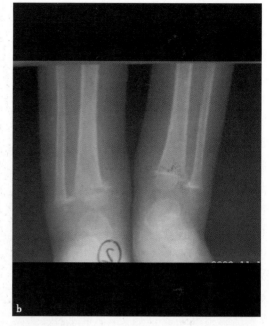

图 7-5-3　维生素 C 缺乏症

双膝关节、踝关节 X 线片。a、b. 两侧股骨下端、胫骨两端先期钙化带两边刺状突出，呈骨折错位状，先期钙化带下横行窄带状透亮间隙即所谓"坏血病线"，骨骺密度减低，周边环样密度增高

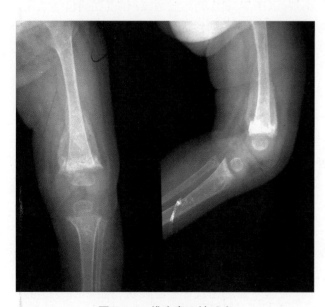

图 7-5-4　维生素 C 缺乏症

左股骨 X 线片显示，普遍性骨质疏松，骨小梁结构消失，骨密质变薄，先期钙化带增宽、致密，骨膜下出血

化带和骨骺恢复正常形态。临床症状如出血、水肿恢复很快，但影像表现消失较为缓慢，例如骨骺中央的低密度区、包壳状骨膜增生可持续数年。另外，有的维生素 C 缺乏症患儿可同时并发佝偻病。当两种营养障碍性疾病同时存在时则常以一种表现较为突出，应仔细观察确定。

【诊断要点】

早期病变缺乏特征性，结合临床表现及人工喂养史，可提示本病，进展期病变结合几种征象如骨质疏松，先期钙化带增宽，指环状骨骺，坏血病带，骨膜下出血等征象，诊断不难。

【鉴别诊断】

本病需与下列疾病鉴别

1. **佝偻病**　好发的敏感部位为尺桡骨远端，先期钙化带呈杯口状、毛刷样改变。骨骺无"指环征"，骨膜反应出现在骨干中段，且较均匀，而非出现于干骺端。维生素 C 缺乏症可与佝偻病同时并存，要注意鉴别。

2. **白血病**　淋巴细胞性白血病骨干骺端可出现与维生素 C 缺乏症相似的 X 线表现，但白血病多为溶骨性斑点状骨质破坏，先期钙化带无致密增厚，无骨骺"指环"征，骨髓检查可以鉴别。

第四节　维生素 A 中毒

【概述】

维生素 A 中毒（vitamin A poisoning）又称维生素 A 过多症（hypervitaminosis A），为摄入维生素 A 过量所致，多系短期内大量服用或长期多量服用浓缩鱼肝油所致，常见于婴幼儿。维生素 A 过量进入人体后，首先储存在肝脏，当超过肝脏储存阈值以后，维生素 A 就向周围血液循环中溢出而引发中毒症状。首先出现肝大，骨膜中类成骨细胞增多，由于细胞溶酶体膜破坏、释放出各种水解酶，导致骨骺端骨再建处出现溶骨现象，干骺端软骨板坏死，关节软骨下层骨板也可以吸收，引发骺板软骨增殖层细胞基质减少、肥大细胞消失及成骨障碍，骨膜增厚及骨膜下骨吸收。

【临床特点】

婴儿一次性大剂量摄入超过 100 000μg 的维生素 A 可以导致急性维生素 A 中毒。多发生于 6 个月～3 岁婴幼儿，表现为恶心、频繁呕吐等颅压增高症状。停药后临床症状可迅速缓解、消失。慢性维生素 A 中毒是长期过量服用维生素 A，一般在几周或几个月后出现症状，表现为厌食、皮肤瘙痒及体重不增等。实验室检查可见血清维生素 A 升高。

【影像检查技术与优选】

X 线片检查对骨端改变、骨膜下新生骨形成，以及骨密度异常和颅骨改变能够准确诊断。CT 有助于发现颅内及颅骨改变。

【影像学表现】

X 线表现：①骨干周围骨膜下新骨形成是维生素 A 中毒最主要征象。骨膜下新骨可呈波浪状、薄壳状及层状，与骨密质之间可见细线样透亮影。局部骨密质吸收、菲薄，骨干变细；②干骺端骺板软骨下骨小梁稀少，关节软骨下骨板变薄，骨性关节面模糊，以掌指骨、跖趾骨为明显。先期钙化带致密、增宽，边缘成鸟嘴样突出。骨骺线变窄或消失，骨

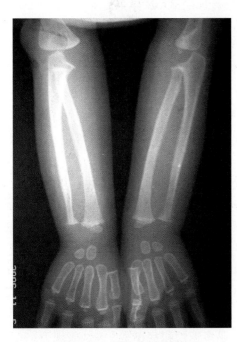

图 7-5-5 维生素 A 中毒
双侧尺桡骨骨端先期钙化带致密、增厚，尺骨小头变细；骨骺核边缘致密，呈指环状

骺核边缘致密可呈"指环征"（图 7-5-5）。严重者可见骺核包埋、骨骺与骨干提前愈合，骨龄提前，肢体不等长等；③头围增大，表现为颞枕部颅骨骨性隆起。颅缝增宽，冠状缝明显，前囟突出。

【诊断要点】

小儿维生素 A 中毒多系服用过量鱼肝油所致，结合病史、典型临床表现及影像学表现可以确诊。

【鉴别诊断】

维生素 A 中毒需要和以下疾病鉴别：

1. 先期钙化带下透亮线影需与维生素 C 缺乏症鉴别 维生素 C 缺乏症透亮线更典型清晰，两侧刺状突出明显，同时伴有骨骺"指环征"。

2. 骨膜增生需与婴儿骨皮质增生症鉴别 维生素 A、D 中毒骨膜增生多局限于尺、桡骨，且以尺骨为甚，很少累及其他骨骼。婴儿骨皮质增生症可累及下颌骨。

第五节 维生素 D 中毒

【概述】

维生素 D 中毒（vitamin D poisoning）又称维生素 D 过多症（hypervitaminosis D），是由于维生素 D 摄入过多引起的一系列症状。各种维生素 D 制剂大剂量突击使用或大剂量长期使用，均可能产生维生素 D 中毒。

当机体摄入过量的维生素 D，体内维生素 D 反馈作用失调，血清 $1,25\text{-}(OH)_2D_3$ 的分泌增加，肠吸收钙和磷增加，导致血清钙浓度增加，促进降钙素的分泌，降钙素调节使血钙沉积骨骼及其他组织器官，从而增加骨质的钙盐沉积，和软组织、脏器、血管壁等的转移性钙盐沉积，降低血钙。

【临床特点】

维生素 D 中毒的临床表现主要取决于血钙水平及高钙血症的持续时间。通常情况下，轻、中度维生素 D 中毒无明显临床症状，或表现为恶心、呕吐、厌食、倦怠、烦躁、低热、顽固性便秘和体重下降等；当发生重度维生素 D 中毒时，才会有胃肠道、肾脏、中枢神经系统、心血管系统、肌肉骨骼系统、眼睛和皮肤等的症状，表现为惊厥、血压升高、心律不齐、烦渴、尿频，甚至脱水或酸中毒等。当钙磷乘积 >60 时，磷酸钙结晶开始在身体软组织聚积。

【影像检查技术与优选】

X 线片检查对骨骼异常及密度改变能够准确诊断。

【影像学表现】

X线表现为长骨干骺端先期钙化带增宽(>1.0mm)、致密,骨密质增厚,骨质疏松或硬化。尺桡骨骨干皮质模糊并有骨膜反应,腕骨骨骺核钙化环增厚、硬化。颅骨增厚,出现环状密度增深带。持续大量摄入者四肢软组织有转移性钙化及广泛性骨质硬化。经停用维生素D及临床综合治疗后,骨骼改变可恢复正常,但晚于临床和血钙的恢复。

【诊断要点】

小儿维生素D中毒有长期或过量服用维生素D病史,有全身多系统症状,干骺端先期钙化带增宽、致密,颅骨可增厚,平片或其他影像学检查发现有肢体软组织、脑、心、肾脏、大血管及皮肤多发钙化灶时应考虑到本病。

【鉴别诊断】

1. 婴儿特发性高钙血症 与维生素D中毒生化改变及骨骼X线改变相似,但维生素D中毒有服用过量维生素D病史,停药及治疗后骨骼可恢复正常。

2. 佝偻病恢复期 与维生素D中毒临床症状不一样,血钙正常。

3. 氟、铅、磷、铋等中毒 应根据病史及实验室检查明确。

第六节 黏多糖贮积症

【概述】

黏多糖贮积症(mucopolysaccharidosis,MPS)又称黏多糖病,是由于降解黏多糖的溶酶体酶中某些酶的缺乏,导致不同的酸性黏多糖不能完全降解,在各种组织中沉积而引起的一组疾病,男女均可发病。由于缺陷的酶不同,导致不同黏多糖代谢物如硫酸软骨素、硫酸肝素或硫酸角质素等蓄积在胶原组织细胞,多以骨骼病变为主,还可累及中枢神经系统、肌肉及肌腱组织、肝脏、脾、关节、皮肤和角膜等组织细胞内。

【临床特点】

依据其临床表现、酶的缺乏和遗传表现、尿液测定和血液生化检查结果,以及皮肤成纤维细胞培养等办法,将黏多糖贮积症分为六型,以Ⅰ型多见,临床表现最为典型;Ⅱ型和Ⅳ型较为常见。除Ⅱ型是X连锁遗传外,其余都是常染色体隐性遗传,每一型患者发现在缺陷酶基因上的多种不同突变。各型有很多类似的症状,如慢性进行性病程、多器官累及、器官增大、多发性骨发育障碍、颜面畸形、视

力、听力、气管、心血管、关节也可能受影响。本病除Ⅲ型骨骼畸形较轻外,其余各型均有严重的骨骼畸形。

【影像检查技术与优选】

本病具有典型的X线表现,为首选检查方法,常规应拍摄手腕部、脊柱、骨盆、胸廓和头颅平片,当出现神经系统症状或体征时,CT和MRI可以进一步行颅脑和脊髓检查。

【影像学表现】

1. 黏多糖贮积症Ⅰ型 X线表现为:

(1)头颅:显示颅盖骨增大,呈舟状头,颅板增厚、致密,颅缝早闭。蝶鞍增大变浅呈"J"形。鼻旁窦发育不良。

(2)肋骨:椎体端变细,向前、向外至胸骨端逐渐增宽呈"飘带"状或"船桨"样。

(3)椎体:呈"卵圆形",椎体高径增高或正常,上下缘隆起致椎体略呈圆形,前上缘缺损,下缘鸟嘴样突出(图7-5-6),脊柱后凸,常以胸腰段椎体为著,严重者累及脊柱所有椎体。椎体改变是黏多糖贮积症Ⅰ型的特征性表现。

(4)骨盆:正位片显示髂骨翼过度张开,坐骨切迹变小甚至呈鱼嘴样改变,其他类型如Ⅱ型、Ⅳ型也有此类表现。髋臼发育不良,但少有髋脱位。耻骨联合增宽。

(5)长管状骨:骨干粗短,骨端变尖,上肢重于下肢;干骺端膨大,先期钙化带呈马蹄样倾斜、不规则;尺桡骨远端呈"V"字形。

(6)短管状骨:骨干粗短,远端增宽,近端变尖;掌骨明显,呈"弹头"样改变;远节指骨呈"爪"状(图7-5-7)。

2. 黏多糖贮积症Ⅱ型 本症的骨骼病变类似Ⅰ型,但相对较轻。

(1)颅骨:相对增大,颅缝增宽,蝶窦、乳突气化差。

(2)肋骨:肋骨增宽,呈"飘带状"。

(3)脊柱:胸腰段脊柱轻度后凸,椎体前后径稍短、上下缘凸出,近似卵圆形,腰$_{1、2}$椎体前上缘发育不良。

(4)骨盆:髂骨翼外展,基底部缩窄,髋臼内陷。

(5)四肢长短管状骨:有轻微异常,掌骨近端变尖。

3. 黏多糖贮积症Ⅳ型 X线表现为:

(1)蝶鞍:一般无异常,有时可见颅盖骨增大,颅面比例不协调。

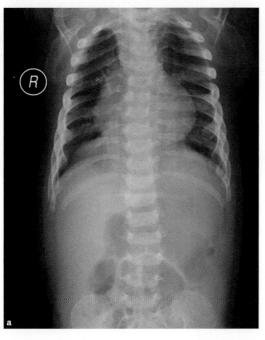
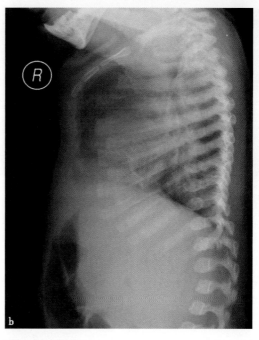

图 7-5-6　黏多糖贮积症 I 型

X 线片。a. 肋骨呈船桨样增宽或"飘带征"，肩胛骨呈"锹状"，椎弓根距离无异常；b. 椎体呈卵圆形，胸$_{12}$、腰$_1$前上缘缺损，前下缘突出

（2）脊柱：椎体普遍变扁，尤其胸腰段椎体前缘向前突出呈"弹头"样（图 7-5-8），椎间隙变宽，为本症特征性改变，椎板无异常改变。

（3）骨盆：可呈特征性"猿型"改变，坐骨切迹小（图 7-5-9），髋臼发育不良，年长患儿可出现扁平髋。

（4）长管状骨：股骨下端、胫骨上端膨大，骨小梁粗大稀疏，尺桡骨远端关节面倾斜。

（5）腕骨：骨龄落后，掌指骨粗短，掌骨近端变尖或呈"弹头"样改变。

【诊断要点】

根据本病的临床表现、骨骼 X 线表现特点，以及尿中排出增多的、不同的黏多糖代谢物可以基本明确诊断。

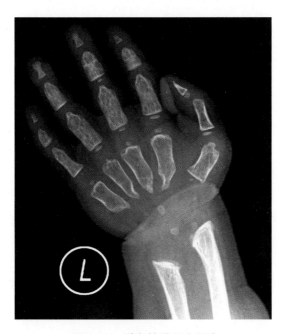

图 7-5-7　黏多糖贮积症 I 型

手腕正位示骨龄落后，掌、指骨"弹头"样改变；尺桡骨远端"八字"形倾斜

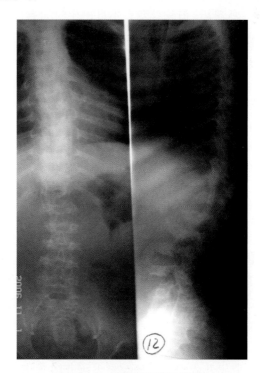

图 7-5-8　黏多糖贮积症 IV 型

脊柱正侧位片示椎体变扁，椎体前缘成鸟嘴样突出，椎间隙增宽，脊柱后凸

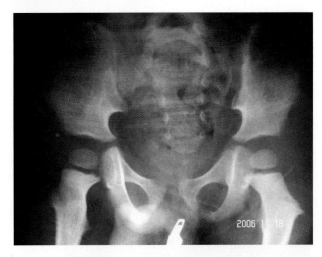

图 7-5-9 黏多糖贮积症Ⅳ型

骨盆正位片示"猿型"骨盆，髂骨成"耳状"张开，坐骨切迹轻度变小

【鉴别诊断】

1. **黏多糖贮积症Ⅰ型与软骨发育不全鉴别** 软骨发育不全智力一般正常，尿液中无过多黏多糖排出。长骨干骺端呈喇叭样增宽，而非马蹄样或"V"字样倾斜，骨骺发育小常有包埋。椎弓根距离自上而下逐渐变小呈倒梯形改变。

2. **黏多糖贮积症Ⅰ型与Ⅱ型鉴别** 临床与X线表现相似，黏多糖贮积症Ⅱ型发病晚，进展慢，病变轻。角膜混浊，但不引起失明。

3. **黏多糖贮积症Ⅱ型与软骨发育不良鉴别** 侏儒状态易混淆，但软骨发育不良出生时即有四肢短小，无肝脾肿大。

4. **黏多糖贮积症Ⅳ型与黏多糖贮积症Ⅰ型鉴别** 二者均有侏儒表现，但黏多糖病Ⅳ型椎体变扁，躯干型侏儒较突出；而Ⅰ型四肢短小明显，椎体高径正常或增高。Ⅰ型多有智力低下，蝶鞍前后径变长呈"J"形。Ⅳ型智力一般正常，蝶鞍多不受累。"猿型"骨盆及扁平髋有助于Ⅳ型的诊断。

第七节 黏脂贮积症

【概述】

黏脂贮积症（mucolipidosis）为一组临床和生化、X线形态与黏多糖贮积症（MPS）相似的常染色体隐性遗传疾病。

【临床特点】

Ⅰ型患儿表现为精神发育迟缓并缓慢进展，重症者可出现皮肤樱桃红斑及进行性神经变性体征，可活到成人期；Ⅱ型婴儿早期发病，迅速进展，可因心、肺疾患而死于儿童早期。Ⅲ型生后2年发病，以后进展缓慢，出现明显智力减退。

【影像检查技术与优选】

利用X线片检查可反映此病的长骨及椎体骨质改变。当有神经系统症状时则可进一步行CT和MRI检查。

【影像学表现】

X线表现

1. **Ⅰ型** 骨质改变轻微，类似于黏多糖贮积症Ⅲ型。

2. **Ⅱ型** 表现为骨质脱钙、骨干扩张、骨骺、腕骨、跗骨骨化延迟，椎体及骨盆改变类似于黏多糖贮积症Ⅰ型。

3. **Ⅲ型** 椎体骨质改变明显，椎体上、下缘不规则，胸椎后部发育不良，腰椎前部发育不良，椎间隙不规则狭窄，肋骨增宽，骨盆严重发育不良，头部及管状骨改变轻微。

【诊断要点】

结合病史及典型临床、生化检查及影像学表现可以确诊。

【鉴别诊断】

需与黏多糖贮积症鉴别。

（金 科）

参 考 文 献

[1] 李景学，孙鼎元. 骨关节线诊断学 [M]. 北京：人民卫生出版社，1982

[2] 潘恩源，陈丽英. 儿科影像诊断学 [M]. 北京：人民卫生出版社，2007

[3] 金贞爱，金正勇. 佝偻病的诊治研究进展 [J]. 中国妇幼保健，2010, 25（28）：4161-4164

[4] 低磷酸酶症与假性低磷酸酶症 [J]. 临床放射学杂志，1999, 18：246-247

[5] 侯海燕，吴银荣. 坏血病的X线诊断6例报告 [J]. 实用医技杂志，2006, 13（14）：2420-2421

[6] 肖剑文，刘筱梅，于洁，等. 坏血病三例 [J]. 中华儿科杂志，2008, 46（7）：554

[7] 武晓梅，杨忠泽，魏广志，等. 小儿维生素D中毒的线诊断 [J]. 黑龙江医学，1998, 166（4）：58

第六章　骨与关节炎症

第一节　急性化脓性骨髓炎

【概述】

急性化脓性骨髓炎(acute suppurative osteomyelitis)是小儿常见的骨感染性疾病。10岁以内的儿童多见,婴幼儿亦不少见。好发于股骨、胫骨与桡骨,其他骨骼也可发生。致病菌85%~90%为金黄色葡萄球菌。感染途径多为血源性感染,少数可由软组织内的化脓性感染蔓延而致。疾病早期,致病菌经血行进入骨髓腔后,细菌栓子停留于管状骨的干骺端,迅速引起骨髓腔内炎症渗出,病变易向阻力小的骨干方向蔓延。炎性浸润形成多发性小脓肿,脓肿可沿哈弗斯管蔓延,形成骨膜下脓肿,掀起骨膜,刺激骨膜增生。由于骨膜分离及营养血管内血栓形成,可引起病变局部的骨坏死,形成死骨。随着骨膜下积脓增多、压力增加,骨膜下脓肿可回流至骨髓腔或穿破骨膜进入软组织,形成软组织脓肿,甚至穿破皮肤形成窦道。起病10天以后开始出现修复性改变,新生骨形成并死骨逐渐吸收。

【临床特点】

急性化脓性骨髓炎发病急,患儿有高热、寒战等全身症状,年龄较大的患儿全身症状明显,新生儿和小婴儿的全身症状轻微。

【影像检查技术与优选】

急性化脓性骨髓炎影像检查以X线片为初筛检查手段。CT密度分辨率高,能够清晰显示小的骨质破坏和死骨,有助于早期诊断和确定隐匿性病变。MRI组织分辨率高,能发现骨质破坏前的早期病变。在明确病变性质、显示髓腔内的炎症浸润范围方面,MRI比X线片和CT更有优势,应为首选检查方法。

【影像学表现】

1. X线　骨髓炎发病10天以内,X线片可显示阴性,15天以后表现为长管状骨的破坏,多发生在干骺端。骨质疏松,骨膜下脓肿引起骨膜增生。可在骨破坏区内见到不规则高密度死骨。累及骨骺及骺板时,可引起骨生长障碍以及关节畸形。

2. CT　空间分辨力和密度分辨力高于X线片,更容易发现早期的病变。骨干病变表现为骨髓腔密度不均匀增高,边界不清,骨密质中断。干骺端的病变表现为小片状的低密度影。低密度的脓腔内可见高密度死骨。周围软组织因充血、水肿而密度减低、肌间脂肪变薄、移位或模糊等。如有脓肿形成,注射造影剂后脓肿壁呈环状强化,液化脓腔仍为低密度。如有窦道发生,可见窦道通向皮肤外。

3. MRI　病变与正常骨髓及软组织分界不清。骨质破坏及脓肿在T_1WI呈低信号,T_2WI呈高信号;增强扫描脓腔无强化,脓肿壁可增强。骨膜反应和死骨在T_1WI和T_2WI均呈低信号,增强后骨膜反应表现为骨表面线条状强化(图7-6-1)。周围软组织

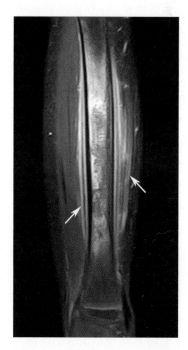

图7-6-1　右胫骨干急性化脓性骨髓炎

MRI冠状位增强T_1WI脂肪抑制像,示右侧胫骨中下段骨髓腔内多发斑片状强化影,边缘模糊。骨表面见线条状强化的骨膜反应征象(白箭);周围软组织明显肿胀

明显肿胀。MRI 随访可判断治疗的效果，T₂WI 病变由高信号渐变为等信号，最后成为低信号，反映了脓肿逐渐被纤维组织所代替的过程。

【诊断要点】

骨破坏区边缘模糊，内部可见死骨，增强扫描脓肿壁可见强化。周围可见骨膜新生骨。破溃到周围软组织者可见软组织内脓肿形成。

【鉴别诊断】

主要与骨尤因肉瘤相鉴别，骨尤因肉瘤常发生于骨干，不形成死骨，结合骨髓炎发病急、全身中毒症状等临床表现可以鉴别。

第二节　慢性化脓性骨髓炎

【概述】

慢性化脓性骨髓炎（chronic suppurative osteomyelitis）多数是急性骨髓炎治疗不及时或不彻底，在骨内持续遗留感染灶、死骨或脓肿所致。少数为低毒性细菌感染，在发病时即表现为慢性骨髓炎。慢性化脓性病变局限，骨质增生硬化，骨包壳明显。随邻近肉芽组织侵入和破骨细胞的出现，死骨渐被吸收，为新生骨所代替。

【临床特点】

如身体抵抗力好，骨内病灶处于相对稳定状态，全身症状轻微。一旦身体抵抗力下降，炎症可急性发作。病变可以迁延、反复数年甚至数十年。局部窦道流脓，长期不愈合。

【影像检查技术与优选】

X 线片一般可以诊断，CT 能更好地发现死骨和脓腔，明确有无小的活动性病灶，对诊断和治疗有帮助。MRI 可以作为补充的检查手段，在显示死骨和脓腔方面较 X 线片、CT 更为敏感。

【影像学表现】

1. **X 线**　为首选检查方法，典型征象包括病变骨不规则变形；骨质增生硬化，骨密质增厚，髓腔狭窄，骨干增粗变形；骨外膜广泛增生形成骨包壳（图 7-6-2）；骨破坏区较局限，边缘较清楚，残留死骨边缘多呈虫噬样外观。周围软组织肿胀不明显。

2. **CT**　主要表现为病变区骨密质增厚、骨髓腔变窄和骨密度增高；CT 扫描常可在广泛的骨质增生硬化区内发现境界清楚的圆形、卵圆形脓腔，脓腔内可见小死骨。CT 易于发现小的脓腔和死骨。

3. **MRI**　显示病变区与正常骨髓界限清晰，骨密质增厚、不规整；骨硬化和死骨于 T₁WI、T₂WI 均

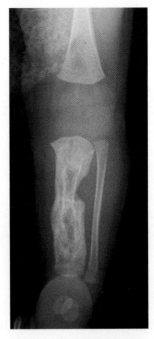

图 7-6-2　左胫骨慢性骨髓炎

胫骨正位片示左胫骨广泛骨质增生硬化，骨干增粗变形，骨外膜广泛增生形成骨包壳

表现为低信号影。脓腔于 T₂WI 呈高信号，骨膜反应呈明显高信号。

【诊断要点】

骨干增粗变形，骨密质不规则增厚，骨髓腔变窄或消失；骨破坏较局限，内部可见小死骨，边缘较清楚，周围骨质增生硬化。

【鉴别诊断】

诊断本病需要结合 X 线片和 MRI 检查，典型影像学表现结合临床和实验室检查可以确诊。本病需要与硬化型骨肉瘤相鉴别，后者表现为肿瘤骨及软组织肿块，而慢性骨髓炎主要表现为死骨和广泛的骨硬化。

第三节　化脓性关节炎

【概述】

急性化脓性关节炎（acute pyogenic arthritis）为化脓性细菌侵犯关节而引起的急性炎症。多见于 2 岁以下婴幼儿。病原菌在婴儿多为金黄色葡萄球菌，幼儿多为流感杆菌。可经血行感染，或由附近软组织感染或骨髓炎直接蔓延或关节创伤开放性感染而引起。一般为单关节受累，多关节受累少见。最常见的部位为承重大关节如髋、膝和踝关节。病变的发展大致分为 3 个阶段：①早期（浆液性渗出期），滑膜充血水肿，关节腔内有浆液性渗出液；

②中期（浆液纤维蛋白性渗出期），感染继续发展，关节内渗液增多；③后期（脓性渗出期），感染更严重，滑膜面坏死，渗液为脓性，软骨和骨质破坏，软骨和骨端的破坏以关节承重部位显著，导致关节狭窄、变形。

【临床特点】

临床表现为关节肿胀，局部皮肤红，皮温升高，疼痛和功能障碍。

【影像检查技术与优选】

CT 在细微病变的显示方面较 X 线清晰。MRI 对于关节囊积液敏感性高，能早期发现病灶，可清晰显示关节软骨破坏、关节面骨侵蚀、骨髓水肿和脓肿形成，在判断病变范围及严重程度方面明显优于 X 线及 CT。

【影像学表现】

1. X 线　早期关节囊肿胀，关节间隙增宽或正常，很快关节间隙就会变窄，之后出现明显骨破坏。经过治愈后关节破坏轻微，仅遗留骨硬化和关节结构变形，或骨端不整，甚至出现骨性强直。

2. CT　表现为关节腔积液、积脓，关节骨破坏，骨破坏区周围可见硬化带，关节周围软组织肿胀，可形成脓肿，增强检查显示更清楚，关节囊明显增厚强化，且厚薄不均。

3. MRI　早期滑膜增厚、水肿，关节渗液，T_1WI 呈低信号，T_2WI 呈高信号，关节间隙增宽。关节软骨厚薄不均，边界模糊，T_2WI 上呈不均匀高信号。同时可显示邻近骨髓水肿，软组织内脓肿等征象。晚期关节间隙变窄，关节软骨破坏及骨端骨髓炎（图 7-6-3）。愈合期骨性强直可见骨端连续，呈骨髓信号。

【诊断要点】

本病诊断的要点为单关节受累，一般起病急骤，全身症状及局部症状明显，常伴急性关节肿胀、高热、疼痛、白细胞升高等。病变发展迅速，短期内出现软骨破坏，关节间隙先增宽，后变窄；软骨和骨破坏以关节承重部位最显著，骨破坏与增生常同时存在，如治疗不及时可出现关节骨性强直。

【鉴别诊断】

本病主要与关节结核相鉴别，后者起病慢，全身及局部症状不明显，常为慢性进行性关节肿胀、低热、淋巴细胞相对升高，并常见窦道形成，不易愈合。病变发展缓慢，关节软骨破坏较慢，关节间隙一般无改变；软骨与骨破坏常见于关节面的边缘，承重部位晚期始出现破坏，骨质稀疏呈渐进性，缓

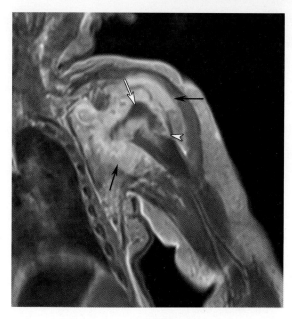

图 7-6-3　左肩关节化脓性关节炎

左肩关节 MRI，增强 T_1WI 示左肩关节周围软组织肿胀，关节滑膜增厚、水肿，明显强化（黑箭），关节囊积液／脓（白箭），无强化；关节间隙增宽；肱骨干骺端外侧骨质缺损（白箭头），提示骨端骨髓炎

慢但较广泛，以骨破坏为主，少有增生，附近骨骼、肌肉常有萎缩，关节强直较少见，多为纤维性强直。

第四节　骨与关节结核

【概述】

骨与关节结核（tuberculosis of bone and joint）可发生于任何年龄，多见于儿童和青年。脊柱结核发病率居骨关节结核首位（结核性脊柱炎详见本篇第十四章脊柱感染性疾病），其次，易累及部位为髋关节和膝关节，小儿也常累及四肢长管状骨和手、足等短管状骨。病变可为多发性。

骨结核初始为非特异性的炎症反应，随后可出现结核性肉芽组织增生，形成结核结节；继而发生干酪样坏死并液化形成脓肿。由于纤维组织形成，病变有局限化和自愈的趋势。病灶易发生于长骨干骺端和骨骺的骨松质，以溶骨性破坏为主，增生硬化不显著。长管状骨结核引起骨膜增生，不如化脓性感染显著。病变区出现死骨的机会少。干酪物质中可见砂砾状钙化，密度高于一般的死骨。不规则骨结核除骨破坏以外，常伴有骨硬化。儿童期骨结核，不论长、短管骨或扁骨，骨膜均可不断增生骨化，使骨干膨胀增粗。

关节结核分为原发性和继发性两种，以原发性多见。原发性结核病灶首先出现于滑膜表面，亦称

为滑膜型结核；继发性病灶开始于邻近骨骺或干骺端，后扩展至关节，亦称为骨型结核。

【临床特点】

骨与关节结核病程缓慢，起病隐匿，早期表现为局部肿胀和疼痛，继而周围软组织形成寒性脓疡。生长发育期骨骺破坏，可造成肢体短缩。全身中毒症状表现为消瘦、食欲不振、低热等。

【影像检查技术与优选】

一般 X 线片即可诊断，为本病首选检查方法。CT 对于显示细小骨质破坏区以及微小钙化非常有价值。MRI 具有良好的组织对比，对骨关节结核更敏感，在早期发现病变、估计病变侵犯范围特别是显示病变关节滑膜、关节软骨和骺板方面更具优势。

【影像学表现】

1. X 线　长管状骨骨骺与干骺端结核表现为骨骺及干骺端内破坏性病灶，两者跨越骺板相互融合，慢性病灶可形成硬化边缘；累及关节时，关节囊肿胀，关节面骨质破坏，关节间隙不对称变窄、纤维性强直。长管骨骨干结核极少侵犯关节，骨髓腔内形成单发或多发圆形或椭圆形骨质破坏区，其长径与骨干纵轴一致，边缘清晰，并有硬化表现，死骨少见。短管状骨结核，易累及近侧中节指（趾）骨，骨髓腔内囊状骨质破坏，骨干膨大、皮质变薄并见层状骨膜增生，称为"骨气臌"（图 7-6-4）。

2. CT　显示骨破坏区、硬化缘和沙砾样小死骨较平片更有优势。骨干结核病灶偏向一侧，若侵及骨密质，则引起骨膜增生，病骨稍膨隆呈梭形增粗，类似短管骨结核的"骨气臌"改变。关节结核表现为关节囊积液，关节边缘骨破坏，周围见硬化缘。增强扫描脓肿壁和关节囊均强化。痊愈期关节囊和周围软组织内可见病理性钙化斑。

3. MRI　骨骺和干骺端结核 MRI 表现为病变区 T_1WI 低信号、T_2WI 高信号影，有时在 T_2WI 上出现同心圆征，主要由中心的干酪样脓疡、内层的纤维组织增生和外层的水肿带三者构成。长骨骨干结核表现为骨髓腔内的圆形或卵圆形 T_1WI 低信号、T_2WI 稍高信号病灶，周围见低信号的硬化边。关节结核表现为关节囊积液，关节滑膜增厚及肉芽组织形成，同时可见关节软骨和软骨下骨破坏。增强扫描，T_1WI 见滑膜、肉芽组织及脓肿壁呈明显不均匀强化（图 7-6-5）。

【诊断要点】

骨骺与干骺端骨质破坏，可跨越骺板，有硬化边，内部可见沙砾样小死骨，邻近骨骼骨质疏松为主。短管状骨结核可见典型"骨气臌"征象。关节结核容易累及关节非承重面，晚期容易造成纤维性强直。

【鉴别诊断】

需与急、慢性骨髓炎、尤因肉瘤及化脓性关节炎、类风湿性关节炎相鉴别。典型影像学表现密切结合临床和实验室检查可资鉴别。

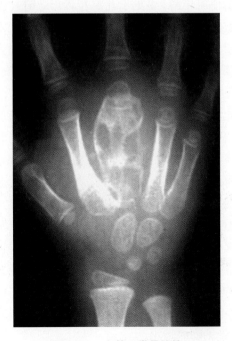

图 7-6-4　左第 3 掌骨结核

左手正位片示第 3 掌骨内多囊状透亮区，内见骨嵴，骨干膨大呈"骨气臌"改变，周围软组织明显肿胀

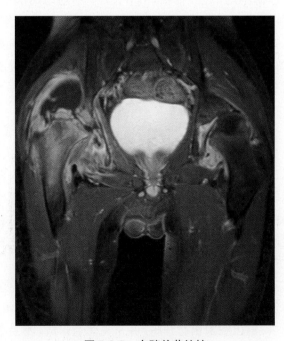

图 7-6-5　右髋关节结核

髋关节 MRI 增强 T_1WI 脂肪抑制像示右侧髋关节面骨质破坏，右股骨头向外上方半脱位；右髋关节囊内大量积液呈低信号，周围关节囊明显增厚强化

第五节 骨 梅 毒

一、婴儿型骨梅毒

【概述】

婴儿型骨梅毒（infantile syphilis）主要由母体传染，梅毒螺旋体侵入干骺端、骨干和骨膜等处，导致软骨骨化障碍，形成梅毒性肉芽肿，产生增生性和破坏性改变，引起骨软骨炎、骨炎、骨膜炎等。特点是多骨受累，以长骨多发。骨软骨炎主要侵及软骨内化骨区，好发于长骨干骺端，尤其是生长较快的股骨及胫骨干骺端，又称为干骺端炎。

【临床特点】

患儿发病年龄在出生后 1～3 周，临床表现包括皮疹、肢体不能自主运动、软组织肿胀。血清华康氏反应阳性。

【影像检查技术与优选】

X 线片为首选检查方法，结合特异性血清学检查可确诊。

【影像学表现】

X 线：表现为干骺端炎、骨膜炎、骨髓炎。不侵犯骨骺化骨中心。

1. **干骺端炎** 干骺端的骨软骨炎是最重要的诊断依据，一般在出生后 6 个月内出现。早期表现为先期钙化带增浓和增厚，形成骨干远端一致密白线；进展期干骺端骨松质破坏，表现为锯齿状透亮横带；晚期可引起病理性骨骺分离，表现为骨骺板增宽或骨骺移位。若出现双侧胫骨近端内侧对称性骨缺损，即 Wimberger 征（图 7-6-6），对诊断婴儿型骨梅毒有确诊意义。

2. **骨膜炎** 为长骨骨膜增生，呈层状，骨膜与骨干长轴平行，一般较为广泛，且呈对称性分布。

3. **骨髓炎** 梅毒性骨髓炎骨干部易受侵犯。病变呈散在不规则骨破坏区，广泛不规则骨质疏松和骨增生硬化。

4. **短骨及不规则骨改变** 指骨、掌骨可出现横行透亮带，干骺端及骨干内产生增生和破坏性改变，破坏区被肉芽肿取代。

【诊断要点】

广泛、多发、对称的干骺端炎、骨膜炎、骨髓炎等，其中长骨干骺端的骨软骨炎为最早及最具特征性的征象。

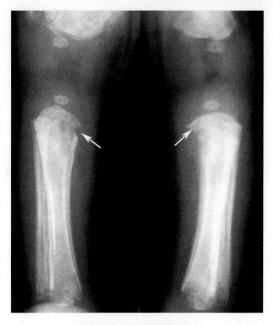

图 7-6-6 婴儿型骨梅毒

X 线片 左侧尺桡骨远端、双侧股骨远端干骺端横行透亮带双侧小腿正位片，示胫骨先期钙化带密度不均匀，部分呈锯齿状改变，双胫骨近端内侧对称性骨缺损，即 Wimberger 征（白箭）

【鉴别诊断】

本病需与化脓性骨髓炎、婴儿骨皮质增生症相鉴别。典型的影像表现结合实验室检查容易诊断。

二、幼年型骨梅毒

【概述】

幼年型骨梅毒（juvenile syphilis）通常是原侵入胎儿骨骼内的潜在感染再次活动引起，其特点为弥漫性或局限性骨膜下皮质增厚，可伴有树胶肿。

【临床特点】

以 5～15 岁多见。可有 3 个特殊的临床表现：间质性角膜炎、神经性耳聋和楔状牙。与婴儿型骨梅毒不同，不能自愈，往往遗留畸形。

【影像检查技术与优选】

X 线片为首选检查方法，一般无需 CT 和 MRI 检查。诊断该病需结合特异性血清学检查。

【影像学表现】

X 线表现：可发生在任何管状骨，尤以胫骨多见。可见骨膜炎、骨髓炎。骨膜炎表现为层状骨膜反应，骨膜下骨质增厚，导致骨干增厚前凸，髓腔变小，胫骨多见，称为"军刀状胫骨"。骨髓炎表现为不同程度的骨硬化，伴有骨破坏和死骨形成。局限性病变称为树胶肿，为边界不规则的骨破坏区。弥漫性病变可引起骨松质内斑片状骨破坏，骨小梁致密而不规则，死骨不常见。

【诊断要点】

弥漫性或局限性骨膜下皮质增厚，可伴有局限性骨质破坏的树胶肿，常遗留畸形。

【鉴别诊断】

本病需与化脓性骨髓炎、骨关节结核相鉴别。典型的影像表现结合临床病史容易诊断。

第六节　幼年特发性关节炎

【概述】

幼年特发性关节炎（juvenile idiopathic arthritis，JIA）是指 16 岁以下儿童的不明原因、持续 6 周以上的关节肿胀或活动受限，伴有疼痛或压痛，排除外伤史及其他原因的慢性关节炎。过去，北美沿用幼年型类风湿关节炎（juvenile rheumatoid arthritis，JRA），欧洲沿用幼年慢性关节炎（juvenile chronic arthritis，JCA）的名称。如今，国际风湿病学联盟儿科常委专家组其统一定义为幼年特发性关节炎。

JIA 以慢性关节炎为其主要特点，可伴有全身多系统损害。病因不明，可能与感染、免疫、遗传等因素有关。女性多见，约 80% 发病于 7 岁前，60% 发病于 4 岁前。基本病理变化为滑膜非特异性慢性炎症，早期滑膜充血水肿、关节腔内积液，继而滑膜增厚形成绒毛状的血管翳，覆盖于关节软骨表面，并使软骨发生破坏，进而侵及软骨下骨，逐渐形成关节面下囊性变，最后发生关节纤维强直或骨性强直。

【临床特点】

临床表现分三型：①全身型表现为持续性高热、皮疹和肝脾、淋巴结肿大，关节痛症状轻微；②多关节炎型表现为关节肿胀、侵犯膝、踝、腕、肘、手足等关节，对称发生，全身症状轻微；③少关节炎型表现为膝、踝、肘等大关节受累，非对称性受累。

【影像检查技术与优选】

X 线片和 CT 能够清晰显示骨破坏或骨侵蚀的部位和范围，特别是大关节。CT 对于显示滑液囊肿、细微的骨质破坏优于 X 线。而 MRI 能清楚显示滑膜增厚和血管翳、关节腔内积液和关节软骨破坏，对本病的早期诊断有帮助。同时对于脊柱受累的显示也较 X 线片和 CT 敏感。

【影像学表现】

1. X 线　病变可累及一个或多个关节，以手掌指关节、腕关节、膝关节等多见。脊柱病变以颈椎多见。早期表现为关节周围软组织肿胀，关节腔积

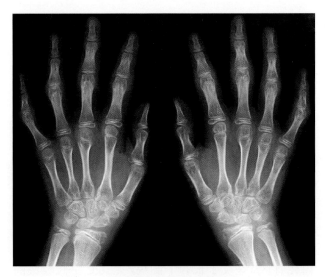

图 7-6-7　双手、双腕幼年特发性关节炎

双手 X 线正位平片，示双手、双腕骨质疏松，近侧指间关节肿胀，双侧小指近侧指间关节边缘可见"鼠耳状"骨吸收

液，干骺端边缘骨质吸收呈带状透光区（图 7-6-7）。进展期关节积液减少，关节间隙变窄，软骨下骨破坏，骨质疏松加重而广泛。晚期可导致关节脱位或半脱位，多发生纤维性或骨性强直。颈椎 JIA 表现为寰枢椎半脱位和颈椎关节突发生关节融合。

2. CT　表现为手足小关节多发对称性增粗肿胀，关节面边缘小的骨质破坏区，广泛性骨质疏松。大关节受累还可显示关节腔积液，关节腔内可见软组织密度影且明显强化。

3. MRI　可显示关节滑膜增厚和关节积液。早期以滑膜炎表现为主，增生滑膜富含血管翳，呈 T_1WI 低信号、T_2WI 高信号，增强后增厚的滑膜明显强化。进展期滑膜、关节软骨、骨性关节面及骨端破坏区的血管翳相互延续，明显强化的血管翳经常伴有邻近骨髓水肿。MRI 可显示颈椎受侵情况，包括颈椎区血管翳、寰枢椎或寰枕脱位、颈髓受压等情况。

【诊断要点】

幼年特发性关节炎以多关节对称性受累多见，骨质破坏相对轻微，进展缓慢。MRI 可以全面评价关节积液、滑膜炎、骨髓水肿、骨侵蚀、软骨损伤、腱鞘炎、附着点炎等关节病变。

【鉴别诊断】

本病需要与关节结核等疾病鉴别。关节结核多为单关节发病，关节软骨和软骨下骨破坏严重且进展快。临床症状、实验室检查和 X 线表现为主要诊断依据。

第七节 幼年型强直性脊柱炎

【概述】

幼年型强直性脊柱炎(juvenile ankylosing spondylitis, JAS)是指发生在 16 岁以下,以骶髂、脊椎关节和髋关节慢性炎症为特征的结缔组织病,四肢小关节极少受侵犯,病因尚不清楚。男性多见,男女比例为(6~14):1。病理改变主要是肌腱附着点和滑膜的炎性改变。肌腱附着点病变是强直性脊柱炎的主要病理特征,初期以淋巴细胞、浆细胞为主,伴少数多核细胞。炎症过程引起附着点侵蚀,邻近骨的骨髓炎,进而形成肉芽组织,引起软骨骨端破坏,导致周围软组织和韧带的钙化、骨化。脊柱前软组织骨化常累及椎间盘外周的纤维环和前纵韧带的后部。滑膜炎可导致肉芽组织形成的血管翳侵犯关节软骨和软骨下骨,造成骨破坏,并被纤维组织取代,引起关节强直。

【临床特点】

临床表现为下腰、髋部疼痛,可放射到膝部。血沉增快,90% 以上患者血清 $HLA-B_{27}$ 呈阳性,对诊断有重要意义。

【影像检查技术与优选】

骶髂关节和髋关节受累者首选 X 线片检查,X 线片和 CT 能够清晰显示骨破坏或骨侵蚀的程度以及硬化边。MRI 具有良好的组织对比,在明确病变侵犯范围,特别是早期滑膜炎、关节软骨的破坏情况以及骨髓水肿的显示比 X 线片和 CT 更敏感。

【影像学表现】

1. X 线 病变有中心性和上行性发展的特点,故 X 线上以骶髂关节及腰椎的病变为较早的诊断线索。表现为骶髂关节边缘模糊,骨密质侵蚀和骨硬化。椎体骨质疏松,椎间隙变窄,椎体小关节面模糊、硬化。肌腱、韧带与骨附着点处局部骨侵蚀、骨增生和硬化。晚期关节间隙狭窄至完全消失。

2. CT 主要用于观察骶髂关节的早期改变,表现为骶髂关节面粗糙,局部关节间隙狭窄,骨性关节面呈锯齿状破坏伴硬化(图 7-6-8)。亦可用于显示小关节间隙狭窄,软骨下骨侵蚀、硬化及关节囊、韧带钙化等改变。

3. MRI 可显示关节滑膜增厚和关节积液。增厚的滑膜可强化。MRI 可显示软骨破坏的情况,关节软骨信号强度不均匀增加,软骨表面不规则。炎性改变可引起骨髓水肿,表现为骨髓腔内 T_1WI 低

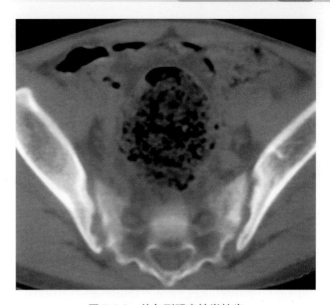

图 7-6-8 幼年型强直性脊柱炎
CT 平扫轴面,示双侧髂骨、骶骨耳状面不规则的骨破坏,伴有硬化边缘,双侧骶髂关节间隙增宽

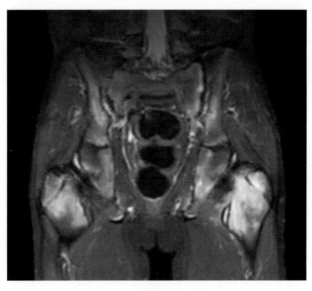

图 7-6-9 幼年型强直性脊柱炎
MRI 冠状面 FSE-IR,示双侧骶髂关节间隙增宽,骶髂关节软骨下区斑片状高信号影,双侧髂骨、坐骨、耻骨、股骨近端骨髓内多发斑片状高信号影

信号、T_2WI 高信号影(图 7-6-9)。软骨破坏后软骨下骨可相继发生破坏,MRI 上表现为骨质缺损区。

【诊断要点】

以骶髂关节和脊柱等关节的慢性炎症为特征,MRI 可显示软骨破坏情况及骨髓水肿程度。

【鉴别诊断】

本病需要与其他血清阴性脊柱关节病鉴别,如牛皮癣性关节炎及 Reiter 病,影像学表现有一定特征,但不能独立作为诊断依据,必须密切结合临床和实验室检查结果。

(范 淼)

参 考 文 献

[1] 叶滨宾. 儿科影像诊断与临床 [M]. 骨关节系统卷. 北京：人民军医出版社，2011

[2] Berquist TH. MRI of the musculoskeletal system[M]. 4th ed. New York：Lippincott-Raven，2001

[3] 徐赛英. 实用儿科放射诊断学 [M]. 北京：北京出版社，1999

[4] 潘恩源，陈丽英. 实用儿科影像诊断学 [M]. 北京：人民卫生出版社. 2007

[5] 王云钊. 中华影像医学骨肌系统卷. 北京：人民卫生出版社，2002

[6] 王云钊，蓝宝森. 骨关节影像学 [M]. 北京：科学出版社，2002

[7] 曹来宾. 实用骨关节影像诊断 [M]. 济南：山东科学技术出版社，1998

[8] 梁晓璐. 小儿急性骨髓炎超声诊断和 X 线、CT 对照分析 [J]. 中国中西医结合儿科学，2018，10（01）：59-61

[9] 刘鸿圣，杨智云，李树荣. 儿童骨关节系统影像学诊断第 12 讲小儿骨关节感染性疾病 [J]. 中国实用儿科杂志，2007，22（12）：956-996

[10] Ikpeme IA，Ngim NE，Ikpeme AA. Diagnosis and treatment of pyogenic bone infections[J]. Afr Health Sci，2010，10（1）：82-88

[11] 郝杰，胡侦明，唐海，等. 颈椎慢性化脓性骨髓炎 1 例报告 [J]. 中国脊柱脊髓杂志，2008，18（04）：317-318

[12] 李晓云，蒋曦. 儿童慢性化脓性骨髓炎疗效分析 [J]. 临床小儿外科杂志，2007，6（03）：49-50

[13] Prandini N，Lazzeri E，Rossi B，et al. Nuclear medicine imaging of bone infections[J]. Nucl Med Commun，2006，27（8）：633-644

[14] 张军，吴振华，范国光，等. 小儿急性化脓性关节炎的 MRI 诊断 [J]. 中国医学影像技术，2003，19（06）：751-753

[15] Islam S，Driscoll C，Epstein J，et al. Acute Knee Swelling and Limp in a 10-year-old Child[J]. Pediatr Infect Dis J，2018，37（2）：194-195

[16] 李世海，阿松，唐苗月，等. 多层 CT 诊断坐骨结核九例 [J]. 中华放射学杂志，2016，50（03）：229-230

[17] 张鼎，陈刚. 骨关节结核影像学检查临床对比分析 [J]. 医学影像学杂志，2017，27（04）：786-788

[18] Liao Q，Shepherd JG，Hasnie S. Mycobacterium tuberculosis of the elbow joint[J]. BMJ Case Rep，2017 Dec 6，2017

[19] Greenberg SB，Bernal DV. Are long bone radiographs necessary in neonates suspected of having congenital syphilis?[J]. Radiology，1992，182（3）：637-639

[20] 张海霞，黄群英，王荟，等. 新生儿早发型先天性骨梅毒的 X 线诊断 [J]. 中国医学计算机成像杂志，2011，17（01）：65-69

[21] 谢芳，俞玲玲，陈洁. 1 例梅毒树胶样肿合并皮肤溃疡患者的护理 [J]. 中国实用护理杂志，2013，29（24）：37-38

[22] 季亚平，诸葛末伊. 早发型先天性骨梅毒的 X 线诊断 [J]. 中华放射学杂志，2005，39（12）：1296-1298

[23] Miller E，Inarejos Clemente EJ，Tzaribachev N，et al. Imaging of temporomandibular joint abnormalities in juvenile idiopathic arthritis with a focus on developing a magnetic resonance imaging protocol[J]. Pediatr Radiol，2018，48（6）：792-800

[24] Hemke R，Nusman CM，van den Berg JM，et al. Construct validity of pixel-by-pixel DCE-MRI: Correlation with conventional MRI scores in juvenile idiopathic arthritis[J]. Eur J Radiol，2017，94：1-5

[25] Faller G，Haagensen M，Barrow M. Juvenile idiopathic arthritis flare due to rice bodies in the knee of a 10-year-old girl[J]. S Afr Med J，2018，108（10）：833-835

[26] Malattia C，Rinaldi M，Martini A. The role of imaging in juvenile idiopathic arthritis[J]. Expert Rev Clin Immunol，2018，14（8）：681-694

[27] Lambert RGW，Østergaard M，Jaremko JL. Magnetic Resonance Imaging in Rheumatology[J]. Magn Reson Imaging Clin N Am，2018，26（4）：599-613

[28] Puhakka KB，Jurik AG，Schiøttz-Christensen B，et al. Magnetic resonance imaging of sacroiliitis in early seronegative spondylarthropathy. Abnormalities correlated to clinical and laboratory findings[J]. Rheumatology（Oxford），2004，43（2）：234-7

第七章 骨与关节损伤

第一节 肩带和上肢

一、锁骨骨折

【概述】

锁骨骨折（fracture of clavicle）好发于 10 岁以下儿童，占全身骨折的 5% 左右，占新生儿产伤骨折的第一位。

【临床特点】

新生儿骨折患者可无临床表现，部分患者可出现患侧上肢活动受限。

【影像检查技术与优选】

首选 X 线片检查。多层螺旋 CT 三维重组技术可以多角度、多方位观察锁骨骨折，有利于与正常锁骨弯曲处的重叠影像相鉴别。另外 CT 对于发现细微骨折线、骨碎片比平片有优势。

【影像学表现】

X 线表现：锁骨呈 S 形，内 2/3 向前凸出，外 1/3 向后凸出，骨折多发生在中 1/3 或中外 1/3 交界处。

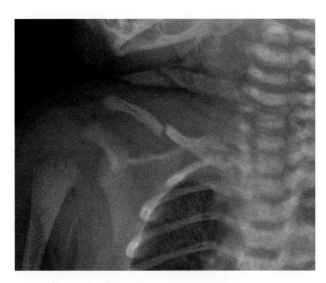

图 7-7-1　右侧锁骨骨折

右侧锁骨正位平片，示右侧锁骨中断，内侧端向后上移位，外侧端向前下移位

横断型多见，断端可重叠、错位或成角。内侧端向后上移位，外侧端向前下移位（图 7-7-1）。

【诊断要点】

骨折线的显示是诊断锁骨骨折的重要影像征象。

【鉴别诊断】

X 线胸部正位片即可显示锁骨骨折，新生儿锁骨骨折断端重叠，需要与锁骨 S 形弯曲处重叠影像鉴别。

二、肱骨髁上骨折

【概述】

肱骨髁上骨折（humeral supracondylar fracture）是肱骨下端内、外两髁之上处的骨折，好发于儿童，占儿童肘部骨折的首位，以内侧髁上骨折多见，在伸肘位手撑地跌倒时，应力传导于髁上所致。

【临床特点】

骨折移位显著者可因骨折碎片的嵌插而造成正中神经、桡神经及肱动脉的损伤。表现为肘部疼痛，患肘后突畸形，肘关节活动受限。

【影像检查技术与优选】

首选肘关节正、侧位 X 线片，可准确显示骨折类型、骨折断端对位、对线情况。CT 对于显示轻微骨折及小的骨碎片较 X 线片更有优势。MRI 因具有良好的组织对比，可提供骨骺和软组织损伤的多种信息。

【影像学表现】

1. X 线　肱骨髁上骨折的骨折线一般通过喙突窝和鹰嘴窝，或其近侧并累及骨干，骨折线一般为 Y 形、T 形或粉碎性。远侧骨折段多向背侧移位（图 7-7-2）。

2. MRI　在显示儿童内侧髁骨骺的损伤状态和关节软骨表面损伤方面有很高的价值。骨折断端无移位平片诊断困难时，MRI 即可见骨密质信号中断。伸肘致伤时骨折远端常向后移位，后侧骨膜撕

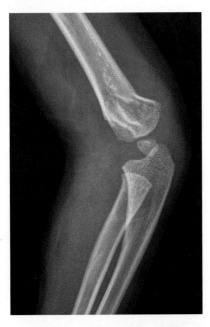

图 7-7-2 左侧肱骨髁上骨折

左肘关节侧位平片，示肱骨髁上部骨小梁断裂，骨折线通过喙突窝和鹰嘴窝，远侧骨折段向背侧移位

裂，前侧骨膜剥离但连续。曲肘致伤者表现为骨折远端向前上方移位，前侧骨膜撕裂，后侧完整。

【诊断要点】

平片可以显示骨折线，MRI 显示骨密质信号中断，可显示有无骺软骨受累。

【鉴别诊断】

典型影像学表现多能及时准确诊断。

三、肱骨髁骨折

（一）肱骨外髁骨折

【概述】

肱骨外髁骨折（humeral external condyle fracture）较为常见，在肘关节骨折中发生率仅次于髁上骨折。好发年龄 4～7 岁，发生机制为儿童摔倒后手撑地时肘关节处于伸直位，前臂外展，外上髁受到韧带牵拉发生骨折。

【临床特点】

临床表现包括肘部疼痛，外侧肿胀，活动受限，肘部外侧压痛明显。

【影像检查技术与优选】

X 线片为首选检查方法。多层螺旋 CT 三维重组技术可以多角度、多方位观察肱骨外髁骨折，适用于平片可疑骨折的病例。

【影像学表现】

X 线 肱骨外髁骨折的骨折线一般由外上至内下斜行，可波及肱骨滑车关节面。肱骨外髁骨折的

骨折碎片可无移位，也可轻度或明显向外移位，明显的向外移位可造成骨折片旋转，若不进行复位将难以骨性愈合。同时肱骨外髁骨折可伴有肘关节脱位。

【诊断要点】

肱骨外髁骨折比较隐匿，较肱骨髁上骨折难以发现。如果临床怀疑肱骨髁上骨折，而 X 线正侧位片没有明显异常征象，可以拍摄肱骨远段斜位片协助诊断。

【鉴别诊断】

X 线肘关节正位片即可显示肱骨外髁骨折，结合临床病史和典型的 X 线表现可以准确诊断。

（二）肱骨内上髁骨折

【概述】

肱骨内上髁骨折（humeral internal epicondyle fracture）一般 5 岁左右出现，14～18 岁时骨骺愈合。在这段时间内肘关节受到急剧外翻力作用，可引起内上髁撕脱骨折。

【临床特点】

临床表现为内上髁处疼痛肿胀，肘关节屈曲位，有时能触到移动的骨块。

【影像检查技术与优选】

X 线片为首选检查方法。多层螺旋 CT 三维重组技术可以多角度、多方位观察内上髁骨折，适用于平片可疑骨折的病例。

【影像学表现】

X 线 年龄小的儿童发生骨骺撕脱，年龄大的儿童除了发生骨骺撕脱，还可合并骨干端的骨片撕脱。Ⅰ型为撕脱骨骺轻度向下移位；Ⅱ型为撕脱骨骺下移至肘关节水平；Ⅲ型为撕脱骨骺嵌入到肘关节的内侧关节腔内；Ⅳ型为撕脱骨骺嵌入到肘关节的内侧关节腔内，并伴有肘关节向后、向外脱位。

【诊断要点】

X 线肘关节正位片即可显示肱骨内上髁骨折。Ⅰ型骨折有时不易识别，需要加照对侧肘关节正位片进行比较才能确诊。Ⅲ型骨折在正位片有时可被遗漏，但在侧位片上可观察到滑车下方撕脱的骨骺。

【鉴别诊断】

X 线片结合临床病史可以准确诊断。

四、肱骨远端骨骺分离

【概述】

肱骨远端骨骺分离（epiphyseal separation of humerus distal end）也称髁间骨折，好发于 4 岁儿童，因为此时肱骨下端为一整块骨，包括肱骨小头、滑

车和内上髁。正常肱骨下端骨骺向前倾角度不超过25°,若超过25°,则考虑骨骺分离。

【临床特点】

临床表现为肘关节肿胀、活动受限和局部压痛点。

【影像检查技术与优选】

X线片为首选检查方法。多层螺旋CT三维重组技术可以多角度、多方位观察骨骺形态,比平片有优势。MRI检查可清晰显示骨骺软骨的损伤情况,为临床治疗和判断预后提供帮助。

【影像学表现】

X线 一般无明显骨折线。肱骨下端骨骺向前倾角加大,一般在45°~60°之间。远端骨折块常向尺侧移位,向前或向后移位。尺桡骨也随之移位。

【诊断要点】

肘关节侧位片可显示肱骨远端骨骺分离,肱骨下端骨骺向前倾角加大。MRI检查可清晰显示骨骺软骨的损伤情况。

【鉴别诊断】

肱骨远端骨骺分离应该注意与肘关节脱位鉴别。肘关节脱位后肱骨小头与桡骨小头不在同一直线上,而肱骨远端骨骺分离者尺桡骨虽有移位,但是肱骨小头与桡骨小头始终保持在同一直线上。

五、鹰嘴突骨折

【概述】

尺骨鹰嘴突骨折(fracture of anconeal process of ulna)比较少见,多由直接外力作用引起。也可由肱二头肌强烈收缩引起撕脱骨折。可合并桡骨颈骨折或桡骨小头脱位。

【临床特点】

临床表现为肘后方疼痛、肿胀,肘关节活动受限。

【影像检查技术与优选】

X线片为首选检查方法。多层螺旋CT三维重组技术可以多角度、多方位观察,适用于平片可疑骨折的病例。

【影像学表现】

X线显示尺骨鹰嘴突骨折骨折线不规则(图7-7-3),可见分离移位,局部软组织明显肿胀。

【诊断要点】

尺骨鹰嘴突骨折在X线片上即可确立诊断。

【鉴别诊断】

应注意与鹰嘴突正常骨骺相鉴别,鹰嘴突正常骨骺其骺线较规则,并有致密边缘,周围软组织无明显肿胀。

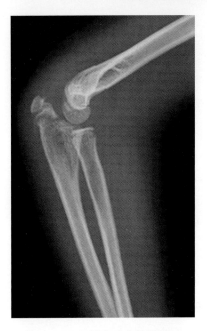

图7-7-3 尺骨鹰嘴突撕脱骨折

右肘关节X线侧位平片,示尺骨鹰嘴透亮线影,提示骨折

六、孟氏骨折

【概述】

孟氏骨折(Monteggia fracture)为尺骨上1/3骨折伴有桡骨小头脱位。此骨折在儿童2个月至14岁均可发生,以7~10岁多见。骨折原因为小儿摔倒后手撑地肘关节处于过伸位。

【临床特点】

临床表现为肘关节肿痛、畸形,活动受限。肘关节不能作屈伸动作,前臂旋前或旋后障碍。

【影像检查技术与优选】

X线片为首选检查方法。多层螺旋CT三维重组技术可以多角度、多方位观察,适用于平片可疑骨折的病例。

【影像学表现】

X线 根据桡骨的长轴线是否通过肱骨小头的中心可判断桡骨小头脱位,根据其脱位方向分为三型:Ⅰ型为伸直型,桡骨小头向前脱位,尺骨骨折凸向掌侧成角;Ⅱ型为屈曲型,桡骨小头向后移位,尺骨骨折凸向背侧成角;Ⅲ型为内收型,桡骨小头向外侧脱位,尺骨骨折凸向外侧成角(图7-7-4)。伸直型和内收型多见于小儿,以伸直型多见,约占85%。

【诊断要点】

尺骨近端骨折,根据桡骨的长轴线是否通过肱骨小头的中心判断是否合并桡骨小头脱位及方向。

【鉴别诊断】

结合外伤病史和典型X线表现可明确诊断。

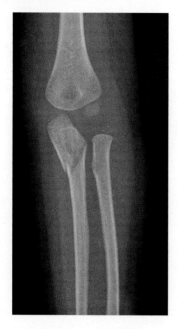

图 7-7-4 孟氏骨折

左侧肘关节正位片，示尺骨上 1/3 骨折，略凸向外侧成角，桡骨小头向外侧脱位

七、桡骨远端骨折和骨骺分离

【概述】

桡骨远端骨折（distal fracture of radius）常见于6～10 岁儿童，原因与成人的 Colles 骨折类似。桡骨远端骨骺分离（distal radial epiphysis separation）在儿童骨骺损伤中最常见，发生原因为摔倒时手掌着地。

【临床特点】

患儿腕部肿痛，呈银叉样畸形。

【影像检查技术与优选】

X 线片为首选检查方法。CT 检查可发现 X 线未能显示的骨折线，尤其是对无移位的不全骨折和嵌插骨折观察清晰。MRI 检查可清晰显示桡骨远端骺软骨的损伤情况，为临床治疗和判断预后提供帮助。

【影像学表现】

X 线 桡骨远端骨折发生在距腕关节 2cm 处，横断骨折，骨折端向掌侧成角，断端可相互嵌入或伴侧方移位（图 7-7-5）。桡骨远端骨骺分离一般向背侧移位，可伴有干骺端骨折片撕脱。年龄较小儿童常伴有尺骨下端青枝骨折，年龄较大儿童常伴有尺骨茎突骨折。

【诊断要点】

腕关节正侧位片即可显示桡骨远端骨折及骨骺分离。

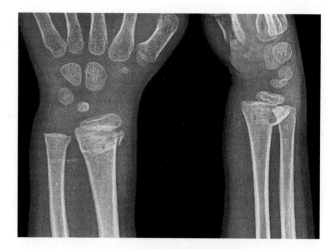

图 7-7-5 右桡骨远端骨折及骨骺分离

右侧腕关节正侧位平片，示桡骨远端骨折及骨骺分离，骨折断端相互嵌入伴侧方、背侧移位

【鉴别诊断】

桡骨远端骺板损伤有时局部无明显畸形，X 线片上不易识别，必要时可行 MRI 检查观察骺板损伤情况。

第二节 骨盆和下肢

一、骨盆骨折

【概述】

骨盆骨折（pelvic fracture）分为稳定性骨折和不稳定性骨折。骨盆是由骶尾骨和髋骨（髂骨、坐骨、耻骨）组成的盆形骨环。如果骨折仅累及一骨而骨盆的总体形态结构（骨盆环）不受影响，则称为稳定性骨折，约占骨盆骨折的 1/3，例如髂骨翼骨折和耻骨支骨折。如果骨盆的前环与后环联合骨折并发生移位，使骨盆的稳定性遭受破坏，即为不稳定性骨折，常伴盆腔组织损伤。

【临床特点】

骨盆骨折多为车祸外伤引起，局部疼痛、关节活动受限，盆部肌肉软组织肿胀。若骨折断端损伤尿道或膀胱可造成尿道滴鲜血。并发骨盆内大血管损伤可引起大量内出血，患者可出现休克。

【影像检查技术与优选】

X 线片为首选检查方法。CT 在显示骨盆骨折细微结构方面优于平片，而且可从任意角度、任意方向观察，显示骨盆多发骨折及骨盆环有无错位等空间关系。MRI 有助于发现软组织损伤，有利于制订正确的治疗方案。

【影像学表现】

X线和CT 如果前后方向受外力压迫，可出现耻骨骨折、耻骨联合分离、骶髂关节脱位和髂骨骨折。如果左右方向受外力压迫，可有一侧或两侧耻骨上、下支骨折伴耻骨联合分离。上述两处以上骨折可引起整个骨盆环错位，即为不稳定性骨折。

【诊断要点】

前后位平片可以显示骨盆骨折的基本征象。必要时可以加摄入口位及出口位以了解骨盆稳定情况。

【鉴别诊断】

根据典型影像学表现可确定骨折部位和类型。

二、股骨干骨折

【概述】

儿童股骨干骨折（fracture of shaft of femur）多为严重外伤所致，可伴血管、神经损伤。新生儿以产伤多见，多为臀位难产、助产操作不当。直接暴力可发生横断骨折，间接暴力易发生螺旋骨折、斜行骨折。因儿童肌力弱，骨折移位可自动复位。因儿童股骨有机质多，韧性大，骨膜厚，也可以发生不全或青枝骨折。

【临床特点】

局部疼痛、肿胀、成角畸形、异常活动、肢体功能受限及纵向叩击痛或骨擦音。如合并血管损伤时，足背动脉可无搏动或搏动轻微。

【影像检查技术与优选】

X线片为本病的首选检查方法。CT三维重组

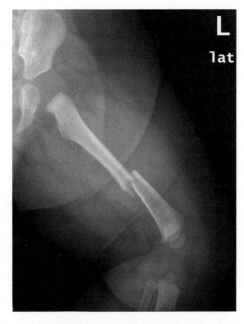

图 7-7-6　左股骨干骨折
左股骨侧位平片，示股骨中1/3处骨折，远段向外上稍重叠移位

后处理技术可以得到立体直观、清晰准确的解剖图像，客观显示股骨骨折的立体结构、骨折范围、骨折线走向及碎块移位，周围软组织损伤情况。MRI因具有良好的组织对比和多平面成像的能力，可提供骨骺和韧带损伤的多种信息。

【影像学表现】

一般上1/3骨折骨折近端屈曲、外展、外旋，远端向内上移位。中1/3骨折断端移位无一定规律，一般以重叠或向外成角为主。下1/3骨折近端向前内、远端向后移位（图7-7-6）。

【诊断要点】

股骨皱褶弯曲或中断，断端可对位、对线不佳。

【鉴别诊断】

恰当的影像学检查方法、典型的影像学表现可为临床提供准确的诊断依据。

三、胫腓骨双骨折

【概述】

儿童胫腓骨双骨折（tibiofibular shaft fractures）包括胫骨髁间嵴骨折、胫腓骨干骨折、胫腓骨远端骨折及骨骺分离。胫骨髁间嵴骨折是一种较少见的关节内骨折。由于胫骨髁间嵴是膝关节前交叉韧带的附着点，当暴力使膝关节过伸和胫骨过度内旋时，股四头肌强力收缩，超过了前交叉韧带可以承受的张力，引起韧带的断裂或前交叉韧带下端附着处的撕脱骨折。胫骨干骨折在下肢骨折中最常见，婴幼儿骨折者多为螺旋形骨折，3~6岁儿童可发生青枝骨折，5~10岁小儿常发生横行骨折，多为直接暴力外伤所致，可合并腓骨骨折。胫腓骨远端骨折及骨骺分离为踝关节受到强大外力作用所致，在儿童比较常见，一般发生在11~15岁。

【临床特点】

局部肿胀、疼痛，骨骼畸形成角或重叠。胫骨髁间嵴撕脱骨折可导致膝关节明显不稳定和膝关节过伸。胫骨干骨折多合并腓骨骨折。可伴有腓总神经损伤，胫前、胫后动脉损伤等。

【影像检查技术与优选】

X线片为本病的首选检查方法。CT三维重组后处理技术可以得到立体直观、清晰准确的解剖图像，客观显示胫腓骨双骨折的立体结构、骨折范围、骨折线走向及碎块移位，周围软组织损伤情况。MRI因具有良好的组织对比和多平面成像的能力，可提供骨骺和韧带损伤的多种信息。

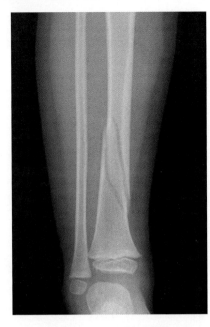

图 7-7-7　胫骨螺旋型骨折

胫骨正位平片,示胫骨螺旋形透亮线,透亮线两端骨质对位、对线尚好;腓骨未受累及

【影像学表现】

胫骨髁间嵴骨折根据 X 线片的表现可分为 3 型:Ⅰ型为胫骨髁间嵴骨折无移位;Ⅱ型为骨折前缘掀起,后缘与胫骨相连;Ⅲ型为骨折碎片与胫骨完全分离或移位。

婴幼儿胫骨干的螺旋形骨折多单独发生,很少合并腓骨骨折(图 7-7-7)。可发生错位或无错位。胫骨干青枝骨折常伴有成角畸形,可同时合并腓骨青枝骨折。胫骨干横行骨折可错位或无错位。

胫腓骨远端骨骺分离在 X 线上分为 4 型。①外翻型:胫骨下端骨骺连同干骺端骨碎片向外侧移位,可伴腓骨下端骨折,但不伴有腓骨远端骨骺分离;②内翻型:胫骨下端骨骺向内侧移位并挤压内侧骺板;腓骨出现骺分离或腓骨骨干骨折;③外旋型:胫骨下端骨骺连同干骺端骨碎片向后移位,常伴腓骨骨干斜行骨折;④跖屈型:胫骨下端骨骺向后移位,腓骨正常。

【诊断要点】

X 线检查平片见胫腓骨骨质断裂,骨密质不连续,骨小梁粗乱、排列不整齐,并可见模糊不完全性骨折线,严重病例骨骼变形伴周围软组织损伤。

【鉴别诊断】

明确的外伤病史结合典型的影像学表现可为临床提供准确的诊断依据。对于 X 线片可疑骨折患者,可采用 CT 或 MRI 扫描以进一步确诊。

(范　淼)

参 考 文 献

[1] 叶滨宾. 儿科影像诊断与临床 [M]. 北京:人民军医出版社,2011

[2] Berquist TH. MRI of the musculoskeletal system[M]. 4th ed. New York: Lippincott-Raven,2001

[3] 徐赛英. 实用儿科放射诊断学 [M]. 北京:北京出版社,1999

[4] 潘恩源,陈丽英. 实用儿科影像诊断学 [M]. 北京:人民卫生出版社,2007

[5] 陈炽贤. 实用放射学 [M]. 北京:人民卫生出版社,1999

[6] 李松年,唐光健. 实用 CT 诊断学 [M]. 北京:人民卫生出版社,2007

[7] 金征宇. 医学影像学 [M]. 北京:人民卫生出版社,2005

[8] 张云亭,袁聿德. 医学影像检查技术学 [M]. 北京:人民卫生出版社,2000

[9] 王云钊. 中华影像医学骨肌系统卷 [M]. 北京:人民卫生出版社,2002

[10] 王云钊,蓝宝森. 骨关节影像学 [M]. 北京:科学出版社,2002

[11] 容独山. X 线诊断学第三册 [M]. 2 版. 上海:上海科学技术出版社,2000

[12] 曹来宾. 实用骨关节影像诊断 [M]. 济南:山东科学技术出版社,1998

[13] 檀建华. 新生儿锁骨骨折387 例 X 线分析 [J]. 中国医学影像技术,2004,20(04):644-645

[14] 张少峰,罗一博. 多层螺旋 CT 后处理技术对儿童肱骨髁上骨折的诊断价值分析 [J]. 中国 CT 和 MRI 杂志,2018,16(12):139-141

[15] 郭林,齐扬,朱珊,等. 无明显移位儿童肱骨外髁骨折稳定性的 MRI 评价 [J]. 中国中西医结合外科杂志,2018,24(02):177-181

[16] Temporin K,Namba J,Okamoto M,et al. Diagnostic arthroscopy in the treatment of minimally displaced lateral humeral condyle fractures in children[J]. Orthop Traumatol Surg Res,2015,101(5):593-596

[17] Haillotte G,Bachy M,Delpont M,et al. The Use of Magnetic Resonance Imaging in Management of Minimally Displaced or Nondisplaced Lateral Humeral Condyle Fractures in Children[J]. Pediatr Emerg Care,2017,33(1):21-25

[18] 朱振华,范源,阎桂森. 儿童肱骨内上髁骨折 [J]. 中华小儿外科杂志,1996,17(4):223-225

[19] 刘振江,潘诗农,张立军. 中国北方青少年体育运动导致肱骨髁上骨折的临床影像分析 [J]. 中华医学杂志,

2017,97（3）：208-211

[20] 姜海，王晓威，苗武胜.术中关节造影辅助治疗儿童肱骨远端骨骺分离骨折[J].中华小儿外科杂志，2017，38（5）：340-343

[21] 苏明海，吴宇，陈建民，等.复杂尺骨鹰嘴骨折并肘关节前脱位的诊断和手术治疗[J].中国中医骨伤科杂志，2014，22（12）：32-33

[22] 谢丰，陈柏松，沈阳.尺骨开放延长截骨加桡骨头切开复位治疗儿童陈旧性孟氏骨折[J].中华小儿外科杂志，2012，33（10）：763-765

[23] 张骥，傅刚，万世奇，等.儿童特殊型类孟氏骨折的手术治疗[J].中华小儿外科杂志，2015，36（5）：343-349

[24] 张志群，雍明，鞠黎，等.儿童尺桡骨远端骨折手术治疗结果分析（附76例报告）[J].南京医科大学学报（自然科学版），2013，33（12）：1738-1739

[25] 臧砚超，陈伟，罗子璇.儿童骨盆骨折临床进展[J].中华外科杂志，2014，52（5）：383-385

[26] 史强，李旭.儿童骨盆骨折的临床诊治[J].中华关节外科杂志（电子版），2014，8（02）：251-252

[27] 陈伟，李佳，张英泽.AAOS《儿童股骨干骨折治疗指南》解读[J].中华外科杂志，2017，55（1）：44-47

[28] 孙然，程家祥，陈伟，等.股骨干骨折的类型、性别及年龄特点[J].中华创伤骨科杂志，2014，16（3）：238-241

[29] 孙祥水，周颖，楼跃.儿童开放性骨折[J].中华创伤杂志，2015，31（5）：471-474

[30] 赵小魁.儿童胫腓骨骨折26例分析[J].中国误诊学杂志，2011，11（36）：8998

第八章　骨肿瘤和肿瘤样病变

第一节　良性骨肿瘤

一、骨软骨瘤

【概述】

骨软骨瘤（osteochondroma）起源于软骨内化骨的骨骼，又名外生骨疣，是最常见的良性骨肿瘤，占良性骨肿瘤的 38.5%，占全部骨肿瘤的 12%。可单发或多发，多发性骨软骨瘤具有遗传性。好发于长骨干骺端，以股骨下端和胫骨上端最常见。肿瘤大小不一，病理上由骨性基底、软骨帽和纤维包膜构成。骨性基底内为骨松质，外为薄层骨密质，均与宿主骨相连接。透明软骨帽位于骨性基底的顶部，其厚度与年龄有关，年龄越小，软骨层越厚，面积越大，随年龄的增长可逐渐退化。软骨帽外包绕纤维包膜，其深层可产生透明软骨。骨生长停止后，骨软骨瘤也停止生长。多发性者较易恶变为软骨肉瘤。

【临床特点】

骨软骨瘤早期可无症状，仅可摸及局部小硬结。肿瘤增大时，可有轻度压痛和畸形，靠近关节可引起活动障碍。

【影像检查技术与优选】

X 线片为首选检查方法，大多数病例可确诊。螺旋 CT 三维重组技术可以多角度、多平面观察病变，适用于显示重叠或复杂部位的骨软骨瘤。X 线片、CT 都难以显示非钙化性的软骨帽。MRI 对软骨成分非常敏感，是显示非钙化性软骨帽的首选检查方法。

【影像学表现】

1. **X 线**　肿瘤起源于干骺端，随骨骼生长多背离关节向骨干方向生长。根据肿瘤与正常骨骼相连的基部形态可分为带蒂和宽基底两种类型。肿物顶部光滑或不规则，并常可见小点状软骨钙化影。肿瘤可压迫相邻正常骨骼引起移位、变形（图 7-8-1）。

2. **CT**　肿物大小不一，骨软骨瘤的骨密质、骨松质与母骨相延续。软骨帽呈软组织密度，其内可见钙化及骨化。CT 检查能清晰地显示肿瘤起源部位及邻近骨质的移位、变形、骨质吸收及增生硬化。

3. **MRI**　显示肿瘤与母骨的骨密质相连续，骨密质呈 T_1WI 低信号、T_2WI 低信号；中心与母骨骨髓腔相连续，呈 T_1WI 高信号、T_2WI 稍高信号。软骨帽于 T_1WI 与肌肉呈等信号，T_2WI 与关节软骨相似（图 7-8-2）。肿瘤缺乏血管，增强后无强化。

【诊断要点】

位于长骨干骺端、背向关节生长的骨性突起，骨性突起的骨密质、骨松质与母骨相延续。MRI 可以显示骨软骨瘤顶端的软骨帽。

【鉴别诊断】

多数病例平片即可确诊。

1. **肱骨髁上突**　无任何临床症状，多为体检时偶然发现。侧位平片于肱骨内上髁的前内侧 5～7cm 处可见鸟嘴样宽基底的骨性突起，这是一种儿童骨发育的先天变异。

2. **成熟型骨化性肌炎**　该骨化影与邻近的骨质无延续相连的关系是鉴别要点。骨化范围较广，一般行切线位摄片鉴别，骨化与邻近骨质之间的间隙被遮盖者需要行 CT 扫描进一步鉴别。

二、内生软骨瘤

【概述】

内生软骨瘤（enchondroma）是胚胎时期组织错构而引起，占良性骨肿瘤的 13.9%。多发生于软骨内化骨的骨骼，位于干骺端和骨髓腔内。常侵犯短管状骨，手是好发部位，占 50% 左右，常侵犯近节指骨和掌骨，其次为足骨，长管状骨及其他部位少见。偶尔发生于骨骺内，称为骺生型内生软骨瘤。

多发性内生软骨瘤伴软骨发育障碍和肢体畸形者称为 Ollier 病，并发软组织血管瘤的称为 Maffucci

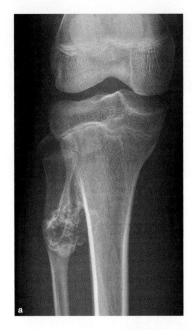
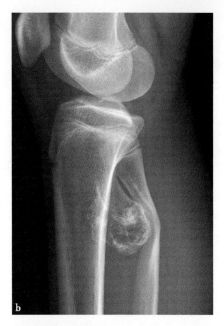

图 7-8-1 右胫骨骨软骨瘤(带蒂)

胫骨正侧位平片,示胫骨近侧干骺端带蒂的菜花状骨性突起,其基底部的皮质
与母体骨密质相连,背向关节生长,边界清楚,邻近腓骨受压变形,向外侧弯曲
突出,未见骨质破坏;邻近未见软组织肿块

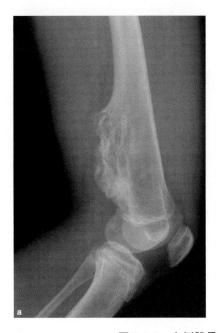
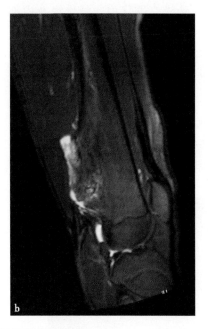

图 7-8-2 左侧股骨骨软骨瘤(宽基底)

a. 左股骨下段侧位平片,示左股骨后下部宽基底骨性突起,肿物顶部不甚规则;
b. MRI 矢状位脂肪抑制 T_2WI,骨软骨瘤的软骨帽明显增厚,呈明显高信号

综合征。病理上,镜下主要成分是分化成熟的软骨
细胞及软骨基质,并可见基质钙化。大体切面为浅
蓝色分叶状有光泽的透明软骨,夹有淡黄色沙砾状
的钙质。

【临床特点】

病变局部膨胀,骨密质变薄。肿瘤一般无疼痛

或轻微疼痛,因软骨黏液变性而变软。手术不彻底
可复发。

【影像检查技术与优选】

诊断本病首选 X 线片,必要时结合 CT 和 MRI
检查。一般 X 线片即可诊断,X 线片可显示病变大
致的位置、大小以及内部密度。螺旋 CT 薄层扫描

有利于发现病变内部骨性分隔和细小钙化,周边有无硬化边。MRI检查可明确肿瘤的位置、边界和范围,特别是对于骨髓腔内的软骨瘤,同时由于组织分辨率高,能够清楚地显示病变内部成分,对判断病变性质有帮助。

【影像学表现】

1. **X线** 肿瘤呈圆形或椭圆形,肿瘤扩大可累及整个骨干。肿瘤边界清楚,偏心性生长者可致骨密质变薄,肿瘤内部可见细小钙化影。邻近无骨膜增生,亦无软组织肿块。多发性内生软骨瘤病的特点是干骺端显著增宽而引起骨骼畸形。肿瘤较大时,干骺端可呈喇叭样膨胀(图7-8-3)。肿瘤内部可见粗大骨间隔和斑点状钙化,相邻骨密质变薄。

2. **CT** 肿瘤多位于干骺端或骨干,在骨骺愈合前不累及骨骺。位于骨干者多为中心性生长,位于干骺端者,多为偏心性生长。表现为软组织密度影,内部可见不规则形钙化影,邻近骨密质可膨胀、变薄或缺失,多有硬化缘。增强扫描肿瘤呈轻度强化。

3. **MRI** 肿瘤呈圆形或类圆形,肿瘤内部可有囊变、钙化及分隔,边缘有硬化边。硬化缘及内部钙化斑均呈T_1WI、T_2WI低信号,瘤体内软骨成分呈T_1WI等或稍高、T_2WI高信号。增强后肿瘤呈小环状或不规则形强化。

【诊断要点】

位于干骺端或骨干的膨胀性骨质破坏区,肿瘤内部可有囊变、钙化及分隔,边缘有硬化边。增强后肿瘤呈小环状或不规则形强化。

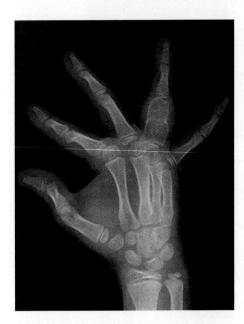

图7-8-3 短管状骨单发内生软骨瘤
右手斜位平片,示右手第4近节指骨膨胀性骨质破坏,局部骨密质膨胀变薄。肿瘤内可见斑点状钙化

【鉴别诊断】

本病需要与短管状骨结核、骨囊肿等鉴别。

1. **短管状骨结核** 多有层状骨膜增生、局部软组织肿胀或瘘管形成,同时伴有结核感染的临床症状。内生软骨瘤内部无明显钙化时需要同骨囊肿鉴别。

2. **骨囊肿** 一般单发,而且很少发生于手足短管状骨是鉴别的要点。

三、神经纤维瘤病

【概述】

神经纤维瘤病(neurofibromatosis)Ⅰ型(NF-1型)广泛累及内胚层、中胚层和外胚层。它是一种常染色体显性遗传病,多在儿童期发病,肿瘤生长缓慢,多无不适症状。

【临床特点】

临床表现为皮肤多发牛奶咖啡斑,同时合并脑神经症状,本病患者约50%有骨病变和骨骼畸形。

【影像检查技术与优选】

X线片可显示病变的位置、大小以及受累骨骼畸形。CT和MRI对于发现蝶骨翼发育不良以及中枢性、周围性占位性病变的定位和定性有重要价值。

【影像学表现】

1. **X线和CT** 受累骨骼多为长管状骨,受累长骨常出现弯曲畸形,表现为局部侵蚀性骨质缺损,边界清晰锐利,周围可有硬化缘,邻近骨密质可出现凹陷甚至缺损,假关节形成(图7-8-4),病变周围软组织内可见结节状软组织密度影或钙化斑。约半数患者可发生脊椎侧弯。

2. **MRI** 病灶于T_1WI呈等信号,T_2WI呈高信号,病变邻近无骨膜反应。增强后肿瘤明显强化。累及椎体时,由于椎体被肿瘤组织替代,可发生椎体塌陷或楔形变。发生于脊神经的肿瘤引起椎体中央后份被侵蚀或椎间孔增大。

【诊断要点】

边界清楚的局部侵蚀性骨质缺损,周围可有硬化缘,受累长骨常出现弯曲畸形。增强后肿瘤明显强化。

【鉴别诊断】

本病需要与肢体软组织血管瘤、骨的纤维结构不良鉴别。软组织血管瘤内部可见钙化斑,同时增强检查肿瘤明显强化,内部可见滋养血管影像。骨的纤维结构不良患者一般皮肤无牛奶咖啡斑及家族史,病变无骨密质增厚,邻近软组织内无明显结节。

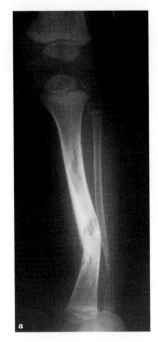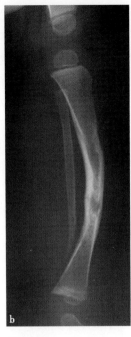

图 7-8-4 神经纤维瘤病
a、b. 胫腓骨正侧位片,示胫骨中远段、腓骨远段弯曲畸形,胫骨骨密质增厚,骨质密度不均匀增高,可见骨质密度减低区。腓骨骨质不连续,假关节形成

四、骨样骨瘤

【概述】

骨样骨瘤(osteoid osteoma)由成骨细胞及其产生的骨样组织构成,占全部骨肿瘤的1%。任何骨骼均可发病,半数发生在下肢,胫骨和股骨多见。肿瘤由瘤巢和周围硬化两部分组成,瘤巢内为血管丰富的结缔组织、骨样组织小梁和不同程度的钙化和骨化成分,瘤巢周围可见反应性增生骨小梁或密质骨;小病灶可随着钙化或骨化而自然消退。

【临床特点】

疼痛为就诊的主要原因,晚间尤甚,服水杨酸钠类药物可缓解。大多数患儿虽无局部红、肿、热等炎症体征,但查体常有局限性的明显压痛点。

【影像检查技术与优选】

X线片可显示病变的位置、大小以及内部密度,是骨样骨瘤首选的检查方法。CT对于发现X线片不能发现的小瘤巢及瘤巢内细小钙化更敏感。MRI对钙化不敏感,不作为骨样骨瘤主要的影像学检查方法。但MRI对于瘤巢周围的充血带显示较佳,可以作为以上两种检查手段的补充。

【影像学表现】

1. X线 瘤巢及其周围的骨硬化(反应骨)是X线片的诊断要点。瘤巢通常为单发圆或卵圆形的骨质破坏区,边界清楚,直径一般不超过2cm。瘤巢内可见致密的小点片状钙化或骨化影。瘤巢周围反应性骨质硬化区范围较广,骨膜增生可见。

2. CT 按照受累部位分为皮质型、松质型、髓腔型和骨膜型。皮质型表现为圆形低密度影,周围骨密质明显增厚,骨密质增厚多局限于瘤巢所在一侧(图7-8-5a)。松质型表现为瘤巢周围高密度硬化环,邻近骨密质可有缺损。髓腔型表现为骨内膜广泛增生硬化,以瘤巢所在处明显。骨内膜增厚,髓腔变窄甚至闭塞。骨膜型表现为紧邻骨密质的软组织密度团块,边界清楚,周围骨密质增厚。

3. MRI 骨硬化及钙化部分在T$_1$WI、T$_2$WI上

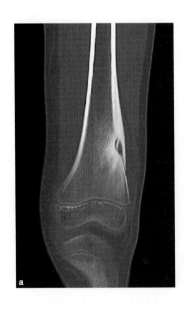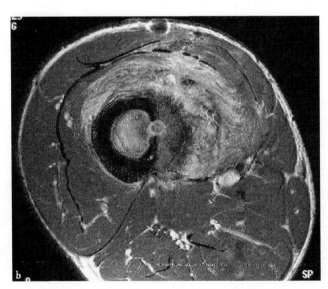

图 7-8-5 骨样骨瘤
a. CT冠状面,清晰显示瘤巢及其内钙化的大小、周围骨质增生硬化的范围;b. 轴面T$_2$WI脂肪抑制,示瘤巢及瘤巢周围的充血、水肿

均为低信号；而未钙化部分 T_1WI 呈等低信号，T_2WI 呈高信号（图 7-8-5b），增强扫描肿瘤瘤巢明显强化，少数可呈环形强化。

【诊断要点】

边界清楚、直径 <2cm 的单发圆或卵圆形骨质破坏区。内部见致密的小点片状钙化或骨化影，周围见较广泛的反应性骨质硬化区。多夜间痛，服水杨酸钠类药物可缓解。

【鉴别诊断】

本病需要与慢性骨密质脓肿、硬化性骨髓炎、骨母细胞瘤、不典型骨肉瘤、尤因肉瘤鉴别。其中骨母细胞瘤好发于脊椎，骨质破坏区常 >2cm，而周边骨硬化区范围小。与恶性肿瘤鉴别在于骨样骨瘤病灶边界清楚，病程较长。

五、骨母细胞瘤

【概述】

骨母细胞瘤（osteoblastoma）约占骨肿瘤总数的 1%，患者年龄 80% 小于 30 岁，25 岁左右为发病高峰。男性较多，男女之比为 2:1。脊柱的发病率较高，其中半数病例发生于腰椎。病理上主要由成骨细胞、骨样小梁和骨小梁组成。病变早期可见增生活跃的结缔组织和排列不规则的类骨和骨，以及多核巨细胞。按照 WHO 2013 年最新分类，骨母细胞瘤属于骨源性肿瘤的中间型（局部侵袭性），偶见远处转移（转移到肺），转移或恶变风险 <2%。根据组织形态学并不能有效预测其转移潜能，需要引起注意。

【临床特点】

病变多位于脊椎的后方，尤以椎弓根易先受累，形成软组织肿物。常表现为局部钝痛、根性放射痛及压痛，夜间疼痛多不加剧，对阿司匹林反应不敏感。

【影像检查技术与优选】

本病首选 X 线片，必要时结合 CT 和 MRI 检查。X 线片可显示病变的位置、大小以及内部密度。CT 有利于发现病变内部的钙化和骨化，以及周围的硬化缘。MRI 检查可明确肿瘤的位置和侵犯范围，特别是对于发生于脊柱的骨母细胞瘤，能够清楚地显示肿瘤对椎管内结构和脊髓的侵犯或压迫，对指导临床治疗有帮助。CT 和 MRI 对骨解剖部位复杂、重叠多而 X 线片显示困难的区域具有更高的诊断价值。

【影像学表现】

1. X 线 发生于椎体的病变最常累及椎弓和棘突等处，为边界清楚的溶骨性破坏区。病变周围及椎体可有硬化缘。发生于长管状骨的病变则常侵犯干骺端或骨干，呈中心性或偏心性生长的溶骨性破坏区，骨密质膨胀变薄或被新生骨膜包围。骨质破坏区内可有小片状钙化或骨化。骨质破坏区周围的骨质硬化区一般范围不大。

2. CT 病变区呈低密度溶骨性破坏，可见模糊的细点片状钙化或骨化（图 7-8-6a），与 X 线片相似。发生于长管状骨者膨胀较明显，一侧的骨密质常发生断裂并插入病变内。在骨密质断裂处可形成软组织肿块，软组织肿块内也可有斑点状不规则的钙化灶。

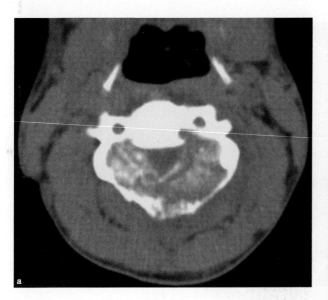
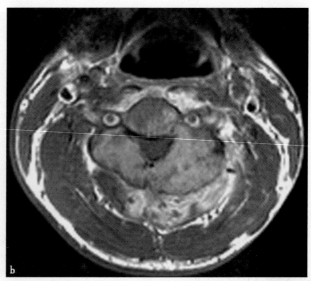

图 7-8-6 颈椎骨母细胞瘤

a. CT 轴面软组织窗，示椎体附件处骨质破坏区轻度膨胀，其内可见模糊的细点片状钙化；b. MRI 轴面增强 T_1WI，示肿瘤中等度不均匀强化，其内隐约可见中低信号钙化或骨化影

3. MRI 病灶于 T_1WI 呈中等信号，T_2WI 为高信号；病变内钙/骨化及周围硬化缘在 T_1WI 和 T_2WI 上均为低信号。增强扫描肿瘤呈中等度不均匀强化，其内隐约可见中低信号的钙化或骨化影（图 7-8-6b）。病灶相邻骨髓腔和软组织轻度强化。

【诊断要点】

好发生于脊椎和长骨，骨质破坏区常 >2cm，其内见模糊的细点片状钙化或骨化，周边骨硬化区范围较小。

【鉴别诊断】

本病主要需要与骨样骨瘤鉴别（参见骨样骨瘤部分）。

六、软骨母细胞瘤

【概述】

软骨母细胞瘤（chondroblastoma）起源于软骨或成软骨结缔组织。组织学特点是软骨母细胞被不等量的软骨基质包绕，其内多核巨细胞散在分布。本瘤占良性骨肿瘤的 3.5%。小儿各年龄段均可发病，10～20 岁青春期患儿最多见，可达 65%。凡有骨骺的部位都可发生，肿瘤主要侵犯未闭合的骺板，也可累及相邻的干骺端。四肢长管状骨骨骺是其好发部位，尤以股骨、胫骨、肱骨最多见，三者可占约全部病例的 70% 以上。镜下主要由软骨母细胞和多核巨细胞构成，可见钙质沉着于间质内。大体切面为灰白色或暗红色，瘤内常见囊变及出血现象。肿瘤一般大小 3～6cm，个别可 >10cm。

【临床特点】

病程经过缓慢，多为局部轻微钝痛。手术彻底刮除肿瘤并植骨后可治愈。手术不彻底者可复发，个别病例可以恶变。

【影像检查技术与优选】

X 线片为首选影像学检查方法，CT 检查有利于发现瘤内小的点状钙化，MRI 较 CT 更易观察到骨髓水肿及骨膜反应。CT 和 MRI 可以作为 X 线片的补充检查手段。

【影像学表现】

1. X 线 肿瘤常局限于骨骺，呈边界清楚的轻度偏心膨胀性骨质破坏。瘤区常可见小点片状的钙化。瘤周可有硬化带。

2. CT 与 X 线片表现相似，但可更清晰的显示肿瘤的骨质破坏区及瘤内的少量钙化。

3. MRI 病变呈明显的分叶状，T_1WI 信号与肌肉相似，出血灶表现为高信号，多数病灶 T_2WI 呈等或低于脂肪信号，病变内的小出血灶和透明软骨呈高信号散在分布（图 7-8-7）。病变可伴有骨髓水肿和骨膜反应。增强扫描肿瘤可有不同程度的强化。

【诊断要点】

局限于骨骺的轻度偏心膨胀性骨质破坏区，内部可见小点片状的钙化。破坏区边界清楚，可有硬化带。增强扫描肿瘤可有不同程度的强化。

【鉴别诊断】

主要与内生软骨瘤和骨骺结核鉴别。内生软骨瘤短管状骨好发，多为中心膨胀性病灶，内部可见

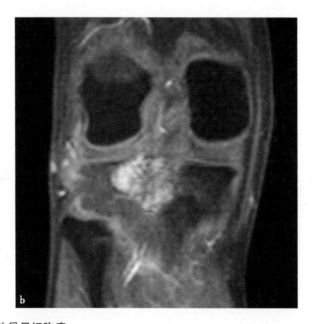

图 7-8-7 软骨母细胞瘤
a. 冠状面 T_1WI，胫骨近端骨骺内边界清楚的分叶状肿块，T_1WI 信号与肌肉相似；b. 冠状面增强 T_1WI 脂肪抑制像示肿瘤呈明显强化

沙砾样或团块状钙化。骨骺结核可跨越骺板向干骺端发展,邻近的骨骼常出现骨质疏松,病变累及关节后,周围软组织肿胀呈梭形。

七、软骨黏液样纤维瘤

【概述】

软骨黏液样纤维瘤(chondromyxoid fibroma)起源于成软骨结缔组织,肿瘤内部含有软骨样、纤维样和黏液样三种组织成分。发生率仅占全部骨肿瘤的1%。一般10岁以后发病,20~30岁多见,约占56%。男女比例1.9:1。发生在下肢骨的病例占80%,胫骨上段和股骨下段为最多。大体标本肿瘤为灰白色或带透明的蓝灰色,具有完整包膜。主要成分为软骨样、黏液样、纤维索条样区,三者不同比例相间,因而肿瘤的影像学表现各不相同。镜下可见大小不一的软骨岛间杂于大片胶原纤维组织中,肿瘤内部偶见出血,钙化。

【临床特点】

患儿临床症状较轻,亦可伴轻度疼痛。查体局部为硬性肿物,生长缓慢。手术刮除,预后良好。手术不彻底是复发的常见原因。

【影像检查技术与优选】

X线片为常规首选检查方法。CT对于显示纤维成分、软骨成分的钙化较平片为佳。MRI有助于显示软骨成分、黏液成分以及纤维成分三者的比例。

【影像学表现】

肿瘤常发生于长管状骨干骺端的骨髓腔内,多不侵犯骨骺,呈圆形或卵圆形偏心膨胀性骨质破坏区。病灶边界清楚,直径2~10cm,内部常可见粗细不均但致密的骨嵴分隔,使病灶呈多房状(图7-8-8)。病变周围可见较明显的骨质增生、硬化。约20%病例瘤内可见斑点状或不规则片状钙化。病理性骨折罕见。

【诊断要点】

位于干骺端的圆形或卵圆形偏心膨胀性骨质破坏区,内部呈多房状,间以粗细不均且致密的骨嵴分隔,20%病例瘤内可见斑点状或不规则片状钙化。病灶边界清楚,周围可见较明显的骨质增生、硬化。

【鉴别诊断】

主要与软骨母细胞瘤、动脉瘤性骨囊肿鉴别。软骨母细胞瘤好发年龄较软骨黏液样纤维瘤小,病变膨胀较轻,主要位于骨骺,瘤内无骨嵴,常有斑点状钙化。动脉瘤性骨囊肿骨小梁或骨嵴间隔非常菲

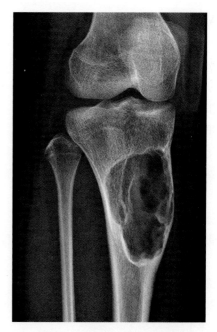

图7-8-8 软骨黏液样纤维瘤
右小腿近段正位平片,示右胫骨近侧干骺端椭圆形囊状骨质破坏区,病变长轴与胫骨长轴一致,其内密度欠均匀,可见较多骨嵴存在,病变边缘清晰并见硬化边

薄,可呈吹气球样透亮区,CT或MRI上病变内可见典型的液-液平面征象。

八、骨性纤维结构不良

【概述】

骨性纤维结构不良(osteofibrous dysplasia,OFD)原称长骨骨化性纤维瘤(ossifying fibroma),病理特点类似于颌骨骨化性纤维瘤。按2013版WHO骨肿瘤的病理分类,骨纤维异常增殖症称之为骨的纤维性骨结构不良(fibrous dysplasia of bone,FD),与OFD同为纤维-骨组织增生性病变,两者病理极为相似,但是OFD内有大量成纤维细胞浸润,两者影像及临床表现不尽相同。OFD患者年龄一般<10岁,病变以多腔融合性病灶为主,有的骨小梁已形成明显的板层骨,表现为病变处骨质增生、硬化、畸形。

【临床特点】

多数患儿因偶然发现小腿包块、小腿前弓畸形就诊。少数病例可引起不完全性骨折,断端多无错位。一般采用局部刮除或手术切除病灶,预后大多良好,很少复发恶变。

【影像检查技术与优选】

一般X线片即可诊断。CT显示病灶内部结构较清晰。MRI对显示骨髓、软组织水肿及软组织肿块等方面具有优势。

【影像学表现】

1. **X线** 主要累及胫骨干，且胫骨中段前侧骨密质是最常见的发病部位，干骺端受累少见，从不累及骨骺，可致胫骨向前弯曲。病变呈圆形或类圆形、单囊或多囊状膨胀性骨质破坏区，似拉长的骨囊肿。其内可见钙化斑或骨化影散在分布。随着病情演变，瘤组织逐渐骨化而密度逐渐增高，可呈毛玻璃状密度影。病变边缘呈不同程度的硬化，与正常骨分界清楚（图7-8-9）。病变多无骨膜新生骨及软组织肿块。

2. **CT** 根据其内骨化程度的不一而显示为低密度囊变区、不均匀高密度影以及致密的骨性间隔。在CT上肿瘤边界清晰锐利，周边有完整菲薄的骨壳。

3. **MRI** 病变内部的纤维及骨化部分于 T_1WI、T_2WI 均呈低信号，其他部分一般为 T_1WI 低信号、T_2WI 高信号。增强扫描肿瘤明显强化。

【诊断要点】

胫骨前方皮质内多房状病灶，在平片或CT显示为低密度灶其间有厚度不等的高密度骨性间隔，MRI上为等/高信号灶其间有带状低信号间隔，是本病的特征。

【鉴别诊断】

主要与非骨化性纤维瘤、骨的纤维结构不良、骨化性纤维瘤鉴别。①非骨化性纤维瘤发病年龄多为10~20岁，四肢长管状骨多见；病变多侵犯骨密质，局部膨胀变薄；边缘有细线样硬化，内部无成骨；②骨的纤维结构不良病变广泛，常多骨受累，发生于胫骨者多以骨髓腔为中心，好发于干骺端，可跨越骺板累及骨骺。病变与正常骨之间境界不清，病灶上下缘骨密质无增厚。病变内部可呈较均匀的磨砂玻璃样改变；③骨化性纤维瘤专指发生在颌骨等颅骨的病灶，发病年龄多为20~30岁的青年。

第二节 恶性骨肿瘤

一、骨肉瘤

【概述】

骨肉瘤（osteosarcoma）起源于原始成骨组织，以肿瘤细胞直接形成肿瘤性骨样组织或不成熟的肿瘤骨为特征，为最常见的恶性骨肿瘤。发病率占恶性骨肿瘤的34%，多发生于10岁左右儿童。好发部位是长管状骨的干骺端，尤其是膝关节周围和肱骨近端的干骺端。骨肉瘤起自于骨髓腔、骨密质、骨外膜甚至软组织，肿瘤细胞来源于未分化的骨间叶组织，瘤细胞有形成软骨、纤维和骨组织的能力，根据三种成分比例的不同，肿瘤的恶性程度有所区别，分化良好者肿瘤骨多；分化不良者肿瘤骨少。

【临床特点】

主要临床症状为疼痛和局部肿块。起初为间歇性疼痛、运动疼痛和局部压痛，而后发展为持续性疼痛。皮肤表面触痛，可有静脉怒张。血清碱性磷酸酶明显升高。病变进展较快，远处转移可早期发生，常转移至肺。

【影像检查技术与优选】

X线片是首选检查方法，表现典型者平片可确定诊断。CT能很好地显示骨肉瘤的骨质破坏、软组织肿块和肿瘤骨。MRI检查能更清楚地显示肿瘤组织在髓腔以及在周围软组织内的侵犯范围，冠状面和矢状面观察能显示肿瘤对骨骺、关节的侵犯以及肿瘤与肌肉、血管等周围正常组织的关系，比CT检查更有优势。在平片的基础上行MRI检查能为治疗方案的确立提供更直观而准确的信息。

【影像学表现】

1. **X线和CT** 肿瘤骨的存在是诊断骨肉瘤的重要依据。可表现为云絮状，密度较低，边界不清；或为斑片状，密度较高，边界较清楚；也可为针状或阳芒状，为不成熟的骨质。一般根据肿瘤骨的多少可分为成骨型、溶骨型和混合型骨肉瘤。成骨型骨

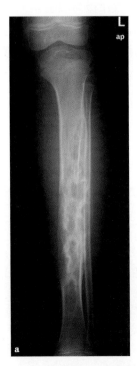
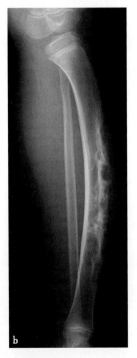

图7-8-9 胫骨骨性纤维结构不良

a、b. 左胫骨正侧位平片示胫骨弯曲，前方骨密质内多房样骨质破坏，其内见厚度不等的骨性间隔，病灶上、下缘的骨密质增厚硬化；病变未累及干骺端和骨骺

肉瘤多起于干骺端，病变区以新骨形成为主，常为中心性或一侧性，病变可穿过骨密质（图 7-8-10a），在软组织中形成骨性肿块。溶骨型骨肉瘤多以骨破坏为主，表现为大片状或虫蚀样骨破坏区，病变区与正常骨之间界线不清。骨破坏自内向外，骨密质破坏后病变区出现层状或放射状骨膜反应。当肿瘤穿破骨密质，骨膜新生骨亦破坏，形成 Codman 三角。混合型介于溶骨型和成骨型之间。肿瘤内坏死为不规则低密度区。

2. MRI T_1WI 呈不均匀低信号或混杂信号，T_2WI 呈不均匀高信号或混杂信号，边缘清楚，形态不规则。肿瘤骨于 T_1WI、T_2WI 均为低信号，骨膜新生骨于 T_1WI 呈等低、T_2WI 呈低信号。增强后肿瘤明显不均匀强化，内部的出血、坏死和肿瘤骨一般无强化。MRI 容易发现骨内跳跃病灶，即转移的子灶（图 7-8-10b、c）。

【诊断要点】

位于干骺端的骨质破坏区，其内可见肿瘤骨，骨膜新生骨被破坏时，形成 Codman 三角。邻近软组织内可形成肿块。

【鉴别诊断】

骨肉瘤主要的影像学改变是骨质破坏、软组织肿块和瘤骨形成。需与化脓性骨髓炎、骨转移瘤、软骨肉瘤、尤因肉瘤等鉴别。瘤骨形成与否是与其他病变的主要鉴别点。急性骨髓炎起病急，局部和全身症状显著，典型影像学表现结合临床与实验室检查可与骨肉瘤鉴别。神经母细胞瘤骨转移为多发病灶，原发肿瘤是重要的鉴别诊断依据。尤因肉瘤发病年龄较骨肉瘤低，而且对放疗极为敏感，数月后肿瘤可缩小，骨破坏可修复。

二、尤因肉瘤

【概述】

尤因肉瘤（Ewing sarcoma）起源于骨髓间充质结缔组织，由紧密排列的一致性小圆形瘤细胞构成，占骨恶性肿瘤的 5%，好发年龄 5～15 岁。全身骨骼均可发病，20 岁以下好发于长管状骨骨干，20 岁以上则好发于髂骨、肋骨和肩胛骨等扁骨。

病理上瘤组织位于髓腔内，富含细胞和血管，常有出血或坏死。肿瘤易沿哈弗斯管向周围浸润扩散，侵犯骨膜可形成"葱皮样"层状骨膜反应及放射状骨针，破坏骨密质后肿瘤侵入软组织形成软组织肿块。组织学上瘤细胞小呈类圆形，胞质量少，胞膜不清楚，核小深染。典型者染色质呈粉尘状，分布均匀，可见核分裂。瘤细胞排列紧密，广泛成片，有一些胶原纤维分隔。偶见瘤细胞呈索状排列或围绕小血管周围呈放射状排列。

【临床特点】

临床常有红、肿、热、痛的症状，类似骨感染。疼痛是尤因肉瘤的主要症状，由间断性疼痛逐渐变为持续性剧痛。肿块生长迅速。早期可发生骨骼、肺和其他脏器转移。肿瘤对放疗极为敏感。

【影像检查技术与优选】

X 线片一般可以诊断。CT 显示肿瘤内部形态

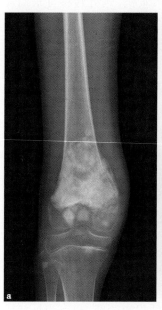
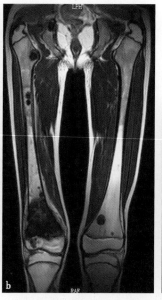
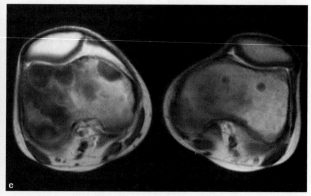

图 7-8-10 成骨型骨肉瘤并跳跃性骨转移
a. 膝关节正位平片，示右股骨下部干骺端成骨型骨肉瘤，病变区以云絮状肿瘤骨形成为主，病变穿破内侧骨密质，骨骺可见跳跃病灶；b. 冠状面 T_2WI、c. 轴面 T_2WI，示双侧股骨成骨性转移灶呈低信号

优于 X 线片。MRI 显示骨髓腔内早期浸润、骨质破坏及骨外侵犯的范围优于平片和 CT。

【影像学表现】

1. **X 线** 病灶位于骨干，呈溶骨性破坏，边缘无硬化，相邻处骨膜反应可呈葱皮样，当骨膜破坏时局部形成软组织肿块，破损的骨膜新生骨两端形成 Codman 三角，并可见垂直于骨表面的纤细、密集并短小一致的放射状骨针（图 7-8-11a）。这是肿瘤刺激骨内或骨膜的成骨细胞形成反应性骨质增生，有的甚至很明显致肿瘤区呈象牙样骨质硬化。软组织肿块内没有软骨的钙化或骨化。发生于扁骨及不规则骨的尤因肉瘤，多表现为溶骨性破坏、不规则骨硬化或混合存在。

2. **CT** 病变早期即可见较大的骨旁软组织肿块，其与骨破坏区不成比例。内可见长短不一，较纤细的针状骨膜新生骨。增强扫描肿瘤边缘呈环状强化，内部不均匀明显强化。

3. **MRI** 瘤体和周围的软组织肿块信号不均匀，T_1WI 为低信号，T_2WI 为高信号，瘤内还可见多发性细薄的低信号纤维组织间隔（图 7-8-11b）。骨密质的低信号常可见不规则中断，骨膜反应呈 T_1WI 等低信号、T_2WI 低信号。周围软组织肿块多呈 T_1WI 低信号、T_2WI 高信号。增强后肿瘤明显不均匀强化。

【诊断要点】

长骨骨干溶骨性骨质破坏伴骨膜反应，典型者呈"葱皮样"或垂直于骨干的放射针状，伴较大软组织肿块。早期诊断比较困难，有时需要将临床、影像学、病理三者结合综合分析才能确定诊断。

【鉴别诊断】

本病需与急性骨髓炎、神经母细胞瘤骨转移、骨肉瘤鉴别。

1. 急性骨髓炎起病急，局部和全身症状显著；常有死骨；软组织为弥漫性肿胀，无肿块形成；典型影像学表现结合临床与实验室检查可与尤因肉瘤鉴别。

2. 神经母细胞瘤骨转移为多发病灶，病变多位于干骺端，多在 2 岁以前发病，原发肿瘤是重要的鉴别诊断依据。

3. 骨肉瘤一般位于干骺端，与尤因肉瘤多位于骨干不同；骨质破坏区和软组织肿块内常见肿瘤骨形成；骨肉瘤的针状瘤骨粗、长、不规则。

三、骨转移瘤

【概述】

小儿最常见的骨转移瘤（bone metastases）的原发肿瘤多为神经母细胞瘤、胚胎型横纹肌肉瘤、骨肉瘤和尤因肉瘤，其他少见的有淋巴瘤、肾母细胞

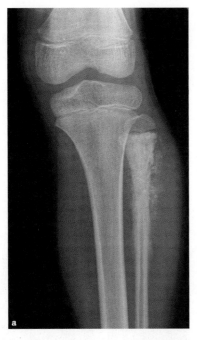
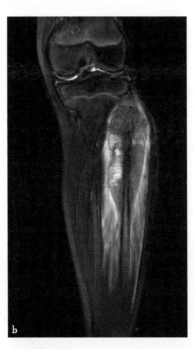

图 7-8-11 腓骨尤因肉瘤

a. 左小腿近段正侧位平片，示腓骨骨髓腔的弥漫性、边界不清的骨质破坏区。垂直于骨表面可见纤细、密集并短小一致的放射状骨针；b. 脂肪抑制 T_2WI，示瘤体和周围的软组织肿块信号不均匀，T_2WI 为稍高信号，瘤内还可见多发性细薄的低信号纤维组织间隔

瘤、视网膜母细胞瘤和小脑髓母细胞瘤等。骨转移瘤的瘤结节多位于骨骼的髓腔内，可引起溶骨性破坏，有的可伴有反应性骨质增生。转移瘤的镜下形态结构一般与原发瘤相同。

【临床特点】

临床主要表现为进行性持续性骨痛、病理性骨折和截瘫。转移瘤引起广泛性骨质破坏时，血清碱性磷酸酶可增高，血钙增高。

【影像检查技术与优选】

影像学检查能明确骨转移瘤的部位、数目、大小，为临床分期，制订准确的治疗方案和评估预后提供可靠的信息。X线片和CT可显示病变的位置、大小、数目。CT发现骨转移瘤远较X线片敏感，还适于寻找发生于脊柱、骨盆、头颅等解剖复杂部位的瘤灶。MRI对发现肿瘤组织及其周围水肿非常敏感，能发现早期尚未引起明显骨质破坏的骨转移瘤，提高病变检出率。

【影像学表现】

1. X线和CT　可分为溶骨型、成骨型和混合型转移三类，其中溶骨型最多。①溶骨性转移瘤多表现为骨松质中多发或单发小的穿凿样或虫蚀状骨质破坏，病灶无硬化缘；随着病程的发展，骨质破坏融合扩大，形成大片溶骨性骨质破坏区，骨密质也被破坏，但一般无骨膜增生；常合并病理性骨折；发生在脊椎者椎弓根多受侵蚀、破坏，转移的椎体因承重而被压缩变扁，但相邻的椎间隙多保持完整；②成骨型转移常位于松质骨内，呈多发的斑片状、结节状均匀的高密度影（图7-8-12），骨密质多完整，不发生病理性骨折，常无软组织肿块；③混合型转移瘤则兼有以上两种类型转移瘤的骨质改变。

2. MRI　溶骨性转移瘤表现为高信号骨髓组织衬托下的瘤灶，T_1WI呈低信号，T_2WI呈（稍）高信号，脂肪抑制T_2WI可清楚显示骨内的转移灶和瘤周的水肿带。成骨性转移灶于所有序列上均呈低信号。增强扫描显示转移性病灶呈不均匀强化。

【诊断要点】

分为溶骨型、成骨型和混合型转移三类。结合原发肿瘤病史和影像学检查，多数病例能作出正确诊断。

【鉴别诊断】

本病需与多发性骨髓瘤、甲状旁腺功能亢进鉴别。多发性骨髓瘤儿童少见，X线片和CT上表现为穿凿样、虫蚀样或蜂窝状骨破坏、骨质疏松和病理性骨折，实验室检查和骨髓涂片可协助诊断。甲状旁腺功能亢进除骨破坏外，还可表现为骨质疏松。实验室检查血钙增高、血磷减低有助于鉴别。

第三节　肿瘤样病变

一、朗格汉斯细胞组织细胞增生症

朗格汉斯细胞组织细胞增生症（Langerhans cell histiocytosis，LCH）病因不明，是一组由朗格汉斯细胞为主的组织细胞在单核巨噬细胞系统广泛增生的浸润性疾病。本病为全身多系统疾病，发病年龄越

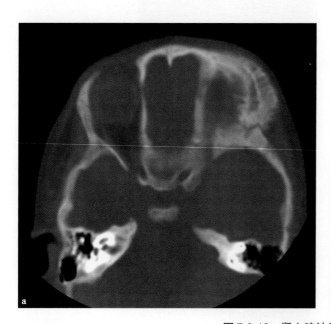
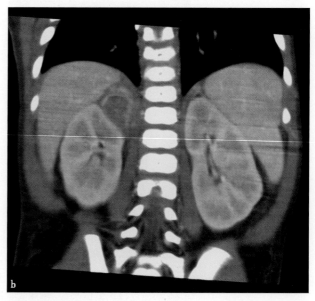

图7-8-12　肾上腺神经母细胞瘤颅骨转移
a. 颅骨CT扫描（骨窗），示额、颞骨骨质破坏及针状、羽毛状反应性成骨；b. 肾上腺增强CT，示右侧肾上腺不均匀强化肿块，为肿瘤原发灶

小，受累器官较多而病情越重。随年龄增长而病变越局限，症状也越轻。儿童LCH容易累及骨关节，产生相应的影像学表现，见第八篇多系统疾病第四章第一节，在此不再赘述。

二、骨纤维性结构不良

【概述】

骨纤维性结构不良（fibrous dysplasia of bone，FD）以往常称之为骨纤维异常增殖症，是正常骨组织被异常增生的纤维组织和不规则排列的不成熟的骨小梁逐渐替代的一种骨病。病变大体标本因所含纤维组织与骨组织成分比例不同而质地各异。病灶内可伴有出血、囊变和骨化，边缘常伴反应性增生。部分病灶内有软骨成分。儿童期发生以颅面骨、股骨、胫骨、肋骨及肱骨多见。本病如果合并皮肤色素沉着、女性出现性早熟等骨骼系统以外的内分泌紊乱的临床症状，则称为 McCune-Albright 综合征（见第八篇多系统疾病第二章第二节）。

【临床特点】

本病可单骨或多骨发病，局部可隆起、肿胀、弯曲变形、肢体缩短。病变发展缓慢，病程较长。主要表现为轻微疼痛、肿胀及局部压痛，轻微外伤可导致病理性骨折。实验室检查一般无异常。侵犯头颅各骨时可造成患儿颅面骨不对称以及突眼，称之为"骨性狮面"。患儿成年后病变进展更缓慢或基本稳定。如生长加快、疼痛剧烈，应注意恶变，恶变率为0.5%～3%，可恶变为骨肉瘤、纤维肉瘤、软骨肉瘤和巨细胞肉瘤。

【影像检查技术与优选】

一般平片可明确诊断。CT能够进一步显示病变内部情况。对于颅面骨等解剖复杂或重叠部位病变范围的显示，CT更有独到之处。MRI检查对于骨髓腔内病变的显示及其病灶内部成分的判别优于X线和CT。

【影像学表现】

1. X线　X线片表现多样，取决于病变中纤维组织增生的程度和新生骨小梁与成熟骨小梁的比例。呈囊状改变时，病灶偏心性膨胀生长，单个或多个圆形、椭圆透亮区，边缘硬化，囊内可见条状骨纹和斑点状致密影。呈毛玻璃状改变时，骨髓腔消失，皮质变薄，病变肢体增粗弯曲、变形（图7-8-13）。呈丝瓜络样改变时，病灶沿长骨纵轴呈偏心性生长，为梭形透亮区，内有粗大骨嵴分隔。呈虫蚀状改变时，为小片状溶骨性破坏，边界锐利，无硬化边。几

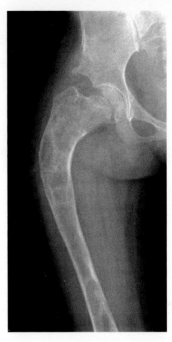

图7-8-13　股骨纤维性结构不良

股骨正位平片，示右股骨多囊状及分叶状骨质破坏区，右股骨弯曲畸形并髋内翻（颈干角＜120°），呈"牧羊人的手杖"畸形

乎所有病例均可有或多或少的磨砂玻璃样骨化，为FD的定性征象。

2. CT　表现为骨髓腔内圆形、类圆形、梭形及不规则的毛玻璃密度或软组织密度影，病变内可见蜘蛛网状的密集骨纹，周围见硬化边，邻近骨密质可以不同程度的变薄，或与病变区不能区分。

3. MRI　病灶于T_1WI多为低信号，T_2WI呈低、等或高信号，取决于病变内增生的纤维组织、新生骨小梁和成熟骨小梁的含量，以及合并的囊变、出血。周围骨硬化在T_1WI与T_2WI上均表现为低信号。增强后病变有不同程度的强化，以周边强化明显。

【诊断要点】

单骨或多骨发病，病变位于髓腔，边界不清。病变区可透亮或见条状骨纹和斑点状致密影，呈丝瓜络样改变，磨砂玻璃样骨化是纤维结构不良的定性征象。病变周围组织结构正常。

【鉴别诊断】

本病需要与骨性纤维结构不良、内生软骨瘤、骨巨细胞瘤鉴别。典型影像学表现可资鉴别，最终需组织病理学检查确诊。

三、纤维性骨皮质缺损和非骨化性纤维瘤

【概述】

纤维性骨皮质缺损（fibrous cortical defect，FCD）为一种非肿瘤性的纤维性病变，系局部骨化障碍、

纤维组织增生或骨膜下纤维组织侵入骨皮质而导致。病理上病变主要由密集排列呈"漩涡状"或"束状"梭形成纤维细胞构成。好发于股骨远侧和胫骨近侧干骺端，尤以股骨内、后壁皮质多见，双侧可对称性出现，邻近关节不受侵犯。男性好发，男女比例(2.4～4)∶1。好发年龄5～14岁。

非骨化性纤维瘤(non-ossifying fibroma, NOF)由坚韧的纤维结缔组织构成。切面上呈多发散在的灰黄色或褐色的结节，界限分明。病灶周围见薄层的硬化骨组织包绕，内部无成骨。好发年龄8～20岁，男多于女，多位于四肢长骨，常见于胫骨、股骨和腓骨。病变多位于距骺板3～4cm的干骺部，随年龄增长而移向骨干。

【临床特点】

纤维性骨皮质缺损一般无明显症状，部分患儿表现为间歇性钝痛，劳累后加重。本病可能为儿童发育过程中的正常变异，大多能自行消失。有学者认为如果病灶不消失，可演变为非骨化性纤维瘤。

非骨化性纤维瘤，病变进展缓慢，症状较轻，可出现局部的酸痛和肿胀。手术效果良好，很少复发。个别病例在骨骼发育成熟时可自行消失。

【影像检查技术与优选】

X线片可显示病变的位置、大小以及内部密度，为首选检查方法。CT有利于发现周边有无硬化缘以及骨破坏的范围，MRI检查可明确病变的位置和范围，同时由于软组织分辨率高，能清楚显示病变内部结构，可协助诊断。

【影像学表现】

1. X线 纤维性骨皮质缺损表现为沿长骨干骺端皮质表层的纵形分布的偏心性透光区，直径多小于2cm，周围见境界清楚的薄层硬化带，病灶纵轴与骨干纵轴平行。

非骨化性纤维瘤病灶位于干骺端，可向骨干方向发展，肿瘤长轴与骨干平行。肿瘤边缘硬化致密，可见厚薄不均的硬化包壳。本病依据X线片表现分为皮质型和髓质型。①皮质型最多见，为皮质内或邻近皮质的圆形、椭圆形囊状膨胀性骨破坏灶，局部皮质轻度变薄但完整。病灶可多发，在同侧骨皮质内形成多个相连成串的小囊状骨质破坏区。有时病灶边缘由于分叶而呈波浪状；②髓腔型较少见，病变起自髓腔，常侵犯骨骼的整个横径。

2. CT 纤维性骨皮质缺损CT表现为邻近骺板的骨皮质内囊状或不规则形、无膨胀性的骨质缺损区，缺损区内呈软组织密度，邻近骨髓腔一侧可见

薄层硬化缘，无骨膜反应(图7-8-14)。

非骨化性纤维瘤CT骨改变与X线片大致相仿。可见位于病灶骨皮质内的膨胀性骨质破坏区，病变内可有不规则的骨性间隔或骨嵴，但无钙化或骨化(图7-8-15)。其内部密度低于肌肉密度，增强扫描不均匀强化。

3. MRI 纤维性骨皮质缺损呈T_1WI低信号、T_2WI等低信号，周围骨硬化表现为线样低信号改变；增强后病变呈不均匀强化，以周边部明显。

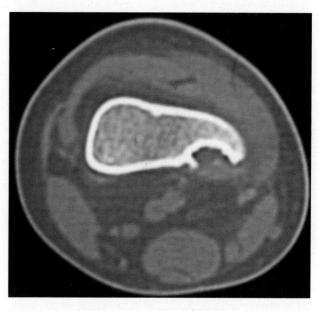

图7-8-14 纤维性骨皮质缺损
股骨CT轴面(骨窗)，示右侧股骨远端皮质内不规则形、无膨胀性的骨质缺损区，边缘清晰，外侧骨壳缺损，无骨膜反应

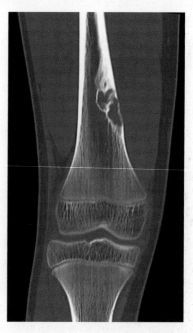

图7-8-15 非骨化性纤维瘤
股骨CT平扫冠状面重组，示左股骨远端骨皮质内的膨胀性骨质破坏区，病变内见不规则的骨性间隔，但无钙化或骨化

非骨化性纤维瘤 T_1WI 见病灶呈低信号，T_2WI 信号依成分不同而变化，含纤维成分较多时呈低信号，含细胞成分较多时呈高信号；邻近骨髓腔一侧可见低信号骨硬化带。增强后肿瘤内部不均匀强化。

【诊断要点】

NOF 典型表现为干骺端骨皮质内边界清楚的骨质破坏区，外周由一层薄薄的硬化骨质包绕，腔内无成骨活动，邻近骨组织可有反应性骨质增生、硬化。影像检查病灶内不能发现钙化、骨化等征象，是本病的影像诊断要点。

FCD 与 NOF 发病部位、病理所见相同。但一般认为 FCD 发病年龄小，14 岁以上少见。病变表浅，主要累及骨皮质。随诊复查，大部分病变可自行缩小或消失，少数病例如继续发展侵及骨髓腔，则成为 NOF。

【鉴别诊断】

鉴别诊断需考虑骨囊肿、动脉瘤性骨囊肿、骨样骨瘤、单骨型的纤维结构不良。骨囊肿和动脉瘤性骨囊肿内容物为液性。骨样骨瘤多发生于骨皮质，但周围骨质硬化明显。单骨型的纤维结构不良一般累及髓腔，其内多为磨玻璃密度影。

四、骨囊肿

【概述】

骨囊肿（bone cyst）病因不明，认为是一种破骨细胞过度活跃造成的破骨性病变。多有外伤史。多见于 4 岁以上儿童，男孩多见。病理上骨囊肿为单囊或多囊，囊壁为纤维结缔组织，囊内含有黄色液体，合并病理性骨折时病变内部可含血液。骨囊肿多发生于长管状骨干骺端，发生于股骨上段者占半数以上，其次为肱骨上段、胫骨上、下段等部位。随着长管状骨的纵向生长，囊肿逐渐移至骨干中部。

【临床特点】

临床常无症状或偶有酸痛。多数病例是由于发生病理性骨折而被意外发现。骺线闭合后，骨囊肿停止生长。部分病灶可因骨折后骨痂修复及囊内血肿骨化而变小或自行消失。

【影像检查技术与优选】

一般 X 线片即可诊断。对于多房囊性骨囊肿，CT 和 MRI 可显示囊内结构，及囊内容物的成分，协助明确诊断。

【影像学表现】

1. X 线 骨囊肿常常位于长管状骨邻近干骺端的中心部，呈卵圆形或圆形、边界清楚的膨胀性透亮区，有时在粗乱且相互重叠的骨嵴衬托下呈多房囊状外观。病变局部骨密质膨胀变薄，无骨膜增生和软组织肿胀。囊肿不跨越骺板，沿骨干长轴纵向生长，随着骨骼的生长而逐渐移行至骨干。由于骨密质膨胀变薄，容易合并病理性骨折，此时可出现骨片陷落征（图 7-8-16）。

2. CT 囊内为较均匀的水样密度影，并发出血时 CT 值升高，周围骨壁受压变薄但骨壳完整。发生病理性骨折时，CT 容易显示骨片陷落征。增强扫描囊内无强化，偶有囊壁和分隔均匀线状强化。

3. MRI 囊内容物的信号通常与水的信号一致，即 T_1WI 呈低信号，T_2WI 呈明显的均匀高信号。合并骨折时囊肿内可见 T_1WI 高信号影，并可见液 - 液平面。增强后，病灶边缘可有线状强化。

【诊断要点】

起于干骺端的中心部，沿骨干长轴纵向生长，呈卵圆形或圆形的膨胀性透亮区。内部为液性密度 / 信号，边界清楚。易合并病理性骨折，出现"骨片陷落"征。

【鉴别诊断】

需要与骨巨细胞瘤、动脉瘤性骨囊肿鉴别。骨巨细胞瘤好发于骺板闭合的骨端，偏心性生长，呈肥皂泡样外观；其内为实性肿瘤成分，增强扫描明显强化。动脉瘤性骨囊肿多呈多房性偏心性生长，明显膨胀，CT 和 MRI 可见典型的液 - 液平面征象，有时囊内可见点状钙化或骨化。

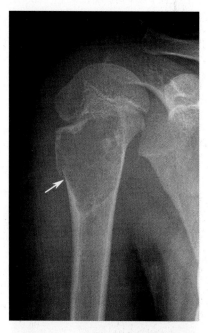

图 7-8-16 骨囊肿合并病理性骨折

肱骨正位平片，示右肱骨干骺端卵圆形膨胀性骨质破坏区，边界清楚。病变外侧骨密质中断，可见骨片陷落征（白箭）

五、动脉瘤性骨囊肿

【概述】

动脉瘤性骨囊肿（aneurysmal bone cyst，ABC）在组织学上既不是一个动脉瘤，也不是一个真正意义上的骨囊肿。可能原因是骨内静脉血栓形成或动静脉异常沟通后导致局部血流动力学异常，静脉压持续性增高、血管床扩张，局部形成大小不一的海绵状血池，邻近骨质压迫性吸收与反应性增生修复同时存在所造成。它好发于年长儿童、青少年和年轻成人。约80%发生于5～20岁的青少年，女性多于男性。大多数为原发，约3/4的病例位于长骨和脊椎，尤以股骨多见。也可在外伤、成软骨细胞瘤、骨巨细胞瘤、骨肉瘤等原发性骨病的基础上继发ABC。

【临床特点】

临床表现主要为局部疼痛和肿胀。病变侵犯胸腰椎可引起束带状疼痛，下肢进行性萎缩、大小便失禁等。

【影像检查技术与优选】

X线片可显示病变的位置、大小以及内部密度。CT和MRI比X线片更能显示解剖结构比较复杂的区域比如脊柱、骨盆等部位的病灶，明确囊肿的位置、范围以及内部的细微结构。

【影像学表现】

1. X线　病灶好发于长骨干骺端，多呈偏心性生长；病变呈膨胀性吹气泡样囊状透亮区，其外有菲薄的骨包壳覆盖，囊内含有粗细不一的骨小梁状骨嵴。早期由于病灶发展迅速，局部的骨质来不及增生修复，平片多表现为单纯溶骨性破坏，病灶边缘不清或呈筛孔状改变，病灶内部无明显分房或膨胀征象，病变可突出骨密质形成软组织肿块（图7-8-17a）并伴局部骨膜增生，这时与恶性骨肿瘤表现极为相似，需仔细鉴别。愈合期病灶可不膨胀，但其内有较多的钙化和骨化。

2. CT　病灶多位于干骺端，骨骺板存在时不侵犯骨骺。呈圆形、卵圆形或分叶状，病变密度不均匀，以软组织密度区伴液体密度囊腔多见，囊内可见液-液平面。病变边界清楚，多有高密度硬化边。囊腔间隔为软组织密度，并可见钙化和骨化。增强后，囊腔间隔及实性部分明显强化，囊腔无强化。

3. MRI　病灶与周围软组织分界清楚，其内由形态大小不一的囊腔组成。囊间隔清楚，囊间隔和硬化边缘在T_1WI和T_2WI上均为低信号。囊内见多个高低不一的液-液平面是动脉瘤性骨囊肿的重要征象。囊内血液处于不同的时间而信号强度不一。液平面上层含浆液或高铁血红蛋白，在T_1WI上呈低、中、高信号，T_2WI上呈高信号；液平面下层有含铁血黄素成分，在T_1WI、T_2WI均为低信号（图7-8-17b）。MRI增强扫描病变内可有粗大的供血血管，囊内间隔明显强化。

【诊断要点】

长骨干骺端，偏心性膨胀性多囊状骨质破坏区。其内含有粗细不一的骨小梁状骨嵴，其外有菲薄的骨包壳覆盖。CT和MRI显示囊内多个液-液平面征象是动脉瘤性骨囊肿较为特征的影像学表现。

【鉴别诊断】

需要与骨巨细胞瘤、骨囊肿鉴别。骨巨细胞瘤发生于关节面下的骨端，肿瘤与正常骨交界处多无

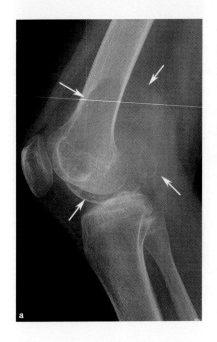
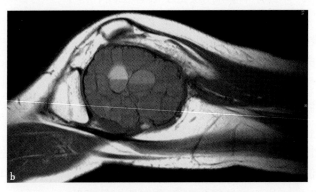

图 7-8-17　动脉瘤性骨囊肿

a. 右膝关节侧位平片，示右股骨远侧干骺端内侧单纯溶骨性破坏，病灶边缘不清，突出骨密质形成软组织肿块（白箭）；b. 矢状位T_1WI，示病灶与周围软组织分界清楚，其内由形态大小不一的囊腔组成。囊间隔清楚，呈不规则的低信号影。部分囊内可见高低不一的液-液平面。液平面上层在T_1WI上呈低、中、高信号，下层在为低信号

骨质增生硬化,病灶内以实性成分为主,且无钙化或骨化。骨囊肿一般无囊间隔,液 - 液平面少见。

(范 淼)

参 考 文 献

[1] 叶滨宾. 儿科影像诊断与临床 [M]. 北京:人民军医出版社,2011

[2] Berquist TH. MRI of the musculoskeletal system[M]. 4th ed. New York:Lippincott-Raven,2001

[3] 潘恩源,陈丽英. 实用儿科影像诊断学 [M]. 北京:人民卫生出版社,2007

[4] 王云钊. 中华影像医学骨肌系统卷 [M]. 北京:人民卫生出版社,2002

[5] 王云钊,蓝宝森. 骨关节影像学 [M]. 北京:科学出版社,2002

[6] 唐浩,胡桂周,陈卫国,等. 少见部位骨软骨瘤的影像学分析 [J]. 临床放射学杂志,2012,31(06):851-854

[7] 周建功,袁小东,马小龙,等. 长骨中心型 I 级软骨肉瘤与内生软骨瘤的影像鉴别诊断 [J]. 中华放射学杂志,2014,48(11):926-929

[8] 刘菲,史新乐,赵小龙,等. 儿童内生软骨瘤影像学表现及其病理学特点探讨 [J]. 中国 CT 和 MRI 杂志,2015,13(09):9-12

[9] 徐军,乔秀媛,徐宝占,等. 神经纤维瘤病合并颅骨发育异常一例并文献复习 [J]. 中华神经外科杂志,2016,32(11):1173-1174

[10] Sanchez-Marco SB,Lopez-Pison J,Serrano-Vinuales I,et al. Neurofibromatosis type 1 and attention-deficit disorder:Our current experience[J]. Rev Neurol,2019,68(1):7-10

[11] 张立华,袁慧书,姜亮,等. 脊柱骨样骨瘤和骨母细胞瘤影像表现评价及鉴别 [J]. 中国临床医学影像杂志,2018,29(11):822-825

[12] 陈海松,李晓飞,耿青,等. 病变周围骨髓及软组织水肿征象在良性骨肿瘤和骨肿瘤样病变中的表现特征 [J]. 中华放射学杂志,2015,49(3):199-202

[13] Orth P,Kohn D. Diagnostics and treatment of osteoid osteoma[J]. Orthopade,2017,46(6):510-521

[14] 麦春华,蔡泽银,程晓光. 骨母细胞瘤的影像学表现和诊断价值 [J]. 中国 CT 和 MRI 杂志,2012,10(03):87-90

[15] González-Mourelle A,Pombo Castro M,Vázquez Mahía I,et al. Osteoblastoma of the Hard Palate in a Child:A Rare Case[J]. Chin J Dent Res,2018,21(2):147-149

[16] 范茜茜,杨炼,柳曦,等. 软骨母细胞瘤的影像学对比分析[J]. 临床放射学杂志,2016,35(10):1612-1615

[17] Angelini A,Arguedas F,Varela A,et al. Chondroblastoma of the Foot:40 Cases From a Single Institution[J]. J Foot Ankle Surg,2018,57(6):1105-1109

[18] 周建军,王建华,曾蒙苏,等. 软骨黏液样纤维瘤的影像学表现 [J]. 中国临床医学影像杂志,2009,20(02):110-114

[19] Johnson GC,Christensen M. Benign Chondromyxoid Fibroma of the Iliac Crest[J]. J Orthop Sports Phys Ther,2018,48(2):122

[20] Stark M,Heinrich SD,Sivashanmugam R,et al. Pediatric Chondromyxoid Fibroma-Like Osteosarcoma[J]. Fetal Pediatr Pathol,2017,36(2):154-161

[21] 司建荣,张雅丽,姜兆侯. 骨的纤维结构不良、骨性纤维结构不良和骨化性纤维瘤 - 易混淆的病名、病理本质和影像学表现 [J]. 临床放射学杂志,2016,35(02):308-310

[22] 陈婧,韩星敏. 17 例股骨骨肉瘤患者 CT 与 MRI 影像学特征及诊断价值研究 [J]. 中国 CT 和 MRI 杂志,2018,16(12):129-132

[23] 娄路馨,白荣杰,于爱红,等. 髂骨原发骨肉瘤和尤文肉瘤的影像学分析 [J]. 中国医学影像技术,2016,32(08):1255-1259

[24] 乐剑平,苏刚,王加伟,等. 脊柱骨尤文肉瘤:影像学特征与预后关系 [J]. 临床放射学杂志,2016,35(08):1238-1243

[25] 郑淞文,王绍武,孙美玉,等. 胫骨上段尤文肉瘤误诊为化脓性骨髓炎的影像学分析 1 例 [J]. 中国临床医学影像杂志,2012,23(04):302-303

[26] 刘杰,陈勇,凌小莉,等. 骨盆原发尤文氏肉瘤的临床、病理及影像学特征分析 [J]. 中华医学杂志,2016,96(27):2169-2172

[27] Patnaik S,Yarlagadda J,Susarla R. Imaging features of Ewing's sarcoma:Special reference to uncommon features and rare sites of presentation[J]. J Cancer Res Ther,2018,14(5):1014-1022

[28] 边昕,王振常,鲜军舫,等. 儿童神经母细胞瘤颅面骨转移的影像表现 [J]. 中华放射学杂志,2009,43(3):259-261

[29] 张龙,杨莹,王志鹏,等. 儿童神经母细胞瘤伴骨转移的 CT 特点 [J]. 中国 CT 和 MRI 杂志,2018,16(12):136-138

[30] 赵坤,肖聪,姚凯,等. 股骨近端纤维结构不良的分型及治疗进展 [J]. 中国矫形外科杂志,2018,26(09):830-835

[31] 曾效力,李均洪,梁振华,等. 骨纤维结构不良继发动脉瘤样骨囊肿影像诊断 [J]. 医学影像学杂志,2015,25(07):1273-1276

[32] Bhattacharyya I,Islam N,Cohen D. Diagnostic discussion[J].

Fibrous dysplasia of bonays FDA，2014，26（1）：47-50

[33] 刘红光，曹庆选，卢明花，等. 纤维性骨皮质缺损的 X 线、CT 表现和随访研究 [J]. 中华放射学杂志，2002，36（7）：629-633

[34] Abdelsayed RA，Sharma S，Ferguson H. Fibrous cortical defect（nonossifying fibroma）of the mandibular ramus：report of 2 cases[J]. Oral Surg Oral Med Oral Pathol Oral

Radiol Endod，2010，110（4）：504-508

[35] 李长军，申斌. 非骨化性纤维瘤的影像诊断 [J]. 医学影像学杂志，2017，27（01）：131-134

[36] Mankin HJ，Trahan CA，Fondren G，et al. Non-ossifying fibroma，fibrous cortical defect and Jaffe-Campanacci syndrome：a biologic and clinical review[J]. Chir Organi Mov，2009，93（1）：1-7

第九章 骨软骨病

第一节 股骨头骨骺骨软骨病

【概述】

股骨头骨骺骨软骨病（osteochondrosis of capitular epiphysis of femur）又称 Legg-Clavé-Perthes 病，是较常见的骨软骨缺血坏死，多与外伤有关。好发于3～14岁的男孩，且以5～9岁多见，这是因为5～9岁时，外骺动脉为股骨头骨骺仅有的供血动脉，当股骨头骨骺发生创伤时，虽不足以产生骨折，却可引起供血障碍，继而导致骨骺缺血坏死。一般为单侧受累，亦可为双侧先后发病。

【临床特点】

主要症状为髋部疼痛、乏力和跛行，可有间歇性缓解。

【影像检查技术与优选】

MRI 可显示股骨头骨骺软骨的形态，髋臼与骨骺的位置关系，骨坏死区范围，以及骺板软骨病变情况，对早期诊断及预后判断较 X 线片更有价值。

【影像学表现】

1. X 线和 CT　初期主要表现为股骨头轻度外移，髋关节间隙内侧略增宽，关节囊外上方软组织肿胀。随后股骨头骨骺骨化中心变小且密度均匀增高、骨发育迟缓，即缺血期。再生期纤维组织增生呈不规则透亮区（图7-9-1），纤维组织呈灶状骨化，形成碎裂期。骨化灶逐渐融合，经过2～3年治愈或进入后遗症期。后遗症期股骨头扁而宽，呈蕈状，股骨颈短粗，头部向前下偏斜，髋臼上部平直。最终出现继发性退行性骨关节病。

2. MRI　早期可发现少量关节积液以及骺软骨和骺板软骨增厚。随着病程进展骨骺变扁，呈长 T_1、短 T_2 信号；股骨头骨骺软骨下骨内出现不规则形骨坏死区，信号不均。

【诊断要点】

X 线片发现髋关节间隙内侧增宽和股骨头二次

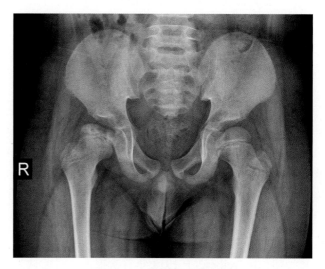

图7-9-1　右侧股骨头骨软骨病
骨盆正位片示右侧股骨头变扁、密度增高，其内见小片状低密度区

骨化中心外移时应高度怀疑本病，其为早期相对特异性征象，此时股骨头骨骺本身的改变可能并不显著。当 X 线上发现骨骺密度增高或同时出现扁平、节裂或囊变，关节间隙不变窄等，则可做出明确诊断。

【鉴别诊断】

本病主要与髋关节结核鉴别，后者关节骨质疏松显著，骨破坏区边缘多无硬化带，骺板及干骺端无增宽。

第二节 胫骨粗隆骨软骨病

【概述】

胫骨粗隆骨软骨病（Osgood-Schlatter disease）。胫骨结节是髌韧带的附着点，属于牵拉骨骺。18岁前股四头肌牵拉力通过髌骨、髌韧带常使尚未骨化的胫骨结节骨骺发生不同程度撕裂而产生骨骺炎，甚至缺血、坏死。

【临床特点】

本病常见于12～14岁好动的男孩，多为单侧性。常有剧烈运动史。临床上以胫骨结节处逐渐出现疼痛、肿块为特点,疼痛与活动有明显关系。

【影像检查技术与优选】

X线片是首选的影像学检查方法。

【影像学表现】

X线片表现为胫骨结节骨骺增大、致密、碎裂,周围软组织肿胀等(图7-9-2)。

【诊断要点】

好动的男孩胫骨结节处出现与活动相关的疼痛,X线检查发现胫骨结节骨骺增大、致密、碎裂时应诊断为本病。

【鉴别诊断】

本病主要与胫骨结节撕脱性骨折鉴别,后者多由股四头肌、肌腱猛烈骤然收缩造成,韧带附着处胫骨结节撕脱、移位。

第三节　跖骨头骨软骨病

【概述】

跖骨头骨软骨病(Freiberg disease)是指发生于跖骨二次骨化中心的缺血性坏死,是一种少见的骨软骨病,由Freiberg于1914年首次报道。目前认为本病主要与累积劳损有关,由于第2跖骨最长,且基底部固定紧密,活动度很小,从而导致应力集中,反复慢性损伤,骨骺血管受损,导致第2跖骨头容易发生缺血坏死。Smillie依据病程将本病分为5期。

【临床特点】

Freiberg病好发于13～18岁,且以芭蕾舞演员、运动员多见。早期有跖骨头酸胀感,休息后可缓解。随着病变进展可出现跖骨头疼痛,患趾肿胀并压痛。晚期疼痛明显,受累关节可出现僵直,患足活动受限。

【影像检查技术与优选】

X线片是首选的影像学检查方法,可用于本病的诊断和分期;CT检查可以更清楚地显示跖趾关节的解剖结构及关节腔内游离体,可以作为X线片的补充;MRI检查及核素扫描对有临床症状而X线片无异常表现的早期病例的诊断有帮助。

【影像学表现】

1. X线和CT Ⅰ期多表现为正常;Ⅱ期跖骨头小囊性变及跖骨头扁平趋势为其特点;Ⅲ期跖骨头的增宽及局部凹陷为其特征性改变(图7-9-3);Ⅳ期可出现退行性变,关节间隙可增宽,关节腔内可出现游离体,对应的近节趾骨端可扁平、增宽,跖趾关节可出现半脱位,关节间隙的增宽及近节趾骨近端

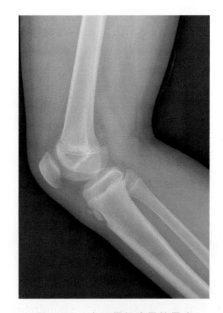

图7-9-2　右胫骨粗隆骨软骨病

右膝关节侧位片示胫骨结节骨骺增大、致密、碎裂,其前方软组织略肿胀

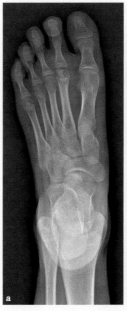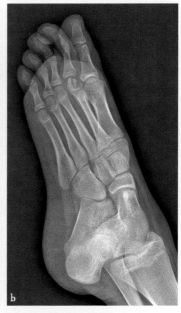

图7-9-3　左足第2跖骨头骨软骨病

a、b. 左足正斜位片示第2跖骨头背侧部塌陷

关节面的改变具有特征性及普遍性;Ⅴ期表现为重度跖趾关节炎,跖骨头及近节趾骨关节面增大、扁平,关节间隙变窄。

2. MRI 可以显示出病变早期骨缺血所致的骨水肿,这种改变发生于跖骨头的背侧部,T_2WI脂肪抑制呈高信号。

【诊断要点】

青年芭蕾舞演员及运动员、长期站立者、长途行军者等出现跖骨头区域疼痛不适,X线检查发现跖骨头(特别是第2跖骨头)特征性骨质密度、形态

改变或 MRI 检查发现始于距骨头背侧部骨质信号改变时应考虑为本病。

【鉴别诊断】

本病主要是与痛风及跖趾关节炎性病变鉴别。痛风好发于第 1 跖趾关节并有关节缘骨质不规则或分叶状侵蚀破坏、痛风石为其主要特征，而累及跖趾关节的类风湿性关节炎、银屑病性关节炎很少局限于单个跖趾关节，常同时伴有趾间关节及手部小关节的炎性改变。

第四节　足副舟骨疼痛综合征

【概述】

足副舟骨是足部最常见的副骨，它起源于足舟骨的继发骨化中心。依据足副舟骨的形态及其与足舟骨位置关系，足副舟骨可分为三种类型：Ⅰ型为籽骨型，与足舟骨不形成关节面；Ⅱ型为圆帽型，通过软骨与足舟骨构成微动关节；Ⅲ型为舟骨角型，与足舟骨通过骨桥相连而形成足舟骨角。足副舟骨疼痛综合征（symptomatic accessory navicular syndrome）常见于足副舟骨Ⅱ型，因其常存在胫后肌腱的异常止点，其作用力可通过足副舟骨及支持组织传至足舟骨而在两骨之间产生一个异常扭矩，造成微动关节损伤和修复，表现为中足内侧疼痛和触痛；同时胫后肌腱的异常止点也可削弱胫后肌对足弓的稳定作用，致维持足弓的力量减弱，易引起扁平足。

【临床特点】

痛性足副舟骨患者最常见的主诉是中足内侧疼痛和触痛，查体可见足舟骨内侧肿胀、隆起畸形及压痛，部分患者可伴有扁平足，上述症状在负重及行走时可加重。此外，痛性足副舟骨患者多有穿鞋困难，严重者可有行走不便。

【影像检查技术与优选】

X 线片是首选的影像学检查方法，能对足副舟骨分型，但不能提示中足疼痛的确切病因；CT 检查可以更清楚地显示足副舟骨和舟骨的解剖结构，可以作为 X 线片的补充；MRI 检查诊断足副舟骨疼痛综合征具有最高的敏感性和特异性，对个别有临床症状而 X 线片无异常表现的病例的诊断有帮助。

【影像学表现】

1. X 线和 CT　患足内侧舟骨周围软组织肿胀、隆起，足副舟骨与足舟骨形成假关节，关节面骨质毛糙，甚至出现小囊变，可伴有骨质增生、硬化（图 7-9-4）。

2. MRI　患者足副舟骨、纤维软骨联合和假关节周围软组织于 T_2WI 脂肪抑制像呈高信号。

【诊断要点】

中足内侧疼痛和触痛，X 线检查发现足副舟骨与足舟骨形成假关节，关节面毛糙、小囊变伴周围骨质硬化等关节炎改变，MRI T_2WI 脂肪抑制像显示足副舟骨、纤维软骨联合和假关节周围软组织呈高信号。

【鉴别诊断】

本病临床及影像表现有一定的特征性，一般无需鉴别。

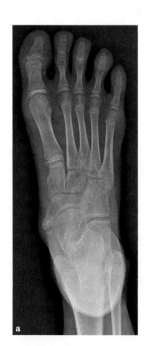
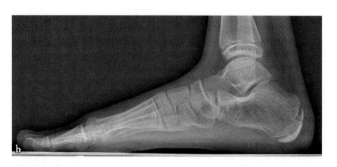

图 7-9-4　右足副舟骨疼痛综合征
a. 右足负重正位片示足副舟骨骨骺致密、碎裂并与足舟骨构成假关节，其内侧软组织肿胀、隆起；b. 右足负重侧位片示足内、外弓角度增大

第五节　足舟骨骨软骨病

【概述】

足舟骨骨软骨病（osteochondrosis of scaphoid）又称 KÖhler 病，目前认为是由于足舟骨异常骨化，致其在生物力学上不能耐受正常骨载荷，从而引起缺血坏死；成人足舟骨无菌性坏死称为 MÜller-Weiss 病，是由于足舟骨位于足内侧纵弓的顶点，负重时易受到距骨和楔骨的挤压，易致其缺血坏死。

【临床特点】

KÖhler 病好发于 3～7 岁儿童，男多于女。患儿常表现为中足内侧肿痛、负重后加重，逐渐出现跛行，部分患者为了减轻疼痛常用足外侧缘行走。KÖhler 病是一种自限性疾病，以保守治疗为主，通常 2～3 年可自愈。MÜller-Weiss 病常需要行距舟关节植骨融合治疗。

【影像检查技术与优选】

X 线片是首选的影像学检查方法；MRI 对个别有临床症状而 X 线片无异常表现的病例的诊断有帮助。

【影像学表现】

X 线　早期 X 线表现多正常，随着病情进展，足舟骨变扁，密度增高，相邻关节间隙增宽，周围软组织肿胀（图 7-9-5），随后骨质碎裂，边缘不规则，最后足舟骨骨化，出现新的骨小梁。

【诊断要点】

学龄前儿童，中足内侧肿痛、负重后加重，逐渐出现跛行，X 线片表现为足舟骨变扁，密度增高，骨质碎裂，边缘不规则，相邻关节间隙增宽，周围软组织肿胀时可诊断本病。

【鉴别诊断】

由于足舟骨有多个骨化中心，且各骨化中心的进程不一致，因此诊断时应与足舟骨的正常骨化过程相鉴别，即足舟骨骨软骨病的诊断应与患儿的症状、体征相结合，而不能单纯依靠 X 线片表现。

第六节　跟骨结节骨软骨病

【概述】

跟骨结节骨软骨病（osteochondrosis of calcaneal epiphysis）又称 Sever 病、Haglund 病、跟骨结节骨骺

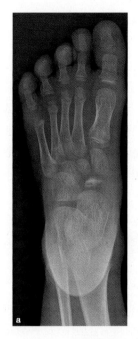
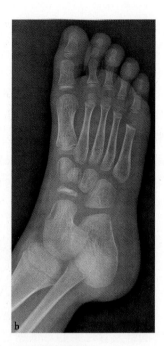

图 7-9-5　右足舟骨骨软骨病

a、b. 右足正斜位片示足舟骨变扁，密度增高，相邻关节间隙增宽，其内侧软组织肿胀

无菌性坏死。本病是由于在负重时跟腱急性或慢性牵拉跟骨后结节所致，属自限性疾病，预后良好。

【临床特点】

本病多见于 9～11 岁爱好运动的少年，常表现为一侧或双侧足跟部疼痛、肿胀，患者用足尖行走。

【影像检查技术与优选】

X 线片是首选的影像学检查方法；MRI 检查可作为补充。

【影像学表现】

X 线　跟腱附着处软组织可肿胀，跟骨体与跟骨结节骨骺之间隙增宽，骨骺形状不规则，变扁或碎裂，较健侧小，密度较高，跟骨体对应面粗糙（图 7-9-6）。

【诊断要点】

爱好运动的少年，足跟部疼痛、肿胀，X 线检查示跟骨体与跟骨结节骨骺之间隙增宽，骨骺较健侧小，形状不规则，变扁或碎裂，密度较高，跟骨体对应面粗糙。

【鉴别诊断】

正常跟骨结节可有几个骨化中心，且形态可各异，密度较高，边缘也可不规整，与本病表现相似，故应密切结合临床才能与之鉴别。

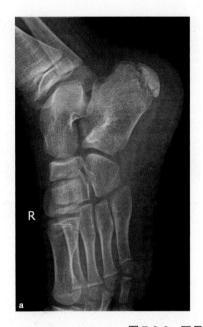
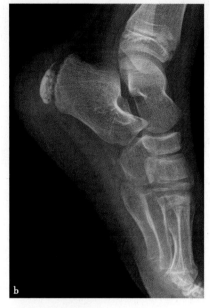

图 7-9-6 双足跟骨结节骨软骨病

a、b. 双侧跟骨侧位片示双侧跟骨结节骨骺密度增高、碎裂，跟骨体对应面粗糙

第七节　髌骨骨软骨病

【概述】

髌骨骨软骨病（patellar osteochondrosis）可发生于髌骨的初级或次级骨化中心。发生于髌骨初级骨化中心的骨软骨病由 KÖhler 于 1908 年首先报道；发生于髌骨次级骨化中心的骨软骨病为 Sinding-Larsen-Johansson 病，其被认为是由于髌骨上、下极次级骨化中心受到附着其上的股四头肌腱和髌韧带过度牵拉造成疲劳性应力骨折，使骨骺缺血、坏死。少年发病者可在成年后发生髌骨高位。

【临床特点】

Sinding-Larsen-Johansson 病好发于 10～14 岁爱好运动的青少年，常单侧发病，且以右侧多见。病变多累及髌骨下极，常与胫骨结节骨软骨病同时存在。主要表现为膝前区疼痛、跛行，跑步、上楼或骑车蹬踏时疼痛加重。髌骨下极处可有肿胀、压痛。少数髌骨上极处可出现症状。本病是一种自限性疾病，以保守治疗为主，病程通常为 4～6 个月。

【影像检查技术与优选】

X 线片是首选的影像学检查方法；MRI 检查可作为补充。

【影像学表现】

X 线　髌骨上极或下极不规整，呈锯齿状或刺状突出，甚至呈节裂状，后期与髌骨主体融合，往往合并胫骨结节骨软骨病（图 7-9-7）。

【诊断要点】

根据临床表现膝前区疼痛、跛行，跑步、上楼或骑车蹬踏时疼痛加重及典型 X 线表现，可作出正确诊断。

【鉴别诊断】

髌骨在正常生长阶段可有几个骨化中心，且正常儿童两侧髌骨的大小和密度可各不相同，因此必须结合临床及 X 线片变化，才能与正常发育的髌骨鉴别。

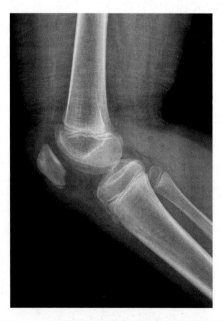

图 7-9-7 右侧髌骨骨软骨病并胫骨结节骨软骨病

右膝关节侧位片示髌骨下极不规整，呈节裂状，胫骨结节骨骺增大、致密、碎裂

第八节　剥脱性骨软骨炎

【概述】

剥脱性骨软骨炎（osteochondritis dissecans）是指由各种原因导致的关节面碎裂伴或不伴碎片分离的一类关节疾病，青少年至中年均有发病，5～15 岁及骺板闭合后是两个发病高峰年龄，根据骨骼成熟度分为青少年型和成人型，男性多见。本病可发生于全身各关节，以膝关节最常见。病因未明，多数学者认为外伤是重要致病因素。

病理变化过程为由于创伤等原因，关节软骨及其下方的骨质与骨床逐渐分离，随后纤维组织长入并包绕剥脱的骨软骨片，阻碍了其血供重建。剥脱的骨片通常是单一的，但部分患者也可见多块碎片构成的网状碎裂，剥脱的骨片可以与骨床相连，也可以完全游离形成关节游离体，骨床对应部位留有缺损区。

【临床特点】

早期一般无症状，仅少数患者在活动中或活动后出现疼痛。随着病情的发展，多数患者可出现关节疼痛。当关节出现游离体时，可有关节异物感、关节绞锁、关节僵硬等机械症状。

【影像检查技术与优选】

剥脱骨片有钙化时，X 线片和 CT 均可做出定性诊断，但剥脱的骨片全部为关节软骨而无钙化者，X 线及 CT 诊断困难且均无法判断病变的稳定性；关节镜是一种很有价值的诊疗手段，被认为是诊断剥脱性骨软骨炎的"金标准"，但关节镜下肉眼观察无法发现大体形态正常的早期病变；MRI 检查可以弥补上述检查的不足，在早期病变的诊断和病变稳定性的判断方面具有明显优势。

【影像学表现】

1. X 线和 CT　表现为自关节面剥脱的小骨片，密度较高，边缘锐利，周围环绕透亮线，其下方为容纳骨片的骨床（图 7-9-8），完全剥脱并移位者表现为关节面下透亮缺损区，关节腔内可见游离体。剥脱骨片全部为关节软骨而无钙化者，X 线片诊断困难。

2. MRI　剥脱的骨软骨片于 T_1WI 呈强度不同的低信号，少数呈等信号，其他序列可呈高、等、低多种信号改变。MRI 可以显示关节软骨的碎裂、缺损，即可以发现 X 线不能发现的病变，早期诊断。依据剥脱的骨软骨片与骨床交界面 T_2WI 信号的改变可以判断骨软骨片的稳定性，两者之间出现条状高信号液体影提示剥脱的骨软骨片不稳定。

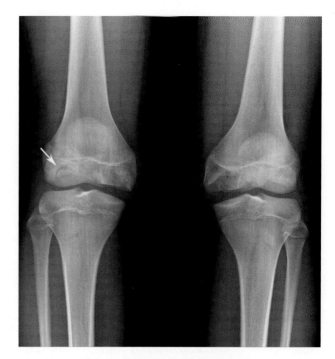

图 7-9-8　双膝关节剥脱性骨软骨炎

双膝关节正位片示双侧股骨内、外侧髁关节面呈弧形凹陷，右股骨外侧髁见剥脱的小骨片，密度较高，边缘锐利，周围弧形透亮线（箭）

【诊断要点】

好发于股骨内外侧髁、距骨上关节面、肱骨小头、髌骨后方关节面；自关节面剥脱的小骨片，密度较高，边缘锐利，周围环绕透亮线，完全剥脱并移位者表现为关节面下透亮缺损区，关节腔内可见游离体。

【鉴别诊断】

本病主要与关节结核鉴别。关节结核骨质破坏、缺损区多位于关节边缘，常伴有关节间隙改变、关节囊肿胀。

（严志汉）

参 考 文 献

[1] 辛顺宝，齐先龙，郑宁，等. 小儿股骨头骨骺缺血坏死的 MRI 表现及临床特点分析 [J]. 医学影像学杂志，2015，25（6）：1066-1068

[2] 陈孝平，汪建平. 外科学 [M]. 8 版. 北京：人民卫生出版社，2013

[3] 张学滨，朱先进，孙宏亮，等. Freiberg 病的影像学诊断 [J]. 医学影像学杂志，2016，26（7）：1300-1303

[4] Smillie IS. Treatment of Freiberg's infraction[J]. Proceedings of the Royal Society of Medicine. 1967，60（1）：29-31

[5] 张存,俞光荣. 痛性足副舟骨诊断和治疗进展 [J]. 国际骨科学杂志,2011,32(6):360-363

[6] 王瑞雄,刘志强,洪友谊. KÖhler 病 1 例报告 [J]. 中医正骨,2013,25(8):62-63

[7] 潘少川. 小儿下肢痛 [J]. 中华小儿外科杂志,2002,23(1):92-93

[8] 崔中平,刘洪敬,郭涛. 髌骨骨软骨病 [J]. 中华骨科杂志,1999,7:424

[9] 吕帅洁,毛强,童培建,等. 剥脱性骨软骨炎的研究进展 [J]. 中国骨伤,2014,27(9):787-791

[10] 冯少仁,孙西河. 剥脱性骨软骨炎的研究现状与进展 [J]. 中国临床医学影像杂志,2008,19(1):59-61

第十章 染色体畸变和内分泌骨病

第一节 染色体畸变

一、伸舌样痴呆

【概述】

伸舌样痴呆（idiocy mongolism）又名先天愚型（mongolism）、21 三体综合征（21 trisomy syndrome）或唐氏综合征（Down syndrome, DS），是一种常见的常染色体异常性疾病，畸变发生于受精前，异常配子主要来源于母亲，常与母亲高龄致卵子老化有关。1846 年由 Segnin 首先报道，1886 年英国医生 John Langdon Down 再次报道时对此病进行了临床研究，并详细描述其临床特征，因此将此病称为唐氏综合征。

【临床特点】

主要表现为智力低下，有特殊面容：短小头型，眼球较突出，双眼向上斜，眼距宽，鼻梁低，口半开，舌伸出，流涎多。重症肌张力低下，四肢关节松弛。小指末端常向内弯，通贯手。约 50% 合并先天性心脏病，其中室间隔缺损约占 50%。患儿生长迟缓，体力与智力发育均有障碍。本病一般临床即可作出诊断，影像学表现有一定的特点，确诊有赖于染色体检查。

【影像检查技术与优选】

产前超声是一种安全而有效的影像学筛查手段，测量胎儿颈部透明带的厚度超出标准值提示为唐氏综合征胎儿，但其敏感度和特异度尚有待于提高。出生后 X 线检查具有一定的特征性。CT 和 MRI 对评价神经系统的改变，尤其是颅颈交接部先天畸形，以及椎管狭窄和颈髓受压情况有优势。

【影像学表现】

1. X 线 平片表现有一定的特征性，骨盆的 X 线改变最典型，可见平展的髂骨像"米老鼠"的耳朵（图 7-10-1）。髂骨角的大小可以估计其展开的程度。髂骨翼伸展，平均髂骨角 > 82°，髋臼扁平，坐骨削尖。髂骨角和髋臼角总称髂骨指数（iliac index），常用于新生儿，对早期诊断唐氏综合征很有用。

呈短头型或小头畸形，颅骨变薄，板障发育不良。鼻骨发育小，筛板抬高，额窦不发育，上颌窦及蝶窦发育不良，蝶骨相对后移。前囟不闭，颅缝闭合延迟。腭弓高，眼眶距离增宽。

寰枕关节、寰枢关节不稳定，可伴脱位，颈椎先

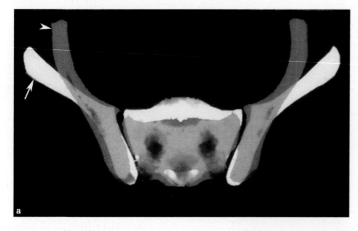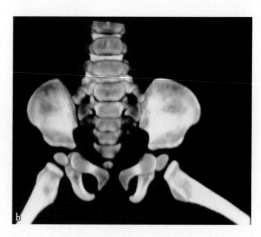

图 7-10-1 Down 氏综合征

女，10 个月，临床确诊为 21 三体综合征。a. 骨盆 CT 横断面扫描显示髂骨翼外展，髂骨角增大，约 82°；图为患儿（白箭）和正常儿童（箭头）髂骨翼外展程度的示意图（正常约 75°）；b. CT 三维重建图像，示髂骨翼平展，类似"米老鼠的耳朵"

天性融合或扁平椎。新生儿胸椎高度增加而前后径变短呈方形。腰椎显示高而窄，椎体前缘凹陷。

2. CT 骨盆 CT 扫描可见髂翼平展，测量其髂骨角增大，髂骨变短，髋臼扁平、边缘不规则，可伴有髋关节半脱位。心脏 CTA 检查可见先天性心脏病。

【诊断要点】

临床有特殊面容，骨盆 X 线表现有一定的特征性，髂骨翼平展，像"米老鼠"的耳朵，确诊需依赖染色体分析。

【鉴别诊断】

需与先天性甲状腺功能低下（呆小症）鉴别，后者二次骨化中心较 21 三体综合征出现更晚，骨化中心呈斑点状、皂泡状改变，很少并发其他畸形；实验室检查 T₃、T₄ 降低，TSH 增高；确诊依赖染色体分析和基础代谢测定。

二、猫叫综合征

【概述】

猫叫综合征（cri du chat syndrome，CDCS）为第 5 对染色体短臂部分缺失所致，又叫 5p 部分单体综合征、5p 综合征；Lejeune 等于 1963 年首次描述报道了 CDCS 的临床及细胞遗传学特征。女性多于男性，女∶男约为 6∶5。

【临床特点】

最典型的临床特征为单调而尖锐的哭声，像猫叫样。患儿有特殊面容和智力发育障碍，头小而圆，两眼距离过宽，视神经萎缩，白内障，内眦赘皮，眼角下斜，眼裂宽，斜视，满月脸，耳下垂，下颌小，通贯手。

【影像检查技术与优选】

X 线片可显示骨骼发育及畸形情况，可了解胸部、心脏情况。B 超和 MRI 检查可了解心脏畸形情况，但均无特征性。外科手术前的气道评估胸部平片有一定限度，多层螺旋 CT 通过三维重组及图像后处理能够较为精确的评估气道狭窄情况，可以避免麻醉时气管内插管的失败。

【影像学表现】

本病的 X 线表现无特征性。胸部平片可见声门下气管狭窄。此外常见的 X 线表现有头颅小，枕部变扁，下颌小。肋骨纤细，肋间隙增宽，长骨纤细，髓腔变窄，长骨发育障碍，可有桡骨头脱位，手指倾斜，掌骨短等。股骨颈干角增大，髋臼角正常，髂骨角增大。脊柱侧弯较为常见，多呈胸腰段"S"形侧弯，以胸段脊柱向右侧凸出为主。

【诊断要点】

本病的影像学表现没有特征性，最突出的特点是猫叫样哭声，有严重的智力障碍，结合典型临床表现和染色体核型分析可明确诊断。

【鉴别诊断】

身体和智力发育障碍类似 21 三体综合征，鉴别要点是后者不具备典型的猫叫样哭声。

三、努南综合征

【概述】

努南综合征（Noonan syndrome，NS）临床表现类似 Turner 综合征，曾命名为男性 Turner 综合征、假性特纳综合征或先天性侏儒痴呆综合征。病例大多为散发，群体发病率为 1/2 500～1/1 000。男女均可发病。

【临床特点】

临床症状较轻者可能漏诊，大部分患儿身材矮小，特殊面容，蹼颈，心脏异常，及不同程度的性腺发育不良，运动、语言和智力障碍，一些患儿的 IQ 小于 50，30% 患儿有出血倾向，是 IX 因子缺乏和 / 或血小板功能不全引起。50% 的 NS 患儿可见先天性泌尿道梗阻、肾盂积水或肾发育不良等。

头面部特殊面容表现为眼距宽、外眼角下斜、外眦赘皮、眼睑下垂、下颌发育不良、低位耳、蹼颈、短颈和后发际低等；骨骼系统可见肘外翻、脊柱侧凸、70% 的 NS 患儿可见胸廓畸形；心脏畸形中右心畸形占 80%，肺动脉瓣狭窄占 70%～80%，其他畸形有肺动脉瓣上狭窄 PABS、ASDs、部分 AVSDs、VSDs、法洛四联症和主动脉缩窄等，20%～30% 的患者为心肌病，心肌病可以从轻微的局部性室间隔肥大到明显致死的严重肥大性心肌病。本病患者常因先天性心脏病继发心衰或感染死亡。

【影像检查技术与优选】

产前胎儿超声仅 27% 的心脏畸形可以在妊娠后期检测出来；出生后的 NS 患儿超声心动图和 MRI 可以比较准确的判断心脏大血管畸形，但特异性差。骨骼 X 线改变较少，无特征性改变。

【影像学表现】

1. X 线 匀称性身材矮小，可见躯干和四肢短小，骨骼发育延迟，骨龄落后。近半数可见骨质疏松。下颌骨发育不良较为常见。大部分患儿可见漏斗胸或鸡胸，以及先天性心脏病，心胸比例增大。

2. 超声和 MRI 产前诊断可以发现先天性心脏病，可以发现淋巴水肿如颈部是否有增厚的半透明带，胸腔积液和全身性水肿或羊水增多等。出生后的 NS 患儿超声心动图和 MRI 可以准确判断肺动脉瓣狭窄、ASD、VSD、法洛四联症、主动脉缩窄和心肌病等。

【诊断要点】

NS 目前并无统一的诊断标准，影像学改变较少且没有特征性。可根据临床表现，即先天性心脏病、身材矮小并颈粗或蹼颈、复杂胸部畸形，以及独特的颅面特征而作出初步临床诊断。当家族史有基因突变时，可通过羊膜腔穿刺进行产前诊断。若无家族史，可作超声检查，如颈部是否有增厚的半透明带，胸腔积液和全身性水肿或羊水增多，并结合染色体核型分析综合判断。心脏畸形是进行性的，新生儿期患儿，除非心脏严重发育异常，伴有明显的肺动脉瓣狭窄或严重的心肌病，否则难以诊断。

【鉴别诊断】

主要与女性 Turner 综合征相鉴别，尽管两者临床表现相似，但 Turner 综合征仅见于女性，染色体核型异常，智力正常，心血管畸形常在左侧如主动脉瓣畸形，骨骼 X 线改变如"掌骨征""指骨征"等较具特征性。而 NS 男女均可发病，智力落后，心血管畸形常在右侧；骨骼 X 线改变较少，不具特征性；其染色体核型正常。

四、先天性睾丸发育不全

【概述】

先天性睾丸发育不全（congenital hypoplasia of testis）又称 Klinefelter 综合征（Klinefelter syndrome，KS）或克氏综合征，是男性不育症最常见的遗传学病因之一，也是男性性腺功能减退最常见原因。发病率在男性中为 0.1%～0.2%，在不育症的男子中占 3.1%。由 Klinefelter 于 1942 年首先报道，是由于性染色体变异引起的，最常见的核型为 47，XXY，为人类染色体畸变疾病中常见的性染色体异常疾病。

【临床特点】

临床表现为体型瘦长，其骨骼发育和第二性征均呈现男性特点，但主要表现为睾丸小或睾丸未发育、阴茎短小、青春期发育迟缓，不能生育。缺少肌肉发达、身材魁梧、声音低沉、体毛丛生等男性特征。腋毛、阴毛稀少，无须，喉结不明显，皮下脂肪发达，出现女性乳房，性格和体态出现女性化。成年患者 40% 以上出现乳房女性化。25% 左右的患者有中度智力低下。骨骼纤细、骨质稀疏、发育迟缓等，伴骨骼畸形为主要特点。

实验室检查：由于 X 染色体的增多，导致睾酮降低，卵泡刺激素，黄体生成素升高，雄性激素分泌不足。染色体核型检查异常。睾丸活检显示曲精小管呈透明样或玻璃样变性、睾丸间质细胞增多。

【影像检查技术与优选】

X 线片是骨骼系统表现的主要影像学检查方法。B 超可了解睾丸发育情况。

【影像学表现】

X 线表现：骨骼纤细，发育迟缓，骨化中心出现和愈合均迟缓。掌骨征阳性。双侧第 2 掌骨可出现副骨骺。尺桡关节联合或脱位，尺骨远端过长，肘外翻。膝内翻。脊柱侧弯或驼背。胸骨增厚或异常分节。蝶鞍小或呈桥状，额窦发育不良。

【诊断要点】

影像学表现发现骨龄延迟和骨骼畸形，结合典型的临床表现，即乳房女性化和双侧小睾丸，实验室检查发现性激素水平降低及染色体核型异常即可明确诊断。

【鉴别诊断】

KS 需与下列疾病鉴别：

1. **垂体性性腺发育不良**　身材不高，智力正常，骨骼畸形少见，常伴其他内分泌疾病，血浆促性腺激素值低。

2. **体质性青春期发育延迟**　患儿性染色质小体阴性，染色体核型正常。睾丸相当于青春期前相同骨龄男孩的睾丸大小，没有乳房增大，尿中及血中促性腺激素水平无异常增高，易与 KS 鉴别。

3. **先天性双侧无睾症**　亦呈女性化表现，且阴茎短小，阴囊不发育，阴囊空虚摸不到睾丸，经手术探查可证实双侧均无睾丸。染色质检查为阴性，染色体核型呈正常之 46，XY。绒毛膜促性腺激素试验即一次肌注绒毛膜促性腺激素 5 000 单位尿中睾酮不增高。

五、先天性卵巢发育不全

【概述】

先天性卵巢发育不全（Turner syndrome，TS）也称 Turner 综合征、性腺发育不全（gonadal dysgenesis），因性染色体畸变而导致骨发育不良及性幼稚。1938 年 Turner 首先报道，患儿由于 X 染色体丢失或结构异常引起 TS 患儿遗传物质丢失的量不同，临床症状和体征也不尽相同，尤其是嵌合体型症状和体征可不典型。

TS 女孩由于缺乏完整的两条 X 染色体，卵巢滤泡在胎儿娩出前即开始退化，卵巢组织大部分纤维化，呈条索状卵巢，几乎没有生殖细胞或滤泡，基本上不产生或只产生少量性激素，故 TS 女孩血清中雌二醇（E_2）、睾酮（T）及泌乳素（PRL）浓度明显低于正常人。低浓度的性激素能减弱或解除对垂体促性腺激素的负反馈作用，导致血清中促性腺激素如卵泡刺激素（follicle-stimulating hormone，FSH）和黄体生成素（luteinizing hormone，LH）浓度明显高于正常女性。因此 TS 女孩表现为儿童期进行性身高增速降低及没有青春期前生长突增期，体格发育和骨骼发育在 9 岁以前与正常女童差距不大明显，但其后明显落后同龄女童。

【临床特点】

典型表现为身材矮小、原发闭经、蹼颈和肘外翻等异常。其自然生长过程以儿童期进行性身高增速降低及无青春期生长突增为特征，出生时身长和体重偏低，身高增长较为缓慢，骨龄发育偏低。此外，还常合并内分泌功能异常、骨骼畸形、骨质疏松、主动脉狭窄、智力低下，以及心脏和肾脏的异常等。尿中有大量促性腺激素。明确诊断依赖于细胞遗传学检查。染色体检查表现为性染色体异常，即 XX 染色体有一个缺失或发生其他异常。

【影像检查技术与优选】

X 线片主要是显示骨骼畸形、骨质疏松及骨龄落后。超声和 MRI 可显示小的卵巢及痕迹子宫；也常用于发现附件有无异常增大，或排除附件肿瘤；马蹄肾、发育不良的肾脏和肾囊肿；了解心血管有无异常，有无主动脉瓣狭窄或关闭不全，有无主动

脉扩张或动脉瘤。MRI 的 T_2WI 能够发现低信号的、非常小的、线状的或卵圆形的附件结构。CT 有辐射风险，一般不用于儿童生殖系统的检查。

【影像学表现】

1. **X 线** 主要表现为骨骼畸形、骨质疏松及骨龄落后。

（1）骨骼畸形：因第 4、第 5 掌骨短，其远端连线与第 3 掌骨相交，即掌骨征阳性（图 7-10-2a），第 4 指近节指骨与远节指骨长度之和大于第 4 掌骨长度 3.0mm 以上，即为指骨优势。腕骨之月骨、三角骨切线同月骨、舟骨切线之夹角≤117°，即腕骨征阳性（正常为 131.5°）。此外还有胫骨近侧骨骺内侧及桡骨远端骨骺尺侧扁平，锁骨外端与骶骨翼发育不良及扁平椎等。TS 骨骼畸形与染色体核型有关，45X 单体骨骼畸形最明显，而嵌合型畸形较少。

（2）骨质疏松：骨质疏松是 TS 患者之共同特点，骨折发生率较正常儿童有所增加。

（3）骨龄落后：由于骨发育不良，绝大多数患者骨龄落后于实际年龄，尤其在 8～9 岁之后落后明显。骨骺愈合晚，骨龄与年龄相差 3～8 岁，年龄越大相差越远。

2. **超声和 MRI** ①超声能准确评估卵巢的大小及卵巢滤泡的形态变化。TS 女孩的卵巢可以表现为非常小的、索状软组织影称之为条索状卵巢，也可以表现为非条索状卵巢，小者呈小卵巢伴有微小滤泡，大者甚至不能与正常卵巢相区别。MRI 的 T_2WI 能够发现低信号的、非常小的、线状的或卵圆形的附件结构；②超声和 MRI 还用来了解心血管畸形及肾

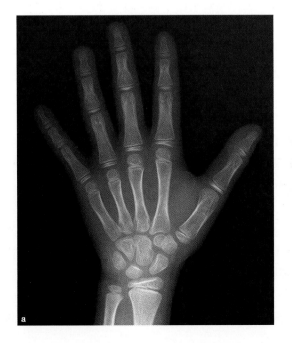

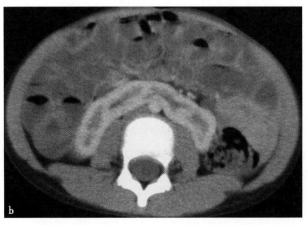

图 7-10-2 Turner 综合征
a. 左手正位平片，示第 4、第 5 掌骨短，其远端连线与第 3 掌骨相交，掌骨征阳性；b. 肾脏增强 CT 示双肾下极相连，呈马蹄肾改变

脏发育异常，有无主动脉瓣狭窄或关闭不全，有无主动脉扩张或动脉瘤。心血管畸形是 TS 女孩的死亡率增加的重要原因。马蹄肾（图 7-10-2b）、发育不良的肾脏和肾囊肿；③ TS 女孩顶枕叶和尾状核局部灰质体积较小。

【诊断要点】

X 线片主要是显示骨骼畸形、骨质疏松及骨龄落后，其表现是非特异性的。超声和 MRI 可显示小的卵巢及痕迹子宫。

【鉴别诊断】

主要与生长激素缺乏症、体质性青春期发育迟鉴别。生长激素缺乏症男女均可患病，身材矮小、生长缓慢、骨龄落后，生长激素刺激试验提示生长激素部分或完全缺乏；结合染色体核型分析，不难鉴别。体质性青春期发育延迟的患儿青春期开始发育的时间比正常儿童延迟 3～5 年，青春期前生长缓慢，骨龄也相对落后，但骨骼发育与体格发育基本相当；青春期发育后身高正常；常常有家族史。

第二节　内分泌骨病

一、垂体性侏儒症

【概述】

垂体性侏儒症（pituitary dwarfism）又称为生长激素缺乏性侏儒症（growth hormone deficiency dwarfism，GHD），是由于脑腺前叶生长激素合成和分泌不足所致的生长速度缓慢，身材匀称性矮小的病症。其病因复杂，临床表现也各具特征，占矮小儿的 3%～30%，是导致身材矮小的重要原因之一，严重影响着儿童的生长发育。其中半数常合并其他垂体激素缺乏，为全垂体功能减退，即除生长激素缺乏外，还有一种或以上其他垂体激素的缺乏。男女发病率大致相等。发育停止的征象通常在 2～9 岁期间出现。

垂体性侏儒按照病因分类如下：

1. 垂体功能先天性缺陷　垂体不发育或发育不全常发生于无脑儿、前脑无裂畸形等。垂体发育不良可继发于下丘脑发育缺陷，其他如空蝶鞍综合征、低丙种球蛋白血症、Turner 综合征、Fanconi 综合征等偶而可伴发垂体功能低下。

2. 获得性或后天性破坏性病变　即由于鞍区、下丘脑或其周围组织的肿瘤、感染、外伤，或因中枢神经系统、眼、中耳肿瘤的放射治疗后致下丘脑 - 垂体组织破坏，导致腺垂体多种内分泌功能不全和 / 或伴有后叶的功能不全，最常见病变为颅咽管瘤，其他如垂体脓肿、结核、颅底损伤，以及产妇分娩时缺氧或出血性栓塞等。

3. 特发性垂体功能低下　患儿垂体功能减退，但在垂体或下丘脑未能找出病变，同时又证明为垂体生长激素缺乏者。可以是常染色体隐性或显性遗传。在儿童发病以原发性者多见。

4. 对生长激素无反应　如 Laron 综合征和非洲雨林中的 Pygmies 等类似 GHD 患者，血清中 GH 呈正常水平，对大剂量 r-hGH 治疗没有反应，主要由于生长介质（SM-C）合成障碍所致。

当生长激素分泌不足或缺乏时，全身骨骼生长发育障碍，骨骼发育停止于幼儿阶段。骺软骨骨化及骨骺与干骺端之间的骺线愈合均延迟，甚至长期或终身不愈合，镜下见骨骺板不整齐，局部有变性，干骺端新生骨质增生不明显，骨骺核及干骺端可为一些成熟骨质所封闭，以致软骨内化骨过程停顿或减慢。

【临床特点】

患者体型瘦小，但身材匀称，智力正常或稍低，皮肤皱纹增多，貌似"早老症"。同时伴有垂体促性腺激素分泌不足，患者性腺发育幼稚，第二性征缺乏或低下。继发于颅内病变者，发育障碍可见于任何年龄，并可出现头痛、视力损害等症状。

实验室检查：血中生长激素减少，用左旋多巴、胰岛素、可乐定和精氨酸等至少两种药物进行 GH 刺激试验，用放射免疫测定（radioimmunoassay，RIA）血清中 GH 水平均低于 5μg。可伴有促甲状腺素或促肾上腺皮质激素水平降低或缺乏。

【影像检查技术与优选】

X 线片能提供垂体性侏儒的骨关节系统改变的主要影像学特点，结合临床实验室检查可以确诊本症。CT 以及 MRI 检查对骨关节的价值有限，但有助于进一步对病因进行分析，从而明确诊断。CT 对萎缩垂体显示不敏感，MRI 显示鞍区及下丘脑病变敏感性高，最佳层面是矢状面，为研究垂体及下丘脑病变的首选检查方法。

【影像学表现】

1. X 线　①全身骨骼发育短小，与年龄不相符，但各部大小的比例正常，骨质结构正常；②全身骨骺骨化中心出现延迟，骨龄发育明显落后于正常同龄儿童，骨骺与干骺端间的骺线愈合延迟，甚至到成年或终身亦不愈合；③颅面骨的改变为颅大面小，两者不相称,囟门闭合晚,可见缝间骨。出牙晚,但牙的体积不小,而又由于面骨发育小,致牙槽骨内可见未萌出的乳牙与恒牙并存排列呈折叠状;④由于椎体边缘的骨骺骨化延迟,椎体可变扁,椎间隙相对稍宽;⑤特发性及原发性垂体功能低下者蝶鞍小或正常,垂体及鞍上肿瘤者见蝶鞍扩大或骨质破坏。

2. CT 和 MRI 主要用于原发性或获得性垂体性侏儒的病因学检查。①垂体缩小,特别是垂体高径变小;②正常神经垂体消失。而在三脑室下方中央隆突,或垂体柄、视交叉上可见异位的垂体后叶(ectopia of the posterior pituitary,EPP)(图 7-10-3);③垂体茎发育不全(pituitary stalka genesis,PSA)、垂体柄变细,中断甚至消失;④空蝶鞍(empty sella turcia)表现为蝶鞍扩大、鞍底变薄,鞍内水样信号区与鞍上池相连,垂体受压变扁、高度或体积变小,与垂体柄一起贴近鞍底;⑤颅咽管瘤,由于肿瘤压迫垂体,可以发生腺垂体多种激素水平低下(影像学表现详见相关章节)。

【诊断要点】

垂体性侏儒的诊断主要依靠临床表现和实验室检查。影像学检查提示骨龄落后,匀称性、对称性全身骨骼短小。垂体先天性缺陷和后天获得性破坏性病变有典型的影像学表现,可以帮助确诊。

【鉴别诊断】

主要与下列疾病鉴别:

1. 甲状腺功能减退症 其所致的侏儒症形态上与垂体性侏儒症相似,但一般出生不久即引起骨骼

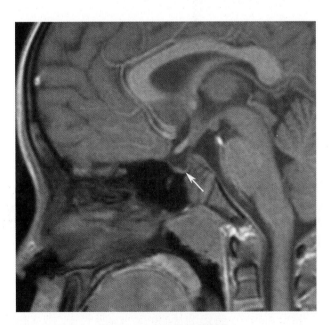

图 7-10-3 垂体性侏儒症
垂体 MRI 平扫矢状面 T₁WI,示垂体高径变小,几乎呈细线状;正常神经垂体高信号消失(箭)

发育障碍,常伴有发育缺陷或痴呆等表现,而垂体性侏儒症出生后几年或较大才起病,故骨骼发育生长已有些基础。

2. 骨软骨发育不良性侏儒 为一类骨骼或软骨发育不良所致身材矮小,并非因垂体功能低下所致。患者在胎儿期既可出现生长障碍,生后即呈侏儒状态,大多为非匀称性侏儒。X 线表现因骨软骨发育不良的类型不同而有所不同,可能合并智力和性腺发育异常。

3. 体质性青春期发育延迟 男孩多见。表现为青春期前身材矮小,骨龄及性的发育也相应地落后,牙齿萌出较晚,但内分泌功能正常。青春期发育后身高及性成熟趋正常。

二、甲状腺功能减退症

【概述】

甲状腺功能减退症(hypothyroidism)因起病年龄不同又分为三种类型:呆小病(cretinism)、幼年型甲减、成人型甲减。起病于胎儿或新生儿者,伴智力发育障碍者为先天性甲状腺功能减退症(congenital hypothyroidism)又称呆小病(cretinism)或克汀病(cretinism)。甲状腺功能低下起病于青春期发育前儿童者称幼年型甲减,又称幼稚型黏液性水肿(infantilism myxedema)或幼稚型甲状腺功能低下,是由于甲状腺激素即甲状腺素与三碘甲腺原氨酸不足所致,甲状腺激素分泌不足导致软骨不能骨化。男女发病率大致相似。

本病按病因不同可以分为原发性甲减、继发性甲减和促甲状腺素(thyroid stimulating hormone,TSH)或甲状腺激素(thyroid hormone,TH)不敏感综合征三类。原发性甲减最常见,约占90%以上,源于甲状腺本身的病变,大多为获得性甲状腺组织被破坏所致。继发性甲减是因为垂体或下丘脑疾病而致促甲状腺素(TSH)分泌不足所致。促甲状腺素或甲状腺激素不敏感综合征少见,TSH 不敏感综合征是由于甲状腺对 TSH 有抵抗,部分病例与遗传有关,为常染色体隐性遗传。TH 不敏感综合征常呈家族发病征象,为常染色体显性或隐性遗传。

【临床特点】

临床主要表现为身材矮小、智力障碍、反应迟钝、嗜睡等。其他有皮肤粗糙、感觉功能障碍、呆小面容、黏液水肿和骨质疏松等。新生儿及婴儿期主要表现为胎便排出迟缓,经常便秘、嗜睡、吮奶差、生理黄疸延长,哭声嘶哑低直、腹胀、呆滞,皮肤呈

花斑状、凉而湿，额部皱纹多似老人状，舌大宽而厚，面容臃肿状，鼻根低平，眼距宽，前后发际低，心率慢。幼儿及儿童期主要表现为生长发育迟缓，智力低下，表情呆滞，安静、出牙、坐、站及走均落后于同龄儿。

实验室检查血清 T_3、T_4 降低，TSH 增高。甲状腺功能低下一旦诊断，其治疗越早越好。经治疗后，未发生钙化的骨化中心可以迅速出现，全身骨骼各部生长加速，可逐渐接近正常。

【影像检查技术与优选】

X 线检查主要了解骨龄延迟和骨骼发育障碍情况。高频彩超检查可准确无误地测量甲状腺的大小，显示出腺体内部的结构变化。彩色多普勒和脉冲多普勒的联合应用，对引发本病的多种甲状腺疾病有可靠的影像诊断学意义，采用超声引导下活检是公认的最后确诊手段。

【影像学表现】

1. **骨化中心出现延迟** 骨龄显著落后于患儿的实际年龄，严重者保持胎儿骨龄。骨骺核呈碎块状或泡沫状，骨骺线经久不闭合，不能进行正常骨化。骨骺核细小，多见于桡骨远端和指骨骨骺（图 7-10-4）。骨骺破碎与密度不均，多同时出现，表现为骨密质破损、骨骺大部边缘毛糙、骨骺的透明软骨带内有不规则的钙化点（点状骨骺）等。骨骺硬化，以桡骨远端肘部骨骺多见，多表现为整个骨骺密度增高，同时伴有密度不均，有类似无菌性坏死修复期改变。

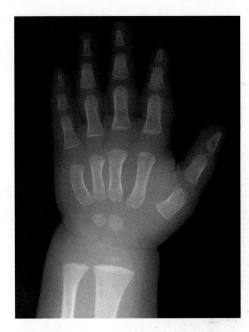

图 7-10-4 甲状腺功能减退症
左手 X 线正位平片，示左手腕骨短小，骨骺核出现少且小，骨龄明显落后，相当于 6 个月

可见掌骨副骨骺。

2. **干骺端改变** 主要表现为干骺端毛糙，呈波浪状，先期钙化带增厚或呈锯齿状改变，干骺端凹陷，骨骺部分陷于干骺端内，可见生长障碍线，多出现在桡骨远端。

3. **颅骨改变** 因颅骨膜化骨受阻，囟门及颅缝闭合延迟，存在缝间骨，颅骨内、外板及板障分界不清。蝶鞍发育幼稚，或因垂体的增大致蝶鞍扩大呈球形。鼻旁窦和乳突气化不良及出牙延迟。

4. **椎体发育延迟** 保持幼稚状态，继发骨化中心出现延迟，椎体形状不规则呈楔形或子弹头样改变，有的椎体高径稍减，椎间隙相对稍宽。脊柱可轻度弧形后凸。

【诊断要点】

骨化中心出现延迟并碎裂，不能进行正常骨化。骨骺生长发育明显障碍，骺线经久不闭，骨骼短小。脊柱可后凸畸形。

【鉴别诊断】

甲状腺功能减退症主要的影像学改变是骨龄延迟和骨骼发育障碍。需与下列疾病鉴别：

1. **多发性骨骺发育不良** 两者均有全身性骨骺发育异常，而本症全身骨骼骨化延迟，但智力正常，为先天性少见病。

2. **斑点状骨骺发育不全** 两者均有全身性骨骺发育异常，本症智力正常且骨骺骨化时间反较正常出现早。

三、甲状旁腺功能亢进症

【概述】

甲状旁腺功能亢进症（hyperparathyroidism）是因为甲状旁腺分泌过多的甲状旁腺素，引起体内钙、磷代谢失常所致。本病具有多种临床表现，在骨关节系统主要表现为广泛的骨质稀疏，有时伴局限性骨破坏。常见于中年人，儿童少见。发病率女性多于男性。

甲状旁腺激素是维持正常血钙浓度的一个重要因素，是通过对骨、肾和胃肠道的影响来实现对血钙的调节作用。主要包括：①刺激破骨细胞活动，增加骨的吸收；②抑制肾小管对磷的重吸收，促使磷盐自尿中排出；磷的丢失使血磷降低、血钙升高，继而尿钙增多；③增加肠道对钙的吸收。甲状旁腺激素分泌过多，将影响骨骼的破骨、吸收、重建及血钙和血磷的浓度。

按病因可分为原发性和继发性，前者主要是由于甲状旁腺腺瘤引起；后者则是由于肾脏或其他代谢性疾患引起血钙、磷异常，刺激甲状旁腺激素分泌而引起的，主要见于慢性肾脏疾患、佝偻病等。

甲旁亢骨病可累及任何骨骼，多出现在骨形成及骨吸收较快的部位，破骨细胞性骨溶解造成的骨吸收是主要的病理变化；儿童明显的骨变化出现在长骨干骺端，以类骨细胞钙化不足所致的骨软化为主要表现。钙磷经肾脏的大量排出引起肾内和尿路结石。甲状旁腺功能亢进症时由于血钙增高而抑制维生素 D 的正常代谢，常伴发内源性维生素 D 不足，从而减弱了肠道对钙的吸收作用，可导致佝偻病改变。局限性的纤维组织及巨细胞取代了骨组织，并使之膨胀，病变发生黏液变性与出血而形成囊肿，囊肿中含有棕色的液体而称为棕色瘤。

【临床特点】

主要症状是全身骨关节疼痛，病理性骨折，肾结石，实验室检查血甲状旁腺激素、血钙、尿钙升高，血磷减低及碱性磷酸酶升高。

【影像检查技术与优选】

X 线片是骨关节系统的主要影像学检查方法，常需拍摄双手、四肢长骨、头颅和脊柱。

对原发性甲状旁腺疾病的影像学检查，B 超和核素显像为首选方法，核素容易发现异位甲状旁腺，CT 和 MRI 可作为补充检查，对于较小的病变，CT 准确率较 MRI 高，多种影像检查手段联合应用可提高腺瘤诊断准确率。

【影像学表现】

1. **X 线片**　主要表现包括以下几方面：

（1）骨膜下骨吸收：是本病的特征性 X 线表现，最具有诊断意义。常见于手指、掌骨，尤以中、示指中节指骨桡侧面多见，表现为指骨皮质呈刺状或栅栏状，严重者全部皮质可被吸收。其他部位可见于肱骨、胫骨、股骨近端，锁骨外端，肋骨、跟骨后下缘、尺桡骨，牙槽骨也可受累。此外，骨吸收还可表现为骨内膜性、皮质性、小梁性、软骨下骨吸收。

（2）骨质密度降低：早期表现为均匀性密度减低或骨小梁呈颗粒状，以后为全身骨骼普遍性骨密度降低，骨小梁稀少、模糊，骨密质变薄，易发生骨骼变形和病理性骨折。

（3）骨质软化：长骨干骺端增宽、内凹呈毛刷状及杯口状，呈佝偻病样改变（图 7-10-5a）。

（4）棕色瘤：即纤维囊性骨炎。发生于晚期患儿的躯干或末梢骨，呈单房或多房皂泡状膨胀性囊状骨质密度减低区，边界清楚，邻近皮质受压变薄。

（5）骨质硬化：部分不典型患者可显示骨小梁数量增多，颅骨板障增厚为不规则致密区，长骨密度减低区内出现新生骨岛。其形成机制不清，有作者认为是刺激成骨细胞，增加骨形成，也有作者认为降钙素妨碍骨吸收，造成低血钙和骨硬化。

（6）钙盐沉积：常见肾脏钙化，尿路结石，有时也可见四肢动脉壁和关节周围软骨钙化。

2. **其他影像学检查**　CT 征象与 X 线片大致相

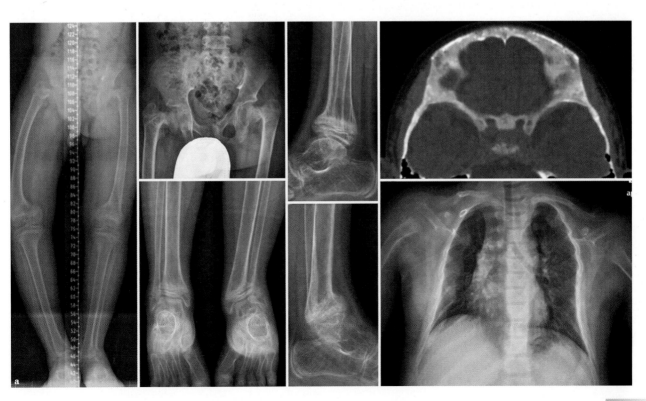

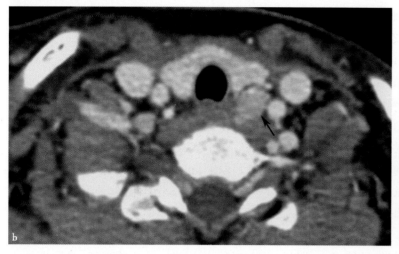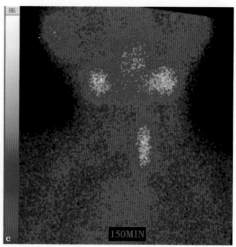

图 7-10-5　甲状旁腺功能亢进症

a. 双下肢、骨片、胸部平片及颅骨 CT 骨窗，示全身骨质密度减低，双下肢长骨弯曲，干骺端增宽、内凹呈毛刷状杯口状改变，股骨颈、胫骨下段可见假骨折线；胸廓塌陷；颅骨骨吸收；b. 甲状腺 CT 增强扫描，示甲状腺左叶后方甲状旁腺区类圆形包块（黑箭），边缘清楚，增强后强化明显，为甲状旁腺腺瘤；c. 甲状腺核素扫描，示左侧甲状旁腺腺瘤呈放射性浓聚灶

仿，可显示骨密度减低、骨吸收（图 7-10-5b）、囊变等征象。

　　B 超、核素、CT 及 MRI 主要应用于原发性甲旁亢的病因学检查，了解甲状旁腺的情况，排除甲状旁腺腺瘤。甲状旁腺腺瘤多位于甲状腺后下方，呈圆形等密度 / 信号结节，增强扫描明显强化（图 7-10-5b）。核素检查可见放射性浓聚（图 7-10-5c）。

　　【诊断要点】

　　X 线表现为多骨受累，以广泛骨膜下骨吸收、普遍性骨质密度降低、骨质软化、纤维囊性骨炎、骨质硬化和钙盐沉积为主要变化，其中广泛骨膜下骨吸收最具有价值。X 线表现结合实验室检查不难作出诊断。

　　【鉴别诊断】

　　1. 佝偻病　长骨干骺端增宽，呈杯口状，毛刷状改变。但无相应的临床表现，无骨质吸收，骨质硬化，棕色瘤等改变。

　　2. 骨梅毒　可有广泛的骨膜增生及骨质吸收改变。母亲常患有梅毒，骨质吸收长骨干骺端多见，伴长骨干骺端炎等改变。

　　3. 骨肿瘤　棕色瘤与骨巨细胞瘤相似，但骨巨细胞瘤，仅局部骨质有破坏。

（范　淼）

参 考 文 献

[1] 叶滨宾. 儿科影像诊断与临床 [M]. 北京：人民军医出版社，2011

[2] Berquist TH. MRI of the musculoskeletal system[M]. 4th ed. New York: Lippincott-Raven, 2001

[3] 徐赛英. 实用儿科放射诊断学 [M]. 北京：北京出版社，1999

[4] 潘恩源，陈丽英. 实用儿科影像诊断学 [M]. 北京：人民卫生出版社，2007

[5] 金征宇. 医学影像学 [M]. 北京：人民卫生出版社，2005

[6] 王云钊. 中华影像医学骨肌系统卷 [M]. 北京：人民卫生出版社，2002

[7] 王云钊，蓝宝森. 骨关节影像学 [M]. 北京：科学出版社，2002

[8] 钱晓娟，鲁文育，周新明，等. 6840 例孕中期唐氏综合征筛查结果分析 [J]. 中国优生与遗传杂志，2018，26（03）：37-38

[9] 王玉，高丽. 猫叫综合征合并 21 三体综合征一例 [J]. 中华医学遗传学杂志，2014，31（5）：675

[10] Honjo RS, Mello CB, Pimenta LSE, et al. Cri du Chat syndrome: Characteristics of 73 Brazilian patients[J]. J Intellect Disabil Res, 2018, 62（6）: 467-473

[11] 刘晓亮，傅立军. Noonan 综合征的诊治进展 [J]. 临床儿科杂志，2016，34（01）：64-67

[12] 黄浩彬，吴延虎，朱锦富，等. Noonan 综合征伴心肌肥厚 1 例 [J]. 中华胸心血管外科杂志，2016，32（4）：251

[13] Gaete X, Rodríguez F, Cassorla F. Growth Hormone Treatment for Patients with Noonan Syndrome[J]. Pediatr Endocrinol Rev, 2018, 16（Suppl 1）: 100-104

[14] 廖弼文，谢巧玲. Klinefelter 综合征 3 例报道 [J]. 中国儿童保健杂志，2018，26（07）：811-812

[15] Cornacchia MA, Bhushan S, Arguello R. A Case of Famil-

ial Male-Limited Precocious Puberty in a Child With Klinefel-ter Syndrome[J]. J Endocr Soc，2018，2（10）：1131-1136

[16] Freel EM，Mason A. Turner Syndrome[J]. Hypertension，2019，73（1）：42-44

[17] 唐小锋，崔程凯，刘忠光 . 原发性垂体性侏儒症一例 [J]. 中华临床医师杂志（电子版），2009，3（04）：685-687

[18] 许世刚 . 甲状腺机能减退症合并股骨头骨骺滑脱症保守治疗一例 [J]. 中华小儿外科杂志，2004，25（5）：476-477

[19] 魏伯俊，申虹，童冠圣，等 . 99Tcm- 甲氧基异丁基异腈显像在 104 例原发性甲状旁腺功能亢进患者诊断中的应用 [J]. 中华耳鼻咽喉头颈外科杂志，2015，50（2）：123-126

[20] 胡琳，柏楠，崔爱民，等 . 甲状旁腺功能亢进 - 颌骨肿瘤综合征二例报告 [J]. 中华普通外科杂志，2014，29（10）：799-800

[21] 童传明，郑荆州，吴高松，等 . 原发性甲状旁腺功能亢进症 115 例诊治分析 [J]. 中华内分泌外科杂志，2016，10（1）：45-48

第十一章　血液病的骨改变

第一节　白　血　病

白血病（leukemia）是以造血器官中原始细胞或幼稚白细胞异常增生为特征的血液系统恶性肿瘤。白血病细胞广泛侵犯全身各系统和器官，主要侵及造血系统的骨髓、淋巴组织和脾。全身骨髓均可累及，以椎骨、胸骨、肋骨和骨盆为著。详见第八篇第四章第二节。

第二节　血　友　病

【概述】

血友病（hemophilia）是一组遗传性出血性疾病，因凝血活酶生成障碍导致凝血时间延长而引起出血倾向和出血不止。根据缺乏的凝血因子不同，分为血友病 A（Ⅷ因子缺乏）、血友病 B（Ⅸ因子缺乏）和血友病 C（Ⅺ因子缺乏）三种，其中以血友病 A 最常见，约占 85%。血友病 A 为性连锁隐性遗传性疾病，女性传递，男性发病。

【临床特点】

临床表现为自发性、轻微外伤后出血以及反复出血引起的并发症，常有鼻出血、牙龈出血和皮下出血。骨与关节内反复出血则导致血友病性骨关节病，最常受累的部位为膝、踝、肘，髋关节次之。

初期表现为急性关节内出血，关节内压上升，关节急剧肿胀、疼痛，活动受限。随着出血次数增多，关节内积血不能完全吸收，纤维素、含铁血黄素等物质沉积，刺激滑膜、关节囊和关节软骨，产生关节软骨和软骨下骨破坏，逐渐出现慢性关节炎症状，晚期可有不同程度关节纤维性强直或骨性强直。

骨内、骨膜下和软组织出血可形成血友病性假肿瘤。骨内出血可产生大小不等、边界清楚的骨质缺损区，伴边缘骨硬化。骨膜下出血使骨膜抬高，血肿由骨膜破出，形成软组织肿块，伴骨膜下骨形成，并产生压迫性骨吸收。好发部位为四肢骨及髂骨翼。

【影像检查技术与优选】

常规 X 线片对血友病性骨关节病的诊断具有一定价值。X 平片对软组织的分辨力低，对显示关节囊的改变及早期关节软骨的破坏敏感性较差。超声检查对关节积血、关节囊和关节软骨的改变具有较高的敏感性，既经济又方便，但其空间分辨力较差。CT 对急性出血的敏感性和特异性均很高。MRI 具有良好的软组织分辨力和空间分辨力，对显示关节囊、滑膜的增生和纤维化、关节软骨破坏、软骨下骨吸收和软组织血肿均具有较高的敏感性和特异性，可在 X 线出现特征性改变前作出早期诊断。

【影像学表现】

1. **X 线**　常规 X 线片对血友病性骨关节病的诊断具有一定价值。①初期单纯关节出血一般仅见关节周围软组织肿胀，密度增高，界限较清楚，多数仅限于关节囊范围内。反复多次出血后，关节囊及滑膜囊增厚、含铁血黄素沉积，甚至滑膜囊、骨膜下及软组织内血肿钙化，X 线片见关节肿胀的密度更高；②随着关节内反复多次出血，引起滑膜增厚，进而软骨侵蚀吸收，关节间隙变窄，软骨下骨出现多发囊状骨缺损。骨内出血形成囊状透亮区，并可能与关节腔相通连，或仅于干骺或骨干形成不规则透亮影。股骨下端髁间凹加深、加宽，关节内含铁血黄素沉积、关节面变平、凹陷及关节边缘假性骨刺出现为其特征性表现（图 7-11-1）。骨端受到明显破坏后，可合并关节脱位、关节畸形，最终导致关节强直；③骨内、骨膜下及软组织内出血形成血友病性假肿瘤征象。骨内出血表现为大小不等、边界清楚的囊状透亮区，边缘可有硬化（图 7-11-2）。软组织内出血形成密度均匀的软组织肿块，或见散在大小不等钙化斑。骨膜下出血使骨膜隆起，骨膜增生硬化呈弧状突入软组织内，伴骨膜下骨形成，骨密质压迫性骨吸收。

2. CT　可清楚显示关节腔内的积血、关节滑膜增厚、软骨下囊状骨吸收。CT 对显示软组织内新鲜出血的敏感性和特异性较高。

3. MRI　可显示关节内积血形成的脂 - 液平面。MRI 检查对显示关节内不同时期积血、含铁血黄素沉积、关节囊增厚、关节软骨破坏及软骨下小囊变敏感性高，可早于 X 线片做出诊断。出血时间不同，MRI 信号复杂，血肿壁纤维组织及含铁血黄素沉积在 T_1WI 及 T_2WI 上均呈低信号（图 7-11-3）。

【诊断要点】

患者有明显的出血倾向，凝血时间延长，常累及大关节尤其易见于膝关节。主要 X 线表现为关节囊明显肿胀，密度增高，关节间隙变窄，股骨髁间凹增宽、加深，关节面下骨破坏及囊状吸收。骨内出血及骨膜下出血表现为假肿瘤征象。MRI 检查可显示不同时期出血、关节囊增厚、含铁血黄素沉积、关节软骨破坏及软骨下小囊变，有利于早期诊断。

【鉴别诊断】

血友病性关节病需要与退行性骨关节病鉴别，骨内及骨膜下血友病性假肿瘤需与骨肿瘤鉴别，病史及 MRI 上不同时期的出血表现有助于鉴别诊断。

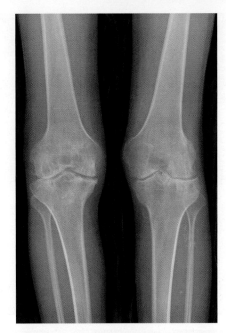

图 7-11-1　双膝关节血友病性关节病

双侧膝关节正位片示关节骨质疏松，关节间隙变窄，髁间凹加深、增宽，关节面变平，关节面下见小囊状透亮区，右膝关节外缘假性骨刺出现

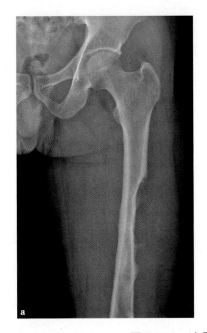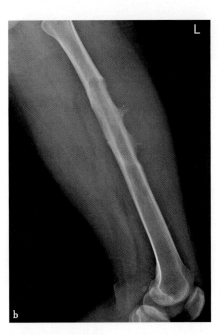

图 7-11-2　左股骨血友病性假肿瘤

a、b. 左股骨正侧位片示股骨中段外侧部见大小不等、边界清楚的骨质缺损区伴边缘骨硬化

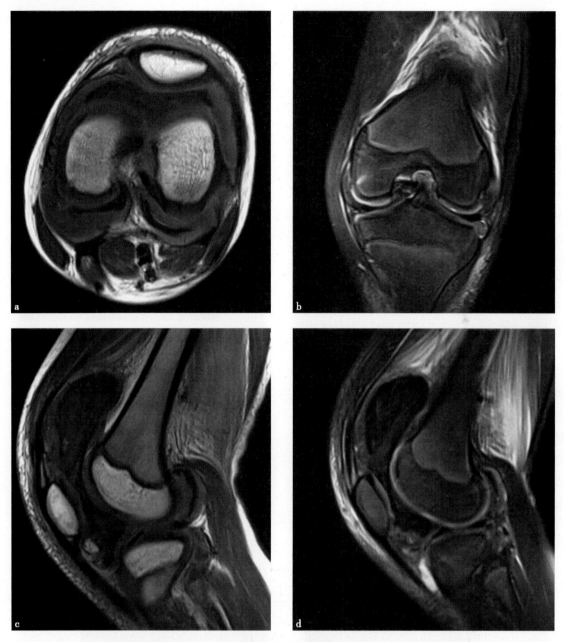

图 7-11-3 血友病

a. 横断面 T$_1$WI，关节周围增生滑膜呈等 T$_1$ 信号。b. 冠状面脂肪抑制 T$_2$WI，股骨远端骨骺增大、髁间窝增宽。
c、d. 矢状面 T$_1$WI 及脂肪抑制 T$_2$WI，股骨髌前、髌上囊大量积血，呈长 T$_1$、短 T$_2$ 信号，髌骨后缘软骨变薄

第三节 慢性溶血性贫血

　　婴儿和儿童三种主要的慢性溶血性贫血（chronic hemolytic anemia）为地中海贫血、镰状细胞贫血和遗传性球形红细胞增多症，均为常染色体显性遗传性贫血。贫血系因血红蛋白分子结构失常（镰状细胞贫血）或红细胞形态异常（遗传性球形红细胞增多症）或两者兼有（地中海贫血）所致。异常的红细胞被网状内皮组织破坏，引起溶血性贫血和黄疸。贫血使骨髓和髓外造血组织过度增殖，因而造成骨

髓腔扩张和髓外造血。临床表现为不同程度慢性进行性溶血性贫血、黄疸、肝脾肿大。

一、珠蛋白生成障碍性贫血

【概述】

　　最多见于地中海地区，故又称地中海贫血（thalassemia），国内多见于广东、广西及四川等地。根据累及珠蛋白肽链的不同分为 α- 地中海贫血和 β- 地中海贫血。临床根据病情程度不同分为轻型、重型和中间型。

【临床特点】

　　重型 β- 地中海贫血多在 3～12 个月开始发病，

呈慢性进行性贫血,肝、脾肿大,患儿常并发支气管炎和肺炎,多于青春期前死于心力衰竭。由于颅面骨肿胀可呈现头大、额部隆起、颧高、鼻梁塌陷、眼距增宽的地中海贫血特殊面容。

【影像检查技术与优选】

首选 X 线片观察骨骼密度及形态变化,以手、足短骨及股骨最明显。MRI 对红骨髓和黄骨髓的识别能力强,可显示病变的部位和范围,还可以观察对治疗的反应。

【影像学表现】

1. X 线　骨骼变化主要是骨髓造血组织过度增殖,导致骨髓腔增宽、骨密质变薄和骨小梁吸收,受累骨失去正常轮廓,骨干的正常凹面变平甚至稍凸,以手、足短骨及股骨最明显。随着年龄增长,末梢部病理变化逐渐消失,而以躯干骨为主要受累部位。颅骨、脊椎和骨盆的红骨髓终生活跃,故于成年初期四肢长骨的改变消退后,这些骨骼的改变反而异常明显。

(1)长骨:四肢长管状骨骨质疏松,骨密质变薄,髓腔增宽,骨小梁稀疏或消失,残存骨小梁粗糙。掌指骨及跖趾骨骨干失去正常双凹面形状,而变为双凸状。股骨干呈酒壶状。于儿童末期,由于长骨红骨髓转变为黄骨髓,长骨变化随之消退,或出现骨密质增厚,呈骨硬化表现,而颅骨的变化更为明显。长期重症病例可见骨骺板早期融合,最常见于肱骨近端和股骨远端,导致肢体短缩和畸形。

(2)颅面骨:颅盖骨特别是额骨及顶骨密度减低,板障增宽,外板变薄甚至消失,并可见与内板垂直的放射状骨针自板障间隙向外伸展,内板一般保留。由于面骨、额骨和颞骨髓腔扩张,外形膨大,鼻窦和乳突气化不良,但筛窦不受影响。上颌骨膨大使眼眶外移,导致眼距增宽。上颌骨明显膨胀伴鼻窦气化不良很少见于其他类型贫血,可资鉴别。

(3)脊椎:表现为骨质疏松,骨小梁粗糙呈网状结构,椎体上下缘不规则,多见于下段胸椎。

(4)肋骨:骨质疏松,骨小梁稀疏、粗糙,骨髓增生使肋骨增宽。后肋下方皮质受侵蚀可形成锯齿状边缘,骨髓造血组织突破皮质,刺激骨膜增生,可形成"肋中肋"表现(图7-11-4),即于增宽的肋骨内可见境界模糊的肋骨样阴影。少数病例于肋骨前端形成膨大的软组织肿块影。

2. CT　可显示髓外造血性软组织肿块及压迫性改变。后纵隔脊柱两旁可见髓外造血形成圆形或分叶状软组织肿块影,常伴肋骨后端膨大及皮质受

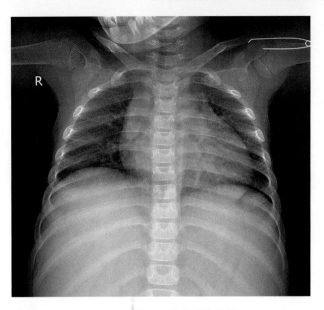

图 7-11-4　珠蛋白生成障碍性贫血

胸部正位片示双侧肋骨骨小梁稀疏,骨膜增生,呈"肋中肋"表现

侵蚀。髓外造血亦可见于大脑镰、硬脑膜、硬脊膜、浆膜腔和腹膜后等部位。

3. MRI　对红骨髓和黄骨髓的识别能力强,黄骨髓在 T_1WI 及 T_2WI 上均表现为高信号,而红骨髓在 T_1WI 上呈低信号。贫血后,黄骨髓向红骨髓转化,MRI 不仅可显示病变的部位和范围,还可以观察对治疗的反应。椎管内髓外造血可压迫脊髓,MRI 可显示脊髓受压程度及范围。

【诊断要点】

诊断主要依据临床表现和实验室检查,影像学检查可发现相应的骨骼改变。

【鉴别诊断】

本病需要与多种能够造成骨髓信号异常的疾病鉴别,如白血病等,但后者不造成骨骼形态变化。

二、镰状细胞贫血

【概述】

镰状细胞贫血(sickle cell anaemia)是因为血红蛋白被异常的血红蛋白分子所代替,红细胞聚合成细长的结晶使红细胞呈镰状。异常镰状红细胞被单核吞噬细胞系统所破坏,引起贫血和黄疸。贫血刺激骨髓增生,引起骨骼病变。镰状红细胞较正常红细胞长,且有突起,难于通过毛细血管,可引起毛细血管阻塞,形成内脏和骨骼的血栓和栓塞。

【临床特点】

婴儿时即可有严重的溶血性贫血和黄疸,常合并呼吸困难,腹部及下肢疼痛,下肢溃疡,血尿,心

脏扩大和充血性心力衰竭。骨骼改变主要由两种因素造成，即严重的溶血性贫血而继发骨髓过度增生；骨充血、血栓导致骨梗死。

【影像检查技术与优选】

X 线片为本病主要检查方法。MRI 对显示早期病变的敏感性较高。

【影像学表现】

本病 X 线表现的主要病理基础为骨髓增生及骨梗死，以颅骨、颌骨及脊椎的 X 线表现明显。

1. **骨髓增生** 使骨小梁变细和部分吸收，骨密质内缘受压，导致骨质疏松，骨质疏松可见于全身诸骨。颅骨板障骨小梁模糊，呈磨玻璃样，板障膨胀，外板变薄，可有局部骨吸收，有时可见放射状骨针，但不如地中海贫血常见。脊椎骨疏松引起椎体双凹变形。四肢长骨骨小梁稀疏，骨密质变薄。

2. **骨梗死** 婴儿和儿童的骨梗死多发生在手足短管状骨的骨干部，最初表现为手或足部软组织肿胀，10～20 天后，可显示短管状骨破坏伴不同程度的修复和骨膜反应。

（1）骨骺部骨梗死：多见于较大儿童和成人，易累及股骨头和肱骨近端骨骺，常为双侧对称性，表现为斑片状透亮区，周围有骨硬化，或弥漫性或局灶性骨硬化。股骨头塌陷、变形，可继发骨关节炎。

（2）骨髓骨梗死：表现为局限性溶骨区，周围反应性骨硬化，溶骨区可出现钙化斑。亦可表现为骨小梁内不规则硬化区。

（3）骨干骨梗死：表现为皮质内面增厚，骨髓腔变窄和骨膜增生，新骨与骨密质内缘之间介以线状透亮带，形成"骨中骨"的表现，有时表现为皮质一致性增厚。此种改变与长骨骨端的缺血性坏死同时存在，对诊断很有帮助。

（4）脊椎骨梗死：大范围的梗死使椎体塌陷呈楔形。椎体骺板中心缺血可使椎体呈双凹变形，小儿患者于椎体前面长时期保持血管丛压迹。

【诊断要点】

诊断主要依据临床表现和实验室检查，影像学检查可发现相应的骨骼改变。

【鉴别诊断】

本病的骨骼形态和骨髓信号改变不如珠蛋白生成障碍性贫血广泛和明显。骨感染、骨髓增生、骨梗死在本病表现较明显。

三、遗传性球形红细胞增多症

【概述】

遗传性球形红细胞增多症（hereditary spherocytosis）特征为血液中球形红细胞增多和红细胞脆性增加，红细胞通过脾窦时被大量破坏，导致贫血、黄疸和脾肿大。

【临床特点】

临床症状因发病时间和疾病严重程度不同而表现不一，多于青春早期发病。

【影像检查技术与优选】

X 线片为本病主要检查方法。MRI 对显示早期病变的敏感性较高。

【影像学表现】

X 线表现：因贫血多发生于较大儿童，多数长骨骨髓已被黄骨髓取代，骨髓增生不明显。骨骼改变主要见于颅骨，呈塔状头，板障增宽，外板变薄甚至消失。有些患者显示长骨及扁平骨疏松，皮质变薄，骨小梁粗糙。

【诊断要点】

诊断主要依据临床表现和实验室检查，影像学检查可发现相应的骨骼改变。

【鉴别诊断】

本病的典型表现为骨髓腔增大，皮质变薄，干骺端增宽，颅骨板障增宽，外板变薄甚至消失，均为非特征性变化，也可见于珠蛋白生成障碍性贫血和镰状细胞贫血。MRI 上骨髓信号改变与其他贫血疾病相似。

（严志汉）

参 考 文 献

[1] 龙莉玲，黄仲奎，宋英儒. 急性白血病骨髓 MRI 定性和定量诊断价值 [M]. 临床放射学杂志，2000，19（12）：781-785

[2] Kan JH, Hernanzschulman M, Frangoul HA, et al. MRI diagnosis of bone marrow relapse in children with ALL[J]. Pediatric Radiology, 2008, 38（1）：76-81

[3] 余卫，林强，尚伟，等. 血友病关节病变的 X 线、CT 和 MR 影像比较分析 [J]. 中华放射学杂志，2007，41（2）：187-190

[4] W. YU, Lin Q, Guermazi A, et al. Comparison of radiography, CT and MR imaging in detection of arthropathies in patients with haemophilia[J]. Haemophilia, 2009, 15（5）：1090-1096

第十二章 其 他

第一节 先天性无痛症

【概述】

先天性无痛症(congenital absence of pain)为罕见常染色体隐性遗传性疾病,可有家族史,其发病机制尚不明确。由于痛觉缺失,防御反应较差,患儿常有唇舌咬伤,皮肤碰伤、烫伤、角膜损伤及骨折等,且伤后继续活动,因而易导致骨折不愈合和感染。

【临床特点】

患者生后即有周身性痛觉减低或缺失,而温、触觉及位置觉正常,可合并无汗、智力障碍等。

【影像检查技术与优选】

影像学主要用于对骨关节损伤程度进行评价,X线片一般可满足诊断。MRI检查有助于了解软组织损伤情况。

【影像学表现】

X线表现:骨关节的表现与神经性关节病(Charcot关节病)相似,表现为关节结构紊乱和畸形,关节端及邻近骨碎裂、游离体,骨膜增生,骨赘形成,骨端骨硬化,明显的骨折和脱位,关节周围软组织内不规则钙斑,广泛的感染等。

【诊断要点】

患儿生后即发病,表现为痛觉减低或缺失,依靠特征性病史,诊断不难。

【鉴别诊断】

主要需与神经性关节病相鉴别,后者痛觉减低为继发性的。

第二节 特发性青少年骨质疏松症

【概述】

特发性青少年骨质疏松症(idiopathic juvenile osteoporosis)是指发生于青少年的原因不明的骨质疏松,以8~15岁居多,男女发病率无差异。本病为自限性,多在起病4~5年后可自行缓解,疼痛等症状消失,骨密度增加,身高快速增长,但骨畸形可持续存在。

【临床特点】

生长缓慢,身材矮小,出现后背、足、髋部弥漫性疼痛,行走困难,轻微外伤可发生长骨骨折,常见于干骺端处,伴椎体压缩性骨折,脊柱后凸畸形。

【影像检查技术与优选】

X线片可了解骨质疏松程度和骨折情况。骨密度测量可精确了解骨质疏松程度,可用于随访观察。

【影像学表现】

X线表现:普遍性骨质疏松,长骨干骺端骨折,椎体凹陷或压缩性骨折,脊柱后凸。骨病为自限性,起病4~5年后骨密度增加,椎体变形能明显改善,但严重的畸形则持续存在。

【诊断要点】

本病病因不明,青少年期发病,多见于8~15岁,儿童期正常,无家族史。主要表现为普遍性骨质疏松,周身骨痛及易骨折。

【鉴别诊断】

本病需与成骨不全及其他原因引起的继发性骨质疏松症鉴别。

第三节 肥大性骨关节病

【概述】

肥大性骨关节病(hypertrophic osteoarthropathy, HOA)是以受累皮肤和四肢的骨膜肥厚性变化为主要特征的综合征,分为原发性和继发性两类。原发性较少见,常见于儿童和青年,常同时存在颜面部皮肤增厚,故又称皮肤骨膜肥厚症;继发性可见于任何年龄,常与肿瘤和感染有关。

【临床特点】

临床表现主要为杵状指、骨膜炎和关节滑膜炎引起的症状。

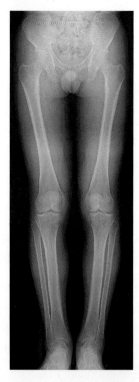

图 7-12-1　皮肤骨膜肥厚症

双下肢正位片示双侧股骨及胫腓骨骨外膜对称性增厚，呈单层平行状

【影像检查技术与优选】

X 线片可作为首选的影像学检查方法。

【影像学表现】

X 线　管状骨对称性骨膜新生骨，常见于尺桡骨和胫腓骨，也可累及近排指骨、掌骨和跖骨，肱骨和股骨受累少见。始于骨干和干骺端，呈单层平行状，病变进展后呈多层平行状（葱皮样），可扩展到骨骺，最后骨内膜也可见增生，同一骨骨膜增生程度相仿（图 7-12-1）。杵状指（趾）表现为末节软组织增厚，末节指（趾）骨甲粗隆吸收、末端变尖。膝、踝、肘和腕关节炎表现为关节囊肿胀。

【诊断要点】

患者以杵状指、长骨对称性骨膜增生及关节肿痛为特征，原发性常伴有颜面部皮肤增厚，继发者常伴胸部病变，诊断不难。

【鉴别诊断】

本病主要与婴儿骨皮质增生症、氟中毒等疾病鉴别。

第四节　早　老　症

【概述】

早老症（progeria）又称哈 - 吉二氏综合征 Hutch-inson-Gilford syndrome，是一种极罕见的遗传性疾病，其特征为极快速度衰老现象。

【临床特点】

患儿于 2 岁时即出现衰老症状如无发或毛发早落，皮肤萎缩松弛，皮下脂肪缺失，眼外突，雕刻样鼻，小颌畸形，招风耳，牙列畸形。指甲发育不良，四肢瘦小，关节僵直，典型的骑马样站姿。生长迟滞，身材矮小。5 岁时即可发生动脉硬化，患者平均寿命 13 岁，多数死于冠状动脉硬化引起的心肌梗死或广泛动脉粥样硬化导致卒中。

【影像检查技术与优选】

X 线片主要用于了解骨骼发育情况。

【影像学表现】

X 线表现：骨发育不良，以面骨、下颌和手最明显。广泛骨质疏松。椎体发育不良，呈椭圆形，脊柱侧弯，锁骨骨质重吸收和纤维化，肢端骨溶解，股骨头无菌坏死，髋脱位。

【诊断要点】

根据典型的临床表现，诊断不难。

【鉴别诊断】

主要需与呆小病、不同原因引起的侏儒鉴别。

第五节　婴儿骨皮质增生症

【概述】

婴儿骨皮质增生症（infantile cortical hyperostosis）又称 Caffey 病，是一种侵犯骨骼及肌肉筋膜的自限性疾病，原因不明。一般为 5 个月以内的婴儿，1～2 个月最多见，男女发病率之比为 3∶1。

【临床特点】

临床表现为烦躁不安，哭闹，局部软组织肿胀、变硬，触痛明显，但皮肤无红、热，邻近淋巴结无肿大。可有疼痛性四肢假性瘫痪。患儿体温可升高，部分患儿有贫血，白细胞增高，血沉加速，血清碱性磷酸酶活性增加及胸膜炎等现象。临床症状可于发病 1～2 个月消失，4～6 个月肿胀消退，X 线骨皮质异常影像消失需更长时间。

【影像检查技术与优选】

本病 X 线表现有特征性，可显示病变的部位及范围。CT 和 MRI 检查主要用于观察有无骨髓腔破坏及复杂解剖部位病变的显示，以协助鉴别诊断。

【影像学表现】

X 线　全身骨骼除指、趾骨外均可受累，以下颌骨受累机会最多，其次为肋骨、锁骨、尺桡骨、肩胛骨、

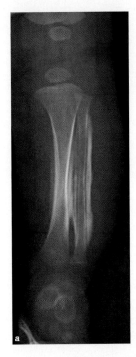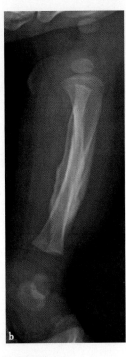

图 7-12-2　婴儿骨皮质增生症

a、b. 左侧胫腓骨正侧位片示胫腓骨骨干区骨膜下见新生骨，呈带状，其与原有骨皮质间见线状透亮影

股骨、胫骨及腓骨等。受累骨骨膜下见大量新生骨，呈线状、带状、花边状或簇状，骨质沉积使髓腔变窄。病变限于骨干，而骨骺及干骺端不受累（图 7-12-2）。扁平骨如肩胛骨、髂骨受累病变可迅速增加，大量骨膜增生，可误诊为恶性肿瘤。骨病变恢复过程中，新骨密度增高，与原有皮质融合，经数月后逐渐吸收。

【诊断要点】

本病为自限性疾病，多发生在生后 5 个月内，临床表现为受累部位软组织疼痛、肿胀，无红、热。X 线片见大量层状骨膜反应，无骨质破坏征象，病变局限于骨干而不累及骨骺及干骺端。

【鉴别诊断】

本病需与维生素 A 中毒、维生素 C 缺乏症、先天性梅毒、急性化脓性骨髓炎、外伤后骨膜下出血及骨肿瘤等鉴别。

（严志汉）

参 考 文 献

[1] 陈豹，都玉明. 小儿先天性无痛症（附 3 例 X 线报告）[J]. 实用放射学杂志，2001，17（9）：711-711

[2] Szöke G，Rényi-Vámos A，Bider MA. Osteoarticular manifestations of congenital insensitivity to pain with anhydrosis[J]. International Orthopaedics，1996，20（2）：107-110

[3] Roth J，Bechtold S，Borte G，et al. Osteoporosis in juvenile idiopathic arthritis- a practical approach to diagnosis and therapy[J]. European Journal of Pediatrics，2007，166（8）：775-784

[4] 唐志学，屈全福，向建平. 家族性皮肤骨膜肥厚症（附一个家族 11 例报告）[J]. 中华放射学杂志，1997，31（5）：345-346

[5] Karkucak M，Erturk E，Capkin E，et al. Primary hypertrophic osteoarthropathy（pachydermoperiostosis）：a case report[J]. Rheumatology International，2007，27（4）：403-405

[6] Kabi F，Mkinsi O，Janani S，et al. Pachydermoperiostosis[J]. A case report. 2006，27（9）：710-712

[7] Gordon LB，Mccarten KM，Giobbiehurder A，et al. Disease progression in Hutchinson-Gilford progeria syndrome：impact on growth and development[J]. Pediatrics，2007，120（4）：824-833

[8] 李燕辉，吴白燕. Hutchinson-Gilford 早老症的研究进展 [J]. 中国优生与遗传杂志，2006，14（12）：124-126

[9] 许淼根，陈小启. 婴儿骨皮质增生症一例 [J]. 放射学实践，2008，23（2）：214-214

第十三章　脊柱发育异常

第一节　颅颈联合部畸形

一、寰枕融合

【概述】

寰枕融合（occipitalization of the atlas）为颅颈部最常见的先天畸形，可以单独存在无症状，但是经常合并颅骨、颈椎异常，如寰椎半脱位、颈椎融合、颅底凹陷、小脑扁桃体下疝等。

【临床特点】

寰枕融合70%合并第2、第3颈椎融合，上述合并的异常可以引起脊髓压迫症状。

【影像检查技术与优选】

传统的X线和CT均可发现寰枕融合，CT检查利用三维重组技术可以把病变的部位及程度非常清晰的显示，同时可以多角度、多方位观察，比平片有优势。MRI检查在显示合并发生的延髓、脊髓和小脑扁桃体的异常优于X线和CT。

【影像学表现】

1. X线　是诊断本病最简单的方法。典型表现为寰椎前弓与枕大孔前唇融合，寰椎后弓一般与枕大孔后唇融合。寰椎侧块与枕骨的融合可以是单侧或双侧的。

2. CT　通过多平面重组可清楚显示寰枕融合的部位和程度（图7-13-1）。同时也可显示其他颈椎有无畸形。

3. MRI　可清楚显示延髓、小脑扁桃体的发育异常，以及颈髓有无受压的情况。

【诊断要点】

寰枕融合影像学特点较为明确，X线片通常能诊断，如果有神经系统症状或患儿不能配合者，CT和MRI可协助诊断。

【鉴别诊断】

寰枕融合畸形要注意与起自枕骨斜坡的肿瘤性病变鉴别。寰枕融合畸形一般虽有骨质结构的融合，但骨质结构无破坏，周围软组织无异常。枕骨斜坡肿瘤如脊索瘤，表现为寰椎与枕骨的分界模糊不清，骨质破坏，同时可见软组织肿块。

二、枢椎齿状突发育异常

【概述】

枢椎齿状突发育异常（odontoid bone abnormity）包括齿状突缺如或发育不良，较少见。

【临床特点】

患者一般无症状，但因为寰枢关节的稳定性减低，较轻的外力作用即可引起上颈部疼痛、上肢无力和感觉异常。有时发生严重的寰枢关节脱位，压迫脊髓，可引起死亡。

【影像检查技术与优选】

X线和CT均可发现齿状突异常，CT检查利用三维重组技术可以把齿状突的形态非常清晰的显示，

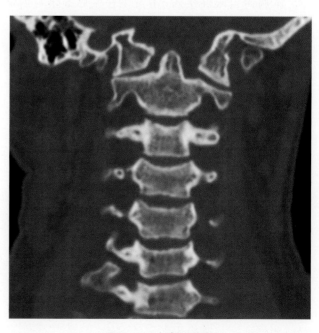

图7-13-1　寰枕融合
颈椎CT冠状面重建示双侧枕髁与寰椎侧块部骨性融合

适用于年龄较小不能配合 X 线片检查的患者。MRI 检查在显示脊髓和颅底的异常方面优于 X 线和 CT。

【影像学表现】

X 线和 CT 表现：齿状突底部有两个化骨中心，胚胎 6 个月时出现，出生时联合。如不完全融合或不融合，则形成分叉畸形。齿状突顶部有一个骨化中心，2 岁出现，12 岁与齿状突融合，如不融合形成终末骨（图 7-13-2）。齿状突基底部与椎体之间的软骨板，于成年期融合。也可始终不融合，属于正常变异。齿状突缺如。

【诊断要点】

齿状突的缺如或发育异常一般通过平片（侧位片和开口位）均能明确诊断。

【鉴别诊断】

应注意不要把这些正常变异或发育异常误认为骨折，要结合临床仔细鉴别。

三、颅底陷入症

【概述】

颅底陷入症（basilar invagination）多于 10 岁以后发病。患者的临床表现与畸形的类型、程度及并发症程度有关。

【临床特点】

一般症状表现为头痛、眩晕、耳鸣、复视和呕吐等。起病较隐匿，初期可有头颈部偏斜、面颊不对称、颈部活动受限等，随着病情进展可出现神经系统症状，如上颈神经根刺激症状、延髓及上颈髓受压体征、后组脑神经障碍、小脑功能障碍、椎动脉供血障碍和颅高压症状。也有少数患者无明显临床症状。

【影像检查技术与优选】

X 线片虽然是比较简单的方法，但螺旋 CT 的三维重组技术可以更加清楚地观察到枕大孔及齿状突、硬腭的解剖关系，便于测量和诊断，而 MRI 检查不仅可以清晰地显示颅底的情况，同时还可以显示颅内和椎管内结构有无异常。

【影像学表现】

1. X 线　是诊断本病最简单的方法。X 线侧位平片表现为枕大孔前后径缩短、变形，寰枢椎畸形并抬高。斜坡扁平抬高、岩锥抬高。诊断标准：用硬腭、枕大孔后唇连线（腭枕线）作标记，齿状突尖向上超过此线 3mm 以上；硬腭后缘至枕骨鳞部最低点连线（基底线），齿状突尖向上超过此线 6mm 以上；硬腭平面与寰椎平面夹角（Bull 氏角）大于 13° 时均可诊断。

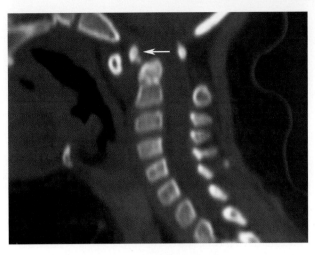

图 7-13-2　枢椎齿状突终末骨

颈椎 CT 矢状面重建示齿状突顶部骨化中心不与齿状突融合而形成终末骨（箭），寰齿前间隙增宽，寰椎层面椎管前后径变窄

2. CT　MPR 可清楚显示颅底向上陷入，寰枢椎上升，枕寰骨性融合，枕大孔变窄，枢椎齿状突尖向上后移位，突入枕大孔，并压迫颈延髓后移与变形，枕大孔狭窄，小脑扁桃体突入颈椎管，脑积水或脊髓空洞症。

3. MRI　多平面成像，特别对显示下垂的脑结构及合并的颅内畸形有利。矢状面 T_1WI 上可清楚显示寰枕、寰枢椎及颅底凹陷畸形。枢椎齿状突上升超过枕大孔后唇连线，向后压迫推移颈延髓移位，枕大孔变窄，及伴随的 Chiari 畸形、脊髓空洞症（图 7-13-3）。MRI 是目前最简便、直观和可靠的诊断方

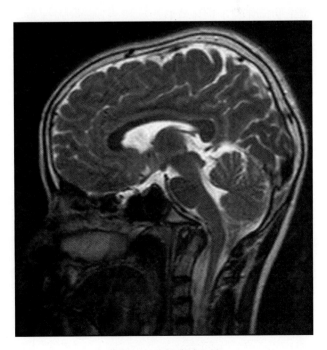

图 7-13-3　颅底陷入症

颅脑矢状面 T_2WI 示枢椎齿状突上升超过枕大孔后唇连线，向后推压颈延髓，枕大孔变窄，小脑扁桃体疝入颈椎管

法。应特别注意的是影像学测量的正常值在不同性别、不同年龄间存在差异，所以数值测量并不是绝对的诊断标准，还应结合临床症状和体征综合分析。

【诊断要点】

诊断标准：用硬腭、枕大孔后唇连线（腭枕线）作标记，齿状突尖向上超过此线 3mm 以上；硬腭后缘至枕骨鳞部最低点连线（基底线），齿状突尖向上超过此线 6mm 以上；硬腭平面与寰椎平面夹角（Bull 氏角）大于 13° 时均可诊断。

【鉴别诊断】

无论是先天性骨质发育异常还是后天继发疾病所致的颅底陷入症，在影像学上都不难诊断，关键在于能不能找到形成颅底陷入的病因，为临床治疗提供帮助。

第二节　脊柱畸形

一、椎体畸形

【概述】

椎体畸形（vertebral deformity）常见的类型有融合椎畸形、裂椎和半椎畸形、腰椎骶化等。体节形成障碍造成一侧半椎体畸形，常并发脊柱成角侧弯畸形。脊柱未分节则形成融合的大块脊椎，椎间盘处于不满意原始状态或缺如，在相当椎间盘的位置，融合椎体呈腰状凹陷，说明椎体终板未完全发育。赘生肋常伴发于椎体畸形。

【临床特点】

临床常以躯干变短，脊椎侧弯、后凸、旋转畸形，胸廓畸形等就诊。

【影像检查技术与优选】

X 线片是比较简单的检查方法。螺旋 CT 的三维重组技术可以更加清楚地显示畸形椎体的解剖细节，对于 X 线片观察不清的病例可以使用 CT 检查。而 MRI 检查对于发现脊柱畸形合并发生的脊髓异常有优势。

【影像学表现】

1. **半椎体（hemivertebra）**　椎体的两个骨化中心如果只有一个骨化中心发育，则形成半椎畸形，裂椎和半椎常同时存在，可引起脊柱侧弯后凸。X 线片显示半侧椎体及附件缺如，半椎体形态较小，随年龄增长逐渐变为楔形椎，邻近椎体常有一侧代偿性肥大，椎间隙形态不规则。

2. **裂椎（split vertebrae）**　系因椎体的两个骨化中心未联合或部分联合所致。根据两个骨化中心连接的程度不同，可呈蝴蝶状或楔状。X 线片正位显示椎体中央变窄或缺如，椎体由两个尖端相对的楔形骨块构成（图 7-13-4），侧位片椎体仍为方形，邻近椎间隙正常或变窄。

3. **椎体冠状裂（coronal split vertebrae）**　儿童出生时，每个椎体有一个或两个骨化中心。如有两个中心则被矢状或冠状"裂"分开，如果被冠状"裂"分开的两个骨化中心始终不融合，则形成椎体冠状裂。X 线侧位片显示椎体中央不规则形裂隙影，多

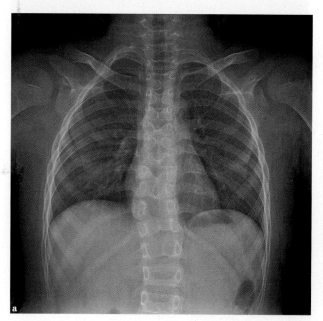
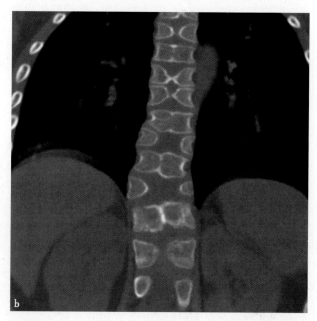

图 7-13-4　裂椎

a、b. 胸部正位片及胸椎 CT 冠状面重建示 T₄、T₆、T₇ 椎体中部明显变窄，T₉、T₁₁ 椎体中部不连续，椎体由两个尖端相对的楔形骨块构成

位于椎体中、后 1/3。

4. 融合畸形（block vertebrae） 多发生于颈椎上段，一般累及 2～3 个椎体，融合可发生于椎体或椎弓之间，也可两者同时存在。在椎体之间存留椎间盘部分，在平片上形成完全或不完全的透亮线。

5. 移行椎（transitional vertebrae） 以腰椎骶化和骶椎腰化常见，不引起临床症状。腰椎骶化是指第 5 腰椎与第 1 骶椎的异常融合。融合可仅限于横突部或横突部和椎体同时发生。骶椎腰化是指第 1 骶椎与骶骨分开，形成第 6 腰椎。

6. 赘生肋（neoplastic rib） 是指肋骨多于 12 对，分为颈肋和腰肋，以前者多见。颈肋为附着于第 7 颈椎的多余肋骨，可为单侧或双侧，以女性多见。颈肋引起的症状包括神经压迫症状、血管运动障碍和局部症状。颈肋表现为起自第 7 颈椎横突的、成对或单侧的赘生肋，长短不一，一般较为短小，弧度平直，双侧常不对称。腰肋常发生于第 1 腰椎，与横突构成关节，一般较为短小呈水平方向走行，可成对或不成对。

【诊断要点】

椎体畸形一般在 X 线片上即可明确诊断。如果诊断不清，可采用螺旋 CT 三维重组技术，能够清晰显示椎体的各种畸形，并且可以多角度观察，对于临床矫正畸形有帮助。MRI 技术对于椎体畸形的诊断帮助不大，但对于合并椎管内畸形的病例，包括脊髓和脊膜的先天畸形，MRI 检查有重大价值。

【鉴别诊断】

先天性融合椎畸形要注意与脊柱结核鉴别。脊柱结核造成的脊柱融合，一般由于骨质破坏，其高度会明显小于正常，有助于与先天性融合畸形鉴别。

二、脊柱闭合不全

【概述】

脊柱闭合不全（spinal dysraphism，SD）好发于腰骶部，常分为两个亚型，即开放性脊柱闭合不全（open spinal dysraphism，OSD）和闭合性脊柱闭合不全（closed spinal dysraphism，CSD）。OSD 指神经组织或神经组织和脑脊膜经先天性骨缺损暴露于环境中，其特征性表现为患者腰背部无皮肤覆盖的肿块。OSD 主要包括脊髓膨出和脊髓脊膜膨出等，脊髓膨出仅为神经组织突出，脊髓脊膜膨出则同时伴有脊膜和脑脊液突出。CSD 指神经组织和 / 或脑脊膜经先天性骨缺损处膨出，表面有皮肤覆盖。CSD 依据有无包块分为两类，即皮下包块类和无皮下包块类，前者主要包括脂肪脊髓膨出 / 脂肪脊髓脊膜膨出、脊膜膨出、脊髓囊状膨出等，后者主要包括脊髓栓系综合征、终丝脂肪瘤、皮窦、永存终室等。

【临床特点】

开放性脊柱闭合不全患者特征性表现为腰背部无皮肤覆盖的肿块，除此还有下肢运动、感觉及反射障碍，尿失禁、尿潴留，排便困难、大便失禁等。闭合性脊柱闭合不全患者腰背部有皮肤覆盖，皮肤常表现为多毛、皮窦、血管瘤、脂肪瘤等，除此之外，还有下肢发育不良、足畸形、神经性膀胱、大小便失禁等。

【影像检查技术与优选】

X 线及 CT 检查可显示脊柱椎板闭合不全及骨

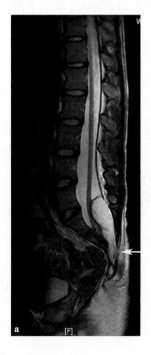
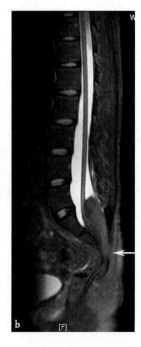
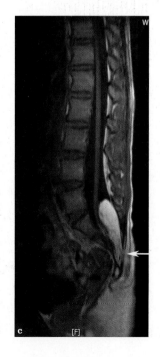

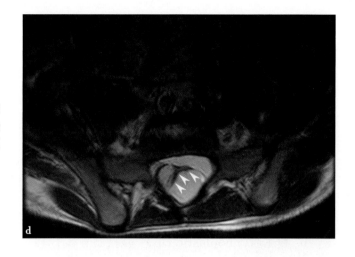

图 7-13-5 脂肪脊髓膨出、脊髓栓系
a~c. 腰椎矢状面 T_2WI、T_2WI 脂肪抑制及 T_1WI 示腰骶部背侧脂肪瘤，经末端椎板裂与皮下脂肪延续（箭），脊髓栓系，末端约平 S_1 水平；d. 横断面 T_2WI 示脂肪瘤位于背侧并与神经基板接触（箭头）

骶系统其他畸形，脊髓造影检查可显示脊膜囊及神经组织的情况。相对于 X 线和 CT，MRI 是最好的检查方法。

【影像学表现】

1. **脊髓膨出/脊髓脊膜膨出** MRI 显示脊髓低位，远端向背侧突出，腹侧为扩大的蛛网膜下腔，横断面可显示骨质缺损及脊髓膨出情况。

2. **脂肪脊髓膨出/脂肪脊髓脊膜膨出** MRI 示脂肪瘤位于背侧并与神经基板接触，脂肪瘤与皮下脂肪相延续（图 7-13-5）。

【诊断要点】

本组疾病以脊髓先天畸形为主，种类多，MRI 多序列、多方位扫描可很好的显示椎管内外病变的类型和范围。

【鉴别诊断】

本组疾病影像诊断不难，影像检查的主要目的是判断严重程度及疗效的评估。

第三节 短颈畸形

【概述】

短颈畸形（brevicollis）又称克利佩尔-费尔综合征（Klippel-Feil syndrome），是由于颈椎先天性分节障碍引起的一种疾病。男女发病比率为 1.3∶1。短颈畸形是由于基因突变或者其他因素作用引起的分节与再分节障碍。短颈畸形一般分为三种类型：Ⅰ型为多个颈椎椎体融合；Ⅱ型为仅 1~2 个椎间隙相邻的椎体发生融合；Ⅲ型为颈椎融合同时合并胸段或腰段椎体的融合畸形。

【临床特点】

短颈畸形典型的临床表现为短颈、后发际低及颈椎活动受限。近一半的患者仅有这三种表现，大多数患者常合并其他系统的先天性异常，包括脊柱侧弯、泌尿生殖系统畸形、耳聋、颈肋、心血管系统异常等。由于部分颈椎融合，脊柱的生物力学发生改变而导致颈椎不稳造成脱位或半脱位，引起神经系统症状。

【影像检查技术与优选】

虽然 X 线片能发现颈椎椎体的融合以及其他脊柱方面的畸形，但由于颈椎周围肌肉软组织的重叠及儿童患者不合作、体位等因素，平片对于寰枕、寰枢关节融合的显示较差，对于 Klippel-Feil 综合征合并其他脊柱畸形细微结构的显示较差。螺旋 CT 检查具有速度快、容积扫描、空间分辨率高的特点，通过多平面重组、三维重组等技术手段，可以清晰地显示颈椎的融合畸形以及其他畸形，特别是对寰枕、寰枢关节的显示较平片有优势，对于继发的颈椎脱位、半脱位的显示更加清晰、逼真。合并脊髓空洞、脊髓栓系及脊髓纵裂的患者，应行 MRI 检查，在显示椎管内病变方面 MRI 比平片、CT 有优势。

【影像学表现】

短颈畸形的影像学表现比较典型，平片和 CT 均可显示两节或多节颈椎的融合，既可以是连续多节椎体受累，也可以是跳跃式受累。可以是椎体的融合，也可以是附件的融合，或者两者同时发生（图 7-13-6）。

【诊断要点】

通过 X 线及 CT 检查诊断短颈畸形并不困难。影像学检查的目的除了发现颈椎椎体的融合以外，还可以显示继发的颈椎脱位或半脱位。影像学检查还可发现短颈畸形合并出现的其他系统的发育异常，有利于临床对该病进行全面、准确地评估，判断预后以及密切随访。

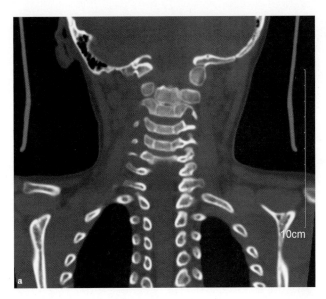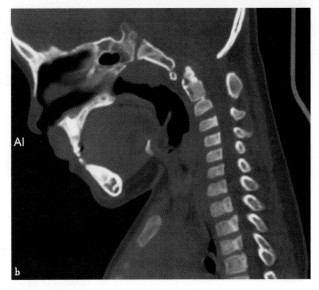

图 7-13-6　Klippel-Feil 综合征

a. 颈椎 CT 冠状面重组示寰椎与枕骨融合，C_2 与 C_3 融合；b. 颈椎 CT 矢状面重组示齿状突形态不规则，颈椎轻度反弓

【鉴别诊断】

本病需要与其他后天性疾病相鉴别，如青少年类风湿性关节炎、颈椎结核等。

第四节　青年性驼背

【概述】

青年性驼背至今病因不明。Schenermann 首先提出椎体上下缘骺软骨板损伤和局部缺血坏死的病因学说，另外还有遗传学说，骨质疏松，重体力劳动学说等。

【临床特点】

患者常于 8～10 岁出现轻度胸椎后凸，直至 12～15 岁加重。男孩多见，可有轻度腰痛和疲劳感。

【影像检查技术与优选】

传统的 X 线和 CT 均可显示青年性驼背导致的椎体和脊柱的形态学变化。MRI 检查只适用于脊柱后凸或侧凸压迫脊髓的患者。

【影像学表现】

1. **X 线**　表现为胸椎中下段受累，病变椎体的上下缘致密、模糊，或出现骨质缺损。病变以椎体前部明显，呈楔形变，椎间隙变窄，脊柱后凸。

2. **CT**　除上述表现外，由于脊柱侧凸，椎间盘髓核疝入椎体，在 CT 上还可显示施莫尔结节，椎体上下缘唇样缺损以及周围硬化缘。

3. **MRI**　椎体楔形变、上下缘阶梯状变形与 X 线片、脊柱 CT 矢状面重组表现一致。施莫尔结节多呈长 T_1 长 T_2 信号，边缘有低信号线环绕（图 7-13-7）。

图 7-13-7　青年性驼背

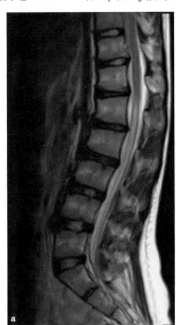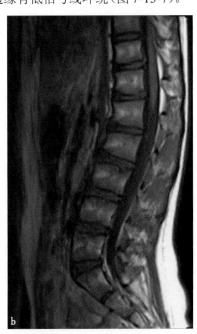

a、b. 腰椎矢状面 T_2WI 及 T_1WI 示腰椎后凸改变，T_{11}～L_5 椎体前部上下缘楔形变、椎体中后部见施莫尔结节

【诊断要点】

好发于青少年，胸椎中下段圆弧形后凸，病变椎体前部上下缘致密、模糊、楔形改变。

【鉴别诊断】

X 线片为首选检查方法，典型表现者可明确诊断。应注意与其他疾病造成的脊柱畸形鉴别，如椎体畸形、脊柱结核、脊柱肿瘤等。

第五节 脊柱侧凸

【概述】

脊柱侧凸（scoliosis）指脊柱的一段或几段偏离脊椎纵轴形成弯曲伴或不伴旋转，分为结构性弯曲和功能性弯曲，结构性弯曲的曲度固定，不能随体位纠正而消失，结构性弯曲之上、下脊柱常有代偿性弯曲，代偿性弯曲一般为功能性弯曲，故脊柱侧弯一般呈"S"形。病因多样，其中以特发性脊柱侧弯最常见，其次为其他疾病的伴发或继发改变。特发性脊柱侧弯多位于胸段或胸腰段。

【临床特点】

特发性脊柱侧弯多见于女性，一般于 6~7 岁出现症状，常伴胸廓畸形和驼背，并可影响心、肺及消化系统功能。伴发或继发于其他疾病者，常可见原发病变的表现。

【影像检查技术与优选】

X 线检查是脊柱侧弯常规检查方法；多层螺旋 CT 检查可显示脊柱发育畸形，为脊柱侧弯的主要检查方法；MRI 检查可以显示椎管内脊髓异常，是脊柱侧弯必不可少的检查方法。

【影像学表现】

X 线表现：采取脊柱全长正侧位片。Lippman-Cobb 法和 Ferguson 法为常用的脊柱侧弯角度测量方法（图 7-13-8）。Lippman-Cobb 法是在脊柱正位片上沿主弯上端椎体的上缘和下端椎体的下缘各划一条直线，上述两条线的垂直线的交角即为侧弯角度，这种方法适用于测量侧弯角大于 50° 者。Ferguson 法为脊柱正位片上主弯两端的椎体中心点与顶椎中心点连线的交角即为侧弯角度，此法适用于测量侧弯角小于 50° 者。

【诊断要点】

脊柱的一段或几段偏离脊椎纵轴形成弯曲伴或不伴旋转。

【鉴别诊断】

无论是特发性还是其他疾病的伴发或继发改

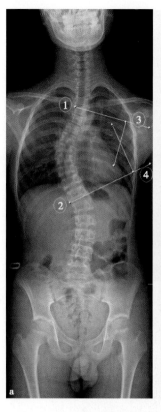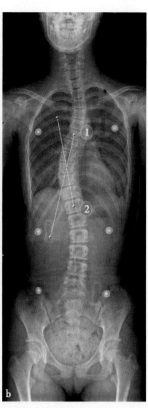

图 7-13-8 脊柱侧弯
a. Lippman-Cobb 法；b. Ferguson 法

变，本病在影像学上都不难诊断，影像检查的主要目的是病因的判断、侧弯程度及疗效的评估。

第六节 儿童钙化性椎间盘病

【概述】

椎间盘钙化（disk calcification）较常见，其病因常归咎于外伤和感染，但理由不是很充分。与成人的椎间盘钙化不同，儿童椎间盘钙化不是由于代谢紊乱造成。推测是由于未成熟的椎间盘的异常血供或者髓核的生物化学异常所致，但确凿的证据尚不足。许多椎间盘钙化的患者都有症状，意外发现椎间盘钙化者也有报道。

【临床特点】

临床上有疼痛、活动受限，可伴有发热、白细胞增高、血沉加快。

【影像检查技术与优选】

传统的平片和 CT 均可发现椎间盘钙化，对于年龄较小患儿平片显示不佳者，可行 CT 检查。MRI 检查只适用于椎间盘钙化合并椎间盘突出压迫脊髓的患者。

【影像学表现】

1. X 线和 CT 钙化一般发生在髓核处，表现为致密的斑片状影,边界清楚。椎间盘的高度保持正常或有所增加。可以多个椎间盘受累,并且可以是跳跃式的。在一些病例中,可以合并有邻近椎体的骨吸收或硬化。有症状的椎间盘钙化常见于颈椎,特别是颈$_6$～颈$_7$(图 7-13-9),无症状的钙化常发生于胸椎。

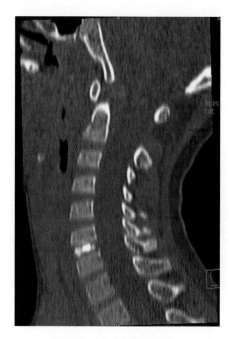

图 7-13-9 椎间盘钙化
颈椎 CT 矢状面重组示颈$_{6/7}$椎间盘内见片状致密影

2. MRI 椎间盘钙化合并椎间盘突出者可以造成脊髓压迫,在 MRI 上可清楚显示。不合并椎间盘突出的有症状者,治疗后其临床症状可消失。

【诊断要点】

儿童钙化性椎间盘病影像学特点较为明确,X 线片通常能诊断,如果有脊髓、脊神经压迫症状,CT 和 MRI 对于判断椎间盘突出的程度有帮助。

【鉴别诊断】

本病主要是与代谢紊乱所致的椎间盘钙化鉴别,实验室检查常有助于鉴别。

(严志汉)

参 考 文 献

[1] 李景学,孙鼎元.骨关节线诊断学 [M]. 北京:人民卫生出版社,1982

[2] 崔毓桂,沙家豪,周作民. Klinefelter 综合征的临床及基础研究 [J]. 国外医学计划生育分册,2005,24(1):1-4

[3] 纪宇,黄玲,崔勇,等.腰骶部先天发育异常的 MRI 评价及其与神经源性功能障碍间的关系探讨 [J]. 医学影像学杂志,2018,28(8):1355-1358

[4] 潘恩源,陈丽英.儿科影像诊断学 [M]. 北京:人民卫生出版社,2007

[5] 孙国强.实用儿科放射诊断学 [M]. 2 版. 北京:人民军医出版社,2011

第十四章　脊柱感染性疾病

第一节　化脓性脊柱炎

【概述】

化脓性脊柱炎（pyogenic spondylitis）发病以血行感染为主，病原菌多来自全身其他部位的感染灶。致病菌以金黄色葡萄球菌最常见，其次为链球菌、铜绿假单胞菌、变形杆菌等。病变多发生在椎体和椎间盘，其次为棘突和椎弓。

【临床特点】

好发于成年男性，儿童较少见。发病部位以腰椎最常见，其次为胸椎、颈椎。临床表现为高热、背部疼痛和脊柱活动受限。

【影像检查技术与优选】

传统的平片和 CT 均可发现椎体、附件骨质破坏以及椎间隙的变化。但是在反映椎旁软组织肿胀以及脓肿形成方面不及 MRI。MRI 为首选检查方法，结合典型的临床症状可以作出诊断。

【影像学表现】

1. X 线和 CT　依据影像学表现分四型。①椎间型，表现为相邻椎体间的软骨下骨质破坏，周围伴硬化缘，可逐渐向椎体中央蔓延，后期椎间隙逐渐变窄；②椎体型，表现为一个或多个椎体的破坏，椎间隙一般正常或轻度变窄；③骨膜下型，表现为椎体之间的骨赘或骨桥形成，骨膜和骨密质反应性增生；④附件型，表现为附件骨质破坏，晚期形成缺损或囊性变。

2. MRI　椎体、相邻椎体上下缘和椎间盘斑片状长 T_1 长 T_2 信号影（图 7-14-1），椎间隙变窄，椎体

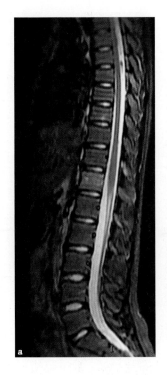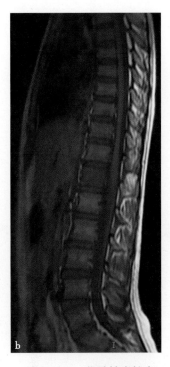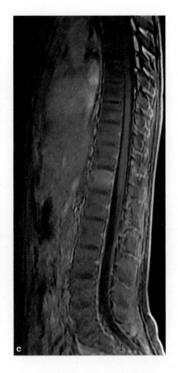

图 7-14-1　化脓性脊柱炎

a. STIR 示 T_{12} 椎体呈高信号；b. T_1WI 示 T_{12} 椎体呈低信号；c. MRI 增强扫描示 T_{12} 椎体明显强化

变形，椎旁软组织明显肿胀，部分病例可形成脓肿，脓肿壁厚薄不一，呈环形强化。晚期病变区骨质硬化呈明显低信号改变。

【诊断要点】

化脓性脊柱炎起病急骤，全身症状明显，椎体及椎间盘破坏进展快，破坏区周围多表现为明显的骨质硬化。

【鉴别诊断】

应注意与脊柱结核、脊柱肿瘤鉴别。脊柱结核一般无高热，临床症状较轻。椎体破坏区可见钙化或死骨。脊柱肿瘤一般软组织肿块局限于椎体水平，极少超过椎体的上下缘或以椎间盘为中心。

第二节　结核性脊柱炎

【概述】

结核性脊柱炎（tuberculous spondylitis）常由肺部结核经血行播散到达脊柱，先位于椎体前部，而后累及椎间盘和邻近椎体。脊柱常受累的部位是胸椎下段和腰椎。肺部和中枢神经系统感染结核的患者，其脊柱感染结核的可能会很大。

【临床特点】

一般全身症状轻，局部可有疼痛、活动后加重。骨质破坏严重时可出现脊椎后凸改变，下胸段及腰段多见。椎旁寒性脓肿压迫神经根、脊髓时可出现神经根痛、截瘫等。

【影像检查技术与优选】

传统的平片可发现椎体破坏以及周围肌肉软组织肿胀，CT检查除显示上述表现外，还可发现软组织内有无细小的钙化斑。MRI检查不但可以清楚地显示骨破坏和寒性脓疡，同时对于椎间盘及椎管内受累的程度进行准确的评估，比X线片和CT更有优势。

【影像学表现】

1. X线和CT　椎体中心的感染病灶区呈破坏表现。感染沿着椎旁韧带下蔓延。一般可多个椎体平面受累，可不累及椎间隙，跳跃式的病变也较常见。随着病变进展，可导致椎体前部和邻近椎间隙的破坏，常会引起脊柱畸形。可合并硬膜外脓肿和脊髓压迫。椎旁软组织受累较常见，55%～95%的病例会出现钙化或不伴钙化的腰大肌寒性脓疡（图7-14-2a～c）。

2. MRI　可很好的判断整个病变累及的范围，特别是软组织受累的情况。在T_1WI上病变椎体呈低信号区，T_2WI上的高信号改变是非特异性的（图7-14-2d～e）。增强检查可较好地判断软组织受累范围。

【诊断要点】

全身症状轻，肺部或肺外结核病史，脊柱穿凿样骨质破坏，破坏区斑片状死骨、钙化，椎间隙不规则狭窄、消失，椎旁脓肿。

【鉴别诊断】

儿童脊柱结核要注意与脊柱嗜酸性肉芽肿鉴别。嗜酸性肉芽肿累及脊柱的病例，一般表现为椎体的压缩变形，而不累及椎间隙，椎旁软组织多无改变。典型影像学表现一般可明确诊断。

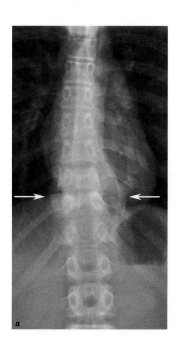
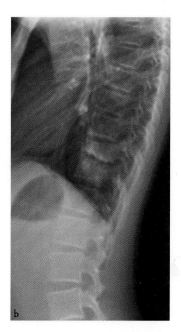
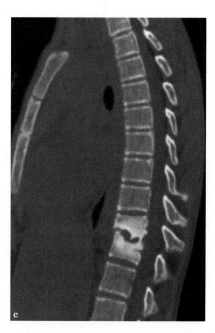

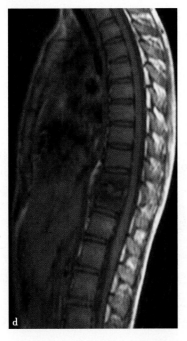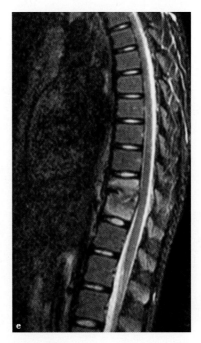

图 7-14-2 胸椎结核

a. 胸椎正位片示椎旁梭形寒性脓疡（箭）；b～d. 胸椎侧位片、CT 矢状面重组及矢状面 T_1WI 示 T_{10}、T_{11} 椎间盘破坏、椎间隙变窄，上下椎体穿凿样骨质破坏；e. T_2WI 脂肪抑制示邻近骨髓水肿

（严志汉）

参 考 文 献

[1] 孙国强. 实用儿科放射诊断学 [M]. 2 版. 北京：人民军医出版社，2011

[2] 潘恩源，陈丽英. 儿科影像诊断学 [M]. 北京：人民卫生出版社，2007

第十五章　软组织病变

第一节　骨化性肌炎

一、局限性骨化性肌炎

【概述】

局限性骨化性肌炎（localized ossifying myositis）是指发生于肌肉或其他软组织内的异位骨化性疾病，可分为外伤性和非外伤性，其中以外伤性者常见。基本病变为未分化间叶细胞增生及基质变性。初期局部组织变性、坏死及原始间叶细胞增生，无骨质形成；后期病灶质地硬韧，呈带状分布，中央带为不成熟、富血管、增生活跃的纤维组织，移行带为富含骨小梁的类骨组织，外周带为成熟的骨组织。

【临床特点】

本病好发于青年男性，多位于易受外伤处，以肘部、膝部及臀部多见。

【影像检查技术与优选】

CT 检查可清楚显示病灶的带状分布特征及其骨小梁和骨密质结构，对本病的诊断优于 X 线片及 MRI 检查。

【影像学表现】

1. **X 线**　条纹状或层状骨化与肌束平行，成熟的骨化灶内可见骨小梁结构。

2. **CT**　典型表现为病灶外周带不同程度的环形钙化或骨化，中央部密度等于或略低于邻近肌肉组织密度（图 7-15-1）。

3. **MRI**　较少应用于本病，但可以清楚显示病灶范围。

【诊断要点】

本病表现为受累软组织内带状分布的高密度影，中央带为低密度的纤维组织、移行带为中等密度的类骨组织、外周带为高密度的成熟骨组织，结合外伤史诊断不难。

【鉴别诊断】

本病常需与骨外骨肉瘤及软骨肉瘤鉴别，骨肉瘤的"瘤骨"及软骨肉瘤的"瘤软骨"多呈云絮状、斑块状或针状，一般不会分化为成熟的骨组织，因此其内看不到骨小梁结构。

二、进行性骨化性肌炎

【概述】

进行性骨化性肌炎（progressive ossifying myositis）又称进行性骨化性纤维结构不良，是一种少见的先天性慢性进行性致死性结缔组织疾病。本病主要特点为横纹肌纤维间结缔组织、肌腱、腱鞘和筋膜等进行性骨化，病变多始于上背部。早期病变组织水肿伴成纤维细胞增生，后期胶原纤维增生形成纤维性结节，随后发生钙盐沉着及骨化。镜下可见排列紊乱的骨小梁，其间为致密的胶原纤维，无炎性细胞浸润。

【临床特点】

本病好发于 10 岁以下儿童，可有家族史。往往发作期与缓解期交替出现，发作期表现为红、肿、热、痛，缓解期遗留硬性结节。实验室检查碱性磷酸酶可以增高。

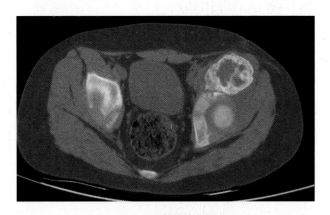

图 7-15-1　局限性骨化性肌炎

双髋关节 CT 平扫示左侧髂腰肌见一类圆形病灶，中央部密度低于肌肉组织，外周带呈环形高密度

【影像检查技术与优选】

发作期 MRI 检查有助于显示病变范围，缓解期 X 线片及 CT 易于显示本病钙化和骨化的特征。

【影像学表现】

1. X 线和 CT　早期多无阳性征象或仅表现为软组织肿胀。后期见斑点状、线状、条带状及不规则形钙盐沉积，密度逐渐增高、范围逐渐扩大（由肌肉或肌群中心部开始逐渐向外延伸），沿肌束、肌腱及韧带走向分布，骨化后可见骨小梁样结构，界限清楚（图 7-15-2），最终全部肌肉或肌群呈板层样骨结构。骨骼的肌腱附着部呈骨疣状突起；椎体上下缘软骨及椎旁韧带骨化，形成骨桥或假关节，甚至骨性强直；后期因活动受限，全身骨质可出现骨质疏松，继发椎体压缩变形、脊柱侧弯后凸等改变。胸壁组织骨化可导致胸廓畸形。多数患儿伴有第 1 跖骨、掌骨及第 5 指中节指骨短小畸形。舌、咽喉、心、膈、括约肌、手足多不受累。皮肤及皮下脂肪组织无钙化或骨化影。

2. MRI　急性期病变呈弥漫性长 T_1、长 T_2 异常信号，钙化后呈长 T_1、短 T_2 低信号，骨化部分病变内可见骨髓信号。

【诊断要点】

本病多见于儿童，发作与缓解交替出现，沿横纹肌纤维间结缔组织、肌腱、腱鞘和筋膜等进行性骨化，钙化由肌肉或肌群中心部开始逐渐向外延伸。

【鉴别诊断】

本病需与损伤性骨化性肌炎鉴别，后者好发于青年男性，多有外伤史，局灶性发病，无交替及进行性发展病程，钙化及骨化自边缘开始。

第二节　皮　肌　炎

【概述】

皮肌炎（dermatomyositis）是一种以累及皮肤、横纹肌和小血管炎症为特征的非化脓性自身免疫性结缔组织病。病理基础主要为广泛性血管炎。

【临床特点】

临床起病缓慢，皮肤损害主要表现为 Heliotrope 疹（上眼睑和眶周水肿性紫红色皮疹）、Gottron 征（掌指关节、近侧指间关节、肘关节、膝关节伸面及内踝鳞屑样红色皮疹），横纹肌受累表现为近端肌群对称性进行性肌无力、肌痛、肌压痛，食管受累时可伴吞咽困难。患者可出现肺部病变，主要表现为间质性肺炎、弥漫性肺泡炎、闭塞性机化性肺炎。大约 40% 的患者有心电图异常。相对于成人，儿童皮肌炎更易发生软组织钙化、血管炎及脂肪营养不良，而雷诺现象及合并恶性肿瘤的发生率较低。

【影像检查技术与优选】

高分辨 CT 检查有助于皮肌炎患者肺间质病变的诊断，对皮下组织、肌肉、韧带、筋膜等部位钙化的显示亦具有一定优势。MRI 检查有助于炎症期软组织病变的显示。

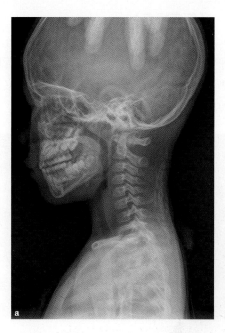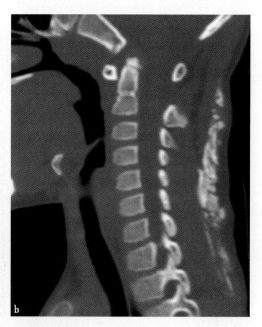

图 7-15-2　进行性骨化性肌炎

a、b. 颈椎侧位片及 CT 矢状面重组示颈部及上背部软组织内见骨小梁样结构，沿肌束分布，界限清楚

【影像学表现】

1. **X 线** 皮肌炎慢性期示皮下组织、肌肉、韧带、筋膜内局限或广泛钙化灶。肺部表现为肺充气不足，肺组织扩张及收缩功能减弱，肋骨和膈肌运动幅度减小，部分患儿可出现吸入性肺炎。心肌受累时可表现为心影非特异性增大。消化道造影检查表现为造影剂下行困难。

2. **CT** 显示肺间质病变方面优于 X 线，表现为网格状、磨玻璃密度影。

3. **MRI** 皮肌炎发作期 MRI 检查可显示对称性皮下及肌肉组织炎症，T_2WI 脂肪抑制像表现为广泛高信号影，边缘模糊（图 7-15-3）。

【诊断要点】

本病的诊断主要依据临床表现，根据患者近端肌群对称性进行性肌无力、疼痛伴特征性皮肤损害（Heliotrope 疹、Gottron 征），诊断本病不难。

【鉴别诊断】

儿童皮肌炎慢性期皮下、肌肉、韧带及筋膜出现钙化时需与进行性骨化性肌炎鉴别，后者无皮肤损害，皮肤及皮下脂肪组织无钙化或骨化影。

第三节 猫 抓 病

【概述】

猫抓病（cat-scratch disease）又称猫抓热、变应性淋巴网状细胞增多症，是一种自限性人畜共患性疾病，其致病菌为汉氏巴尔通体，猫为健康带菌者。

【临床特点】

本病多见于青少年，发病前多有被猫抓咬伤或密切接触史，病原体进入人体后可通过淋巴或血行播散，引起多器官损害，其中以引流淋巴结炎为特征。患者多表现为引流区淋巴结肿大，以肘部、头颈部、腋窝、腹股沟等处多见，中等硬度，有压痛，可伴全身发热，肿大淋巴结一般在 2～4 个月内自行消退。小儿易合并神经系统病变，主要为脑炎、脑膜炎或脑血管炎等。部分患者可表现为非典型腹痛综合征（腹痛，肠系膜淋巴结肿大和肝脾肿大），少数患者可出现眼部病变。

【影像检查技术与优选】

超声、CT 及 MRI 检查均可显示引流区肿大淋巴结，但均无特异性。目前首次就诊多采用超声检查。

【影像学表现】

CT 及 MRI 检查均可显示引流区肿大淋巴结，淋巴结较大时密度（信号）不均，其内可见低密度（长 T_2 高信号）液化坏死区，淋巴结界限不清，邻近组织反应性增厚。

【诊断要点】

患者发病前多有被猫抓咬伤或密切接触史，结合引流区肿大淋巴结，诊断本病不难。

【鉴别诊断】

本病以头颈部淋巴结肿大为主要表现时需与木村病及淋巴瘤鉴别：①木村病多见于青中年男性，多伴唾液腺肿大；②淋巴瘤多见于青中年人，淋巴结界限清，密度均匀。

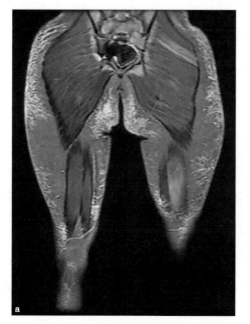
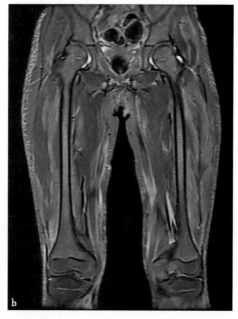

图 7-15-3 皮肌炎
a、b. 双侧大腿冠状面 STIR T_2WI 示双侧大腿皮下及肌肉组织信号不均匀增高、界限模糊

第四节　软组织肿瘤

一、血管瘤

【概述】

血管瘤（hemangioma）为常见的软组织良性肿瘤，可累及皮肤、皮下组织和深部软组织。依据血管的口径大小、内皮细胞的形态和特征性组织结构，血管瘤一般分为毛细血管瘤、海绵状血管瘤、静脉性血管瘤、上皮样血管瘤及肉芽肿型血管瘤，其中毛细血管瘤和海绵状血管瘤多见于婴幼儿和儿童。毛细血管瘤由紧密排列的毛细血管组成（毛细血管由单层内皮细胞构成，腔小壁薄），被纤维组织分隔成小叶，多位于真皮和皮下组织；海绵状血管瘤由形态不规则、壁单薄、衬有内皮并扩张的相互交通的海绵状血管构成，可延至皮下形成扪之柔软且易被挤空的隆起。

【临床特点】

患者一般无明显自觉症状，可有间歇性疼痛、肿胀；发生于表浅部位者，呈蓝红色，有时可触及搏动和血管杂音。

【影像检查技术与优选】

皮肤及皮下血管瘤通常具有典型的临床表现，无需进行影像学检查。若怀疑病变累及深部软组织时，可先进行 CT 检查，以显示特征性静脉石及可能的骨骼侵蚀改变；对于瘤体的显示，MRI 检查更具优势，特别有助于显示病变的范围及其与周围结构的关系；超声检查对于血管瘤的诊断、分型具有重要价值。

【影像学表现】

1. **X 线**　肿块内可见多发、大小不等圆形或椭圆形环状钙化的静脉石，为本病的特征性表现，邻近皮下脂肪组织内可见扭曲条索样结构，多为肿瘤的供血动脉和引流静脉，深部软组织血管瘤可引起邻近骨结构的压迫性破坏。

2. **CT**　形态不规则、界限不清的软组织肿块，病灶内可见点状和迂曲线样结构（血池和血管影），钙化及静脉石较常见（图 7-15-4），是本病的重要诊断依据。海绵状血管瘤常伴有肌间或肌内脂肪组织增生。增强扫描血管瘤常明显强化。

3. **MRI**　病变多呈不均匀等或短 T_1 长 T_2 信号，其中长 T_2 高信号为血管瘤的特征性表现，其信号强度高于脂肪组织。钙化和静脉石呈低信号，病灶内

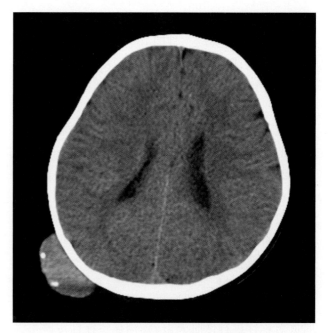

图 7-15-4　右枕部头皮下血管瘤
颅脑 CT 平扫示右枕部头皮下软组织肿块，密度与脑灰质相近，其内见斑片状钙化影

亚急性出血表现为不规则片状短 T_1、长 T_2 信号，慢性期见短 T_2 信号含铁血黄素环。

【诊断要点】

本病临床及影像表现有一定的特征性，发生于表浅部位者，呈蓝红色，有时可及搏动和血管杂音，如病灶内见钙化及静脉石可确诊。

【鉴别诊断】

本病具有典型临床及影像学表现。

二、淋巴管瘤

【概述】

淋巴管瘤（lymphangioma）是胚胎发育过程中原始淋巴囊与淋巴系统互不沟通所形成，具有畸形和肿瘤的双重特性。多数患者出生时即可出现，好发于颈部。病变由增殖、扩张、结构紊乱的淋巴管构成，内含淡黄色液体；常沿血管肌肉间隙生长，可延续至纵隔及腋下。依据淋巴管的大小可分三型：毛细淋巴管瘤、海绵状淋巴管瘤及囊状淋巴管瘤。骨骼、软组织和内脏器官出现弥漫性或多发性淋巴管瘤时，称为淋巴管瘤病。

【临床特点】

发生于表浅部位者，表现为水泡状或丘状隆起，触诊肿块质地柔软，可有波动感，透光试验阳性；发生于深部软组织者，表现为柔软、无痛性肿块。肿瘤生长缓慢，无压痛。肿瘤较大时，可出现压迫性症状。淋巴管瘤可并发囊内出血或感染。

【影像检查技术与优选】

影像学检查有助于协助诊断、确定病变范围，且以 MRI 检查为最佳，超声检查有利于瘤体血供的判断及随访，CT 及 X 线片检查可用于与血管瘤鉴别诊断。

【影像学表现】

1. CT 囊性肿块，可有分隔，常沿血管肌肉间隙塑形生长，无钙化，界限清。增强扫描囊壁和分隔可强化。

2. MRI 病变呈长 T_1、长 T_2 信号，合并出血或感染时信号不均，病灶内可有厚度不等的间隔（图7-15-5）。增强扫描囊壁和分隔可强化。

【诊断要点】

好发于头颈部，囊性包块，沿血管肌肉间隙塑形生长。

【鉴别诊断】

本病主要与血管瘤鉴别。血管瘤内常见血管影、钙化和静脉石，增强扫描血管瘤多明显强化。

三、脂肪母细胞瘤

【概述】

脂肪母细胞瘤（lipoblastoma）是一种少见的良性间叶组织肿瘤，多见于婴幼儿（约90%），故又称胚胎性脂肪瘤。本病最常发生于四肢，其次是躯干和头颈部。1973 年 Chung 等将脂肪母细胞瘤分为两种类型：局限型和弥漫型。局限型较多见，肿块多位于表浅部位，界限清；包膜多完整，包膜上有丰富的营养血管，切面分叶状，呈淡黄色或灰白色，常有黏液样区域；镜下肿瘤细胞被富有毛细血管和小静脉的纤维间隔分隔成小叶状结构，小叶内小血管丰富呈丛状，细胞形态多样，从原始的星形、梭形间质细胞到多泡性脂肪母细胞、印戒细胞及成熟的脂肪细胞全部可见，偶见棕色脂肪细胞，小叶中央为成熟的脂肪细胞，周围为未成熟的脂肪细胞及黏液样基质，核分裂象少见，无病理性核分裂象；AB/PAS 染色示黏液阳性，脂肪细胞及脂肪母细胞 S-100 蛋白阳性，纤维组织 Masson 三色染色呈绿色，免疫组化 Vim、FN 阳性表达。冷冻切片油红 O 染色脂肪球较显著。弥漫型也称为脂肪母细胞瘤病，起源于深部软组织，呈浸润性生长，复发倾向大，其在镜下及免疫组织化学方面与局限型无明显不同；主要特点是包膜多不完整，容易向周围肌肉、筋膜、神经浸润性生长。

【临床特点】

临床症状以无痛性肿块进行性增大最为常见，其次为肿块造成的局部压迫症状。

【影像检查技术与优选】

脂肪母细胞瘤的分叶结构可由 MRI、CT 和超声正确评价，因此，这些影像学有助于脂肪母细胞瘤的诊断。

【影像学表现】

1. CT 肿块形态不规则，以脂肪密度为主，内见不规则软组织结节及多发纤维条索影，可见囊变及点、片状钙化，周围结构呈受压改变；增强扫描肿

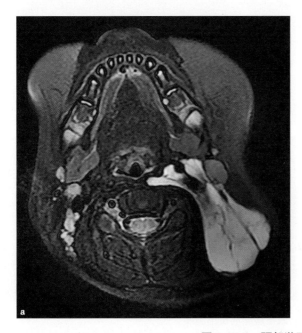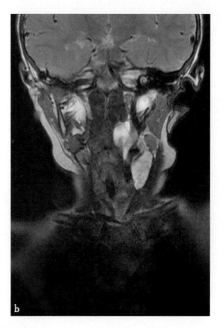

图 7-15-5 颈部淋巴管瘤

a、b. 病灶位于左侧颈动脉鞘区，T_2WI 脂肪抑制、T_2WI 呈高信号，其内见低信号分隔影，界限清晰

瘤脂肪区域内可见强化血管影，延续至软组织结节，软组织结节不均匀强化（图 7-15-6）。

2. MRI 脂肪成分 T_1WI、T_2WI 均呈高信号，脂肪抑制序列其信号减低，纤维间隔为低信号。增强扫描软组织结节及纤维间隔强化，而脂肪成分无强化。

【诊断要点】

好发于婴幼儿，多位于四肢、头颈部，以脂肪密度为主的软组织肿块。

【鉴别诊断】

脂肪母细胞瘤需与黏液样脂肪肉瘤鉴别，两者影像学表现相似，但脂肪母细胞瘤多见于婴幼儿，而黏液样脂肪肉瘤的发病高峰为 20～60 岁，两者在发病年龄上几乎没有重叠，因此可以根据年龄进行鉴别。

四、横纹肌肉瘤

【概述】

横纹肌肉瘤（rhabdomyosarcoma，RMS）是源于向横纹肌分化的多潜能原始间叶细胞，而不是起源于横纹肌细胞；是由不同分化程度的横纹肌母细胞组成的软组织恶性肿瘤。本病居儿童颅外实体肿瘤发病率的第 3 位，仅次于神经母细胞瘤和肾母细胞瘤。2002 年国际病理学会将 MRS 分为 3 型：胚胎型、腺泡型及多形性，并将葡萄状型、梭形细胞型和间变型归为胚胎亚型。胚胎型最多见，绝大多数发生于婴幼儿期，好发于头颈部（约 47%）、泌尿生殖系统（约 28%）；镜下瘤细胞分布疏密不均，富于瘤细胞的密集区与瘤细胞稀少的黏液样区交替存在。腺泡型多见于青少年，好发于四肢、躯干；镜下小圆细胞或椭圆形细胞被纤维结缔组织分隔成巢。多形性主要发生于成人，常见于四肢及躯干；镜下见各种不同分化程度的横纹肌母细胞。

【临床特点】

RMS 发病年龄大多小于 6 岁，男女之比为 1.3:1～1.4:1，临床症状一般与肿物快速生长有关。发生于头颈部者常表现为眼球突出、眼睑肿胀、鼻塞、鼻出血、听力障碍、面瘫、吞咽及呼吸困难等。发生于泌尿生殖系统者常表现为尿潴留、血尿、阴道黏液性分泌物、阴囊包块等。发生于四肢及躯干者表现为跛行、关节肿痛、胸部及腹部包块等。

【影像检查技术与优选】

影像学检查主要用于术前明确肿瘤的范围。CT及 MRI 检查较常采用，可以明确肿瘤的部位、数目、范围及与周围结构的关系，通过增强扫描可以了解瘤体血供情况。CT 检查对骨质破坏敏感，MRI 检查对血管及软组织改变、早期骨髓侵犯更具优势；超声检查在泌尿生殖系统、胆道、腹膜后及体表、心脏等部位有价值，且利于瘤体血供的判断；X 线片

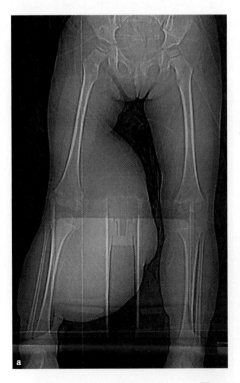
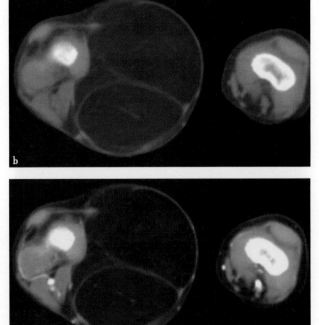

图 7-15-6 右下肢脂肪母细胞瘤

a. CT 定位像示肿块位于右膝关节内侧，其密度与皮下脂肪组织密度相近；b. CT 平扫示其内见条索状分隔；

c. CT 增强扫描，包膜及分隔内见强化血管影

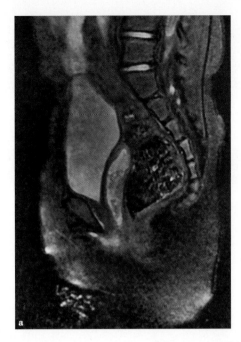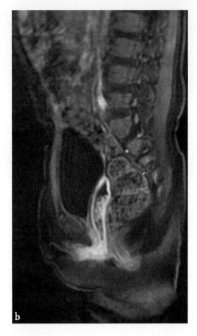

图 7-15-7　阴道横纹肌肉瘤

a. T₂WI 脂肪抑制示阴道后壁见葡萄串样赘生物；b. MRI 增强扫描示病灶呈葡萄串样多环形强化

主要用于骨骼及肺部病变；核素扫描用于判断有无转移灶较其他方法更敏感。

【影像学表现】

影像学上主要表现为膨胀性软组织肿物，肿瘤可侵犯邻近骨质，头颈部病变可侵入颅内；空腔脏器（鼻窦、鼻咽部、胆道、膀胱、阴道、尿道等）的横纹肌肉瘤多呈典型的息肉状、葡萄样外观，此多为葡萄状亚型的特征性表现。

1. CT　肿物的密度接近肌肉组织的密度，病灶较小时密度多较均匀。

2. MRI　T_1WI 呈等或稍低信号，T_2WI 呈等或稍高信号；肿瘤较大时易出现坏死、囊变；增强扫描肿瘤非坏死区多呈轻度至中度强化，胚胎型横纹肌肉瘤多表现为显著强化，葡萄状亚型可表现为葡萄串样多环形强化（图 7-15-7）。

【诊断要点】

婴幼儿、青少年发病，好发于头颈部、泌尿生殖系统，表现为膨胀性软组织肿块，发生于空腔脏器者可呈息肉样或葡萄样外观。

【鉴别诊断】

头颈部 RMS 主要应与朗格汉斯细胞组织细胞增生症、淋巴瘤、神经母细胞瘤等相鉴别。泌尿生殖系统 RMS 应与膀胱息肉、阴道息肉鉴别。

（严志汉）

参 考 文 献

[1] 李丰，曾华松. 儿童皮肌炎的诊断与治疗 [M]. 中华实用儿科临床杂志，2012，27（21）：1694-1696

[2] 杨益宏，王振汉，刘兴国，等. 猫爪病性淋巴结炎 10 例分析 [J]. 吉林医学，2010，31（28）：4978-4979

[3] 程少先. 猫抓病 1 例分析 [J]. 中国医药指南，2016，14（29）：201-201

[4] 张忠德，奚政君，吴湘如，等. 脂肪母细胞瘤 44 例临床病理分析 [J]. 临床与实验病理学杂志，2003，19（2）：125-127

[5] 闫学强，郑楠楠，乐盛麟. 脂肪母细胞瘤 1 例 [J]. 中华实用儿科临床杂志，2012（3）：165-165

[6] 邵剑波. 小儿横纹肌肉瘤：影像学表现与评价 [J]. 中国医学计算机成像杂志，2009，15（5）：462-467

第八篇

多系统疾病

第一章　儿科先天畸形与综合征

第一节　神经皮肤综合征

一、神经纤维瘤病 I 型

【概述】

神经纤维瘤病 I 型（neurofibromatosis type I，NF I）是最常见的神经皮肤综合征，最常见的遗传性肿瘤综合征，发生率为 1∶(3 000～5 000)。本病为常染色体显性遗传，外显率 100%，致病基因 *NF I* 基因位于 17q11.2。

【临床特点】

儿童期，皮肤牛奶咖啡斑、视路胶质瘤、脑白质病变为最常见表现。牛奶咖啡斑为最早出现的症状，1 岁以内即非常明显，2/3 患儿随后出现腋窝或腹股沟雀斑。视路胶质瘤为毛细胞型星形细胞瘤，恶性小于 20%，生长缓慢，可导致视觉丧失、下丘脑功能障碍。脑白质病变发生于 75% 的 NF I 和 90% 的视神经胶质瘤的患儿，可导致 30%～60% 学习障碍，常见于髓鞘发育不良的区域。病理上，白质病变表现为局灶髓鞘空泡化、原生质星形胶质细胞增殖、微钙化、核皱缩，无脱髓鞘或炎症表现。

其他表现还包括神经纤维瘤、血管发育异常、Lisch 结节、骨发育不良等。面部神经纤维瘤和丛状神经纤维瘤生长迅速，具有局部侵袭性，由迂曲的 Schwann 细胞束、神经元和紊乱的细胞内基质胶元组成，呈软组织肿块样，多起源于眶顶或眶上裂（三叉神经第一支分布的区域），同时也可以出现在身体任何部位。面部病变常向眶内延伸形成肿块，导致眼球运动受限和突眼，可伴有眼球发育异常或发育不良；病变可沿神经起源处向颅内延伸，引起脑组织受压、变形。丛状神经纤维瘤有肉瘤变可能，脊柱旁神经纤维瘤导致脊柱后侧凸。血管发育异常主要位于邻近中脑的颈总或颈内动脉或大脑前动脉，表现为内膜增生引起管腔狭窄或闭塞。骨发育异常

包括蝶骨翼和人字缝周围骨质的发育异常，蝶骨翼发育异常伴有眶内或眶周丛状神经纤维瘤。本病的临床诊断标准见表 8-1-1：

【影像检查技术与优选】

由于本病涉及神经、皮肤和骨骼系统，CT、MRI、X 线片应相结合。CT 能显示颅骨、脊柱的情况，如眶骨和蝶骨大翼发育异常、脊柱畸形等。MRI 能很好地显示视路胶质瘤、颅内病变及丛状神经纤维瘤，各种序列在显示不同的病变方面各有优势，增强后脂肪抑制序列能很好地观察视路胶质瘤，MRS 在评价白质病变方面有帮助。MRA 对发现和随访观察血管病变有价值。

【影像学表现】

1. **脑内病变**　MRI 表现为特征性 T_2 高信号病变。平扫 T_1WI 显示白质病变信号不等，不规则。T_2WI 显示白质病变呈高信号，边界不清，可累及小脑齿状核、基底节区（尤其是苍白球）、丘脑、脑干、脑桥、中脑和海马等部位（图 8-1-1a）。病变常多发，无占位效应，T_1WI 增强扫描显示白质病变通常无强化。少见情况下，可见白质内蜿蜒强化，可能为血管发育不良。

2. **视路胶质瘤**　可发生于单侧视神经，也可累及双侧视神经、视交叉和视束。肿瘤沿增大的视神经和视交叉走行，呈"纺锤状"表现，视交叉和下丘

表 8-1-1　神经纤维瘤病 I 型临床诊断标准

诊断 NF I 至少需要以下 2 条或 2 条以上：
6 个或 6 个以上的牛奶咖啡斑，单个最大直径在 5mm 以上（青春期后在 15mm 以上）
2 个或 2 个以上的任何类型的神经纤维瘤，或 1 个丛状神经纤维瘤
腋窝或腹股沟雀斑
视神经胶质瘤
2 个或 2 个以上的 Lisch 结节（虹膜色素沉着错构瘤）
特殊的骨病变，如：蝶骨发育不全或长骨骨密质变薄
患有 NF I 的直系亲属（父母、兄弟、姐妹或子女）

脑病变可呈球形，呈等或高信号。视路胶质瘤可造成患侧突眼，增强检查有不同程度的强化，T_1WI 增强扫描脂肪抑制显示视路胶质瘤最佳。CT 骨窗可显示视神经管扩张。本病视路胶质瘤具有自限性，可自行消退。

3. **丛状神经纤维瘤** 为本病另一特征性病变，通常沿小的无名神经呈侵袭性生长。病变可位于皮肤表浅或深部软组织内，深部病变常导致周围骨质破坏。STIR 序列能清晰地显示丛状和脊柱旁神经纤维瘤，头皮病变位于枕部以上，颅底病变可累及咽后间隙，眼眶病变自海绵窦经眼眶累及眶周软组织，颈部病变可包绕颈动脉生长，脊柱旁病变可经椎间

孔向椎管内生长，常导致脊柱侧后凸畸形。长骨病变可导致骨骼弯曲、骨折并假关节形成。病变在 CT 呈等或稍低密度，T_1WI 信号轻度略高于骨骼肌肉，T_2WI 与肌肉相比呈高信号，病变中央呈低信号，形成"靶征"，增强扫描呈不同程度强化（图 8-1-1b～d）。

【诊断要点】

神经纤维瘤病 I 型为儿童期比较常见的神经皮肤综合征，临床表现型不一，个体间差异较大。皮肤改变、视神经胶质瘤、脑典型部位 T_2 高信号病变及丛状神经纤维瘤为本病特征性表现。结合患儿多发皮肤牛奶咖啡斑、蝶骨等异常以及家族史，常可明确诊断。

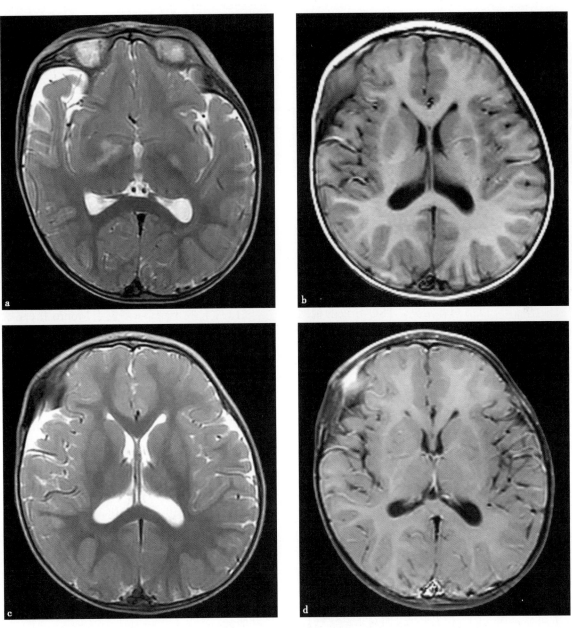

图 8-1-1 神经纤维瘤病 I 型

a. MRI 平扫 T_2WI 双侧基底节区高信号病灶，边界欠清晰，无占位效应。右颞骨形态畸形，右颞叶前突，周围脑沟增宽；b、c. MRI 平扫示右额、颞交界区皮下肿物，呈等 T_1、短 T_2 信号，邻近颅板形态不规整；d. 增强 MRI 肿物呈轻度不均匀强化

【鉴别诊断】

本病临床表现存在较大的个体差异,轻重程度不等,轻型患者临床、影像学表现均不典型。本病需与神经纤维瘤病Ⅱ型、Legius 综合征相鉴别。神经纤维瘤病Ⅱ型儿童期少见,表现为双侧前庭神经鞘瘤、其他脑神经和周围神经鞘瘤、皮肤神经鞘瘤、脑膜瘤和青少年后极性白内障。有时两者间可能存在一些重叠的特征,鉴别诊断存在一定的困难。Legius 综合征表现为牛奶咖啡斑,腋窝雀斑,巨脑症,但通常无 Lisch 结节、神经纤维瘤和中枢系统肿瘤。

二、结节性硬化症

【概述】

结节性硬化症(tuberous sclerosis,TSC)又称 Bourneville 病,是一种累及皮肤、神经系统、眼、肾、心脏及肺等多器官的常染色体显性遗传病。发病率约为 1/10 000~1/6 000,男女发病比率约为(2~3):1。散发病例占 60%~70%,经证实 TSC 的致病基因 TSC1 基因位于染色体 9q34,TSC2 基因位于染色体 16q13.3。大脑皮质结节病理呈苍白色,略凸起,受累皮质不规则增厚,镜下结节内含异形巨细胞和神经胶质增生,髓鞘发育异常,结节数目不等,多位于幕上,数量随年龄增长而增多。颅外病变也是本病的重要特征。TSC 肾脏的病变仅次于神经系统,包括肾血管平滑肌脂肪瘤、肾囊肿、肾细胞癌、嗜酸粒细胞瘤等,以前两者常见。TSC 导致的视网膜的斑痣状错构瘤发病率也较高。

【临床特点】

临床表现为三联征:皮肤改变(90%)、癫痫(80%~90%)和精神智力发育迟缓(50%~80%)。皮肤表现包括色素脱失斑、鲨革斑和指(趾)甲下纤维瘤,最早出现的为色素脱失斑,出生时即可出现,常见于躯干和四肢。1~5 岁时,患儿面部、躯干、齿龈和甲周区域出现血管纤维瘤。青春期后,可出现鲨革斑和指(趾)甲下纤维瘤。80% 的婴儿和低龄儿出现婴儿型发作或肌阵挛型癫痫。智力发育迟缓多为中重度,5 岁以前出现癫痫的患儿更易发生智力发育迟缓。本病的临床诊断标准见表 8-1-2:

【影像检查技术与优选】

CT 可显示病变的部位及特点,但对未钙化病灶及脑白质病灶不敏感。而 MRI 对于结节的检出率高于 CT,且能很好的显示白质病变,因此为本病的首选影像学检查方法。

表 8-1-2 结节性硬化症临床诊断标准(1998 年版)

主要特征	次要特征
面部血管纤维瘤或前额斑块	乳牙或恒牙散在釉质斑
非创伤性指(趾)甲或甲周纤维瘤	直肠多发性错构瘤性息肉[c]
色素减退斑(超过 3 块)	骨囊肿[d]
鲨革斑(结缔组织痣)	一级亲属患病
多发性视网膜结节样错构瘤	大脑白质放射状迁移线[a,d]
大脑皮质结节[a]	牙龈纤维瘤
室管膜下结节	非肾性错构瘤[c]
室管膜下巨细胞性星形细胞瘤	视网膜脱色斑
心脏横纹肌瘤(单发或多发)	"Confetti"皮肤病变
淋巴管平滑肌瘤病[b]	
肾血管平滑肌脂肪瘤[b]	

确定 TSC:具备 2 条主要特征,或 1 条主要特征加 2 条次要特征

可能 TSC:具备 1 条主要特征加 1 条次要特征

可疑 TSC:具备 1 条主要特征,或 2 条以上次要特征

a 当大脑皮层发育不良和脑白质迁移踪迹同时发生时,他们可被看成为一项而非两项结节性硬化的特征

b 当淋巴管平滑肌瘤病与肾脏血管平滑肌瘤同时出现时,在确诊前须发现结节性硬化的其他特征

c 应有病理学证实

d 应被放射学证实

【影像学表现】

1. 颅内病变 典型表现为室管膜下结节、皮层或皮层下结节、白质病变、室管膜下巨细胞型星形细胞瘤。

(1)室管膜下结节:多位于 Monro 孔、尾状核丘脑沟、侧脑室前角及颞角,50% 结节出现钙化。CT 和 MRI 表现与年龄有关,1 岁以内病变很少出现钙化,钙化的数量随年龄增长而增多。因此在婴儿期,病变在 CT 上较难发现,随年龄增长、钙化出现,病变的发现变得容易。MRI 上室管膜下结节向脑室内突入,于 T_1WI 呈高或等信号,T_2WI 为低或等信号(图 8-1-2)。这些病变的信号随周围白质信号的变化而改变,并与胶质增生和钙化的程度有关。在婴儿期由于白质没有髓鞘化,病变在 T_1WI 相对呈高信号,在 T_2WI 呈低信号,随着白质的髓鞘化,室管膜下的结节逐渐变成与白质等信号,由于周围低信号脑脊液的对比,病变在 T_1WI 上更容易被发现。增强后,大部分室管膜下结节无强化,仅少数结节轻度增强。

(2)皮层或皮层下结节:常位于幕上,以额顶叶多见。CT 上,早期呈低密度,晚期呈等密度,伴有钙化。MRI 上,结节的信号也随年龄的增长而变化。

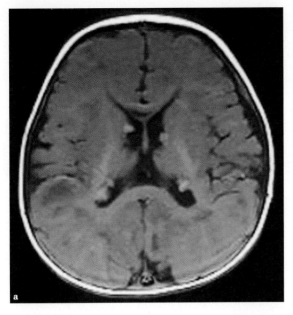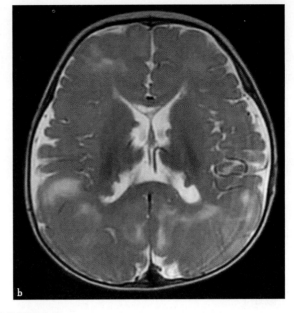

图 8-1-2　结节性硬化症

a、b. MRI 平扫　双侧室管膜下多发结节，大小不等，与白质呈等信号。右额叶、双侧枕叶片状长 T_1、长 T_2 信号病变，形态不规则，边界模糊

在新生儿期，病变与周围未髓鞘化的白质相比，表现为局部脑回呈 T_1 高信号和 T_2 低信号改变，20% 的受累脑回有增厚的表现。这些表现随白质髓鞘化而改变，T_1WI 病变信号逐渐变为等信号，T_2WI 显示数量明显高于 T_1WI，FLAIR 序列显示与 T_2WI 相对应部位的高信号病灶。MRS 显示皮质、皮质下结节及室管膜下结节 mI/Cr 升高，NAA/Cr 峰减低。

（3）白质病变：脑白质病变沿室管膜下—皮层的神经元移行方向分布，有线状、楔形及不规则形三种表现。CT 上，呈低密度，边界较清晰，无强化，可见部分或完全钙化。MRI 上，白质病变信号特征与皮层或皮层下结节相似。在年龄较大的患者中，病变在 T_2WI 及 FLAIR 均显示为高信号。

（4）室管膜下巨细胞型星形细胞瘤：由室管膜下结节进行性增大发展而来，通常位于 Monro 孔周围，向脑室内生长，少有脑实质侵犯。15% 的 TSC 患儿可并发室管膜下巨细胞星形细胞瘤或其他胶质瘤。TSC 中发生室管膜下巨细胞星形细胞瘤的高峰年龄为 8～18 岁。MRI 于 T_1WI 呈等、低信号，T_2WI 呈混杂高信号，增强后肿瘤明显增强，常引起梗阻性脑积水。

（5）其他颅内病变：少数患者可见位于小脑的皮质结节、白质病变及室管膜下结节。部分患者大脑半球白质内可见囊样结构，多位于脑室旁。此外，少数患者可发生颈内动脉或大脑前动脉动脉瘤。

2. 肾脏病变　常见为肾血管平滑肌脂肪瘤和肾囊肿，少数可发生肾细胞癌、嗜酸性粒细胞瘤等。肾血管平滑肌脂肪瘤多见于年长儿，常为双侧多发，CT 表现为肾实质内肿块，可突向肾轮廓外，边界清晰，其内可见脂肪密度和软组织密度区。异常血管结构可发生动脉瘤，导致自发性出血。增强检查，血管性结构有明显强化。MRI 显示 T_1WI 和 T_2WI 均呈混杂信号肿块，其内脂肪成分于脂肪抑制序列呈低信号。肾囊肿大小不一，可多发。

3. 眼部病变　多于生后 1 个月～1 岁时发生，病变位于视神经乳头或视神经乳头周围，且常为双侧、多发。CT 和 MRI 表现为视网膜实性结节，增强检查呈中等程度均匀强化。可伴有钙化、视网膜下渗出。

4. 其他部位病变　包括心脏横纹肌瘤、肺淋巴管血管平滑肌瘤病、肝腺瘤和脂肌瘤、胰腺腺瘤和脾肿瘤等，以及颅骨多发致密区、掌骨和指（趾）骨囊性变等骨质病变。其中心脏横纹肌瘤常为产前超声最早发现的病变，位于心内膜下，包膜完整或呈浸润性生长，T_1WI 与心肌呈等信号，T_2WI 呈高信号。肺淋巴管平滑肌瘤病 HRCT 表现为弥漫性间质改变伴渗出和囊变。

【诊断要点】

结节性硬化症是常染色体显性遗传病，常累及多系统。临床表现为皮肤改变、癫痫和精神发育迟缓的三联征，室管膜下钙化结节是本病特征性影像学表现。典型临床表现结合多个部分影像学检查特点确诊一般不困难。

【鉴别诊断】

室管膜下结节、皮层或皮层下、白质内钙化，应与先天性 TORCH 感染、巨细胞病毒脑炎的钙化相鉴别。先天性 TORCH 感染的钙化结节形态不规则，可呈线样或斑片状，钙化程度多趋于恒定，常伴脑发育不良；结节性硬化症的钙化结节分布和形态有一定规律，且其密度、信号随着年龄有逐渐变化的趋势，结合血清学检查及皮肤改变可资鉴别。视网膜病变可致白瞳症，需要与儿童期永存玻璃体增生症、视网膜母细胞瘤相鉴别，发现皮肤和神经系统病变可帮助鉴别。

三、斯德奇 - 韦伯综合征

【概述】

斯德奇 - 韦伯综合征（Sturge-Weber syndrome）又称脑三叉神经血管瘤病，为胚胎期血管发育异常所致的神经皮肤综合征。Roach 分型将本病分为：Ⅰ型，面部、柔脑膜血管瘤，可伴有青光眼；Ⅱ型，仅有面部血管瘤，可伴有青光眼；Ⅲ型，仅有柔脑膜血管瘤。本病发病率为 1:50 000，无性别、种族差异。本病主要是由于永存胎儿血管形态，导致深部血管闭塞、淤血，皮质缺血、缺氧，皮质钙化、萎缩造成。病理改变主要为覆盖于大脑皮层的软脑膜静脉血管瘤、偏侧性脑萎缩、患侧皮层钙化，病变区神经节细胞减少、变性，胶质细胞增生和脱髓鞘样改变。

【临床特点】

面部皮肤改变可于生后发现，多位于前额和三叉神经分布区域，呈灰红色或暗紫色，形状不规则，扁平或稍突出于皮肤表面，又称为"葡萄酒"痣；90%

的患儿在 1 岁以内出现癫痫婴儿型发作，逐渐发展为强直性、阵挛性发作，其他表现包括偏轻瘫（30%～66%）、偏头痛，还可伴有其他畸形。

【影像检查技术与优选】

X 线片可显示皮层钙化和颅骨改变，但轻微钙化和其他病理改变难以显示。增强 CT 和 MRI 检查能直接显示颅内软脑膜扩张的血管影，是诊断本病的直接征象。MRI 增强检查优于 CT，CT 对颅内钙化的显示较 MRI 敏感，二者可以互补。

【影像学表现】

1. X 线　显示皮质钙化和颅骨改变。

2. CT　表现为单侧或双侧大脑半球表面呈脑回样或波浪形高密度影，为畸形血管壁和病变区脑皮质钙化所致（图 8-1-3a）。患侧脑实质萎缩，脑室扩大，脑池、脑沟、脑裂增宽，中线结构向患侧移位。增强扫描可见钙化区周围弥漫性强化，患侧脉络丛异常强化。可见患侧局部颅骨板障明显增厚。

3. MRI　表现为软脑膜血管异常增多扩张，呈明显脑回样强化，位于脑回表面和脑沟。软脑膜血管瘤下面的脑组织多有局限性脑萎缩，T_1WI 和 T_2WI 显示脑回变窄，脑沟增宽。钙化在 T_1WI 及 T_2WI 均表现为低信号。皮质内或皮质下区见 FLAIR 序列呈高信号的胶质增生。患侧脉络丛异常增大，在增强 MRI 上显示为高信号（图 8-1-3b～d）。MRV 可显示进行性静脉窦闭塞，表浅皮质静脉减少，横窦、颈静脉血流减少，深部代偿静脉明显增多。

【诊断要点】

典型临床表现为癫痫和沿三叉神经分布的毛细血管瘤。典型影像学表现为病变区局限性萎缩，沿

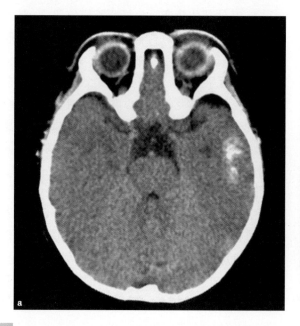

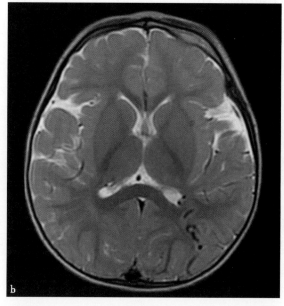

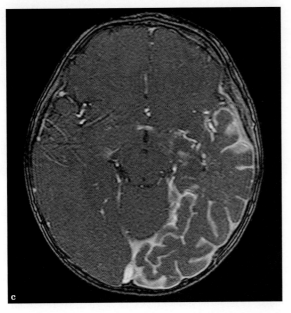
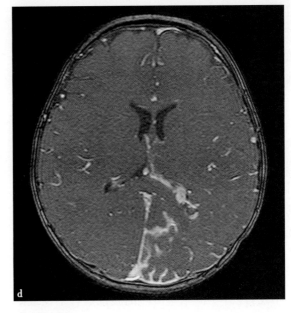

图 8-1-3　颅面神经血管瘤病

a. CT 平扫示左侧颞叶不规则片状钙化区；b. MRI 平扫 T_2WI 示左枕叶流空血管信号；c、d. MRI 增强扫描 3D TOF 序列示左侧颞叶、枕叶柔脑膜病理性强化，左侧脉络丛增粗

脑沟、脑回分布的钙化，增强检查后可见病变区弥漫性柔脑膜强化及同侧脉络丛增大、强化。根据典型临床表现和影像学所见诊断并不困难。

【鉴别诊断】

本病应与其他引起柔脑膜强化的病变如脑膜炎、柔脑膜转移瘤、白血病鉴别，这些疾病都能引起柔脑膜强化，但无面部表现，一般不难鉴别。当伴发深静脉异常血管引流时应与真正意义上的动静脉畸形相鉴别，这种深静脉的异常引流是由于表浅静脉系统发育不良引起深层髓质静脉异常引流所致，二者在 MRI 上鉴别并不困难。

第二节　骶骨发育不全

【概述】

骶骨发育不全（sacral agenesis）过去曾称尾端退化综合征（caudal regression syndrome），是一组严重程度不等的累及胚胎尾部多个器官的先天性发育畸形。本病确切发病原因不明，母体糖尿病为最大发病高危因素，其他还包括维生素 A 缺乏、高温环境、口服避孕药等。

尾部脊索、体节、神经管、神经嵴细胞、间充质和后肠等胚胎尾部结构，均起源于尾部多潜能细胞团 - 尾部隆起，因此本病常累及脊柱、脊髓、神经根、泌尿生殖系统和肛门直肠等，导致多种畸形发生。脊柱畸形表现为不同程度的骶尾骨缺如，严重者可

累及腰椎甚至胸 $_8$ 以下胸椎的缺如，常伴随脊髓发育异常，其他系统畸形包括马蹄肾、异位融合肾、孤立肾、膀胱输尿管反流、神经源性膀胱，无肛、直肠阴道瘘、肛门畸形和先天性巨结肠等。

本病绝大多数病例为散发，少部分呈常染色体显性遗传，即 Currarino 综合征，致病基因 *HLXB9* 位于染色体 7q36，表现为骶 $_1$ 以下骶骨发育不全合并无肛和骶前肿物（畸胎瘤、脊膜膨出、肠源性囊肿等）。本病可单独发生，或合并 OEIS 综合征（脐膨出、膀胱外翻、肛门闭锁、脊柱缺陷）、VACTERL 综合征（脊柱畸形、无肛、心脏异常、气管食管瘘、肾脏异常和下肢畸形）。

【临床特点】

本病临床表现根据累及的脊柱节段和残存脊髓、神经根的功能而异，并与合并的其他畸形有关。患者多伴有不同程度的短躯干，臀沟变短，骶尾部可见骨性隆起、皮下脂肪增厚、毛发生长、皮窦、血管瘤等。典型病例，髋关节可呈屈曲、外展、外旋位，膝关节屈曲，可表现为双下肢发育不均衡，伴有扁平足、马蹄内翻足等。由于脊髓、神经根的发育异常，多见下肢运动或感觉异常、神经源性膀胱和便失禁等。

【影像检查技术与优选】

X 线片可显示骶骨发育不全的严重程度，肛门闭锁、先天性巨结肠等。CT 三维重组图像，能更好地显示脊柱缺如的范围、残存脊柱的形态及髂骨与

脊柱的关系等，同时可观察泌尿系统畸形。MRI对椎管内结构的显示明显优于CT，能准确描述脊髓的位置、形态及神经根的分布异常或缺如。对合并的泌尿系统畸形和直肠肛门畸形亦显示良好。

【影像学表现】

1. X线和CT　脊柱畸形为本病最主要特征，表现为部分或全部骶、尾椎缺如，严重者可有腰椎甚至下段胸椎缺如，最高可达第9胸椎水平。根据残存骶骨的数量、形态以及脊柱与骨盆的关系，本病分为4型：Ⅰ型，骶骨半侧部分或完全缺如，残存骶骨正常或发育不良，常继发患侧髂骨上移（图8-1-4a、b）；Ⅱ型，骶骨部分缺如，双侧对称，残存骶骨正常或发育不良，骶骨与髂骨间有较稳定的关节；Ⅲ型，骶骨完全不发育，伴不同水平节段的腰椎发育不良或缺如，髂骨同残存腰椎的最下端形成关节；Ⅳ型，骶骨完全不发育，合并不同水平节段的腰椎甚至胸椎发育不良或缺如，两侧髂骨形成微动关节或融合，最下端的腰椎椎体位于其上方。

合并肛门闭锁患儿，采用倒立位X线检查可明确闭锁位置以及直肠盲端距肛凹的距离。合并先天性巨结肠者，腹部立位X线片表现为低位肠梗阻，结肠明显扩张，结肠袋消失，造影检查可进一步明确。CT可发现合并的马蹄肾、异位融合肾、孤立肾、神经源性膀胱等泌尿系统畸形。

2. MRI　脊髓畸形，根据脊髓圆锥的位置和形态将其分为两种类型：一种类型较严重，表现为脊髓圆锥高位，末端圆钝呈棒状或呈楔形。脊髓圆锥的位置越高，缺如的脊柱节段越多，病变程度越严重。残存马尾神经根自脊髓圆锥的前后两侧发出形成"双束征"。另一种类型相对较轻，多数患者合并终丝脂肪瘤、骶前或骶后脊膜膨出、皮毛窦等（图8-1-4c、d），导致脊髓圆锥牵拉、伸长，失去正常形态，发生脊髓栓系综合征。MRI同时可观察合并的泌尿系统畸形以及无肛、直肠阴道瘘、肛门畸形。

【诊断要点】

骶骨不同程度缺如为本病最具特征的表现，发现这种表现时需要进一步观察脊髓、泌尿生殖系统和肛门直肠形态，以避免漏诊。此外，骶骨畸形的严重程度，一定程度的影响脊髓畸形及其他系统畸形的表现。

本病除了起源于尾部隆起的结构异常外，可合并脐膨出、心脏异常、气管食管瘘等，影像学检查前需要详细询问临床症状、仔细体检，对可疑合并多部位畸形者，宜扩大扫描范围或补充检查部位，以全面评估合并畸形。

【鉴别诊断】

本病需要与节段性脊柱发育不良及人鱼序列综合征相鉴别。节段性脊柱发育不良为一组主要累及下段腰椎或胸腰椎的发育畸形，可能与骶骨发育不全具有相同的病因。影像学表现为受累节段的融合椎、裂椎畸形，脊柱后凸或侧后凸，椎管重度狭窄甚至中断。病变部位以上的脊髓多正常，病变部位脊髓明显变细、或根本无法辨别，伴随相应水平的神经根缺如，病变部位以下的脊髓增粗、低位。可与骶骨发育不全合并发生。人鱼序列综合征是一种罕见的先天性畸形，外形主要表现为双下肢融合，同时合并多个重要器官的畸形或发育缺陷。胎儿娩出后主要畸形特征为，脐部以上发育基本正常，双下

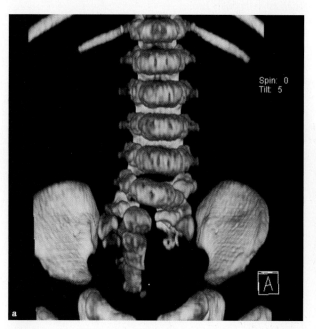

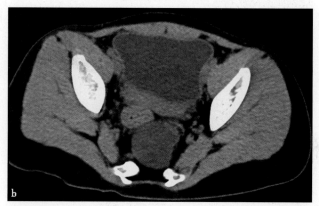

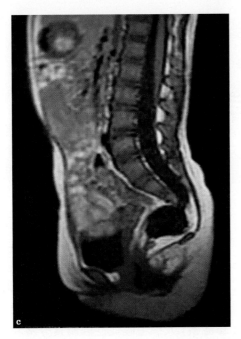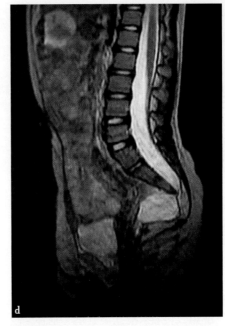

图 8-1-4 骶骨发育不全

a. CT 三维重组图像显示骶$_2$以下左侧完全缺如，骶$_1$椎体左侧部分缺如，残存骶骨呈"弯刀样"；b. CT 平扫显示骶骨前方可见一类圆形低密度肿块影，边缘清楚，密度均匀，推挤邻近肠管向前方移位；c. MRI 平扫 T$_1$WI 矢状面显示骶椎前方类圆形低信号包块影，边缘清楚，信号均匀，并通过骶椎骨质缺损处与椎管内相通；d. MRI 平扫 T$_2$WI 矢状面显示骶椎前方包块呈高信号

肢完全或部分融合，可仅软组织融合，也可下肢骨性融合；骨盆骨发育不全，腰骶尾椎骨发育不全或缺如；无肛门及外生殖器是本病典型特征。

（李 欣 陈 静）

参 考 文 献

[1] Zamboni SL，Loenneker T，Boltshauser E，et al. Contribution of diffusion tensor MR imaging in detecting cerebral microstructural changes in adults with neurofibromatosis type 1[J]. AJNR Am J Neuroradiol，2007，28（4）：773-776

[2] Gill DS，Hyman SL，Steinberg A，et al. Age-related findings on MRI in neurofibromatosis type 1[J]. Pediatr Radiol，2006，36（10）：1048-1056

[3] Kalantari BN，Salamon N. Neuroimaging of tuberous sclerosis: spectrum of pathologic findings and frontiers in imaging[J]. AJR Am J Roentgenol，2008，190（5）：304-309

[4] Baskin HJ. The pathogenesis and imaging of the tuberous sclerosis complex[J]. Pediatr Radiol，2008，38（9）：936-952

[5] Juhász C，Haacke EM，Hu J，et al. Multimodality imaging of cortical and white matter abnormalities in Sturge-Weber syndrome[J]. AJNR Am J Neuroradiol，2007，28（5）：900-906

[6] Lin DD，Barker PB，Kraut MA，et al. Early characteristics of Sturge-Weber syndrome shown by perfusion MR imaging and proton MR spectroscopic imaging[J]. AJNR Am J Neuroradiol，2003，24（9）：1912-1915

[7] Kole MJ，Fridley JS，Jea A，et al. Currarino syndrome and spinal dysraphism[J]. J Neurosurg Pediatr，2014，13（6）：685-689

[8] Bou-Assaly W，Illner A，Delaney L，et al. AJR Teaching File：Child with chronic constipation[J]. AJR Am J Roentgenol，2007，189（Suppl. 3）：S29-31

第二章 生长发育异常

第一节 性 早 熟

【概述】

性早熟（precocious puberty）是指女孩在8岁前、男孩在9岁前呈现第二性征，根据下丘脑-垂体-性腺轴功能是否提前发动，分为中枢性性早熟（central precocious puberty，CPP）和外周性性早熟（peripheral precocious puberty，PPP）两类。

1. **中枢性性早熟** 又称真性性早熟，是由于下丘脑-垂体-性腺轴过早启动，促性腺激素释放激素脉冲分泌增强所致，患儿除有第二性征的发育外，还有卵巢或睾丸的发育。根据病因分为特发性或器质性。特发性常见于女孩，因下丘脑对性激素的负反馈的敏感性下降、促性腺素释放激素增加分泌所致。器质性多为中枢神经系统异常所致，包括下丘脑错构瘤、下丘脑-视交叉星形细胞瘤、生殖细胞肿瘤等肿瘤性病变，中枢神经系统感染，大脑中线区先天性畸形如视-隔发育不良，以及创伤、手术、放疗及化疗等。

2. **外周性性早熟** 又称假性性早熟，是非受控于下丘脑-垂体-性腺轴功能的性早熟，有第二性征发育和性激素水平升高，因性激素的负反馈作用，下丘脑-垂体-性腺轴发育不成熟，无性腺的发育。外周性性早熟可为同性性早熟或异性性早熟。常见疾病有性腺肿瘤或肿瘤样病变、肾上腺疾病等。

女性外周性性早熟最常见原因为卵巢自主功能性滤泡囊肿，多为自限性，可自行消退，其他还包括卵巢幼年型颗粒细胞瘤、卵泡膜细胞瘤。男性外周性性早熟常为睾丸性索间质肿瘤分泌性激素所致。

肾上腺疾病包括先天性肾上腺皮质增生症、肾上腺皮质肿瘤。先天性肾上腺皮质增生症是常染色体隐性遗传病，肾上腺皮质增生导致类固醇前体合成增加，转化为雄激素，从而导致女性男性化或男性性早熟。肾上腺皮质肿瘤儿童少见，最常见表现为女性男性化和男性性早熟，多为散发病例，也可为某些综合征的一部分，如贝-维综合征、利-弗劳梅尼综合征、多发内分泌腺瘤病Ⅰ型等。

由于人绒毛膜促性腺激素在生物学上类似促黄体激素，人绒毛膜促性腺激素分泌肿瘤如肝母细胞瘤、纵隔畸胎瘤、睾丸生殖细胞肿瘤等能刺激睾丸间质细胞合成睾酮而导致性早熟。性早熟的其他原因还包括遗传性疾病如NFⅠ，全身性疾病如未经治疗的甲状腺功能减退，McCune-Albright综合征等。McCune-Albright综合征为女性外周性性早熟常见病因，详见第四章，本章略。

【临床表现】

女孩在8岁前、男孩在9岁前呈现第二性征，即乳房发育，阴毛、腋毛出现，身高、体重迅速增长，外生殖器发育，月经来潮。由于骨骼成熟度加速，骨骺较早融合，患者早期身高较同龄人高，成年后反而较矮小，为性早熟者最主要的后遗症。中枢性性早熟的性征发育与正常青春期发育顺序一致，伴有睾丸或卵巢的发育。外周性性早熟无性腺的发育，性发育过程与青春期不同，可表现为同性性早熟或异性性早熟。

不同原因导致的性早熟还可有其他器质性病变的临床表现。中枢神经系统肿瘤性病变可有颅压增高、视野缺损。先天性肾上腺皮质增生症可有失盐症状，表现为低钠血症、高钾血症和低血压，甚至发生肾上腺危象。肾上腺皮质肿瘤除男性化表现外，还可有库欣综合征、高血压表现。卵巢肿瘤可表现为腹痛、腹胀及腹部肿块。睾丸肿瘤局部可及无痛性肿块。

【影像检查技术与优选】

依据临床表现和实验室检查结果，判断性早熟属于中枢性或外周性，选择恰当的影像学检查方法，有针对性的检查。如器质性CPP应选择MRI检查脑部。PPP者首选超声检查，超声是评价生殖系统疾病的首选检查方法，也可用于肾上腺疾病的检查中，CT 及 MRI 对进一步鉴别诊断提供重要信息。

骨龄检查，根据手和腕部 X 线片评定骨龄，评估骨骼发育是否提前，骨龄显著提前可影响患儿身高高限。

【影像学表现】

1. **中枢性性早熟** 引起 CPP 的器质性病变主要见于以下几种疾病。

（1）生殖细胞肿瘤：常位于松果体区、鞍上池、基底节区。在 CT 上，病变呈混杂密度，实性部分呈稍高密度，多见囊变、出血及钙化（图 8-2-1a）；增强后，实性部分不同程度强化。在 MRI 上，病变表现多样，常呈不均匀信号（图 8-2-1b、c），增强后实性部分可见强化（图 8-2-1d）。松果体区与鞍上池区同时发生肿瘤对诊断本病有特异性。

（2）下丘脑错构瘤：MRI 矢状面和冠状面显示最佳，T_1WI 及 T_2WI 上通常与灰质呈等信号，T_2WI 上

信号亦可高于灰质，增强后病变无强化（图 8-2-2）。

（3）下丘脑 - 视交叉星形细胞瘤：表现为受累视神经增粗、扭曲，T_1WI 呈等信号，T_2WI 呈高信号，增强后呈轻度均匀强化，少数可见囊性部分无强化（图 8-2-3）。

（4）蛛网膜囊肿：位于蝶鞍 - 鞍上池区，CT 上表现为边界清楚的囊性病变，其密度与正常脑脊液相同，合并出血时密度不均匀，较大病变占位效应明显，可压迫下丘脑、垂体及第三脑室底部而引起脑积水，邻近颅骨可变形。在 MRI 上，T_1WI 呈低信号，T_2WI 高信号，合并出血时信号不均匀，增强后无强化（图 8-2-4）。

2. **外周性性早熟** 引起 PPP 的病变主要来源于肾上腺和性腺。

（1）先天性肾上腺皮质增生症：表现为双侧肾上腺增大，延长迂曲，呈"双手抱球征"表现。超声对观察肾上腺的大小敏感，可定量测量，新生儿期肾

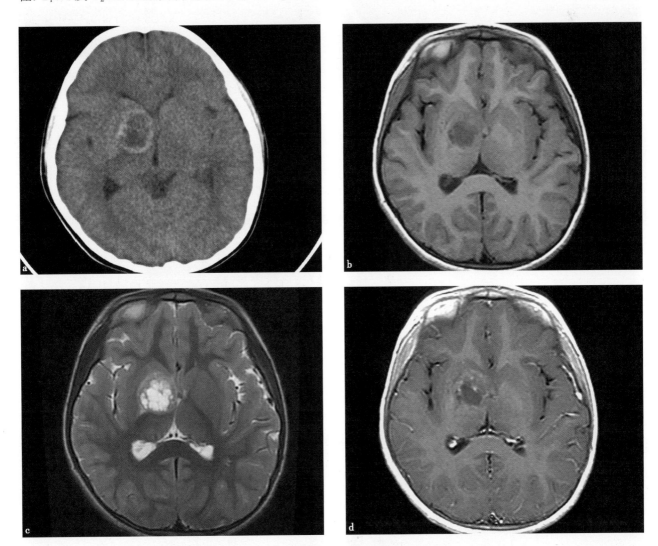

图 8-2-1 生殖细胞瘤

男，5 岁，阴茎增大。a. CT 显示右侧基底节区混杂密度肿块，边缘密度较高，中心呈低密度；b、c. MRI T_1WI 显示病变呈低信号，T_2WI 示病变中心呈多囊性高信号，边缘呈等信号，边界较清楚；d. MRI 增强 T_1WI 示病变边缘实性部分强化

上腺肢体厚度超过 4mm 可视为增大。肾上腺回声异常，正常中心条纹状回声可被弥漫斑点状回声取代。CT 上，肾上腺密度均匀减低（图 8-2-5）。MRI上，T_1WI 表现为肾上腺与肝脏、肾脏信号相近，而高于脾脏，T_2WI 略低于肾脏而高于肝脏、脾脏信号，增强后呈明显均匀强化。

（2）肾上腺皮质肿瘤：CT 上，病变体积较小时，

密度均匀，边界清晰，肿瘤较大时呈分叶状，可因出血、坏死及钙化而密度不均匀。MRI 上，T_1WI 相对肝脏呈等或稍低信号，T_2WI 呈高信号。由于功能性肿瘤胞质富含脂质，MRI 同反相位成像，反相位像可见肿瘤信号明显减低。增强后，呈均匀或不均匀轻度强化，或呈边缘包壳样强化（图 8-2-6）。MRI 显示肿瘤血管侵犯、下腔静脉瘤栓优于 CT。

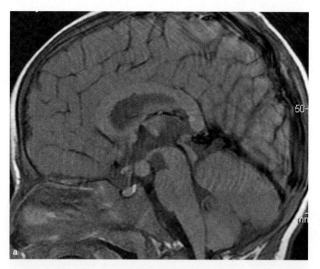
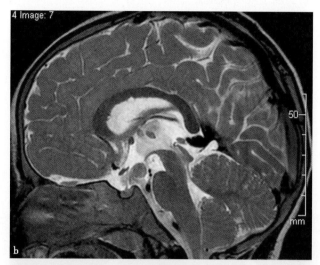
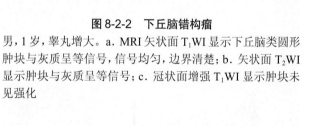

图 8-2-2 下丘脑错构瘤

男，1 岁，睾丸增大。a. MRI 矢状面 T_1WI 显示下丘脑类圆形肿块与灰质呈等信号，信号均匀，边界清楚；b. 矢状面 T_2WI 显示肿块与灰质呈等信号；c. 冠状面增强 T_1WI 显示肿块未见强化

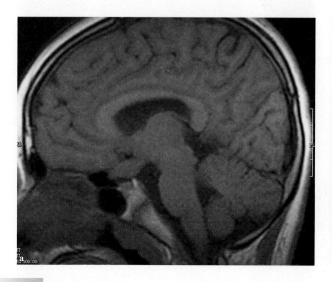
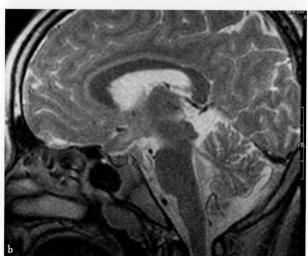

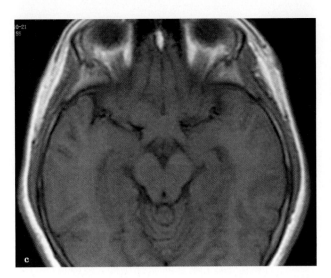
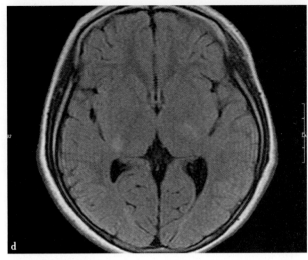

图 8-2-3　下丘脑 - 视交叉星形细胞瘤

女，9 岁，月经 3 次，骨龄提前，NF Ⅰ型。a. MRI 矢状面 T_1WI 显示视神经增粗，与灰质呈等信号；b. 矢状面 T_2WI 显示增粗的视神经呈高信号；c. 横轴面 T_1WI 显示病变累及右侧视神经及视交叉；d. 横轴面 FLAIR 像显示双侧内囊后肢白质内斑块状异常信号

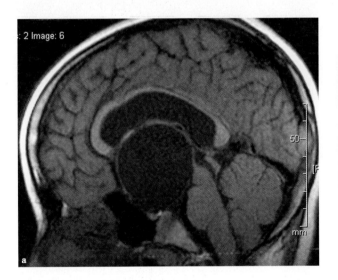
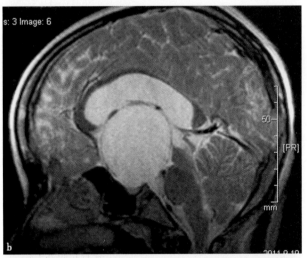

图 8-2-4　蛛网膜囊肿

女，8 岁，性早熟，蝶鞍 - 鞍上池区巨大蛛网膜囊肿。a、b. MRI 矢状面 T_1WI 及 T_2WI 示蝶鞍 - 鞍上池区巨大囊肿与脑脊液呈等信号，垂体、下丘脑及第三脑室底部受压，蝶鞍变形；c. 冠状面增强 T_1WI 示病变未见强化，双侧脑室扩张积水

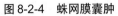
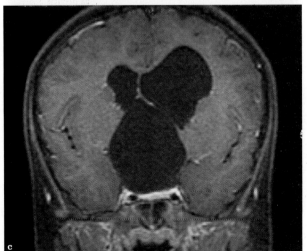

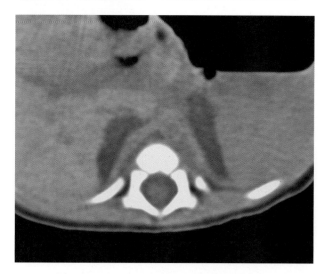

图 8-2-5 先天性肾上腺皮质增生症

女,1.5 个月。生后 15 天发现全身皮肤黑,阴蒂肥大。横轴面 CT 显示双侧肾上腺内、外肢体明显增粗,密度减低

（3）卵巢幼年型颗粒细胞瘤:CT 上表现为较大的囊实性肿块,实性成分呈等至高密度,增强后可见强化;囊性部分有时可见高密度出血。MRI 上,实性成分呈中等信号,内部可见多发长 T_2 信号囊腔,形成海绵状表现。囊内出血时 T_1 呈高信号,增强后实性部分有强化。

（4）自主功能性滤泡囊肿:囊肿通常大于 2cm。单纯囊肿超声表现为无回声或低回声的囊肿,囊内可见碎屑,囊内出血可表现为高回声。MRI 上,T_1WI 呈低信号,T_2WI 呈高信号,边界清楚,囊内出血可导致信号不均匀(图 8-2-7)。

（5）睾丸肿瘤:睾丸间质细胞瘤,超声表现为均匀的低回声肿块,可见钙化,肿瘤周围可见多发血流信号,内部乏血供。MRI 上,相对正常睾丸组织,病变呈 T_1 等信号、T_2 低信号,有时病变内部可见 T_2 高信号为中央瘢痕,增强后呈显著均匀强化。睾丸支持细胞瘤,超声可表现为睾丸增大,回声不均匀增

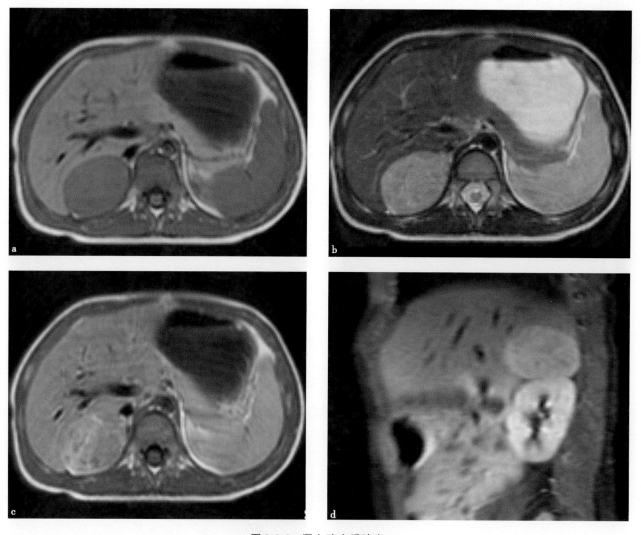

图 8-2-6 肾上腺皮质肿瘤

男,2 岁,阴茎增长半年。a、b. MRI 横轴面 T_1WI 及 T_2WI 示右侧肾上腺区肿瘤边界清楚,信号均匀,呈等 T_1 长 T_2 信号;c、d. 增强横轴面及矢状面 T_1WI 示肿瘤强化较均匀,未见邻近器官及血管侵犯

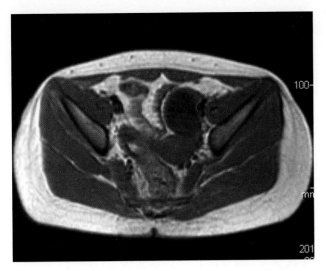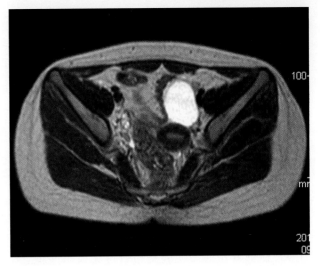

图 8-2-7 卵巢囊肿

女，7 岁，阴道出血。左侧卵巢囊肿。MRI 横轴面 T_1WI 及 T_2WI 显示左侧附件区囊性肿物，呈均匀长 T_1、长 T_2 信号，边界清楚，大小 4.5cm×4.7cm×4cm

强，也可表现为多发均匀回声结节，边缘呈低回声，大细胞钙化亚型表现为高回声结节伴声影。MRI 上，肿瘤多表现为 T_1 中等信号、T_2 高信号，增强后强化程度不等。

【诊断要点】

性早熟的诊断包括 3 个步骤，首先是明确是否为性早熟，其次是判断是中枢性还是外周性，最后是明确病因，影像学检查需要结合患儿临床表现及实验室检查结果，建立影像诊断流程，有针对性地进行影像学检查。影像学检查的价值在于评估性早熟的程度及对器质性病变的定位、定量、定性诊断，评价随访治疗效果。

【鉴别诊断】

某一成熟特征的单独发育是一种常见的变异，需与性早熟鉴别。单纯乳房发育，通常见于 1~3 岁女孩，一般无进展。肾上腺功能早现表现为腋毛或耻毛早发育而不伴有乳房发育，系由于肾上腺合成雄激素所致，不是促肾上腺皮质激素刺激所致。

下丘脑错构瘤、生殖细胞瘤、下丘脑 - 视交叉星形细胞瘤、蛛网膜囊肿等有其特定发病部位，典型影像学表现，结合临床和实验室检查结果多能明确诊断。卵巢、睾丸性腺肿瘤，影像学检查可明确肿瘤位置、起源和大小，最终需要病理学检查确诊。儿童期肾上腺皮质肿瘤的组织分型不能预示其生物学行为，其恶变潜能常不确定，影像学检查主要观察原发肿瘤的部位、局部侵犯和转移，帮助制订治疗方案，确诊需结合实验室检查及病理学检查。

第二节　纤维性骨营养不良综合征

【概述】

纤维性骨营养不良综合征（McCune-Albright syndrome，MAS）为多发纤维结构不良、自主内分泌功能亢进及皮肤色素沉着三联征，满足两条即可诊断。病因为 *GNAS1* 基因突变导致信号蛋白 Gs-α 异常，进而影响腺苷酸环化酶系统，在患者的受累内分泌器官、皮肤色素沉着斑及骨病变内均可发现基因突变细胞，成骨细胞分化、成熟缺陷导致纤维骨营养不良。

多发纤维结构不良最好发于颅面骨、股骨、胫骨，其次为骨盆、肋骨、上肢骨、锁骨和脊柱，多骨病变通常发生在身体同侧。主要病理改变为正常骨组织被纤维组织取代，并夹杂有多少不等的软骨、骨样组织和新生的骨小梁，纤维组织内有不成熟的梭形细胞及少量的破骨细胞和巨细胞。病灶内可伴有出血、囊变和骨化，边缘常伴反应性增生。骨密质膨胀变薄，可弯曲变形或发生病理性骨折。病变恶变概率高于单发骨纤维结构不良，可恶变为骨肉瘤、纤维肉瘤、软骨肉瘤和巨细胞肉瘤。

自主内分泌功能亢进通常为性早熟，还可伴原发性甲状腺功能亢进、生长激素和 / 或催乳素增多、甲状旁腺功能亢进症或皮质醇增多症等。部分报道合并胃肠道息肉、胰腺导管内乳头状黏液瘤者，病变内可检出基因突变细胞。

【临床特点】

本病好发于女性，男：女比例为 1：2，平均发病年龄 4.9 岁。临床表现为性早熟，包括阴毛、乳房发育和早潮，骨龄常提前；皮肤色素沉着斑，常于生后即可发现，多见于臀部和腰背部，面积较大，边缘不规则，常与骨病变位于身体同侧，以中线为界，也可位于中线两侧；颅面骨受累者表现为头颅或颜面部不对称及脑神经受压症状，如视力受损。长骨的纤维结构不良可有骨痛、步态异常、反复的病理性骨折、下肢弯曲畸形或肢体不等长。严重患者可有其他内分泌症状，如甲亢危象、Cushing 样体征、肢端肥大、血糖异常等。实验室检查可见血磷减低、尿磷、尿钙增高。

【影像检查技术与优选】

四肢骨病变首选 X 线片检查，根据典型表现多可明确诊断。颅面骨、脊柱及骨盆等复杂解剖部位的病变宜选择 CT 或 MRI 检查，CT 可显示颅底骨病变侵犯血管和神经通路的情况。MRI 检查敏感性高，可显示早期髓腔病变，并能评价颅底血管、神经受累情况。核素扫描可显示受累骨核素浓集，敏感性高，用于寻找其他骨病变。盆腔或睾丸超声用于评价性腺器官受累情况。

【影像学表现】

1. X 线 表现取决于病变中纤维组织增生的程度和新生骨小梁与成熟骨小梁的比例。X 线片表现多样，呈囊状改变时，病灶偏心性膨胀生长，单个或多个圆形、椭圆透亮区，边缘硬化，囊内可见条状骨纹和斑点状致密影。呈毛玻璃状改变时，骨髓腔消失，皮质变薄，病变肢体增粗弯曲、变形。呈丝瓜络样改变时，病灶沿长骨纵轴呈偏心性生长，为梭形透亮区，内有粗大骨嵴分隔。呈虫蚀状改变时，为小片状溶骨性破坏，边界锐利，无硬化边。发生病理性骨折时，可见骨膜反应。股骨近端病变易反复骨折导致内翻畸形，称"牧羊人手杖畸形"。

2. CT 表现为骨骼膨胀变形，骨髓腔增宽，骨密质增厚，或与病变不能区分，分为硬化型、囊型或

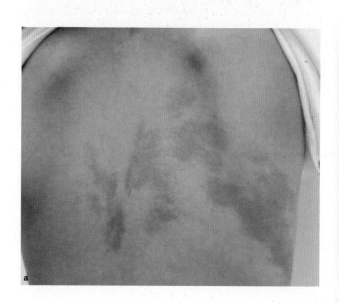

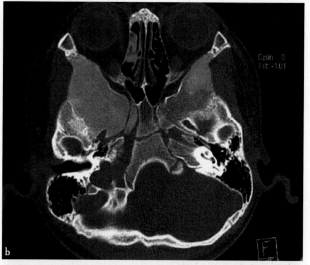

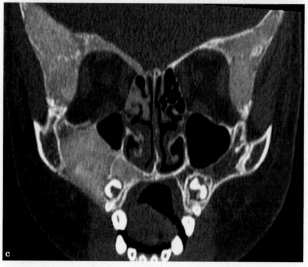

图 8-2-8 McCune-Albright 综合征
女，3 岁，性早熟。a. 后背可见皮肤色素沉着斑；b、c. CT 横轴面及冠状面重建像见上颌骨、蝶骨、筛骨多发骨膨胀、变形，呈磨玻璃密度影

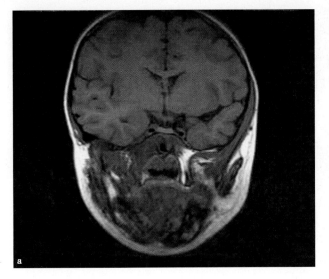

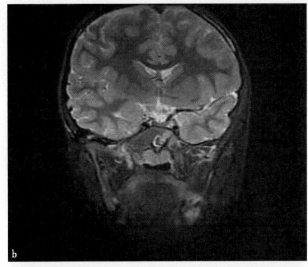

图 8-2-9 McCune-Albright 综合征
女,6 岁,性早熟 3 年。a、b. MRI 冠状面 T_1WI 及 T_2WI 示蝶骨骨髓腔膨胀,呈低信号;c. 增强冠状面 T_1WI 脂肪抑制像示蝶骨病变呈均匀强化

混合型,硬化型表现为磨砂玻璃密度(图 8-2-8),囊型表现为圆形或椭圆形低密度区伴硬化缘,混合型者可同时出现硬化型、囊型两种表现。

3. **MRI** T_1WI 显示病灶多为低信号,T_2WI 上可呈低信号、等信号或高信号,取决于病变内增生的纤维组织、新生骨小梁和成熟骨小梁的含量,以及合并的囊变、出血。周围骨硬化在 T_1WI 与 T_2WI 上均表现为低信号。增强后病变有不同程度的强化,以周边强化明显(图 8-2-9)。

4. **盆腔超声检查** 可见单侧卵巢囊肿,囊肿内可见实性成分或出血,易误诊为幼年型颗粒细胞瘤,当卵巢囊肿为 MAS 的唯一发病迹象时,应避免不必要的卵巢切除术。男性患者,可见睾丸增大、睾丸微结石、回声不均匀、局灶性钙化等。

【诊断要点】

典型临床表现为多发纤维结构不良、自主内分泌功能亢进及皮肤色素沉着三联征,骨病变一般较典型,结合皮肤色素沉着斑不难诊断。当患者以性

早熟就诊而无皮肤色素沉着时,骨病变可隐匿,易导致延迟诊断,应注意考虑本病可能。

【鉴别诊断】

骨骼病变需要与非骨化性纤维瘤、内生软骨瘤、骨巨细胞瘤等鉴别。多骨病变结合典型影像学表现可资鉴别。皮肤色素沉着斑需与神经纤维瘤病 I 型的牛奶咖啡斑鉴别,本病的皮肤病变颜色较深、面积大、数量少,多与骨病变位于身体同侧。临床仅表现为性早熟者,应与其他原因导致的性早熟鉴别,部分患者于数年后发现骨病变才能诊断。

(李 欣 王立英)

参 考 文 献

[1] 潘恩源,陈丽英. 儿科影像诊断学 [M]. 北京:人民卫生出版社,2007

[2] 王立英,刘俊刚,王春祥,等. 儿童中枢性性早熟的临床与影像学表现分析 [J]. 临床放射学杂志,2016,35(6):924-927

[3] Chung EM，Biko DM，Schroeder JW，et al. From the radiologic pathology archives：precocious puberty：radiologic-pathologic correlation[J]. Radiographics，2012，32（7）：2071-2099

[4] Ghazi AA，Mofid D，Salehian MT，et al. Functioning adrenocortical tumors in children-secretory behavior[J]. J Clin Res Pediatr Endocrinol，2013，5（1）：27-32

[5] 徐赛英. 实用儿科放射诊断学 [M]. 北京：北京出版社，1998

[6] 李景学，孙鼎元. 骨关节线诊断学 [M]. 北京：人民卫生出版社，1982

[7] Salenave S，Boyce AM，Collins MT，et al. Acromegaly and McCune-Albright Syndrome[J]. J Clin Endocrinol Metab，2014，99（6）：1955-1969

[8] Lew PP，Ngai SS，Hamidi R，et al. Imaging of disorders affecting the Bone and Skin[J]. Radiographics，2014，34（1）：197-216

第三章 炎性疾病

第一节 手足口病

【概述】

手足口病（hand-foot-mouth disease，HFMD）是由多种肠道病毒引起婴幼儿常见急性传染病，以柯萨奇病毒 A16（coxsackie virus A16）和肠道病毒 71 型（enterovirus 71，EV71）最常见。通常情况下，EV71 引起的普通 HFMD 的临床症状与柯萨奇 A16 引起的 HFMD 难以区分。颅内典型病变位于延髓、脑桥背侧，小脑齿状核、颈髓、丘脑可同时受累。病理学表现为炎性改变累及血管周围，主要为单核细胞浸润。由于脑干受累，可引起自主神经功能障碍，交感神经过度兴奋，引起神经源性肺水肿及肺出血，因此死亡率较高。

【临床特点】

多发生于 5 岁以下儿童，临床主要表现为发热，口腔黏膜、手、足散在疱疹，多数患儿 1 周左右可自愈，但由于 EV71 具有亲神经性，少数重症病例可出现心肌炎、肺水肿和中枢神经系统并发症。中枢神经系统并发症主要包括急性无菌性脑膜炎、脑干脑炎和急性弛缓性麻痹等神经系统并发症。在神经系统并发症中，脑干脑炎常发生于 HFMD 后 2～4 天，临床表现为昏睡、一侧或双侧脑神经受累、眼球麻痹、共济失调、震颤、肌阵挛、肢体运动或感觉障碍，严重者迅速出现肺水肿和心肺衰竭。

【影像检查技术与优选】

MRI 为诊断 HFMD 中枢神经系统病变最敏感的影像学检查方法，可观察病变的部位、范围及程度。胸部 X 线及 CT 可显示引起的神经源性肺水肿及肺出血情况。

【影像学表现】

1. X 线　手足口病引起肺水肿及肺出血时，早期胸部 X 线表现可不明显。典型表现为双肺散在片状高密度影。

2. CT　无菌性脑膜炎 CT 常为阴性。脑实质内病变早期表现为低密度水肿，边界模糊，相邻脑沟、脑池变窄，后期可遗留软化灶。引起神经源性肺水肿及肺出血时，胸部 CT 平扫显示双肺弥漫性肺泡浸润，可见双肺散在斑片状或云雾状高密度影，可出现典型的双侧肺门周围高密度影，即"蝶翼征"。

3. MRI　无菌性脑膜炎 MRI 平扫阴性，增强扫描通常脑膜无强化。脑实质内病变早期在 T_1WI 上不明显，T_2WI 呈高信号，边界不规则，增强后通常出现强化；病变进展期在 T_1WI 上呈低信号，在 T_2WI 呈高信号，边界较清晰，增强后通常无强化。病变常为双侧，对称性分布。延髓、脑桥小病灶在 T_1WI 上呈低信号，T_2WI 上呈高信号图（图 8-3-1），脊髓 MRI 检查显示病变脊髓前角 T_1WI 上呈低信号，T_2WI 上呈高信号，边界不规则，可为单侧或双侧，以颈段脊髓更易受累。

【诊断要点】

本病主要依据临床表现和实验室病原学检查确诊，影像学检查的目的是发现脑和脊髓病变的部位和范围，以及出现的神经源性肺水肿及肺出血情况。中枢神经系统病变以脑干脑炎最常见，主要位于脑桥延髓交界区，MRI 信号表现可不同，增强扫描可发现平扫时阴性的病灶。脊髓炎最常累及中央灰质，以前角为主，以颈段脊髓最常见，常同时伴有脑干脑炎。若累及腰膨大则可引起神经源性膀胱。

【鉴别诊断】

HFMD 合并脑干脑炎应与脑干星形细胞瘤及其他病毒引起的脑干脑炎鉴别，脑干的星形细胞瘤 MRI 检查表现为 T_1WI 呈等或低信号，T_2WI 上呈高信号，瘤周多无水肿或水肿轻微，边界较清晰。增强后病变可见轻度强化，较大的肿瘤内部常见无强化的囊变和坏死区，而 HFMD 合并脑干脑炎通常有发热、口腔黏膜、手、足散在疱疹等前驱症状。其他

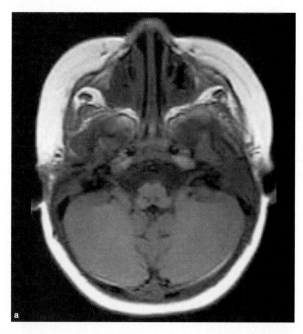
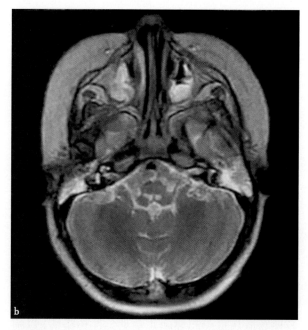

图8-3-1 手足口病

a. MRI 平扫 T_1WI 轴面显示延髓背侧对称小片状低信号影，边界清晰；b. T_2WI 轴面显示延髓背侧对称小片状高信号影，边界清晰

病毒引起的脑干脑炎，影像学表现与本病相似，主要依靠病原学检查鉴别。

第二节 大动脉炎

【概述】

大动脉炎（Takayasu arteritis）是一种主要累及主动脉及其主要分支的慢性进行性非特异性炎症性疾病，也可累及肺动脉和冠状动脉，导致受累血管管腔不同程度狭窄或闭塞。本病亚裔患者常见，青少年女性好发，占80%～90%，据报道最小发病年龄为6个月。

本病病因不明，可能为自身免疫性疾病，机体对沉积在动脉壁的抗原具有遗传易感免疫反应。感染可能为诱发因素，结核、病毒、链球菌、风湿热和类风湿性关节炎等可能与本病有关。

本病病理特征为动脉壁的慢性肉芽肿性炎症，内膜明显增生，动脉中层和外膜纤维化，最终导致血管狭窄、闭塞，偶尔可形成狭窄后扩张，当炎症破坏动脉中层时可形成动脉瘤，病变常呈节段性分布。

根据受累血管部位不同，1996年Numano等将本病分为六型：Ⅰ型，仅累及主动脉弓的分支；Ⅱa型，累及升主动脉和/或主动脉弓，主动脉弓的分支也可受累；Ⅱb型，累及胸主动脉，伴或不伴升主动脉或主动脉弓的分支受累，腹主动脉不受累；Ⅲ型，累

及胸主动脉、腹主动脉和/或肾动脉，升主动脉和主动脉弓及其分支不受累；Ⅳ型，仅累及腹主动脉和/或肾动脉；Ⅴ型，广泛型，有两种以上类型的特征。伴有冠状动脉和肺动脉受累者分别标注为C（+）或P（+）。

【临床特点】

典型临床表现可分为三期：早期或无脉前期、血管炎期、晚期静止期和闭塞期，早期表现为非特异性全身症状，如低热、无力、体重减轻或疲劳，晚期可致血管纤维化。因病变常易复发，典型三期表现很少见，通常各期病变共存。

临床表现包括脑部缺血症状，如体位性眩晕、癫痫发作和黑蒙，颈动脉搏动减弱或消失、颈动脉压痛，视网膜病变，上肢缺血症状，两侧肢体血压不对称，无脉或脉搏波动减弱，伴随肢体跛行和下肢动脉搏动减弱或消失，胸、腹主动脉区闻及血管杂音，肾动脉狭窄可导致高血压、肾小球病变，肠系膜血管绞痛，升主动脉受累可导致主动脉瓣关闭不全、扩张型心肌病、充血性心力衰竭等。实验室检查可见 CRP 升高，红细胞沉降率升高，缺乏特异性血清标志物。

【影像检查技术与优选】

双能多普勒超声可显示血管壁增厚，可用于评估和检测主动脉及其分支血管病变。但由于操作者依赖性强，超声阴性预测值较低。

DSA 为诊断和评估大动脉炎的"金标准",可准确评估病变部位、程度、范围及侧支循环情况。其缺点为侵入性检查方法,有手术并发症风险;且仅能显示管腔的形态,不能区分活动性及非活动性病变;对早期广泛管壁增厚而无管腔变化者不能显示;还具有潜在电离辐射损伤和碘造影剂过敏等缺点。

CTA 能准确显示管腔狭窄、闭塞、血管破裂、夹层、血栓及动脉瘤形成,评估病变累及部位、程度及范围,在疾病早期管腔狭窄出现之前即可显示血管壁的炎症性改变。CTA 对诊断大动脉炎具有很高的敏感性和特异性,但 CTA 仍具有潜在电离辐射损伤和碘造影剂过敏等缺点。

MRI 在管腔变化之前即可显示血管壁增厚,增强检查血管壁强化可提示疾病活动性,MRA 可显示管腔狭窄、闭塞和扩张情况,判断血管受累部位、程度及范围。对比增强 3D-MRA 可增加血管与周围背景组织之间的对比度,成像速度快、图像空间分辨率高、不受血流状态影响,结合三维后处理技术,可更好的显示血管病变情况。与 CTA 相比,MRI 没有电离辐射,且不需使用碘造影剂,钆造影剂很少引起过敏反应,且无肾毒性。其缺点为检查时间长、手术夹伪影及佩带电子设备者不能检查。目前,MRI 及 MRA 检查已成为儿童患者的首选检查方法,也可作为监测治疗疗效的客观指标。

【影像学表现】

1. DSA 通常需进行全面的主动脉造影,包括主动脉弓起始部、腹主动脉分支和髂动脉以及肺动脉,表现为血管管腔不同程度狭窄或闭塞,按管腔狭窄程度分为:轻度狭窄为≤50%,中度狭窄为51%～79%,重度狭窄为80%～99%,闭塞为100%。病变呈节段性、跳跃性分布,伴有狭窄后扩张者表现为局部管腔轻度扩张或小囊状膨出,少数呈动脉瘤样扩张,有时狭窄与扩张交替出现,呈串珠样表现。

2. CT 主要表现为受累血管管壁不同程度增厚,活动期病变管壁明显增厚并呈分层样改变,增强后管壁呈延迟强化。病变管腔轻中度向心性狭窄,可累及主动脉及其分支的多支血管,呈节段性、跳跃性分布,部分伴有狭窄后扩张。严重者血管闭塞,并可见侧支循环形成。静止期,管壁密度增高,常伴钙化(图8-3-2)。

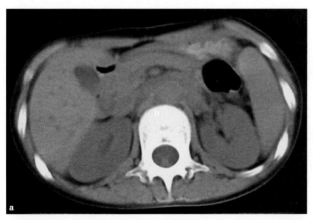
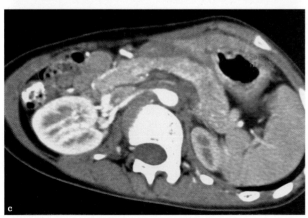
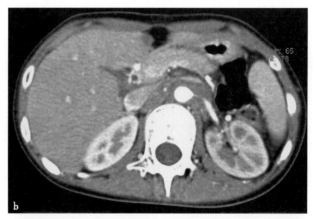
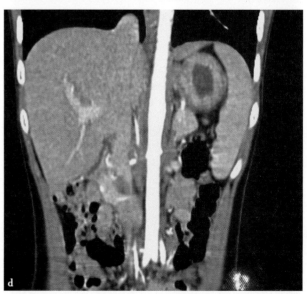

图8-3-2 大动脉炎

a. 腹部 CT 平扫示腹主动脉增粗,边缘模糊;b、c. CT 增强检查显示腹主动脉及双肾动脉管壁增厚,管腔向心性狭窄;d. MPR 像示腹主动脉管壁增厚、管腔变窄范围

3. MRI　平扫显示血管壁增厚,病变活动期血管壁水肿,于 T_2WI 脂肪抑制序列呈高信号,增强检查显示管壁增厚,呈渐进性强化,造影剂廓清延迟。MRA 显示管腔轻中度向心性狭窄,呈节段性、跳跃性分布,部分伴有狭窄后扩张。

【诊断要点】

青少年女性出现脑部缺血症状伴颈动脉搏动减弱或消失,上肢缺血症状,两侧肢体血压不对称,无脉或脉搏波动减弱,持续性高血压伴下肢动脉搏动减弱或消失,胸、腹主动脉区闻及血管杂音等表现,MRA 或 CTA 显示主动脉及其分支血管管壁增厚,管腔不同程度狭窄或闭塞,即可诊断本病。结合临床及实验室检查,判断疾病是否处于活动期很重要,活动期主要采用药物治疗,对严重血管病变需介入或手术治疗者,需在非活动期进行。

【鉴别诊断】

本病诊断一般不难,主要需与其他原因引起的血管狭窄或闭塞性病变鉴别。

1. **先天性主动脉缩窄**　多见于男性,无全身炎性症状表现,最常见发病部位为主动脉弓峡部。

2. **肾动脉纤维肌结构不良**　多见于女性,累及肾动脉远端及其分支。

3. **血栓闭塞性脉管炎**　好发于四肢中小动、静脉。

4. **结节性多动脉炎**　主要累及内脏中小动脉,多发小动脉瘤形成为特征性表现。

（李　欣　陈　静　王立英）

参 考 文 献

[1] Zeng, H, Wen, F, Gan, Y, et al. MRI and associated clinical characteristics of EV71-induced brainstem encephalitis in children with hand-foot-mouth disease[J]. Neuroradiology, 2012, 54(6): 623-630

[2] Tsai JD, Kuo HT, Chen SM, et al. Neurological images and the predictors for neurological sequelae of epidemic herpangina/hand-foot-mouth disease with encephalomyelitis[J]. Neuropediatrics, 2014, 45(2): 102-108

[3] 郭俊渊. 现代腹部影像诊断学 [M]. 北京：科技出版社, 2000

[4] 周康荣. 体部磁共振成像 [M]. 上海：上海医科大学出版社, 2000

[5] 马祥兴, 张伟, 马晓峰, 等. 多层螺旋 CT 血管成像在大动脉炎中的应用 [J]. 中华放射学杂志, 2007, 41(2): 169-171

[6] Nastri MV, Baptista LPS, Baroni RH, et al. Gadolinium-enhanced Three-dimensional MR Angiography of Takayasu Arteritis[J]. RadioGraphics, 2004, 24(3): 773-786

[7] Ha HK, Lee SH, Rha SE, et al. Radiologic Features of Vasculitis Involving the Gastrointestinal Tract[J]. RadioGraphics, 2000, 20(3): 779-794

第四章 肿　瘤

第一节　朗格汉斯细胞组织细胞增生症

【概述】

朗格汉斯细胞组织细胞增生症（Langerhans cell histiocytosis, LCH）曾命名为组织细胞增生症X（histiocytosis X），病因不明，多认为是一组与免疫有关的反应性增殖性疾病。本病以朗格汉斯细胞异常增生为特点，组织学检查，见特异性朗格汉斯细胞的直径为12～15μm，细胞核呈圆形、卵圆形或肾形。电镜下，病变组织细胞的胞质中有特异性Bribeck颗粒，也称X小体，见于大部分皮疹的细胞中。

本病发生率约为4:1 000 000，可累及单个器官，亦可累及多器官、多系统，最常累及骨骼，皮肤和垂体，其他器官包括肝、脾、造血系统、肺、淋巴结、胸腺、内分泌系统以及除垂体外的中枢神经系统，其中肝、脾、造血系统、肺被称为"危险器官"。既往根据临床症状将本病分为三种类型，即莱特勒-西韦病（Letterer-Siwe disease），汉-许-克病（Hand-Schüller-Christian disease）和嗜酸细胞肉芽肿（eosinophilic granuloma, EG）。最新的临床分类标准，将本病分为单系统病变和多系统病变两类，前者指1个器官/系统受累（单病灶或多病灶），分别可累及骨骼、皮肤、淋巴结、肺等，后者累及2个或以上器官/系统，可伴有危险器官受累。

【临床特点】

临床上，男性发病多于女性。发病年龄越小，受累器官越多且病情越重；病变随年龄增长而局限，症状也越轻。临床症状以发热、皮疹、肝脾肿大、多饮多尿、外耳道炎伴肉芽肿、眼球突出为主要表现。LCH临床表现和预后差异较大，影响预后的主要因素是患者的年龄和脏器受侵犯的程度。临床病程可为自限性，亦可快速进展甚至导致死亡。约1/3患儿出现永久性后遗症。

【影像检查技术与优选】

X线片可显示骨病变的位置、大小、数目以及内部密度，对颅骨、脊柱及四肢骨病变有特异性表现。螺旋CT薄层扫描结合三维重建技术有利于观察颅底、眼眶、颌面骨、骨盆、胸廓等复杂解剖部位的骨骼病变，CT对不同阶段的LCH肺损害显示敏感，对胸腺、肝脾、淋巴结病变亦能显示，但对于骨髓腔内病变、中枢神经系统病变的观察不及MRI。MRI软组织分辨率高，对于骨髓腔内病变的显示优于X线和CT，能发现早期病变，中枢神经系统受累者首选MRI检查，MRI也可评价腹部脏器、淋巴结病变及胸腺受累情况。近年来，全身MRI检查技术的应用对本病亦有很大帮助，可用于评价全身受累情况，明确病变范围。

【影像学表现】

1. 骨骼侵犯　骨骼系统为本病最常见的受累部位，以中轴骨（颅骨、脊柱、肩胛骨及骨盆）和长骨受累最多，可为单发灶或多发灶。活动性肉芽肿表现为骨内溶骨性破坏，呈膨胀性，有软组织肿胀或包块。修复期病灶周边可见硬化，不同部位、不同修复阶段其影像表现不一。

颅骨中以颅盖骨最常见，病变起于板障，呈单个或多个边界清晰的穿凿样溶骨性破坏，可跨越颅缝，外板破坏后可形成软组织肿块，CT或MRI显示为"山丘样"。颅骨内外板破坏不平衡者出现斜边或双边征。当多个病灶扩大、相互融合，表现为大片不规则透亮区，称为"地图颅"（图8-4-1a），破坏区重叠后可表现为"套洞征"，其内一些死骨碎片或小片状致密性骨硬化，呈"纽扣"样改变。

颅底以颞骨受累多见（图8-4-2），特别是乳突部，其次是鳞部和中耳，听小骨、内耳、岩骨尖少见。较为特征的表现是，颞骨破坏往往呈对称性，伴有软组织肿块。病变好转时，软组织肿块可消失，破坏的骨质可重新修复。

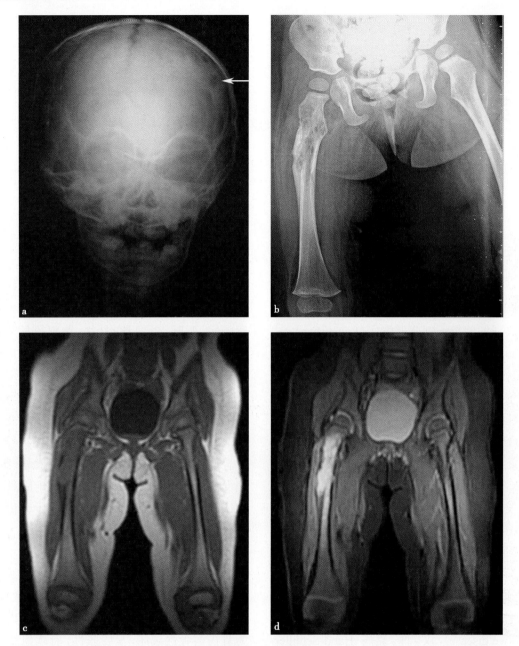

图 8-4-1 LCH

女，1 岁。a. 颅骨平片示左侧额、顶骨多发溶骨性骨质破坏（箭头）；b. 右股骨 X 线片示右股骨近端骨髓腔溶骨性骨质破坏，外侧骨密质破坏伴层状骨膜反应、Codman 三角；c、d. MRI 冠状面 T_1WI 及 FSEIR T_2WI 示右股骨近端骨髓腔内病变呈 T_1WI 等信号、T_2WI 高信号，信号较均匀，边界较清楚，股骨干外侧可见骨膜反应。周围软组织信号未见异常

　　面骨以眼眶受累多见，CT 和 / 或 MRI 表现为孤立性骨质破坏伴有软组织肿块（图 8-4-2），病变主要位于眼眶上壁及外上壁，呈溶骨性破坏，边界清晰，可累及颞窝、前额和面部。眼外肌、泪腺可受累，CT 和 / 或 MRI 表现为眼眶肌锥内、外软组织肿块，增强检查呈不均匀强化。病变修复后，眶壁增厚、眶腔体积稍变小。下颌骨和上颌骨受累亦不少见，严重者牙槽骨破坏呈"浮齿征"。

　　脊柱病变以胸椎多见，其次为腰、颈椎。早期表现为椎体溶骨性破坏，一致性塌陷，形成扁平椎，

呈"钱币征"，椎间盘无受累（图 8-4-3）。治愈后椎体高度可部分恢复。少数病灶仅局限于椎体后部附件，如椎弓、棘突。骨盆病变以髂骨翼和髋臼上缘多见，可双侧发病。CT 或 MRI 显示髂骨翼呈不规则囊状溶骨性破坏，边缘硬化、锐利，灶内见死骨碎片。耻骨、坐骨亦可受累（图 8-4-4a）。

　　长骨病变以股骨、肱骨和胫骨骨干与干骺端多见，不穿越骺板累及骨骺，手足短管状骨亦可受累。病变早期表现为骨小梁模糊，呈侵袭性溶骨性改变。随后病变区骨干膨胀，出现骨膜反应，MRI 显示骨

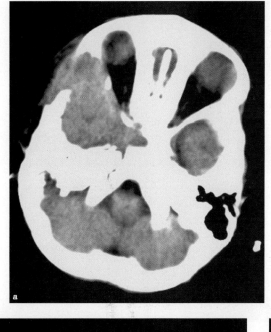
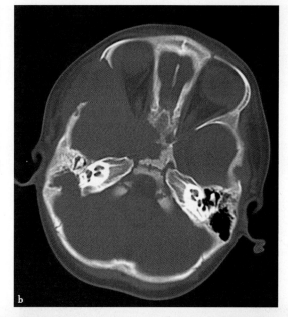
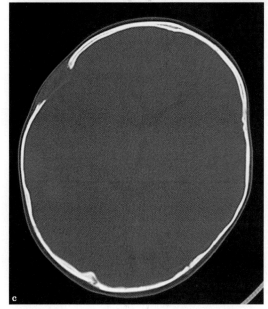
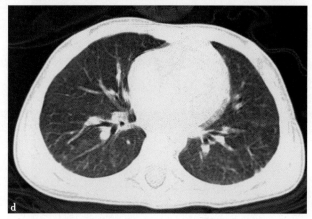

图 8-4-2 LCH

女，2 岁。a～c. 头颅 CT 平扫轴面像示右侧眼眶外后壁、蝶骨大翼、颞骨乳突部、顶骨及左侧颞骨多发骨质破坏伴软组织肿块形成；d. 胸部 CT 平扫示双肺小叶间隔增厚，胸膜下区多发小结节影

髓及邻近软组织广泛水肿，骨内膜的扇形边呈"萌芽征"。晚期病灶软组织水肿消退，骨密质增厚、边缘硬化，骨外形可恢复至原貌（图 8-4-1b～d）。

胸廓病变以肋骨和肩胛骨多见，锁骨少见。CT 平扫呈膨胀性溶骨性破坏伴软组织包块，可合并病理性骨折。治疗或病变静止自限后软组织肿块消失。

2. 脏器侵犯　主要包括肺、肝、脾、甲状腺和胸腺。

（1）肺：是除骨以外侵犯最多的器官，早期表现为双肺多发小结节影，边缘不规则，主要分布于上中肺野，双侧对称，肋膈角区常不受累，随疾病进展，肺间质浸润，CT 表现为两肺弥漫分布细网织结节影（图 8-4-2d，图 8-4-4b）；以肺实质损害为主时，表现为气腔实变影，磨玻璃密度影（图 8-4-5a）。中期实性小结节发生囊变，形成大小不一的囊腔，囊壁由厚变薄，形态不规则，囊腔破裂可出现气胸或纵隔气肿。晚期，囊泡及残存肺实质发生肺纤维化，最终导致粗糙的条索状影或蜂窝状肺改变。

（2）肝脾：影像学异常表现有时早于肝功能的改变。主要影像学表现为肝脾肿大、肝内弥漫性结节灶、肝门静脉周围病变和胆管病变。肝内弥漫性结节呈圆形或卵圆形，大小不一，直径＜2cm。CT 平扫呈低密度，增强检查可见强化。MRI 呈 T_1WI 低信号、T_2WI 中至高信号（图 8-4-5c），DWI 为高信号，增强后大多数结节呈轻度不均匀强化。肝门静脉周围病变，沿门脉走行，形成与门脉平行的条状或轨道样改变，或以门脉为中心的晕征，CT 平扫呈低密度，MRI 信号强度不均匀，增强后可见强化。胆管

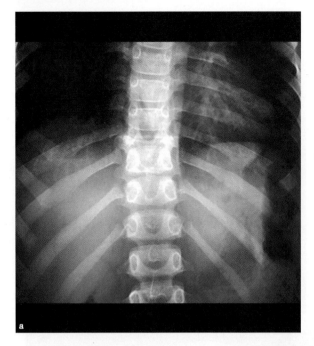
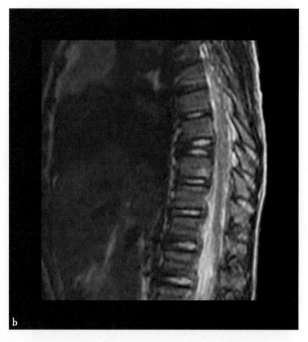

图 8-4-3 LCH

男，8 岁。a. 胸椎 X 线片示胸₉椎体变扁呈"钱币征"，椎间盘无受累；b. MRI 矢状面 T₂WI 示胸₉椎体压缩变扁，椎间盘形态、信号正常，胸₁₀椎体亦受累，可见小片高信号影，形态尚存

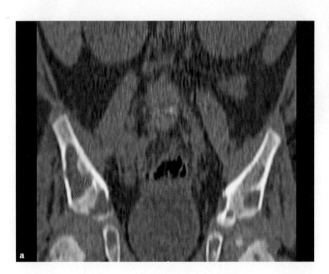
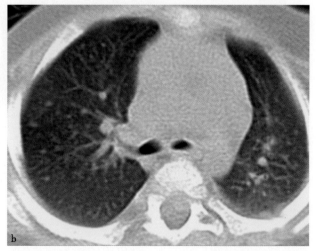

图 8-4-4 LCH

a. 骨盆 CT 平扫 MPR 重组图像显示双侧髂骨、耻骨多发溶骨性骨破坏；b. 胸部 CT 平扫显示双肺弥漫性细网织结节影

病变，表现为肝内胆管间断性狭窄和扩张，呈串珠样。此外，还可以出现肝硬化及门静脉高压等表现。脾脏浸润病灶增强后可不均匀强化。

（3）甲状腺和胸腺：甲状腺病变表现为甲状腺增大伴多发结节，CT 可发现细小钙化影。胸腺侵犯时，早期两叶胸腺不规则增大，呈分叶状（图 8-4-5b），不均匀强化。治疗后胸腺形态逐渐缩小，其间见小钙化点，部分患儿可见微小囊变。可见纵隔及腋下淋巴结增大，无融合。

3. 颅内侵犯 LCH 几乎可以侵犯中枢神经系统

的任何部位，如基底神经节、下丘脑、垂体柄、神经垂体、脑膜以及各叶脑实质，其中以下丘脑 - 垂体轴侵犯最常见，表现为神经垂体的生理性高信号缺失，垂体柄增粗（＞3mm），下丘脑区肿块形成，增强后见下丘脑、垂体柄以及垂体异常病理性强化。病变可以累及脑膜、脉络膜、脑实质、脑室系统等形成肿块，多位于大脑凸面、大脑镰、小脑幕、侧脑室三角区，肿块 T₂WI 上呈低信号较具特征性，增强后呈均匀强化。小脑白质可见脱髓鞘病变，于 FLAIR 序列呈高信号，DWI 显示弥散受限。

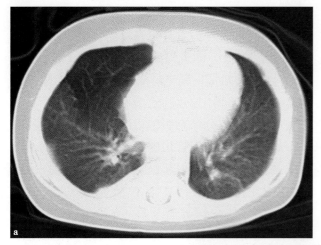
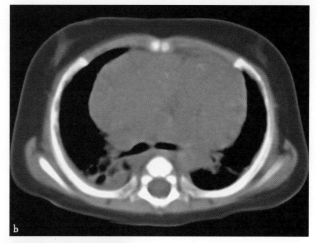
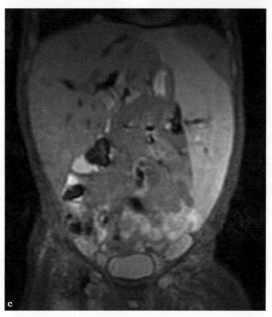

图 8-4-5　LCH

男，4 月。a. 胸部 CT 平扫肺窗示双肺透过度不均匀减低，呈磨玻璃密度，小叶间隔增厚；b. 纵隔窗示胸腺增大，并可见多发细小钙化点；c. MRI 冠状面 T$_2$WI 脂肪抑制序列示肝脾增大，肝内多发高信号小结节影

【诊断要点】

　　朗格汉斯细胞组织细胞增生症可单器官或多器官受累，病灶可单发或多发，病灶经历活动、静止及修复的过程，影像学表现各不相同，了解各部位各时期的表现，对诊断、评估治疗反应非常重要。LCH 骨骼及肺部表现典型，特异性征象为"地图颅"、扁平椎、肺部多发小囊泡、蜂窝肺等，颅内特异性征象为神经垂体高信号消失、垂体柄增粗，结合患者临床表现一般诊断不难。影像诊断需结合临床表现、实验室检查，最终确诊依靠组织病理学检查。

【鉴别诊断】

　　LCH 不同部位、不同时期病变鉴别诊断不同。

　　颅骨病变需要与白血病、淋巴瘤、神经母细胞瘤骨转移、横纹肌肉瘤等相鉴别。神经母细胞瘤骨转移呈"日光放射状"骨膜反应。横纹肌肉瘤常累及颞骨乳突、鼻窦、眼眶区，病变单发，呈侵袭性生长，表现为溶骨性破坏伴巨大软组织肿块。白血病累及颅骨表现为骨质疏松、板障结构较粗或广泛分布颗粒斑点状透亮区，急性粒细胞白血病浸润眼部可形成绿色瘤，表现为眶隔前后间隙不均匀密度肿块，可破坏颅骨形成硬膜外肿块，与 LCH 相比，病变边界不清，侵袭性较强。淋巴瘤骨髓浸润表现为多发局灶性病变。

　　脊柱病变应与脊柱结核、白血病、淋巴瘤鉴别，脊柱结核常累及椎间盘。白血病、淋巴瘤常为广泛椎体骨髓腔异常信号伴多发病理性压缩骨折，累及椎体数目较多。长骨病变应与囊性骨结核、骨纤维异常增殖症、尤因肉瘤、化脓性骨髓炎等相鉴别。

肺部病变与血行播散性肺结核、特发性肺含铁血黄素沉着症相鉴别。血行播散性肺结核有大小、密度、分布"三均匀"特点，罕见小囊泡状改变，结合临床表现可以鉴别。特发性肺含铁血黄素沉着症肺部无囊状改变，无骨骼损害，结合临床可以鉴别。

垂体漏斗/下丘脑病变需要与生殖细胞瘤、胶质瘤、转移瘤等相鉴别。鉴别诊断需依赖于临床病史和实验室检查，最终需组织病理学检查确诊。

第二节　淋巴造血系统疾病

一、白血病

【概述】

白血病（leukemia）是以造血器官中原始细胞或幼稚白细胞异常增生为特征的血液系统恶性肿瘤。15 岁以下儿童白血病发病率为 4/100 000 左右，约占该时期所有恶性肿瘤的 35%，居儿童恶性肿瘤的第一位。临床主要分为淋巴细胞性和非淋巴细胞性两大类型，根据病程分为急性和慢性，儿童期以急性淋巴细胞白血病（acute lymphoblastic leukemia，ALL）最多见，其次为急性髓细胞样白血病（acute myeloid leukemia，AML）。

【临床特点】

白血病细胞广泛侵犯全身各系统和器官，主要侵及骨髓、淋巴组织和脾。全身骨髓均可累及，以椎骨、胸骨、肋骨、骨盆和长骨干骺端为著。白血病细胞于松质骨增生浸润，导致骨小梁变薄和骨细胞萎缩，有时可见骨内膜下新骨形成及骨组织硬化，累及骨膜后可出现骨膜反应。儿童急性白血病可因骨髓广泛受侵造成骨髓内压增高，血流速度缓慢，引起骨梗死，常见于股骨远端、胫骨近端及肱骨近端干骺端。绿色瘤（chloroma），又称粒细胞肉瘤，是由急性粒细胞白血病的未成熟细胞形成的一种局限性肿块。病灶可单发或多发，常侵犯骨、骨膜、软组织、淋巴结和皮肤，见于头颅、脊柱、肋骨、长管状骨和胸骨。

中枢神经系统浸润，多发生在蛛网膜、硬脑膜，其次为脑实质、脉络膜或脑神经。由于白细胞增多，血小板减少，败血症或凝血病，可发生静脉窦栓塞或脑实质出血。浸润至硬脊膜、脊髓和神经根时，白血病细胞结节状增殖常导致严重脊髓压迫。白血病可以同时浸润脊髓血管壁，引起血栓、栓塞或出血，甚至脊髓软化。

其他实质脏器浸润，可累及肝、脾、肾、睾丸、肺等，肾浸润可表现为双肾弥漫浸润、多发结节浸润或单发结节浸润；睾丸浸润表现为单或双侧睾丸的无痛性肿大，质地坚硬无触痛。肺部浸润时累及肺泡壁和肺泡间隔，导致肺泡壁不同程度增厚，肺泡腔相应缩小，部分伴有肺泡内和小支气管内浸润，并可累及血管、支气管周围组织。纵隔、肺门淋巴结或胸腺受侵犯时，引起纵隔、肺门淋巴结肿大或胸腺增大。

中枢神经系统、肾脏及睾丸被称为白血病细胞庇护所，由于有血管屏障，药物难以进入，是白血病髓外复发的根源。

儿童及青少年急性白血病多起病急，临床表现主要为发热、贫血、皮肤黏膜出血或骨关节疼痛、跛行等。脊柱受累为首发症状者，表现为腰背部疼痛及周围神经受压症状。中枢神经系统浸及柔脑膜，可出现脑膜炎或脑神经麻痹的症状，以第Ⅵ、Ⅶ对脑神经为主，表现为视力障碍和面瘫。查体可见贫血貌，肝、脾、淋巴结肿大，胸骨压痛等。

【影像检查技术与优选】

骨骼系统多部位的 X 线片为首选方法，多数早期患者都有阳性发现。X 线片常规应包括以双膝为中心的长骨正位、双肱骨外展位、胸部和骨盆正位。并视临床表现加摄其他部位，如颅骨、眼眶、脊柱等。如需要观察颅内、椎管及骨髓侵犯情况，应进行 CT 或 MRI 检查。MRI 显示骨髓浸润敏感性高，能早于末梢血发现异常骨髓浸润灶，对于白血病骨髓浸润的显示优于其他两种检查方式。MRI 还可发现早期骨梗死。

评价眼眶、颅骨、脑神经受累情况，首选 MRI 检查，怀疑脑膜受累者，需行 MRI 增强检查。MRI 对脊椎骨髓浸润、椎管受累情况及脊膜、脊髓内病变的显示优于 CT。

观察腹部脏器受累情况，首选超声检查。CT 和 MRI 为超声检查重要补充手段，对脾、肾实质内结节浸润的显示 MRI 优于 CT。

目前，全身 MRI 可用于评价白血病多系统受累情况，显示病变累及范围。MRI 还可对白血病的进展、治疗反应情况进行监测。

【影像学表现】

1. 骨骼表现　全身骨髓均可累及，以椎骨、胸骨、肋骨、骨盆和长骨干骺端为著。

（1）X 线与 CT：早期 X 线表现为骨质疏松，可为全骨稀疏或局限于长骨干骺端，脊柱严重的骨质疏松者多个椎体上下缘凹陷呈双凹状的鱼椎样改变。长骨干骺端病变表现为临时钙化带下出现完全或不全性横行透亮带，一般宽 2～3mm，边缘模糊，又称"白血病线"（图 8-4-6），通常发生于骨生长迅速的部位，以膝部多见，其次为肱骨和股骨的近端以及桡骨远端，常为对称性。

溶骨性骨破坏好发于骨干 - 干骺端附近，先累及骨松质，而后破坏皮质，呈斑点状、弥漫虫蚀状、筛孔状透亮影，可融合成多发局灶性，邻近常出现层状骨膜反应。广泛的骨质硬化常见于粒细胞性白血病，可能是由于病变刺激成骨细胞所引起的反应，

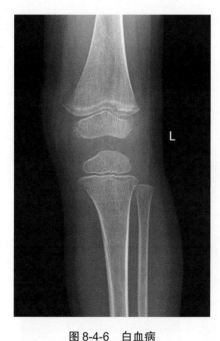

图 8-4-6　白血病

男，2.5 岁，白血病。左膝关节 X 线片显示左股骨远端干骺端透亮带

也可以为骨梗死导致。急性白血病经治疗改善后，可于干骺部出现致密线影。

脊柱病变，CT 可见椎体、椎弓根溶骨性骨破坏，矢状面重建可见多发椎体病理性压缩骨折，以胸腰椎为著。颅骨病变相对少见，表现为骨质疏松、板障结构较粗或广泛分布颗粒斑点状透亮区，可累及面颅骨。

（2）MRI：骨髓异常信号出现早于末梢血异常。骨髓浸润有三种表现形式：均匀弥漫性、斑片状及局灶性。均匀弥漫性浸润最常见，广泛累及中轴骨、胸骨、肋骨、肩胛骨、骨盆及四肢骨，T_1WI 表现为黄骨髓正常高信号均匀消失，呈一致性低信号，而 FSE-IR 呈高信号，称为"翻转征"（图 8-4-7，图 8-4-8）。浸润性病灶中可合并局灶性骨梗死，表现为弥漫性骨髓浸润范围内见"地图状"异常信号灶（图 8-4-7），病灶内信号混杂，以长 T_1、长 T_2 信号为主，其边缘可见"双边征"。骨髓浸润可累及骨骺。胸腰椎可见多发病理性压缩骨折（图 8-4-8）。

初发白血病骨髓浸润患儿，DWI 显示 ADC 值降低，化疗后 ADC 值可升高。白血病治疗后，骨髓信号可恢复正常。

2. 眼部表现　眼部浸润多见于急性粒细胞白血病，常于眼眶后外侧壁及顶壁形成绿色瘤，表现为眶内外局部骨质破坏伴软组织肿块形成，病变可侵及颅内形成硬膜外肿块。CT 上肿块呈等或高密度，MRI 上 T_1WI 呈等或低信号，T_2WI 呈等或高信号，病变边缘清晰，增强后肿块呈均匀性强化（图 8-4-9）。此外，病变可侵犯肌锥内间隙、视神经鞘或视神经乳头，侵犯视神经鞘时表现为视神经增粗，增强后

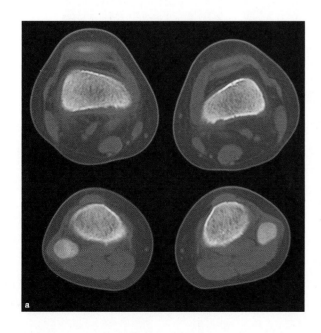

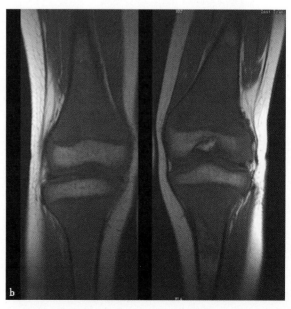

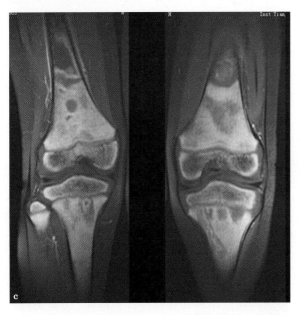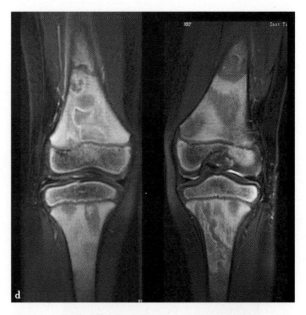

图 8-4-7 白血病

女,5岁,发热伴肢体疼痛 12 天,下肢皮肤见瘀斑。a. 膝关节 CT 平扫示股骨及胫骨骨质疏松,骨密质变薄,边缘毛糙;b、c. 膝关节 MRI 平扫 T₁WI 及 T₂WI 脂肪抑制序列显示骨髓信号翻转,T₁WI 呈一致性低信号,T₂WI 脂肪抑制像呈地图样异常信号,代表骨梗死;d. 增强后 T₁WI 脂肪抑制像见部分梗死灶边缘环形强化

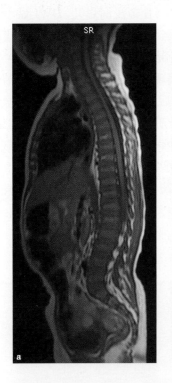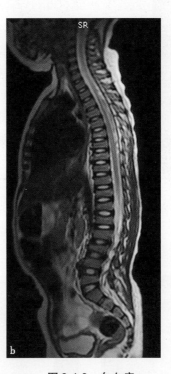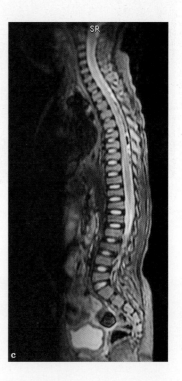

图 8-4-8 白血病

女,4 岁,ALL。a～c. 脊柱侧位 MRI T₁WI、T₂WI 及 FSE-IR 序列显示胸腰骶椎广泛骨髓信号翻转,并可见多发椎体压缩性骨折

可见强化。绿色瘤亦可累及颌骨、颞骨、软腭、鼻窦、咽部及头皮等部位,形成软组织肿块。

3. 中枢神经系统表现 多为弥漫性软脑膜病变,CT 表现为脑室扩大和脑沟增宽。MRI 增强表现为软脑膜及脑沟内小条状、线形异常强化信号。颅内

绿色瘤表现为硬膜外肿块,增强后肿块均匀强化,边缘清晰(图 8-4-9d)。

白血病浸润脑实质较少见,可有两种表现,较常见表现为 T₁WI 呈片状稍低信号,T₂WI 及 FLAIR 呈稍高信号,增强后见斑片状强化,周围无明显水

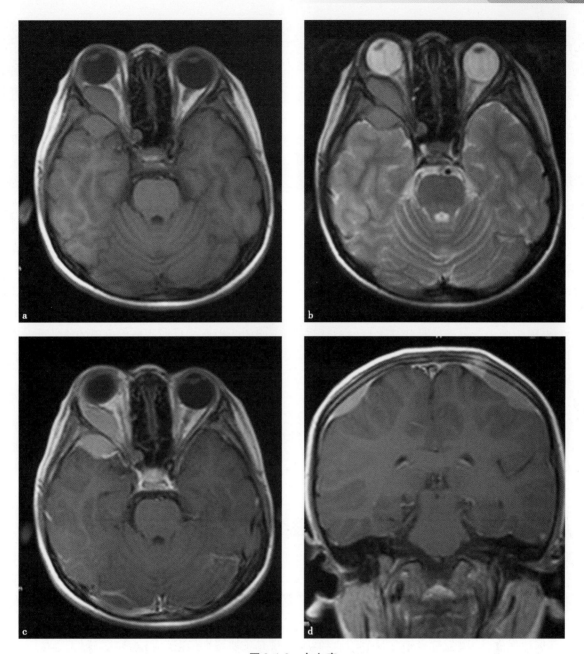

图 8-4-9　白血病

男，9 岁，右眼球突出，AML，绿色瘤。a、b. MRI 平扫示右眶外后壁及右中颅窝硬膜外肿块伴蝶骨大翼骨质破坏；c、d. 增强检查见肿块呈均匀强化，双顶部亦可见硬膜外肿块

肿，占位效应轻；另一种表现为脑实质内单发或多发肿块（粒细胞肉瘤），T_1WI 呈等 - 稍低信号，T_2WI 呈等 - 稍高信号，周围伴水肿，增强后明显强化。

白血病脑血管病变表现为脑实质出血或静脉窦栓塞。出血在急性白血病中最常见，可见于基底节区、皮层及皮层下区、脑干区，血肿破入脑室形成脑室内积血。

白血病常累及脊膜，表现为脊膜线样强化。亦可形成椎管内硬膜外肿块，呈稍长 T_1、长 T_2 信号，增强后肿块可轻度强化，脊髓明显受压。脊髓浸润主要表现为脊髓内斑片状稍长 T_1、稍长 T_2 信号，增强后可有或无强化。

4. 胸部表现　白血病肺部浸润表现多样，主要为肺间质改变为主的多形性病变，无特征性，最常见表现为双肺纹理呈网格状，以中下肺野为著；还可表现为多发小结节状阴影，边缘清楚，直径为 3～5mm，可有中空现象；肺内斑片及大片状阴影，可伴肺不张。各种表现可同时发生。

纵隔、肺门淋巴结肿大为白血病重要的直接征象。侵犯胸腺者（T 细胞型 ALL 典型表现）表现为纵隔占位。侵及胸膜表现为胸膜增厚或胸腔积液。贫血和心包积液可导致心脏增大伴肺血管充血。

白血病患者常合并肺部感染、出血,常见的致病原有肺孢子虫、念珠菌、曲霉菌及金黄色葡萄球菌等。影像表现依致病原不同而异。

5. 腹部表现

(1)肾脏表现:双肾体积增大,CT 表现为双肾弥漫性增大或多发结节状肿块,呈等密度或略高密度影,增强扫描,病灶相对于肾实质呈低密度。结节间见分支状高密度影,为残存受挤压变形的肾实质与集合系统,其显影与排空时间均延迟(图 8-4-10)。肾盂、肾盏可变形拉长。单发结节少见。MRI 表现为双肾弥漫性增大,肾实质单发或多发结节影,T_1WI 呈等或稍高信号,T_2WI 信号低于正常肾组织。MRU 显示肾盂、肾盏受压变形拉长,可见肾盂积水。

(2)脾脏表现:超声表现为脾脏增大,回声不均匀。CT 表现为脾内弥漫性粟粒状或多发结节状低密度影,边缘模糊,单发者较少见。增强扫描,结节轻度强化或不强化,相对脾实质呈低密度。MRI 上,T_1WI 上呈等信号或等低混杂信号,T_2WI 呈稍高信号。合并出血则 T_1 及 T_2 均为高信号。增强扫描无强化,边界较清楚。常伴有肝脏弥漫性浸润、增大。经临床治疗后病灶可减少或消失。

【诊断要点】

典型"白血病线"、眼部绿色瘤及全身骨髓浸润,结合临床及实验室检查,可做出诊断,最终确诊依靠骨髓穿刺检查。以四肢或脊柱症状为主诉的患儿,应完善相关影像及实验室检查,避免被误诊为骨髓炎或类风湿性关节炎等。

白血病为影响儿童生存质量的最常见疾病之一,了解各部位原发病灶、并发症及治疗反应的影像学特征,对早期诊断、调整治疗方案有重要价值。

【鉴别诊断】

骨骼系统病变需要与以下疾病相鉴别:

(1)神经母细胞瘤骨转移:于 FLAIR 序列表现为"晕轮征",边缘呈高信号,有很高的特异性和敏感性,肘、膝以远的外周性骨破坏转移瘤罕见,且常在后纵隔或腹膜后有原发肿块,肿块内常见沙砾样钙化。

(2)LCH:长骨多以局限性溶骨性破坏为主,病变边界较清楚,穿破骨密质形成软组织肿块,可见板层样骨膜反应。LCH 累及脊柱典型表现为扁平椎,可为单个或多个椎体受累,一般不连续,正常椎体骨髓信号正常可资鉴别。

(3)营养不良性疾病:2 岁以上儿童出现干骺端低密度带应考虑白血病的可能,肱骨上端内侧骨密质吸收为白血病早期或最先出现的特征性改变。但 2 岁以下婴儿,干骺端低密度带也可见于营养不良性疾病,为非特异性表现,不易鉴别。

中枢神经系统病变应与脑膜炎或脑炎鉴别,临床病史及实验室检查对鉴别诊断有帮助。

胸部病变应与 LCH、淋巴瘤鉴别。LCH 肺部浸润常有囊状改变,常并发气胸和纵隔气肿。淋巴瘤常侵犯前纵隔淋巴结,多有大块融合。

肾脏病变,根据不同的表现,需要与多种疾病相鉴别:①弥漫性浸润需与肝糖原累积症 I 型、肝硬化后肾肿大、急性肾小球肾炎等相鉴别,临床表现与实验室检查是主要的鉴别依据;②多发结节样浸润需与淋巴瘤、肾母细胞瘤病等鉴别;③单发结节样浸润需与肾母细胞瘤鉴别,骨髓穿刺结合临床表现是主要鉴别依据。

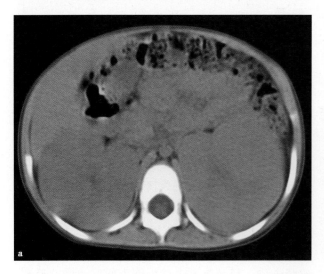 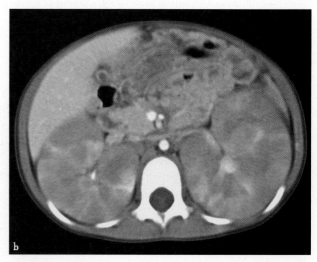

图 8-4-10 白血病

a. CT 平扫示双肾弥漫性增大;b. 增强检查示双肾病变强化程度减低,病灶间见分支状高密度影为残存肾实质

二、淋巴瘤

【概述】

淋巴瘤（lymphoma）是原发于淋巴结和淋巴结以外淋巴组织及单核细胞系统的恶性肿瘤，占儿童恶性肿瘤的第三位。病因不明，多数认为与免疫功能低下、EB 病毒感染、染色体畸变等有关。可累及淋巴系统（如淋巴结、骨髓、脾脏、扁桃体、腺样体和胸腺）和其他器官，如皮肤、肝脏、脑和骨骼。分为霍奇金淋巴瘤（Hodgkin's lymphoma，HL）与非霍奇金淋巴瘤（non-Hodgkin lymphoma，NHL）两大类。

WHO 确认 HL 主要有两种子分类：典型 HL 和结节性淋巴细胞优势型 HL。前者分为结节硬化型、混合细胞型、淋巴细胞优势型和淋巴细胞消退型。儿童期以结节性硬化型、混合细胞型相对多见。淋巴细胞优势型预后最好，淋巴细胞消退型常播散全身，病情进展迅猛，预后最差。结节硬化型常累及前上纵隔、斜角肌、锁骨上窝和颈根部，恶性程度相对较低，预后较好。儿童霍奇金淋巴瘤病理变化不典型，缺乏特异性的 R-S 细胞，常常要临床随访和反复活检。15～34 岁为发病高峰，男性多于女性。

NHL 根据细胞来源主要分为 B 淋巴细胞型和 T 淋巴细胞型。儿童 NHL 几乎均为高级别淋巴瘤，主要为伯基特淋巴瘤、弥漫性大 B 细胞淋巴瘤、淋巴母细胞淋巴瘤及间变大细胞淋巴瘤。NHL 较 HL 恶性程度高，在起病早期即可经血液循环或淋巴管扩散，约 50% 患者有骨髓浸润。发生脑膜浸润的淋巴瘤约 90% 来源于 T 细胞。

【临床特点】

HD 在 5 岁以前很少发病，5 岁以后逐渐增多，青春期明显增多，15～34 岁为发病高峰。NHL 见于任何年龄，5 岁以下儿童多见，男女之比约为 3∶1。

淋巴瘤常见临床表现为无痛性淋巴结肿大，最常见于颈部或锁骨上窝，亦常表现为纵隔肿块，导致呼吸系统症状，如咳嗽、呼吸困难及上腔静脉综合征。NHL 易侵犯多个系统，淋巴结外病变常见，包括骨骼、胃肠道、中枢神经系统，部分病例侵犯骨髓，发展为淋巴细胞性白血病。中枢神经系统受累罕见，可表现为脑神经麻痹。消化道受累主要表现为腹痛、血便、体重下降、食欲缺乏、贫血、腹部包块、发热。继发肠套叠时症状加剧。儿童大多数表现为高度恶性，瘤体生长迅速，扩散快速而广泛，近 2/3 的患儿在诊断时已广泛播散。

【影像检查技术与优选】

CT 扫描对颈部、纵隔、肺、胸膜、胸壁、腹部脏器如脾、双肾、肠道病变显示优于 X 线片。由于小儿缺少足够脂肪，因此必须用增强扫描以清晰显示病变边界。CT 可明确淋巴瘤浸润的范围和程度，与周围肠管、脏器、血管的关系，对淋巴瘤早期诊断、分期、并发症和判断预后价值较大。MRI 能很好地显示结外软组织病变，尤其是跨间隙或颅内、椎管内扩散。对颈部、纵隔、腹部实质脏器病变显示较 CT 优越。MRI 对骨髓腔病变显示敏感，可早于 CT 及 X 线片发现骨髓浸润灶。

影像学检查，特别是 PET-CT，已经成为淋巴瘤分期及评价治疗反应的主要方法。目前，全身 MRI 技术可在较短时间内获得全身图像，且没有电离辐射，STIR 序列对病变显示敏感，可用于淋巴瘤的分期。但是其对良恶性淋巴结病变鉴别困难，结合 DWI 功能成像，可提高准确性，有望取代 PET-CT 成为淋巴瘤分期及监测治疗反应的方法。

【影像学表现】

1. **头颈部表现**　CT 表现为较大分叶状肿块，呈均匀软组织密度，边缘较清晰，增强扫描呈均匀强化（图 8-4-11）。未经治疗的淋巴瘤一般无坏死液化和钙化。容积灌注 CT 成像可显示残余肿瘤，用于评估治疗后淋巴瘤的反应。头颈部淋巴结外淋巴瘤好发于韦氏淋巴环，亦可发生于鼻窦、鼻腔、眼眶等部位，病变可累及邻近骨质造成溶骨性骨质破坏。

MRI 显示颈部多组淋巴结肿大，病变淋巴结呈均匀等 T_1、长 T_2 信号，边缘清晰，亦可相互融合呈分叶状肿块，增强后轻到中度均匀强化。

2. **胸部表现**　儿童胸部淋巴瘤主要侵犯前纵隔，影像学主要表现为胸腺弥漫性浸润和结节状淋巴结增大。胸腺弥漫性浸润，胸腺两叶弥漫性或不对称性增大，密度与正常胸腺相似，但不均匀，增强后呈轻中度强化（图 8-4-12）。放疗后，坏死或囊变出现低密度区。淋巴结增大 X 线表现为纵隔增宽，边缘呈弧形波浪状或分叶状突出。CT 显示增大的淋巴结大小不等，可融合成团，呈软组织密度，增强后呈轻度强化，较大淋巴结中央可伴坏死。在 MRI 上，淋巴结病变 T_1WI 呈中等信号，T_2WI 呈高信号。

HL 肺内病变继发于纵隔及肺门病变，而 NHL 可仅累及肺。淋巴瘤肺内病灶表现多种多样，可呈片状实变，也可呈多发结节或肿块，侵犯间质则表现为自肺门向外的细或粗网状影、磨玻璃密度影。

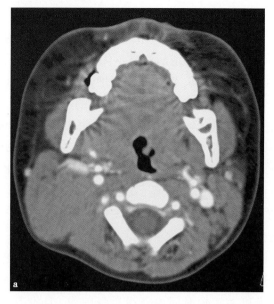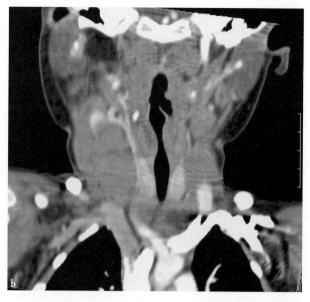

图 8-4-11　淋巴瘤

男，4 岁，霍奇金淋巴瘤。a、b. 颈部 CT 增强检查轴面（a）及冠状面（b）图像示右颈部淋巴结肿大融合呈分叶状肿块，密度均匀，右颈动脉鞘受压移位

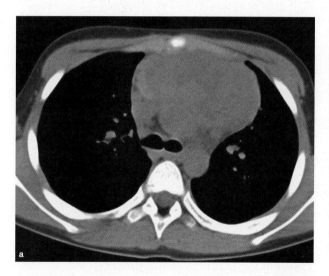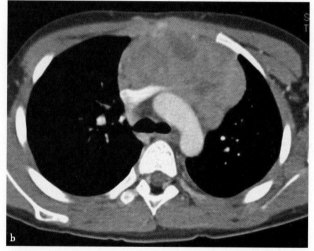

图 8-4-12　淋巴瘤

前纵隔前驱 T 细胞淋巴瘤。a. CT 平扫轴面纵隔窗显示前纵隔软组织密度肿块，胸腺弥漫性浸润，边缘呈结节状，其内密度不均匀，病变边界模糊，与大血管分界欠清；b. 增强轴面纵隔窗显示前纵隔肿物呈不均匀中度强化，内部可见低密度无强化区，肿物向血管间隙内延伸，头臂静脉受压变窄

胸膜病变 NHL 较 HL 多见，常见于播散性或复发性疾病，表现为单发或多发胸膜结节或肿块、弥漫性胸膜增厚（＞1cm）、胸腔积液、心包积液。增强 CT 显示胸膜强化。在 MRI 上，胸膜病变 T_1WI 与肌肉相比呈中到低信号，T_2WI 呈高信号，压脂 T_1WI 增强扫描可见强化。早期侵犯胸壁表现为胸膜外脂肪 T_1、T_2 正常高信号消失。侵及胸壁肌肉时形成局部软组织肿块，T_1WI 与肌肉相比呈中到低信号，T_2WI 呈中到高信号，增强扫描呈均匀强化。

3. 消化系统表现　消化道淋巴瘤多为伯基特淋巴瘤，好发部位为远端回肠和盲肠，可呈多灶性。受累肠管肠壁显著增厚，局部狭窄或动脉瘤样扩张。

超声表现为肠壁增厚，呈低回声，中央为含气呈高回声的肠腔，形成"假肾征"。

消化道造影发现多发性肠腔内充盈缺损，肠管边缘不规则，局部肠管变形、僵硬、肠腔节段性狭窄或增宽，黏膜粗乱或消失，肿块较大者相邻肠管距离增宽。

CT 表现为肠壁弥漫、环状增厚，或呈息肉样肿块，肿块表面发生溃疡或窦道，增强后有轻度强化（图 8-4-13）。周围脂肪间隙存在，消化道梗阻少见。淋巴瘤可侵犯肠系膜和腹膜后淋巴结。晚期肠腔肿块和肠系膜、腹膜后淋巴结融合并包绕肠系膜血管形成"夹心面包"征。

4. 肾脏表现　通常为全身淋巴瘤经血行播散至双肾。影像学表现分为四种类型，即单发结节型、多发结节型、弥漫浸润型和后腹膜肿块浸润型。其中双侧多发结节型最多见，占 70% 左右。

超声表现为肾脏实质内结节状或类圆形低回声甚或无回声病灶，形态规整、边界清晰，内部回声多均匀。

CT 表现为双肾增大，肾实质内稍低密度或稍高密度结节，单发或多发，增强后结节强化程度低于残存肾实质强化程度（图 8-4-14）。

在 MRI 上，肾脏内结节 T_1WI 为等或略高信号，T_2WI 结节信号几乎均低于周围肾组织，显示清楚。结节周围无包膜，所有结节信号均匀，无液化坏死区。较大的结节似锥形，基底位于肾包膜下，尖端指向肾盂。弥漫浸润型，表现为肾影肿大，肾实质弥漫性增厚，皮髓质分界不清楚。后腹膜肿块浸润型，主要特点为腹膜后肿大淋巴结融合形成肿块，伴双肾浸润病灶。肾肿块伴腹膜后、肠系膜淋巴结肿大，有助于淋巴瘤的诊断。

5. 脾脏表现　原发性恶性淋巴瘤 CT 平扫时，脾

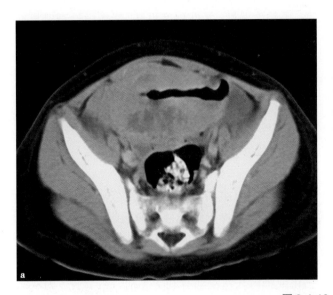
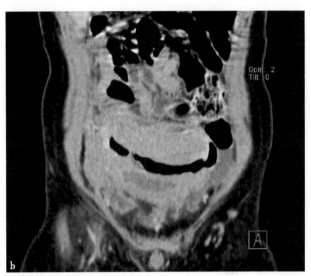

图 8-4-13　淋巴瘤

男，6 岁，肠管 NHL。a、b. 腹部增强 CT 轴面（a）及冠状面重建（b）像示下腹部肠管管壁弥漫性环形增厚，其内密度不均匀，可见无强化坏死区，局部肠管狭窄

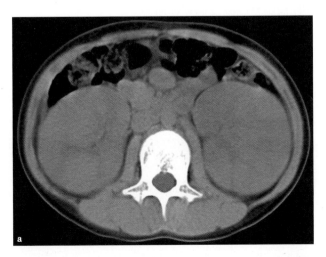
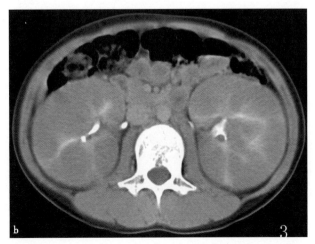

图 8-4-14　淋巴瘤

肾脏前驱 B 淋巴母细胞淋巴瘤。a. CT 平扫示双肾弥漫性增大；b. CT 增强示双肾病变强化程度减低，其间夹杂少量残存肾实质呈明显强化

脏增大,脾内见等或低密度病灶,增强扫描呈轻度增强,与脾实质相比呈低密度(图 8-4-15)。MRI 上表现为单发或多发稍长 T_1、长 T_2 信号结节,增强扫描,呈不均匀强化。

淋巴瘤弥漫浸润脾脏时常表现为脾脏弥漫增大,CT 平扫有时不能检出病灶。MRI 上 T_1WI 多为等信号,T_2WI 信号可不均匀。梯度回波动态增强,可见多发低信号灶分布于整个脾。

6. 骨及骨髓表现 淋巴瘤的骨浸润通常为肿瘤继发性或转移性播散,骨骼的原发性淋巴瘤罕见,绝大多数都是非霍奇金淋巴瘤,主要发生于骨髓腔内,呈穿凿样溶骨性骨质破坏。一般骨膜反应比较轻,多呈层状。大多数病变都位于骨干或骨干邻近的干骺端,弥漫性浸润少见。颌骨受累,可见"浮牙征",伴周围软组织肿块形成,于 MRI T_2WI 呈中等或稍低信号,DWI 呈高信号。脊柱受累可导致扁平椎,CT 见溶骨性骨破坏,椎旁软组织肿块,肿块密度均匀,可经椎间孔直接侵犯硬膜及硬膜下腔,MRI 上呈等 T_1、等或稍短 T_2 信号,增强后呈轻度或明显强化,脊髓明显受压。有时肿瘤可经血管周围间隙侵犯脊髓实质。

7. 中枢神经系统表现 原发中枢神经系统淋巴瘤罕见,具有侵袭性,可为单发或多发病灶,单发病灶多呈实性肿块,位于大脑半球脑室旁白质区,也可位于基底节区、丘脑及胼胝体区,病变于 MRI T_2WI

呈低信号,周围伴高信号水肿,DWI 序列呈高信号,坏死囊变少见,较具特征性,增强后可见明显强化。多发病灶表现为斑片状长 T_1、长 T_2 信号影,增强后呈点片状强化。继发性 CNS 淋巴瘤常为全身广泛播散的一部分,常累及脑膜,表现为脑膜线样及结节样强化。其次为脑实质,可见多发肿块伴瘤周水肿。

【诊断要点】

全身淋巴结肿大,以颈部、纵隔受累最常见,淋巴结病变常融合呈巨大分叶状肿块,结外病变易累及脾、胸腺、双肾及肠道,骨髓及中枢神经系统受累常为进展期表现或肿瘤复发,原发者罕见。本病诊断需结合临床及影像学表现,最终确诊依靠对切除的淋巴结进行组织病理学检查。

儿童期淋巴瘤与成人相比,起源细胞更趋不成熟,更趋弥漫性,恶性程度更高,影像学检查对早期发现病变、监测治疗反应非常重要。

【鉴别诊断】

颈部病变需与颈部多发淋巴结转移及淋巴结核鉴别。颈部多发淋巴结转移较少融合,且有原发灶。淋巴结结核 CT 密度不均匀,中央呈低密度,T_1WI 呈高信号、T_2WI 呈低信号,增强后呈厚壁环形强化。

纵隔淋巴瘤需要与结核、结节病、转移性淋巴结肿大和急性淋巴细胞性白血病纵隔浸润相鉴别。结核通常以单侧肺门及纵隔淋巴结肿大为主,增强后淋巴结中央有不同程度的液化坏死,淋巴结出现钙化或肺内大片浸润有利于鉴别。结节病多为双侧肺门同时受累,且较对称,儿童少见。转移性淋巴结肿大常为非对称性肺门及纵隔淋巴结肿大,发现原发肿瘤可资鉴别。ALL 纵隔浸润影像学很难鉴别,需结合临床及病理诊断。

消化系统淋巴瘤应与胃肠道息肉、克罗恩病和溃疡性结肠炎鉴别。胃肠道息肉有明显强化。克罗恩病 CT 增强呈节段性小肠壁环样增厚伴肠壁水肿表现,即"靶征",病变肠段邻近肠系膜血管呈"木梳征"。溃疡性结肠炎肠壁不规则增厚伴肠壁水肿、肠系膜脂肪呈条纹征。

淋巴瘤肾浸润,特别是双肾多发性结节样浸润灶,仅从影像学表现无法与白血病肾脏浸润、朗格罕斯细胞组织细胞增生症肾浸润鉴别,需要结合临床及实验室检查。单发结节样肾浸润,需与肾母细胞瘤鉴别。

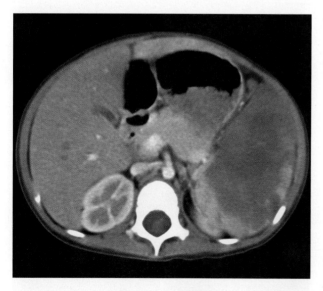

图 8-4-15 淋巴瘤

脾 T 细胞淋巴瘤。CT 增强检查示脾脏增大,脾内见大片浸润性病灶,强化程度低于正常脾实质

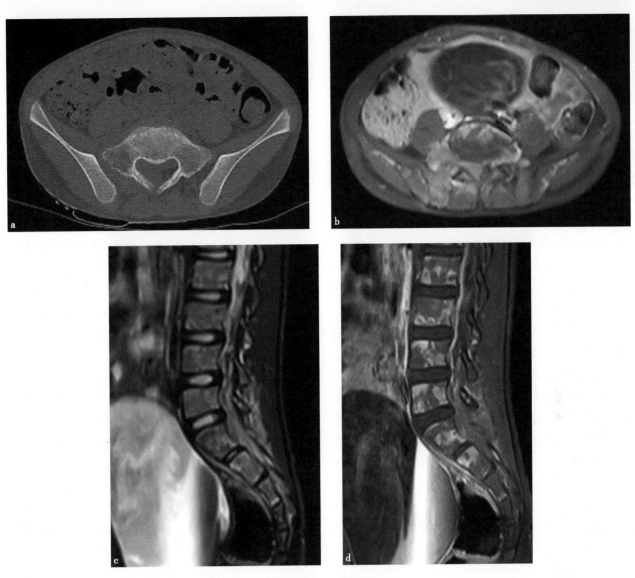

图 8-4-16　淋巴瘤

Burkitt 淋巴瘤。a. CT 平扫示骶骨右侧骨质破坏伴椎管内硬膜外肿块；b. MRI 增强轴面脂肪抑制 T_1WI 示椎体、椎板骨质破坏，椎旁软组织肿块延椎间孔向椎管内延伸，髂骨内亦可见异常强化病灶；c、d. 腰骶椎 MRI 矢状面 T_2WI 及增强脂肪抑制 T_1WI 示腰骶椎弥漫浸润性病变，呈明显强化，腰骶部可见椎旁及椎管内软组织肿块呈轻度强化

第三节　炎性肌纤维母细胞瘤

【概述】

炎性肌纤维母细胞瘤（inflammatory myofibrob-lastic tumor，IMT）归类为纤维母细胞瘤 / 肌纤维母细胞瘤，生物学行为属于中间性肿瘤，有局部复发倾向（25%），转移罕见（小于 5%）。本病以往有多种名称，包括炎性假瘤、浆细胞肉芽肿、黄色瘤样假瘤，炎症性纤维组织细胞瘤，炎性纤维肉瘤等。

IMT 可发生在任何部位，最常见于肺、肠系膜和网膜，其他如腹部实质脏器、胃肠道、泌尿系统、腹膜后、鼻窦、鼻咽部、躯干、四肢及中枢神经系统等均可发生，发生在鼻窦、鼻咽及腹膜后的 IMT 具有潜在恶性，可局部复发。

大体病理，IMT 表现为分叶状实性肿块，边缘光滑，表面呈黄褐色或灰白色。少数病例可见钙化、出血及中心坏死。肿瘤直径为 1～20cm，平均直径约 7～8cm。组织学上，IMT 由梭形肌纤维母细胞瘤、成纤维细胞和炎性细胞如淋巴细胞、浆细胞、嗜酸性细胞等组成，基质为松散的黏液样基质或密集的胶原纤维基质。有丝分裂活动常较低，约 60% 的病例可见染色体 2p23 的 *ALK* 基因重排。

【临床特点】

IMT 可见于任何年龄，更见于儿童和年轻人，女性好发，平均发病年龄为 9 岁。临床症状取决于发病部位,肺肿瘤常表现为咳嗽,呼吸短促,和/或胸痛。腹部肿瘤表现为无痛性缓慢生长的肿块,可导致肠梗阻。约 1/3 的患者可伴发炎性综合征,包括发热、无力、体重下降、贫血、血小板增多、多克隆高球蛋白血症,红细胞沉降率升高。肿瘤分泌的炎性介质如白介素 6、白介素 1β 和细胞周期蛋白 B1 为全身症状和体征的原因。切除肿块后,全身症状消退,再次出现可能是肿瘤复发的第一个指标。

【影像检查技术与优选】

平片对本病的诊断价值有限。胸部病变首选 CT 检查,CT 通常能清晰显示病变的位置、大小、形态,对病变的定性及鉴别诊断常能提供有价值的信息。为减低辐射剂量,腹部、头颈部、软组织内病变常首先选择 CT 平扫,发现病变后,往往需进一步行 MRI 平扫及增强检查以判断病变性质及周围浸润情况。中枢神经系统病变首选 MRI 检查。

【影像学表现】

1. **肺部** IMT 通常表现为孤立性、周围性、边缘锐利的分叶状肿块,肺下叶好发。5% 的病例为多发病变。CT 上,IMT 表现多样,没有特异性,密度常不均匀,其内可见钙化,钙化形式可为无定形、混合或细小的斑点状到明显的钙化,边缘可见粗长毛刺或棘状突起,增强后呈不均匀强化。MRI 上,T_1WI 上呈等信号,T_2WI 呈高信号。可发生肺不张和胸腔积液。

2. **腹部** 腹部受累部位包括腹部实质脏器如肝、脾、肾上腺、肾、胰腺,腹膜后、肠系膜、网膜、消化道和泌尿道等。

肝脾肾等实质脏器受累多为孤立的实性肿块,胃肠道常累及回盲部和胃部,病变常为息肉状,具有侵袭特性,包括溃疡、壁的浸润和胃肠外延伸。

起于肠系膜或网膜的病变常表现为巨大分叶状肿块,边界清楚或不清楚,推移邻近组织,一般不包绕血管。

腹部 IMT 的 CT 表现是多样的,肿块可为低或等密度,在胰腺、胃、和肝脏病变中,可见钙化。增强后,强化形式多样,可呈早期边缘强化,延迟期中央填充;也可呈不均匀、均匀或无强化,大的病变可见中央坏死(图 8-4-17)。在 MRI 上,病变也表现不同,在 T_1WI 上,病变常呈低信号,T_2WI 上呈高信号,增强后呈不均匀强化。

3. **头颈部** IMT 常累及眼眶、鼻咽腔和鼻窦。CT 上,病变为均匀或不均匀的软组织密度,多不伴钙化,常呈浸润性生长,伴邻近骨侵蚀破坏,并累及邻近结构,如眼眶、颞下窝、翼腭窝,甚至颅内。增强后肿块可呈中等或明显强化,较大病变内可见无强化区。MRI 上,T_1WI 呈相对低信号,T_2WI 上病变信号不均匀,可见纤维成分呈低信号,增强后呈不同程度强化。

4. **骨和软组织** 长骨病变表现为溶骨性骨质破坏,边界清楚,伴硬化边,病变内一般无钙化,不伴骨膜反应,扁骨内病变可突破骨密质形成软组织肿块。

软组织内病变表现为边界相对清楚的软组织肿块,CT 上呈等密度,增强后呈不均匀强化或持续性强化。MRI 上,依据病变内细胞、纤维及黏液成分比例不同而信号不同,含黏液成分较多的炎症型病变,T_1WI 呈等或稍高信号,T_2WI 呈明显高信号;含胶原纤维较多的少细胞型病变,于 T_1WI 及 T_2WI 均呈低信号;而细胞型病变含梭形细胞丰富,信号特征介于二者之间,增强后明显强化,本型病变生长较快,侵袭性强,病变周围可见水肿,较大病变内可见无强化坏死区。

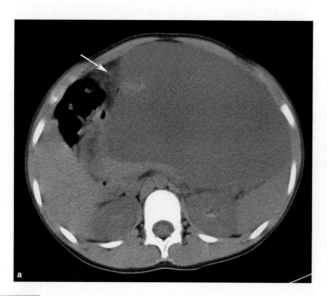
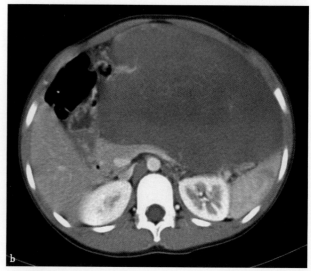

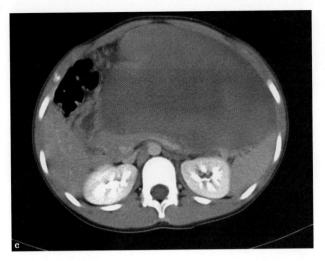
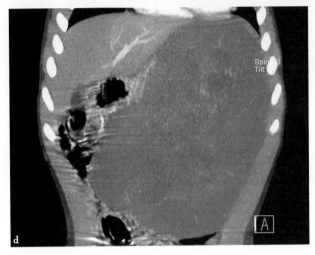

图 8-4-17　炎性肌纤维母细胞瘤

a. 腹部 CT 平扫检查示腹部巨大稍低密度肿块，其内密度欠均匀，病变周围脂肪密度增高（箭）；b、c. 增强检查，肿物呈不均匀强化，动脉期内部可见多发迂曲血管影像，随时间延迟，实性部分呈持续强化；病变与胰尾、胃壁及结肠壁分界欠清；d. 冠状位 MPR 显示肿物向上达肝顶水平，向下延伸直至盆腔入口，向右侧跨越中线生长，肝左叶及腹腔内肠管受压移位

【诊断要点】

炎性肌纤维母细胞瘤为中间性肿瘤，具有局部侵袭性，有复发倾向，罕见转移。可累及全身任何部位，最常见为肺，肺内病变表现为肺野外周孤立性、边界清楚的结节或肿块，边缘可见粗长毛刺或棘状突起，可见钙化；肺外病变影像表现缺乏特异性，常与其他恶性肿瘤鉴别困难。病变内存在纤维组织，增强后可见延迟强化，具有局部侵袭性生长倾向，为相对特异征象。确诊需依赖组织病理学检查。

【鉴别诊断】

孤立肺结节的鉴别包括肺原发和继发肿瘤，错构瘤、软骨瘤、血管瘤、肉芽肿和肺隔离症。

1. **腹部病变**　鉴别诊断包括肝细胞癌、胃癌和胰腺癌。肠系膜病变需与肠系膜纤维瘤病鉴别，后者常呈浸润性生长，可包绕肠管及肠系膜上动脉。泌尿道病变与横纹肌肉瘤鉴别困难。

2. **头颈部病变**　需与横纹肌肉瘤、淋巴瘤等鉴别。

3. **骨骼病变**　需与朗格汉斯细胞组织细胞增生症、软骨黏液样纤维瘤等鉴别，软组织病变需与纤维瘤病、硬纤维瘤、横纹肌肉瘤等鉴别。

（李　欣　王立英）

参 考 文 献

[1] 李欣，邵剑波. 儿科影像诊断必读 [M]. 北京：人民军医出版社，2007

[2] 吴恩惠. 医学影像诊断学 [M]. 北京：人民卫生出版社，2001

[3] Abbott GF，Rosado-de-Christenson ML，Franks TJ，et al. From the Archives of the AFIP: Pulmonary Langerhans Cell Histiocytosis[J]. RadioGraphics，2004，24（3）：821-841

[4] Azouz EM，Saigal G，Rodriguez MM，et al. Langerhans' cell histiocytosis: pathology, imaging and treatment of skeletal involvement[J]. Pediatr Radiol，2005，35（2）：103-115

[5] Singh H，Kaur S，Yuvarajan P，et al. Unifocal Granuloma of Femur due to Langerhans' Cell Histiocytosis: A Case Report and Review of the Literature[J]. Case Reports in Medicine，2010，2010：686031

[6] 潘恩源，陈丽英. 儿科影像诊断学 [M]. 北京：人民卫生出版社，2007

[7] 徐赛英. 实用儿科放射诊断学 [M]. 北京：北京出版社，1998

[8] 佘亚雄，应大明. 小儿肿瘤学 [M]. 上海：上海科学技术出版社，1997

[9] Vazquez E，Lucaya J，Castellote A，et al. Neuroimaging in Pediatric Leukemia and Lymphoma: Differential Diagnosis[J]. RadioGraphics，2002，22（6）：1411-1428

[10] Rosolen A，Perkins SL，Pinkerton CR，et al. Revised International Pediatric Non-Hodgkin Lymphoma[J]. Staging System J Clin Oncol，2015，33（18）：2112-2118

[11] Akkas BE，Vural GU. The incidence of secondary central nervous system involvement in patients with non-Hodgkin's lymphoma as detected by ^{18}F-FDG PET/CT[J]. Nuclear Medicine Communications，2013，34（1）：50-56

[12] 吕绍茂，段少银，韩丹，等. 炎性肌纤维母细胞瘤影像学表现与病理学分析 [J]. 中国临床医学影像杂志，2010，

21（5）：331-335

[13] 李蒙，吴宁，林冬梅，等. 炎性肌纤维母细胞瘤的多层
螺旋 CT 表现 [J]. 中国医学影像技术，2008，24（12）：
1995-1998

[14] Kovach SJ，Fischer AC，Katzman PJ，et al. Inflammatory
myofi-broblastic tumors[J]. J Surg Oncol，2006，94（5）：
385-391

[15] Sargar KM，Sheybani EF，Shenoy A，et al. Pediatric Fibrob-
lastic and Myofibroblastic Tumors：A Pictorial Review[J].
RadioGraphics，2016，36（4）：1195-1214

第九篇

胎儿疾病

第一章　概　　述

出生缺陷（birth defect）是指婴儿出生前发生的身体结构、功能或代谢异常。WHO 2011 年指出全球出生缺陷婴儿每年大约 790 万，发生率约占全部活产婴的 6.0%；2014 年全球前 5 位常见严重出生缺陷是：先天性心脏病 104 万，神经管缺陷 32.4 万，血红蛋白病（如地中海贫血、镰状细胞贫血等）30.8 万，唐氏综合征 21.7 万，G-6PD 酶缺乏症 17.7 万。我国出生缺陷发生率约为 5.6%，每年新增出生缺陷数约 90 万例；来源于《中国出生缺陷监测中心》2017 年的统计数据，发生率居前 10 位常见严重出生缺陷是：先天性心脏病 71.53/ 万，多指趾畸形 18.74/ 万，并指趾畸形 6.21/ 万，总唇裂 6.01/ 万，尿道下裂畸形 5.42/ 万，脑积水 4.17/ 万，直肠肛门闭锁或狭窄畸形 2.87/ 万，腭裂 2.72/ 万，肢体短缩畸形 2.66/ 万。由于我国加强了出生缺陷的一级预防和二级预防措施，国内的神经管缺陷出生率从 2015 年开始退出前 10 位，唐氏综合征筛出率也远远高于国际水平。产前胎儿影像筛查是其中最重要的手段之一。产前影像诊断以超声为主。由于 MRI 具有极高的软组织分辨率，不受扫描孕妇含气肠管和体壁厚度、羊水量、胎儿体位及骨骼的影响，可以大范围扫描及多参数成像；能够清晰显示胎儿各个器官信号特点，获得超声不能显示的额外信息。尤其在中枢神经系统、胸腹部疾病的产前诊断具有极其重要的价值；已经受到产科临床、产前超声、优生优育和产前遗传咨询的广泛重视。

第一节　胎儿产前检查比较影像学

胎儿影像检查包括了产前超声和胎儿 MRI 两种方法。超声检查具有实时、快捷、方便、经济、准确率高、对胎儿无损伤等优点，现已成为产前胎儿的常规检查手段，具有其不可替代的优势。但当孕妇过于肥胖、合并子宫肌瘤、羊水过少、子宫畸形、双胎、多胎、胎儿体位不佳、复杂畸形和孕晚期胎头入盆及胎头颅骨骨化时，超声有时不能清晰显示某些胎儿结构。

自 1983 年 Smith 等首次报道以来，胎儿 MRI 检查已经从实验性成像方法发展为重要的临床影像检查手段；MRI 视野大，具有很高的软组织分辨率，且不受孕妇肥胖、羊水量、胎儿体位、含气器官和骨骼的影响，可精确进行多切面的扫描，同一切面可显示胎儿全貌，能很好地显示较大病变与周围组织的关系及双胎复杂畸形，胎龄越大，检查效果越好，在一定程度上可以弥补超声在这些方面的不足，并提供更多的胎儿影像学信息。尤其是在最近十几年来，快速 MRI 成像技术能够在 1 秒之内无需镇静或屏气的条件下获得高清胎儿图像，胎儿 MRI 已经成为出生缺陷防控的重要手段。用于评价胎儿正常解剖、先天性发育疾病及发育变异，以及胎儿死亡后的替代尸检，了解胎儿器官功能与代谢活动；胎儿磁共振的不足之处在于，装有起搏器者和有幽闭恐惧症者不能进行磁共振检查。胎儿磁共振目前不建议使用含钆造影剂。磁共振扫描时间偏长、有噪声、无法完全控制运动伪影（没有门控）以及价格相对较贵。

产前超声是胎儿产前影像学检查的首选检查方法，绝大多数的胎儿不需要做磁共振检查，胎儿超声足以明确诊断。胎儿磁共振作为二线的检查手段，主要是弥补胎儿超声的不足，提供一些超声无法提供的额外诊断信息。胎儿 MRI 对胎儿中枢神经系统显示良好，是最有可能弥补超声的不足，提供额外诊断信息的系统。美国放射学会的调查也显示，在胎儿磁共振检查中，神经系统检查量居第 1 位，超过所有其他系统检查量的总和。胎儿 MRI 对于胎儿胼胝体发育不全、颅后窝异常、脑回畸形、结节性硬化、神经管闭合不全和胎儿脑出血等异常的诊断相当可靠。因此，胎儿磁共振检查对神经系统异常的显示略优于胎儿超声。对于胎儿心脏大血管疾病、骨骼四肢及椎体异常的显示，胎儿磁共振检查也可以提供一些超声之外的额外信息。对于除心脏以外的胸部和腹盆腔的异常，胎儿磁共振的显示效果与胎儿超声比较接近，优势和劣势均不明显。对于胎儿胸部和腹盆腔的异常，有时需要根据具体的情况来选择，如胎儿先天性膈疝，超声和MRI通常都可以正确诊断及预后评估，但如需要判断被压缩肺组织的发育情况，以及胎儿肝脏是否疝入、疝入肝脏体积测定以及有无脐静脉的扭转，就应该考虑结合胎儿磁共振检查。在先天性肺气道畸形和肺隔离症鉴别诊断方面，胎儿超声难以显示供血动脉是来自主动脉还是来自肺动脉，而胎儿磁共振检查可能提供一些额外信息。在胎儿腹部异常方面，如脐膨出、腹裂、肾盂输尿管病变等，胎儿MRI由于视野大，在部分病例诊断中可体现MRI全面直观的长处。尤其是在判断胎儿肾缺如或肾异位，以及寻找胎儿异位肾，或者羊水过少时胎儿肾功能评估等方面，磁共振弥散加权成像（DWI）序列也能起到较好的作用。

总之，随着磁共振成像技术的改进，MRI现在可应用于胎儿诊断，也可以补充超声的某些特殊情况下的局限性，但仍是产前超声诊断的补充检查手段。目前，MRI在胎儿中枢神经系统异常中的诊断最有价值。一些MRI新技术如弥散张量成像、磁敏感加权成像、磁共振波谱和脑功能成像也逐渐应用于胎儿，有助于提高我们对胎儿在子宫内代谢和发育的认识。虽然现在胎儿磁共振对于先天性心脏病的诊断尚不能优于胎儿超声，但随着胎儿磁共振的技术进步，以及诊断医生对胎儿先心病了解的增加，其在胎儿心脏大血管异常方面的应用也有可能逐步开展起来。

第二节　胎儿MRI检查安全性

MRI通过对静磁场中的人体施加某种特定频率的射频脉冲，使人体组织中的氢质子受到激励而发生磁共振现象而成像。MRI对胎儿的生物效应主要包括以下几个方面：①静磁场，地球磁场为50μT，MRI检查时，胎儿磁场暴露约为地磁场的10 000倍；静磁场可影响中枢神经系统，使孕妇出现头晕、恶心胸闷、金属异味感等不适；但目前研究数据没有出现过静磁场对人体造成损害的报道；没有发现在使用3.0T及以下MRI检查会对母体或胎儿带来任何可复制的不良后果；②梯度磁场，MRI检查中，如

果梯度磁场变化率过大，刺激周围神经可能导致不适或抽搐，刺激中枢神经系统可能导致幻视；刺激心血管系统可能诱发室颤或心律不齐。美国FDA规定：MRI检查过程中，患者所经受的梯度磁场变化率不能达到使外周神经出现误刺激的阈值，至少有3倍以上的安全系数，最大梯度变化率小于60T/S。目前临床应用的MRI最大梯度场强为80mT/m，最大梯度切换率为200mT/m/s；梯度强度远不能引起心脏兴奋或室颤；③射频磁场，射频脉冲作用于人体，人体吸收后可引起组织升温。热效应与特别吸收率（specific absorption rate，SAR）有关，其单位为W/kg，FDA推荐胎儿检查SAR值不超过3.0W/kg。实际工作中可以通过调整扫描参数来控制SAR值；④噪声，临床应用MRI系统噪声通常为80～120分贝；当声音通过母体的腹壁到达胎儿时，声音衰减大约30分贝；美国儿科学会指出小儿对噪声的耐受或听力产生损害的最小值为90分贝。目前所有的观察和研究结果没有发现MRI检查会对胎儿听力造成不良影响。

总之，3.0T及以下MRI检查对妊娠母亲或胎儿是安全的；1.5T MRI扫描对于妊娠母亲或胎儿可以应用于妊娠的任何一个时期。但是在磁共振检查前必须取得孕妇及家属充分的知情同意。

第三节　胎儿MRI检查适应证

产前影像检查应该以超声为主；胎儿MRI作为针对性产前影像诊断手段，不作为胎儿系统性筛查方法。当超声怀疑异常但由于疾病本身的性质、羊水过少、胎位或孕妇体位，尤其是晚孕期胎头入盆或颅骨钙化等所导致的超声限制而不能充分诊断时，行针对性胎儿MRI检查可以提供超声之外的额外信息。这些信息可能影响医患沟通、治疗及分娩方式的选择。此外，对于诸如结节性硬化、胼胝体发育不全及无脑回畸形等有家族风险的胎儿，行针对性胎儿MRI筛查也有重要的临床意义。

MRI检查的主要适应证包括但并不完全局限于以下内容，如中枢神经系统（central nervous system，CNS）先天畸形，颈面部肿块尤其是其对气道的压迫情况，先天性肺内气道畸形，肺内占位或先天性膈疝时残余胎肺体积、疝入胎肝体积的评估，胎儿腹盆部肿块的定位及定性，复杂的肠道畸形及泌尿道生殖畸形的评估，单绒毛膜双胎相关并发症的评估，胎儿疾病术前评估等。

第四节　胚胎发育与生理

（一）胚期

胚胎发育始于精卵结合,受精卵、桑椹胚形成,桑椹胚进入宫腔继续分裂形成胚泡。胚泡于第一周末植入子宫内膜后,子宫内膜蜕膜化,形成包蜕膜、底蜕膜及壁蜕膜(图9-1-1)。

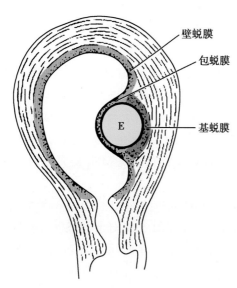

图9-1-1　胚胎与子宫内膜关系示意图
E:胚胎

胚胎在第2周形成二胚层胚盘。第3周初在上胚层中线的一侧形成原条,原条的中线形成原沟,原沟的一部分细胞在上下胚层之间形成夹层,即中胚层;另一部分细胞置换原来的下胚层形成内胚层。第4~8周主要是3个胚层的分化,外胚层主要分化为神经系统、颅面部骨骼及结缔组织、皮肤及其附属器、牙釉质、角膜上皮等;中胚层主要分化为躯干及四肢的皮肤真皮、骨骼肌、骨骼、血管和中轴骨骼、泌尿生殖系统的主要器官、消化及呼吸系统的肌组织、血管等;内胚层主要分化为咽喉及其以下的消化管、消化腺、呼吸道和肺的上皮组织,以及中耳、甲状腺、甲状旁腺、胸腺、膀胱等器官的上皮组织等(图9-1-2)。

（二）胎儿期

胎儿期是从受精后8周开始算起直至出生,胎儿身体迅速生长、组织器官迅速分化,头部的生长速度相对较慢。在孕20周初,胎儿出现了胎毛及头发,皮肤被皮脂包裹。孕30周胎儿皮肤较薄,皮下脂肪相对缺乏,外观通红且干皱(图9-1-3)。胎儿期对药物、病毒及射线的致畸作用不那么敏感,但是这些因素可能会影响正常的生长及功能的发育,尤其是大脑和眼睛。医生可以在这个时期通过一系列产前诊断技术判断胎儿是否有出生缺陷。

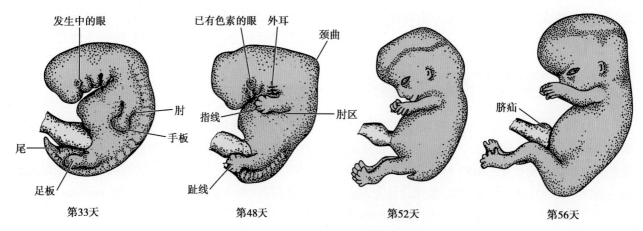

图9-1-2　第5~8周胚体外形的演变仿真图

第33天　发生中的眼　肘　手板　尾　足板

第48天　已有色素的眼　外耳　颈曲　指线　趾线

第52天　肘区

第56天　脐疝

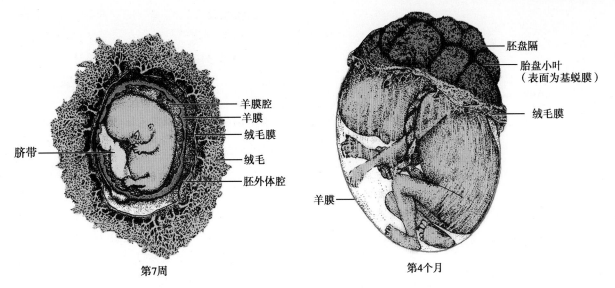

第7周　　　　　　　　　　第4个月

图 9-1-3　胚胎与胚盘仿真图

（宁　刚　陈荟竹）

参 考 文 献

[1] 中华人民共和国卫生部. 中国出生缺陷防治报告（2012）
　　[R/OL]（2012-09-12）. http://www.gov.cn/gzdt/2012-09/12/
　　content_2223371.htm

[2] Joel GR，Marian JV，Aditya B，et al. Association between
　　MRI Exposure During Pregnancy and Fetal and Childhood
　　Outcomes[J]. JAMA，2016，316（9）：952-961

第二章　检查方法及正常影像学表现

第一节　检查方法

妊娠18周以前胎儿较小、胎动频繁、中枢神经系统部分结构尚未完全发育成型，胎儿MRI提供的图像质量及诊断信息有限，一般建议在妊娠20周以后进行检查。线圈选用大视野相控阵线圈。孕妇选择舒适体位，一般为平卧或左侧卧位；为了减少幽闭恐惧症的发生，可采用脚先进方式，必要时孕妇可以镇静。扫描方位：扫描方位一般要求包含兴趣区的三个相互垂直的解剖学平面，即横轴位、冠状位和矢状位。由于胎儿运动的不确定性，定位时一定要三平面实时定位，随时调整定位扫描。定位中心对准线圈中心和胎儿兴趣区，必要时做二次定位。例如：胎儿脑部检查的标准平面：胎儿头部冠状位平行于脑干，并且对称显示双侧内耳结构；轴位垂直于矢状位、垂直于脑干，并根据冠状位调整横向对称性；矢状位平行于脑干，正中矢状位能够观察到胼胝体全貌、中脑导水管以及垂体。

检查中原则上不使用各种附加门控装置、不能用任何抑制胎动的药物、不屏气、不做增强扫描。扫描序列以单次激发的各种快速及超快速序列为主，最常用的两个序列：①单次激发快速自旋回波（single-shot fast spin-echo，SSFSE）序列，为重 T_2WI 序列，适用于胎儿全身各系统，骨骼系统显示较差；②平衡稳态自由进动（balanced steady-state free precession，B-SSFP）序列，图像对比取决于组织的 T_2/T_1 比值，成像速度快，SNR高，但组织对比差，主要突出含水组织，适用于胎儿各系统。

此外，T_1WI 序列可以帮助显示某些胎儿组织或液体成分，如脂肪、出血、肝脏以及肠道中的胎粪；弥散加权成像（diffusion-weighted imaging，DWI）及表观扩散系数（apparent diffusion coefficient，ADC）值测量可以反映是否有扩散受限；平面回波成像（echo planar imaging，EPI）序列主要用于胎儿骨骼系

ER-9-2-1　部分设备主要脉冲序列、成像技术或成像参数名称对照表

统成像。其他序列如水成像、血氧水平依赖（blood oxygenation level dependent，BOLD）成像和磁共振波谱（MR spectroscopy，MRS）可以根据需要选择（ER-9-2-1）。虽然MRI已广泛用于胎儿所有器官，但因技术问题、胎儿心率快及心脏体积小等问题，胎儿心脏MRI尚未广泛应用于临床。

第二节　正常影像学表现

（一）中枢神经系统

脑沟形成是胎儿脑皮质成熟度标志，外侧裂在孕14周出现一个压迹、孕16周时形成沟，孕19周左右嗅沟出现，外侧裂及中央沟周围脑实质首先出现脑回。孕20周时 T_2WI 低信号"C"形胼胝体形成；扣带回在孕26周时可见。从孕29周起，髓鞘发生从脊髓向脑干、内囊、放射冠及其他幕上白质区；孕32周时，幕上白质髓鞘开始形成。大脑皮质的六层结构在孕20周左右形成，最内层为低信号生发基质，中间等信号至相对高信号区为稀疏的神经细胞，最外层较薄的相对低信号为未成熟的白质区；孕28周后生发基质层变薄，细胞稀少。孕12～13周，小脑叶发育呈波浪状；孕26～27周，小脑可见三层结构：最外层为较薄低信号皮质层，中间为较厚高信号白质层，最内为四脑室旁低信号齿状核。胎儿脊髓圆锥位置在孕21周以前由充满椎管迅速上升到 L_3 水平，以后缓慢上升，孕28周以前位置达到较稳定水平（L_2～L_3），以后上升变动的范围仅一个椎体，

在晚孕期胎儿 MRI 检查中，脊髓圆锥通常不低于胎儿肾脏中份水平（图 9-2-1）。

（二）胸部

胎儿肺在发育中充满分泌液；在妊娠早中期，相对于周围羊水为略低信号。随着时间的推移，妊娠晚期逐渐变为高信号，仍然低于羊水信号。肺内血管在 SSFSE 序列显示为线状低信号结构，在 SSFP 序列呈高信号。气管及支气管表现为高信号的管状结构（图 9-2-2）。胎儿食管在妊娠晚期呈后纵隔高信号管状结构。横膈在冠状面及矢状面上，可见位于胸腹腔之间圆顶状的低信号薄膜。胎儿心脏 SSFP 序列可以使用无间隔或负间隔扫描，可大致显示心脏四腔心结构及部分心外大血管结构。

（三）腹部

胎儿肝脏 T_2WI 表现为均质、相对低中等信号，T_1WI 表现为稍高信号。由于胆汁成分，胆囊常表现为 T_1WI 低信号、T_2WI 高信号，但妊娠 30 周后，T_1WI 常由低信号变为等或高信号。脾脏信号与肝实质相似。胃与十二指肠为含液结构，表现为两者相连呈显著高信号。结肠内 T_1WI 高信号代表了胎粪的信号特征，随着胎龄的增长，胎粪逐渐堆积更多，信号更高；孕 19～20 周，高信号主要局限于直肠；孕 22～23 周，高信号达到降结肠；到正常晚孕期，T_1WI 高信号充盈横结肠及升结肠（图 9-2-3）。

（四）泌尿生殖系统

随着胎龄的增长，T_2WI 可见低信号的肾皮质与高信号的髓质，可见高信号尿液充满集合系统，膀胱充盈时呈高信号；胎儿膀胱两侧可见流空的脐动脉从双侧髂内动脉发出。DWI 序列中肾脏实质弥散受限呈高信号，有利于观察异位的肾脏及胎儿肾脏功能的评估。在妊娠第 7、第 8 周，胎儿卵巢或睾丸分化形成；胎儿卵巢大概在妊娠 4 个月左右下降到盆腔内；胎儿睾丸通常在孕 12 周从腹膜后下降到腹股沟深环，在孕 26～28 周左右通过腹股沟管，大概在孕 32 周左右，大多数胎儿双侧睾丸已经下降到阴囊内。

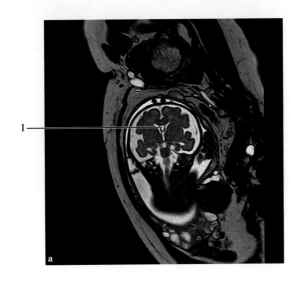

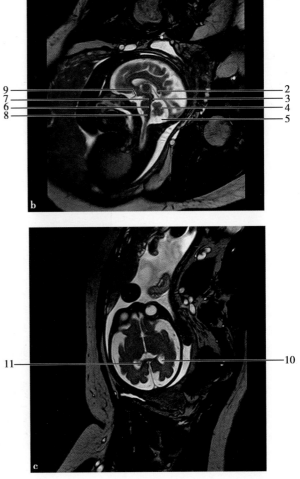

图 9-2-1　正常胎儿脑部

a. 冠状位（SSFP）；b. 矢状位（SSFP）；c. 轴位（SSFP）；

1. 透明隔腔；2. 胼胝体；3. 中脑导水管；4. 小脑原裂；

5. 颅后窝池；6. 脑桥；7. 中脑；8. 延髓；9. 视神经；

10. 侧脑室三角区；11. 脉络丛球

（宁　刚　陈荟竹）

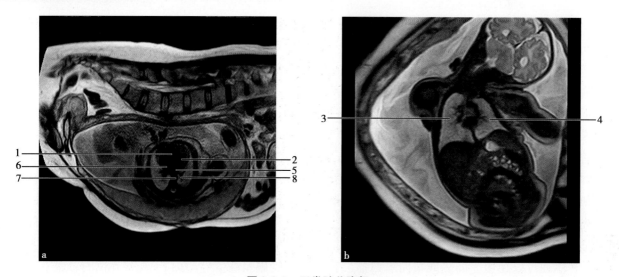

图 9-2-2 正常胎儿胸部
a. 轴位（SSFSE）；b. 冠状位（SSFSE）；
1. 右心室；2. 左心室；3. 右肺；4. 左肺；5. 左心房；6. 右心房；7. 降主动脉；8. 肺血管

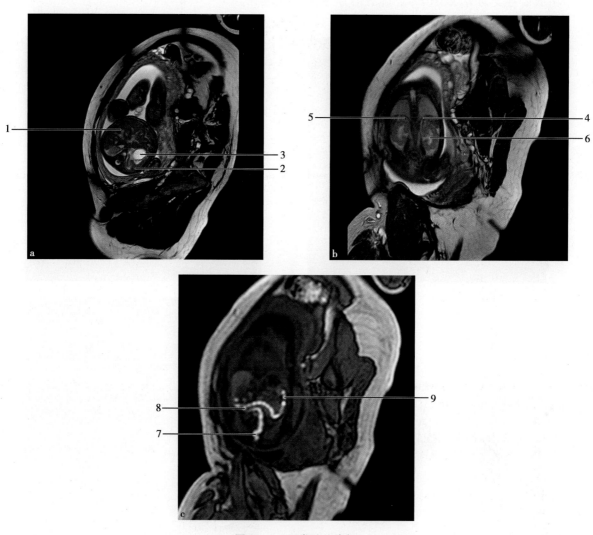

图 9-2-3 正常胎儿腹部
a. 轴位（SSFP）；b. 冠状位（SSFP）；c. 冠状位（T₁WI）；
1. 肝脏；2. 脾脏；3. 胃泡；4. 左侧肾上腺；5 右侧肾上腺；6. 肾脏；7. 直肠；8. 乙状结肠；9. 结肠

参 考 文 献

[1] 陈丽英，蔡爱露. 胎儿影像诊断学 [M]. 北京：人民卫生出版社，2014

[2] Reddy UM1，Abuhamad AZ，Levine D，et al. Fetal Imaging Workshop Invited Participants. Fetal imaging: executive summary of a joint Eunice Kennedy Shriver National Institute of Child Health and Human Development，Society for Maternal-Fetal Medicine，American Institute of Ultrasound in Medicine，American College of Obstetricians and Gyne-cologists，American College of Radiology，Society for Pediatric Radiology，and Society of Radiologists in Ultrasound Fetal Imaging workshop[J]. Obstet Gynecol，2014，123（5）：1070-1082

[3] Saleem，S.N. Fetal MRI: An approach to practice: A review[J]. Journal of Advanced Research，2014，5（5）：507-523

[4] Furey EA，Bailey AA，Twickler DM. Fetal MR Imaging of Gastrointestinal Abnormalities[J]. Radiographics，2016，36（3）：904-917

第三章 胎儿神经系统疾病

第一节 胎儿脑室扩张

【概述】

胎儿脑室扩张（fetal ventriculomegaly）是指原因不明的侧脑室增宽，产前影像检查在胎儿头部横轴位或冠状位上，侧脑室内径≥10mm。在中晚孕期，胎儿脑室扩张相对常见，发生率在不同报道中差异很大，0.15%～2.0%；常见于男性胎儿，男女性别比为1.7：1.0。正常情况下，人类胎儿双侧脑室通常有一定程度的不对称，枕角较额角更为丰满；临近分娩期，这种差异将不那么明显。胎儿MRI的优势在于除了测量胎儿脑室宽度之外，有助于发现是否合并中枢神经系统相关的其他畸形，可以提供比超声更多的额外信息。

（一）胚胎发育特点

第4周末，神经管头段膨大形成3个脑泡（brain vesicle），依次为前脑泡、中脑泡和菱脑泡。第5周，前脑泡头端膨大形成端脑，以后演变为两侧大脑半球，前脑泡的尾端形成间脑；中脑泡演变为中脑；菱脑泡的头段演变为后脑，后脑再演变为脑桥和小脑。在脑泡演变的同时，前脑泡的腔演变为双侧脑室和间脑中的第三脑室；中脑泡的腔形成狭窄的中脑导水管；菱脑泡头端的腔演变为第四脑室。侧脑室左右各一，是脑室系统最大者，位于大脑半球内借室间孔与狭窄的第三脑室相通，双侧脑室不相通（图9-3-1）。

神经管壁最初由单层柱状上皮构成，以后演变为假复层柱状上皮，称神经上皮（neuroepithelium）；神经上皮外层较厚基膜称外界膜，管壁内面的膜称内界膜。神经上皮部分细胞迁至神经上皮的外周，形成一个新的细胞层，称套层（mantle layer），将分化出成神经细胞（neuroblast）和成神经胶质细胞（glioblast）。内层神经上皮停止分化，变为单层立方或矮柱状，称室管膜层（ependymal layer）；室管膜层细胞及脉络丛上皮细胞形成较晚，来源于血液单核细胞。

（二）病理生理

脉络丛（choroid plexus）由侧脑室底部和第三、第四脑室顶部的软膜与室管膜直接相贴，突入脑室而形成的皱襞状结构的毛细血管网，覆盖一层室管膜上皮；是产生脑脊液的主要结构。脉络丛上皮由一层矮柱状或立方形室管膜细胞组成，胞质含较多线粒体，有分泌功能，不断分泌无色透明的脑脊液（cerebrospinal fluid），有营养和保护脑与脊髓的作用；最后被蛛网膜粒吸收进入血液，从而形成脑脊液循环。孕24周前，侧脑室壁主要由生发基质组成，是正在发育的大脑皮质最内层，早孕期最厚，而后逐渐退化；到孕28～32周以后，侧脑室壁呈单层室管膜细胞排列。

【临床特点】

胎儿脑室扩张的原因常常不易明确。轻度脑室扩张，可能是暂时的单纯性扩张或者就是一种正常表现；可能是脑发育不良或萎缩等造成的脑室扩张；也可能是脑室系统压力增高导致病理性扩张。中重度脑室扩张可能是大脑发育异常的标志，如：脑脊液动力学异常、胎儿脑容量减少或合并其他脑异常；可能导致出生后神经、运动和/或认知障碍。

【影像检查技术与优选】

MRI和超声在测量胎儿侧脑室和诊断侧脑室增宽上具有较好的一致性。但是产前超声诊断的"孤立性"脑室扩张中，MRI发现4%伴发脑部畸形，9%发现非神经系统畸形，因此，一般建议对超声提示脑室扩张病例均行MRI检查，除外可能合并的其他异常。

【影像学表现】

判断胎儿侧脑室是否增宽，主要观测侧脑室三角区，包括定性诊断及定量诊断。侧脑室三角区是侧脑室体部、枕角及颞角汇合的部位，其宽度在孕15～40周之间维持稳定，不管是在横轴位还是在冠状位上，产前测量正常胎儿侧脑室宽度均小于10.0mm，平均（7.6±0.6）mm。

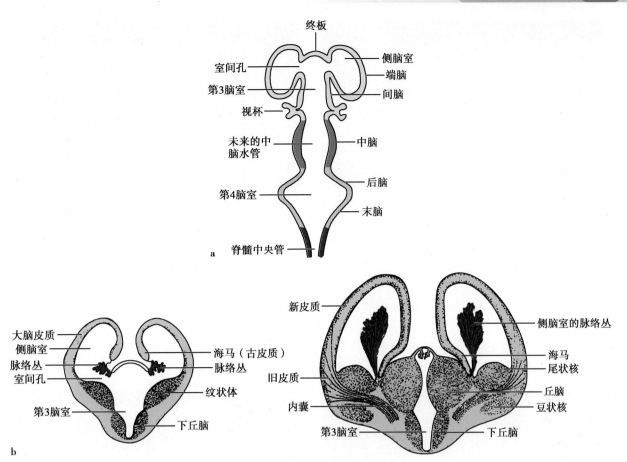

图 9-3-1 胚胎脑室系统发育示意图
a. 第 6 周；b. 第 7 周，第 10 周

MRI 测量胎儿侧脑室宽度，一般用 SSFSE 序列或 SSFP 序列，横轴位或冠状位，侧脑室三角区脉络膜丛血管球水平，内外侧壁之间，垂直于长轴进行测量（图 9-3-2）。同时可以分别测量侧脑室体部、枕角或颞角的宽度，以及邻近脑皮质厚度；观察脉络丛血管球在三角区所占比例。胎儿侧脑室宽度≥10.0mm，提示胎儿脑室扩张。10.0～15.0mm 轻度扩张；大于 15.0mm，脑皮质厚度大于 3.0mm 为中度扩张，脑皮质厚度小于 2.0mm 为重度脑室扩张。脑积水诊断仅适用于可直接观察到或推断出梗阻的病例。

【诊断要点】

1. 侧脑室扩张定性诊断　①脉络丛悬吊征：脑室扩张时，脉络丛表现为向所属侧室壁垂落；②脉络丛变薄：正常情况下，脉络丛填充了侧脑室的 50%～100%；脑室扩张时，脉络丛血管球在三角区所占比例明显下降。

2. 侧脑室扩张定量诊断　横轴位或冠状位，侧脑室三角区脉络膜丛血管球水平，侧脑室宽度≥10.0mm。

综上所述，定性的方法较为主观，依赖于产前影像诊断医师的专业经验。因此，应优先选择定量的方法测量侧脑室宽度。

胎儿侧脑室扩张包括孤立性与非孤立性。孤立性脑室扩张指胎儿除了脑室扩张的直接表现外没有合并颅脑畸形或其他异常。非孤立性侧脑室扩张是指胎儿合并有多系统或多部位异常，更易潜在合并胎儿染色体异常等遗传学异常，因此预后较孤立性差，更应引起警惕和关注。但是，部分产前表现为"孤立性"脑室扩张的病例最终发现还存在其他异常，尤其是脑室扩张超过 15.0mm 时。

【鉴别诊断】

脑室扩张的原因主要包括特发性原因、染色体异常和遗传综合征，以及先天性中脑导水管狭窄。

轻度脑室扩张，最常见的原因是特发性脑室扩张，约占 90%，女性胎儿多见，孕 20 周后多见，其中大约 30% 将在子宫内消退。中、重度脑室扩张，常见原因包括胼胝体发育不全、Chiari 畸形、中脑导水管狭窄、Dandy-walker 综合征等；其他可能原因包括颅内出血、脑软化及脉络丛乳头状瘤等。可通过 MRI 检查提示明确诊断。胼胝体发育不全在中晚孕期 MRI 能清楚显示膝部、体部、压部或嘴部结构是否缺如，脑室扩张表现为以枕角和三角区扩张伴较小的额角（泪滴状），体部分离，第三脑室上移（图 9-3-3）。

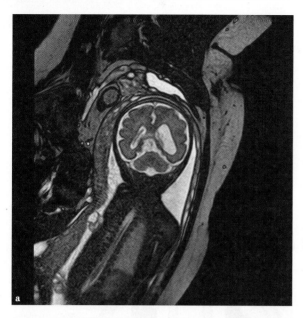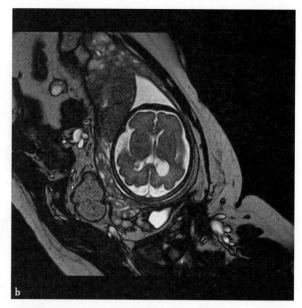

图 9-3-2　胎儿左侧脑室增宽

孕 29⁺⁶ 周，胎儿左侧侧脑室增宽，脉络丛变薄，冠状位左侧侧脑室三角区增宽约 13mm，轴位左侧脑室三角区增宽约 14mm，胼胝体膝部及压部可见。a. 冠状位（SSFP）；b. 轴位（SSFP）

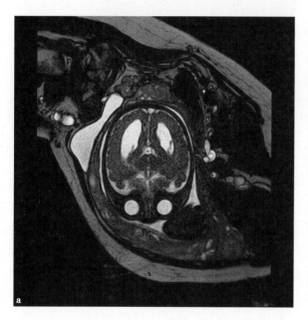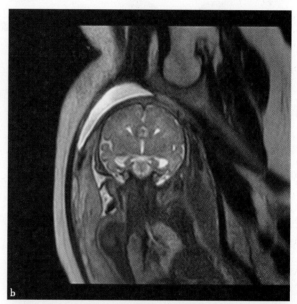

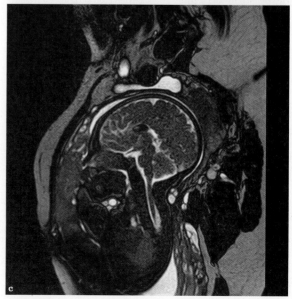

图 9-3-3　非孤立性胎儿脑室扩张

孕 38 周，胎儿双侧脑室后角扩张，最宽处约 15mm，胼胝体缺如，第三脑室上方纵裂池内可见类圆形异常信号影，边界清楚，SSFSE 序列大部分呈高信号，中央可见小圆形低信号影，SSFP 序列大部分呈低信号，中央可见小圆形高信号影，考虑脂肪瘤可能。a. 轴位（SSFP）；b. 冠状位（SSFSE）；c. 矢状位（SSFP）

先天性中脑导水管狭窄可能是先天发育异常或由于获得性改变所致，如：X 染色体连锁导水管狭窄、巨细胞病毒（cytomegalovirus，CMV）感染或弓形虫感染导致的纤维化改变、脑室内出血或肿块。感染还可引起脑萎缩导致的单纯性脑室扩张、室管膜纤维化导致的中脑导水管狭窄、蛛网膜颗粒炎症导致的交通性脑积水。CNS 感染所致脑室扩张，影像学提示胎儿脑内和室周钙化、肝脏钙化、肝脾肿大、腹水，以及羊水过多等。

建议全面追踪家族史及病史，了解有无可能的遗传性或感染性因素导致脑室扩张。必要时羊水穿刺，行胎儿核型分析、行 PCR 检测 CMV 及弓形虫病，或母体血清学检查帮助确定可疑感染的原因。

第二节　胎儿透明隔异常

【概述】

透明隔（septum pellucidum，SP）是由神经纤维与灰质细胞构成的两层薄膜，将两侧侧脑室分隔开，并构成侧脑室的内侧壁。透明隔腔（cavity of septum pellucidum，CSP）是两个透明隔之间的液性腔，位于脑中线前部 1/3，侧脑室前角之间。透明隔及透明隔腔随着胎儿神经系统发育而发育，透明隔腔并随着胎儿神经系统发育成熟而逐渐闭合。

（一）胚胎发育特点

胚胎发育至孕 10～12 周时，端脑开始发育，在端脑双侧脑泡腔间就形成了透明隔；透明隔是从孕 12 周始，随着胼胝体开始发育分化，首先向颅侧伸长，然后向尾侧弓状延伸，在胼胝体与穹隆联合间的局部区域被拉薄而形成。在孕 16 周时，透明隔两小叶之间即为透明隔腔（CSP），其前上方为胼胝体，后下方为穹隆，侧壁即为双侧透明隔小叶。孕 17 周时，透明隔腔发育成熟。在正常的情况下，在妊娠末期开始闭合，通常在出生后两个月消失。透明隔腔内含少量液体，不属于脑室系统，不具有室管膜，与脑室不相通，腔内脑脊液通过透明隔膜过滤和隔膜静脉及毛细血管重吸收。

透明隔腔向后扩展即是 Vergae 腔，其解剖分界是穹隆，即位于第三脑室顶部、脉络丛前缘的莫氏孔。

（二）病理生理

胚胎发育早期受环境因素（如供血不足、局部炎症、代谢、机械）或遗传因素影响，即可引起透明隔发育异常。由于透明隔与胼胝体、边缘系统有着共同的胚胎起源，因此，透明隔发育异常预示包括胼胝体、边缘系统内的更广泛的发育异常。产前影像筛查不能显示透明隔腔，可以作为胎儿颅内结构异常的一个线索，常合并有脑中线结构畸形，包括胼胝体发育不良、前脑无裂畸形、视 - 隔发育不良，以及可能出现的精神障碍等。

【临床特点】

国内外大部分研究认为正常胎儿透明隔腔的长径和宽径在孕 19～27 周随着孕周和双顶径的增加而增大，在孕 28～40 周变化不大；在孕 36 周以后有逐渐变小的趋势。因此，一般情况下，产前超声筛查可在孕 18～37 周观察到透明隔腔；在孕 16 周以前或孕 37 周以后观察不到透明隔腔可能是正常的。而胎儿 MRI 可明确观察到透明隔是否存在、是否完整。

【影像检查技术与优选】

透明隔缺如，可提示多种胎儿颅内畸形的发生；中孕期系统性产前超声筛查不能直接显示透明隔，但是可以测量透明隔腔，用于推断透明隔是否存在，而 MRI 除了能够清晰显示明显透明隔全貌，还能筛查中枢神经系统有无异常，直接显示胎儿的脑组织、胼胝体、小脑蚓部等结构及髓鞘的发育形成过程，获得超声不能显示的额外信息。

【影像学表现】

胎儿透明隔腔宽度的 MRI 测量平面，一般选择单次激发快速自旋回波序列（SSFSE）或稳态自由进动序列（SSFP）轴位侧脑室平面，正常透明隔腔为脑中线的前 1/3 处，双侧侧脑室前角内侧、双侧透明隔之间，长方形或三角形的液性高信号区的垂直内径。正常情况下，MRI 冠状位上可清楚显示中低信号的双侧透明隔、高信号的透明隔腔；以稳态自由进动（SSFP）序列显示最佳。同时可以观察到低信号的胼胝体体部，以及双侧大脑半球间的充满高信号脑脊液的纵裂池。矢状位上可以清楚地显示呈 C 形的低信号胼胝体全貌，以及紧邻的扣带回（图 9-3-4）。

研究表明，在孕 18～37 周期间，正常胎儿透明隔腔宽径为（5.9±1.0）mm；正常值范围为 2.0～9.0mm。如果透明隔腔过于狭窄，或透明隔缺如（absence of septum pellucidum，ASP），产前超声均不能显示，将提示透明隔腔消失（absence of cavum septum pellucidum）。一般情况下，透明隔腔增宽或偏窄临床意义不大。而透明隔缺如则常常提示可能包括胼胝体、边缘系统内的更广泛的发育异常。

MRI 可以在产前超声提示透明隔腔消失的胎儿行针对性胎儿脑部 MRI 多平面、多参数成像；可较

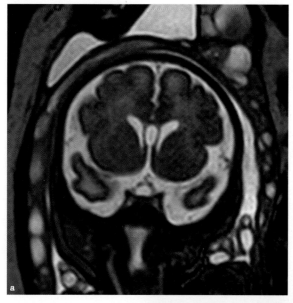
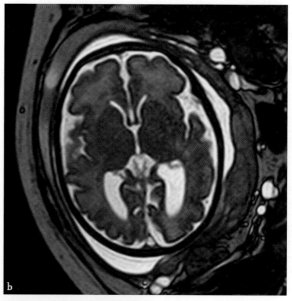
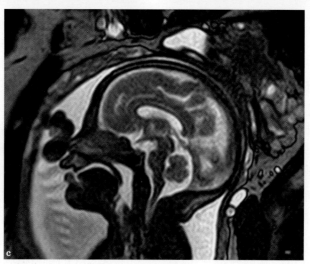

图 9-3-4 胎儿正常透明隔

孕 33⁺³ 周，胎儿双侧低信号透明隔完整，透明隔腔宽约 4mm，胼胝体呈 "C" 形低信号。a. 冠状位（SSFP）；b. 轴位（SSFP）；c. 矢状位（SSFP）

为清晰的显示胎儿的透明隔是否存在、是否完整，以及观察颅脑结构如脑沟、脑回、胼胝体、小脑蚓部等脑中线结构，评价脑实质发育有无异常。

透明隔缺如可能是单纯性透明隔缺如，较为罕见，发生率（2～3）/10 000。较为常见的原因包括胼胝体发育不全、前脑无裂畸形、Ⅱ型 Chiari 畸形、严重的脑积水及视 - 隔发育不良等。文献报道，胼胝体发育不全、前脑无裂畸形产前 MRI 准确率可达到 100%（图 9-3-5）。

【诊断要点】

①在孕 18～37 周期间，T₂WI 单次激发快速自旋回波（SSFSE）序列、稳态自由进动（SSFP）序列轴位或冠状位，侧脑室前角内侧，观察双侧透明隔是否存在，是否完整，可测量内径，透明隔腔宽度正常值为 2.0～9.0mm；②若透明隔完整，透明隔腔增宽或偏窄临床意义不大；③若透明隔不完整或透明隔缺如，需要重点观察胼胝体、小脑蚓部有无异常；观察嗅神经、视交叉及脑垂体等脑中线结构以及脑室宽度；观察脑沟、脑回等，评价脑实质发育有无异常。

【鉴别诊断】

1. **胼胝体发育不全** 透明隔缺如最常合并胼胝体发育不全。胼胝体发育早期的严重损害，多造成胼胝体完全缺如；若损害较轻或在胼胝体发育晚期，仅导致胼胝体体部、压部或嘴部缺如。还可能并发胼胝体脂肪瘤、半球间蛛网膜囊肿、小脑畸形等。常伴有侧脑室体部平行分离、枕角及三角区膨大。

2. **脑积水** 严重脑积水可因脑脊液压力明显增

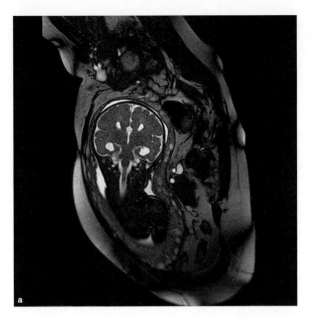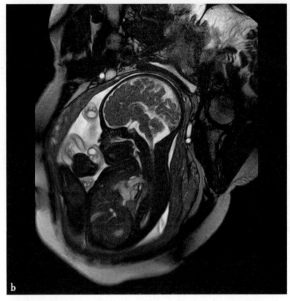

图 9-3-5　胎儿透明隔缺如
孕 31 周，胎儿透明隔未见显示，伴胼胝体发育不全。a. 冠状位（SSFP）；b. 矢状位（SSFP）

高导致透明隔腔明显扩张，透明隔破裂或极度变薄而显示不清。

3. **透明隔 - 视神经发育不良**　胚胎发育至孕 4～6 周，脊索前中胚层诱导异常而形成的罕见前脑中线结构发育异常。主要病理特点为：视觉通路发育不良，视交叉变形，透明隔缺如，下丘脑、垂体功能异常。胎儿期透明隔 - 视神经发育不良影像诊断较为困难，但是胎儿 MRI 可以提示诊断，并建议在生后随访。

4. **前脑无裂畸形**　胚胎脑发育在 4～8 周时，由于致畸因素干扰了脊索前间质的伸入过程而形成前脑无裂畸形；大脑不能分裂为两侧大脑半球，有时也不能在横向上分裂成间脑和端脑；以及相应的面部异常。

第三节　胎儿颅后窝异常

小脑起源于后脑翼板背侧部的菱唇，左右两菱唇在中线融合，形成小脑板，为小脑的原基，菱唇的小脑颗粒细胞的迁移方向具有固定性，可以逐步发育为小脑的不同结构，在孕 12 周时，小脑板的两外侧部膨大，形成小脑半球，小脑板中部变细，形成小脑蚓部，小脑蚓部并非通过小脑半球间融合而发育，其不同阶段的发育异常可单独存在。小脑蚓部通过裂结构分为 10 个小叶，原裂最早出现，一般在孕 25～26 周出现，若孕 28 周原裂尚未出现，提示发育异常；中晚孕期可以观察到 7 个小叶；小脑半球直径随孕周而增加。

一、颅后窝囊性病变

【概述】

发生于胎儿颅后窝的囊性病变是指可以导致颅后窝不规则囊性扩大的一类疾病，因不同的发病机制有不同的临床及影像表现，最常见的有蛛网膜囊肿、大枕大池、Blake 囊肿（Blake pouch cyst，BPC）。

【临床特点】

1. **颅后窝蛛网膜囊肿**　与颅内其他部位蛛网膜囊肿一样均为脑脊液在脑外形成的异常局限性积聚，与蛛网膜下腔和脑室均不相通。

2. **Blake 囊肿**　由于第四脑室盖后部的指样扩大导致的第四脑室下方的囊状突出，在正常胚胎发育初始期，其并不与周围的蛛网膜下腔相沟通，是形成四脑室正中孔前的一过性结构，随着胚胎发育，四脑室正中孔未能与蛛网膜下腔相沟通时，Blake 囊则成为永久性存在的结构，往往成为一个向四脑室后下方突向小脑的囊性结构，称之为 Blake 囊肿，在孕第 4 个月即可形成。

3. **大枕大池**　为脑底部小脑下方延髓后方的由脑脊液充填的结构，在胚胎期 Blake 囊形成四脑室中间孔与蛛网膜下腔穿通使脑脊液通过的过程中形成，与四脑室相通，脑脊液在扩大的枕大池和周围的脑脊液间隙间流通，不会影响脑脊液循环，并不会导致神经系统症状。

【影像检查技术与优选】

超声是目前临床筛查胎儿颅后窝囊性畸形的重

要检查手段,主要通过小脑横径、颅后窝宽度测量以及是否与第四脑室相通进行诊断,但也存在假阴性、假阳性高的不足,MRI具有软组织分辨率高、无骨骼伪影的优点,可以客观地显示胎儿颅后窝结构,对胎儿颅后窝囊性畸形的定位诊断有重要意义。

【影像学表现】

几种颅后窝单纯囊性病变均表现为颅后窝增宽;Blake囊肿在影像学上表现为由后下方突向第四脑室的脑脊液结构,四脑室由于颅后窝的增宽而扩大,脑干受压而靠近斜坡;有些病例四脑室大小可正常。大枕大池MRI上表现为扩大的枕大池与四脑室、蛛网膜下腔相沟通。蛛网膜囊肿诊断主要通过间接征象,如对周围脑实质和颅骨的压迫征象,甚至出现脑积水,主要占位征象是对小脑的推挤移位(图9-3-6)。

【诊断要点】

①颅后窝池增宽,颅后窝池宽度测量部位,小脑蚓部与枕骨内缘间距离;正常值为≤10mm(2.0~10.0mm)。如果测量值>10mm,提示颅后窝池增宽;② Blake囊肿为扩大颅后窝内的脑脊液结构,与四脑室相通,四脑室可扩张或不扩张,可有占位效应;③大枕大池为颅后窝囊性发育异常,特征为扩大的枕大池,不累及小脑蚓部,不存在脑积水;④蛛网膜囊肿以推挤周围结构引起占位为主,可出现脑积水,脑室造影作为该疾病确诊影像学方法。

【鉴别诊断】

颅后窝良性囊性病变表现类似,大部分小脑蚓部、脑干正常,但几种良性发育异常之间也需要鉴别诊断,其中大枕大池表现类似永久性Blake囊肿,两者发病机制不同,与四脑室相通,不会出现小脑

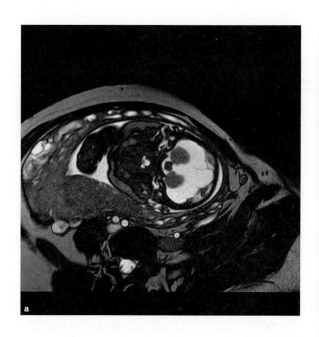
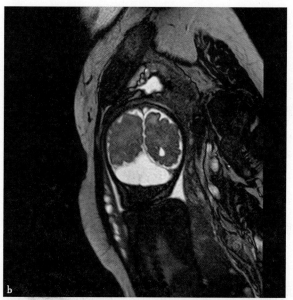
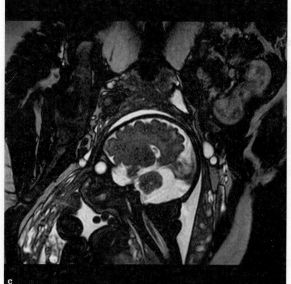

图9-3-6　胎儿颅后窝蛛网膜囊肿

孕34⁺⁴周,胎儿颅后窝池增宽,可见囊性占位,邻近颅骨可见压迹。a. 轴位(SSFP);b. 冠状位(SSFP);c. 矢状位(SSFP)

受推挤移位情况,不会出现脑积水。蛛网膜囊肿以占位征象为主,小脑受压推移,不与脑室相通,可能出现脑积水。表皮样囊肿作为囊性占位类似蛛网膜囊肿,可通过 FLAIR 及 DWI 成像进行鉴别,表皮样囊肿往往表现为高信号,蛛网膜囊肿为低信号。

二、丹迪 - 沃克综合征

【概述】

丹迪 - 沃克综合征(Dandy-Walker syndrome,DWS)是由于后脑(菱脑)发育受阻所致,第四脑室顶部的前膜部区与脉络丛之间不能沟通导致发育中的小脑蚓部与脉络丛之间的前下膜部结构永存,脑脊液搏动导致前膜部区呈球状囊性结构突出,使发育不良的下蚓部移位并逆时针旋转、明显上抬,后膜部根据四脑室正中孔闭合与开放程度有不同变化。

【临床特点】

本病通常为胎儿期产前检查超声发现异常,为进一步明确诊断行 MRI 检查,本病可能为基因异常。

【影像检查技术与优选】

超声作为常规的产前筛查手段已在临床中得到广泛应用,对早期发现 DWS 有重要作用,MRI 正中矢状位可清晰观察小脑蚓部是否完整、分辨小脑蚓部与第四脑室的临界关系,因此,对超声可疑的病变进行 MRI 检查可提高诊断符合率,是重要的验证和补充诊断手段。

【影像学表现】

丹迪 - 沃克综合征在胎儿头颅正中矢状位 MRI

表现为颅后窝囊性扩大,与扩大的第四脑室沟通,小脑蚓部发育不全伴向后上抬高,蚓干角扩大,小脑幕和窦汇上移,轴位上小脑半球被囊性扩大颅后窝推挤前移(图 9-3-7)。

【诊断要点】

①第四脑室囊性扩大,与扩大的颅后窝相通;②小脑蚓部发育不全,向后上抬高,蚓干角扩大;③颅后窝扩大,横窦、天幕及窦汇上移。

【鉴别诊断】

丹迪 - 沃克综合征为颅后窝较为严重的先天畸形。本病以小脑蚓部发育不全,向后上抬高并蚓干角扩大为特点,可与颅后窝蛛网膜囊肿及大枕大池进行鉴别。蛛网膜囊肿可压迫第四脑室,使其变小和向前移位,幕上脑室对称性扩大积水,蛛网膜囊肿不与脑室系统相通,且脑积水程度较前者轻,有枕区颅板受压变薄。大枕大池是一种发育异常,小脑可伴轻度发育不良,但第四脑室位置正常,脑桥池和桥小脑角池及枕区颅板均显示正常。

三、菱脑融合

【概述】

菱脑融合(rhombencephalosynapsis,RES)胚胎学上发生于早孕期 33～34 天,菱脑中线区结构形成异常,而侧方结构仍存在,小脑半球的融合和小脑蚓部的发育不良或缺如,往往合并颅后窝其他结构异常;且与其他结构的融合程度有关,如小脑脚、齿状核、下丘等结构。

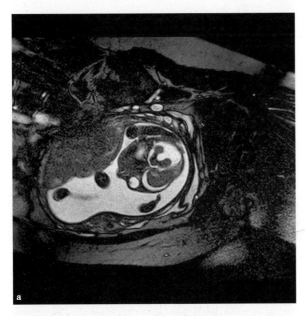
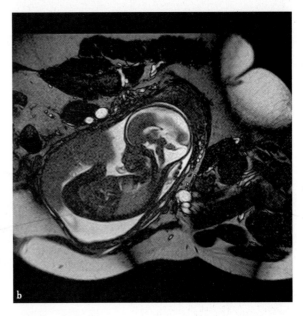

图 9-3-7 胎儿 Dandy-Walker 综合征

孕 29⁺⁴ 周,胎儿颅后窝池增宽,小脑蚓部发育不良,第四脑室中央孔扩大,颅后窝池脑脊液与第四脑室相通,小脑幕位置上移。a. 轴位(SSFP);b. 矢状位(SSFP)

【临床特点】

颅后窝变小，小脑半球可对称或不对称，双侧融合或并列的小脑齿状核形成马镫样结构跨过中线，小脑扁桃体融合，四脑室呈匙孔状。常合并幕上尤其中线区多种异常，如胼胝体异常或透明隔缺如，临床预后较差。

【影像检查技术与优选】

产前超声不能发现小脑半球融合，因而很难在早期发现 RES，仅能发现小脑发育不良与脑室增宽。一旦超声怀疑 RES，可通过 MRI 检查来确认，MRI 在诊断 RES 上有明显优势，可显示小脑蚓部缺失、小脑半球融合，小脑小叶横向走行并跨过中线。

【影像学表现】

菱脑融合 MRI 表现为小脑蚓部发育不良或完全缺如，小脑半球部分或完全融合。轴位小脑扁平状并无小脑谷；小脑蚓部完全缺如时，小脑实质连续性穿过中线；如小脑蚓部发育不全，则小脑半球不对称，小脑小叶及脑裂呈角样穿越中线；正中矢状位无小脑蚓部，仅有小脑半球组织（图9-3-8）。

【诊断要点】

①小脑蚓部发育不良或完全缺如，伴小脑半球、齿状核和小脑上脚融合；②四脑室小，常表现为菱形的第四脑室（钥匙孔样）；③其他指征包括：扁平型小脑，水平走向的小脑小叶。

【鉴别诊断】

菱脑融合 MRI 影像表现具有特征性，一般不难诊断。

四、小脑发育不全

【概述】

正常发育小脑，孕 24 周前小脑横径约等于孕周；孕 20～38 周，增长速度约为 1.0～2.0mm/ 周；孕

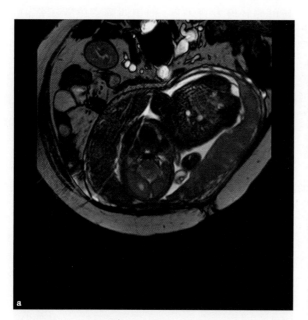

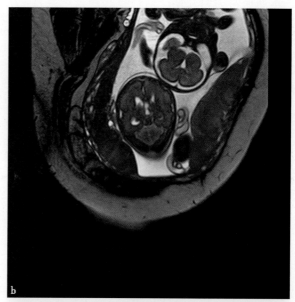

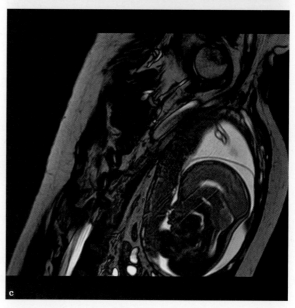

图 9-3-8　胎儿菱脑融合

孕 25⁺⁶ 周，胎儿小脑半球融合，小脑蚓部显示不清，四脑室呈笔尖样，颅后窝池变窄。a. 轴位（SSFP）；b. 冠状位（SSFP）；c. 矢状位（SSFP）

38 周后的增长速度约为 0.7mm/ 周。广义的小脑发育不全（cerebellar hypoplasia）分为四大类：①不对称小脑发育不全；②蚓部发育异常；③全小脑发育不全；④脑桥小脑发育不全。

【临床特点】

多种病因可能导致小脑体积变小，如孕期感染、致畸因素、染色体异常、代谢异常或基因综合征等，不同病因可导致不同的病理生理改变，可以以整个小脑和蚓部、蚓部合并单侧或双侧小脑半球多种受累形式存在，生后会引起共济失调、肌张力减退、构音眼动障碍、震颤、小头畸形、智力发育落后等神经系统症状体征。

【影像检查技术与优选】

对于小脑发育不全的诊断，产前超声诊断常常仅局限于颅后窝扩大；往往通过颅后窝的扩大和小脑体积的缩小初步提示小脑发育不良、小脑下蚓部

发育不良。MRI 可以多方位明确发现小脑形态学的改变，同时还可以通过 FLAIR 及 DWI 序列帮助鉴别颅后窝囊性占位。

【影像学表现】

1. **不对称小脑发育不全**　小脑的不对称改变，一侧小脑体积小、脑沟脑裂异常，可同时伴有幕上脑实质的病变。

2. **蚓部发育异常**　不同程度的蚓部形态结构异常，同时合并各自的影像特点，如前述 Dandy-Walker 综合征（颅后窝扩大）、Joubert 综合征（臼齿征：小脑上脚增宽延长、变形，脚间池加深）和菱脑融合。

3. **全小脑发育不全**　全小脑体积小、形态异常及信号异常，如为感染或基因改变所致，同时伴有其他脑实质损伤或结构异常，如软化灶、白质异常、神经元移行障碍或多器官系统的改变（图 9-3-9）。

4. **脑桥小脑发育不全**　脑桥突起缺如、形态明

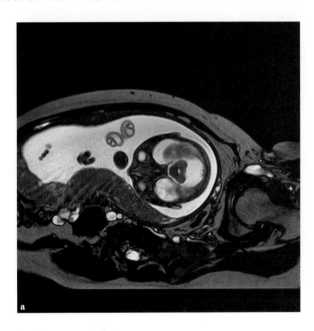

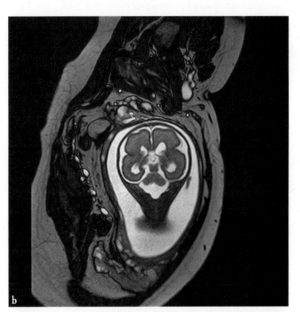

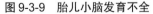

图 9-3-9　胎儿小脑发育不全
孕 26 周，胎儿小脑半球及小脑蚓部偏小，小脑蚓部原裂未出现。a. 轴位（SSFP）；b. 冠状位（SSFP）；c. 矢状位（SSFP）

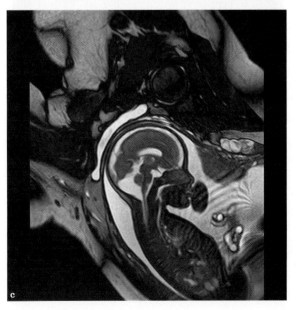

显变小。可有人脑受累，如人脑半球萎缩或髓鞘发育延迟等。

【诊断要点】

小脑体积的对称或不对称减小；小脑形态失常，局部脑叶或蚓部不规则缺失；小脑脑沟、脑裂的增宽、加深。如伴有信号异常可疑为钙化、出血等。

【鉴别诊断】

小脑发育不全为病因、影像表现皆复杂的一大类疾病。在诊断中应根据本病的分类特点或累及部位，以及不同病因所致小脑发育不良的特点，从病因学出发进行鉴别诊断。不对称小脑发育不全大部分为获得性，由中孕期或晚孕早期的脑出血所致，少部分为基因异常所致综合征，其表现为不对称性的小脑结构异常。也可根据影像特点进行鉴别，如颅内感染所致的小脑发育不良，往往会伴有脑实质钙化、神经元移行异常等特征性改变；代谢性病因则为白质受累或髓鞘化障碍为特征。

第四节　胎儿大脑发育异常

一、胼胝体发育不全

【概述】

胼胝体位于大脑半球纵裂的底部，是连接两侧大脑半球的横行神经纤维束，形成侧脑室的顶部。胼胝体形成于胎儿发育的第12周至20周期间，发育顺序依次为膝部、体部、压部及嘴部，在孕12周时胼胝体纤维跨过中线，首先形成膝部，随后形成体部和压部，最后形成嘴部，整个过程到孕18～20周最后形成。

新生儿DTI的纤维示踪技术表明，胼胝体是由两部分分别发育而成，腹侧由膝部和体部构成，连接额叶；背侧由胼胝体压部和所附的海马连合构成，连接顶叶和穹窿。胼胝体发育不全（agenesis of corpus callosum，ACC）的产前诊断适合在孕20周后进行。

【临床特点】

病理生理与临床表现：完全型胼胝体发育不全（胼胝体缺如）常发生于胎儿发育早期，而部分型胼胝体发育不全则多发生于稍晚一些。部分型胼胝体发育不全以压部和嘴部缺如最常见，体部较少受累，膝部常发育正常。本病病因尚不明确，包括染色体异常、基因突变、宫内感染、乙醇和环境因素等，如 *AMPD2* 基因突变可以造成胼胝体完全缺如，围产期缺血缺氧性损伤也可以导致胼胝体发育不全。常合并多种其他神经系统畸形。本病患儿临床上可能出现出生后癫痫发作、发育迟滞、学习障碍等。有研究表明，ACC的患儿与自闭症患儿具有显著的一致性。

【影像检查技术与优选】

超声是目前胎儿生长发育检查的首选方法，胼胝体在超声矢状面上显示最佳，但超声最易获得的是横断面图像，矢状面及冠状面常难取得，特别是胎头位置受孕妇骨盆影响的中晚孕者，另外超声还受分辨率、羊水量等因素的影响，因此超声常不能显示胼胝体形态，诊断主要依靠间接征象，如透明隔间腔消失及侧脑室"泪滴样"扩张。胎儿颅脑MRI检查分辨率高、不受羊水少、胎位等因素影响，可多角度、多层面成像，可较好的观察胼胝体形态及其他脑部结构。胎儿胼胝体在MRI横断位、矢状位、冠状位上均可以显示，正中矢状位显示胼胝体全貌最佳。

【影像学表现】

①胎儿脑部MRI正中矢状面 T_2WI 显示"C"形低信号胼胝体消失，扣带回及扣带沟消失；大脑内侧面脑沟、脑回呈放射状排列；②轴位及冠状位MRI表现，透明隔缺如；侧脑室体部平行、分离，三角区和后角不同程度扩张呈"泪滴"样；第三脑室上移伸入分裂的半球间裂；冠状位侧脑室呈"八"字形（图9-3-10）；③可伴发其他神经系统发育畸形，如小脑蚓部发育不良、半球间裂囊肿或半球间裂脂肪瘤等。

【诊断要点】

1. 直接征象　胎儿MRI正中矢状位、冠状位及轴位显示胎儿胼胝体部分缺如或完全缺如。

2. 间接征象　侧脑室体部平行分离、枕角扩大；第三脑室扩大上移；透明隔缺如；扣带回消失，大脑内侧面脑沟回放射状排列。

【鉴别诊断】

胼胝体发育不全在MRI上具有特征性，一般不难诊断。

二、前脑无裂畸形

【概述】

前脑无裂畸形（holoprosencephaly，HPE）是胚胎5～8周期间端脑在纵向上不能分裂为两侧大脑半球，横向上不能分化出间脑和端脑而导致一系列脑畸形和面部畸形。多伴13三体综合征等染色体异常，有一定的家族遗传倾向。病因不明，目前推测可能由于颅脑间充质缺乏，无法诱导基底中线结

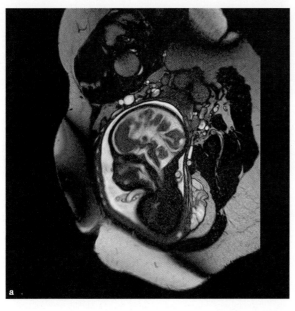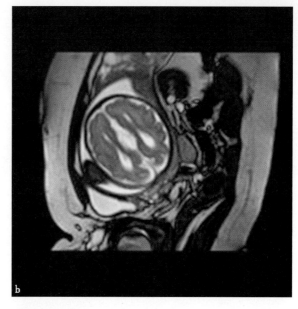

图 9-3-10　胎儿胼胝体发育不全

孕 30 周，正中矢状位 MRI 显示胎儿"C"形低信号胼胝体消失，扣带回及扣带沟消失，大脑内侧面脑沟脑回呈放射状排列，轴位显示透明隔缺如，侧脑室体部平行、分离，三角区和后角不同程度扩张，第三脑室上移伸入分裂的半球间裂，提示完全型胼胝体发育不全。a. 矢状位（SSFP）；b. 轴位（SSFP）

构的分化，从而导致面部颌骨前节段和大脑镰的发育不全、端脑和间脑分化的缺乏、端脑不能分裂为两个大脑半球，皮质区域不能形成正常的组织结构。

【临床特点】

由于本病胎儿死亡率较高，部分轻型病例虽可存活，但会出现智力缺陷及神经内分泌障碍等问题，而导致出生后生活质量低下。因此，早期明确诊断，及时终止妊娠，对优生优育、降低出生缺陷具有重要意义。

【影像检查技术与优选】

超声可对多数无叶型前脑无裂畸形提供正确的诊断信息，因宫内受胎位影响，绝大多数情况下仅能获得胎儿轴面的标准图像，诊断所需的标准冠状面图像难获取，虽然三维多层面超声能获得二维超声难以获得的冠状面，能把颅内的解剖层面关系直观地显示出来，但是对于胎儿脑灰白质、脑沟回及神经核结构的显示不佳，且在晚孕时受颅骨钙化及胎位影响，颅内结构显示困难。MRI 可多参数、多方位扫描获得胎儿脑部矢状位、横轴位及冠状位图像，可以清晰显示前脑无裂畸形的图像。

【影像学表现】

前脑无裂畸形根据其严重程度可分为三个亚型和一个变异型：

1. **无脑叶型**　最严重的类型。大脑半球完全融合，单个原始脑室，丘脑融合；大脑镰及半球裂隙缺

失，透明隔腔与第三脑室缺失，胼胝体缺如（图 9-3-11）。常合并其他结构异常如面部可见眼距过窄、独眼、喙鼻等畸形表现。

2. **半脑叶型**　介于无脑叶型和脑叶型之间的一种中间类型。在大脑半球的后方有不完全的半球间裂，前方相连，单一侧脑室；丘脑常融合或部分分裂；透明隔与胼胝体缺如，第三脑室很小。

3. **脑叶型**　最轻的类型。大脑半球及脑室均完全分开，大脑半球的前后裂隙发育尚好，大脑镰形成；丘脑左右各一，但仍有一定程度的融合，扣带回融合。透明隔缺如，两侧侧脑室于前角后部相通。额叶及侧脑室前角常发育不良，第三脑室发育较半脑叶型好。

4. **前脑无裂畸形半球中央变异型**　又称端脑融合畸形（syntelencephaly），双侧大脑半球于额叶后部和 / 或顶叶融合，而额叶前部、枕叶半球间裂多发育正常，融合部位半球间裂、大脑镰缺如。双侧外侧裂池畸形成角并加深，跨越大脑顶部，并于中线区相沟通。胼胝体体部畸形程度最严重，而膝部和压部受累相对较轻，前脑底部结构如下丘脑、双侧基底节区结构发育正常。

【诊断要点】

大脑半球完全或部分融合，单一脑室；丘脑完全或部分融合；透明隔缺如，胼胝体缺如；第三脑室缺如或发育不良。脑叶型前脑无裂畸形仅有少部分

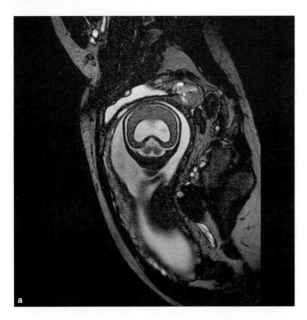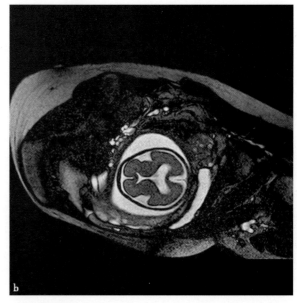

图 9-3-11 胎儿全前脑无裂畸形

孕 27 周，胎儿透明隔缺如，双侧侧脑室融合呈单脑室改变，胼胝体部分缺如，大脑半球间裂及大脑镰部分缺如。a. 冠状位（SSFP）；b. 轴位（SSFP）

结构融合，需要仔细观察和鉴别诊断，尤其是冠状位图像。

【鉴别诊断】

无脑叶型和半脑叶型前脑无裂畸形特点突出，MRI 检查可明确诊断。脑叶型需与视-隔发育不良、透明隔缺如、脑皮层发育不良等疾病进行鉴别；需要在胎儿 MRI 冠状位图像上仔细观察是否有少部分脑结构融合。

三、脑裂畸形

【概述】

脑裂畸形（schizencephaly）是指衬有灰质的贯穿大脑的病理性裂隙。可发生于大脑半球的任何部位，以中央前、后回区附近多见，可见单侧、也可为双侧对称受累。根据是否与侧脑室相通，分为闭合型和开放型两种。闭合型脑裂畸形裂隙的两侧皮质靠近，裂隙呈闭合状，其内不含脑脊液，与侧脑室不相通；开放型脑裂畸形裂隙形成腔，其大小不一，与侧脑室相通。脑皮质沿裂隙内折是脑裂畸形的特征表现。本病常伴有透明隔缺如、皮质局限性发育不良和小头畸形等。脑裂畸形的病因尚不明确，目前为人们接受的导致脑裂畸形的发病机制是节段性生发基质形成障碍或原始成神经细胞移行发生阶段性的障碍。即在胚胎神经元移行过程早期，由于遗传性或获得性等原因，导致生发基质（产生成神经细胞的部位）阶段性形成障碍，或已形成的成神经细胞不能正常移行，从而造成相应部位大脑半球内的裂隙状缺损出现。

【临床特点】

闭合型脑裂畸形临床可出现轻度偏瘫、运动发育迟缓的症状，或者两者兼而有之。开放型患者的神经功能障碍较为严重，如癫痫和脑积水。闭合型在神经发育方面的预后相对较好，双侧脑裂畸形的临床症状最为严重，可有重度智力障碍、运动功能明显受损和失明。

【影像检查技术与优选】

产前超声对脑裂畸形的诊断较为困难，尤其是闭合型脑裂畸形。MRI 多角度成像有利于脑裂畸形的检出，MRI 检查对超声所提示的病例可做出进一步的明确诊断，而对超声漏诊的病例可更正诊断，从而提供准确的产前咨询。

【影像学表现】

MRI 在 T_1WI 及 T_2WI 上均可见裂隙的周围有带状增厚的灰质团包绕。闭合型是指裂隙的两侧边缘融合，裂隙仅达脑白质内不与一侧侧脑室相通，裂隙的两边紧密相贴，中间不含脑脊液。开放型是指裂隙的两边分离，可从侧脑室的室管膜下区横贯大脑半球直达一侧或两侧大脑表面，裂隙的周围有不规则灰质团包绕，尤以 T_2WI 明显。在裂隙的边缘或附近常合并巨脑回及多小脑回畸形，还可合并视-隔发育不全、灰质异位、侧脑室扩大及髓鞘发育不良等。（图 9-3-12）。

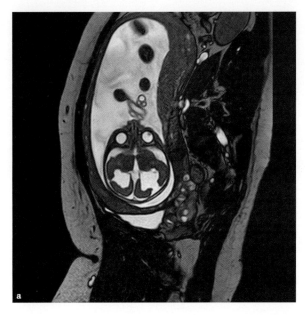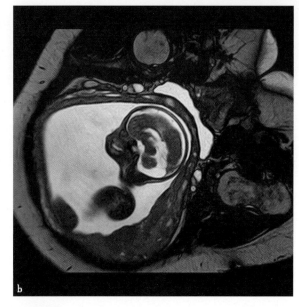

图 9-3-12　胎儿脑裂畸形

孕 25 周，胎儿双侧侧脑室中度扩张，双侧后角可见异常裂隙影与蛛网膜下腔相通，裂隙周围可见灰质包绕，伴胼胝体发育不全。a. 轴位（SSFP）；b. 矢状位（SSFP）

【诊断要点】

脑裂畸形在 MRI 上的特征性表现为脑皮质沿裂隙内折。闭合型的裂隙两侧边缘融合，裂隙仅达脑白质内不与一侧侧脑室相通，裂隙的两边紧密相贴，中间不含脑脊液。开放型为裂隙的两边分离，可从侧脑室的室管膜下区横贯大脑半球直达一侧或两侧大脑表面。

【鉴别诊断】

脑裂畸形应与脑穿通畸形鉴别，脑裂畸形为脑神经元移行障碍所引起的脑沟形成障碍，脑穿通畸形为脑破坏性疾病，虽都可与脑室和／或蛛网膜下腔相连，但脑裂畸形有异常灰质内衬、围绕于脑缺损区的边缘，常伴有其他移行异常的表现；脑穿通畸形囊壁光滑，周围脑组织正常，缺乏皮质发育紊乱的形态学改变和裂隙特殊的中间相对较窄，两边较宽的双极形态。

四、半侧巨脑畸形

【概述】

半侧巨脑畸形（hemimegalencephaly，HME）为错构瘤样畸形导致的大脑结构明显不对称，可累及小脑和脑干。传统理论认为原发的神经元移行障碍，目前对于疾病的发病机制认为其为原发的神经元谱系形成、分裂和增殖障碍所致。本病罕见，独立发生或与神经皮肤综合征共同发生。本病分为三型：单纯型、综合征型、全一侧巨脑畸形（累及小脑

或脑干），有偶发病例仅累及小脑或脑干。

【临床特点】

患儿头大，头颅不对称，神经发育迟缓，生后早期即出现难治性癫痫，综合征者亦可合并其他异常，如神经皮肤综合征导致的皮肤异常，可伴有同侧半身／全部生长过度，患儿有高死亡率。

【影像检查技术与优选】

正常胎儿 20 周前大脑表面光滑，因此皮层发育异常的诊断不应过早提出。超声对于部分严重皮层发育不良有一定的提示作用，如室管膜下型灰质异位及半侧巨脑回畸形。MRI 检查对超声所提示的病例可做出进一步的明确诊断，而对超声漏诊的病例可更正诊断，从而提供准确的产前咨询。

【影像学表现】

胎儿 MRI 表现为双侧大脑半球不对称，患侧大脑半球增大；脑实质内白质体积增大，髓鞘化提前，信号增高；皮层发育异常，皮层增厚，灰白质界限模糊，可以发现多种神经元移行障碍所致表现，如巨脑回、多小脑回或灰质异位等；胼胝体不对称；脑室系统不对称或发育异常，脑室受累主要表现为以下四种异常：侧脑室前角轻中度变直、脑室中重度扩张、对侧侧脑室前角变小、Colpocephaly 综合征（不同严重程度的巨脑畸形伴侧脑室颞角不规则扩大）；受累侧小脑半球下移，脑中线可移位，未受累大脑半球侧较正常大脑体积小并因移位而变形。全一侧巨脑病例同侧脑干及小脑半球也增大（图 9-3-13）。

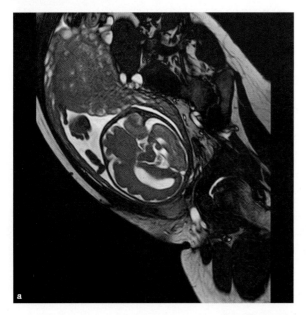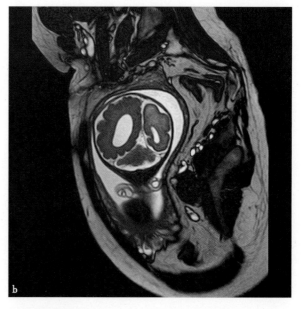

图 9-3-13　胎儿右侧巨脑回畸形

孕 30 周，胎儿右侧脑表面光滑，脑回粗大，脑沟变浅，皮层下白质信号异常。a. 轴位（SSFP）；b. 冠状位（SSFP）

根据 MRI 表现可分为三级：Ⅰ级为受累大脑半球轻度增大，轻度的脑室不对称、侧脑室前角平直、白质信号增高、中线无或轻度偏移并无明显的皮层发育不良。Ⅱ级为大脑半球的中度增大，脑中线轻中度移位、同侧侧脑室中度扩张及对侧侧脑室减小、Colpocephaly 综合征、皮层中度局部发育不良。Ⅲ级为一侧大脑半球显著增大，中线明显移位、同侧侧脑室明显扩张变形、严重的皮层发育不良，包括可能出现无脑回。

【诊断要点】

双侧大脑半球不对称，一侧大脑半球体积增大，皮层发育异常，可出现神经元移行障碍，同侧侧脑室增大伴前角变平直，对侧侧脑室小，脑中线可发生移位。

【鉴别诊断】

胎儿半侧巨脑畸形的 MRI 表现具有特征性，一般不难诊断。

五、结节性硬化症

【概述】

结节性硬化症（tuberous sclerosis，TSC）是一种累及多系统的常染色体显性遗传性疾病，表现为多器官、多系统发育不良和新生物形成，主要病理特征为多脏器错构瘤样损害。TS 患者出生后常见累及的器官组织有皮肤、脑、肾脏、心脏，其他如肺、骨、视网膜等。

【临床特点】

临床上以皮脂腺瘤、癫痫及智力低下为主要特征。胎儿期结节性硬化症主要表现为心脏肿瘤、脑内结节等病变，对肾脏的损害一般发生在出生后。胎儿心脏肿瘤罕见，发生率约为 0.14%，其中心脏横纹肌瘤占 60%，且多与 TS 有关。

【影像检查技术与优选】

产前超声是检出胎儿心脏肿瘤的首选检查方法，而 MRI 由于心脏冲动的流空效应，MRI 显示心脏肿瘤较模糊，且定位不如超声明确。超声对结节性硬化症胎儿颅脑病变不易显示，而 MRI 能清晰显示颅内结节的大小、位置及数量，是诊断胎儿结节性硬化症的重要依据，因此产前超声检出胎儿心脏横纹肌瘤均应建议 MRI 检查以及时发现有无合并 TS。

【影像学表现】

胎儿颅脑 MRI 显示脑部室管膜下结节和 / 或脑皮质结节，胎儿脑室旁小结节在脑室内脑脊液衬托下境界清晰，易于发现，在 T_1WI 呈稍高信号，T_2WI 呈低信号；脑皮质结节表现为皮质或皮质下的不规则形 T_2WI 低信号影，一般较难观察，需仔细寻找。胎儿心脏肿瘤在 MRI 上表现为心肌局部或广泛增厚（图 9-3-14）。

【诊断要点】

胎儿颅内 MRI 显示室管膜下结节和 / 或脑皮质结节，伴或不伴心脏肿瘤可为产前诊断结节性硬化症提供重要依据。

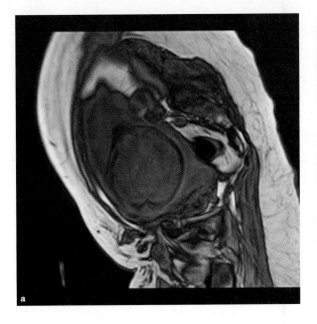
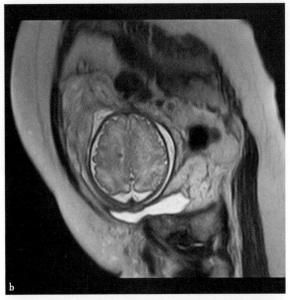
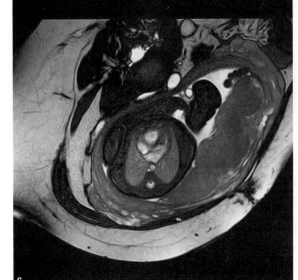

图 9-3-14　胎儿结节性硬化症

孕 32^{+2} 周，胎儿双侧侧脑室室管膜下小结节影，胎儿心室左侧面团片状异常信号，凸向左心室；提示结节性硬化症。a. 轴位（T$_1$WI）；b. 轴位（SSFP）；c. 轴位（SSFP）

【鉴别诊断】

本病颅内室管膜下结节需与室管膜下灰质异位鉴别，异位的灰质信号与脑皮质信号一致，且皮质及皮质下无异常信号。心脏横纹肌瘤需与纤维瘤、黏液瘤等相鉴别。

六、露脑畸形和无脑畸形

【概述】

露脑（exencephaly）畸形和无脑畸形（anencephaly）是一种复杂的大脑发育畸形，由于间叶组织的发育异常导致骨骼缺损和神经折叠结构的不全融合，属于神经管发育缺陷，是胎龄 6 周时前神经孔闭合失败所致。两者均出现颅骨穹隆缺如，区别在于前者在羊水中可见到漂浮的脑组织。

【临床特点】

无脑儿是致死性畸形，约 75% 胎儿为死胎，50% 病例存在羊水过多。无脑畸形面部特征是胎儿眼眶上方平坦，头盖骨缺损，胎儿眼球突出，鼻、唇、下颌清晰可见，呈蛙样面容。常伴有脊柱裂、腹裂、羊水过多等其他畸形。两者均可在中孕早期诊断，预后极差，一旦诊断均应及时终止妊娠。

【影像检查技术与优选】

对于露脑畸形和无脑畸形的检出率超声检查较高，超过 87%；作为致死性畸形，国家《产前诊断技术管理办法》要求在孕 18～20 周的产前超声系统性筛查中必须 100% 做出诊断。因此，胎儿 MRI 由于能更清楚准确地显示病变全貌，是理想、直观的补充检查手段；尤其是产前超声怀疑异常不能明确诊断时。

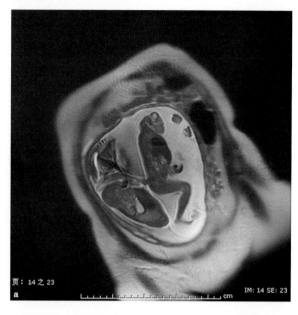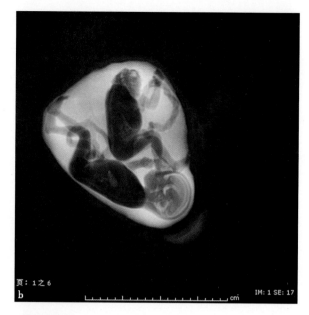

图 9-3-15　胎儿露脑畸形

孕 20 周，双胎，上位胎儿矢状位 MRI 显示胎儿颅盖骨缺如，脑组织直接暴露于羊水中，大脑半球发育不良，双眼眶位于头；颅最高处，双眼向前突出，呈青蛙样面容，下位胎儿头颅发育未见明显异常。a. 矢状位（SSFSE）；b. 矢状位（SSh-MRCP）

【影像学表现】

胎儿 MRI 露脑畸形表现为颅盖骨缺如，脑组织直接暴露于羊水中，脑组织表面只有脑膜覆盖而无颅骨及皮肤。无脑畸形表现为颅盖骨缺如，颅底结构可见，大脑半球完全缺失或发育不良，缩小成一团附着于颅底。矢、冠状面扫描见双眼眶位于头颅最高处，双眼向前突出，眶上面无颅盖骨，呈青蛙样面容（图 9-3-15）。常合并其他畸形。

【诊断要点】

无完整的颅盖骨影像，伴脑组织缺如或发育不良者为无脑畸形，暴露于羊水中不规则形脑组织者为露脑畸形。

【鉴别诊断】

露脑畸形需与巨大的脑膜脑膨出进行鉴别；以及严重的小头畸形、羊膜带综合征所致无脑畸形。

第五节　胎儿脑脉管畸形

一、大脑大静脉动脉瘤样畸形

【概述】

大脑大静脉动脉瘤样畸形（aneurysmal malformation of vein of Galen）又称大脑大静脉血管瘤或 Galen 静脉瘤，为颅内动脉（通常是丘脑穿支动脉、脉络膜动脉和大脑前动脉）与 Galen 静脉或其他位于中线的原始静脉（如胚胎期的 Markowski 前脑中间静脉）间的先天性交通，导致静脉呈瘤样扩张的疾病。以动静脉瘘最为常见，常合并有直窦缺如，镰状窦和枕窦残留。

【临床特点】

本病临床症状为出生后新生儿期难治性慢性心力衰竭以及颅内响亮的血管杂音，婴儿期脑积水和癫痫，大龄儿童或青年期脑出血。

【影像检查技术与优选】

大脑大静脉血管瘤具有典型的超声声像图表现。MRI 可显示神经系统发育及受损情况，有助于对超声疑诊病例进行辅助诊断。超声与 MRI 联合应用可更准确、更全面的观察大脑大静脉血管瘤的病变特点，早期诊断相关并发症。

【影像学表现】

在 SSFSE 序列显示胎儿颅中线部位可见管状或球形短 T_2 血管流空信号的肿块影，边界清楚光滑，镰状窦开放，与肿块相连（图 9-3-16）。幕上脑室系统扩大。当合并有三尖瓣反流，或颈静脉、上腔静脉明显扩张时，提示心脏功能衰竭，胎儿预后不良。

【诊断要点】

①胎儿中线部位（四叠体池区域）巨大的静脉瘤；②瘤体较大时可压迫中脑水管而出现脑积水；③伴有充血性心力衰竭时，可有心脏扩大、胎儿水肿。

【鉴别诊断】

Galen 静脉瘤影像表现较典型，根据其病变部位及形态，一般不难诊断。可参见神经系统相关章节。

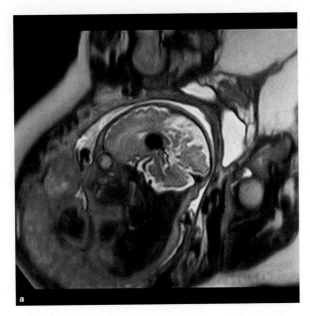 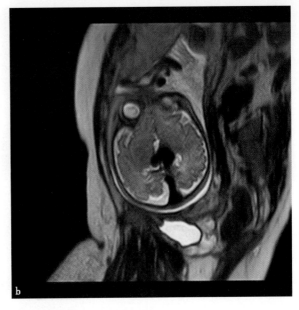

图 9-3-16　胎儿 Galen 静脉瘤

孕 36^{+6} 周，胎儿大脑大静脉明显呈瘤样扩张，边界清楚，信号较均匀，T$_2$WI 见明显流空血管影，镰状窦开放，并与之相连。a. 矢状位（SSFSE）；b. 轴位（SSFSE）

二、硬脑膜窦畸形

【概述】

硬脑膜窦畸形（dural sinus malformation，DSM）是一种罕见的先天性脑血管畸形，属于硬脑膜动静脉分流性疾病（dural arteriovenous shunt，DAVS），又称硬脑膜动静脉瘘（dural arteriovenous fistula，DAVF）。在颅内动脉静脉畸形中，DSM 的发病率 <2%，胎儿发病率则更少见。胎儿硬脑膜窦的发病机制可能如下：①静脉窦球于胚胎 4~6 个月时发育，静脉窦球持续存在及相对扩张，从而导致静脉高压，如进一步发展可导致窦壁细小、低速分流血管的形成，最终导致硬脑膜动静脉瘘；②因胎儿硬脑膜窦发育异常，血管内皮层构成发生改变，促使静脉窦壁的动静脉分流形成，如血液淤滞可导致血栓形成；③与一些侵入性检查，如羊膜腔穿刺失误导致胎儿露脑损伤有关。其病理特征多为硬脑膜窦呈瘤样扩张，内充满极低速血流，易形成血栓，窦壁可见多发流速极低的动静脉短路，周围可见侧支循环，但窦内低速血流引流情况视畸形所在位置不同，可以根据 DSM 的病变部位，可将其分为两种类型：①中线处 DSM，常伴巨大静脉湖，且常累及窦汇和颈静脉球，窦内血流侧支引流较差，预后不良；②侧 DSM，常累及横窦、乙状窦及颈静脉球，由于扩张的硬脑膜窦内血流向周围引流良好，常在出生后偶然发现，预后多良好。

【临床特点】

DSM 在胎儿期孕妇可无明显不适。

【影像检查技术与优选】

产前超声检查是胎儿畸形的首选筛查方法，当超声检查发现胎儿颅后窝异常而不除外 DSM 时，均应尽快行 MRI 检查以明确诊断，并全面评估胎儿是否合并其他脑部损伤，为产前咨询提供依据。

【影像学表现】

MRI 直接征象为硬脑膜窦正常的血管流空效应消失，表现为不同时期的血窦信号（高、低或等信号），信号改变与血窦血红蛋白状态、血管再通等有关，窦汇一般均扩张，T$_1$WI、T$_2$WI 呈稍高信号（图 9-3-17）。血栓形成时，可见偏心性混杂信号肿块影，肿块 T$_2$WI 以等低信号为主，边缘少量稍高信号（图 9-3-18）。

【诊断要点】

硬脑膜窦呈囊状扩张，累及窦汇处和颈静脉球并伴巨大静脉湖形成，病变内易形成血栓。

【鉴别诊断】

本病应与颅后窝其他占位性病变相鉴别，包括大脑大静脉畸形（Galen 静脉瘤）及蛛网膜囊肿。典型大脑大静脉畸形常表现为大脑大静脉呈瘤样扩张，好发于脉络膜裂部位，并可向室间孔蔓延达松果体，而窦汇区则较少受累，病变周围常可见明显的动静脉瘘或扭曲畸形的引流血管。蛛网膜囊肿也可表现为颅板下方的肿物，但其信号均匀，内无偏

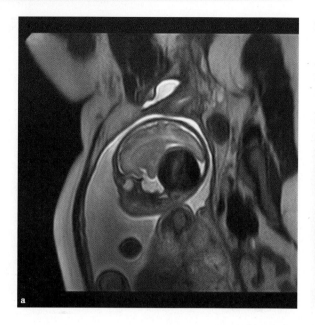

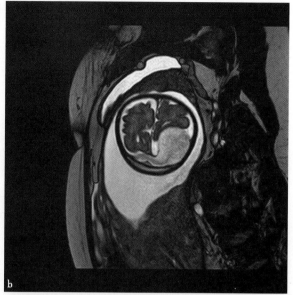

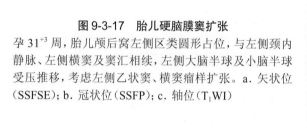

图 9-3-17　胎儿硬脑膜窦扩张

孕 31^{+3} 周，胎儿颅后窝左侧区类圆形占位，与左侧颈内静脉、左侧横窦及窦汇相续，左侧大脑半球及小脑半球受压推移，考虑左侧乙状窦、横窦瘤样扩张。a. 矢状位（SSFSE）；b. 冠状位（SSFP）；c. 轴位（T$_1$WI）

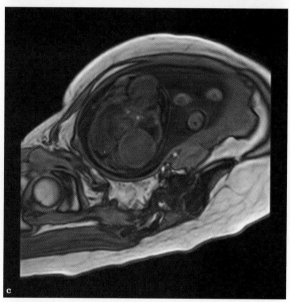

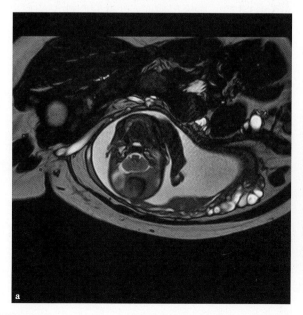

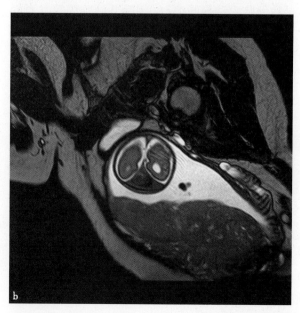

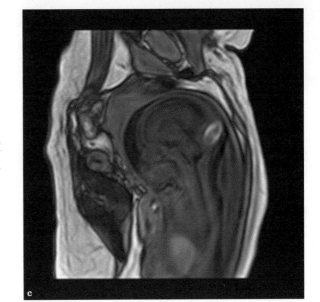

图 9-3-18 胎儿硬脑膜窦血栓
孕 26^{+4} 周，胎儿小脑幕上窦汇区可见类圆形异常信号影，T$_1$WI 呈混杂高信号，T$_2$WI 呈低信号，提示硬脑膜窦血栓。a. 轴位（SSFP）；b. 冠状位（SSFP）；c. 矢状位（T$_1$WI）

心性肿块，对周围的脑组织、颅板等产生压迫征象，鉴别亦不难。

三、颅内出血

【概述】

胎儿颅内出血（intracranial hemorrhage，ICH）多见于先兆子痫的并发症、胎儿宫内窘迫及孕妇外伤等原因；生发基质出血多见。按出血的部位分为室管膜下出血、侧脑室出血、脑实质内出血，硬膜下出血和蛛网膜下腔出血。

【临床特点】

临床预后取决于出血时间、范围及脑实质的损伤程度。出生后可发生脑瘫、癫痫、智力低下等神经系统后遗症。

【影像检查技术与优选】

超声是检查胎儿颅内出血的首选检查方法，MRI 具有高空间分辨率，多参数及多序列成像，能提供更多信息，提高了诊断的敏感性和特异性，对超声可疑病例能帮助确诊，或有新发现，在临床上可作为超声检查的补充方法。

【影像学表现】

MRI 以室管膜下生发基质出血最为常见，最好发的部位为尾状核丘脑切迹，侧脑室常受累（图 9-3-19）。MRI 信号取决于出血的时期、血红蛋白的状态。急

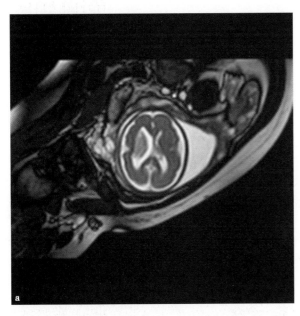

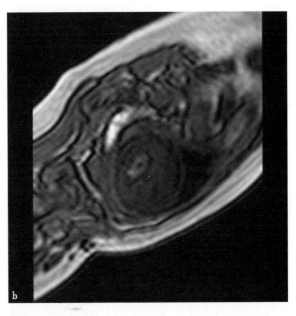

图 9-3-19 胎儿脉络丛出血
孕 28 周，胎儿右侧侧脑室明显扩张，脉络丛体积增大，并有异常信号改变，提示右侧脉络丛出血，左侧侧脑室稍扩张。
a. 轴位（SSFP）；b. 轴位（T$_1$WI）

性期：T₁WI 等信号，T₂WI 呈稍低信号，DWI 弥散受限呈高信号；亚急性期：T₁WI 为高信号，T₂WI 呈高低混杂信号，DWI 弥散受限呈高信号；慢性期：T₁WI 为低信号，T₂WI 呈高信号，DWI 弥散不受限呈低信号。可以伴发脑积水、脑缺血梗死、脑室周围白质软化等表现。

【诊断要点】

胎儿生发基质出血，可突入侧脑室内，或伴侧脑室扩张；可能伴有胎儿脑实质出血、局灶性脑缺血梗死、脑室周围白质软化、脑积水或脑穿通畸形。

【鉴别诊断】

颅内出血在 MRI 上多数为 T₁WI 高信号，具有特征性，一般不难诊断。

第六节　胎儿神经管闭合异常

一、脑膜脑膨出

【概述】

脑膜脑膨出（meningoencephalocele）是颅内组织通过颅骨缺损处突出到颅骨外，一般发生于颅盖骨或颅底骨的中线，其中大多数发生于枕部，极少发生于顶部或额部。脑膨出也可见于羊膜带综合征以及 Meckel-Gruber 综合征。根据膨出的内容物不同分为 3 种：轻者只有脑膜和脑脊液，称为脑膜膨出；较重者脑组织也膨出，称为脑膜脑膨出；最重

者部分脑室也膨出，称为脑膜、脑和脑室膨出。脑膜脑膨出大部分位于中线，据其发生位置可分为：①额筛型：为由筛骨鸡冠前方之盲孔处疝至鼻根部或眶内部，又可细分为鼻额、鼻筛、鼻眶 3 型；②颅底型：经筛骨鸡冠之后疝出者，又可细分为蝶咽、蝶眶、蝶筛、筛骨（鼻内）、蝶颌 5 型；③枕后型。前两型占全部脑膜脑膨出的 25%，其中颅底型约占 10%。脑膜脑膨出的母体血清甲胎蛋白水平通常显著升高。

【临床特点】

临床预后依脑膨出的部位和突入囊膜内的脑组织量而定。

【影像检查技术与优选】

超声对大多数胎儿脑膜脑膨出病例能做出正确的诊断，但是当母体肥胖、羊水过少、成像区气体较多及胎位不理想时，发现胎儿有发育畸形时，超声难以得出肯定的结论。而 MRI 具有高空间分辨率、高软组织分辨率、图像质量不受气体骨骼影响等优点，可以清楚显示胎儿颅内及其他细微结构，在很大程度上可以帮助确诊。

【影像学表现】

胎儿 MRI 颅骨缺损，颅内容物经缺损处突出（图 9-3-20）。枕部脑膨出最常见，幕上及幕下受累的比例相似，严重者幕上、幕下及天幕完全进入膨出的囊内，侧脑室的枕角及第四脑室也可进入囊内。高位枕部脑膨出，脑组织、脑膜等可通过枕大孔上

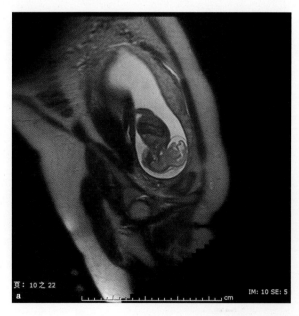
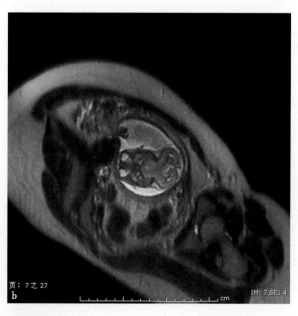

图 9-3-20　胎儿脑膜脑膨出

孕 23 周，MRI 轴位显示胎儿脑膜、脑组织疝入颅外，矢状位显示胎儿枕骨缺损，脑组织由缺损处疝出，囊内可见大量脑脊液。a. 矢状位（SSFSE）；b. 轴位（SSFSE）

方的枕骨缺损而膨出；低位枕部脑膨出，内容物可通过枕骨缺损于枕大孔前疝出。颈枕部脑膨出，内容物通过颈枕部骨缺损（包括第1、第2颈椎后弓）膨出。顶部脑膨出较少见，好发于中线，人字缝上方靠近矢状缝的中央。顶部脑膨出者，若矢状缝位于膨出的囊内则修复困难，所以与矢状缝的关系应明确。前部脑膨出少见。

【诊断要点】

①脑脊液样信号为主的混杂信号，可合并少许脑组织信号，包膜光滑完整，通过颅骨缺损处膨出于颅外，并与颅内蛛网膜下腔相通；②脑膜脑膨出可有一过性消失，然后再次出现；③脑膜脑膨出常合并其他畸形，包括神经元移行异常、胼胝体畸形、Chiari畸形、Dandy-Walker综合征等。

【鉴别诊断】

位于额部时要与额、鼻部的畸胎瘤鉴别；突入鼻腔内的还需与鼻腔肿瘤、筛窦黏液囊肿等鉴别。膨出的脑组织较少时，需要鉴别脑膜脑膨出与脑膜膨出。

二、脊膜膨出

【概述】

脊膜膨出（meningocele）属于胎儿神经管缺陷的一种，是蛛网膜和硬脊膜在脊柱骨缺损处形成的疝，疝表面有皮肤覆盖，一般发生于脊柱后方，发生于脊柱的两侧或前方少见。大部分发生于腰骶部，发生于颈段或胸段脊柱者少见。骶骨前脊膜膨出是含脑脊液的硬膜囊通过骶骨孔或其他骨缺损形成的疝，常合并骶骨发育异常。疝囊内无神经组织，不合并脑积水、Chiari畸形和脊髓空洞。脊髓圆锥位置正常。

【临床特点】

脊膜膨出在胎儿期孕妇可无明显不适。

【影像检查技术与优选】

超声是胎儿脊膜膨出检查的首选检查方法，MRI能够清晰显示胎儿脊柱、脊髓形态及马尾终丝位置，特别是正中矢状位上发现脊髓特异性表现，能够提供准确的诊断信息。

【影像学表现】

胎儿脊膜膨出MRI显示为腰骶部、颈部或胸段脊柱后方局部骨缺损，可见囊状影经缺损处疝入皮下，边界清楚，囊内信号均匀，T_1WI呈低信号，T_2WI呈高信号，其内无脊髓及神经组织，脊髓圆锥位置通常正常（图9-3-21）。

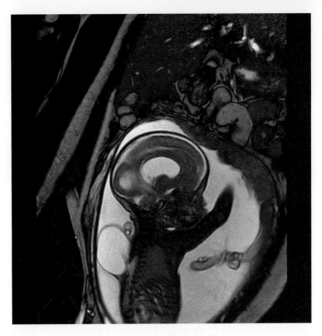

图9-3-21　胎儿脊膜膨出

孕28[+4]周，矢状位SSFP序列显示胎儿胸段脊柱后方局部骨缺损，可见囊状影经缺损处疝入皮下，边界清楚，囊内信号均匀，邻近椎管扩张

【诊断要点】

胎儿MRI显示脊柱后方，经脊柱骨缺损处向皮下疝入囊状影，信号均匀，其内无脊髓及神经组织，脊髓圆锥位置正常。

【鉴别诊断】

本病需与胎儿骶尾部畸胎瘤、脊髓脊膜膨出相鉴别。畸胎瘤多为囊实混合性包块，信号不均匀，一般不伴有脊柱的骨质缺损；脊髓脊膜膨出的疝囊内含有脊髓及神经组织，常合并脊髓栓系等其他异常。

三、脊髓栓系综合征

【概述】

脊髓栓系综合征（tethered cord syndrome，TCS）是指脊髓末端被某些因素（脂肪瘤、终丝畸形、神经粘连、脊髓脊膜膨出、脊髓末端肿瘤、脊髓发育畸形等）束缚，影响上升，从而引起圆锥低位合并下肢、膀胱、尿道及肛门括约肌神经功能障碍等一系列临床症状的综合征。正常情况下胎儿在3个月时脊髓与椎管等长，后期椎管生长较快，脊髓生长较慢，脊髓圆锥位置在孕19周时可位于第5腰椎甚至是第4腰椎水平，孕28周之后95%的胎儿脊髓圆锥位置达到第3腰椎水平，孕37周之后95%的胎儿脊髓圆锥位置位于第1或第2腰椎水平；大多数情况下，晚孕期胎儿脊髓圆锥基本相当于胎儿肾脏中份水平。

【临床特点】

胎儿出生后可见后背部多毛、皮肤下凹、血管瘤、皮下肿块、肢体无力、肌肉萎缩等表现。本病多与其他畸形伴发，如脊髓本身畸形、椎管内脂肪瘤、脊膜膨出、脊柱裂、皮肤窦道等。

【影像检查技术与优选】

MRI 能清晰地显示脊髓圆锥的位置、终丝的形态、马尾神经的粘连情况。以其对病变解剖结构的良好显示，为产前诊断和产后儿科外科手术提供准确可靠的依据。出生后的外科手术需行腰麻时，MRI 检查对于保护脊髓和马尾神经，确定麻醉方案具有重要的参考价值。

【影像学表现】

MRI 根据引起脊髓栓系的原因将脊髓栓系综合征分为四型：椎管内脂肪瘤型、终丝增粗型、脊髓纵裂型和脊髓脊膜膨出型。

1. **椎管内脂肪瘤型**　椎管内脂肪瘤组织分别包绕脊髓、脊髓圆锥和马尾神经。脂肪瘤与脊髓和马尾之间无明确界限，往往与硬脊膜紧密粘连。

2. **终丝增粗型**　矢状位上可见终丝粗大牵拉脊髓，使之紧张变直并贴近硬膜囊后壁，轴位上可显示终丝的细节，表现为椎管内增粗的圆点状终丝横截面影。

3. **脊髓纵裂型**　纵裂的骨性、软骨性和纤维性间隔牵拉脊髓使其低位。

4. **脊髓脊膜膨出型**　脊膜由椎管后部骨性缺损处膨出，在背部中线处形成囊性包块，囊内充填脑脊液，脊髓圆锥低位与硬脊膜粘连固定于椎管后壁（图 9-3-22）。

【诊断要点】

①胎儿脊髓圆锥位置较低、形态异常，位于胎儿肾脏下极以远，有时位于骶管内；②终丝增粗，紧贴于硬膜囊上；③常伴发椎管内外畸形，如椎管内脂肪瘤、脊髓纵裂和脊髓脊膜膨出。

【鉴别诊断】

此病需要与椎管内脂肪瘤、脊膜膨出等疾病相鉴别；重点观察胎儿脊髓圆锥位置。

（宁　刚　陈荟竹）

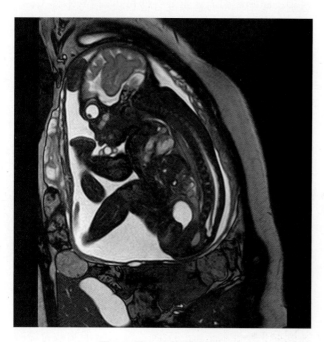

图 9-3-22　胎儿脊髓栓系

孕 30^{+2} 周，矢状位 SSFP 序列显示胎儿脊髓圆锥低于 L_5 水平，终丝粗大牵拉脊髓，位于腰骶部椎管内，骶管稍扩张

参 考 文 献

[1] 陈丽英，蔡爱露. 胎儿影像诊断学 [M]. 北京：人民卫生出版社，2014

[2] Smith A，Abruzzo T，Mahmoud M. Vein of Galen Malformation and High-output Cardiac Failure[J]. Anesthesiology，2016，125（3）：597

[3] Guibaud L，Laroque A，Vile D，et al. Prenatal diagnosis of isolated Dandy-Walker malformation: imaging findings and prenatal counseling[J]. Prenat Diagn，2012，32（2）：185-193

[4] 彭洋，张皓钦，关键，等. 产前 MRI 诊断胎儿中线处硬脑膜窦畸形 [J]. 中国医学影像技术，2018，34（3）：391-394

[5] 余旭东，杨文忠，夏凤，等. MRI 联合超声诊断胎儿结节性硬化症 [J]. 放射学实践，2015，30（10）：1044-1048

[6] Malinger G，Lerman-Sagie T. Re: Additional value of fetal magnetic resonance imaging in the prenatal diagnosis of central nervous system anomalies: a systematic review of the literature[J]. Ultrasound Obstet Gynecol，2015，45（2）：236-237

[7] Burges A，Dubey S，Yeung S，et al. Alzheimer disease in a mouse model: MR imaging-guided focused ultrasound targeted to the hippocampus opens the blood-brain barier and improves pathologic abnormalities and behavior[J]. Radiology，2014，273（3）：736-745

[8] Zheng L，Li K，Han Y，et al. In vivo targeted peripheral nerve imaging with a nerve-specific nanoscale magnetic resonance probe[J]. Med Hypotheses，2014，83（5）：588-592

[9] Khandgave TP，Kulkarni VN，Muzumdar DV，et al. Bilateral optic nerve aplasia: a rare isolated central nervous system anomaly[J]. Middle East Afr J Ophthalmol，2014，21（3）：262-264

[10] Zou LH，Kang M，Yang JX，et al. Comparative analysis of ultrasonic and MRI in diagnosis of fetal agenesis of corpus callosum[J]. Pract J Clin Med，2014，11（4）：75-78

[11] Mhabrech HE，Khalfalli A，Mazhoud I，et al. Imaging of fetal intracranial hemorrhage[J]. Journal of Neuroradiology，2016，43（2）：107

[12] Pier DB，Gholipour A，Afacan O. 3D super-resolution motion- corrected MRI: validation of fetal posterior fossa measurements[J]. Neuroimaging，2016，26（5）：539-544

第四章　胎儿胸部疾病

【概述】

自磁共振成像应用于胎儿后，已经有大量文献证明了磁共振成像对于胎儿胸部畸形的诊断的优越性。当发生羊水过少、孕妇腹部脂肪遮挡、胎儿体位限制或病变较小等原因时，超声难以清楚的显示胎儿胸部结构；因此，胎儿胸部磁共振成像能够提供超声之外的额外信息。

【胚胎发育特点】

胚胎发育至第4周时，喉气管憩室从原始咽部发出。喉气管憩室的前份和后份分离并折叠形成气管食管隔，最后形成食管和气管。喉气管的内胚叶形成下呼吸器官和支气管腺体的上皮细胞，围绕喉气管的内脏间质细胞形成这些器官的结缔组织、软骨、肌肉、血管和淋巴管。喉气管憩室前份的远端形成称为肺芽（lung bud），是主支气管和肺的原基。肺芽呈树枝状反复分支，第6个月时达17级左右，分别形成了肺叶支气管、段支气管，直至呼吸性细支气管、肺泡管和肺泡囊。第7个月时，肺泡数量增多，肺泡上皮中除Ⅰ型肺泡细胞外，还分化出Ⅱ型肺泡细胞，并开始分泌表面活性物质。

【正常影像学表现】

胎儿肺部处于非呼吸状态，肺内充满羊水及分泌物，在T_2WI上呈高信号，胎龄较大的胎儿肺信号较高。在T_1WI上，胎龄越大，肺信号越低。胎儿肺体积随胎龄增加而增大，与胎儿身体大小成正比。胸部MRI可以观察到主气管、隆嵴和左右支气管，T_2WI上表现为高信号管状影。食管表现为后纵隔的管状结构。当胎儿吞咽羊水或羊水反流时，食管更容易被观察到。随着肺体积增大和信号增高，孕中晚期可以看到与一级支气管伴行的肺动脉有流空效应，在SSFSE序列呈低信号。还可以观察到主动脉、上下腔静脉和动脉导管。横膈表现为分隔胸部与腹部圆顶状薄膜，在T_2WI上表现为稍低信号的带状影；冠状位和矢状位更便于观察横膈。

第一节　胸壁占位

【概述】

胎儿胸壁占位（chest wall masses）包括几种常见或特征性发生在胸壁的占位，即间叶性错构瘤、血管瘤和淋巴管畸形等。胸壁间充质错构瘤是一种相对少见的良性病变，发生率约为原发骨肿瘤的1/3 000，常起源于肋骨，为骨骼组织的良性增殖并含有明显的软骨成分。

病理生理：间叶性错构瘤由正常成熟骨骼成分构成，为良性病变，绝大部分为非家族性。血管瘤常与血管发育异常有关，常合并 Klippel-Trenaunay-Weber 综合征。淋巴管畸形与淋巴系统的异常发育有关，为胚胎期脉管的非增殖改变。

【临床特点】

病因可能包括以下几种，即淋巴系统与静脉系统连接或分离失败；主静脉异常淋巴结构的芽生；早期胚胎发育中淋巴组织的异常隔离；获得性病变包括创伤、感染、慢性炎症或淋巴管阻塞。尽管经典颈淋巴管畸形具有相关染色体异常和预后不良的高风险，但身体其他部位（包括胸壁）发现的淋巴管畸形具有较低的基因遗传异常风险。

【影像检查技术与优选】

MRI 由于具有较好的软组织对比度，在胸壁占位与周围组织的关系上，尤其是间叶性错构瘤是否突入胸腔内、肺是否受压，较大范围血管瘤和淋巴管畸形的具体范围、是否累及纵隔具有一定的优势。超声能显示间叶性错构瘤内部的钙化，血管瘤和淋巴管畸形内部的细节结构，尤其能显示胸壁占位的内部血流情况。因此，一般建议对超声发现或可疑胸壁占位胎儿，进一步行 MRI 检查，两种影像学方法结合能提高胸壁占位的产前诊断准确率。

【影像学表现】

1. 间叶性错构瘤　发生于胸膜外肋骨，可以累及一根或多根肋骨。位于该病变中心的肋骨常被侵蚀或破坏,而周边临近肋骨常被侵蚀或变形。特征性改变为明显的动脉瘤性骨囊肿改变,MRI T₂WI序列即单次激发快速自旋回波(SSFSE)序列、稳态自由进动(SSFP)序列和T₁WI显示为不均匀混合信号强度的不均质性肿块(图9-4-1)。T₁WI序列上肿块内部局灶性高信号出血为一常见表现,肿块内另一常见表现为液-液平。根据病变大小的不同,可以存在不同程度的纵隔移位或脊柱侧弯。

2. 血管瘤 常发生于 Klippel-Trenaunay-Weber 综合征,内部常有较厚的分隔,通常延伸到肢体。常合并心脏扩大和体静脉的粗大。MRI SSFSE序列和SSFP序列表现为边界清楚、较大范围的不均匀稍高信号,SSFSE序列内部可有留空的低信号血管;T₁WI序列以低信号为主(图9-4-2),如果内部存在出血则表现为局灶性高信号。

3. 淋巴管畸形 由于先天性淋巴管异常,导致皮下组织形成液囊,胎儿期最常见部位位于颈部后方,

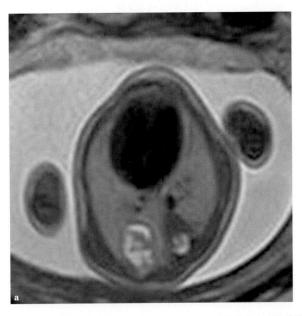
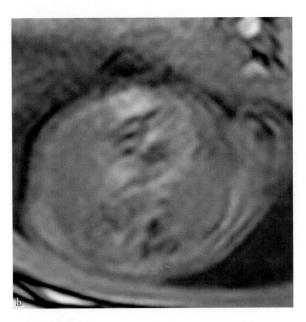

图 9-4-1　胎儿胸壁间叶性错构瘤
孕25周,胎儿右下后胸壁不均匀信号占位,SSFSE序列呈高低混杂信号,T₁WI呈等稍高信号。a. 轴位(SSFSE);b. 轴位(T₁WI)

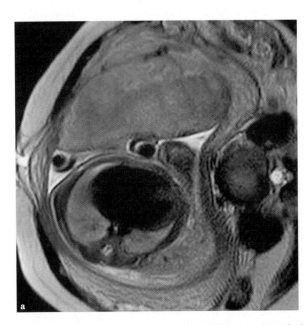
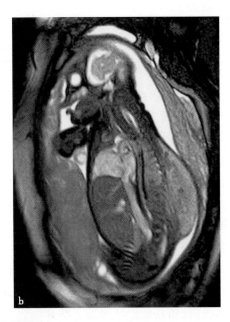

图 9-4-2　胎儿胸壁血管瘤
孕34周,胎儿左胸壁及背部较大血管瘤,SSTSE序列呈高低混杂信号,SSFP序列呈不均匀高信号,心脏增大、下腔静脉扩张。a. 轴位(SSFSE);b. 矢状位(SSFP)

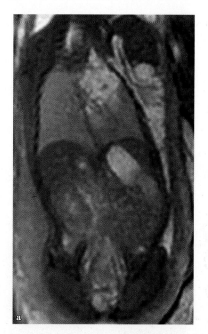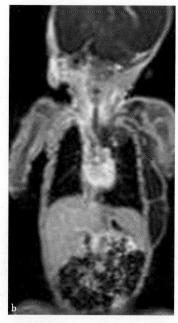

图 9-4-3　胎儿胸壁淋巴管畸形

孕 28 周,胎儿左胸壁多房分隔囊性占位,SSFP 序列呈高信号伴多发等信号
分隔,出生后增强 T_1WI 呈低信号伴囊壁和分隔强化。a. 冠状位(SSFP);
b. 出生后冠状位(增强 T_1WI)

胸壁相对少见。可以单房或多房、胎儿期多房常见。MRI T_2WI 序列即单次激发快速自旋回波(SSFSE)序列、稳态自由进动(SSFP)序列表现为边界清楚、常为多房分隔样的高信号占位,T_1WI 序列以低信号为主、内部多发分隔表现为低等信号(图 9-4-3)。如果内部出血常可见液 - 液平,T_1WI 序列内部可见高信号。

【诊断要点】

①胸壁间叶性错构瘤位置为胸后壁肋骨中央,累及一根或多根肋骨,明显的动脉瘤性骨囊肿改变,不均质占位,肿块内部常见出血和液 - 液平;②胸壁血管瘤发生于 Klippel-Trenaunay-Weber 综合征,内部常有较厚分隔,常延伸到肢体。常合并胎儿心脏扩大和体静脉的粗大;③淋巴管畸形仔细观察病变数量、位置、大小、边缘形态及内部分隔厚度,多为囊性多房分隔样改变,可深入纵隔内或包绕气道,内部可出现出血及液 - 液平。

【鉴别诊断】

1. 胸壁间叶性错构瘤　应与先天性纤维肉瘤、神经母细胞瘤或软骨肉瘤,肺部肿块进行鉴别。根据发生位置、是否累及肋骨、内部信号特征可以进行鉴别。间叶性错构瘤发生于胸壁后部肋骨,会侵蚀肋骨、肋骨变形,内部特征性动脉瘤性骨囊肿改变即混杂信号、出血及液 - 液平可以进行鉴别。

2. 血管瘤　应与先天性纤维肉瘤、纤维瘤病等进行鉴别,仅从发生位置、信号特征很难鉴别,但从血管瘤发生于 Klippel-Trenaunay-Weber 综合征可延伸至肢体,合并胎儿心脏扩大和体静脉粗大这些特征可以进行鉴别。

3. 淋巴管畸形　需与囊性水囊瘤和胸壁皮下水肿进行鉴别。囊性水囊瘤位置常位于颈部和腋窝,常与先天性综合征疾病有关,包括特纳综合征、染色体非整倍体、胎儿水肿、唐氏综合征和其他三体、胎儿酒精综合征、Noonan 综合征等。胸壁淋巴管畸形具有较低的基因遗传异常风险。胸壁皮下水肿一般张力不高,没有分隔,会合并其他头颈部皮下水肿、胸腹腔积液,从而进行鉴别。

第二节　先天性膈疝

【概述】

先天性膈疝(congenital diaphragmatic hernia,CDH)是一种横膈形成缺陷,通常认为在孕 9～10 周时由于胸腹裂孔闭合不全,腹部脏器进入疝孔所致,并可压迫肺组织引起不同程度的肺发育不全。胸腹裂孔疝最常见,占 85%～90%,少数为食管裂孔疝和胸骨旁疝。大部分发生于左侧,占 85%～90%,少数发生在双侧。

【临床特点】

60% 的先天性膈疝为单纯性，40% 为复杂性膈疝或为合并先天性膈疝的综合征；后者死亡率更高。巨大的膈疝可导致纵隔移位，影响吞咽，引起羊水过多。肝右叶是右侧膈疝最常见的疝入器官，可以引起腹水、胸水和皮肤增厚，原因可能是肝脏位置异常引起的静脉回流受阻。

【影像检查技术与优选】

产前超声作为首选检查手段，可以显示膈肌及膈肌低回声中断，但是部分病例中此现象不易观察到，所以对于评价整个膈肌缺损部位往往较为困难，即使是较大的缺损，如没有腹腔脏器疝入胸腔，也难以准确检出。胎儿 MRI 可多方位、多模态对疾病进行鉴别，T_1WI 能清楚地区分肠管内的胎粪或肺部囊性病变的信号差异，T_2WI 能够清楚显示疝入胸腔内的肝脏等组织，较超声具有无可比拟的优势。因此，MRI 作为一种重要的检查方法，与产前超声相结合，能更大程度提供准确的诊断依据。MRI 可用于直接测定残余肺体积、疝入肝脏体积，以判断预后，并判断是否需要行胎儿镜下支气管栓堵术。

【影像学表现】

胸腹裂孔疝（pleuroperitoneal opening hernia）又称 Bochdalek 孔疝、先天性后外侧疝，由于后外侧胸腹膜未能愈合，造成腹部脏器疝入胸腔。直接征象为冠状位及矢状位可见横膈后外侧连续性中断，腹腔脏器疝入胸腔。胎儿胸腹腔横断面、矢状面及冠状面均进行扫描，尤其以冠状面扫描对诊断非常重要，此断面可以显示肝脏和肠管疝入胸腔的膈肌缺损部位，能更直观地显示膈疝。影像检查发现胃泡不在腹腔内正常位置，胆囊位置也发生异常。左侧膈疝时，胆囊移位到胸腔中线位置或左上腹，右侧膈疝时胆囊可能疝入右侧胸腔。肝脏疝入胸腔常引起腹水、胸水和皮肤增厚。CDH 还可以发生胃扭转（图 9-4-4）。胎儿肝脏的位置是评估胎儿预后的重要指标，若肝脏疝入胸腔则提示预后较差。胎儿肝脏在磁共振上表现为 T_1WI 稍高信号，T_2WI 稍低信号。当肝脏位于腹腔时胃泡多在前方，而肝脏疝入胸腔后胃泡向后移位。CDH 常合并肺发育不全，肺组织受压推移并不同程度体积缩小；肺发育的程度是决定 CDH 生存率的重要因素。

【诊断要点】

①胎儿 MRI 冠状面或矢状面扫描直接显示横膈后外侧连续性中断，腹腔脏器疝入胸腔，即可确诊；②当 MRI 难以完整显示横膈时，若发现腹腔脏器位置异常，如胃泡或胆囊位置异常时，应当考虑 CDH，若肝脏疝入胸腔提示预后较差；③ T_1WI 序列可以判断疝入肠管为小肠或结肠；④ CDH 常引起同侧肺发育不全，磁共振可以测定肺体积，从而预测胎儿预后。

【鉴别诊断】

腹部脏器疝入胸腔易被误诊认为肺部肿块，因此需要和胎儿肺气道畸形相鉴别，后者膈肌连续性完整。

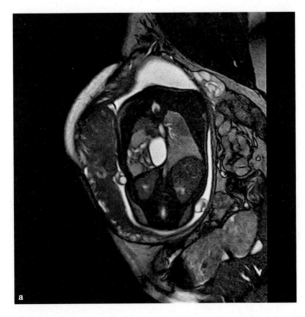
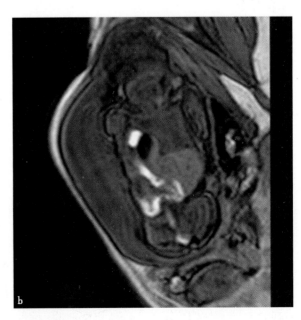

图 9-4-4 胎儿先天性膈疝

孕 36 周，胎儿左侧膈肌不连续，左侧胸腔可见胃泡、小肠和大部分结肠，左肺体积明显变小，纵隔心影受压向右侧移位。a. 冠状位（SSFP）；b. 冠状位（T_1WI）

第三节　支气管肺隔离症

【概述】

支气管肺隔离症（bronchopulmonary sequestration, BPS）是指一部分与气管支气管束缺乏明显交通，并且其血供完全或主要来自于体循环的无功能性肺组织。其遗传易感性不明确，该病通常为散发且没有明显家族聚居性。目前广泛认同的支气管肺隔离症的胚胎发育理论是：额外的肺芽尾端向着正常的肺芽生长，与食管一起向尾端移行。如果该肺芽的发育先于胸膜的发育，它就会被邻近的肺组织所覆盖，构成叶内型的支气管肺隔离症。如果额外的肺芽发育落后于胸膜的发育，它将独立生长并覆盖单独的胸膜，成为叶外型的支气管肺隔离症。

【临床特点】

在胎儿和新生儿中叶外型更常见，婴儿期和儿童期叶内型更常见。多发生于肺下叶，尤以左肺下叶后基底段最为常见，但也可以发生于任何肺叶或肺段。

【影像检查技术与优选】

超声在诊断胎儿支气管肺隔离症表现典型者并不困难，对于不典型者，如位于少见部位，且不能清晰显示其供血动脉时，常常诊断困难，易与先天性肺气道畸形相混淆。胎儿 MRI 在鉴别支气管肺隔离症及先天性肺气道畸形方面，需仔细寻找体循环供血征象，这是 BPS 的特征性表现。MRI 具有大视野、多方位直观显示、解剖关系清晰的特点，与超声相互补充，在产前诊断中发挥重要作用。

【影像学表现】

支气管肺隔离症表现为肺内实性肿块，通常在 T_2WI 上比正常肺组织信号高，T_1WI 上其信号比正常肺组织低。可见来自体循环异常分支供血，供血血管均发自主动脉，表现为一支发自胸主动脉的动脉延伸至团块状信号影中部或边缘，SSFSE 序列 T_2WI 信号呈线状低信号，SSFP 序列呈线状高信号，走行较为迂曲（图 9-4-5）。肿块较大时可引起纵隔移位，肿块影响循环系统时可以引起胎儿水肿。可伴有胎儿皮下软组织增厚，羊水过多等，偶可发生胸腔积液。叶外型有时候可以发生在膈下上腹部，占 10%～15%，主要发生在左侧上腹部，接近肾上腺区域，胃泡受压推移向前，实性成分为主，可见囊性区域；供血血管可发自胸主动脉或腹主动脉。

【诊断要点】

①支气管肺隔离症肺内型常发生于左肺下叶后基底段；②多为实性肿块；③有来源于体循环的供血血管，这是与其他肺部肿块鉴别的重要依据；④较大的肿块可以压迫周围器官和组织，从而产生纵隔移位、循环受阻等表现；⑤胎儿膈下型肺隔离症容易误诊；诊断重点仍是寻找来自体循环的供血血管。

【鉴别诊断】

1. 叶内型支气管肺隔离症　见后文的胎儿先天性肺气道畸形鉴别诊断内容。

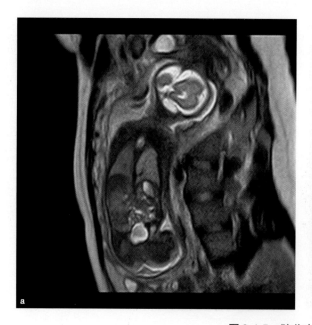
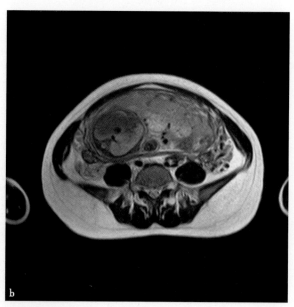

图 9-4-5　胎儿支气管肺隔离症

孕 26⁺⁵ 周，胎儿左肺下叶可见大片状异常信号影，SSFSE 序列上信号高于右肺和左肺上叶，信号较均匀，可见从降主动脉发出的供血血管。a. 冠状位（SSFSE）；b. 轴位（SSFSE）

2. 膈下叶外型支气管肺隔离症 需鉴别诊断的疾病主要是中胚叶肾瘤和成神经细胞瘤；BPS 有体循环血管供应，并与肾脏分离；而中胚叶肾瘤来源于肾脏，成神经细胞瘤来源于肾上腺。

对于供血动脉的显示 SSFSE 序列表现为低信号；SSFP 序列表现为高信号，难以与高信号肺组织信号鉴别，所以怀疑 BPS 时，重点用 SSFSE 序列扫描。

第四节 先天性肺气道畸形

【概述】

胎儿先天性肺气道畸形（congenital pulmonary airway malformation，CPAM）曾称为胎儿先天性肺囊性腺瘤样畸形（congenital cystic adenomatoid malformation，CCAM），是一种以肺部组织多囊性包块合并支气管异常增殖为特征的病变。CPAM 发生于胚胎 7～10 周，其病理特征为终末细支气管异常过度增殖，正常肺泡的生长受到抑制，最终导致支气管结构紊乱，肺泡发育不良，其与正常支气管无交通。大部分病例的病变位于单个肺叶，少部分可出现双侧病变。先天性肺气道畸形较为少见。与支气管肺隔离症不同，CPAM 动脉血供和静脉回流均来自于正常的肺循环，且有支气管树与之相通。按 Stocker 标准分为 5 型：0 型，支气管发育不良；最罕见类型（1%～3%），囊肿最大直径为 0.5cm。I 型，支气管 / 细支气管异常；最常见类型（60%～70%），囊肿直径

为 2～10cm；预后一般较好。II 型，细支气管异常；占 15%～20%，囊性病变直径 0.5～2cm。III 型，细支气管 / 肺泡导管病变；占 5%～10%，病灶通常累及整个肺叶或数个肺叶，囊肿直径小于 0.5cm。IV 型，末梢气道异常，占 10%～15% 的病例，囊肿直径最大可达 7cm，与同恶性肿瘤如胸膜母细胞瘤明显相关。

【临床特点】

II 型 CPAM 由大量细小的、被覆纤毛上皮、立方上皮或柱状上皮的囊肿构成；合并其他先天性畸形的发生率较高，预后取决于合并其他畸形的严重程度。III 型 CPAM 若合并宫内非免疫性水肿或者新生儿心肺损伤，患者预后较差。

【影像检查技术与优选】

产前超声是其主要影像学诊断方法，但易受胎儿体位、肋骨，心搏动影像，MRI 快速序列更具有优势，扫描视野大，解剖结构清晰，对本病范围及所处肺叶显示清楚，同时可观察其余肺叶发育情况及对侧肺叶受压程度，对于本病优选胎儿 MRI 检查。

【影像学表现】

CPAM 大多发生于单侧肺，或仅累及一个肺叶或肺段。通常表现为 T_2WI 上信号比正常肺组织高，T_1WI 上其信号比正常肺组织低。I 型表现为单个 T_1WI 低信号、T_2WI 高信号的囊性信号影，可以形成较大的囊肿（图 9-4-6）。III 型 CPAM 常表现为多个较小的囊肿形成的肿块，病变周围受压的肺组织可出现信号减低。如果病变较大则会引起纵隔移位及

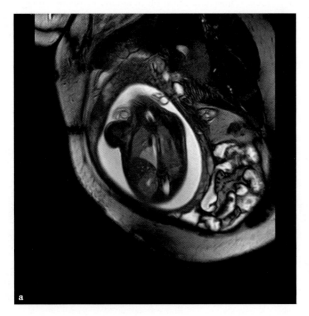
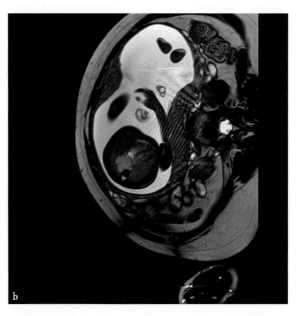

图 9-4-6 胎儿先天性肺气道畸形

孕 29⁺¹ 周，胎儿右肺下叶内侧基底段和后基底段可见囊状信号影，边界清楚，未见体循环侧供血影。a. 冠状位（SSFP）；b. 轴位（SSFP）

对侧肺不张。可以观察到血供来自正常的肺循环，供血动脉可以来源于其正常分支或异常延长的分支。大多数先天性肺气道畸形在妊娠约20～26周时表现出快速进行性生长，在约25周时达到峰值，然后进入平台期，常可消退。

【诊断要点】

① CPAM 常表现为 T_1WI 呈低信号，T_2WI 呈高信号的囊性信号影，可以由单个或多个、大小不等囊性灶组成；②病灶周围的肺组织可以出现信号减低；③较大的病变会引起纵隔移位或对侧肺不张；④其供血动脉来自肺循环；⑤有研究发现 CPAM 合并异常血管供血，它可以同时具备 CPAM 与支气管肺隔离症的特征，称为混合性病变，需要与支气管肺隔离症鉴别。

【鉴别诊断】

1. **先天性膈疝** CPAM 容易与疝入空腔脏器的先天性膈疝混淆，它们都可以在 T_2WI 表现为高信号。但 MRI 冠状面和矢状面能同时显示胎儿胸腹结构及膈缺损，可以观察到腹部脏器与疝入的胃泡及肠管相连，也可能看到疝入结肠高信号胎粪。但应注意鉴别 I 型 CPAM 合并先天性膈疝的情况发生。

2. **支气管肺隔离症** 支气管肺隔离症与 CPAM 在 MRI 上均表现为 T_1WI 低信号、T_2WI 高信号。通常呈实性三角形肿块影，尤其肿块位于胸腔下段时。但是 CPAM 血供来源于肺循环，而肺隔离症供血血管来自体循环。

3. **先天性支气管囊肿** 位于肺内或纵隔，常与气管和支气管密切相连，体积相对较小且靠近中线，有时与 I 型 CPAM 很难鉴别，产后的检查也很难鉴别两者，需要病理组织学检查才能明确诊断。

（宁　刚　陈荟竹　董素贞）

参 考 文 献

[1] Chu L, Seed M, Howse E, et al. Mesenchymal hamartoma: prenatal diagnosis by MRI[J]. Pediatr Radiol, 2011, 41(6): 781-784

[2] Ulku R, Onat S, Avci A, et al. Resection of intercostal hemangioma with involved chest wall and ribs: in an 11-year-old girl[J]. Tex Heart Inst J, 2010, 37(4): 486-489

[3] Odibo IN, Linam LE, Richter GE, et al. Extensive Fetal Congenital Subcutaneous Mixed Venous Lymphatic Lesion: Prenatal Diagnosis and Postnatal Management[J]. AJP Rep, 2015, 5(1): e37-42

[4] 蔡萍, 李志超, 王键. 胎儿磁共振成像诊断图谱 [M]. 北京：人民军医出版社, 2017

[5] 陈丽英, 蔡爱露. 胎儿影像诊断学 [M]. 北京：人民卫生出版社, 2014

[6] 孙国强. 实用儿科放射诊断学 [M]. 2 版. 北京：人民军医出版社, 2011

[7] 沈敏, 江魁明, 谭昱, 等. 胎儿先天性肺囊腺瘤样畸形的 MRI 诊断 [J]. 中国临床医学影像杂志, 2016, 27(7): 502-505

[8] 唐雯娟, 虞凌明, 张军, 等. 胎儿胸部发育异常的 MRI 应用 [J]. 临床放射学杂志, 2013, 32(6): 860-862

[9] Zugazaga CA, Martín MC. Usefulness of magnetic resonance imaging in the prenatal study of malformations of the face and neck[J]. Radiolog, 2012, 54(54): 387-400

[10] Nawapun K, Eastwood M, Sandaite I, et al. Correlation of observed-to-expected total fetal lung volume with intrathoracic organ herniation on magnetic resonance imaging in fetuses with isolated left-sided congenital diaphragmatic hernia[J]. Ultrasound in Obstetrics and Gynecology, 2015, 46(2): 162-167

第五章 胎儿腹盆部疾病

第一节 腹壁异常

腹壁在胚胎早期由4个中胚层皱襞形成，即头襞、尾襞及两侧襞。4个皱襞同时发展，最后在中央汇合形成脐环。胚胎6～10周时，消化道生长速度超过腹腔及腹壁的生长速度，此时中肠被挤到脐带底部，形成生理性中肠疝。胚胎10周以后，腹腔生长速度增快，腹腔容积扩大，腹前壁的头襞、尾襞及两侧襞皮肤及肌肉迅速从背侧向中线靠拢、接近、折叠，原突出体腔外的中肠此时逐渐向腹腔内回复，并开始中肠的旋转，在胚胎12周时，完成正常肠管的旋转，同时腹壁在中央汇合形成脐环。

一、腹裂

【概述】

腹裂（gastroschisis）亦称内脏外翻，是一侧前腹壁全层缺陷导致腹腔脏器外翻的先天性畸形。大多散发，少有染色体异常，发病率为（0.5～20）/10 000。腹裂是胚胎在腹壁形成过程中，头尾两襞已于中央汇合，而两侧襞之一发育不全，致使腹壁在该侧脐旁发生缺陷，形成腹裂畸形。

【临床特点】

其机制目前多数学者认为是由于右脐静脉受损引起的，人的胚胎最初均有两条脐静脉，受孕后28～32天之间右脐静脉退化。过早的退化可导致局部缺血形成中胚层及内胚层缺陷，大约在妊娠5～6周肠管伸长应进入脐带时，较早形成的前腹壁右正中缺陷就形成了破裂的胎腹。另外，右脐肠系膜动脉转变为肠系膜动脉之后，其远端经过体蒂一直延伸到胚外体腔。如果远端部分受损，脐右侧也

可能因缺血而导致缺损形成腹裂。另外，孕妇年龄偏小及孕期吸烟也是腹裂发生的危险因素。

【影像检查技术与优选】

一般情况下，产前超声可准确诊断腹裂畸形，但当外翻内容物仅为少量肠管时，易与胎儿脐带及男胎的外生殖器相混。MRI较高的软组织分辨率，以及白血序列及黑血序列对脐血管辨别比较明确，对腹膜显示较超声清楚。对于与脐膨出的鉴别，在超声诊断的基础上联合产前MRI可明显提高诊断准确率。

【影像学表现】

产前MRI表现为脐和脐带的形态位置正常，腹壁裂口位于脐的侧方，绝大多数在右侧（在远离胎儿胃的脐带的一侧），少数可位于左侧，患侧腹直肌发育不全，腹壁裂口与脐带之间的皮肤正常，脱出体腔外的脏器，常为小肠与结肠，表面无羊膜和腹膜包裹，肠管粗大、肥厚、短缩、相互粘着，有薄层的胶冻样物覆盖。常伴有中肠旋转不良、小肠和结肠有共同系膜等畸形，但很少伴有其他脏器畸形（图9-5-1）。

【诊断要点】

腹裂胎儿突出物常为小肠与结肠，自脐旁突出，在羊水中漂浮，表面无羊膜和腹膜包裹，且脐和脐带的形态位置均正常。

【鉴别诊断】

1. **脐膨出**　在胎儿腹侧看到膨出物为胃肠道及其他脏器，表面有羊膜和腹膜包裹，膨出的肠管无漂浮感。

2. **脐疝**　脐疝内也有肠管及大网膜，但表面有皮肤及皮下脂肪覆盖，脐带连接部位正常。

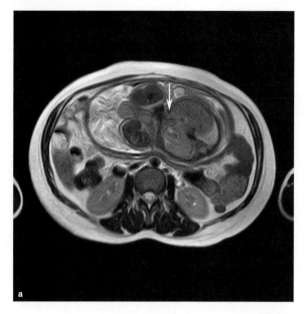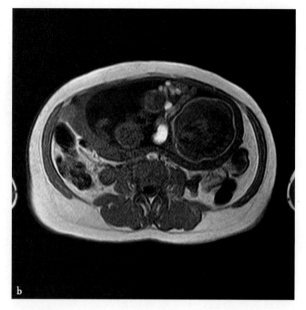

图 9-5-1　胎儿腹裂

孕 31^{+4} 周，胎儿脐和脐带的形态位置正常，腹壁裂口位于脐的右侧方（箭头），可见小肠与结肠突出于羊膜腔内，表面无羊膜和腹膜包裹，T$_1$WI 部分肠管内可见高信号胎粪。a. 轴位（SSFSE）；b. 轴位（T$_1$WI）

二、脐膨出

【概述】

胎儿脐膨出（omphalocele）是由于胚胎时期外胚层皮肤向中线包卷失败，腹部中线皮肤、肌层和筋膜缺损，腹腔内容物通过脐根部突出于脐带内腹壁外，表面覆以腹膜和羊膜，常发生于妊娠 12 周后。脐膨出多为散发性，常与染色体异常有关，发生率 1/（4 000～5 000）。直径大于 7.0mm，且大于孕 12 周持续不消失者，应高度警惕脐膨出的可能。根据腹壁缺损大小分为巨型脐膨出及小型脐膨出，巨型脐膨出是在胚胎 10 周前腹壁发育停顿所致，腹壁缺损直径大于 50mm，除中肠外尚有肝、脾、胰腺、胃等突出腹腔外；小型脐膨出是腹壁体层在孕 10 周后发育停顿，体腔发育已有一定容积，故腹壁缺损直径小于 50mm，仅有肠管等内容物膨出。

【临床特点】

常合并其他结构异常如心脏、肾脏、胃肠道、面部、神经管、肢体等缺陷及单脐动脉。

【影像检查技术与优选】

超声是筛查胎儿脐膨出的常规手段，但易受遮挡，特别是胎儿背部位于前方者，诊出不够理想；相

比超声，MRI 可以无重叠、无遗漏的逐层扫描，能清晰显示腹壁缺损的大小、突出物及囊膜的结构，对于超声提示的异常予以进一步明确，因此，MRI 是诊断胎儿脐膨出的重要补充，两者联合应用对疾病检出率有重要意义。

【影像学表现】

产前 MRI 表现为胎儿前腹壁中线处皮肤信号中断、缺损，并见向外膨出的包块，表面覆盖有一层线状低信号膜。小型脐膨出内仅有肠管，信号不均；大型脐膨出内除肠管外，还可见信号较均匀的肝脏，SSFSE 序列 T$_2$WI 其内可见流空血管影。脐带入口在脐部包块的表面，可为中央顶端，也可偏于一侧。MRI 可以清楚显示脐带走行情况（图 9-5-2）。

【诊断要点】

脐膨出在胎儿腹侧前腹壁中线处可见向外膨出物为胃肠道或其他脏器，表面有羊膜和腹膜包裹，膨出的肠管无漂浮感。

【鉴别诊断】

应与腹裂相鉴别，腹裂胎儿突出物仅为胃肠道；自脐旁突出，在羊水中漂浮无包裹物，脐和脐带的形态位置均正常。

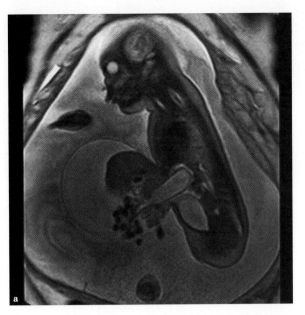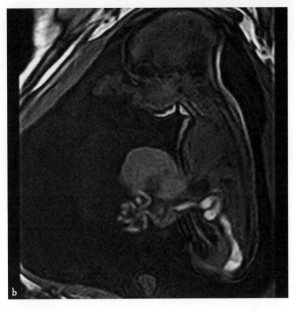

图9-5-2　胎儿脐膨出

孕35⁺³周，胎儿前腹壁中线处皮肤信号中断、缺损，并见向外膨出的包块，表面覆盖有一层线状低信号膜，其内可见肝脏及肠管影。a. 矢状位（SSFSE）；b. 矢状位（T₁WI）

第二节　肝胆疾病

一、肝脏血管内皮细胞瘤

【概述】

婴儿型肝脏血管内皮细胞瘤（infantile hepatic hemangioendothelioma）是血管内皮细胞增生的肿瘤累及肝脏，又称为婴儿型肝血管瘤，病变主要为内皮细胞增生，并以细胞增生快速生长及可自然退化为特点。

【临床特点】

在临床及生物学行为方面，婴儿型肝脏血管内皮细胞瘤与婴儿累及皮肤及身体其他部位的血管瘤相同，是最常见的婴儿期肝血管性肿瘤，多数无临床症状，也有部分患者伴有严重症状如高输出量心功能衰竭、肝功能衰竭等。目前由于胎儿磁共振的发展，在胎儿期即可发现此病，可观察肿瘤大小，局灶或弥漫等，以便为妊娠的选择及分娩后的治疗与处理作出更好的计划。

【影像检查技术与优选】

超声对肝脏肿瘤性质诊断较为困难，但具有一定的诊断意义，多普勒超声可以对血流进行观察，了解肿瘤的血流特点。MRI由于具有较好的软组织对比度，对腹部肿瘤的显示较为理想，在肿瘤的信号特点、肿瘤边界、肿瘤与肝脏的结构关系等方面较超声具有明显的优势，故MRI在胎儿肝脏肿瘤诊断方面的价值较高。

【影像学表现】

MRI表现为边缘清楚的圆形或类圆形肿块，T₁WI信号较肝脏低，T₂WI信号较肝脏高，DWI信号较低，ADC值增高，82%在病变内或临近可见血管流空影，此为特征性征象。病变周围无水肿，多灶性病变显示肝脏肿大，信号不均，肝内见均匀T₁WI低信号、T₂WI高信号影。胎儿期应慎做增强检查，婴儿期增强后可显示向心性强化，延迟扫描均匀强化，含有坏死或中心血管腔的病变不均匀强化（图9-5-3）。

【诊断要点】

①胎儿期肝脏实质性肿瘤少见，而肝血管内皮细胞瘤占比极高，需要首先考虑本病；②本病82%可见血管流空影，为本病的特征性表现。

【鉴别诊断】

本病需要与肝母细胞瘤鉴别，胎儿期肝母细胞瘤发病率更低，肝母细胞瘤为小儿最常见的肝脏胚胎性恶性肿瘤，MRI表现T₁WI低信号、T₂WI高信号，内部信号变化较大，信号可均匀，亦可十分混杂。其他需鉴别的包括肝脏的胚胎性肉瘤及继发性神经母细胞瘤等。上述病变作为恶性肿瘤，DWI信号增高，ADC值减低。在胎儿期DWI及ADC值对鉴别诊断有一定的意义。

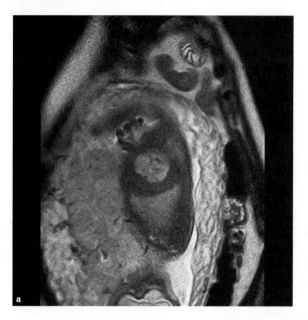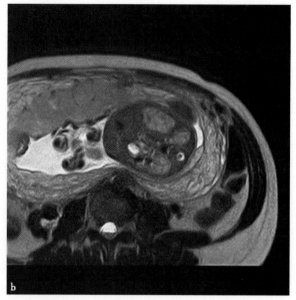

图 9-5-3 胎儿血管内皮细胞瘤

孕 27 周，胎儿肝右叶类圆形肿块影，边界清，周围无水肿及占位效应，T₂WI 信号较肝脏高，内见流空血管影。a. 矢状位（SSFSE）；b. 轴位（SSFSE）

二、胆总管囊肿

【概述】

先天性胆总管囊肿（choledochocyst）亦称为胆总管扩张症，是一种少见的先天畸形，病因尚不十分清楚，一般认为是由于先天性胆管壁发育不良、胆管不同程度阻塞，引起胆管内压增高而增大，形成囊性扩张。胆管囊肿扩张按其部位和形态分为五种类型：①Ⅰ型为胆总管囊性扩张。按其形状分为 3 个亚型：Ⅰa 型为胆总管囊性扩张，最常见，占比 80～90%；Ⅰb 型为胆总管节段性扩张；Ⅰc 型为胆总管梭型扩张；②Ⅱ型为胆总管憩室，占比 2%，少见，呈憩室状突出胆总管壁外，以中小憩室居多；③Ⅲ型胆总管十二指肠壁内段囊性扩张，此型极为罕见；④Ⅳ型为多发性囊性扩张，分为 2 个亚型，Ⅳa 型为肝内、外胆管多发性囊性扩张，Ⅳb 型仅肝外胆管多发性囊性扩张；⑤Ⅴ型为多发性肝内胆管囊肿，即 Caroli 病。

【临床特点】

胎儿先天性胆总管囊肿，孕期多无症状，多数为产前超声发现。

【影像检查技术与优选】

超声检查通常会发现肝门区圆形无回声区，MRI 有时可见与之相连的管状结构，以及其周边组织结构，但对于明确分型都比较困难。

【影像学表现】

超声为其首选检查方法，快速 MRI 作为胎儿期胆总管囊肿的辅助检查方法，胆总管囊性扩张（Ⅰa 型）最常见，MRI 能发现右上腹肝下缘，邻近肝门处见囊性信号影，囊内信号均匀，囊壁光滑，囊肿远端变窄，清晰显示胆囊管及胆囊之间的关系（图 9-5-4）。

【诊断要点】

首先需仔细甄别发生的部位，位于肝门区。囊内信号均匀，囊壁光滑，囊肿远端变窄。各组肠道均见羊水充盈，羊水正常。

【鉴别诊断】

1. **十二指肠闭锁** 胃泡及十二指肠扩张，可见高信号"双泡征"，肠道内未见羊水充盈。

2. **环状胰腺** 一般情况下不引起明显肠梗阻，但当环状胰腺严重压迫十二指肠和胆总管时，可造成十二指肠不完全性梗阻，可见与十二指肠闭锁类似的"双泡征"，严重者远端呈"鸟嘴样"狭窄，梗阻不完全时，远端小肠、结肠和直肠仍可见羊水充盈。

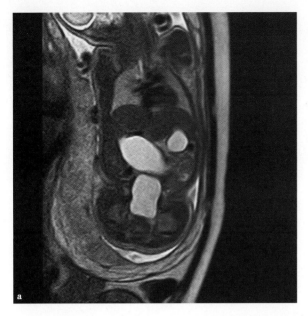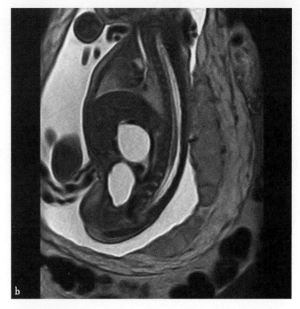

图 9-5-4 胎儿胆总管囊肿

孕 29^{+1} 周，胎儿右上腹肝门区囊性 T$_2$WI 高信号，囊内信号均匀，囊壁光滑，囊肿远端变窄。其旁可见受压的胆囊影。
a. 冠状位（SSFSE）；b. 矢状位（SSFSE）

第三节　胎儿消化道狭窄、闭锁

人胚第 3～4 周时，随着圆柱状胚体的形成，卵黄囊顶部的内胚层被包卷入胚体内，形成原始消化管（primitive gut），其头段称前肠，尾段称后肠，与卵黄囊相连的中段称中肠。前肠主要分化为咽、食管、胃、十二指肠的上段、肝、胆、胰以及喉以下的呼吸系统；中肠将分化为从十二指肠中段至横结肠右 2/3 部的肠管；后肠主要分化为从横结肠左 1/3 部至肛管上段的肠管。这些器官中的黏膜上皮、腺上皮和肺泡上皮均来自内胚层，结缔组织、肌组织、血管内皮和外表面的间皮均来自中胚层。胚胎期肠管发育，在再管化过程中部分肠管终止发育，造成肠腔完全阻塞或部分阻塞；完全阻塞为闭锁，部分阻塞则为狭窄。

一、食管闭锁

【概述】

食管闭锁（esophageal atresia，EA）发病机制目前仍不清楚，一般认为与 SHH 基因的错误表达有关，导致胚胎早期前肠食管和气管、肺分隔失败，食管近端与远端不连续，形成食管闭锁，可伴有或不伴有气管 - 食管瘘。

【临床特点】

孕期产前检查出现羊水增多。

【影像检查技术与优选】

羊水增多及无胃泡或小胃泡是超声及 MRI 诊断食管闭锁畸形共有的间接征象，而对于直接征象，超声显示比较差，MRI 由于较好的软组织对比度，能较好地显示扩张的盲段，且 MRI 可多方位成像，尤其矢状位诊断意义更大。

【影像学表现】

食管闭锁 MRI 直接征象为食管闭锁近端呈囊袋状改变，信号均匀，T$_1$WI 呈低信号，T$_2$WI 呈高信号，胎儿胸部矢状位显示最佳。间接征象表现为羊水过多，无胃泡（图 9-5-5）。食管闭锁伴有气管瘘时表现为胎儿肺内吸入性羊水经气管食管瘘进入胃内，MRI 可见瘘口影，此时胃泡形态偏小，羊水量的改变可能不明显。

【诊断要点】

①胎儿胸部矢状位显示食管闭锁近端呈 T$_2$WI 高信号囊袋状影；②羊水过多，动态观察无胃泡影显示；③食管闭锁伴有气管食管瘘，表现为胃泡形态偏小，多个层面可能显示瘘口，羊水量改变可能不明显。

【鉴别诊断】

食管闭锁伴有气管瘘时应与生理性的羊水过多和一过性胃泡过小鉴别，多个层面寻找瘘口以及随访复查可鉴别。怀疑胎儿食管闭锁的病例应提示随访复查。

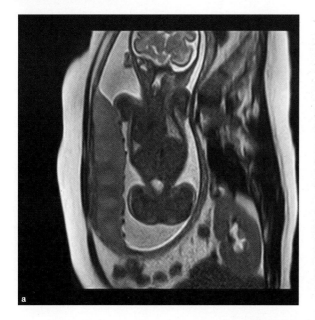

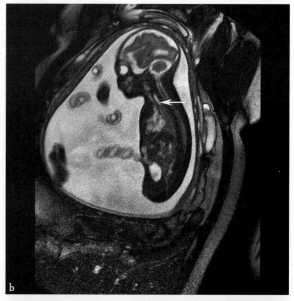

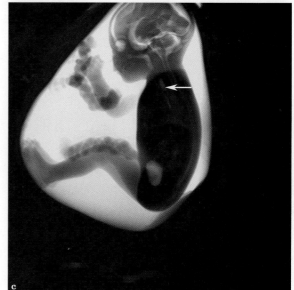

图 9-5-5　胎儿食管闭锁

孕 28 周，胎儿食管上端呈盲囊状改变（箭头），胃泡未见显示，羊水量明显增多。a. 冠状位（SSFSE）；b. 矢状位（SSFP）；c. 矢状位（SSh-MRCP）

二、十二指肠闭锁

【概述】

先天性十二指肠闭锁（congenital duodenal atresia）病因尚未完全清楚，过去多强调是因为胚胎时期肠管管腔重建不良所致，现在则多认为是由于胎儿在宫内发生缺氧或应激反应，损伤发育中的肠管、血管，导致局部肠管坏死，然后在其恢复与瘢痕形成的过程中产生肠闭锁或肠狭窄。

【临床特点】

肠道任何部位均可发生梗阻，但最多见于回肠及空肠下部（36%～43%），其次是十二指肠及空肠近端（37%）。

【影像检查技术与优选】

MRI 及超声检查通常会发现典型的"双泡征"，但非其特有的征象，MRI 冠状位及轴位能很好的显示扩张的胃泡及十二指肠近端，但是对于需要多次观察排除十二指肠梗阻时，MRI 检查成本较高，超声则较为经济实惠，两者联合检查可提高十二指肠闭锁的诊断率。

【影像学表现】

十二指肠闭锁时表现为十二指肠近端及胃腔明显扩张，大小基本一致，其内信号均匀，T_1WI 呈低信号，SSFSE 或 SSFP 序列呈高信号，表现为"双泡征"；空肠近端闭锁表现为梗阻近端肠袢明显扩张，表现为"三泡征"。动态 SSFP 序列可见肠管蠕动增强。十二指肠及空肠近端闭锁可引起羊水量增多。常并发肠穿孔及胎粪性腹膜炎，MRI 表现为纤维粘连和胎粪性假性囊肿，形态不规则，可见分隔，信号不均匀，T_2WI 呈高信号，T_1WI 根据其自身所含物质

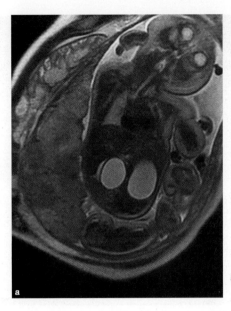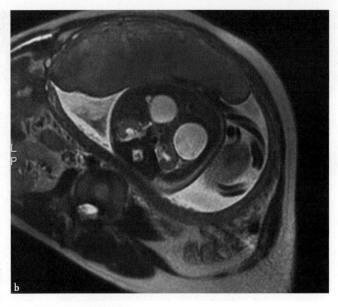

图 9-5-6　胎儿十二指肠闭锁

孕 34^{+4} 周，胎儿十二指肠近端及胃腔明显扩张，大小基本一致，其内信号均匀，呈"双泡征"改变。a. 冠状位（SSFSE）；b. 轴位（SSFSE）

特点而信号变化多样，DWI 弥散不受限（图 9-5-6）。

【诊断要点】

①十二指肠闭锁，胃泡及十二指肠扩张，SSFSE 或 SSFP 序列上腹部可见高信号"双泡征"，动态 SSFP 序列可见肠管蠕动增强；②羊水增多；③并发肠穿孔及胎粪性腹膜炎，MRI 表现为纤维粘连和胎粪性假性囊肿。

【鉴别诊断】

1. **胎儿肠旋转不良**　MRI 表现与产后新生儿和婴幼儿类似，关键是明确十二指肠和上部空肠的走向、"漩涡征""螺旋征"等特殊形态以及小肠与结肠的分布部位，对于回盲部的显示较困难，由于不能使用钆造影剂进行增强扫描，所以不能分辨肠系膜动脉与静脉血管的位置关系。

2. **环状胰腺**　一般情况下不引起明显肠梗阻，但当环状胰腺严重压迫十二指肠和胆总管时，可造成十二指肠不完全性梗阻，可见与十二指肠闭锁类似的"双泡征"，但在十二指肠降部肠管周围，可见"反括号状"压迹，严重者远端呈"鸟嘴样"狭窄，梗阻不完全时，远端小肠、结肠和直肠仍可见羊水充盈。

三、肛门直肠闭锁

【概述】

先天性肛门直肠闭锁（congenital anorectal atresia）在全国主要出生缺陷发生率 2016 年排第 10 位（2.59/万），2017 年升为第 8 位（2.87/万），为消化道畸形中

首位，属于先天性直肠肛门畸形中的一种。直肠肛门早期胚胎形成在受精 7 周后，肛管壁在肛门口粘连，上皮细胞形成"栓子"，引起直肠肛管暂时闭塞，然后通过细胞凋亡等途径，使闭塞肛门口再通而形成肛门。胚胎后期，由于种种原因导致闭锁的肛门口出现再通缺陷，将导致肛门直肠闭锁或狭窄畸形。

【临床特点】

先天性肛门直肠闭锁在胎儿期孕妇可无明显不适。

【影像检查技术与优选】

MRI 较高的软组织对比，在肛门直肠闭锁中诊断优势明显高于超声，尤其是 T_1WI/T_2WI 对于肠道内容物信号特点具有特征性，并且结合矢状位及冠状位可进行一些测量；而超声有时和输尿管扩张等难以鉴别。

【影像学表现】

肛门直肠闭锁 MRI 表现为闭锁近端直肠、乙状结肠或降结肠明显扩张，可宽于 20mm。扩张肠腔内主要为胎粪充填；胎粪信号与正常胎儿不同，T_1WI 呈低信号，T_2WI 呈混杂高信号，混杂有散在结节样等低信号影。结合矢状面和冠状面成像能清晰显示肛门直肠闭锁水平；测量扩张远端与肛门距离可以估计闭锁段的长短（图 9-5-7）。

【诊断要点】

①闭锁近端直肠、乙状结肠或降结肠明显扩张，提示肠梗阻；②胎粪信号与正常胎儿不同，T_1WI 呈

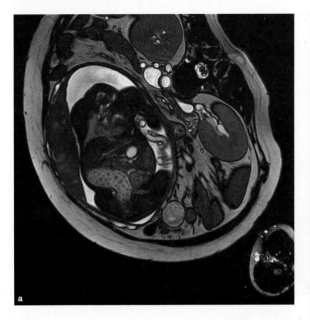

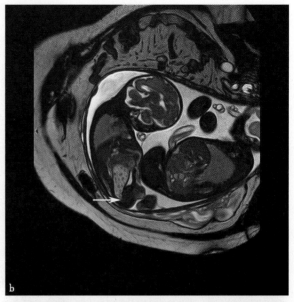

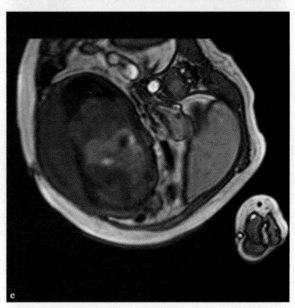

图9-5-7 胎儿肛门直肠闭锁

孕27⁺⁶周，双胎，右侧胎儿肛门直肠闭锁（箭头），近端直肠及结肠广泛扩张，肠腔内容物信号不均匀，SSFP序列呈高信号，并可见散在点状低信号影，T₁WI呈低信号，羊水量未见明显异常增多。a. 冠状位（SSFP）；b. 矢状位（SSFP）；c. 冠状位（T₁WI）

低信号，T₂WI呈混杂高信号，混杂有散在结节样等低信号影；③结合矢状位和冠状位可清晰显示肛门直肠闭锁水平，便于测量。

第四节 肾脏疾病

一、肾脏畸形

【概述】

肾脏起源于后腹壁两侧的中段中胚层，妊娠4周时脊柱两侧的中段中胚层分化成前肾、中肾，以后两者退化，后肾的胚基位于骶部，经后肾胚基诱导最后发育成肾脏。后肾形成时位于第1骶椎的平面，在孕第5~9周时肾上移到达肾上腺下方第12胸椎水平。如果肾上移失败则肾脏可位于盆腔上下

造成盆腔异位肾（ectopic kidney），也可向对侧移行和对侧肾脏融合，形成交叉肾，甚至可出现胸腔异位肾。如果输尿管原基不能与后肾胚基相连则肾脏不能形成，造成肾缺如（renal agenesis）。如果输尿管异常分叉且分别进入后肾胚基，则形成肾重复畸形。胚胎早期两侧肾脏上移受到肠系膜下动脉的限制，双肾下极融合而形成马蹄肾（horseshoe kidney）。

【临床特点】

肾脏畸形胎儿期孕妇可无任何不适，多为产前超声检查时发现。

【影像检查技术与优选】

肾缺如在大多数情况下，超声是可以早期诊断的，但有一些病例直到晚孕期仍未被发现，羊水过少或孕妇肥胖，可能会限制超声诊断的准确性，而对于异位肾，超声诊断是非常受限制的。此时MRI是

一个非常重要的补充，其大视野、软组织分辨率高，可发现肾缺如，对于异位肾或者肾脏的重复畸形远较超声有优势，同时 MRI 的弥散加权成像（DWI）亦可用于判断肾脏的有无及异位肾的找寻。

【影像学表现】

肾缺如可以为单侧或双侧，单侧肾缺如 MRI 表现为一侧肾窝内未见肾脏影像，膀胱及羊水正常（图 9-5-8），注意从正常位置检查至盆腔及对侧，以鉴别盆腔异位肾及交叉肾（图 9-5-9）。双侧肾缺如时肾区无肾影及羊水少可提示其可能。肾重复畸形 MRI 可见两组肾盂、肾盏，可伴输尿管扩张，当输尿管扩张时，可见输尿管分为完全性双输尿管与不完全性双输尿管，而当没有输尿管扩张时胎儿期则不易确定其分型。马蹄肾 MRI 表现绝大多数为由两肾下极于腔静脉与腹主动脉前方融合成峡部。

【诊断要点】

①在正常的肾区可见双侧肾脏影，如果未见，需从正常位置检查至盆腔及对侧肾区。注意肾缺如和异位肾的鉴别；②肾重复畸形可见肾脏形态异常，可见两组肾盂肾盏。同时可伴输尿管扩张。

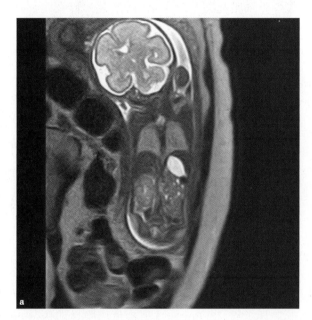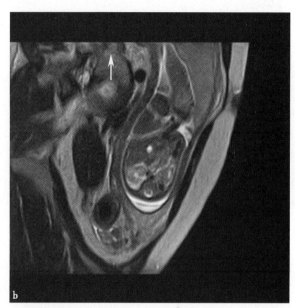

图 9-5-8 胎儿肾脏缺如

孕 25^{+5} 周，胎儿右侧肾区可见肾脏影，大小形态正常，左侧肾区未见肾脏影，向下至盆腔仍不见左肾。a. 冠状位（SSFSE）；b. 轴位（SSFSE）

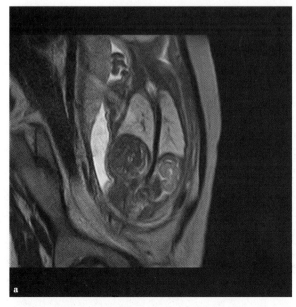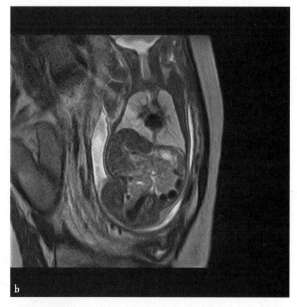

图 9-5-9 胎儿盆腔异位肾脏

孕 27 周，胎儿左侧肾区可见肾脏影，大小形态正常，右侧肾区未见肾脏影，右肾位于盆腔内，且旋转不良。a. 冠状位（SSFSE）；b. 冠状位（SSFSE）

【鉴别诊断】

1. 肾缺如时需要与异位肾鉴别 盆腔异位肾在胎儿期有时需要与盆腔畸胎瘤鉴别,一般盆腔异位肾可见肾盂肾盏,而畸胎瘤为占位性病变。

2. 输尿管扩张时有时需与肠管鉴别 输尿管扩张积水 T_1WI 低信号、T_2WI 高信号;肠管由于内含粪便 MRI 呈 T_1WI 高信号、T_2WI 低信号,同时注意管道的走行。

二、肾脏囊肿

【概述】

肾囊肿性疾病包括单纯性肾囊肿及各型多囊肾等,胎儿期单纯性肾囊肿少见,主要表现为正常肾皮质内的单房性囊性病变,其病因不明。而胎儿期更多的则是各型先天性肾囊性疾病(renal cystic disease),目前分类多采用 Potter 分型法。胎儿常见的主要有 Potter Ⅰ型:常染色体隐性遗传性多囊肾病(autosomal recessive polycystic kidney disease,ARPKD)及 Potter Ⅱ型:多囊性肾发育不良(multicystic dysplastic kidney,MCDK)。

【临床特点】

Potter Ⅰ型(常染色体隐性遗传性多囊肾病)亦称婴儿型多囊肾,发病率为 1/50 000～1/40 000,预后差,且发病越早预后越差,胎儿发病者往往于新生儿期死亡,主要死于严重肾功能衰竭或肺发育不良。临床上胎儿常表现为严重的肾脏功能减退和不同程度的先天性肝纤维化。严重的肾脏功能减退可合并羊水过少及肺发育不良,导致胎儿肺发育不全、脸部变形以及腹部功能不足等,死亡率高。病理表现双侧肾脏弥漫性增大,包膜光滑完整,切面见肾实质内集合管囊状扩张,放射状排列。Potter Ⅱ型(多囊性肾发育不良)发病率为 1/3 000,多为散发,无遗传性,单侧多于双侧。病理表现为肾脏失去正常形态,见多发大小不等,且互不相通的无功能囊性病变,伴肾盂、输尿管闭锁,常继发于下尿路畸形导致的尿液流动障碍。如果双侧发病,则会出现羊水少、膀胱无尿的征象,肾功能损害与发育不良的程度相关。

【影像检查技术与优选】

产前超声在肾囊性病变中有很好的诊断价值,在部分病例诊断不明确时建议产前 MRI 进一步评价,MRI 可以较好地显示病变,并可以判断病变程度、有无伴发畸形,故超声结合 MRI 能更大程度提高诊出率。

【影像学表现】

1. Potter Ⅰ型 产前 MRI 表现双肾对称性、弥漫性增大,增大的肾脏占据大部分腹腔,肾脏外周带可见广泛的小囊,直径 1～2mm,常伴羊水减少、肺发育不良等其他畸形。MRI 尚不能分辨具体的囊性结构,双肾皮髓质分界不清,肾集合系统及肾锥体显示模糊;信号异常,T_1WI 呈低信号,T_2WI 呈蜂窝状高信号,DWI 信号减低,提示胎儿肾功能受损。ARPKD 的肾外表现:常见因肾脏严重受损而出现的羊水过少;严重者可出现 Potter 综合征,即因羊水过少导致胎儿肺发育不全、脸部变形以及腹部功能不足等,死亡率高(图 9-5-10)。

2. Potter Ⅱ型 单侧发病较多,MRI 表现多样,患侧肾脏多为多囊样增大,亦可为正常大小或缩小的肾脏,伴或不伴囊性灶,肾脏实质完全失去正常形态,很难分辨正常肾实质,同时伴有肾盂、输尿管闭锁。单侧发病者对侧肾脏正常时,羊水量可正常,如双侧发病羊水少及膀胱不显示。

【诊断要点】

① Potter Ⅰ型双侧发病,双肾体积弥漫性增大,皮髓质分界不清,蜂窝状信号异常,羊水过少;Potter Ⅱ型多为单侧发病,亦可双侧发病;② Potter Ⅰ型患侧肾脏一般较大,占据大部分腹腔,多发囊性影位于外周带,Potter Ⅱ型肾脏失去正常形态,很难分辨正常肾实质;③ Potter Ⅰ型染色体隐性遗传,Potter Ⅱ型无染色体异常,无遗传性;④羊水量及膀胱是否显示可评估胎儿的预后;⑤建议同时应观察胎儿肺部、脸部及腹部的发育情况。

【鉴别诊断】

1. Potter Ⅰ型与Ⅱ型之间的鉴别 了解有无家族史及染色体的检查等,其次多囊性肾疾病需要与各种原因引起的肾盂输尿管积水相鉴别,诊断中需仔细甄别。Potter Ⅰ型(常染色体显性遗传性多囊性肾病)即成人型多囊肾病,双肾体积可正常,可见多发大小不等囊状影,囊肿形态显示清晰,同时伴有多囊肝,胎儿期少见。

2. Potter Ⅱ型(多囊性肾发育不良) 单侧发病者多见,一侧肾脏形态及信号未见异常;患侧肾脏形态失常,肾脏可增大、正常或变小,肾实质显示不清,呈多房囊性包块,囊肿大小不等、形态不一,囊与囊之间互不相通;无正常中心性肾盂结构和肾组织,集合系统显示不清,肾脏轮廓呈葡萄串状。双肾发病时,常合并羊水过少。

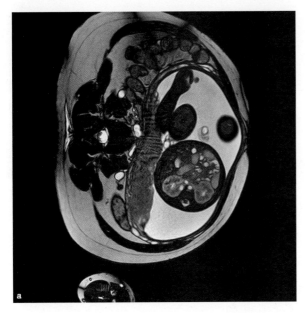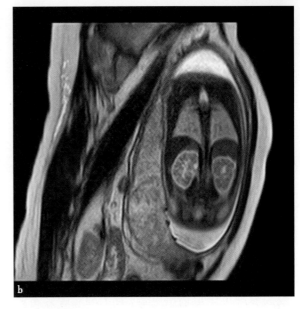

图 9-5-10 胎儿婴儿型多囊肾

孕 34⁺⁴ 周，胎儿双肾表面光滑且轮廓正常，呈均匀性、对称性增大，占据大部分腹腔，双肾皮髓质分界不清，肾集合系统及肾锥体显示模糊。a. 轴位（SSFP）；b. 冠状位（SSFP）

三、中胚叶肾瘤

【概述】

胎儿肾脏肿瘤非常少见，发病率约为活胎的 1/125 000，最常见的是先天性中胚叶肾瘤（congenital mesoblastic nephroma，CMN），亦称为胎儿间叶性错构瘤，为肾脏内的实性肿瘤，多数包膜完整，切面苍白、质韧或鱼肉状。

【临床特点】

肿瘤多为单侧，可累及胎儿部分或整个肾脏，可发生羊水过多及胎儿水肿症。

【影像检查技术与优选】

MRI 由于具有较好的软组织对比度，在观察肾脏肿瘤及周围组织的关系上具有一定的优势。超声可见肿瘤内部的钙化，并可动态随访观察肿瘤的变化。两种影像学检查相结合提高产前肾脏肿瘤的正确诊断率。

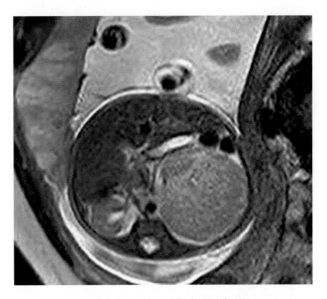

图 9-5-11 胎儿左肾中胚叶肾瘤

孕 27 周，SSFSE 序列可见胎儿左肾中胚叶肾瘤（由上海交通大学医学院附属上海儿童医学中心放射科提供）

【影像学表现】

MRI 常表现为单侧发病，肾内类圆形、边界清楚的肿块，信号较均匀，高于肝脏信号而低于水信号，正常肾脏实质及集合系统变形及移位。部分肾瘤可囊性变（图 9-5-11）。

【诊断要点】

胎儿期肾内肿瘤中最常见，呈类圆形，包膜完整。MRI 信号均匀，一般高于肝脏信号，正常肾脏实质及集合系统变形及移位。

【鉴别诊断】

本病与肾母细胞瘤极易混淆，肾母细胞瘤为恶性肿瘤，胎儿期及新生儿期罕见，多见于 5 岁以下儿童，1～3 岁为发病高峰，可见浸润及远处转移。而中胚叶肾瘤发病年龄小，多见于 1 岁以下，以及胎儿期肾内肿瘤应首先考虑此病。

第五节　胎儿肾上腺疾病

一、肾上腺囊肿

【概述】

肾上腺囊肿（adrenal cyst）是一种少见的肾上腺良性疾病，肾上腺囊肿可发生在任何年龄，胎儿期少见，多为单侧，肾上腺囊肿确切病因不明，可能为肾上腺淋巴管阻塞、肾上腺实质出血及肾上腺组织发育异常等原因所致。

【临床特点】

由于肾上腺囊肿多较小，所以在临床上常无症状，较大囊肿可压迫周围脏器，肾上腺囊肿并不影响肾上腺功能。胎儿期肾上腺囊肿主要为内皮囊肿等，内皮囊肿可分为淋巴管样囊肿和血管样囊肿，一般认为由发育异常所致。

【影像检查技术与优选】

产前超声对于肾上腺囊性病变显示比较明确，但是对于解剖结构显示欠佳，如胃泡、胆囊较小或其他异常情况，同时合并肾上腺囊性病变时，超声诊断则较为困难，需结合良好软组织对比的 MRI 检查，以提高诊断率。

【影像学表现】

肾上腺囊肿 MRI 表现为肾上腺区囊性信号，包膜完整，边缘光滑，呈长 T_1、长 T_2 信号，部分可能呈短 T_1、长 T_2 信号，可能与囊肿中含有陈旧性血液、蛋白含量较高有关。囊肿较大时，周围组织受压（图 9-5-12）。

【诊断要点】

在腹部囊性占位诊断上，MRI 更多地用于寻找包块与周围组织的关系，以及判断囊肿本身成分。肾上腺区光滑的囊性信号，信号均匀，一般为长 T_1、长 T_2 信号，包膜完整。

【鉴别诊断】

肾上腺囊肿主要应与邻近肾上腺区的肝、脾、胰腺或肠系膜囊肿相鉴别，尤其是与位于肾上极的肾囊肿易于混淆；位于肾上腺区的胚胎源性囊肿和前肠源性囊肿也需要与肾上腺囊肿进行鉴别。还应该与囊性神经母细胞瘤鉴别。

二、神经母细胞瘤

【概述】

神经母细胞瘤（neuroblastoma，NB）是小儿最常见的胚胎性肿瘤之一，发病率约 1/20 000。近年来胎儿时期的神经母细胞瘤也有报道，其起源于神经嵴，神经嵴在胚胎第 3～4 周时形成，大约在胚胎第 6 周迁徙至腹部的神经嵴细胞逐渐向肾上腺聚集，以内陷的方式进入肾上腺，分化成肾上腺髓质，而神经母细胞瘤好发于肾上腺髓质及交感神经链。在胎儿期可转移至胎盘等妊娠附属器。

【临床特点】

神经母细胞瘤是高度恶性肿瘤，越早发现，预后越好，可促使诱导其分化和再分化使其自然消退或成熟为节细胞神经瘤。

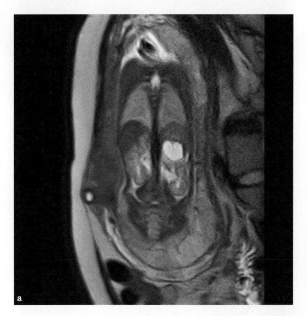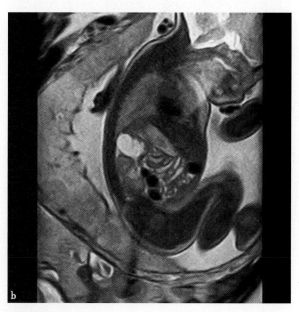

图 9-5-12　胎儿肾上腺囊肿

孕 27^{+2} 周，胎儿左侧肾上腺区囊性信号，信号均匀，囊壁尚光滑，同侧肾脏大小形态正常，并受压下移。a. 冠状位（SSFSE）；b. 矢状位（SSFSE）

【影像检查技术与优选】

产前超声对于肾上腺肿瘤诊断及鉴别诊断较为困难,但是超声能显示肿瘤中的钙化灶。相对超声而言,MRI 优越的软组织对比、良好的显示解剖结构,较超声更能早期发现及诊断肾上腺肿瘤,能较为明显的提高疾病的诊断率。

【影像学表现】

随着胎儿 MRI 的广泛运用及序列的优化,发现神经母细胞瘤的可能性也在增加,肿瘤多发生于肾上腺,形成肾上腺肿瘤,大小不等,其内信号均匀或者混杂,内可见出血或者坏死,T_1WI 稍低信号,T_2WI 信号与肾脏相似,患侧肾脏受压下移,如果发生肝脏转移时,肝脏内可见广泛的 T_2WI 稍高信号结节影(图 9-5-13)。

【诊断要点】

①位于肾上腺区的实性肿瘤,亦可见囊性肾上腺神经母细胞瘤;②患侧肾脏受压下移,肾脏结构清晰;③有时位于腹膜后,或与椎管相关。

【鉴别诊断】

1. **膈下型支气管肺隔离症** 多位于左侧,可见主动脉供血。而神经母细胞瘤多为右侧。

2. **肾上腺出血** 多见于新生儿及婴幼儿,常为创伤、缺氧、凝血障碍引起,多为双侧性,而肾上腺神经母细胞瘤多为单侧,有时囊性肾上腺神经母细胞瘤与肾上腺囊肿及肾上腺出血较难鉴别。胎儿时

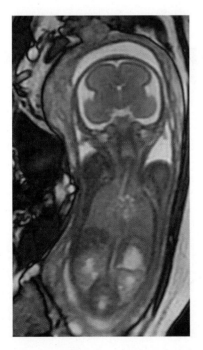

图 9-5-13 胎儿左肾上腺区神经母细胞瘤
孕 25 周,SSFP 序列可见胎儿左肾上腺区神经母细胞瘤(由上海交通大学医学院附属上海儿童医学中心放射科提供)

期其他肾上腺肿瘤极其罕见,有时病变较大,需与肾脏肿瘤相鉴别。

第六节 胎儿骶尾部畸胎瘤

【概述】

胎儿骶尾部畸胎瘤(fetal sacrococcygeal teratoma)是最为常见的胎儿先天性肿瘤之一,且是最常见的发生于骶尾部的先天性肿瘤,起源于胚胎中的 3 个胚层的组织,发生率约为活产婴儿的 1:40 000,女婴占比约 75%。胎儿畸胎瘤常伴发胎儿其他畸形,如脊柱裂等。相关文献将其分为 4 型:Ⅰa、Ⅰb、Ⅱ、Ⅲ、Ⅳ型,Ⅰa 型瘤体完全位于体外,Ⅰb 型瘤体大部分位于体外,小部分位于骶前(仅限于盆腔内),Ⅱ型瘤体的体外部分与骶前部分大小相等,Ⅲ型瘤体部分位于盆外,大部分位于盆内并向上扩展达腹部,Ⅳ型肿瘤瘤体完全位于盆内。

【临床特点】

胎儿畸胎瘤在妊娠期常可长得很大,组织学上绝大部分为良性,约占 80%。

【影像检查技术与优选】

胎儿 MRI 大视野,多序列可以提供宏观的、多模态的图像信息,且不受羊水影响,能确切显示病变与盆腔、腹腔及脊柱等周围组织的关系,对于骶尾部畸胎瘤具有特征性,产前能明确诊断。超声作为传统的检查手段,可以显示肿瘤内部的钙化及血流特点,两者相结合使骶尾部肿瘤的诊断更加明确。

【影像学表现】

胎儿骶尾部肿块,大小不等,瘤体有完整的包膜,可为囊性、囊实性,极少数为完全实性。囊性者信号均匀,T_1WI 低信号、T_2WI 均匀高信号,囊实混合性者信号不均,囊性成分呈 T_1WI 低信号、T_2WI 高信号,当肿瘤较大时可压迫周围组织,如直肠及泌尿道,导致羊水变化。骶尾部畸胎瘤多数为良性,有时瘤体实性成分多,且瘤内血流丰富,需要考虑恶性可能性(图 9-5-14)。

【诊断要点】

①骶尾部肿块,可囊性、囊实性,包膜完整,边界清;②瘤体与椎管不相通;③仔细观察有否周围腔道梗阻征象,需要矢状位和轴位同时观察。

【鉴别诊断】

1. **脊膜膨出** 可见骨缺损,囊与椎管相通,矢状位鉴别有困难时轴位很重要,可见囊与椎管相通,而骶尾部畸胎瘤没有骨缺损,脊柱完好,囊与椎管无相通。

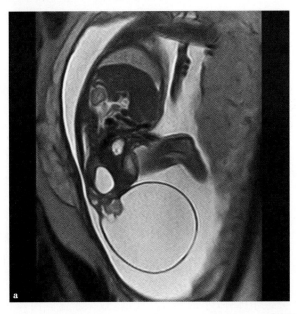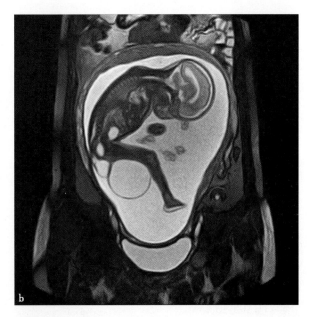

图 9-5-14 胎儿骶尾部畸胎瘤（Ⅰb 型）

孕 26^{+1} 周，胎儿骶尾部巨大囊实性包块，内见数个大小不等的囊腔，包膜完整，瘤体大部分位于体外，小部分位于骶前，与椎管无相通。a. 矢状位（SSFSE）b. 矢状位（SSFP）

2. 淋巴管畸形 水囊样淋巴管瘤常位于颈部，占比 75%，内常有间隔，MRI 信号相对较单一。

（唐文伟 顾海磊）

参 考 文 献

[1] 蔡萍，李志超，王键. 胎儿磁共振成像诊断图谱 [M]. 北京：人民军医出版社，2017

[2] 陈丽英，蔡爱露. 胎儿影像诊断学 [M]. 北京：人民卫生出版社，2014

[3] 孙国强. 实用儿科放射诊断学 [M]. 2 版. 北京：人民军医出版社，2011

[4] 张玉珍，冯赟，刘明，等. MR 在胎儿脐膨出与腹裂诊断中的应用 [J]. 临床放射学杂志，2007，26（3）：294-297

[5] 邵剑波，马慧静，赵胜. 胎儿常染色体隐性遗传性多囊肾的 MRI 表现（附 10 例分析）[J]. 放射学实践，2010，25（12）：1363-1366

[6] 郭丽波，张军. MRI 对胎儿骶尾部畸胎瘤的评价 [J]. 中国临床医学影像杂志，2013，24（7）：493-495

[7] Hugele F，Dumont C，Boulot P，et al. Does prenatal MRI enhance fetal diagnosis of intra-abdominal cysts?[J]. Prenat Diagn，2015，35（7）：669-674

[8] Capito C，Belarbi N，Paye Jaouen A，et al. Prenatal pelvic MRI: Additional clues for assessment of urogenital obstructive anomalies[J]. J Pediatr Urol，2014，10（1）：162-166

[9] Griffiths PD，Sharrack S，Chan KL，et al. Fetal brain injury in survivors of twin pregnancies complicated by demise of one twin as assessed by in utero MR imaging[J]. Prenat Diagn，2015，35（6）：583-591

[10] Tarui T，Khwaja OS，Estroff JA，et al. Altered fetal cerebral and cerebellar development in twin-twin transfusion syndrome[J]. Am J Neuroradiol，2012，33（6）：1121-1126

第六章　单绒毛膜双胎并发症

【概述】

双胎妊娠中 30% 为单卵双胎,单卵双胎中约 65% 为单绒毛膜双胎,绝大多数为单绒毛膜双羊膜囊双胎(monochorionic diamniotic twins,MCDA)。与双绒双胎相比,单绒双胎有较高的并发症发病率和死亡率。主要由于单绒双胎共享胎盘,有随机分布的血管吻合迫使双胎竞争使用同一循环池,造成两个胎儿循环都可能发生异常。单绒双胎围产期死亡率是双绒双胎的 2 倍,是单胎的 4 倍,而且有很高的胎儿丢失率。1% 左右为单绒毛膜单羊膜囊双胎,可能发生连体双胎(conjoined twins),发病率 1/(50 000~100 000);通常认为由于在受精 13 天后胚盘不完全分离造成,分为对称性和非对称性,多为对称性连体双胎。

单绒双胎的早产和低出生体重风险均高于双绒双胎妊娠,而这两个原因均是胎儿脑损伤的高风险因素;由于共用循环所导致一系列可能发生的并发症:双胎输血综合征(twin to twin transfusion syndrome,TTTS)、动脉反向灌注序列(twin reversed arterial perfusion sequence,TRAPS)、选择性胎儿生长受限(selective intrauterine growth restriction,sIUGR)、双胎之一宫内死亡(intrauterine fetal death,IUFD)是导致胎儿异常的主要原因,即使不发生上述严重异常,由于单绒双胎的血流不稳定导致胎儿脑灌注异常,从而胎儿脑损伤概率增加。

【临床特点】

TTTS 的发生机制是胎盘血管由于过多的吻合使来自双胎的动脉和静脉直接交通,因此其血流的方向因胎儿间的血压差而变化,孕 16~26 周诊断,不治疗死亡率为 90%,存活胎儿的神经系统后遗症为 20%~40%;TRAP 发病率很低,供血儿可出现心衰(心衰 43%、脑缺血 3%、脐带畸形 97%),死亡率 30%~50%;IUFD(原发或继发)由于两胎儿血流动力学不平衡导致两胎儿通过胎盘较大的血管吻合支

发生的急性 TTTS 所致,导致胎儿出现死亡、神经系统并发症,一胎 IUFD 会导致另一胎 IUFD 发生率高达 25%~30%,死亡胎儿出现低血压,胎盘吻合血管之间通过吻合分支出现血管逆流,从而存活胎儿出现不可逆的器官损害;sIUGR 与遗传、胎盘及胎盘间血管多个因素相关,发生至少一个胎儿体重小于相应孕周的 10 百分位,且两胎儿相差至少 25%,约 15% 生长受限胎儿出现宫内死亡,另一胎儿神经系统和血管系统并发症发生率明显增高,约 20% 并发神经系统综合征,根据血管吻合的情况进行分型。

【影像检查技术与优选】

产前超声在双胎或多胎妊娠中有其明显局限性,故产前超声不作为多胎妊娠大排畸的诊断手段,仅作为常规产检手段,但可通过超声多普勒观察胎儿之间是否有血流动力学的改变。MRI 大范围成像在双胎及双胎畸形中,同时显示两胎儿的结构以及两胎儿之间的关系,能更全面、准确评价胎儿双胎及双胎畸形,对于各种并发症导致的脑部损伤方面明显优于超声,在连体儿、无心畸形胎儿的器官结构显示、其他器官(肾脏、肠道、肝脏)解剖上提供更多细节。是产前诊断单绒双胎特有双胎畸形超声检查的重要补充手段。

【影像学表现】

1. **双胎输血综合征(TTTS)**　主要表现为供血儿个体较小,羊水少;受血儿个体较大,可出现充血性心衰。根据严重程度分为:I 期羊水过多、过少;II 期供血儿膀胱不可见;III 期血流动力学异常;IV 期受血儿胸腹水、心包积液、头皮水肿;V 期一胎儿宫内死亡。MRI 可以发现胎儿神经系统异常,如:脑室扩大,供血儿脑结构异常、生发层出血、基底节损伤、脑梗死、缺血灶、白质软化等;受血儿肾集合系统扩张、肺部病变。MRI 可以用于激光治疗前明确血管解剖。

2. **动脉反向灌注序列(TRAPS)**　表现为头部、上

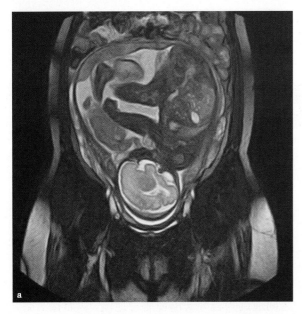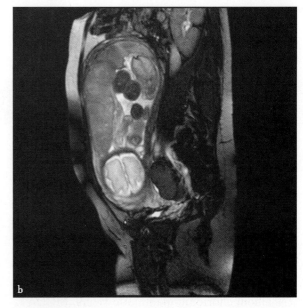

图9-6-1　双胎之一死亡

孕30⁺⁵周，单绒毛膜双胎，两个胎儿大小不协调，臀位者胎儿为死胎，与头位胎儿相比明显小，缩在子宫腔右侧，且结构显示不清。头位胎儿未见明显异常。a. 母体冠状位（SSFP）；b. 母体矢状位（SSFP）

肢发育异常，无头皮下水肿、有头无心、无头无心、部分无头无心、无上肢或上肢异常、无胸腔或异常胸腔，腹部器官异常、下半身得到正常胎儿供血可发育正常、异常下肢。

3. 双胎之一死亡后另一胎是否异常的评估　双胎之一宫内死亡（IUFD）表现为一个胎儿死亡后，另一胎儿出现死亡、脑软化、脑积水、脑出血、缺血缺氧脑损伤或其他器官的损伤等（图9-6-1）。

4. 选择性胎儿生长受限（sIUGR）　表现为小胎儿尿量、羊水减少，小胎儿死亡可能，大胎儿正常，存活胎儿可出现脑损伤征象。发生胎儿死亡时，表现为胎儿皮肤明显肿胀，内脏结构模糊，正常组织结构分辨不清，贴附子宫壁形成贴附儿或称纸片胎儿。

5. 连体双胎解剖学评估　一般分为3大类8种类型，腹侧融合、背侧融合及侧部融合（侧联双胎）。腹侧融合包括头联双胎、胸联双胎、脐联双胎和坐骨联胎；背侧融合包括颅部联胎、臀部联胎和脊柱联胎。胸联双胎最常见，MRI重点有无共用心包、共用心脏、共用肝脏或其他脏器相连。

【诊断要点】

①单绒毛膜双胎是诊断TTTS的前提，MRI能显示两个胎儿生长情况以及羊水分布的不协调，可证实干预前胎儿颅内脑部结构的正常，观察激光凝固交通血管后的不良反应，如颅内出血、脑部破坏性改变、脑穿通性囊肿形成等；②对于TRAP，MRI也能显示供血胎儿、受血胎儿形态有无异常，还能进一步证实干预前供血胎儿颅内结构是否正常以及干预后检测对供血胎儿的不良反应，明显优于超声；③对于双胎之一死亡，MRI能显示死亡胎儿的外部形态异常，但对于无胎心搏动的显示不如超声直观、准确；④对于连体双胎，能较好地评价连体胎儿的形态及共用器官的程度，能诊断每个胎儿连体部位以外的畸形，预测每个连体儿的生存能力，为产前诊断判断是终止妊娠，还是产后行外科分离术，以及分娩方式的选择提供咨询建议。

【鉴别诊断】

单绒毛膜双胎并发症的MRI表现主要与正常双胎妊娠中胎儿各系统出现的发育异常相鉴别。

（唐文伟　顾海磊）

参 考 文 献

[1] 蔡萍, 李志超, 王键. 胎儿磁共振成像诊断图谱 [M]. 北京：人民军医出版社, 2017

[2] 陈丽英, 蔡爱露. 胎儿影像诊断学 [M]. 北京：人民卫生出版社, 2014

[3] 宋英娜, 杨剑秋. 双胎输血综合征的诊治进展 [J]. 实用妇产科杂志, 2011, 27（5）：336-339

[4] Hoffmann C, Weisz B, Yinon Y, et al. Diffusion MRI findings in monochorionic twin pregnancies after intrauterine fetal death[J]. Am J Neuroradiol, 2013, 34（1）: 212-216

[5] Sahar N. Saleem. Fetal MRI: An approach to practice: A review[J]. Journal of Advanced Research, 2014, 5（5）: 507-523

第七章　胎儿心脏及大血管畸形

【概述】

心脏畸形在胎儿期和新生儿期的发病率和死亡率非常高，连续12年在全国主要出生缺陷发生率顺位中高居首位，且呈上升趋势。2005年为23.96/万，2015年为66.51/万，2017年为71.53/万。因此，产前明确诊断非常重要。绝大多数先心病需要外科纠治，正确预计先心病的病情变化，诊断前移，可大大增加手术成功率。超声是产前评价心脏解剖和诊断心脏畸形的主要影像学手段。近年来，胎儿MRI已开始应用于评价心脏畸形。

胎儿循环与儿童不同，由于胎儿心脏卵圆孔必须开放，胎儿心脏MRI一般不轻易诊断继发孔型房间隔缺损。胎儿心脏在正常情况下，连接于主动脉和肺动脉的动脉导管是必须开放的，在见到动脉导管连接于降主动脉和左肺动脉起始部时，胎儿心脏MRI一般不诊断动脉导管未闭。

【临床特点】

胎儿心脏病通常没有临床表现，仅有时会有心率异常。

【影像检查技术与优选】

胎儿MRI不是胎儿心脏及大血管畸形的首选检查方法，产前超声检查是胎儿心脏及大血管畸形首选的影像学检查方法。但是超声在羊水过少，双胎，母体有子宫肌瘤等病例中也需要其他检查方法加以完善。磁共振具备成为超声检查之外的另一种重要的胎儿心脏产前影像学检查方法的条件。但目前由于无法使用门控，扫描技术与诊断要求较高，开展比较困难。技术上以二维快速稳态进动序列即SSFP序列为主要扫描序列，可以使用无间隔或负间隔扫描，灵活选择扫描切面以获得相对标准的胎儿四腔位、短轴位等位置的图像是胎儿磁共振检查的关键步骤，胎儿不断运动，必须以上一序列为扫描定位标准，才能获得比较准确的扫描定位。

诊断时要牢记胎儿循环和儿童循环的差别。目前一般认为对于心脏位置异常，心外大血管异常胎儿MRI诊断价值较高。

胎儿心脏及大血管MRI开展很早，总体发展不快，难度较大，对诊断者的儿童心血管基础要求很高。随着稀疏采样，压缩感知和模拟心电门控等技术的发展，胎儿心脏及大血管MRI有可能取得突破。

【影像学表现】

胎儿心脏及大血管MRI的正常图像与儿童类似，SSFP序列血管心腔为高信号，如在主动脉弓平面横断位，可见主动脉弓斜形行于气管左侧由前向后走行，与儿童心脏MRI的正常图像不同的是气管在儿童是低信号而在胎儿图像上是高信号。在主动脉弓层面常可见到动脉导管连接于降主动脉和左肺动脉起始部（图9-7-1）。在主肺动脉窗层面常可见升主动脉与肺动脉（图9-7-2）。四腔心或横断位扫描在心房心室水平可见左心房、左心室、右心房、右

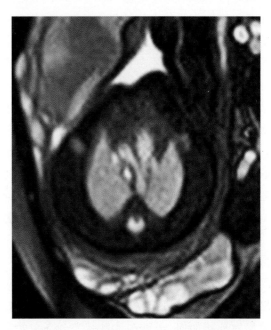

图9-7-1　胎儿主动脉弓层面横断位图像
SSFP序列主动脉弓层面横断位图像，可见主动脉弓斜行于气管左侧由前向后走行，动脉导管连接于降主动脉和肺动脉

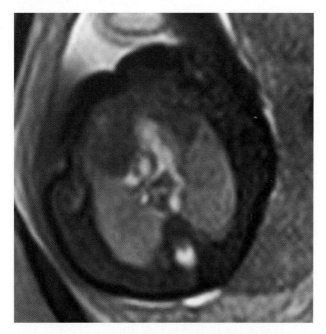

图 9-7-2 胎儿主肺动脉窗层面横断位图像
SSFP 序列主肺动脉窗层面横断位图像,可见升主动脉与肺动脉

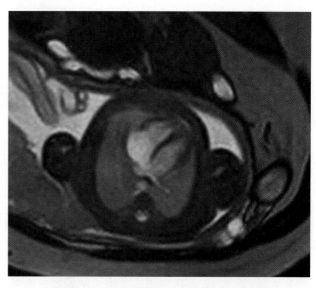

图 9-7-3 胎儿四腔位心房心室水平图像
SSFP 序列四腔位心房心室水平图像,可见左心房、左心室、右心房、右心室、房间隔和室间隔,心腔高信号,房间隔和室间隔低信号

心室、房间隔、室间隔和部分肺静脉,房间隔和室间隔为低信号,弧度不明显(图 9-7-3)。短轴位图像可显示左心室、右心室和室间隔,也可显示肺动脉起源于前方的右心室。

　　胎儿心脏及大血管畸形中最常见的是先天性心脏病,四腔心是胎儿先天性心脏病 MRI 检查中最有诊断价值的图像。如在四腔心图像见到室间隔连续性中断,要考虑室间隔缺损(图 9-7-4)。房间隔下部和流入道室间隔均有连续性中断时,要考虑完全性房室通道畸形。右心房、右心室、左心房和左心室的大小对左心发育不良、右心发育不良等疾病有很好的诊断价值。胎儿心脏 MRI 对心房位置,房室连接,心室位置,心室大动脉连接可以较好地显示。明确了心房位置、心室位置和大动脉位置,了解了房室连接和心室大动脉连接,复杂先心病诊断最困难的部分便已解决。房室连接一致即右心房连接到右心室,左心房连接到左心室,而心室大动脉连接不一致即右心室和主动脉连接,左心室和肺动脉连接,为完全性大动脉错位(图 9-7-5)。房室连接不一致即右心房连接到左心室,左心房连接到右心室,如同时有心室大动脉连接不一致即右心室和主动脉连接,左心室和肺动脉连接,为纠正性大动脉错位。无论房室连接如何,若两根大动脉完全或主要从右心室发出,为右心室双出口。如只有一根大动脉与心脏相连,可为共同动脉干或肺动脉闭锁等。

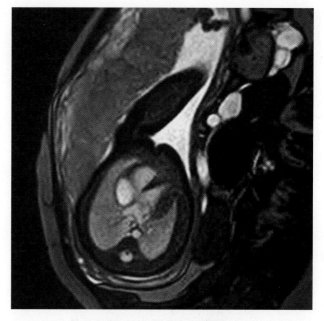

图 9-7-4 胎儿室间隔缺损
SSFP 序列四腔心图像见室间隔连续性中断

　　对于心外大血管异常,如主动脉缩窄,主动脉弓中断,外周肺动脉狭窄,肺静脉异位引流等,磁共振检查也能做出诊断,特别是主动脉病变(图 9-7-6)等显示效果相当好。对于其他的胎儿心脏疾病,如心包积液,心包囊肿,心脏横纹肌瘤(图 9-7-7)等胎儿心脏磁共振均有比先心病更好的诊断效果,同时,对心脏横纹肌瘤伴随的结节性硬化等也可很好显示。

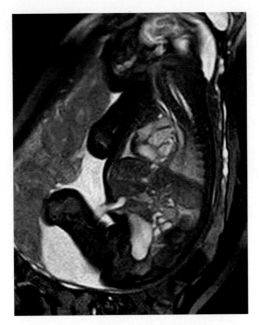

图 9-7-5 胎儿完全性大动脉错位
SSFP序列矢状位图像显示主动脉在前,肺动脉在后

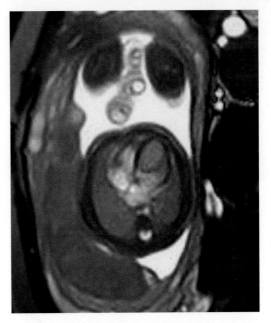

图 9-7-7 胎儿心脏横纹肌瘤
SSFP序列四腔心图像显示心室内充盈缺损

【诊断要点】

胎儿心脏及大血管MRI的正常图像与儿童类似,SSFP序列血管心腔为高信号,如在主动脉弓平

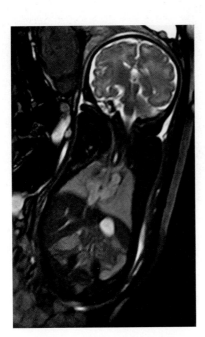

图 9-7-6 胎儿主动脉弓中断
轻度左前斜位SSFP序列图像显示主动脉弓中断

面横断位,可见主动脉弓斜行于气管左侧由前向后走行。与儿童心脏MRI的正常图像不同的是气管在胎儿图像上是高信号,而在出生后小儿气管是低信号。胎儿期,在主动脉弓层面正常情况下可见到动脉导管连接于降主动脉和左肺动脉起始部。

【鉴别诊断】

胎儿心脏及大血管畸形的鉴别诊断与儿童类似,对复杂畸形,要利用节段分析法逐步分析,最后做出诊断。

(朱 铭)

参 考 文 献

[1] 朱铭,董素贞.胎儿心脏畸形磁共振成像诊断 [J].中国医学计算机成像杂志,2009,15(5):450-453

[2] Gedikbasi A,Oztarhan K,Ulker V,et al. Prenatal sonographic diagnosis of tuberous sclerosis complex[J]. J Clin Ultrasound,2011,39(7):427-430

[3] 朱铭.胎儿磁共振成像 - 产前诊断的新技术 [J].中国产前诊断杂志(电子版),2013,5(4):1-2

中英文名词对照索引

致 谢

　　继承与创新是一部著作不断完善与发展的主旋律。在本书付梓之际,我们再次由衷地感谢那些曾经为本书前期的版本做出贡献的作者们,正是他们辛勤的汗水和智慧的结晶为本书的日臻完善奠定了坚实的基础。以下是本书前期的版本及其主要作者:

《中华影像医学·儿科影像卷》(2010年出版,丛书总主编:吴恩惠)
主　编　李　欣　邵剑波

编　者　(以姓氏笔画为序)

王　磊	天津市儿童医院	杨敏洁	深圳市人民医院
王龙胜	安徽省立儿童医院	何长江	天津市儿童医院
王立英	天津市儿童医院	宋　蕾	首都医科大学附属北京儿童医院
王春祥	天津市儿童医院	张　琳	天津市儿童医院
叶信健	温州医学院附属第二医院	陈　欣	天津市儿童医院
宁　刚	四川大学华西第二医院	陈　静	天津市儿童医院
刘　杨	天津市儿童医院	邵剑波	武汉市妇女儿童医疗保健中心
刘俊刚	天津市儿童医院	赵　滨	天津市儿童医院
孙　焱	天津市儿童医院	赵亚平	武汉市妇女儿童医疗保健中心
严志汉	温州医学院附属第二医院	侯志彬	天津市儿童医院
李　欣	天津市儿童医院	徐和平	湖南省儿童医院
李　航	首都医科大学附属北京儿童医院	彭　芸	首都医科大学附属北京儿童医院